权威的师资资源

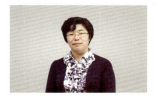
赵歆 博士 副教授

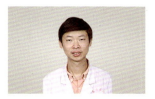
张永生 剑桥大学博士后 主任医师

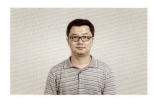
刘果 博士后 副教授

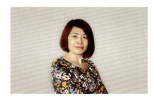
徐雅 博士 副教授

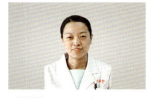
孙利红 硕士 副主任医师

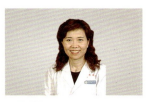
安海燕 主任医师 教授

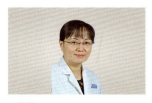
闫英 博士 主任医师

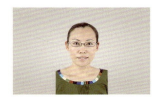
马晓娜 医学硕士 副主任医师

* 以上只是部分师资，排名不分先后

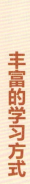
丰富的学习方式

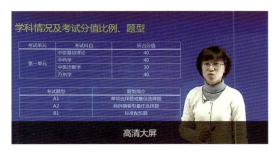
高清大屏

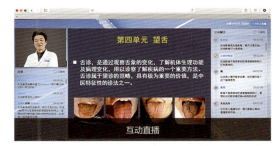
互动直播

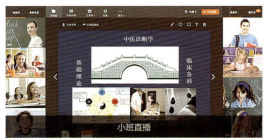
小班直播

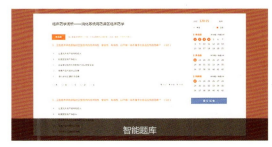
智能题库

电话：400-9001-765　　QQ群：590385908　　进官方微信交流群请添加客服微信 kading77

袋鼠医学（DAISHUMED.COM）是国家中医药管理局直属单位——中国中医药出版社旗下医学培训新品牌。我们的袋鼠医学将聚焦学术交流、培训教育、医学知识普及与文化传播，依托权威的背景、优异的师资、专业的技术和严谨的教学，致力于为广大用户提供个性化、智能化的卓越学习体验，打造国内医学教育的旗舰品牌。

中国中医药出版社是国家中医、中西医结合执业医师资格考试大纲与细则、全国中医药专业技术资格考试大纲与细则唯一授权出版单位，同时也是全国中医药行业规划教材唯一出版基地。

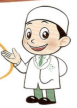

袋鼠医学的优势

 权威的平台背景
国家中医药管理局直属单位，大纲出版机构

 优异的师资团队
大部分为前命题专家组成员，知名院校教授，独家签约

 严谨的教学体系
教学设计为官方大纲、细则、习题集编辑部成员

 贴心的教学服务
班主任服务、QQ群服务、微信群服务、电话服务等

丰富的学习方式
录播、直播、小班课、试题、模拟考、答疑、自习室等

多样的学习手段
电脑听课、微信听课、试题、APP听课、不限次数和时长、随时随地学习

完善的培训项目
执业医师、执业药师、中医师承、专业技术等医学项目

专业的技术保障
个性化测评、智能化推荐、数据化跟踪、腾讯云团队支持支持

2018年执业医师考试开设的部分班型

班型	可选科目	价格（元）	时长（小时）	开班时间	说明
实践技能考试官方视频	中医、中西医（含助理）	99	5	2018.01	【必看】国家中医药管理局中医师资格认证中心官方拍摄的标准视频，对应我社官方图书《实践技能指导手册》。
实践技能考试冲刺班	中医、中西医（含助理）	399	20（直播）	考前1个月	手把手教你如何应试实践技能，直播技能考试划重点，答疑解惑。
笔试全面精讲班	中医、中西医（含助理）	1680	240（录播）	2018.01	考点全覆盖，抽丝剥茧，充分讲解，对应我社官方图书《大纲细则》。
笔试真题讲解班	中医（含助理）	899	90（录播）	2018.02	历年真题讲解，带你领悟出题专家的思路，为提分最快的课程，对应我社官方图书《习题集》。
笔试冲刺班	中医（含助理）	699	60（直播）	2018.07	2个月内快速提分，精炼考点，传授应试技巧，直播笔试考试划重点，答疑解惑。
高端直播小班	中医（含助理）	6880	60（小班直播）	满16人即可成班	包含上述所有班型，完全个性化定制复习计划。小班面对面直播，全程跟踪服务，面授效果，网课价格。

袋鼠医学微信公众号

加卡丁老师微信，拉入官方考试交流群

 *以上课程包含大量习题、模拟试卷、独家讲义、在线答疑、学习效果评测、不过重读功能等附属产品和服务，具体请登录WWW.DAISHUMED.COM 或关注我们的微信公众号"袋鼠医学"（DAISHUMED）

 *以上班型仅供参考，实际内容以网站发布为准

 *18年我社官方医药执业新书配备袋鼠医学优惠券，激活即可使用

 电话：
400-9001-765

医师资格考试
大纲细则

中西医结合执业助理医师

医学综合笔试部分（下册）

国家中医药管理局中医师资格认证中心
中医类别医师资格考试专家委员会　组织编写

中国中医药出版社
·北京·

图书在版编目（CIP）数据

医师资格考试大纲细则. 中西医结合执业助理医师. 医学综合笔试部分/国家中医药管理局中医师资格认证中心中医类别医师资格考试专家委员会组织编写. —北京：中国中医药出版社，2017.11 (2018.2重印)

ISBN 978-7-5132-4489-3

Ⅰ.①医… Ⅱ.①国… Ⅲ.①中西医结合-资格考试-考试大纲 Ⅳ.①R-41

中国版本图书馆 CIP 数据核字（2017）第 248052 号

中国中医药出版社出版
北京市朝阳区北三环东路 28 号易亨大厦 16 层
邮政编码　100013
传真　010-64405750
廊坊市三友印务装订有限公司印刷
各地新华书店经销

开本 889×1194　1/16　印张 58.5　字数 1573 千字
2017 年 11 月第 1 版　2018 年 2 月第 2 次印刷
书号　ISBN 978-7-5132-4489-3

定价　269.00 元（上下册）
网址　www.cptcm.com

社 长 热 线　010-64405720
购 书 热 线　010-89535836
维 权 打 假　010-64405753

微信服务号　zgzyycbs
微商城网址　https://kdt.im/LIdUGr
官 方 微 博　http://e.weibo.com/cptcm
天猫旗舰店网址　https://zgzyycbs.tmall.com

如有印装质量问题请与本社出版部联系（010-64405510）
版权专有　侵权必究

医师资格考试大纲细则
中西医结合执业助理医师
(医学综合笔试部分)
编 委 会

主 审
张伯礼　晁恩祥　鲁兆麟　戴万亨

主 编
(以姓氏笔画为序)

王　广	王阿丽	王素梅	吕圭源	年　莉
孙广仁	杜蕙兰	李　雁	李兴广	杨建红
吴力群	张永涛	张燕生	陆小左	周家俊
赵　丽	赵吉平	黄象安	潘　涛	

编 委
(以姓氏笔画为序)

王　付	王凤珍	邓高丕	孔德智	代红雨
皮明钧	任献青	刘　彤	刘　盼	闫平慧
闫东宁	许庆友	李　明	李秀惠	李桂伟
李新民	杨　桢	杨博华	余曙光	邹小娟
宋捷民	张　丹	张　卉	张　宏	张宁苏
张恩户	陈明龄	陈宪海	陈家旭	陈素红
苗华为	林　谦	畅洪昇	金　华	周永坤
赵二鹏	赵靖文	柳　文	胡　玲	姜智慧
倪　伟	郭霞珍	谈　勇	崔晓萍	梁　宏
彭代银	董　勤	蒋梅先	傅金英	解　英
阙华发	裴晓华	薛博瑜		
马小允	王义祁	冯冬兰	孙　平	李广元
李书香	李全兴	张宏伟	张秋雨	张益民
陈建章	罗跃娥	赵国胜	郝庆芝	姚巧林
康凤河	魏修华			

再 版 说 明

医师资格考试是行业准入考试，是评价申请医师资格者是否具备从事医师工作所必需的专业知识与技能的考试。我国自1999年开始实行医师资格考试制度以来，考试大纲几经修订完善，考试依据一直没有脱离教材。目前各中医药院校使用的教材各异，各出版社的中医药系列教材也各有特色与优势。

2011年在国家中医药管理局医政司的直接指导下，中医师资格认证中心组织专家启动了中医（具有规定学历）执业医师、中医（具有规定学历）执业助理医师、中西医结合执业医师、中西医结合执业助理医师资格医学综合笔试大纲的修订工作，新大纲在注重基础理论、基本知识、基本技能的同时，突出中医，突出临床，强调共性，要求应知应会。

为配合新大纲的实施，国家中医药管理局中医师资格认证中心组织专家编写了中医（具有规定学历）执业医师、中医（具有规定学历）执业助理医师、中西医结合执业医师、中西医结合执业助理医师资格医学综合笔试大纲细则，作为大纲的细化与扩展，也作为医师资格医学综合笔试研发试题的依据。故此，大纲细则不等同于教材，不具备教材理论体系的完整性与系统性，但编写时参考了许多版本的教材，力争本大纲细则能符合并体现应试者的实际水平。

大纲细则的编写得到了北京中医药大学、天津中医药大学、长春中医药大学、辽宁中医药大学、山东中医药大学、上海中医药大学、浙江中医药大学、南京中医药大学、河南中医学院、陕西中医学院、首都医科大学的大力支持，在使用过程中许多专家也提出了不少有益的意见和建议，在修订过程中我们也选择性采纳了，在此表示衷心的感谢！同时，感谢所有参与细则编写、审核的专家们所付出的辛勤努力！

由于时间仓促、经验不足，可能存在不严谨之处，望广大读者朋友不吝指正，以便再版时完善。

国家中医药管理局中医师资格认证中心
2017年10月

总目录

上 册

中医基础理论 / 1
中医诊断学 / 45
中药学 / 103
方剂学 / 147
中西医结合内科学 / 189
中西医结合外科学 / 393

下 册

中西医结合妇产科学 / 495
中西医结合儿科学 / 569
针灸学 / 637
诊断学基础 / 681
药理学 / 749
传染病学 / 807
医学伦理学 / 861
卫生法规 / 881

目 录

（下册）

中西医结合妇产科学

- 第一单元　女性生殖系统解剖
  - 细目一　骨盆 / 497
  - 细目二　内、外生殖器 / 497
  - 细目三　邻近器官 / 499

- 第二单元　女性生殖系统生理
  - 细目一　月经及月经期的临床表现 / 499
  - 细目二　卵巢功能及其周期性变化 / 500
  - 细目三　子宫内膜及其他生殖器的周期性变化 / 501
  - 细目四　月经周期的调节 / 501
  - 细目五　中医对月经、带下及其产生机理的认识 / 502

- 第三单元　妊娠生理
  - 细目一　妊娠 / 503
  - 细目二　受精与受精卵发育、输送及着床 / 503
  - 细目三　胎儿附属物的形成及其功能 / 503
  - 细目四　中医对妊娠生理的认识 / 505
  - 细目五　妊娠诊断 / 505

- 第四单元　产前保健
  - 细目一　孕妇监护 / 506
  - 细目二　孕期用药 / 508

- 第五单元　正常分娩
  - 细目一　决定分娩的四因素 / 508
  - 细目二　枕先露的分娩机制 / 510
  - 细目三　先兆临产及临产的诊断 / 510
  - 细目四　分娩的临床经过及处理 / 510

- 第六单元　正常产褥
  - 细目一　产褥期 / 513
  - 细目二　产褥期母体的变化 / 513
  - 细目三　产褥期临床表现 / 514

- 第七单元　妇产科疾病的病因与发病机制
  - 细目一　病因 / 514
  - 细目二　发病机制 / 516

- 第八单元　妇产科疾病的中医诊断与辨证要点

- 第九单元　治法概要
  - 细目一　内治法 / 519
  - 细目二　外治法 / 522

- 第十单元　妊娠病
  - 细目一　中医对妊娠病的认识 / 522
  - 细目二　妊娠剧吐 / 523
  - 细目三　流产 / 524
  - 细目四　异位妊娠 / 526
  - 细目五　妊娠期高血压疾病 / 528
  - 细目六　前置胎盘 / 530
  - 细目七　胎盘早剥 / 531

- 第十一单元　胎膜早破
  - 细目　胎膜早破 / 533

- 第十二单元　分娩期并发症
  - 细目一　产后出血 / 533
  - 细目二　子宫破裂 / 534

- 第十三单元 产后病
  - 细目一 中医对产后病的认识 / 535
  - 细目二 晚期产后出血 / 535
  - 细目三 产褥感染 / 536
  - 细目四 产后缺乳 / 538
  - 细目五 产后关节痛 / 538
  - 细目六 产后排尿异常 / 539

- 第十四单元 外阴上皮内非瘤样病变
  - 细目一 外阴鳞状上皮增生 / 539
  - 细目二 外阴硬化性苔癣 / 540

- 第十五单元 女性生殖系统炎症
  - 细目一 女性生殖道的自然防御功能 / 540
  - 细目二 外阴炎 / 541
  - 细目三 阴道炎 / 541
  - 细目四 宫颈炎症 / 543
  - 细目五 盆腔炎性疾病 / 544

- 第十六单元 月经病
  - 细目一 中医对月经病的认识 / 545
  - 细目二 功能失调性子宫出血 / 545
  - 细目三 闭经 / 549
  - 细目四 痛经 / 551
  - 细目五 多囊卵巢综合征 / 551
  - 细目六 经前期综合征 / 553
  - 细目七 绝经综合征 / 554

- 第十七单元 女性生殖器官肿瘤
  - 细目一 宫颈癌 / 555
  - 细目二 子宫肌瘤 / 556
  - 细目三 子宫内膜癌 / 558

- 第十八单元 妊娠滋养细胞疾病
  - 细目 葡萄胎 / 558

- 第十九单元 子宫内膜异位症及子宫腺肌病
  - 细目一 子宫内膜异位症 / 560
  - 细目二 子宫腺肌病 / 562

- 第二十单元 子宫脱垂
- 第二十一单元 不孕症
- 第二十二单元 计划生育
  - 细目一 避孕 / 566
  - 细目二 人工流产 / 566
  - 细目三 节育措施常见不良反应的中医药治疗 / 567
  - 细目四 计划生育措施的选择 / 568

中西医结合儿科学

- 第一单元 儿科学基础
  - 细目一 小儿年龄分期与生长发育 / 571
  - 细目二 小儿生理特点、病理特点 / 574
  - 细目三 小儿喂养与保健 / 575
  - 细目四 小儿诊法概要 / 576
  - 细目五 儿科辨证的意义 / 579
  - 细目六 儿科治疗概要 / 579

- 第二单元 新生儿疾病
  - 细目 新生儿黄疸 / 582

- 第三单元 呼吸系统疾病
  - 细目一 急性上呼吸道感染 / 584
  - 细目二 小儿肺炎 / 586
  - 细目三 反复呼吸道感染 / 588

- 第四单元 循环系统疾病
  - 细目 病毒性心肌炎 / 589

- 第五单元 消化系统疾病
  - 细目一 鹅口疮 / 590
  - 细目二 小儿腹泻 / 591

- 第六单元 泌尿系统疾病
  - 细目一 急性肾小球肾炎 / 594
  - 细目二 肾病综合征 / 597

- 第七单元　神经肌肉系统疾病
  - 细　目　病毒性脑炎　/ 598
- 第八单元　小儿常见心理障碍
  - 细　目　注意力缺陷多动障碍　/ 600
- 第九单元　造血系统疾病
  - 细目一　营养性缺铁性贫血　/ 602
  - 细目二　特发性血小板减少性紫癜　/ 603
- 第十单元　内分泌疾病
  - 细　目　性早熟　/ 605
- 第十一单元　变态反应、结缔组织病
  - 细目一　支气管哮喘　/ 607
  - 细目二　风湿热　/ 609
  - 细目三　过敏性紫癜　/ 610
- 第十二单元　营养性疾病
  - 细目一　蛋白质-能量营养不良　/ 612
  - 细目二　维生素D缺乏性佝偻病　/ 614
- 第十三单元　感染性疾病
  - 细目一　麻疹　/ 616
  - 细目二　风疹　/ 618
  - 细目三　幼儿急疹　/ 619
  - 细目四　水痘　/ 620
  - 细目五　猩红热　/ 620
  - 细目六　流行性腮腺炎　/ 622
  - 细目七　中毒型细菌性痢疾　/ 623
  - 细目八　传染性单核细胞增多症　/ 625
  - 细目九　手足口病　/ 626
- 第十四单元　寄生虫病
  - 细　目　蛔虫病　/ 627
- 第十五单元　小儿危重症的处理
  - 细　目　心搏呼吸骤停与心肺复苏术　/ 628
- 第十六单元　中医相关病证
  - 细目一　咳嗽　/ 630
  - 细目二　腹痛　/ 631
  - 细目三　积滞　/ 632
  - 细目四　厌食　/ 633
  - 细目五　急惊风　/ 634
  - 细目六　遗尿　/ 636

针　灸　学

- 第一单元　经络系统
  - 细目一　经络系统的组成　/ 639
  - 细目二　十二经脉　/ 640
  - 细目三　奇经八脉　/ 641
  - 细目四　十五络脉　/ 641
- 第二单元　经络学说的临床应用
- 第三单元　腧穴的分类
- 第四单元　腧穴的主治特点
- 第五单元　特定穴
- 第六单元　腧穴的定位方法
- 第七单元　手太阴肺经、腧穴
- 第八单元　手阳明大肠经、腧穴
- 第九单元　足阳明胃经、腧穴
- 第十单元　足太阴脾经、腧穴
- 第十一单元　手少阴心经、腧穴
- 第十二单元　手太阳小肠经、腧穴
- 第十三单元　足太阳膀胱经、腧穴
- 第十四单元　足少阴肾经、腧穴
- 第十五单元　手厥阴心包经、腧穴
- 第十六单元　手少阳三焦经、腧穴

- 第十七单元　足少阳胆经、腧穴
- 第十八单元　足厥阴肝经、腧穴
- 第十九单元　督脉、腧穴
- 第二十单元　任脉、腧穴
- 第二十一单元　奇穴
- 第二十二单元　毫针刺法
  - 细目一　进针方法 / 662
  - 细目二　针刺角度 / 662
  - 细目三　行针与得气 / 662
  - 细目四　针刺补泻 / 663
  - 细目五　针刺异常情况 / 663
  - 细目六　针刺注意事项 / 664
- 第二十三单元　灸法
  - 细目一　灸法的种类 / 665
  - 细目二　灸法的注意事项 / 666
- 第二十四单元　拔罐法
- 第二十五单元　治疗总论
  - 细目　针灸处方 / 668
- 第二十六单元　内科病证的针灸治疗
  - 细目一　头痛 / 669
  - 细目二　中风 / 670
  - 细目三　眩晕 / 671
  - 细目四　面瘫 / 672
  - 细目五　不寐 / 672
  - 细目六　感冒 / 673
  - 细目七　胃痛 / 673
  - 细目八　便秘 / 674
  - 细目九　腰痛 / 675
  - 细目十　痹证 / 675
- 第二十七单元　妇儿科病证的针灸治疗
  - 细目一　痛经 / 676
  - 细目二　绝经前后诸证 / 676
  - 细目三　遗尿 / 677
- 第二十八单元　皮外骨伤科病证的针灸治疗
  - 细目一　蛇串疮 / 677
  - 细目二　落枕 / 678
  - 细目三　漏肩风 / 678
- 第二十九单元　五官科病证的针灸治疗
  - 细目一　耳鸣耳聋 / 679
  - 细目二　牙痛 / 680

诊断学基础

- 第一单元　症状学
  - 细目一　发热 / 683
  - 细目二　胸痛 / 684
  - 细目三　腹痛 / 685
  - 细目四　咳嗽与咯痰 / 686
  - 细目五　咯血 / 687
  - 细目六　呼吸困难 / 687
  - 细目七　水肿 / 688
  - 细目八　呕血与黑便 / 689
  - 细目九　黄疸 / 689
  - 细目十　抽搐 / 690
  - 细目十一　昏迷 / 690
- 第二单元　问诊
- 第三单元　检体诊断
  - 细目一　基本检查法 / 692
  - 细目二　全身状态检查 / 693
  - 细目三　皮肤检查 / 696
  - 细目四　淋巴结检查 / 697
  - 细目五　头部检查 / 697
  - 细目六　颈部检查 / 699
  - 细目七　胸壁及胸廓检查 / 700
  - 细目八　肺和胸膜检查 / 700
  - 细目九　心脏、血管检查 / 704

细目十　腹部检查　/ 708
细目十一　肛门、直肠检查　/ 711
细目十二　脊柱与四肢检查　/ 712
细目十三　神经系统检查　/ 712

- 第四单元　实验室诊断
  细目一　血液的一般检查　/ 716
  细目二　血栓与止血检查　/ 719
  细目三　肝脏病实验室检查　/ 719
  细目四　肾功能检查　/ 723
  细目五　常用生化检查　/ 725
  细目六　酶学检查　/ 727
  细目七　免疫学检查　/ 729
  细目八　尿液检查　/ 730
  细目九　粪便检查　/ 732
  细目十　浆膜腔穿刺液检查　/ 733
  细目十一　脑脊液检查　/ 733

- 第五单元　心电图诊断
  细目一　心电图基本知识　/ 734
  细目二　正常心电图　/ 735
  细目三　常见异常心电图　/ 736

- 第六单元　影像诊断
  细目一　超声诊断　/ 739
  细目二　放射诊断　/ 740

- 第七单元　病历与诊断方法

药　理　学

- 第一单元　药物作用的基本原理
  细目一　药物对机体的作用　/ 751
  细目二　机体对药物的作用　/ 753
  细目三　影响药物效应的因素　/ 756

- 第二单元　拟胆碱药
  细目一　M受体兴奋药　/ 757
  细目二　抗胆碱酯酶药　/ 758

- 第三单元　有机磷酸酯类中毒与解救

- 第四单元　抗胆碱药
  细目一　阿托品类生物碱　/ 760
  细目二　阿托品的人工合成代用品　/ 761

- 第五单元　拟肾上腺素药
  细目一　间羟胺　/ 762
  细目二　肾上腺素　/ 762
  细目三　异丙肾上腺素　/ 763
  细目四　多巴胺　/ 764

- 第六单元　抗肾上腺素药
  细目一　α受体阻滞药　/ 764
  细目二　β受体阻滞药　/ 765

- 第七单元　镇静催眠药
  细　目　苯二氮䓬类　/ 766

- 第八单元　抗癫痫药

- 第九单元　抗精神失常药
  细目一　抗精神分裂症药　/ 767
  细目二　抗抑郁症药　/ 768

- 第十单元　抗帕金森病药

- 第十一单元　镇痛药
  细目一　吗啡　/ 769
  细目二　人工合成镇痛药　/ 771

- 第十二单元　解热镇痛药
  细目一　阿司匹林　/ 771
  细目二　其他解热镇痛药　/ 772

- 第十三单元　抗组胺药
  细　目　H_1受体阻滞药　/ 772

- 第十四单元　利尿药、脱水药
  细目一　利尿药　/ 773
  细目二　脱水药　/ 775

- 第十五单元 抗高血压药
  - 细目一 利尿降压药 / 775
  - 细目二 肾素-血管紧张素系统抑制药 / 775
  - 细目三 β受体阻滞药 / 776
  - 细目四 钙通道阻滞药 / 776
  - 细目五 抗高血压药物的合理应用 / 777

- 第十六单元 抗心律失常药

- 第十七单元 抗慢性心功能不全药
  - 细目一 强心苷类 / 779
  - 细目二 减负荷药 / 781
  - 细目三 血管紧张素系统抑制药 / 781
  - 细目四 β受体阻滞剂 / 782

- 第十八单元 抗心绞痛药
  - 细目一 硝酸酯类 / 782
  - 细目二 β受体阻滞药 / 783
  - 细目三 钙通道阻滞药 / 783

- 第十九单元 血液系统药
  - 细目一 抗贫血药 / 784
  - 细目二 止血药 / 785
  - 细目三 抗凝血药 / 785
  - 细目四 纤维蛋白溶解药 / 786
  - 细目五 抗血小板药 / 786

- 第二十单元 消化系统药
  - 细目一 抗消化性溃疡药 / 787
  - 细目二 止吐药 / 788

- 第二十一单元 呼吸系统药
  - 细目一 镇咳药 / 789
  - 细目二 祛痰药 / 789
  - 细目三 平喘药 / 789

- 第二十二单元 糖皮质激素

- 第二十三单元 抗甲状腺药

- 第二十四单元 降血糖药
  - 细目一 降血糖药的分类 / 795
  - 细目二 胰岛素 / 795
  - 细目三 口服降血糖药 / 795

- 第二十五单元 合成抗菌药
  - 细目一 氟喹诺酮类药物 / 797
  - 细目二 磺胺类药物 / 797
  - 细目三 甲氧苄啶（TMP） / 798
  - 细目四 硝咪唑类 / 798

- 第二十六单元 抗生素
  - 细目一 青霉素类 / 798
  - 细目二 头孢菌素类 / 799
  - 细目三 大环内酯类 / 800
  - 细目四 林可霉素类 / 800
  - 细目五 氨基糖苷类 / 801
  - 细目六 四环素类及氯霉素 / 801

- 第二十七单元 抗真菌药与抗病毒药
  - 细目一 抗真菌药 / 802
  - 细目二 抗病毒药 / 802

- 第二十八单元 抗菌药物的耐药性

- 第二十九单元 抗结核病药

- 第三十单元 抗恶性肿瘤药

传染病学

- 第一单元 传染病学总论
  - 细目一 感染 / 809
  - 细目二 传染病的流行过程 / 810
  - 细目三 传染病的特征 / 811
  - 细目四 传染病的诊断 / 812
  - 细目五 传染病的防治 / 813

- 第二单元 病毒感染
  - 细目一 病毒性肝炎 / 814

　　　　细目二　流行性感冒　/ 824
　　　　细目三　人感染高致病性禽流感　/ 826
　　　　细目四　艾滋病　/ 828
　　　　细目五　流行性出血热　/ 831
　　　　细目六　流行性乙型脑炎　/ 835
● 第三单元　细菌感染
　　　　细目一　流行性脑脊髓膜炎　/ 840
　　　　细目二　伤寒　/ 843
　　　　细目三　细菌性痢疾　/ 846
　　　　细目四　霍乱　/ 850
● 第四单元　消毒与隔离
　　　　细目一　消毒　/ 854
　　　　细目二　隔离　/ 856
　　　　细目三　医院感染　/ 857

医学伦理学

● 第一单元　概述
　　　　细目一　伦理学与医学伦理学　/ 863
　　　　细目二　医学模式与医学目的　/ 864
● 第二单元　医学伦理学的历史发展
　　　　细目一　中国医学伦理学的历史发展　/ 865
　　　　细目二　国外医学伦理学的历史发展　/ 867
　　　　细目三　生命伦理学　/ 867
● 第三单元　医学伦理学的理论基础
　　　　细目一　生命论　/ 868
　　　　细目二　人道论　/ 869
　　　　细目三　美德论　/ 869
　　　　细目四　功利论　/ 869
　　　　细目五　道义论　/ 870
● 第四单元　医学道德的规范体系
　　　　细目一　医学道德原则　/ 870
　　　　细目二　医学道德规范　/ 871
　　　　细目三　医学道德范畴　/ 871
● 第五单元　医患关系道德
　　　　细目一　医患关系概述　/ 872
　　　　细目二　医患双方的权利与义务　/ 873
　　　　细目三　医患冲突与沟通　/ 874
● 第六单元　临床诊疗工作中的道德
　　　　细目一　临床诊疗工作的医学道德原则　/ 874
　　　　细目二　临床诊断工作的道德要求　/ 875
　　　　细目三　临床治疗工作的道德要求　/ 875
　　　　细目四　临床某些科室的道德要求　/ 875
● 第七单元　医学科研工作的道德
　　　　细目一　医学科研工作的基本道德要求　/ 876
　　　　细目二　医学人体实验工作的道德　/ 876
● 第八单元　医学道德的评价、教育和修养
　　　　细目一　医学道德评价　/ 877
　　　　细目二　医学道德教育　/ 877
　　　　细目三　医学道德修养　/ 877
● 第九单元　生命伦理学
　　　　细目一　生命伦理学研究的内容及伦理原则　/ 878
　　　　细目二　生命伦理学最新重要文献　/ 879

卫生法规

● 第一单元　卫生法概述
　　　　细目一　卫生法的概念和渊源　/ 883
　　　　细目二　卫生法的基本原则和作用　/ 884
● 第二单元　卫生法律责任
　　　　细目一　卫生民事责任　/ 884
　　　　细目二　卫生行政责任　/ 885

细目三　卫生刑事责任　/ 885

● 第三单元　《中华人民共和国执业医师法》

细目一　执业医师的概念及职责　/ 885
细目二　医师资格考试制度　/ 886
细目三　医师执业注册制度　/ 886
细目四　执业医师的权利、义务和执业规则　/ 886
细目五　《执业医师法》规定的法律责任　/ 887

● 第四单元　《中华人民共和国药品管理法》

细目一　概述　/ 888
细目二　禁止生产（包括配制）、销售假药与劣药　/ 888
细目三　特殊药品的管理　/ 889
细目四　《药品管理法》及相关法规、规章对医疗机构及其人员的有关规定　/ 890
细目五　《药品管理法》规定的法律责任　/ 890

● 第五单元　《中华人民共和国传染病防治法》

细目一　概述　/ 891
细目二　传染病预防与疫情报告　/ 892
细目三　传染病疫情控制措施及医疗救治　/ 893

细目四　相关机构及其人员违反《传染病防治法》有关规定应承担的法律责任　/ 894

● 第六单元　《突发公共卫生事件应急条例》

细目一　概述　/ 894
细目二　突发公共卫生事件的预防与应急准备　/ 894
细目三　突发公共卫生事件的报告与信息发布　/ 895
细目四　突发公共卫生事件的应急处理　/ 895
细目五　《突发公共卫生事件应急条例》规定的法律责任　/ 896

● 第七单元　《医疗事故处理条例》

细目一　概述　/ 896
细目二　医疗事故的预防与处置　/ 897
细目三　医疗事故的技术鉴定　/ 898
细目四　医疗事故的处理与法律责任　/ 898

● 第八单元　《中华人民共和国中医药条例》

细目一　概述　/ 899
细目二　中医医疗机构与从业人员管理　/ 899
细目三　中医药教育与科研　/ 900
细目四　中医药发展的保障措施　/ 900

● 第九单元　《医疗机构从业人员行为规范》

中西医结合妇产科学

第一单元 女性生殖系统解剖

细目一 骨盆

要点一 骨盆的组成

1. 骨盆的骨骼 包括骶骨、尾骨及左右两块髋骨。骶骨由5~6块骶椎合成；尾骨由4~5块尾椎合成；每块髋骨又包括髂骨、坐骨及耻骨。

2. 骨盆的关节 包括耻骨联合、骶髂关节和骶尾关节。

3. 骨盆的韧带 有骶结节韧带，骶棘韧带。骶棘韧带宽度即坐骨切迹宽度，是判断中骨盆是否狭窄的重要标志。

要点二 骨盆的分界

以耻骨联合上缘、髂耻缘和骶岬上缘的连线为界，将骨盆分为假骨盆和真骨盆。

1. 假骨盆 位于骨盆分界线之上，又称大骨盆。与产道无直接关系，但其某些径线的长短可作为了解真骨盆大小的参考。

2. 真骨盆 真骨盆又称小骨盆，包括骨盆入口、骨盆腔和骨盆出口。骨盆腔前壁为耻骨联合、耻骨支，后壁为骶骨与尾骨，两侧壁为坐骨、坐骨棘、骶棘韧带。

要点三 骨盆的类型

1. **女型** 骨盆入口呈横椭圆形，最多见。
2. **男型** 亦称为漏斗型骨盆。最少见。
3. **类人猿型** 骨盆前部较窄而后部较宽。
4. **扁平型** 骨盆浅。

细目二 内、外生殖器

要点一 外阴的范围和组成

外阴是指生殖器官的外露部分，为两股内侧从耻骨联合至会阴之间的区域。包括以下部分：

（一）阴阜

为耻骨联合前面隆起的脂肪垫。青春期该部皮肤开始生长阴毛，分布呈倒置的三角形。

（二）大阴唇

为两股内侧隆起的一对皮肤皱襞，前接阴阜，后连会阴。大阴唇外侧面为皮肤，有阴毛及色素沉着，内含皮脂腺和汗腺；内侧面湿润似黏膜。皮下为疏松结缔组织和脂肪组织，含丰富的血管、淋巴管和神经，外伤后易形成血肿。未产妇女两侧大阴唇自然合拢，经产妇向两侧分开，绝经后大阴唇萎缩，阴毛稀少。

（三）小阴唇

位于大阴唇内侧的一对薄皮肤皱襞。表面湿润，色褐，无毛，富含神经末梢。两侧小阴唇前端融合，并分为前后两叶包绕阴蒂，前叶形成阴蒂包皮，后叶形成阴唇系带。

（四）阴蒂

位于两侧小阴唇顶端下方，可勃起。阴蒂的前端为阴蒂头，富含神经末梢，是性反应器官；中为阴蒂体；后为附着于耻骨支上的两个阴蒂脚。

（五）阴道前庭

指两侧小阴唇之间的菱形区，前为阴蒂，后为阴唇系带。此区前方有尿道外口，后方有阴道口，阴道口与阴唇系带之间有一浅窝，称舟状窝，又称阴道前庭窝。菱形区内尚有以下结构：

1. 前庭球 又称球海绵体，位于前庭两侧，前部与阴蒂相连，后部与前庭大腺相邻，表面被球海绵体肌覆盖。

2. 前庭大腺 又称巴多林腺，位于阴道口的两侧，大阴唇后部，被球海绵体肌覆盖。如黄豆大，左右各一。腺管细长，1~2cm，开口于前庭后方小阴唇与处女膜之间的沟内，性兴奋时分泌黏液，起润滑作用。正常情况下不能触及此腺，若腺管口闭塞，易形成脓肿或囊肿。

3. 尿道外口 位于阴蒂头后下方，其后壁有一对并列的腺体，称尿道旁腺。尿道旁腺开口小，容易有细菌潜伏。

4. 阴道口和处女膜 阴道口位于尿道口后方的前庭后部，其周缘覆有一层较薄的黏膜皱襞称处女膜。膜中央有孔，孔的形状和大小因人而异，处女膜可因性交或剧烈运动而破裂，并受分娩影响，产后仅残留处女膜痕。

● **要点二　内生殖器及其功能**

女性内生殖器位于真骨盆内，包括阴道、子宫、输卵管及卵巢，后两者常被称为子宫附件。

（一）阴道

为性交器官，也是月经血排出及胎儿娩出的通道。位于真骨盆下部中央，呈上宽下窄的管道。上端包绕宫颈，下端开口于阴道前庭后部。前壁长7~9cm，与膀胱和尿道邻接，后壁长10~12cm，与直肠贴近。环绕宫颈周围的部分称阴道穹隆，分为前、后、左、右四部分，其中后穹隆最深，与盆腔最低部分的直肠子宫陷凹紧密相邻，临床上可经此处穿刺或引流。

阴道壁由黏膜、肌层和纤维组织膜构成。阴道壁有很多横纹皱襞及弹力纤维，有较大的伸展性；又富有静脉丛，局部受伤易出血或形成血肿。阴道黏膜由复层鳞状上皮覆盖，无腺体，受性激素的影响有周期性变化。肌层由内环、外纵两层平滑肌构成。

（二）子宫

1. 位置形态　子宫位于骨盆腔中央，前方为膀胱，后方为直肠，呈倒置的梨形，为空腔器官，约重50g，长7~8cm，宽4~5cm，厚2~3cm，容量约5mL。子宫上部较宽，称宫体，其顶部称宫底，宫底两侧为宫角，与输卵管相通。子宫下部较窄呈圆柱状，称宫颈。宫体与宫颈的比例，儿童期为1:2，成人期为2:1，老年期为1:1。

宫腔为上宽下窄的三角形。在宫体与宫颈之间形成最狭窄的部分称为子宫峡部，在非孕时长1cm左右，其上端为解剖学内口，下端为组织学内口。妊娠期子宫峡部逐渐伸展变长，于妊娠末期可达7~10cm，形成子宫下段，成为软产道的一部分。宫颈内腔呈梭形，称宫颈管，成年妇女约长3cm，其下端为宫颈外口，连接阴道。宫颈以阴道为界，分为宫颈阴道上部和宫颈阴道部。未产妇的宫颈外口呈圆形；已产妇因分娩影响形成横裂而分为上下两唇。

2. 组织结构　宫体和宫颈的组织结构不同。

（1）宫体　宫体壁由外向内分为浆膜层（即脏层腹膜）、肌层和子宫内膜层。

①子宫内膜层　从青春期开始，子宫内膜受卵巢激素的影响，其表面2/3发生周期性变化，称为功能层，余下1/3即靠近肌层的内膜无变化称为基底层。

②子宫肌层　由平滑肌及弹力纤维组成，非孕时约厚0.8cm。可分为三层：外层纵形，内层环形，中层交叉排列。子宫收缩时压迫血管可止血。

③子宫浆膜层　为覆盖于宫体底部及前后面的脏层腹膜。在子宫前面近峡部处，形成膀胱子宫陷凹。在子宫后方形成直肠子宫陷凹，又称道格拉斯陷凹。

（2）宫颈　主要由结缔组织构成，亦含有平滑肌纤维、血管及弹力纤维。宫颈管黏膜上皮细胞为高柱状，内有腺体分泌碱性黏液，形成黏液栓，将其与外界隔开，黏液栓成分及性状受性激素的影响有周期性变化。宫颈阴道部为鳞状上皮覆盖，表面光滑。宫颈外口柱状上皮与鳞状上皮交界处是宫颈癌的好发部位。

3. 子宫韧带　有圆韧带、阔韧带、主韧带和宫骶韧带4对韧带，其作用是与骨盆底肌及筋膜共同维持子宫的正常位置。

（三）输卵管

输卵管为一对细长而弯曲的管状器官，内侧与宫角相连，外端游离，长8~14cm。可分为间质部、峡部、壶腹部、伞部4部分。为卵子与精子相遇的场所，受精卵由输卵管向宫腔运行。输卵管伞部有"拾卵"作用。

输卵管壁由浆膜层、平滑肌层和黏膜层组成。平滑肌收缩时，能引起输卵管由远端向近端的蠕动，以协助受精卵向宫腔运行。黏膜层上皮细胞分为纤毛细胞、无纤毛细胞、楔状细胞及未分化细胞四种。纤毛细胞的纤毛自外端向子宫方向摆动，有利于卵子的运送；无纤毛细胞有分泌作用；楔状细胞可能为无纤毛细胞的前身，二者随月经周期变化；未分化细胞为上皮的储备细胞。

（四）卵巢

1. 位置和形态 卵巢为一对性腺，呈扁椭圆形，外侧以骨盆漏斗韧带与盆壁相连，内侧以卵巢固有韧带与子宫相连。卵巢前缘中部有卵巢门，卵巢血管与神经由此出入。成年妇女卵巢大小4cm×3cm×1cm左右，重5~6g，呈灰白色，绝经后萎缩变硬。

2. 组织结构 卵巢表面无腹膜，由单层立方上皮覆盖称生发上皮，其内有一层纤维组织，称卵巢白膜。再向内为卵巢实质，可分为皮质和髓质两部分。外层为皮质，是卵巢的主体，由各级发育卵泡、黄体和它们退化形成的残余结构及间质组织组成。髓质由疏松结缔组织、丰富的血管、神经、淋巴管及少量与卵巢悬韧带相连续的平滑肌纤维组成。

● 要点三 中医对女性生殖器的认识

中医古籍中将外阴称之为阴户，又名四边、产户；将阴毛称为毛际；将阴道口和处女膜称为玉门（未嫁）、龙门（未产）、胞门（已产）。中医认为，阴户、玉门是生育胎儿，排出月经、带下、恶露的关口，也是合阴阳的出入口。

阴道又称子肠、产道，宫颈外口被称为子门、子户。中医认为，阴道是娩出胎儿，排出月经、带下、恶露的通道，是合阴阳禁闭子精、防御外邪的处所。子门是排出月经和娩出胎儿的关口。

子宫又称为女子胞、胞宫、胞脏、子脏、子处、血室。中医认为，子宫具有主行月经、孕育胎儿的功能。子宫形态中空及在月经期、分娩期"泻而不藏"似腑，在两次月经之间及妊娠期"藏而不泻"似脏，即子宫亦藏亦泻，藏泻有时，行经、蓄经、育胎、分娩，藏泻分明，又无表里相配，故称为"奇恒之府"。

细目三 邻近器官

● 要点 女性生殖器的邻近器官

女性生殖器的邻近器官主要有尿道、膀胱、输尿管、直肠、阑尾。

（杜惠兰）

第二单元 女性生殖系统生理

细目一 月经及月经期的临床表现

● 要点一 月经的概念

月经是伴随卵巢周期性变化而出现的子宫内膜周期性脱落及出血。规律月经的出现是生殖功能成熟的标志之一。月经第一次来潮称月经初潮。初潮年龄多在13~14岁之间，可提前或延迟2岁。

● 要点二 月经血的特征

一般呈暗红色，不凝，出血多时可有血凝块。

● 要点三 正常月经的临床表现

典型特征是周期性。出血的第1日为月经周期的开始，相邻两次月经第1日的间隔时间为一个月经周期，一般是21~35日，平均28日。每次月经持续天数称经期，一般为2~7日，多为3~5日。经量是指一次月经的总失血量，正常为30~50mL，若超过80mL为月经过多。一般月经期无特殊症状，有些妇女出现下腹及腰骶部下坠不适或子宫收缩痛等症状，少数有头痛及轻度神经系统不稳定症状。

细目二 卵巢功能及其周期性变化

● 要点一 卵巢的功能

卵巢具有产生卵子并排卵的生殖功能和产生女性激素的内分泌功能。

● 要点二 卵巢的周期性变化

从青春期开始至绝经前，卵巢在形态和功能上发生周期性变化，称为卵巢周期。主要有以下变化：

1. 卵泡的发育及成熟 卵巢的基本生殖单位是始基卵泡。性成熟期每月发育一批卵泡，一般只有一个优势卵泡可达完全成熟并排出卵子，其余的卵泡在发育不同阶段闭锁。妇女一生中一般只有400~500个卵泡发育成熟并排卵。根据卵泡的形态、大小、生长速度和组织学特征，其生长主要经历始基卵泡、窦前卵泡、窦状卵泡、排卵前卵泡（即成熟卵泡）四个阶段。成熟卵泡直径可达15~20mm，其结构自外向内依次是卵泡外膜、卵泡内膜、颗粒细胞、卵泡腔、卵丘、放射冠。

2. 排卵 卵细胞被排出的过程称排卵。排卵时随卵细胞同时排出的有透明带、放射冠及少量卵丘内的颗粒细胞。排卵多发生在下次月经来潮前14日左右。

3. 黄体形成及退化 排卵后形成黄体。卵泡颗粒细胞和卵泡内膜细胞在LH排卵峰作用下进一步黄素化，分别形成颗粒黄体细胞及卵泡膜黄体细胞。排卵后7~8日黄体体积和功能达到高峰，直径1~2cm，外观呈黄色。若卵子未受精，黄体在排卵后9~10日开始退化，黄体功能限于14日。黄体退化后形成白体。黄体衰退后月经来潮，卵巢中又有新的卵泡发育，开始新的周期。

● 要点三 卵巢激素及其生理作用

（一）卵巢激素

卵巢合成及分泌的性激素主要有雌激素、孕激素和少量雄激素，均为甾体激素。

1. 雌激素 卵泡开始发育时，雌激素分泌量很少，月经第7日卵泡分泌雌激素量迅速增加，排卵前达高峰。排卵后1~2日，黄体开始分泌雌激素使循环中的雌激素又逐渐上升，约在排卵后7~8日黄体成熟时循环中雌激素形成第二个高峰，峰值低于排卵前高峰。其后黄体萎缩，雌激素水平急剧下降，月经期达最低水平。

2. 孕激素 卵泡早期不合成孕酮，排卵前成熟卵泡的颗粒细胞在LH排卵峰的作用下黄素化，开始分泌少量孕酮。排卵后黄体分泌孕酮逐渐增加，至排卵后7~8日黄体成熟时分泌量达最高峰，以后逐渐下降，到月经来潮时降到卵泡期水平。

3. 雄激素 主要来自肾上腺，卵巢也能分泌部分雄激素，卵巢内膜主要合成雄烯二酮，间质细胞和门细胞主要合成睾酮。排卵前循环中雄激素升高，可促进非优势卵泡闭锁并提高性欲。

（二）卵巢性激素的生理作用

1. 雌激素的生理作用

①促进子宫肌细胞增生和肥大；增进血运，促使和维持子宫发育；增加子宫平滑肌对缩宫素的敏感性。

②使子宫内膜腺体及间质增生、修复。

③使宫颈口松弛、扩张，宫颈黏液分泌增加，性状变稀薄，富有弹性易拉成丝状。

④促进输卵管肌层发育及上皮分泌活动，并可加强输卵管平滑肌节律性收缩振幅。

⑤使阴道上皮细胞增生和角化，黏膜变厚，增加细胞内糖原含量，使阴道维持酸性环境。

⑥使阴唇发育丰满，色素加深。

⑦促使乳腺管增生，乳头、乳晕着色，促进其他第二性征的发育。

⑧协同FSH促进卵泡发育。

⑨通过对下丘脑和垂体的正负反馈调节，控制Gn的分泌。

⑩促进水钠潴留；促进肝脏高密度脂蛋白合成，抑制低密度脂蛋白合成，降低循环中胆固醇水平；维持和促进骨基质代谢。

2. 孕激素的生理作用 孕激素通常在雌激素作用的基础上发挥效应。

①降低子宫平滑肌兴奋性及其对缩宫素的敏感性，抑制子宫收缩，有利于胚胎及胎儿宫内生长发育。

②使增生期子宫内膜转化为分泌期内膜，为受精卵着床做准备。

③使宫颈口闭合，黏液分泌减少，性状变黏稠。

④抑制输卵管平滑肌节律性收缩频率和振幅。

⑤加快阴道上皮细胞脱落。

⑥促进乳腺小叶及腺泡发育。

⑦孕激素在月经中期具有增强雌激素对垂体LH排卵峰释放的正反馈作用；在黄体期对下丘脑、垂体有负反馈作用，抑制促性腺激素分泌。

⑧兴奋下丘脑体温调节中枢，使基础体温在排卵后升高 0.3℃~0.5℃。临床上据此作为判定排卵日期的标志之一。

⑨促进水钠排泄。

3. 孕激素与雌激素的协同和拮抗作用 孕激素在雌激素作用的基础上，进一步促使女性生殖器和乳房的发育，为妊娠准备条件，二者有协同作用；雌激素和孕激素又有拮抗作用，雌激素促进子宫内膜增生及修复，孕激素则限制子宫内膜增生，并使增生期内膜转化为分泌期。其他拮抗作用表现在子宫收缩、输卵管蠕动、宫颈黏液变化、阴道上皮细胞角化和脱落以及水钠代谢等方面。

4. 雄激素的生理作用

①对女性生殖系统的影响：从青春期开始，雄激素分泌增加，促使阴蒂、阴唇和阴阜发育，促进阴毛、腋毛生长。但雄激素过多容易对雌激素产生拮抗，可减缓子宫及其内膜的生长、增殖，抑制阴道上皮的增生和角化。

②对机体代谢功能的影响：雄激素能促进蛋白合成，促进肌肉生长，刺激骨髓中红细胞的增生。在性成熟期前，促使长骨骨基质生长和钙的保留；性成熟后可导致骨骺关闭，使生长停止。此外还与性欲有关。

细目三 子宫内膜及其他生殖器的周期性变化

● 要点 子宫内膜周期性变化

子宫内膜分为基底层和功能层。基底层不受卵巢激素周期性变化的影响，在月经期不发生脱落；功能层由基底层再生而来，受卵巢性激素的影响呈现周期性变化，若未受孕功能层则坏死脱落形成月经。正常一个月经周期以 28 日为例，其组织形态的周期性变化分为增生期、分泌期和月经期 3 期。

细目四 月经周期的调节

● 要点一 下丘脑促性腺激素释放激素

下丘脑弓状核神经细胞分泌的促性腺激素释放激素（GnRH），直接通过垂体门脉系统输送到腺垂体，调节垂体促性腺激素（Gn）的合成和分泌。GnRH 分泌呈脉冲式，脉冲间隔为 60~90 分钟。

下丘脑是 HPOA 的启动中心，GnRH 的分泌受垂体 Gn 和卵巢性激素的反馈调节，包括起促进作用的正反馈和起抑制作用的负反馈调节。反馈调节包括长反馈、短反馈和超短反馈。长反馈是指卵巢分泌到循环中的性激素对下丘脑垂体的反馈作用；短反馈是指垂体激素对下丘脑 GnRH 分泌的负反馈；超短反馈是指 GnRH 对其本身合成、分泌的抑制。

● 要点二 腺垂体对卵巢功能的调节

腺垂体的促性腺激素细胞分泌 Gn，包括卵泡刺激素（FSH）和黄体生成素（LH），对 GnRH 的脉冲式刺激起反应，亦呈脉冲式分泌。FSH 是卵泡发育必需的激素，其主要生理作用是直接促进窦前卵泡及窦状卵泡的生长发育；激活颗粒细胞芳香化酶，促进雌二醇的合成与分泌；调节优势卵泡的选择和非优势卵泡的闭锁；在卵泡期晚期与雌激素协同，诱导颗粒细胞生成 LH 受体，为排卵及黄素化作准备。LH 的主要生理作用是在卵泡期刺激卵泡膜细胞合成雄激素，为雌二醇的合成提供底物；排卵前促使卵母细胞进一步成熟及排卵；在黄体期维持黄体功能，促进孕激素、雌激素合成与分泌。

要点三　卵巢性激素的反馈作用

卵巢性激素对下丘脑 GnRH 和垂体 Gn 的合成和分泌具有反馈作用。在卵泡期，循环中低水平雌激素抑制 GnRH 和 FSH、LH 分泌（负反馈）。随着卵泡发育，雌激素水平逐渐升高，负反馈作用加强，垂体释放 FSH 受到抑制，循环中 FSH 水平下降。当卵泡发育接近成熟时，雌激素达高峰，刺激下丘脑 GnRH 和垂体 LH、FSH 大量释放（正反馈），形成排卵前 LH、FSH 峰；排卵后卵巢形成黄体，分泌雌激素和孕激素，两者联合作用使 FSH、LH 合成和分泌又受到抑制（负反馈），进而抑制卵泡发育；黄体萎缩时，循环中雌、孕激素下降，两者联合对 LH 和 FSH 的抑制作用逐渐解除，LH、FSH 回升，卵泡又开始发育，新的卵巢周期开始。上述过程周而复始。若未受孕，卵巢黄体萎缩，子宫内膜失去雌、孕激素的支持而坏死、脱落、出血。可见月经来潮是一个性周期的结束，又是下一个性周期的开始。

细目五　中医对月经、带下及其产生机理的认识

要点一　中医有关月经的概念和认识

月经是指女性在一定年龄阶段内有规律、周期性的子宫出血。又称为"月事""月信""月汛""月水""经水"。

1. 月经的生理现象　健康女子一般到 14 岁左右月经第一次来潮，称为初潮。月经的规律性和周期性表现为月经有正常周期、经期、经量、经色和经质。妇女一般到 49 岁左右绝经。在绝经前后的一段时间称为"经断前后"或"绝经前后"，部分妇女可出现面红潮热、烘热汗出、心悸、失眠和情绪不稳等症状，轻者通过心理调适可自愈，重者称为绝经前后诸证，需治疗。生育年龄的妇女妊娠期间月经停闭，多数哺乳期妇女亦无月经来潮，属生理性停经。

2. 特殊的月经现象　个别妇女身体无特殊不适而定期两个月来潮一次者，称为"并月"；三个月一潮者称为"居经"，亦名"季经"；一年一行者称为"避年"；终生不潮而能受孕者称为"暗经"。妊娠早期仍按月有少量阴道流血，但无损于胎儿者，称为"激经"，亦称"盛胎"或"垢胎"。这些特殊月经生理现象，临床应以生育能力是否正常判断其属于生理或病理。

要点二　月经产生的机理

月经是肾气、天癸、冲任、气血协调作用于胞宫，并在其他脏腑、经络的协同作用下，使胞宫定期藏泻而产生的生理现象，是女性生殖功能正常的反映。

要点三　中医对月经周期调节的认识

在月经周期中，肾阴阳消长、气血盈亏具有周期性的消长变化，形成胞宫定期藏泻的节律，并以每月一次的月经来潮为标志。通常将一个月经周期划分为 4 个阶段，即月经期、经后期、经间期和经前期。如此循环往复，目的是种子育胎。

要点四　带下的生理现象及其产生机理

（一）带下的生理现象

生理性带下是润泽于阴户和阴道的无色透明、黏而不稠、无特殊气味的液体。有时略呈白色，也称白带。健康女子在月经初潮后开始有较明显的带下分泌，其量不多，不致外渗，每逢月经前、经间期和妊娠期其量稍有增加，绝经后明显减少。生理性带下对阴道和阴户起濡润和充养的作用，并能抵御病邪的入侵。

（二）带下产生及调节的机理

肾气旺盛，并化生天癸，在天癸作用下，任脉广聚脏腑所化水谷之精津，使任脉所司的阴精、津液旺盛充沛，下注于胞中，流于阴股，生成生理性带下，此过程又得到督脉的温化和带脉的约束。

（杜惠兰）

第三单元　妊娠生理

细目一　妊 娠

● 要点　妊娠的概念

妊娠是胚胎和胎儿在母体内发育成长的过程。成熟卵子受精是妊娠的开始，胎儿及其附属物自母体排出是妊娠的终止。

细目二　受精与受精卵发育、输送及着床

● 要点一　受精卵发育、输送及着床的相关概念

男女成熟生殖细胞（精子和卵子）相结合的过程称为受精。受精后的卵子称为受精卵或孕卵。

精液进入阴道后，精子离开精液，经宫颈管进入宫腔及输卵管腔，精子表面的糖蛋白被生殖道分泌物中的α与β淀粉酶降解，同时顶体膜结构中胆固醇与磷脂比率和膜电位发生变化，降低顶体膜稳定性，此过程称为精子获能。

当精子与卵子相遇，精子头部顶体外膜与精细胞膜顶端破裂，形成小孔释放出顶体酶，可溶解卵子外围的放射冠和透明带，这一过程称为顶体反应。

约在受精后72小时受精卵分裂成由16个细胞组成的实心细胞团，称为桑椹胚。

约在受精后第6～7日，晚期胚泡透明带消失，逐渐侵入子宫内膜，称为受精卵着床，也称受精卵植入。

● 要点二　受精与受精卵发育、输送及着床的机理

精液进入阴道后，精子离开精液经宫颈管进入宫腔及输卵管腔，发生精子获能。卵子从卵巢排出后进入腹腔，经输卵管伞端的"拾卵"作用，进入输卵管壶腹部与峡部联接处等待受精。受精发生在排卵后12小时内，整个受精过程约需24小时。当精子与卵子相遇，发生顶体反应，借助顶体酶的作用，精子穿过放射冠及透明带与卵子融合。当精子头部与卵子表面接触，便开始了受精过程，其他精子不再能进入。获能的精子穿过次级卵母细胞透明带为受精的开始，卵原核与精原核融合为受精的完成，形成二倍体的受精卵。

受精后30小时，受精卵借助输卵管蠕动和输卵管上皮纤毛推动向宫腔方向移动，并开始进行有丝分裂，称为卵裂。约在受精后72小时形成桑椹胚，随后早期胚泡形成，约在受精后第4日，早期胚泡进入宫腔，在子宫腔内继续分裂发育成晚期胚泡。约在受精后第6～7日受精卵着床。

着床需经过定位、黏附和穿透3个阶段。着床必须具备：①透明带消失。②胚泡细胞滋养细胞分化出合体滋养细胞。③胚泡和子宫内膜同步发育且功能协调。④孕妇体内有足够数量的孕酮，子宫有一极短的敏感期允许受精卵着床。

受精卵着床后，子宫内膜迅速发生蜕膜变，此时的子宫内膜称蜕膜。按蜕膜与囊胚的部位关系，将蜕膜分为底蜕膜、包蜕膜和真蜕膜。

细目三　胎儿附属物的形成及其功能

● 要点一　胎儿附属物的形成

胎儿附属物是指胎儿以外的组织，包括胎盘、胎膜、脐带和羊水。

1. 胎盘　胎盘是胎儿与母体间进行物质交换的器官，由羊膜、叶状绒毛膜和底蜕膜组成。妊娠足月胎盘呈圆形或椭圆形，重450～650g，直径16～20cm，厚1～3cm，中央厚，边缘薄，分为胎儿面和母体面。胎儿面表面覆盖着一层灰蓝色、光滑半透明的羊膜。母体面表面呈暗红色，蜕膜间隔形成若干浅沟分成母体叶。

2. 胎膜 胎膜由绒毛膜和羊膜组成。胎膜外层是平滑绒毛膜，内层为羊膜。妊娠14周末，羊膜与绒毛膜的胚外中胚层连接封闭胚外体腔，羊膜腔占据整个子宫腔并随妊娠进展逐渐增大。

3. 脐带 脐带是连接胎儿与胎盘的条索状组织，一端连于胎儿腹壁脐轮，另一端附着于胎盘胎儿面。妊娠足月的脐带长30～70cm，平均55cm，表面覆盖羊膜，呈灰白色。脐带断面中央有一条管壁较薄、管腔较大的脐静脉，两侧有两条管壁较厚、管腔较小的脐动脉。血管周围为胚胎结缔组织，可保护脐血管。

4. 羊水 羊膜腔内的液体称为羊水，胚胎在羊水中生长发育。

（1）羊水的来源 妊娠早期的羊水主要是母体血清经胎膜进入羊膜腔的透析液。妊娠中期的羊水主要来自胎儿尿液。妊娠晚期胎肺参与羊水的生成。

（2）羊水的吸收 ①约有50%靠胎膜完成。②胎儿吞咽羊水。③脐带每小时可吸收羊水40～50mL。④胎儿角化前皮肤也有吸收羊水的功能，但量很少。

（3）羊水量、性状及成分 羊水量妊娠8周5～10mL，妊娠10周约有30mL，妊娠20周约400mL，妊娠38周约有1000mL，以后逐渐减少，足月妊娠时羊水量约有800mL。过期妊娠羊水量明显减少，可减少至300mL以下。若妊娠期间羊水量超过2000mL称为羊水过多，妊娠晚期羊水量少于300mL者称羊水过少。

羊水的成分随妊娠时间不同而有所差别。妊娠早期羊水为无色透明液体。妊娠足月时羊水略混浊，不透明，可见悬浮的小片状物，包括胎脂、胎儿脱落上皮细胞、毳毛、毛发、少量白细胞、白蛋白、尿酸盐及多种激素和酶。

● **要点二 胎儿附属物的功能**

（一）胎盘的功能

胎盘具有气体交换、营养物质供应、排除胎儿代谢产物、防御功能和合成功能。

合成功能主要合成激素和酶，激素包括蛋白激素和甾体激素两类。蛋白激素有人绒毛膜促性腺激素（hCG）、人胎盘生乳素（HPL）等，甾体激素有雌激素、孕激素等。酶包括缩宫素酶、耐热性碱性磷酸酶等。

人绒毛膜促性腺激素（hCG） 是由合体滋养细胞产生的糖蛋白激素，受精后第6日开始分泌，妊娠8～10周血清中hCG浓度达高峰，持续10日迅速下降，妊娠中晚期血清浓度仅为峰值的10%，持续至分娩，产后2周内消失。在受精后10日可用放免法（RIA）自母体血清中测出，为诊断早孕的最敏感方法。hCG的功能：①维持月经黄体寿命，使黄体增大成为妊娠黄体，增加甾体激素的分泌，以维持妊娠。②刺激孕酮形成，促进雄激素转化为雌激素。③抑制植物血凝素对淋巴细胞的刺激作用，以免胚胎滋养层被母体淋巴细胞攻击。④刺激胎儿睾丸分泌睾酮，促进男性性分化。⑤与母体甲状腺细胞TSH受体结合，刺激甲状腺活性。⑥与LH有相似的生物活性，与尿促性激素（HMG）合用可诱发排卵。

（二）胎膜的功能

胎膜含有的多种酶活性与甾体激素代谢有关。胎膜在分娩发动上有一定作用。

（三）脐带的功能

脐带是胎儿和母体之间进行物质交换的重要通道，脐带受压使血流受阻造成缺氧，可导致胎儿窘迫，甚至危及胎儿生命。

（四）羊水的功能

1. 保护胎儿 羊水为胎儿提供了适宜的生长环境、温度及一定限度的活动空间；防止胎儿及胎体与羊膜粘连而发生畸形；缓冲外界打击和震动对胎儿造成的损伤；胎儿体内水分过多时以排尿方式排入羊水中；避免子宫肌壁或胎儿对脐带的直接压迫所致的胎儿窘迫；在子宫收缩时，尤其第一产程初期，羊水可使压力均匀分布，避免直接作用于胎儿。

2. 保护母体 羊水可减轻胎动给母体所带来的不适感；临产前后羊水囊扩张子宫颈口及阴道；破膜后羊水润滑及冲洗阴道减少感染机会。

细目四 中医对妊娠生理的认识

● **要点 中医对妊娠生理的认识**

中医称妊娠为"重身""怀子"或"怀孕"。

（一）妊娠机制

中医学认为，受孕机理在于肾气充盛，天癸成熟，冲任二脉以及胞宫功能正常，男女两精相合，即可构成胎孕。另外，受孕须有一定的时机，即"氤氲之时""的候"，相当于排卵期。

（二）妊娠生理现象

1. 生理特点 妊娠期间胞宫行使藏而不泻功能，月经停闭。脏腑、经络之血下注冲任胞宫以养胎元，因此，孕妇机体出现"血感不足，气易偏盛"的生理特点。

2. 临床表现 妊娠初期，由于血聚于下，冲脉气盛，易夹胃气及肝气上逆，出现饮食偏嗜、恶心作呕、晨起头晕等现象。孕妇可自觉乳房胀大，乳头、乳晕颜色加深，妊娠中期白带稍增多。4~5个月后，孕妇可自觉胎动，小腹逐渐膨隆。妊娠6个月后，胎儿增大，易阻滞气机，水道不利，出现轻度肿胀。妊娠末期，由于胎儿先露部压迫膀胱与直肠，可见小便频数、大便秘结等现象。

3. 脉象 妊娠2~3个月后，六脉平和滑利，按之不绝，尺脉尤甚。

细目五 妊娠诊断

● **要点一 早期妊娠的诊断**

（一）临床表现

1. 停经 生育年龄妇女，平素月经周期规律，一旦月经过期10天或以上，应考虑早期妊娠。哺乳期妇女的月经虽未恢复，但仍有再次妊娠的可能。

2. 早孕反应 约半数左右的妇女，在停经6周左右出现晨起恶心、呕吐、食欲减退、喜食酸物或偏食，称早孕反应。一般于妊娠12周左右消失。

3. 尿频 妊娠早期因增大的子宫压迫膀胱所致。

（二）检查与体征

1. 乳房 自妊娠8周起，乳房逐渐增大。孕妇自觉乳房轻度胀痛、乳头刺痛，乳头及周围乳晕着色，可见深褐色蒙氏结节。

2. 生殖器官 妊娠6~8周时，阴道黏膜及子宫颈充血，呈紫蓝色。子宫增大变软，子宫峡部极软，子宫体与子宫颈似不相连，称黑加征。孕后最初是子宫前后径变宽略饱满，妊娠5~6周宫体呈球形，至妊娠8周宫体约为非妊娠子宫的2倍，妊娠12周时子宫约为非妊娠子宫的3倍。当宫底超出骨盆腔时在耻骨联合上方可触及。

（三）辅助检查

1. 妊娠试验 用免疫学方法（多用试纸法）检测，若为阳性，表明受检者尿中含hCG，也可抽血查hCG协助诊断早期妊娠。

2. B型超声检查 是检查早期妊娠快速而准确的方法。可见子宫增大，其中有圆形妊娠环。妊娠5周时见到胚芽和原始心管搏动，可确诊为早期妊娠、活胎。

3. 超声多普勒法 在增大的子宫区内，听到有节律的单一高调的胎心音。

4. 宫颈黏液检查 连续检查显示，宫颈黏液量少、黏稠，拉丝度差，涂片干燥后光镜下仅见排列成行的椭圆体，则早期妊娠的可能性较大。若黄体期镜下出现羊齿植物叶状结晶基本能排除早孕。

5. 黄体酮试验 对疑为早孕的妇女，肌注黄体酮20mg，连用3~5日。如停药后7日仍未出现阴道流血，则早孕可能性大。但也可见于闭经。

6. 基础体温测定 双相型体温的妇女停经后高温相持续18日不见下降者，早孕可能性大；如高温相持续3周以上则早孕可能性更大。

● **要点二 中、晚期妊娠的诊断**

（一）临床表现

1. 子宫增大 随着妊娠进展，子宫逐渐增大。手测子宫底高度或尺测耻上子宫长度,可以判断子宫大小与妊娠周数是否相符。增长过速或过缓均可能为异常。一般来讲,妊娠满12周,手测子宫底高度在耻骨联合上2~3横指,满16周脐耻之间,满20周脐下1横指,满24周脐上1横指,满28周脐上3横指,满32周脐与剑突之间,满36周剑突下2横指,满40周脐与剑突之间或略高。

2. 胎动 胎儿在子宫内冲击子宫壁的活动称胎动。一般妊娠18~20周开始自觉有胎动,胎动每小时3~5次。妊娠周数越多,胎动越活跃,但至妊娠末期胎动逐渐减少。

3. 胎心音 妊娠18~20周,用听诊器即可在孕妇腹壁上听到胎心音,呈双音,如钟表的"嘀嗒"声,120~160次/分,超声多普勒听诊效果更好。妊娠24周以前,胎心音多在脐下正中或稍偏左或右听到;妊娠24周以后,胎心音多在胎儿背侧听得最清楚。

4. 胎体 妊娠20周以后,经腹壁可以触及子宫内的胎体,妊娠24周以后,运用四步触诊法可以区分胎头、胎臀、胎背及胎儿四肢,从而判断胎产式、胎先露和胎方位。

（二）辅助检查

1. 超声检查 B型超声显像法不仅能显示胎儿数目、胎方位、胎心搏动和胎盘位置,且能测定胎头双顶径,观察胎儿有无畸形。超声多普勒法可探测胎心音、胎动音、脐带血流音及胎盘血流音。

2. 胎儿心电图 常用间接法检测胎儿心电图,通常于妊娠12周以后显示较规律的图形。

● 要点三　胎产式、胎先露、胎方位

胎儿在子宫内的姿势,称为胎姿势。

（一）胎产式

胎体纵轴与母体纵轴的关系称胎产式。两纵轴平行者称纵产式,占妊娠足月分娩总数的99.75%。两纵轴垂直者称横产式,仅占妊娠足月分娩总数的0.25%。两纵轴交叉成角度者称斜产式,在分娩过程中多转为纵产式,偶尔转为横产式。

（二）胎先露

最先进入骨盆入口的胎儿部分称为胎先露。纵产式有头先露、臀先露,横产式有肩先露。头先露又可因胎头屈伸程度不同分为枕先露、前囟先露、额先露、面先露。臀先露又可因入盆先露不同分为混合臀先露、单臀先露和足先露。偶见头先露或臀先露与胎手或胎臀同时入盆,称之为复合先露。

（三）胎方位

胎儿先露部的指示点与母体骨盆的关系称胎方位,简称胎位。枕先露以枕骨,面先露以颏骨,臀先露以骶骨,肩先露以肩胛骨为指示点。根据指示点与母体骨盆前、后、左、右、横的关系而有不同的胎位。如:枕先露时,胎头枕骨位于母体骨盆的左前方,应为枕左前位,余类推。

（杜惠兰）

第四单元　产前保健

细目一　孕妇监护

● 要点一　产前检查时间

首次产前检查的时间从确诊为早孕时开始。首次产前检查无异常者,应于妊娠20~36周期间每4周检查一次,妊娠36周起每周检查一次,即于妊娠20、24、28、32、36、37、38、39、40周共进行产前检查9次。高危孕妇应酌情增加产前检查次数。

要点二　预产期推算

从末次月经第一日算起，月份减3或加9，日数加7（农历日数加14）。但实际分娩日期与推算的预产期可能相差1~2周。若孕妇记不清末次月经时间，也可根据早孕反应、胎动开始时间、B型超声测定胎头双顶径、测量子宫底高度等进行推算。

要点三　产前检查的步骤及方法

1. 腹部检查

（1）望诊　注意腹形及大小，有无妊娠纹、手术瘢痕及水肿等。腹部过大、宫底过高者，可能为多胎、巨大胎儿、羊水过多；腹部过小、宫底过低者，可能为胎儿生长受限、孕周推算错误等；腹部两侧向外膨出、宫底位置较低者，可能为肩先露；腹部向前突出（尖腹，初产妇多见）或腹部向下悬垂者（悬垂腹，经产妇多见），可能伴有骨盆狭窄。

（2）触诊　首先手测宫底高度，用软尺测耻上子宫长度及腹围值。然后用四步触诊法检查子宫大小、胎产式、胎先露、胎方位及先露部是否衔接。在做前三步手法时，检查者面向孕妇，做第四步手法时，检查者面向孕妇足端。

第一步手法：检查者两手置于子宫底部，触摸宫底高度，判断宫底部的胎儿部分，若为胎头则硬而圆且有浮球感，若为胎臀则软而宽且形状略不规则。

第二步手法：检查者两手分别置于腹部两侧，一手固定，另手轻轻深按，两手交替，触到宽阔平坦饱满部分为胎背，可变形的高低不平部分是胎儿肢体。

第三步手法：检查者右手拇指与其余四指分开，置于耻骨联合上方握住胎先露部，进一步查清是胎头或胎臀，左右推动确定是否衔接。

第四步手法：检查者左右手分别置于胎先露部的两侧，向骨盆入口方向深按，进一步确诊胎先露及其入盆程度。

（3）听诊　在靠近胎背上方的腹壁听胎心音最清楚。枕先露时，胎心音在脐右（左）下方；臀先露时，胎心音在脐右（左）上方；肩先露时，胎心音在靠近脐部下方听得最清楚。

2. 产道检查　包括骨产道和软产道检查。

（1）骨产道检查　包括骨盆外测量及内测量，首次产检应做骨盆外测量。

1）骨盆外测量：①髂棘间径：孕妇取伸腿仰卧位，测量两髂前上棘外缘的距离。正常值为23~26cm。②髂嵴间径：孕妇取伸腿仰卧位，测量两髂嵴外缘最宽的距离。正常值为25~28cm。③骶耻外径：孕妇取左侧卧位，右腿伸直，左腿屈曲，测量第5腰椎棘突下至耻骨联合上缘中点的距离。正常值为18~20cm。④坐骨结节间径或称出口横径：孕妇取仰卧位，两腿弯曲，双手抱膝，测量两坐骨结节内侧缘的距离。正常值为8.5~9.5cm。若此径<8cm，应加测出口后矢状径。⑤出口后矢状径：坐骨结节间径中点至骶骨尖端的长度。正常值为8~9cm。出口后矢状径与坐骨结节间径之和大于15cm时，表示骨盆出口无明显狭窄。⑥耻骨弓角度：用左右手拇指指尖斜着对拢，放置在耻骨联合下缘，左右两拇指平放在耻骨降支的上面，测量两拇指间的角度，为耻骨弓角度。正常值为90°，若<80°为异常。此角度可反映骨盆出口横径的宽度。

2）骨盆内测量：妊娠24~36周时测量。①对角径：为耻骨联合下缘至骶岬上缘中点的距离，正常值为12.5~13cm。此值减去1.5~2cm为骨盆入口前后径长度，称真结合径，正常值约为11cm。②坐骨棘间径：即两坐骨棘间的距离，正常值为10cm。③坐骨切迹宽度：指坐骨棘与骶骨下部间的距离，即骶棘韧带宽度。将阴道内的食指置于韧带上移动。正常情况能容纳三横指（5.5~6cm），否则为中骨盆狭窄。

（2）软产道检查（即阴道检查）　软产道包括子宫下段、宫颈、阴道、盆底软组织。妊娠早期初诊时检查，以了解软产道有无阴道隔膜、囊肿、赘生物等异常。

3. 肛门指诊检查　可了解胎先露部、骶骨前面弯曲度、坐骨棘间径、坐骨切迹宽度及骶尾关节活动度，并测量出口后矢状径。

细目二 孕期用药

要点一 西医孕期用药原则

尽量单一用药，避免联合用药；可能用疗效肯定的老药，避免用对胎儿影响难以确定的新药；用药剂量宜小不宜大，避免大剂量用药；敏感期（指孕12周之前，特别是4~8周）尽量不用药。

要点二 中医孕期用药原则

妊娠期间，凡峻下、滑利、祛瘀、破血、耗气、散气以及一切有毒药品，都应慎用或禁用。但在病情需要的情况下，也可适当选用，所谓"有故无殒，亦无殒也"。但须严格掌握剂量，并"衰其大半而止"，以免动胎、伤胎。

（杜惠兰）

第五单元　正常分娩

细目一 决定分娩的四因素

要点一 产力

产力是指将胎儿及其附属物从子宫内逼出的力量。包括子宫收缩力（简称宫缩）、腹肌和膈肌收缩力（统称腹压）以及肛提肌收缩力。

（一）子宫收缩力

是临产后的主要产力，贯穿于分娩全过程。临产后的子宫收缩力能使子宫颈管缩短消失、宫口扩张、先露下降、胎儿和胎盘娩出。其特点有节律性、对称性和极性及缩复作用。

（二）腹肌及膈肌收缩力

是第二产程娩出胎儿的重要辅助力量。腹压在第三产程还可促使胎盘娩出。

（三）肛提肌收缩力

肛提肌收缩力有协助胎先露部在盆腔进行内旋转的作用。当胎头枕部露于耻骨弓下时，能协助胎头仰伸及娩出；当胎盘降至阴道时有助于胎盘娩出。

要点二 产道

产道是指胎儿娩出的通道，分为骨产道和软产道两部分。

（一）骨产道

指真骨盆，是产道的重要部分，其大小、形状与分娩关系密切。

1. 骨盆平面及径线

（1）骨盆入口平面　呈横椭圆形，前方为耻骨联合上缘，两侧为髂耻缘，后方为骶岬前缘，有4条径线。

①入口前后径：又称真结合径，指耻骨联合上缘中点至骶岬前缘正中间的距离，平均值为11cm。

②入口横径：左右髂耻缘之间的最大距离，平均值为13cm。

③入口斜径：左右各一。左骶髂关节至右髂耻隆突间的距离为左斜径，右骶髂关节至左髂耻隆突间的距离为右斜径，平均值为12.75cm。

（2）中骨盆平面　呈前后径长的椭圆形，是骨盆最小平面，最狭窄。前方为耻骨联合下缘，两侧为坐骨棘，后方为骶骨下端，有两条径线。

①中骨盆前后径：耻骨联合下缘中点通过两侧坐骨棘连线中点至骶骨下端间的距离，平均值为11.5cm。

②中骨盆横径：即坐骨棘间径。

（3）骨盆出口平面　由两个不同平面的三角形组成，其共同的底边是坐骨结节间径。前三角的顶端为耻骨联合下缘，两侧为耻骨降支；后三角的顶端为骶尾关节，两侧为骶结节韧带。有四条径线。

①出口前后径：耻骨联合下缘至骶尾关节的

距离，平均值为11.5cm。

②出口横径：又称坐骨结节间径，平均值为9cm。

③出口前矢状径：耻骨联合下缘中点至坐骨结节间径中点间的距离，平均值为6cm。

④出口后矢状径：骶尾关节至坐骨结节间经中间点的距离，平均值为8.5cm。若出口横径稍短，而出口后矢状径略长，两径之和≥15cm时，正常大小的胎头可通过后三角区经阴道娩出。

2. 骨盆轴与骨盆倾斜度

（1）骨盆轴　连接骨盆各平面中点的假想曲线称为骨盆轴。此轴上段向下向后，中段向下，下段向下向前。分娩时胎儿沿此轴完成分娩机制。

（2）骨盆倾斜度　指妇女站立时骨盆入口平面与地平面所形成的角度，一般为60°。如骨盆倾斜度过大，影响胎头衔接和娩出。

（二）软产道

是由子宫下段、子宫颈、阴道及骨盆底软组织构成的弯曲通道。

1. 子宫下段的形成　由非孕时约1cm的子宫峡部伸展形成。妊娠12周后峡部已扩展成宫腔的一部分，妊娠末期被渐拉长形成子宫下段。临产后拉长达7~10cm。由于子宫肌纤维的缩复作用，子宫上下段的肌壁厚薄不同，在两者之间子宫内面形成一环状隆起，称生理性缩复环。

2. 宫颈的变化及宫颈管的消失　临产前的子宫颈管长2~3cm。临产后的规律宫缩及胎先露部支撑前羊水囊呈楔状，致使宫颈内口向上向外扩张，形成漏斗状宫颈管，随后宫颈管逐渐变短消失。初产妇多是宫颈管先消失，宫口后扩张。经产妇多是宫颈管短缩消失与宫口扩张同时进行。

3. 骨盆底、阴道及会阴的变化　软产道下端形成一个向前弯的长筒，阴道黏膜皱襞展开，阴道扩张，使腔道加宽。会阴体由5cm变薄为2~4mm。

● **要点三　胎儿**

（一）胎儿大小

胎儿大小是决定分娩难易的重要因素之一。胎头是胎体的最大部分，胎儿过大致胎头径线过大，尽管骨盆大小正常，也可引起相对性骨盆狭窄造成难产。

1. 胎头颅骨　由两块顶骨、额骨、颞骨及一块枕骨组成。颅骨间的缝隙称颅缝。两颅缝交汇处空隙较大者称为囟门，位于胎头前方的菱形称大囟门（前囟），位于胎头后方的三角形称小囟门（后囟）。在分娩过程中，颅骨轻度移位重叠使头颅变形缩小，有利于胎儿娩出。

2. 胎头径线　①双顶径（BPD）：两顶骨隆突间的距离，为胎头最大横径，足月胎儿的平均值为9.3cm。②枕额径：由鼻根上方至枕骨隆突间的距离，足月胎儿平均值11.3cm，胎头以此径衔接。③枕下前囟径：又称小斜径，前囟门中央至枕骨隆突下方的距离，是胎头的最小径线，足月胎儿平均值9.5cm，胎头俯屈后以此径线通过产道。④枕颏径：又称大斜径，颏骨下方中央至后囟顶部之间的距离，是胎头最大径线，足月胎儿平均值约13.3cm。

（二）胎位

产道为一纵行管道，如为纵产式（头位或臀位），胎体纵轴与骨盆轴相一致，胎儿容易通过产道。枕先露时，胎头先通过产道，较臀位易娩出。臀先露时，因胎臀较胎头周径小且软，阴道不能充分扩张，胎头无变形机会，使胎头娩出困难。肩先露时，胎体纵轴与骨盆轴垂直，足月活胎不能通过产道，对母儿威胁较大。

（三）胎儿畸形

如脑积水、连体胎儿等，由于胎头或胎体过大，难以通过产道。

● **要点四　精神心理因素**

分娩对产妇是一种持久而强烈的应激源。相当数量的初产妇恐惧分娩、怕疼痛、怕出血、怕难产、担心胎儿畸形、怕有生命危险等，致使情绪紧张，处于焦虑、不安和恐惧的精神心理状态，可影响机体内部的平衡适应力和健康，进而影响产力，影响产程进展。

细目二　枕先露的分娩机制

要点　枕先露的分娩机制

分娩机制是指胎儿先露部随骨盆各平面的不同形态，被动进行一系列适应性转动，以其最小径线通过产道的全过程。以枕左前位为例说明。

1. 衔接　胎头双顶径进入骨盆入口平面，胎头颅骨最低点接近或达到坐骨棘水平，称为衔接。部分初产妇在预产期前1~2周内胎头衔接，经产妇多在分娩开始后胎头衔接。

2. 下降　胎头沿骨盆轴前进的动作称下降。下降动作贯穿于分娩全过程。临床上以胎头下降的程度作为判断产程进展的重要标志。

3. 俯屈　当胎头下降至骨盆底时，处于半俯屈状态的胎头枕部遇肛提肌阻力进一步俯屈，使胎头衔接时的枕额径变为最小的枕下前囟径，有利于胎头进一步下降。

4. 内旋转　胎头围绕骨盆纵轴旋转，使其矢状缝与中骨盆及出口前后径相一致的动作称为内旋转。胎头在第一产程末完成内旋转动作。

5. 仰伸　胎头下降达阴道外口时，宫缩和腹压继续迫使胎头下降，肛提肌收缩力又将胎头向前推进，两者共同作用使胎头向下向前，枕骨下部达耻骨联合下缘时，以耻骨弓为支点使胎头逐渐仰伸，胎头娩出。

6. 复位及外旋转　胎头娩出后，为使胎头与胎肩恢复正常关系，胎头枕部向左旋转45°称复位。胎肩在盆腔内继续下降，前（右）肩向前向中线旋转45°时，胎儿双肩径转成与骨盆出口前后径相一致的方向，胎头枕部需在外继续向左旋转45°以保持胎头与胎肩的垂直关系，称为外旋转。

7. 胎肩及胎儿娩出　胎头完成外旋转后，前（右）肩在耻骨弓下先娩出，继之后（左）肩在会阴前缘娩出，随后胎体及其下肢娩出。

细目三　先兆临产及临产的诊断

要点一　先兆临产

出现预示不久将临产的症状，称为先兆临产。

1. 假临产　分娩发动之前，孕妇常出现不规则子宫收缩，称为"假临产"。其特点是宫缩持续时间短而不恒定，宫缩强度并不逐渐增强，间歇时间长而不规律；宫颈管不缩短，宫口不扩张；常在夜间出现清晨消失；镇静剂能抑制假临产。

2. 胎儿下降感　胎先露下降进入骨盆入口后，子宫底下降，产妇多有轻松感，呼吸较前轻快，进食量增多。

3. 见红　在临产前24~48小时，因宫颈内口附近的胎膜与该处的子宫壁分离，毛细血管破裂经阴道排出少许血液，与宫颈黏液相混排出，称见红，是分娩即将开始比较可靠的征象。

要点二　临产的诊断

临产开始的主要标志是有规律而逐渐增强的子宫收缩，持续30秒及以上，间歇5~6分钟，并伴有进行性宫颈管消失、宫口扩张和胎先露部下降。

细目四　分娩的临床经过及处理

要点一　总产程及产程分期

总产程即分娩全过程，是从开始出现规律宫缩至胎儿胎盘娩出，分为3个产程。

1. 第一产程（宫颈扩张期）　从规律宫缩到宫口开全。初产妇需11~12小时，经产妇约需6~8小时。

2. 第二产程（胎儿娩出期）　从宫口开全到胎儿娩出。初产妇需1~2小时，经产妇约需数分钟至1小时。

3. 第三产程（胎盘娩出期）　从胎儿娩出后到胎盘胎膜娩出。需5~15分钟，不超过30分钟。

● 要点二　各产程的临床经过及处理

一、第一产程的临床表现及处理

（一）临床表现

1. 规律宫缩　产程开始时，宫缩持续时间短（约30秒）且弱，间歇时间长（5~6分钟），随着产程进展，持续时间渐长且增强，间歇期缩短。当宫口近开全时，宫缩持续时间可达1分钟及以上，间歇期仅1~2分钟。

2. 宫口扩张　随宫缩渐频且增强时，子宫颈管逐渐缩短，直至消失，宫口逐渐扩张至开全（10cm）。

3. 胎头下降程度　是决定能否经阴道分娩的重要观察指标。

4. 胎膜破裂　简称破膜，多发生在宫口近开全时。

（二）观察产程及处理

1. 子宫收缩　助产士以手掌置于产妇的腹壁上观察。宫缩时宫体部隆起变硬，间歇期松弛变软。还可用胎儿监护仪描记宫缩曲线，有外监护和内监护两种。

2. 胎心　用听诊器于宫缩间歇时每隔1~2小时听胎心一次，进入活跃期后，应每15~30分钟听胎心一次，每次听诊1分钟。亦可用胎儿监护仪（多用外监护）描记胎心曲线。

3. 宫口扩张及先露部下降　常用产程图描记宫口扩张程度及胎头下降程度和速度。

（1）宫口扩张曲线　第一产程分为潜伏期和活跃期，潜伏期是指从规律宫缩至宫口扩张3cm，约需8小时，超过16小时称潜伏期延长。活跃期是指宫口扩张3~10cm，约需4小时，超过8小时称活跃期延长。活跃期又分为加速期、最大加速期和减速期。

（2）胎头下降曲线　坐骨棘平面是判断胎头高低的标志。胎头颅骨最低点平坐骨棘平面时以"0"表达；在坐骨棘平面上1cm时以"-1"表达；在坐骨棘平面下1cm时以"+1"表达，以此类推。

4. 胎膜破裂　胎膜多在宫口近开全时破裂。一旦胎膜破裂，应立即听胎心，并观察羊水性状、颜色和流出量，记录破膜时间。

5. 精神安慰

6. 血压　宫缩时血压升高5~10mmHg，间歇期恢复，应每隔4~6小时测量一次。如血压升高，应增加测量次数并予以相应处理。

7. 饮食　鼓励少量多次饮食，摄入足够水分。

8. 排尿与排便　鼓励产妇每2~4小时排尿一次。因胎头压迫造成排尿困难者，必要时导尿。初产妇宫口扩张<4cm、经产妇<2cm可行温肥皂水灌肠。但胎膜早破、阴道流血、胎头未衔接、胎位异常、有剖宫产史、宫缩很强估计1小时内分娩以及患严重心脏病等均不宜灌肠。

二、第二产程的临床经过及处理

（一）临床表现

若未破膜者给予人工破膜。宫缩较第一产程增强，持续1分钟及以上，间歇1~2分钟。当胎头降至骨盆出口压迫骨盆底组织时，产妇有排便感，不自主向下屏气。随产程进展，会阴渐膨隆并变薄，肛门括约肌松弛。宫缩时胎头露出于阴道口，露出部分不断增大，在宫缩间歇期胎头又缩回阴道内，称胎头拨露。胎头双顶径越过骨盆出口，宫缩间歇时胎头不再回缩，称胎头着冠。此时会阴极度扩展，胎头娩出、复位和外旋转，随之胎肩、胎体很快娩出。

（二）观察产程及处理

1. 密切监测胎心　每5~10分钟一次，必要时用胎心监护仪监测。发现胎心异常应立即阴道检查，迅速结束分娩。

2. 指导产妇屏气　宫口开全后应指导产妇运用腹压。让产妇宫缩时屏气增加腹压，宫缩间歇期呼气并使全身肌肉放松安静休息。

3. 接生准备　初产妇宫口开全、经产妇宫口扩张4cm且宫缩规律有力时，应将产妇送至产房做好接生准备工作。消毒后铺巾准备接生。

4. 接产　当胎头拨露使会阴后联合紧张时开

始保护会阴。当胎头枕部在耻骨弓下露出时，左手应按分娩机制协助胎头仰伸。此时如宫缩强应嘱产妇张口哈气，让产妇在宫缩间歇时稍向下屏气，使胎头缓慢娩出。胎头娩出后，右手仍保护会阴，左手自鼻根向下颌挤压，挤出口鼻内的黏液和羊水，然后协助胎头复位和外旋转。左手将胎儿颈部向下轻压，使前肩自耻骨弓下先娩出，继之再托胎颈向上，使后肩娩出。双肩娩出后，右手方可放松，双手握住胎儿的腋部向外牵引，胎体及下肢即可顺利娩出。在距脐轮10～15cm处，用两把止血钳钳夹，在两钳间剪断脐带。

三、第三产程的临床表现及处理

（一）临床表现

胎儿娩出后子宫迅速收缩，宫底降至脐平，宫缩暂停几分钟后又重出现，胎盘与子宫壁发生错位而剥离，形成胎盘后血肿，剥离面不断增加，最终胎盘完全从子宫壁剥离而娩出。胎盘剥离征象有：①子宫体变硬呈球形，宫底上升达脐上。②阴道口外露的一段脐带自行延长。③阴道少量流血。④经耻骨联合上方轻压子宫下段时，宫体上升而外露的脐带不再回缩。胎盘排出方式包括胎儿面娩出式（多见）和母体面娩出式（少见，胎盘娩出前先有较多量阴道流血）。

（二）处理

1. 新生儿处理 ①清理呼吸道。②脐带处理。③新生儿阿普加评分：用于判断有无新生儿窒息及窒息严重程度，以出生后1分钟内的心率、呼吸、肌张力、喉反射及皮肤颜色五项体征为依据，每项0～2分，满分10分。8～10分为正常新生儿；4～7分为轻度窒息，需清理呼吸道、人工呼吸、吸氧及用药等措施方能恢复；0～3分属重度窒息，需紧急抢救，行气管内插管并给氧。缺氧严重的新生儿，应在出生后5分钟、10分钟时再次评分，直至连续两次评分均≥8分。

2. 协助胎盘娩出

3. 检查胎盘胎膜

4. 检查软产道 若有裂伤应立即缝合。

5. 预防产后出血 对既往有产后出血史或有子宫收缩乏力可能的产妇，可在胎头或胎肩娩出时静脉注射缩宫素10～20U，也可在胎儿娩出后立即经脐静脉快速注入含缩宫素10U的生理盐水20mL。如胎盘未完全剥离而出血多时，应行手取胎盘术。若胎盘娩出后出血较多，可经下腹部直接在子宫体肌壁内或肌注麦角新碱0.2～0.4mg，同时静脉滴注加缩宫素20U的5%葡萄糖液500mL。

6. 产后观察 产后应在产房观察2小时，协助产妇首次哺乳，严密观察血压、脉搏、子宫收缩、宫底高度、膀胱充盈、阴道流血量、会阴阴道有无血肿等情况。

● **要点三 中医关于分娩的认识**

1. 预产期的计算方法 中医学有明确的记载。《妇婴新说》指出："分娩之期，或早或迟……大约自受胎之日计算，应以二百八十日为准，每与第十次经期暗合也。"与西医学计算为280天基本一致。

2. 分娩先兆 孕妇分娩，又称临产，分娩前多有征兆，如胎位下移，小腹坠胀，有便意感，或阴道有少量血水排出，又称"见红"等。古人还观察到有些孕妇在妊娠末期出现一些无规律的腹痛等假临产现象，如试胎（试月）、弄胎。《医宗金鉴·妇科心法要诀》说："妊娠八九个月时，或腹中痛，痛定仍然如常者，此名试胎……若月数已足，腹痛或作或止，腰不痛者，此名弄胎。"二者均不是真正临产，应予区别。

3. 正产现象 在临产时出现腹部阵阵作痛，小腹重坠，逐渐加重至产门开全，阴户窘迫，胎儿、胞衣依次娩出，分娩结束。

4. 临产调护 《达生编》提出了"睡、忍痛、慢临盆"的临产调护六字要诀，对分娩的调护具有重要的指导意义。

（杜惠兰）

第六单元 正常产褥

细目一 产褥期

● 要点 产褥期的概念

产妇全身器官除乳腺外，从胎盘娩出至恢复或接近正常未孕状态所需的一段时期称为产褥期，一般为6周。

细目二 产褥期母体的变化

● 要点一 生殖系统

（一）子宫复旧

妊娠子宫从胎盘娩出逐渐恢复至未孕状态的过程称为子宫复旧。子宫体的复旧主要是宫体肌纤维缩复和子宫内膜再生。子宫复旧不是肌细胞数目的减少，而是肌细胞的缩小。产后1周子宫体缩小至妊娠12周大小，产后10天在腹部扪不到子宫底，产后6周恢复到孕前大小。子宫重量分娩后约为1000g，产后1周约为500g，直至产后6周时约为50~60g。胎盘排出后子宫胎盘附着面立即缩小一半，开放的螺旋小动脉和静脉窦压缩变窄和血栓形成，出血逐渐减少和停止。子宫内膜基底层逐渐再生新的功能层，约需3周。

（二）子宫颈

产后1周，子宫颈管及子宫颈内口恢复至未孕状态。产后4周，子宫颈完全恢复至未孕状态。由于分娩时子宫颈外口3点、9点处易形成轻度裂伤，使初产妇的子宫颈外口由产前的圆形（未产型）变为产后的"一"字形横裂（已产型）。

（三）阴道与外阴

产褥期阴道腔逐渐缩小，阴道壁肌张力逐渐恢复，黏膜皱襞约于产后3周重新出现，但阴道于产褥期结束时尚不能完全恢复至未孕时的紧张度。

外阴水肿2~3日自行消退，轻度撕裂或会阴伤口缝合术后的伤口均在3~5日内愈合。处女膜因在分娩时撕裂形成痕迹，称处女膜痕。

（四）盆底组织

盆底肌及其筋膜在分娩时过度扩张致弹性减弱，且常伴有肌纤维部分断裂而致盆底松弛。如产妇能坚持康复运动，盆底肌有可能恢复至接近未孕状态。如盆底肌及其筋膜发生严重撕裂，加上产褥期过早参加体力劳动可导致阴道壁膨出，甚至子宫脱垂。

● 要点二 乳房

产褥期乳房的变化主要是泌乳。随着胎盘的排出，体内呈低雌激素、高胎盘生乳素水平，乳汁开始分泌。以后的乳汁分泌则依赖于哺乳时的吸吮刺激。吸吮动作还反射性引起神经垂体释放缩宫素，发生射乳。不断的排空乳房也是维持乳汁分泌的重要条件。乳汁分泌还与产妇营养、睡眠、情绪和健康状况密切相关。

● 要点三 循环系统及血液系统

（一）心血管系统

循环血容量于产后2~3周恢复至未孕状态。在产后72小时内，体循环血容量增加15%~25%，特别是产后24小时，使心脏的负担加重，有心脏病的产妇易发生心力衰竭。

（二）血液系统

产褥早期，产妇血液仍处于高凝状态。纤维蛋白原、凝血酶、凝血酶原于产后2~4周内降至正常。产后红细胞计数和血红蛋白值增高。白细胞总数于产褥早期仍较高，可达$(15~30) \times 10^9/L$，其中中性粒细胞增多。血小板数也增多。血沉于产后3~4周降至正常。

细目三 产褥期临床表现

要点一 生命体征

产后体温多在正常范围内，若产程延长致过度疲劳时，体温可在产后24小时内略升高，一般不超过38℃。产后3~4天可有泌乳热，体温达37.8℃~39℃，持续4~16小时下降，不属病态。产后脉搏略缓慢，每分钟约60~70次，产后1周恢复正常。产后由妊娠期的胸式呼吸变为深慢的胸腹式呼吸，每分钟14~16次。血压于产褥期平稳，妊娠期高血压产妇的血压于产后明显降低。

要点二 子宫复旧

胎盘娩出后，子宫底在脐下一指。产后第1日宫底稍上升至脐平，以后每日下降1~2cm，在产后10日子宫下降入骨盆腔内。

要点三 产后宫缩痛

产褥期由于子宫阵发性收缩引起下腹部剧烈痛称产后宫缩痛。产后1~2日出现，持续2~3天疼痛自然消失。

要点四 恶露

产后随子宫蜕膜的脱落，含有血液、坏死蜕膜等组织经阴道排出，称恶露。分为：①血性恶露：持续3~4日。②浆液恶露：持续10日左右。③白色恶露：持续3周干净。正常恶露有血腥味，但无臭味，持续4~6周。总量250~500mL。

要点五 褥汗

产后一周内皮肤排泄功能旺盛，排出大量汗液，以夜间睡眠和初醒时更明显，不属病态。

（杜惠兰）

第七单元 妇产科疾病的病因与发病机制

细目一 病因

要点一 西医病因

1. 生物因素 各种病原体感染人体后可引起妇产科内、外生殖器炎症性疾病。

2. 精神因素 长期的精神紧张、焦虑，过度的忧郁、悲伤、恐惧，强烈的精神刺激，均可导致神经-内分泌功能失调、紊乱而发生妇产科疾病。

3. 营养因素 严重的营养不良可引发闭经；脂肪缺乏影响脂溶性维生素A、D、E、K的吸收和利用，引起月经量增加；维生素E缺乏，可引起子宫发育不良、不孕、流产等；营养过剩常引起内分泌功能紊乱导致月经失调、闭经。

4. 理化因素 妇产科手术创伤、化学药物、放射线对子宫、卵巢等器官的破坏及生殖内分泌调节系统影响可引起月经量减少、继发性闭经。

5. 免疫因素 免疫功能主要表现在生理防御、自身稳定和免疫监视三个方面，具有抵御外邪入侵，促进疾病自愈和促使机体恢复健康的作用，免疫功能异常可引起妇产科疾病。

6. 先天及遗传因素 各种先天或遗传因素常导致生殖器官发育异常、原发性闭经；染色体异常或基因异常可直接引起遗传性疾病；基因突变及其相关的遗传因素是多种妇科恶性肿瘤发生的相关因素。

要点二 中医常见病因

（一）淫邪致病

淫邪因素主要指风、寒、暑、湿、燥、火六种致病邪气，六淫皆能导致妇产科疾病，但妇女"以血为本"，寒、热、湿邪更易与血相搏结而引发妇产科疾病。

1. 寒邪 寒为阴邪，易伤阳气；寒主收引、凝滞，易使气血运行不畅。寒邪从来源上有内寒、外寒之分；从性质上有虚寒、实寒之别。外寒者，如外感寒邪、冒雨涉水；内寒者，如素体阳气不足，寒自内生，或过食生冷、过服寒凉泻火之品，损伤阳气，阴寒内生。阳气受损，失其温煦、推动与气化的功能，可致脏腑、经络、气血的功能减退；血为寒凝，血行不畅，可致冲任、胞宫、胞脉阻滞而发生多种妇产科疾病。

2. 热邪 热为阳邪，其性亢奋炎上，易耗气伤津，迫血妄行。热邪有外热、内热之分，实热、虚热之别。实热者，如素体阳盛、感受热邪、过食辛辣、过服辛热药品、六淫遏而化火、五志过极化火；虚热者，如素体阴虚，或失血伤阴，或吐泻伤阴，或温燥伤阴，或利湿伤阴，阴虚生内热。热邪可扰动冲任，使血海不宁，迫血妄行；可煎熬津血，使血行不畅；热盛可化火成毒；热极可化燥生风均可引起多种妇产科疾病。

3. 湿邪 湿为阴邪，其性黏滞重着，易困阻气机，滞碍阳气，滞涩血行。湿有外湿、内湿之分。外湿者，多因久居湿地，或经期冒雨涉水，外感湿邪；内湿者，多因脾失健运，水湿不化，湿浊内盛，或肾阳不足，蒸腾气化功能失常，水湿内停。湿聚成痰，则为痰湿，湿邪可从阳化而为湿热，也可从寒化而为寒湿。水湿、湿热、痰湿壅塞胞宫，阻滞冲任，或浸淫任带，或湿溢肌肤，均可引起多种妇产科疾病。湿邪常与热邪、毒邪、寒邪合并致病。

(二) 情志因素

情志因素是指喜、怒、忧、思、悲、恐、惊七种情志变化，正常情况下是人的心理对外界环境和情感刺激的不同反应，情志过激则成为致病因素，主要引起气分病变，继而累及血分，导致妇女气血、脏腑、冲任功能失调而发生妇产科病证。妇科常见情志致病因素为怒、思、恐。怒使气郁、气逆，进而引起血分病变，可致月经后期、闭经、痛经、经行吐衄、不孕、癥瘕等；忧思气结、伤脾，可致月经失调、闭经、胎动不安等；惊恐伤肾，每使气下、气乱，可致月经过多、崩漏、胎动不安、堕胎、小产等，甚或闭经。

(三) 生活失调

1. 房劳多产 房劳指房事不节，即淫欲过度、早婚及经期产后阴阳交合；多产指产育过众（包括多次分娩、引产和流产）。淫欲过度、早婚易耗精伤肾；经期产后阴阳交合则易致瘀血停滞，或外邪乘虚而入，与胞宫之血相结；产育过众则耗气伤血，均可成为经、带、胎、产诸疾病因。

2. 饮食不节 包括饥饱失常、饮食偏嗜、寒温失宜等。饮食不足，气血生化乏源，易致月经过少、闭经、胎动不安、胎萎不长等；暴饮暴食，过食肥甘厚味，痰湿内生，阻滞冲任，可引起月经后期、月经过少、闭经、不孕症、癥瘕等；过食辛热、饮酒无度，常致冲任蕴热，出现月经先期、月经过多、崩漏等；过食寒凉，内伤阳气，气血凝滞，可引起痛经、闭经、带下过多、不孕。

3. 劳逸失度 妇女在月经期、妊娠期、产褥期应特别注意劳逸结合。劳则气耗，易致月经过多、经期延长、崩漏、胎漏、胎动不安、堕胎、小产、早产、恶露不绝、阴挺等；逸则气滞，常可引起痛经、胎位不正、难产等。

4. 跌扑损伤 经期、孕期跌扑闪挫，可致气血不和，冲任不固，发生月经不调、崩漏、堕胎、小产、早产等；妇产科手术不当，损伤胞宫胞脉，或致邪气入侵，可引起月经过少、闭经、盆腔炎性疾病等。

5. 药误虫蚀 日常生活中摄生不慎，局部感染病虫，虫蚀外阴、阴中，可引起阴痒、带下过多。孕期用药不当，可直接损伤冲任、胎元，使胎元不固，导致堕胎、小产、胎死腹中。

(四) 体质因素

体质因素直接决定着机体的抗病能力，是疾病产生的内在因素，而且决定着导致疾病的种类、程度、转归和预后。在妇产科疾病的发生中，往往素体阴虚者易出现月经先期、经期延长、漏下、胎漏等病；素体阳虚者易出现月经后期、痛经、不孕症诸疾；偏脾虚者易见月经过多、经行泄泻、妊娠恶阻、子肿；偏肝郁者常见月经先后无定期、经行情志异常、缺乳、癥瘕。同样感受湿邪，由于体质的不同，有从热化，形成湿热，从寒化，形成寒湿之别。体质强健者，往往病轻、易愈，体质虚弱者常常病重、难愈。

细目二　发病机制

● 要点一　妇产科疾病的病理生理特点

包括自稳调节功能紊乱、损伤与抗损伤反应、疾病过程中的因果转化、疾病过程中局部与全身的关系。

● 要点二　中医对妇产科疾病发病机理的认识

（一）脏腑功能失常

脏腑生理功能的紊乱和脏腑气血阴阳的失调，均可导致妇产科疾病，其中关系最密切的是肾、肝、脾。

1. 肾的功能失常

（1）肾气虚　肾气的盛衰直接影响天癸的至与竭，从而影响月经与胎孕，故肾气虚常致闭经、不孕。肾气不足，封藏失职，冲任不固，可致月经先期、月经过多、崩漏；胎失所系，胎元不固，可致胎漏、胎动不安、滑胎、子宫脱垂。

（2）肾阴虚　肾阴亏虚，精亏血少，冲任不足，血海不能按时满盈，出现月经后期、月经过少、闭经；冲任亏虚，不能摄精成孕，出现不孕；虚热内生，热扰冲任，血海不宁，迫血妄行，可致月经先期、经间期出血、崩漏等。

（3）肾阳虚　肾阳虚弱，不能温煦胞宫，可致妊娠腹痛、胎萎不长、不孕等；肾阳不足，封藏失职，冲任不固，可致崩漏；肾阳亏虚，蒸腾气化失职，不能温化水湿，可致带下过多、经行浮肿、子肿、经行泄泻。

（4）肾阴阳俱虚　肾为水火之宅，肾阴肾阳相互依存，相互制约，阴损可以及阳，阳损可以及阴，病久可致肾阴阳俱虚，常见于绝经前后诸证。

2. 肝的功能失常

（1）肝气郁结　若情志内伤，肝气郁结，冲任不畅，可致痛经、月经后期、闭经、经行乳房胀痛、妊娠腹痛、不孕；冲任血海蓄溢失常，可致月经先后无定期。

（2）肝郁化火　肝气郁结，郁而化热，热伤冲任，血海不宁，迫血妄行，可致月经先期、月经过多、崩漏、经行吐衄、胎漏、产后恶露不绝等。

（3）肝血不足　肝血损耗，肝阴不足，血海不盈，可致月经过少、闭经、不孕；肝阴不足，经期、孕期阴血下注血海，肝阴益虚，血虚生风化燥，发生经行风疹块、妊娠身痒。

（4）肝阳上亢　肝阴不足，肝阳偏亢，经前或孕后阴血下聚冲任，肝阳上亢，引起经行眩晕、经行头痛、子晕；阴虚阳亢，肝风内动，发为子痫。

（5）肝经湿热　肝气犯脾，肝郁化热，脾虚生湿，肝经湿热蕴结，下注冲任，浸淫任带，可致带下过多、阴痒等；湿热蕴结胞中，阻滞冲任，发生不孕、带下病、癥瘕。

3. 脾的功能失常

（1）脾气虚弱　脾为中土主运化，司中气而统血，与胃同为后天之本，气血生化之源。脾气虚弱，血失统摄，冲任不固，可致月经先期、月经过多、崩漏；胎失气载，可致胎漏、胎动不安、堕胎、小产；脾虚气陷，升举无力，可致子宫脱垂。

（2）脾虚血少　脾失健运，化源不足，冲任血虚，血海不能按时满溢，可致月经后期、月经过少、闭经；胎失血养，可致胎动不安、胎漏、堕胎、小产、胎萎不长等。

（3）脾阳虚损　脾阳不足，运化失职，水湿内停，水湿泛溢肌肤，可致妊娠水肿；湿浊下注，浸淫任带，使任脉不固、带脉失约，可致带下病；湿浊内停，夹痰饮上逆，可致妊娠呕吐。

（二）气血失调

气血失调是妇产科疾病的重要机理。妇女经、孕、产、乳均以血为本，又常耗血，故使机体处于血常不足，气相对有余的生理状态。气为血帅，血为气母，气以行血，血以载气。气血之间相互依存、相互资生。气病可以及血，血病可以及气。

1. 气分病机

（1）气虚　素体虚弱，或劳倦过度，或大病久病，均可引起气虚为患。气虚冲任不固，可致月经先期、月经过多、崩漏、产后恶露不绝等；气虚摄纳无权，乳汁自出；气虚卫外不固，可出现经行感冒、产后自汗。

（2）气陷　气虚升举无力而下陷，无力载胎系胞，可致胎漏、胎动不安、子宫脱垂、妊娠及产后小便不通。

（3）气滞　肝气郁结，气机阻滞，冲任胞脉不畅，可致月经后期、痛经、闭经、经行乳房胀痛；气行不畅，津液停滞，水湿不布，可见经行浮肿、子肿；气滞引起血瘀，冲任胞脉不通，可致癥瘕、不孕。

（4）气逆　怒则气上，经行冲气旺盛，夹肝气上逆，损伤阳络可致经行吐衄；孕后冲气偏盛，冲气夹胃气肺气上逆，胃失和降，引起恶阻，肺失肃降，可致子嗽。

2. 血分病机

（1）血虚　大病、久病之后，或经、产耗血失血过多；劳神思虑太过伤脾，或素体脾胃虚弱，化源不足。血虚血海不盈，冲任亏虚，可致月经后期、月经过少、痛经、闭经、妊娠腹痛、胎萎不长、产后身痛、缺乳、不孕等。

（2）血瘀　气滞、寒凝、热灼、气虚、外伤等均可引起瘀血，瘀血阻滞胞脉、胞络、冲任，使经隧不通，可致月经后期、月经过少、痛经、闭经、产后腹痛、不孕等；瘀血阻滞，旧血不去，新血难安，血不归经，可致月经过多、崩漏、恶露不绝等；瘀血与痰饮、湿浊相互胶结于下腹部胞中，可形成癥瘕包块。

（3）血热　外感热邪，或过服辛辣温燥之品导致阳盛血热；或素体阴虚内热。热邪与血相互搏结，热扰冲任，血海不宁，迫血妄行，可致月经先期、月经过多、崩漏、胎漏、胎动不安、产后恶露不绝等。

（4）血寒　外感寒邪，或过服寒凉药物、食物，损伤人体阳气；或素体阳虚阴胜，寒邪与血相互搏结，血为寒凝，冲任、胞脉阻滞，可致月经后期、月经过少、痛经、闭经、妊娠腹痛、产后腹痛、产后身痛、不孕等。

（三）冲、任、督、带损伤

各种病因及脏腑功能失常、气血失调，均可引起机体发生病变，但只有引起冲、任、督、带损伤，进而导致胞宫、胞脉、胞络受损，才会导致妇产科病证的发生。冲、任、督、带损伤和胞宫、胞脉、胞络受损，是妇产科疾病的基本病机和最终病位，是妇产科疾病与其他科疾病相区别的重要病机。

1. 冲任损伤　冲任二脉皆起于胞中，"冲为血海""为十二经脉之海"，能调节十二经的气血；"任主胞胎"，为阴脉之海，与足三阴经均有交汇，对人体的阴经有调节作用；任通冲盛才能使天癸发挥对人体生长发育和生殖的影响，维持正常的生殖功能。因此，冲任损伤，必然会导致妇产科各种疾病的发生。冲任损伤的主要病机有冲任不足、冲任不固、冲任失调、冲任阻滞、寒凝冲任、热蕴冲任等。

2. 督脉虚损　督脉亦起于胞中，"贯脊属肾"，与足太阳相通，为"阳脉之海"，总督诸阳。任督二脉，同起于胞中，交会于龈交穴，其经气循环往复，调节人体阴阳平衡，维持胞宫的生理功能，督脉虚损，可致阴阳失调，出现闭经、崩漏、绝经前后诸证、不孕等。

3. 带脉失约　带脉束腰一周，与冲、任、督脉间接相通，起着约束诸经、提摄子宫的作用。带脉失约可致带下过多、胎动不安、滑胎、子宫脱垂等。

（四）胞宫、胞脉、胞络受损

胞宫借经络与脏腑相连，与胞脉、胞络协调完成其主月经、主胎孕的生理功能。除脏腑功能失常、气血失调、冲任督带损伤可间接影响胞宫的功能外，也可由跌仆闪挫、外伤、经期不节房事等直接损伤胞宫，使冲任失调，引起胎漏、胎动不安、堕胎、小产、带下病等。或由于子宫发育异常影响其生理功能，引发妇产科疾病。

（傅金英）

第八单元 妇产科疾病的中医诊断与辨证要点

● 要点一 月经病的诊断与辨证要点

（一）月经病的诊断

主要是以月经周期、经期和经量的情况，以及伴随行经或绝经前后出现的症状为依据。但应注意月经后期、闭经等与妊娠停经相鉴别；痛经、经期延长、月经过少、月经过多、崩漏等与胎、产病症及妇科肿瘤等相鉴别。

（二）月经病的辨证要点

主要以月经的期、量、色、质、气味及伴随月经周期性出现突出症状的特点，结合全身证候与舌脉征象进行辨证。

1. 以期而论 一般周期提前，多为血热或气虚；周期推后，多为血虚、肾虚或血寒、气滞、痰湿；周期先后无定期，多为肝郁或肾虚；经期延长，多为气虚、血热和血瘀。

2. 以量而论 量多者，以血热、气虚和血瘀为常见；量少者，以血虚、肾虚、血寒、血瘀为常见；量或多或少者，以肝郁、肾虚为多见。

3. 以色而论 色鲜红或紫红者属热，黯红者属寒，淡红者为虚，黯淡者为虚寒。

4. 以质地和气味而论 黏稠者多属热属实，清稀者多属寒属虚，有血块者属血瘀。若兼气味臭秽者多属热（毒），气味血腥者多属寒，恶臭难闻者多属瘀血败浊成毒为患。

5. 以经期伴随症状而论 在经前或行经之初出现者，多属实证；在经后或行经末期出现者，多属虚证；平时持续存在，经期加重者，多属湿热蕴结或气滞血瘀。

● 要点二 带下病的诊断与辨证要点

（一）带下病的诊断

主要以带下的量、色、质、气味异常，或伴全身或局部症状为依据，临床应借助妇科检查和实验室及辅助检查进一步明确引起带下异常的原发疾病的病因和病位。

（二）带下病的辨证要点

根据带下的量、色、质、气味异常的特点，结合全身与局部症状的临床特点来分析。一般正常带下无色、无臭，其量不多。若带下量多，色白者多属虚属寒，病变涉及脾、肾；色白质稠，如唾如涕，绵绵不断，多属脾虚；量多质薄，清稀如水，兼腰膝酸软，多属肾虚；量多质稠，色黄或黄白相兼有臭味，多属湿热；兼阴中瘙痒，属湿热蕴结酿虫生风；若带下黄绿如脓，为湿热成毒；带下量多，色黄如脓，臭秽难闻，多属湿毒重证，为热毒内炽之象。带下色赤为肝火炽盛；赤白相兼者，多属湿热或虚热为患。湿热者，多有少腹坠胀，阴户瘙痒；虚热者，多伴五心烦热，或兼潮热盗汗等。若带下腥味多属寒证；若酸秽腐臭，则为热证。

● 要点三 妊娠病的诊断与辨证要点

（一）妊娠病的诊断

诊断妊娠病首先要确定妊娠，古称"候胎"。诊断时要注意分清是母病动胎还是胎元本身有缺陷，是病理性妊娠本身的疾病还是妊娠期合并发生的内、外科病证，除根据孕妇出现的与妊娠有关的临床主证诊断妊娠病外，还需借助实验室及辅助检查；同时还要分辨妊娠疾病与孕期的关系。

（二）妊娠病的辨证要点

主要根据妊娠病不同临床主症的特点，结合全身兼证和舌脉征象，运用脏腑、气血、八纲辨证的方法进行综合分析和证候归纳。辨明是胎病或为母病。辨清胎可安或不可安。如妊娠恶阻应根据主症呕吐的特点，即呕吐物的颜色、气味、性状进行分析，一般呕吐清涎，色浅，味淡，多属脾虚；呕吐物夹有痰涎，伴中脘痞满，舌苔厚腻，为脾虚夹痰；呕吐物酸苦，伴口干、舌苔黄腻，多属肝胃郁热。又如妊娠肿胀应根据肿胀发生的部位、范围、程度等特点辨其性质与证型，首先分清属于水肿还是气肿。一般肿胀延及大腿、外阴和胸腹部，程度较重，皮薄而光亮，按之凹陷，即时难起，为水肿，属脾虚、肾虚或脾肾阳虚；肿胀部位不定，程度不重，皮厚而色不变，按之无明显凹陷，随按随起，为气肿，属气滞湿阻。

● **要点四　产后病的诊断与辨证要点**

（一）产后病的诊断

产后病是分娩结束后至产褥期中发生的与分娩和产褥有关的疾病。产后病的诊断主要依据近期有分娩史，全面了解患者产前有无妊娠合并症及其治疗效果，产时有无异常，是否顺产、滞产、手法或器械助产、剖宫产，出血多少、有无创伤等，并把握好时限以及与分娩和产褥有关等要点。东汉《伤寒杂病论·妇人产后病脉证并治》中根据产后阴血亏虚、元气虚弱的特点提出了"新产三病"，即"痉""郁冒""大便难"。《张氏医通》又提出产后败血上冲有"冲心""冲肺""冲胃"三种危重症；产后发生呕吐、盗汗、泄泻三种伤津耗液的病证称为"产后三急"，告诫人们应引起高度重视。而现代产科所强调的产科急重病症，则主要指产后出血、羊水栓塞、子宫破裂、产褥感染等危及孕产妇生命的并发症。

（二）产后病的辨证要点

产后病的辨证应注重"产后三审"，即一审小腹痛与不痛，以辨恶露有无停滞；二审大便通与不通，以验津液之盛衰；三审乳汁与饮食多少，以察胃气的强弱。除此之外，亦应抓住产后病不同临床主症的特点，结合全身兼证和舌脉征象，运用脏腑、气血、八纲辨证的方法进行综合分析和证候归纳。即主要以恶露的量、色、质和气味，乳汁多少，饮食、二便、腹痛状况等为辨证的依据。如恶露量多或少，色紫黯，有血块，腹痛拒按，多属血瘀；恶露量多，色红，有臭气，多属血热；恶露量多，色淡质稀，神疲乏力，多属气虚。大便干涩难下，多属津血不足。产后小便不通，多为气虚或肾虚。乳汁甚少、稀薄，乳房柔软，多属气血虚弱；乳汁少、质稠，乳房胀硬，多属肝郁气滞。

● **要点五　杂病的诊断与辨证要点**

（一）妇科杂病的诊断

凡不属经、带、胎、产疾病范畴，而又与女性生殖器官解剖和生理病理特点有密切关系的一类疾病，称为妇科杂病。如癥瘕（包括女性生殖器肿瘤、子宫内膜异位症、盆腔炎性肿块等）、不孕症、脏躁、子宫脱垂、阴痒、阴疮、外阴色素减退疾病、盆腔淤血综合征等，诊断主要依据各具体疾病特有的临床表现结合辅助检查进行，但应注意与内、外科疾病相鉴别。

（二）妇科杂病的辨证要点

主要是根据各病症不同临床主证的证候特点，结合全身兼证和舌脉征象，运用脏腑、气血、八纲辨证的方法进行综合分析和证候归纳。

（傅金英）

第九单元　治法概要

细目一　内治法

● **要点一　内分泌治疗**

目的是为了调整、恢复女性的生殖内分泌节律及功能，改善女性的精神、心理、内分泌、代谢和机体功能状态。包括：促性腺激素释放激素类药物、促性腺激素类药物、性激素类药物（雌激素类药物、孕激素类药物、雄激素类药物）、抗催乳素类药物、抗雌激素类药物、抗孕激素类药物、抗雄激素类药物、前列腺素。

● 要点二　中医内治法

（一）滋肾补肾

1. 补肾益气　适用于肾气不足引起的月经失调、崩漏、闭经、先兆流产、滑胎、子宫脱垂等。代表方如寿胎丸、补肾固冲丸。

2. 滋肾益阴　适用于肾阴不足或肾精亏损所致的月经失调、绝经综合征、先兆流产、不孕症。代表方剂如六味地黄丸、左归丸、养精种玉汤等。

若阴不敛阳，阳失潜藏，阴虚阳亢，可致妊娠期高血压疾病等，治宜滋阴潜阳。若肾水不能上济，心肾不交，心火偏亢可致经行口糜、经行失眠、妊娠心烦、绝经前后诸证等，治宜滋阴降火，交通心肾。若肾水不足，虚火上炎，肺失宣润可致经行吐衄、妊娠咳嗽、妊娠失音等，治宜滋肾润肺。代表方如顺经汤、百合固金汤等。

若肾水不能涵养肝木，使肝肾不足，冲任损伤，可致崩漏、闭经、痛经、月经不调、滑胎、胎萎不长、不孕、阴痒等，治宜滋肾养肝。可于滋肾药中加养肝之品。代表方有调肝汤、一贯煎等。

3. 温肾助阳　若肾阳不足，命门火衰可致月经后期、月经过少、痛经、闭经、崩漏、经行浮肿、经行泄泻、绝经前后诸证、带下病、妊娠腹痛、胎漏、胎动不安、堕胎、小产、妊娠肿胀、妊娠小便不通、不孕症等，治宜温肾扶阳。代表方如肾气丸、右归丸、内补丸等。

若肾阳不足，脾阳失煦可致月经后期、闭经、胎萎不长、带下病、妊娠肿胀、不孕症等，治宜温肾培脾。可于温肾药中加温脾之药，代表方如健固汤、真武汤。

若肾阴阳俱虚可致崩漏、闭经、绝经前后诸证、滑胎、不孕症等，治宜阴阳双补。代表方如归肾丸、二仙汤等。

（二）疏肝养肝

1. 疏肝解郁　适用于肝郁气滞，疏泄失常导致的月经不调、痛经、闭经、经行乳房胀痛、妊娠腹痛、妊娠肿胀、妊娠期高血压疾病、缺乳、不孕症等。代表方如逍遥散、柴胡疏肝散、下乳涌泉散。

若肝郁化火，热扰冲任可致月经不调、崩漏、胎漏等。治宜疏肝清热。代表方剂如丹栀逍遥散。若肝经湿热，肝胆火盛，还可致经期延长、经间期出血、痛经、带下病、产后发热、产后恶露不绝、阴痒、阴疮等，治宜清肝泻热。代表方剂如龙胆泻肝汤、清肝止淋汤。

若肝郁脾虚可致月经不调、崩漏、经行泄泻、妊娠肿胀等，治宜舒肝实脾。代表方如逍遥丸、痛泻要方。

2. 养血柔肝　适用于肝阴不足，肝血衰少引起的月经不调、闭经、绝经前后诸证等。代表方如杞菊地黄丸、一贯煎、二至丸。

凡肝血不足，肝阳上亢，甚至肝风内动而致妊娠眩晕、妊娠痫证、经行头痛、绝经前后诸证等，治宜平肝潜阳，或镇肝息风。代表方如天麻钩藤饮、镇肝息风汤。

（三）健脾和胃

1. 健脾益气　适用于脾胃虚弱，化源不足，血海不盈所致的月经后期、月经过少、闭经、胎漏、胎动不安、胎萎不长、胎死腹中、缺乳等。代表方剂如四君子汤等。

若脾虚中气下陷，甚或统摄无权，可致月经过多、崩漏、经期延长、胎动不安、产后乳汁自出、子宫脱垂等，治宜补中益气，升阳举陷。代表方剂如补中益气汤、举元煎、固冲汤。若中阳不振，脾失健运，水湿泛溢，可致经行浮肿、经行泄泻、带下病、妊娠水肿、胎水肿满等，宜温补脾胃，升阳除湿。代表方剂如理中丸、白术散、完带汤。

2. 健脾和胃　适用于脾胃素弱，胃失和降，或肝旺伐胃，冲气上逆引起的妊娠恶阻，治宜健脾和胃，降逆止呕。代表方如香砂六君子汤、苏叶黄连汤。因热而上逆者，宜清热降逆。代表方如加味温胆汤。因寒而上逆者，宜温中降逆。代表方如小半夏加茯苓汤、干姜人参半夏汤。

（四）调理气血

1. 理气　适用于气虚、气陷导致的月经先期、月经过多、经期延长、崩漏、痛经、胎漏、胎动不安、滑胎、胎死不下、难产、胞衣不下、产后排尿异常、恶露不绝、子宫脱垂等，治宜健脾益气，或补脾升陷。代表方如四君子汤、补中益气汤、举元煎。因气郁、气逆可致月经后期、月经先后无定期、月经过少、闭经、痛经、月经前后诸证、妊娠腹痛、胎气上逆、妊娠恶阻、妊娠肿胀、缺乳、癥瘕、不孕症等，治宜理气行滞或顺气降逆。代表方如加味乌药汤、天仙藤散、柴胡疏肝散；常用顺气降逆之品同前治胃失和降药。

2. 调血 适用于血虚引起的月经过少、闭经、妊娠腹痛、胎漏、胎动不安、胎萎不长、产后腹痛、产后痉证、产后发热、产后身痛等，治宜补血养血。代表方如当归补血汤、四物汤、人参养营汤、人参滋血汤、胶艾汤。因血瘀冲任，可致月经不调、闭经、崩漏、痛经、异位妊娠、妊娠腹痛、胎死不下、胞衣不下、产后血晕、产后腹痛、产后恶露不绝、癥瘕等。治宜活血化瘀。因虚而瘀滞者补气养血佐以活血调气，代表方如桃红四物汤、生化汤、少腹逐瘀汤、血府逐瘀汤，宫外孕Ⅰ、Ⅱ号方。

实寒或虚寒使经脉凝滞，冲任受阻可致月经后期、月经过少、闭经、痛经、妊娠腹痛、产后腹痛、恶露不下等，治宜温经活血。代表方如温经汤、艾附暖宫丸。

实热或虚热伏于冲任，血海不宁可致月经先期、月经过多、经期延长、崩漏、经间期出血、胎漏、妊娠心烦、妊娠小便淋痛、产后发热、产后恶露不绝等，治宜清热凉血或养阴清热。代表方如清经散以清实热为主；两地汤、知柏地黄汤、加减一阴煎以滋阴清热为主；清热固经汤、保阴煎，以清实热为主，亦可清虚热。

气血两虚所致的闭经、痛经、胎漏、胎动不安、堕胎、小产、胎萎不长、胎死不下、难产、产后血晕、缺乳、乳汁自出，治宜气血双补。常用药物见前补气、补血类，代表方如八珍汤、十全大补丸、人参养荣汤、当归补血汤、通乳丹。若气阴两虚所致的崩漏、妊娠恶阻等，治宜益气养阴。常用药物见前补气、养阴类，代表方如生脉散。若气滞血瘀所致的痛经、闭经、崩漏、癥瘕等，治宜行气活血或破瘀散结。常用药物见前所述，代表方如血府逐瘀汤、少腹逐瘀汤、催生饮等。

（五）清热解毒

适用于热毒内盛所指的崩漏、经期延长、带下病、阴痒、阴疮、盆腔炎性疾病、阴道炎、性病、不孕症等。代表方如五味消毒饮、银翘红酱解毒汤。

（六）利湿除痰

湿有内外之分。内湿多责之脾、肾二脏。若脾虚失运，水湿停滞，阻遏阳气，可致经行泄泻、经行浮肿、妊娠肿胀、带下病、胎水肿满等，治宜健脾益气，升阳除湿。代表方如完带汤、参苓白术散、健固汤、茯苓导水汤、全生白术散等。若肾阳衰微，不能温化水湿，上述症状进一步加重，治宜温肾化湿或温阳行水。代表方如四神丸、真武汤。若湿蕴化热者，治宜清热利湿。代表方剂如龙胆泻肝汤、萆薢渗湿汤、止带方。若脾失健运，痰湿停聚，可致经闭、癥瘕、不孕症、带下病等，治宜祛痰化湿。代表方如苍附导痰丸、涤痰汤。若脾肾同病而致痰湿停聚，或痰浊阻碍气血，形成痰瘀互结之重证，治疗宜温肾健脾、温阳行水，或理气化痰、破瘀消癥中兼顾扶理脾肾。

（七）调理奇经

目前多以入肝脾肾经药物或调理气血药物来调治奇经。若冲任不足，胞脉失养可致月经后期、月经过少、闭经、胎漏、胎动不安、缺乳、不孕等，治宜调补冲任。代表方如寿胎丸、内补丸、毓麟珠。若气虚冲任不固，不能制约，可致月经量多、经期延长、崩漏、带下过多、胎漏、胎动不安、滑胎、堕胎、小产、子宫脱垂等。治宜固冲任。代表方剂如补肾固冲丸、安冲汤、固冲汤。凡冲任气血失调所致的月经失调，或冲气上逆所致的妊娠恶阻、经行吐衄、经行头痛等，治宜调理冲任。代表方如加味乌药汤、苏叶黄连汤。若寒侵冲任，血行不畅，胞脉受阻，可致月经后期、月经过少、闭经、痛经、妊娠腹痛、产后腹痛、恶露不下、不孕症、癥瘕等，治宜温冲任。代表方如温经汤、艾附暖宫丸。若热伏冲任，血海不宁，迫血妄行所致的月经先期、月经过多、崩漏、经间期出血、胎漏、胎动不安、妊娠心烦、妊娠小便淋痛、产后发热、产后恶露不绝等，或湿热扰于冲任所致的带下病，治宜清冲任。代表方如清经散、两地汤、保阴煎、止带方。

细目二　外治法

要点一　药物治疗

1. 熏洗法　将药物煮沸20～30分钟，煎汤至1000～2000mL，趁热熏蒸或熏洗患部，先熏后洗，待药水温度适中后改为坐浴，达到患部清热、消肿、止痛、止痒，改善局部循环等目的。

2. 坐浴法　将阴部直接坐泡在温度适中的药液中20分钟左右，起到消炎杀菌，清洁外阴、阴道的作用。

3. 冲洗法　用药液直接冲洗外阴、阴道，起到迅速清除菌虫的作用。

4. 纳药法　将药物置于阴道穹隆内或子宫颈表面，达到止痒、清热、除湿、杀虫、拔毒、化腐生肌等目的。

5. 敷贴法　将药物制成膏剂、散剂、糊剂等，直接敷贴于患处，起到解毒、消肿、止痛或拔脓生肌等作用。

6. 热熨法　将药物加热后，趁热外敷患处，达到温通经络，改善血液循环的目的。

7. 导肠法　将栓剂或油剂注入直肠内，以达到润肠通腑、清热除湿、活血解毒的目的。

8. 保留灌肠　将药物浓煎至100～150mL，通过肛管注入直肠内（深10～15cm），药物经过直肠黏膜吸收达到治疗目的。药温37℃左右，在排空大便后进行，灌肠后药液须保留30分钟以上。

9. 腐蚀法　用药物腐蚀患部，使之腐去新生。可用于外阴赘生物、子宫颈糜烂、肥大等。注意勿将腐蚀药物接触正常组织，以免发生溃疡、出血、疼痛等。

10. 宫腔注药法　将药液经导管注入宫腔及输卵管腔内。适用于子宫内膜炎、输卵管炎、输卵管阻塞等。可根据病情选用抗生素类、透明质酸酶、地塞米松或中药注射剂等，达到消炎、促使组织粘连松解和改善局部血液循环等目的。在月经干净3～7内天进行，有阴道流血或急性炎症者禁用。

要点二　物理疗法

物理疗法是一种利用自然界以及人工的物理能作用于机体以防治疾病的方法。常用的物理疗法有：电疗法、光线疗法、热疗法、冷冻疗法、激光疗法。

（傅金英）

第十单元　妊娠病

细目一　中医对妊娠病的认识

要点一　妊娠病的概念

妊娠期间，发生与妊娠有关的疾病，称妊娠病，亦称胎前病。妊娠病不但影响孕妇的健康，妨碍妊娠的继续和胎儿的正常发育，甚则威胁生命，因此必须重视妊娠病的预防和治疗。

要点二　妊娠病的发病机理

常见的发病机理包括：①阴血亏虚：阴血素虚，孕后血聚胞宫以养胎元，阴血益虚，可致阴虚阳亢而发病。②气机阻滞：素多忧郁，气机不畅，胎体渐长，易致气机升降失常，气滞则血瘀、水停而致病。③脾肾虚损：肾虚则精亏血少，胎失所养；或肾气虚弱，胎失所系，胎元不固。脾虚则气血乏源，胎失所养；或脾虚湿聚，泛溢肌肤或水停胞中为患。④冲气上逆：孕后经血不泻，下聚冲任、胞宫以养胎元，冲脉气盛，冲气易夹胃气或肝气上逆而发病。

● **要点三　妊娠病的治疗原则**

妊娠病的治疗原则，以胎元正常与否为前提。①胎元正常者，治病与安胎并举。②胎元不正，胎堕难留，或胎死不下，或孕妇有病不宜继续妊娠者，宜从速下胎以益母。诊治过程中需注意：①首先确定妊娠，并根据症状及检查所见，确定为何种妊娠病。②辨明母病胎病：如因母病而致胎不安者，当重在治疗母病，母病去则胎自安；若因胎不安而致母病者，应重在安胎，胎安则母病自愈。③选方用药须时刻顾护胎元。

细目二　妊娠剧吐

● **要点一　概念**

妊娠早期，少数孕妇早孕反应严重，恶心呕吐频繁，不能进食，以致出现体液失衡及新陈代谢障碍，甚至危及生命者，称妊娠剧吐。本病属中医"妊娠恶阻"范畴，亦称"恶阻""阻病""子病""病儿"等。

● **要点二　中医的发病机理**

本病主要发病机理是冲气上逆，胃失和降。孕后血聚养胎，冲气偏盛而上逆，循经犯胃引起恶心呕吐。常见病因病机有脾胃虚弱、肝胃不和。

● **要点三　临床表现**

1. 症状　多见于年轻初孕妇，于停经6周左右出现恶心呕吐频繁，食入即吐，呕吐物中可有胆汁或咖啡样物，晨起较重，或伴头晕、倦怠乏力等症状。

2. 体征　明显消瘦，精神萎靡，面色苍白，皮肤干燥，眼眶凹陷，脉搏加快，体温可轻度升高，严重者可见黄疸、昏迷等。妇科检查可见妊娠子宫大小与停经月份相符。

● **要点四　诊断及鉴别诊断**

1. 诊断　根据有停经史，停经6周左右出现频繁呕吐不能进食的临床表现，结合以下实验室检查明确诊断：①妊娠试验阳性。②尿液检查：测定尿量、尿比重、尿酮体、尿蛋白及管型。尿酮体是诊断妊娠剧吐引起代谢性酸中毒的重要指标。③血液检查：测定血常规及红细胞压积、血钾、钠、氯及二氧化碳结合力，检查血胆红素、转氨酶、尿素氮、肌酐等，以判断有无血液浓缩、水电解质紊乱及酸碱失衡，肝肾功能是否受损及受损程度。④必要时进行心电图检查、眼底检查及神经系统检查。

2. 鉴别诊断　需与葡萄胎、妊娠合并病毒性肝炎、妊娠合并急性胆囊炎、妊娠合并急性胰腺炎、胃肠道疾患等相鉴别。

● **要点五　西医治疗**

1. 镇静止呕　口服维生素 B_6、维生素 B_1、维生素C；小剂量镇静剂如苯巴比妥对轻症有一定效果。

2. 纠正脱水、电解质紊乱及酸碱失衡　重症患者需住院治疗，禁食，每日补液量不少于3000mL，尿量维持在1000mL以上。输液中加入氯化钾、维生素C、维生素 B_6，同时肌注维生素 B_1。合并酸中毒者，应根据二氧化碳结合力水平，静脉补充碳酸氢钠溶液。一般经上述治疗2～3日后，病情多迅速好转。

若经上述治疗无好转，体温持续高于38℃，心率每分钟超过120次，出现持续黄疸或持续蛋白尿，或伴发Wernicke综合征时，则应终止妊娠。

● **要点六　中医辨证论治**

以调气和中，降逆止呕为大法。用药时需照顾胎元，如有胎元不固，酌加安胎之品。

1. 脾胃虚弱证

证候：妊娠早期，恶心呕吐，甚则食入即吐，口淡，吐出物为清水或食物，头晕，神疲倦怠，嗜睡；舌淡，苔白，脉缓滑无力。

治法：健脾和胃，降逆止呕。

方药：香砂六君子汤加生姜。

2. 肝胃不和证

证候：妊娠早期，恶心呕吐，甚则食入即

吐，呕吐酸水或苦水，口苦咽干，头晕而胀，胸胁胀痛；舌质红，苔薄黄或黄，脉弦滑数。

治法：清肝和胃，降逆止呕。

方药：橘皮竹茹汤加黄连。

上述二证都可因呕吐不止，不能进食，导致阴液亏损，精气耗散，出现精神萎靡，形体消瘦，眼眶下陷，双目无神，四肢无力，呕吐带血样物，发热口渴，尿少便秘，唇舌干燥，舌红少津，苔薄黄或光剥，脉细滑数无力等气阴两亏的严重证候。治宜益气养阴，和胃止呕。方用生脉散合增液汤。

细目三 流 产

要点一 概念

妊娠不足28周，胎儿体重少于1000g而终止者称流产。其中发生在妊娠12周前者称早期流产；发生于妊娠12~28周者称晚期流产。流产分为自然流产和人工流产。

要点二 中医有关流产的概念（胎漏、胎动不安、堕胎、小产、滑胎）

妊娠期阴道少量流血，时下时止，或淋漓不断，而无腰酸腹痛者，称为"胎漏"，或"胞漏""漏胎"等。妊娠期出现腰酸腹痛，胎动下坠，或阴道少量流血者，称为"胎动不安"，或"胎气不安"。若腹痛加剧，阴道流血增多或有流液，腰酸下坠，势有难留者，称"胎动欲堕"。妊娠12周内胚胎自然殒堕者，称"堕胎"。妊娠12~28周内胎儿已成形而自然殒堕者，称为"小产"，或"半产"。凡堕胎或小产连续发生3次或3次以上者，称为"滑胎"，亦称"屡孕屡堕"或"数堕胎"。

要点三 西医病因

1. 胚胎因素 早期流产染色体异常者占50%~60%，包括数目异常或结构异常。除遗传因素外，感染、药物等因素也可引起染色体异常。染色体异常的胚胎多数会发生流产，即使极少数妊娠至足月，出生后会发生某些功能缺陷或畸形。

2. 母体因素 包括全身性疾病、内分泌失调、生殖器官疾病和创伤刺激。

3. 环境因素 砷、铅、甲醛、苯、氯丁二烯、氧化乙烯等化学和放射性物质过多接触。

4. 免疫因素 母儿双方免疫不适应而导致母体排斥胎儿可致流产。

要点四 流产的类型及临床表现

1. 先兆流产 指妊娠28周前出现少量阴道流血，下腹痛或腰背痛。妇科检查：子宫颈口未开，胎膜未破，子宫大小与停经周数相符。经治疗及休息后症状消失，可继续妊娠。中医称"胎漏""胎动不安"。若阴道流血量增多或下腹痛加剧，可发展为难免流产。

2. 难免流产 一般由先兆流产发展而来，阴道流血增多，阵发性腹痛加重，或胎膜破裂出现阴道流水。妇科检查：子宫颈口已扩张，有时宫颈口可见胚胎组织或羊膜囊堵塞，子宫与妊娠周数相符或略小。中医称"胎动欲堕"。

3. 不全流产 由难免流产发展而来，部分妊娠物已排出体外，尚有部分残留在宫腔内或嵌顿于宫颈口处，影响子宫收缩，出血量多，甚至发生失血性休克。妇科检查：宫颈口已扩张，子宫颈口妊娠组织堵塞及持续性血液流出，一般子宫小于停经周数。中医称"堕胎""小产"。

4. 完全流产 妊娠物已全部排出宫腔，阴道流血逐渐停止，腹痛逐渐消失。妇科检查：子宫颈口关闭，子宫接近正常大小。属中医"堕胎""小产"或"暗产"范畴。

5. 稽留流产 指胚胎或胎儿已死亡，滞留在宫腔内未及时自然排出，又称过期流产。胚胎或胎儿死亡后子宫不再增大反而缩小，早孕反应消失，如至妊娠中期，孕妇腹部不见增大，胎动消失。妇科检查：子宫颈口闭，子宫明显小于停经周数，质地不软，未闻及胎心音。中医称"胎死不下"。

6. 习惯性流产 连续3次或3次以上自然流产者称为习惯性流产。每次流产往往发生于同一妊娠月份，其流产过程与一般流产相同，中医称"滑胎"。近年国际上称为复发性流产。

7. 流产合并感染 流产过程中，若阴道流血时间长，有组织残留于宫腔内或非法堕胎等，有可能引起宫腔感染，严重时感染可扩展到盆腔、腹腔甚至全身，并发盆腔炎、腹膜炎、败血症及感染性休克等。

● 要点五　诊断与鉴别诊断

（一）诊断

1. 病史　应询问患者有无停经史和反复流产史，有无早孕反应、阴道流血，以及阴道流血的量及持续时间，有无腹痛及腹痛部位、性质、程度，有无阴道排液及妊娠物排出。

2. 体格检查　观察患者全身状况，有无贫血及感染征象，测量体温、血压、脉搏等。消毒后进行妇科检查，注意是否有宫颈口扩张、羊膜囊膨出、妊娠物堵塞于宫颈口及子宫大小是否与停经周数符合。

3. 辅助检查

（1）B型超声检查　了解宫内有无妊娠囊，观察有无胎动和胎心搏动等。

（2）妊娠试验

（3）激素测定　早孕时测定血孕酮、β-hCG水平，协助判断先兆流产的预后。

（二）鉴别诊断

注意各种类型流产的鉴别诊断。早期流产应与异位妊娠、葡萄胎、功能失调性子宫出血及子宫肌瘤等鉴别。

● 要点六　西医治疗

（一）先兆流产

卧床休息，禁性生活。黄体功能不足者可给予黄体酮和维生素E。甲状腺机能减退者给予甲状腺素片。经治疗2周，若阴道流血停止，B型超声提示胚胎存活，可继续妊娠。若临床症状加重，B型超声发现胚胎发育不良，血β-hCG持续不升或下降，表明流产不可避免，应终止妊娠。

（二）难免流产

一旦确诊，应尽早使胚胎、胎盘组织完全排出。早期流产应行刮宫术，妊娠物送病理检查。晚期流产时因子宫较大，可用缩宫素促使子宫收缩，当胎儿和胎盘组织排出后需检查是否完全，必要时清宫。

（三）不全流产

及时行刮宫术或钳刮术，以清除宫腔内残留组织，必要时补液、输血，给予抗生素预防感染。

（四）完全流产

症状消失，B型超声检查宫腔内无残留物，如无感染征象不需处理。

（五）稽留流产

确诊后应尽早清宫。术前应检查血常规、出凝血时间、血小板计数、血纤维蛋白原、凝血酶原时间、凝血块收缩试验及血浆鱼精蛋白副凝试验等，并做好输血准备。若凝血功能正常，则先给5天雌激素以提高子宫肌对缩宫素的敏感性。若子宫小于10孕周者行负压吸引术10~12孕周者应采用钳刮术，术前备血，术时注射缩宫素10U，加强子宫收缩，减少出血。一次不能刮净，可于5~7日后再次刮宫。如子宫大于12孕周者，可静滴缩宫素人工引产，待胎儿、胎盘自然排出，必要时再行清宫。若凝血功能检查异常，尽早使用肝素、纤维蛋白原，输新鲜血或新鲜冰冻血浆，待凝血功能改善后再行引产或刮宫。

（六）习惯性流产

孕前需查出引起习惯性流产的原因。若宫颈内口松弛者，应在未妊娠前作子宫颈内口松弛修补术；如已妊娠，宜在妊娠第14~18周行子宫内口环扎术，术后定期随访，提前入院，分娩发动前拆除缝线；如缝合后有流产征象，应及时拆除缝线，以免造成宫颈撕裂。子宫畸形应在未孕前先行矫治手术，术后避孕一年。黄体功能不足者，尽早肌注黄体酮或hCG，用药至妊娠10周或超过以往流产发生的周数，并嘱其卧床休息，禁止性生活，补充维生素E及给予心理治疗，解除精神紧张。有学者对不明原因的复发流产患者行主动免疫治疗，将丈夫的淋巴细胞在女方前臂内侧或臀部作多点皮内注射，以提高妊娠成功率。

（七）流产合并感染

治疗原则是控制感染的同时尽快清除宫内残留物。

要点七 胎漏、胎动不安、滑胎的中医病因病机及辨证论治

（一）中医病因病机

主要发病机制是冲任损伤，胎元不固。引起胎漏、胎动不安的常见病因病机有肾虚、气血虚弱、血热和血瘀，若病势进一步发展，可引起堕胎、小产。导致滑胎的病因病机主要有肾虚和气血虚弱。

（二）胎漏、胎动不安、滑胎的辨证论治

1. 胎漏、胎动不安的辨证论治 辨证应根据阴道流血的量、色、质，腰腹疼痛的性质、程度，以及兼证、舌脉，进行综合分析，辨其虚、热、瘀及转归。治疗以补肾安胎为大法，根据不同证型辅以益气养血、清热等。

（1）肾虚证

证候：妊娠期阴道少量流血，色淡黯，腰酸，腹坠痛，头晕耳鸣，两膝酸软，小便频数，夜尿多，或曾屡次堕胎；舌淡，苔白，脉沉细滑尺弱。

治法：补肾益气，固冲安胎。

方药：寿胎丸加党参、白术。

（2）气血虚弱证

证候：妊娠期阴道少量流血，色淡红，质稀薄，或腰腹胀痛，小腹下坠，神疲肢倦，面色㿠白，头晕眼花，心悸气短；舌质淡，苔薄白，脉细滑。

治法：补气养血，固肾安胎。

方药：胎元饮。

（3）血热证

证候：妊娠期阴道下血，色深红或鲜红，质稠，或腰腹坠胀作痛，心烦少寐，口干口渴，溲赤便结；舌质红，苔黄，脉滑数。

治法：清热凉血，固冲安胎。

方药：保阴煎。

（4）血瘀证

证候：宿有癥疾，或孕后阴道下血，色黯红或红，甚则腰酸腹痛下坠；舌黯或边有瘀点，脉弦滑或沉弦。

治法：活血消癥，补肾安胎。

方药：桂枝茯苓丸加菟丝子、桑寄生、续断。

2. 滑胎的辨证论治 滑胎多为虚证，"虚则补之"为治疗原则。治疗时以预防为主，防治结合，即孕前培补其损，孕后保胎治疗。

（1）肾气亏损证

证候：屡孕屡堕，甚或如期而堕，月经初潮迟，月经周期推后或时前时后，经量较少，色淡黯，头晕耳鸣，腰膝酸软，夜尿频多，眼眶黯黑，或面有黯斑；舌质淡或淡黯，脉沉弱。

治法：补肾益气，调固冲任。

方药：补肾固冲丸。

（2）气血虚弱证

证候：屡孕屡堕，月经量少，或月经周期延后，或闭经，面色白或萎黄，头晕心悸，神疲乏力；舌质淡，苔薄，脉细弱。

治法：益气养血，调固冲任。

方药：泰山磐石散。

细目四 异位妊娠

要点一 概念

凡受精卵在子宫体腔以外着床发育称为异位妊娠，习称宫外孕。

要点二 西医病因病理

（一）病因

主要有输卵管炎症、输卵管手术史、输卵管发育不良或功能异常、辅助生殖技术、宫内节育器及盆腔内肿瘤压迫、子宫内膜异位症形成的粘连、受精卵游走等。其中输卵管炎症是输卵管妊娠最主要的病因。

（二）病理

1. 输卵管妊娠流产 多见于输卵管壶腹部妊娠，一般发生在 8~12 周。输卵管妊娠完全流产，一般出血量较少；输卵管妊娠不全流产，因残存绒毛仍保持活力，继续侵蚀输卵管组织引起反复出血，又因管壁肌层薄弱收缩力差，血管开放，出血较多。

2. 输卵管妊娠破裂 多见于峡部妊娠，一般发生在 6~8 周。由于管腔狭窄，孕卵绒毛侵蚀

并穿透管壁而破裂,发生大量出血,严重时可引起休克。

3. 继发腹腔妊娠 当输卵管妊娠流产或破裂后,胚胎排入腹腔,如果绒毛组织仍然附着于管壁或从破损处向外生长,胚胎继续生存,可形成继发性腹腔妊娠。

4. 陈旧性宫外孕 输卵管妊娠破裂或流产后,如反复少量出血形成血肿,被大网膜及肠管所包裹,日久血肿机化变硬并与周围组织粘连而形成盆腔包块,称为陈旧性宫外孕。

5. 子宫的变化 输卵管妊娠时,受妊娠期内分泌影响,子宫增大变软,但小于停经月份。子宫内膜呈蜕膜变化,但无绒毛,异位孕卵死亡后脱落蜕膜常呈整块片状或三角形,称蜕膜管型,有时呈细小碎片脱落。

● **要点三 中医病因病机**

本病的基本病机是少腹血瘀实证。常见病因病机有瘀阻胞络、气虚血瘀、气陷血脱、瘀结成癥。

● **要点四 临床表现**

1. 症状

(1) 停经 多有6~8周的停经史。

(2) 腹痛 输卵管妊娠未破裂时,患者下腹一侧隐痛或胀痛。输卵管妊娠破裂时,患者突感下腹一侧有撕裂样剧痛,常伴恶心呕吐。疼痛范围与内出血量有关,可波及下腹或全腹,甚至可引起肩胛部放射性疼痛。当血液积聚在子宫直肠窝时,可引起肛门坠胀和排便感。

(3) 阴道流血 常为少量不规则流血,色黯红或深褐,一般不超过月经量。少数可见流血较多,可伴有子宫蜕膜管型或碎片排出。

(4) 晕厥与休克 腹腔内大量出血及剧烈腹痛可导致晕厥与休克,其程度与内出血的速度及量有关,但与阴道流血量不成正比。

2. 体征

(1) 一般情况 腹腔内出血较多时,患者呈贫血貌,可有面色苍白、脉快而细弱、血压下降等休克表现。

(2) 腹部检查 下腹部明显压痛和反跳痛,尤以病侧为甚,但腹肌紧张常较轻。内出血多时,叩诊有移动性浊音。陈旧性宫外孕包块较大或位置较高者腹部可扪及。

(3) 妇科检查 阴道内可见来自宫腔的少量血液,后穹隆常饱满,有触痛。子宫颈摇举痛。子宫稍大变软,但小于停经月份。内出血多时,子宫可有漂浮感。子宫一侧可触及肿块,有触痛。陈旧性宫外孕时,可在子宫直肠窝处触及半实质性压痛包块,边界清楚,不易与子宫分开,日久血肿包块机化变硬。

● **要点五 诊断与鉴别诊断**

(一) 诊断

1. 病史 包括停经史及盆腔炎性疾病史、长期痛经史、盆腔或宫腔手术和人工流产史等。

2. 临床表现 下腹一侧疼痛、阴道不规则流血、晕厥和休克。患侧下腹压痛及反跳痛,叩诊有移动性浊音。后穹隆饱满,宫颈举痛或摇摆痛,子宫有漂浮感等。

3. 实验室及其他检查

(1) 血 β-hCG 测定 是早期诊断异位妊娠的重要方法。血 β-hCG 的动态变化也是宫外孕保守治疗的重要评价指标。

(2) B型超声检查 主要了解宫腔内有无孕囊,附件部位有无包块及盆腹腔内有无积液,若能在宫旁低回声区内探及胚芽及原始心管搏动,即可确诊。

(3) 阴道后穹隆穿刺 适用于疑有腹腔内出血或B型超声检查显示有盆腔积液的患者。如经后穹隆穿刺抽出暗红色不凝血,说明有血腹症存在,可协助诊断异位妊娠。

(4) 诊断性刮宫 仅适用于阴道流血较多者,刮出物送病理检查,目的在于排除宫内妊娠流产。

(5) 腹腔镜检查 适用于早期输卵管妊娠尚未破裂的患者,在腹腔镜检查的同时可进行治疗。但腹腔内大量出血或伴休克者,禁止做腹腔镜检查。

(二) 鉴别诊断

输卵管妊娠应与宫内妊娠流产、急性输卵管

炎、急性阑尾炎、黄体破裂及卵巢囊肿蒂扭转等鉴别。

● 要点六　西医治疗

1. 药物治疗　主要适用于早期输卵管妊娠、要求保留生育能力的年轻患者。可采用化学药物治疗或米非司酮治疗、中医中药治疗。必须符合下列条件：①输卵管妊娠未发生破裂或流产；②输卵管妊娠包块直径≤4cm。③血β-hCG<2000U/L。④无明显内出血。⑤肝肾功能及血常规检查正常。

药物治疗期间应动态监测血β-hCG、B型超声、肝肾功能和血常规，并注意患者病情变化及药物的毒副作用。若用药后14日血β-hCG下降并连续3次阴性，腹痛缓解或消失，阴道流血减少或停止为显效。若药物治疗后病情无改善甚至加重，应改用手术治疗。

2. 手术治疗　适用于已破裂期（腹腔内大量出血、出现休克），或不稳定型，或药物治疗失败者。

● 要点七　中医辨证论治

中医治疗以活血化瘀、杀胚消癥为主，根据疾病发展阶段和临床类型不同辨证论治，已破损期配合西医方法。遣方用药应注意峻猛药不可过用，中病即止，或配以补气摄血药物，以免造成再次大出血。

1. 未破损期——胎瘀阻络证

证候：短暂停经后下腹一侧隐痛，或伴呕恶，妊娠试验阳性或弱阳性，血β-hCG升高；B型超声证实输卵管妊娠但未破损；舌黯红或正常，苔薄白，脉弦滑。

治法：活血祛瘀，杀胚消癥。

方药：宫外孕Ⅱ号方加紫草、蜈蚣、水蛭、天花粉。

2. 已破损期　指输卵管妊娠流产或破裂者。

（1）不稳定型——瘀阻胞络、气虚血瘀证（多见于输卵管妊娠流产）

证候：停经后下腹一侧腹痛拒按，阴道不规则少量流血，头晕神疲，血β-hCG动态监测呈升高趋势；舌淡黯，苔薄白，脉细滑。

治法：益气化瘀，消癥杀胚。

方药：宫外孕Ⅰ号方加党参、黄芪、紫草、蜈蚣、天花粉。

因本型患者可反复内出血，应配合西医化学药物杀胚，动态监测血β-hCG和B型超声，作好抢救休克的准备。

（2）休克型——气陷血脱证（多见于输卵管妊娠破裂）

证候：停经后突发下腹一侧撕裂样剧痛，阴道不规则少量流血，面色苍白，四肢厥冷，冷汗淋漓，烦躁不安，甚或昏厥；妊娠试验阳性或弱阳性；B型超声或后穹隆穿刺提示腹腔内出血；舌淡，苔薄白，脉细数无力或芤。

治法：回阳救逆，益气固脱。

方药：参附汤合生脉散加黄芪、柴胡、炒白术。

休克型患者应以中西医结合抢救为主，立即吸氧、输液、输血，补足血容量，维持血压和酸碱平衡。在纠正休克的同时应立即手术治疗。

（3）包块型——瘀结成癥证（指陈旧性宫外孕）

证候：输卵管妊娠破损日久，腹痛减轻或消失，盆腔有局限性包块；血β-hCG持续下降或阴性；舌质黯，苔薄白，脉弦细或涩。

治法：活血化瘀，消癥散结。

方药：理冲丸加土鳖虫、水蛭、炙鳖甲。

3. 外治法　在内治法基础上可配合外敷中药及中药保留灌肠以内外同治。适用于未破损型或陈旧性宫外孕。

细目五　妊娠期高血压疾病

● 要点一　病理生理变化

全身小动脉痉挛是妊娠期高血压疾病的基本病理生理变化。由于小动脉广泛性痉挛，造成管腔狭窄，周围循环阻力增大，血管壁及内皮细胞损伤，通透性增加，体液和蛋白质渗漏，出现血压升高、蛋白尿、水肿、全身各脏器灌流减少，造成脑、肾、肝、心血管等重要器官功能受到损害，出现相应的临床症状，甚至导致母儿死亡。子宫胎盘灌注不足，出现胎儿生长受限、胎儿窘迫、胎盘早剥，对母儿造成危害。

● **要点二　中医病因病机**

本病可由脾肾两虚，水湿内停，或气机阻滞，津液不布发为子肿；阴虚阳亢，上扰清窍，或痰浊上扰，引起子晕；若子肿、子晕进一步发展，肝阳上亢，肝风内动，或痰火上扰，蒙蔽清窍，出现抽搐昏迷者，即发为子痫。常见病因病机有脾肾两虚、气滞湿阻、阴虚肝旺、脾虚肝旺、肝风内动和痰火上扰。

● **要点三　分类及临床表现**

1. 妊娠期高血压　妊娠期出现 BP≥140/90mmHg，于产后 12 周内恢复正常；尿蛋白（−），少数患者可伴有上腹部不适或血小板减少，产后方可确诊。

2. 子痫前期　①轻度：妊娠 20 周后出现 BP≥140/90mmHg；尿蛋白≥0.3g/24h 或随机尿蛋白（+）；可伴上腹不适、头痛等症状。②重度：BP≥160/110mmHg；尿蛋白≥5.0g/24h 或随机尿蛋白（+++）；血肌酐＞106μmol/L；血小板＜$100×10^9$/L；微血管病性溶血（血 LDH 升高）；血清 ALT 或 AST 升高；持续性头痛或其他脑神经症状或视觉障碍；持续性上腹部疼痛。

3. 子痫　子痫前期孕妇抽搐而不能用其他原因解释。

4. 慢性高血压并发子痫前期　高血压孕妇妊娠前无尿蛋白，妊娠后出现尿蛋白≥0.3g/24h；孕后突然尿蛋白增加，或血压进一步升高或血小板＜$100×10^9$/L。

5. 妊娠合并慢性高血压　孕 20 周前收缩压≥140mmHg 和（或）舒张压≥90mmHg（除外滋养细胞疾病）但妊娠期无明显加重；或孕 20 周后首次诊断高血压并持续到产后 12 周后。

● **要点四　诊断与鉴别诊断**

(一) 诊断

1. 病史　患者有本病的高危因素、临床表现，特别应注意有无头痛、视力改变、上腹不适等。

2. 高血压　收缩压≥140mmHg 或舒张压≥90mmHg，血压升高至少出现两次以上，间隔≥4 小时。慢性高血压并发子痫前期常在妊娠 20 周后血压持续上升。其中特别注意舒张压的变化。注意血压较基础血压升高 30/15mmHg，但低于 140/90mmHg 时，不作为诊断依据，须严密观察。

3. 尿蛋白　应取中段尿进行检查，每 24 小时内尿液中的蛋白含量≥0.3g 或在至少相隔 6 小时的两次随机尿液检查中尿蛋白浓度为 30mg/L（定性+）。避免阴道分泌物污染尿液。

4. 水肿　孕妇出现水肿的特点是自踝部逐渐向上延伸的凹陷性水肿，休息后不缓解。水肿局限于膝以下为"+"，延至大腿为"++"，涉及腹壁及外阴为"+++"，全身水肿，或伴有腹水为"++++"。因正常妊娠、贫血及低蛋白血症均可发生水肿，故本病之水肿无特异性，不能作为妊娠期高血压疾病的诊断标准及分类依据。

5. 辅助检查

（1）尿液检查　应测尿比重、尿常规、24 小时蛋白定量等。重度子痫前期患者应每日检查 1 次尿蛋白。

（2）血液检查　可有血液浓缩（红细胞压积≥35%），血浆及全血黏度增加；凝血障碍时，主要为血小板减少，抗凝血酶Ⅲ下降。

（3）肝肾功能检查　肝细胞功能受损，可致 AST、ALT 升高；低蛋白血症，白/球蛋白比值倒置；总胆红素和碱性磷酸酶水平升高。肾功能受损时，血清尿素氮、肌酐、尿酸增加；尿酸增高可用于与慢性高血压的鉴别诊断；重度子痫前期与子痫应测定二氧化碳结合力及电解质，及时发现酸中毒。

（4）眼底检查　眼底视网膜小动脉可以反映全身小动脉痉挛的程度及本病严重程度，眼底检查可见视网膜小动脉痉挛，动静脉管径比例由正常的 2∶3 变为 1∶2 甚至 1∶4，亦可发展为视网膜水肿、渗出或出血，严重时发生视网膜剥离。

6. 其他　心电图、超声心动图、胎盘功能、胎儿成熟度检查、脑血流图检查等。

（二）鉴别诊断

子痫前期应与妊娠合并慢性肾炎相鉴别，子痫应与癫痫、脑炎、脑肿瘤、脑血管畸形破裂出血、糖尿病高渗性昏迷、低血糖昏迷等相鉴别。

● 要点五　子痫前期及子痫的西医治疗原则

（一）子痫前期的西医治疗原则

休息、镇静、解痉、降压、合理扩容、必要时利尿、密切监测母胎状态、适时终止妊娠。

（二）子痫的西医治疗原则

一旦发生子痫，立即左侧卧位以减少误吸，开放呼吸道，建立静脉通道。治疗原则：控制抽搐，纠正缺氧和酸中毒，控制血压，抽搐控制后终止妊娠。

● 要点六　子肿、子晕、子痫的概念及辨证论治

（一）子肿、子晕、子痫的概念

1. 子肿　妊娠中晚期，孕妇出现肢体面目肿胀者称"子肿"。亦称"妊娠肿胀"。

2. 子晕　妊娠期出现以头晕目眩，状若眩冒为主证，甚或眩晕欲厥，称"子晕"，亦称"妊娠眩晕"。

3. 子痫　妊娠晚期或临产前及新产后，突然发生眩晕倒仆，昏不知人，两目上视，牙关紧闭，四肢抽搐，全身强直，须臾醒，醒复发，甚至昏迷不醒者，称为"子痫"，又称"子冒""妊娠痫证"。

（二）子肿、子晕、子痫的辨证论治

1. 脾肾两虚证

证候：妊娠中晚期，面目及下肢浮肿，甚或遍及全身，肤色淡黄或白，皮薄而光亮，按之凹陷，即时难起，倦怠无力，气短懒言，食欲不振，下肢逆冷，腰酸膝软，小便短少，或大便溏薄；舌淡胖边有齿痕，苔白滑或薄腻，脉沉滑无力。

治法：健脾温肾，行水消肿。

方药：白术散合五苓散。

2. 气滞湿阻证

证候：妊娠中晚期，先由脚肿，渐及于腿，皮色不变，随按随起，头晕胀痛，胸闷胁胀，或脘胀，纳少；苔薄腻，脉弦滑。

治法：理气行滞，除湿消肿。

方药：天仙藤散。

3. 阴虚肝旺证

证候：妊娠中晚期，头晕目眩，头痛耳鸣，视物模糊，颜面潮红，心烦失眠，口干咽燥；舌红或绛，少苔，脉弦细滑数。

治法：滋阴养血，平肝潜阳。

方药：杞菊地黄丸加天麻、钩藤、石决明。

4. 脾虚肝旺证

证候：妊娠中晚期，面浮肢肿逐渐加重，头昏头重如眩冒状，胸闷心烦，呕逆泛恶，神疲肢软，纳少嗜卧；舌淡胖有齿痕，苔腻，脉弦滑而缓。

治法：健脾利湿，平肝潜阳。

方药：半夏白术天麻汤。

5. 肝风内动证

证候：妊娠晚期、产时或新产后，头痛眩晕，视物不清，突发四肢抽搐，两目直视，牙关紧闭，角弓反张，甚至昏不知人，颜面潮红，心悸烦躁；舌红苔薄黄，脉细弦滑或弦滑数。

治法：滋阴清热，平肝息风。

方药：羚角钩藤汤。

6. 痰火上扰证

证候：妊娠晚期，或正值分娩时或新产后，头晕头重，胸闷烦躁泛恶，面浮肢肿，猝然昏不知人，面部口角及四肢抽搐，气粗痰鸣；舌红，苔黄腻，脉弦滑数。

治法：清热豁痰，息风开窍。

方药：牛黄清心丸。

细目六　前置胎盘

● 要点一　概念

前置胎盘是指妊娠 28 周后，胎盘附着于子

宫下段，甚至胎盘下缘达到或覆盖宫颈内口，其位置低于胎先露部。是妊娠期严重的并发症，是妊娠晚期阴道流血的主要原因。

● **要点二 西医病因**

目前尚不清楚，可能与子宫内膜病变及损伤、胎盘异常及受精卵滋养层发育迟缓相关。

● **要点三 分类**

根据胎盘下缘与宫颈内口的关系，前置胎盘分为3类：①完全性前置胎盘：宫颈内口全被胎盘覆盖。又称为中央性前置胎盘。②部分性前置胎盘：宫颈内口部分被胎盘覆盖。③边缘性前置胎盘：胎盘下缘附着于子宫下段，胎盘边缘达宫颈内口，但未超越宫颈内口。

● **要点四 临床表现**

1. 症状 妊娠晚期或临产时，发生无诱因、无痛性反复阴道流血。阴道流血发生时间、发生次数、出血量多少与前置胎盘类型有关。

2. 体征 患者一般情况与出血量有关，大量出血时面色苍白、脉搏增快微弱、血压下降甚至休克。腹部检查：子宫软，无压痛，子宫大小与停经月份相符；由于子宫下段有胎盘占据，故胎先露高浮，约15%并发胎位异常；出血不多时胎心正常，出血多时胎儿因缺氧而导致窘迫，严重时胎死宫内。

● **要点五 诊断**

1. 病史 以往有多次刮宫、产褥感染、剖宫产等病史；或高龄产妇或双胎妊娠史。孕妇不良生活习惯。

2. 临床表现 有上述临床症状和体征，可对前置胎盘的类型作出初步判断。

3. 辅助检查 ①血常规可了解贫血情况。②B型超声可确定前置胎盘类型。③产后检查胎膜及胎盘，前置部分的胎盘有陈旧性血块附着，呈黑紫色，如胎膜破口距胎盘边缘小于7cm则可诊断为前置胎盘。④磁共振（MRI）检查有利于对病变综合评价。

● **要点六 对母儿的影响**

1. 产时、产后出血 附着于子宫前壁的前置胎盘行剖宫产时，如子宫切口无法避开胎盘，则出血明显增多。胎儿分娩后，子宫下段肌肉收缩力较差，附着的胎盘不易剥离。即使剥离后因开放的血窦不易关闭而常发生产后出血。

2. 植入性胎盘 偶可发生。由于子宫下段蜕膜发育不良，胎盘绒毛可植入子宫下段肌层，使胎盘剥离不全而发生大出血。有时需切除子宫而挽救产妇生命。

3. 产褥感染 产妇出血，贫血而体弱，加上胎盘剥离面又靠近宫颈内口，容易发生感染。

4. 围生儿预后不良 出血量多可致胎儿缺氧或宫内窘迫。有时因大出血而需提前终止妊娠，新生儿死亡率高。

● **要点七 西医治疗原则**

治疗原则是在保证孕妇安全的前提下达到或更接近足月妊娠，从而提高胎儿的成活率。具体措施有：卧床休息、抑制宫缩、止血、间断吸氧、纠正贫血和预防感染，适时终止妊娠。终止妊娠指征：反复大量流血甚至休克者，无论胎儿成熟与否，应及时终止妊娠；胎龄达36周以上；胎儿成熟度检查提示胎儿肺成熟；胎龄未达36周，出现胎儿窘迫征象，或胎儿电子监护发现胎心异常者；出血量多，危及胎儿；胎儿已死亡或出现难以存活的畸形。

细目七 胎盘早剥

● **要点一 概念**

胎盘早剥是指妊娠20周后或分娩期正常位置的胎盘在胎儿娩出前部分或全部从子宫壁剥离。本病是妊娠晚期严重的并发症。具有起病急、发病快的特点，如处理不及时可危及母儿生命。

● **要点二 西医病因病理**

（一）病因

尚不清楚，可能与孕妇血管病变、机械因素、宫腔压力骤减及其他一些高危因素（如高龄产妇、吸烟、滥用可卡因、孕妇代谢异常、孕妇有血栓形成倾向、子宫肌瘤等）有关。

（二）病理

主要病理变化是底蜕膜出血形成胎盘后血肿，使胎盘自附着处剥离。按照病理类型胎盘早剥分为显性剥离、隐性剥离及混合性剥离3种。胎盘早剥发生内出血时，血液积聚在胎盘与子宫壁之间，随着胎盘后血肿压力的增加，血液浸入子宫肌层，引起肌纤维分离、断裂甚至变性，当血液浸至子宫浆膜层时，子宫表面呈蓝紫色瘀斑，称为子宫胎盘卒中。

严重的胎盘早剥可引发弥散性血管内凝血（DIC）、脏器缺血和功能障碍、继发性纤溶亢进、凝血功能障碍等一系列病理生理改变。

● 要点三 临床表现及分类

Ⅰ度 胎盘剥离面积小，多见于分娩期。轻度腹痛或无腹痛，贫血不明显。腹部检查：子宫软，大小与妊娠周数相符，胎位清楚，胎心正常。产后检查胎盘母体面有陈旧凝血块及压迹。

Ⅱ度 胎盘剥离面占胎盘面积1/3左右。突然发生持续性腹痛、腰酸或腰背痛，疼痛程度与胎盘后积血量成正比。无或仅少量阴道流血，贫血程度与阴道流血量不符。腹部检查：子宫大于妊娠周数，宫底常因内出血而增高。胎盘附着处压痛明显（胎盘位于后壁则不明显），宫缩有间歇，胎位可扪清，胎儿存活。

Ⅲ度 胎盘剥离面超过胎盘面积的1/2。可出现恶心、呕吐、面色苍白、甚至出冷汗、脉搏细数、血压下降等休克征象。腹部检查：子宫板状硬，宫缩无间歇，胎位扪不清，胎儿死亡。

● 要点四 诊断及鉴别诊断

（一）诊断

1. 病史 有慢性高血压病、妊娠期高血压疾病，或腹部直接撞击史，或有羊水过多骤然流出等病史。

2. 临床表现 妊娠20周后或者分娩期胎儿娩出前阴道流血，量或多或少。腹痛、贫血，或伴休克表现。腹部检查：子宫体压痛明显，硬如板状，或宫底高，胎位不清，胎心不规律或消失。

3. 辅助检查 ①全血细胞计数及凝血功能检查：Ⅱ、Ⅲ度患者应检测肾功能及二氧化碳结合力，若并发DIC，应行DIC筛选试验（血小板计数、凝血酶原时间、血纤维蛋白原测定）。结果可疑者，进一步做纤溶确诊试验。情况紧急时，可抽取肘静脉血2mL于一试管中，轻叩管壁，7~10分钟后观察是否有血块形成，若无血块或血块质量差，说明有凝血障碍。②B型超声检查：可显示胎盘与子宫壁之间有无剥离出血及其程度，还可了解胎儿宫内情况。

（二）鉴别诊断

胎盘早剥需与前置胎盘、先兆子宫破裂相鉴别。

● 要点五 并发症

主要有胎儿宫内死亡，弥散性血管内凝血（DIC），产后出血，急性肾衰竭，羊水栓塞。

● 要点六 西医治疗原则

Ⅰ度胎盘早剥经积极处理，临床症状缓解，体征消失，可继续妊娠。Ⅱ、Ⅲ度胎盘早剥，无论胎儿成熟与否，均应积极补充血容量、纠正休克、迅速终止妊娠。

（傅金英）

第十一单元　胎膜早破

细目　胎膜早破

要点一　概念

胎膜早破是指在临产前胎膜破裂。胎膜早破易导致早产、脐带脱垂及母儿感染等。中医称为"胎衣先破"。

要点二　西医病因

常见病因有生殖道感染、羊膜腔压力增高、胎膜受力不均、营养因素等。

要点三　诊断

1. **临床表现**　孕妇突感阴道大量排液。肛诊将胎先露部上推时阴道流液量增多。窥阴器检查有羊水自宫口流出，或后穹隆有羊水积聚。

2. **阴道酸碱度检查**　pH≥6.5，提示胎膜早破。

3. **阴道液涂片检查**　阴道液置于载玻片上，干燥后镜检可见羊齿植物叶状结晶，用0.5%硫酸尼罗蓝染色，镜下见橘黄色胎儿上皮细胞，用苏丹Ⅲ染色见黄色脂肪小粒，均可确定为羊水。

4. **羊膜镜检查**　看不到前羊膜囊，可直视胎儿先露部。

5. **超声检查**　羊水量减少可协助诊断。

要点四　对母儿的影响

1. **对母体影响**　宫内感染机会增加，破膜超过24小时，感染率增加5~10倍；羊膜腔感染易发生产后出血；若突然破膜，有时可引起胎盘早剥。

2. **对胎儿影响**　常诱发早产、脐带脱垂、胎儿窘迫及新生儿感染性疾病。

要点五　西医处理

1. **期待疗法**　适用于妊娠28~35周、胎膜早破不伴感染，羊水平段≥3cm者。

（1）**一般处理**　绝对卧床，保持外阴部清洁，避免不必要的肛诊及阴道检查，密切观察产妇体温、心率、宫缩、阴道流液性状及血白细胞计数。

（2）**预防感染**　破膜超过12h者，应给予抗生素预防感染。

（3）**抑制子宫收缩**　有宫缩者，静脉滴注硫酸镁等。

（4）**促胎肺成熟**　妊娠35周前给予地塞米松。

2. **终止妊娠**

（1）**经阴道分娩**　妊娠35周后，胎肺成熟，宫颈成熟，无禁忌证可引产。

（2）**剖宫产**　胎头高浮，胎位异常，宫颈不成熟，胎肺成熟，明显羊膜腔感染，伴有胎儿窘迫，抗感染同时行剖宫产术终止妊娠，作好新生儿复苏准备。

（傅金英）

第十二单元　分娩期并发症

细目一　产后出血

要点一　概念

产后出血指胎儿娩出后24小时内失血量超过500mL。居我国孕产妇死亡原因的首位。属于中医"产后血崩""产后血晕""胞衣不下"范畴。

要点二　西医病因

常见病因有子宫收缩乏力、胎盘因素、软产

道裂伤和凝血功能障碍。其中子宫收缩乏力是最常见的原因。

● 要点三 中医病因病机

本病的主要发病机理是气虚失摄，冲任不固；或瘀阻冲任，血不循经而妄行。常见病因病机为气虚和血瘀。

● 要点四 诊断

1. 病史 可有多胎妊娠、巨大胎儿、羊水过多、产程延长、急产、前置胎盘、胎盘早剥、妊娠期高血压疾病、宫腔感染史等。

2. 临床表现 主要为胎儿娩出后阴道大量出血，24小时出血量＞500mL，继发休克。检查可见宫底升高、轮廓不清，胎盘、胎膜缺损，阴道、会阴、宫颈裂伤等。

3. 实验室检查 血常规及血小板计数、纤维蛋白原、凝血酶原时间等凝血功能检测可协助诊断。

● 要点五 西医治疗

1. 子宫收缩乏力 导尿排空膀胱后可采用以下方法加强宫缩：①按摩子宫：经腹壁按摩子宫或腹部-阴道，双手按摩子宫，直至宫缩恢复正常。②应用宫缩剂：可采用缩宫素、麦角新碱、米索前列醇等。③可采用宫腔纱条填塞法压迫止血、结扎盆腔血管或行髂内动脉或子宫动脉栓塞，必要时行子宫次全切除或子宫全切除术。

2. 胎盘因素 如有胎盘滞留时应立即取出或徒手剥离胎盘后取出。胎盘和胎膜残留可行钳刮术或刮宫术。

3. 软产道损伤 宫颈裂伤＞1cm且有活动性出血应缝合。若裂伤累及子宫下段可经腹行裂伤修补术。

4. 凝血功能障碍 尽快输新鲜全血，补充血小板、纤维蛋白原或凝血酶原复合物、凝血因子等。

● 要点六 中医辨证论治

1. 气虚证

证候：新产后，突然阴道大量出血，血色鲜红，头晕目花，心悸怔忡，气短懒言，肢冷汗出，面色苍白；舌淡，脉虚数。

治法：补气固冲，摄血止崩。

方药：升举大补汤去黄连，加地榆炭、乌贼骨。

2. 血瘀证

证候：新产后，突然阴道大量下血，色黯红，夹有血块，小腹疼痛拒按，血块下后腹痛减轻；舌紫黯，或有瘀点瘀斑，脉沉涩。

治法：活血化瘀，理血归经。

方药：化瘀止崩汤。

● 要点七 预防

1. 做好孕前及孕期保健，对不宜继续妊娠者，应在早孕时及时终止。积极治疗各种妊娠合并症，防止产后出血的发生。

2. 正确处理各产程，防止产程延长，避免手术创伤，胎盘娩出后仔细检查胎盘、胎膜及软产道，产程中发现异常出血，及时检查和处理。

3. 产后产妇留在产房继续观察2小时，严密观察生命体征、子宫收缩及阴道流血情况，鼓励产妇排空膀胱和及早哺乳。

细目二 子宫破裂

● 要点一 西医病因

包括梗阻性难产、瘢痕子宫、宫缩剂使用不当和产科手术损伤。

● 要点二 分类

按发生原因分为自然破裂和损伤性破裂，按破裂程度分为完全性破裂和不完全性破裂，按发生部位分为子宫体部破裂和子宫下段破裂。

● 要点三 诊断及鉴别诊断

（一）诊断

1. 先兆子宫破裂

（1）病史 多见于阻塞性难产，如骨盆狭窄、胎位不正、胎儿过大等，临产后常有产程停滞或延长，或不适当使用宫缩剂。

（2）临床表现 病理缩复环、下腹部压痛、胎心率的变化及血尿是先兆子宫破裂的四个重要症状。由于产程停滞延长,孕妇可有水、电解质紊乱。

2. 子宫破裂

(1) 病史　可有瘢痕子宫等。

(2) 临床表现　在先兆子宫破裂的基础上突然发生剧烈腹痛,有休克及明显的腹部体征。

(3) B型超声检查　能确定破口部位及胎儿与子宫的关系。

(二) 鉴别诊断

子宫破裂需与胎盘早剥、难产并发腹腔感染相鉴别。

● 要点四　西医治疗

1. 先兆子宫破裂　立即抑制子宫收缩:肌注哌替啶100mg,或静脉全身麻醉。立即行剖宫产术。

2. 子宫破裂　在输液、输血、吸氧、抗休克的同时,无论胎儿是否存活,均应迅速手术。

（崔晓萍）

第十三单元　产后病

细目一　中医对产后病的认识

● 要点一　产后病的概念

产妇在产褥期内发生与分娩或产褥有关的疾病,称为"产后病"。

● 要点二　产后"三冲""三病""三急"

产后"三病""三冲""三急"为古代医家对产后常见病和危重症的概括。产后三冲是指产后败血上冲,冲心、冲胃、冲肺。产后三急指产后呕吐、盗汗、泄泻,三者并见必危。产后三病指产后病痉、病郁冒、大便难。

● 要点三　产后病的病因病机

产后病的病因病机主要有亡血伤津、元气受损、瘀血内阻、外感六淫或饮食房劳所伤。

● 要点四　产后"三审"

产后病的诊断除以四诊八纲为基本方法外,尤其要注意"三审":先审小腹痛与不痛,以辨有无恶露停滞;次审大便通与不通,以验津液之盛衰;再审乳汁的行与不行及饮食多少,以察胃气之强弱。

● 要点五　产后病的治疗原则

对产后病的治疗,应根据亡血伤津、元气受损、瘀血内阻、多虚多瘀的病机特点,本着"勿拘于产后,亦勿忘于产后"的原则,结合病情进行辨证论治。

● 要点六　产后用药"三禁"

产后用药"三禁",即禁大汗,以防亡阳;禁峻下,以防亡阴;禁通利小便,以防亡津液。

● 要点七　产后病的预防与调摄

产后病应注重调护。居室宜温度适宜,空气流通;衣着宜适寒温以防感受风寒或暑热之邪;饮食宜清淡富含营养易消化;劳逸结合,勿过劳伤气;保持情志舒畅;产后百日内禁房事;保持外阴清洁,以防病邪乘虚入侵。

细目二　晚期产后出血

● 要点一　概念

晚期产后出血是指分娩24小时后,在产褥期内发生的子宫大量出血。以产后1~2周发病最常见,亦有产后6周发病者。本病属中医"产后恶露不绝""产后血崩"范畴。

● 要点二　西医病因

晚期产后出血常见病因有胎盘胎膜残留、蜕膜残留、子宫胎盘附着面感染或复旧不全、剖宫产术后子宫伤口裂开或产后子宫滋养细胞肿瘤、子宫黏膜下肌瘤等。

● **要点三 中医病因病机**

本病的主要发病机制为冲任不固，气血运行失常。常见病因病机有气虚、血热和血瘀。

● **要点四 临床表现**

（一）症状

1. 阴道流血 以阴道反复流血或突然大量出血为特征。

2. 腹痛和发热 反复出血并发感染者，可出现腹痛和发热。

3. 全身症状 出血多时有头晕、心悸，甚至休克表现。

（二）体征

1. 体格检查 贫血貌，同时有不同程度的心率加快，血压降低，脉压缩小，呼吸增快。

2. 妇科检查 子宫复旧不佳可扪及子宫增大、变软，宫口松弛，有时可触及残留组织和血块；伴有感染者，子宫有压痛；剖宫产切口裂开，宫颈内有血块，宫颈外口松，有时可触及子宫下段明显变软，切口部位有凹陷或突起；滋养细胞肿瘤患者，有时可于产道内发现转移结节。

● **要点五 西医治疗**

1. 一般治疗 如有休克立即纠正休克，并给予支持疗法。

2. 止血、抗感染 应给予广谱抗生素、子宫收缩剂。

3. 清除宫内残留物 在输液、备血及准备开腹手术的条件下刮宫，刮出物送病理检查。

4. 剖宫产术后出血 超声除外胎盘残留者，绝对卧床，大量广谱抗生素和缩宫素静滴。若反复多量阴道流血，可行剖腹探查，行清创缝合及髂内动脉、子宫动脉结扎止血或行髂内动脉栓塞术；必要时采用低位子宫次全切除术或子宫全切除术。如疑有胎盘残留，应在手术室输血、输液并做好手术准备的条件下刮宫；肿瘤引起的阴道流血应做相应处置。

● **要点六 中医辨证论治**

1. 气虚证

证候：产后恶露量多，或血性恶露持续10日不止，色淡红，质稀，无臭气，面色㿠白，神疲懒言，四肢无力，小腹空坠；舌淡，苔薄白，脉细弱。

治法：补脾益气，固冲摄血。

方药：补中益气汤加艾叶炭、鹿角胶。

2. 血热证

证候：产后恶露过期不止，量较多，色鲜红或紫红，质黏稠，有臭气，面色潮红，口燥咽干；舌红，苔少，脉细数。

治法：养阴清热，安冲止血。

方药：保阴煎加七叶一枝花、贯众、炒地榆、煅牡蛎。

3. 血瘀证

证候：产后血性恶露持续10日不止，量时多时少，色紫黯，有血块，小腹疼痛拒按，块下痛减；舌紫黯或边尖有瘀斑、瘀点，脉沉涩。

治法：活血化瘀，调冲止血。

方药：生化汤合失笑散加益母草、茜草。

细目三 产褥感染

● **要点一 概念**

产褥感染是指分娩及产褥期生殖道受病原体侵袭而引起局部或全身的感染。是导致孕产妇死亡的四大原因（产褥感染、产科出血、妊娠合并心脏病、子痫）之一。产褥感染属中医"产后发热"范畴。

● **要点二 西医病因病理**

（一）病因

1. 诱因 产妇体质虚弱、孕期贫血、营养不良、妊娠晚期性交、慢性疾病、胎膜早破、羊膜腔感染、产科手术操作、产程延长、产前产后出血过多等。

2. 病原体种类 ①外源性如衣原体、支原体以及淋病奈瑟菌等。②内源性为孕期及产褥期生殖道寄生大量需氧菌、厌氧菌、假丝酵母菌及支原体等，以厌氧菌为主。

3. 感染途径 ①外源性感染多由被污染的衣物、用具、各种手术器械及临产前性生活等途径侵入机体。②内源性感染为正常孕妇生殖道寄生的病原体，当抵抗力降低等感染诱因出现时致病。

（二）病理

1. 急性外阴、阴道、宫颈炎，甚至阴道旁结缔组织炎或盆腔结缔组织炎。
2. 急性子宫内膜炎、子宫肌炎、子宫内膜充血、坏死，严重者形成肌壁间脓肿。
3. 急性盆腔结缔组织炎、急性输卵管炎、局部充血、水肿致盆腔脓肿，甚至"冰冻骨盆"。
4. 急性盆腔腹膜炎及弥漫性腹膜炎，引起肠粘连或形成直肠子宫陷凹局限性脓肿。
5. 血栓静脉炎，病变单侧居多，病变多在股静脉、腘静脉及大隐静脉。
6. 脓毒血症及败血症，可发生感染性休克和迁徙性肺脓肿、左肾脓肿或败血症。

要点三　中医病因病机

主要为产后体虚，感染邪毒，正邪交争所致。如热毒不解，极易传入营血或内陷心包。常见病因病机有感染邪毒、热入营血和热陷心包。

要点四　临床表现

1. 症状

（1）发热　一般出现在产后3~7天。

（2）腹痛　多从下腹部开始，逐渐波及全腹。

（3）恶露异常　恶露明显增多，混浊，或呈脓性，有臭味。

（4）下肢血栓静脉炎可见下肢持续性疼痛、肿胀，站立时加重，行走困难。如形成脓毒血症、败血症，则可出现持续高热、寒战、谵妄、昏迷、休克，甚至死亡。

2. 体征

（1）体温升高，脉搏增快，下腹部可有压痛，炎症波及腹膜时，可出现腹肌紧张及反跳痛。下肢血栓静脉炎患者局部静脉压痛，或触及硬索状，下肢水肿，皮肤发白，习称"股白肿"。

（2）妇科检查　外阴感染时，会阴切口或裂伤处可见红肿、触痛，或切口化脓、裂开。阴道与宫颈感染时黏膜充血、溃疡，脓性分泌物增多。如为宫体或盆腔感染，双合诊检查子宫有明显触痛，大而软，宫旁组织明显触痛、增厚或触及包块，有脓肿形成时，肿块可有波动感。

要点五　诊断及鉴别诊断

1. 诊断

（1）病史　多有难产、产程过长、手术产、急产、不洁分娩、胎膜早破、产后出血或产褥期性交等病史。

（2）临床表现　发热、下腹疼痛、恶露异常。体温升高，脉搏增快，下腹有压痛，或有反跳痛、肌紧张。妇科检查子宫大而软，有压痛，双侧附件区压痛或触及包块。

（3）实验室及其他检查　白细胞总数明显升高，中性粒细胞增高。B型超声可了解子宫大小、有无残留物及复旧情况。

2. 鉴别诊断

需与产褥病率的其他疾病（如急性乳腺炎、呼吸道感染、泌尿系统感染）及产褥中暑相鉴别。

要点六　西医治疗

1. 一般治疗　适当物理降温，取半卧位；纠正水及电解质紊乱；病情严重可少量输血。

2. 抗生素　根据临床表现及临床经验选用广谱抗生素，首选青霉素类和头孢类药物，同时加用甲硝唑，青霉素过敏可选用林可霉素或红霉素。

3. 引流通畅　会阴伤口、腹部伤口感染、盆腔脓肿者，应行切开引流。

4. 血栓静脉炎的治疗　在应用抗生素的同时加服中药，也可加用肝素治疗。

5. 手术治疗　抗感染并清除宫腔残留。若出现脓毒血症时，及时行子宫切除术。

要点七 中医辨证论治

1. 感染邪毒证

证候：产后高热寒战，小腹疼痛拒按，恶露量多或少，色紫黯如败酱，气臭秽，烦躁，口渴引饮，尿少色黄，大便燥结；舌红，苔黄而干，脉数有力。

治法：清热解毒，凉血化瘀。

方药：五味消毒饮合失笑散加丹皮、赤芍、鱼腥草、益母草。

2. 热入营血证

证候：产后高热汗出，烦躁不安，皮肤斑疹隐隐；舌红绛，苔黄燥，脉弦细而数。

治法：清营解毒，散瘀泄热。

方药：清营汤加紫花地丁、蒲公英、栀子、丹皮。

3. 热陷心包证

证候：产后高热不退，神昏谵语，甚至昏迷，面色苍白，四肢厥冷；舌红绛，脉微而数。

治法：清心开窍。

方药：清营汤送服安宫牛黄丸或紫雪丹。

细目四 产后缺乳

要点一 概念

哺乳期乳腺无乳汁分泌，或泌乳量少，不能满足喂养婴儿者，称产后缺乳。中医称之为"产后缺乳"或"产后乳汁不足""产后乳汁不行"等。

要点二 中医病因病机

主要发病机制为气血化源不足，或乳汁运行受阻。常见病因病机是气血虚弱和肝郁气滞。

要点三 中医辨证论治

1. 气血虚弱证

证候：产后乳少或全无，乳汁清稀，乳房柔软，无胀感，面色少华，神疲乏力，食欲不振，或心悸头晕；舌淡白，脉虚细。

治法：补气养血，佐以通乳。

方药：通乳丹去木通，加通草。

2. 肝郁气滞证

证候：产后乳汁甚少或全无，乳汁浓稠，乳房胀硬或疼痛，情志抑郁，或有微热，食欲不振；舌质正常或黯红，苔微黄，脉弦或弦数。

治法：疏肝解郁，通络下乳。

方药：下乳涌泉散。

细目五 产后关节痛

要点一 概念

产褥期内，出现关节或肢体酸楚、疼痛、麻木、重着者，称产后关节痛。中医称本病为"产后身痛""产后痹证""产后遍身痛"。

要点二 中医病因病机

本病多因产后气血虚弱，风、寒、湿等邪乘虚而入，使气血凝滞，"不通则痛"，或经脉失养，"不荣则痛"，导致肢体关节疼痛。常见病因病机有血虚、血瘀和外感。

要点三 中医辨证论治

1. 血虚证

证候：产后遍身酸痛，肢体麻木，关节酸楚，面色萎黄，头晕心悸；舌淡，苔少，脉细弱。

治法：养血益气，温经通络。

方药：黄芪桂枝五物汤加当归、鸡血藤。

2. 血瘀证

证候：产后遍身疼痛，或关节刺痛，按之痛甚，恶露量少色黯，小腹疼痛拒按；舌紫黯，脉涩。

治法：养血活络，行瘀止痛。

方药：生化汤加桂枝、牛膝。

3. 外感证

证候：产后肢体、关节疼痛，屈伸不利，或痛处游走不定，或冷痛剧烈，畏寒恶风，或关节肿胀，麻木重着，恶寒，发热，头痛；舌淡，苔薄白，脉浮紧。

治法：养血祛风，散寒除湿。

方药：独活寄生汤。

细目六 产后排尿异常

● 要点一 概念

产后排尿异常包括产后尿潴留及小便频数与失禁。产后膀胱充盈而不能自行排尿或排尿困难者称为产后尿潴留；产后排尿失去控制，不能自主排出者称为尿失禁。中医称本病分别为"产后小便不通""产后小便频数与失禁"。

● 要点二 中医病因病机

1. 产后尿潴留的主要病机 膀胱气化不利。常见病因病机有气虚、肾虚、血瘀、气滞。

2. 产后小便频数与失禁的主要病因病机 气虚、肾虚。

● 要点三 中医辨证论治

（一）产后尿潴留

1. 气虚证

证候：产后小便不通，小腹胀急疼痛或坠胀，倦怠乏力，气短懒言，面色㿠白；舌淡，苔薄白，脉缓弱。

治法：益气生津，宣肺利水。

方药：补气通脬饮。

2. 肾虚证

证候：产后小便不通，小腹胀急疼痛，腰膝酸软，面色晦黯；舌淡，脉沉细迟弱。

治法：补肾温阳，化气利水。

方药：济生肾气丸。

3. 血瘀证

证候：产后小便不通，小腹胀满刺痛，乍寒乍热；舌紫黯，苔薄白，脉沉涩。

治法：养血活血，祛瘀利尿。

方药：加味四物汤。

4. 气滞证

证候：产后小便不通，小腹胀满或痛，情志抑郁，胸胁胀痛，烦闷不安；舌淡红，脉弦。

治法：理气行滞，行水利尿。

方药：木通散。

（二）产后小便频数与失禁

1. 气虚证

证候：产后小便频数，或失禁，气短懒言，倦怠乏力，小腹下坠，面色不华；舌淡，苔薄白，脉缓弱。

治法：益气固摄。

方药：黄芪当归散加山茱萸、益智仁。

2. 肾虚证

证候：产后小便频数，或失禁，夜尿频多，头晕耳鸣，腰膝酸软，面色晦黯；舌淡，苔白滑，脉沉细无力，两尺尤弱。

治法：温阳化气，补肾固脬。

方药：肾气丸加益智仁、桑螵蛸。

（崔晓萍）

第十四单元 外阴上皮内非瘤样病变

细目一 外阴鳞状上皮增生

● 要点一 中医病因病机

常见病因病机是肝郁气滞和湿热下注。

● 要点二 临床表现

1. 症状 外阴瘙痒剧烈，甚则坐卧不安，影响睡眠，或伴灼热疼痛。

2. 体征 病变早期皮肤黯红或粉红，角化过度则呈白色。病损范围主要累及大阴唇、阴唇间沟、阴蒂包皮、阴唇后联合等处，常呈对称性。

局部皮肤增厚似皮革或苔藓样变。

● 要点三　中医辨证论治

1. 肝郁气滞证

证候：外阴瘙痒、干燥、灼热疼痛，局部皮肤粗糙、增厚或皲裂、脱屑、溃疡，或色素减退，性情抑郁，经前乳房胀痛，胸闷嗳气，两胁胀痛；舌质黯，苔薄，脉细弦。

治法：疏肝解郁，养血通络。

方药：黑逍遥散去生姜，加川芎。

2. 湿热下注证

证候：外阴奇痒，灼热疼痛，带下量多，色黄气秽，局部皮肤黏膜粗糙肥厚或破损溃疡，渗流黄水，胸闷烦躁，口苦口干，溲赤便秘；舌红，苔黄腻，脉弦数。

治法：清热利湿，通络止痒。

方药：龙胆泻肝汤去木通。

细目二　外阴硬化性苔藓

● 要点一　中医病因病机

外阴硬化性苔藓的常见病因病机有肝肾阴虚、血虚化燥和脾肾阳虚。

● 要点二　临床表现

1. **症状**　外阴瘙痒，或无不适，晚期出现性交困难。

2. **体征**　检查时见大小阴唇、阴蒂包皮、阴唇后联合及肛周皮肤色素减退呈粉红色或白色，萎缩变薄，干燥皲裂。晚期皮肤菲薄，阴道口挛缩狭窄，甚至仅容指尖。

● 要点三　中医辨证论治

1. 肝肾阴虚证

证候：外阴干燥瘙痒，夜间尤甚，局部皮肤萎缩，色素减退或消失，变白或粉红，干燥薄脆，阴道口缩小，伴头晕目眩，双目干涩，腰膝酸楚；舌红，苔少，脉细或细数。

治法：补益肝肾，养荣润燥。

方药：归肾丸合二至丸。

2. 血虚化燥证

证候：外阴干燥瘙痒，变薄，变白，脱屑，皲裂，阴唇、阴蒂萎缩或粘连，头晕眼花，心悸怔忡，气短乏力，面色萎黄；舌淡，苔薄，脉细。

治法：益气养血，润燥止痒。

方药：人参养荣汤。

3. 脾肾阳虚证

证候：外阴瘙痒，局部皮肤黏膜薄脆，变白，弹性减弱，腰背酸楚，小便频数，四肢欠温，形寒畏冷，面浮肢肿，纳差便溏，性欲淡漠；舌淡胖，苔薄白或薄润，脉沉细无力。

治法：温肾健脾，养血润燥。

方药：右归丸加黄芪、白术。

（崔晓萍）

第十五单元　女性生殖系统炎症

细目一　女性生殖道的自然防御功能

● 要点　女性生殖道的自然防御功能

1. **外阴**　两侧大阴唇自然合拢，遮掩阴道口、尿道口，防止外界微生物的污染。

2. **阴道**　阴道口闭合，阴道前后壁紧贴，可防止外界污染。生理情况下，雌激素使阴道上皮增生变厚并增加细胞内糖原含量，经阴道乳杆菌转化为乳酸，维持阴道正常的酸性环境，抑制其他病原体生长，称为阴道自净作用。此外，阴道分泌物可维持巨噬细胞活性，防止细菌侵入阴道黏膜。

3. **子宫颈**　宫颈内口紧闭，宫颈管分泌大量黏液形成黏液栓，成为上生殖道感染的机械屏障；黏液栓内含有乳铁蛋白、溶菌酶，可抑制细菌侵入子宫内膜。

4. 子宫内膜 育龄妇女子宫内膜周期性剥脱，为消除宫腔感染的有利条件。子宫内膜分泌液也含有乳铁蛋白、溶菌酶，可清除少量进入宫腔的病原体。

5. 输卵管 输卵管黏膜上皮细胞的纤毛向宫腔方向摆动以及输卵管的蠕动，均有利于阻止病原体的侵入。输卵管分泌液与子宫内膜分泌液一样，也含有乳铁蛋白、溶菌酶，能清除偶尔进入上生殖道的病原体。

6. 生殖道免疫系统 生殖道黏膜如宫颈和子宫聚集有不同数量的淋巴组织及散在的淋巴细胞，此外中性粒细胞、巨噬细胞、补体以及一些细胞因子均在局部有着重要的免疫功能，发挥抗感染作用。

细目二　外阴炎

● 要点一　中医病因病机

常见病因病机包括湿热下注、湿毒浸渍和肝肾阴虚。

● 要点二　临床表现

1. 症状 外阴瘙痒，或灼热，或痒痛，排尿时疼痛加剧，或阴部干涩，灼热瘙痒。

2. 体征 外阴皮肤黏膜红肿、溃疡、糜烂、脓水淋沥，严重者可有腹股沟淋巴结肿大，压痛，体温升高等一系列急性炎症反应。

● 要点三　中医辨证论治

1. 湿热下注证

证候：外阴肿痛，灼热或瘙痒，充血或有糜烂、溃疡，带下增多，色黄质稠，气味秽臭，伴烦躁易怒，口干口苦；舌苔黄腻，脉弦数。

治法：清热利湿，杀虫止痒。

方药：龙胆泻肝汤去木通，加苦参、虎杖。

2. 湿毒浸渍证

证候：外阴灼痛，肿胀，充血，溃疡，渗流脓水，带下增多，色黄秽臭，尿黄便秘；舌红，苔黄糙，脉滑数。

治法：清热解毒，除湿止痒。

方药：五味消毒饮加土茯苓、蚤休、薏苡仁、萆薢。

3. 肝肾阴虚证

证候：阴部干涩、瘙痒，五心烦热，头晕目眩，烘热汗出，腰酸耳鸣；舌红少苔，脉细数。

治法：滋肾降火，调补肝肾。

方药：知柏地黄汤加当归、白鲜皮、制首乌。

● 要点四　阴痒的中医外治法

1. 塌痒汤 水煎熏洗，适用于湿虫滋生证。

2. 蛇床子散 水煎，趁热先熏后坐浴。

3. 苦参汤 水煎熏洗。

4. 珍珠散 研细末外用。

细目三　阴道炎

● 要点一　滴虫阴道炎、外阴阴道假丝酵母菌病、细菌性阴道病、萎缩性阴道炎的病因

1. 滴虫阴道炎 病原体为阴道毛滴虫引起。有直接传播、间接传播、医源性传播。

2. 外阴阴道假丝酵母菌病 假丝酵母菌为致病菌。感染途径为内源性传染、性交、衣物传染。

3. 细菌性阴道病 加德纳菌、厌氧菌及人型支原体，与频繁性交或阴道灌洗有关。

4. 萎缩性阴道炎 卵巢功能减退，阴道上皮糖原减少，抵抗力下降，致病菌过度繁殖。

● 要点二　中医病因病机

常见病因病机有肝经湿热、滋生湿虫。

● 要点三　各种阴道炎的临床表现

（一）滴虫阴道炎的临床表现

1. 症状 白带多，呈灰黄色稀薄泡沫状。阴道口及外阴瘙痒，或有灼热、疼痛、性交痛等。

2. 体征 阴道黏膜点状充血，后穹隆有多量灰黄色稀薄脓性分泌物，多呈泡沫状。

（二）外阴阴道假丝酵母菌病的临床表现

1. 症状 白带增多，呈白色凝乳状或豆渣

样。外阴及阴道奇痒灼痛、性交痛。

2. 体征 阴道黏膜附有白色膜状物，擦去后见黏膜充血红肿。

（三）细菌性阴道病的临床表现

1. 症状 分泌物增多，灰白色稀薄，有鱼腥臭味。性交后加重，可伴有轻度外阴瘙痒或烧灼感。

2. 体征 检查可见阴道黏膜无红肿、充血等炎症反应，分泌物易从阴道壁拭去。

（四）萎缩性阴道炎的临床表现

1. 症状 阴道分泌物增多，多呈水状，外阴瘙痒，灼热，干涩感。

2. 体征 外阴、阴道潮红、充血、萎缩，呈老年性改变，黏膜皱襞消失，上皮平滑、菲薄。

● **要点四 各种阴道炎的诊断**

1. 滴虫阴道炎的诊断

（1）病史 不洁性交史或滴虫污染源接触史。

（2）症状特点 白带多，呈灰黄色稀薄泡沫状。

（3）实验室检查及其他检查 阴道分泌物中找到滴虫即可确诊。

2. 外阴阴道假丝酵母菌病的诊断

（1）病史 长期服用避孕药物及抗生素、妊娠期妇女、有糖尿病史及不洁性接触史等。

（2）症状特点 白带多，呈凝乳状或豆渣样。

（3）实验室检查及其他检查 阴道分泌物镜检找到芽胞或假菌丝即可诊断。

3. 细菌性阴道病的诊断 灰白色、均质、稀薄、腥臭味白带；阴道pH>4.5（pH多为5.0~5.5）；胺臭味试验阳性；或分泌物加生理盐水见到线索细胞。上述4项中3项阳性即可诊断。

4. 萎缩性阴道炎的诊断

（1）病史 自然绝经、人工绝经的妇女，其他原因引起的雌激素水平不足。

（2）症状特点 阴道分泌物增多及外阴瘙痒、灼热感。

（3）实验室检查及其他检查 阴道分泌物pH值增高，血雌激素水平明显低下。

● **要点五 各种阴道炎的西医治疗**

（一）滴虫阴道炎

1. 全身用药 口服甲硝唑。

2. 局部治疗 1%乳酸或0.5%醋酸液冲洗阴道；甲硝唑栓每晚塞入阴道，10日为一疗程。

（二）外阴阴道假丝酵母菌病

1. 一般治疗 2%~3%苏打液冲洗外阴及阴道或坐浴。

2. 局部用药 制霉菌素、酮康唑、克霉唑、咪康唑栓等局部外用。

3. 全身用药 口服伊曲康唑、氟康唑。

（三）萎缩性阴道炎

1. 阴道冲洗 1%乳酸或0.5%醋酸液冲洗阴道。

2. 局部用药 己烯雌酚片或甲硝唑放入阴道。

3. 全身用药 口服己烯雌酚或尼尔雌醇。

（四）细菌性阴道病

1. 全身用药 口服甲硝唑，7日为1疗程，连续应用3个疗程。

2. 局部用药 甲硝唑栓或2%克林霉素软膏。

● **要点六 中医辨证论治**

1. 肝经湿热证

证候：带下多，色白或黄，呈泡沫状或黄绿如脓，甚或杂有赤带，有臭味，外阴瘙痒，头晕目胀，心烦口苦，胸胁、少腹胀痛，尿黄便结；舌质红，苔黄腻，脉弦数。

治则：清热利湿，杀虫止痒。

方药：龙胆泻肝汤加苦参、百部、蛇床子。

2. 滋生湿虫证

证候：阴部瘙痒，如虫行状，甚则奇痒难忍，灼热疼痛，带下量多，色黄呈泡沫状，或色白如豆渣状，臭秽，心烦少寐，胸闷呃逆，口苦咽干，小便黄赤；舌红，苔黄腻，脉滑数。

治法：清热利湿，解毒杀虫。

方药：萆薢渗湿汤加苦参、防风。

细目四　宫颈炎症

要点一　西医病因病理

1. 病因　包括病原体感染如淋病奈瑟菌、沙眼衣原体、生殖支原体、葡萄球菌、链球菌、大肠埃希菌、厌氧菌等。也可由机械性刺激或损伤并发感染而发病。

2. 病理　包括急性宫颈炎和慢性宫颈炎。后者有宫颈糜烂、宫颈息肉、宫颈黏膜炎、宫颈肥大、宫颈腺囊肿5种病理类型。

要点二　临床表现

1. 症状　急性宫颈炎多无症状或阴道分泌物增多呈黏液脓性，伴有外阴瘙痒及灼热感。慢性宫颈炎表现阴道分泌物增多，呈乳白色黏液状，或呈淡黄色脓性，或有血性白带或性交后出血，伴腰腹坠痛。

2. 体征　宫颈充血、水肿、黏膜外翻，黏液脓性分泌物从宫颈管流出。慢性宫颈炎可见宫颈有不同程度的糜烂、肥大、充血、水肿，或质硬，或见息肉、裂伤及宫颈腺囊肿。

要点三　诊断

1. 病史　常有分娩、流产、手术感染史，不洁性生活、宫颈损伤或病原体感染等病史。

2. 临床表现　阴道分泌物增多，呈黏液脓性或乳白色黏液状，甚至有血性白带或性交后出血，或伴有外阴瘙痒或腰酸，下腹坠痛。

3. 妇科检查　可见宫颈充血、水肿、黏膜外翻，有脓性白带从宫颈口流出，量多；宫颈有不同程度的糜烂、肥大、息肉、裂伤或宫颈腺囊肿。

4. 实验室及其他检查

（1）实验室检查　阴道分泌物检查白细胞增多，宫颈刮片或做TCT宫颈细胞学检查。

（2）辅助检查　B型超声、彩色超声多普勒了解宫颈及盆腔情况。阴道镜检查或活检。

要点四　西医治疗

（一）抗生素治疗

针对病原体选用抗生素。淋病奈瑟菌性宫颈炎常用药物如头孢曲松钠、头孢克肟或氨基糖苷类。治疗沙眼衣原体药物主要有四环素类如多西环素、红霉素类如阿奇霉素、喹诺酮类如氧氟沙星。临床常同时选用抗淋病奈瑟菌药物和抗衣原体药物。

（二）宫颈糜烂

1. 药物疗法　可用中药局部治疗。

2. 物理疗法　临床常用方法有激光、冷冻、电熨、微波及红外线凝结等。

3. 手术治疗　LEEP刀技术（环形电切术）。适于糜烂面较深、较广或累及宫颈管者。

（三）宫颈息肉

行息肉摘除术，将切除组织送病理。

（四）宫颈黏膜炎

根据宫颈管分泌物培养及药敏试验结果选用相应抗感染药物。

（五）宫颈腺囊肿

若囊肿大，或合并感染，可用微波或激光治疗。

要点五　中医辨证论治

1. 热毒蕴结证

证候：带下量多，色黄或黄绿如脓，质稠，或夹血色，或浑浊如米泔，臭秽，小腹胀痛，腰骶酸楚，小便黄赤，或有阴部灼痛、瘙痒；舌红，苔黄，脉滑数。

治法：清热解毒，燥湿止带。

方药：止带方合五味消毒饮。

2. 湿热下注证

证候：带下量多，色黄或黄白相兼，质稠有臭味，少腹胀痛，胸胁胀痛，心烦易怒，口干口苦但不欲饮；舌红，苔黄腻，脉滑数。

治法：疏肝清热，利湿止带。

方药：龙胆泻肝汤去木通。

3. 脾虚湿盛证

证候：带下量多，色白或淡黄，质稀或如涕如唾，无臭味，面色萎黄，精神倦怠，小腹坠胀，纳差便溏；舌淡胖有齿痕，苔薄白或腻，脉缓弱。

治法：健脾益气，升阳除湿。

方药：完带汤。

4. 肾阳虚损证

证候：带下量多，色白质稀，清冷如水，淋沥不止，面色晦黯，腰脊酸楚，形寒肢冷，大便稀薄或五更泄泻，尿频清长，或夜尿增多；舌质淡，苔薄白或润，脉沉迟。

治法：温肾助阳，涩精止带。

方药：内补丸。

细目五 盆腔炎性疾病

要点一 西医病因病理

（一）病因

1. 产后体虚，如产道损伤或出血过多或胎盘胎膜残留等，病原体易侵入宫腔而引起感染。
2. 宫腔操作如放置节育器、刮宫术或生殖道原有慢性炎症，手术干扰引起感染并扩散。
3. 经期及产褥期卫生不良，可使病原体侵入宫腔而引起炎症。
4. 下生殖道感染如淋病奈瑟菌性宫颈炎、衣原体性宫颈炎等，上行蔓延致盆腔炎性疾病。
5. 邻近器官炎症直接蔓延 如阑尾炎、腹膜炎、膀胱炎等。
6. 盆腔炎性疾病再次感染，导致急性发作。

（二）病理

1. 急性子宫内膜炎及子宫肌炎，内膜充血、水肿、渗出，严重者坏死、脱落形成溃疡。
2. 急性输卵管炎、输卵管积脓、输卵管卵巢脓肿，轻者输卵管轻度充血、肿胀、略增粗；重者输卵管明显增粗、弯曲，纤维素性脓性渗出物增多，造成与周围组织粘连。
3. 急性盆腔结缔组织炎及盆腔腹膜炎，结缔组织充血、水肿，可导致血栓静脉炎或形成阔韧带脓肿，蔓延至盆腔腹膜时，可致急性盆腔腹膜炎或盆腔脓肿，造成急性弥漫性腹膜炎。
4. 当病原体毒性强、数量多、患者抵抗力降低时，可发展为败血症、脓毒血症，甚至导致感染性休克而使患者死亡。
5. 淋病奈瑟菌及衣原体感染均可引起肝周围炎，肝包膜水肿，吸气时右上腹疼痛。

要点二 中医病因病机

常见病因病机为热毒炽盛、湿热瘀结。

要点三 临床表现

1. 症状 下腹疼痛伴发热，甚至高热、寒战，阴道分泌物增多，呈脓性，秽臭。

2. 体征 急性病容，体温升高，心率增快，下腹部有肌紧张、压痛及反跳痛，肠鸣音减弱或消失。妇科检查：阴道充血，有大量脓性分泌物，穹隆明显触痛。宫颈充血、水肿，举痛明显，宫体稍大，较软，压痛，活动受限。输卵管压痛明显，有时扪及包块。

要点四 诊断

1. 病史 有妇产科手术史、盆腔炎病史；或经期产后不注意卫生、房事不洁等。

2. 临床表现 高热、下腹痛、阴道分泌物增多，下腹部肌紧张、压痛、反跳痛。

3. 实验室及其他检查

（1）实验室检查 白细胞升高，红细胞沉降率升高，血C-反应蛋白升高。阴道分泌物见大量白细胞，后穹隆穿刺可吸出脓液。分泌物、穿刺液、血液培养可检测病原体。

（2）辅助检查 B型超声检查提示盆腔内有炎性渗出液或肿块。

要点五 西医治疗

1. 抗生素治疗 根据药敏试验选用抗生素。病原体多为需氧菌、厌氧菌及衣原体混合感染，故抗生素多采用广谱抗生素及联合用药。常用药有青霉素类、头孢菌素类、氨基糖苷类、大环内酯类、四环素类、喹诺酮类、硝咪唑类、克林霉素及林可霉素等。

2. 手术治疗 如经药物治疗无效、输卵管积脓或输卵管卵巢脓肿持续存在或脓肿破裂时，可考虑手术治疗。根据情况选择经腹手术或腹腔镜手术。手术范围应根据病变范围、患者年龄、一般状态等全面考虑。原则以切除病灶为主。

要点六　中医辨证论治

1. 热毒炽盛证

证候：高热恶寒，甚或寒战，头痛，下腹疼痛拒按，口干口苦，精神不振，恶心纳少，大便秘结，小便黄赤，带下量多，色黄如脓，秽臭；舌质红，苔黄糙或黄腻，脉洪数或滑数。

治法：清热解毒，化瘀止痛。

方药：五味消毒饮合大黄牡丹皮汤。

若病在阳明，身热面赤，恶热汗出，口渴，脉洪数，可选白虎汤加清热解毒之品。若热毒已入营血，高热神昏，烦躁谵语，下腹痛不减，斑疹隐隐，舌红绛，苔黄燥，脉弦细数，宜选清营汤加减。

2. 湿热瘀结证

证候：下腹部疼痛拒按或胀满，热势起伏，寒热往来，带下量多、色黄、质稠、味臭秽，或经量增多、淋沥不止，大便溏或燥结，小便短赤；舌红有瘀点，苔黄厚，脉滑数。

治法：清热利湿，化瘀止痛。

方药：仙方活命饮加薏苡仁、冬瓜仁。

（崔晓萍）

第十六单元　月经病

细目一　中医对月经病的认识

要点一　月经病的概念

月经病是以月经的周期、经期、经量等发生异常，或伴随月经周期或围绕经断前后出现明显症状为特征的疾病。

要点二　月经病的病因病机

月经病发生的主要机理是脏腑功能失常、气血失调，导致冲任二脉的损伤。其病因除外感邪气、内伤七情、房劳多产、饮食不节之外，尚须注意体质因素对月经病发生的影响。

要点三　月经病的治疗原则

治疗原则是重在治本调经。治本大法有补肾、健脾、疏肝、调理气血等，常以补肾健脾为要。

要点四　治疗中应注意的问题

月经病的治疗中应注意：①辨经病、他病：如因他病致经不调者，当治他病，病去则经自调；若因经不调而生他病者，当予调经，经调则他病自愈。②辨标本缓急：急则治其标，缓则治其本，如痛经剧烈，应以止痛为先；若经崩暴下，当以止血为主，缓则审证求因治其本。③辨月经周期：经期血室正开，宜慎用大寒大热之剂；经前血海充盈，宜疏导而勿滥补；经后血海空虚，宜调补而勿强攻。此外，不同年龄的妇女有不同的生理特点，治疗的侧重点也不同，应予考虑。

细目二　功能失调性子宫出血

要点一　中医对功能失调性子宫出血的认识

排卵性功血与中医学"月经先期""月经过多""经期延长""经间期出血"等病证相类似；无排卵性功血与中医学"崩漏"相类似。

月经先期是指月经周期提前1~2周，经期正常，连续出现2个月经周期以上者；月经过多是指经期、经期正常，经量明显多于既往者；经期延长是指月经周期正常，经期超过7天以上，甚至淋沥2周方净者；经间期出血指月经周期基本正常，在两次月经之间，即氤氲之时，发生周期性阴道流血者。崩漏系指妇女在非行经期间阴道大量流血或持续淋沥不断，前者称"崩中"或"经崩"，后者称"漏下"或"经漏"。

要点二　西医病因病理

（一）病因

各种因素如精神紧张、情绪变化、营养不良、饮食不节、过度运动、代谢紊乱、环境及气候骤变、酗酒以及某些药物等，引起下丘脑-垂体-卵巢轴的功能调节异常导致月经失调。

（二）子宫内膜病理改变

1. 无排卵性功血

（1）子宫内膜增生症　包括单纯型增生、复杂型增生和不典型增生。后者不属于功血范畴。

（2）增殖期子宫内膜　在月经周期后半期甚至月经期仍表现为正常月经周期中的增生期形态。

（3）萎缩型子宫内膜　子宫内膜萎缩菲薄，腺体少而小，腺上皮细胞为单层立方形或低柱状，腺腔狭小而直，间质少而致密，胶原纤维相对增多。

2. 排卵性月经失调

（1）排卵性月经过多　子宫内膜于经前呈分泌反应，少数有高度分泌反应。

（2）黄体功能不足　分泌期内膜腺体分泌不良，内膜活检显示分泌反应落后2日。

（3）子宫内膜不规则脱落　黄体发育良好但萎缩过程延长。月经期第5～6天，仍能见呈分泌反应的子宫内膜，常表现为混合型子宫内膜。

（4）排卵期出血　子宫内膜呈早期分泌反应，部分可能有晚期增生期变化。

要点三　中医病因病机

主要病机是冲任损伤，不能制约经血，胞宫蓄溢失常，而引起月经先期、经期延长、月经过多、崩漏等，若在氤氲期因肾阴虚、脾虚、湿热、血瘀等引起阴阳转化失调，损及冲任胞络，则引起经间期出血。常见病因病机有肾虚、脾虚、血热、血瘀和湿热。

要点四　临床类型及表现

1. 症状　本病以子宫出血为主要表现。

（1）无排卵性功血　主要是不规则子宫出血。常表现为月经周期紊乱，经期长短不一，经量时多时少，甚至大量出血。可继发贫血，伴有乏力、头晕等症状，甚至出现失血性休克。

（2）排卵性月经失调　①黄体功能不足：黄体期缩短，常伴不孕或孕早期流产。②子宫内膜不规则脱落：月经周期正常，但经期延长，可长达9～10日，或伴经量增多。③排卵性月经过多：月经量多，周期正常。④排卵期出血：月经中期或在基础体温开始上升时出现少量阴道流血。

2. 体征　有程度不等的贫血貌，妇科检查无明显异常。

要点五　诊断与鉴别诊断

1. 诊断　根据病史、临床表现和以下实验室及其他检查以明确诊断。

（1）诊断性刮宫　其作用是止血和明确子宫内膜病理诊断。为确定排卵和黄体功能，应在经前或月经来潮6小时内诊刮；若怀疑子宫内膜不规则脱落，应在月经第5天诊刮；不规则阴道流血或大出血者可随时诊刮。

（2）B型超声检查　可了解子宫大小、形态、宫腔内有无赘生物，子宫内膜厚度等。

（3）宫腔镜检查　可直视宫腔内情况，选择病变区域进行活检以诊断宫腔病变。

（4）基础体温测定　单相型提示无排卵；黄体功能不足时虽呈双相型，但升高时间缩短9～11天；子宫内膜不规则脱落呈双相型，但下降缓慢。

（5）激素测定　黄体中期测血孕酮值呈卵泡期水平，为无排卵。

（6）血常规及凝血功能测定　了解贫血程度和排除血液系统病变。

2. 鉴别诊断　应与异常妊娠或妊娠并发症、生殖器官肿瘤、生殖器官感染及全身性疾病如血液病、内分泌失调等引起的阴道流血相鉴别。并注意有无放置宫内节育器、口服避孕药及服用性激素药物等。

● 要点六 西医治疗原则

无排卵性功血青春期及生育期以止血、调整周期、促排卵为主；绝经过渡期患者以止血，调整周期，减少经量，防止子宫内膜病变为原则。排卵性功血主要是促进黄体功能恢复。对已婚育龄期或绝经过渡期患者，应常规使用诊断性刮宫，止血迅速，并可行内膜病理检查以除外恶性病变。药物治疗是功血的一线治疗。常采用性激素止血和调整月经周期。出血期可辅用止血药物。

● 要点七 中医治疗原则

崩漏的治疗，应根据病情的缓急轻重、出血的久暂，采用"急则治其标，缓则治其本"的原则，灵活运用"塞流""澄源""复旧"三法。

塞流：即止血。暴崩之际，急当止血防脱。澄源：即辨证求因以治本。血止或病缓时应针对病因施治，使崩漏得到根本上的治疗。塞流、澄源两法常同步进行。复旧：即调理善后。是巩固崩漏治疗的重要阶段。临床多采用补肾、扶脾或疏肝之法。治崩三法既有区别，又有内在联系，临床应用不能截然分开，须结合具体病情灵活运用。塞流需澄源，澄源当固本，复旧要求因。

● 要点八 中医辨证论治

1. 无排卵性功血（崩漏）

（1）肾虚证

①肾阳虚证

证候：经来无期，出血量多，或淋沥不尽，色淡质清，腰痛如折，畏寒肢冷，面色晦黯或有黯斑，小便清长；舌淡黯，苔白润，脉沉迟无力。

治法：温肾固冲，止血调经。

方药：右归丸去肉桂，加艾叶炭、补骨脂、黄芪。

②肾阴虚证

证候：经乱无期，出血量少或多，淋沥不净，色鲜红，质稠，头晕耳鸣，腰膝酸软，手足心热；舌质红，苔少，脉细数。

治法：滋肾养阴，调经止血。

方药：左归丸去牛膝合二至丸。

（2）脾虚证

证候：经血非时暴下不止，或淋沥不断，色淡质稀，神倦懒言，面色㿠白，不思饮食，或面浮肢肿；舌淡胖，边有齿痕，苔薄白，脉缓无力。

治法：补气摄血，固冲调经。

方药：固本止崩汤合举元煎。

（3）血热证

①虚热证

证候：经乱无期，量少淋沥不净或量多势急，血色鲜红而质稠，口燥咽干，心烦潮热，大便干结；舌红，少苔，脉细数。

治法：滋阴清热，止血调经。

方药：保阴煎合生脉散加阿胶。

②实热证

证候：经血非时暴下不止，或淋沥日久不断，色深红，质稠，口渴烦热，溲黄便结；舌红，苔黄，脉滑数。

治法：清热凉血，止血调经。

方药：清热固经汤加沙参、麦冬。

（4）血瘀证

证候：经乱无期，量时多时少，时出时止，或淋沥不断，或经闭数月又忽然暴下继而淋沥，色紫黯有块，小腹疼痛拒按，块下痛减；舌紫黯或有瘀斑，苔薄白，脉涩。

治法：活血化瘀，止血调经。

方药：逐瘀止血汤。

2. 排卵性月经失调

（1）排卵性月经过多（月经过多）

①气虚证

证候：经行量多，色淡红，质稀，肢倦神疲，气短懒言，面色㿠白，小腹空坠；舌淡，苔薄，脉缓弱。

治法：补气升提，固冲止血。

方药：安冲汤加升麻。

②血热证

证候：经行量多，色深红或鲜红，质黏稠，口渴心烦，溲黄便结；舌红，苔黄，脉滑数。

治法：清热凉血，固冲止血。

方药：保阴煎加炒地榆、槐花。

③血瘀证

证候：经行量多，色紫黯，质稠，有血块，经行腹痛，块下痛减，或平时小腹胀痛；舌紫黯或有瘀点，脉涩有力。

治法：活血化瘀，固冲止血。

方药：桃红四物汤加三七、茜草、蒲黄。

(2) 黄体功能不足（月经先期）

①脾气虚弱证

证候：月经提前，或兼量多，色淡质稀，神疲肢倦，面色萎黄，气短懒言，小腹空坠，食少纳差；舌淡，脉缓弱。

治法：健脾益气，固冲调经。

方药：补中益气汤。

②肾气不固证

证候：月经周期提前，量少，色淡黯，质稀薄，腰膝酸软，头晕耳鸣，夜尿频多；舌淡黯，苔薄白，脉沉细。

治法：补肾益气，固冲调经。

方药：固阴煎。

③阳盛血热证

证候：月经提前，量多，经色深红或紫红，质稠，面红颧赤，心烦口渴，溲黄便结；舌红苔黄，脉滑数。

治法：清热降火，凉血调经。

方药：清经散。

④肝郁血热证

证候：月经提前，量或多或少，色深红或紫红，质稠有块，经行不畅，乳房或少腹胀痛，胸胁胀满，口苦咽干；舌红，苔薄黄，脉弦数。

治法：疏肝解郁，清热调经。

方药：丹栀逍遥散。

⑤阴虚血热证

证候：月经先期，量少，色鲜红，手足心热，咽干口燥，潮热盗汗，心烦失眠；舌红，少苔，脉细数。

治法：养阴清热，固冲调经。

方药：两地汤。

(3) 子宫内膜不规则脱落（经期延长）

①气虚证

证候：行经时间延长，量多，色淡质稀，神倦嗜卧，气短懒言，肢软无力，小腹空坠，面色㿠白；舌质淡，苔薄白，脉缓弱。

治法：补气摄血，固冲调经。

方药：举元煎。

②虚热证

证候：行经时间延长，量少，色鲜红，质稍稠，口燥咽干，手足心热，两颧潮红，大便燥结；舌红，少苔，脉细数。

治法：养阴清热，凉血调经。

方药：两地汤合二至丸。

③湿热蕴结证

证候：行经时间延长，量少，色深红，混杂黏液，质稠，平时带下量多、色黄臭秽，腰腹胀痛，小便短赤，大便黏滞；舌红，苔黄腻，脉滑数。

治法：清热利湿，止血调经。

方药：固经丸。

④血瘀证

证候：经来淋沥延期不净，经量时多时少，经行不畅，色黯有块，小腹疼痛拒按，面色晦黯或有黯斑；舌质紫黯，或有瘀斑，脉弦涩。

治法：活血化瘀，固冲调经。

方药：桃红四物汤合失笑散。

(4) 排卵期出血（经间期出血）

①肾阴虚证

证候：经间期少量出血，色鲜红，质稠，腰膝酸软，头晕耳鸣，手足心热；舌红，少苔，脉细数。

治法：滋肾养阴，固冲止血。

方药：加减一阴煎。

②湿热证

证候：经间期少量阴道流血，色深红，质稠，平时带下量多，色黄，或赤白带下，质黏腻，或有臭气，小腹时痛，小便短赤；舌红，苔黄腻，脉滑数。

治法：清热除湿，凉血止血。

方药：清肝止淋汤去阿胶、红枣，加茯苓、炒地榆。

③脾气虚证

证候：经间期少量出血，色淡，质稀，神疲肢倦，气短懒言，食少腹胀；舌淡，苔薄，脉缓弱。

治法：健脾益气，固冲摄血。

方药：归脾汤。

④血瘀证

证候：经间期少量出血，血色紫黯，有块，小腹疼痛拒按；舌紫黯或有瘀点，脉涩有力。

治法：活血化瘀，理血归经。

方药：逐瘀止血汤。

细目三 闭 经

◉ 要点一 概念

闭经有原发性闭经和继发性闭经两类。前者系指年逾16岁第二性征已发育，月经尚未来潮，或年龄超过14岁，第二性征未发育者。后者则指已建立月经周期后，停经时间超过6个月，或按自身原有月经周期计算停止3个周期以上者。

◉ 要点二 病因及分类

（一）子宫性闭经

因先天性子宫缺陷、子宫内膜损伤、产后或流产后过度刮宫引起子宫内膜基底层损伤和粘连、子宫内膜炎、子宫切除后或子宫腔内放射治疗后等。

（二）卵巢性闭经

先天性卵巢发育不全或缺如、卵巢早衰、卵巢切除或组织被破坏、卵巢功能性肿瘤、多囊卵巢综合征等。

（三）垂体性闭经

垂体肿瘤、空蝶鞍综合征、希恩综合征等，垂体促性腺激素分泌减少或垂体功能低下。

（四）下丘脑性闭经

以功能性原因为主。多由精神应激、营养不良或全身消耗性疾病、过量运动、节食、长期应用甾体激素避孕药、颅咽管瘤等。

（五）其他

如先天性下生殖道发育异常、肾上腺、甲状腺、胰腺等内分泌功能异常。

◉ 要点三 中医病因病机

闭经的病因病机有虚实两端。虚者多因精亏血少，冲任不充，血海空虚，胞宫无血可下所致；实者多因邪气阻隔，冲任阻滞，脉道不通，经血不得下行所致。主要包括肝肾不足、气血虚弱、阴虚血燥、痰湿阻滞、气滞血瘀和寒凝血瘀。

◉ 要点四 诊断

1. 病史 有月经初潮较迟及月经稀发病史；或有产后出血史等；或接受过激素或放射治疗；营养不良或精神创伤；急慢性疾病史如贫血、结核病等；或有人工流产、刮宫或手术切除子宫、卵巢史；滥用避孕药或长期哺乳史等。

2. 临床表现 原发或继发闭经。

3. 体格检查 检查全身及第二性征发育是否正常，有无乳汁分泌及甲状腺肿大等。

4. 妇科检查 注意内外生殖器发育状况，有无先天性缺陷、畸形，盆腔有无肿物等。

5. 实验室及其他检查

（1）实验室检查 ①药物撤退试验：孕激素试验阳性者，提示子宫内膜有一定雌激素水平影响，为Ⅰ度闭经。雌孕激素序贯试验，结果阳性者，提示闭经是由于体内缺乏雌激素所致，为Ⅱ度闭经。阴性者应重复试验，若仍无出血，可诊断为子宫性闭经。②垂体兴奋试验：通过静脉注射GnRH测定注入前与注入后血FSH和LH，以了解垂体FSH和LH对GnRH的反应性。正常反应提示垂体功能正常，病变在下丘脑；若经多次重复试验LH值无升高或升高不显著，说明垂体功能减退，如希恩综合征。③血甾体激素测定：血孕酮水平升高，提示排卵；雌激素水平低，提示卵巢功能不正常或衰竭；睾酮值高，提示可能有多囊卵巢综合征或卵巢男性化肿瘤或睾丸女性化。④催乳激素及垂体促性腺激素测定：PRL>25μg/L时称为高催乳激素血症。PRL升高者测定TSH，TSH升高为甲状腺功能减退；TSH正常，而PRL<100μg/L，应行头颅MRI或CT检查，除外垂体肿瘤。PRL正常应测定垂体促性腺激素。若两次测定FSH>40U/L，提示卵巢功能衰竭；若LH>25U/L或LH/FSH>3时，应高度怀疑多囊卵巢综合征；若 FSH、LH 均 <5U/L，提示垂体功能减退，病变可能在垂体或下丘脑。

（2）辅助检查 ①超声检查：观察盆腔有无子宫，子宫形态、大小及内膜厚度，卵巢大小、形态、卵泡数目等。②输卵管造影：了解宫腔病变及宫腔粘连等。③CT 或 MRI：用于盆腔及头部蝶鞍区检查，了解盆腔肿块和中枢神经系统病变性质，诊断卵巢肿瘤、下丘脑病变、垂体微腺瘤、空蝶鞍等。④宫腔镜检查：用以诊断宫腔粘连。⑤腹腔镜检查：直视下观察卵巢形态、子宫大小，对诊断多囊卵巢综合征等有价值。⑥染色体检查：对诊断原发性闭经的病因及指导临床处理有重要意义。

● 要点五 西医治疗

（一）全身治疗

治疗全身性疾病，合理饮食，保持标准体重，消除精神紧张和焦虑。

（二）病因治疗

1. 子宫性闭经 子宫内膜结核应抗结核治疗。宫腔粘连者应分离粘连后放置节育器，并给予一定时间的雌、孕激素序贯治疗，预防再粘连。

2. 卵巢性闭经 有肿瘤者应切除肿瘤。

3. 垂体性闭经 垂体泌乳素肿瘤以溴隐亭治疗为首选，瘤体较大者可考虑手术治疗减压，术后服用溴隐亭。希恩综合征补充雌、孕激素、甲状腺素、肾上腺皮质激素。

4. 下丘脑性闭经 下丘脑肿瘤应手术治疗。调整心理，注意劳逸结合，加强营养，增加体重。因避孕药引起者应停药观察。

（三）性激素替代治疗

1. 雌激素替代疗法 适用于无子宫者。口服结合雌激素 21 日，停药 1 周后重复给药。

2. 人工周期疗法 适用于有子宫者。雌激素连服 21 日，最后 10 日加服醋酸甲羟孕酮，连续 3~6 个周期。

3. 孕激素替代疗法 适用于体内有一定内源性雌激素水平的Ⅰ度闭经。常用黄体酮或醋酸甲羟孕酮。

（四）诱发排卵（适用于有生育要求的患者）

1. 氯米芬 适用于有一定内源性雌激素水平的无排卵者。月经第 5 日开始，每日 50~100mg，连用 5 日。

2. 促性腺激素 适用于低促性腺激素闭经及氯米芬促排卵失败者。常用 HMG 或 FSH 和 HCG 联合用药促排卵法。

3. 促性腺激素释放激素（GnRH） 适用于下丘脑性闭经，用脉冲皮下注射或静脉给药。

（五）其他药物

1. 溴隐亭 适用于单纯高 PRL 血症。

2. 肾上腺皮质激素 适用于先天性肾上腺皮质增生引起的闭经。

3. 甲状腺素 适用于甲状腺功能减退所致的闭经。

（六）手术治疗

1. 生殖器畸形 处女膜闭锁、阴道横隔或阴道闭锁，可手术切开或成形，使经血流畅。

2. Asherman 综合征 在宫腔镜直视下分离粘连，随后加用大剂量雌激素并放置宫腔内支撑 7~10 日。

3. 肿瘤 卵巢肿瘤一经确诊应予手术治疗。催乳激素瘤常用药物治疗。

● 要点六 中医辨证论治

1. 肝肾不足证

证候：年满十六周岁尚未行经，或初潮较晚，月经量少，周期延后，渐致经闭不行，头晕耳鸣，腰腿酸软，两目干涩，或夜尿频多，阴部干涩，带下量少；舌质淡，苔少，脉沉细弱。

治法：滋补肝肾，养血调经。

方药：归肾丸加何首乌、女贞子。

2. 气血虚弱证

证候：月经周期延后，量少，色淡、质稀，渐致闭经，神疲肢倦，头晕眼花，心悸气短，面色萎黄，唇色淡红；苔少或薄白，脉沉缓或细弱。

治法：益气健脾，养血调经。

方药：人参养营汤。

3. 阴虚血燥证

证候：月经由后期、量少渐至闭经，两颧潮红，五心烦热，盗汗，甚或骨蒸劳热，或干咳、咳血，口干咽燥；舌红，苔少，脉细数。

治法：养阴清热，养血调经。

方药：加减一阴煎加丹参、女贞子、香附。

4. 痰湿阻滞证

证候：月经周期延后、量少、色淡、质黏稠，渐至停闭，形体肥胖，胸闷呕恶，倦怠嗜睡，面浮肢肿，带下量多，色白质稠；舌苔白腻，脉沉缓或滑。

治法：燥湿化痰，活血通经。

方药：苍附导痰丸加当归、川芎。

5. 气滞血瘀证

证候：月经停闭，胸胁、乳房胀痛，少腹胀痛拒按，精神抑郁，烦躁易怒，嗳气叹息；舌紫黯，或有瘀点，脉沉弦或沉涩。

治法：行气活血，祛瘀通经。

方药：血府逐瘀汤。

6. 寒凝血瘀证

证候：月经停闭，小腹冷痛拒按，得热痛减，形寒肢冷，面色青白；舌紫黯，苔白，脉沉紧。

治法：温经散寒，活血通经。

方药：温经汤。

细目四 痛 经

● 要点一 概念

痛经是指妇女正值经期或经行前后出现周期性下腹部疼痛，或伴腰骶酸痛，影响正常工作及生活。

● 要点二 中医病因病机

痛经的发生与冲任胞宫的周期性气血变化密切相关。主要病机在于邪气内伏或精血素虚，更值经行前后冲任气血变化急骤，导致冲任气血运行不畅，胞宫经血运行受阻，以致"不通则痛"；或冲任胞宫失于濡养，"不荣则痛"，从而引起痛经。常见病因病机有气滞血瘀、寒凝血瘀、湿热瘀阻、气血虚弱及肝肾亏损。

● 要点三 中医辨证论治

1. 气滞血瘀证

证候：经前或经期小腹胀痛，拒按，经血量少，经行不畅，色紫黯有块，块下痛减，经前胸胁乳房胀满或胀痛；舌紫黯或边有瘀点，脉弦或弦滑。

治法：理气活血，逐瘀止痛。

方药：膈下逐瘀汤加蒲黄。

2. 寒湿凝滞证

证候：经前或经期小腹冷痛，拒按，得热痛减，经量少，色黯有块，畏寒肢冷，恶心呕吐；舌黯，苔白腻，脉沉紧。

治法：温经散寒祛湿，化瘀止痛。

方药：少腹逐瘀汤加苍术、茯苓、乌药。

3. 湿热瘀阻证

证候：经前或经期小腹疼痛或胀痛，灼热感，或痛连腰骶，或平时小腹疼痛，经前加剧；经血量多或经期延长，色黯红，质稠或夹较多黏液，带下量多，色黄质黏有臭味，或低热起伏，小便黄赤；舌红，苔黄腻，脉滑数。

治法：清热除湿，化瘀止痛。

方药：清热调血汤加蒲公英、薏苡仁。

4. 气血虚弱证

证候：经期或经后小腹隐痛，喜揉喜按，月经量少，色淡，质稀，神疲乏力，面色无华；舌淡，苔薄，脉细弱。

治法：补气养血，调经止痛。

方药：黄芪建中汤加党参、当归。

5. 肝肾亏损证

证候：经期或经后小腹绵绵作痛，经色淡量少，腰膝酸软，头晕耳鸣；舌质淡，脉沉细弱。

治法：滋肾养肝，调经止痛。

方药：调肝汤加桑寄生、肉苁蓉。

细目五 多囊卵巢综合征

● 要点一 内分泌特征与病理生理

（一）内分泌特征

多囊卵巢综合征以卵巢呈多囊性变化、排卵

障碍、高雄激素血症和胰岛素抵抗为主要特征。内分泌代谢功能紊乱主要表现为雄激素及雌酮过多、LH/FSH比值增大、胰岛素过多等特征。

（二）病理

1. 卵巢变化 双侧卵巢较正常增大2～5倍，呈灰白色，包膜增厚、坚韧。

2. 子宫内膜变化 因持续无排卵，子宫内膜长期受雌激素刺激，呈现不同程度增殖性改变，如单纯型增生、复杂型增生、不典型增生，甚至有可能导致子宫内膜癌。

● 要点二　中医病因病机

常见病因病机有肾虚、痰湿阻滞、肝经湿热和气滞血瘀。

● 要点三　临床表现

1. 症状

（1）月经不调　多为月经稀发、经量过少、闭经，也可表现为功血等。

（2）不孕　由于持续性无排卵而导致不孕。

（3）肥胖　约占50%，多为中心型肥胖。

2. 体征

（1）体格检查　①多毛、痤疮，毛发呈现男性分布。②黑棘皮症，在阴唇、颈背部、腋下、乳房下和腹股沟等处的皮肤出现灰褐色色素沉着，呈对称性，皮肤增厚。

（2）妇科检查　阴毛粗浓黑呈男性分布，阴蒂肥大，可扪及增大的卵巢。

● 要点四　诊断及鉴别诊断

1. 诊断

（1）临床表现　月经失调，闭经，不孕，多毛，痤疮，黑棘皮症，腹部肥胖。

（2）实验室及其他检查　①激素测定：血清FSH偏低，LH升高，LH/FSH≥2.5～3。②基础体温测定：多呈现单相型。③诊断性刮宫：经前或经潮6h内诊刮，子宫内膜呈增生期或增生过长，无分泌期变化。④B型超声检查：一侧或双侧卵巢体积增大，每侧卵巢内每个切面可见≥12个直径为2～9mm小卵泡，呈车轮状排列。

（3）诊断标准　①稀发排卵或无排卵。②雄激素水平升高的临床表现和（或）高雄激素血症。③卵巢多囊性改变。④上述3条中符合2条，并排除其他致雄激素水平升高的病因。

2. 鉴别诊断 需与卵巢分泌雄激素肿瘤、肾上腺皮质增生或肿瘤、甲状腺功能亢进或低下、高泌乳素血症伴发PCOS相鉴别。

● 要点五　西医治疗

（一）药物治疗

1. 调整月经周期

（1）短效避孕药　首选有抗雄激素作用的避孕药，即复方醋酸环丙孕酮（达英-35），也可用妈富隆。可重复使用3～6个月。能有效治疗多毛和痤疮。

（2）孕激素　在月经周期后半期口服醋酸甲羟孕酮10～12天，或肌注黄体酮3～7天。

2. 高雄激素血症的治疗 除上述短效避孕药及孕激素外，还可口服螺内酯（安体舒通），治疗多毛需6～9个月。

3. 胰岛素抵抗的治疗 二甲双胍适用于治疗肥胖或胰岛素抵抗，可改善胰岛素抵抗及月经、排卵功能。连用3～6个月。

4. 促排卵治疗 一线促排卵药是氯米芬，二线促排卵药是HMG/FSH，卵泡发育成熟时应用HCG。

（二）手术治疗

1. 腹腔镜下卵巢打孔术 适用于LH和游离睾酮升高、对促排卵药物治疗无效者。

2. 卵巢楔形切除术 将双侧卵巢楔形切除1/3，以降低雄激素水平，提高妊娠率。

● 要点六　中医辨证论治

1. 肾虚证

（1）肾阴虚证

证候：月经初潮迟至，后期，量少，渐至停闭，或月经周期紊乱，经血淋沥不净，婚后日久不孕，形体瘦小，头晕耳鸣，腰膝酸软，手足心热，便秘溲黄；舌红，少苔或无苔，脉细数。

治法：滋阴补肾，调补冲任。

方药：左归丸。

（2）肾阳虚证

证候：月经后期，量少，色淡，质稀，渐至经闭，或月经周期紊乱，经量多或淋沥不净，婚久不孕，头晕耳鸣，腰膝酸软，形寒肢冷，小便清长，大便不实，性欲淡漠，形体肥胖，多毛；舌淡，苔白，脉沉无力。

治法：温肾助阳，调补冲任。

方药：右归丸。

2. 痰湿阻滞证

证候：月经量少，经行延后，甚至停闭，婚久不孕，带下量多，头晕头重，胸闷泛恶，四肢倦怠，形体肥胖，多毛；舌体胖大，色淡，苔白腻，脉滑。

治法：燥湿除痰，通络调经。

方药：苍附导痰丸合佛手散。

3. 肝经湿热证

证候：月经紊乱，量多或淋沥不断，或月经延后，量少，婚久不孕，带下量多色黄，毛发浓密，面部痤疮，经前胸胁乳房胀痛，或有溢乳，大便秘结；苔黄腻，脉弦数。

治法：清肝解郁，除湿调经。

方药：龙胆泻肝汤。

4. 气滞血瘀证

证候：月经延后，量少不畅，经行腹痛拒按，甚或经闭，婚后不孕，精神抑郁，胸胁胀满，面额痤疮，性毛较浓，或颈项、腋下、腹股沟等处色素沉着；舌紫黯，或边尖有瘀点，脉沉弦或沉涩。

治法：行气活血，祛瘀通经。

方药：膈下逐瘀汤。

细目六 经前期综合征

要点一 中医对经前期综合征的认识

中医学无此专门病名，散在记载于"经行头痛""经行乳房胀痛""经行发热""经行身痛""经行泄泻""经行浮肿"等范畴。《中医妇科学》将本病称为"月经前后诸证"。

妇女行经之前，阴血下注冲任，血海充盈，冲气旺盛而全身阴血相对不足，脏腑功能失调，气血失和，易出现一系列证候。常见的病因病机有肝郁气滞、肝肾阴虚、脾肾阳虚、心脾气虚、瘀血阻滞等。

要点二 临床表现

1. 病史 该病常因家庭不和或工作紧张而诱发，与精神心理因素密切相关。

2. 症状 ①躯体症状：表现为头痛、乳房胀痛、腹部胀满、肢体浮肿、体重增加、运动协调功能减退。②精神症状：易怒、焦虑、抑郁、情绪不稳定、疲乏以及饮食、睡眠、性欲改变。③行为改变：思想不集中、工作效率低、意外事故倾向，易有犯罪行为或自杀意图。

3. 体征 每随月经周期见颜面及下肢凹陷性水肿，体重增加，或乳房胀痛，且有触痛性结节，或口腔黏膜溃疡，或见荨麻疹、痤疮。

要点三 中医辨证论治

1. 肝郁气滞证

证候：经前乳房、乳头胀痛，胸闷胁胀，精神抑郁，头晕目眩，烦躁易怒，或少腹胀痛；舌质红或紫黯，脉弦。

治法：疏肝解郁，理气止痛。

方药：柴胡疏肝散。

2. 肝肾阴虚证

证候：经前、经期头晕头痛，烦躁失眠，口干不欲饮，烘热汗出，腰酸腿软，肢体麻木，口舌糜烂；舌红少苔，脉细数。

治法：滋肾养肝，清热降火。

方药：知柏地黄丸。

3. 脾肾阳虚证

证候：经前、经期面目、四肢浮肿，经行泄泻，腰腿酸软，身倦无力，形寒肢冷；舌淡，苔白滑，脉沉缓。

治法：健脾温肾。

方药：健固汤合四神丸。

4. 心脾气虚证

证候：经行或经后发热，形寒，自汗，神疲肢软，少气懒言，心悸怔忡，失眠多梦，经行感冒，或发风疹；舌淡苔薄，脉弱无力。

治法：健脾升阳，益气固表。

方药：归脾汤。

5. 瘀血阻滞证

证候：经前、经期身痛，腰膝关节酸痛，得热痛减，经行量少，色黯，或有血块，巅顶胀痛；舌红苔白，脉沉紧或沉涩。

治法：温经通络，活血散瘀。

方药：趁痛散。

细目七 绝经综合征

要点一 概念

绝经综合征是指妇女绝经前后出现性激素波动或减少所致的一系列躯体及精神心理症状。临床以月经改变、血管舒缩症状、精神神经症状、泌尿生殖道症状、心血管疾病、骨质疏松为特征。属于中医"绝经前后诸证""经期前后诸证"范畴。

要点二 内分泌变化

1. 雌激素 整个绝经过渡期雌激素不呈逐渐下降趋势，而是在卵泡发育停止时，雌激素水平才下降。

2. 孕酮 在绝经过渡期卵泡期发育时间长，黄体功能不全，孕酮量减少。绝经后卵巢不再分泌孕酮，极少量孕酮可能来自肾上腺。

3. 雄激素 绝经后产生的雄激素是睾酮和雄烯二酮。

4. 促性腺激素 绝经后FSH、LH明显升高，FSH升高更为显著，FSH/LH>1。

5. 促性腺激素释放激素 绝经后GnRH分泌增加，并与LH相平衡。

6. 抑制素 绝经后妇女血抑制素浓度下降，较雌二醇下降早且明显。

要点三 中医病因病机

主要为绝经前，天癸将绝，肾气渐虚，肾阴阳失调，易波及其他脏腑，而其他脏腑病变，久必及肾，故本病之本在肾，常累及心、肝、肾等多脏、多经，致使本病证候复杂。常见病因病机是肝肾阴虚、肾虚肝郁、心肾不交和肾阴阳两虚。

要点四 临床表现

1. 症状

（1）近期症状 ①月经紊乱：表现为月经周期不规则、经期持续时间长及经量增多或减少。②血管舒缩症状：主要是潮热、汗出，为雌激素减低的特征性症状。③自主神经失调症状：常出现心悸、眩晕、头痛、失眠、耳鸣等。④精神神经症状：表现为激动易怒、焦虑不安或情绪低落等。

（2）远期症状 ①泌尿生殖道症状：出现阴道干燥、性交困难及反复阴道感染等泌尿生殖道萎缩症状，排尿困难、尿痛、尿急等反复发生的尿路感染。②骨质疏松：50岁以上妇女半数以上会发生骨质疏松，多在绝经后5~10年内，最常发生在椎体。③阿尔茨海默症：是老年性痴呆的主要类型。绝经后期妇女比老年男性罹患率高，可能与雌激素水平降低有关。④心血管病变：绝经后妇女动脉硬化、冠心病较绝经前明显增加。

2. 体征 随着绝经年限的增长，妇科检查可见内外生殖器官不同程度萎缩。

要点五 西医治疗

1. 性激素补充疗法（HRT）

（1）适应证 ①有血管舒缩功能不稳定及泌尿生殖道萎缩症状。②低骨量及绝经后骨质疏松症。③有精神神经症状者。

（2）禁忌证 ①原因不明的阴道流血或子宫内膜增生。②已知或怀疑妊娠、乳腺癌及与性激素相关的恶性肿瘤。③6个月内有活动性血栓病。④严重肝肾功能障碍、血卟啉症、耳硬化症、系统性红斑狼疮。⑤与孕激素相关的脑膜瘤。

（3）方法 在卵巢功能开始减退及出现相关症状后即可应用。停止HRT治疗时，一般应缓慢减量或间歇用药，逐步停药。以雌激素为主，辅以孕激素。常用雌激素有口服戊酸雌二醇、结合雌激素、尼尔雌醇。

①连续序贯法：以28日为一个治疗周期，雌激素不间断应用，孕激素于周期第15~28天应用。周期之间不间断。本方案适用于绝经3~5年内妇女。②周期序贯法：以28日为一个治疗周期，第1~21日每天给予雌激素，第11~21

天内给予孕激素，第22~28天停药。孕激素用药结束后，可发生撤退性出血。本方案适用于围绝经期及卵巢早衰的妇女。③连续联合治疗：每日给予雌激素和孕激素，发生撤退性出血的几率低。适用于绝经多年的妇女。④单一雌激素治疗：适用于子宫切除术后或先天性无子宫的卵巢功能低下妇女。⑤单一孕激素治疗：适用于绝经过渡期或绝经后症状严重且有雌激素禁忌证的妇女。

2. 非激素类药物 对有血管舒缩症状及精神神经症状者，可口服盐酸帕罗西汀；防治骨质疏松可选用钙剂和维生素D、降钙素、双磷酸盐类等制剂。

● 要点六　中医辨证论治

1. 肝肾阴虚证

证候：经断前后，阵发性烘热汗出，头晕目眩，腰膝酸软，口燥咽干，月经紊乱，月经先期，月经量时多时少，色鲜红，质稠，失眠多梦，健忘，阴部干涩，或皮肤干燥、瘙痒感觉异常，溲黄便秘；舌红，少苔，脉细数。

治法：滋养肝肾，育阴潜阳。

方药：杞菊地黄丸去泽泻。

2. 肾虚肝郁证

证候：经断前后，阵发性烘热汗出，腰膝酸软，烦躁易怒，情绪异常，头晕耳鸣，乳房胀痛，月经紊乱，或胸闷善叹息；舌淡红或偏黯，苔薄白，脉弦细。

治法：滋肾养阴，疏肝解郁。

方药：一贯煎。

3. 心肾不交证

证候：经断前后，心悸怔忡，心烦不宁，腰膝酸软，多梦易惊，烘热汗出，眩晕耳鸣，失眠健忘，月经紊乱，量少，色鲜红；舌质偏红，少苔，脉细数。

治法：滋阴降火，交通心肾。

方药：天王补心丹去人参、朱砂，加太子参、桑椹。

4. 肾阴阳两虚证

证候：经断前后，时而烘热汗出，时而畏寒肢冷，腰酸乏力，头晕耳鸣，浮肿便溏，月经紊乱，月经过多或过少，淋沥不断，或突然暴下如注，色淡或黯；舌淡，苔薄，脉沉弱。

治法：滋阴补肾，调补冲任。

方药：二仙汤合二至丸。

（崔晓萍）

第十七单元　女性生殖器官肿瘤

细目一　宫颈癌

● 要点一　病因、组织发生和病理

（一）病因

1. 病毒感染 高危型HPV的持续感染是主要危险因素。16、18型所致的宫颈癌约占全部宫颈癌的70%。

2. 性行为及分娩次数 性活跃、初次性生活<16岁、早年分娩、多产等与宫颈癌发生密切相关。

3. 其他 吸烟可增加感染HPV效应。

（二）病理

1. 鳞状细胞浸润癌 占宫颈癌的80%~85%。

2. 腺癌 占宫颈癌的15%~20%。

3. 腺鳞癌 占宫颈癌3%~5%。癌组织中含有腺癌及鳞癌两种成分。

● 要点二　转移途径、临床分期、临床表现

（一）转移途径

直接蔓延最常见，可有淋巴转移，血行转移

极少见。晚期可转移至肺、肝或骨骼等。

（二）临床分期

采用国际妇产科联盟（FIGO）临床分期标准（2009年）。Ⅰ期肿瘤严格局限于宫颈（扩展至宫体可以被忽略）；Ⅱ期肿瘤已超出宫颈，但未达盆壁，或未达阴道下1/3；Ⅲ期肿瘤侵入及盆壁和/或侵及阴道下1/3和/或引起肾积水或无功能肾；Ⅳ期肿瘤超出真骨盆或（活检证实）侵犯膀胱或直肠黏膜。

（三）临床表现

1. 症状

（1）阴道流血　早期多为接触性出血或血水样阴道分泌物；晚期为不规则阴道流血。

（2）阴道排液　多数患者阴道有白色或血性、稀薄如水样或米泔状、腥臭的排液。晚期因癌组织坏死伴感染，可有大量米汤样或脓性恶臭白带。

（3）晚期症状　根据癌灶累及范围出现不同的继发性症状。如尿频、尿急、便秘、下肢水肿和腰痛等；癌肿压迫或累及输尿管时，出现输尿管梗阻、肾盂积水及尿毒症；晚期可有贫血、恶病质等全身衰竭症状。

2. 体征　原位癌及微小浸润癌可无明显病灶。外生型宫颈可见息肉状、菜花状赘生物，质脆易出血；内生型宫颈肥大、质硬、宫颈管膨大；晚期癌组织坏死脱落，形成溃疡或空洞伴恶臭。阴道壁受累时，可见赘生物生长或阴道壁变硬；宫旁组织受累时，双合诊、三合诊检查可扪及宫颈旁组织增厚、结节状、质硬或形成冰冻盆腔。

● 要点三　诊断与鉴别诊断

（一）诊断

根据病史、症状和检查并进行宫颈活组织检查可以确诊。辅助检查有：

（1）宫颈刮片细胞学检查　是宫颈癌筛查的主要方法。

（2）高危型HPV-DNA检测　与宫颈细胞学检查相结合，可提高宫颈癌及癌前病变的敏感性。

（3）碘试验（略）

（4）阴道镜检查　宫颈刮片细胞学检查巴氏Ⅲ级及其以上、TBS分类为鳞状上皮内病变，均应在阴道镜观察下选择可疑癌变区行宫颈活组织检查。

（5）宫颈和宫颈管活组织检查　为确诊宫颈癌及宫颈癌前病变的最可靠依据。

（6）宫颈锥切术　当宫颈细胞学检查多次阳性而宫颈活检阴性，或宫颈活检为原位癌需确诊者。

（二）鉴别诊断

主要依据宫颈活组织病理检查。与有临床类似症状或体征的各种宫颈病变鉴别。

细目二　子宫肌瘤

● 要点一　分类

1. 按肌瘤生长部位分为宫体肌瘤（90%）、宫颈肌瘤（10%）。

2. 按肌瘤与子宫肌壁的关系分为肌壁间肌瘤（60%~70%）、浆膜下肌瘤（20%）和黏膜下肌瘤（10%~15%）。

各种类形的肌瘤可并存同一子宫，称为多发性子宫肌瘤。

● 要点二　病理、变性

（一）病理

1. 巨检　实质性球形包块，表面光滑，质地较子宫肌硬，压迫周围肌壁纤维形成假包膜；切面呈灰白色，可见漩涡状或编织状结构。

2. 镜检　主要由梭形平滑肌细胞和不等量纤维结缔组织构成。肌细胞大小一致，排列成漩涡状或栅状、杆状核。

（二）变性

指肌瘤失去原有的典型结构。常见变性有：玻璃样变（最常见）、囊性变、红色样变（多见于妊娠期或产褥期）、肉瘤样变（仅0.4%~0.8%）、钙化。

● 要点三　中医病因病机

本病多因脏腑失和，气血失调，痰、郁、瘀

等聚结胞宫，日久成癥。常见病因病机有：气滞血瘀、寒湿凝滞、痰湿瘀阻、肾虚血瘀、气虚血瘀和湿热瘀阻。

● 要点四　临床表现

（一）症状

症状与肌瘤大小、数目关系不大，而与肌瘤部位、有无变性相关。

1. 月经异常　多表现为经量增多、经期延长。

2. 下腹包块　当肌瘤增大≥3个月妊娠大时，于腹部可触及。巨大的黏膜下肌瘤可脱出于阴道外。

3. 压迫症状　子宫体下段前壁或宫颈肌瘤压迫膀胱可发生尿频、尿急、排尿困难。子宫后壁特别是子宫体下段肌瘤可压迫直肠引起便秘等。

4. 白带增多　肌壁间肌瘤可有白带增多，黏膜下肌瘤更为明显。

5. 其他　可伴不孕、继发性贫血等。浆膜下肌瘤蒂扭转时可出现急腹痛。肌瘤红色变性时，腹痛剧烈且伴发热。

（二）体征

肌瘤大于3个月妊娠子宫大小时可在下腹部扪及实质性不规则肿块。妇检子宫增大，表面不规则单个或多个结节突起，或触及单个球形肿块与子宫相连（浆膜下肌瘤），质硬；或宫颈口扩张，可见红色、实质、光滑包块位于宫颈管内，或脱出于宫颈口位于阴道内（黏膜下肌瘤），伴感染时可有坏死、出血及脓性分泌物。

● 要点五　诊断

根据病史与妇科检查即可诊断。个别患者诊断困难时可借助B型超声检查、宫腔镜、腹腔镜、子宫输卵管造影等协助诊断。

● 要点六　西医治疗原则

1. 随访观察　如肌瘤无症状尤其是近绝经期患者，可3~6个月复查一次。

2. 手术治疗　手术指征　①肌瘤大于妊娠10周子宫。②月经过多，继发贫血，药物治疗无效。③有膀胱、直肠压迫症状。④宫颈肌瘤。⑤生长迅速，可疑恶性。

3. 药物治疗　适用于肌瘤小于2个月妊娠子宫大小、症状轻、近绝经年龄及全身情况不宜手术者。

4. 介入治疗　适用于症状性子宫肌瘤不需要保留生育功能，但希望避免手术或手术风险大者。

5. 妊娠合并子宫肌瘤的处理　孕期无症状者，定期产前检查，严密观察，不需特殊处理。

妊娠合并子宫肌瘤多能自然分娩，但应预防产后出血。若肌瘤阻碍胎儿下降应行剖宫产术，术中是否同时切除肌瘤，需根据肌瘤大小、部位和患者情况而定。

● 要点七　中医辨证论治

活血化瘀、软坚散结为本病的治疗大法。

1. 气滞血瘀证

证候：小腹包块坚硬，胀痛拒按，月经量多，经行不畅，色紫黯有块，经前乳房胀痛，胸胁胀闷，小腹胀痛或有刺痛；舌边有瘀点或瘀斑，苔薄白，脉弦涩。

治法：行气活血，化瘀消癥。

方药：膈下逐瘀汤。

2. 寒湿凝滞证

证候：小腹包块坚硬，冷痛拒按，月经后期，经期延长，量少色黯有块，手足不温，带下量多、色白清稀；舌质淡紫，苔薄腻，脉沉紧。

治法：温经散寒，活血消癥。

方药：少腹逐瘀汤加艾叶、苍术、吴茱萸。

3. 痰湿瘀阻证

证候：小腹有包块、胀满，月经后期，量少不畅，或量多有块，经质稠黏，带下量多，色白质黏稠，脘痞多痰，形体肥胖，嗜睡肢倦；舌胖紫黯，苔白腻，脉沉滑。

治法：化痰除湿，活血消癥。

方药：开郁二陈汤加丹参、水蛭。

4. 肾虚血瘀证

证候：小腹有包块，月经量多或少，色紫黯，有血块，腰酸膝软，头晕耳鸣，夜尿频多；舌淡黯，舌边有瘀点或瘀斑，脉沉涩。

治法：补肾活血，消癥散结。

方药：金匮肾气丸合桂枝茯苓丸。

5. 气虚血瘀证

证候：小腹包块，小腹空坠，月经量多，经期延长，色淡有块，神疲乏力，气短懒言，纳少便溏，面色无华；舌淡黯，边尖有瘀点或瘀斑，脉细涩。

治法：益气养血，消癥散结。

方药：圣愈汤加桂枝、茯苓、丹参、山楂、山慈姑、益母草、煅龙牡。

6. 湿热瘀阻证

证候：小腹包块，疼痛拒按，经行量多，经期延长，色红有块，质黏稠，带下量多，色黄秽臭，腰骶酸痛，溲黄便结；舌黯红，边有瘀点瘀斑，苔黄腻，脉滑数。

方法：清热利湿，活血消癥。

方药：大黄牡丹汤加红藤、败酱草、石见穿、赤芍。

细目三 子宫内膜癌

要点一 西医病因病理

（一）病因

子宫内膜癌可能有两种发病类型。Ⅰ型即雌激素相关型，占多数，预后好。Ⅱ型为非雌激素相关型，预后不良。

（二）病理

巨检 分为局灶型和弥散型。

要点二 转移途径

转移途径

主要转移途径为直接蔓延、淋巴转移，晚期可血行转移。

要点三 诊断及鉴别诊断

（一）诊断

1. 病史 有月经紊乱史、绝经后阴道流血；或子宫内膜癌发病高危因素，如肥胖、不育、绝经延迟等；或长期应用雌激素、他莫昔芬或雌激素增高疾病史，或有乳癌、子宫内膜癌家族史。

2. 辅助检查

（1）分段诊断性刮宫 是确诊本病的主要依据。刮出物分别送病理检查。

（2）B型超声检查 了解子宫大小、宫腔内有无占位性病变、子宫内膜厚度、肌层浸润深度，以协助诊断。

（3）宫腔镜检查 可直接观察宫腔及宫颈管内有无癌灶及其大小、部位，对可疑部位取材活检，有利于发现较小和早期病变。

（4）其他 MRI、CT及血清CA_{125}测定。

（二）鉴别诊断

主要与绝经过渡期功能性子宫出血、子宫内膜炎及萎缩性阴道炎、子宫黏膜下肌瘤或内膜息肉、宫颈管癌、子宫肉瘤及输卵管癌相鉴别。

（邓高丕）

第十八单元 妊娠滋养细胞疾病

细目 葡萄胎

要点一 西医病因病理

（一）病因

确切病因不清。有胚胎早期死亡、病毒感染、卵巢功能失调、细胞遗传异常及免疫机制失调等假说。年龄大于40岁者葡萄胎发生率比年轻妇女高10倍。

（二）病理

1. 大体观察 ①完全性葡萄胎：子宫膨大，宫腔内被大小不等之水泡所充满，绒毛干梗将无数水泡相连成串，水泡间空隙充满血液及凝血块。②部分性葡萄胎：除不等量的水泡外，可见正常的绒毛，常并见发育不良的胚胎或胎儿组织。

2. 组织学特点 滋养细胞呈不同程度增生，是葡萄胎最重要的组织学特征。

3. 卵巢黄素化囊肿 发生率为30%~50%，常为双侧，大小不等。

● **要点二 临床表现**

1. 症状

（1）停经后阴道流血 多于停经8~12周左右出现，时断时续，或出现反复大出血，有时可伴见葡萄样水泡状组织排出。

（2）下腹痛 葡萄胎增长迅速，子宫急速膨大可引起下腹胀痛；葡萄胎间歇性阴道流血前常伴阵发性下腹隐痛。

（3）子宫异常增大变软 约2/3患者的子宫大于相应的正常妊娠月份，且质地极软。1/3患者的子宫大小与停经月份相符。小于停经月份的只占少数。

（4）妊娠呕吐及子痫前期征象 葡萄胎时出现妊娠呕吐较正常妊娠为早，持续时间长，且症状严重。少数患者孕24周前出现高血压、蛋白尿、水肿等子痫前期征象。但子痫罕见。

（5）甲状腺功能亢进现象 约10%患者可出现轻度的甲亢现象，但突眼少见。

（6）贫血与感染 多因反复出血或突然大出血而致不同程度的贫血。患者可因抵抗力降低，细菌从阴道上行侵袭造成内生殖器官感染，甚至全身感染。

2. 体征 子宫大小与停经月份不相符，多数大于停经月份，质软。在双侧附件多数可扪及大小不等、活动的囊性肿物，即卵巢黄素化囊肿。

部分性葡萄胎可有完全性葡萄胎的大多数症状，但程度较轻。子宫大小与停经月份多数相符或小于停经月份，一般无腹痛，呕吐较轻，多无子痫前期征象，通常不发生卵巢黄素化囊肿。

● **要点三 诊断与鉴别诊断**

（一）诊断

1. 病史 有停经史，停经时间多为2~4个月，平均为12周。

2. 临床表现 根据停经后有不规则阴道流血，较严重的妊娠呕吐，子宫异常增大变软，子宫在5个月妊娠大小时触不到胎体，听不到胎心，无胎动，应疑诊为葡萄胎。如果伴有子痫前期征象或甲亢现象，更有助于诊断。若阴道有水泡状组织排出，葡萄胎的诊断基本成立。诊断有疑问时需结合下述辅助检查以确诊。

3. 实验室及其他检查

（1）hCG测定 葡萄胎时血清中β-hCG浓度明显高于正常妊娠月份的相应值。若葡萄胎因绒毛退化，β-hCG水平也可能低下，多见于部分性葡萄胎。

（2）超声检查 为最常用而又比较准确的诊断方法。①B型超声检查：子宫腔内呈"落雪状"或"蜂窝状"影像，是完全性葡萄胎的典型表现。部分性葡萄胎在上述影像中还可见胎囊或胎儿。②超声多普勒：葡萄胎只能探测到子宫血流杂音而探测不到胎心。

（二）鉴别诊断

需与先兆流产、双胎妊娠和羊水过多鉴别。

● **要点四 西医治疗及随访**

（一）西医治疗

1. 清宫 一般采用吸刮术。术前应做好输液、备血准备。子宫大于妊娠12周或术中感到一次难以刮净时，可在1周后再刮宫1次。

2. 子宫切除术 不作为常规处理。对于40岁以上、有高危因素、无生育要求者可行全子宫切除术，保留双侧卵巢，术后需定期随访。若子宫超过孕14周大小应考虑先清除葡萄胎组织再切除子宫。

3. 卵巢黄素化囊肿的处理 一般不必处理。即使发生扭转，亦可在腹腔镜直视下穿刺吸液。若因扭转时间较长而发生坏死，需行患侧切除术。

4. 预防性化疗 一般不作常规应用。对存在高危因素，即：①年龄>40岁。②子宫明显大于停经月份，hCG值异常升高。③滋养细胞高度增生或伴不典型增生。④清宫后hCG值不呈进行性下降或始终处于高值且排除葡萄胎残留。⑤有咯血,出现可疑转移灶和随访有困难的患者,宜在葡萄胎排空前或排空时开始行预防性化疗。

(二)随访

定期随访可早期发现持续性或转移性滋养细胞疾病。随访包括:①hCG 定量测定,于葡萄胎清宫后每周一次直至连续 3 次正常。随后 3 个月内仍每周复查一次,以后 3 个月每 2 周一次,然后每月一次,持续半年。如第二年未怀孕,可每半年一次,共随访 2 年。②应注意月经是否规则,有无阴道异常流血、咳嗽、咯血及其他转移灶症状,并作妇科检查,定期或必要时作盆腔 B 型超声、X 线胸片或 CT 检查。

葡萄胎随访期间必须严格避孕 1 年,推荐避孕套和口服避孕药,一般不用宫内节育器,以免穿孔或混淆子宫出血的原因。

(邓高丕)

第十九单元 子宫内膜异位症及子宫腺肌病

细目一 子宫内膜异位症

● 要点一 概念

具有活性的子宫内膜组织(腺体和间质)出现在子宫内膜以外部位时称为子宫内膜异位症。属于中医"痛经""癥瘕""月经不调""不孕症"等范畴。

● 要点二 西医病因病理

(一)病因

至今不明,主要有子宫内膜种植学说、淋巴及静脉播散学说、体腔上皮化生学说、诱导学说、免疫学说、遗传学说等。

(二)病理

基本病理变化为异位内膜随卵巢激素的变化而发生周期性出血,使周围纤维组织增生和粘连,出现紫褐色斑点或小泡,最后发展为大小不等的紫蓝色结节或包块。病变可因发生部位和程度不同而有所差异。

1. 巨检

(1)卵巢子宫内膜异位症 最多见。卵巢常与其邻近的组织器官紧密粘连,使其固定在盆腔内。病灶分为微小病灶型和典型病灶型(又称卵巢巧克力囊肿)。

(2)腹膜子宫内膜异位症 分为色素沉着型(紫蓝色或黑色病灶)和无色素沉着型(红色病变、白色病变等)。

(3)深部浸润型子宫内膜异位症 是指病灶浸润深度≥5mm,常见于宫骶韧带、直肠子宫陷凹、阴道穹隆、直肠阴道膈等。

(4)其他部位的子宫内膜异位症 可累及消化、泌尿、呼吸系统,形成瘢痕内异症,以及其他少见的远处内异症等。

2. 镜下检查 典型的异位内膜组织可见到子宫内膜上皮、腺体、内膜间质、纤维素及出血等。异位内膜极少发生恶变。

● 要点三 中医病因病机

本病以瘀血阻滞冲任胞宫为基本病机。常见病因病机有气滞血瘀、寒凝血瘀、瘀热互结、痰瘀互结、气虚血瘀、肾虚血瘀。

● 要点四 临床表现

1. 症状 因人而异,且可因病变部位不同而出现不同症状,约25%患者无明显不适。

(1)痛经和下腹痛 主要症状是继发性痛经进行性加剧,呈周期性。但也有表现为非周期性的慢性盆腔痛。疼痛程度与病灶大小不一定成正比。有27%~40%患者无疼痛症状。

(2)月经失调 15%~30%患者表现为经量增多、经期延长或经前点滴出血。

(3)不孕 发生率为40%。

(4)性交痛 病变累及直肠子宫陷凹、宫骶韧带或因局部粘连导致子宫后倾固定，性交时宫颈受到碰撞及子宫的收缩和向上提升可引起疼痛。

（5）其他　肠道子宫内膜异位症可出现腹痛、腹泻、便秘，甚至周期性少量便血，严重者可压迫肠腔引起肠梗阻；异位内膜侵犯泌尿系，可在经期出现尿痛、尿频，但常被痛经症状所掩盖；病灶压迫或侵犯输尿管可引起输尿管阻塞、肾盂积水。剖宫产术后的腹壁瘢痕内异症，术后有周期性腹壁瘢痕疼痛，瘢痕深处可扪及包块，且包块日渐增大，疼痛加剧。

此外，当卵巢子宫内膜异位囊肿破裂时，囊内液流入盆腹腔刺激腹膜，可引起突发性剧烈腹痛，伴恶心、呕吐和肛门坠胀。

2. 体征　较大的卵巢异位囊肿可在腹部或妇检时扪及囊性包块。囊肿破裂时可出现腹膜刺激征。典型盆腔内异症在妇检时发现子宫多后倾固定，直肠子宫陷凹、宫骶韧带或子宫后壁下段扪及触痛性结节，一侧或双侧附件区扪及囊性不活动包块。若病变累及腹壁切口及脐部等其他部位，在相应部位可触及硬韧、不活动、边界不甚清楚的触痛性结节。病变累及直肠阴道膈时可在阴道后穹隆部扪及或看到隆起的紫蓝色斑点、小结节或包块。

● **要点五　诊断**

（1）病史　重点询问月经、妊娠、流产、分娩、家族及手术等病史。

（2）临床表现　育龄妇女有继发性、进行性加剧的痛经和不孕、性交痛，盆腔检查扪及与子宫相连的囊性包块或盆腔内有触痛性结节，即可初步诊断为子宫内膜异位症。

（3）实验室及其他检查　①影像学检查：B型超声检查、盆腔CT、MRI。②CA_{125}值测定：血清CA_{125}值可升高，但一般不超过200U/mL。③腹腔镜检查：是目前诊断内膜异位症的最佳方法，在腹腔镜下活检即可确诊，并确定临床分期。

● **要点六　西医治疗**

（一）期待疗法

对早期轻症的患者可进行定期随访。

（二）药物治疗

包括对症治疗和激素抑制疗法，前者多采用前列腺素合成酶抑制剂缓解痛经及盆腔痛。激素抑制疗法是使患者形成假孕或假绝经或药物性卵巢切除状态，导致异位内膜萎缩、坏死而达到治疗的目的。

1. 避孕药　常用低剂量高效孕激素和炔雌醇复合制剂。长期连续服用，造成类似妊娠的人工闭经，称为假孕疗法。连续服用6～9个月。适用于轻度内异症患者。

2. 高效孕激素　通过抑制垂体促性腺激素分泌，并直接作用于子宫内膜和异位内膜，导致内膜萎缩和闭经。连续应用6个月。

3. 假绝经疗法　主要应用达那唑、孕三烯酮、促性腺激素释放激素激动剂（GnRH－a）、孕激素受体拮抗剂米非司酮。

（三）手术治疗

目的是去除病灶，恢复正常解剖。适用于药物治疗后症状无缓解、病情加剧或生育功能未恢复者，以及较大的卵巢异位囊肿且迫切希望生育者。

1. 保留生育功能手术　适用于年轻、有生育要求的患者。手术范围为切净或破坏所见的异位内膜灶，分离粘连，保留子宫和附件。

2. 保留卵巢功能手术　切除盆腔内病灶及子宫，保留至少一侧或部分卵巢，又称半根治手术。适用于Ⅲ、Ⅳ期、症状明显且无生育要求的45岁以下患者。

3. 根治性手术　将子宫、双侧附件及盆腔内所有异位内膜病灶予以切除和清除。卵巢切除后，体内残留异位内膜灶可逐渐自行萎缩退化直至消失。适用于45岁以上重症患者。

4. 手术与药物联合治疗　术前先用药物治疗3～6个月使异位内膜灶缩小、软化，有利于手术操作和缩小手术范围。术后也可给予药物治疗3～6个月降低复发率。

● **要点七　中医辨证论治**

1. 气滞血瘀证

证候：经前、经行小腹胀痛、拒按，甚或前

后阴坠胀欲便；经血紫黯有块，块下痛减，经量或多或少，腹中积块，固定不移，胸闷乳胀，或不孕；舌紫黯或有瘀点、瘀斑，脉弦或涩。

治法：理气活血，化瘀止痛。

方药：膈下逐瘀汤。

2. 寒凝血瘀证

证候：经前或经行小腹冷痛、绞痛，拒按，得热痛减，经行量少，色紫黯，或经血淋沥不净，或月经延期，不孕，下腹结块，固定不移，形寒肢冷，面色青白；舌紫黯，苔薄白，脉沉弦或紧。

治法：温经散寒，化瘀止痛。

方药：少腹逐瘀汤。

3. 瘀热互结证

证候：经前或经期小腹疼痛，有灼热感，拒按，遇热痛增，月经先期、量多、经色深红、质黏稠夹血块，心烦口渴，溲黄便结，或不孕，性交疼痛，盆腔结节包块触痛明显；舌红有瘀点或舌黯红，苔黄，脉弦数。

治法：清热凉血，活血祛瘀。

方药：清热调血汤加红藤、薏苡仁、败酱草。

4. 痰瘀互结证

证候：下腹结块，经前、经期小腹掣痛，拒按，婚久不孕，平时形体肥胖，头晕沉重，胸闷纳呆，呕恶痰多，带下量多，色白质黏，无味；舌淡胖而紫黯，或舌边尖有瘀斑、瘀点，苔白滑或白腻，脉细。

治法：化痰散结，活血逐瘀。

方药：苍附导痰汤合桃红四物汤。

5. 气虚血瘀证

证候：经行腹痛，喜按喜温，经量或多或少，色淡质稀，婚久不孕，面色少华，神疲乏力，纳差便溏，盆腔结节包块；舌淡黯，边有齿痕，苔薄白或白腻，脉细无力或细涩。

治法：益气活血，化瘀散结。

方药：理冲汤。

6. 肾虚血瘀证

证候：经行腹痛，痛引腰骶，月经先后不定期，经量或多或少，色淡黯质稀，或有血块，不孕或易流产，头晕耳鸣，腰膝酸软，性欲减退，盆腔可及结节或包块；舌淡黯或有瘀点，苔薄白，脉沉细而涩。

治法：补肾益气，活血化瘀。

方药：归肾丸合桃红四物汤。

细目二 子宫腺肌病

● **要点一 概念**

当子宫内膜腺体及间质侵入子宫肌层时，称为子宫腺肌病。属中医"痛经""癥瘕""月经不调"等范畴。

● **要点二 西医病因病理**

（一）病因

多认为由于子宫内膜基底层缺乏黏膜下层，基底层内膜细胞侵入子宫肌层所致。可能由于遗传因素及多次妊娠和分娩时子宫壁的创伤、慢性子宫内膜炎或高水平雌孕激素使基底层子宫内膜侵入肌层为患。

（二）病理

1. 巨检 病灶有弥漫型及局限型两种。多为弥漫性生长，子宫呈均匀性增大，剖面见肌层明显增厚且硬，无漩涡状结构，在肌壁中见到粗厚的肌纤维带和微囊腔，腔中偶见陈旧血液。少数病灶呈局限性生长形成结节或团块，似肌壁间肌瘤，称子宫腺肌瘤。腺肌瘤不同于肌瘤之处在于其周围无包膜存在。

2. 镜检 特征为肌层内有呈岛状分布的异位内膜腺体与间质。因异位内膜细胞属基底层内膜，对卵巢激素特别是孕激素不敏感，故异位腺体常处于增生期，偶见分泌期改变。

● **要点三 中医病因病机（参见子宫内膜异位症）**

● **要点四 临床表现**

主要表现为经量增多、经期延长以及进行性加剧的痛经。妇科检查时子宫呈均匀性增大或有局限性结节隆起，质硬有压痛，经期压痛尤著。

要点五 诊断

根据临床症状与体征可作出初步诊断，B型超声和MRI检查有一定帮助，确诊需行组织病理学检查。

要点六 西医治疗

1. 药物治疗 症状较轻可用非甾体类抗炎药等对症治疗；对年轻、有生育要求及近绝经期患者可用GnRH-a制剂，可导致人工绝经，使子宫缩小和缓解症状，但停药后易复发。

2. 手术治疗 若症状严重，无生育要求，或药物治疗无效者应行全子宫切除术，卵巢是否保留取决于患者年龄和卵巢有无病变。对年轻或希望生育者可试行病灶剜除术。

要点七 中医辨证论治（参考子宫内膜异位症）

（邓高丕）

第二十单元 子宫脱垂

要点一 概念

子宫脱垂是指子宫从正常位置沿阴道下降，宫颈外口达坐骨棘水平以下，甚至子宫全部脱出于阴道口外。

要点二 西医病因

1. 分娩损伤 为最主要的病因。

2. 长期腹压增加 慢性咳嗽、长期排便困难、经常超重负荷、腹部巨大肿瘤、大量腹水等均使腹内压力增加，迫使子宫下移。

3. 盆底组织发育不良或退行性变

要点三 中医病因病机

主要病机是冲任不固，带脉失约，提摄无力。常见病因病机有中气下陷、肾气亏虚和湿热下注。

要点四 临床表现及分度

（一）临床表现

1. 症状 Ⅰ度患者一般无不适。Ⅱ度以上患者常有不同程度的腰骶部疼痛或下坠感；站立过久、劳累后或腹压增加时子宫脱垂症状明显。Ⅲ度常伴有排尿排便异常。脱出在外的子宫及阴道黏膜长期与衣裤摩擦导致宫颈、阴道壁溃疡，甚至出血，继发感染时有脓血分泌物渗出。

2. 体征 嘱病人向下屏气，增加腹压时子宫颈外口达坐骨棘水平以下或露于阴道口。子宫脱垂常伴有直肠、膀胱脱垂，阴道黏膜多增厚，宫颈肥大并延长。

（二）分度

检查时嘱患者平卧并用力向下屏气。

Ⅰ度：轻型：子宫颈外口距处女膜缘＜4cm，但未达处女膜缘；重型：宫颈外口已达处女膜缘，在阴道口可见到宫颈。

Ⅱ度：轻型：子宫颈已脱出阴道口，但宫体仍在阴道内；重型：宫颈及部分宫体已脱出于阴道口。

Ⅲ度：子宫颈及宫体全部脱出至阴道口外。

要点五 诊断

1. 病史 多有滞产、第二产程延长、难产、助产术等病史，以及长期腹压增加、体弱、营养不良、产后过早从事体力劳动等。

2. 临床表现 子宫脱垂，常伴有不同程度的腰骶部疼痛或下坠感。重度子宫脱垂者，常伴有排尿排便异常。

要点六 西医治疗

1. 保守治疗 子宫托适用于子宫脱垂和阴道前后壁脱垂。但重度子宫脱垂伴盆底肌明显萎缩、宫颈或阴道壁有炎症或溃疡者均不宜使用，经期和妊娠期停用。

2. 手术疗法

（1）曼氏手术 行阴道前后壁修补、主韧带缩短及宫颈部分切除，适用于较年轻、宫颈较长希望保留生育功能的Ⅱ、Ⅲ度子宫脱垂伴阴道前、后壁脱垂患者。

（2）阴式子宫全切除及阴道前后壁修补术 适用于Ⅱ、Ⅲ度子宫脱垂伴阴道前、后壁脱垂，年龄较大无生育要求且无手术禁忌证者。

（3）阴道纵隔形成术 适用于年老体弱不能耐受较大手术、不需保留性交功能者。

（5）子宫悬吊术 可采用手术缩短圆韧带，或吊带、网片，达到悬吊子宫和阴道的目的。

● 要点七 中医辨证论治

以益气升提，补肾固脱为主要治法。

1. 中气下陷证

证候：阴中有物突出，劳则加剧，小腹下坠，神倦乏力，少气懒言，或面色无华；舌淡，苔薄，脉缓弱。

治法：补益中气，升阳举陷。

方药：补中益气汤加枳壳。

2. 肾气亏虚证

证候：阴中有物脱出，久脱不复，腰酸腿软，头晕耳鸣，小便频数或不利，小腹下坠；舌质淡，苔薄，脉沉弱。

治法：补肾固脱，益气升提。

方药：大补元煎加黄芪、升麻、枳壳。

3. 湿热下注证

证候：阴中有物脱出，表面红肿疼痛，甚或溃烂流液，色黄气秽；舌质红，苔黄腻，脉弦数。

治法：清热利湿。

方药：龙胆泻肝汤合五味消毒饮。

（邓高丕）

第二十一单元 不孕症

● 要点一 概念、分类

女性不孕症是指夫妇同居，配偶生殖功能正常，未避孕1年而未妊娠者。婚后未避孕而未妊娠者称为原发性不孕；曾有妊娠而后同居未避孕1年未妊娠者称为继发性不孕。我国不孕症发病率为7%~10%。

● 要点二 西医病因

女方因素约占45%，男方因素约占35%，其中部分是男女双方都存在不孕因素，不明原因约占20%。女性不孕因素以排卵障碍和输卵管因素居多，其他因素有子宫内膜异位症、免疫因素、子宫因素、宫颈因素、外阴及阴道因素及不明原因。

● 要点三 中医病因病机

常见病因病机有肾虚（肾气虚、肾阳虚、肾阴虚）、肝气郁结、痰湿内阻、瘀滞胞宫、湿热内蕴。

● 要点四 检查与诊断

（一）检查

1. 卵巢功能检查 基础体温（BBT）测定、宫颈黏液（CM）检查、阴道脱落细胞学检查、子宫内膜活组织检查等。

2. 内分泌学检查 垂体促性腺激素（FSH、LH）、催乳激素（PRL）、睾酮（T）、雌二醇（E_2）、孕酮（P）以及肾上腺皮质激素和甲状腺功能检查。

3. 输卵管通畅检查 子宫输卵管造影或B型超声下输卵管通液术。

4. B型超声检查 监测卵泡发育及排卵情况，诊断子宫、附件及盆腔占位病变。

5. 免疫试验 检测精子抗体、透明带抗体、子宫内膜抗体、封闭抗体和细胞毒抗体等。

6. 宫腔镜检查 了解宫腔及输卵管开口情况。

7. 腹腔镜检查 直视子宫、附件及其盆腔情况，有无粘连、输卵管扭曲和子宫内膜异位症病灶。

8. 染色体核型分析

9. CT 或 MRI 检查 对疑有垂体瘤时可作蝶鞍分层摄片。还可检查腹、盆腔情况。

（二）诊断

1. 病史 注意结婚年龄，健康状况，性生活情况，月经史、分娩史及流产史等。注意有无生殖器感染，是否采取避孕措施，有无结核史、内分泌病变史以及腹部手术史。

2. 临床表现 育龄妇女，夫妇同居1年，配偶生殖功能正常，未采取避孕措施而未曾妊娠。

● 要点五 西医治疗

（一）输卵管性不孕的治疗

选择卵泡早期行输卵管通液术，输卵管内注射药液。或经宫颈输卵管疏通术，或者腹腔镜微创技术输卵管成型再通术。

（二）内分泌性不孕的治疗

促排卵治疗是最常用的方法。

1. 氯米芬（CC） 为首选促排卵药，适于体内有一定雌激素水平者。

2. 尿促性素（HMG） 氯米芬抵抗和无效患者，可单独应用HMG或/和CC联合应用。当卵泡直径达18～20mm时肌注hCG诱导排卵，hCG注射日及其后2日自然性生活。

3. 卵泡刺激素（FSH） 用于HMG治疗失败者。当最大卵泡直径达18mm时用hCG诱发排卵。

4. 促性腺激素释放激素（GnRH） 应用GnRH-a皮下注射2～4周，可以降低PCOS患者的LH和雄激素水平，再用HMG、FSH或GnRH脉冲治疗，可提高排卵率和妊娠率，降低卵巢过度刺激综合征（OHSS）发生率和流产率。

5. 溴隐亭 适用于无排卵伴有高催乳激素血症者。

（三）子宫和宫颈性不孕的治疗

子宫肌瘤、内膜息肉、子宫中隔、子宫粘连等可行宫腔镜下切除、粘连分离或矫形手术；治疗相关疾病如宫颈炎等；改善阴道和宫颈局部环境，提高精子的成活率；雌激素疗法可用于宫颈黏液少而黏稠者。

（四）免疫性不孕的治疗

避免抗原刺激；免疫抑制剂应用。对抗磷脂抗体综合征阳性者，采用泼尼松、阿司匹林孕前和孕中期长期口服，防止反复流产和死胎发生。治疗失败者可考虑宫腔内人工授精、配子输卵管内移植及体外受精。

● 要点六 中医辨证论治

1. 肾虚证

（1）肾气虚弱证

证候：婚久不孕，月经不调或停闭，经量或多或少，色黯；头晕耳鸣，腰膝酸软，精神疲倦，小便清长；舌淡，苔薄，脉沉细尺弱。

治法：补肾益气，温养冲任。

方药：毓麟珠。

（2）肾阴虚证

证候：婚久不孕，月经先期量少或量多，色红无块，形体消瘦，腰酸，头目眩晕，耳鸣，五心烦热；舌红苔少，脉细数。

治法：滋阴养血，调冲益精。

方药：养精种玉汤合清骨滋肾汤。

（3）肾阳虚证

证候：婚久不孕，月经后期量少，色淡或见月经稀发甚则闭经。面色晦黯，腰酸腿软，性欲淡漠，大便不实，小便清长；舌淡，苔白，脉沉细。

治法：温肾养血益气，调补冲任。

方药：温胞饮。

2. 肝郁证

证候：婚久不孕，经前乳房、小腹胀痛，月经周期先后不定，经血夹块，情志抑郁或急躁易怒，胸胁胀满；舌质黯红，脉弦。

治法：疏肝解郁，养血理脾。

方药：开郁种玉汤。

3. 痰湿证

证候：婚久不孕，经行后期，量少或闭经，

带下量多质稠，形体肥胖，头晕，心悸，胸闷呕恶；苔白腻，脉滑。

治法：燥湿化痰，调理冲任。

方药：启宫丸。

4. 血瘀证

证候：婚久不孕，月经后期，经量多少不一，色紫夹块，经行不畅，小腹疼痛拒按，或腰骶疼痛；舌黯或紫，脉涩。

治法：活血化瘀，调理冲任。

方药：少腹逐瘀汤。

5. 湿热证

证候：继发不孕，月经先期，经期延长，淋沥不断，赤白带下，腰骶酸痛，少腹坠痛，或低热起伏；舌红，苔黄腻，脉弦数。

治法：清热除湿，活血调经。

方药：仙方活命饮加红藤、败酱草。

（邓高丕）

第二十二单元 计划生育

细目一 避孕

● **要点一 概念**

避孕是指采用科学方法使妇女暂时不受孕。

● **要点二 临床常用避孕方法**

有宫内节育器、激素避孕及其他避孕方法。

● **要点三 放置宫内节育器的适应证、禁忌证及并发症**

1. 适应证 已婚育龄妇女自愿要求以IUD避孕而无禁忌证者。

2. 禁忌证

（1）生殖器官急性炎症。

（2）月经紊乱、月经过多、月经频发或不规则阴道流血、重度痛经等。

（3）生殖器官肿瘤、畸形、宫腔过大或过小、重度子宫脱垂等。

（4）宫颈过松、重度裂伤、重度狭窄等。

（5）有较严重的全身急、慢性疾患，如心力衰竭、重度贫血、血液病以及各种疾病的急性期等。

（6）妊娠或可疑妊娠者。

（7）有铜过敏史者，不能放置载铜节育器。

3. 并发症

（1）子宫穿孔、节育器异位。

（2）节育器嵌顿或断裂。

（3）节育器下移或脱落。

（4）带器妊娠。

细目二 人工流产

● **要点一 概念**

人工流产指妊娠3个月内采用药物或手术方法终止妊娠。

● **要点二 药物流产**

药物流产是应用药物终止早期妊娠的方法，目前临床常用米非司酮配伍米索前列醇。米非司酮具有抗孕酮特性，同时释放内源性前列腺素，促进子宫收缩及宫颈软化。米索前列醇有明显的收缩子宫作用。

1. 适应证 ①正常宫内妊娠，孕龄7周以内，自愿要求药物终止妊娠的健康育龄妇女。②高危人流对象，如瘢痕子宫、多次人工流产及严重骨盆畸形等。③对手术流产有恐惧或顾虑心理者。

2. 禁忌证 ①有使用米非司酮的禁忌证：肾上腺疾患、糖尿病及其他内分泌疾病、肝肾功能异常、妊娠期皮肤瘙痒史、血液病和血栓性疾患、与甾体激素有关的肿瘤。②有使用米索前列醇的禁忌证：心血管系统疾病、青光眼、胃肠功能紊乱、高血压、哮喘、癫痫、贫血。③其他：过敏体质、带器妊娠、宫外孕或可疑宫外孕、妊娠剧吐、长期服用抗结核、抗癫痫、抗抑郁、抗前列腺素药物等。

要点三 手术流产

手术流产指妊娠3个月内采用手术方法终止妊娠，包括负压吸引术与钳刮术。

（一）负压吸引术

1. 适应证 ①妊娠10周内要求终止妊娠而无禁忌证者。②妊娠10周内因某种疾病而不宜继续妊娠者。

2. 禁忌证 ①生殖器官急性炎症。②各种疾病的急性期，或严重的全身性疾病不能耐受手术者。③术前两次体温高于37.5℃者。

（二）钳刮术

1. 适应证 妊娠10~14周内要求终止妊娠而无禁忌证者，或因某种疾病而不宜继续妊娠或其他流产方法失败者。

2. 禁忌证 同负压吸引术。

细目三 节育措施常见不良反应的中医药治疗

要点一 月经异常

1. 肝郁血瘀证

证候：宫内置环后出现经量多于既往月经量或行经时间延长，经色黯红，有血块或经行不畅，胸胁、乳房胀痛，嗳气口苦；舌黯红，苔薄，脉弦涩。

治法：理气化瘀止血。

方药：四草止血方。

2. 阴虚血瘀证

证候：宫内置环后出现经量多于既往月经量或行经时间延长，经色黯红，有血块或经行不畅，潮热颧红，咽干口燥，手足心热；舌红，苔少，脉细数。

治法：滋阴化瘀止血。

方药：二至丸加生地、炒蒲黄、茜草、山萸肉、甘草。

3. 气虚血瘀证

证候：宫内置环后出现经量多于既往月经量或行经时间延长，经色黯红，有血块或经行不畅，神疲体倦，面色㿠白，气短懒言，小腹空坠；舌淡，苔薄，脉缓弱。

治法：益气化瘀止血。

方药：举元煎合失笑散加血余炭、茜草。

4. 瘀热互结证

证候：宫内置环后出现经量多于既往月经量或行经时间延长，经色黯红，有血块或经行不畅，心烦口渴，或伴发热，溲赤便结；舌红，苔薄，脉弦数。

治法：凉血化瘀止血。

方药：清经散去黄柏，熟地黄改为生地黄，加茜草、三七。

要点二 流产术后出血

1. 瘀阻子宫证

证候：出血量时多时少，或淋沥不净，色紫黯，有血块，小腹阵发性疼痛，腰骶酸胀；舌紫黯，脉细涩。

治法：活血化瘀，固冲止血。

方药：生化汤加益母草。

2. 气血两虚证

证候：出血量多，或淋沥不净，色淡红或稍黯，小腹坠胀，或伴腰痛，腰酸下坠，神疲乏力，纳食欠佳，夜寐欠佳；舌淡红，脉细无力。

治法：益气养血，固冲止血。

方药：八珍汤加乌贼骨、仙鹤草。

3. 湿热壅滞证

证候：出血量时多时少，色紫黯如败酱，质黏腻，有臭气，小腹作痛，腰酸下坠，纳呆口腻，小便黄；舌红或有紫点，苔黄腻，脉细数。

治法：清利湿热，化瘀止血。

方药：固经丸加马齿苋、薏苡仁。

细目四 计划生育措施的选择

● 要点一　新婚期

多采用口服短效避孕药、避孕套或女性外用避孕药。一般不选用宫内节育器。

● 要点二　哺乳期

多采取避孕套、IUD，不宜选用药物避孕。

● 要点三　生育后期

各种避孕方法均适用，无生育要求者最好行绝育术。

● 要点四　绝经过渡期

可选用避孕套，亦可选用IUD。

（邓高丕）

中西医结合儿科学

第一单元 儿科学基础

细目一 小儿年龄分期与生长发育

要点一 年龄分期标准

现代儿科学一般将其分为七个阶段。各期之间既有区别,又相互联系,不能截然分开。

(一)胎儿期

从受精卵形成到小儿出生统称为胎儿期。胎龄从孕妇末次月经的第一天算起为40周,280天,以4周为一个妊娠月,即"怀胎十月"。

(二)新生儿期

自出生后脐带结扎开始至生后满28天称为新生儿期。围生期又称围产期,是指胎龄满28周至生后7足天。

(三)婴儿期

出生28天后至1周岁为婴儿期。

(四)幼儿期

1~3周岁称为幼儿期。

(五)学龄前期

3~7周岁为学龄前期,也称幼童期。

(六)学龄期

7周岁后至青春期来临(一般为女12岁,男13岁)称学龄期。

(七)青春期

从第二性征出现到生殖功能基本发育成熟、身高基本停止增长的时期称为青春期。一般女孩自11~12岁到17~18岁,男孩自13~14岁开始到18~20岁。近年来,小儿进入青春期的平均年龄有提早的趋势。

要点二 各年龄期特点及与预防保健的关系

(一)胎儿期

胎儿期完全依靠母体而生存,以组织与器官的迅速生长和功能渐趋成熟为其主要特点,尤其妊娠早期是机体各器官形成的关键时期。此时如受到各种不利因素的影响,便可影响胎儿各器官的正常分化,从而造成流产或各种畸形。

(二)新生儿期

此时小儿开始独立生活,是适应外界环境的阶段。死亡率高,由于生理调节和适应能力不成熟,受内、外环境的影响较大。因此,此期小儿的发病率高,死亡率高,常有产伤、感染、窒息、出血、溶血及先天畸形等疾病发生。新生儿期保健重点强调合理喂养、保暖及预防感染等。

围生期包括了胎儿晚期、分娩过程和新生儿早期,是小儿经历巨大变化、生命遭受最大危险的时期。

(三)婴儿期

此期是小儿生长发育最迅速的时期,是生长发育的第一个高峰,需要摄入的热量和营养素(尤其是蛋白质)特别高,但由于其消化和吸收功能尚不够完善,因此容易发生消化紊乱和营养不良;半岁以后,因来自母体获得的被动免疫力逐渐消失,而自身免疫功能尚未成熟,易患感染性疾病,故应提倡母乳喂养,科学育儿,同时应做好计划免疫。

(四)幼儿期

此期小儿生长速度稍减慢,但活动范围增大,接触周围事物增多,故智能发育较前突出,语言、思维和交往能力增强,但对危险事物的识别能力差，应注意防止意外创伤和中毒；断乳和添加其他食物须在幼儿早期完成，因此要注意保证营养，防止营养不良和消化功能紊乱。

（五）学龄前期

此期生长速度减慢，但智能发育更趋完善，好奇多问，求知欲旺，模仿性强，具有较强的可塑性，因此要注意培养其良好的道德品质和生活习惯。学龄前期儿童易患肾炎、风湿热等疾病，应注意防治。

（六）学龄期

此期体格生长稳步增长，除生殖系统外其他器官的发育到本期末已接近成人水平。脑的形态发育基本完成，智能发育进一步成熟，控制、理解、分析和综合能力增强，是接受科学文化教育的重要时期。发病率较前有所降低，但要注意预防近视和龋齿，端正坐、立、行的姿势，安排有规律的生活和学习，保证充足的营养和睡眠。

（七）青春期

此期主要特点为体格生长再度加速，出现第二个高峰，继而生殖系统发育渐趋成熟，性别差异显著，女孩出现月经，男孩发生遗精，第二性征逐渐明显。此时由于神经内分泌调节不稳定，常出现心理、行为和精神方面的不稳定。此期疾病多与内分泌及自主神经系统的功能紊乱有关，如甲状腺肿、贫血，女孩出现月经不规则、痛经等。在保健方面，除保证供给足够的营养以满足生长发育迅速增加所需外，尚应根据其心理和生理上的特点，加强教育和引导，使之树立正确的人生观。

● 要点三 体格生长发育常用指标

（一）体重

正常新生儿出生时的体重平均为3kg，生后3月龄的婴儿体重约为出生时的2倍；12月龄时婴儿体重约为出生时的3倍，是第一个生长高峰；2岁时婴儿体重约为出生时的4倍；2岁后到11~12岁前每年体重增长约2kg。为便于临床应用，可按公式粗略估计体重：

≤6月龄婴儿体重：出生时体重（kg）+月龄×0.7（kg）

7~12月龄婴儿体重：6（kg）+月龄×0.25（kg）

2岁至青春前期体重：年龄×2（kg）+7（或8）（kg）

（二）身高（长）

身高是指头顶到足底的全身长度；<3岁的儿童应仰卧位测量；3岁以后用站立测量为身高，立位与仰卧位测量值约相差1~2cm。正常新生儿出生时的身长平均约50cm；第1年内增长最快，约25cm；第2年增长稍慢，约10cm；2岁时身长约85cm。身高在进入青春早期时出现第二次增长高峰，速度达儿童期的2倍，持续2~3年。2~12岁身高（长）的估算公式为：身高（cm）=7×年龄+70。

（三）头围

新生儿头围平均34cm，在第一年的前3个月和后9个月头围都约增长6cm，故1岁时头围为46cm；生后第2年头围增长减慢，2岁时头围48cm，5岁时为50cm，15岁时接近成人为54~58cm。头围测量在2岁前最有价值，头围过大常见于脑积水和佝偻病后遗症，头围过小提示脑发育不良。

（四）胸围

用软尺由乳头向后背绕肩胛角下缘绕胸一周的长度为胸围。出生时胸围平均为32cm，比头围小1~2cm，1周岁左右头、胸围相等，以后胸围逐渐大于头围，1岁至青春前期胸围超过头围的厘米数约等于小儿岁数减1。

（五）颅骨发育

根据头围大小，骨缝和前、后囟闭合迟早来衡量颅骨的发育。前囟为顶骨和额骨边缘形成的菱形间隙，其大小以对边中点连线长度进行衡量，出生时1.0~2.0cm，在1~1.5岁时闭合。后囟在出生时即已很小或已闭合，最迟于生后6~8周闭合。颅骨缝在生后3~4个月闭合。前囟门早闭或过小见于小头畸形；迟闭、过大见于佝偻病、先天性甲状腺功能低下症等；前囟饱满常提示颅内压增高,见于脑积水、脑炎、脑膜炎和脑肿瘤等疾病;凹陷则见于脱水或极度消瘦者。

(六)脊柱发育

脊柱的变化反映椎骨的发育。3个月左右随着抬头动作的发育出现颈椎前凸;6个月后会坐时,出现向后凸的胸曲;1岁会走时出现腰椎前凸,至6~7岁时这3个脊柱自然弯曲才被韧带所固定,脊柱的生理弯曲使身体姿势得到平衡。

(七)长骨发育

临床上,婴儿早期应摄膝部X线片,年长儿摄左手腕骨的正位片,了解骨的发育,判断骨龄。临床常测定骨龄以协助诊断某些疾病,如生长激素缺乏症和甲状腺功能低下症、肾小管酸中毒等骨龄明显延后;中枢性性早熟和先天性肾上腺皮质增生症则骨龄常超前。

(八)牙齿的发育

牙齿可分为乳牙和恒牙两种,乳牙20个,恒牙32个。约自6个月起(4~10个月)乳牙开始萌出,12个月尚未出牙者可视为异常,乳牙最晚2岁半出齐。2岁以内乳牙的数目约为月龄减4(或6)。6~7岁乳牙开始脱落换恒牙。

● 要点四 各年龄段呼吸、脉搏、血压常数及计算方法

(一)呼吸、脉搏

各年龄小儿呼吸、脉搏比较,见下表。

各年龄组小儿呼吸、脉搏次数(每分钟)

年龄	呼吸	脉搏	呼吸:脉搏
新生儿	45~40	140~120	1:3
≤1岁	40~30	130~110	1:(3~4)
1~3岁	30~25	120~100	1:(3~4)
3~7岁	25~20	100~80	1:4
7~14岁	20~18	90~70	1:4

(二)血压

测量血压时应根据不同年龄选择不同宽度的袖带,应为上臂长度的1/2~2/3,袖带过宽时测得血压值较实际为低,过窄时则较实际为高。新生儿和小婴儿可用多普勒血压测量仪测定收缩压,或用简易的潮红法测量。小儿年龄愈小血压愈低。

儿童时期正常血压可用公式推算:收缩压(mmHg)=2×年龄(岁)+80;舒张压(mmHg)=收缩压×2/3。(kPa值=mmHg测定值÷7.5)

● 要点五 生长发育规律

人体各器官、系统生长发育的速度和顺序都遵循一定规律进行。

(一)生长发育是连续的过程

生长发育在整个小儿时期不断地进行,但各年龄阶段生长发育并非等速进行。体格的生长基本上是年龄越小增长越快,如体重、身长在生后第一年,尤其是生后最初6个月增长很快,后半年逐渐减慢,但至青春期生长速度又猛然加快。

(二)各系统器官发育不平衡

小儿各系统的发育顺序,各器官的生长速度有其阶段性。神经系统发育较早;淋巴系统在儿童期生长迅速,于青春期前达到高峰,此后逐渐降至成人水平;其他器官如心、肝、肾和肌肉等增长基本与体格生长平行;生殖系统发育较晚。

(三)生长发育的一般规律

生长发育遵循的一般规律:①由上到下:先抬头、后抬胸,再会坐、立、行。②由近到远:从臂到手,从腿到脚的活动。③由粗到细:从全掌抓握到手指拾取。④由简单到复杂:先画直线后画圆圈。⑤从低级到高级:先从看、听等感性认识发展到记忆、思维等理性认识。

（四）生长发育的个体差异

小儿生长发育虽按一定的规律发展，但在一定范围内受遗传、营养、性别、疾病、教养、环境的影响而存在相当大的个体差异。因此每个人的生长发育水平不会完全相同，在一定范围内的正常值也不是绝对的，必须结合影响个体的不同因素，才能做出正确的判断。

要点六 感觉、运动和语言发育

（一）感觉发育

1. 视觉 新生儿已有视觉感应功能，但视觉不敏锐，只能短暂注视较近处（15~20cm内）缓慢移动的物体，可出现一时性斜视和眼球震颤，3~4周内消失。新生儿后期视觉感知发育迅速，1个月可凝视光源，开始有头眼协调；3~4个月看自己的手；4~5个月认识母亲面容，初步分辨颜色，喜欢红色；1~2岁喜看图画，能区别形状；6岁视深度已充分发育，视力达1.0。

2. 听觉 出生时中耳鼓膜有羊水潴留，听力较差；3~7日后羊水逐渐吸收听觉已相当好；3~4个月时头可转向声源，听到悦耳声时会微笑；7~9个月时能确定声源，开始区别语言的意义；1岁时听懂自己的名字；2岁后能区别不同声音；4岁听觉发育完善。

（二）运动发育

运动发育或称神经运动发育，可分为大运动（包括平衡）和细运动两大类。发育规律是：自上而下、由近到远、由不协调到协调、先正向动作后反向动作。

1. 平衡与大运动 如抬头、翻身、坐、爬、站立、走、跑、跳等。一般小儿3个月抬头较稳，4个月翻身，6个月时能独坐，8~9个月可用双上肢向前爬，1岁能走，2岁会跳，3岁才能快跑。

2. 细动作 是指手指的精细动作。新生儿两手紧握拳，生后3个月时能有意识地握物，3~4个月时能玩弄手中物体，6~7个月时出现换手、捏与敲等探索性动作，9~10个月能用拇指取细小物品，12~15个月时能用匙取食、乱涂画，2~3岁会用筷子，4岁能自己穿衣，绘画及书写。

（三）语言发育

新生儿啼哭是语言的开始，然后咿呀作语；6个月时能发出个别音节；1岁时能连说两个重音的字，会叫"妈妈"，先单音节、双音节，后组成句子；4岁时能清楚表达自己的意思，能叙述简单事情；6岁时说话完全流利，句法基本正确。

细目二 小儿生理特点、病理特点

要点一 生理特点

（一）脏腑娇嫩、形气未充

脏腑，即五脏六腑；娇嫩，即娇气、嫩弱之意；形，指形体结构，即四肢百骸，筋肉骨骼，精血津液等；气，指生理功能活动，如肺气、脾气、肾气等；充，即充实、完善之意。所谓脏腑娇嫩、形气未充，即小儿时期机体各系统和器官的形态发育及生理功能都处在不断成熟和不断完善的过程中。虽然五脏六腑的形和气皆属不足，其中尤以肺、脾、肾三脏更为突出，故曰小儿"肺常不足""脾常不足"及"肾常虚"。

肺位在上，为娇脏，主一身之气，司呼吸，主宣发肃降，开窍于鼻，外合皮毛。小儿肺脏尤娇，肺常不足，表现为呼吸不匀，息数较促，容易感冒、咳喘；小儿腠理疏松，肌肤薄嫩，卫外不固，感受外邪，从口鼻皮毛而入，首先犯肺。其他脏腑病变亦可累及肺，继之发病。

脾胃为后天之本，脾主运化水谷精微，升清降浊，为气血生化之源。小儿处于生长发育时期，年龄越小，生长发育速度越快，因而对营养物质的需求相对于成人较多，故脾胃功能相对不足，小儿脾常不足表现为运化力弱，饮食要注意有常、有节，否则易出现腹痛、积滞、吐泻。

肾为先天之本，肾藏精，主水，主纳气。小儿肾常虚表现为肾气未盛，肾精未充，骨骼未坚，齿未长或长而未坚；青春期前的女孩无"月事以时下"，男孩无"精气溢泻"，婴幼儿二便不能自控或自控能力弱等。小儿心肝二脏亦未充盛，功能未健。心主血脉、主神明，小儿心气未充，心神怯弱，所以易受惊吓，其思维及行为的约束能力较差；肝主疏泄、主风，小儿肝气未实，表现为好动，易发惊惕、抽搐等症。

（二）生机蓬勃，发育迅速

生机蓬勃，发育迅速，是指小儿在生长发育过程中，无论在机体的形态结构方面，还是各种生理功能方面，都在迅速地不断地向着成熟完善的方面发展。

古代医家把小儿生机蓬勃、发育迅速的特点概括为"纯阳之体"或"体禀纯阳"。说明小儿生机旺盛，发育迅速，好比旭日之初升，草木之方萌，蒸蒸日上、欣欣向荣的蓬勃景象。因此"纯阳"并不等于"盛阳"、有阳无阴或阳亢阴亏。

● 要点二 病理特点

小儿病理特点可以将其归纳为"发病容易、传变迅速，脏气清灵、易趋康复"。

（一）发病容易，传变迅速

由于小儿脏腑娇嫩，形气未充，为稚阴稚阳之体，对疾病的抵抗力较差，加之寒暖不能自调，乳食不能自节，一旦调护失宜，外则易为六淫所侵，内则易为饮食所伤，故病理上表现为易于发病，易于传变，年龄越小则越显突出。

小儿易发疾病，除先天禀赋及与胎产护理有关的病证外，常见病、多发病突出表现在肺、脾、肾系疾病和传染病等方面，这与其"三不足"的生理特点密切相关。

小儿病理特点的另一方面，表现为"肝常有余""心常有余"。这是由于小儿心肝发育未臻成熟，心怯神弱、肝气未盛，外邪一旦侵袭，易于化毒化火，犯肝而生风，犯心而生惊，故易发生心肝病证，如壮热、昏迷、抽搐之惊风、疫毒痢、暑温等。

小儿疾病发生之后，传变迅速的病理特点，主要表现在寒热虚实等病性的迅速转化、演变与夹杂较成人突出，也即易虚易实、易寒易热。

易虚易实，是指小儿一旦患病，则邪气易实而正气易虚。实证往往可迅速转化为虚证，或者转为虚实并见之证；虚证往往兼见实象，出现错综复杂的证候。如感受外邪，化热化火，灼伤肺津，炼液为痰，痰热闭阻肺络，发生肺炎喘嗽（实证）；肺气闭阻，心血运行不畅，出现心阳虚衰、阳气外脱之证（虚证）；又如内伤乳食，发生泄泻（实证），暴泻或久泻，津伤液脱，出现伤阴或阴损及阳、阴阳两伤之证（虚证）。

易寒易热，是由于小儿具有"稚阴稚阳"的特点，患病之后不但寒证易于转化为热证，也容易从热证转化为寒证，而尤以寒证转化为热证更为突出。因为小儿体属"纯阳""稚阴"，所以在病机转化上寒易化热表现尤为突出。如表寒证不及时疏解，风寒可迅速化热入里，或致阳热亢盛，热盛生风。另外，小儿的生理特点又是"稚阳"，虽然生机旺盛，但其阳气并不充沛，因此病理变化上也易于阳虚转寒。如急惊风（实热证），可因正不胜邪瞬即出现面色苍白、脉微肢冷等虚寒危象；实热证误用或过用寒凉清下，也可导致下利厥逆之证（里寒证）。

（二）脏气清灵，易趋康复

虽然小儿发病容易，传变迅速，但小儿活力充沛，对药物的反应敏捷；病因单纯，忧思较少，精神乐观。因此只要诊断正确、辨证准确、治疗及时、处理得当、用药适宜，疾病就容易很快康复。

细目三 小儿喂养与保健

● 要点一 能量、营养物质、水的生理需要

（一）能量的需要

机体的新陈代谢需要能量维持，能量由食物中的营养素（糖类、脂肪、蛋白质）供给。其产生热能如下：1g糖类可供能量16.8kJ（4kcal）；1g蛋白质可供能量16.8kJ（4kcal）；1g脂肪可供能量37.8kJ（9kcal）。小儿能量的需要分五个方面：即基础代谢、生长发育、食物的特殊动力作用、活动所需、排泄消耗。以上五方面所需热量的总和，称为能量需要的总量。1岁以内婴儿能量需要的总量为每日460kJ/kg（110kcal/kg），以

后每增加 3 岁减去 42kJ/kg（10 kcal/kg），到 15 岁每日约为 250kJ/kg（60kcal/kg）。

（二）营养素的需要

营养素包括蛋白质、脂肪、糖类、维生素、矿物质、水等。其中，蛋白质所供热量占总热量的 10%～15%。构成人体蛋白质的氨基酸有二十余种，其中 8 种必须由食物供给。脂肪是供给热量的重要来源，占总热量的 25%～30%，婴幼儿需要脂肪量每日 4～6g/kg，6 岁以上需要每日 3g/kg。糖类是人体热量的主要来源，占总热量的 50%～60%，每克糖产热 17.2 kJ，婴儿需糖量每日 10～12g/kg，2 岁以上小儿需糖量约每日 10g/kg。维生素与无机盐每日需要量甚微，虽不产生热量，但对维持生长发育与生理功能均不可缺。维生素的种类很多，根据其溶解性可分为脂溶性（维生素 A、D、E、K）和水溶性（维生素 B_1、B_2、B_6、B_{12}、PP、叶酸、C）两大类。正常婴儿需水量为每日 100～150mL/kg，1～3 岁需每日 110mL/kg，以后每隔 3 年减少每日 25mL/kg。成人需水量每日 50mL/kg。

● **要点二　母乳喂养的优点和方法**

生后 6 个月之内以母乳为主要食品者，称为母乳喂养。

（一）优点

母乳是婴儿最适宜的天然营养品。母乳营养丰富，蛋白质、脂肪、糖之比例为 1:3:6；母乳易于消化、吸收和利用；含有丰富的抗体和免疫活性物质，有抗感染和抗过敏的作用；母乳温度适宜、经济、卫生；母乳喂养能增进母子感情；产后哺乳可刺激子宫收缩，促其早日恢复。

（二）方法

1. 时间　主张正常足月新生儿出生半小时内就可开奶，满月前坚持按需喂哺，随着月龄增长逐渐定时喂养，每次哺乳不宜超过 20 分钟。

2. 方法　乳母取坐位；每次哺乳前要用温开水拭净乳头，将小儿抱于怀中，让婴儿吸空一侧乳房后再吸另一侧。哺乳完毕后将小儿轻轻抱直，头靠母肩，轻拍其背，使吸乳时吞入胃中的空气排出，保持右侧卧位，可减少溢乳。

3. 断奶　一般在 10～12 个月可完全断奶，最迟不超过一岁半。

● **要点三　人工喂养的基本知识**

由于各种原因母亲不能喂哺婴儿时，可选用牛、羊乳等，或其他代乳品喂养婴儿，称为人工喂养。

牛乳是最常用的代乳品，所含蛋白质虽然较多，但以酪蛋白为主，酪蛋白易在胃中形成较大的凝块，不易消化。另外，牛乳中含不饱和脂肪酸少，明显低于人乳，牛乳中乳糖含量亦低于人乳。奶方的配制包括稀释、加糖和消毒三个步骤。稀释度与小儿月龄有关，生后不满 2 周，采用 2:1 奶（即 2 份牛奶加 1 份水）；以后逐渐过渡到 3:1 或 4:1 奶；满月后即可进行全奶喂养。加糖量为每 100mL 加 5～8g；婴儿每日约需加糖牛奶 110mL/kg，需水每日 150mL/kg（包含牛乳量）。

● **要点四　辅助食品的添加原则**

添加辅食时应根据婴儿的实际需要和消化系统的成熟程度，遵照循序渐进的原则进行。添加辅食的原则有：①从少到多，以使婴儿有一个适应过程。②由稀到稠，如从米汤开始到稀粥，再增稠到软饭。③由细到粗，如从菜汁到菜泥，乳牙萌出后可试食碎菜；④由一种到多种，习惯一种食物后再加另一种，不能同时添加几种；如出现消化不良时应暂停喂食该种辅食，待恢复正常后，再从开始量或更小量喂起。⑤天气炎热或婴儿患病时，应暂缓添加新品种。

细目四　小儿诊法概要

● **要点一　望诊的主要内容及临床意义**

望诊在儿科疾病的诊断上显得尤为重要，历代儿科医家都把望诊列为四诊之首。儿科望诊主要包括望神色、望形态、审苗窍、察指纹、辨斑疹、察二便等六个方面的内容。

（一）整体望诊

包括神、色、形、态四部分。

1. 望神 神，是脏腑功能与气血津液的外在表现，也指意识、精神状态和思维活动。神，反映在目光、面色、表情、意识和体态上，故应从局部到整体仔细观察。目为心之使、肝之窍，内通于脑，五脏六腑之精气皆上注于目，故察目是望神的重点。有神者，黑睛圆大，目光炯炯，转动灵活，精力充沛，表情活泼，常可逗乐。其面色红润，呼吸调匀，四肢活动自主，此为脏气清灵，气血调和。有神是健康的表现，即使有病，也轻浅易治。无神者目光呆滞，精神萎靡，面色晦暗，疲乏嗜睡，呼吸不匀，肌肉痿软，为有病或病情较重。

2. 望色 小儿面部皮肤薄嫩，故气血盈亏、色泽变化易于显露。色泽即颜色与光泽，皮肤颜色分红、白、黄、赤、黑五种，简称五色。面呈红色，多主热证；面呈白色，多主寒证、虚证；面呈黄色，多为体虚、湿盛；面呈青色，主寒、主痛、主惊、主瘀；面呈黑色，主寒证、肾虚、痛证、瘀证、水饮内停。

3. 望形体 应按顺序观察头囟、躯干、四肢、毛发、指甲等部位。凡毛发润泽、皮肤柔韧、肌肉丰满、筋骨强健、神态灵活者，属胎禀充足，营养良好，是身体健康的表现。毛发萎黄、皮肤干枯、筋骨软弱、肌瘦形瘠、神态呆滞者，多为禀赋不足，或后天营养失调。头方发少、囟门迟闭，可见于佝偻病。头大颈缩、前囟宽大、头缝裂开、眼珠下垂者，见于解颅。皮肤干燥、缺少弹性，伴眼眶凹陷者，为脱水征象。

4. 望姿态 "阳主动，阴主静"。喜伏卧者，多为内伤乳食；喜蜷卧者，多为内寒或腹痛；翻滚不安，呼叫哭吵，双手捧腹，多为腹痛；端坐喘促，痰鸣哮吼，多为哮喘；气促鼻扇，胸肋凹陷，常为肺炎喘嗽。

（二）局部望诊

包括头面、苗窍、指纹、二便及斑、疹、痧、痘。

1. 舌象 小儿舌体柔软，活动自如，颜色淡红。望诊包括望舌质和舌苔。

舌质：正常舌质呈淡红，不胖不瘦，润泽柔软，活动自如。舌质淡白为气血亏虚。

舌苔：外感初起，病在卫表，舌苔薄白；薄白而干，或嫩黄者，为外感风热；薄白而润者，为外感风寒。

2. 察目 首先观察眼神，若黑睛圆大、光亮灵活，为肝肾气血充沛；眼无光彩，两目无神，为病态；两目凝视，或直或斜，多为肝风内动；瞳孔散大，对光反射迟钝，病多危重；瞳孔缩小，多为热毒内闭，见于中毒（有机磷、毒蕈或某些药物）。注意眼窝有无凹陷，眼睑有无浮肿、下垂，结膜是否充血、巩膜是否黄染。

3. 望鼻 鼻塞，流清涕，伴有喷嚏，为风寒感冒；鼻流黄浊涕者，多为风热客肺；鼻流浊涕，有腥臭而反复难愈者，多为肺经郁热，常见于鼻渊；鼻衄为肺经有热，血热妄行；鼻孔干燥，为肺热伤津，或燥邪犯肺；鼻翼扇动，兼有高热者，多为邪热壅肺。

4. 望口 依次观察口唇、口腔黏膜、齿龈及咽喉。唇干樱红，多为暴泻伤阴；上下唇紧闭者，多为风邪入络或肝风内动。口腔、舌部黏膜破溃糜烂，满口白屑，状如雪花，为脾经郁热，多见于鹅口疮；两颊黏膜有针尖大小的白色小点，周围红晕，为麻疹黏膜斑。牙龈红肿多属胃火上炎；咽红乳蛾肿大，为外感风热或胃热之火上炎；咽部有灰白色假膜，轻拭不去，重擦出血，白膜复生，常为白喉。

5. 察耳 耳内流脓，牵耳作痛者，为肝胆火盛，见于化脓性中耳炎。若以耳垂为中心的弥漫肿胀疼痛，则为流行性腮腺炎。

6. 望二阴 女孩前阴红赤而潮湿者，多为湿热下注，兼有瘙痒者，应注意有无滴虫。肛门潮湿有红疹，多为尿布皮炎，肛门瘙痒，入夜尤甚，多为蛲虫侵扰；便后直肠脱出，多属中气亏虚，见于脱肛。

7. 辨斑疹 应注意辨别斑疹形态、出疹部位、时间、顺序、按之有无退色、并发症状、发热与出疹的关系及恢复期表现。

8. 察二便 乳幼儿大便呈果酱色，伴阵发哭吵，常为肠套叠所致；大便呈灰白色者，可见于胆道闭锁。

● 要点二 指纹诊查的方法及临床意义

观察指纹是儿科的特殊诊法，适用于3岁以下小儿。指纹是从虎口沿食指内侧（桡侧）所显现的脉络（浅表静脉）。以食指三指节分风、气、命三关，食指根（连掌）的第一指节为风关，第二指节为气关，第三指节为命关。正常小儿的指纹隐约可见，色泽淡紫，纹形伸直，不超过风关。临床根据指纹的浮沉、色泽、推之是否流畅及指纹到达的部位来辨证。并以"浮沉分表里、红紫辨寒热、淡滞定虚实、三关测轻重"作为辨证纲领。

1. 浮沉分表里 浮，为指纹显露；沉，为指纹深隐。即以指纹显隐来分辨疾病的表里。

2. 红紫辨寒热 红，为红色，即指纹显红色，主寒证；紫，紫色，指纹显紫色，主热证。

3. 淡滞定虚实 淡，为推之流畅，主虚证；滞，为推之不流畅，复盈缓慢，主实证。

4. 三关测轻重 根据指纹所显现的部位判别疾病的轻重，达风关者病轻，达气关者稍重，达命关者病重。若"透关射甲"即指纹穿过了风、气、命三关达到指甲的部位，则病情危笃。

指纹诊法在临床有一定的诊断意义，但若纹证不符时，当"舍纹从证"。

● 要点三 啼哭声、粪便气味的临床诊断意义

啼哭是小儿的语言，由于饥饿思食、尿布浸湿、包扎过紧等护理不当时小儿常以啼哭表示不适，故小儿啼哭并非一定有病。健康小儿啼哭有泪，声音洪亮，属正常。但若啼哭声尖锐、忽然惊啼、哭声嘶哑、大哭大叫不止，或常啼无力，声慢而呻吟者，当详察原因。

新生儿生后3~4天内，大便呈黏稠糊状，褐色，无臭气，日行2~3次，是为胎粪。单纯母乳喂养之婴儿大便呈卵黄色，稠而不成形，稍有酸臭气，日行3次左右。牛乳、羊乳为主喂养者，大便色淡黄，质较干硬，有臭气，日行1~2次。当小儿饮食过渡到与成人接近时，大便亦与成人相似。

大便燥结，为内有实热或阴虚内热；大便稀薄，夹有白色凝块，为内伤乳食；大便稀薄，色黄秽臭，为肠腑湿热；下利清谷，洞泄不止，为脾肾阳虚；大便赤白黏冻，为湿热积滞，常见于痢疾；婴幼儿大便呈果酱色，伴阵发性哭闹，常为肠套叠；大便色泽灰白不黄，多系胆道阻滞。

● 要点四 基本脉象

小儿脉诊与成人脉诊不同，3岁以下小儿由于其手臂短，难分三部，加之诊病时小儿多有哭闹，影响脉象的真实性，故一般以察指纹诊法代替切脉。3岁以上小儿用"一指定三关"的方法诊脉。正常小儿脉象平和，较成人细软而快。小儿脉象有浮、沉、迟、数、有力、无力六种。浮沉分表里，迟数辨寒热，有力、无力定虚实。轻按能及为浮脉，多见于表证，浮而有力为表实，浮而无力为表虚；重按才能触及的为沉脉，多见于里证，沉而有力为里实，沉而无力为里虚；脉搏频速，一息六七次以上的数脉，多见于热证，数而有力为实热，数而无力为虚热。

● 要点五 按诊（皮肤、头颅、胸腹、四肢）

（一）按皮肤

肤冷汗多为阳气不足；肤热无汗为热闭于内；肤热汗出，为热蒸于外；皮肤干燥失去弹性，为吐泻阴液耗脱之证。肌肤肿胀，按之随手而起，属阳水水肿；肌肤肿胀，按之凹陷难起，属阴水水肿。

（二）按头颅

按察小儿头囟的大小、凹凸、闭合的情况，头颅的坚硬程度等。囟门隆凸，按之紧张，为囟填，多为风火痰热上攻，肝火上亢，热盛生风；囟门凹陷，为囟陷，常因阴津大伤，若兼头颅骨软者为气阴虚弱精亏骨弱；颅骨按之不坚而有弹性感，多为维生素D缺乏性佝偻病。

（三）按胸腹

左侧前胸心尖搏动处古称"虚里"，是宗气会聚之所。若搏动太强，节律不匀，为宗气内虚外泄；若搏动过速，伴喘促，是宗气不继之证。胸廓高耸如鸡之胸，后凸如龟之背是为骨痈；肋骨串珠亦为虚羸之证。按察腹部，右上腹胁肋下触及痞块，或按之疼痛，为肝大；左上腹胁肋下

触及有痞块，为脾大，俱多为气滞血瘀之征。剑突下疼痛多属胃脘痛；脐周按之痛，可触及团块、推之可散者，多为虫证。大凡腹痛喜按，为虚为寒；腹痛拒按，多为实为热；腹部胀满，叩之如鼓者为气胀；叩之音浊，按之有液体波动之感，脐突者，多有腹水；右下腹按之疼痛，兼发热，右下肢拘急者多属肠痈。

（四）按四肢

高热时四肢厥冷为热深厥甚；平时肢末不温为阳气虚弱；手足心发热多为阴虚内热。四肢肌肉结实者体壮，松弛软弱者脾气虚弱。

细目五　儿科辨证的意义

● 要点一　八纲辨证的意义

八纲辨证各种疾病都具有错综复杂的病史、症状和体征。通过四诊收集的资料，再归纳、分析而概括为表、里、寒、热、虚、实、阴、阳八类证候，用以表示疾病的部位、性质及小儿体质强弱和病势的盛衰，这种分析疾病的方法就叫做八纲辨证。

● 要点二　脏腑辨证的意义

脏腑辨证是按中医五脏六腑的生理功能和病理表现，来分析内脏病变的部位和性质。在儿科临床上，脏腑辨证是杂病辨证的基本方法，被认为是儿科辨证最为重要的辨证方法之一。

● 要点三　卫气营血辨证的意义

温病即热性病，大多属于感染性疾病的范围，以发病急，进展快，变化多为特点。这类疾病的辨证施治，是在《伤寒论》六经辨证的基础上，根据病情发展的规律，运用三焦辨证和卫气营血辨证。

细目六　儿科治疗概要

● 要点一　治疗原则

（一）中西医有机结合，取长补短

在儿科疾病的防治中，中西药物各有所长，中西医有机结合，优势互补，更有利于患儿的治疗与康复。例如微小病变型肾病综合征，应用西药肾上腺皮质激素能明显缓解病情，但激素剂量大且服用时间较长时，可出现阴虚火旺证候，可给予知柏地黄丸以滋阴降火，能明显减少激素的副作用，提高治疗效果；又如治疗小儿血小板减少性紫癜，在应用免疫抑制剂的同时，采用补血、活血的中药，可减少化疗药物的不良反应，提高疗效。

（二）治疗要及时，方药要精简

小儿属于稚阴稚阳之体，脏腑娇嫩，形气未充；发病时有变化迅速、易虚易实、易寒易热的特点。例如，小儿肺炎发病时按常证辨证施治，若治疗不及时或治疗不恰当，可转变为变证，合并心力衰竭、呼吸衰竭和感染性休克等。因此，掌握有利治疗时机，及时采取有效治疗措施十分重要。

（三）注意调理和顾护脾胃

小儿的生长发育，全靠后天脾胃化生的精微之气以充养；疾病的恢复赖脾胃的健运生化。因此，在疾病治疗过程中，应慎用大苦、大寒及峻下攻伐之品，以免损伤脾胃；在疾病后期，应注重调理脾胃，以利疾病恢复。

● 要点二　药物剂量计算常用方法

小儿用药剂量较成人更须准确，计算方法有多种，按体重、体表面积、年龄或按成人剂量折算。

（一）按体重计算

是西医最常用、最基本的计算方法。应以实际测得体重为准，或按公式计算（小儿生长发育章节）获得。每日（次）剂量 = 病儿体重（kg）×每日（次）每千克体重需要量。年龄愈小，每千克体重剂量相对稍大，年长儿按体重计算剂量超过成人量时，以成人剂量为限。

（二）按体表面积计算

此法较按年龄、体重计算更为准确。近年来多主张按体表面积计算。小儿体表面积计算公式为：<30kg 小儿体表面积（m²）= 0.035 × 体重

(kg) + 0.1；>30kg 小儿体表面积（m²）= 0.02 ×（体重 kg - 30）+ 1.05。小儿剂量 = 剂量/(m²) × 小儿体表面积（m²）

（三）按年龄计算

适用剂量幅度大，不需十分精确的药物，如营养类药物可按年龄计算，比较简单易行。

（四）按成人量折算

小儿剂量 = 成人剂量 × 小儿体重（kg）/50，此法仅用于未提供小儿剂量的药物，所得剂量一般偏小，故不常用。

（五）小儿中药用量

新生儿用成人量的1/6，乳婴儿为成人量的1/3，幼儿为成人量的1/2，学龄儿童为成人量的2/3或成人量。

要点三 常用内治法则

（一）疏风解表法

主要适用于外邪侵袭所致的表证。使用时需辨明风寒、风热。辛温解表常用荆防败毒散、葱豉汤；辛凉解表常用银翘散、桑菊饮；解暑透表常用新加香薷饮；透疹解表常用宣毒发表汤。小儿应用发汗剂要慎重，不宜量大，不宜反复使用。

（二）止咳平喘法

主要适用于邪郁肺经所致的咳喘证。寒痰内伏，治以温肺散寒、化痰平喘，常用小青龙汤、射干麻黄汤；痰热闭肺，治以清热化痰、宣肺平喘，常用定喘汤、麻杏石甘汤。咳喘久病，多累及于肾，常在止咳平喘方剂中加温肾纳气的药物，如蛤蚧等。

（三）清热解毒法

主要适用于邪热炽盛的实热证。按邪热之在表在里，属气属血，入脏入腑分别选方。如病邪由表入里，常用清热解毒透邪的栀子豉汤、葛根芩连汤；阳明里热者，常用清热生津的白虎汤；湿热滞留胃肠，常用清热解毒化湿的白头翁汤、茵陈蒿汤；热入营血常用清热解毒凉血的清营汤、犀角地黄汤、神犀丹；痈、毒、疔、疮常用泻火解毒的黄连解毒汤、泻心汤；肝胆火旺常用清肝解毒泻火的龙胆泻肝汤。

（四）消食导滞法

主要适用于小儿饮食不节、乳食内滞之证。如积滞、疳证等。消乳化积常用消乳丸；消食化积常用保和丸；通导积滞常用枳实导滞丸；健脾消食常用健脾丸等。

（五）镇惊开窍法

主要用于小儿抽搐、惊痫等病证。热极生风，项强抽搐，选羚角钩藤汤等清热镇惊熄风；热入营血而神昏、惊厥，可选用安宫牛黄丸、至宝丹等镇惊开窍，清热解毒；痰浊上蒙，惊风抽搐可用苏合香丸、小儿回春丹等豁痰开窍。

（六）凉血止血法

主要用于各种急、慢性出血病证属于血热妄行者。以血热为主者，常用犀角地黄汤、小蓟饮子、十灰散、玉女煎。

（七）利水消肿法

主要适用于水湿停聚，小便短少而致水肿者。阳水常用五苓散、越婢加术汤。阴水常用防己黄芪汤、实脾饮、真武汤等。

（八）益气健脾法

主要适用于脾胃虚弱之病证。如小儿泄泻日久、疳证及病后体虚等，常用七味白术散、四君子汤、参苓白术散、补中益气汤等。

（九）培元补肾法

主要适用于胎禀不足、肾气亏虚及肾不纳气之证。如解颅、五迟、五软、遗尿、哮喘等。常用六味地黄丸、河车大造丸、菟丝子散、金匮肾气丸等。

（十）回阳救逆法

主要适用于阳气虚脱之危重症。

（十一）活血化瘀法

主要用于各种血瘀之证。临床可见口唇青紫、肌肤瘀斑、痛有定处、舌质暗有瘀点等。常用方剂如桃红四物汤、血府逐瘀汤、少腹逐瘀汤等。

● 要点四　常用外治法和适应证

（一）推拿疗法

推拿是根据经络腧穴、营卫气血的原理，结合现代医学神经、循环、消化、代谢、运动等解剖生理知识，用手法物理刺激经穴和神经，以达到促进气血运行、经络通畅，调节神经功能，增强体质和调和脏腑的作用。常用手法有按、摩、推、拿、揉、搓等法。主要用于治疗小儿泄泻、腹痛、厌食、斜颈等病证。

（二）捏脊疗法

捏脊疗法是通过对督脉和膀胱经的捏拿，达到调整阴阳、通理经络、调和气血、恢复脏腑功能为目的的一种疗法。常用治疳证、婴儿泄泻及脾胃虚弱的患儿。

（三）针灸与打刺疗法

针灸疗法就是针刺或温灸一定的穴位或部位，达到通经脉、调气血的目的，使人体阴阳平衡，以治疗疾病的一种外治法。小儿针灸循经取穴基本与成人相同，但一般采用浅刺、速刺、不留针的针法；小儿灸法常适用于慢性虚弱性疾病及以风寒湿邪为患的病证。

打刺疗法也称皮肤针刺法（梅花针、七星针），主要用于治疗脑瘫后遗症。

刺四缝疗法，四缝是经外奇穴，位于食、中、无名及小指四指中节横纹中点，是手三阴经所过之处。针刺四缝有解热除烦、通畅百脉、调和脏腑的功效，常用于治疗疳证、厌食。

（四）拔罐疗法

本法可促进气血流畅、营卫运行，也有祛风散寒、宣肺止咳、舒筋活络的作用。常用于治疗肺炎喘嗽、哮喘、腹痛、遗尿等病证。小儿常用口径4~5cm的竹罐或玻璃罐。

● 要点五　小儿体液平衡的特点和液体疗法

（一）脱水程度的判断

1. 轻度脱水　失水量占体重5%以下（30~50mL/kg）。患儿精神正常或稍差；皮肤稍干燥，弹性尚可；眼窝、前囟轻度凹陷；哭时有泪；口唇黏膜稍干；尿量稍减少。

2. 中度脱水　失水量占体重的5%~10%（50~100mL/kg）。患儿精神萎靡或烦躁不安，皮肤干燥、弹力差；眼窝、前囟明显凹陷；哭时泪少；口唇黏膜干燥；四肢稍凉，尿量明显减少，脉搏增快，血压稍降或正常。

3. 重度脱水　失水量占体重的10%以上（100~120mL/kg）。患儿呈重病容，精神极度萎靡，表情淡漠，昏睡甚至昏迷；皮肤灰白或有花纹，干燥，失去弹性；眼窝、前囟深度凹陷，闭目露睛；哭时无泪；舌无津，口唇黏膜极干燥；因血容量明显减少可出现休克症状，如心音低钝，脉细而快，血压下降，四肢厥冷，尿极少或无尿等。

（二）代谢性酸中毒的主要临床表现

轻度酸中毒的症状不明显，常被原发病所掩盖。较重酸中毒表现为呼吸深而有力，唇呈樱桃红色，精神萎靡，嗜睡，恶心，频繁呕吐，心率增快，烦躁不安，甚则出现昏睡、昏迷、惊厥等。严重酸中毒，血浆pH值<7.20时，心肌收缩无力，心率转慢，心输出量减少，周围血管阻力下降，致低血压、心力衰竭和室颤。半岁以内小婴儿呼吸代偿功能差，酸中毒时其呼吸改变可不典型，往往仅有精神萎靡、面色苍白等。

（三）液体疗法液量计算

1. 液体疗法　是纠正失水、酸中毒、电解质紊乱，恢复和维持血容量、体液平衡的重要措施。输液前，要对脱水和电解质紊乱的性质、程度有正确的估计，并在此基础上制订合理有效的补充方案。液体疗法计算主要包括累积损失、继续损失和生理需要等三个部分。

2. 液量计算

（1）补充累积损失量

①定输液总量（定量）：轻度脱水30~50mL/kg；中度脱水50~100mL/kg；重度脱水100~120mL/kg。计算总量先给2/3，学龄前期及学龄期小儿体液组成已接近成人，补液量应酌减1/4~1/3。

②定输液种类（定性）：输液种类根据脱水性

质决定。原则先盐后糖，即先补充电解质后补充糖液。通常对低渗脱水应补给2/3张含钠液；等渗脱水补给1/2张含钠液；高渗脱水补给1/3～1/5张含钠液。若临床上判断脱水性质有困难时，可先按等渗脱水补充。

③定输液速度（定速）：补液速度取决于脱水程度，原则上先快后慢。如重度脱水，尤其对于有明显血容量和组织灌注不足的患儿，应首先快速应用2∶1含钠液，按20mL/kg（总量不超过300mL）于30分钟至1小时内静脉输入，以迅速改善循环血量和肾功能；其余累积损失量于8～12小时内输完。高渗性脱水患儿的输注速度宜稍慢。

（2）补充继续损失量 在开始补液时造成脱水的原因大多继续存在，如腹泻、呕吐、胃肠引流等，以致体液继续丢失，如不予以补充又成为新的累积损失，应给予补充。此种丢失量依原发病而异，且每日有变化，必须根据实际损失量用类似的溶液补充。体液继续损失量一般每日10～40mL/kg，予以1/3～1/2张含钠液。

（3）补充生理需要量 尽量口服补充，对不能口服或口服量不足者可静脉滴注1/4～1/5张含钠液，同时给予生理需要量的钾。长期输液或合并营养不良者，应注意蛋白质的补充。

（王素梅）

第二单元 新生儿疾病

细目 新生儿黄疸

要点一 中医病因病机

（一）湿热熏蒸

由孕母内蕴湿热传于胎儿，或胎产之时，或出生之后，婴儿感受湿热邪毒。湿热邪毒蕴结脾胃，熏蒸肝胆，以致胆汁外溢皮肤、面目，发为胎黄。湿热熏蒸，黄色鲜明，属于阳黄。若热毒炽盛，湿热化火，内陷厥阴，可出现黄疸加深、神昏、抽搐等胎黄动风之危象。若邪毒炽盛，正气不足，气阳虚衰，出现面色苍白、四肢厥冷、呼吸急促、脉微等胎黄虚脱之证。

（二）寒湿阻滞

婴儿先天禀赋不足，脾阳本虚，寒湿内生，或生后为湿邪所侵，蕴于脾胃，脾阳受困，寒湿阻滞，气机不畅，以致肝失疏泄、胆液外溢而发病。因湿邪阻滞，脾阳受遏，故黄色晦暗，精神疲乏，属阴黄之候。

（三）瘀积发黄

婴儿胎黄日久，脾湿内蕴，气机不利，血行受阻，气血郁滞，脉络瘀积，肝胆疏泄失常，胆液外溢发为胎黄。此外，亦有因胎儿先天缺陷，胆道阻塞，胆液瘀积于里，泛溢肌肤而发病。

总之，胎黄的发病与先天禀赋因素及后天感受湿邪或湿热毒邪密切相关。病机为湿邪或湿热之邪阻滞脾胃，肝失疏泄，胆汁外溢，而发为胎黄，病位主要在脾、胃、肝、胆。

要点二 西医病因及发病机理

（一）感染性

1. 新生儿肝炎 多由宫内病毒感染引起，是新生儿期的一组临床症候群。常见的病毒有乙型肝炎病毒、巨细胞病毒、风疹病毒、单纯疱疹病毒、肠道病毒及EB病毒等。

2. 新生儿败血症 是指病原体侵入患儿血液并生长、繁殖、产生毒素而造成的全身性反应。常见的病原体为细菌，也可为霉菌、病毒或原虫等。

（二）非感染性

1. 新生儿溶血病 系指母婴血型不合引起的同族免疫性溶血。我国以ABO血型不合最常见；其次为Rh血型不合引起的溶血病。ABO溶血主要发生在母亲O型而胎儿A型或B型，可以发生在第一胎。在母婴 ABO 血型不合中，仅 1/5 发生 ABO 溶血病。Rh 溶血病一般不发生在第一胎，这是因为自然界无 Rh 血型物质，Rh 抗体只能由人类红细胞 Rh 抗原刺激产生。

ABO 溶血除引起黄疸外，其他改变不明显。Rh 溶血可造成胎儿重度贫血，甚至心力衰竭。重度贫血、低蛋白血症和心力衰竭可导致全身水肿（胎儿水肿）。贫血时，髓外造血增强，可出现肝脾肿大。胎儿血中的胆红素经胎盘进入母亲肝脏进行代谢，故娩出时黄疸往往不明显。出生后，由于新生儿处理胆红素的能力较差，因而出现黄疸。血清未结合胆红素过高可透过血脑屏障，使基底核等处的神经细胞黄染，发生胆红素脑病。

2. 胆管阻塞 先天性胆道闭锁和先天性胆总管囊肿，使肝内或肝外胆管阻塞，结合胆红素排泄障碍，导致病理性黄疸。临床特点为黄疸呈进行性加重；大便变淡，渐趋白色；尿色如红茶样；体检腹部膨隆，肝脾肿大、变硬，腹壁静脉显露。实验室检查：初期结合胆红素增高，日久未结合胆红素亦增多。

3. 母乳性黄疸 喂母乳后发生未结合胆红素增高，发病机制尚未完全明确。临床特点为患儿一般情况较好，暂停母乳 3~5 天黄疸减轻，在母乳喂养条件下，黄疸完全消退需 1~2 个月。

4. 其他 遗传疾病，如葡萄糖-6-磷酸脱氧酶（G-6-PD）缺陷、球形红细胞增多症、半乳糖血症等；药物因素，如由维生素 K_3、K_4 等药物可引起黄疸。

● **要点三 生理性黄疸与病理性黄疸的鉴别**

生理性黄疸大多在出生后 2~3 天出现，4~6 天达高峰，10~14 天消退，早产儿持续时间较长，除有轻微食欲不振外，一般无其他临床症状。若出生后 24 小时内即出现黄疸，3 周后仍不消退，甚或持续加深，或消退后复现，均为病理性黄疸。足月儿血清总胆红素超过 221μmol/L（12.9mg/dl），早产儿超过 256.5μmol/L（15mg/dl）称为高胆红素血症，为病理性黄疸。足月儿间接胆红素超过 307.8μmol/L（18mg/dl）可引起胆红素脑病（核黄疸），损害中枢神经系统，遗留后遗症。

● **要点四 西医治疗**

（一）治疗原则

治疗原则首先重视病因治疗，其次降低血中未结合胆红素浓度，防止胆红素脑病的发生。

（二）西医治疗

1. 病因治疗

（1）新生儿肝炎以保肝治疗为主，供给充分的热量及维生素。禁用对肝脏有毒的药物。

（2）先天性胆道闭锁的治疗，强调早期诊断，早期手术治疗。

（3）新生儿败血症一般应联合应用抗生素静脉给药治疗，要早用药、足疗程（一般 10~14 天），同时注意药物的副作用。

（4）其他：注意防止低血糖、低体温，纠正缺氧、贫血、水肿和心力衰竭等。

2. 对症治疗

（1）光照疗法 简称光疗，是降低血清未结合胆红素简单而有效的方法。

光照疗法原理：未结合胆红素在光照下发生光化学变化，转变成水溶性的异构体，经胆汁和尿液排出。波长 425~475nm 的蓝光和波长 510~530nm 的绿光效果较好，日光灯或太阳光也有一定疗效。

光照疗法的指征：a 血清总胆红素水平：足月儿 >205μmol/L（12mg/dl）；低出生体重儿（LBW）>170μmol/L（10mg/dl）；极低出生体重儿（VLBW）>102μmol/L（7mg/dl）；超低出生体重儿（ELBW）>85μmol/L（5mg/dl）。b 产前已诊断为新生儿溶血症者，出现黄疸即血清胆红素 >85μmol/L（5mg/dl）。此外，有学者对 VLBW 生后进行预防性光疗 3 天取得良好疗效。

光照疗法的注意事项：a 光照时，婴儿双眼用黑色眼罩保护，以免损伤视网膜，会阴、肛门部用尿布遮盖，其余均裸露，照射时间以不超过 3 天为宜。b 光疗可出现发热、腹泻和皮疹，但多不严重，可继续光疗。c 蓝光可分解体内核黄素，加重溶血，故光疗时应补充核黄素（光疗时 5mg/次，每日 3 次；光疗后每日 1 次，连服 3

日）。d. 当血清结合胆红素 >68μmol/L（4mg/dl）时可使皮肤呈青铜色即青铜症，此时应停止光疗，青铜症可自行消退。此外，光疗时应适当补充水分及钙剂。

（2）药物治疗 a 供给白蛋白：输血浆每次 10～20mL/kg 或白蛋白 1g/kg，以增加其与未结合胆红素的联结，减少胆红素脑病的发生。b 纠正代谢性酸中毒：应用 5% 碳酸氢钠提高血 pH 值，以利于未结合胆红素与白蛋白的联结。c 肝酶诱导剂：能增加 UDPGT 的生成和肝脏摄取未结合胆红素的能力。常用苯巴比妥每日 5mg/kg，分 2～3 次口服，共 4～5 日。

（3）换血疗法 主要是换出部分血中游离抗体和致敏红细胞，减轻溶血；换出血中大量胆红素，防止发生胆红素脑病；纠正贫血，改善携氧，防止心力衰竭。大部分 Rh 溶血病和个别严重的 ABO 溶血病需换血治疗。

● 要点五 中医辨证论治

胎黄的辨证有寒、热、瘀的不同。湿热熏蒸所致胎黄，其黄色鲜明，舌质红，舌苔黄，一般病程较短，为阳黄。寒湿阻滞所致胎黄，其黄色晦暗，舌质淡，舌苔白腻，病程较长，为阴黄。气滞血瘀所致瘀积胎黄，其黄疸日渐加重，胁下痞块质硬，唇舌紫暗或有瘀斑、瘀点。湿热熏蒸治以清热利湿退黄，寒湿阻滞治以温中化湿退黄，瘀积发黄治以化瘀消积退黄。

1. 湿热熏蒸

证候：面目皮肤发黄，颜色鲜明，精神疲倦或烦躁啼哭，不欲吮乳，小便短黄，舌质红，舌苔黄腻。重者腹胀，呕吐，甚或神昏、抽搐。

治法：清热利湿退黄。

方药：茵陈蒿汤加味。

2. 寒湿阻滞

证候：面目皮肤发黄，色泽晦暗，黄疸持久不退，精神倦怠，四肢欠温，不欲吮乳，时时啼哭，大便溏薄，或便色灰白，小便短少，舌质偏淡，舌苔白腻。

治法：温中化湿退黄。

方药：茵陈理中汤加味。

3. 瘀积发黄

证候：面目皮肤发黄，颜色晦滞，日益加重，腹部胀满，右胁下痞块，神疲纳呆，小便短黄，大便不调或灰白，舌紫暗有瘀斑、瘀点，舌苔黄或白。

治法：化瘀消积退黄。

方药：血府逐瘀汤加减。

（王素梅）

第三单元 呼吸系统疾病

细目一 急性上呼吸道感染

● 要点一 主要病原体及临床表现

（一）主要病原体

以病毒为主，占原发上呼吸道感染的 90% 以上，常见有鼻病毒、柯萨奇病毒、流感病毒、副流感病毒、呼吸道合胞病毒、冠状病毒、单纯疱疹病毒、EB 病毒、埃可病毒及腺病毒等。肺炎支原体也可引起上呼吸道感染。细菌感染多为继发，乙型溶血性链球菌 A 组、肺炎球菌、嗜血流感杆菌及葡萄球菌等多见。

（二）临床表现

病情轻重程度相差较大，与年龄、感染病原体和机体抵抗力有关。轻症病例仅有鼻部症状；重症病例可引起很多并发症，如中耳炎、风湿热、心包炎、骨髓炎等疾病。上感分为一般类型和特殊类型。

● 要点二 中医病因病机及治疗原则

小儿感冒发生的原因，以感受风邪为主，常

兼寒、热、暑、湿、燥等。小儿肺常不足，当机体抵抗力低下时，外邪易于乘虚侵入而发为感冒。外邪客于肺卫，导致卫阳受遏，肺气失宣。因此，小儿感冒的病机关键为肺卫失宣。病变部位主要在肺，亦常累及肝、脾等脏。

治疗原则：以疏风解表为基本原则。根据不同的证型分别治以辛温解表、辛凉解表、清暑解表、清热解毒。治疗兼证，在解表基础上，分别佐以化痰、消导、镇惊之法。

● 要点三　小儿上呼吸道感染的特殊类型

特殊类型上感：①疱疹性咽峡炎：由柯萨奇A组病毒所致。好发于夏秋季。表现为急性发热，体温大多在39℃以上，流涎、咽痛等。体检时可见咽部红肿，咽腭弓、悬雍垂、软腭等处可见2~4mm大小的疱疹，周围红晕，疱疹破溃后形成小溃疡。病程约1周左右。②咽-结合膜热：由腺病毒3、7型所致。好发于春夏季，多呈高热，咽痛，眼部刺痛。体检时可见咽部充血，一侧或两侧滤泡性眼结合膜炎，颈部、耳后淋巴结肿大。病程约1~2周。

● 要点四　常见兼夹证（夹痰、夹滞、夹惊）的中医病因病机

（一）夹痰

由于小儿肺脏娇嫩，感邪之后，失于宣肃，气机不利，津液不得敷布而内生痰液，痰壅气道，则咳嗽加剧，喉间痰鸣，此为感冒夹痰。

（二）夹滞

小儿脾常不足，感邪之后，脾运失司，有饮食不节，致乳食停积，阻滞中焦，则脘腹胀满、不思乳食，或伴呕吐、泄泻，此为感冒夹滞。

（三）夹惊

小儿神气怯弱，肝气未盛，感邪之后，热扰心肝，易致心神不安，睡卧不宁，惊惕抽风，此为感冒夹惊。

● 要点五　中医辨证论治

（一）主证

1. 风寒感冒

证候：发热，恶寒，无汗，头痛，鼻流清涕，喷嚏，咳嗽，咽部不红肿，舌淡红，苔薄白，脉浮紧或指纹浮红。

治法：辛温解表。

方药：荆防败毒散加减。

2. 风热感冒

证候：发热重，恶风，有汗或少汗，头痛，鼻塞，鼻流浊涕，喷嚏，咳嗽，痰稠色白或黄，咽红肿痛，口干渴，舌质红，苔薄黄，脉浮数或指纹浮紫。

治法：辛凉解表。

方药：银翘散加减。

3. 暑邪感冒

证候：发热，无汗或汗出热不解，头晕、头痛，鼻塞，身重困倦，胸闷，泛恶，口渴心烦，食欲不振，或有呕吐、泄泻，小便短黄，舌质红，苔黄腻，脉数或指纹紫滞。

治法：清暑解表。

方药：新加香薷饮加减。

4. 时邪感冒

证候：起病急骤，全身症状重。高热，恶寒，无汗或汗出热不解，头痛，心烦，目赤咽红，肌肉酸痛，腹痛，或有恶心、呕吐，舌质红，舌苔黄，脉数。

治法：清热解毒。

方药：银翘散合普济消毒饮加减。

（二）兼证

1. 夹痰

证候：感冒兼见咳嗽较剧，痰多，喉间痰鸣。

治法：偏于风寒者辛温解表，宣肺化痰；偏于风热者辛凉解表，清肺化痰。

方药：在疏风解表的基础上，风寒夹痰证加用三拗汤、二陈汤加减。风热夹痰证加用桑菊饮加减。

2. 夹滞

证候：感冒兼见脘腹胀满，不思饮食，呕吐酸腐，口气秽浊，大便酸臭，或腹痛泄泻，或大便秘结，小便短黄，舌苔厚腻，脉滑。

治法：解表兼以消食导滞。

方药：在疏风解表的基础上，加用保和丸加减。

3. 夹惊

证候：感冒兼见惊惕哭闹，睡卧不宁，甚至骤然抽风，舌质红，脉浮弦。

治法：解表兼以清热镇惊。

方药：在疏风解表的基础上，加用镇惊丸加减。另服小儿回春丹或小儿金丹片。

细目二 小儿肺炎

要点一 常见病原体及发病机制

（一）常见病原体

发达国家中小儿肺炎病原以病毒为主，发展中国家则以细菌为主。其中肺炎链球菌、金黄色葡萄球菌、流感嗜血杆菌是重症肺炎的主要病因。儿童肺炎支原体感染、婴儿衣原体感染有增多的趋势。

（二）发病机制

病原体常由呼吸道入侵，少数经血行入肺。当炎症蔓延到细支气管和肺泡时，支气管黏膜充血、水肿，管腔变窄，导致通气功能障碍；肺泡壁充血水肿，炎性分泌物增多，导致换气功能障碍。通气不足引起缺氧和 CO_2 潴留，导致 PaO_2 降低和 $PaCO_2$ 增高；换气功能障碍主要引起缺氧，导致 PaO_2 降低，为代偿缺氧状态。患儿呼吸频率加快，呼吸深度加强，呼吸辅助肌参与活动，出现鼻翼扇动和三凹征，同时心率也加快。缺氧、CO_2 潴留和毒血症，可导致机体其他系统器官的功能障碍和代谢紊乱。

要点二 中医病因病机

本病外因责之于感受风邪，或由其他疾病传变而来；内因责之于小儿形气未充，肺脏娇嫩，卫外不固。小儿外感风邪，外邪由口鼻或皮毛而入，侵犯肺卫，肺失宣降，清肃之令不行，致肺被邪束，闭郁不宣，化热烁津，炼液成痰，阻于气道，肃降无权，从而出现咳嗽、气喘、痰鸣、鼻扇、发热等肺气闭塞的证候，发为肺炎喘嗽。

要点三 临床分类方法

（一）病理分类

按解剖部位分为：小叶性肺炎（支气管肺炎）、大叶性肺炎、间质性肺炎、毛细支气管炎等。其中以支气管肺炎最为多见。

（二）病因分类

按病因可分为感染性肺炎如细菌性肺炎、病毒性肺炎、支原体肺炎、衣原体肺炎、真菌性肺炎、原虫性肺炎及非感染病因引起的肺炎如吸入性肺炎、坠积性肺炎、嗜酸细胞性肺炎等。

（三）病程分类

病程<1月者，称为急性肺炎；1～3个月称为迁延性肺炎；>3月者称为慢性肺炎。

（四）病情分类

1. 轻症呼吸系统症状为主，无全身中毒症状。

2. 重症除呼吸系统受累外，其他系统亦受累，且全身中毒症状明显。

要点四 支气管肺炎、支原体肺炎的临床特点

（一）支气管肺炎

起病急，发病前多数有上呼吸道感染表现，以发热、咳嗽、气促为主要症状。发热热型不定，多为不规则发热，也可表现为弛张热或稽留热，新生儿及体弱儿可表现为不发热；咳嗽较频，早期为刺激性干咳，以后咳嗽有痰，痰色白或黄，新生儿、早产儿则表现为口吐白沫；气促多发生于发热、咳嗽之后，月龄<2个月，呼吸≥60次/分；月龄2～12个月，呼吸≥50次/分；1～5岁，呼吸≥40次/分。气促加重，可出现呼吸困难，表现为鼻翼扇动，点头呼吸、三凹征等。肺部体征早期可不明显或仅有呼吸音粗糙，以后可闻及固定的中、细湿啰音；若病灶融合，出现肺实变体征，则表现语颤增强、叩诊浊音、听诊呼吸音减弱或管状呼吸音。新生儿肺炎肺部听诊仅可闻及呼吸音粗糙或减低，病程中亦可出现细湿啰音或哮鸣音。

（二）支原体肺炎

多见于年长儿，婴幼儿感染率也可高达25%~69%。发热、咳嗽、咯痰为主要症状。热型不定，大多在39℃左右，热程1~3周。刺激性剧烈咳嗽为突出表现，有时阵咳酷似百日咳样咳嗽，咯痰黏稠，甚至带有血丝。年长儿常伴有咽痛、胸闷及胸痛等症状。婴幼儿则起病急，病情重，常有呼吸困难及喘憋。肺部体征因年龄而异，年长儿大多缺乏显著的肺部体征，婴幼儿叩诊呈浊音，听诊呼吸音减弱，有时可闻及湿啰音。部分婴儿可闻及哮鸣音。

● 要点五 肺炎心衰的诊断标准及西医治疗原则

（一）诊断标准

①心率突然加快，婴儿超过180次/分，幼儿超过160次/分。②呼吸突然加快，超过60次/分。③突然发生极度烦躁不安，明显发绀，皮肤苍白发灰，指（趾）甲微血管再充盈时间延长。④心音低钝，有奔马律，颈静脉怒张。⑤肝脏迅速增大。⑥颜面、眼睑或下肢水肿，尿少或无尿。具有前5项者即可诊断为心力衰竭。

（二）西医治疗原则

应首选强心剂，增强心肌收缩力，减慢心率，增加心搏出量，并配合镇静、给氧、利尿及血管活性药物，减轻心脏负荷。

● 要点六 抗生素药物选择原则

抗生素使用原则：①根据病原菌选择敏感药物。②早期治疗。③选用渗入下呼吸道浓度高的药物。④足量、足疗程。⑤重症宜联合用药，经静脉给药。

● 要点七 中医辨证论治

（一）常证

1. 风寒闭肺

证候：恶寒发热，无汗，呛咳不爽，呼吸气急，痰白而稀，口不渴，咽不红，舌质不红，舌苔薄白或白腻，脉浮紧，指纹浮红。

治法：辛温宣肺，化痰止咳。

方药：华盖散加减。

2. 风热闭肺

证候：初起证候稍轻，发热恶风，咳嗽气急，痰多，痰稠黏或黄，口渴咽红，舌红，苔薄白或黄，脉浮数。重证则见高热烦躁，咳嗽微喘，气急鼻扇，喉中痰鸣，面色红赤，便干尿黄，舌红苔黄，脉滑数，指纹紫滞。

治法：辛凉宣肺，清热化痰。

方药：银翘散合麻杏石甘汤加减。

3. 痰热闭肺

证候：发热烦躁，咳嗽喘促，呼吸困难，气急鼻扇，喉间痰鸣，口唇紫绀，面赤口渴，胸闷胀满，泛吐痰涎，舌质红，舌苔黄腻，脉象弦滑。

治法：清热涤痰，开肺定喘。

方药：五虎汤合葶苈大枣泻肺汤加减。

4. 毒热闭肺

证候：高热持续，咳嗽剧烈，气急鼻扇，甚至喘憋，涕泪俱无，鼻孔干燥如烟煤，面赤唇红，烦躁口渴，溲赤便秘，舌红而干，舌苔黄腻，脉滑数。

治法：清热解毒，泻肺开闭。

方药：黄连解毒汤合麻杏石甘汤加减。

5. 阴虚肺热

证候：病程较长，低热盗汗，干咳无痰，面色潮红，舌红少津，舌苔花剥、苔少或无苔，脉细数。

治法：养阴清肺，润肺止咳。

方药：沙参麦冬汤加减。

6. 肺脾气虚

证候：低热起伏不定，面白少华，动则汗出，咳嗽无力，纳差便溏，神疲乏力，舌质偏淡，舌苔薄白，脉细无力。

治法：补肺健脾，益气化痰。

方药：人参五味子汤加减。

（二）变证

1. 心阳虚衰

证候：骤然面色苍白，口唇紫绀，呼吸困难

或呼吸浅促，额汗不温，四肢厥冷，虚烦不安或神萎淡漠，右胁下出现痞块并渐增大，舌质略紫，苔薄白，脉细弱而数，指纹青紫，可达命关。

治法：温补心阳，救逆固脱。

方药：参附龙牡救逆汤加减。

2. 邪陷厥阴

证候：壮热烦躁，神昏谵语，四肢抽搐，口噤项强，双目上视，舌质红绛，指纹青紫，可达命关，或透关射甲。

治法：平肝息风，清心开窍。

方药：羚角钩藤汤合牛黄清心丸加减。

细目三 反复呼吸道感染

● 要点一 诊断标准

1. 年龄0~2岁，上呼吸道感染每年7次，下呼吸道感染每年3次；年龄3~5岁，上呼吸道感染每年6次，下呼吸道感染每年2次；年龄6~12岁，上呼吸道感染每年5次，下呼吸道感染每年2次以上。

2. 上呼吸道感染第2次距第1次至少要间隔7天以上。

3. 若上呼吸道感染次数不足，可加上、下呼吸道感染次数；不足者需观察1年。

● 要点二 中医病因病机

小儿反复呼吸道感染多因正气不足，卫外不固，造成屡感外邪，邪毒久恋，稍愈又作，往复不已之势。其发病机理大致有以下几方面。

(一) 禀赋不足，体质虚弱

若父母体弱多病或在妊娠时罹患各种疾病，或早产、双胎、胎气羸弱，生后肌骨嫩怯，腠理疏松，不耐自然界中不正之气的侵袭，一感即病，父母及同胞中亦常有反复呼吸道感染的病史。

(二) 喂养不当，调护失宜

人工喂养或因母乳不足，过早断乳，或偏食、厌食，营养不良，脾胃运化力弱，饮食精微摄取不足，脏腑功能失健，脾肺气虚，易遭外邪侵袭。

(三) 少见风日，不耐风寒

户外活动过少，肌肤柔弱，卫外不固，对寒冷的适应能力弱。一旦形寒饮冷，感冒随即发生，或他人感冒，一染即病。病后又易于发生传变。

(四) 用药不当，损伤正气

感冒之后过服解表之剂，损伤卫阳，以致表卫气虚，营卫不和，营阴不能内守而汗多，卫阳不能外御而易感。或药物使用不当，损耗小儿正气，使抵抗力下降而反复感邪不已。

(五) 正虚邪伏，遇感乃发

外邪侵袭之后，由于正气虚弱，邪毒往往不能廓清，留伏于里，一旦受凉或疲劳后，新感易受，留邪内发。

总之，小儿脏腑娇嫩，肌肤薄弱，复感儿则肺、脾、肾三脏更为不足，卫外功能薄弱，对外邪的抵抗力差；小儿寒暖不能自调，一旦偏颇，六淫之邪不论从皮毛而入，或从口鼻而受，均可及肺。正与邪的消长变化，导致小儿反复呼吸道感染。

● 要点三 中医辨证论治

1. 营卫失和，邪毒留恋

证候：反复感冒，恶寒怕热，不耐寒凉，平时汗多，汗出不温肌肉松弛；或伴有低热，咽红不退，扁桃体肿大；或肺炎喘嗽后久不康复；舌淡红，苔薄白，或花剥，脉浮数无力，指纹紫滞。

治法：扶正固表，调和营卫。

方药：黄芪桂枝五物汤加减。

2. 肺脾两虚，气血不足

证候：屡受外邪，咳喘迁延不已，或愈后又作，面黄少华常自汗，厌食，或恣食肥甘生冷，肌肉松弛，或大便溏薄，咳嗽多汗，唇口色淡，舌质淡红，脉数无力，指纹淡。

治法：健脾益气，补肺固表。

方药：玉屏风散加味。

3. 肾虚骨弱，精血失充

证候：反复感冒，甚则咳喘，面白无华，肌

肉松弛，动则自汗，寐则盗汗，睡不安宁，五心烦热，立、行、齿、发、语迟，或鸡胸龟背，舌苔薄白，脉数无力。

治法：补肾壮骨，填阴温阳。
方药：补肾地黄丸加味。

（王素梅）

第四单元　循环系统疾病

细目　病毒性心肌炎

● 要点一　西医发病机理

病毒性心肌炎的发病机理尚不完全清楚。急性期，病毒通过心肌细胞的相关受体侵入心肌细胞，在细胞内复制，直接损害心肌细胞，导致变性、坏死和溶解。而严重的慢性持久的心肌病变与病毒持续存在及病毒感染后介导的免疫损伤密切相关。一方面，病毒特异性细胞毒T淋巴细胞引起被感染的心肌溶解、破坏；另一方面，自身反应性T淋巴细胞破坏未感染的心肌细胞，亦可引起心肌损伤。

● 要点二　中医病因病机

小儿素体正气亏虚是发病之内因，温热邪毒侵袭是发病之外因。病变部位主要在心，常涉及肺、脾、肾。小儿肺脏娇嫩，卫外不固，脾常不足，易遭风热、湿热时邪所侵。外感风热邪毒多从鼻咽而入，先犯于肺卫；外感湿热邪毒多从口鼻而入，蕴郁于肠胃。继而邪毒由表入里，留而不去，内舍于心，导致心脉瘀阻，心血运行不畅，或热毒之邪灼伤营阴，可致心之气阴亏虚。心气不足，血行无力，血流不畅，可致气滞血瘀。心阴耗伤，心脉失养，阴不制阳，可致心悸不宁。心阳受损，阳失振奋，气化失职，可致怔忡不安。病情迁延，伤及脾肺，脾虚水湿停聚，肺虚失于清肃，致痰浊内生，痰瘀互结，阻滞脉络。若原有素体阳气虚弱，病初即可出现心肾阳虚甚至心阳欲脱之危证。本病久延不愈者，常因医治不当如汗下太过，或疾病、药物损阴伤阳，气阴亏虚，心脉失养，出现心悸为主的虚证，或者兼有瘀阻脉络的虚实夹杂证。

总之，本病以外感风热、湿热邪毒为发病主因，瘀血、痰浊为病变过程中的病理产物，耗气伤阴、血脉阻滞为主要病理变化，病程中或邪实正虚，或以虚为主，或虚中夹实，病机演变多端，要随证辨识，特别要警惕心阳暴脱变证的发生。

● 要点三　诊断标准

（一）临床诊断依据

1. 心功能不全、心源性休克或心脑综合征。
2. 心脏扩大（X线、超声心动图检查具有表现之一）。
3. 心电图改变：以R波为主的2个或2个以上的主要导联（Ⅰ、Ⅱ、aVF、V_5）的ST-T改变持续4天以上伴动态变化，窦房传导阻滞、房室传导阻滞，完全性右或左束支阻滞，成联律、多形、多源、成对或并行性早搏，非房室结及房室折返引起的异位性心动过速，低电压（新生儿除外）及异常Q波。
4. CK-MB升高或心肌肌钙蛋白（cTnI或cTnT）阳性。

（二）病原学诊断依据

1. **确诊指标**　自患儿心内膜、心肌、心包（活检、病理）或心包穿刺液检查，发现以下之一者可确诊：①分离到病毒。②用病毒核酸探针查到病毒核酸。③特异性病毒抗体阳性。

2. **参考依据**　①自患儿粪便、咽拭子或血液中分离到病毒，且恢复期血清同型抗体滴度较第一份血清升高或降低4倍以上。②病程早期患儿血中特异性IgM抗体阳性。③用病毒核酸探针自患儿血中查到病毒核酸。

（三）确诊依据

1. 具备临床诊断依据2项，可临床诊断为心肌炎。发病同时或发病前1～3周有病毒感染的证据者支持诊断。

2. 同时具备病原学确诊依据之一，可确诊为病毒性心肌炎；具备病原学参考依据之一，可临床诊断为病毒性心肌炎。

3. 凡不具备确诊依据者，应给予必要的治疗或随诊，根据病情变化，确诊或除外心肌炎。

4. 应除外风湿性心肌炎、中毒性心肌炎、先天性心脏病、结缔组织病以及代谢性疾病的心肌损害、甲状腺功能亢进、原发性心肌病、原发性心内膜弹力纤维增生症、先天性房室传导阻滞、心脏自主神经功能异常、β受体功能亢进及药物引起的心电图改变。

要点四 中医辨证论治

1. 风热犯心

证候：发热，低热绵延，或不发热，鼻塞流涕，咽红肿痛，咳嗽有痰，肌痛肢楚，头晕乏力，心悸气短，胸闷胸痛，舌质红，舌苔薄，脉数或结代。

治法：清热解毒，宁心复脉。

方药：银翘散加减。

2. 湿热侵心

证候：寒热起伏，全身肌肉酸痛，恶心呕吐，腹痛泄泻，心悸胸闷，肢体乏力，舌质红，苔黄腻，脉濡数或结代。

治法：清热化湿，宁心复脉。

方药：葛根黄芩黄连汤加减。

3. 气阴亏虚

证候：心悸不宁，活动后尤甚，少气懒言，神疲倦怠，头晕目眩，烦热口渴，夜寐不安，舌光红少苔，脉细数或促或结代。

治法：益气养阴，宁心复脉。

方药：炙甘草汤合生脉散加减。

4. 心阳虚弱

证候：心悸怔忡，神疲乏力，畏寒肢冷，面色苍白，头晕多汗，甚则肢体浮肿，呼吸急促，舌质淡胖或淡紫，脉缓无力或结代。

治法：温振心阳，宁心复脉。

方药：桂枝甘草龙骨牡蛎汤加减。

5. 痰瘀阻络

证候：心悸不宁，胸闷憋气，心前区痛如针刺，脘闷呕恶，面色晦暗，唇甲青紫，舌体胖，舌质紫暗，或舌边尖见有瘀点，舌苔腻，脉滑或结代。

治法：豁痰化瘀，活血通络。

方药：瓜蒌薤白半夏汤合失笑散加减。

（王素梅）

第五单元 消化系统疾病

细目一 鹅口疮

要点一 病原菌及临床特征

（一）病原菌

本病为白色念珠菌感染所致，多见于营养不良、慢性腹泻、长期使用广谱抗生素或激素的患儿。新生儿可因奶头、乳具污染而传染，也可在出生时经产道感染。

（二）临床特征

主要为口腔黏膜上出现白色或灰白色乳凝块样白膜。初起时，呈点状和小片状，微凸起，可逐渐融合成大片，白膜界线清楚，不易拭去。如强行剥落后，可见充血、糜烂创面，局部黏膜潮红粗糙，可有溢血，但不久又为新生白膜覆盖。偶可波及喉部、气管、肺或食管、肠管，甚至引起全身性真菌病，出现呕吐、吞咽困难、声音嘶哑或呼吸困难等。

要点二　中医病因病机

鹅口疮的发病，可由胎热内蕴、口腔不洁、感受秽毒之邪所致。其主要病变在心脾肾，因舌为心之苗，口为脾之窍，脾脉络于舌，少阴之脉通于舌，若感受秽毒之邪，循经上炎，则发为口舌白屑之症。

要点三　中医辨证论治

1. 心脾积热

证候：口腔满布白屑，周围红较甚，面赤，唇红，或伴发热、烦躁、多啼，口干或渴，大便干结，小便黄赤，舌红，苔黄厚，脉滑或指纹紫滞。

治法：清心泻脾。

方药：清热泻脾散加减。

2. 虚火上浮

证候：口腔内白屑散在，周围红晕不著，形体瘦弱，颧红，手足心热，口干不渴，虚烦不宁，舌红，苔少，脉细或指纹紫。

治法：滋阴降火。

方药：知柏地黄丸加减。

细目二　小儿腹泻

要点一　中医病因病机

（一）感受外邪

小儿脏腑柔嫩，肌肤薄弱，冷暖不知自调，易为外邪侵袭而发病。外感风、寒、暑、热诸邪常与湿邪相合而致泻，盖因脾喜燥而恶湿，湿困脾阳，运化失职，湿盛则濡泄，故前人有"无湿不成泻""湿多成五泻"之说。由于时令气候不同，长夏多湿，故外感泄泻以夏秋季节多见，其中又以湿热泻最常见，风寒致泻则四季均有。

（二）伤于饮食

小儿脾常不足，饮食不知自节，若调护失宜，哺乳不当，饮食失节或不洁，过食生冷瓜果或难以消化之食物，皆能损伤脾胃，发生泄泻。如《素问·痹论》所说："饮食自倍，肠胃乃伤。"小儿易为食伤，发生伤食泻，在其他各种泄泻证候中亦常兼见伤食证候。

（三）脾胃虚弱

小儿素体脾虚，或久病迁延不愈，脾胃虚弱，胃弱则腐熟无能，脾虚则运化失职，不能分清别浊，清浊相干并走大肠，而成脾虚泄泻。亦有暴泻实证，失治误治，迁延不愈，风寒、湿热外邪已解而脾胃损伤，转成脾虚泄泻者。

（四）脾肾阳虚

脾虚致泻者，一般先耗脾气，继伤脾阳，日久则脾损及肾，造成脾肾阳虚。阳气不足，温煦失职，阴寒内盛，水谷不化，并走肠间，而致澄澈清冷，洞泄而下的脾肾阳虚泻。

要点二　临床表现

（一）腹泻的共同临床表现

1. 胃肠道症状　大便次数增多，大便每日数次至数十次，多为黄色水样或蛋花样大便，含有少量黏液，少数患儿也可有少量血便。食欲低下，常有呕吐，严重者可吐咖啡色液体。

2. 重型腹泻除较重的胃肠道症状外，常有较明显的脱水、电解质紊乱和全身中毒症状。

（二）脱水

患儿表现皮肤黏膜干燥，弹性下降，眼窝、囟门凹陷，尿少、泪少，甚则出现四肢发凉等末梢循环改变。由于腹泻患儿丧失的水和电解质的比例不尽相同，可造成等渗、低渗、高渗性脱水，以前两者多见。

（三）代谢性酸中毒

患儿可出现精神不振，口唇樱红，呼吸深大等症状，但小婴儿症状很不典型。

（四）低钾血症

患儿表现为精神不振、无力、腹胀、心律不齐等。

（五）低钙和低镁血症

腹泻患儿进食少，吸收不良，从大便丢失

钙、镁，可使体内钙、镁减少，活动性佝偻病和营养不良患儿更多见，脱水、酸中毒纠正后易出现低钙症状（手足搐搦和惊厥）；极少数久泻和营养不良患儿输液后出现震颤、抽搐，用钙治疗无效时应考虑低镁血症的可能。

● **要点三 诊断与鉴别诊断**

根据发病季节、病史（包括喂养史和流行病学资料）、临床表现和大便性状易于做出临床诊断。必须判定有无脱水（程度和性质）、电解质紊乱和酸碱失衡；注意寻找病因，肠道内感染的病原学诊断比较困难，从临床诊断和治疗需要考虑，可先根据大便常规有无白细胞将腹泻分为两组：

（一）大便无或偶见少量白细胞者

为侵袭性细菌以外的病因（如病毒、非侵袭性细菌、寄生虫等肠道内、外感染或喂养不当）引起的腹泻，多为水泻，有时伴脱水症状，应与下列疾病鉴别：

1. 生理性腹泻 多见于 6 个月以内婴儿，外观虚胖，常有湿疹，生后不久即出现腹泻，除大便次数增多外，无其他症状，食欲好，不影响生长发育。近年来发现此类腹泻可为乳糖不耐受的一种特殊类型，添加辅食后，大便即转为正常。

2. 导致小肠消化吸收功能障碍的各种疾病 如乳糖酶缺乏、葡萄糖-半乳糖吸收不良、失氯性腹泻、原发性胆酸吸收不良、过敏性腹泻等，可根据各病特点进行鉴别。

（二）大便有较多白细胞者

常由各种侵袭性细菌感染所致，仅凭临床表现难以区分，必要时应进行大便细菌培养、细菌血清型和毒性检测，尚需与下列疾病鉴别：

1. 细菌性痢疾 常有流行病学接触史，便次多，量少，脓血便伴里急后重，大便镜检有较多脓细胞、红细胞和吞噬细胞，大便细菌培养有痢疾杆菌生长可确诊。

2. 坏死性肠炎 中毒症状较严重，腹痛、腹胀，频繁呕吐，高热，大便糊状呈暗红色，渐出现典型的赤豆汤样血便，常伴休克，腹部 X 线摄片呈小肠局限性充气扩张，肠间隙增宽，肠壁积气等。

● **要点四 水、电解质、酸碱平衡紊乱及脱水的分度**

酸碱平衡是指正常体液保持一定的 H^+ 浓度，以维持机体正常的生命功能。机体在代谢过程中不断产生酸性和碱性物质（主要是前者）。机体必须通过缓冲系统及肺、肾的调节功能来保持机体正常的 pH 值，以保证机体的正常代谢和生理功能。健康人的血浆微碱性，pH 为 7.4（7.35～7.45）。pH < 7.35 称为酸中毒，pH > 7.45 称为碱中毒。血浆 pH 值主要取决于血液中最主要的一对缓冲物质，即碳酸氢盐缓冲对 HCO_3^- 和 H_2CO_3，两者含量的比值正常为 20∶1。当肺呼吸功能障碍导致 CO_2 排出过少或过多，使血浆中 H_2CO_3 的量增加或减少所引起的酸碱平衡紊乱，称为呼吸性酸中毒或碱中毒。若因代谢紊乱使血浆中 HCO_3^- 的量减少或增加而引起的酸碱平衡紊乱，则称为代谢性酸中毒或碱中毒。出现酸碱平衡紊乱时，如果机体通过缓冲系统及肺、肾调节，使血液 pH 值仍保持在正常范围内时则称为代偿性酸中毒或碱中毒。

脱水程度反映患病后累积的体液丢失量，一般根据精神、神志、皮肤弹性、循环情况、前囟、眼窝、尿量及就诊时体重等综合分析判断。常将其分轻、中、重三度。

1. 轻度脱水 失水量占体重的 5% 以下（30～50mL/kg）。患儿精神正常或稍差；皮肤稍干燥，弹性尚可；眼窝、前囟轻度凹陷；哭时有泪；口唇黏膜稍干；尿量稍减少。

2. 中度脱水 失水量占体重的 5%～10%（50～100mL/kg）。患儿精神萎靡或烦躁不安，皮肤干燥、弹力差；眼窝、前囟明显凹陷；哭时泪少；口唇黏膜干燥；四肢稍凉，尿量明显减少，脉搏增快，血压稍降或正常。

3. 重度脱水 失水量占体重的 10% 以上（100～120mL/kg）。患儿呈重病容，精神极度萎靡，表情淡漠，昏睡甚至昏迷；皮肤灰白或有花纹，干燥，失去弹性；眼窝、前囟深度凹陷，闭目露睛；哭时无泪；舌无津，口唇黏膜极干燥；

因血容量明显减少可出现休克症状，如心音低钝，脉细而快，血压下降，四肢厥冷，尿极少或无尿等。

● **要点五　西医治疗原则**

（一）饮食疗法

腹泻时应注意进行饮食调整，减轻胃肠道负担，但是由于肠黏膜的修复及蛋白丢失导致机体对蛋白质需求增加，故控制饮食应适当，以保证机体生理的需要量，补充疾病消耗，利于疾病的恢复。母乳喂养的患儿可继续母乳喂养；混合喂养或人工喂养的患儿，用稀释牛奶或奶制品喂养，逐渐恢复正常饮食；儿童则采用半流质易消化饮食，然后恢复正常饮食。有严重呕吐者可暂时禁食4～6小时，但不禁水，待病情好转，再由少到多，由稀到稠逐渐恢复正常饮食；病毒性肠炎多有继发性双糖酶缺乏，可采用去乳糖饮食，如用去乳糖配方奶粉或去乳糖豆奶粉。有些患儿在应用无双糖饮食后腹泻仍不改善，需要考虑蛋白过敏引起的过敏性腹泻，改用其他种类饮食。腹泻停止后，继续给予营养丰富的饮食，并每日加餐一次，共两周。

（二）液体疗法

主要是纠正水、电解质紊乱及酸碱失衡。常用的液体疗法有口服补液和静脉补液法。

（三）药物治疗

1. 控制感染　病毒性及非侵袭性细菌所致，一般不用抗生素，应合理使用液体疗法，选用微生态制剂和肠黏膜保护剂。但对重症患儿、新生儿、小婴儿和免疫功能低下的患儿应选用抗生素。根据大便培养和药敏试验结果进行调整。黏液、脓血便患者多为侵袭性细菌感染，针对病原选用第三代头孢菌素类、氨基糖苷类抗生素。婴幼儿选用氨基糖苷类和其他有明显副作用的药物时应慎重。

2. 微生态疗法　长期腹泻者大多与肠道功能及肠道菌群失调有关，故切忌滥用抗生素，可用微生态疗法。微生态制剂有助于恢复肠道正常菌群的生态平衡，抑制病原菌的定植和侵袭，有利于控制腹泻。常用的有双歧杆菌、嗜乳酸杆菌、粪链球杆菌、需氧芽孢杆菌等菌制剂。如肠道菌群严重紊乱，应选用两种以上的菌制剂进行治疗。

3. 肠黏膜保护剂　与肠道黏液蛋白相互作用可增强其屏障功能，同时能吸附病原体和毒素，阻止病原微生物的攻击，维持肠细胞的吸收和分泌功能，如蒙脱石粉。

（四）迁延性和慢性腹泻病的治疗

主要是积极寻找病程迁延的原因，针对病因治疗；同时作好液体疗法、营养治疗和药物疗法。

1. 液体疗法　预防和治疗脱水，纠正电解质紊乱，调节酸碱平衡。

2. 营养治疗　此类患儿多有营养障碍，因此继续饮食是十分必要的。应继续母乳喂养；人工喂养者应调整饮食，6个月以下小儿，用牛奶加等量米汤或水稀释，或用酸奶，也可用奶-谷类混合物，每日喂6次，以保证足够的热量；6个月以上的可用已习惯的日常饮食，应由少到多，由稀到稠；少数严重病例不能耐受口服营养物质，可采用静脉营养。

3. 药物疗法　抗生素应慎用，仅用于分离出有特异病原的患儿，并要依据药物敏感试验结果选用。注意补充微量元素与维生素，同时给予微生态疗法和肠黏膜保护剂。

● **要点六　重度脱水伴有休克的补液方法**

如重度脱水，尤其对于有明显血容量和组织灌注不足的患儿，应首选快速应用2∶1含钠液，按20mL/kg（总量不超过300mL）于30分钟至1小时内静脉输入，以迅速改善循环血量和肾功能；其余累计损失量于8～12小时内输完。

● **要点七　中医辨证论治**

（一）常证

1. 湿热泻

证候：大便水样，或如蛋花汤样，泻下急迫，量多次频，气味秽臭，或见少许黏液，腹痛时作，食欲不振，或伴呕恶，神疲乏力，或发热烦躁，口渴，小便短黄，舌质红，苔黄腻，脉滑数，指纹紫。

治法：清肠解热，化湿止泻。

方药：葛根黄芩黄连汤加减。

2. 风寒泻

证候：大便清稀，夹有泡沫，臭气不甚，肠鸣腹痛，或伴恶寒发热，鼻流清涕，咳嗽，舌质淡，苔薄白，脉浮紧，指纹淡红。

治法：疏风散寒，化湿和中。

方药：藿香正气散加减。

3. 伤食泻

证候：大便稀溏，夹有乳凝块或食物残渣，气味酸臭，或如败卵，脘腹胀满，便前腹痛，泻后痛减，腹痛拒按，嗳气酸馊，或有呕吐，不思乳食，夜卧不安，舌苔厚腻，或微黄，脉滑实，指纹滞。

治法：运脾和胃，消食化滞。

方药：保和丸加减。

4. 脾虚泻

证候：大便稀溏，色淡不臭，多于食后作泻，时轻时重，面色萎黄，形体消瘦，神疲倦怠，舌淡苔白，脉缓弱，指纹淡。

治法：健脾益气，助运止泻。

方药：参苓白术散加减。

5. 脾肾阳虚泻

证候：久泻不止，大便清稀，澄澈清冷，完谷不化，或见脱肛，形寒肢冷，面色㿠白，精神萎靡，睡时露睛，舌淡苔白，脉细弱，指纹色淡。

治法：温补脾肾，固涩止泻。

方药：附子理中汤合四神丸加减。

（二）变证

1. 气阴两伤

证候：泻下过度，质稀如水，精神萎软或心烦不安，目眶及囟门凹陷，皮肤干燥或枯瘪，啼哭无泪，口渴引饮，小便短少，甚至无尿，唇红而干，舌红少津，苔少或无苔，脉细数。

治法：健脾益气，酸甘敛阴。

方药：人参乌梅汤加减。

2. 阴竭阳脱

证候：泻下不止，次频量多，精神萎靡，表情淡漠，面色青灰或苍白，哭声微弱，啼哭无泪，尿少或无，四肢厥冷，舌淡无津，脉沉细欲绝。

治法：挽阴回阳，救逆固脱。

方药：生脉散合参附龙牡救逆汤加减。

（王素梅）

第六单元　泌尿系统疾病

细目一　急性肾小球肾炎

● 要点一　西医发病机理

（一）病因

最常见的是 A 组乙型溶血性链球菌的某些致肾炎菌株，细菌型随感染部位而不同：咽部感染多为 12 型；皮肤感染多为 49 型。葡萄球菌、肺炎链球菌和革兰阴性杆菌等其他细菌也可致病。另外，某些病毒感染也可并发急性肾炎。

（二）发病机制

细菌感染多数通过抗原－抗体免疫反应引起肾小球毛细血管炎症病变；而病毒和其他病原体则直接侵袭肾组织而致肾炎，在尿中常能分离到致病原。

（三）病理

APSGN 典型的病理表现是弥漫性、渗出性和增生性肾小球炎症。肾小球体积增大，内皮细胞与系膜细胞增生，系膜基质增多，可见中性粒细胞浸润，毛细血管管腔变窄。严重时肾小囊壁层细胞增生形成新月体，使囊腔变窄。免疫荧光检查在毛细血管袢和系膜区见到颗粒状IgG、补体C3、IgM、IgA等沉积物。电镜下，在基底膜上皮侧可见"驼峰"样电子致密物沉积，为本病的特征性改变。

要点二 中医病因病机

感受风寒，或风热客于肺卫，阻于肌表，导致肺气失宣，肃降无权，水液不能下达，以致风遏水阻，风水相搏，流溢肌肤而发为水肿，称之为"风水"。

疮毒疖肿侵袭皮肤，邪毒湿热郁遏肌表，内犯肺脾，致使肺失通调，脾失健运，水无所主，流溢肌肤，发为水肿。又湿热下注，灼伤膀胱血络而产生尿血。

在疾病发展过程中，若水湿泛滥、热毒炽盛，正气受损，正不胜邪，可出现一系列危重变证：

1. 邪陷心肝 湿热邪毒，郁阻脾胃，内陷厥阴，致使肝阳上亢，肝风内动，心窍闭阻，而出现头痛、眩晕，甚则神昏、抽搐。

2. 水凌心肺 水邪泛滥，上凌心肺，损及心阳，闭阻肺气，心失所养，肺失肃降，而出现喘促、心悸，甚则紫绀。

3. 水毒内闭 湿浊内盛，脾肾衰竭，三焦壅塞，气机升降失司，水湿失运，不得通泄，致使水毒内闭，而发生少尿、无尿。此证亦称"癃闭""关格"。

要点三 临床表现

（一）前驱感染

发病前1～3周有上呼吸道或皮肤等前驱感染。

（二）典型表现

起病时可有低热、疲倦乏力、食欲不振等，肾炎症状主要表现为水肿、血尿和高血压。

1. 浮肿、少尿 浮肿为早期最常见的症状，自颜面眼睑开始，1～2日渐及全身，呈非凹陷性。少数亦可有胸水、腹水。可伴尿量减少，多在一周后随尿量增多而水肿消退。

2. 血尿 几乎所有病例都有镜下血尿，约30%～50%的病例有肉眼血尿。中性或碱性尿呈鲜红色或洗肉水样，酸性尿呈浓茶样。肉眼血尿通常在1～2周转为镜下血尿。镜下血尿一般持续1～3个月，少数病例可延续半年或更久。

3. 高血压 病程早期约30%～70%的患儿有高血压。在1～2周后随尿量增多血压可逐渐下降，少数可迁延1～2个月。

（三）严重表现

1. 严重的循环充血 由于水钠潴留，血容量增加而出现循环充血。表现为呼吸急促、肺部闻及湿啰音，严重者可出现呼吸困难、胸闷及频咳，两肺满布湿啰音，甚至出现心界扩大、肝大及压痛，水肿加剧。

2. 高血压脑病 由于血压骤升，脑血管痉挛，导致脑组织缺血、缺氧、血管渗透性增高而发生脑水肿。常见于病程早期，血压在150～160/100～110mmHg以上，并有剧烈头痛、恶心呕吐、视力障碍、惊厥、昏迷等临床表现。

3. 急性肾功能衰竭 病初由于尿量减少可表现暂时血尿素氮增高，不同程度的高钾血症及代谢性酸中毒，一般持续3～5日或1周以上，随尿量增加而好转。少数严重病例可持续数周不恢复，预后较差。

要点四 诊断与鉴别诊断

（一）诊断要点

根据急性起病，1～3周前有链球菌感染史（上呼吸道或皮肤感染），典型表现为浮肿、高血压和血尿，不同程度蛋白尿，急性期血清ASO滴度升高，总补体及C3暂时性下降，可临床诊断为急性肾炎。

（二）鉴别诊断

1. 急性肾盂肾炎 在小儿也可表现有血尿，但多伴有发热、尿路刺激症状，尿检以白细胞为主，尿细菌培养阳性可以区别。

2. 慢性肾炎急性发作 常在呼吸道感染后

2～4天出现急性发作，其临床表现及尿常规变化与急性肾小球肾炎相似，但慢性者既往有肾炎的病史，可有贫血、低蛋白血症、高脂血症，血清补体浓度多正常偶有持续性降低，尿量不定而比重偏低。对有些病例能明确是急性或慢性肾小球肾炎，除了肾穿刺进行病理鉴别诊断之外，临床上可根据病程和症状、体征及化验结果的动态变化来加以判断。

3. 急进性肾炎 起病与急性肾小球肾炎相同，常在3个月内病情持续进展恶化，血尿、高血压、急性肾功能衰竭伴少尿或无尿持续不缓解，病死率高。

4. 病毒性肾炎 其特点为病毒感染的极期突然发生肉眼血尿，1～2天内肉眼血尿消失，镜下血尿持续较长，高血压、浮肿及全身症状较轻。

● 要点五 西医治疗原则

（一）防治感染

有链球菌感染灶者应用青霉素10～14天，以彻底清除体内病灶中残余细菌，减轻抗原抗体反应。

（二）利尿

水肿、尿少、高血压时可口服氢氯噻嗪，每日1～2mg/kg，分2次口服；明显循环充血患者可用呋塞米，每次1mg/kg静脉注射，每日1～2次。

（三）降压

凡经休息、限水、限盐、利尿而血压仍高者，或血压迅速升高至140/90mmHg，且有明显自觉症状时，应给予降压。可用利血平，首剂按每次0.07mg/kg肌肉或静脉注射（总量不超过2mg）。必要时12小时可重复1次；亦可选用钙通道阻滞剂，如硝苯地平（心痛定）口服或舌下含服，剂量开始自每日0.25～0.5mg/kg；血管紧张素转换酶抑制剂（卡托普利）作用也快，剂量自每日0.3～0.5mg/kg起，最大剂量每日5～6mg/kg，分3次口服，15分钟即见效。

● 要点六 严重病例的西医处理原则

（一）严重循环充血

严格卧床休息，限制水钠摄入量，使用强利尿剂（如呋塞米或利尿酸静脉注射）。必要时加用酚妥拉明或硝普钠以减轻心脏前后负荷，经上述治疗仍未能控制者可行腹膜透析、血液滤过或血液透析，以及时迅速缓解循环的过度负荷。

（二）高血压脑病

选用降压效力强而迅速的药物。首选硝普钠，对伴肺水肿者尤宜，起效快，但维持时间短，停用后5分钟作用消失，须维持静滴，滴速，每分钟不宜超过8μg/kg。滴注时小儿可给5～20mg溶于100mL葡萄糖液中以每分钟1μg/kg速度开始静滴，根据血压调整，输液瓶及输液管均应黑纸包裹避光。对持续抽搐者可应用地西泮每次0.1～0.3mg/kg，总量不超过10mg，静脉注射，利尿剂有协助降压的效果，宜采用速效利尿剂和脱水剂。

（三）急性肾功能不全

是急性肾炎的主要死亡原因。治疗原则是保持水、电解质及酸碱平衡，严格控制24小时入液量，供给足够热量，防止并发症，促进肾功能的恢复。

● 要点七 中医辨证论治

（一）急性期

1. 常证

（1）风水相搏

证候：水肿自眼睑开始迅速波及全身，以头面部肿势为著，皮色光亮，按之凹陷随手而起，尿少色赤，微恶风寒或伴发热，咽红咽痛，骨节酸痛，鼻塞咳嗽，舌质淡，苔薄白或薄黄，脉浮。

治法：疏风宣肺，利水消肿。

方药：麻黄连翘赤小豆汤合五苓散加减。

（2）湿热内侵

证候：浮肿或轻或重，小便黄赤而少，甚者尿血，烦热口渴，头身困重，常有近期疮毒史，舌质红，苔黄腻，脉滑数。

治法：清热利湿，凉血止血。

方药：五味消毒饮合小蓟饮子加减。

2. 变证

（1）水凌心肺

证候：全身明显浮肿，频咳气急，胸闷心

悸，不能平卧，烦躁不宁，面色苍白，甚则唇指青紫，舌质暗红，舌苔白腻，脉沉细无力。

治法：泻肺逐水，温阳扶正。

方药：己椒苈黄丸合参附汤加减。

（2）水毒内闭

证候：全身浮肿，尿少或尿闭，色如浓茶，头晕头痛，恶心呕吐，嗜睡，甚则昏迷，舌质淡胖，苔垢腻，脉象滑数或沉细数。

治法：通腑泄浊，解毒利尿。

方药：温胆汤合附子泻心汤加减。

（二）恢复期

1. 阴虚邪恋

证候：乏力头晕，手足心热，腰酸盗汗，或有反复咽红，舌红苔少，脉细数。

治法：滋阴补肾，兼清余热。

方药：知柏地黄丸合二至丸加减。

2. 气虚邪恋

证候：身倦乏力，面色萎黄，纳少便溏，自汗出，易于感冒，舌淡红，苔白，脉缓弱。

治法：健脾益气，兼化湿浊。

方药：参苓白术散加减。

细目二　肾病综合征

◉ **要点一　主要临床表现**

肾病综合征是一组由多种原因引起的肾小球滤过膜通透性增高，导致大量血浆蛋白自尿中丢失的临床综合征，具有以下四大特点：大量蛋白尿，低蛋白血症，高胆固醇血症（高脂血症）和不同程度的水肿。

◉ **要点二　诊断与鉴别诊断**

（一）诊断要点

大量蛋白尿（尿蛋白＋＋＋～＋＋＋＋，1周内3次测定24小时尿蛋白定量≥50mg/kg）；血浆白蛋白低于30g/L；血浆胆固醇高于5.7mmol/L；不同程度的水肿。以上四项中以大量蛋白尿和低白蛋白血症为必要条件。

（二）鉴别诊断

临床可分为两型，符合上述标准诊断为单纯性肾病；在符合单纯性肾病基础上凡具有以下四项之一或多项者属于肾炎性肾病：①2周内分别3次以上离心尿检查红细胞≥10个/HP，并证实为肾小球源性血尿者。②反复或持续高血压（学龄儿童≥130/90mmHg，学龄前儿童≥120/80mmHg）并除外使用糖皮质激素等原因所致。③肾功能不全，并排除由于血容量不足等所致。④持续低补体血症。

◉ **要点三　中医辨证论治**

（一）本证

1. 肺脾气虚

证候：全身浮肿，面目为著，尿量减少，面白身重，气短乏力，纳呆便溏，自汗出，易感冒，或有上气喘息，咳嗽，舌淡胖，脉虚弱。

治法：益气健脾，宣肺利水。

方药：防己黄芪汤合五苓散加减。

2. 脾肾阳虚

证候：全身明显浮肿，按之深陷难起，腰腹下肢尤甚，面白无华，畏寒肢冷，神疲蜷卧，小便短少不利，可伴有胸水、腹水，纳少便溏，恶心呕吐，舌质淡胖或有齿痕，苔白滑，脉沉细无力。

治法：温肾健脾，化气行水。

方药：偏肾阳虚，真武汤合黄芪桂枝五物汤加减。偏脾阳虚，实脾饮加减。

3. 肝肾阴虚

证候：浮肿或重或轻，头痛头晕，心烦躁扰，口干咽燥，手足心热或有面色潮红，目睛干涩或视物不清，痤疮，失眠多汗，舌红苔少，脉弦细数。

治法：滋阴补肾，平肝潜阳。

方药：知柏地黄丸加减。

4. 气阴两虚

证候：面色无华，神疲乏力，汗出，易感冒或有浮肿，头晕耳鸣，口干咽燥或长期咽痛，咽部暗红，手足心热，舌质稍红，舌苔少，脉细弱。

治法：益气养阴，化湿清热。
方药：六味地黄丸加黄芪。

（二）标证

1. 外感风邪

证候：发热，恶风，无汗或有汗，头身疼痛，流涕，咳嗽，或喘咳气急，或咽痛乳蛾肿痛，舌苔薄，脉浮。

治法：外感风寒，辛温宣肺祛风；外感风热，辛凉宣肺祛风。

方药：外感风寒，麻黄汤加减。外感风热，银翘散加减。

2. 水湿

证候：全身浮肿，肿甚者皮肤光亮，可伴见腹胀水臌，水聚肠间，辘辘有声，或见胸闷气短，心下痞满，甚有喘咳，小便短少，脉沉。

治法：一般人主证治法。伴水臌，悬饮者可短期采用补气健脾、逐水消肿法。

方药：防己黄芪汤合己椒苈黄丸加减。

3. 湿热

证候：皮肤脓疱疮、疖肿、疮疡、丹毒等，或口黏口苦、口干不欲饮、脘闷纳差等，或小便频数不爽、量少、有灼热或刺痛感、色黄赤浑浊、小腹坠胀不适，或有腰痛、恶寒发热、口苦便秘，舌质红，苔黄腻，脉滑数。

治法：上焦湿热，清热解毒；中焦湿热，清热解毒，化浊利湿；下焦湿热，清热利湿。

方药：上焦湿热，五味消毒饮加减。中焦湿热，甘露消毒丹加减。下焦湿热，八正散加减。

4. 血瘀

证候：面色紫暗或晦暗，眼睑下青暗，皮肤不泽或肌肤甲错，有紫纹或血缕，常伴有腰痛或胁下癥瘕积聚，唇舌紫暗，舌有瘀点或瘀斑，苔少，脉弦涩等。

治法：活血化瘀。

方药：桃红四物汤加减。

5. 湿浊

证候：纳呆，恶心呕吐，身重困倦或精神萎靡，水肿加重，舌苔厚腻，血尿素氮、肌酐增高。

治法：利湿降浊。

方药：温胆汤加减。

（王素梅）

第七单元　神经肌肉系统疾病

细目　病毒性脑炎

● 要点一　西医发病机理

（一）病因

目前国内外报道有100多种病毒可引起脑炎病变，但引起急性脑炎较常见的病毒是肠道病毒、单纯疱疹病毒、虫媒病毒、腺病毒、巨细胞病毒及某些传染病病毒等。

（二）发病机理

1. 感染途径　病毒进入机体的主要途径有皮肤、结膜、呼吸道、肠道和泌尿生殖系统。病毒感染机体后是否进入中枢神经系统取决于病毒的性质、病毒寄生部位以及机体对病毒的免疫反应。

2. 发病机理

（1）病毒对神经组织的直接侵袭　病毒大量增殖，引起神经细胞变性、坏死和胶质细胞增生与炎症细胞浸润。

（2）机体对病毒抗原的免疫反应　剧烈的组织反应可导致脱髓鞘病变及血管和血管周围的损伤，而血管病变又影响脑循环加重脑组织损伤。

● 要点二　中医病因病机

本病为感受温热邪毒（疫毒）所致。包括风

热、暑热、燥热毒邪等，暑热之邪常夹湿邪为患。温热毒邪侵袭人体，往往起病急骤，变化迅速，热极化火生风。本病感邪轻重不一，但总不离热、痰、风的相互转化。"热盛生风，风盛生痰，痰盛生惊"，热为生风生痰的始动因素。热郁肌表，或邪热内扰，则发热；热邪烁津炼液为痰，痰蒙清窍，则神识昏蒙；火热生风，或邪陷心肝，引动肝风，则抽搐。

感邪之后，痰热互结，热炽生惊动风，痰浊蒙闭清窍，因而患儿除发热、头痛、项强外，随之心神失主，肝风妄动，轻则嗜睡、烦躁，重者昏聩不语，频频抽掣。若热势不炽，痰浊蒙闭心窍，阻滞脑络，以致神识迷乱，则可没有热盛之象，反见精神异常，如抑郁呆滞，喃喃自语，或狂躁不宁，毁物哭喊等，也有如癫痫样发作者。痰浊阻滞经络，则血行不畅，肢体失用，可见肢体麻木无力，行走不稳，甚至瘫痪。

本病病性为痰热，病变脏腑在心、肝、脑窍。证候表现为温病气营两燔或痰浊蒙蔽清窍，但多无疫邪受病的特点，也不一定按卫气营血规律传变。这是本病的特征。

● 要点三　临床表现

由于病毒性脑炎的病变部位和轻重程度差别很大，因此临床表现多种多样，且轻重不一，但大多数患儿先有全身感染症状，而后出现神经系统的症状、体征。

（一）前驱症状

可有发热，头痛，上呼吸道感染症状，精神萎靡，恶心呕吐，腹痛，肌痛。

（二）神经系统症状体征

主要为发热，颅内压增高，不同程度的意识障碍及反复惊厥发作等症状。

1. 颅内压增高表现为头痛、呕吐、血压增高等，小婴儿表现为烦躁不安、易激惹、前囟饱满等，若出现呼吸节律不规则或瞳孔不等大，则考虑颅内高压并发脑疝的可能性。

2. 意识障碍可表现有嗜睡、昏睡及昏迷等，部分患儿表现为精神情绪异常，如躁狂、幻觉、失语以及定向力、计算力与记忆力障碍等。

3. 惊厥主要表现为全部或局灶抽搐发作。

4. 病理征和脑膜刺激征阳性。

5. 因感染病毒不同，临床伴有症状各有特点，如肠道病毒性脑炎，可出现皮疹；单纯疱疹病毒性脑炎常有口唇或角膜疱疹；腮腺炎病毒性脑炎常有腮腺肿大。

● 要点四　诊断与鉴别诊断

（一）诊断

病毒性脑炎的诊断主要根据病毒感染的流行病史、临床表现、相应的脑脊液改变和病原学鉴定。应注意排除颅内其他非病毒感染、Reye综合征等急性脑部疾患。

（二）鉴别诊断

1. 颅内其他病原感染　主要根据脑脊液外观、常规、生化和病原学检查，与化脓性、结核性、隐球性脑膜炎进行鉴别。

2. Reye综合征　具有发热、昏迷、惊厥等急性脑病表现，脑脊液无明显异常，与病毒性脑炎容易混淆。但前者有肝功能异常、部分患者血糖下降等特点。

● 要点五　西医治疗措施

病毒脑炎尚无特效治疗，目前以对症处理和支持疗法为主。

（一）对症处理

1. 注意营养供给，维持水和电解质平衡。

2. 控制高热，可给予物理降温及化学药物降温。

3. 重症患儿应注意呼吸道和心血管功能的监护与支持，及时处理颅内高压和呼吸循环功能障碍。对于颅内压明显增高的重症患儿，迅速稳妥地降低颅内压非常重要。一般选用20%甘露醇 $0.5\sim1.5$ g/kg 每 $4\sim8$ 小时1次，必要时再联合应用速尿、白蛋白、激素等。

4. 控制惊厥，可适当给予止惊剂如安定、苯巴比妥等。

（二）病因治疗

1. 对于单纯性疱疹病毒可给予阿昔洛韦治

疗，每次10mg/kg于1小时内静脉滴注，每8小时用1次，疗程1~2周。

2. 对其他病毒感染可酌情选用干扰素、更昔洛韦、病毒唑、免疫球蛋白、中药等。

（三）肾上腺皮质激素的应用

对重症、急性期的病例，应考虑用肾上腺皮质激素制剂如地塞米松，可减轻炎症、水肿，降低血管通透性。但不宜长期使用。

● 要点六 中医辨证论治

本病病位在心、肝、脑窍，病性属实，病机为热炽、痰浊。痰热壅盛者治以泻火涤痰；痰蒙清窍者治以涤痰开窍；痰瘀阻络者宜涤痰通络，活血化瘀。总之，本病早期治疗以清热、涤痰为两大法则，配合开窍、息风、活血等方法，后期应积极配合针灸、推拿治疗以利康复。

（一）痰热壅盛

证候：高热不退，头痛剧烈，恶心呕吐，神识不清，或谵语妄动，喉中痰鸣，唇干渴饮，颈项强直，烦躁不安，四肢抽搐，舌质红绛，舌苔黄腻，脉数或滑数。

治法：泻火涤痰。

方药：清瘟败毒饮加减。

（二）痰蒙清窍

证候：起病稍缓，表情淡漠，目光呆滞，喃喃自语，神识模糊，或见痴呆，语言不利，或见失语，口角流涎，喉间痰鸣，纳差乏力，舌质胖嫩，舌苔白，脉弦滑。

治法：涤痰开窍。

方药：涤痰汤加减。

（三）痰瘀阻络

证候：神识不明，肢体不用，僵硬强直，或震颤抖动，肌肉萎软，或见面瘫、斜视，舌紫暗或有瘀点，舌苔薄白，脉弦滑。

治法：涤痰通络，活血化瘀。

方药：指迷茯苓丸合桃红四物汤加减。

（解　英）

第八单元　小儿常见心理障碍

细目 注意力缺陷多动障碍

● 要点一 中医病因病机

（一）病因

病因主要为先天禀赋不足，后天饮食失调，产伤外伤，病后及情志失调，生长发育影响等。

（二）病机

本病的主要发病机制为阴阳平衡失调，即阳动有余，阴静不足。

小儿心常有余，心火易亢，心火炽盛，炼液成痰，痰热互结，扰及心神，而出现心神不宁，多动不安。

肾主骨生髓，髓通于脑，藏志。小儿脏腑柔弱，肾常虚。若禀赋不足或病后，肾精亏虚，髓海不充，则动作笨拙、健忘、遗尿等。

肝为刚脏而性动，主筋，藏魂，其志在怒，其气急，体阴而用阳，小儿肝常有余，若久病耗损致肝体之阴不足，肝用之阳偏亢，则注意力不集中，冲动任性，动作粗鲁，兴奋不安，性情执拗。

脾属土为至阴之脏，其性静，藏意，在志为思。小儿脾常不足，若喂养不当或疾病所伤，运化失常，脾失濡养，则失静谧，而兴趣多变，做事有头无尾，言语冒失，健忘，不能自制。

总之，本病的主要发病机制为阴阳平衡失调，其病位常涉及心、肝、脾、肾四脏，阴虚为本，阳亢、痰浊、瘀血为标，属本虚标实之证。

要点二 临床表现

本病的临床表现以动作过多、易冲动和注意力不集中为主。

（一）活动过多

患儿自幼可表现为睡眠不安、脾气不好、格外活泼、喂养困难等，至学龄前期和学龄期症状更趋明显。表现为：多动不宁，常惹人生气；课堂上小动作多，常干扰别人，不听劝阻。

（二）注意力不集中

患儿主动注意功能明显减弱，对无关的刺激却给予过分的注意。因此上课精力分散，听课、做作业易分神，做任何事情都不能善始善终。

（三）情绪不稳、冲动任性

患儿缺乏克制能力，易激惹，对愉快或不愉快的事情常出现过度兴奋或异常愤怒的反应，想要什么，非得立刻满足不可，做事不顾后果等。情绪不稳，常会无缘无故地叫喊或哄闹。

（四）学习困难

虽然本病患儿大多智力正常或接近正常，但因多动、注意力不集中而给学习带来一定的困难。

（五）其他

可出现某些行为问题、认知功能障碍或合并抽动症等。

要点三 诊断与鉴别诊断

注意力缺陷多动障碍病的诊断要点以动作过多、易冲动和注意力不集中为主。多发性抽动症常表现为多组肌群抽动，如频繁眨眼、甩头及耸肩等运动性抽动和（或）发声性抽动，属神经精神障碍性疾病。注意力缺陷多动障碍临床主要表现为多动、情绪不稳易冲动和注意力不集中，没有抽动症状。但有部分多发性抽动症患儿可同时伴有注意力缺陷多动障碍。

要点四 中医辨证论治

本病以八纲辨证为主，结合脏腑辨证。辩证时应分辨阴阳虚实。明确病位在心、肝、脾、肾。

治疗原则当以调和阴阳为主，根据临床见证不同，实则泻之，虚则补之，虚实夹杂者治以攻补兼施，标本兼顾。临床分为肾虚肝亢、心脾两虚、痰火内扰三个证型。

1. 肾虚肝亢

证候：多动难静，急躁易怒，冲动任性难以自控，神思涣散，动作笨拙，注意力不集中，五心烦热，睡眠不宁，或学习成绩低下，记忆力欠佳，或有遗尿，腰酸乏力，大便秘结，舌红，苔薄，脉弦细。

治法：滋水涵木，平肝潜阳。

方药：杞菊地黄丸加减。

2. 心脾两虚

证候：神思涣散，注意力不集中，多动不安而不暴躁，头晕健忘，思维缓慢，做事有头无尾，神疲肢倦，少寐多言，食少便溏，面色萎黄，伴自汗盗汗，舌淡，苔白，脉弱无力。

治法：健脾养心，益气安神。

方药：归脾汤合甘麦大枣汤加减。

3. 痰火内扰

证候：多动多语，烦躁不宁，冲动任性，难以制约，兴趣多变，注意力不集中，胸闷烦热，懊恼不眠，口苦食少，溲赤便结，舌红，苔黄腻，脉滑数。

治法：清热化痰，宁心安神。

方药：黄连温胆汤加减。

（解　英）

第九单元 造血系统疾病

细目一 营养性缺铁性贫血

要点一 中医病因病机

(一) 病因

主要为先天禀赋不足，脾肾素虚，喂养不当，偏食少食或未按时添加辅食，大病、久病，诸虫损伤等原因。

(二) 病机

血液的化生与心、肝、脾、肾的功能密切相关，而小儿营养性贫血尤与脾胃的功能最为密切。脾胃为气血生化之源，无论何种原因损伤脾胃，致使脾胃运化功能失常，精微无从运化，气血津液不能化生，即可导致气血虚弱而形成贫血。

要点二 临床表现、实验室检查

(一) 临床表现

1. 皮肤黏膜逐渐苍白或苍黄，口唇和甲床颜色浅淡，易疲乏，不爱活动，食欲减退，年长儿可自诉头晕，眼前发黑、耳鸣等症状。
2. 食欲减退，少数有异食癖，或有呕吐、腹泻。
3. 烦躁不安或精神萎靡不振，注意力不集中、记忆力减退，严重者智力低于同龄儿。
4. 明显贫血，心率增快，心脏扩大。
5. 肝、脾和淋巴结轻度肿大。
6. 易发生感染。

(二) 实验室检查

1. **血象** 外周血象示小细胞低色素性贫血；网织红细胞数正常或轻度减少；白细胞、血小板一般无改变。外周血涂片可见红细胞大小不等，以小细胞为多，中央淡染区扩大。
2. **骨髓象** 有核红细胞增生活跃，粒红比例正常或红系增多，红系以中幼红细胞增多明显，各期红细胞体均小，胞浆少，染色偏蓝，胞浆成熟程度落后于胞核。粒细胞及巨核细胞系一般正常。
3. **有关铁代谢检查**

(1) 血清铁蛋白 (serum ferritin, SF) 在缺铁早期即可表现降低。当 SF<12μg/L 时，提示缺铁。

(2) 红细胞游离原卟啉 (free erythrocyte protoporphyrin, FEP) 增高 当 FEP>0.9μmol/L (500μg/dl) 时，提示细胞内缺铁。

(3) 血清铁 (SI)、总铁结合力 (TIBC) 和转铁蛋白饱和度 (TS) 这三项检查反映血浆中铁含量，通常在缺铁后期 (表现明显小细胞低色素性贫血) 才出现异常。表现为 SI 减低，<9~10.7μmol/L (50~60μg/dl) 有意义；TIBC 增加，>62.7μmol/L (350μg/dl) 有意义；TS 明显下降，<15% 有诊断意义。

要点三 诊断及鉴别诊断

1. 诊断要点

(1) 病史 有明确的缺铁病史：如喂养不当，铁摄入量不足，吸收障碍，需要增多或慢性失血等。

(2) 临床表现 发病缓慢，皮肤黏膜逐渐苍白或苍黄，以口唇、口腔黏膜及甲床最为明显，神疲乏力，食欲减退，或异食癖。年长儿有头晕耳鸣、眼花等症状。部分患儿可有肝脾肿大。

(3) 实验室及特殊检查 ①贫血为小细胞低色素性，平均血红蛋白浓度 (MCHC) <0.31，红细胞平均体积 (MCV) <80fl，平均血红蛋白 (MCH) <26pg。②3月~6岁血红蛋白<110g/L，6岁以上血红蛋白<120g/L。③血清铁、总铁结合力、运铁蛋白饱和度、红细胞原卟啉、血清铁蛋白等异常。

2. 鉴别诊断 营养性巨幼红细胞性贫血 是由于缺乏维生素 B12 或/和叶酸所引起的一种大细胞性贫血。多见于单纯羊乳或母乳喂养，未及时添加辅食的婴幼儿。临床除贫血表现外，可出现烦躁不安，表情呆滞，嗜睡，反应迟钝，智力动作发育落后，甚则出现肢体头身震颤、肌无力等神经系统表现。末梢血中红细胞体积变大，MCV＞94fl，MCH＞32pg，红细胞的减少比血红蛋白的减少更为明显。网织红细胞、白细胞、血小板计数常减少骨髓象增生明显活跃，以红细胞系统增生为主，各期幼红细胞均出现巨幼变。

● **要点四 西医治疗原则及补铁方法**

（一）西医治疗原则

去除病因和补充铁剂。

（二）补铁方法

1. 口服铁剂 口服剂量以元素铁计算，口服铁的剂量按元素铁每日2～6mg/kg，分3次口服。一次量不应超过1.5～2mg/kg。二价铁盐较易吸收，常用制剂有2.5%硫酸亚铁合剂、富马酸铁和葡萄糖酸亚铁等。最好于两餐之间服药，既减少对胃黏膜的刺激，又利于吸收，同时口服维生素C能促进铁的吸收。牛奶、茶、咖啡及抗酸药等与铁剂同服均可影响铁的吸收。

2. 注射铁剂 对口服不耐受或胃肠道疾病影响铁的吸收时，可用注射铁剂。但注射铁较容易发生不良反应，甚至可发生过敏性反应致死，故应慎用。

铁剂治疗有效者于2～3天后网织红细胞即见升高，5～7天达高峰，2～3周后下降至正常；治疗约2周后，血红蛋白相应增加，临床症状亦随之好转。血红蛋白达正常水平后应继续服用铁剂6～8周左右再停药，以补足铁的贮存量。如3周内血红蛋白上升不足20g/L，应注意寻找原因。

● **要点五 中医辨证论治**

（一）辨证要点

本病以脏腑辨证为主，兼用气血阴阳辨证。临证时首先辨明病因，根据脏腑、气血和阴阳虚损的主次，抓住病机，分清轻重缓急辨证施治。

（二）治疗原则

按"形之不足温之以气，精之不足补之以味"的原则，运用调理脾胃，阴阳双补，脾胃并调之法，使阳生阴长，精血互生。

（三）临床分型

辨证分为脾胃虚弱、心脾两虚、肝肾阴虚、脾肾阳虚四型。

1. 脾胃虚弱

证候 面色萎黄无华，唇淡不泽，指甲苍白，长期食欲不振，神疲乏力，形体消瘦，大便不调，舌淡苔白，脉细无力，指纹淡红。

治法 健运脾胃，益气养血。

方药 参苓白术散加减或异功散加味。

2. 心脾两虚

证候 面色萎黄或苍白，唇甲淡白，发黄枯燥，容易脱落，心悸气短，头晕目眩，夜寐欠安，语声低弱，精神萎靡，注意力不集中，记忆力下降，食欲不振，舌淡红，苔薄白，脉细弱，指纹淡红。

治法 补脾养心，益气生血。

方药 归脾汤加减。

3. 肝肾阴虚

证候 头晕目涩，面色苍白，肌肤不泽，毛发枯黄，爪甲易脆，四肢震颤抽动，两颧潮红，潮热盗汗，腰膝酸软，发育迟缓，舌红，苔少或光剥，脉弦数或细数。

治法 滋养肝肾，益精生血。

方药 左归丸加减。

4. 脾肾阳虚

证候 面白虚浮，唇舌爪甲苍白，精神萎靡不振，发育迟缓，囟门迟闭，方颅，鸡胸，毛发稀疏，畏寒肢冷，纳谷不馨，或有大便溏泄，舌淡胖嫩，苔白，脉沉细无力，指纹淡。

治法 温补脾肾，益精养血。

方药 右归丸加减。

细目二 特发性血小板减少性紫癜

● **要点一 中医病因病机**

小儿素体正气亏虚是发病之内因，外感风热

时邪及其他异气是发病之外因。本病多为本虚标实之证，病位主要在心、肝、脾、肾四脏，其主要病机在于热、虚、瘀。其热又有虚、实之分：实热是指胃火炽盛，或肝郁化火，或感受邪毒、内伏营血；虚热是指阴虚火旺、虚火内盛。虚者脾肾两虚，以致血液化生不足和失于统摄；或肝肾阴虚、阴虚内热，迫血妄行。瘀由火热伤络，络伤血瘀；或气虚血瘀、瘀伤血络。故本病病机以虚为本，热瘀为标。本病急性期多因外感风热或疫毒之邪，热毒入侵，内扰营血，灼伤血络，迫血妄行，溢于脉外，出现皮肤黏膜紫癜或伴其他出血，多属实证。慢性型常因病程迁延，气血耗伤，以致脏腑气血虚损。

● **要点二 西医发病机理**

急性 ITP 大多与前驱病毒感染有关。血小板膜糖蛋白与病毒等病原微生物之间可能存在相同或相似的抗原决定簇，当病毒感染后机体产生的抗病毒抗体可与血小板膜抗原发生交叉反应而使血小板膜损伤而被单核-巨噬细胞系统破坏，使血小板寿命缩短导致血小板减少。此外，抗病毒抗体与相应抗原形成免疫复合物附着于血小板表面，亦可导致血小板破坏增加。急性 ITP 患者血小板相关抗体（PAIgG）明显升高。近年研究显示，急性 ITP 时 T 细胞亚群的基因表达发生明显变化。

慢性 ITP 多数病例病因不明。近年发现，许多病毒感染，如 HIV、HCV 等常有慢性血小板减少。慢性 ITP 是一种自身免疫性疾病。本病患者血小板表面可检测到血小板相关抗体（PAIgG）且与血小板寿命缩短密切相关。

● **要点三 临床表现**

1. **急性型** 多见于 1~6 岁小儿，男女发病数无差异。病前 1~3 周或同时有急性病毒感染史，如上呼吸道炎、流行性腮腺炎、水痘、风疹、麻疹、传染性单核细胞增多症等，偶有因接种疫苗后发生。起病急骤，出血症状较重，以自发性皮肤和/或黏膜出血为突出表现，瘀点、瘀斑呈针尖至米粒大，遍布全身，而以四肢多见。常见鼻衄、牙龈出血，呕血、便血少见，偶见肉眼血尿。青春期女孩可有月经过多。重者可有面色苍白、贫血和循环衰竭，偶见失血性休克。少数患者可有结膜下和视网膜出血。颅内出血者约占 1%。出血严重者可致贫血。淋巴结不肿大。肝脾偶见轻度肿大。约 85%~90% 的患者于 1~6 个月内自然痊愈。

2. **慢性型** 病程超过 6 个月者为慢性型，多见于学龄前及学龄期儿童，约 10% 的病人由急性型转化而来。大多数患儿起病缓慢，出血症状较轻，出血部位限于皮肤、黏膜，很少有内脏出血，脾脏可轻度肿大。出血症状及血小板减少时轻时重，或发作与缓解交替。约有 30%~50% 的病例发病数年后可自然缓解。

● **要点四 诊断与鉴别诊断**

1. **诊断** 本病根据病史、临床表现和实验室检查，即可做出诊断。临床以出血为主要症状，血小板计数 $< 100 \times 10^9/L$，急性型大多 $< 20 \times 10^9/L$。骨髓巨核细胞计数增多或正常，胞体大小不一，以小型为多，幼稚型和/或成熟未释放型巨核细胞比例增加。血清中检出抗血小板抗体。需排除其他引起血小板减少的疾病。

2. **鉴别诊断**

（1）**过敏性紫癜** 紫癜多见于下肢、臀部皮肤，为出血性斑丘疹，呈对称分布，伸侧面多于屈侧面，血小板不减少。常伴有荨麻疹及不同程度的关节痛和腹痛。

（2）**再生障碍性贫血** 以贫血为主要表现，除出血及血小板减少外，呈全血细胞减低现象，红细胞、白细胞总数及中性粒细胞减少，网织红细胞不高。骨髓系统生血功能减低，三系造血细胞均减少，巨核细胞减少或极难查见。

● **要点五 中医辨证论治**

根据起病的缓急和临床不同的证候，分清实证、虚证、虚实夹杂证。急性型多属实证，治疗宜采用清热解毒、凉血止血之法；慢性型多属虚证，治疗宜采用益气健脾、养血摄血之法；兼有瘀血者，配合活血祛瘀法；久病伤阴者，应用滋阴清热之法。

1. 血热伤络

证候：起病急骤，皮肤出现瘀斑瘀点，色红鲜明，常密集成片，伴有齿衄鼻衄，偶有尿血，面红目赤，心烦口渴，便秘尿少，舌红，苔黄，脉数。

治法：清热解毒，凉血止血。

方药：犀角地黄汤加减。

2. 气不摄血

证候：皮肤、黏膜瘀斑瘀点反复发作，色青紫而暗淡，伴鼻衄齿衄，神疲乏力，面色萎黄或苍白无华，食欲不振，大便溏泄，头晕心悸，舌淡红，苔薄，脉细弱。

治法：益气健脾，摄血养血。

方药：归脾汤加减。

3. 阴虚火旺

证候：皮肤黏膜散在瘀点瘀斑，下肢尤甚，时发时止，颜色鲜红，伴齿衄、鼻衄或尿血，低热盗汗，手足心热，心烦颧红，口干咽燥，舌红少苔，脉细数。

治法：滋阴清热，凉血宁络。

方药：大补阴丸合茜根散加减。

4. 气滞血瘀

证候：病程缠绵，出血反复不止，皮肤紫癜色暗，面色晦暗，舌暗红或紫或边有紫斑，苔薄白，脉细涩。

治法：活血化瘀，理气止血。

方药：桃仁汤加减。

（解 英）

第十单元　内分泌疾病

细目　性早熟

性早熟是指女孩 8 岁以前、男孩 9 岁以前，出现青春期特征即第二性征的一种内分泌疾病。性征与真实性别一致者为同性性早熟，不一致者为异性性早熟。性早熟因引发原因不同而分为中枢性（真性性早熟）和外周性（假性性早熟）性早熟两种。真性性早熟中无特殊原因可查明者，称为特发性真性（体质性）性早熟。真性性早熟发病率近年有逐渐上升的趋势，女孩发病率为男孩发病率的 4~5 倍，80%~90% 的女性患儿为特发性真性性早熟，而男孩真性性早熟属特发性者仅约 40%，故对男性性早熟尤应注意探查原发疾患。

要点一　病因及发病机理

（一）病因

1. 真性性早熟（中枢性）

（1）特发性性早熟　大部分病因不明，故称为特发性性早熟。

（2）继发性性早熟　肿瘤或占位性病变（下丘脑错构瘤、囊肿等）；中枢神经系统感染；获得性损伤（外伤、手术、放化疗等）；先天发育异常（脑积水、视中隔发育不全等）。

（3）其他　原发性甲状腺功能减低症。

2. 假性性早熟（外周性）

（1）性腺肿瘤　卵巢肿瘤、睾丸肿瘤。

（2）肾上腺疾病　肾上腺肿瘤、先天性肾上腺皮质增生等。

（3）外源性　含雌激素的药物、食物等。

（4）多发性骨纤维发育不良伴性早熟（McCune–Albright 综合征）。

（二）发病机理

青春期的生理发育和性器官成熟是受下丘脑-垂体-性腺轴（HPGA）的调控。青春期前，儿童的 HPGA 轴功能处于较低水平。青春期，下丘脑以脉冲形式分泌促性腺激素释放激素（GnRH），刺激垂体前叶分泌促性腺激素（Gn），即卵泡刺激素（FSH）和黄体生成素

（LH），从而促进卵巢和睾丸发育，分泌雌二醇（E2）和睾酮（T）。真性性早熟表现为HPGA轴提前发动、功能亢进，可导致生殖能力提前出现。假性性早熟是由于内源性（非中枢性）或外源性激素的刺激作用，导致第二性征提前出现。但是患儿的HPGA轴并未启动，反而受到体内存在的性激素的负反馈抑制，所以患儿并无生殖能力。

● 要点二　临床表现

中枢性性早熟的临床特征与正常青春发育程序相似，但临床变异较大，症状发展快慢不一。女孩可表现为乳房、大小阴唇及阴毛的发育，男孩可表现为睾丸、阴茎增大，并出现阴毛、痤疮、变声等。此外，由于过早发育引起患儿近期蹿长，骨骼生长加速，骨龄提前，骨骺可提前融合，故可造成终生身高落后。

外周性性早熟临床表现可有第二性征出现，但非青春期发动，一般无性腺增大，与下丘脑-垂体-性腺轴的活动无关，而与内源性或者外源性性激素水平升高有关。

● 要点三　诊断与鉴别诊断

根据性早熟的发病机制和病因，可将性早熟分为中枢性性早熟和外周性性早熟。二者均可有第二性征的明显提前。女孩可表现为乳房、大小阴唇及阴毛的发育，男孩可表现为睾丸、阴茎增大，并出现阴毛、痤疮、变声等。

真性性早熟第二性征发育的顺序与正常发育是一致的，并且由于过早发育引起患儿近期蹿长，骨骼生长加速，骨龄提前，骨骺可提前融合，故可造成终生身高落后。

假性性早熟可由于外源性激素的刺激作用导致第二性征提前出现，如误服避孕药及含性激素的食品或保健品出现性早熟表现，但停止摄入后，上述征象会逐渐自行消失。McCune-Albright综合征除性早熟外，还伴有单侧或双侧多发性的骨纤维结构不良（X线摄片可见），同侧肢体皮肤有片状的棕褐色色素沉着（牛奶咖啡斑），也可伴有多种内分泌腺的功能异常。

诊断真性性早熟和假性性早熟可以通过GnRH兴奋试验鉴别。GnRH兴奋试验亦称黄体生成素释放激素（LHRH）兴奋试验。其原理是通过GnRH刺激垂体分泌黄体生成素（LH）和卵泡刺激素（FSH），从而评价垂体促性腺激素细胞储备功能，对鉴别真性和假性性早熟非常有价值。真性性早熟者静脉注射LHRH后15~30分钟，FSH及LH水平成倍增高。假性性早熟不增高。

● 要点四　中医辨证论治

小儿性早熟出现女孩乳房发育、男孩睾丸增大等第二性征的病机，与成年妇女乳腺小叶增生以"肝"为主病机不同，本病辨证主要应以"肾"为主，阴虚火旺为本，部分伴有肝经郁热证候，治疗可以疏肝泻火为主。

1. 阴虚火旺

证候　女孩乳房发育或伴其他性征及内外生殖器发育，甚者月经提前来潮；男孩睾丸容积增大（≥4mL），或伴喉结突出，变声，或有遗精。或伴有潮热、盗汗、五心烦热、便秘、舌红或舌尖红，少苔，脉细数。

治法　滋补肾阴，清泻相火。

方药　知柏地黄丸加减。

2. 肝经郁热

证候　女孩乳核增大、触之疼痛、阴道分泌物增多；男孩阴茎勃起，变声。伴胸闷不舒、心烦易怒、嗳气叹息痤疮、便秘、舌红，苔黄或黄腻，脉弦数或弦细数。

治法　疏肝解郁，清利湿热。

方药　丹栀逍遥散加减。

（解　英）

第十一单元 变态反应、结缔组织病

细目一 支气管哮喘

哮喘是一种反复发作的哮鸣气喘疾病。哮指声响言，喘指气息言，哮必兼喘，故通称哮喘。临床以发作时喘促气急，喉间痰吼哮鸣，呼气延长，严重者不能平卧，呼吸困难，张口抬肩，摇身撷肚，唇口青紫为特征。常在清晨或夜间发作或加剧。本病包括了西医学所称的喘息性支气管炎、支气管哮喘。本病有明显的遗传倾向，初发年龄以1~6岁多见。大多数病儿可经治疗缓解或自行缓解，在正确的治疗和调护下，随年龄的增长，大多可以治愈。但如长时间的反复发作，喘息持续，难以缓解，甚至终身不愈。本病发作有较明显的季节性，冬季及气候多变时易于发作。

要点一 中医病因病机

1. 病因

（1）内因 肺、脾、肾三脏不足是哮喘形成的主要内因。

（2）外因 感触外邪（接触异物、异味及嗜食咸酸等）。

2. 病机 其病机为外因诱发，触动伏痰，痰阻气道所致。小儿因先天禀赋不足，或因后天调护失养，或病后体弱，导致肺、脾、肾三脏不足，水湿代谢异常，凝聚成痰，痰饮留伏于体内，这是发病的内在因素。

哮喘发病，主要是因痰饮久伏，遇到诱因，一触即发，痰随气升，气因痰阻，相互搏结，阻塞气道。气机升降不利，以致呼吸困难，气息喘促。若痰气交阻气道加重，导致肺气闭阻，气滞血瘀，心血瘀阻，出现口唇、肢端发绀，甚则面色苍白，头额冷汗，肢冷脉微等阳气欲脱的危象。

由于感邪的不同，体质的差异，所以病性上又有寒热虚实的区别和转化。哮喘发作，若系外感风寒，内伤生冷，引动伏痰，则为寒性哮喘；若感受风热，夹痰内阻，痰热蕴肺，则为热性哮喘；若肺络痰热未清，又感风寒，可见寒热夹杂；若体质虚弱，外邪夹痰伏留肺络，又可成为虚实夹杂的证候。

哮喘反复发作，可以导致肺气耗散，寒痰伤及脾肾之阳，痰热耗伤肺肾之阴，故在缓解期可出现肺、脾、肾三脏的虚损之象。

要点二 发作期的西医发病机理

气道慢性（变应性）炎症是哮喘的基本病变，由此引起的气流受限，气道高反应性是哮喘的基本特征。参与这些基本病损的形成过程有：

1. 免疫因素 本病患儿都存在由免疫介质、淋巴细胞、嗜酸性粒细胞和肥大细胞参与的气道黏膜病理改变过程。一方面是IgE介导的作用，过敏原与特异性IgE结合，引起肥大细胞和嗜酸性粒细胞脱颗粒，释放白三烯（LTs）、血小板活化因子、组胺、前列腺素等介质，使平滑肌收缩、黏膜水肿、分泌物增加，导致支气管狭窄，发生哮喘；另一方面是非IgE介导作用，嗜酸性粒细胞、T淋巴细胞能产生IL-5等细胞因子，IL-5可促使嗜酸性粒细胞黏附于血管内皮细胞并促进其分化成熟，延长其存活时间。在嗜酸性粒细胞颗粒内含有的碱性蛋白（MBP）和嗜酸性粒细胞阳离子蛋白（ECP）等，能损伤呼吸道及肺上皮细胞，使神经末梢暴露，从而形成气道高反应。

2. 神经、精神因素 β肾上腺素能受体功能低下和迷走神经张力亢进，或同时伴有α肾上腺素能神经的反应性增加，可使支气管平滑肌收缩，腺体分泌增多，促进哮喘发作。

要点三 诊断及鉴别诊断

1. 诊断

儿童哮喘诊断标准（2003年中华医学会儿科分会呼吸学组）：

（1）反复发作的喘息、气促、胸闷或咳嗽，多与接触变应原、冷空气、物理或化学性刺激、病毒性上下呼吸道感染、运动等有关。

（2）发作时双肺可闻及散在或弥漫性以呼气相为主的哮鸣音，呼气相延长。

（3）支气管舒张剂有显著疗效。

（4）除外其他疾病引起的喘息、气促、胸闷或咳嗽。

（5）对于症状不典型的患儿，同时在肺部闻及哮鸣音者，可酌情采用支气管舒张试验协助诊断，若阳性可诊断为哮喘。

2. 咳嗽变异型哮喘的诊断依据及治疗

（1）持续咳嗽＞1月，常在夜间和/或清晨发作，运动、遇冷空气或嗅到特殊气味后加重，痰少，临床上无感染征象，或经较长时间抗生素治疗无效。

（2）支气管舒张剂诊断性治疗可使咳嗽发作缓解（基本诊断条件）。

（3）有个人或家族过敏史、家族哮喘史，过敏原（变应原）检测阳性可作辅助诊断。

（4）排除其他原因引起的慢性咳嗽。

3. 鉴别诊断 哮喘需与肺炎喘嗽相鉴别。哮喘以咳嗽、哮鸣、气喘、呼气延长为主症，大都不发热，常反复发作，多有过敏史，两肺听诊以哮鸣音为主；肺炎喘嗽以发热、咳嗽、痰壅、气喘为主症，多数发热，两肺听诊以湿啰音为主。

● 要点四 西医治疗原则

采用长期、持续、规范和个体化的治疗原则。发作期，抗炎、平喘，以便快速缓解。缓解期，应坚持长期控制症状、抗炎，降低气道高反应性，避免触发因素，自我保健。

● 要点五 中医辨证论治

本病在发作期以八纲辨证为主，缓解期以脏腑辨证为主。发作期，以邪实为主，治疗时当攻邪以治其标，并分辨寒热虚实，随证施治；缓解期以正虚为主，当扶正以治其本，治以补肺固表，扶脾益肾，调其脏腑功能；若虚中有实，虚实夹杂，则宜扶正祛邪，标本兼顾。

（一）发作期

1. 寒性哮喘

证候：咳嗽气促，喉间哮鸣，咳痰清稀色白，呈黏沫状，形寒无汗，鼻流清涕，面色晦滞带青，四肢不温，口不渴，或渴喜热饮，舌淡红，舌苔薄白或白腻，脉象浮滑，指纹红。

治法：温肺散寒，化痰定喘。

方药：小青龙汤合三子养亲汤。

2. 热性哮喘

证候：咳喘哮鸣，声高息涌，痰稠色黄，发热面红，胸闷膈满，渴喜冷饮，小便黄赤，大便干燥或秘结，舌红，舌苔黄腻，脉象滑数，指纹紫。

治法：清热化痰，止咳定喘。

方药：麻杏石甘汤或定喘汤加减。

3. 虚实夹杂

证候：病程长，喘促迁延不愈，动则喘甚，面白少华，形寒肢冷，尿频或小便清长，伴见咳嗽痰多，喉间痰鸣，舌淡，苔白或腻，脉细弱。

治法：降气化痰，补肾纳气。

方药：射干麻黄汤合都气丸加减。

（二）缓解期

1. 肺气虚弱

证候：面白，气短懒言，咳嗽无力，语声低微，倦怠乏力，容易出汗，反复感冒，舌质淡，苔薄，脉细无力。

治法：补肺固表。

方药：玉屏风散加减。

2. 脾气虚弱

证候：面色虚浮少华，食少脘痞，大便不实，倦怠乏力，痰多而咳，舌淡，苔白，脉缓无力。

治法：健脾化痰。

方药：六君子汤加减。

3. 肾虚不纳

证候：面白少华，形寒怯冷，四肢不温，腰膝酸软，动则心悸气促，遗尿或夜间尿多，小便澄清，舌淡，苔薄白，或舌红，苔花剥，脉沉细无力。

治法：补肾固本。

方药：金匮肾气丸加减。

● **要点六　持续状态的治疗**

哮喘发作在合理应用常规缓解药物治疗后，仍有严重或进行性呼吸困难者，为哮喘危重状态（哮喘持续状态）。

1. 吸氧　用面罩或双导管吸氧。氧气浓度以40%为宜，每分钟4～5L。

2. β_2受体激动剂　首选吸入治疗。将β_2受体激动剂药液放入雾化器中，用空气压缩泵加氧吸入，第1小时可每隔20分钟吸入1次，以后每隔2～4小时可重复吸入，病情好转后，可每隔6小时吸入一次。

3. 静脉用药　全身应用糖皮质激素作为儿童危重哮喘治疗的一线药物，应尽早使用。甲基泼尼松龙每次1～2mg/kg，或琥珀酸氢化可的松每次5～10mg/kg，每4～6小时静脉滴注一次。好转后可口服泼尼松。静脉滴注氨茶碱可作为治疗儿童危重哮喘的一种选择。

儿童危重哮喘经氧疗、全身应用糖皮质激素、β_2受体激动剂等治疗后病情继续恶化，应及时给予辅助机械通气治疗。对未做气管插管者，慎用镇静剂。

细目二　风湿热

● **要点一　病因及发病机理**

（一）西医病因及发病机理

1. 病因　风湿热是与A组β型溶血性链球菌感染有关的全身结缔组织的免疫炎性病变。有0.3%～3%因该菌引起的咽峡炎患儿，于发病1～4周后发生风湿热。病变主要侵及心脏和关节，其次为脑、皮肤、浆膜及血管。反复发作可使患儿留下心瓣膜病。

2. 发病机理

（1）变性渗出期　主要累及心脏、关节滑膜及其周围组织、皮肤等结缔组织，表现为变性、水肿、淋巴细胞和浆细胞浸润等渗出性炎症反应；心包膜纤维素性渗出，关节腔内浆液性渗出。本期持续约1个月。

（2）增生期　本期特点是风湿小体（Aschoff小体）的形成。好发部位为心肌、心瓣膜、心外膜、关节处皮下组织和腱鞘，是诊断风湿热的病理依据，表示风湿活动。此期持续3～4个月。

（3）硬化期　风湿小体中央变性和坏死物质被吸收，炎症细胞减少，纤维组织增生和疤痕形成，心瓣膜增厚形成疤痕。此期持续2～3个月。此外，大脑皮层、小脑、基底核可见散在非特异性细胞变性。

（二）中医病因及病机

1. 病因　痹证的病因有内外之别，内因主要为体质虚弱，外因则责之于风、寒、湿、热。小儿稚阴稚阳，卫外不固，腠理稀疏，外感风寒湿热之邪，不易及时驱散，邪从热化，留滞经络，痹阻气血，使肌肉、关节疼痛而成痹证。病初多属实证，久则正虚邪实，虚实夹杂。

2. 病机

风为阳邪，善行而数变；湿为阴邪，停滞而留恋。故本病起病较急，病情缠绵，且易复发。本病的发生是正气虚，卫气不固，营气失守，风寒湿热之邪不断伤及人体，外侵皮腠，壅塞于筋骨关节之间，进而内舍于心，则心脉运行不畅，引发心悸、怔忡等。

（1）感受寒湿　小儿阳气未充，腠理不固，长期居处潮湿，或感受寒湿之邪，寒邪收引，湿邪黏滞，造成经络壅塞，气血运行不畅，则筋脉失养，出现关节酸痛，局部不红，遇寒加剧，得温痛减等寒湿阻络之证。

（2）感受湿热　若风热之邪与湿相并，或因风寒湿痹郁久从阳化热，热邪与人体气血相搏，阻于经络而见关节红肿热痛、发热等。

（3）心脉痹阻　痹证迁延，正虚邪恋，五脏气血虚少，经脉凝滞，气血不畅，波及脏腑，导致心脉痹阻，以致血不养心而心悸气短。

（4）心脾阳虚　久病入络，损伤阳气，水液失于温化而泛溢周身,出现心悸、气促不能卧、水肿等证候。

(5) **气虚血瘀** 疾病日久,营血化生不足,气血亏虚,则心脉痹阻,血行不畅,瘀血内生,出现神疲乏力、心悸、唇甲发绀等气虚血瘀之证。

(6) **其他** 若风邪留于肌肤腠理之间,营卫失和,皮肤可见环形红斑;若湿邪凝结于肌肉筋脉之间可见皮下小结;若湿热久羁,痰湿中阻,至筋脉失养,郁火伤阴,引动肝风,则可出现手舞足蹈,挤眉眨眼,努嘴吐舌等证。

● 要点二 临床表现

本病主要表现为心脏炎、关节炎、舞蹈症、皮下小节和环形红斑,发热和关节炎是最常见的主诉。

发病前1~3周可有咽炎、扁桃体炎、感冒等短期发热或猩红热病史。通常急性起病,而心脏炎和舞蹈病初发时多呈缓慢过程。病初多有发热,热型不规则,有面色苍白、多汗、疲倦、腹痛等症状。

● 要点三 鉴别诊断

(一) 幼年类风湿关节炎

多见于3岁以下小儿,侵犯小关节较多,很少呈游走性,反复发作后遗留关节畸形。病程长者X线骨关节摄片可见关节面破坏,关节间隙变窄和邻近骨骼骨质疏松。

(二) 结核性风湿病

为结核菌感染引起的变态反应性关节炎,结核菌素试验强阳性,可有原发综合征和支气管淋巴结核等病灶,可伴有疱疹性角膜结膜炎。

(三) 感染性心内膜炎

先天性心脏病或风湿性心脏病合并感染性心内膜炎时易与风湿性心脏病伴风湿活动相混淆,长期发热、贫血、脾大、皮肤瘀斑或其他栓塞症状有助于诊断,血培养阳性,超声心动图可看到心瓣膜或心内膜有赘生物。

● 要点四 治疗原则

(一) 急性期应卧床休息

无心脏炎者卧床2周;心脏炎无心脏扩大者卧床4周;心脏炎伴有心脏扩大者卧床6周;心脏炎伴心力衰竭者应卧床8周。

(二) 控制链球菌感染

大剂量青霉素静脉滴注,持续2~3周。

(三) 抗风湿治疗

心脏炎时宜早期使用糖皮质激素;关节炎患儿可使用水杨酸制剂。

(四) 对症治疗

充血性心力衰竭者可加用地高辛,小剂量维持治疗。注意限制液体入量。舞蹈症患儿可用巴比妥类或氯丙嗪等。关节肿痛者应限制活动。

细目三 过敏性紫癜

● 要点一 西医发病机制

过敏性紫癜存在显著免疫异常,突出表现为B淋巴细胞克隆活化,患儿T淋巴细胞和单核细胞CD_{40}配体过度表达,促进B淋巴细胞分泌大量IgA和IgE,引起自身免疫反应,形成免疫复合物。大量IgA免疫复合物沉积在血管壁上,损伤小动脉和毛细血管,进而引起广泛的毛细血管炎,使毛细血管通透性增高,导致皮下组织、黏膜及内脏器官出血及水肿。

目前认为本病的发病机制可能为:尚未明确的感染源或过敏原,作用于具有遗传背景的个体,引起机体异常免疫应答,激发B细胞克隆增殖,导致IgA介导的系统性免疫性血管炎。

● 要点二 中医病因病机

(一) 病因

本病的发生与外感风热、饮食失节、瘀血阻络等因素有关:

1. 外感因素 六淫之邪侵袭,邪郁化热,由表入里,入营入血,迫血妄行,络脉损伤,血不循经,泛溢肌肤则为紫癜;内伤胃肠血络,而见呕血、便血;下注膀胱而见尿血。瘀热阻滞四肢经络,则为关节肿痛。

2. 饮食因素 饮食不节或饮食不当,常导致脾胃运化失司，内热聚生，外发于肌肤，迫血外溢而成紫癜。另外，饮食不洁会导致虫积而诱发本病。

3. 虚损因素 禀赋不足，或疾病反复发作后脏腑虚损，气虚血瘀，血不循经而成紫癜。

4. 瘀血阻滞 离经之血不能速散，可形成瘀血，瘀血在经络脏腑之间，阻塞气机，故常伴腹痛、关节痛，尤其是反复发作者更为突出。

（二）病机

本病多为内有伏热又感时邪而发病，临床以阳证、热证、实证居多，其病机主要为血热和血瘀。邪热入血，迫血妄行，血不循经，热盛伤络是其主要病理基础。病位在心、肺、脾，也可涉及肝肾。新病在表，但因风热湿毒之邪为患，易挟诸邪而犯胃肠，或侵肝肾，或着肢节，故其总趋势是由表入里。

● 要点三　临床表现

本病起病前 1～3 周常有上呼吸道感染史，也可伴有低热、乏力、食欲减退等全身症状。临床表现主要可见皮肤紫癜、关节肿痛、腹痛、血尿、蛋白尿等，各种症状可以不同组合，出现先后不一。以皮肤紫癜为首发症状，少数病例以腹痛、关节炎或肾脏症状首先出现。

（一）皮肤紫癜

病程中反复出现皮肤紫癜为本病特点。多见于四肢及臀部，部分累及上肢、躯干、面部少见。典型皮疹初为小型荨麻疹或紫红色斑丘疹，高出皮肤，压之不退色。重症患儿大片融合成大疱伴出血性坏死。皮疹无压痛，无痒或微痒，分批出现，新旧并存，呈对称性分布。

（二）消化道症状

以脐周或下腹部绞痛伴呕吐为主。约半数病儿大便潜血试验阳性，部分病儿出现便血，甚至呕血。

（三）关节症状

出现多发性大关节肿痛，以膝、踝受累多见，肘、腕次之，常反复发作，关节腔内为浆液性渗出积液，数日后消失，不留畸形。

（四）肾脏症状

肾脏症状轻重不一，多数患儿出现血尿和蛋白尿，少数重症患儿伴浮肿及高血压，为紫癜性肾炎。少数呈肾病综合征表现。多数病儿肾脏病变能完全恢复，约 6% 患儿在几年后发展为慢性肾炎，偶有发生急性肾功能衰竭，死于尿毒症。

（五）其他表现

中枢神经系统病变是本病潜在危险之一，偶可发生颅内出血、惊厥、昏迷、失语等。

● 要点四　诊断与鉴别诊断

（一）诊断

诊断主要依靠典型的皮肤紫癜，或同时伴腹痛、便血、关节肿痛、肾损害等表现来进行诊断。

（二）鉴别诊断

1. 特发性血小板减少性紫癜 多为散在针尖大小出血点，不高出皮肤，易磕碰处分布较多，血小板计数减少，出血时间延长，骨髓中成熟巨核细胞减少。

2. 细菌感染 如脑膜炎双球菌菌血症、败血症及亚急性细菌性心内膜炎均可出现紫癜样皮疹，皮疹为瘀血斑点，不伴有血管神经水肿，其中心部位可有坏死。这类疾病起病急骤，全身中毒症状重，血培养阳性。

3. 急腹症 在皮疹出现前发生腹痛等症状应与急腹症鉴别。儿童期出现急性腹痛者，要考虑过敏性紫癜的可能，此时应仔细寻找典型皮肤紫癜，注意关节、腹部、肾脏的综合表现。

4. 肾脏症状明显时应与链球菌感染后肾小球肾炎、IgA 肾病等相鉴别。

● 要点五　中医辨证论治

中医辨证应首先分清标本虚实，初起热毒较盛，治应清热解毒凉血；久则耗伤阴津，虚热内生，故常用滋阴清热、益气健脾等法以进一步清除余邪，调和气血；若合并瘀血之证，则佐以活血化瘀，可达到降低毛细血管通透性和改善血液循环的作用。

1. 风热伤络

证候：紫癜见于下半身，以下肢和臀部为多，呈对称性，颜色鲜红，呈丘疹或红斑，大小形态不一，可融合成片，或有痒感，伴发热，微恶风寒，咳嗽，咽红，或见关节痛，腹痛，便血，尿血，舌质红，苔薄黄，脉浮数。

治法：祛风清热，凉血安络。

方药：银翘散加减。

2. 血热妄行

证候：起病急骤，壮热面赤，咽干，心烦，渴喜冷饮，皮肤瘀斑瘀点密集或成片，伴鼻衄、齿衄，渴喜冷饮，大便干燥，小便黄赤，舌质红绛，苔黄燥，脉弦数。

治法：清热解毒，凉血化斑。

方药：犀角地黄汤加减。

3. 湿热痹阻

证候：皮肤紫癜多见于关节周围，尤以膝踝关节为主，关节肿胀灼痛，影响肢体活动，偶见腹痛、尿血，舌质红，苔黄腻，脉滑数或弦数。

治法：清热利湿，通络止痛。

方药：四妙散加味。

4. 胃肠积热

证候：瘀斑遍布，下肢多见，腹痛阵作，口臭纳呆，腹胀便秘，或伴齿龈出血，便血，舌红，苔黄，脉滑数。

治法：泻火解毒，清胃化斑。

方药：葛根黄芩黄连汤合小承气汤加味。

5. 肝肾阴虚

证候：起病缓慢，时发时隐，或紫癜已退，仍有腰背酸软，五心烦热，潮热盗汗，头晕耳鸣，尿血，便血，舌质红，少苔，脉细数。

治法：滋阴补肾，活血化瘀。

方药：茜根散加减。

（解 英）

第十二单元 营养性疾病

细目一 蛋白质-能量营养不良

● 要点一 发病机制

（一）病因

1. 原发性 因食物中蛋白质和能量摄入量长期不能满足机体生理需要和生长发育所导致。常见于食物供给不足、喂养不当、不良饮食习惯和其他一些精神因素。

2. 继发性 常与消化吸收障碍和需要量增加有关。消化系统解剖和功能上的异常，如唇裂、幽门梗阻、慢性腹泻、肠吸收不良综合征等可影响饮食的消化和吸收；长期发热、各种急慢性传染病的恢复期等均可导致分解代谢增加，营养需求量增多；慢性消耗性疾病，如糖尿病、大量蛋白尿、甲状腺功能亢进、恶性肿瘤等则可致代谢消耗过多。

另外，胎儿营养不良引起的低体重出生儿、早产、多胎、宫内感染及先天代谢缺陷病等，也可引起生后营养不良。

（二）发病机制

由于蛋白质和能量长期摄入不足，导致处于生长发育期的小儿新陈代谢失调、各系统组织器官功能低下、免疫功能抑制而发生一系列病生理改变。

1. 新陈代谢异常

（1）蛋白质 由于蛋白摄入不足，数天后即造成血浆和肌肉蛋白含量减少，其中以白蛋白下降为主，球蛋白改变不明显，继之血浆氨基酸浓度下降。当血浆总蛋白浓度 < 40g/L，白蛋白 < 20g/L 时，可发生低蛋白性水肿。

（2）碳水化合物 由于糖原储存不足或消耗

过多，血糖降低，可出现低血糖。

（3）脂肪　体内脂肪大量消耗导致血清胆固醇浓度降低；浮肿型PEM体内脂肪消耗超过肝脏代谢能力，导致大量甘油三酯在肝脏累积，引起肝脏脂肪浸润和变性。

（4）水、盐代谢　营养不良时ATP合成减少，可影响细胞膜上钠泵转运，致使细胞内水钠潴留；并可有低钾、钙、镁症及代谢性酸中毒。

（5）体温调节　由于热量摄入不足，皮下脂肪薄，散热快，血糖低、氧耗量及周围血循环减少，导致体温偏低。

2. 各系统功能低下

（1）消化系统　受累最为突出，胃肠黏膜萎缩变薄，胃肠道消化液和酶分泌减少，酶活性低下，消化功能显著减退，肠蠕动减弱，易引起菌群失调而导致胃肠道感染和腹泻。

（2）循环系统　心肌收缩力减弱，心搏出量减少，血压偏低和脉搏细弱。

（3）泌尿系统　肾小球和肾小管功能差而导致肾浓缩功能降低，出现尿量增多和尿比重下降。

（4）神经系统　重度PEM时大脑总脂质、胆固醇、磷脂、神经节苷脂均减少，神经胶质细胞增殖及神经元生长和分化减慢，整个大脑的DNA和RNA含量减少，因此，影响树状突分枝、髓鞘形成和突出生成，甚至可导致永久性运动功能和智力下降。

3. 免疫功能抑制　由于蛋白质合成减少，胸腺、淋巴结、扁桃体及脾萎缩，机体各种免疫激活剂缺乏，免疫系统的各个环节均受到不利影响。非特异性和特异性免疫功能均降低，故极易并发各种感染。

● 要点二　临床表现及分型

临床上分为消瘦型营养不良、水肿型营养不良、消瘦-水肿型营养不良三型：

（一）消瘦型营养不良

多见于1岁以内的婴儿。其最早出现的症状是体重不增，继则体重下降，皮下脂肪和肌肉逐渐减少或消失，久之可引起身长不增，智力发育落后。皮下脂肪减少的顺序是：首先是腹部，其次为躯干、臀部、四肢，最后为面颊部，其中腹部皮下脂肪厚度可作为判断营养不良程度的重要指标之一。随病程的进展，皮下脂肪大量消失，皮肤苍白、干燥、无弹性，严重者皮肤皱缩、松弛，腹部如舟状，面部如老人貌，身高明显低于同龄儿；肌肉发育不良，运动功能发育迟缓；精神萎靡，对外界刺激反应差；体温偏低，心率缓慢，心音低钝；食欲低下，腹泻与便秘交替出现。

（二）水肿型营养不良

又称恶性营养不良病，常同时伴有能量摄入不足。多见于单纯碳水化合物喂养的1~3岁幼儿。外表似"泥膏样"。水肿通常出现较早，因此体重下降并不明显。由于水肿，故不能以体重来评估其营养状况。水肿多从内部脏器开始，以后才出现四肢、面部，严重者为全身水肿，甚者发生腹水、胸水；体温常低于正常，四肢欠温；表情淡漠，不喜活动，哭声低微，时有烦躁；胸部平坦而腹部膨胀；常伴肝大，毛发干枯、脆细、稀疏、易脱落，指（趾）甲生长缓慢、薄脆易折；躯干及四肢常见过度色素沉着及角化的红斑疹。

（三）消瘦-水肿型营养不良

临床表现介于上述两者之间。

● 要点三　中医辨证论治

疳证病情复杂，虚实有别，主要病变部位在脾胃，可涉及五脏，钱乙曰："疳皆脾胃病，亡津液之所作也。"故治疗应根据疳气、疳积、干疳的不同阶段，灵活运用攻、补之法，一般疳气阶段以和为主；疳积则以消为主，或消补兼施；干疳阶段以补为要。出现兼证者，应按脾胃本病与他脏兼证合参而随证治之。另外，可配合针灸和推拿疗法综合治疗。

（一）疳气

证候：形体略见消瘦，面色少华，毛发稀疏，食欲不振，精神欠佳，性急易怒，大便干稀不调，舌质略淡，苔薄微腻，脉细。

治法：和脾健运。
方药：资生健脾丸加减。

（二）疳积

证候：形体明显消瘦，肚腹胀大，甚则青筋暴露，面色萎黄，毛发稀疏结穗，食欲减退，精神烦躁，夜卧不宁，或伴有动作异常，揉鼻挖眉，吮齿磨牙，或善食易饥，大便下虫，或嗜食异物，舌质偏淡，苔腻，脉沉细而滑。
治法：消积理脾。
方药：肥儿丸加减。

（三）干疳

证候：形体极度消瘦，皮肤干瘪起皱，大肉已脱，呈老人貌，毛发干枯，面色无华，精神萎靡，啼哭无泪，杳不思食，或见肢体浮肿，或见皮肤瘀点、瘀斑等，舌质淡嫩，苔少，脉细弱无力。
治法：补益气血。
方药：八珍汤加减。

（四）兼证

1. 眼疳
证候：兼见两目干涩，畏光羞明，眼角赤烂，甚则黑睛浑浊，白睛生翳，或夜间视物不明等。
治法：养血柔肝，滋阴明目。
方药：石斛夜光丸加减。

2. 口疳
证候：兼见口舌生疮，甚者糜烂，秽臭难闻，面红唇赤，五心烦热，夜卧不宁，小便短赤，舌质红，苔薄黄，脉细数。
治法：清心泻火，滋阴生津。
方药：泻心导赤散加减。

3. 疳肿胀
证候：兼见足踝浮肿，甚则四肢、全身浮肿，按之凹陷，面色无华，神疲乏力，四肢欠温，小便短少，舌质淡嫩，苔薄白，脉沉缓无力。
治法：健脾温阳，利水消肿。
方药：防己黄芪汤合五苓散加减。

细目二 维生素D缺乏性佝偻病

● 要点一 中医病因病机

（一）病因

1. 先天禀赋不足 父母精血不足，体质虚弱而孕；或其孕母多病，长期营养失调、日照较少；或早产、多胎等因素，导致胎元失养，使小儿先天禀赋不足，脾肾内亏，气血虚弱，不能正常温煦四肢百骸、脏腑筋骨而成。

2. 后天调护失宜 婴幼儿出生后喂养未及时添加辅食，或食品的质和量不能满足小儿生长发育的需要，致使脾之后天不足，气血虚弱，脏腑失其所养而致。另外，日照不足、体虚多病等也可导致脏腑功能失调而患本病。

（二）病机

本病病机是脾肾两虚，病位主要在脾肾，常累及心肝肺。

先天肾气不足，则骨髓不充，骨失所养，出现颅骨软化、囟门迟闭、齿迟，甚至骨骼畸形等症状。

小儿若喂养失宜，或饮食失调，则可导致脾失健运，水谷精微输布无权，久之全身脏腑失于濡养则四肢、筋骨不能正常发育，致使产生多种临床症状。如肺气不足，卫外不固，则多汗，易患外感；心气不足，心失所养则心神不安；脾虚肝失所制，则肝木亢盛，而出现夜惊、烦躁。因此，脾肾不足是本病发生的关键所在。

● 要点二 发病机制

维生素D缺乏性佝偻病是机体为维持血钙水平而对骨骼造成的损害。

维生素D缺乏造成肠道吸收钙、磷减少，血钙水平降低，以致甲状旁腺功能代偿性亢进，PTH分泌增加，以动员骨释放出钙、磷，使血清钙浓度维持在正常或接近正常的水平；但PTH同时也抑制肾小管重吸收磷，使尿磷排出增加，血磷降低。

当血清钙、磷浓度不足时，骺软骨正常生长

和钙化受阻，软骨细胞失去增殖、分化的正常程序，骨骺端临时钙化带被新形成、未钙化的骨样组织沉积，失去正常形态，成为参差不齐、不规则的阔带，骨骺端增厚，向两侧膨出，形成临床所见的肋骨串珠和手、足镯等征，骨的生长停滞不前。

扁骨和长骨骨膜下的骨质也矿化不全，骨皮质逐渐为不坚硬的骨样组织代替，骨膜增厚，骨质疏松，容易受肌肉牵拉和重力影响而发生弯曲变形，甚至发生病理性骨折。

颅骨骨化障碍表现为颅骨变薄和软化、颅骨骨样组织堆积出现方颅。

要点三　临床表现

本病发病年龄常在3个月~2岁婴幼儿，临床表现主要为生长最快部位的骨骼改变、肌肉松弛和神经兴奋性改变。临床分为四期：

（一）初期

多见于6个月以内，尤其3个月以内的小婴儿。主要表现为神经兴奋性增高，如激惹、烦躁、睡眠不安、易惊、夜啼、多汗等症，并可致枕部脱发而见枕秃。血生化改变轻微，血清25-（OH）D_3下降，血钙正常或略下降，血磷降低，钙磷乘积小于30，碱性磷酸酶正常或稍高，骨骼X线摄片可无异常，或见临时钙化带稍模糊。

（二）激期

主要表现为骨骼变化和运动功能发育迟缓。

1. 骨骼改变

（1）头部　可见颅骨软化、方颅、前囟门较大且闭合延迟、乳牙萌出延迟。

（2）胸部　可见肋骨串珠、肋膈沟、鸡胸或漏斗胸。

（3）四肢　可见"手镯""脚镯"、下肢弯曲、膝内翻（"O"形）或膝外翻（"X"形），长骨可发生青枝骨折。

（4）脊柱　可有脊柱后凸或侧弯畸形，严重者可伴有骨盆畸形。

2. 肌肉改变　由于低血磷所致肌肉中糖代谢障碍，引起全身肌肉松弛、乏力、肌张力降低，坐、立、行等运动功能发育落后，腹肌张力低下，腹部膨隆如蛙腹。

3. 其他改变　重症患儿神经系统发育落后，表情淡漠，语言发育落后，条件反射形成迟缓；免疫力低下，易合并感染及贫血。

此期血生化及骨骼X线片明显改变。血清25-（OH）D_3更加下降，血钙正常或下降，血磷下降，碱性磷酸酶明显升高，X线显示骨骺端钙化带消失，呈杯口状、毛刷状改变，骨骺软骨带增宽。

（三）恢复期

患儿经足量维生素D治疗后，临床症状和体征逐渐减轻、消失，血生化逐渐恢复正常，骨骼X线片出现不规则钙化线。

（四）后遗症期

临床症状消失，血生化和X线摄片正常。少数重症佝偻病可残留不同程度的骨骼畸形，多见于2岁以上儿童。

要点四　诊断与鉴别诊断

（一）诊断

1. 多见于婴幼儿，好发于冬春季节。

2. 本病分期：①初期：有烦躁夜啼，纳呆，多汗，发稀，枕秃，囟门迟闭等。血生化轻度改变或正常。②激期：除初期表现外，以骨骼轻中度改变为主。X线见临时钙化带模糊，干骺端增宽，边缘呈毛刷状。血清钙、磷均降低，碱性磷酸酶增高。③恢复期：经治疗后症状改善，体征减轻，X线片临时钙化带重现，血生化恢复正常，但可遗留骨骼畸形。④后遗症期：重症患儿残留不同程度的骨骼畸形，多见于>2岁的儿童。无其他症状，理化检查正常。

3. 理化检查：初期化验血钙正常或稍低，血磷明显降低，钙磷乘积小于30，血清碱性磷酸酶增高。激期血钙降低，碱性磷酸酶明显增高。腕部X线摄片，可见干骺端有毛刷状或杯口状改变，也可见骨质疏松，皮质变薄。

（二）鉴别诊断

1. 先天性甲状腺功能低下　又称呆小病，克汀病。生后2~3个月开始出现甲状腺功能不全表现，并随月龄增大症状日趋明显，如生长发育迟缓、体格明显短小、出牙迟、前囟大而闭合晚、腹胀等，与佝偻病相似，但患儿智能低下，有特殊面容，皮肤粗糙干燥，血清TSH、T_4测定可资鉴别。

2. 软骨营养不良 本病患儿头大、前额突出、长骨骺端膨出、胸部串珠、腹大等与佝偻病相似，但四肢及手指短粗，五指齐平，腰椎前突，臀部后突。骨骼X线可见特征性改变，如长骨粗短弯曲，干骺端变宽，呈喇叭口状，但轮廓光整，部分骨骺可埋入扩大的干骺端中。

● 要点五 维生素D制剂的用药方法

维生素D制剂的用药方法分为：口服法和突击疗法（肌肉注射）。

（一）口服法

初期（轻度），维生素D每日1 000~2 000IU；激期（中、重度），每日3 000~6 000IU。

（二）突击疗法

对各种原因不能坚持每日服药，或重症佝偻病可一次肌肉注射维生素$D_3$20万~30万IU，2~3个月后改为口服预防量。

● 要点六 中医辨证论治

本病以虚为主，病位主要在肺、脾、肝、肾。初期表现为肺脾气虚，营卫不和，治宜健脾益肺，调和营卫；激期表现为脾虚肝旺，气血不和，治宜健脾助运，平肝息风；后遗症期则表现为肾虚骨弱，精血不足，治宜健脾补肾，填精补髓。

1. 肺脾气虚

证候：多出现在初期，可见多汗，乏力，烦躁，睡眠不安，夜惊，发稀枕秃，囟门迟闭，或形体虚胖，肌肉松软，纳呆，大便不实，或反复感冒，舌质淡红，苔薄白，指纹偏淡。

治法：健脾益肺，调和营卫。

方药：四君子汤合黄芪桂枝五物汤加减。

2. 脾虚肝旺

证候：出现在激期，常见烦躁，夜啼不宁，惊惕不安，甚者抽搐；多汗，毛发稀疏，乏力，纳呆食少，囟门迟闭，出牙延迟，坐立行走无力，舌质淡，苔薄，指纹淡紫。

治法：健脾助运，平肝息风。

方药：缓肝理脾汤加减。

3. 肾虚骨弱

证候：激期和后遗症期常见，有明显的骨骼改变，常见头颅方大畸形，肋骨串珠，手镯、足镯，甚至鸡胸、龟背，O型或X型腿，脊柱畸形等，并伴有面白虚烦，形瘦神疲，筋骨萎软，多汗，四肢乏力，舌淡苔少，指纹色淡。

治法：健脾补肾，填精补髓。

方药：补肾地黄丸加减。

（解 英）

第十三单元 感染性疾病

细目一 麻 疹

● 要点一 流行病学特点

麻疹（measles）是小儿时期常见的一种急性呼吸道传染病，临床以发热、流涕、流泪、咳嗽、口腔麻疹黏膜斑（Koplik's spots）及全身斑丘疹为特征。本病一年四季均可发病，以冬春季为多见，传染性较强，多见于6个月以上5岁以下小儿，传播方式主要为空气飞沫传染。

● 要点二 中医病因病机

麻疹的发病原因是感受麻毒时邪。麻毒时邪由口鼻而入，主要病变是肺脾两脏。麻毒犯肺，肺卫失宣，故见发热、咳嗽、鼻塞、流涕等，此为疹前期；麻毒由肺及脾，正邪抗争，驱邪外泄，皮疹透发全身，达于四末，此为出疹期；疹透之后，毒随疹泄，麻疹逐渐收没，热去津伤，便进入恢复期。这是麻疹顺证的病机演变规律。

麻疹以外透为顺，内传为逆，若正虚不能托邪外泄，或因邪盛化火内陷，均可导致麻疹透发不顺，形成逆证、险证。若麻毒内归于肺，或复感外邪侵袭于肺，以致肺气郁闭，则形成邪毒闭肺证；麻毒循经上攻咽喉，而成麻毒攻喉证；麻毒内陷厥阴，蒙蔽心包，引动肝风，则形成邪陷心肝证。

● 要点三 临床表现

（一）潜伏期

一般为 6～18 天。在潜伏期末可有精神不振，烦躁不安，或体温轻度升高症状。

（二）前驱期

也称发疹前期，一般为 3～4 天。主要症状为发热、咳嗽、流涕、眼结膜充血、畏光、流泪，同时可见全身不适、食欲减退、恶心、呕吐、腹泻等。发热后 2～3 天，于口腔两颊黏膜近臼齿处出现直径约 0.5～1mm 的灰白色斑点，周围有红晕，称为"麻疹黏膜斑"，是早期诊断麻疹的重要依据。

（三）出疹期

在发热 3～4 天左右开始出疹，此时发热、呼吸道症状达高峰。皮疹先见于耳后、发际，渐次延及头面、颈部，自上而下至胸、腹、背四肢，最后在手心、足心及鼻准部见疹点，疹点色泽红活，分布均匀，疹点多在 3 天内透发完毕。皮疹初起为暗红色斑丘疹，压之褪色，大小不等，稀疏分明，继而疹色加深，呈暗红色，疹间可见正常皮肤，病情严重者皮疹可融合成片。

（四）恢复期

出疹 3～4 天后，皮疹按出疹的先后顺序依次消退，体温开始下降，全身情况也随之好转。皮疹消退后皮肤可见糠麸样状脱屑，并留有浅褐色色素沉着，7～10 天痊愈。

● 要点四 并发症

（一）喉炎

多见于 2～3 岁以下小儿，常由继发细菌感染所致，临床表现为声音嘶哑、犬吠样咳嗽及吸气性呼吸困难，轻者随体温下降皮疹消退，严重者可窒息死亡。

（二）肺炎

为麻疹最常见的并发症，多见于 5 岁以下小儿。可发生在麻疹的各个时期，是麻疹死亡的主要原因之一。主要为继发细菌或其他病毒感染。

（三）脑炎

发病率约为 0.1%～0.2%，常发生于出疹后 2～5 天。临床表现和脑脊液检查与其他病毒性脑炎类似。病死率约 15%，多数可恢复，约 20%～50% 患儿留有运动、智力、精神障碍及癫痫等后遗症。

● 要点五 中医辨证论治

（一）顺证

1. 邪犯肺卫（初热期）

证候：发热咳嗽流涕，喷嚏，双目红赤，泪水汪汪，畏光羞明，体倦食少，小便短黄，或大便稀溏，发热 2～3 天在口腔颊部近臼齿处出现麻疹黏膜斑，是麻疹早期诊断的依据。舌苔薄白或微黄，脉浮数。

治法：辛凉透表，清宣肺卫。

方药：宣毒发表汤加减。

2. 邪入肺胃（见形期）

证候：发热持续，起伏如潮，每潮一次，疹随外出，依序而现，疹点细小，由疏转密，稍觉凸起，触之碍手，疹色先红后暗红，伴烦渴嗜睡，目赤眵多，咳嗽加剧，小便短少，大便秘结，舌红苔黄，脉洪数。

治法：清热解毒，佐以透发。

方药：清解透表汤加减。

3. 阴津耗伤（收没期）

证候：疹点出齐后，发热渐退，咳嗽渐减，胃纳增加，精神好转，疹点依次渐回，皮肤呈糠麸状脱屑，留有色素沉着，舌红少津，苔薄，脉细数。

治法：养阴生津，清解余邪。

方药：沙参麦冬汤加减。

（二）逆证

1. 邪毒闭肺

证候：高热不退，疹点不多，或疹点早回，或疹点密集，疹色紫暗，咳嗽气促，鼻翼扇动，唇周发绀，喉间痰鸣，烦躁不宁，舌红，苔黄，脉数。

治法：宣肺开闭，清热解毒。

方药：麻杏石甘汤加减。

2. 麻毒攻喉

证候：身热不退，咽喉肿痛，声音嘶哑，咳声重浊，状如犬吠，喉间痰鸣，甚则吸气困难，胸高胁陷，面唇紫绀，舌质红，苔黄腻，脉滑数。

治法：清热解毒，利咽消肿。

方药：清咽下痰汤加减。

3. 邪陷心肝

证候：疹点密集成片，色泽紫暗，高热不退，烦躁谵妄，甚则神昏，抽搐，舌红绛，苔黄糙，脉数。

治法：清热解毒，息风开窍。

方药：羚角钩藤汤加减。

细目二　风　疹

● 要点一　中医病因病机

风疹是感受风疹时邪，其病机为邪毒与气血相搏，外泄肌肤所致，其主要病变在肺卫。风疹时邪毒轻病浅，一般只犯于肺卫，蕴于肌腠，邪毒外泄后能较快康复。若邪毒阻滞少阳经络，则耳后、枕部淋巴结肿胀，或胁下可见痞块。只有少数患儿邪势较盛，可内犯气营，形成燔灼肺胃之证。

● 要点二　临床表现

（一）后天性风疹

1. 潜伏期　一般为14~21天。

2. 前驱期　多数为1~2天，有低热或中度发热，轻咳、咽痛、流涕，或轻度呕吐、腹泻等。耳后、枕后及颈部淋巴结肿大，有轻度压痛。

3. 出疹期　多数病人发热1~2天后出疹，皮疹多为散在淡红色斑丘疹，也可呈大片皮肤发红或针尖状猩红热样皮疹。先见于面部，一天内波及全身，1~2天后，发热渐退，皮疹逐渐隐没，皮疹消退后，可有皮肤脱屑，但无色素沉着。

（二）先天性风疹综合征

宫内感染风疹病毒者，生后可发生：①一过性新生儿期表现，如肝脾肿大、紫癜、血小板减少、淋巴结肿大、脑膜脑炎等。②永久性器官畸形和组织损伤，如生长发育迟缓、动脉导管未闭、肺动脉瓣狭窄、白内障、小眼睛、视网膜病、耳聋等。③慢性或自身免疫引起的晚发疾病，如糖尿病、慢性进行性全脑炎、甲状腺炎、间质性肺炎等，这些迟发症状可在生后2个月至20年内发生。

● 要点三　中医辨证论治

1. 邪郁肺卫

证候：发热恶风，喷嚏流涕，轻微咳嗽，胃纳欠佳，精神倦怠，疹色淡红，稀疏细小，分布均匀，微有痒感，耳后、枕后及颈部淋巴结肿大，舌尖红，苔薄黄，脉浮数。

治法：疏风清热，解表透疹。

方药：银翘散加减。

2. 邪入气营

证候：壮热口渴，烦躁不宁，疹色鲜红或紫暗，疹点较密，小便短赤，大便秘结，舌质红，苔黄糙，脉洪数。

治法：清热解毒，凉血透疹。

方药：透疹凉解汤加减。

● 要点四　孕妇预防风疹的重要性

孕妇在妊娠3个月内应避免与风疹病人接触，若有接触史者可于接触5天内注射丙种球蛋白，可减轻症状或防止发病。对已确诊为风疹的早期孕妇，应考虑终止妊娠，避免发生先天性风疹综合征。

细目三　幼儿急疹

● 要点一　中医病因病机

幼儿急疹外因为感受幼儿急疹时邪，内因责之于正气不足。幼儿急疹是感受风热时邪，从口鼻而入，侵犯肺卫，邪正交争，故发高热。由肺及脾，郁于肌表，与气血相搏，则见皮疹，疹透于肌肤，邪毒外泄，疾病渐愈。病变在肺脾两脏。

● 要点二　临床表现

发热持续3～5天，体温多达39℃或更高，但全身症状较轻；热退后出疹，皮疹为玫瑰红色斑丘疹，迅速遍布躯干及面部，2～3天皮疹消失，无色素沉着及脱屑。

● 要点三　诊断与鉴别诊断

（一）诊断

1. 多发生于2岁以下的婴幼儿，尤多见于6个月～1岁婴儿。
2. 起病急骤，常突然高热，持续3～4天后热退，但全身症状轻微。
3. 身热始退，或热退稍后即出现玫瑰红色皮疹。
4. 皮疹以躯干、腰部、臀部为主，面部及肘、膝关节等处较少。皮疹出现1～2天后即消退，疹退后无脱屑及色素沉着斑。
5. 可见枕部、颈部及耳后淋巴结轻度肿大。
6. 血常规检查：白细胞总数偏低，分类以淋巴细胞为主。

（二）鉴别诊断

麻疹、幼儿急疹、风疹、猩红热鉴别诊断表

病名	麻疹	幼儿急疹	风疹	猩红热
潜伏期	6～21天	7～17天	5～25天	1～7天
初期症状	发热，咳嗽，流涕，泪水汪汪	突然高热，一般情况好	发热，咳嗽，流涕，枕部淋巴结肿大	发热，咽喉红肿化脓疼痛
出疹与发热的关系特殊体征	发热3～4天出疹，出疹时发热更高 麻疹黏膜斑	发热3～4天出疹，热退疹出 无	发热1/2～1天出疹 无	发热数小时～1天出疹，出疹时热高 环口苍白圈，草莓舌，贫血性皮肤划痕，帕氏线
皮疹特点	玫瑰色斑丘疹自耳后发际→额面、颈部→躯干→四肢，3天左右出齐。疹退后遗留棕色色素斑、糠麸样脱屑	玫瑰色斑疹或斑丘疹，较麻疹细小，发疹无一定顺序，疹出后1～2天消退。疹退后无色素沉着，无脱屑	玫瑰色细小斑丘疹自头面→躯干→四肢，24小时布满全身。疹退后无色素沉着，无脱屑	细小红色丘疹，皮肤猩红，自颈、腋下、腹股沟处开始，2～3天遍布全身。疹退后无色素沉着，有大片脱皮
血常规	白细胞总数下降，淋巴细胞升高	白细胞总数下降，淋巴细胞升高	白细胞总数下降，淋巴细胞升高	白细胞总数升高，中性粒细胞升高

● 要点四　中医辨证论治

1. 邪郁肺卫

证候：突然高热，纳差，尿黄，或见呕吐，腹痛，泄泻，咽红目赤，但精神如常，舌红，苔薄黄，指纹浮紫。

治法：辛凉解表，清宣肺卫。

方药：银翘散加减。

2. 邪蕴肌腠

证候：热退身凉，周身出现红色丘疹，针尖大小，从颈部延及全身，压之退色，一二日即消退，不留疤痕，舌红苔薄黄，指纹紫滞。

治法：疏风透疹，清热解毒。

方药：化斑解毒汤加减。

细目四 水痘

要点一 中医病因病机

水痘是感受水痘时邪，经口鼻侵入人体，蕴郁于肺脾而发病。邪郁肺卫则出现发热、流涕、咳嗽等肺卫表证；肺主皮毛，脾主肌肉，邪正交争，水痘时邪夹湿透于肌表，则水痘布露；因病尚在表，故水痘稀疏，疹色红润，疱浆清亮；毒炽气营则见壮热、烦躁、口渴等症；毒传营分，透发肌肤，则痘疹稠密，色紫暗，疱浆混浊。

若患儿体质虚弱，水痘时邪炽盛，易化热化火，内窜心肝而引起壮热不退、神昏、抽搐等邪陷心肝之变证。若痘疹破溃，污染邪秽，尚可引起痘疹溃烂、成疮等变证。

要点二 临床表现

1. 典型水痘 潜伏期12~21天，平均14天。临床上可分为前驱期和出疹期。前驱期可无症状或仅有轻微症状，可见低热或中等程度发热、头痛、全身不适、乏力、食欲减退、咽痛、咳嗽等，持续1~2天；出疹期皮疹特点：①初为红斑疹，后变为深红色丘疹，再发展为疱疹。位置表浅，形似露珠水滴，椭圆形，3~5mm大小，壁薄易破，周围有红晕。②皮疹呈向心分布，先出现于躯干和四肢近端，继为头面部、四肢远端，手掌、足底较少。③水痘皮疹分批出现，同一时期常可见斑、丘、疱疹和结痂同时存在（四代同堂）。

2. 重症水痘 表现为高热及全身中毒症状重，皮疹呈离心分布，多而密集，易融合成大疱型或呈出血性，继发感染者呈坏疽型。

要点三 鉴别诊断

（一）脓疱疮

好发于炎热夏季，多见于头面部及肢体暴露部位，病初为疱疹，很快成为脓疱，疱液浑浊。疱液可培养出细菌。

（二）丘疹样荨麻疹

好发于婴儿，多有过敏史，无发热、咳嗽等上呼吸道感染征象，多见于四肢，呈风团样丘疹，长大后其顶部略似疱疹，较硬，不易破损，数日后渐干或轻度结痂，瘙痒重，易反复出现。

要点四 中医辨证论治

1. 邪郁肺卫

证候：发热轻微，或无热，鼻塞流涕，喷嚏，咳嗽，起病后1~2天出皮疹，疹色红润，疱浆清亮，根盘红晕，皮疹瘙痒，分布稀疏，多见于躯干、颜面及头皮，舌质淡，苔薄白，脉浮数。

治法：疏风清热，解毒利湿。

方药：银翘散加减。

2. 毒炽气营

证候：壮热烦躁，口渴引饮，面赤唇红，口舌生疮，痘疹密布，疹色紫暗，疱浆混浊，甚至出现出血性皮疹，大便干结，小便黄赤，舌质红绛，舌苔黄糙而干，脉洪数。

治法：清气凉营，化湿解毒。

方药：清营汤加减。

细目五 猩红热

要点一 中医病因病机

猩红热的发病原是感受痧毒疫疠之邪，邪从口鼻侵入人体，蕴于肺胃二经，郁而化热、化火。火热之毒发散，犯卫、入营、伤阴，从而形成邪侵肺卫，毒在气营，疹后伤阴三个病理阶段。

病之初起，肺卫表证，见发热骤起；继而疫毒化火入里，炽盛于肺胃，肺胃热盛，熏蒸咽喉，则咽喉肿烂；痧毒之邪，内蕴肺胃，外泄肌表，则皮疹发于肌腠之间。邪毒化火入里，传入气营，或内逼营血，则可见壮热烦渴，皮疹如丹，成片成斑。舌为心之苗，邪毒内盛，心火独盛，加之热耗阴津，故舌生红刺，舌光无苔，状如草莓。

若邪毒炽盛，内陷心肝，则可出现神昏抽搐。邪从火化，最易伤阴耗津，故病之后期可见肺胃阴伤之证。如失治误治，邪热久稽，余毒留滞，可致变证。邪毒炽盛而伤及心气时，可导致心悸；若邪毒未清，流窜筋骨关节，可引起关节疼痛和红肿灼热的痹证；余邪未清，内归肺脾肾，水液通调失职，膀胱气化不利，导致水湿内停，外溢肌表即可酿成水肿。

● **要点二　病原菌及发病机制**

（一）病原菌

A组乙型溶血性链球菌。

（二）发病机制

病原菌及其毒素等产物在侵入部位及其周围组织引起炎症，并进入血液循环，引起毒血症及皮肤微血管弥漫性充血，形成片状或点状红色斑疹，并导致发热。其细菌表面的纤丝含的M蛋白具有抗吞噬作用，并与其相应抗体形成免疫复合物，使少数患儿对细菌毒素发生过敏反应，在病程1～5周时发生心、肾和关节滑膜等处的胶原纤维变性和坏死、小血管内皮细胞肿胀和单核细胞浸润病变，临床呈现风湿心脏病、急性肾小球肾炎、风湿性关节炎等病变。

● **要点三　临床表现与特殊体征**

（一）普通型

1. 前驱期　起病急骤，发热，头痛，咽痛，全身不适，体温一般在38℃～39℃，重者可高达40℃。咽及扁桃体显著充血，扁桃体上出现点状或片状白色脓性分泌物，软腭处有细小红疹或出血点。病初舌苔白，舌尖和边缘红肿，突出的舌乳头也呈白色，称为"白草莓舌"。

2. 出疹期　皮疹于发热第2天迅速出现，最初见于腋下、颈部与腹股沟，于一日内迅速蔓延至全身。在全身皮肤弥漫性充血潮红上，出现均匀、密集、针尖大小的猩红色小丘疹，呈鸡皮样，触之似粗砂纸样。疹间皮肤潮红，用手压可暂时苍白，去压后红疹又出现。面颊部潮红无皮疹，而口鼻周围皮肤苍白，形成口周苍白圈。皮肤皱折处，如腋窝、肘窝、腹股沟等处，皮疹密集，色深红，其间有针尖大小出血点，形成深红色横纹线，称"帕氏线"。起病4～5天时，白苔脱落，舌面光滑鲜红，舌乳头红肿突起，称红草莓舌。颈前淋巴结肿大压痛。

3. 恢复期　皮疹按出疹顺序消退，体温正常，情况好转。皮疹多在1周内消退，1周末至第2周开始脱皮，先从脸部糠屑样脱皮，渐及躯干，最后四肢，可见大片状脱皮，轻症者脱皮较轻。脱皮后无色素沉着。

（二）轻型

全部病程中缺乏特征性症状，有低热1～2天或不发热，皮疹极不典型，可仅限于腋下、腹股沟，疹稀少且色淡，1～2天即退，无草莓舌。发病1周后，在面额部、耳壳、手足指趾端发现轻微脱屑或脱皮，此时才考虑猩红热的诊断。由于容易漏诊，未能进行充分治疗，继发肾炎的可能性较大。

● **要点四　诊断与鉴别诊断**

（一）诊断

1. 有与猩红热病人接触史。潜伏期通常为2～3天，短者1天，长者5～6天。

2. 临床表现：参考三期典型的临床表现。

3. 实验室检查：血常规检查白细胞总数及中性粒细胞增高。CRP升高，鼻咽拭子或其他病灶内标本细菌培养可分离出A族乙型溶血性链球菌。

（二）鉴别诊断

参考细目三幼儿急疹的内容。

● **要点五　并发症**

少数患儿在病后2～3周可发生急性肾小球肾炎、风湿性心脏病、风湿性关节炎等并发症。

● **要点六　西医治疗**

控制感染，消除症状，预防并发症。青霉素是治疗猩红热的首选药物，每日5万U/kg，分2次肌肉注射。病情严重者可增加剂量并予静脉注射，疗程至少10天。对青霉素过敏者可用红霉素等药物。

● **要点七　中医辨证施治**

1. 邪侵肺卫

证候：发热骤起，头痛，恶寒，灼热无汗，

或伴呕吐，咽部红肿疼痛，上腭有粟粒样红疹，皮肤潮红，丹疹隐隐，舌红，苔薄白或薄黄，脉浮数有力。

治法：辛凉宣透，清热利咽。

方药：解肌透痧汤加减。

2. 毒在气营

证候：壮热不解，面赤，口渴，咽喉肿痛，伴糜烂白腐，皮疹密布，色红如丹，甚则色紫如斑。疹由颈、胸开始，继则弥漫全身，压之退色，见疹后的1~2天舌红起刺，苔黄燥，3~4天后舌光红起刺，苔剥脱，状如草莓，脉数有力。

治法：清气凉营，泻火解毒。

方药：凉营清气汤加减。

3. 疹后伤阴

证候：丹痧布齐后1~2天，身热渐退，咽部糜烂疼痛减轻，见低热，唇口干燥，或伴有干咳，食欲不振，舌红少津，苔剥脱，脉细数。约2周后皮肤脱屑。

治法：养阴生津，清热润喉。

方药：沙参麦冬汤加味。

细目六 流行性腮腺炎

● 要点一 中医病因病机

流行性腮腺炎为感受风温时邪，从口鼻而入，侵犯足少阳胆经，邪毒壅阻于足少阳经脉，与气血相搏，凝结于耳下腮部所致。

（一）温毒在表

外感风温时邪，侵于足少阳胆经。邪毒循经上攻腮颊，与气血相搏结，则致耳下腮部漫肿疼痛、咀嚼困难；邪毒在表，则见发热恶寒、咽红等风热表证。

（二）热毒蕴结

温毒壅盛于少阳经脉，导致经脉气血凝滞不通，蕴结于腮颊部，则致腮部肿胀疼痛、坚硬拒按；热毒亢盛，扰及心神，则壮热烦躁；热毒内蕴阳明，则见纳少、呕吐；热邪伤津，则见口渴欲饮。

足少阳胆经与足厥阴肝经互为表里，热毒炽盛，邪陷厥阴，蒙蔽心包，引动肝风，则致高热、神昏、抽搐等症，此为邪陷心肝之变证；足厥阴肝经循少腹络阴器，热毒炽盛，则邪毒由少阳经脉传于厥阴经脉，引睾窜腹，引发睾丸肿痛，或少腹疼痛，此为毒窜睾腹之变证。

● 要点二 临床表现

潜伏期为2~3周。部分病例有发热、头痛、乏力、食欲不振等前驱症状。腮腺肿大通常先于一侧，2~4天又累及对侧。双侧腮腺肿大者约占75%。腮腺肿胀是以耳垂为中心，向前、后、下发展，边缘不清，触之有弹性感及触痛，表面皮肤不红，张口、咀嚼困难。腮肿约3~5天达高峰，1周左右逐渐消退。腮腺管口可有红肿。

● 要点三 主要并发症

（一）脑膜脑炎

一般发生在腮腺炎发病后4~5天，个别患儿脑膜脑炎先于腮腺炎。一般预后良好。临床主要表现为发热、头痛、呕吐、嗜睡、颈强直等。重症患儿有高热、谵妄、抽搐、昏迷，甚至可引起死亡。

（二）睾丸炎或卵巢炎

睾丸炎常见于较大的患儿，多数在腮腺肿大开始消退时，患儿又出现发热、头痛、睾丸明显肿胀疼痛，可并发附睾炎。卵巢炎的发生率比睾丸炎少，可能与起病不易被临床发现有关。临床可见腰部酸痛、下腹疼痛和压痛。

（三）胰腺炎

常发生于腮腺肿大数日后。表现为中上腹疼痛和压痛，伴有体温骤然上升、恶心和呕吐等症。B超提示胰腺肿大，血清淀粉酶、脂肪酶升高有助于胰腺炎诊断。

（四）其他并发症

如心肌炎、乳腺炎、甲状腺炎、听力丧失、视神经乳头炎等并发症均可在腮腺炎前后发生。部分患儿遗留耳聋、视力障碍等后遗症。

要点四 中医辨证论治

（一）常证

1. 温毒在表

证候：轻微发热，一侧或双侧耳下腮部或颌下漫肿疼痛，边缘不清，触之痛甚，咀嚼不便，或有咽红。舌质红，舌苔薄白或薄黄，脉浮数。

治法：疏风清热，散结消肿。

方药：柴胡葛根汤加减。

2. 热毒蕴结

证候：高热不退，多见两侧腮部肿胀疼痛，坚硬拒按，张口、咀嚼困难，口渴引饮，烦躁不安，或伴头痛，咽红肿痛，食欲不振，呕吐，便秘溲赤。舌质红，舌苔黄，脉滑数。

治法：清热解毒，软坚散结。

方药：普济消毒饮加减。

（二）变证

1. 邪陷心肝

证候：在腮部尚未肿大或腮肿后 5～7 天，壮热不退，头痛项强，嗜睡，严重者昏迷，惊厥，抽搐，舌质绛，舌苔黄，脉数。

治法：清热解毒，息风开窍。

方药：清瘟败毒饮加减。

2. 毒窜睾腹

证候：腮部肿胀渐消，男性多有一侧或两侧睾丸肿胀疼痛，女性多有一侧或两侧少腹疼痛，痛时拒按，伴有发热、呕吐，舌质红，舌苔黄，脉数。

治法：清肝泻火，活血止痛。

方药：龙胆泻肝汤加减。

要点五 预防与调护

（一）预防

1. 本病流行期间，少去公共场所，避免感染。
2. 预防的重点是应用疫苗进行主动免疫。目前采用麻疹、风疹、腮腺炎三联疫苗，接种后 96% 以上可产生抗体。

（二）调护

1. 患儿发热期间应卧床休息，禁食肥腻之品，尤其避免酸辣等刺激性食物，并以流食、半流食为宜，注意口腔卫生，多饮开水。
2. 居室应空气流通，避免复感外邪。
3. 进入青春期的男性患儿，若已经并发睾丸炎可应用软纸及丁字带托住阴囊。
4. 患儿应按呼吸道传染病隔离至腮肿完全消退 5 天左右为止，有接触史的易感儿应检疫观察 3 周。

细目七 中毒型细菌性痢疾

要点一 中医病因病机

中毒型细菌性痢疾是由于染有疫毒的不洁之物，从口入腹，蕴伏肠胃所致。夏秋之季，湿热内盛，脾胃受困，秽邪疫毒最易入侵，毒聚肠中，正邪相争，则湿从热化，热盛化火，内窜营血，蒙闭心包，扰动神明则见高热神昏；热极生风，风火相扇，引动肝风则见抽搐；此为邪实内闭之证。若正不敌邪，可使阳气暴脱，则汗出肢冷，呼吸微弱，脉微欲绝，此为内闭外脱之证。邪毒蕴积肠胃，阻滞气机，气机不利则腹痛。热毒凝滞津液，伤及肠络则见赤白下痢。总之，本病的病变主要在肠腑，为邪毒滞于肠腑，凝滞津液、蒸腐气血所致。

要点二 临床表现

潜伏期较短，为数小时至 1～2 天。起病急骤，全身中毒症状严重，高热可 >40℃ 或更高，未腹泻前即出现严重的感染中毒表现，少数患儿体温不升，反复惊厥，迅速发生呼吸衰竭、休克或昏迷；也有在发热、脓血便 2～3 天后开始发展为中毒型。临床上按其主要表现分为四型：

（一）休克型（皮肤内脏微循环障碍型）

以周围循环衰竭为主要表现。轻者早期可见精神萎靡，面色苍白，肢端发凉，脉压变小，脉搏细数，呼吸加快，心率增快，心音低钝。重者可见神志模糊或昏迷，面色苍灰，四肢湿冷，血压下降或测不到，脉搏微弱或摸不到，皮肤花纹，口唇紫绀，可伴心、肺、血液、肾脏等多系统功能障碍。

（二）脑型（脑循环障碍型）

以神志改变、反复惊厥为主要表现。早期表现为萎靡、嗜睡、烦躁交替出现，继而频繁抽搐，神志昏迷，呼吸节律不整、叹息样呼吸、下颌呼吸等。瞳孔大小不等，对光反射迟钝或消失，视乳头水肿，眼底动脉痉挛。此型较重，病死率高。

（三）肺型（肺微循环障碍）

又称呼吸窘迫综合征，以肺微循环障碍为主，常在中毒性痢疾脑型或休克型基础上发展而来，病情危重，病死率高。

（四）混合型

以上三型症状先后出现或同时存在，由于全身严重的微循环障碍，重要器官的血流灌注锐减，是最为凶险的类型，病死率高。

● 要点三　诊断与鉴别诊断

（一）诊断

3~5岁的健康儿童，夏秋季节突然高热，伴反复惊厥、脑病和休克表现者，均应考虑本病。可用肛拭子或灌肠取便，若镜检发现大量脓细胞或红细胞可确定诊断。

（二）鉴别诊断

1. 高热惊厥　多见于6个月~3岁小儿，可发生在任何季节，常在上呼吸道感染体温突然升高时出现惊厥，抽搐时间短，多不反复发作，止惊后神志恢复快，一般情况良好，无其他感染中毒症状，便常规正常。

2. 流行性乙型脑炎　本病有严格的季节性（7~9月份发生），其高热、惊厥、意识障碍与中毒型细菌性痢疾相似，但脑膜刺激征明显阳性，如颈强直、克氏征阳性、布氏征阳性，脑脊液多有改变，大便常规检查正常。

● 要点四　西医治疗

中毒型细菌性痢疾病情危急，发展迅速，疾病早期应积极抢救，以西医治疗为主，采取抗感染、抗休克，防治脑水肿和呼吸衰竭等方法。

（一）降温止惊

①降温：高热易引起惊厥，加重脑缺氧和脑水肿，应选用物理、药物降温或亚冬眠疗法，尽快使体温降至36℃~37℃。如用冷盐水灌肠，既可降温，又可获取大便送检。②止惊：惊厥者可静脉注射地西泮，每次0.3~0.5mg/kg（最大剂量每次不超过10mg）；或10%水合氯醛溶液，每次0.5mL/kg稀释灌肠。

（二）防治脑水肿和呼吸衰竭

①脱水：首选20%甘露醇，每次0.5~1g/kg，静脉注入，必要时6~8小时重复一次，或与利尿剂交替使用，以降低颅内压。②改善呼吸：保持呼吸道通畅；吸氧；如出现呼吸衰竭时，应采用呼吸兴奋剂或机械通气。

（三）防治循环衰竭

①扩充血容量，纠正酸中毒，维持水与电解质平衡。②改善微循环。在充分扩容基础上应用血管活性药物以改善微循环，常用药物有东莨菪碱、酚妥拉明、多巴胺和阿拉明等血管活性药物。

（四）抗炎

如肾上腺皮质激素，具有抗炎、减轻脑水肿和抗休克作用。应早期、大剂量、短程应用。

（五）抗生素

应选用强有力的广谱抗菌药物，可适当选用头孢噻肟钠或头孢曲松钠（头孢三嗪）等药物。或根据大便培养结果选用敏感抗生素。

● 要点五　中医辨证论治

1. 毒邪内闭

证候：突然高热，烦躁萎靡，或恶心呕吐，反复惊厥，神志昏迷或见呼吸困难，节律不整，可有下痢脓血，或虽未见下痢脓血，但用棉签在肛门内检到黏液粪便，舌质红，苔黄厚或灰糙，脉数。

治法：清肠解毒，泄热开窍。

方药：黄连解毒汤加味。

2. 内闭外脱

证候：突然面色苍白或青灰，四肢厥冷，汗出不温，皮肤花纹，口唇紫绀，呼吸浅促，节律不匀，神志不清，脉细数无力或脉微欲绝。

治法：回阳救逆，益气固脱。

方药：参附龙牡救逆汤加味。

细目八 传染性单核细胞增多症

● 要点一 中医病因病机

传染性单核细胞增多症病因为感受温热时邪。小儿脏腑娇嫩，形气未充，卫外不固，温疫邪毒由口鼻而入，侵于肺卫，结于咽喉，并内传脏腑，瘀滞经络，伤及营血，发生本病。

温邪从口鼻而入，首犯肺卫，故症见畏寒发热、头痛咳嗽、咽红烦渴；邪犯胃腑，可见恶心呕吐、不思饮食等；若兼夹湿，还可见困倦乏力、脘腹痞闷、面黄肢重等症。热毒进入气分，化毒化火，肺胃热甚，则大热大汗；热毒炽盛，炼液为痰，痰火瘀结，充斥脏腑，流注经络，发为淋巴结肿大；热毒内蕴，气血瘀滞，发为腹中积聚痞块；热毒痰火上攻咽喉，发为咽喉肿痛溃烂；热毒内窜营血，迫血妄行，出现皮疹发斑、尿血；热毒内陷心肝，发为抽搐昏迷；痰热内闭于肺，发为咳嗽痰喘；痰火痹阻脑络，可致口眼歪斜、失语瘫痪；湿热瘀阻肝胆，发为黄疸。热毒痰瘀易伤气阴，使疾病迁延难愈，故后期表现气阴受伤，余毒未清，病情迁延。本病以卫、气、营、血的规律进行传变，热、毒是主要病因；痰、瘀是主要病理产物。

● 要点二 临床表现

传染性单核细胞增多症发病或急或缓，半数有不适、头痛、恶心、疲乏、腹痛等前驱症状，继之出现典型症状。

（一）发热

体温常在38℃～39℃之间，重者可达40℃以上。热型不一，一般持续1～3周，然后逐渐下降。虽高热，但中毒征象不明显。

（二）淋巴结肿大

两侧颈部淋巴结肿大为主。有时可见全身浅表淋巴结普遍肿大、大小不等、硬度中等、活动度好。肿大的淋巴结于病程2周后逐渐消退，少数病例可持续数月甚至数年之久。

（三）咽峡炎

咽痛是主要症状之一。咽峡部充血，扁桃体肿大、充血，严重可覆有灰白色膜状分泌物。少数悬雍垂或软、硬腭交界处见到小出血点和溃疡。

（四）肝脾肿大

半数患者出现脾肿大，多数在肋下1～3cm，质地软；约1/3病例有肝大，肝功能异常。部分患儿可有黄疸，个别病例肝衰竭，因大块肝坏死而死亡。

（五）皮疹

幼小儿童较为多见，以风疹样红色斑丘疹最常见，亦可呈猩红热样皮疹、荨麻疹、多形红斑或瘀点等，以躯干和前臂伸侧为主，为暂时性，约1周隐退，不留痕迹，亦不脱屑。

● 要点三 鉴别诊断

（一）巨细胞病毒感染、弓形虫病

其症状酷似传染性单核细胞增多症，应予以鉴别。血清嗜异性凝集试验阴性，特异性抗体及病毒分离可资鉴别。

（二）细菌性咽峡炎、扁桃体炎

其血象中中性粒细胞增多，咽拭子细菌培养可得阳性结果，且青霉素治疗有效。

（三）某些药物反应引起类似传染性单核细胞增多症的症状

血中也可出现较高比例的异常淋巴细胞，但血清嗜异性凝集反应阴性或抗体效价很低，停用这些药物后病情迅速好转，异淋百分比很快下降。

● 要点四 中医辨证论治

1. 邪郁肺卫

证候：发热，微恶风寒，微有汗，咳嗽鼻塞，流涕，头身痛，咽红疼痛，舌边或舌尖稍

红，苔薄黄或薄白而干，脉浮数。

治法：疏风清热，清肺利咽。

方药：银翘散加减。

2. 热毒炽盛

证候：壮热烦渴，咽喉红肿疼痛，乳蛾肿大，甚则溃烂，口疮口臭，面红唇赤，皮疹显露，颈、腋、腹股沟处浅表淋巴结肿大，胁下痞块，便秘尿赤，舌质红，苔黄腻，脉洪数。

治法：清热泻火，解毒利咽。

方药：普济消毒饮加减。

3. 热瘀肝胆

证候：发热，皮肤发黄，小便短黄，肝脾肿大明显，胸胁胀痛，恶心呕吐，食欲不振，大便或溏或干结，舌红，苔黄腻，脉弦数。

治法：清热解毒，利湿化瘀。

方药：茵陈蒿汤加减。

4. 正虚邪恋

证候：病程日久，发热渐退，或低热不退，精神软弱，疲乏气弱，口干唇红，大便或干或稀，小便短黄，咽部稍红，淋巴结、肝脾肿大逐渐缩小，舌红绛或淡红，苔少或剥苔，脉细弱。

治法：益气养阴，兼清余热，佐以通络化痰。

方药：气虚为主，宜竹叶石膏汤加减；阴虚为主，宜青蒿鳖甲汤加减。

细目九 手足口病

● 要点一 病因与发病机理

手足口病是由感受手足口病时邪（柯萨奇病毒A组）引起的发疹性传染病，临床以手足肌肤、口咽部发生疱疹为特征。少数患儿可出现中枢神经系统、呼吸系统损害，个别重症患儿病情进展快，易发生死亡。

● 要点二 中医病因病机

引起本病的病因为感受手足口病时邪，其病变部位在肺脾二经。

小儿肺脏娇嫩，不耐邪扰，脾常不足，易受损伤。时邪疫毒由口鼻而入，内侵肺脾。邪毒初犯，肺气失宣，卫阳被遏，脾气失健，胃失和降，则见发热、咳嗽、流涕、口痛、纳差、恶心、呕吐、泄泻等症；邪毒蕴郁，气化失司，水湿内停，与毒相搏，外透肌表，则发疱疹。感邪轻者，疱疹仅限于手足肌肤及口咽部，分布稀疏，全身症状轻浅；若感邪较重，毒热内盛，则疱疹波及四肢、臀部，且分布稠密，根盘红晕显著，全身症状深重，甚或邪毒内陷而出现神昏、抽搐等。此外，也有因邪毒犯心，气阴耗损，出现心悸气短、胸闷乏力，甚或阴损及阳，心阳欲脱，危及生命者。

● 要点三 临床表现

1. 病前1~2周有手足口病接触史。

2. 潜伏期2~7天，多数患儿突然起病，于发病前1~2天或发病的同时出现发热，多在38℃左右，可伴头痛、咳嗽、流涕、口痛、纳差、恶心、呕吐、泄泻等症状。一般体温越高，病程越长，则病情越重。

3. 主要表现为口腔及手足部发生疱疹。口腔疱疹多发生在硬腭、颊部、齿龈、唇内及舌部，破溃后形成小的溃疡，疼痛较剧，年幼儿常表现烦躁、哭闹、流涎、拒食等。

在口腔疱疹后出现1~2天可见皮肤斑丘疹，呈离心性分布，以手足部多见，并很快变为疱疹，疱疹呈圆形或椭圆形扁平凸起，如米粒至豌豆大，质地较硬，多不破溃，内有浑浊液体，周围绕以红晕，其数目少则几个，多则百余个。少数患儿臂、腿、臀等部位也可出现，但躯干及颜面部极少。疱疹一般7~10天消退，疹退后无瘢痕及色素沉着。

4. 血象检查：血白细胞计数正常，淋巴细胞和单核细胞比值相对增高。

● 要点四 诊断与鉴别诊断

（一）诊断

1. 病前1~2周有与手足口病患者接触史。

2. 起病较急，常见手掌、足跖、口腔、臀部疱疹及发热等症，部分病例可无发热。

3. 病情严重者，可见高热不退、头痛烦躁、嗜睡易惊、肢体抖动，甚至喘憋紫绀、昏迷抽搐、汗出肢冷、脉微欲绝等症。

4. 病原学检查：取咽分泌物、疱疹液及粪便，进行肠道病毒（CoxA16、EV71等）特异性核酸检测阳性，或分离出相关肠道病毒。

5. 血清学检查：急性期与恢复期血清CoxA16、EV71等肠道病毒中和抗体有4倍以上的升高。

（二）鉴别诊断

水痘由感受水痘病毒所致。疱疹较手足口病稍大，呈向心性分布，躯干、头面多，四肢少，疱壁薄，易破溃结痂，疱疹多呈椭圆形，其长轴与躯体的纵轴垂直，且在同一时期、同一皮损区斑丘疹、疱疹、结痂并见为其特点。

● **要点五　中医辨证论治**

1. 邪犯肺脾

证候：发热轻微，或无发热，或流涕咳嗽、纳差恶心、呕吐泄泻，1~2天后或同时出现口腔内疱疹，破溃后形成小的溃疡，疼痛流涎，不欲进食。随病情进展，手掌、足跖部出现米粒至豌豆大斑丘疹，并迅速转为疱疹，分布稀疏，疹色红润，根盘红晕不著，疱液清亮，舌质红，苔薄黄腻，脉浮数。

治法：宣肺解表，清热化湿。

方药：甘露消毒丹加减。

2. 湿热蒸盛

证候：身热持续，烦躁口渴，小便黄赤，大便秘结，手、足、口部及四肢、臀部疱疹，痛痒剧烈，甚或拒食，疱疹色泽紫暗，分布稠密，或成簇出现，根盘红晕显著，疱液浑浊，舌质红绛，苔黄厚腻或黄燥，脉滑数。

治法：清热凉营，解毒祛湿。

方药：清瘟败毒饮加减。

（姜之炎）

第十四单元　寄生虫病

细目　蛔虫病

● **要点一　感染途径**

蛔虫病患者是本病的主要传染源，经口吞入感染性蛔虫卵是主要传播途径。蛔虫卵随粪便排出后，可污染土壤、蔬菜、瓜果等，小儿通过污染的手拿取食物或生吃未经洗净且附有感染性虫卵的蔬菜、瓜果等，均易受感染；蛔虫卵亦可随灰尘飞扬被吸至咽部而吞入。

● **要点二　临床表现**

（1）幼虫移行引起的症状　蛔虫卵可移行至肺、脑、肝、脾、肾、甲状腺和眼，引起相应的临床表现。

（2）成虫引起的症状　症状的轻重不但取决于蛔虫数目的多少，而且与蛔虫所在部位和状态有关。患者常腹痛，位于脐周，不剧烈，喜按揉；部分病人烦躁易惊或磨牙。

（3）并发症　如胆道蛔虫症、蛔虫性肠梗阻、肠穿孔及腹膜炎。

● **要点三　中医辨证论治**

本病治疗原则为驱蛔杀虫，调理脾胃；出现蛔厥证时先安蛔止痛，继以驱蛔杀虫。

（一）蛔虫证

证候：脐周腹痛，时作时止，饮食不振，日见消瘦，大便不调，面色萎黄，或恶心、呕吐，或吐蛔虫，或大便下虫。睡眠不安，寐中磨牙，甚则爱挖鼻孔，咬衣角，嗜食泥土等；有的患儿面部出现淡色白斑，巩膜出现蓝色斑点，或下唇出现颗粒样大小白点。粪便镜检有蛔虫卵。

治法：驱蛔杀虫，调理脾胃。

方药：使君子散加减。

（二）蛔厥证

证候：具有蛔虫证的一般症状。突然右上腹

阵发性绞痛，弯腰曲背，辗转不安，恶心、呕吐、肢冷汗出，常吐出蛔虫。重者腹痛持续，时轻时剧，畏寒发热，甚则出现黄疸。舌苔黄腻，脉弦数或滑数。

治法：安蛔定痛，继以驱虫。

方药：乌梅丸加减。

（解 英）

第十五单元 小儿危重症的处理

细目 心搏呼吸骤停与心肺复苏术

● 要点一 心搏呼吸骤停的病因

（一）呼吸骤停的病因

新生儿窒息、婴儿猝死综合征、喉炎、喉痉挛、喉梗阻、气管异物、胃食管反流、中毒或药物过敏、呼吸衰竭、呼吸窘迫综合征、代谢性疾病等。迅速进展的肺部疾病如严重哮喘、重症肺炎、肺透明膜病，神经系统疾病急剧恶化。

（二）心搏骤停的病因

心肌病、心肌炎、先天性心脏病、循环系统状态不稳定，如失血性休克、心力衰竭、严重低血压、严重心律失常以及各种意外损伤等。

（三）临床难以预料的易触发心搏呼吸骤停的高危因素

大量持续静脉滴注、不适当胸部物理治疗（拍背、吸痰等）、气道吸引、气管插管、呼吸机的撤离等。

● 要点二 心搏呼吸骤停临床表现及诊断

（一）突然昏迷

可在心搏停跳8～12秒后出现，可有一过性抽搐。

（二）大动脉搏动消失

颈动脉、股动脉、肱动脉搏动消失，血压测不出。年幼儿可直接触摸心尖部确定有无心跳。

（三）心音消失或心跳过缓

心音消失或年长儿心率低于30次/分，新生儿低于60次/分，初生新生儿低于100次/分均需施行心脏按压。

（四）瞳孔扩大

心脏停搏30～40秒瞳孔开始扩大，对光反射消失，瞳孔大小可反映脑细胞功能受损程度。

（五）呼吸停止或严重呼吸困难

面色灰暗或紫绀，应注意呼吸过于浅弱、缓慢或呈倒吸气样时不能进行有效气体交换所造成的病理生理改变与呼吸停止相同。

（六）心电图表现

①心搏徐缓。②室性心动过速。③心室纤颤。④心室停搏。

（七）眼底变化

眼底血管血流缓慢或停滞，血细胞聚集呈点彩样改变。提示脑血流已中断，脑细胞即将死亡。

前两项即可诊断心搏呼吸骤停，不必反复触摸脉搏或听心音，以免贻误抢救时机。

● 要点三 心肺复苏的步骤

强调现场及时抢救，分秒必争。总的原则是尽快恢复心跳，以迅速建立有效的血液循环和呼吸，以保证全身，尤其是心、脑、肾等重要器官的血流灌注及氧供应。根据2010版美国心脏协会指南，儿童和婴儿（新生儿除外）一般复苏步骤如下：

（一）胸部按压（chest compressions，C）

强调胸部按压的重要性。操作时，将患儿仰卧置于硬板床上，对年长儿可用双掌法，即以双手掌根部重叠压住患儿胸骨中下1/3处，按压时双手肘关节伸直，有节奏地向脊柱方向压迫胸骨下段，对婴儿用双指法或拇指法，即两拇指放置于胸骨下 1/3 处，其余四指环绕胸廓，按压时仅拇指用力。按压频率至少为 100 次/分，按压幅度至少为胸廓前后径的 1/3，婴儿约为 4cm，儿童约为 5cm。心脏按压频率与人工通气频率之比为 30∶2（单人施救），15∶2（两位医护人员施救）。

心脏按压有效的指征为：①颈动脉或股动脉搏动，测得动脉血压>60mmHg。②原来扩大的瞳孔缩小，光反射恢复。③口唇及甲床颜色转红。④肌张力增强或有不自主运动；⑤出现自主呼吸。

（二）通畅气道（airway，A）

首先快速吸净口咽部分泌物、呕吐物或异物，并使头部后仰，使气道平直。

（三）建立呼吸（breathing，B）

借助人工方法进行气体交换，需与心脏按压同时进行。

1. 口对口人工呼吸 简单易行，操作时患儿平卧，头稍后仰，术者一手托住患儿下颌，另一手拇指与食指捏住患儿鼻孔。深吸气后从患儿口腔吹入，然后放松鼻孔，让患儿肺内气体自动排出，吹气与排出时间为 1∶2，吹气频率要求儿童为 18~20 次/分，婴儿为 30~40 次/分，数次吹气后应缓慢挤压患儿上腹部一次，以排除胃内气体。口对口人工呼吸时，吸氧浓度较低，难以保证通气量，故应尽快用复苏器或呼吸器代替。

2. 简易复苏器人工呼吸 可进行有效的通气。选择适合的面罩，一手固定面罩使其紧贴患儿面部，并托举患儿下颌，另一手有节律地挤压、放松气囊，挤压与放松时间以 1∶2 为宜，挤压次数同上。注意观察胸部起伏及呼吸音强弱作为给气量是否适宜的依据。

3. 气管插管人工呼吸 是通气效果最佳的人工呼吸方法。当需要持久通气时，或面罩吸氧不能提供足够通气时，可用气管内插管代替面罩吸氧。插管时应选用与年龄相适应的不同内径的导管，插管后放置牙垫，用胶布固定。插管后用呼吸机或简易呼吸器进行有效的人工呼吸。

（四）药物治疗（drugs，D）

在心肺复苏过程中，恰当使用药物有助于促进自主呼吸与心搏的恢复。其目的是提高心、脑灌注压，增加心、脑血流量，减轻酸中毒，提高室颤阈值，为除颤创造条件，减少脑再灌注损伤。常用药物有：

1. 肾上腺素 为首选药物，适应于各种原因所致的心搏呼吸骤停。有正性肌力和正性频率作用。首次静脉或骨髓内 0.01mg/kg（0.1mL/kg，1∶10000 溶液），气管内 0.1mg/kg，间隔 5 分钟可重复 1 次。

2. 碳酸氢钠 复苏最初不宜使用，用药指征为：确立有效的通气且通气量足够，pH<7.20，严重肺动脉高压、高血钾、肾上腺素给药后效果不佳时可考虑使用。先予 5% 碳酸氢钠 5mL/kg，稀释成等张液后快速滴入，此后根据血气分析与生化检查结果决定补充量，以维持机体 pH>7.25 为宜。

3. 阿托品 运用于心脏复跳后心动过缓，剂量每次 0.02mg/kg，最大剂量 0.1mg/kg，间隔 5 分钟可重复使用。最大剂量儿童不超过 1mg，青少年不超过 2mg，可通过静脉、骨髓、气管内给药。

4. 葡萄糖 在婴幼儿心脏复苏时，应快速进行床边的血糖检测，在低血糖时应立即给葡萄糖，剂量 0.5~1.0g/kg，宜 25% 葡萄糖静脉注射。

5. 钙剂 仅在疑有低钙血症时才给予钙剂。剂量：葡萄糖酸钙 100~200mg/kg（10% 葡萄糖酸钙 1~2mL/kg），每次最大剂量 2.0g；氯化钙 20~50mg/kg（10% 氯化钙 0.2~0.5mL/kg），每次最大剂量 1.0g。

6. 利多卡因 当存在室颤时可用利多卡因。剂量：负荷量为 1mg/kg，负荷量给后即静脉维持，剂量为每分钟 20~50μg/kg。

新生儿复苏：新生儿心脏骤停基本都是窒息性骤停，所以保留 A-B-C 复苏程序（按压与通气比率为 3∶1），但心脏病因导致的骤停除外。

复苏后的处理：经心肺复苏成功后，应注意：维持有效循环血容量，纠正低血压、心律紊乱等；积极实施脑复苏；维持水、电解质平衡。

附：专业人员儿科基础生命支持流程图

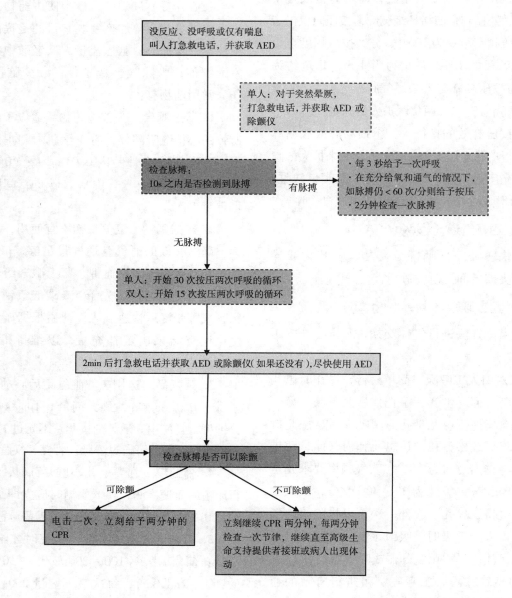

（姜之炎　王素梅）

第十六单元　中医相关病证

细目一　咳嗽

● 要点一　中医病因病机

小儿咳嗽的发生原因，主要为感受外邪，以感受风邪为主，肺气上逆肺脾虚弱则是本病的主要内因。咳嗽的病变部位在肺，常涉及脾。病理机制为肺失宣肃。

（一）感受外邪

主要为感受风邪。风邪致病，首犯肺卫，邪

壅肺络，气机不宣，清肃失司，肺气上逆，则致咳嗽。

（二）痰热蕴肺

小儿肺脾虚弱，气不化津，痰易滋生。若素有食积内热，或心肝火盛，或外感邪热稽留，炼液生痰，痰热互结，阻于气道，肺失清肃，则致咳嗽痰多，痰稠色黄，不易咯出。

（三）痰湿蕴肺

小儿脾常不足，易为乳食、生冷所伤，则使脾失健运，水谷不能化生精微，酿为痰浊，上贮于肺，痰阻气道，肺失宣降，气机不畅，则致咳嗽痰多，痰色白而稀。

（四）肺脾气虚

小儿素体虚弱，或久咳耗伤正气后，致使肺脾气虚，运化失司，气不布津，痰液内生，蕴于肺络，则致久咳不止，咳嗽无力，痰白清稀。

（五）肺阴亏虚

小儿咳嗽，日久不愈，正虚邪恋，热伤肺络，或阴虚肺失濡润，而致久咳不止，干咳无痰，声音嘶哑。

小儿咳嗽病因虽多，但其主要的病理机制为肺脏受累，宣肃失司。外感咳嗽病起于肺，内伤咳嗽可因肺病迁延，或他脏先病，累及于肺所致。

● 要点二 中医辨证论治

（一）外感咳嗽

1. 风寒咳嗽

证候：咳嗽频作，咳声重浊，咽痒，痰白清稀，鼻塞流涕，恶寒无汗，发热头痛，全身酸痛，舌苔薄白，脉浮紧或指纹浮红。

治法：疏风散寒，宣肺止咳。

方药：金沸草散加减。

2. 风热咳嗽

证候：咳嗽不爽，痰黄黏稠，不易咯出，口渴咽痛，鼻流浊涕，伴有发热恶风，头痛，微汗出，舌质红，苔薄黄，脉浮数或指纹浮紫。

治法：疏风解热，宣肺止咳。

方药：桑菊饮加减。

（二）内伤咳嗽

1. 痰热咳嗽

证候：咳嗽痰多，色黄黏稠，难以咯出，甚则喉间痰鸣，发热口渴，烦躁不宁，尿少色黄，大便干结，舌质红，苔黄腻，脉滑数或指纹紫。

治法：清肺化痰止咳。

方药：清金化痰汤加减。

2. 痰湿咳嗽

证候：咳嗽重浊，痰多壅盛，色白而稀，喉间痰声辘辘，胸闷，神乏困倦，纳呆，舌淡红，苔白腻，脉滑。

治法：燥湿化痰止咳。

方药：三拗汤合二陈汤加减。

3. 气虚咳嗽

证候：咳嗽反复不已，咳而无力，痰白清稀，面色苍白，气短懒言，语声低微，自汗畏寒，舌淡嫩，边有齿痕，脉细无力。

治法：健脾补肺，益气化痰。

方药：六君子汤加味。

4. 阴虚咳嗽

证候：干咳无痰，或痰少而黏，或痰中带血，不易咯出，口渴咽干，喉痒，声音嘶哑，午后潮热或手足心热，舌红，少苔，脉细数。

治法：养阴润肺，兼清余热。

方药：沙参麦冬汤加减。

细目二 腹 痛

● 要点一 中医病因病机

小儿脾胃薄弱，经脉未盛，易为各种病邪所干扰。六腑以通降为顺，经脉以流通为畅，感受寒邪、乳食积滞、脾胃虚寒、情志刺激、外伤，皆可使气滞于脾胃肠腑，经脉失调，凝滞不通则腹痛。

（一）感受寒邪

由于护理不当，衣被单薄，腹部为风冷之气所侵，或因过食生冷瓜果，中阳受戕。寒主收引，寒凝气滞，则经络不畅，气血不行而腹痛。

(二)乳食积滞

小儿脾常不足,运化力弱,乳食又不知自节,故易伤食。如过食油腻厚味,或强进饮食,或临卧多食,致乳食停滞,郁积胃肠,气机壅塞,痞满腹胀腹痛。或平时过食辛辣香燥、膏粱厚味,胃肠积滞,或积滞日久化热,肠中津液不足致燥热闭结,使气机不利,传导之令不行而致腹痛。

(三)脏腑虚冷

素体脾阳虚弱,脏腑虚冷,或寒湿内停,损伤阳气。阳气不振,温煦失职,阴寒内盛,气机不畅,腹部绵绵作痛。

(四)气滞血瘀

小儿情志不畅,肝失条达,肝气横逆,犯于脾胃,中焦气机壅塞,血脉凝滞,导致气血运行不畅,产生腹痛。

● 要点二 中医辨证论治

1. 腹部中寒

证候:腹部疼痛,阵阵发作,得温则舒,遇寒痛甚,肠鸣辘辘,面色苍白,痛甚者,额冷汗出,唇色紫暗,肢冷,或兼吐泻,小便清长,舌淡红,苔白滑,脉沉弦紧,或指纹红。

治法:温中散寒,理气止痛。

方药:养脏散加减。

2. 乳食积滞

证候:脘腹胀满,疼痛拒按,不思乳食,嗳腐吞酸,或时有呕吐,吐物酸馊,或腹痛欲泻,泻后痛减,矢气频作,粪便秽臭,夜卧不安,时时啼哭,舌淡红,苔厚腻,脉象沉滑,或指纹紫滞。

治法:消食导滞,行气止痛。

方药:香砂平胃散加减。

3. 胃肠结热

证候:腹部胀满,疼痛拒按,大便秘结,烦躁不安,烦热口渴,手足心热,唇舌鲜红,舌苔黄燥,脉滑数或沉实,或指纹紫滞。

治法:通腑泄热,行气止痛。

方药:大承气汤加减。

4. 脾胃虚寒

证候:腹痛绵绵,时作时止,痛处喜温喜按,面白少华,精神倦怠,手足不温,乳食减少,或食后腹胀,大便稀溏,唇舌淡白,脉沉缓,或指纹淡红。

治法:温中理脾,缓急止痛。

方药:小建中汤合理中丸加减。

5. 气滞血瘀

证候:腹痛经久不愈,痛有定处,痛如锥刺,或腹部癥块拒按,肚腹硬胀,青筋显露,舌紫暗或有瘀点,脉涩,或指纹紫滞。

治法:活血化瘀,行气止痛。

方药:少腹逐瘀汤加减。

细目三 积 滞

● 要点一 病因病机

积滞是因乳食不节,伤及脾胃,致脾胃运化功能失调,或脾胃虚弱,腐熟运化不及,乳食停滞不化。其病位在脾胃,基本病理机制为乳食停聚中脘,积而不化,气滞不行。

(一)乳食内积

小儿脾常不足,乳食不知自节。若调护失宜,喂养不当,则易为乳食所伤。若乳食不节,脾胃受损,受纳运化失职,升降失调,宿食停聚,积而不化,则成积滞。伤于乳者,为乳积;伤于食者,则为食积。

(二)脾虚夹积

若禀赋不足,脾胃素虚;或病后失调,脾气亏虚;或过用寒凉攻伐之品,致脾胃虚寒,腐熟运化不及,乳食稍有增加,即停滞不化,而成积滞。

若积久不消,迁延失治,则可进一步损伤脾胃,导致气血生化乏源,营养及生长发育障碍,形体日渐消瘦而转为疳证。

● 要点二 临床表现

脘腹胀满是积滞的主要临床表现。

● 要点三 诊断要点

1. 有伤乳、伤食史。

2. 以不思乳食，食而不化，脘腹胀满，嗳气酸腐，大便酸臭为特征。

3. 可伴有烦躁不安，夜间哭闹或呕吐等症。

4. 大便化验检查，可见不消化食物残渣、脂肪滴。

● 要点四　中医辨证论治

1. 乳食内积

证候：不思乳食，嗳腐酸馊或呕吐食物、乳片，脘腹胀满，疼痛拒按，大便酸臭，或便秘夜眠不安，苔白厚腻，脉象弦滑，或指纹紫滞。

治法：消乳化食，和中导滞。

方药：乳积者，选消乳丸加减。食积者，选保和丸加减。

2. 脾虚夹积

证候：面色萎黄，形体消瘦，神疲肢倦，不思乳食，食则饱胀，腹满喜按，大便稀溏酸腥，夹有乳片或不消化食物残渣，舌质淡，苔白腻，脉细滑，或指纹淡滞。

治法：健脾助运，消食化滞。

方药：健脾丸加减。

细目四　厌 食

● 要点一　中医病因病机

本病多由喂养不当、他病伤脾、先天不足、情志失调引起，其病变脏腑主要在脾胃。若脾胃失健，纳化不和，则造成厌食。

（一）喂养不当

小儿脏腑娇嫩，脾常不足，乳食不知自节。婴儿期未能及时添加辅食；或过食肥甘、煎炸炙煿之品；或恣意零食、偏食、冷食；或饥饱无度；或滥服滋补之品，均可损伤脾胃，产生厌食。

（二）他病伤脾

若患他病，误用攻伐；或过用苦寒损伤脾阳；或过用温燥耗伤胃阴；或病后未能及时调理；或夏伤暑湿，脾为湿困，均可使受纳运化失常，而致厌恶进食。

（三）先天不足

胎禀不足，脾胃薄弱之儿，往往生后即表现不欲吮乳，若后天失于调养，则脾胃怯弱，乳食难于增进。

（四）情志失调

小儿失于调护，卒受惊吓或打骂，或所欲不遂或思念压抑，或环境变更等，均可致情志抑郁，肝失条达，气机不畅，乘脾犯胃，亦可形成厌食。

● 要点二　中医辨证论治

1. 脾失健运

证候：食欲不振，厌恶进食，食而乏味，或伴胸脘痞闷，嗳气泛恶，大便不调，偶尔多食后则脘腹饱胀，形体尚可，精神正常，舌淡红，苔薄白或薄腻，脉尚有力。

治法：调和脾胃，运脾开胃。

方药：不换金正气散加减。

2. 脾胃气虚

证候：不思进食，食而不化，大便偏稀夹不消化食物，面色少华，形体偏瘦，肢倦乏力，舌质淡，苔薄白，脉缓无力。

治法：健脾益气，佐以助运。

方药：异功散加味。

3. 脾胃阴虚

证候：不思进食，食少饮多，皮肤失润，大便偏干，小便短黄，甚或烦躁少寐，手足心热，舌红少津，苔少或花剥，脉细数。

治法：滋脾养胃，佐以助运。

方药：养胃增液汤加减。

● 要点三　中医其他疗法

1. 中药成药

（1）醒脾养儿颗粒　<1岁2g，1日2次；1~2岁4g，1日2次；3~6岁4g，1日3次；7~14岁6~8g，1日2次。温开水冲服。用于脾胃气虚证。

（2）儿康宁糖浆　每次10mL，每日3次口服。20~30日为1疗程。用于厌食各证型。

2. 针灸疗法

（1）体针 ①取四缝（点刺）、足三里、三阴交，用平补平泻法。用于脾失健运证。②取脾俞、胃俞、足三里、三阴交，用补法。用于脾胃气虚证。③取足三里、三阴交、阴陵泉、中脘、内关，用补法。用于脾胃阴虚证。以上各型均用中等刺激不留针，每日1次，10次为1疗程。

（2）耳穴 取脾、胃、肾、神门、皮质下。用胶布粘王不留行籽贴按于穴位上，隔日1次，双耳轮换，10次为1疗程。每日按压3~5次，每次3~5分钟，以稍感疼痛为度。用于各证型。

3. 推拿疗法

（1）补脾土，运内八卦，清胃经，掐揉掌横纹，摩腹，揉足三里。用于脾失健运证。

（2）补脾土，运内八卦，揉足三里，摩腹，捏脊。用于脾胃气虚证。

（3）揉板门，补胃经，运八卦，分手阴阳，揉上马，揉中脘。用于脾胃阴虚证。

以上各证均可配合使用捏脊法。

4. 中药外治法

（1）高良姜、青皮、陈皮、荜拨、苍术、薄荷、蜀椒各等量，研为细末，做成香袋，佩带于胸前。

（2）藿香、佩兰、槟榔、山药、扁豆、白芷、砂仁、黄芪、白术、党参各等分，用无纺棉制成11cm×9cm药棉，盖神阙穴。30日为1个疗程，每10日换药1次。

（3）牙皂30g，砂仁、茯苓、焦麦芽、神曲、焦山楂、肉豆蔻各12g，人参、白术各10g，川朴9g，广木香6g，冰片2g，麝香0.4g。粉碎，以凡士林调成膏状。敷于中脘、气海穴上，每日1换，3日为1个疗程。

细目五 急惊风

要点一 中医病因病机

（一）感受时邪

若外感风寒或风热之邪，束于肌表，郁而化热，小儿神怯筋弱，热灼筋脉，扰动心、肝二经，可见神昏、抽痉发作；若温邪致病，如风温、春温、暑温以及四时疫邪，侵犯人体，易化热化火，入营入血，内陷心包，引动肝风，出现高热、神昏、痉厥、吐衄及发斑；若感受湿热疫毒之邪，多挟积滞，蕴阻肠胃，郁而化火，内陷心包，引动肝风，临床出现高热、呕吐、腹痛腹泻和神昏抽搐等证。

（二）暴受惊恐

小儿神气怯弱，元气未充，若目触异物，耳闻巨声或不慎跌仆，暴受惊恐，惊则伤神，恐则伤志，神明受扰则神志不宁，惊惕不安，甚则神昏抽搐。

总之，急惊风的产生主要是由于小儿感受时邪，化热化火，内陷心包，引动肝风，则惊风发作。其病变部位，主要在心、肝二经，疾病性质以实为主。

要点二 临床表现

1. 多见于3岁以下婴幼儿，5岁以上则逐渐减少。

2. 以四肢抽搐，颈项强直，角弓反张，神志昏迷为主要临床表现。

3. 有接触疫疠之邪，或暴受惊恐史。

4. 有明显的原发疾病，如感冒、肺炎喘嗽、疫毒痢、流行性腮腺炎、流行性乙型脑炎等。中枢神经系统感染者，神经系统检查病理反射阳性。

5. 必要时可做大便常规、大便细菌培养、血培养、脑脊液等检查，以协助诊断。

要点三 诊断与鉴别诊断

（一）诊断要点

1. 本病以3岁以下小儿多见，5岁以上逐渐减少。

2. 有明显的原发疾病，常见感冒、肺炎喘嗽、风温、春温、暑温、疫毒痢等。

3. 以发热，四肢抽搐，颈项强直，角弓反张，神志昏迷为主要临床表现。

4. 通过血常规、血培养、脑脊液、脑CT或

MRI、大便常规、大便培养等检查，可协助诊断原发疾病。

（二）鉴别诊断

1. 高热惊厥 多见于6个月至3岁的患儿，先有发热，随着体温的骤然升高出现短暂的全身性惊厥发作，伴有意识丧失。惊厥持续时间短暂，一般一次发热中惊厥只发作一次。神经系统检查和脑电图均正常。

2. 中枢神经系统（CNS）感染及其毒素引起的惊厥 4岁以下的患儿中枢神经系统感染发生惊厥的比例大，约占45%；乙型脑炎多发生在夏季，流行性脑脊髓膜炎多在冬春季发生，且皮肤伴发出血性皮疹，化脓性脑炎、脑膜炎，无明显季节性；惊厥反复发作，持续时间长，发作时多伴有意识障碍、嗜睡、烦躁、呕吐及昏迷等，甚至呈惊厥持续状态。神经系统检查阳性体征，血常规及脑脊液检查可协助诊断。常见疾病有细菌性脑膜炎和脑脓肿、结核性脑膜炎、病毒性脑炎、脑膜炎和脑寄生虫病等。

3. 非CNS急性严重感染引起的惊厥 此类惊厥由全身严重感染引起的急性中毒性脑病诱发脑细胞缺血、脑组织水肿所致。常见疾病有中毒性肺炎、消化道感染（细菌性、病毒性胃肠炎）、泌尿道感染（急性肾盂肾炎）、败血症和传染病（麻疹、猩红热、伤寒）等。

● **要点四 四证八候**

四证：痰、热、惊、风。

八候：搐、搦、颤、掣、反、引、窜、视。

● **要点五 中医辨证论治**

1. 感受风邪

证候：发热，头痛，咳嗽，咽红，鼻塞流涕，烦躁不安，突然痉厥昏迷，热退后抽痉自止。舌红，苔薄黄，脉浮数。

治法：疏风清热，息风定惊。

方药：银翘散加减。

2. 温热疫毒

（1）邪陷心肝

证候：在原发温热疾病基础上，出现高热不退，头痛项强，恶心呕吐，突然肢体抽搐，双目上视，神志昏迷，面色发青，甚则肢冷脉伏，烦躁口渴，舌红，苔黄腻，脉数。

治法：平肝息风，清心开窍。

方药：羚角钩藤汤合紫雪丹加减。

（2）气营两燔

证候：病来急骤，高热，狂躁不安，剧烈头痛，神昏谵妄，抽痉，颈项强直，口渴，或见皮肤发斑出疹，舌质深红或红绛，苔黄燥，脉数。

治法：清气凉营，息风开窍。

方药：清瘟败毒饮加减。

3. 湿热疫毒

证候：持续高热，神志昏迷，谵妄烦躁，反复抽搐，腹痛拒按，呕吐，大便黏腻或夹脓血，舌红，苔黄腻，脉滑数。

治法：清热化湿，解毒息风。

方药：黄连解毒汤加减。

4. 暴受惊恐

证候：暴受惊恐后突然抽痉，惊惕不安，惊叫急啼，甚则神志不清，四肢厥冷，大便色青，苔薄白，脉乱不齐。

治法：镇惊安神，平肝息风。

方药：琥珀抱龙丸加减。

● **要点六 西医急救处理**

（一）一般处理

①体位：抽搐发作时，切勿强力牵拉，扭伤筋骨，导致瘫痪或强直等后遗症。将患儿平放于床，头侧位，并用纱布包裹压舌板，置于上、下牙齿之间，以防咬伤舌体。②保持呼吸道通畅：痰涎壅盛者，随时吸痰，并给予吸氧。③密切观察患儿生命体征：注意观察患儿的面色、呼吸、血压、脉搏的变化。④维持营养及体液的平衡。

（二）抗惊厥药物的应用

当一种抗惊厥药物疗效不满意时，可以重复应用一次或与其他药物更替使用，但不可连续使用同一药物，以免引起蓄积中毒。

1. 地西泮 首选药。惊厥较轻者，可用地西泮灌肠，剂量0.5mg/kg，一般不超过5mg；惊厥较重者，可用地西泮静注，剂量为每次0.3～0.5mg/kg，速度每分钟1～2mg，必要时可在15～20分钟后重复静脉注射，最大剂量不超过10mg。

2. 苯巴比妥 止惊效果好，维持时间长，副作用少，负荷剂量15～20mg/kg。

3. 苯妥英钠 一般在地西泮、苯巴比妥处理无效后使用，对惊厥持续状态时可用15～20mg/kg。

（三）病因治疗

1. 控制高热 物理降温可用冷湿毛巾较大面积敷于额头部，必要时用冰袋放于额部、枕部或颈侧。

2. 降低颅压 严重而反复惊厥者常有脑水肿存在，可静脉注射20%甘露醇、地塞米松和呋塞米，进行脱水治疗。

细目六 遗 尿

● 要点一 中医病因病机

遗尿主要是膀胱不能约束所致，而造成膀胱失约的原因主要有：

（一）下元虚寒

小儿先天禀赋不足，后天病后失调，则肾气不固，下元虚寒，膀胱气化功能失调而致遗尿。

（二）肺脾气虚

患儿病后失调，致肺脾气虚，上虚不能制下，下虚不能上承，则水道制约无权而见遗尿。

（三）心肾失交

若因情志失调，导致心神不宁，水火不济，故夜梦纷纭，梦中遗尿，或欲醒而不能，小便自遗。

（四）肝经湿热

湿热之邪蕴郁肝经，致肝失疏泄，或湿热下注，移热于膀胱，致膀胱开合失司而遗尿。

● 要点二 中医辨证论治

1. 下元虚寒

证候：睡中遗尿，醒后方觉，每晚1次以上，小便清长，面白虚浮，腰膝酸软，形寒肢冷，智力可较同龄儿稍差，舌淡，苔白，脉沉迟无力。

治法：温补肾阳，固涩止遗。

方药：菟丝子散加减。

2. 肺脾气虚

证候：睡中遗尿，尿频量多，面色无华，神疲乏力，少气懒言，食欲不振，大便溏薄，自汗出，易感冒，舌淡，苔薄白，脉缓弱。

治法：补肺健脾，固涩止遗。

方药：补中益气汤合缩泉丸加减。

3. 心肾失交

证候：梦中尿出，寐不安宁，易哭易惊，白天多动少静，记忆力差，或五心烦热，形体较瘦，舌红少苔，脉沉细而数。

治法：清心滋肾，安神固脬。

方药：交泰丸合导赤散加减。

4. 肝经湿热

证候：睡中遗尿，小便黄而少，性情急躁，夜梦纷纭，或夜间龂齿，手足心热，面赤唇红，口渴多饮，甚或目睛红赤，舌红苔黄腻，脉滑数。

治法：清热利湿，缓急止遗。

方药：龙胆泻肝汤加减。

（姜之炎）

针灸学

第一单元 经络系统

细目一 经络系统的组成

经络是经脉和络脉的总称，是人体内运行气血的通道。经，有路径的含义，经脉贯通上下，沟通内外，是经络系统中的主干；络，有网络的含义，络脉是经脉别出的分支。

经络系统由经脉和络脉组成，其中经脉包括十二经脉、奇经八脉，以及附属于十二经脉的十二经别、十二经筋、十二皮部；络脉包括十五络脉和难以计数的浮络、孙络等。经络系统的组成见下表。

经络系统的组成表

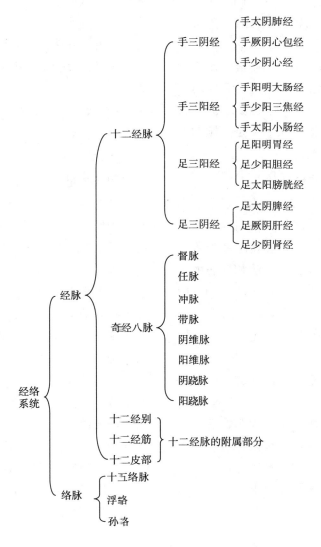

细目二　十二经脉

十二经脉是手三阴经（肺、心包、心）、手三阳经（大肠、三焦、小肠）、足三阳经（胃、胆、膀胱）、足三阴经（脾、肝、肾）的总称，是经络系统的主体，又称为"正经"。

要点一　十二经脉的名称

十二经脉的名称是根据手足、脏腑、阴阳来命名的。手足，表示经脉在上、下肢分布的不同，手经表示其外行路线分布于上肢，足经表示其外行路线分布于下肢。脏腑，表示经脉的脏腑属性，如肺经表示该经脉属肺脏，胃经表示该经脉属胃腑。阴阳，表示经脉的阴阳属性及阴阳气的多寡。阴气最盛为太阴，其次为少阴，再次为厥阴；阳气最盛为阳明，其次为太阳，再次为少阳。

十二经脉的名称分别为手太阴肺经、手阳明大肠经、足阳明胃经、足太阴脾经、手少阴心经、手太阳小肠经、足太阳膀胱经、足少阴肾经、手厥阴心包经、手少阳三焦经、足少阳胆经和足厥阴肝经。

要点二　十二经脉的分布规律

十二经脉左右对称地分布于头面、躯干和四肢，纵贯全身。与六脏相配属的六条阴经（六阴经），分布于四肢内侧和胸腹，上肢内侧为手三阴经，下肢内侧为足三阴经；与六腑相配属的六条阳经（六阳经），分布于四肢外侧和头面、躯干，上肢外侧为手三阳经，下肢外侧为足三阳经。十二经脉在四肢的分布呈现一定规律，具体表述如下：

按正立姿势，两臂下垂拇指向前的体位，将上下肢的内外侧分别分成前、中、后三条区线。手足阳经为阳明在前、少阳在中、太阳在后；手足阴经为太阴在前、厥阴在中、少阴在后。其中足三阴经在足内踝上8寸以下为厥阴在前、太阴在中、少阴在后，至内踝上8寸以上，太阴交出于厥阴之前。

要点三　十二经脉属络表里关系

十二经脉"内属于腑脏，外络于肢节"，在体内与脏腑有明确的属络关系。其中阴经属脏络腑主里，阳经属腑络脏主表。手太阴肺经属肺络大肠，手阳明大肠经属大肠络肺，足阳明胃经属胃络脾，足太阴脾经属脾络胃，手少阴心经属心络小肠，手太阳小肠经属小肠络心，足太阳膀胱经属膀胱络肾，足少阴肾经属肾络膀胱，手厥阴心包经属心包络三焦，手少阳三焦经属三焦络心包，足少阳胆经属胆络肝，足厥阴肝经属肝络胆。

十二经脉之间存在着表里配对关系。即手太阴肺经与手阳明大肠经相表里，足阳明胃经与足太阴脾经相表里，手少阴心经与手太阳小肠经相表里，足太阳膀胱经与足少阴肾经相表里，手厥阴心包经与手少阳三焦经相表里，足少阳胆经与足厥阴肝经相表里。互为表里的经脉在生理上有密切联系，病理上相互影响，治疗时可相互为用。

要点四　十二经脉循行走向与交接规律

十二经脉的循行走向规律是：手三阴经从胸走手，手三阳经从手走头，足三阳经从头走足，足三阴经从足走腹胸。

十二经脉的循行交接规律是：①相表里的阴经与阳经在手足末端交接，如手太阴肺经在食指端与手阳明大肠经相交接；手少阴心经在小指端与手太阳小肠经相交接；手厥阴心包经在无名指端与手少阳三焦经相交接；足阳明胃经从足背上至大趾内端与足太阴脾经相交接；足太阳膀胱经在小趾端与足少阴肾经相交接；足少阳胆经从足背上分出，至大趾外端与足厥阴肝经相交接。②同名的阳经与阳经在头面部交接，如手足阳明经交接于鼻旁，手足太阳经皆通于目内眦，手足少阳经皆通于目外眦。③相互衔接的阴经与阴经在胸中交接，如足太阴经与手少阴经交接于心中，足少阴经与手厥阴经交接于胸中，足厥阴经与手太阴经交接于肺中。十二经脉循环走向与交接规律见下图。

```
       ┌→ 手太阴肺经 ─食指端交接→ 手阳明大肠经 ─鼻旁交接→ 足阳明胃经 ─足大趾内端交接→ 足太阴脾经
       │                                                                                    │
       │                                                                                  心中交接
       │                                                                                    │
肺中交接│   足少阴肾经 ←足小趾端交接─ 足太阳膀胱经 ←目内眦交接─ 手太阳小肠经 ←手小指端交接─ 手少阴心经
       │      │
       │    胸中交接
       │      ↓
       │   手厥阴心包经 ─无名指端交接→ 足少阳三焦经 ─目外眦交接→ 足少阳胆经 ─足大趾外端交接→ 足厥阴肝经
```

十二经脉循行走向与交接规律图

细目三　奇经八脉

● 要点一　奇经八脉的名称

奇经八脉指督脉、任脉、冲脉、带脉、阴维脉、阳维脉、阴跷脉、阳跷脉八条经脉，因与十二经脉不同而别道奇行，故称为奇经八脉。

"奇"有"异"的意思，即奇特、奇异。奇经八脉与十二正经不同，既不直属脏腑，也无表里配合关系，且"别道奇行"，故称"奇经"。

● 要点二　奇经八脉的作用

奇经八脉纵横交错地循行分布于十二经脉之间，主要作用体现在两方面：

其一，沟通了十二经脉之间的联系，将部位相近、功能相似的经脉联系起来，达到统帅有关经脉气血，协调阴阳的作用。如：督脉督领诸阳经，统摄全身阳气和真元，为"阳脉之海"。任脉妊养诸阴经，总调全身阴气和精血，为"阴脉之海"。冲脉具有涵蓄十二经气血的作用，有"十二经脉之海"和"血海"之称。带脉约束了纵行躯干部的诸条经脉。阳维脉主一身之表，阴维脉主一身之里，阴阳维脉具有维系一身阴经和阳经的作用。阴阳跷脉主肢体两侧的阴阳，调节下肢运动与寤寐。同时，奇经八脉在循行分布过程中，与其他各经相互交会沟通，也加强了十二经之间的相互联系。如督脉大椎穴为手足三阳经交会之处，任脉关元、中极穴为足三阴经之交会，冲脉加强了足阳明与足少阴经之间的联系，带脉联系着纵行于躯干的各条经脉等。

其二，对十二经脉气血有着蓄积和渗灌的调节作用。

细目四　十五络脉

十二经脉和任、督二脉各自别出一络，加上脾之大络，总称十五络脉，或十五别络。十五络脉分别以其所别出处的腧穴命名。

● 要点　十五络脉的分布

十二经络脉在四肢肘膝关节以下本经络穴分出后，均走向其相表里的经脉，阴经络脉走向阳经，阳经络脉走向阴经，阴阳经的络脉相互交通连接。任脉的别络，从胸骨剑突下鸠尾分出后，散布于腹部；督脉的别络，从尾骨下长强分出后，散布于头部，并走向背部两侧的足太阳经；脾的大络，出于腋下大包穴，散布于胸胁部。

（余曙光）

第二单元 经络学说的临床应用

要点一 诊断方面

经络具有反映病候的特点。其一，可以通过辨析患者的症状、体征以及相关部位发生的病理变化，以确定疾病所在的经脉。如头痛，可根据经脉在头部的循行分布规律进行鉴别，如前额痛与阳明经有关，侧头痛与少阳经有关，枕部痛与太阳经有关，巅顶痛与足厥阴经有关。其二，临床上常通过望诊、切诊以发现病理反应从而帮助诊断疾病。经络望诊主要观察全身经络穴位的色泽、形态变化，如皮肤的皱缩、隆陷、松弛以及颜色的变异、光泽的明晦、色素的沉着和斑疹的有无等；经络切诊主要是在经络腧穴部位上运用按压、触摸等方法来寻找异常变化，如压痛、麻木、硬结、条索状物、肿胀、凹陷等。经络按诊的部位多为背俞穴，其次是胸腹部的募穴以及四肢的原穴、郄穴、合穴或阿是穴等。其三，还可以通过一些现代的检测方法，观察皮肤温度、皮肤电阻、红外热像等现象进行疾病诊断。

要点二 治疗方面

经络学说广泛应用于临床各科的治疗。主要表现在：

1. 对针灸治疗有重要的指导意义 首先，指导针灸临床选穴。针灸临床通常根据经脉循行和主治特点进行循经取穴，如上病下取，下病上取，中病旁取，左右交叉取以及前后对取。又如胃痛近取中脘，循经远取足三里、梁丘，胁痛循经选取阳陵泉、太冲等。《四总穴歌》所载"肚腹三里留，腰背委中求，头项寻列缺，面口合谷收"就是循经取穴的具体体现。其次，指导刺灸方法的选用。如根据皮部与经络脏腑的密切联系，可用皮肤针、皮内针治疗脏腑经脉的病证；经络闭阻、气血瘀滞，可以刺其络脉出血进行治疗，如目赤肿痛刺太阳穴出血、软组织挫伤在其损伤局部刺络拔罐等。

2. 指导药物归经 中药治疗亦可通过经络，使药达病所，从而发挥其治疗作用。如麻黄入肺、膀胱经，故能发汗、平喘和利尿。金元四大家中的张洁古、李杲还根据经络学说，创立了"引经报使药"理论。如治头痛，属太阳经的用羌活，属少阳经的用柴胡。

（余曙光）

第三单元 腧穴的分类

腧穴可分为十四经穴、奇穴、阿是穴三类。

要点 十四经穴、奇穴、阿是穴

1. 十四经穴 是指分布在十二经脉和任督二脉上的腧穴，即归属于十四经的穴位，总称"十四经穴"，简称"经穴"。经穴具有固定的名称和位置，分布在十四经循行路线上，有明确的主治病证，是腧穴的主要组成部分。

关于经穴的数量，清代《针灸逢源》记载腧穴361个，2006年颁布的中华人民共和国国家标准《腧穴名称与穴位》（GB/T 12346-2006）督脉增加1穴印堂，经穴总数达362个。

2. 奇穴 是指未归属于十四经穴范围，但有固定名称和位置的经验效穴，统称"经外奇穴"，简称"奇穴"。奇穴是在"阿是穴"的基础上发展起来的，这类腧穴的主治范围比较单一，多数对某些病证有特殊疗效，如百劳穴治瘰疬、四缝穴治小儿疳积等。

3. 阿是穴 又称天应穴、不定穴等，是以压痛点或其他反应点作为刺灸的部位，既不是经穴，又不是奇穴，而是按压痛点取穴。这类穴既无具体名称，又无固定位置，多位于病变附近，也可在与病变距离较远处。阿是穴无一定数目。

（余曙光）

第四单元　腧穴的主治特点

腧穴的主治特点主要表现在三个方面，即近治作用、远治作用和特殊作用。

要点一　近治作用

腧穴都能治疗其所在部位及邻近脏腑、组织、器官的病证。这是所有腧穴主治作用所具有的共同特点，即"腧穴所在，主治所在"。如眼区的睛明、承泣、四白、球后各穴，均能治眼病；耳区的听宫、听会、翳风、耳门诸穴，均能治疗耳病；胃部的中脘、建里、梁门等穴，均能治疗胃病。

要点二　远治作用

某些腧穴不仅能治局部病证，而且能治本经循行所到达的远隔部位的脏腑、组织、器官的病证。具有远治作用的腧穴，主要指十二经脉在四肢肘、膝关节以下的经穴，即"经脉所过，主治所及"。如合谷穴，不仅能治上肢病证，而且能治颈部和头面部病证等。

要点三　特殊作用

某些腧穴具有双向的良性调整作用和相对的特异性治疗作用。所谓双向的良性调整作用，指同一腧穴对机体不同的病理状态，可以起到两种相反而有效的治疗作用。如天枢可治泄泻，又可治便秘；内关在心动过速时减慢心率，心动过缓时，又可提高心率。此外，腧穴的治疗作用还具有相对的特异性，某些腧穴可相对特异地治疗某些病证，如大椎退热、至阴矫正胎位等。

（余曙光）

第五单元　特定穴

要点一　特定穴的分类及概念

特定穴是指十四经中具有特殊治疗作用，并有特定称号的腧穴。根据其不同的分布特点、含义和治疗作用，将特定穴分为五输穴、原穴、络穴、郄穴、下合穴、背俞穴、募穴、八会穴、八脉交会穴和交会穴等10类。特定穴主治规律强，应用范围广，有着极其重要的临床意义。

要点二　五输穴、原穴、络穴、背俞穴、募穴、八脉交会穴、八会穴、郄穴的内容及临床应用

（一）五输穴

五输穴是指十二经脉位于肘膝关节以下的五个腧穴，称为井、荥、输、经、合。有关记载首见于《灵枢·九针十二原》："所出为井，所溜为荥，所注为输，所行为经，所入为合"。这是对五输穴经气流注特点的概括。

1. 分布特点与组成　古人把五输穴按井、荥、输、经、合的顺序，从四肢末端向肘、膝方向依次排列。井穴多位于手足之端；荥穴多位于掌指或跖趾关节之前；输穴多位于掌指或跖趾关节之后；经穴多位于腕踝关节以上；"合"穴位于肘膝关节附近。

由于每条经有5个穴位属于五输穴，故人体共有五输穴60个。五输穴配属五行，《灵枢·本

输》指出阴经井穴属木,阳经井穴属金,以此类推。十二经脉五输穴的穴名及其五行属性见下表。

阴经五输穴及五行属性表

经脉名称	井（木）	荥（火）	输（土）	经（金）	合（水）
手太阴肺经	少商	鱼际	太渊	经渠	尺泽
手厥阴心包经	中冲	劳宫	大陵	间使	曲泽
手少阴心经	少冲	少府	神门	灵道	少海
足太阴脾经	隐白	大都	太白	商丘	阴陵泉
足少阴肾经	涌泉	然谷	太溪	复溜	阴谷
足厥阴肝经	大敦	行间	太冲	中封	曲泉

阳经五输穴及五行属性表

经脉名称	井（金）	荥（水）	输（木）	经（火）	合（土）
手阳明大肠经	商阳	二间	三间	阳溪	曲池
手少阳三焦经	关冲	液门	中渚	支沟	天井
手太阳小肠经	少泽	前谷	后溪	阳谷	小海
足阳明胃经	厉兑	内庭	陷谷	解溪	足三里
足少阳胆经	足窍阴	侠溪	足临泣	阳辅	阳陵泉
足太阳膀胱经	至阴	足通谷	束骨	昆仑	委中

2. 临床应用 五输穴的临床运用主要归纳为以下三点：

（1）按五输穴主病特点选用 《灵枢·顺气一日分为四时》云："病在脏者,取之井；病变于色者,取之荥；病时间时甚者,取之输；病变于音者,取之经；经满而血者,病在胃及以饮食不节得病者,取之合。"其后《难经·六十八难》又作了补充："井主心下满,荥主身热,输主体重节痛,经主喘咳寒热,合主逆气而泄。"《灵枢》又有"合治内腑"之说。综合近代临床的应用情况,井穴多用于急救,荥穴多用于治疗热证,输穴多用于治疗关节疼痛,经穴治疗作用不典型,合穴多用于治疗相关脏腑病证。

（2）按五行生克关系选用 五输穴具有五行属性,根据《难经·六十九难》提出"虚者补其母,实者泻其子"的观点,将五输穴配属五行使用,然后按"生我者为母,我生者为子"的原则,虚证用母穴,实证用子穴。这一取穴法亦称为子母补泻取穴法。

（3）按时选用 经脉的气血运行和流注与季节和每日时辰的不同有密切的关系。《难经·七十四难》云："春刺井,夏刺荥,季夏刺输,秋刺经,冬刺合。"实质上是根据手足三阴经的五输穴均以井木为始,与一年的季节顺序相应而提出的季节选穴。另外,子午流注针法则是根据一日之中十二经脉气血盛衰开合的时间,而选用不同的五输穴,均属于五输穴的按时选用。

（二）原穴、络穴

十二经脉在腕、踝关节附近各有一个腧穴,是脏腑原气经过和留止的部位,称为原穴,又名"十二原"。络穴是指络脉从本经别出的部位。"络",是联络的意思。

1. 分布特点与组成 原穴分布在腕、踝关节附近的十二经上。阴经五脏之原穴,与五输穴中的输穴为同一穴,即阴经的输穴与原穴为同一穴；阳经则除输穴外,还有专门的一个原穴。

十二经的络穴都位于肘膝关节以下,任脉之络穴鸠尾散于腹,督脉之络穴长强散于头上,脾之大络大包穴布于胸胁，共十五穴，故称为"十五络穴"。

十二经脉原穴与络穴见下表。

十二经脉原穴与络穴表

经脉	原穴	络穴	经脉	原穴	络穴
手太阴肺经	太渊	列缺	手阳明大肠经	合谷	偏历
手厥阴心包经	大陵	内关	手少阳三焦经	阳池	外关
手少阴心经	神门	通里	手太阳小肠经	腕骨	支正
足太阴脾经	太白	公孙	足阳明胃经	冲阳	丰隆
足厥阴肝经	太冲	蠡沟	足少阳胆经	丘墟	光明
足少阴肾经	太溪	大钟	足太阳膀胱经	京骨	飞扬

2. 临床应用 原穴可用于诊断和治疗脏腑疾病。《灵枢·九针十二原》曰："五脏有疾也，应出十二原，而原各有所出，明知其原，睹其应，而知五脏之害矣。"原穴是脏腑原气所留止之处，因此脏腑发生病变时，就会反映到相应的原穴上。

《难经·六十六难》记载："三焦者，原气之别使也，主通行原气，历经于五脏六腑。五脏六腑之有病者，皆取其原也。"《灵枢·九针十二原》说："凡此十二原者，主治五脏六腑之有疾者也。"原穴有调整其脏腑经络虚实各证的功能，针刺原穴能使三焦原气通畅，从而发挥其维护正气，抗御病邪的作用。

十二络脉具有加强表里两经联系的作用，络穴能沟通表里二经，故有"一络通二经"之说，因此，十二经的络穴除可治疗本经脉的病证、本络脉的虚实病证外，还能治疗其相表里之经的病证。如手少阴心经别络，实则胸中支满，虚则不能言语，皆可取其络穴通里来治疗。又如手太阴经的络穴列缺，能治肺经的咳嗽、喘息，也能治手阳明大肠经的齿痛、头项痛等疾患；肝经络穴蠡沟，既可治疗肝经病证，又可治疗胆经病证；同样胆经络穴光明，既可治疗胆经病证，又可治疗肝经病证。

在临床上原穴和络穴可单独使用，也可相互配合使用。临床上常把先病经脉的原穴和后病的相表里经脉的络穴相配合，称为"原络配穴法"或"主客原络配穴法"，是表里经配穴法的典型用法。如肺经先病，先取其原穴太渊，大肠后病，再取该经络穴偏历。反之，大肠先病，先取其原穴合谷，肺经后病，后取该经络穴列缺。

（三）背俞穴、募穴

背俞穴是脏腑之气输注于背腰部的腧穴。募穴是脏腑之气结聚于胸腹部的腧穴。

1. 分布特点和组成 背俞穴分布于背腰部的膀胱经第1侧线上，大体依脏腑所处位置的高低而上下排列，五脏六腑（加上心包）各有一相应的背俞穴，共十二个，依据脏腑的名称来命名。

募穴分布在胸腹部相关经脉上，又称为"腹募穴"。多位于脏腑附近的部位。五脏六腑（加上心包）各有一相应的募穴，共十二个。募穴分布有在本经者，有在他经者；有呈双穴者，有为单穴者。分布于肺经的有本脏募中府；分布于胆经的有本腑募日月、肾脏募京门；分布于肝经的有本脏募期门、脾脏募章门；分布于胃经的有大肠募天枢。以上均为双穴。其余募穴都分布于任脉，包括心包募膻中、心募巨阙、胃募中脘、三焦募石门、小肠募关元、膀胱募中极，均为单穴。

背俞穴与募穴见下表。

背俞穴与募穴表

六脏	背俞穴	募穴	六腑	背俞穴	募穴
肺	肺俞	中府	大肠	大肠俞	天枢
心包	厥阴俞	膻中	三焦	三焦俞	石门
心	心俞	巨阙	小肠	小肠俞	关元
脾	脾俞	章门	胃	胃俞	中脘
肝	肝俞	期门	胆	胆俞	日月
肾	肾俞	京门	膀胱	膀胱俞	中极

2. 临床应用

由于背俞穴和募穴都是脏腑之气输注和汇聚的部位，在分布上大体与对应的脏腑所在部位的上下排列相接近，因此，主要用于治疗相关脏腑的病变，如：肺热咳嗽，可泻肺之背俞穴肺俞；寒邪犯胃出现的胃痛，可灸胃之募穴中脘。另外，背俞穴和募穴还可用于治疗与对应脏腑经络相联属的组织器官疾患，如：肝开窍于目，主筋，目疾、筋病可选肝俞；肾开窍于耳，耳疾可选肾俞。

脏病（阴病）多与背俞穴（阳部）相关，腑病（阳病）多与募穴（阴部）联系。所以临床上腑病多选其募穴治疗，脏病多选其背俞穴治疗。

背俞穴和募穴也用于疾病的诊断，因为脏腑发生病变时，常在背俞穴、募穴上出现阳性反应，如压痛、敏感等。因此诊察按压背俞穴、募穴，可结合其他辨证资料诊断脏腑的疾患。

（四）八脉交会穴

八脉交会穴是指与奇经八脉相通的十二经脉在四肢部的八个腧穴。

1. 分布特点和组成 八脉交会穴均分布于肘膝以下，包括公孙、内关、后溪、申脉、足临泣、外关、列缺、照海。

2. 临床应用 古人认为这八个腧穴分别与相应的奇经八脉经气相通。《医学入门·子午八法》中说："周身三百六十穴，统于手足六十六穴，六十六穴又统于八穴。"这里的"八穴"就是指八脉交会穴。

临床应用中，八脉交会穴可以单独应用，治疗各自相通的奇经病证，如督脉病变出现的腰脊强痛，可选通督脉的后溪治疗，冲脉病变出现的胸腹气逆，可选通冲脉的公孙治疗。又常把公孙和内关、后溪和申脉、足临泣和外关、列缺和照海相配，治疗两脉相合部位的疾病，如公孙配内关治疗胃、心、胸部病证和疟疾，后溪配申脉治内眼角、耳、项、肩胛部位病及发热恶寒等表证，外关配足临泣治疗外眼角、耳、颊、颈、肩部病及寒热往来证，列缺配照海治咽喉、胸膈、肺病和阴虚内热等。

现将八脉交会穴配伍及主治病证列表如下：

八脉交会穴配伍及主治病证表

穴名	主治	相配合主治
公孙	冲脉病证	心、胸、胃疾病
内关	阴维脉病证	
后溪	督脉疾病	目内眦、颈项、耳、肩部疾病
申脉	阳跷脉病证	
足临泣	带脉病证	目锐眦、耳后、颊、颈、肩部疾病
外关	阳维脉病证	
列缺	任脉病证	肺系、咽喉、胸膈疾病
照海	阴跷脉病证	

（五）八会穴

八会穴，是指脏、腑、气、血、筋、脉、骨、髓等精气所会聚的腧穴。"会"，是聚会的意思。

1. 分布特点和组成　八会穴分部在躯干部和四肢部，其中脏、腑、气、血、骨之会穴位于躯干部，筋、脉、髓之会穴位于四肢部。八会穴的组成是：脏会章门，腑会中脘，气会膻中，血会膈俞，筋会阳陵泉，脉会太渊，骨会大杼，髓会绝骨（见下表）。

八会穴表

八会	穴名	经属
脏会	章门	足厥阴肝经
腑会	中脘	任脉
气会	膻中	任脉
血会	膈俞	足太阳膀胱经
筋会	阳陵泉	足少阳胆经
脉会	太渊	手太阴肺经
骨会	大杼	足太阳膀胱经
髓会	绝骨	足少阳胆经

2. 临床应用　八会穴对于各自所会的脏、腑、气、血、筋、脉、骨、髓相关的病证有特殊的治疗作用，凡与此八者有关的病证均可选用相关的八会穴来治疗，如六腑之病可选腑会中脘、血证可选血会膈俞等。

（六）郄穴

十二经脉和奇经八脉中的阴跷脉、阳跷脉、阴维脉、阳维脉之经气深聚的部位称为郄穴。

1. 分布特点和组成　郄穴大多分布在四肢肘膝关节以下。十二经脉各有一个郄穴，阴阳跷脉及阴阳维脉也各有一个郄穴，合称为十六郄穴。十六郄穴见下表。

十六郄穴表

阴经	郄穴	阳经	郄穴
手太阴肺经	孔最	手阳明大肠经	温溜
手厥阴心包经	郄门	手少阳三焦经	会宗
手少阴心经	阴郄	手太阳小肠经	养老
足太阴脾经	地机	足阳明胃经	梁丘
足厥阴肝经	中都	足少阳胆经	外丘
足少阴肾经	水泉	足太阳膀胱经	金门
阴维脉	筑宾	阳维脉	阳交
阴跷脉	交信	阳跷脉	跗阳

2. 临床应用　郄穴多用于治疗本经循行部位及所属脏腑的急性病证。一般来说，阴经郄穴多治疗血证，阳经郄穴多治疗急性痛证。如孔最治咯血，中都治崩漏，颈项痛取外丘，胃脘疼痛取梁丘等。

另外，脏腑疾患也可在相应的郄穴上出现疼痛或压痛，有助于疾病的诊断。

（余曙光）

第六单元　腧穴的定位方法

要点一　骨度分寸定位法

骨度分寸定位法简称骨度法，是指以体表骨节为主要标志折量全身各部的长度和宽度，定出分寸，用于腧穴定位的方法，不论男女老幼、高矮胖瘦，一概以此标准折量作为量取腧穴的依据。折量分寸是以患者本人的身材为依据的。全身主要骨度分寸见下表。

骨度分寸表

部位	起止点	折量寸	度量法	说明
头面部	前发际正中至后发际正中	12	直寸	用于确定头部腧穴的纵向距离
	眉间（印堂）至前发际正中	3	直寸	用于确定前头部腧穴的纵向距离
	两额角发际（头维）之间	9	横寸	用于确定头前部腧穴的横向距离
	耳后两乳突（完骨）之间	9	横寸	用于确定头后部腧穴的横向距离
胸腹胁部	胸骨上窝（天突）至剑胸结合中点（歧骨）	9	直寸	用于确定胸部任脉穴的纵向距离
	剑胸结合中点（歧骨）至脐中	8	直寸	用于确定上腹部腧穴的纵向距离
	脐中至耻骨联合上缘（曲骨）	5	直寸	用于确定下腹部腧穴的纵向距离
	两肩胛骨喙突内侧缘之间	12	横寸	用于确定胸部腧穴的横向距离
	两乳头之间	8	横寸	用于确定胸腹部腧穴的横向距离
	腋窝顶点至第11肋游离端（章门）	12	直寸	用于确定胁肋部腧穴的纵向距离
背腰部	肩胛骨内侧缘至后正中线	3	横寸	用于确定背腰部腧穴的横向距离
上肢部	腋前、后纹头至肘横纹（平尺骨鹰嘴）	9	直寸	用于确定上臂部腧穴的纵向距离
	肘横纹（平尺骨鹰嘴）至腕掌（背）侧远端横纹	12	直寸	用于确定前臂部腧穴的纵向距离
下肢部	耻骨联合上缘至髌底	18	直寸	用于确定大腿内侧部腧穴的纵向距离
	髌底至髌尖	2	直寸	
	髌尖（膝中）至内踝尖	15	直寸	用于确定小腿内侧部腧穴的纵向距离
	胫骨内侧髁下方阴陵泉至内踝尖	13	直寸	用于确定小腿内侧部腧穴的纵向距离
	股骨大转子至腘横纹（平髌尖）	19	直寸	用于确定大腿部前外侧部腧穴的纵向距离
	臀沟至腘横纹	14	直寸	用于确定大腿后部腧穴的纵向距离
	腘横纹（平髌尖）至外踝尖	16	直寸	用于确定小腿外侧部腧穴的纵向距离
	内踝尖至足底	3	直寸	用于确定足内侧部腧穴的纵向距离

要点二　体表解剖标志定位法

体表解剖标志定位法是以人体解剖学的各种体表标志为依据确定腧穴定位的方法。体表解剖标志可分为固定标志和活动标志两种。

1. 固定标志　指各部位由骨节、肌肉所形成的突起、凹陷及五官轮廓、发际、指（趾）甲、乳头、肚脐等，是在自然姿势下可见的标志，可以借助这些标志确定腧穴的位置。如：鼻尖取素髎；两眉中间取印堂；以眉头定攒竹；两乳中间取膻中；以脐为标志，脐中即为神阙，其旁开2寸定天枢；俯首显示最高的第7颈椎棘突下取大椎；腓骨小头前下方取阳陵泉；以足内踝尖为标志，在其上3寸，胫骨内侧缘后定三阴交等。另外，背腰部穴的主要取穴标志有肩胛冈平第3胸椎棘突，肩胛骨下角平第7胸椎棘突，髂嵴最高点平第4腰椎棘突等。

2. 活动标志 指各部的关节、肌肉、肌腱、皮肤随着活动而出现的空隙、凹陷、皱纹、尖端等，是在活动姿势下才会出现的标志，据此亦可确定腧穴的位置。例如：微张口，耳屏正中前缘凹陷中取听宫；闭口取下关；尽力屈肘，于横纹头处取曲池；外展上臂时肩峰前下方的凹陷中取肩髃；拇指跷起，当拇长、短伸肌腱之间的凹陷中取阳溪；正坐屈肘，掌心向胸，当尺骨小头桡侧骨缝中取养老等。

● **要点三 手指同身寸定位法**

手指同身寸定位法又称指量法、指寸定位法，是指依据患者本人手指所规定的分寸以量取腧穴的方法。在具体取穴时，医者应在骨度分寸定位法的基础上，参照被取穴者自身的手指进行比量，以确定腧穴的标准定位。

手指同身寸定位法分中指同身寸、拇指同身寸和横指同身寸（一夫法）三种。

1. 中指同身寸 以患者的中指中节桡侧两端纹头（拇指、中指屈曲成环形）之间的距离作为1寸。

2. 拇指同身寸 以患者拇指指间关节的宽度作为1寸。

3. 横指同身寸（一夫法） 患者的食、中、无名、小指四指并拢，以中指中节横纹为准，其四指的宽度作为3寸。四指相并名曰"一夫"，用横指同身寸量取腧穴，又名"一夫法"。

（胡 玲）

第七单元 手太阴肺经、腧穴

● **要点一 经脉循行**

手太阴肺经，起于中焦，向下联络大肠，再返回沿胃上口，穿过横膈，入属于肺。从肺系（气管、喉咙部）向外横行至腋窝下，沿上臂内侧下行，循行于手少阴与手厥阴经之前，下至肘中，沿着前臂内侧桡骨尺侧缘下行，经寸口动脉搏动处，行至大鱼际，再沿大鱼际桡侧缘循行直达拇指末端。其支脉，从手腕后分出，沿着食指桡侧直达食指末端。

● **要点二 主治概要**

1. 胸、肺、咽喉部及肺脏有关病证 咳嗽，气喘，咽喉肿痛，咯血，胸痛等。

2. 经脉循行部位的其他病证 肩背痛，肘臂挛痛，手腕痛等。

● **要点三 常用腧穴的定位和主治要点**

1. 尺泽 Chǐzé（LU 5） 合穴

【定位】在肘区，肘横纹上，肱二头肌腱桡侧缘凹陷中。

【主治】①咳嗽、气喘、咯血、咽喉肿痛等肺系实热性病证。②肘臂挛痛。③急性吐泻、中暑、小儿惊风等急症。

2. 列缺 Lièquē（LU 7） 络穴；八脉交会穴（通任脉）

【定位】在前臂，腕掌侧远端横纹上1.5寸，拇短伸肌腱和拇长展肌腱之间，拇长展肌腱沟的凹陷中。简便取穴法：两手虎口自然平直交叉，一手食指按在另一手桡骨茎突上，指尖下凹陷中是穴。

【主治】①咳嗽、气喘、咽喉肿痛等肺系病证。②头痛、齿痛、项强、口眼㖞斜等头面部疾患。③手腕痛。

3. 太渊 Tàiyuān（LU 9） 输穴；原穴；八会穴之脉会

【定位】在腕前区，桡骨茎突与舟状骨之间，拇长展肌腱尺侧凹陷中。

【主治】①咳嗽、气喘、咽痛、胸痛等肺系

疾患。②无脉症。③腕臂痛。

4. 鱼际 Yújì（LU 10） 荥穴

【定位】在手外侧，第1掌骨桡侧中点赤白肉际处。

【主治】①咳嗽、咯血、咽干、咽喉肿痛、失音等肺系热性病证。②掌中热；③小儿疳积。

5. 少商 Shàoshāng（LU 11） 井穴

【定位】在手指，拇指末节桡侧，指甲根角侧上方0.1寸（指寸）。

【主治】①咽喉肿痛、鼻衄等肺系实热证。②高热，昏迷，癫狂。③指肿，麻木。

（胡 玲）

第八单元 手阳明大肠经、腧穴

● **要点一 经脉循行**

手阳明大肠经，起于食指之尖端（桡侧），沿食指桡侧，经过第1、2掌骨之间，上行至腕后两筋之间，沿前臂外侧前缘，至肘部外侧，再沿上臂外侧前缘上行到肩部，经肩峰前，向上循行至背部，与诸阳经交会于大椎穴，再向前行进入缺盆，络于肺，下行穿过横膈，属于大肠。其支脉，从缺盆部上行至颈部，经面颊进入下齿之中，又返回经口角到上口唇，交会于人中（水沟穴），左脉右行，右脉左行，止于对侧鼻孔旁。

● **要点二 主治概要**

1. 头面五官病 齿痛，咽喉肿痛，鼻衄，口眼歪斜，耳聋等。

2. 神志病、热病 昏迷，眩晕，癫狂，发热等。

3. 肠胃病 腹胀，腹痛，肠鸣，泄泻等。

4. 皮肤病 瘾疹，痤疮，神经性皮炎等。

5. 经脉循行部位的其他病证 手臂酸痛，半身不遂，手臂麻木等。

● **要点三 常用腧穴的定位和主治要点**

1. 商阳 Shāngyáng（LI 1） 井穴

【定位】在手指，食指末节桡侧，指甲根角侧上方0.1寸（指寸）。

【主治】①齿痛、咽喉肿痛等五官疾患。②热病、昏迷等热证、急症。③手指麻木。

2. 合谷 Hégǔ（LI 4） 原穴

【定位】在手背，第2掌骨桡侧的中点处。简便取穴法：以一手的拇指指间关节横纹，放在另一手拇、食指之间的指蹼缘上，当拇指尖下是穴。

【主治】①头痛、目赤肿痛、鼻衄、齿痛、口眼㖞斜、耳聋等头面五官诸疾。②发热恶寒等外感病证。③热病无汗或多汗。④经闭、滞产等妇产科病证。⑤上肢疼痛、不遂。⑥牙拔除术、甲状腺手术等口面五官及颈部手术针麻常用穴。

3. 曲池 Qūchí（LI 11） 合穴

【定位】在肘区，在尺泽与肱骨外上髁连线中点凹陷处。

【主治】①手臂痹痛、上肢不遂等上肢病证。②热病。③眩晕。④腹痛、吐泻等肠胃病证。⑤咽喉肿痛、齿痛、目赤肿痛等五官热性病证。⑥瘾疹、湿疹、瘰疬等皮外科疾患。⑦癫狂。

4. 肩髃 Jiānyú（LI 15）

【定位】在三角肌区，肩峰外侧缘前端与肱骨大结节两骨间凹陷中。简便取穴法：屈臂外展，肩峰外侧缘呈现前后两个凹陷，前下方的凹陷即是本穴。

【主治】①肩臂挛痛、上肢不遂等肩、上肢病证。②瘾疹，瘰疬。

5. 迎香 Yíngxiāng（LI 20）

【定位】在面部，鼻翼外缘中点旁，鼻唇沟中。

【主治】①鼻塞、鼽衄等鼻病。②口㖞、面痒等面部病证。③胆道蛔虫症。

（胡 玲）

第九单元　足阳明胃经、腧穴

要点一　经脉循行

足阳明胃经，起于鼻旁，上行鼻根，与足太阳经脉相汇合，再沿鼻的外侧下行，入上齿龈中，返回环绕口唇，入下唇交会于承浆穴；再向后沿下颌下缘，至大迎穴处，再沿下颌角至颊车穴，上行到耳前，过足少阳经的上关穴处，沿发际至额颅部。其支脉，从大迎前下走人迎穴，沿喉咙入缺盆，下横膈，入属于胃，联络于脾。其直行的经脉，从缺盆沿乳房内侧下行，经脐旁到下腹部的气冲部；一支脉从胃口分出，沿腹内下行，至气冲部与直行经脉相汇合。由此经髀关、伏兔穴下行，至膝关节中。再沿胫骨外侧前缘下行，经足背到第2足趾外侧端（厉兑穴）；一支脉从膝下3寸处分出，下行到中趾外侧端；一支脉从足背分出，沿足大趾内侧直行到末端。

要点二　主治概要

1. **胃肠病**　食欲不振，胃痛，呕吐，噎膈，腹胀，泄泻，痢疾，便秘等。
2. **头面五官病**　目赤痛痒，目翳，眼睑瞤动。
3. **神志病、热病**　癫狂，发热等。
4. **皮肤病**　瘾疹，痤疮，神经性皮炎等。
5. **经脉循行部位的其他病证**　下肢痿痹，转筋。

要点三　常用腧穴的定位和主治要点

1. 地仓 Dìcāng（ST 4）

【定位】在面部，口角旁约0.4寸（指寸）。

【主治】口㖞、流涎、面痛等局部病证。

2. 颊车 Jiáchē（ST 6）

【定位】在面部，下颌角前上方一横指（中指），闭口咬紧牙时咬肌隆起，放松时按之凹陷处。

【主治】齿痛、牙关不利、颊肿、口角㖞斜等局部病证。

3. 下关 Xiàguān（ST 7）

【定位】在面部，颧弓下缘中央与下颌切迹之间凹陷中。

【主治】①牙关不利、面痛、齿痛、口眼㖞斜等面口病证。②耳聋、耳鸣、聤耳等耳疾。

4. 天枢 Tiānshū（ST 25）　大肠之募穴

【定位】在腹部，横平脐中，前正中线旁开2寸。

【主治】①腹痛、腹胀、便秘、腹泻、痢疾等胃肠病证。②月经不调、痛经等妇科疾患。

5. 足三里 Zúsānlǐ（ST 36）　合穴；胃之下合穴

【定位】在小腿外侧，犊鼻下3寸，胫骨前嵴外1横指处，犊鼻与解溪连线上。

【主治】①胃痛、呕吐、噎膈、腹胀、腹泻、痢疾、便秘等胃肠病证。②下肢痿痹。③心悸、眩晕、癫狂等神志病。④乳痈、肠痈等外科疾患。⑤虚劳诸证，为强壮保健要穴。

6. 上巨虚 Shàngjùxū（ST 37）　大肠之下合穴

【定位】在小腿外侧，犊鼻下6寸，犊鼻与解溪连线上。

【主治】①肠鸣、腹痛、腹泻、便秘、肠痈等胃肠病证。②下肢痿痹。

7. 丰隆 Fēnglóng（ST 40）　络穴

【定位】在小腿外侧，外踝尖上8寸，胫骨前肌外缘；条口旁开1寸。

【主治】①头痛，眩晕，癫狂。②咳嗽、痰多等痰饮病证。③下肢痿痹。④腹胀，便秘。

8. 内庭 Nèitíng（ST 44）　荥穴

【定位】在足背第2、3趾间，趾蹼缘后方赤白肉际处。

【主治】①齿痛、咽喉肿痛、鼻衄等五官热性病证。②热病。③胃病吐酸、腹泻、痢疾、便秘等肠胃病证。④足背肿痛，跖趾关节痛。

（胡　玲）

第十单元 足太阴脾经、腧穴

● 要点一 经脉循行

足太阴脾经，起于足大趾末端，沿着大趾内侧赤白肉际，经过大趾本节后的第1跖趾关节后面，上行至内踝前面，再沿小腿内侧胫骨后缘上行，至内踝上8寸处交于足厥阴经之前，再沿膝股部内侧前缘上行，进入腹部，属脾，联络胃；再经过横膈上行，夹咽部两旁，系舌根，分散于舌下。其支脉，从胃上膈，注心中。

● 要点二 主治概要

1. **脾胃病** 胃痛，呕吐，腹痛，泄泻，便秘等。
2. **妇科病** 月经过多，崩漏等。
3. **前阴病** 阴挺，不孕，遗精，阳痿等。
4. **经脉循行部位的其他病证** 下肢痿痹，胸胁痛等。

● 要点三 常用腧穴的定位和主治要点

1. 隐白 Yǐnbái（SP 1） 井穴

【定位】在足趾，大趾末节内侧，趾甲根角侧后方0.1寸（指寸）。

【主治】①月经过多、崩漏等妇科病证。②便血、尿血等出血证。③癫狂，多梦。④惊风。⑤腹满，暴泄。

2. 公孙 Gōngsūn（SP 4） 络穴；八脉交会穴（通冲脉）

【定位】在跖区，第1跖骨基底部的前下方赤白肉际处。

【主治】①胃痛、呕吐、腹痛、腹泻、痢疾等脾胃肠腑病证。②心烦失眠、狂证等神志病证。③逆气里急、气上冲心（奔豚气）等冲脉病证。

3. 三阴交 Sānyīnjiāo（SP 6）

【定位】在小腿内侧，内踝尖上3寸，胫骨内侧缘后际。

【主治】①肠鸣腹胀、腹泻等脾胃病证。②月经不调、带下、阴挺、不孕、滞产等妇产科病证。③遗精、阳痿、遗尿等生殖泌尿系统疾患。④心悸，失眠，眩晕。⑤下肢痿痹。⑥阴虚诸证。⑦湿疹，荨麻疹。

4. 阴陵泉 Yīnlíngquán（SP 9） 合穴

【定位】在小腿内侧，胫骨内侧髁下缘与胫骨内侧缘之间的凹陷中。

【主治】①腹胀、腹泻、水肿、黄疸等脾湿证。②小便不利、遗尿、尿失禁等泌尿系统疾患。③膝痛、下肢痿痹等下肢病证。④阴部痛、痛经、带下、遗精等妇科、男科病证。

5. 血海 Xuèhǎi（SP 10）

【定位】在股前区，髌底内侧端上2寸，股内侧肌隆起处。简便取穴法：患者屈膝，医者以左手掌心按于患者右膝髌骨上缘，第2~5指向上伸直，拇指约呈45°斜置，拇指尖下是穴。对侧取法仿此。

【主治】①月经不调、痛经、经闭等妇科病。②瘾疹、湿疹、丹毒等血热性皮外科病。③膝股内侧痛。

（胡 玲）

第十一单元　手少阴心经、腧穴

● 要点一　经脉循行

手少阴心经，起于心中，出属心系（心与其他脏器相连的组织）；下行经过横膈，联络小肠。其支脉，从心系向上，夹着食道上行，连于目系（眼球连接于脑的组织）。其直行经脉，从心系上行到肺部，再向外下到达腋窝部，沿着上臂内侧后缘，行于手太阴经和手厥阴经的后面，到达肘窝；再沿前臂内侧后缘，至掌后豌豆骨部，进入掌内，止于小指桡侧末端。

● 要点二　主治概要

1. **心、胸、神志病**　心痛，心悸，癫狂痫等。
2. **经脉循行部位的其他病证**　肩臂疼痛，胁肋疼痛，腕臂痛等。

● 要点三　常用腧穴的定位和主治要点

1. 通里 Tōnglǐ（HT 5）　络穴

【定位】在前臂前区，腕掌侧远端横纹上1寸，尺侧腕屈肌腱的桡侧缘。

【主治】① 心悸、怔忡等心病。② 舌强不语、暴喑。③ 腕臂痛。

2. 神门 Shénmén（HT 7）　输穴；原穴

【定位】在腕前区，腕掌侧远端横纹尺侧端，尺侧腕屈肌腱的桡侧凹陷处。

【主治】① 心痛、心烦、惊悸、怔忡、健忘、失眠、痴呆、癫狂痫等心与神志病证。② 高血压。③ 胸胁痛。

3. 少冲 Shàochōng（HT 9）　井穴

【定位】在手指，小指末节桡侧，指甲根角侧上方0.1寸（指寸）。

【主治】① 心悸、心痛、癫狂昏迷等心与神志病证。② 热病。

（胡　玲）

第十二单元　手太阳小肠经、腧穴

● 要点一　经脉循行

手太阳小肠经，起于手小指尺侧端，沿着手背外侧至腕部，出于尺骨茎突，直上沿着前臂外侧后缘，经尺骨鹰嘴与肱骨内上髁之间，沿上臂外侧后缘，到达肩关节，绕行肩胛部，交会于大椎，向下进入缺盆部，联络心，沿着食管，经过横膈，到达胃部，属于小肠。其支脉，从缺盆分出，沿着颈部，上达面颊，至目外眦，向后进入耳中。另一支脉，从颊部分出，上行目眶下，抵于鼻旁，至目内眦，斜行络于颧骨部。

● 要点二　主治概要

1. **头面五官病**　头痛，目翳，咽喉肿痛等。
2. **神志病、热病**　昏迷，发热，疟疾等。

3. **经脉循行部位的其他病证**　项背强痛，腰背痛，手指及肘臂挛痛等。

● 要点三　常用腧穴的定位和主治要点

1. 少泽 Shàozé（SI 1）　井穴

【定位】在手指，小指末节尺侧，指甲根角侧上方0.1寸（指寸）。

【主治】① 乳痈、乳少等乳疾。② 昏迷、热病等急症、热证。③ 头痛、目翳、咽喉肿痛等头面五官病证。

2. 后溪 Hòuxī（SI 3）　输穴；八脉交会穴（通督脉）

【定位】在手内侧，第5掌指关节尺侧近端赤白肉际凹陷中。

【主治】①头项强痛、腰背痛、手指及肘臂挛痛等痛证。②耳聋，目赤。③癫狂痫。④盗汗，疟疾。

3. 养老 Yǎnglǎo（SI 6）　郄穴

【定位】在前臂后区，腕背横纹上1寸，尺骨头桡侧凹陷中。

【主治】①目视不明，头痛，面痛。②肩、背、肘、臂酸痛，急性腰痛等痛证。

4. 天宗 Tiānzōng（SI 11）

【定位】在肩胛区，肩胛冈中点与肩胛骨下角连线上1/3与下2/3交点凹陷中。

【主治】①肩胛疼痛、肩背部损伤等局部病证。②乳痈。③气喘。

5. 听宫 Tīnggōng（SI 19）

【定位】在面部，耳屏正中与下颌骨髁突之间的凹陷中。

【主治】①耳鸣、耳聋、聤耳等耳疾。②齿痛。③癫狂痫。

（胡　玲）

第十三单元　足太阳膀胱经、腧穴

● **要点一　经脉循行**

足太阳膀胱经，起始于内眼角，向上过额部，与督脉交会于头顶。其支脉，从头顶分出到耳上角。其直行经脉，从头顶入颅内络脑，再浅出沿枕项部下行，从肩胛内侧脊柱两旁下行到达腰部，进入脊旁肌肉，入内络于肾，属于膀胱。一支脉从腰中分出，向下夹脊旁，通过臀部，进入腘窝中；一支脉从左右肩胛内侧分别下行，穿过脊旁肌肉，经过髋关节部，沿大腿外侧后缘下行，会合于腘窝内，向下通过腓肠肌，出外踝的后方，沿第5跖骨粗隆，至小趾的外侧末端。

● **要点二　主治概要**

1. 脏腑病证　十二脏腑及其相关组织器官病证。

2. 神志病　癫、狂、痫等。

3. 头面五官病　头痛，鼻塞，鼻衄等。

4. 经脉循行部位的其他病证　项、背、腰、下肢病证等。

● **要点三　常用腧穴的定位和主治要点**

1. 睛明 Jīngmíng（BL 1）

【定位】在面部，目内眦内上方眶内侧壁凹陷中。

【主治】①目赤肿痛、流泪、视物不明、目眩、近视、夜盲、色盲等目疾。②急性腰扭伤，坐骨神经痛。

2. 攒竹 Cuánzhú（BL 2）

【定位】在面部，眉头凹陷中，额切迹处。

【主治】①头痛，眉棱骨痛。②眼睑瞤动、眼睑下垂、口眼㖞斜、目视不明、流泪、目赤肿痛等眼疾。③呃逆。④急性腰扭伤。

3. 肺俞 Fèishū（BL 13）　肺之背俞穴

【定位】在脊柱区，第3胸椎棘突下，后正中线旁开1.5寸。

【主治】①咳嗽、气喘、咯血等肺疾。②骨蒸潮热、盗汗等阴虚病证。③皮肤瘙痒、瘾疹等皮肤病。

4. 心俞 Xīnshū（BL 15）　心之背俞穴

【定位】在脊柱区，第5胸椎棘突下，后正中线旁开1.5寸。

【主治】①心痛、惊悸、失眠、健忘、癫痫、盗汗等心与神志病证。②咳嗽、吐血等肺疾。③盗汗，遗精。

5. 膈俞 Géshū（BL 17）　八会穴之血会

【定位】在脊柱区，第7胸椎棘突下，后正中线旁开1.5寸。

【主治】①呕吐、呃逆、气喘等上逆之证。

②贫血、吐血、便血等血证。③瘾疹、皮肤瘙痒等皮肤病证。④潮热，盗汗。

6. 肝俞 Gānshū（BL 18） 肝之背俞穴

【定位】在脊柱区，第9胸椎棘突下，后正中线旁开1.5寸。

【主治】①黄疸、胁痛等肝胆病证。②目赤、目视不明、目眩、夜盲、迎风流泪等目疾。③癫狂痫。④脊背痛。

7. 脾俞 Píshū（BL 20） 脾之背俞穴

【定位】在脊柱区，第11胸椎棘突下，后正中线旁开1.5寸。

【主治】①腹胀、纳呆、呕吐、腹泻、痢疾、便血、水肿等脾胃肠腑病证。②多食善饥，身体消瘦。③背痛。

8. 肾俞 Shènshū（BL 23） 肾之背俞穴

【定位】在脊柱区，第2腰椎棘突下，后正中线旁开1.5寸。

【主治】①头晕、耳鸣、耳聋等肾虚病证。②遗尿、遗精、阳痿、早泄、不育等泌尿生殖系疾患。③月经不调、带下、不孕等妇科病证。④腰痛。⑤慢性腹泻。

9. 大肠俞 Dàchángshū（BL 25） 大肠之背俞穴

【定位】在脊柱区，第4腰椎棘突下，后正中线旁开1.5寸。

【主治】①腰腿痛。②腹胀、腹泻、便秘等胃肠病证。

10. 次髎 Cìliáo（BL 32）

【定位】在骶区，正对第2骶后孔中。

【主治】①月经不调、痛经、带下等妇科病证。②小便不利。③遗精、疝气等男科病证。④腰骶痛，下肢痿痹。

11. 委中 Wěizhōng（BL 40） 合穴；膀胱之下合穴

【定位】在膝后区，腘横纹中点。

【主治】①腰背痛、下肢痿痹等腰及下肢病证。②腹痛、急性吐泻等急症。③小便不利，遗尿。④丹毒，皮肤瘙痒，疔疮。

12. 承山 Chéngshān（BL 57）

【定位】在小腿后区，腓肠肌两肌腹与肌腱交角处。

【主治】①腰腿拘急、疼痛。②痔疾，便秘。③腹痛，疝气。

13. 昆仑 Kūnlún（BL 60） 经穴

【定位】在踝区，外踝尖与跟腱之间的凹陷中。

【主治】①后头痛，项强，腰骶疼痛，足踝肿痛。②癫痫。③滞产。

14. 申脉 Shēnmài（BL 62） 八脉交会穴（通阳跷脉）

【定位】在踝区，外踝尖直下，外踝下缘与跟骨之间凹陷中。

【主治】①头痛、眩晕。②癫狂痫、失眠等神志病证。③腰腿酸痛。

15. 至阴 Zhìyīn（BL 67） 井穴

【定位】在足趾，小趾末节外侧，趾甲根角侧后方0.1寸（指寸）。

【主治】①胎位不正，滞产。②头痛，目痛，鼻塞，鼻衄。

（胡 玲）

第十四单元　足少阴肾经、腧穴

● 要点一　经脉循行

足少阴肾经，起于足小趾下，斜走足心，行舟骨粗隆下，经内踝的后方，向下进入足跟中，沿小腿内侧上行，经腘窝内侧，沿大腿内侧后缘上行，贯脊柱，属于肾，络于膀胱（有穴通路还出于前，从横骨穴处上行于腹部前正中线旁0.5

寸，胸部前正中线旁 2 寸，止于锁骨下缘俞府穴处）。其直行支脉，从肾脏向上经过肝、膈，进入肺脏，沿着喉咙，夹舌根旁；另一支脉，从肺分出，联络心，流注于胸中。

● 要点二　主治概要

1. 头和五官病　头痛，目眩，咽喉肿痛，齿痛，耳聋，耳鸣等。

2. 妇科病，前阴病　月经不调，遗精，阳痿，小便频数等。

3. 经脉循行部位的其他病证　下肢厥冷，内踝肿痛等。

● 要点三　常用腧穴的定位和主治要点

1. 涌泉 Yǒngquán（KI 1）　井穴

【定位】在足底，屈足卷趾时足心最凹陷中。约当足底第 2、3 趾蹼缘与足跟连线的前 1/3 与后 2/3 交点凹陷中。

【主治】①昏厥、中暑、小儿惊风、癫狂痫、头痛、头晕、目眩、失眠等急症及神志病证。②咯血、咽喉肿痛、喉痹、失音等肺系病证。③大便难，小便不利。④奔豚气。⑤足心热。

2. 太溪 Tàixī（KI 3）　原穴；输穴

【定位】在踝区，内踝尖与跟腱之间的凹陷中。

【主治】①头痛、目眩、失眠、健忘、遗精、阳痿等肾虚证。②咽喉肿痛、齿痛、耳鸣、耳聋等阴虚性五官病证。③咳嗽、气喘、咯血、胸痛等肺系疾患。④消渴，小便频数，便秘。⑤月经不调。⑥腰脊痛，下肢厥冷，内踝肿痛。

3. 照海 Zhàohǎi（KI 6）　八脉交会穴（通阴跷脉）

【定位】在踝区，内踝尖下 1 寸，内踝下缘边际凹陷中。

【主治】①癫痫、失眠等精神、神志病证。②咽喉干痛、目赤肿痛等五官热性病证。③月经不调、痛经、带下、阴挺、阴痒等妇科病证。④小便频数，癃闭。

（胡　玲）

第十五单元　手厥阴心包经、腧穴

● 要点一　经脉循行

手厥阴心包经，起于胸中，属心包络，向下经过横膈自胸至腹依次联络上、中、下三焦。其支脉，从胸部向外侧循行，至腋下 3 寸处，再向上抵达腋部，沿上臂内侧下行于手太阴、手少阴经之间，进入肘中，再向下到前臂，沿两筋之间，进入掌中，循行至中指的末端。一支脉从掌中分出，沿无名指到指端。

● 要点二　主治概要

1. 心胸、神志病　心痛，心悸，心烦，胸闷，癫狂痫等。

2. 胃腑病证　胃痛，呕吐等。

3. 经脉循行部位的其他病证　上臂内侧痛，肘臂挛麻，腕痛，掌中热等。

● 要点三　常用腧穴的定位和主治要点

1. 曲泽 Qūzé（PC 3）　合穴

【定位】在肘前区，肘横纹上，肱二头肌腱的尺侧缘凹陷中。

【主治】①心痛、心悸、善惊等心系病证。②胃痛、呕血、呕吐等胃腑热性病证。③热病，中暑。④肘臂挛痛，上肢颤动。

2. 内关 Nèiguān（PC 6）　络穴；八脉交会穴（通阴维脉）

【定位】在前臂前区，腕掌侧远端横纹上 2 寸，掌长肌腱与桡侧腕屈肌腱之间。

【主治】①心痛、胸闷、心动过速或过缓等心系病证。②胃痛、呕吐、呃逆等胃腑病证。③中风，偏瘫，眩晕，偏头痛。④失眠、郁证、癫狂痫等神志病证。⑤肘臂挛痛。

3. 劳宫 Láogōng（PC 8） 荥穴

【定位】在掌区，横平第3掌指关节近端，第2、3掌骨之间偏于第3掌骨。简便取穴法：握拳，中指尖下是穴。

【主治】①中风昏迷、中暑等急症。②心痛、烦闷、癫狂痫等心与神志疾患。③口疮，口臭。④鹅掌风。

（胡 玲）

第十六单元 手少阳三焦经、腧穴

要点一 经脉循行

手少阳三焦经，起于无名指尺侧末端，向上经小指与无名指之间、手腕背侧，上达前臂外侧，沿桡骨和尺骨之间，过肘尖，沿上臂外侧上行至肩部，交出足少阳经之后，进入缺盆部，分布于胸中，散络于心包，向下通过横膈，从胸至腹，依次属上、中、下三焦。其支脉，从胸中分出，进入缺盆部，上行经颈项旁，经耳后直上，到达额角，再下行至面颊部，到达眼眶下部。另一支脉，从耳后分出，进入耳中，再浅出到耳前，经上关、面颊到目外眦。

要点二 主治概要

1. 头面五官病 头、目、耳、颊、咽喉病等。

2. 热病 发热等。

3. 经脉循行部位的其他病证 胁肋痛，肩臂外侧痛，上肢挛急、麻木、不遂等。

要点三 常用腧穴的定位和主治要点

1. 中渚 Zhōngzhǔ（TE 3） 输穴

【定位】在手背，第4、5掌骨间，第4掌指关节近端凹陷中。

【主治】①头痛、耳鸣、耳聋、目赤、喉痹等头面五官病证。②热病，消渴，疟疾。③肩背肘臂酸痛，手指不能屈伸。

2. 外关 Wàiguān（TE 5） 络穴；八脉交会穴（通阳维脉）

【定位】在前臂后区，腕背侧远端横纹上2寸，尺骨与桡骨间隙中点。

【主治】①热病。②头痛、目赤肿痛、耳鸣、耳聋等头面五官病证。③瘰疬，胁肋痛。④上肢痿痹不遂。

3. 支沟 Zhīgōu（TE 6） 经穴

【定位】在前臂后区，腕背侧远端横纹上3寸，尺骨与桡骨间隙中点。

【主治】①便秘。②耳鸣，耳聋，暴喑。③瘰疬。④胁肋疼痛。⑤热病。

4. 肩髎 Jiānliáo（TE 14）

【定位】在三角肌区，肩峰角与肱骨大结节两骨间凹陷中。

【主治】①肩臂挛痛不遂。②风疹。

5. 翳风 Yìfēng（TE 17）

【定位】在颈部，耳垂后方，乳突下端前方凹陷中。

【主治】①耳鸣、耳聋等耳疾。②口眼㖞斜、牙关紧闭、颊肿等面、口病证。③瘰疬。

6. 丝竹空 Sīzhúkōng（TE 23）

【定位】在面部，眉梢凹陷处。

【主治】①癫痫。②头痛、眩晕、目赤肿痛、眼睑𥆧动等头目病证。③齿痛。

（胡 玲）

第十七单元 足少阳胆经、腧穴

● **要点一 经脉循行**

足少阳胆经，起于目外眦，上行额角部，下行至耳后，沿颈项部至肩上，下入缺盆。耳部分支，从耳后进入耳中，出走耳前到目外眦后方。外眦部支脉，从目外眦下走大迎，会合于手少阳经到达目眶下，行经颊车，由颈部下行，与前脉在缺盆部会合，再向下进入胸中，穿过横膈，络肝，属胆，再沿胁肋内下行至腹股沟动脉部，经过外阴部毛际横行入髋关节部。其直行经脉从缺盆下行，经腋部、侧胸部、胁肋部，再下行与前脉会合于髋关节部，再向下沿着大腿外侧、膝外缘下行，经腓骨之前，至外踝前，沿足背部，止于第4趾外侧端。足背部分支，从足背上分出，沿第1、2跖骨间，出于大趾端，穿过趾甲，出趾背毫毛部。

● **要点二 主治概要**

1. 头面五官病 侧头、目、耳、咽喉病等。
2. 肝胆病 黄疸、口苦、胁痛等。
3. 神志病、热病 癫狂，发热等。
4. 经脉循行部位的其他病证 下肢痹痛、麻木、不遂等。

● **要点三 常用腧穴的定位和主治要点**

1. 阳白 Yángbái（GB 14）

【定位】在头部，眉上1寸，瞳孔直上。

【主治】①头痛，眩晕。②眼睑瞤动，眼睑下垂，口眼㖞斜。③目赤肿痛、视物模糊等目疾。

2. 风池 Fēngchí（GB 20）

【定位】在颈后区，枕骨之下，胸锁乳突肌上端与斜方肌上端之间的凹陷中。

【主治】①头痛、眩晕、失眠、中风、癫痫、耳鸣、耳聋等内风所致的病证。②感冒、热病、口眼㖞斜等外风所致的病证。③目赤肿痛、视物不明、鼻塞、鼽衄、咽痛等五官病证。④颈项强痛。

3. 环跳 Huántiào（GB 30）

【定位】在臀部，股骨大转子最凸点与骶管裂孔连线的外1/3与内2/3交点处。

【主治】①腰腿痛、下肢痿痹、半身不遂等腰腿疾患。②风疹。

4. 阳陵泉 Yánglíngquán（GB 34） 合穴；胆之下合穴；八会穴之筋会

【定位】在小腿外侧，腓骨小头前下方凹陷中。

【主治】①黄疸、胁痛、口苦、呕吐、吞酸等肝胆犯胃病证。②膝肿痛，下肢痿痹，麻木。③小儿惊风。

5. 悬钟 Xuánzhōng（GB 39） 八会穴之髓会

【定位】在小腿外侧，外踝尖上3寸，腓骨前缘。

【主治】①痴呆、中风、半身不遂等髓海不足疾患。②颈项强痛，胸胁满痛，下肢痿痹，脚气。

6. 丘墟 Qiūxū（GB 40） 原穴

【定位】在踝区，外踝的前下方，趾长伸肌腱的外侧凹陷中。

【主治】①目赤肿痛、目生翳膜等目疾。②下肢痿痹、颈项痛、腋下肿、胸胁痛、外踝肿痛、足内翻、足下垂等。③疟疾。

7. 足临泣 Zúlínqì（GB 41） 输穴；八脉交会穴（通带脉）

【定位】在足背，第4、5跖骨底结合部的前方，第5趾长伸肌腱外侧凹陷中。

【主治】①偏头痛、目赤肿痛、胁肋疼痛、足跗疼痛等痛证。②月经不调，乳痈。③瘰疬。④疟疾。

（胡 玲）

第十八单元 足厥阴肝经、腧穴

● 要点一 经脉循行

足厥阴肝经，起于足大趾背毫毛部，沿足背经内踝前上行，至内踝上8寸处交于足太阴经之后，上经腘窝内缘，沿大腿内侧，上入阴毛中，环绕阴器；再上行抵达小腹，夹胃，属于肝，络于胆；再上行通过横膈，分布于胁肋部；继续上行经喉咙的后面，上入鼻咽部，连目系，从额部浅出，与督脉在巅顶部相会。其支脉，从目系下循面颊，环绕唇内。另一支脉，从肝部分出，穿过横膈，注于肺。

● 要点二 主治概要

1. 肝胆病 黄疸，胸胁胀痛，呕逆及肝风内动所致的中风、头痛、眩晕、惊风等。

2. 妇科病、前阴病 月经不调、痛经、崩漏、带下、遗尿、小便不利等。

3. 经脉循行部位的其他病证 下肢痹痛、麻木、不遂等。

● 要点三 常用腧穴的定位和主治要点

1. 大敦 Dàdūn（LR 1） 井穴

【定位】在足趾，足大趾末节外侧，趾甲根角侧后方0.1寸（指寸）。

【主治】①疝气，少腹痛。②遗尿、癃闭、五淋、尿血等泌尿系病证。③月经不调、崩漏、阴缩、阴中痛、阴挺等月经病及前阴病证。④癫痫，善寐。

2. 太冲 Tàichōng（LR 3） 输穴；原穴

【定位】在足背，第1、2跖骨间，跖骨底结合部前方凹陷中，或触及动脉搏动。

【主治】①中风、癫狂痫、小儿惊风、头痛、眩晕、耳鸣、目赤肿痛、口㖞、咽痛等肝经风热病证。②月经不调、痛经、经闭、崩漏、带下、难产等妇科病证。③黄疸、胁痛、腹胀、呕逆等肝胃病证。④癃闭，遗尿。⑤下肢痿痹，足跗肿痛。

3. 期门 Qīmén（LR 14） 肝之募穴

【定位】在胸部，第6肋间隙，前正中线旁开4寸。

【主治】①胸胁胀痛、呕吐、吞酸、呃逆、腹胀、腹泻等肝胃病证。②奔豚气。③乳痈。

（胡 玲）

第十九单元 督脉、腧穴

● 要点一 经脉循行

督脉，起于小腹内，下行于会阴部，向后从尾骨端上行脊柱的内部，上达项后风府，进入脑内，上行至巅顶，沿前额下行鼻柱，止于上唇系带处。

● 要点二 主治概要

1. 脏腑病 五脏六腑相关病证。

2. 神志病、热病 失眠，健忘，癫痫，昏迷，发热，中暑，惊厥等。

3. 头面五官病 头痛，眩晕，口、齿、鼻、目等疾患。

4. 经脉循行部位的其他病证 头项、脊背、腰骶疼痛，下肢痿痹等。

● 要点三 常用腧穴的定位和主治要点

1. 腰阳关 Yāoyángguān（GV 3）

【定位】在脊柱区，第4腰椎棘突下凹陷中，后正中线上。

【主治】①腰骶疼痛，下肢痿痹。②月经不调、赤白带下等妇科病证。③遗精，阳痿等男科病证。

2. 大椎 Dàzhuī（GV 14）

【定位】在脊柱区，第7颈椎棘突下凹陷中，后正中线上。

【主治】①热病、疟疾、恶寒发热、咳嗽、气喘等外感病证。②骨蒸潮热。③癫狂痫证、小儿惊风等神志病证。④项强，脊痛。⑤风疹，痤疮。

3. 哑门 Yǎmén（GV 15）

【定位】在颈后区，第2颈椎棘突上际凹陷中，后正中线上。

【主治】①暴喑，舌强不语。②癫狂病、癔症等神志病证。③头痛，颈项强痛。

4. 百会 Bǎihuì（GV 20）

【定位】在头部，前发际正中直上5寸。

【主治】①痴呆、中风、失语、瘛疭、失眠、健忘、癫狂痫、癔症等。②头风、头痛、眩晕、耳鸣等头面病证。④脱肛、阴挺、胃下垂、肾下垂等气失固摄而致的下陷性病证。

5. 水沟 Shuǐgōu（GV 26）

【定位】在面部，人中沟的上1/3与下2/3交界处。

【主治】①昏迷、晕厥、中风、中暑、休克、呼吸衰竭等急危重症，为急救要穴之一。②癔症、癫狂痫、急慢惊风等神志病证。③鼻塞、鼻衄、面肿、口㖞、齿痛、牙关紧闭等面鼻口部病证。④闪挫腰痛。⑤风水面肿。

6. 印堂 Yìntáng（GV 29）

【定位】在头部，两眉毛内侧端中间的凹陷中。

【主治】①痴呆、痫证、失眠、健忘等神志病证。②头痛，眩晕。③鼻衄，鼻渊。④小儿惊风，产后血晕，子痫。

（胡 玲）

第二十单元 任脉、腧穴

● **要点一 经脉循行**

任脉，起于小腹内，下出于会阴部，向前上行于阴毛部，循腹沿前正中线上行，经关元等穴至咽喉，再上行环绕口唇，经面部进入目眶下，联系于目。

● **要点二 主治概要**

1. 脏腑病 腹部、胸部相关内脏病。

2. 妇科病、前阴病 月经不调，痛经，崩漏，带下，遗精，阳痿，小便不利，遗尿等。

3. 颈及面口病 瘿气，梅核气，咽喉肿痛，暴喑，口㖞，齿痛等。

4. 神志病 癫痫，失眠等。

5. 虚证 部分腧穴有强壮作用，主治虚劳、虚脱等证。

● **要点三 常用腧穴的定位和主治要点**

1. 中极 Zhōngjí（CV 3） 膀胱之募穴

【定位】在下腹部，脐中下4寸，前正中线上。

【主治】①遗尿、小便不利、癃闭等泌尿系病证。②遗精、阳痿、不育等男科病证。③月经不调、崩漏、阴挺、阴痒、不孕、产后恶露不止、带下等妇科病证。

2. 关元 Guānyuán（CV 4） 小肠之募穴

【定位】在下腹部，脐中下3寸，前正中线上。

【主治】①中风脱证、虚劳冷惫、羸瘦无力等元气虚损病证。②少腹疼痛，疝气。③腹泻、痢疾、脱肛、便血等肠腑病证。④五淋、尿血、尿闭、尿频等泌尿系病证。⑤遗精、阳痿、早泄、白浊等男科病。⑥月经不调、痛经、经闭、崩漏、带下、阴挺、恶露不尽、胞衣不下等妇科病证。⑦保健灸常用穴。

3. 气海 Qìhǎi（CV 6） 肓之原

【定位】在下腹部，脐中下1.5寸，前正中线上。

【主治】①虚脱、形体羸瘦、脏气衰惫、乏力等气虚病证。②水谷不化、绕脐疼痛、腹泻、痢疾、便秘等肠腑病证。③小便不利、遗尿等泌尿系病证。④遗精，阳痿，疝气。⑤月经不调、痛经、经闭、崩漏、带下、阴挺、产后恶露不止、胞衣不下等妇科病证。⑥保健灸常用穴。

4. 神阙 Shénquè（CV 8）

【定位】在脐区，脐中央。

【主治】①虚脱、中风脱证等元阳暴脱证。②腹痛、腹胀、腹泻、痢疾、便秘、脱肛等肠腑病证。③水肿，小便不利。④保健灸常用穴。

5. 中脘 Zhōngwǎn（CV 12） 胃之募穴；八会穴之腑会

【定位】在上腹部，脐中上4寸，前正中线上。

【主治】①胃痛、腹胀、纳呆、呕吐、吞酸、呃逆、小儿疳疾等脾胃病证。②黄疸。③癫狂痫、脏躁、失眠等神志病证。④哮喘。

6. 膻中 Dànzhōng（CV 17） 心包之募穴；八会穴之气会

【定位】在胸部，横平第4肋间隙，前正中线上。

【主治】①咳嗽、气喘、胸闷、心痛、噎膈、呃逆等胸中气机不畅的病证。②产后乳少、乳痈、乳癖等胸乳病证。

7. 廉泉 Liánquán（CV 23）

【定位】在颈前区，喉结上方，舌骨上缘凹陷中，前正中线上。

【主治】中风失语、暴喑、吞咽困难、舌缓流涎、舌下肿痛、口舌生疮、喉痹等咽喉口舌病证。

（胡 玲）

第二十一单元 奇 穴

◎ 要点 常用奇穴的定位和主治要点

1. 四神聪 Sìshéncōng（EX – HN 1）

【定位】在头部，百会前后左右各旁开1寸，共4穴。

【主治】①头痛，眩晕。②失眠、健忘、癫痫等神志病证。③目疾。

2. 太阳 Tàiyáng（EX – HN 5）

【定位】在头部，当眉梢与目外眦之间，向后约一横指的凹陷处。

【主治】①头痛。②目疾。③面瘫，面痛。

3. 夹脊 Jiájǐ（EX – B 2）

【定位】在脊柱区，第1胸椎至第5腰椎棘突下两侧，后正中线旁开0.5寸，一侧17穴。

【主治】上胸部的穴位治疗心肺、上肢疾病；下胸部的穴位治疗胃肠疾病；腰部的穴位治疗腰腹及下肢疾病。

4. 外劳宫 Wàiláogōng（EX – UE 8）

【定位】在手背，第2、3掌骨间，掌指关节后0.5寸（指寸）凹陷中。

【主治】①落枕，手臂肿痛。②脐风。

5. 十宣 Shíxuān（EX – UE 11）

【定位】在手指，十指尖端，距指甲游离缘0.1寸（指寸），左右共10穴。

【主治】①昏迷。②癫痫。③高热，咽喉肿痛。④手指麻木。

6. 膝眼 Xīyǎn（EX – LE 5）

【定位】屈膝，在髌韧带两侧凹陷处，在内侧的称为内膝眼，在外侧的称为外膝眼。

【主治】①膝痛，腿痛。②脚气。

7. 胆囊 Dǎnnáng（EX – LE 6）

【定位】在小腿外侧，腓骨小头直下2寸。

【主治】①急、慢性胆囊炎，胆石症，胆道蛔虫症等胆腑病证。②下肢痿痹。

（胡 玲）

第二十二单元 毫针刺法

细目一 进针方法

一般将持针的手称为"刺手",辅助针刺的手称为"押手"。进针方法包括单手进针、双手进针、管针进针等方法。临床常用的双手进针法主要有以下几种:

要点一 指切进针法

又称爪切进针法,用押手拇指或食指端切按在腧穴位置的旁边,刺手持针,紧靠手指甲面将针刺入腧穴。本法适用于短针的进针。

要点二 夹持进针法

或称骈指进针法,即用押手拇、食二指持捏无菌干棉球,夹住针身下端,将针尖固定在所刺腧穴的皮肤表面位置,刺手捻动针柄,将针刺入腧穴。本法适用于长针的进针。

要点三 舒张进针法

用押手拇、食二指将欲针刺腧穴部位的皮肤向两侧撑开,使皮肤绷紧,刺手持针,使针从押手拇、食二指的中间刺入。本法主要用于皮肤松弛部位腧穴的进针。

要点四 提捏进针法

用押手拇、食二指将欲针刺腧穴部位的皮肤提起,刺手持针,从捏起皮肤的上端将针刺入。本法主要用于皮肉浅薄部位腧穴的进针,如印堂穴。

细目二 针刺角度

要点一 直刺

是针身与皮肤表面呈90°刺入。此法适用于人体大部分腧穴。

要点二 斜刺

是针身与皮肤表面约呈45°刺入。此法适用于肌肉浅薄处或内有重要脏器,或不宜直刺、深刺的腧穴。

要点三 平刺

也称横刺、沿皮刺。是针身与皮肤表面呈约15°或沿皮以更小的角度刺入。此法适用于皮薄肉少部位的腧穴,如头部的腧穴等。

细目三 行针与得气

要点一 行针的基本手法

行针的基本手法是毫针刺法的基本动作,主要有提插法、捻转法两种。

1. 提插法 即将针刺入腧穴一定深度后,施以上提下插的操作手法。针由浅层向下刺入深层的操作谓之插,从深层向上引退至浅层的谓之提,如此反复地上下呈纵向运动的行针手法,即为提插法。提插幅度的大小、层次的变化、频率的快慢和操作时间的长短,应根据患者的体质、病情、腧穴部位和针刺目的等灵活掌握。

操作时,指力要均匀一致,幅度不宜过大,一般以3~5分为宜,频率不宜过快,每分钟60次左右,保持针身垂直,不改变针刺角度、方向。一般认为行针时提插的幅度大,频率快,刺激量就大;反之,提插的幅度小,频率慢,刺激量就小。

2. 捻转法 即将针刺入腧穴一定深度后,施向前向后捻转动作,使针在腧穴内反复前后来回旋转的行针手法。捻转角度的大小、频率的快慢、时间的长短等,需根据患者的体质、病情、腧穴的部位、针刺目的等具体情况而定。

操作时,指力要均匀,角度要适当,一般应掌握在180°~360°左右,不能单向捻针,否则针身易被肌纤维等缠绕,引起局部疼痛和导致滞针而使出针困难;频率快慢要一致;用力要均匀,勿时轻时重。一般认为捻转角度大，频率快，用力重，其刺激量就大；反之，刺激量就小。

● **要点二 得气的概念及临床意义**

1. 概念 得气古称"气至"，近称"针感"，是指毫针刺入腧穴一定深度后，施以提插或捻转等行针手法，使针刺部位获得"经气"感应，谓之得气。

针下是否得气，可以从患者对针刺的感觉和反应、医者对刺手指下的感觉等两方面加以判断。当针刺得气时，患者的针刺部位有酸、麻、胀、重等自觉反应，有时可出现局部的热、凉、痒、痛、蚁行等感觉，或呈现沿着一定方向和部位的传导和扩散现象。少数患者还会出现循经性肌肤瞤动、震颤等反应，有的还可见到针刺腧穴部位的循经性皮疹带或红、白线状现象。当患者有自觉反应的同时，医者的刺手亦能体会到针下沉紧、涩滞或针体颤动等反应。若针刺后未得气，则患者无任何特殊感觉或反应，医者刺手亦感觉到针下空松、虚滑。"轻滑慢而未来，沉涩紧而已至……气之至也，如鱼吞钩饵之浮沉；气未至也，如闲处幽堂之深邃"（《标幽赋》）是对得气与否所作的形象描述。

2. 临床意义 得气是施行针刺产生治疗作用的关键，是判断患者经气盛衰、取穴准确与否的依据，是施行守气、行气和补泻手法的基础。得气与否、气至的迟速，不仅关系到针刺的治疗效果，而且可以借此窥测疾病的预后。《灵枢·九针十二原》之"刺之要，气至而有效"表明了针刺得气的重要意义。一般而言，得气迅速时，临床疗效较好；得气较慢时效果就差；若不得气时，就难以取效；若经反复施用各种候气、催气手法后，经气仍不至者，多属正气衰竭，预后极差；若初诊不得气或得气缓慢，经使用正确的针刺方法治疗之后，开始得气或得气较快，表示患者正气恢复，预后良好。《金针赋》所谓"气速效速，气迟效迟"即为此意。但也应当注意，得气的强弱也因人因病而异，如一般体弱者得气宜弱，健壮者得气宜强，痹证者宜针感强些，面肌痉挛宜针感弱些。

细目四 针刺补泻

目前临床常用的单式补泻手法如下。

● **要点一 捻转补泻**

1. 补法 针下得气后，捻转角度小，用力轻，频率慢，操作时间短，结合拇指向前、食指向后（左转用力为主）者为补法。

2. 泻法 针下得气后，捻转角度大，用力重，频率快，操作时间长，结合拇指向后、食指向前（右转用力为主）者为泻法。

● **要点二 提插补泻**

1. 补法 针下得气后，先浅后深，重插轻提，提插幅度小，频率慢，操作时间短者为补法。

2. 泻法 针下得气后，先深后浅，轻插重提，提插幅度大，频率快，操作时间长者为泻法。

● **要点三 平补平泻**

进针得气后，施行均匀的提插、捻转手法。

细目五 针刺异常情况

常见的针刺异常情况有以下几种：

● **要点一 晕针**

晕针是在针刺治疗中患者发生的晕厥现象。

1. 原因 患者体质虚弱，精神紧张，或疲劳、饥饿、大汗、大泻、大出血之后，或体位不当，或医者在针刺时手法过重。

2. 症状 患者突然出现精神疲倦，头晕目眩，面色苍白，恶心欲吐，多汗，心慌，四肢发冷，血压下降，脉象沉细，甚则神志昏迷，仆倒在地，唇甲青紫，二便失禁，脉微细欲绝。

3. 处理 立即停止针刺，将针全部起出。使患者平卧，注意保暖，轻者仰卧片刻，给饮温开水或糖水后，即可恢复正常。重者在上述处理基础上，可刺人中、素髎、内关、足三里，灸百会、关元、气海等穴，即可恢复。若仍不省人事，呼吸细微，脉细弱者，应配合其他治疗或采用急救措施。

4. 预防 对于晕针应注重于预防，措施得当，晕针是可以避免的。对初次接受针刺治疗或精神过度紧张，身体虚弱者，应先做好解释安抚，消除对针刺的顾虑和恐惧，同时选择舒适的体位，最好采用卧位，选穴宜少，手法要轻；若饥饿、疲劳、大渴时，应在进食、休息、饮水后再行针刺；医者在针刺治疗过程中，要精神专一，注意观察患者的神色，询问其感觉，一旦有不适等晕针先兆，可及早采取处理措施，防患于未然。

● **要点二　气胸**

针刺引起创伤性气胸是指针具刺穿了胸膜腔且伤及肺组织，气体积聚于胸膜腔，从而造成的气胸。

1. 原因　主要是针刺胸部、背部和锁骨附近的穴位过深，针具刺穿了胸膜腔且伤及肺组织，气体积聚于胸膜腔。

2. 现象　患者突感胸闷、胸痛、气短、心悸，严重者呼吸困难、发绀、冷汗、烦躁、恐惧，到一定程度会发生血压下降、休克等危急现象。检查：患侧肋间隙变宽，胸廓饱满，叩诊鼓音，听诊肺呼吸音减弱或消失，气管可向健侧移位。如气窜至皮下，患侧胸部、颈部可出现握雪音，X线胸部透视可见肺组织被压缩现象。有些病情轻者，出针后并不出现症状，而是过一定时间才慢慢感到胸闷、疼痛、呼吸困难。

3. 处理　一旦发生气胸，应立即出针，采取半卧位休息，要求患者心情平静，切勿因恐惧而反转体位。一般漏气量少者，可自然吸收。同时要密切观察，随时对症处理，如给予镇咳消炎药物，以防止肺组织因咳嗽扩大创孔，加重漏气和感染。对严重病例如发现呼吸困难、发绀、休克等现象需组织抢救，如胸腔排气、少量慢速输氧、抗休克等。

4. 预防　针刺治疗时，术者必须思想集中，选好适当体位，注意选穴，根据患者体型肥瘦，掌握进针深度，施行提插手法的幅度不宜过大。对于胸部、背部及缺盆部位的腧穴，最好平刺或斜刺，且不宜太深，一般避免直刺，不宜留针时间过长。如有四肢部位的同效穴尽量不用胸背部腧穴。更不可粗针深刺该部腧穴。

细目六　针刺注意事项

针刺治病应注意不同针刺部位的特点以及患者的身体状况，以提高针刺的安全性。

● **要点一　特殊生理状态的针刺注意事项**

1. 过于饥饿、疲劳，精神过于紧张者不宜立即进行针刺。

2. 年老体弱、针刺耐受程度差、初次针刺者，应卧位针刺，且不宜强刺激。

3. 妇女行经时，若非为了调经，三阴交、合谷、昆仑、至阴等一些通经活血的腧穴应慎针。

● **要点二　妊娠妇女、小儿针刺时的注意事项**

1. 妇女怀孕3个月以内者，不宜针刺小腹部的腧穴；若怀孕3个月以上者，腹部、腰骶部腧穴也不宜针刺。三阴交、合谷、昆仑、至阴等腧穴，在怀孕期亦应予禁刺，此外，怀孕期需要针刺治疗者，应注意精简针刺穴位，不宜使用强刺激手法。习惯性流产的孕妇则应慎用针刺。

2. 小儿囟门未闭时，头顶部的腧穴一般不宜针刺。对于不能合作的小儿，针刺时宜采用速针法，不宜留针。

● **要点三　颈项、眼区、胸胁腹背等部位腧穴的针刺注意事项**

1. 颈项部腧穴的针刺注意事项　针刺颈部的天突穴时，应注意针刺角度、方向和深度，避免刺伤气管、主动脉弓，针刺人迎穴要用押手拨开颈总动脉、缓慢进针。针刺项部的风府、哑门等腧穴，要注意掌握针刺角度、方向和深度，不宜大幅度提插、捻转，以免刺伤延髓。

2. 眼区腧穴的针刺注意事项　针刺眼区的睛明、承泣、上明、球后等腧穴，应注意针刺的方向、角度、深度，缓慢进针，仔细体察针下感觉，避免使用大幅度提插、捻转手法。出针时动作轻柔，出针后按压针孔以防止或减少出血。

3. 胸胁、腰背部腧穴的针刺注意事项　对胸、胁、腰、背脏腑所居之处的腧穴，不宜直刺、深刺，肝、脾肿大、肺气肿患者更应注意。如刺胸、背、腋、胁、缺盆等部位的腧穴，若直刺过深，都有伤及肺脏的可能，使空气进入胸膜腔，导致创伤性气胸。对此症应及时采取治疗措施。因此，医者在针刺过程中精神必须高度集中，令患者选择适当的体位，严格掌握进针的深度、角度，以防止事故的发生。

4. 腹部腧穴的针刺注意事项 上腹部近胸部的腧穴不宜深刺或向上斜刺，以免刺伤胃、肝或心脏。针刺下腹部腧穴时，应了解患者膀胱充盈状况，如有尿潴留时要掌握适当的针刺方向、角度、深度等，避免误伤膀胱。对于妇女，应注意询问其怀孕情况。

● **要点四 不宜针刺的疾病**

1. 常有自发性出血或损伤后出血不止的患者，不宜针刺。
2. 皮肤有感染、溃疡、瘢痕或肿瘤的部位，不宜针刺。

（张　宏）

第二十三单元　灸　法

灸法主要是借灸火的热力给人体以温热性刺激，通过经络腧穴的作用，以达到防治疾病目的的一种方法。

细目一　灸法的种类

常用灸法分为艾灸法和其他灸法。艾灸法主要以艾绒为材料，包括艾炷灸、艾条灸、温针灸、温灸器灸；其他灸法则使用艾绒以外的其他材料，常用的包括灯火灸、天灸（如白芥子灸、蒜泥灸、斑蝥灸等）。常用灸法如下表。

灸法的种类

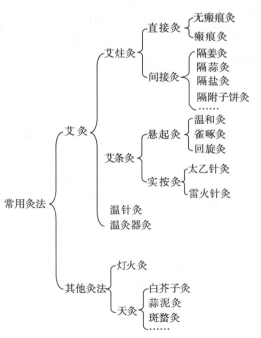

● **要点一　艾炷灸**

艾炷灸是将艾绒制作成艾炷后，置于施灸部位点燃而治病的方法。艾炷灸又分直接灸与间接灸两类。

（一）直接灸

直接灸是将大小适宜的艾炷，直接放在皮肤上施灸的方法。又称明灸、着肤灸、着肉灸。若施灸时需将皮肤烧伤化脓，愈后留有瘢痕者，称为瘢痕灸；若不使皮肤烧伤化脓，不留瘢痕者，称为无瘢痕灸。

1. 瘢痕灸 又名化脓灸。施灸时先将所灸腧穴部位涂以少量的大蒜汁，以增加黏附和刺激作用，然后将艾炷置于腧穴上，用火点燃艾炷施灸。每壮艾炷必须燃尽，除去灰烬后，方可继续易炷再灸，待规定壮数灸完为止。施灸时由于艾火烧灼皮肤，因此可产生剧痛，此时可用手在施灸腧穴周围轻轻拍打，借以缓解疼痛。在正常情况下，灸后1周左右，施灸部位化脓形成灸疮，5～6周左右，灸疮自行痊愈，结痂脱落后而留下瘢痕。因此，施灸前必须征求患者同意合作后，方可使用本法。临床上常用于治疗哮喘、肺痨、瘰疬等慢性顽疾。

2. 无瘢痕灸 又名非化脓灸。施灸时先在所灸腧穴部位涂以少量的凡士林，以使艾炷便于黏附，然后将艾炷置于腧穴上点燃施灸，当艾炷燃剩2/5至1/4而患者感到微有灼痛时，即可易炷再灸，待将规定壮数灸完为止。一般应灸至局部皮肤出现红晕而不起泡为度。一般虚寒性疾患，均可采用此法。

（二）间接灸

间接灸是指用药物或其他材料将艾炷与施灸腧穴部位的皮肤隔开，进行施灸的方法，又称隔物灸。常用的有如下几种：

1. 隔姜灸 将鲜姜切成直径大约2~3cm，厚约0.2~0.3cm的薄片，中间以针刺数孔，置于应灸的腧穴部位或患处，再将艾炷放在姜片上点燃施灸。当艾炷燃尽，再易炷施灸。灸完所规定的壮数，一般6~9壮，以使皮肤红润而不起泡为度。本法有温胃止呕、散寒止痛的作用，常用于因寒而致的呕吐、腹痛以及风寒痹痛等病证。

2. 隔蒜灸 用鲜大蒜头，切成厚约0.2~0.3cm的薄片，中间以针刺数孔（捣蒜如泥亦可），置于应灸腧穴或患处，然后将艾炷放在蒜片上，点燃施灸。待艾炷燃尽，易炷再灸，直至灸完规定的壮数，一般5~7壮。本法有清热解毒、杀虫等作用，多用于治疗瘰疬、肺痨及肿疡初起等病证。

3. 隔盐灸 用干燥的食盐（以青盐为佳）填敷于脐部，或于盐上再置一薄姜片，上置大艾炷施灸，一般灸5~9壮。本法有回阳、救逆、固脱的作用，多用于治疗伤寒阴证或吐泻并作、中风脱证等。治疗时需连续施灸，不拘壮数，以脉起、肢温、证候改善为度。

4. 隔附子饼灸 将附子研成粉末，用酒调和做成直径约3cm，厚约0.8cm的附子饼，中间以针刺数孔，放在应灸腧穴或患处，上面再放艾炷施灸，直至灸完所规定壮数为止。本法有温补肾阳等作用。多用于治疗命门火衰而致的阳痿、早泄或疮疡久溃不敛等病证。

要点二 艾条灸

艾条灸是将艾绒制作成艾条进行施灸。

1. 温和灸 施灸时将艾条的一端点燃，对准应灸的腧穴部位或患处，约距皮肤2~3cm左右，进行熏烤，使患者局部有温热感而无灼痛为宜。一般每处灸5~10分钟，至皮肤出现红晕为度。对于昏厥、局部知觉迟钝的患者，医者可将中、食二指分张，置于施灸部位的两侧，这样可以通过医者手指的感觉来测知患者局部的受热程度，以便随时调节施灸的距离和防止烫伤。

2. 雀啄灸 施灸时，将艾条点燃的一端对准施灸部位的皮肤，并不固定在一定的距离，而是像鸟雀啄食一样上下活动，以给施灸局部一个变量的刺激。

3. 回旋灸 施灸时，艾卷点燃的一端与施灸部位的皮肤虽然保持一定的距离，但不固定，而是向左右方向移动或反复回旋施灸。

以上诸法对一般应灸的病证均可采用，但温和灸多用于慢性病，雀啄灸、回旋灸多用于急性病。

要点三 温针灸

温针灸是针刺与艾灸结合应用的一种方法，适用于既需要留针而又适宜用艾灸的病证。操作方法是，将针刺入腧穴得气后并给予适当补泻手法而留针时，将纯净细软的艾绒捏在针尾上，或用艾条一段长约2cm，插在针柄上，点燃施灸。待艾绒或艾条烧完后除去灰烬，将针取出。此法针灸并用、简便易行，可以发挥针和灸的双重作用，达到治疗疾病的目的。

细目二 灸法的注意事项

要点一 施灸的禁忌

1. 对实热证、阴虚发热者，一般均不适宜灸治。

2. 对颜面、五官和有大血管的部位以及关节活动部位，不宜采用瘢痕灸。

3. 孕妇的腹部和腰骶部也不宜施灸。

4. 一般空腹、过饱、极度疲劳和对灸法恐惧者，应慎施灸。

5. 对于体弱患者，灸治时艾炷不宜过大，刺激量不可过强，以防晕灸。一旦发生晕灸，应立即停止施灸，并做出及时处理，其方法同晕针。

要点二 灸后处理

施灸后，局部皮肤出现微红灼热，属于正常

现象，无须处理。

如因施灸过量，时间过长，局部出现小水泡，只要注意不擦破，可任其自然吸收。如水泡较大，可用消毒的毫针刺破水泡，放出水液，或用注射针抽出水液，再涂以烫伤油等，并以纱布包敷。

如用化脓灸者，在灸疮化脓期间，要注意适当休息，加强营养，保持局部清洁，并可用敷料保护灸疮，以防污染，待其自然愈合。如处理不当，灸疮脓液呈黄绿色或有渗血现象者，可用消炎药膏或玉红膏涂敷。

此外，施灸时应注意艾火勿烧伤皮肤或衣物。用过的艾条等，应装入小口玻璃瓶或筒内，以防复燃。

（张 宏）

第二十四单元 拔罐法

拔罐法是以罐为工具，利用燃烧、抽吸、挤压等方法排出罐内空气，造成负压，使之吸附于腧穴或相应体表，产生刺激，使被拔部位的皮肤充血、瘀血，以达到防治疾病目的的方法。

要点一 拔罐方法

常用的拔罐法有以下几种。

1. 留罐法 又称坐罐。将罐吸附在体表后，使罐子吸拔留置于施术部位，留罐的时间视拔罐后皮肤的反应与患者的体质而定，一般为 10～15 分钟，然后将罐起下。此法是常用的一种方法，一般疾病均可应用，而且单罐、多罐皆可应用。

2. 走罐法 亦称推罐法或拉罐法。拔罐时先在施术部位的皮肤或罐口上，涂一层润滑油，再将罐拔住，然后，医者用右手握住罐子，向上、下或左、右需要拔的部位，往返推动，至所拔部位的皮肤红润、充血，甚或瘀血时，将罐起下。此法适用于面积较大，肌肉丰厚部位，如脊背、腰臀、大腿等部位。

3. 闪罐法 即将罐拔住后，立即起下，反复多次地拔住起下、起下拔住，直至皮肤潮红、充血或瘀血为度。多用于局部皮肤麻木、疼痛或功能减退等疾患，尤其适用于不宜留罐的部位，如小儿、年轻女性的面部。

4. 刺血拔罐法 又称刺络拔罐法。将施术部位的皮肤消毒后，用三棱针点刺或皮肤针叩刺出血后，再将火罐吸附于点刺的部位，使之出血，以加强刺血治疗的作用。出血量视病情而定，少则几滴，多则 3～5mL。一般刺血后拔罐留置 10～15 分钟。多用于热证、实证、瘀血证及某些皮肤病，如神经性皮炎、痤疮、丹毒、扭伤、乳痈等。

5. 留针拔罐法 简称针罐。即在针刺留针时，将罐拔在以针为中心的部位上，约 5～10 分钟，待皮肤红润、充血或瘀血时，将罐起下后出针，此法能起到针罐配合的作用。

要点二 拔罐的注意事项

1. 拔罐操作时要做到动作稳、准、轻、快；患者体位要舒适，拔罐后不要移动体位；同时拔多个罐时，罐间距离不宜太近；拔针罐时应避免碰压针柄；留罐过程中，若出现疼痛可减压放气或立即起罐；起罐时不可强拉或旋转罐具，以免引起疼痛或损伤。

2. 拔罐时要选择适当体位和肌肉丰满的部位。若体位不当、移动、骨骼凸凹不平，毛发较多的部位，火罐容易脱落，均不适用。

3. 拔罐时要根据所拔部位的面积大小而选择大小适宜的罐。

4. 用火罐时应注意勿灼伤或烫伤皮肤。若烫伤或留罐时间太长而皮肤起水泡时，小的无须处理，仅敷以消毒纱布，防止擦破即可。水泡较大时，用消毒针将水放出，涂以烫伤油等，或用消毒纱布包敷，以防感染。

4. 皮肤过敏、溃疡、水肿及心脏大血管分布部位，不宜拔罐；高热抽搐者，以及孕妇的腹部、腰骶部位，不宜拔罐；有自发性出血倾向疾患、高热、抽搐等禁止拔罐。

（张　宏）

第二十五单元　治疗总论

细目　针灸处方

要点一　选穴原则

主要包括近部选穴、远部选穴、辨证选穴和对症选穴。

1. 近部选穴　近部选穴是指选取病痛所在部位或邻近部位的腧穴。这一选穴原则是根据腧穴普遍具有近治作用的特点而来的，体现了"腧穴所在，主治所在"的治疗规律。应用范围非常广泛，适用于几乎所有病证，更多用于治疗体表部位较明显、病变范围较局限者，如眼病取睛明、耳病取听宫、鼻病取迎香、胃痛取中脘、膝痛取膝眼等。

2. 远部选穴　远部选穴是指选取距离病痛较远处部位的腧穴。这一选穴原则是根据腧穴具有远治作用的特点提出来的，体现了"经脉所通，主治所及"的治疗规律，是针灸处方选穴的基本方法。远部选穴在针灸临床上应用十分广泛，通常以肘膝关节以下的穴位为主。广泛用于治疗脏腑病及头面、五官、躯干疾患，如胃痛选足阳明胃经的足三里、腰背痛选足太阳膀胱经的委中、上牙痛选足阳明胃经的内庭、下牙痛选手阳明大肠经的合谷等。

3. 辨证选穴　辨证选穴是根据疾病的证候特点，分析病因病机而辨证选取穴位的方法。临床上有许多病证，如发热、昏厥、虚脱、癫狂、失眠、健忘、嗜睡、多梦、自汗、盗汗、贫血、月经不调等均无明显局限的病变部位，而呈现全身症状，因无法辨病位，不能应用上述按部位选穴的方法。此时，就需辨证选穴，如肾阴不足导致的虚热选肾俞、太溪；心肾不交导致的失眠选心俞、肾俞等。辨证选穴所含内容丰富，应用时主要是针对不同的病因、病机、证型而选取不同的穴位。

4. 对症选穴　对症选穴是针对疾病的个别突出的症状而选取穴位。由于对症选穴是长期临床经验的总结，疗效较高，又称为"经验选穴"。这是腧穴特殊治疗作用及临床经验在针灸处方中的具体运用，如发热取大椎、痰多取丰隆、哮喘取定喘、虫证取百虫窝、落枕取外劳宫、腰痛取腰痛点、面瘫取牵正、目赤取耳尖等。对症选穴符合大部分奇穴的主治特点。

要点二　配穴方法

配穴方法可概括为按部位配穴和按经脉配穴两大类。

1. 按部配穴　按部配穴是结合腧穴分布的部位进行穴位配伍的方法，主要包括远近配穴法、上下配穴法、前后配穴法、左右配穴法。

（1）远近配穴法　远近配穴是以病变部位为依据，在病变附近和远部同时选穴配伍组成处方的方法。临床应用极为广泛，如眼病以局部的睛明、邻近的风池、远端的光明相配，痔疮以局部的长强、下肢的承山相配，痛经以局部的关元、远端的三阴交相配。

（2）上下配穴法　上下配穴法是将腰部以上腧穴和腰部以下腧穴配合应用的方法，临床应用较为广泛。如头项强痛，上取大椎、下配昆仑，胸腹满闷，上取内关、下配公孙，子宫脱垂，上取百会、下配气海，胃脘痛，上取内关、下取足三里，咽痛，上取鱼际、下取太溪。八脉交会穴的配对应用即属于上下配穴法。

（3）前后配穴法　前后配穴法是将人体前部和后部的腧穴配合应用的方法，主要指将胸腹部和背腰部的腧穴配合应用，又称"腹背阴阳配穴法"，在《灵枢·官针》中称之为"偶刺"。本配穴法常用于治疗脏腑疾病，如肺病前取中府，后取肺俞，心胸疾病前取巨阙，后取心俞，胃脘疼痛，前取中脘、梁门，后取胃俞、筋缩等。此法还用于治疗一些躯干病证，如腰痛前取天枢，后取肾俞，脊柱强痛，前取水沟，后取脊中等。俞募配穴属于前后配穴法。

（4）左右配穴法　左右配穴法是将人体左侧和右侧的腧穴配合应用的方法。本法是基于人体十二经脉左右对称分布和部分经脉左右交叉的特点总结而成的。

临床上，为了加强腧穴的协同作用，常选择左右同一腧穴配合运用，如胃痛可选用双侧足三里、梁丘穴等。但左右配穴法并不局限于选双侧同一腧穴，如右侧面瘫可取右侧的地仓、颊车和左侧合谷，左侧偏头痛，选左侧的太阳和右侧的外关同样属于左右配穴。另外，左右配穴法既可以左右同取，也可以左病取右、右病取左。

2. 按经配穴　按经配穴是根据经脉理论和经脉之间的联系进行配穴的方法。主要包括本经配穴法、表里经配穴法、同名经配穴法等。

（1）本经配穴法　本经配穴法是指某一脏腑、经脉发生病变时，即遵循"不盛不虚，以经取之"的治疗原则，选用本经脉的腧穴配伍组成处方的方法。如胆经郁热导致的少阳头痛，可取率谷、风池、侠溪；胃火循经上扰的牙痛，可取颊车、内庭；咳嗽可取中府、太渊；急性胃痛取足三里、梁丘等。

（2）表里经配穴法　表里经配穴法是以脏腑、经脉的阴阳表里配合关系为依据的配穴方法。当某一脏腑经脉发生疾病时，取本经和其相表里经脉的腧穴配合组成处方。如风热袭肺导致的感冒咳嗽，可选肺经的尺泽配大肠经的曲池、合谷；胃痛取胃经的足三里配脾经的三阴交；肝病取期门、太冲配胆经的阳陵泉。另外，原络配穴法是表里经配穴法在临床上的具体运用。

（3）同名经配穴法　同名经配穴法是将手足同名经的腧穴相互配合组成处方的方法。本法是基于同名经"同气相通"的理论，即名称相同的经络相互沟通、交会。如阳明头痛取手阳明经的合谷配足阳明经的内庭，太阳头痛取手太阳经的后溪配足太阳经的昆仑，失眠、多梦，取手少阴经的神门配足少阴经的太溪。

（赵吉平）

第二十六单元　内科病证的针灸治疗

细目一　头　痛

● 要点一　头痛的辨证要点

头痛常与外感风邪以及情志、饮食、体虚久病等因素有关。病位在头，与肝、脾、肾关系密切。头为诸阳之会，所有阳经都循行到头，足厥阴肝经上行到巅顶，故头痛与手足三阳经、足厥阴经、督脉密切相关。各种外邪或内伤因素导致头部经络功能失常，气血失调，头部脉络不通或脑窍失养均可导致头痛的发生。

根据疼痛部位进行经络辨证：枕部痛或下连于项者为太阳头痛；额痛或兼眉棱、鼻根部痛者为阳明头痛；两侧头部疼痛者为少阳头痛；巅顶痛或连于目系者为厥阴头痛。

本病又可以分为外感头痛和内伤头痛：

1. 外感头痛

主症　头痛较急，痛无休止，外感表证明显。若头痛连及项背，兼恶风畏寒，苔薄白，脉浮紧者为风寒头痛；头痛而胀，兼发热，苔黄，脉浮数者为风热头痛；头痛如裹，兼肢体困重，苔白腻，脉濡者为风湿头痛。

2. 内伤头痛

主症 头痛反复发作，时轻时重，常伴头晕，遇劳或情志刺激而发作、加重。

若头胀痛、跳痛、掣痛或两侧、巅顶作痛，兼心烦易怒、口苦、脉弦者为肝阳上亢头痛；头痛昏蒙，兼胸闷脘胀，苔白腻，脉滑者为痰浊头痛；头痛迁延日久，或头部有外伤史，痛处固定不移，舌紫暗，脉细涩者为瘀血头痛；头空痛、昏痛，兼神疲无力，面色不华，舌淡苔白，脉细弱者为血虚头痛。

● **要点二　头痛的治法**

调和气血，通络止痛。根据头痛部位循经取穴和取阿是穴为主。

● **要点三　头痛的处方**

主穴 百会　太阳　风池　阿是穴　合谷

配穴 太阳头痛配天柱、后溪、昆仑；阳明头痛配印堂、内庭；少阳头痛配率谷、外关、足临泣；厥阴头痛配四神聪、太冲、内关。风寒头痛配风门、列缺；风热头痛配曲池、大椎；风湿头痛配头维、阴陵泉；肝阳上亢头痛配太溪、太冲；痰浊头痛配中脘、丰隆；瘀血头痛配血海、膈俞；血虚头痛配脾俞、足三里。

方义 局部取百会、太阳、风池、阿是穴，可疏导头部经气；且风池为足少阳与阳维脉的交会穴，可以祛风活血，通络止痛；合谷为行气止痛要穴，善治头面诸疾。诸穴合用，共奏通经活络止痛之效。

● **要点四　头痛的治疗操作**

基本刺灸方法 毫针虚补实泻法。寒证加灸；瘀血头痛可在阿是穴点刺出血。头痛剧烈者，阿是穴可采用强刺激和久留针。

细目二　中风

● **要点一　中风的辨证要点**

中风的发生与多种因素有关，风、火、痰、瘀为主要病因。病位在脑，与心、肝、脾、肾关系密切。本病多在内伤积损的基础上，复因情志不遂、烦劳过度、饮食不节、外邪侵袭等因素，导致脏腑阴阳失调，气血逆乱，上扰清窍，窍闭神匿，神不导气所致。肝肾阴虚，气血虚弱为致病之本，风、火、痰、瘀为致病之标。

1. 中经络

主症 意识清楚，半身不遂，口角㖞斜，语言不利。

兼见面红目赤，眩晕头痛，口苦，舌红或绛，苔黄，脉弦有力者为肝阳暴亢；兼肢体麻木或手足拘急，头晕目眩，苔腻，脉弦滑者为风痰阻络；兼口黏痰多，腹胀便秘，舌红，苔黄腻或灰黑，脉弦滑大者为痰热腑实；兼肢体软弱，偏身麻木，面色淡白，气短乏力，舌暗，苔白腻，脉细涩者为气虚血瘀；兼肢体麻木，手足拘挛，眩晕耳鸣，舌红，苔少，脉细数者为阴虚风动。

2. 中脏腑

主症 突然昏仆，不省人事，或神志恍惚、嗜睡，兼见半身不遂，口角㖞斜。

若见神昏，牙关紧闭，口噤不开，两手握固，肢体强痉，大小便闭者为闭证；昏聩无知，目合口开，四肢瘫软，手撒肢冷，汗多，二便自遗，脉微细欲绝者为脱证。

● **要点二　中风的治法**

1. 中经络 疏通经络，醒脑调神。取督脉、手厥阴及足太阴经穴为主。

2. 中脏腑 闭证：平肝息风，醒脑开窍。取督脉、手厥阴和十二井穴为主。脱证：回阳固脱。以任脉经穴为主。

● **要点三　中风的处方**

1. 中经络

主穴 水沟　内关　三阴交　极泉　尺泽　委中

配穴 肝阳暴亢配太冲、太溪；风痰阻络配丰隆、合谷；痰热腑实配曲池、内庭、丰隆；气虚血瘀配气海、血海、足三里；阴虚风动配太溪、风池。上肢不遂配肩髃、曲池、手三里、合谷；下肢不遂配环跳、足三里、风市、阳陵泉、悬钟、太冲。病侧肢体屈曲拘挛者，肘部配曲泽、腕部配大陵、膝部配曲泉、踝部配太溪；足内翻配丘墟透照海；足外翻配太溪、中封；足下垂配解溪。口角㖞斜配地仓、颊车、合谷、太冲；语言謇涩配廉泉、通里、哑门；吞咽困难配廉泉、金津、玉液。

方义 中风病位在脑，督脉入络脑，水沟为督脉要穴，可醒脑开窍、调神导气；心主血脉藏神，内关为心包经络穴，可调理心气、疏通气血；三阴交为足三阴经交会穴，可滋补肝肾；极泉、尺泽、委中，可疏通肢体经络。

2. 中脏腑

（1）闭证 水沟 十二井 太冲 丰隆 劳宫

方义 闭证为肝阳暴张，气血上逆所致，故取十二井穴点刺出血，并泻水沟，开窍启闭；足厥阴经循行至巅顶，泻太冲降肝经逆气以平息肝阳。脾胃为生痰之源，痰浊壅遏，气机失宣，取足阳明经络穴丰隆，以豁痰开窍；"荥主身热"，故取手厥阴经荥穴劳宫清心泄热。

（2）脱证 关元 神阙

方义 任脉为阴脉之海，关元为任脉与足三阴经交会穴，为三焦元气所出，联系命门真阳，为阴中含阳的穴位，取之能回阳救逆。神阙为真气所系，故用大艾炷重灸，以回垂绝之阳。

● **要点四 中风的治疗操作**

1. 基本刺灸方法 水沟向上方斜刺，用雀啄法，以眼球湿润为度；内关用泻法；三阴交用补法；刺极泉时，在原穴位置下1寸心经上取穴，避开动脉，直刺进针，用提插泻法，以患者上肢有麻胀感和抽动感为度；尺泽、委中直刺，用提插法使肢体有抽动感。

十二井穴用三棱针点刺出血；太冲、丰隆、劳宫用泻法；神阙用隔盐灸，关元用大艾炷灸，至四肢转温为止。

2. 其他治疗

电针法 在患侧上、下肢各选一组穴位，采用断续波或疏密波，以肌肉微颤为度，每次通电20~30分钟。此法适用于半身不遂患者。

细目三 眩晕

● **要点一 眩晕的辨证要点**

本病的发生多与忧郁恼怒、恣食厚味、劳伤过度、跌仆损伤等因素有关。病位在脑，与肝、脾、肾相关。基本病机不外虚实两端，虚证为髓海不足或气血虚弱，清窍失养；实证多与气、血、痰、瘀扰乱清窍有关。

主症 头晕目眩、视物旋转。轻者如坐车船，飘摇不定，闭目少顷即可复常；重者两眼昏花缭乱，视物不明，旋摇不止，难以站立，昏昏欲倒，甚则跌仆。

兼见面红目赤，目胀耳鸣，烦躁易怒，舌红，苔黄，脉弦数者为肝阳上亢；兼头重如裹，视物旋转，舌淡，苔白腻，脉弦滑者为痰湿中阻；兼目眩，面白或萎黄，神倦乏力，舌淡，苔薄白，脉弱者为气血两虚；眩晕久作不已，兼少寐健忘，耳鸣，腰酸膝软，舌红，脉弦细者为肾精不足。

● **要点二 眩晕的治法**

1. 实证 平肝潜阳，化痰定眩。取足少阳、足厥阴经穴及督脉穴为主。

2. 虚证 益气养血，填精定眩。以督脉穴和相应背俞穴为主。

● **要点三 眩晕的处方**

1. 实证

主穴 百会 风池 太冲 内关

配穴 肝阳上亢配行间、侠溪、太溪；痰湿中阻配头维、中脘、丰隆。

方义 眩晕病位在脑，脑为髓海，督脉入络于脑，故选用位于巅顶的百会，清头目、止眩晕；风池亦为近部取穴，疏调头部气机；太冲为肝经之原穴，可平肝潜阳；内关为八脉交会穴，通于阴维脉，既可宽胸理气，和胃化痰，又与太冲相配以加强平肝之力。

2. 虚证

主穴 百会 风池 肝俞 肾俞 足三里

配穴 气血两虚配气海、脾俞、胃俞；肾精不足配太溪、悬钟、三阴交。

方义 百会升提气血；风池疏调头部气血；肝俞、肾俞滋补肝肾，益精填髓，培元固本；足三里补益气血，充髓止晕。

● 要点四 眩晕的治疗操作

1. 基本刺灸方法 实证毫针用泻法，虚证百会、风池用平补平泻法，余穴用补法，可灸。

2. 其他治疗

三棱针法 取印堂、太阳、头维、百会等穴，用三棱针点刺出血数滴。适用于眩晕实证者。

细目四 面 瘫

● 要点一 面瘫的辨证要点

本病的发生多与正气不足，脉络空虚，风寒或风热之邪乘虚而入等因素有关。病位在面部，与太阳、阳明经筋有关。手足阳经均上行头面部，当邪气阻滞面部经络，尤其是手太阳和足阳明经筋功能失调，可导致面瘫的发生。

主症 以口眼㖞斜为特点。通常急性发作，常在睡眠醒来时发现一侧面部肌肉板滞、麻木、瘫痪，额纹消失，眼裂变大，露睛流泪，鼻唇沟变浅，口角下垂歪向健侧，病侧不能皱眉、蹙额、闭目、露齿、鼓颊；部分患者初起时有耳后疼痛，还可出现患侧舌前2/3味觉减退或消失，听觉过敏等症状。部分患者病程迁延日久，可因瘫痪肌肉出现挛缩，口角反牵向患侧，甚则出现面肌痉挛，形成"倒错"现象。

若发病初期，面部有受凉史，舌淡，苔薄白，脉浮紧者为风寒外袭；发病初期，继发于风热感冒或其他头面部炎症性、病毒性疾病，舌红，苔薄黄，脉浮数者为风热侵袭；恢复期或病程较长者，兼见肢体困倦无力，舌淡，苔白，脉沉细者为气血不足。

● 要点二 面瘫的治法

祛风通络，疏调经筋。取局部穴、手足阳明经穴为主。

● 要点三 面瘫的处方

主穴 攒竹 阳白 四白 颧髎 颊车 地仓 合谷 太冲

配穴 风寒外袭配风池、风府；风热侵袭配外关、关冲；气血不足配足三里、气海。眼睑闭合不全配鱼腰、丝竹空、申脉；鼻唇沟变浅配迎香；人中沟歪斜配水沟；颏唇沟歪斜配承浆；乳突部疼痛配翳风；舌麻、味觉减退配廉泉。

方义 面部诸穴可疏通局部经筋气血，活血通络。"面口合谷收"，合谷为循经远端取穴，可祛除阳明、太阳经筋之邪气，祛风通络。太冲为足厥阴之原穴，肝经循行"上出额"，"下颊里，环唇内"，与合谷相配，具有加强疏调面颊部经气作用。

● 要点四 面瘫的治疗操作

1. 基本刺灸方法 面部腧穴均行平补平泻法，恢复期可加灸法。发病初期，面部腧穴手法不宜过重，针刺不宜过深，肢体远端腧穴行泻法且手法宜重；恢复期，足三里行补法，合谷、太冲行平补平泻法。

2. 其他治疗

（1）电针法 取太阳、阳白、地仓、颊车。断续波，刺激10~20分钟，强度以患者面部肌肉微见跳动而能耐受为度。适用于面瘫中、后期。

（2）刺络拔罐法 取阳白、颧髎、地仓、颊车。用皮肤针叩刺或三棱针点刺出血后加拔火罐。适用于恢复期。

细目五 不 寐

● 要点一 不寐的辨证要点

不寐常与饮食不节、情志失调、劳逸失度、病后体虚等因素有关。病位在心，与肝、脾、肾等脏腑功能失调密切相关。各种情志刺激及内伤因素导致火、痰等病理产物存留于体内，影响于心，使心神失养或心神被扰，心神不安，阴跷脉、阳跷脉功能失于平衡，而出现不寐。

主症 经常不能获得正常睡眠。轻者入寐困难或寐而易醒，醒后不寐；重者彻夜难眠。

兼多梦易醒，心悸健忘，舌淡，苔薄白，脉细弱者为心脾两虚；心烦不寐，或时寐时醒，手足心热，颧红潮热，舌红，苔少，脉细数者为心肾不交；夜寐多梦，易惊善恐，舌淡，苔薄，脉弦细者为心胆气虚；难以入睡，急躁易怒，舌红，苔黄，脉弦数者为肝火扰神；眠而不安，胸闷脘痞，舌红，苔黄腻，脉滑数者为脾胃不和。

● 要点二　不寐的治法

舒脑宁心，安神利眠。取督脉、手少阴穴为主。

● 要点三　不寐的处方

主穴　百会　安眠　神门　三阴交　照海　申脉

配穴　心脾两虚配心俞、脾俞；心肾不交配太溪、肾俞；心胆气虚配心俞、胆俞；肝火扰神配行间、侠溪；脾胃不和配足三里、内关。噩梦多配厉兑、隐白；头晕配风池、悬钟。

方义　脑为元神之府，督脉入络于脑，取督脉穴百会镇静安神，舒脑安眠；安眠穴位居头部，是治疗不寐的经验效穴；心主神明，取心之原穴神门以宁心安神；三阴交为足三阴经交会穴，能调和与不寐密切相关的肝脾肾三脏；跷脉主寤寐，司眼睑开阖，照海通阴跷脉，申脉通阳跷脉，两穴同用可调节阴阳跷脉以安神助眠。

● 要点四　不寐的治疗操作

1. 基本刺灸方法　毫针平补平泻，照海用补法，申脉用泻法。配穴则虚补实泻，心胆气虚者可配合灸法。

2. 其他治疗

拔罐法　自项至腰部沿足太阳膀胱经来回走罐，以潮红为度。

细目六　感冒

● 要点一　感冒的辨证要点

本病的发生常与风邪或时行疫毒之邪侵袭、体虚等因素有关。病位在肺卫。在气候突变、腠理疏懈、卫气不固的情况下，外邪乘虚从口鼻或皮毛而入，首伤肺卫，导致卫阳被遏，营卫失和，肺气失宣，发为本病。以风邪为主因，每与当令之气（寒、热、暑湿）或非时之气（时行疫毒）夹杂为患。

主症　恶寒发热，鼻塞流涕，咳嗽，头痛，周身酸楚不适。

若恶寒重，发热轻或不发热，无汗，喷嚏，苔薄白，脉浮紧者为风寒感冒；微恶风寒，发热重，浊涕，痰稠或黄，咽喉肿痛，苔薄黄，脉浮数者为风热感冒；夹湿则头重如裹，胸闷纳呆；夹暑则汗出不解，心烦口渴。

● 要点二　感冒的治法

祛风解表。取手太阴、手阳明经穴及督脉穴为主。

● 要点三　感冒的处方

主穴　列缺　合谷　风池　大椎　太阳

配穴　风寒感冒配风门、肺俞；风热感冒配曲池、尺泽；夹湿配阴陵泉；夹暑配委中。体虚感冒配足三里；咽喉疼痛配少商、商阳。

方义　感冒为外邪侵犯肺卫所致，太阴、阳明互为表里，故取手太阴、手阳明经列缺、合谷以祛邪解表；风池为足少阳经与阳维脉的交会穴，"阳维为病苦寒热"，故风池既可疏散风邪，又与太阳穴相配可清利头目；督脉主一身之阳气，温灸大椎可通阳散寒，刺络出血可清泻热邪。

● 要点四　感冒的治疗操作

1. 基本刺灸方法　主穴以毫针泻法，风寒感冒可加灸法，风热感冒大椎可行刺络拔罐法；配穴中足三里用补法，尺泽、委中、少商、商阳可点刺出血。

2. 其他治疗

拔罐法　取大椎、风门、肺俞、身柱，拔罐后留罐15分钟，或用闪罐法。适用于风寒感冒。

细目七　胃痛

● 要点一　胃痛的辨证要点

胃痛与寒邪客胃、饮食伤胃、情志不畅和脾

胃虚弱等因素有关。胃痛的病位在胃，与肝、脾也有关。无论是胃腑本身病变还是其他脏腑的病变影响到胃腑，使胃气失和、胃络不通或胃失温煦濡养均可导致胃痛。

主症　实证病势较急，痛势较剧，痛处拒按，食后痛增；虚证病势较缓，痛势较轻，痛处喜按，空腹痛甚。

若见胃痛暴作，恶寒喜暖，口不渴，或喜热饮，舌淡苔薄白，脉弦紧者为寒邪客胃；胃脘胀满疼痛，嗳腐吞酸，或呕吐不消化食物，吐后或矢气后痛减，苔厚腻，脉滑者为饮食伤胃；胃脘胀痛，痛连两胁，每因情志因素而诱发或加重，嗳气泛酸，喜太息，苔薄白，脉弦者为肝气犯胃；胃痛如刺，痛有定处，或有呕血便黑，舌质紫暗或有瘀斑，脉涩者为瘀血停胃；胃脘隐痛喜暖，泛吐清水，神疲肢倦，手足不温，大便溏薄，舌淡苔白，脉虚弱或迟缓者为脾胃虚寒；胃脘灼热隐痛，口燥咽干，大便干结，舌红少津，脉细数者为胃阴不足。

● 要点二　胃痛的治法

和胃止痛。取胃的募穴、下合穴为主。

● 要点三　胃痛的处方

主穴　中脘　足三里　内关

配穴　寒邪客胃配胃俞；饮食伤胃配梁门、下脘；肝气犯胃配期门、太冲；瘀血停胃配膈俞、三阴交；脾胃虚寒配关元、脾俞、胃俞；胃阴不足配胃俞、三阴交、内庭。

方义　本病病位在胃，局部近取胃之募穴中脘，循经远取胃之下合穴足三里，远近相配，疏调胃腑气机，和胃止痛。内关为八脉交会穴，宽胸解郁，行气止痛。

● 要点四　胃痛的治疗操作

基本刺灸方法　根据虚实证候进行相应毫针补泻，寒邪客胃、脾胃虚寒者宜加用灸法。疼痛发作时可适当加强刺激，持续运针1～3分钟，中脘等局部穴以捻转为主，中等刺激。

细目八　便　秘

● 要点一　便秘的辨证要点

便秘多与饮食不节、情志失调、劳倦体虚、外邪侵袭等因素有关。病位在肠，与脾、胃、肺、肝、肾等脏腑的功能失调有关。无论是肠腑疾患或是其他脏腑的病变影响到肠腑，使肠腑壅塞不通或肠失滋润及糟粕内停，均可导致便秘。

主症　大便秘结不通，排便艰涩难解。

若见大便干结，腹胀腹痛，口干口臭，小便短赤，舌红，苔黄燥，脉滑数者为热秘；欲便不得，或便而不爽，腹中胀痛，胸胁痞满，舌苔薄腻，脉弦者为气秘；大便艰涩，腹部拘急冷痛，畏寒喜暖，小便清长，舌淡苔白，脉沉迟者为冷秘；虽有便意，但排出不畅，便质不干硬，临厕努挣乏力，舌淡苔薄，脉细弱者为虚秘。

● 要点二　便秘的治法

理肠通便。取大肠的背俞穴、募穴及下合穴为主。

● 要点三　便秘的处方

主穴　天枢　大肠俞　上巨虚　支沟

配穴　热秘配合谷、曲池；气秘配太冲、中脘；冷秘配神阙、关元；虚秘配足三里、脾俞、气海，兼阴伤津亏者加照海、太溪。

方义　近取大肠募穴天枢与大肠俞同用为俞募配穴，远取大肠下合穴上巨虚"合治内腑"，三穴同用通调大肠腑气，理肠通便；支沟宣通三焦，行气导滞，为通便之经验效穴。

● 要点四　便秘的治疗操作

基本刺灸方法　毫针实泻虚补。冷秘、虚秘宜配合灸法。

细目九 腰痛

要点一 腰痛的辨证要点

腰痛的病位在腰部，腰为肾之府，肾经贯脊属肾，膀胱经夹脊络肾，督脉并于脊里，故本病与肾及足太阳膀胱经、督脉等关系密切。感受外邪、跌仆损伤、年老体衰、劳欲太过等因素导致腰部经络气血阻滞，或经络失于温煦、濡养，均可致腰痛。本病有虚证、实证、虚实夹杂之证。

根据疼痛部位进行经络辨证：疼痛在腰脊中部者为督脉病证，疼痛在腰脊两侧者为足太阳经证。

腰部冷痛重着，或拘挛不可俯仰，有明显腰部受寒史者为寒湿腰痛；腰部刺痛，痛有定处，腰部有明显损伤或陈伤史者为瘀血腰痛；腰痛起病缓慢，隐隐作痛，反复发作者为肾虚腰痛。

要点二 腰痛的治法

通经止痛。取局部阿是穴及足太阳经穴为主。

要点三 腰痛的处方

主穴　大肠俞　阿是穴　委中

配穴　督脉病证配后溪；足太阳经证配申脉。寒湿腰痛配命门、腰阳关；瘀血腰痛配膈俞、次髎；肾虚腰痛配肾俞、太溪。腰椎病变配腰夹脊。

方义　大肠俞、阿是穴疏通腰部经络气血，通经止痛；膀胱之脉，夹脊抵腰络肾，"腰背委中求"，循经远取委中，以疏通足太阳经气，是治疗腰背部疼痛的要穴。

要点四 腰痛的治疗操作

1. 基本刺灸方法　毫针虚补实泻法。寒湿腰痛或肾虚腰痛加灸法；瘀血腰痛阿是穴用刺络拔罐；痛势较急者委中点刺放血。

2. 其他治疗

刺络拔罐法　取阿是穴。用于瘀血腰痛或寒湿腰痛。

细目十 痹证

要点一 痹证的辨证要点

本病常与外感风、寒、湿、热等邪气及人体正气不足等因素有关。本病病位在肉、筋、骨。外邪侵入机体，痹阻关节肌肉经络，气血运行不畅，则导致痹证。根据病邪偏胜和症状特点，可分为行痹、痛痹、着痹等。

主症　关节肌肉疼痛，屈伸不利。

若痛无定处，舌质淡，苔薄白，脉浮者为行痹；疼痛剧烈，痛有定处，遇寒痛剧，苔薄白，脉弦紧者为痛痹；疼痛重着，或肿胀麻木，苔白腻，脉濡缓者为着痹；红肿热痛，舌红，苔黄燥，脉滑数者为热痹。

要点二 痹证的治法

通络止痛。以局部穴位为主，配合循经取穴及辨证选穴。

要点三 痹证的处方

主穴　阿是穴　局部经穴

配穴　行痹配膈俞、血海；痛痹配肾俞、关元；着痹配阴陵泉、足三里；热痹配大椎、曲池。另可根据疼痛的部位循经配穴。

方义　阿是穴和局部经穴能疏通患部经络气血，调和营卫，则风寒湿热等外邪无所依附，痹证自除。

要点四 痹证的治疗操作

1. 基本刺灸方法　毫针泻法或平补平泻。痛痹、着痹者加灸法。大椎、曲池可点刺放血，局部腧穴可加拔罐法。

2. 其他治疗

拔罐法　取阿是穴，行闪罐法拔至皮肤潮红；或用留罐法，每次留罐10分钟，隔日治疗1次。

（董　勤）

第二十七单元 妇儿科病证的针灸治疗

细目一 痛经

要点一 痛经的辨证要点

痛经病位在胞宫、冲任，与肝、肾关系密切。外邪客于胞宫，或情志不舒等导致气血滞于胞宫，冲任瘀阻，"不通则痛"，为实证；多种原因导致气血不足，冲任虚损，胞脉失于濡养，"不荣则痛"，为虚证。

经前或经期小腹胀痛拒按，经血量少，血色紫暗有块，块下痛缓，伴有乳房胀痛，舌质紫暗或有瘀点，脉弦者，为气滞血瘀；小腹冷痛拒按，得热痛减，月经量少色黯，肢冷畏寒，舌暗苔白，脉沉紧者，为寒凝血瘀。小腹隐痛喜按，月经量少色淡，面色无华，舌淡，脉细无力者，为气血虚弱；经后小腹隐痛，月经色暗量少，伴腰骶酸痛，头晕耳鸣，舌淡，红苔薄，脉沉细者，为肾气亏损。

要点二 痛经的治法

1. 实证 行气活血，调经止痛。取任脉、足太阴经穴为主。

2. 虚证 调补气血，温养冲任。取任脉、足太阴、足阳明经穴为主。

要点三 痛经的处方

1. 实证

主穴 中极 次髎 地机 三阴交

配穴 气滞血瘀配太冲、血海；寒凝血瘀配关元、归来。

方义 中极为任脉穴，与足三阴经相交会，可通调冲任，理下焦之气；次髎为治疗痛经的经验穴；地机为脾经郄穴，善于治痛治血，取之能行气活血止痛；三阴交为足三阴经交会穴，能调理肝、脾、肾，活血止痛。

2. 虚证

主穴 关元 足三里 三阴交

配穴 气血虚弱配气海、脾俞；肾气亏损配太溪、肾俞。

方义 关元为任脉穴，又为全身强壮要穴，可补益肝肾，温养冲任；足三里为足阳明胃经穴，功擅补益气血；三阴交可调理肝、脾、肾，健脾益气养血。三穴合用，可使气血充足，胞宫得养，冲任自调。

要点四 痛经的治疗操作

1. 基本刺灸方法

（1）实证 毫针泻法，寒凝者加艾灸。

（2）虚证 毫针补法，可加灸。

2. 其他治疗

艾灸法 取关元、气海穴，隔附子饼灸3～5壮，隔日1次。适用于虚证和寒凝血瘀证。

细目二 绝经前后诸证

要点一 绝经前后诸证的辨证要点

本病与先天禀赋、情志所伤、劳逸失度、经孕产乳所伤等因素有关。病位在肾，与肝、脾、心关系密切。绝经前后，肾气渐衰，天癸将竭，脏腑功能逐渐衰退，则使机体阴阳失去平衡而出现诸多证候。

主症 月经紊乱，潮热出汗，心悸，情绪不稳定。

兼头晕耳鸣，失眠多梦，五心烦热，腰膝酸软，口干，舌红，苔少，脉数者为肾阴虚；兼面色晦暗，精神萎靡，形寒肢冷，大便溏薄，尿意频数，舌淡，苔薄，脉沉细者为肾阳虚；兼头晕目眩，心烦易怒，烘热汗出，经来量多，舌质红，脉弦细而数者为肝阳上亢；兼形体肥胖，脘腹胀满，浮肿，便溏，苔腻，脉滑者为痰气郁结。

要点二 绝经前后诸证的治法

滋补肝肾，调理冲任。取任脉、足太阴经穴

及相应背俞穴为主。

- ● **要点三　绝经前后诸证的处方**

　　主穴　肾俞　肝俞　太溪　气海　三阴交

　　配穴　肾阴虚配照海、阴谷；肾阳虚配关元、命门；肝阳上亢配风池、太冲；痰气郁结配中脘、丰隆。烦躁失眠配心俞、神门；纳少便溏配中脘、阴陵泉。

　　方义　气海为任脉穴，可补益精气，调理冲任，益气固本；三阴交为肝脾肾三经交会穴，与肝俞、肾俞合用，可调补肝肾；太溪滋补肾阴。诸穴合用气血自滋，冲任自调，神安志定。

- ● **要点四　绝经前后诸证的治疗操作**

　　1. 基本刺灸方法　毫针补法或平补平泻法。

　　2. 其他治疗

　　电针法　取三阴交、太溪。针刺得气后，接电针仪，疏密波，弱刺激，每日1次。

细目三　遗　尿

- ● **要点一　遗尿的辨证要点**

　　本病病位在膀胱，与任脉及肾、肺、脾、肝关系密切。多由禀赋不足、病后体弱，导致肾气不足，下元虚冷，膀胱约束无力；或病后脾肺气虚，水道制约无权，因而发生遗尿。另外，肝经热郁化火，也可迫注膀胱而致遗尿。

　　主症　睡中经常遗尿，多则一夜数次，醒后方觉。

　　兼神疲乏力，面色苍白，肢凉怕冷，舌淡者为肾气不足；兼少气懒言，食欲不振，大便溏薄，自汗出，舌淡，苔薄，脉细无力者为脾肺气虚；遗出之尿，量少味臊，兼性情急躁，面赤唇红，或夜间龂齿，唇红，苔黄，脉数有力者为肝经郁热。

- ● **要点二　遗尿的治法**

　　调理膀胱，温肾健脾。取任脉、足太阴经穴及膀胱的背俞穴、募穴为主。

- ● **要点三　遗尿的处方**

　　主穴　关元　中极　膀胱俞　三阴交

　　配穴　肾气不足配肾俞、命门、太溪；脾肺气虚配肺俞、气海、足三里；肝经郁热配行间、阳陵泉。夜梦多配百会、神门。

　　方义　关元为任脉与足三阴经交会穴，培补元气，固摄下元；中极、膀胱俞为膀胱之俞募配穴，可振奋膀胱气化功能；三阴交为足三阴经交会穴，可通调肝、脾、肾三经经气，健脾益气，益肾固本而止遗尿。

- ● **要点四　遗尿的治疗操作**

　　基本刺灸方法　毫针补法或平补平泻法，可灸。下腹部穴位针尖向下斜刺，以针感到达前阴部为佳。

（赵吉平）

第二十八单元　皮外骨伤科病证的针灸治疗

细目一　蛇串疮

- ● **要点一　蛇串疮的辨证要点**

　　本病病位在皮部，主要与肝、脾相关。多由于情志内伤，肝经郁热，热溢皮肤；或脾虚生湿，感染毒邪，湿热火毒蕴结肌肤而成。年老体弱者，常因血虚肝旺，气血凝滞，而致疼痛剧烈，病程迁延。本病以实证多见，也有本虚标实之证。

　　主症　初起时患部皮肤灼热刺痛、发红，继则出现簇集性粟粒大小丘状疱疹，多呈带状排列，多发生于身体一侧，以腰、胁部最为常见。疱疹消失后部分患者可遗留疼痛，可持续数月或更久。

皮损鲜红，疱壁紧张，灼热刺痛，兼口苦，烦躁易怒，苔黄，脉弦滑数者为肝胆火盛；皮损色淡，疱壁松弛，兼胸脘痞满，纳差，舌红，苔黄腻，脉濡数者为脾胃湿热；皮疹消退后局部仍疼痛不止，或见有色素沉着，兼心烦不寐，舌紫暗，苔薄白，脉弦细者为瘀血阻络。

● **要点二　蛇串疮的治法**

泻火解毒、清热利湿。取局部阿是穴及相应夹脊穴为主。

● **要点三　蛇串疮的处方**

主穴　局部阿是穴　相应夹脊穴

配穴　肝胆火盛配相应行间、侠溪；脾胃湿热配阴陵泉、内庭；瘀血阻络配血海、三阴交。便秘配天枢；心烦配神门。

方义　局部阿是穴围刺或点刺拔罐，可引火毒外出；本病是疱疹病毒侵害神经根所致，取相应的夹脊穴，直针毒邪所留之处，可泻火解毒，通络止痛。

● **要点四　蛇串疮的治疗操作**

1. 基本刺灸方法　毫针泻法，强刺激。皮损局部阿是穴用围针法，即在疱疹带的头、尾各刺一针，两旁则根据疱疹带的大小选取数点，向疱疹带中央沿皮平刺。

2. 其他治疗

刺络拔罐法　取疱疹处及周围皮肤，用三棱针刺破疱疹，使疱内液体流出，并拔火罐，令出血。

细目二　落　枕

● **要点一　落枕的辨证要点**

落枕常与睡眠姿势不正，或枕头高低不适，或因负重颈部过度扭转，或寒邪侵袭颈背部等因素有关。本病病位在颈项部经筋，与督脉、手足太阳和足少阳经密切相关。基本病机是经筋受损，筋络拘急，气血阻滞不通。本病属于实证。

项背部强痛，低头加重，项背部压痛明显者，病在督脉与太阳经；颈肩部疼痛，头部歪向患侧，颈肩部压痛明显者，病在少阳经。

有明显的感受风寒史，颈项疼痛重着，或伴恶寒发热、头痛者为风寒袭络；颈项部刺痛，固定不移，且有明显的夜卧姿势不当或颈项外伤史者为气滞血瘀。

● **要点二　落枕的治法**

疏经活络，调和气血。取局部阿是穴和手太阳、足少阳经穴为主。

● **要点三　落枕的处方**

主穴　外劳宫　天柱　阿是穴　后溪　悬钟

配穴　病在督脉、太阳经者配大椎、束骨；病在少阳经配风池、肩井。风寒袭络配风池、合谷；气滞血瘀配内关、合谷。肩痛配肩髃；背痛配天宗。

方义　外劳宫是治疗落枕的经验穴；天柱、阿是穴舒缓局部筋脉；后溪能够疏调督脉、太阳经脉气血；悬钟疏调少阳经脉气血。诸穴远近相配，共奏疏调颈部气血、缓急止痛之效。

● **要点四　落枕的治疗操作**

1. 基本刺灸方法　毫针泻法。先刺远端外劳宫、后溪、悬钟，持续捻转，嘱患者慢慢活动颈部，一般颈项疼痛立即缓解，再针刺局部腧穴。风寒袭络者可局部配合艾灸，气滞血瘀者可局部配合三棱针点刺放血。

2. 其他治疗

拔罐法　取局部压痛点，先施闪罐法，再施留罐法。也可以配合刺络拔罐法。

细目三　漏肩风

● **要点一　漏肩风的辨证要点**

本病多与体虚、劳损、风寒侵袭肩部等因素有关。病位在肩部经筋，与手三阳、手太阴经密切相关。手三阳经及手太阴经分别循行于肩前、肩外、肩后及肩内侧，肩部感受风寒，气血痹阻，或劳作过度、外伤，损及筋脉，气滞血瘀，或年老气血不足，筋脉失养，皆可使肩部筋脉气血不利，不通或不荣而痛。本病以实证为主，也有本虚标实之证。

疼痛以肩前外部为主者为手阳明经证，以肩外侧为主者为手少阳经证，以肩后部为主者为手太阳经证，以肩前部为主者为手太阴经证。

有明显感受风寒史、遇风痛增者为外邪内侵；肩部有外伤或劳作过度史，疼痛拒按者为气滞血瘀；肩部以酸痛为主，劳累加重，或伴眩晕乏力者为气血虚弱。

● **要点二　漏肩风的治法**

通经活络，舒筋止痛。取局部穴位为主，配合循经远端取穴。

● **要点三　漏肩风的处方**

主穴　肩髃　肩髎　肩贞　阿是穴　阳陵泉　条口透承山

配穴　手阳明经证配合谷；手少阳经证配外关；手太阳经证配后溪；手太阴经证配列缺。外邪内侵配合谷、风池；气滞血瘀配内关、膈俞；气血虚弱配足三里、气海。

方义　肩髃、肩髎、肩贞分别为手阳明经、手少阳经、手太阳经腧穴，配阿是穴，均为局部取穴，可疏通肩部经络气血，活血祛风止痛。阳陵泉为筋之会，可舒筋止痛。条口透承山可疏导太阳、阳明两经气血，为临床经验效穴。

● **要点四　漏肩风的治疗操作**

1. 基本刺灸方法　毫针泻法或平补平泻。先刺远端穴，行针后让患者运动肩关节。局部穴可加灸法。

2. 其他治疗

刺络拔罐法　取局部压痛点，以三棱针点刺或皮肤针叩刺，使少量出血，再拔火罐。

（赵吉平）

第二十九单元　五官科病证的针灸治疗

细目一　耳鸣耳聋

● **要点一　耳鸣耳聋的辨证要点**

本病常与肝胆火旺、外感风邪和肾精亏耗等因素有关。病位在耳。肾开窍于耳，少阳经入耳中，故本病与肝胆、肾关系密切。火热或精亏致耳部脉络不通或失于濡养均可导致耳鸣、耳聋的发生。耳鸣、耳聋多为虚证，也有实证或虚实夹杂之证。

1. 实证

主症：暴病耳聋，或耳中觉胀，耳鸣如潮，鸣声隆隆不断，按之不减。

兼耳闷胀，畏寒，发热，舌红，苔薄，脉浮数者为外感风邪；兼头胀，面赤，咽干，脉弦者为肝胆火盛；兼耳内憋气感明显，胸闷痰多，苔黄腻，脉弦滑者为痰火郁结。

2. 虚证

主症：久病耳聋，耳鸣如蝉，时作时止，劳累则加剧，按之鸣声减弱。

兼头晕，遗精，带下，腰膝酸软，脉虚细者为肾精亏损；兼神疲乏力，食少腹胀，便溏，脉细弱者为脾胃虚弱。

● **要点二　耳鸣耳聋的治法**

1. 实证　疏风泻火，通络开窍。取局部穴及手足少阳经穴为主。

2. 虚证　补肾养窍。取局部穴及足少阴经穴为主。

● **要点三　耳鸣耳聋的处方**

1. 实证

主穴　听会　翳风　中渚　侠溪

配穴　外感风邪配外关、合谷；肝胆火盛配行间、丘墟；痰火郁结配丰隆、阴陵泉。

方义　手足少阳经脉均绕行于耳之前后并入

耳中，听会属足少阳经，翳风属手少阳经，两穴又均居耳部，可疏导少阳经气，主治耳疾；循经远取侠溪、中渚，通上达下，疏导少阳经气，宣通耳窍。

2. 虚证

主穴 听宫 翳风 太溪 肾俞

配穴 脾胃虚弱配气海、足三里。

方义 太溪、肾俞能补肾填精，上荣耳窍；听宫为手太阳经与手、足少阳经之交会穴，气通耳内，具有聪耳启闭之功，为治耳疾要穴；配手少阳经局部的翳风穴，可疏导少阳经气，宣通耳窍。

● **要点四 耳鸣耳聋的治疗操作**

基本刺灸方法 听会、听宫、翳风的针感宜向耳底或耳周传导为佳，余穴常规针刺，虚证可加灸。

细目二 牙痛

● **要点一 牙痛的辨证要点**

牙痛常与外感风热、胃肠积热或肾气亏虚等因素有关，并因遇冷、热、酸、甜等刺激时发作或加重。病位在齿，肾主骨，齿为骨之余，手、足阳明经分别入下齿、上齿，故本病与胃、肾关系密切。外邪与内热等因素均可伤及龈肉，灼烁脉络，发为牙痛。

主症 牙齿疼痛。

若起病急，牙痛甚而龈肿，伴形寒身热，脉浮数者为风火牙痛；牙痛剧烈，齿龈红肿或出脓血，口臭，口渴，便秘，舌红，苔黄燥，脉洪数者为胃火牙痛；起病较缓，牙痛隐作，时作时止，牙龈微红肿或见萎缩，齿浮动，舌红，少苔，脉细数者为虚火牙痛。

● **要点二 牙痛的治法**

祛风泻火，通络止痛。取手、足阳明经穴为主。

● **要点三 牙痛的处方**

主穴 合谷 颊车 下关

配穴 风火牙痛配外关、风池；胃火牙痛配内庭、二间；虚火牙痛配太溪、行间。

方义 手阳明经分入上下齿，合谷为手阳明经原穴，可清阳明之热，为治疗牙痛之要穴；颊车、下关属局部取穴，疏泄足阳明经气，消肿止痛。

● **要点四 牙痛的治疗操作**

基本刺灸方法 毫针泻法，或平补平泻。循经远取可左右交叉刺，合谷持续行针1～2分钟。虚火牙痛者，太溪可用补法。

（董 勤）

诊断学基础

第一单元 症状学

细目一 发热

要点一 发热的病因

1. 感染性发热 临床最多见，各种病原体所引起的急、慢性感染均能引起感染性发热。常见病因见下表。

感染性发热的常见病因

病原体	常见疾病
病毒	病毒性上呼吸道感染、病毒性肝炎、流行性乙型脑炎、脊髓灰质炎、麻疹、流行性感冒、流行性腮腺炎、水痘等
细菌	伤寒、结核病、布氏杆菌病、细菌性心内膜炎、肺炎链球菌性肺炎、猩红热、急性细菌性痢疾、丹毒、流行性脑脊髓膜炎等
支原体	肺炎支原体肺炎
立克次体	斑疹伤寒、恙虫病
螺旋体	钩端螺旋体病、回归热
真菌	放线菌病、念珠菌病、隐球菌病
寄生虫	疟疾、急性血吸虫病、阿米巴肝病

2. 非感染性发热

（1）无菌性坏死物质吸收 如大手术、内出血、大面积烧伤、恶性肿瘤、白血病、急性溶血、心肌梗死或肢体坏死等。

（2）抗原-抗体反应 如风湿热、血清病、药物热、结缔组织疾病等。

（3）内分泌与代谢障碍 如甲亢、大量脱水等。

（4）皮肤散热减少 如广泛性皮炎、鱼鳞癣、慢性心功能不全等。

（5）体温调节中枢功能失常 如脑出血、脑外伤、中暑、安眠药中毒等直接损害体温调节中枢，使其功能失常而发热。

（6）自主神经功能紊乱 影响到体温调节过程，使产热大于散热，属功能性发热，多为低热。

要点二 发热的临床表现

1. 发热的临床分度 按发热的高低可分为：低热为37.3℃~38℃；中等度热为38.1℃~39℃；高热为39.1℃~41℃；超高热为41℃以上。

2. 热型与临床意义

（1）稽留热 体温持续于39℃以上，24小时波动范围不超过1℃，达数日或数周。见于肺炎链球菌性肺炎、伤寒、斑疹伤寒等的发热极期。

（2）弛张热 体温在39℃以上，但波动幅度大，24小时内体温差达2℃以上，最低时仍高于正常水平。常见于败血症、风湿热、重症肺结核、化脓性炎症等。

（3）间歇热 高热期与无热期交替出现，体温波动幅度可达数度，无热期（间歇期）可持续1日至数日，反复发作。见于疟疾、急性肾盂肾炎等。

（4）回归热　体温骤然升至39℃以上，持续数日后又骤然下降至正常水平，高热期与无热期各持续若干日后即有规律地交替一次。见于回归热、霍奇金病、周期热等。

（5）波状热　体温逐渐升高达39℃或以上，数天后逐渐下降至正常水平，数天后再逐渐升高，如此反复多次。见于布氏杆菌病。

（6）不规则热　发热无一定规律，可见于结核病、风湿热、支气管肺炎、渗出性胸膜炎、感染性心内膜炎等。

3. 伴随症状

（1）伴寒战　见于肺炎球菌肺炎、败血症、急性溶血性疾病、急性胆囊炎、疟疾等。

（2）伴头痛、呕吐或昏迷　见于乙型脑炎、流行性脑脊髓膜炎、脑型疟疾、脑出血、蛛网膜下腔出血、中毒性痢疾等。

（3）伴关节痛　常见于结核病、结缔组织病等。

（4）伴淋巴结及肝脾肿大　可见于血液病、恶性肿瘤、布氏杆菌病、黑热病、传染性单核细胞增多症等。

（5）伴尿频、尿急、尿痛　提示尿路感染。

（6）伴咳嗽、咳痰、胸痛　常见于支气管炎、肺炎、胸膜炎、肺结核等。

（7）发热伴恶心、呕吐、腹痛、腹泻　见于急性胃肠炎、细菌性疾病等。

（8）发热伴皮肤黏膜出血　见于流行性出血热、钩端螺旋体病、急性白血病、急性再生障碍性贫血、败血症、重症麻疹及病毒性肝炎等。

（9）伴随结膜充血　见于流行性出血热、斑疹伤寒、恙虫病、钩端螺旋体病等。

（10）伴口唇单纯疱疹　见于肺炎链球菌肺炎、流行性脑脊髓膜炎、间日疟、流行性感冒等。

细目二　胸　痛

● 要点一　胸痛的病因

1. 胸壁疾病

（1）皮肤及皮下组织病变　蜂窝组织炎、乳腺炎等。

（2）肌肉病变　外伤、劳损、肌炎等。

（3）肋骨病变　肋软骨炎、肋骨骨折等。

（4）肋间神经病变　肋间神经炎、带状疱疹等。

2. 心血管疾病

（1）心绞痛、心肌梗死等。

（2）急性心包炎、肥厚型心肌病等。

（3）血管病变，如胸主动脉瘤、主动脉夹层等。

（4）心脏神经症。

3. 呼吸系统疾病

（1）支气管及肺部病变　原发性支气管肺癌、肺炎、肺结核、肺梗死等。

（2）胸膜病变　急性胸膜炎、自发性气胸、胸膜肿瘤等。

4. 其他

（1）食管疾病　食管炎、食管癌等。

（2）纵隔疾病　纵隔气肿、纵隔肿瘤。

（3）腹部疾病　肝脓肿、胆囊炎、胆石症、膈下脓肿等。

● 要点二　胸痛的问诊要点

1. 发病年龄与病史　青壮年胸痛，应注意各种病因引起的胸膜炎、自发性气胸、心肌病等；40岁以上者应多考虑心绞痛、心肌梗死与肺癌等。并注意询问患者有无高血压、心脏病、动脉硬化、肺及胸膜疾病、胸部手术史、外伤史等。

2. 胸痛的部位　胸痛的部位，常常是胸部病变的部位。如带状疱疹引起的胸痛，主要发生在疱疹分布区域；非化脓性肋软骨炎，多侵犯第1、2肋软骨；心绞痛与急性心肌梗死的疼痛常位于胸骨后或心前区，常牵涉至左肩背、左臂内侧；食管、膈和纵隔肿瘤常为胸骨后疼痛；自发性气胸、急性胸膜炎的胸痛，多位于患侧的腋前线及腋中线附近。

3. 胸痛的性质　带状疱疹呈阵发性的灼痛或刺痛；肌痛常呈酸痛；骨痛呈刺痛；食管炎常呈灼痛或灼热感；心绞痛常呈压榨样痛，可伴有窒息感；心肌梗死则疼痛更为剧烈，并有恐惧、濒死感；干性胸膜炎常呈尖锐刺痛或撕裂痛，呼吸时加重，屏气时消失；原发性肺癌、纵隔肿瘤可有胸部闷痛；肺梗死为突然的剧烈刺痛或绞痛，常伴有呼吸困难与发绀。

4. 胸痛持续时间 平滑肌痉挛或血管狭窄缺血所致的疼痛为阵发性，心绞痛的发作时间短暂，而心肌梗死的疼痛持续时间长且不易缓解；炎症、肿瘤、栓塞或梗死所致的疼痛呈持续性。

5. 胸痛的诱因与缓解因素 心绞痛常因劳力后诱发，含服硝酸甘油可迅速缓解；心肌梗死的胸痛含服硝酸甘油不能缓解；心脏神经症的胸痛在体力活动后反而减轻；胸膜炎、自发性气胸的胸痛则可因深呼吸与咳嗽而加剧；胸壁疾病所致的胸痛常在局部有压痛；食管疾病常于吞咽时出现或加剧；反流性食管炎在服用抗酸剂后减轻或消失。

6. 伴随症状

（1）伴咳嗽、咯痰 见于急慢性支气管炎、肺炎、支气管扩张、肺脓肿等。

（2）伴咯血 见于肺炎、肺脓肿、肺梗死或支气管肺癌。

（3）伴呼吸困难 见于肺炎链球菌肺炎、自发性气胸、肺结核、心绞痛、心肌梗死、急性心包炎、主动脉夹层等。

（4）伴吞咽困难 见于食管癌等。

（5）伴面色苍白、大汗、血压下降或休克 多考虑急性心肌梗死、主动脉夹层或大块肺栓塞等。

细目三 腹 痛

● 要点一 腹痛的病因

1. 腹部疾病

（1）急性腹膜炎 由胃、肠穿孔引起者最常见，伴有腹部压痛、反跳痛与腹肌紧张，肠蠕动音减弱或消失。

（2）腹腔脏器炎症 如急性或慢性胃炎、肠炎、胰腺炎、阑尾炎和盆腔炎等。一般腹痛部位与病变脏器的体表投影相符。

（3）空腔脏器痉挛或梗阻 如胆石症、胆道蛔虫病、泌尿道结石、肠梗阻等。

（4）脏器扭转或破裂 如肠扭转、肠系膜或大网膜扭转、卵巢囊肿扭转、急性内脏破裂（如肝脾破裂、异位妊娠破裂等）。

（5）腹膜粘连或脏器包膜牵张 如手术后或炎症后腹膜粘连；实质性脏器因病变肿胀，导致包膜张力增加而发生腹痛（如肝炎、肝淤血、肝癌等）。常引起剧烈绞痛。

（6）化学性刺激 消化性溃疡，可因胃酸作用而发生刺痛或灼痛。

（7）肿瘤压迫与浸润 如胃癌、结肠癌、直肠癌等。

2. 胸腔疾病的牵涉痛 如肺炎、心绞痛、急性心肌梗死、急性心包炎、肺梗死、胸膜炎等，疼痛可牵涉腹部，类似急腹症。

3. 全身性疾病 如尿毒症时毒素刺激腹腔浆膜而引起腹痛。少数糖尿病酮症酸中毒可引起腹痛，酷似急腹症。铅中毒时则引起肠绞痛。

4. 其他原因 如荨麻疹时胃肠黏膜水肿，过敏性紫癜时的肠管浆膜下出血等。

● 要点二 腹痛的问诊要点

1. 病史及年龄 消化性溃疡常有反复发作的节律性上腹痛病史，多发生在青壮年；胆绞痛、肾绞痛常有胆道、泌尿道结石史；腹膜粘连性腹痛常与结核性腹膜炎、腹部手术史有关；儿童腹痛多见于肠道蛔虫症、肠套叠；急性阑尾炎多见于青壮年；中老年人腹痛应警惕恶性肿瘤。

2. 腹痛的部位 如胃、十二指肠疾病、急性胰腺炎疼痛多在中上腹部；肝、胆疾患疼痛位于右上腹；急性阑尾炎早期疼痛在脐周或上腹部，数小时后转移至右下腹；小肠绞痛位于脐周；结肠疾病疼痛多位于下腹或左下腹；膀胱炎、盆腔炎症及异位妊娠破裂引起的疼痛在下腹部；空腔脏器穿孔后引起弥漫性腹膜炎则为全腹痛；结核性腹膜炎、腹膜转移癌、腹膜粘连等腹痛呈弥漫性与不定位性。

3. 腹痛的性质与程度 消化性溃疡常有慢性、周期性、节律性中上腹隐痛或灼痛，如突然呈剧烈的刀割样、烧灼样持续性疼痛，可能并发急性穿孔；并发幽门梗阻者为胀痛，于呕吐后减轻或缓解；胆石症、泌尿道结石及肠梗阻时呈剧烈绞痛；剑突下钻顶样痛是胆道蛔虫梗阻的特征；肝癌疼痛多呈进行性锐痛；慢性肝炎与淤血性肝肿大多为持续性胀痛；肝或脾破裂、异位妊娠破裂可出现腹部剧烈绞痛或持续性疼痛；持续性、广泛性剧烈腹痛伴腹肌紧张或板状腹，提示为急性弥漫性腹膜炎。

4. 诱发、加重或缓解腹痛的因素 胆囊炎或胆石症发作前常有进油腻食物史；急性胰腺炎发作前常有暴饮暴食、酗酒史；十二指肠溃疡腹痛多发生在空腹时，进食或服碱性药后缓解；胃溃疡腹痛发生在进食后半小时左右，至下次进餐前缓解；反流性食管炎在直立时可减轻；肠炎引起的腹痛常于排便后减轻；肠梗阻腹痛于呕吐或排气后缓解。

5. 腹痛的伴随症状

（1）伴寒战、高热，可见于急性化脓性胆管炎、肝脓肿、腹腔脏器脓肿等。

（2）伴黄疸，提示肝、胆、胰腺疾病，以及急性溶血等。

（3）伴血尿，多见于尿路结石。

（4）伴休克，常见于腹腔内脏大出血、急性胃肠穿孔、急性心肌梗死、中毒性菌痢等。

（5）伴腹胀、呕吐隔餐或隔日食物，见于幽门梗阻；伴腹胀、呕吐、停止排便排气，提示肠梗阻。

（6）伴腹泻，见于急性胃肠炎、急性肠炎、急性细菌性痢疾，以及慢性胰腺及肝脏疾病的吸收不良等。

（7）伴血便，急性者见于急性细菌性痢疾、肠套叠、绞窄性肠梗阻、急性出血性坏死性结肠炎、过敏性紫癜等；慢性者可见于慢性菌痢、肠结核、结肠癌等；柏油样便提示上消化道出血；鲜血便提示下消化道出血。

（8）直肠病变的疼痛常伴里急后重。

细目四 咳嗽与咯痰

● **要点一 咳嗽的病因**

1. 呼吸道疾病 如急慢性咽炎、扁桃体炎、喉炎、急慢性支气管炎、肺炎、肺结核、肺肿瘤、支气管扩张、气道异物以及其他化学性气味刺激等，均可刺激呼吸道黏膜的迷走神经、舌咽神经和三叉神经的感觉纤维而引起咳嗽。

2. 胸膜疾病 胸膜炎或胸膜受刺激（如自发性气胸、胸膜炎）等。

3. 心血管疾病 如二尖瓣狭窄或其他原因所致的肺淤血与肺水肿。

4. 中枢神经因素 如脑炎、脑膜炎、脑出血、脑肿瘤等也可出现咳嗽。

● **要点二 咳嗽与咯痰的问诊要点**

1. 咳嗽的性质

（1）干性咳嗽 见于急性咽喉炎、急性支气管炎初期、胸膜炎、轻症肺结核、肺癌等。

（2）湿性咳嗽 见于慢性咽喉炎、慢性支气管炎、支气管扩张症、肺炎、肺脓肿、空洞型肺结核等。

2. 咳嗽的时间与节律 突然发生的咳嗽，常见于吸入刺激性气体所致的急性咽喉炎、气管与支气管异物；阵发性咳嗽见于支气管异物、支气管哮喘、支气管肺癌、百日咳等；长期慢性咳嗽见于慢性支气管炎、支气管扩张、慢性肺脓肿、空洞型肺结核等；晨咳或夜间平卧时（即改变体位时）加剧并伴咯痰，常见于慢性支气管炎、支气管扩张症和肺脓肿等病；左心衰竭、肺结核则夜间咳嗽明显。

3. 咳嗽的音色 声音嘶哑的咳嗽多见于声带炎、喉炎、喉癌，以及喉返神经受压迫；犬吠样咳嗽多见于喉头炎症水肿或气管受压；无声（或无力）咳嗽可见于极度衰弱或声带麻痹的患者；带有鸡鸣样吼声常见于百日咳；金属调的咳嗽可由于纵隔肿瘤或支气管癌等直接压迫气管所致。

4. 痰的性质与量 痰的性质可分为黏液性、浆液性、脓性、黏液脓性、浆液血性、血性等。

支气管扩张症与肺脓肿患者痰量多时,痰可出现分层现象:上层为泡沫,中层为浆液或浆液脓性,下层为坏死性物质。痰有恶臭气味者,提示有厌氧菌感染。黄绿色痰提示铜绿假单胞菌感染。粉红色泡沫痰是肺水肿的特征。

5. 伴随症状

（1）伴发热　多见于呼吸道感染、胸膜炎、肺结核等。

（2）伴胸痛　见于肺炎、胸膜炎、支气管肺癌、自发性气胸等。

（3）伴喘息　见于支气管哮喘、喘息型慢性支气管炎、心源性哮喘等。

（4）伴呼吸困难　见于喉头水肿、喉肿瘤、慢性阻塞性肺病、重症肺炎以及重症肺结核、大量胸腔积液、气胸、肺淤血、肺水肿等。

（5）伴咯血　常见于肺结核、支气管扩张症、肺脓肿、支气管肺癌及风湿性二尖瓣狭窄等。

细目五　咯血

● 要点一　咯血的病因

1. 支气管疾病　常见于支气管扩张症、支气管肺癌、支气管内膜结核和慢性支气管炎等。

2. 肺部疾病　如肺结核、肺炎链球菌性肺炎、肺脓肿等。肺结核为我国最常见的咯血原因。

3. 心血管疾病　如风湿性心脏病二尖瓣狭窄所致的咯血等。

4. 其他　如血小板减少性紫癜、白血病、血友病、肺出血型钩端螺旋体病、肾综合征出血热等。

● 要点二　咯血的问诊要点

1. 病史及年龄　有无心、肺、血液系统疾病,有无结核病接触史、吸烟史等;中年以上,咯血痰或小量咯血,特别是有多年吸烟史的男性病人,除考虑慢性支气管炎外,尚须警惕支气管肺癌的可能。

2. 咯血的量及其性状　大量咯血（每日超过500mL）常见于空洞型肺结核、支气管扩张症和肺脓肿;中等咯血（每日100~500mL）可见于二尖瓣狭窄;其他原因所致的咯血多为小量咯血（每日在100mL内）,或仅为痰中带血。咯粉红色泡沫痰为急性左心衰竭的表现。咯血量大而骤然停止可见于支气管扩张症。痰中带血多见于浸润型肺结核。多次少量反复咯血要注意除外支气管肺癌。

● 要点三　咯血与呕血的鉴别

咯血与呕血的鉴别,见下表。

咯血与呕血的鉴别

	咯血	呕血
病史	肺结核、支气管扩张症、肺癌、心脏病等	消化性溃疡、肝硬化等
出血前症状	喉部痒感、胸闷、咳嗽等	上腹不适、恶心、呕吐等
出血方式	咯出	呕出,可为喷射状
出血颜色	鲜红	棕黑或暗红色,有时鲜红色
血内混有物	泡沫和（或）痰	食物残渣、胃液
黑便	无（如咽下血液时可有）	有
酸碱反应	碱性	酸性

细目六　呼吸困难

● 要点一　呼吸困难的概念

呼吸困难是指患者主观上感到空气不足,呼吸费力;客观上表现为呼吸频率、节律与深度的异常,严重时出现鼻翼扇动、发绀、端坐呼吸及辅助呼吸肌参与呼吸活动。

● 要点二　呼吸困难的病因

1. 胸肺疾患

（1）呼吸道疾患　如急性喉炎、喉头水肿、喉部肿瘤、气道异物、气管与支气管的炎症或肿瘤、双侧扁桃体肿大Ⅲ度等。

(2) 肺部病变 如支气管哮喘、肺炎、肺结核、喘息型慢性支气管炎、阻塞性肺气肿、肺心病、肺性脑病、弥漫性肺间质纤维化、肺癌、肺栓塞、肺部疾病导致的呼吸衰竭等。

(3) 胸部疾病 如气胸、胸腔积液、胸膜肥厚、胸部外伤、肋骨骨折以及胸廓畸形等。

2. 循环系统疾患 急慢性左心衰竭、严重的风湿性心脏病、二尖瓣狭窄、先天性心脏病、室间隔缺损等。

3. 全身中毒 如一氧化碳中毒、亚硝酸盐中毒、使用镇静剂或麻醉剂过量、糖尿病酮症酸中毒以及尿毒症等。

4. 血液系统疾患 如严重贫血、高铁血红蛋白血症等。

5. 神经精神及肌肉病变

(1) 中枢神经系统疾病 如各种脑炎、脑膜炎、脑外伤、脑出血、脑肿瘤等。

(2) 周围神经疾病 如脊髓灰质炎累及颈部脊髓、急性感染性多发性神经炎等。

(3) 精神疾患 如癔症。

(4) 肌肉病变 常见的有重症肌无力、药物导致的呼吸肌麻痹等。

● **要点三 呼吸困难的临床表现**

1. 肺源性呼吸困难

(1) 吸气性呼吸困难 表现为胸骨上窝、锁骨上窝、肋间隙在吸气时明显凹陷，称为"三凹征"，常伴有频繁干咳及高调的吸气性喘鸣音。见于急性喉炎、喉水肿、喉痉挛、白喉、喉癌、气管异物、支气管肿瘤或气管受压等。

(2) 呼气性呼气困难 呼气显著费力，呼气时间延长而缓慢，伴有广泛哮鸣音。常见于支气管哮喘、喘息性慢性支气管炎、慢性阻塞性肺气肿等。

(3) 混合性呼吸困难 吸气与呼气均感费力，呼吸频率浅而快。见于重症肺炎、重症肺结核、大面积肺不张、大块肺梗死、大量胸腔积液和气胸等。

2. 心源性呼吸困难 主要由左心衰竭引起，具有以下特点：

(1) 劳累性呼吸困难 在体力活动时出现或加重，休息时减轻或缓解。

(2) 端坐呼吸 常表现为平卧时加重，端坐位时减轻，故被迫采取端坐位或半卧位以减轻呼吸困难的程度。

(3) 夜间阵发性呼吸困难 左心衰竭时，因肺淤血常出现阵发性呼吸困难，多在夜间入睡后发生。发作时，患者被迫坐起喘气和咳嗽，重者面色青紫、大汗、呼吸有哮鸣声，咳浆液性粉红色泡沫样痰，两肺底湿啰音，心率增快，此种呼吸又称为心源性哮喘。常见于高血压性心脏病、冠状动脉粥样硬化性心脏病、风湿性心瓣膜病、心肌炎等引起的左心衰竭。

3. 中毒性呼吸困难

(1) 代谢性酸中毒 呼吸深大而规则，可伴有鼾声，称 Kussmaul 呼吸。见于尿毒症、糖尿病酮症酸中毒。

(2) 药物及中毒 如吗啡、巴比妥类、有机磷农药中毒时，致呼吸减慢，也可呈潮式呼吸。一氧化碳、氰化物中毒时均可引起呼吸加快。

细目七 水 肿

● **要点一 水肿的病因**

1. 全身性水肿

(1) 心源性水肿 见于右心衰竭、慢性缩窄性心包炎等。

(2) 肾源性水肿 多由各种肾炎、肾病综合征等引起。

(3) 肝源性水肿 见于肝硬化、重症肝炎等。

(4) 营养不良性水肿 见于低蛋白血症和维生素 B_1 缺乏。

(5) 内分泌源性水肿 见于甲状腺功能减退症、垂体前叶功能减退症等黏液性水肿。

2. 局部性水肿 见于各种组织炎症、静脉阻塞（静脉血栓形成、静脉炎等）、淋巴回流受阻（丝虫病、淋巴管炎、肿瘤压迫等）及血管神经性水肿。

● 要点二　水肿的临床表现

1. 全身性水肿

（1）心源性水肿　特点是下垂性水肿，严重者可出现胸水、腹水等，常伴有呼吸困难、心脏扩大、心率加快、颈静脉怒张、肝颈静脉回流征阳性等表现。

（2）肾源性水肿　特点为早晨起床后眼睑或颜面水肿，以后发展为全身水肿，伴有血尿、少尿、蛋白尿、管型尿、高血压、贫血等表现。

（3）肝源性水肿　常有腹水，也可出现下肢踝部水肿并向上蔓延，头面部及上肢常无水肿。常伴有肝功能受损及门静脉高压等表现，可见肝掌、蜘蛛痣等。

（4）营养不良性水肿　患者往往有贫血、乏力、消瘦等营养不良的表现。

（5）内分泌源性水肿　见于甲状腺功能减退症等黏液性水肿，特点是非凹陷性，颜面及下肢较明显，病人常伴有精神萎靡、食欲不振。

2. 局部性水肿　见于组织炎症，如丹毒等，常伴红、热、痛。还可见于静脉回流受阻，如血栓性静脉炎、静脉血栓形成等。水肿主要出现在病变局部或病变侧肢体，可见局部肿胀明显，或伴有静脉曲张。丝虫病可引起淋巴液回流受阻，出现象皮肿，以下肢常见。

细目八　呕血与黑便

● 要点一　呕血与黑便的病因

1. 食管疾病　食管与胃底静脉曲张破裂、食管炎、食管癌、食管贲门黏膜撕裂、食管异物、食管裂孔疝。大出血者常见于食管与胃底静脉曲张破裂及食管异物刺穿主动脉。

2. 胃及十二指肠疾病　最常见的原因是消化性溃疡。非甾体类抗炎药及应激所致的胃黏膜病变出血也较常见。其他病因有胃肿瘤、急性及慢性胃炎、胃黏膜脱垂症、十二指肠炎等。

3. 肝、胆、胰的疾病　肝硬化、门静脉高压引起的食管与胃底静脉曲张破裂是引起上消化道出血的常见病因。胆道感染、胆石症、胆道肿瘤可引起胆道出血。胰腺癌、急性重症胰腺炎也可引起上消化道出血，但均少见。

4. 全身性疾病

（1）血液疾病　如白血病、再生障碍性贫血、血小板减少性紫癜、过敏性紫癜、弥散性血管内凝血（DIC）等。

（2）急性传染病　肾综合征出血热、钩端螺旋体病、急性重型肝炎等。

（3）其他　尿毒症、肺源性心脏病、结节性多动脉炎等。

上消化道大出血前三位的病因是：消化性溃疡、食管与胃底静脉曲张破裂、急性胃黏膜病变。

● 要点二　呕血与黑便的问诊要点

1. 是否为上消化道出血　呕血应与咯血及口、鼻、咽喉部位出血鉴别。黑便应与食动物血、铁剂、铋剂等造成的黑便鉴别。

2. 诱因　如饮食不节、饮酒及服用某些药物、严重创伤等。

3. 既往病史　重点询问有无消化性溃疡、肝炎、肝硬化以及长期服药史。

4. 伴随症状

（1）伴慢性、周期性、节律性上腹痛，见于消化性溃疡。

（2）伴蜘蛛痣、肝掌、黄疸、腹壁静脉曲张、腹水、脾肿大，见于肝硬化门静脉高压。

（3）伴皮肤黏膜出血者，见于血液病及急性传染病。

（4）伴右上腹痛、黄疸、寒战高热者，见于急性梗阻性化脓性胆管炎。

细目九　黄　疸

● 要点一　黄疸的概念

血清总胆红素浓度升高致皮肤、黏膜、巩膜黄染称黄疸。总胆红素在 17.1～34.2 μmol/L，虽然浓度升高，但无黄疸出现，叫隐性黄疸；总胆红素浓度超过 34.2 μmol/L，则可出现皮肤、黏膜、巩膜黄染，称为显性黄疸。

● 要点二　各型黄疸的病因、临床表现及实验室检查特点

1. 溶血性黄疸

（1）病因　①先天性溶血性贫血：如遗传性球形红细胞增多症、珠蛋白生成障碍性贫血、蚕豆病等。②后天获得性溶血性贫血：自身免疫性溶血性贫血；同种免疫性溶血性贫血，如误输异型血、新生儿溶血；非免疫性溶血性贫血，如败血症、疟疾、毒蛇咬伤、毒蕈中毒、阵发性睡眠性血红蛋白尿等。

（2）临床表现　黄疸较轻，呈浅柠檬色。急性溶血时，起病急骤，出现寒战、高热、头痛、腰痛、呕吐，尿呈酱油色或茶色，严重者出现周围循环衰竭及急性肾功能衰竭。慢性溶血常有贫血、黄疸、脾肿大三大特征。

（3）实验室检查特点　血清总胆红素增多，以非结合胆红素为主，结合胆红素一般正常，尿胆原增多，尿胆红素阴性，具有溶血性贫血的改变，如贫血、网织红细胞增多、血红蛋白尿、骨髓红细胞系增生旺盛等。

2. 肝细胞性黄疸

（1）病因　病毒性肝炎、中毒性肝炎、肝硬化、肝癌、钩端螺旋体病、败血症、伤寒等。

（2）临床表现　黄疸呈浅黄至深黄，有乏力、食欲下降、恶心呕吐，甚至出血等肝功能受损的症状及肝脾肿大等体征。

（3）实验室检查特点　血清结合及非结合胆红素均增多。尿中尿胆原通常增多，尿胆红素阳性。大便颜色通常改变不明显。有转氨酶升高等肝功能受损的表现。

3. 胆汁淤积性黄疸（阻塞性黄疸）

（1）病因　①肝外梗阻性黄疸：如胆道结石、胆管癌、胰头癌、胆道炎症水肿、胆道蛔虫、胆管狭窄等引起的梗阻。②肝内胆汁淤积：胆汁排泄障碍所致，而无机械性梗阻，常见于内科疾病，如毛细胆管型病毒性肝炎、药物性胆汁淤积、原发性胆汁性肝硬化、妊娠期特发性黄疸等。

（2）临床表现　黄疸深而色泽暗，甚至呈黄绿色或褐绿色。胆酸盐返流入血，刺激皮肤可引起瘙痒，刺激迷走神经可引起心动过缓。粪便颜色变浅或呈白陶土色。

（3）实验室检查特点　血清结合胆红素明显增多。尿胆原减少或阴性，尿胆红素阳性。大便颜色变浅。反映胆道梗阻的指标改变，如血清碱性磷酸酶及脂蛋白-X增高等。

细目十　抽搐

● 要点　抽搐的病因

1. 颅脑疾病

（1）感染性疾病　如各种脑炎及脑膜炎、脑脓肿、脑寄生虫病等。

（2）非感染性疾病　①外伤：产伤、脑挫伤、脑血肿等。②肿瘤：原发性肿瘤（如脑膜瘤、神经胶质瘤等）及转移性脑肿瘤。③血管性疾病：脑血管畸形、高血压脑病、脑梗死、脑出血等。④癫痫。

2. 全身性疾病

（1）感染性疾病　如中毒性肺炎、中毒性菌痢、败血症、狂犬病、破伤风、小儿高热惊厥等。

（2）非感染性疾病　①缺氧：如窒息、溺水等。②中毒：外源性中毒，如药物、化学物；内源性中毒，如尿毒症、肝性脑病等。③代谢性疾病：如低血糖、低血钙等。④心血管疾病：如阿-斯综合征。⑤物理损伤：如中暑、触电等。⑥癔症性抽搐。

细目十一　昏迷

● 要点一　昏迷的概念

昏迷是指意识丧失，任何强大的刺激都不能唤醒，是最严重的意识障碍。

● 要点二　昏迷的分度

1. 浅昏迷　意识大部分丧失，强刺激也不能

唤醒，但对疼痛刺激有痛苦表情及躲避反应。角膜反射、瞳孔对光反射、吞咽反射、眼球运动等都存在。

2. 中度昏迷 意识全部丧失，对强刺激的反应减弱，角膜反射、瞳孔对光反射迟钝，眼球活动消失。

3. 深昏迷 对疼痛等各种刺激均无反应，全身肌肉松弛，角膜反射、瞳孔对光反射、眼球活动均消失，可出现病理反射。

（闫平慧）

第二单元　问　诊

◎ **要点　问诊的内容**

1. 一般项目 包括姓名、性别、年龄、婚否、出生地、民族、工作单位、职业、现住址、就诊或入院日期、病史记录日期、病史叙述者等。

2. 主诉 指病人就诊的主要原因，是感觉最明显、最痛苦的症状或体征及持续时间。主诉要有显著的意向性，确切的主诉常可提供对某系统疾病的诊断线索。尽可能用患者自己的言词，不用诊断用语。如"反复上腹隐痛8年，解黑大便2天"，"活动后心慌、气短2年，下肢水肿1周"，"进行性吞咽困难1月余"等。对当前无症状表现，诊断资料和入院目的又十分明确的患者，也可用以下方式记录主诉。如"血糖升高2个月，入院进一步检查"，"发现胆囊结石2个月，入院接受手术治疗"。

3. 现病史 包括以下几个方面：①起病情况：起病时间、起病急缓、有无病因或诱因等。②主要症状特征：包括症状的部位、性质、持续时间和程度等。③病因和诱因：应询问与本次发病的有关病因（如外伤、中毒、感染、遗传、变态反应等）和诱因（如气候变化、环境改变、情绪激动或抑郁、饮食起居失调等）。④病情发展与演变过程：起病后主要症状的变化是持续性还是发作性，是进行性加重还是逐渐好转，缓解或加重的因素等。⑤伴随症状。⑥诊治经过。⑦患者的一般情况。

4. 既往史 包括患者既往的健康状况和过去曾经患过的疾病（包括各种传染病）、外伤手术、预防接种、过敏史等，尤其是与现病有密切关系的疾病的历史。如冠心病的患者，应当询问过去是否有过高血压病、血脂导常、糖尿病等；对风湿性心脏病患者，应询问过去是否有反复咽痛、游走性关节痛等；对肝硬化的患者，应询问过去是否有过黄疸、营养障碍及酗酒史；气胸患者，应询问既往有无肺结核、慢性阻塞性肺疾病等。

5. 个人史 包括：①社会经历：出生地、居住地区和居留时间、受教育程度、经济生活和业余爱好。②职业和工作条件：工种、劳动环境、对工业毒物的接触情况及时间。③习惯与嗜好：起居与卫生习惯、饮食的规律与质量、烟酒嗜好与摄入量，以及异嗜癖和麻醉毒品等。④冶游史。

6. 婚姻史 询问患者的婚姻状况，是未婚、已婚，还是离异等。

7. 月经生育史 女性应询问其月经初潮年龄、每次经期相隔日数、行经日数、闭经年龄等。

生育史包括妊娠、生育次数，有无早产、剖宫产、死胎、产褥热及计划生育情况。

8. 家族史 应重点针对血友病、糖尿病、高血压病、中风、癫痫、恶性肿瘤、哮喘等变态反应性疾病等。

（闫平慧）

第三单元 检体诊断

细目一 基本检查法

要点一 常用触诊方法及其适用范围和注意事项

手的感觉以指腹和掌指关节掌面的皮肤较为敏感,指腹皮肤最为敏感,因此触诊多用于这两个部位。根据检查目的不同,触诊分为浅部触诊和深部触诊。

1. 浅部触诊 主要用于检查体表浅在病变,如关节,软组织,浅部的动脉、静脉、神经,阴囊和精索等。

2. 深部触诊 主要用于腹腔内病变和脏器的检查。

(1) 深部滑行触诊 主要适用于腹腔深部包块和胃肠病变的检查。

(2) 双手触诊 适用于肝、脾、肾、子宫和腹腔肿物的检查。

(3) 深压触诊 用于探测腹部深在病变部位或确定腹腔压痛点,如阑尾压痛点、胆囊压痛点等。检查反跳痛时,在深压的基础上迅速将手抬起,并询问患者疼痛感觉是否加重或观察患者面部是否有痛苦表情。

(4) 冲击触诊(浮沉触诊法) 适用于大量腹水而肝、脾难以触及时。

要点二 叩诊的方法及常见叩诊音

1. 叩诊方法

(1) 间接叩诊法 叩诊时左手中指第2指节紧贴于叩诊部位,其余手指稍微抬起,勿与体表接触;右手各指自然弯曲,以右手中指指端叩击左手中指第2指骨的前端。叩击方向应与叩诊部位的体表垂直,主要以活动腕关节与指掌关节进行叩诊,避免肘关节及肩关节参加活动。叩击动作要灵活、短促,富有弹性。叩击后右手中指应立即抬起,以免影响音响的振幅与频率。在一个部位每次只需连续叩击2~3下,如印象不深,可再连续叩击2~3下,不间断地连续叩击反而不利于对叩诊音的分辨。叩击用力要均匀适中,使产生的音响一致,才能正确判断叩诊音的变化。叩击力量的轻重,应根据不同的检查部位,病变组织的性质、范围大小、位置深浅等具体情况而定。

(2) 直接叩诊法 适用于胸部或腹部面积较广泛的病变,如胸膜粘连或增厚、气胸、大量胸水或腹水等。

2. 常见叩诊音

(1) 清音 清音是一种频率为100~128Hz,振动持续时间较长的音响,为不甚一致的非乐性叩诊音。清音是正常肺部的叩诊音,提示肺组织的弹性、含气量和致密度正常。

(2) 浊音 浊音是一种音调较高、音响较弱、振动持续时间较短的非乐性叩诊音。在叩击被少量含气组织覆盖的实质脏器时产生,如叩击被肺的边缘所覆盖的心脏或肝脏部分,或病理状态下肺组织含气量减少(如肺炎)所表现的叩诊音。

(3) 鼓音 鼓音是一种和谐的乐音,如同击鼓声。与清音相比音响更强,振动持续时间也较长,在叩击含有大量气体的空腔器官时出现。正常见于左下胸的胃泡区及腹部;病理情况下,见于肺空洞、气胸或气腹等。

(4) 过清音 属于鼓音范畴的一种变音,介于鼓音与清音之间,音调较清音低,音响较清音强。过清音的出现提示肺组织含气量增多、弹性减弱,临床常见于肺气肿。

(5) 实音(重浊音或绝对浊音) 实音是一种音调较浊音更高、音响更弱、振动时间更短的非乐音。生理情况下,见于叩击不含气的实质脏器,如心脏、肝脏;病理状态下,见于大量胸腔积液或肺实变等。

● 要点三 嗅诊常见异常气味及临床意义

1. 呕吐物 粪臭味见于肠梗阻，酒味见于饮酒和醉酒等，浓烈的酸味见于幽门梗阻或狭窄等。

2. 呼气味 浓烈的酒味见于酒后或醉酒，刺激性蒜味见于有机磷农药中毒，烂苹果味见于糖尿病酮症酸中毒，氨味见于尿毒症，腥臭味见于肝性脑病。

细目二 全身状态检查

● 要点一 体温测量

1. 口腔温度 正常值为36.3℃～37.2℃。口测法温度虽较可靠，但对婴幼儿及意识障碍者则不宜使用。

2. 肛门温度 正常值为36.5℃～37.7℃。肛门温度较口腔温度高0.3℃～0.5℃。适用于小儿及神志不清的患者。

3. 腋下温度 擦干腋窝汗液（有汗会使腋温低），将腋窝温度计（简称腋表）的水银柱甩到35℃以下，温度计的水银端放在患者腋窝深处，嘱患者用上臂将温度计夹紧，放置10分钟后读数。正常值为36℃～37℃。腋测法较安全、方便，不易发生交叉感染。

正常人24小时内体温略有波动，相差不超过1℃。生理状态下，运动或进食后体温稍高，老年人体温略低，妇女在月经期前或妊娠期略高。

● 要点二 脉搏检查

脉搏的检查方法通常是以3个手指（示指、中指、环指）的指端来触诊桡动脉的搏动。如桡动脉不能触及，也可触摸肱动脉、颞动脉和颈动脉等。

正常成人，在安静状态下脉率为60～100次/分钟。儿童较快，婴幼儿可达130次/分钟。病理状态下，发热、疼痛、贫血、甲状腺功能亢进症、心力衰竭、休克、心肌炎等，脉率增快；颅内高压、病态窦房结综合征、二度及以上窦房或房室传导阻滞，或服用强心苷、钙拮抗剂、β受体阻滞剂等药时，脉率减慢。临床上除注意脉率增快或减慢之外，还应注意脉率与心率是否一致。心房颤动时，脉率少于同时计数的心率，这种现象称为脉搏短绌。

● 要点三 血压测量

1. 直接测量法 仅适用于危重和大手术的患者。

2. 间接测量法 即现广泛应用的袖带加压法。此法常用的血压计有汞柱式、弹簧式和电子血压计，以汞柱式为最常用。临床上通常采用间接方法在上臂肱动脉部位测取血压值。被检查者安静休息至少5分钟，在测量前30分钟内禁止吸烟和饮咖啡，排空膀胱。裸露右上臂，肘部置于与右心房同一水平（坐位平第4肋软骨，仰卧位平腋中线）。首次就诊者左、右臂的血压应同时测量，并予记录。让受检者脱下该侧衣袖，露出手臂并外展45°，将袖带平展地缚于上臂，袖带下缘距肘窝横纹约2～3cm，松紧适宜。检查者先于肘窝处触知肱动脉搏动，再将听诊器体件置于肱动脉上，轻压听诊器体件。然后用橡皮球将空气打入袖带，待动脉音消失，再将汞柱升高20～30mmHg后，开始缓慢（2～6mmHg/s）放气，心率较慢时放气速率也较慢，获取舒张压读数后快速放气至零。测压时双眼平视汞柱表面，根据听诊结果读出血压值。当听到第一个声音时所示的压力值是收缩压；继续放气，声音消失时血压计上所示的压力值是舒张压（个别声音不消失者，可采用变音值作为舒张压并加以注明）。正常人两上肢血压可有5～10mmHg的差别，下肢血压较上肢高20～40mmHg，但在动脉穿刺或插管直接测量时则无显著差异。

根据《中国高血压防治指南》（2010年修订版），血压水平的定义和分类标准见下表。

血压水平的定义和分类

类别	收缩压（mmHg）		舒张压（mmHg）
正常血压	<120	和	<80
正常高值	120~139	和（或）	80~89
高血压	≥140	和（或）	≥90
1级高血压（轻度）	140~159	和（或）	90~99
2级高血压（中度）	160~179	和（或）	100~109
3级高血压（重度）	≥180	和（或）	≥110
单纯收缩期高血压	≥140	和	<90

3. 血压变异的临床意义

（1）高血压　高血压绝大多数见于高血压病（亦称原发性高血压）；继发性高血压少见（约<5%），见于肾脏疾病、肾上腺皮质或髓质肿瘤、肢端肥大症、甲状腺功能亢进症、妊娠高血压综合征等所致的血压增高。

（2）低血压　血压低于90/60mmHg时，称为低血压。常见于休克、急性心肌梗死、心力衰竭、心包填塞、肾上腺皮质功能减退等，也可见于极度衰竭的病人。

（3）脉压增大和减小　脉压>40mmHg称为脉压增大，见于主动脉瓣关闭不全、动脉导管未闭、动静脉瘘、高热、甲状腺功能亢进症、严重贫血、动脉硬化等。脉压<30mmHg称为脉压减小，见于主动脉瓣狭窄、心力衰竭、休克、心包积液、缩窄性心包炎等。

● **要点四　发育判定**

发育的正常与否，通常以年龄与体格成长状态（身高、体重）、智力和性征（第一、第二性征）之间的关系来判断。发育正常时，年龄与体格、智力和性征的成长状态是相应的。

临床上根据身体各部发育的外观表现，包括骨骼、肌肉的生长与脂肪分布的状态等，把成年人的体型分为以下3种：

1. 匀称型　表现为身体各部分结构匀称适中，腹上角90°左右，见于多数正常成人。

2. 瘦长型　表现为体高肌瘦、颈细长、肩窄下垂、胸廓扁平、腹上角小于90°。

3. 矮胖型　表现为体格粗壮、颈粗短、肩宽平、胸围大、腹上角大于90°。

● **要点五　营养状态检查**

营养状态是鉴定健康和疾病程度的标准之一。机体营养状态与多种因素有关，如与食物的摄入、消化、吸收和代谢等密切相关。

1. 判定方法　营养状态的好坏，可根据皮肤、毛发、皮下脂肪、肌肉的发育情况来综合判断，临床上常用良好、中等、不良三个等级来概括。

（1）良好　黏膜红润，皮肤光泽，弹性良好，皮下脂肪丰满而有弹性，肌肉结实，指甲、毛发润泽，肋间隙及锁骨上窝深浅适中，肩胛部和腹部肌肉丰满，精神饱满。

（2）不良　黏膜干燥，皮肤弹性减低，皮下脂肪菲薄，肌肉松弛无力，指甲粗糙无光泽，毛发稀疏，肋间隙、锁骨上窝凹陷，肩胛部和髂骨突出，精神萎靡。

（3）中等　介于良好与不良之间。

2. 常见的营养异常状态

（1）营养不良　体重减轻到低于标准体重的90%时称为消瘦。主要见于长期的慢性感染（如结核病、血吸虫病等）、恶性肿瘤（如食管癌、胃癌等）、某些内分泌疾病（如糖尿病、垂体功能减退症等）以及精神性厌食。

（2）肥胖　超过标准体重20%以上者为肥胖。主要由于摄食过多所致。此外，内分泌、家族遗传、生活方式与运动、精神因素等皆有影响。肥胖一般分为单纯性肥胖（全身脂肪分布均匀，一般无异常表现，常有一定的遗传倾向）和继发性肥胖（多由内分泌疾病引起，如肾上腺皮质功能亢进症）两类。

● 要点六　意识状态判定

检查者可通过与患者交谈来了解其思维、反应、情感活动、计算能力、记忆力、注意力、定向力（即对时间、人物、地点，以及对自己本身状态的认识能力）等方面的情况。对较为严重者应同时做痛觉试验（如重压患者眶上缘）、瞳孔对光反射、角膜反射、腱反射等，以判断有无意识障碍及其程度。对昏迷患者，重点注意生命体征，尤其是呼吸的频率和节律，瞳孔大小，眼底有无视乳头水肿、出血，有无偏瘫、锥体束征、脑膜刺激征等。

● 要点七　面容检查

1. 急性（热）病容　表现为面色潮红，兴奋不安，口唇干燥，呼吸急促，表情痛苦，有时鼻翼扇动，口唇疱疹。常见于急性感染性疾病，如肺炎链球菌肺炎、流行性脑脊髓膜炎、急性化脓性阑尾炎等。

2. 慢性病容　可见面容憔悴，面色晦暗或苍白无华，双目无神，表情淡漠等，多见于肝硬化、慢性肾炎等慢性消耗性疾病。

3. 肝病面容　可见面颊瘦削，面色灰褐，额部、鼻背、双颊有褐色色素沉着，见于慢性肝炎、肝硬化等。

4. 肾病面容　表现为面色苍白，眼睑、颜面浮肿，舌质淡，边缘有齿痕，见于慢性肾炎、慢性肾盂肾炎、慢性肾功能衰竭等。

5. 甲亢面容　可见眼裂增大，眼球突出，目光闪烁，呈惊恐貌，兴奋不安，烦躁易怒，见于甲状腺功能亢进症。

6. 黏液性水肿面容　表现为面色苍白，睑厚面宽，颜面浮肿，目光呆滞，反应迟钝，眉毛、头发稀疏，舌色淡、胖大，见于甲状腺功能减退症。

7. 二尖瓣面容　可见面色晦暗，双颊紫红，口唇轻度发绀，见于风湿性心瓣膜病、二尖瓣狭窄。

8. 伤寒面容　可见表情淡漠，反应迟钝，呈无欲状态，见于伤寒、脑脊髓膜炎、脑炎等高热衰弱患者。

9. 苦笑面容　发作时牙关紧闭，面肌痉挛，呈苦笑状，见于破伤风。

10. 满月面容　面圆如满月，皮肤发红，常伴痤疮和小须，见于库欣综合征及长期应用肾上腺皮质激素的患者。

11. 肢端肥大症面容　头颅增大，脸面变长，下颌增大并向前突出，眉弓及两颧隆起，唇舌肥厚，耳鼻增大，见于肢端肥大症。

12. 面具面容　面部呆板、无表情，似面具样，见于震颤麻痹等。

● 要点八　体位检查

1. 自动体位　身体活动自如，不受限制，见于正常人、轻病或疾病早期。

2. 被动体位　患者不能随意调整或变换体位，需别人帮助才能改变体位，见于极度衰弱或意识丧失的患者。

3. 强迫体位

（1）强迫仰卧位　患者仰卧，双腿蜷曲，借以减轻腹部肌肉紧张，见于急性腹膜炎等。

（2）强迫俯卧位　通过俯卧位减轻脊背肌肉的紧张程度，常见于脊柱疾病。

（3）强迫侧卧位　通过侧卧于患侧，以减轻疼痛，且有利于健侧代偿呼吸，见于一侧胸膜炎及大量胸腔积液。

（4）强迫坐位　患者坐于床沿，以两手置于膝盖上或扶持床边，见于心、肺功能不全者。

（5）强迫蹲位　活动中因呼吸困难和心悸而采取蹲位以缓解症状，见于发绀型先天性心脏病。

（6）辗转体位　患者坐卧不安，辗转反侧，见于胆绞痛、肾绞痛、肠绞痛等。

（7）角弓反张位　患者颈及脊背肌肉强直，头向后仰，胸腹前凸，背过伸，躯干呈反弓形，见于破伤风、小儿脑膜炎等。

● 要点九　步态检查

1. 痉挛性偏瘫步态　多见于急性脑血管疾病的后遗症。

2. 醉酒步态 行走时重心不稳，左右摇晃，状如醉汉，见于小脑病变、酒精中毒等。

3. 慌张步态 步行时头及躯干前倾，步距较小，起步动作慢，但行走后越走越快，有难以止步之势，见于震颤麻痹。

4. 蹒跚步态（鸭步） 走路时身体左右摇摆似鸭行，见于佝偻病、大骨节病、进行性肌营养不良、先天性双髋关节脱位等。

5. 间歇性跛行 行走时，因下肢突发疼痛而停止前行，休息后继续前行，见于严重下肢动脉硬化等。

细目三 皮肤检查

● 要点一 皮疹、皮下出血、蜘蛛痣检查

皮疹多为全身性疾病的表现之一，是临床诊断某些疾病的重要依据。多见于传染病、皮肤病、药物及其他物质所致的过敏反应。不同疾病的皮疹形态及出现规律具有一定的特异性，所以发现皮疹时应仔细观察皮疹出现的先后顺序与消退的时间，皮疹分布的部位，形态大小、颜色，压之是否褪色、平坦或隆起，有无瘙痒及脱屑等。常见的皮疹有下列几种：

1. 皮疹 检查时应注意皮疹出现与消失的时间、发展顺序、分布部位、形状及大小、颜色、压之是否退色、平坦或隆起、有无瘙痒和脱屑等。常见的皮疹有以下几种：

（1）斑疹 只是局部皮肤发红，一般不高出皮肤。见于麻疹初起、斑疹伤寒、丹毒、风湿性多形性红斑等。

（2）玫瑰疹 是一种鲜红色的圆形斑疹，直径2～3mm，由病灶周围的血管扩张所形成，压之退色，松开时又复现，多出现于胸腹部。对伤寒或副伤寒具有诊断意义。

（3）丘疹 直径小于1cm，除局部颜色改变外还隆起皮面，为局限、充实的浅表损害，见于药物疹、麻疹、猩红热及湿疹等。

（4）斑丘疹 在丘疹周围合并皮肤发红的底盘，称为斑丘疹。见于风疹、猩红热、湿疹及药物疹等。

（5）荨麻疹 又称风团块，是由于皮肤、黏膜的小血管反应性扩张及渗透性增加而产生的一种局限性暂时性水肿。主要表现为边缘清楚的红色或苍白色的瘙痒性皮肤损害，出现快，消退快，消退后不留痕迹。见于各种异性蛋白性食物或药物过敏。

2. 皮下出血 皮肤或黏膜下出血，出血面的直径<2mm者，称为瘀点；小的出血点容易和小红色皮疹或小红痣相混淆，皮疹压之退色，而出血点压之不退色，小红痣加压虽不退色，但触诊时可稍高出平面，并且表面发亮。皮下出血直径在3～5mm者，称为紫癜；皮下出血直径>5mm者，称为瘀斑；片状出血并伴有皮肤显著隆起者，称为血肿。皮肤黏膜出血常见于造血系统疾病、重症感染、某些血管损害的疾病，以及某些毒物或药物中毒等。

3. 蜘蛛痣 蜘蛛痣是皮肤小动脉末端分支扩张所形成的血管痣。蜘蛛痣出现部位多在上腔静脉分布区，如面、颈、手背、上臂、前胸和肩部等处。检查时除观察其形态外，可用铅笔尖或火柴杆等压迫蜘蛛痣的中心，如周围辐射状的小血管随之消退，解除压迫后又复出现，则证明为蜘蛛痣。蜘蛛痣的发生与雌激素增多有关，常见于慢性肝炎、肝硬化，是肝脏对体内雌激素的灭活能力减弱所致。健康妇女在妊娠期间、月经前或月经期偶尔也可出现蜘蛛痣。慢性肝病患者手掌大、小鱼际处常发红，加压后退色，称为肝掌，其发生机制与蜘蛛痣相同。

● 要点二 水肿、皮下气肿

1. 水肿 水肿是皮下组织的细胞内或组织间隙液体潴留过多所致。水肿的检查需视诊和触诊相结合，轻度水肿视诊不易发觉，如用手指加压受压局部出现凹陷，称为凹陷性水肿。黏液性水肿及象皮肿虽也表现为组织明显肿胀，但指压后并无凹陷，称为非凹陷性水肿。黏液性水肿见于甲状腺功能亢进症，象皮肿见于丝虫病。水肿根据其程度，可分为轻、中、重三度。

（1）轻度水肿 水肿见于皮下组织疏松部或

下垂部位，如眼睑、眶下软组织、胫骨前、踝部皮下组织，指压后可见组织轻度下陷，平复较快。

（2）中度水肿　全身组织均可见明显肿胀，指压后出现明显或较深的凹陷，平复缓慢。

（3）重度水肿　全身组织严重水肿，低部位的皮肤紧张发亮，甚至有液体渗出，此外，重度水肿时胸膜腔、腹膜腔、鞘膜腔内可有积液，外阴部亦可见严重水肿。

全身性水肿常见于肾炎、肾病综合征、心力衰竭（尤其是右心衰竭）、失代偿期肝硬变和营养不良等；局限性水肿可见于局部炎症、外伤、过敏、血栓形成所致的毛细血管通透性增加，静脉或淋巴回流受阻。

2. 皮下气肿　气体进入皮下组织，称为皮下气肿。皮下气肿时，外观肿胀如同水肿，指压可凹陷，但去掉压力后则迅速恢复原形，并且按压时气体在皮下组织内移动，有一种柔软带弹性的振动感，称为捻发感或握雪感。常见于胸部外伤、气胸、产气杆菌感染等。

细目四　淋巴结检查

● 要点一　浅表淋巴结检查内容

正常情况下，表浅淋巴结很小，直径不超过0.5cm，质地柔软，表面光滑，无压痛，与周围组织无粘连，不易触及。当身体某部位发生炎症或癌肿时，可引起相应引流区域的淋巴结肿大。如发现有肿大的浅表淋巴结，应记录其位置、数目、大小、质地、移动度、表面是否光滑，有无红肿、压痛和波动，是否有瘢痕、溃疡和瘘管等，同时应注意寻找引起淋巴结肿大的病灶。

● 要点二　局部和全身浅表淋巴结肿大的临床意义

淋巴结肿大分为全身性和局限性淋巴结肿大两种。局限性淋巴结肿大是指某一组淋巴结肿大；全身性淋巴结肿大是指颈、腋窝及腹股沟等多区域中，有两组以上的淋巴结同时肿大。

1. 局部淋巴结肿大

（1）非特异性淋巴结炎　一般炎症所致淋巴结肿大多有触痛，表面光滑，无粘连，质不硬。颌下淋巴结肿大常由口腔内炎症所致；颈部淋巴结肿大常由化脓性扁桃体炎、齿龈炎等急慢性炎症所致；上肢的炎症常引起腋窝淋巴结肿大；下肢炎症常引起腹股沟淋巴结肿大。

（2）淋巴结结核　肿大淋巴结常发生在颈部血管周围，多发性，质地较硬，大小不等，可互相粘连或与邻近组织、皮肤粘连，移动性稍差，如组织发生干酪性坏死，则可触到波动感；晚期破溃后形成瘘管，愈合后可形成瘢痕。

（3）转移性淋巴结肿大　恶性肿瘤转移所致的淋巴结肿大，质硬或有橡皮样感，一般无压痛，表面光滑或有突起，与周围组织粘连而不易推动。左锁骨上窝淋巴结肿大，多为腹腔脏器癌肿（胃癌、肝癌、结肠癌等）转移；右锁骨上窝淋巴结肿大，多为胸腔脏器癌肿（肺癌、食管癌等）转移。鼻咽癌易转移到颈部淋巴结；乳腺癌最早经胸大肌外侧缘淋巴管侵入同侧腋下淋巴结。

2. 全身淋巴结肿大　可遍及全身表浅的淋巴结，大小不等，无粘连，常见于急慢性白血病、淋巴瘤、传染性单核细胞增多症、系统性红斑狼疮及某些病毒性感染（如风疹等）。

细目五　头部检查

● 要点一　头颅形状、大小检查

1. 方颅　前额左右突出，头顶平坦呈方颅畸形，见于小儿佝偻病、先天性梅毒。

2. 巨颅　额、头顶、颞和枕部膨大呈圆形，颜面部相对很小，头皮静脉明显怒张。由于颅内高压，压迫眼球，形成双目下视、巩膜外露的特殊面容，称为落日现象，见于脑积水。

● 要点二　眼部检查

1. 眼睑

（1）上睑下垂　双上眼睑下垂见于重症肌无力、先天性上眼睑下垂；单侧上眼睑下垂常见于各种疾病引起的动眼神经麻痹，如脑炎、脑脓肿、蛛网膜下腔出血、白喉、外伤等。

(2) 眼睑水肿　眼睑组织疏松，初发或轻度水肿常先出现在眼睑。眼睑水肿多见于肾炎、慢性肝病、贫血、营养不良、血管神经性水肿等。

(3) 眼睑闭合不全　双侧眼睑闭合不全常见于甲状腺功能亢进症；单侧眼睑闭合不全常见于面神经麻痹。

2. 结膜　结膜发红、水肿、血管充盈为充血，见于结膜炎、角膜炎、沙眼早期；结膜苍白见于贫血；结膜发黄见于黄疸；睑结膜有滤泡或乳头见于沙眼；结膜有散在出血点，见于亚急性感染性心内膜炎；结膜下片状出血，见于外伤及出血性疾病，亦可见于高血压、动脉硬化；球结膜透明而隆起为球结膜下水肿，见于脑水肿或输液过多。

3. 巩膜　检查巩膜有无黄染应在自然光线下进行。病人出现黄疸时，巩膜黄染均匀，血液中其他黄色色素增多时，一般黄染只出现于角膜周围。

4. 角膜　检查时应注意角膜的透明度，有无白斑、云翳、溃疡、角膜软化和血管增生等。

5. 瞳孔　正常瞳孔直径2~5mm，两侧等大等圆。检查瞳孔时，应注意其大小、形态、双侧是否相同、对光反射和调节反射是否正常。

(1) 瞳孔大小　病理情况下，瞳孔缩小（<2mm）常见于有机磷农药中毒、毒蕈中毒，以及吗啡、氯丙嗪、毛果芸香碱等药物影响；瞳孔扩大（>5mm）见于外伤、青光眼绝对期、视神经萎缩、完全失明、濒死状态和阿托品、可卡因等药物影响。

(2) 瞳孔大小不等　双侧瞳孔大小不等，常见于脑外伤、脑肿瘤、脑疝等。

(3) 对光反射　分为直接对光反射（即电筒光直接照射一侧瞳孔立即缩小，移开光线后瞳孔迅速复原）与间接对光反射（即用手隔开双眼，电筒光照射一侧瞳孔后，另一侧瞳孔也立即缩小，移开光线后瞳孔迅速复原）。瞳孔对光反射迟钝或消失，见于昏迷病人。

(4) 调节反射与聚合反射　嘱被检查者注视1m以外的目标（通常为检查者的示指尖），然后逐渐将目标移至距被检查者眼球约10cm处，这时观察双眼瞳孔的变化情况。由看远逐渐变为看近，即由不调节状态到调节状态时，正常反应是双侧瞳孔逐渐缩小（调节反射）、双眼球向内聚合（聚合反射）。当动眼神经受损害时，调节和聚合（辐辏）反射消失。

6. 眼球　检查时注意眼球的外形和运动。

(1) 眼球突出　双侧眼球突出见于甲状腺功能亢进症；单侧眼球突出，多见于局部炎症或眶内占位性病变，偶见于颅内病变。

(2) 眼球凹陷　双侧眼球凹陷见于重度脱水，老年人由于眶内脂肪萎缩而有双侧眼球后退；单侧眼球凹陷见于Horner综合征和眶尖骨折。

● **要点三　鼻部检查**

1. 鼻的外形　鼻梁部皮肤出现红色斑块，病损处高出皮面且向两侧面颊扩展为蝶形红斑，见于红斑狼疮；鼻尖及鼻翼皮肤发红，并有毛细血管扩张、组织肥厚，见于酒糟鼻；鼻梁塌陷而致鼻外形似马鞍状，称为鞍鼻，见于鼻骨骨折、鼻骨发育不全和先天性梅毒；鼻腔完全阻塞，鼻梁宽平如蛙状，为蛙状鼻，见于肥大鼻息肉患者。

2. 鼻翼扇动　常见于肺炎链球菌肺炎、支气管哮喘、心源性哮喘等。

3. 鼻窦　额窦、筛窦、上颌窦和蝶窦，统称鼻窦。鼻窦区压痛多为鼻窦炎。

● **要点四　口腔、腮腺检查**

1. 口唇　正常人的口唇红润、光泽。口唇苍白见于贫血、主动脉瓣关闭不全或虚脱；唇色深红见于急性发热性疾病；口唇单纯疱疹常伴发于肺炎链球菌肺炎、感冒、流行性脑脊髓膜炎、疟疾等；口唇干燥并有皲裂，见于重度脱水患者；口角糜烂见于核黄素缺乏；口唇发绀见于法洛四联症、呼吸衰竭、心力衰竭、休克及暴露在寒冷环境等。

2. 口腔黏膜　正常人的口腔黏膜光洁呈粉红色。在相当于第二磨牙处的颊黏膜出现直径约1mm的灰白色小点，外有红色晕圈，为麻疹黏膜斑，是麻疹的早期（发疹前24~48小时）特征。乳白色薄膜覆盖于口腔黏膜、口角等处，为鹅口疮（白色念珠菌感染），多见于体弱重症的病儿或老年患者，或长期使用广谱抗生素的患者。

3. 牙齿及牙龈 检查时应注意有无龋齿、缺齿、义齿、残根，牙齿颜色及形状。牙齿呈黄褐色为斑釉牙，见于长期饮用含氟量高的水或服用四环素等药物后。切牙切缘凹陷呈月牙形伴牙间隙过宽，见于先天性梅毒。单纯性牙间隙过宽，见于肢端肥大症。

齿龈水肿及流脓（挤压牙龈容易查见），见于慢性牙周炎。牙龈萎缩，见于牙周病。牙龈出血可见于牙石、牙周炎、血液系统疾病及坏血病等。齿龈的游离缘出现灰黑色点线为铅线，见于慢性铅中毒。

4. 舌 正常舌呈粉红色，大小厚薄适中，活动自如，舌面湿润，并覆盖着一层薄白苔。①草莓舌：见于猩红热或长期发热的患者。②牛肉舌：见于糙皮病（烟酸缺乏）。③镜面舌：见于恶性贫血（内因子缺乏）、缺铁性贫血或慢性萎缩性胃炎。④运动异常：舌体不自主偏斜见于舌下神经麻痹；舌体震颤见于甲状腺功能亢进症。⑤其他：舌色淡红见于营养不良或贫血；舌色深红见于急性感染性疾病；舌色紫红见于心、肺功能不全。

5. 咽部及扁桃体 咽部充血红肿，多见于急性咽炎；咽部充血，表面粗糙，并有淋巴滤泡呈簇状增生，见于慢性咽炎；扁桃体红肿增大，可伴有黄白色分泌物或苔片状易剥离假膜，是扁桃体炎。扁桃体肿大分为三度：Ⅰ度肿大时扁桃体不超过咽腭弓；Ⅱ度肿大时扁桃体超过咽腭弓，介于Ⅰ度与Ⅲ度之间；Ⅲ度肿大时扁桃体达到或超过咽后壁中线。扁桃体充血红肿，并有不易剥离的假膜（强行剥离时出血），见于白喉。

6. 腮腺 腮腺位于耳屏、下颌角与颧弓所构成的三角区内。腮腺导管开口在与上颌第二磨牙牙冠相对的颊黏膜上。正常的腮腺腺体软薄，不能触清其轮廓。急性流行性腮腺炎时一侧或双侧腮腺肿大（以耳垂为中心的隆起），有压痛，腮腺导管口红肿；急性化脓性腮腺炎多为单侧性，腮腺导管口有脓性分泌物；腮腺混合瘤质韧，呈结节状，边界清楚，可以移动；腮腺恶性肿瘤质硬、固定，有痛感，可伴有面瘫。

细目六　颈部检查

● 要点一　颈部血管检查

1. 颈静脉 正常人安静坐位或立位时颈外静脉塌陷，平卧时颈外静脉充盈，充盈水平仅限于锁骨上缘至下颌角的下 2/3 以内。立位与坐位时颈静脉明显充盈、怒张，或卧位时颈静脉充盈过度，超过正常水平称为颈静脉怒张，提示颈静脉压增高，见于右心衰竭、缩窄性心包炎、心包积液及上腔静脉阻塞综合征。某种原因如情绪激动、用力等导致胸腔或腹腔压力增高时也可见颈静脉怒张。

2. 颈动脉 安静状态下出现明显的颈动脉搏动，提示心排血量增加或脉压增大，常见于发热、甲状腺功能亢进症、高血压、主动脉瓣关闭不全或严重贫血等。

● 要点二　甲状腺检查

1. 检查方法

（1）视诊　观察甲状腺的大小和对称性。正常甲状腺看不到且不易触及。

（2）触诊　被检查者取坐位，医师站在身后，用双手拇指放在颈后，示指和中指从甲状软骨两侧进行触摸，同时让被检查者做吞咽动作。也可在被检查者对面以一手拇指施压于一侧甲状软骨，示指和中指在对侧甲状软骨进行触摸，同时让被检查者做吞咽动作。

检查时应注意甲状腺的大小、硬度，表面是否光滑，有无结节、压痛，两侧是否对称，有无细震颤等。

2. 甲状腺肿大的分度 可分为三度：Ⅰ度，不能看出肿大，但能触及；Ⅱ度，能看到肿大，又能触及，但在胸锁乳突肌以内；Ⅲ度，超过胸锁乳突肌。

3. 甲状腺肿大的临床意义 甲亢时肿大的甲状腺质地多较柔软，可触及细震颤，常可听到连续性血管杂音；单纯性甲状腺肿时，腺体肿大呈对称性，质软，可为弥漫性或结节性，不伴甲亢体征；甲状腺癌时，包块有结节感、不规则、质硬，需与甲状腺腺瘤、颈前淋巴结肿大相鉴别。

● 要点三　气管检查

正常人的气管位于颈前正中部。检查时，让被检查者取坐位或仰卧位，头颈处于自然直立状态。医师右手中指置于胸骨上切迹气管正中，示指与环指分别在左、右两侧胸锁关节处，观察中指是否与其他两指等距离。

一侧大量胸腔积液、积气、纵隔肿瘤或有不匀称的甲状腺肿大时，可将气管推向健侧；当一侧肺不张、胸膜增厚及粘连、肺硬化时，气管被牵拉向患侧。

细目七　胸壁及胸廓检查

● 要点一　常见异常胸廓

1. 桶状胸　胸廓前后径增大，以至与横径几乎相等，胸廓呈圆桶形。肋间隙增宽，锁骨上、下窝展平或突出，颈短肩高，腹上角增大呈钝角，胸椎后凸。桶状胸常见于慢性阻塞性肺气肿及支气管哮喘发作时，亦可见于一部分老年人。

2. 扁平胸　胸廓扁平，前后径常不到横径的一半。颈部细长，锁骨突出，锁骨上、下窝凹陷，腹上角呈锐角。见于瘦长体型者，也可见于慢性消耗性疾病，如肺结核等。

3. 鸡胸（佝偻病胸）　此为佝偻病所致的胸部病变，多见于儿童。外观胸骨特别是胸骨下部显著前凸，两侧肋骨凹陷，胸廓前后径增大而横径缩小，胸廓上下径较短，形似鸡胸。有时肋骨与肋软骨交接处增厚隆起呈圆珠状，在胸骨两侧排列成串珠状，称为佝偻病串珠。前胸下部膈肌附着处，因肋骨质软，长期受膈肌牵拉可向内凹陷，而下部肋缘则外翻，形成一水平状深沟，称肋膈沟。严重时可见胸骨下端剑突处内陷，有时连同依附的肋软骨一起内陷而形似漏斗，称为漏斗胸。

● 要点二　胸壁及胸骨检查

用手指轻压或轻叩胸壁，正常人无疼痛感觉。胸壁炎症、肿瘤浸润、肋软骨炎、肋间神经痛、带状疱疹、肋骨骨折等，可有局部压痛。骨髓异常增生时，常有胸骨压痛或叩击痛，见于白血病患者。

● 要点三　乳房检查

1. 视诊　注意两侧乳房的大小、对称性、外表、乳头状态及有无溢液等。乳房外表发红、肿胀并伴疼痛、发热者，见于急性乳房炎。乳房皮肤表皮水肿隆起，毛囊及毛囊孔明显下陷，皮肤呈"橘皮样"，多见于乳腺癌。

近期发生的乳头内陷或位置偏移，可能为癌变；乳头有血性分泌物见于乳管内乳头状瘤、乳癌。

2. 触诊　被检查者取坐位，先两臂下垂，然后双臂高举超过头部或双手叉腰再进行检查。先触诊检查健侧乳房，再检查患侧。按外上、外下、内下、内上、中央的顺序进行。

乳房变为较坚实而无弹性，提示皮下组织受肿瘤或炎症浸润。乳房压痛多系炎症所致，恶性病变一般无压痛。触及乳房包块时，应注意其部位、大小、外形、硬度、压痛及活动度。

急性乳房炎时乳房红、肿、热、痛，常局限于一侧乳房的某一象限；触诊有明显压痛的硬块，患侧腋窝淋巴结肿大并有压痛，伴寒战、发热及出汗等全身中毒症状。

乳房肿块见于乳癌、乳房纤维腺瘤等。

细目八　肺和胸膜检查

● 要点一　肺和胸膜视诊

1. 呼吸类型　以胸廓运动为主的呼吸称为胸式呼吸；以腹部运动为主的呼吸称为腹式呼吸。一般说来，成年女性以胸式呼吸为主，儿童及成年男性以腹式呼吸为主。患肺炎、重症肺结核、胸膜炎、肋骨骨折、肋间肌麻痹等胸部疾患时，因肋间肌运动受限可使胸式呼吸减弱而腹式呼吸增强，即胸式呼吸变为腹式呼吸。腹膜炎、腹水、巨大卵巢囊肿、肝脾极度肿大、胃肠胀气等腹部疾病及妊娠晚期，因膈肌向下运动受限可使腹式呼吸减弱而胸式呼吸增强，即腹式呼吸变为胸式呼吸。

2. 呼吸频率、深度及节律

（1）呼吸频率　成人呼吸频率为12~20次/分钟。成人呼吸频率超过20次/分钟，称为呼吸过速，见于剧烈体力活动、发热、疼痛、贫血、甲状腺功能亢进症、呼吸功能障碍、心力衰竭、肺炎、胸膜炎、精神紧张等；成人呼吸频率低于12次/分钟，称为呼吸频率过缓，见于深睡、颅内高压、黏液性水肿、吗啡及巴比妥中毒等。

（2）呼吸深度　呼吸幅度加深见于严重代谢性酸中毒时，病人可以出现节律匀齐，呼吸深而大（吸气慢而深，呼气短促），不感呼吸困难的呼吸，称为库斯莫尔呼吸（酸中毒大呼吸），见于尿毒症、糖尿病酮症酸中毒等；呼吸浅快可见于肺气肿、胸膜炎、胸腔积液、气胸、呼吸肌麻痹、大量腹水、肥胖、鼓肠等。

（3）呼吸节律　正常人呼吸节律匀齐，呼吸与脉搏之比为1:4。常见的呼吸节律异常有潮式呼吸及间停呼吸。①潮式呼吸（Cheyne-Stokes呼吸）：特点是呼吸由浅慢逐渐变为深快，由深快逐渐变为浅慢，直至呼吸停止片刻（约5~30秒），再开始上述周期性呼吸，形成如潮水涨落的节律，见于脑炎、脑膜炎、颅内压增高、脑干损伤等。②间停呼吸（Biot呼吸）：表现为有规律的深度相等的几次呼吸之后，突然停止呼吸，间隔一个短时间后又开始深度相同的呼吸，如此周而复始。间停呼吸的发生机制与潮式呼吸一样，但病情较潮式呼吸更为严重，常为临终前的危急征象。

● **要点二　肺和胸膜触诊**

1. 触觉语颤

（1）触觉语颤的检查方法　让病人采取坐位或仰卧位，检查者两手掌平放在病人的胸部两侧对称部位，两手拇指在正中线相交。通过让病人深呼吸或发长而低的声音来检查两侧感觉是否正常。检查的顺序是：先前胸再后背，由上而下，左右对比进行。

（2）触觉语颤的产生机制　病人发出的声波沿气管、支气管达到肺泡，经胸膜、胸壁传到手部。所以，触觉语颤的强弱与发音的强弱、气道是否通畅、肺内含气量的多少以及胸壁的厚薄有密切的关系。

（3）触觉语颤的临床意义　语颤增强见于以下几种情况：①肺实变：见于肺炎链球菌肺炎、肺梗死、肺结核、肺脓肿及肺癌等。②压迫性肺不张：见于胸腔积液上方受压而萎瘪的肺组织及受肿瘤压迫的肺组织。③较浅而大的肺空洞：见于肺结核、肺脓肿、肺肿瘤所致的空洞。

语颤减弱或消失主要见于以下几种情况：①肺泡内含气量增多：如肺气肿及支气管哮喘发作时。②支气管阻塞：如阻塞性肺不张、气管内分泌物增多。③胸壁距肺组织距离加大：如胸腔积液、气胸、胸膜高度增厚及粘连、胸壁水肿或高度肥厚、胸壁皮下气肿。④体质衰弱：因发音较弱而语颤减弱。大量胸腔积液、严重气胸时，语颤可消失。

2. 胸膜摩擦感　胸膜有炎症时，两层胸膜因有纤维蛋白沉着而变得粗糙，呼吸时壁层和脏层胸膜相互摩擦而产生震动，引起胸膜摩擦感。触诊时，检查者用手掌轻贴胸壁，令病人反复做深呼吸，此时若有皮革相互摩擦的感觉，即为胸膜摩擦感。胸膜的任何部位均可出现胸膜摩擦感，但以腋中线第5~7肋间隙最易感觉到，临床意义同胸膜摩擦音。

● **要点三　肺部叩诊**

1. 正常肺部叩诊音　肺部正常叩诊音为清音。

2. 肺界叩诊

（1）肺下界　平静呼吸时，右肺下界在右侧锁骨中线、腋中线、肩胛线，分别为第6、第8、第10肋间水平。左肺下界除在左锁骨中线上变动较大（因有胃泡鼓音区）外，其余与右侧大致相同。矮胖体型或妊娠时，肺下界可上移1肋；消瘦体型者，肺下界可下移1肋。卧位时肺下界可比直立时升高1肋。病理情况下，肺下界下移见于肺气肿、腹腔内脏下垂；肺下界上移见于肺不张、肺萎缩、胸腔积液、气胸，以及腹压增高所致的膈肌上抬。

（2）肺下界移动度 正常人的两侧肺下界移动度为6～8cm。肺下界移动度减小见于阻塞性肺气肿、胸腔积液、肺不张、胸膜粘连、肺炎及各种原因所致的腹压增高。

3. 胸部异常叩诊音

（1）浊音或实音 见于以下几种情况：①肺组织含气量减少或消失：如肺炎、肺结核、肺不张、肺水肿等。②肺内不含气的病变：如肺肿瘤等。③胸腔积液、胸膜增厚粘连等。

（2）鼓音 见于气胸及直径大于3～4cm的浅表肺大疱、肺空洞，如空洞型肺结核、液化破溃了的肺脓肿或肺肿瘤。

（3）过清音 见于肺气肿、支气管哮喘发作时。

● **要点四 呼吸音听诊**

1. 正常呼吸音

（1）支气管呼吸音 正常人在喉部、胸骨上窝、背部第6颈椎至第2胸椎附近均可听到，如在肺部其他部位听到支气管呼吸音则为病理现象。

（2）肺泡呼吸音 此为气体进出肺泡产生的声音，正常人在肺部任何区域都可听到。

（3）支气管肺泡呼吸音 正常人在胸骨角附近，肩胛间区的第3、4胸椎水平及右肺尖可以听到，如在肺部其他部位听到则为病理现象。

2. 病理性呼吸音

（1）病理性肺泡呼吸音 ①肺泡呼吸音减弱或消失：见于呼吸运动障碍，如全身衰弱、呼吸肌瘫痪、腹压过高、胸膜炎、肋骨骨折、肋间神经痛等；呼吸道阻塞，如支气管炎、支气管哮喘、喉或大支气管肿瘤等；肺顺应性降低，如肺气肿、肺淤血、肺间质炎症等；胸腔内肿物，如肺癌等；胸膜疾患，如胸腔积液、气胸、胸膜增厚及粘连等。②肺泡呼吸音增强：双侧肺泡呼吸音增强见于运动、发热、甲状腺功能亢进症；肺脏或胸腔病变使一侧或一部分肺的呼吸功能减弱或丧失，则健侧或无病变部分的肺泡呼吸音可出现代偿性增强。

（2）病理性支气管呼吸音 主要见于肺组织实变，如大叶性肺炎实变期等；肺内大空洞，如肺结核、肺脓肿、肺癌形成空洞时；压迫性肺不张，见于胸腔积液、肺部肿块等使肺组织受压发生肺不张时。

（3）病理性支气管肺泡呼吸音 常见于肺实变区域较小且与正常肺组织掺杂存在，或肺实变部位较深并被正常肺组织所遮盖。

● **要点五 啰音听诊**

1. 干啰音

（1）听诊特点 ①吸气和呼气都可听到，但常在呼气时更加清楚，因为呼气时管腔更加狭窄。②性质多变且部位变换不定，如咳嗽后可以增多、减少、消失或出现，多为黏稠分泌物移动所致。③音调较高，每个音响持续时间较长。④几种不同性质的干啰音可同时存在。⑤发生于主支气管以上的干啰音，有时不用听诊器都可听到，称喘鸣，可分为鼾音、哨笛音等。鼾音是由气流通过有黏稠分泌物的较大支气管或气管时发生的振动和移动所产生，为一种粗糙的、音调较低的、类似熟睡时的鼾声的干啰音。哨笛音为气流通过狭窄或痉挛的小支气管时发生的一种高音调的干啰音。有的似吹口哨或吹笛声，称为哨笛音；有的呈咝咝声，称为飞箭音。

（2）临床意义 干啰音是支气管有病变的表现。如两肺都出现干啰音，见于急慢性支气管炎、支气管哮喘、支气管肺炎、心源性哮喘等。局限性干啰音是由局部支气管狭窄所致，常见于支气管局部结核、肿瘤、异物或黏稠分泌物附着。局部而持久的干啰音见于肺癌早期或支气管内膜结核。

2. 湿啰音（水泡音）

（1）听诊特点 ①吸气和呼气都可听到，以吸气终末时多而清楚，因吸气时气流速度较快且较强，吸气末气泡大，容易破裂。常有多个水泡音成串或断续发生。②部位较恒定，性质不易改变。③大、中、小水泡音可同时存在。④咳嗽后湿啰音可减少、增多或消失。

（2）临床意义 湿啰音是肺与支气管有病

变的表现。湿啰音两肺散在性分布，常见于支气管炎、支气管肺炎、血行播散型肺结核、肺水肿；两肺底分布，多见于肺淤血、肺水肿早期及支气管肺炎；一侧或局限性分布，常见于肺炎、肺结核、支气管扩张症、肺脓肿、肺癌及肺出血等。

要点六　胸膜摩擦音听诊

胸膜摩擦音在吸气和呼气时皆可听到，一般以吸气末或呼气开始时较为明显。屏住呼吸时胸膜摩擦音消失，可借此与心包摩擦音区别。深呼吸或在听诊器体件上加压时胸膜摩擦音常更清楚。胸膜摩擦音可发生于胸膜的任何部位，但最常见于脏层胸膜与壁层胸膜发生位置改变最大的部位——胸廓下侧沿腋中线处。

胸膜摩擦音是干性胸膜炎的重要体征，主要见于以下几种情况：①胸膜炎症：如结核性胸膜炎、化脓性胸膜炎以及其他原因引起的胸膜炎症。②原发性或继发性胸膜肿瘤。③肺部病变累及胸膜：如肺炎、肺梗死等。④胸膜高度干燥：如严重脱水等。⑤其他：如尿毒症等。

要点七　听觉语音检查

当被检查者按平时说话的音调数"一、二、三"时，在胸壁上可用听诊器听到柔和而模糊的声音，即听觉语音。听觉语音减弱见于过度衰弱、支气管阻塞、肺气肿、胸腔积液、气胸、胸膜增厚或水肿。听觉语音增强见于肺实变、肺空洞及压迫性肺不张。听觉语音增强、响亮，且字音清楚，称为支气管语音，见于肺组织实变，此时常伴有触觉语颤增强、病理性支气管呼吸音等肺实变的体征，但以支气管语音出现最早。被检查者用耳语声调发"一、二、三"音，将听诊器放在胸壁上听取，正常能听到肺泡呼吸音的部位只能听到极微弱的声音，即耳语音。耳语音增强见于肺实变、肺空洞及压迫性肺不张。耳语音增强且字音清晰者，为胸耳语音，是肺实变较广泛的征象。

要点八　呼吸系统常见疾病的体征

1. 肺实变

（1）望诊　两侧胸廓对称，患侧呼吸动度可局限性减弱或消失。

（2）触诊　气管居中，患侧语音震颤增强。

（3）叩诊　患侧呈实音。

（4）听诊　患侧肺泡呼吸音消失，可听到病理性支气管呼吸音，支气管语音增强。

2. 肺气肿

（1）望诊　胸廓呈桶状，两侧呼吸动度减弱。

（2）触诊　气管居中，语音震颤减弱。

（3）叩诊　两肺过清音，严重者心界叩不出；肺下界下降，肺下界移动度减低。

（4）听诊　两肺肺泡呼吸音减弱，呼气延长，听觉语音减弱，心音较遥远。

3. 胸腔积液

（1）望诊　患侧胸廓饱满，呼吸动度减弱或消失。

（2）触诊　气管移向对侧，患侧语音震颤减弱或消失。

（3）叩诊　患侧叩诊浊音或实音。

（4）听诊　患侧呼吸音减弱或消失，液面以上可听到病理性支气管呼吸音。

4. 阻塞性肺不张

（1）望诊　患侧胸廓下陷，肋间隙变窄，呼吸动度减弱或消失。

（2）触诊　气管移向患侧，语颤减弱或消失。

（3）叩诊　患侧呈浊音或实音。

（4）听诊　呼吸音消失，听觉语音减弱或消失。

5. 气胸

（1）望诊　患侧胸廓饱满，肋间隙增宽，呼吸动度减弱或消失。

（2）触诊　气管移向对侧，患侧语音震颤减弱或消失。

（3）叩诊　患侧呈鼓音。左侧气胸时，心界叩不出；右侧气胸时，肝浊音界下移。

（4）听诊　患侧呼吸音减弱或消失。

细目九 心脏、血管检查

要点一 心脏视诊

1. 心前区隆起 心前区隆起见于以下几种情况：①某些先天性心脏病，如法洛四联症、肺动脉瓣狭窄等。②儿童时期患慢性风湿性心脏病伴右心室增大者。

2. 心尖搏动

（1）正常成人心尖搏动 位于左侧第5肋间隙、锁骨中线内侧 0.5~1cm 处，搏动范围的直径约 2~2.5cm。

（2）心尖搏动位置改变 ①生理因素：卧位时心尖搏动可稍上移；左侧卧位时，心尖搏动可向左移 2~3cm；右侧卧位时可向右移 1~2.5cm。瘦长体型者，心脏呈垂直位，心尖搏动可向下、向内移至第6肋间隙。②病理因素：左心室增大时，心尖搏动向左下移位；右心室增大时，胸骨左缘第三、四肋间有时可见搏动；肺不张、粘连性胸膜炎时，心尖搏动移向患侧；胸腔积液、气胸时，心尖搏动移向健侧；大量腹水、肠胀气、腹腔巨大肿瘤或妊娠等，心尖搏动位置向上外移位。

（3）心尖搏动强度及范围改变 左心室肥大、甲亢、重症贫血、发热等疾病时心尖搏动增强；心包积液、左侧气胸或胸腔积液、肺气肿等，心尖搏动减弱甚或消失；负性心尖搏动见于粘连性心包炎、显著右心室增大者。

要点二 心脏触诊

1. 心尖搏动异常 左心室肥大时，心尖搏动呈抬举性。

2. 心脏震颤（猫喘） 此为器质性心血管疾病的体征。震颤出现的时期、部位和临床意义见下表。

心脏常见震颤的临床意义

时期	部位	临床意义
收缩期	胸骨右缘第2肋间	主动脉瓣狭窄
	胸骨左缘第2肋间	肺动脉瓣狭窄
	胸骨左缘第3、4肋间	室间隔缺损
舒张期	心尖部	二尖瓣狭窄
连续性	胸骨左缘第2肋间及其附近	动脉导管未闭

3. 心包摩擦感 此为干性心包炎的体征，见于结核性、化脓性心包炎，也可见于风湿热、急性心肌梗死、尿毒症、系统性红斑狼疮等引起的心包炎。通常在胸骨左缘第4肋间最易触及，心脏收缩期和舒张期均可触及，以收缩期明显。坐位稍前倾或深呼气末更易触及。

要点三 心脏叩诊

1. 叩诊方法 采用间接叩诊法，沿肋间隙从外向内、自下而上叩诊，板指与肋间隙平行并紧贴胸壁。叩诊心脏左界时，从心尖搏动外 2~3cm 处由外向内进行叩诊。如心尖搏动不明显，则自第6肋间隙左锁骨中线外的清音区开始，然后按肋间隙逐一上移，至第2肋间隙为止；叩诊心脏右界时，自肝浊音界的上一肋间隙开始，逐一叩诊至第2肋间隙。当沿肋间隙由外向内进行叩诊，发现由清音变为浊音时，表示已达心脏边界（心脏被肺遮盖部分边缘），此界称为心脏的相对浊音界，它相当于心脏在前胸壁的投影，反映心脏的实际大小和形状；当越过相对浊音界，继续向内侧叩诊，叩诊音变为实音时，表现已达心脏未被肺遮盖的部分（主要为右心室），此界称为心脏的绝对浊音界。正常成年人心脏左右相对浊音界与前正中线的平均距离见下表。

正常心脏相对浊音界

右（cm）	肋间	左（cm）
2.0~3.0	II	2.0~3.0
2.0~3.0	III	3.5~4.5
3.0~4.0	IV	5.0~6.0
	V	7.0~9.0

正常人左锁骨中线至前正中线的距离为8~10cm。

2. 心脏浊音界改变的临床意义

（1）心脏与血管本身病变 ①左心室增大：心脏浊音界向左下扩大，使心界呈靴形，见于主动脉瓣关闭不全、高血压性心脏病。②右心室增大：显著增大时，心界向左、右两侧扩大，以向左增大较为显著，常见于二尖瓣狭窄、肺心病。③左心房增大或合并肺动脉段扩大：心腰部饱满或膨出，心脏浊音区呈梨形，见于二尖瓣狭窄。④左、右心室增大：心界向两侧扩大，称为普大型心脏，见于扩张型心肌病等。⑤心包积液：坐位时心脏浊音界呈烧瓶形，卧位时心底部浊音界增宽。

（2）心外因素 大量胸腔积液和气胸时，心界在患侧叩不出；左侧肺实变、肺部肿瘤或纵隔淋巴结肿大时，因心脏浊音区与肺部病变的浊音区可连在一起，此时真正的心脏浊音区也无法叩出；肺气肿时，可使心脏浊音区变小或叩不出；腹腔大量积液、巨大肿瘤、妊娠末期等，均可使膈肌上升致心脏呈横位，心脏的左、右界均增大。

要点四 心脏瓣膜听诊区

1. 二尖瓣区 位于左侧第5肋间隙，锁骨中线内侧。

2. 主动脉瓣区

（1）主动脉瓣区 位于胸骨右缘第2肋间隙，主动脉瓣狭窄时的收缩期杂音在此区最响。

（2）主动脉瓣第二听诊区 位于胸骨左缘第3、4肋间隙，主动脉瓣关闭不全时的舒张期杂音在此区最响。

3. 肺动脉瓣区 在胸骨左缘第2肋间隙。

4. 三尖瓣区 在胸骨体下端近剑突偏右或偏左处。

要点五 心率听诊、心律听诊

1. 心率 正常成年人心率为每分钟60~100次，成人窦性心律超过每分钟100次称为窦性心动过速。病理性心动过速见于发热、贫血、心功能不全、休克、甲状腺功能亢进症和应用肾上腺素、阿托品等药物之后。心率超过100次/分，应考虑阵发性心动过速，包括阵发性室上性心动过速和室性心动过速。成人窦性心律低于每分钟60次者，称为窦性心动过缓，可见于长期从事重体力劳动者和运动员等；病理性窦性心动过缓多见于颅内高压症、阻塞性黄疸、甲状腺功能减退以及洋地黄、奎尼丁、β-阻滞剂过量或中毒等。

2. 心律 正常人的心律基本规则。常见的心律失常有窦性心律不齐、过早搏动和心房颤动三种。

（1）窦性心律不齐 常见于健康青少年及儿童，表现为吸气时心率增快，呼气时心率减慢。

（2）过早搏动（期前收缩） 常见于情绪激动、酗酒、饮浓茶、咖啡以及各种心脏病、心脏手术、心导管检查、低血钾等。按其异位起搏点的不同，过早搏动可分为房性、房室交界性及室性三种，以室性最为多见。听诊时在规则的心律中提前出现一个心脏搏动，随后有一较长的间歇。过早搏动时的第一心音常明显增强，第二心音则大多减弱。过早搏动如每隔一个正常心脏搏动后出现，称为二联律；如每隔两个正常心脏搏动出现一个过早搏动，或每个正常心脏搏动后连续出现两个过早搏动，则称为三联律。这种心律较常见于洋地黄中毒及心肌病人。

（3）心房纤维颤动（房颤） 临床特点是：心律完全不规则，心率快慢不等；心音强弱绝对不一致；脉搏短绌。常见于器质性二尖瓣狭窄、冠状动脉硬化性心脏病、高血压性心脏病、甲状腺功能亢进症、洋地黄中毒等。

要点六 心音听诊

1. 正常心音 正常心音有4个，成年人可以听到S_1和S_2，儿童和部分青少年可听到S_3，一般听不到S_4。第一心音出现标志着心室收缩的开始，以心尖部最强；第二心音出现标志着心室舒张的开始，以心底部最强。正常青少年肺动脉瓣区第二心音（P_2）较主动脉瓣区第二心音（A_2）强，即$P_2 > A_2$；老年人则相反，$A_2 > P_2$；中年人两者相等，$P_2 = A_2$。第一、第二心音的区别，见下表。

第一、第二心音的区别

区别点	第一心音	第二心音
声音特点	音强，调低，时限较长	音弱，调高，时限较短
最强部位	心尖部	心底部
与心尖搏动及动脉搏动的关系	与心尖搏动和动脉搏动同时出现	心尖搏动之后出现
与心动周期的关系	S_1和S_2之间的间隔（收缩期）较短	S_2到下一心动周期S_1的间隔（舒张期）较长

2. 心音改变及其临床意义

（1）两个心音同时增强见于胸壁较薄、情绪激动、甲亢、发热、贫血等。

（2）两个心音同时减弱见于肥胖、胸壁水肿、左侧胸腔积液、肺气肿、心包积液、缩窄性心包炎、甲状腺功能减退症、心肌炎、心肌病、心肌梗死、心功能不全等。

（3）第一心音增强见于发热、甲亢、二尖瓣狭窄等，完全性房室传导阻滞可产生极响亮的S_1，称为"大炮音"。第一心音减弱主要是由于心肌收缩力减弱所致，见于心肌炎、心肌病、心肌梗死、二尖瓣关闭不全等。第一心音强弱不等见于早搏、心房颤动、Ⅱ度房室传导阻滞、高度房室传导阻滞等。

（4）主动脉瓣区第二心音增强见于高血压病、主动脉粥样硬化等；主动脉瓣区第二心音减弱见于低血压、主动脉瓣狭窄和关闭不全。

（5）肺动脉瓣第二心音增强见于肺动脉高压、二尖瓣狭窄、左心功能不全、室间隔缺损、动脉导管未闭、肺心病；肺动脉瓣第二心音减弱见于肺动脉瓣狭窄或关闭不全。

（6）钟摆律或胎心律见于心肌有严重病变时，如大面积急性心肌梗死、重症心肌炎等。由于心肌严重受损，第一心音失去原有的特征而与第二心音相似，同时心脏搏动加速，心脏收缩期和舒张期的时间也几乎相等，此时听诊心音酷似钟摆"的答"声，故称为"钟摆律"；若心率每分钟超过120次以上，酷似胎儿心音，则称为"胎心律"。

3. 奔马律 舒张早期奔马律为病理性第三心音，又称第三心音奔马律或室性奔马律。在心尖部容易听到，提示心脏有严重的器质性病变，见于各种原因的心力衰竭。

4. 开瓣音（二尖瓣开放拍击音） 左侧第3、4肋间心尖与胸骨左缘之间最易听到，它的出现表示二尖瓣狭窄而瓣膜尚具一定的弹性，可作为二尖瓣分离术适应证的参考条件之一。

● **要点七 心脏杂音产生机制**

1. 血流加速 见于剧烈运动后、发热、贫血、甲亢等。

2. 瓣膜口狭窄 如二尖瓣狭窄、主动脉瓣狭窄、肺动脉瓣狭窄、梗阻性肥厚型心肌病等。

3. 瓣膜关闭不全 如二尖瓣关闭不全、主动脉瓣关闭不全、主动脉硬化、扩张型心肌病、二尖瓣脱垂等。

4. 异常通道 如室间隔缺损、动脉导管未闭及动静脉瘘等。

5. 心腔内漂浮物 如心内膜炎时赘生物产生的杂音等。

6. 大血管腔瘤样扩张 如动脉瘤。

● **要点八 心脏杂音的特征**

1. 最响部位 一般来说，杂音最响的部位，就是病变所在的部位。杂音在心尖部最响，提示病变在二尖瓣；杂音在主动脉瓣区或肺动脉瓣区最响，提示病变在主动脉瓣或肺动脉瓣；杂音在胸骨下端近剑突偏左或偏右处最响，提示病变在三尖瓣。胸骨左缘3、4肋间听至响亮粗糙的收缩期杂音则可能为室间隔缺损。

2. 出现的时期 按杂音出现的时期不同，将杂音分为：收缩期杂音、舒张期杂音、连续性杂音、双期杂音。舒张期杂音及连续性杂音均为病理性，收缩期杂音多为功能性。二尖瓣关闭不全的收缩期杂音可占整个收缩期，并可遮盖S_1甚至S_2，称全收缩期杂音；二尖瓣狭窄的舒张期杂音常出现在舒张中晚期；主动脉瓣关闭不全的舒张期杂音则出现在舒张早期，也可为早中期或全期；肺动脉瓣狭窄的收缩期杂音常为收缩中期杂音；动脉导管未闭时可出现连续性杂音。

3. 杂音的性质　由于病变的性质不同，杂音的性质也不一样，可为吹风样（柔和的或粗糙的）、隆隆样（雷鸣样）、叹气样、机器声样以及音乐样等。二尖瓣区粗糙的吹风样收缩期杂音，提示二尖瓣关闭不全。典型的心尖区舒张中晚期隆隆样杂音是二尖瓣狭窄的特征性杂音。叹气样杂音主要见于主动脉瓣第二听诊区，为主动脉瓣关闭不全的特征性杂音。机器声样杂音主要见于动脉导管未闭。音乐样杂音听诊时如海鸥鸣或鸽鸣样，常为感染性心内膜炎及梅毒性主动脉瓣关闭不全的特征。一般器质性杂音常是粗糙的，而功能性杂音则常为柔和的。

4. 收缩期杂音强度　杂音的强度取决于狭窄与关闭不全的程度。一般情况下，狭窄越重，杂音越强，但当极度狭窄致通过的血流极少时，杂音反而减弱或消失；血流速度越快，杂音越强；狭窄口两侧的压力差越大，杂音越强。心功能不全、心肌收缩力减弱时，狭窄口两侧的压力差减少，使血流淤滞，则杂音减弱甚至消失；当心脏功能改善而使两侧的压力差增大、血流加快时，则杂音又增强。有的杂音开始较强而逐渐减弱到消失，称为递减型，如主动脉瓣关闭不全的舒张期杂音及二尖瓣关闭不全的收缩期杂音；有的则开始时较弱而逐渐增强，称为递增型，如二尖瓣狭窄的隆隆样舒张期杂音；有的开始时较弱并逐渐增强，然后又逐渐减弱消失，称为递增递减型，如主动脉瓣狭窄的收缩期杂音。收缩期杂音的强度一般可分为六级（Levine 6 级）：

1 级：杂音很弱，所占时间很短，须仔细听诊才能听到。

2 级：较易听到，杂音柔和。

3 级：中等响亮的杂音。

4 级：响亮的杂音，常伴有震颤。

5 级：很响亮的杂音，震耳，但听诊器如离开胸壁则听不到，伴有震颤。

6 级：极响亮，听诊器稍离胸壁时亦可听到，有强烈的震颤。

杂音强度的表示法：4 级杂音记为"4/6 级收缩期杂音"。一般而言，3/6 级和以上的收缩期杂音多为器质性。但应注意，杂音的强度不一定与病变的严重程度成正比。病变较重时，杂音可能较弱；相反，病变较轻时也可能听到较强的杂音。

5. 传导方向　二尖瓣关闭不全的收缩期杂音在心尖部最响，并向左腋下及左肩胛下角处传导；主动脉瓣关闭不全的舒张期杂音在主动脉瓣第二听诊区最响，并向胸骨下端或心尖部传导；主动脉瓣狭窄的收缩期杂音以主动脉瓣区最响，可向上传至右侧胸骨上窝及颈部；肺动脉瓣关闭不全的舒张期杂音在肺动脉瓣区最响，可传至胸骨左缘第 3 肋间。

较局限的杂音：二尖瓣狭窄的舒张期杂音常局限于心尖部；肺动脉瓣狭窄的收缩期杂音常局限于胸骨左缘第 2 肋间；室间隔缺损的收缩期杂音常局限于胸骨左缘第 3、4 肋间。

6. 杂音与体位的关系　体位改变可使某些杂音减弱或增强，而有助于病变部位的诊断。例如，左侧卧位可使二尖瓣狭窄的舒张中晚期隆隆样杂音更明显；前倾坐位可使主动脉瓣关闭不全的舒张期杂音更易于听到；仰卧位则使肺动脉瓣、二尖瓣、三尖瓣关闭不全的杂音更明显。

7. 器质性与功能性收缩期杂音的鉴别

器质性与功能性收缩期杂音的鉴别

区别点	器质性	功能性
部位	任何瓣膜听诊区	肺动脉瓣区和（或）心尖部
持续时间	长，常占全收缩期，可遮盖 S_1	短，不遮盖 S_1
性质	吹风样，粗糙	吹风样，柔和

续表

区别点	器质性	功能性
传导	较广而远	比较局限
强度	常在3/6级或以上	一般在2/6级以下
心脏大小	有心房和（或）心室增大	正常

要点九　心包摩擦音听诊

正常的心包膜表面光滑，当心包膜发炎时表面粗糙，故心脏收缩时心包的脏层、壁层相互摩擦而产生杂音，称为心包摩擦音。此音粗糙，似用指腹摩擦耳壳声，但有时较柔和，近在耳边；于心脏收缩期及舒张期均可听到，而以收缩期较明显，但有时只在收缩期听到；通常在胸骨左缘第3、4肋间处较易听到；将听诊器胸件向胸壁增加压力时，可使摩擦音增强。心包摩擦音与胸膜摩擦音的区别，主要为屏住呼吸时胸膜摩擦音消失，而此时心包摩擦音仍可听到。心包摩擦音可发生于风湿热、结核性及化脓性心包炎，亦可见于心肌梗死、严重尿毒症等。

要点十　血管检查及周围血管征

1. 毛细血管搏动征　用手指轻压病人指甲床末端，或以干净玻片轻压病人口唇黏膜，如见到红白交替的、与病人心搏一致的节律性微血管动现象，称为毛细血管搏动征。

2. 水冲脉　脉搏骤起骤降，急促而有力。检查者用手紧握患者手腕掌面，将患者的前臂高举过头，则水冲脉更易触知。

3. 奇脉　指吸气时脉搏明显减弱或消失的现象，又称为吸停脉。常见于心包积液和缩窄性心包炎时，是心包填塞的重要体征之一。

4. 枪击音与杜氏双重杂音　将听诊器体件放在肱动脉等外周较大动脉的表面，可听到与心跳一致的"嗒——嗒——"音，称为枪击音。如再稍加压力，则可听到收缩期与舒张期双重杂音，即杜氏双重杂音。

头部随脉搏呈节律性点头运动、颈动脉搏动明显、毛细血管搏动征、水冲脉、枪击音与杜氏双重杂音统称为周围血管征，它们均由脉压增大所致，常见于主动脉瓣关闭不全、发热、贫血及甲亢等。

细目十　腹部检查

要点一　腹部视诊

1. 腹部外形　正常腹部平坦。腹部明显膨隆或凹陷见于以下几种情况：

（1）全腹膨隆　见于以下几种情况：①腹内积气：胃肠道内积气，腹部呈球形，两侧腰部膨出不明显，变换体位时其形状无明显改变，见于各种原因所致的肠梗阻或肠麻痹。积气在肠道外腹腔内者，称为气腹，见于胃肠穿孔或治疗性人工气腹。②腹腔积液：当腹腔内大量积液时，在仰卧位腹部外形呈宽而扁状，称为蛙腹。常见于肝硬化门脉高压症、右心衰竭、缩窄性心包炎、肾病综合征、结核性腹膜炎、腹膜转移癌等。结核性腹膜炎症、肿瘤浸润时，腹形常呈尖凸状，也称为尖腹。③腹腔巨大肿块：以巨大卵巢囊肿最常见，腹部呈球形膨隆而以囊肿部位较明显。

（2）局部膨隆　常见于腹部炎性包块、胃肠胀气、脏器肿大、腹内肿瘤、腹壁肿瘤和疝等。左上腹膨隆见于脾肿大、巨结肠或结肠脾曲肿瘤；上腹中部膨隆见于肝左叶肿大、胃扩张、胃癌、胰腺囊肿或肿瘤；右上腹膨隆见于肝肿大（淤血、脓肿、肿瘤）、胆囊肿大及结肠肝曲肿瘤；腰部膨隆见于大量肾盂积水或积脓、多囊肾、巨大肾上腺瘤；左下腹部膨隆见于降结肠肿瘤、干结粪块；下腹部膨隆多见于妊娠、子宫肌瘤、卵巢囊肿、尿潴留等；右下腹膨隆见于阑尾周围脓肿、回盲部结核或肿瘤等。

(3) 全腹凹陷　见于严重脱水、明显消瘦及恶病质等，严重者呈舟状腹，见于恶性肿瘤、结核、糖尿病、甲状腺功能亢进症等消耗性疾病晚期。

2. 腹壁静脉　正常时腹壁静脉一般不显露。当门静脉高压或上、下腔静脉回流受阻导致侧支循环形成时，腹壁静脉呈现扩张、迂曲状态，称为腹壁静脉曲张。

（1）门脉高压时，腹壁曲张的静脉以脐为中心向周围伸展，肚脐以上腹壁静脉血流方向从下向上，肚脐以下腹壁静脉血流方向自上向下。

（2）上腔静脉梗阻时，胸腹壁静脉血流方向自上向下，流入下腔静脉。

（3）下腔静脉梗阻时，腹壁浅静脉血流方向向上，进入上腔静脉。

3. 胃肠型和蠕动波　正常人腹部一般看不到蠕动波及胃型和肠型，有时在腹壁菲薄或松弛的老年人、极度消瘦者或经产妇可能见到。

幽门梗阻时，可见到胃蠕动波自左肋缘下向右缓慢推进（正蠕动波），有时可见到逆蠕动波及胃型；脐部出现肠蠕动波见于小肠梗阻，严重梗阻时，脐部可见横行排列呈多层梯形的肠型和较大肠蠕动波；结肠梗阻时，宽大的肠型多出现于腹壁周边，同时盲肠多胀大呈球形。

4. 皮疹　伤寒时的玫瑰疹多见于腹壁皮肤。

● **要点二　腹部触诊**

1. 腹壁紧张度　正常人腹壁柔软、无抵抗。在某些病理情况下可使全腹或局部紧张度增加、减弱或消失。

（1）腹壁紧张度增加（腹肌紧张）　①弥漫性腹肌紧张多见于胃肠道穿孔或实质脏器破裂所致的急性弥漫性腹膜炎，此时腹壁常强直，硬如木板，故称为板状腹。②局限性腹肌紧张多系局限性腹膜炎所致，如右下腹腹壁紧张多见于急性阑尾炎，右上腹腹壁紧张多见于急性胆囊炎；腹膜慢性炎症时，触诊如揉面团一样，称为揉面感，常见于结核性腹膜炎、癌性腹膜炎。

（2）腹壁紧张度减低或消失　全腹紧张度减低见于慢性消耗性疾病或刚放出大量腹水者，也可见于身体瘦弱的老年人和经产妇；全腹紧张度消失见于脊髓损伤所致的腹肌瘫痪和重症肌无力等。

2. 压痛及反跳痛

（1）压痛　①广泛性压痛见于弥漫性腹膜炎。②局限性压痛见于局限性腹膜炎或局部脏器的病变。明确而固定的压痛点是诊断某些疾病的重要依据。如麦氏（Mc Burney）点（右髂前上棘与脐连线中外1/3交界处）压痛多考虑急性阑尾炎；胆囊区（右腹直肌外缘与肋弓交界处）压痛考虑胆囊病变。

（2）反跳痛　反跳痛表示炎症已波及腹膜壁层，腹肌紧张伴压痛、反跳痛称为腹膜刺激征，是急性腹膜炎的可靠体征。

3. 液波震颤　检查时患者仰卧，医师用手掌面贴于患者腹壁一侧，以另一手并拢屈曲的四指指端迅速叩击腹壁另一侧，如腹腔内有大量游离液体时，贴于腹壁的手掌就可感到液波的冲击，称为液波震颤。

● **要点三　腹内脏器触诊**

1. 肝脏

（1）检查方法　采用单手或双手触诊法，分别在右侧锁骨中线延长线和前正中线上触诊肝脏右叶和左叶。检查时患者取仰卧位，双腿稍屈曲，使腹壁松弛，医师位于患者右侧。

（2）正常肝脏　正常成人的肝脏一般触不到，但腹壁松弛的瘦者于深吸气时可触及肝下缘，多在肋弓下1cm以内，剑突下如能触及肝左叶，多在3cm以内。2岁以下小儿的肝脏相对较大，易触及。正常肝脏质地柔软，边缘较薄，表面光滑，无压痛和叩击痛。

（3）肝脏触诊的注意事项　触及肝脏时，应详细描述其大小、质地、表面光滑及边缘情况、有无压痛及搏动等。

（4）肝脏大小变化的临床意义　弥漫性肝肿大见于肝炎、脂肪肝、肝淤血、早期肝硬化、白血病、血吸虫病等；局限性肝肿大见于肝脓肿、肝囊肿（包括肝包虫病）、肝肿瘤等；肝脏缩小见于急性和亚急性肝坏死、晚期肝硬化。

（5）肝脏质地分级　分为质软、质韧（中等硬度）和质硬三级。正常肝脏质地柔软，如触口唇；急性肝炎及脂肪肝时质地稍韧；慢性肝炎质韧，如触鼻尖；肝硬化质硬，肝癌质地最硬，如触前额；肝脓肿或囊肿有积液时呈囊性感。

2. 胆囊

（1）胆囊点　右侧腹直肌外缘与肋弓交界处即为胆囊点。

（2）胆囊触痛的检查方法　医生将左手掌平放在被检者的右肋，拇指放在胆囊点，用中等压力按压腹壁，然后嘱被检者缓慢深呼吸，如果深吸气时被检者因疼痛而突然屏气，则称胆囊触痛征（Murphy's Sign，墨菲征）阳性，见于急性胆囊炎。

（3）临床意义　正常胆囊不能触到。急性胆囊炎时胆囊肿大，呈囊性感，压痛明显，常有墨菲征阳性；胰头癌压迫胆总管导致胆囊显著肿大时无压痛，但有逐渐加深的黄疸，称库瓦济埃征（Courvoisier's Sign）阳性；胆囊肿大，有实性感者，见于胆囊结石或胆囊癌。

3. 脾脏

（1）检查方法　仰卧位或右侧卧位，右下肢伸直，左下肢屈髋、屈膝进行检查。

（2）注意事项　正常脾脏不能触及。内脏下垂、左侧大量胸腔积液或积气时，脾向下移而可触及。除此之外能触及脾脏，则提示脾肿大。触及脾脏后应注意其大小、质地、表面形态、有无压痛及摩擦感等。

（3）脾肿大的分度方法　深吸气时脾脏在肋下不超过3cm者为轻度肿大；超过3cm但在脐水平线以上，为中度肿大；超过脐水平线或前正中线为高度肿大，又称巨脾。中度以上脾肿大时其右缘常可触及脾切迹，这一特征可与左肋下其他包块相区别。

（4）脾肿大的临床意义　轻度脾大见于慢性肝炎、粟粒性肺结核、伤寒、感染性心内膜炎、败血症和急性疟疾等，一般质地较柔软；中度脾大见于肝硬化、慢性溶血性黄疸、慢性淋巴细胞性白血病、系统性红斑狼疮、疟疾后遗症及淋巴瘤等，一般质地较硬；高度脾大，表面光滑者见于慢性粒细胞性白血病、慢性疟疾和骨髓纤维化症等，表面不平而有结节者见于淋巴瘤等；脾脓肿、脾梗死和脾周围炎时，可触到摩擦感且压痛明显。

4. 膀胱　膀胱的触诊方法：用单手滑行触诊法。正常膀胱空虚时不能查到。当膀胱积尿而充盈时，在下腹正中部可触到圆形、表面光滑的囊状物，排尿后包块消失，此点可与腹部其他包块相鉴别。尿潴留常见于尿道梗阻、脊髓病、昏迷、腰椎或骶椎麻醉及手术后患者。导尿后肿块消失即可确诊膀胱潴留。

● **要点四　正常腹部可触及的结构，腹部肿块触诊**

1. 正常腹部可触及的结构　除瘦弱者和多产妇可触到右肾下极，儿童可触及肝脏下缘外，正常腹部可触及到腹主动脉、腰椎椎体与骶骨岬、横结肠、乙状结肠、盲肠等结构。

2. 腹部肿块触诊　腹腔脏器的肿大、异位、肿瘤、囊肿或脓肿、炎性组织粘连或肿大的淋巴结等均可形成肿块。如触到肿块要鉴别其来源于何种脏器；是炎症性还是非炎症性；是实质性还是囊性；是良性还是恶性；在腹腔内还是在腹壁上。还须注意肿块的部位、大小、形态、质地、压痛、搏动、移动度、与邻近器官的关系等。

● **要点五　腹部叩诊**

1. 腹部正常叩诊音　除肝脏、脾脏所在部位外，正常腹部叩诊音主要为鼓音。

2. 肝脏叩诊　匀称体型者的正常肝上界在右锁骨中线上第5肋间，下界位于右季肋下缘。右锁骨中线上，肝浊音区上下径之间的距离约为9~11cm；在右腋中线上，肝上界在第7肋间，下界相当于第10肋骨水平；在右肩胛线上，肝上界为第10肋间，下界不易叩出。瘦长型者肝上下界均可低一个肋间，矮胖型者则可高一个肋间。

病理情况下，肝浊音界向上移位见于右肺不张、气腹及鼓肠等；肝浊音界向下移位见于肺气肿、右侧张力性气胸等。肝浊音界扩大见于肝炎、肝脓肿、肝淤血、肝癌和多囊肝等；肝浊音界缩小见于急性肝坏死、晚期肝硬化和胃肠胀气等；肝浊音界消失，代之以鼓音，是急性胃肠穿孔的重要征象，亦可见于人工气腹。肝炎、肝脓肿时可出现肝区叩击痛。

3. 脾脏叩诊 脾浊音区宜采用轻叩法，在左腋中线自上而下进行叩诊。正常脾浊音区在该线上第9~11肋间，宽约4~7cm，前方不超过腋前线。脾浊音区缩小或消失见于左侧气胸、胃扩张及鼓肠等；脾浊音区扩大见于脾肿大。

4. 膀胱叩诊 膀胱空虚时，因小肠位于耻骨上方遮盖膀胱，故叩诊呈鼓音，叩不出膀胱的轮廓。膀胱充盈时，耻骨上方叩出圆形浊音区。妊娠的子宫、卵巢囊肿或子宫肌瘤等，该区叩诊也呈浊音，应予鉴别。腹水时，耻骨上方叩诊可呈浊音区，但此区的弧形上缘凹向脐部，而膀胱胀大的浊音区弧形上缘凸向脐部。排尿或导尿后复查，如为浊音区转为鼓音，即为尿潴留而致的膀胱胀大。

● **要点六 移动性浊音叩诊**

当腹腔内有1000mL以上游离液体时，患者仰卧位叩诊，腹中部呈鼓音，腹部两侧呈浊音；侧卧位时，叩诊上侧腹部转为鼓音，下侧腹部呈浊音。这种因体位不同而出现浊音区变动的现象称为移动性浊音阳性，见于肝硬化门静脉高压症、右心衰竭、肾病综合征、严重营养不良以及渗出性腹膜炎（如结核性或自发性）等引起的腹水。

● **要点七 腹部听诊**

1. 肠鸣音（肠蠕动音） 正常肠鸣音大约每分钟4~5次，在脐部或右下腹部听得最清楚。当肠鸣音超过每分钟10次称为肠鸣音频繁，见于服泻药后、急性肠炎或胃肠道大出血等；如肠鸣音次数多，且呈响亮、高亢的金属音，称肠鸣音亢进，见于机械性肠梗阻；肠鸣音明显少于正常，或3~5分钟以上才听到一次，称肠鸣音减弱或稀少，见于老年性便秘、电解质紊乱（低血钾）及胃肠动力低下等；如持续听诊3~5分钟未闻及肠鸣音，称肠鸣音消失或静腹，见于急性腹膜炎或各种原因所致的麻痹性肠梗阻。

2. 上腹部振水音 患者仰卧，医师用耳凑近患者上腹部或将听诊器体件放于此处，然后用稍弯曲的手指以冲击触诊法连续迅速冲击患者上腹部，如听到胃内液体与气体相撞击的声音为振水音。正常人餐后或饮入多量液体时，振水音阳性。若空腹或餐后6~8小时以上仍有此音，则提示胃内有液体潴留，见于胃扩张、幽门梗阻及胃液分泌过多等。

3. 血管杂音 上腹部的两侧出现收缩期血管杂音常提示肾动脉狭窄；左叶肝癌压迫肝动脉或腹主动脉时，可在包块部位闻及吹风样血管杂音；中腹部收缩期血管杂音提示腹主动脉瘤或腹主动脉狭窄；肝硬化门脉高压侧支循环形成时，在脐周可闻及连续性的嗡鸣音。

细目十一 肛门、直肠检查

● **要点一 肛门、直肠视诊**

根据病情需要采取肘膝位、仰卧位、截石位、左侧卧位或蹲位等体位，观察患者肛门及周围情况。正常肛门周围皮肤色较黑，可见皮肤皱褶自肛门向外周放射。视诊肛门时注意观察肛门有无闭锁或狭窄、有无伤口及感染、有无肛瘘及肛裂、有无直肠脱垂、有无痔疮，并注意区分是外痔（肛门齿状线以下的紫红色包块，表面为皮肤）、内痔（肛门齿状线以上的紫红色包块，表面为黏膜），还是混合痔。

● **要点二 肛门、直肠指诊**

肛门、直肠指诊对肛门直肠疾病的诊断有重要价值。指诊有剧烈触痛见于肛裂与感染；触痛并有波动感见于肛门、直肠周围脓肿；触及柔软光滑而有弹性物见于直肠息肉；触及质地坚硬、表面凹凸不平的包块应考虑直肠癌。指诊后指套带有黏液、脓液或血液，说明存在炎症并有组织破坏。

细目十二　脊柱与四肢检查

● 要点一　脊柱检查

1. 脊柱弯曲度

（1）检查方法　患者取立位或坐位，先从侧面观察脊柱有无过度的前凸与后凸；然后从后面用手指沿脊椎棘突用力从上向下划压，划压后的皮肤出现一条红色充血线，观察脊柱有无侧弯。

（2）临床意义　①脊柱后凸多发生于胸段，见于佝偻病、脊柱结核、强直性脊柱炎、脊柱退行性变等。②脊柱前凸多发生于腰段，见于大量腹水、腹腔巨大肿瘤、髋关节结核及髋关节后脱位等。③脊柱侧凸：姿势性侧凸的特点为弯曲度多不固定，如平卧或向前弯腰时可使侧弯消失。多见于儿童发育期坐立位姿势不良、椎间盘突出症、脊髓灰质炎等；器质性侧凸时，改变体位不能使侧凸得到纠正，见于佝偻病、脊椎损伤、胸膜肥厚等。

2. 脊柱活动度

（1）检查方法　检查颈段活动时，固定被检查者的双肩，让其做颈部的前屈、后伸、侧弯、旋转等动作；检查腰段活动时，固定被检查者的骨盆，让其做腰部的前屈、后伸、侧弯、旋转等动作。若已有外伤性骨折或关节脱位时，应避免做脊柱运动，以防损伤脊髓。

（2）脊柱活动受限的原因　软组织损伤、骨质增生、骨质破坏、脊椎骨折或脱位、腰椎间盘突出。

3. 脊柱压痛与叩击痛

（1）检查方法　①检查脊柱压痛时，患者取坐位，身体稍向前倾，医师用右手拇指自上而下逐个按压脊椎棘突及椎旁肌肉。②脊柱叩击痛检查：患者取坐位，医师用手指或用叩诊锤直接叩击各个脊椎棘突，了解患者是否有叩击痛，此为直接叩诊法；或患者取坐位，医师将左手掌置于患者头顶部，右手半握拳，以小鱼际肌部位叩击左手背，了解患者的脊柱是否有疼痛，此为间接叩诊法。

（2）临床意义　正常人脊柱无压痛与叩击痛，若某一部位有压痛与叩击痛，提示该处有病变，如脊椎结核、脊椎骨折、脊椎肿瘤、椎间盘突出等。

● 要点二　四肢、关节检查

1. 四肢、关节形态改变及其临床意义

（1）匙状甲（反甲）　常见于缺铁性贫血，偶见于风湿热。

（2）杵状指（趾）　常见于支气管扩张、支气管肺癌、慢性肺脓肿、脓胸以及发绀型先天性心脏病、亚急性感染性心内膜炎等。

（3）指关节变形　以类风湿性关节炎引起的梭形关节最常见。

（4）膝内翻、膝外翻　膝内翻为"O"形腿，膝外翻为"X"形腿。常见于佝偻病及大骨节病。

（5）膝关节变形　常见于风湿性关节炎活动期、结核性关节炎。

（6）足内翻、足外翻　多见于先天畸形、脊髓灰质炎后遗症等。

（7）肢端肥大症　见于腺垂体功能亢进、生长激素分泌过多引起的肢端肥大症。

（8）下肢静脉曲张　多见于小腿，是下肢浅静脉血液回流受阻或静脉瓣功能不全所致。表现为下肢静脉如蚯蚓状怒张、弯曲，久立位更明显，严重时有小腿肿胀感，局部皮肤颜色暗紫红色或有色素沉着，甚至形成溃疡。常见于从事站立性工作者或栓塞性静脉炎患者。

2. 运动功能检查　关节活动障碍见于相应部位骨折、脱位、炎症、肿瘤、退行性变等。

细目十三　神经系统检查

● 要点一　中枢性与周围性面神经麻痹的鉴别

中枢性面神经麻痹与周围性面神经麻痹的鉴

别方法，见下表。

中枢性面神经麻痹与周围性面神经麻痹的鉴别方法

	中枢性面神经麻痹	周围性面神经麻痹
病因	核上组织（包括皮质、皮质脑干纤维、内囊、脑桥等）受损	面神经核或面神经受损
临床表现	病灶对侧颜面下部肌肉麻痹，可见鼻唇沟变浅，露齿时口角下垂（或称口角歪向病灶侧），不能吹口哨和鼓腮等	病灶同侧全部面肌瘫痪，从上到下表现为不能皱额、皱眉、闭目，角膜反射消失，鼻唇沟变浅，不能露齿、鼓腮、吹口哨，口角下垂（或称口角歪向病灶对侧）
临床意义	多见于脑血管病变、脑肿瘤和脑炎等	多见于受寒、耳部或脑膜感染、神经纤维瘤引起的周围型面神经麻痹，此外，还可出现舌前2/3味觉障碍等

要点二 感觉功能检查、感觉障碍及其常见类型

1. 感觉功能检查

（1）浅感觉　包括痛觉、触觉、温度觉。

（2）深感觉　包括运动觉、位置觉、振动觉。

（3）复合感觉（皮质感觉）　包括定位觉、两点辨别觉、立体觉和图形觉。

2. 感觉障碍
感觉障碍的形式有：疼痛、感觉减退、感觉异常、感觉过敏、感觉过度和感觉分离。

3. 感觉障碍的类型

（1）末梢型　表现为肢体远端对称性完全性感觉缺失，呈手套状、袜子状分布，也可有感觉异常、感觉过度和疼痛等。多见于多发性神经炎。

（2）神经根型　感觉障碍范围与某种神经根的节段分布一致，呈节段型或带状，在躯干呈横轴走向，在四肢呈纵轴走向。疼痛较剧烈，常伴有放射痛或麻木感，是脊神经后根损伤所致，见于椎间盘突出症、颈椎病和神经根炎等。

（3）脊髓型　根据脊髓受损程度分为：①脊髓横贯型：为脊髓完全被横断，其特点为病变平面以上完全正常，病变平面以下各种感觉均缺失，并伴有截瘫或四肢瘫，排尿排便障碍，多见于急性脊髓炎、脊髓外伤等。②脊髓半横贯型：仅脊髓一半被横断，又称布朗－塞卡尔综合征，其特点为病变同侧损伤平面以下深感觉丧失及痉挛性瘫痪；对侧痛、温觉丧失，见于脊髓外肿瘤和脊髓外伤等。

（4）内囊型　表现为病灶对侧半身感觉障碍、偏瘫、同向偏盲，常称为三偏征，常见于脑血管疾病。

（5）脑干型　特点是同侧面部感觉缺失和对侧躯干及肢体感觉缺失，见于炎症、肿瘤和血管病变。

（6）皮质型　特点为上肢或下肢感觉障碍，并有复合感觉障碍。

要点三 运动功能检查

1. 肌力　肌力是指肢体随意运动时肌肉收缩的力量。

（1）肌力分级　分为6级。

0级：无肢体活动，也无肌肉收缩，为完全性瘫痪。

1级：可见肌肉收缩，但无肢体活动。

2级：肢体能在床面上做水平移动，但不能抬起。

3级：肢体能抬离床面，但不能抵抗阻力。

4级：能做抵抗阻力的动作，但较正常差。

5级：正常肌力。

其中，0级为全瘫，1~4级为不完全瘫痪（轻瘫），5级为正常肌力。

（2）瘫痪的表现形式　运动神经元和周围神经的病变造成骨髓肌随意运动的障碍称为瘫痪。根据病损程度的不同，分为完全性瘫痪（0级）和不完全性瘫痪；根据病变部位的不同，分为中枢性瘫痪和周围性瘫痪（或称上运动神经元瘫痪和下运动神经元瘫痪）；按肌张力的高

低分为痉挛性瘫痪和松弛性瘫痪；按瘫痪的形式不同，分为单瘫、偏瘫、交叉瘫、截瘫等。单瘫是单一肢体瘫痪，多见于脊髓灰质炎；偏瘫多见于颅内病变或脑卒中，表现为病灶对侧肢体（上、下肢）中枢性瘫痪，常伴有脑神经损害；交叉性偏瘫的病变部位在脑干，表现为病变对侧中枢性偏瘫及同侧脑神经损害；截瘫是脊髓横贯性损伤的结果，表现为病变部位以下肢体的瘫痪，见于脊髓外伤、炎症等；如果脊髓横贯性损伤发生在颈膨大处，则会出现两上肢的周围性瘫痪和两下肢的中枢性瘫痪，称为四肢瘫或高位截瘫；若脊髓横贯性损伤发生在腰膨大处，则可表现为两下肢周围性瘫痪，称为截瘫。

2. 肌张力 正常时肌肉有一定的张力。检查时医生持患者完全放松的肢体以不同的速度和幅度对各个关节做被动运动，医师所感到的阻力大小就是肌张力的强度。

张力过低或缺失见于周围神经、脊髓灰质前角及小脑病变。折刀样张力过高，见于锥体束损害，铅管样肌张力过高及齿轮样肌张力增高，见于锥体外系损害（如帕金森病等）。

● **要点四 中枢性与周围性瘫痪的鉴别**

中枢性瘫痪与周围性瘫痪的鉴别方法，见下表。

中枢性瘫痪与周围性瘫痪的鉴别方法

	中枢性瘫痪	周围性瘫痪
瘫痪分布	范围较广，单瘫、偏瘫、截瘫	范围较局限，以肌群为主
肌张力	增强	降低
肌萎缩	不明显	明显
膝腱反射	亢进	减弱或消失
病理反射	有	无
肌束颤动	无	可有

● **要点五 神经反射检查**

1. 浅反射 浅反射是刺激皮肤或黏膜引起的反射，健康人存在，属生理反射。临床常用的有下列三种：

（1）角膜反射 角膜反射的反射弧中，感受器是角膜，传入神经为三叉神经眼支，传至脑桥，脑桥为中枢，传出神经为面神经，效应器为眼轮匝肌，引起眼睑闭合。检查时，嘱患者眼睛注视内上方，医师用细棉絮轻触患者的角膜外缘，正常时该侧眼睑迅速闭合，称为直接角膜反射，对侧眼睑也同时闭合称为间接角膜反射。直接角膜反射存在，间接角膜反射消失，为受刺激对侧的面神经瘫痪；直接角膜反射消失，间接角膜反射存在，为受刺激侧的面神经瘫痪；直接、间接角膜反射均消失为受刺激侧三叉神经病变；深昏迷患者的角膜反射也消失。

（2）腹壁反射 检查时，患者取仰卧位，两下肢稍屈曲，使腹壁放松，然后用尖部稍钝的器械迅速从外向内分别轻划两侧上、中、下腹部皮肤，正常人在受刺激部位出现腹肌收缩。上部腹壁反射消失说明病变在胸髓7~8节；中部腹壁反射消失说明病变在胸髓9~10节；下部腹壁反射消失说明病变在胸髓11~12节；一侧腹壁反射消失，多见于同侧锥体束病损；上、中、下腹壁反射均消失见于昏迷或急腹症患者。肥胖、老年人、经产妇也可见腹壁反射消失。

（3）提睾反射 提睾反射的反射弧类似腹壁反射，其感受器是大腿内侧皮肤，中枢是腰髓1~2节，效应器为提睾肌。检查时，患者仰卧，双下肢伸直，用叩诊锤柄部末端的钝尖部从下到上分别轻划两侧大腿内侧皮肤。健康人可出现同侧提睾肌收缩、睾丸上提。

一侧反射减弱或消失见于锥体束损害，或腹股沟疝、阴囊水肿、睾丸炎等；双侧反射消失见于腰髓1~2节病损。老年人腹股沟斜疝、阴囊水肿等也可影响提睾反射。

2. 深反射 深反射是刺激骨膜、肌腱，通过深部感受器引起的反射，故又称腱反射。深反射的感受器为骨膜、肌腱的深部感受器，通过脊髓感觉神经传至脊髓，脊髓为反射中枢，再由脊神经的运动神经传到骨骼肌，引起肌肉收缩。

（1）检查内容 ①肱二头肌反射。②肱三头肌反射。③桡骨骨膜反射。④膝反射。⑤踝反射。

（2）临床意义 ①深反射减弱或消失多为器质性病变，是相应脊髓节段或所属脊神经的病变，常见于末梢神经炎、神经根炎、脊髓灰质炎、脑或脊髓休克状态等。②深反射亢进见于锥体束的病变，如急性脑血管病、急性脊髓炎休克期过后等。

3. 病理反射

（1）检查内容 ①巴宾斯基征（Babinski Sign）：患者仰卧，髋、膝关节伸直，医师以手持患者踝部，用叩诊锤柄部末端的钝尖部在足底外侧从后向前快速轻划至小趾跟部，再转向踇趾侧。正常时出现足趾向跖面屈曲，称巴宾斯基征阴性。如出现踇趾背屈，其余四趾呈扇形分开，称巴宾斯基征阳性。②奥本海姆（Oppenheim）征：医师用拇指和示指沿患者的胫骨前缘用力由上而下滑压，阳性表现同巴宾斯基征。③戈登（Gordon）征：医师用手以适当的力量握腓肠肌，阳性表现同巴宾斯基征。④查多克（Chaddock）征：医师用叩诊锤柄部末端的钝尖部在患者的外踝下方由后向前轻划至跖趾关节处止，阳性表现同巴宾斯基征。⑤霍夫曼（Hoffmann）征：医师用左手托住患者的腕部，用右手示指和中指夹持患者的中指，稍向上提，使腕部处于轻度过伸位，用拇指快速弹刮患者的中指指甲，如引起其余四指轻度掌屈反应为阳性。

（2）临床意义 锥体束病变时，失去对脑干和脊髓的抑制功能而出现的低级反射现象称为病理反射。一岁半以内的婴幼儿由于锥体束尚未发育完善，可以出现上述反射现象。成人出现则为病理反射。

4. 脑膜刺激征

（1）颈强直 患者去枕仰卧，下肢伸直，医师左手托其枕部做被动屈颈动作，正常时下颏可贴近前胸。如下颏不能贴近前胸且医师感到有抵抗感，患者感颈后疼痛时为阳性。

（2）凯尔尼格（Kernig）征 患者去枕仰卧，一腿伸直，医师将另一下肢先屈髋、屈膝成直角，然后抬小腿并伸直其膝部，正常人膝关节可伸达135°以上。如小于135°时就出现抵抗，且伴有疼痛及屈肌痉挛时为阳性。

（3）布鲁津斯基（Brudzinski）征 患者去枕仰卧，双下肢自然伸直，医师左手托患者枕部，右手置于患者胸前，使颈部前屈，如两膝关节和髋关节反射性屈曲为阳性。

（4）临床意义 脑膜刺激征阳性见于各种脑膜炎、蛛网膜下腔出血等。颈强直也可见于颈椎病、颈部肌肉病变。凯尔尼格征也可见于坐骨神经痛、腰骶神经根炎等。

5. 拉塞格征

（1）检查方法 患者仰卧，两下肢伸直，医师一手压在一侧膝关节上，使下肢保持伸直，另一手将下肢抬起，正常可抬高70°以上。如不到30°即出现由上而下的放射性疼痛为阳性。以同样的方法再检查另一侧。

（2）临床意义 阳性见于坐骨神经痛、腰椎间盘突出或腰骶神经根炎等。

（张丹 张永涛）

第四单元 实验室诊断

细目一 血液的一般检查

要点一 血红蛋白测定和红细胞计数，红细胞形态变化

（一）参考值

血红蛋白（Hb）：男性 120~160g/L；女性 110~150g/L。

红细胞（RBC）：男性 $(4.0~5.5)\times10^{12}/L$；女性 $(3.5~5.0)\times10^{12}/L$。

（二）临床意义

血红蛋白测定与红细胞计数的临床意义基本相同。

1. 红细胞及血红蛋白减少 单位容积循环血液中血红蛋白量、红细胞数低于参考值低限称为贫血。以血红蛋白为标准，成年男性 Hb<120g/L，成年女性 Hb<110g/L，即为贫血。

临床上根据血红蛋白减低程度将贫血分为 4 级：①轻度：Hb<参考值低限但>90g/L。②中度：Hb 90~60g/L。③重度：Hb 60~30g/L。④极重度：Hb<30g/L。

（1）生理性减少 见于妊娠中、后期，6 个月至 2 岁的婴幼儿，老年人。

（2）病理性减少 ①红细胞生成减少：如叶酸及（或）维生素 B_{12} 缺乏所致的巨幼细胞贫血；血红蛋白合成障碍所致的缺铁性贫血、铁粒幼细胞性贫血等；骨髓造血功能障碍，如再生障碍性贫血、白血病；慢性系统性疾病，如慢性感染、恶性肿瘤、慢性肾病等。②红细胞破坏过多：见于各种原因引起的溶血性贫血，如异常血红蛋白病、珠蛋白生成障碍性贫血、阵发性睡眠性血红蛋白尿、免疫性溶血性贫血、脾功能亢进等。③红细胞丢失过多：如各种失血性贫血等。

2. 红细胞及血红蛋白增多 单位容积循环血液中血红蛋白量、红细胞数高于参考值高限。诊断标准：成年男性 Hb>170g/L，RBC>$6.0\times10^{12}/L$；成年女性 Hb>160g/L，RBC>$5.5\times10^{12}/L$。

（1）相对性增多 因血浆容量减少，血液浓缩所致。见于严重腹泻、频繁呕吐、大量出汗、大面积烧伤、糖尿病酮症酸中毒、尿崩症等。

（2）绝对性增多 ①继发性：组织缺氧所致，生理性见于新生儿及高原生活者；病理性见于严重的慢性心、肺疾病，如阻塞性肺气肿、肺源性心脏病、发绀型先天性心脏病等。②原发性：见于真性红细胞增多症。

3. 红细胞形态异常

（1）大小改变 ①小红细胞：红细胞直径<$6\mu m$。见于小细胞低色素性贫血，主要为缺铁性贫血。②大红细胞：红细胞直径>$10\mu m$。见于溶血性贫血、急性失血性贫血、巨幼细胞贫血。③巨红细胞：红细胞直径>$15\mu m$。见于巨幼细胞贫血。④红细胞大小不均：红细胞大小悬殊，直径可相差一倍以上。见于增生性贫血，如溶血性贫血、失血性贫血、巨幼细胞贫血，尤其以巨幼细胞贫血更为显著。

（2）形态改变 ①球形红细胞：主要见于遗传性球形红细胞增多症。②椭圆形红细胞：主要见于遗传性椭圆形红细胞增多症，巨幼细胞贫血时可见巨椭圆形红细胞。

要点二 白细胞计数和白细胞分类计数，中性粒细胞核象变化

（一）参考值

白细胞总数：成人 $(4.0~10.0)\times10^9/L$。

5 种白细胞的百分数和绝对值见下表。

5种白细胞的正常百分数和绝对值

细胞类型		百分数（%）	绝对值（×10⁹/L）
中性粒细胞	杆状核	1~5	0.04~0.5
	分叶核	50~70	2~7
嗜酸性粒细胞		0.5~5	0.02~0.5
嗜碱性粒细胞		0~1	0~0.1
淋巴细胞		20~40	0.8~4
单核细胞		3~8	0.12~0.8

（二）临床意义

成人白细胞数 $>10.0\times10^9/L$ 称为白细胞增多，$<4.0\times10^9/L$ 称为白细胞减少。白细胞总数的增减主要受中性粒细胞数量的影响。

1. 中性粒细胞

（1）增多 病理性增多分为反应性增多和异常增生性增多两种。

反应性增多见于：①急性感染：化脓性感染最常见，如流行性脑脊髓膜炎、肺炎链球菌肺炎、阑尾炎等；也可见于某些病毒感染，如肾综合征出血热、流行性乙型脑炎、狂犬病等；某些寄生虫感染，如并殖吸虫病等。②严重组织损伤：如大手术后、大面积烧伤、急性心肌梗死等。③急性大出血及急性溶血：如消化道大出血、脾破裂或输卵管妊娠破裂等。④急性中毒：如代谢性酸中毒（尿毒症、糖尿病酮症酸中毒）、化学药物中毒（安眠药中毒）、有机磷农药中毒等。⑤恶性肿瘤：各种恶性肿瘤的晚期，特别是消化道肿瘤（如胃癌、肝癌等）。⑥其他：如器官移植术后排斥反应、类风湿性关节炎、自身免疫性溶血性贫血、痛风、严重缺氧及应用某些药物（如皮质激素、肾上腺素等）。

异常增生性增多见于：①急、慢性粒细胞白血病。②骨髓增殖性疾病：如真性红细胞增多症、原发性血小板增多症和骨髓纤维化等。

（2）减少 中性粒细胞绝对值 $<2.0\times10^9/L$ 称为粒细胞减少症，$<0.5\times10^9/L$ 称为粒细胞缺乏症。病理性减少见于：①感染性疾病：病毒感染最常见，如流行性感冒、病毒性肝炎、麻疹、风疹、水痘等；某些革兰阴性杆菌感染，如伤寒及副伤寒等；某些原虫感染，如恙虫病、疟疾等。②血液病：如再生障碍性贫血、粒细胞减少症、粒细胞缺乏症、非白血性白血病、恶性组织细胞病等。③自身免疫性疾病：如系统性红斑狼疮等。④单核-巨噬细胞系统功能亢进：如脾功能亢进，见于各种原因引起的脾脏肿大（如肝硬化等）。⑤药物及理化因素的作用：物理因素如X线、γ射线、放射性核素等；化学物质如苯、铅、汞等；化学药物如氯霉素、磺胺类药、抗肿瘤药、抗糖尿病药物及抗甲状腺药物等，均可引起白细胞及中性粒细胞减少。

（3）中性粒细胞核象变化 正常时外周血中性粒细胞的分叶以3叶居多，但可见到少量杆状核粒细胞（0.01~0.05）。①核左移：当周围血中杆状核粒细胞增多 >0.05，并出现晚幼粒、中幼粒、早幼粒等细胞时，称为核左移。常见于感染，特别是急性化脓性感染，也可见于急性大出血、急性溶血反应、急性中毒等。核左移伴白细胞总数增高，称为再生性左移。表示机体反应性强，骨髓造血功能旺盛。核左移而白细胞总数不增高，甚至减少，称为退行性左移。表示机体反应性低下，骨髓造血功能减低，见于再生障碍性贫血、粒细胞缺乏症。②核右移：正常人血中的中性粒细胞以3叶者为主，若5叶者超过3%时称为核右移。常伴有白细胞总数减少，为骨髓造血功能减低或缺乏造血物质所致。

2. 嗜酸性粒细胞

（1）增多 ①变态反应性疾病：如支气管哮喘、血管神经性水肿、荨麻疹、药物过敏反应、血清病等。②皮肤病：如湿疹、剥脱性皮炎、天疱疮、银屑病等。③寄生虫病：如血吸虫病、蛔虫病、钩虫病、丝虫病等。④血液病：如慢性粒细胞白血病、淋巴瘤、多发性骨髓瘤等。

（2）减少　见于伤寒的极期、应激状态（如严重烧伤、大手术）、休克、库欣综合征及长期应用肾上腺皮质激素后等。

3. 淋巴细胞

（1）增多　①感染性疾病：主要为病毒感染，如麻疹、风疹、水痘、流行性腮腺炎、传染性单核细胞增多症、病毒性肝炎、肾综合征出血热等；某些杆菌感染，如结核病、百日咳、布氏杆菌病等。②某些血液病：急性和慢性淋巴细胞白血病、淋巴瘤等。③急性传染病的恢复期。再生障碍性贫血和粒细胞缺乏症时，由于中性粒细胞减少，淋巴细胞比例相对增高，但绝对值并不增高。

（2）减少　主要见于应用肾上腺皮质激素、烷化剂、抗淋巴细胞球蛋白等的治疗，接触放射线，免疫缺陷性疾病，丙种球蛋白缺乏症等。

4. 单核细胞　增多见于：①某些感染：如感染性心内膜炎、活动性结核病、疟疾、急性感染的恢复期等。②某些血液病：单核细胞白血病、粒细胞缺乏症恢复期、恶性组织细胞病、淋巴瘤、骨髓增生异常综合征等。减少一般无临床意义。

● **要点三　网织红细胞计数**

1. 参考值　百分数 0.005～0.015（0.5%～1.5%），绝对值（24～84）×10^9/L。

2. 临床意义　网织红细胞计数反映骨髓造血功能状态，对贫血的鉴别诊断及指导治疗有重要意义。

（1）反映骨髓造血功能状态　①增多：表示骨髓红细胞系增生旺盛。溶血性贫血和急性失血性贫血时明显增多；缺铁性贫血和巨幼细胞贫血时可轻度增多。②减少：表示骨髓造血功能减低，见于再生障碍性贫血、骨髓病性贫血（如急性白血病）。

（2）贫血治疗的疗效判断指标　缺铁性贫血及巨幼细胞贫血患者，治疗前网织红细胞可轻度增多，给予铁剂或叶酸治疗3～5天后，网织红细胞开始升高，7～10天达到高峰。治疗后2周逐渐下降。

（3）观察病情变化　溶血性贫血和失血性贫血患者在治疗过程中，网织红细胞逐渐减低，表示溶血或出血已得到控制；反之，如持续不减低，甚至增高者，表示病情未得以控制，甚至还在加重。

● **要点四　血小板计数**

1. 参考值　（100～300）×10^9/L。

2. 临床意义　血小板＞400×10^9/L 称为血小板增多，＜100×10^9/L 称为血小板减少。

（1）增多　①反应性增多：见于急性大出血及溶血之后、脾切除术后等。②原发性增多：见于原发性血小板增多症、真性红细胞增多症、慢性粒细胞白血病、骨髓纤维化早期等。

（2）减少　①生成障碍：见于再生障碍性贫血、急性白血病、急性放射病、骨髓纤维化晚期等。②破坏或消耗增多：见于原发性血小板减少性紫癜、脾功能亢进、系统性红斑狼疮、淋巴瘤、DIC、血栓性血小板减少性紫癜等。③分布异常：见于脾肿大，如肝硬化、班替（Banti）综合征；血液被稀释，如输入大量库存血或血浆等。

● **要点五　红细胞沉降率测定**

1. 参考值　成年男性 0～15mm/h；成年女性 0～20mm/h。

2. 临床意义

（1）生理性增快　见于妇女月经期、妊娠3个月以上、60岁以上高龄者。

（2）病理性增快　①各种炎症：细菌性急性炎症、结核病和风湿热活动期。②组织损伤及坏死：较大的组织损伤或手术创伤时血沉增快。急性心肌梗死血沉增快；而心绞痛时血沉则正常。③恶性肿瘤：恶性肿瘤血沉增快，良性肿瘤血沉多正常。④各种原因导致的高球蛋白血症：如慢性肾炎、多发性骨髓瘤、肝硬化、感染性心内膜炎、系统性红斑狼疮等。⑤贫血和高胆固醇血症时血沉可增快。

细目二 血栓与止血检查

● **要点一 出血时间测定**

1. 参考值 6.9±2.1分钟（测定器法），超过9分钟为异常。

2. 临床意义 出血时间（BT）延长见于：①血小板显著减少：如原发性或继发性血小板减少性紫癜。②血小板功能异常：如血小板无力症、巨大血小板综合征。③毛细血管壁异常：如遗传性出血性毛细血管扩张症、维生素C缺乏症。④某些凝血因子严重缺乏：如血管性血友病、DIC。

● **要点二 凝血因子检测**

（一）活化部分凝血活酶原时间（APTT）测定

APTT是反映内源性凝血系统各凝血因子总的凝血状况的筛选试验。

1. 参考值 32~43秒（手工法），较正常对照延长10秒以上为异常。

2. 临床意义 同凝血时间测定，但较试管法凝血时间测定敏感，它是目前推荐应用的内源凝血系统的筛选试验。

（1）APTT延长 ①血浆Ⅷ、Ⅸ、Ⅺ因子缺乏：如重症A、B型血友病和遗传性因子Ⅺ缺乏症。②凝血酶原严重减少：如先天性凝血酶原缺乏症。③纤维蛋白原严重减少：如先天性纤维蛋白缺乏症。④纤溶亢进：DIC后期继发纤溶亢进。⑤APTT又是监测肝素治疗的首选指标。

（2）APTT缩短 见于血栓性疾病和血栓前状态，如DIC早期、脑血栓形成或心肌梗死等，但灵敏度、特异度差。

（二）血浆凝血酶原时间（PT）测定

1. 参考值 11~13秒。应有正常对照，超过正常对照3秒以上为异常。

2. 临床意义

（1）PT延长 ①先天性凝血因子异常：如因子Ⅱ、Ⅴ、Ⅶ、Ⅹ减少及纤维蛋白原减少。②后天性凝血因子异常：如严重肝病、维生素K缺乏、DIC后期及应用抗凝药物。

（2）PT缩短 主要见于血液高凝状态，如DIC早期、脑血栓形成、心肌梗死、深静脉血栓形成、多发性骨髓瘤等。

（三）血浆纤维蛋白原（Fg）测定

1. 参考值 2~4g/L（凝血酶比浊法）。

2. 临床意义

（1）增高 见于糖尿病、急性心肌梗死、急性肾炎、多发性骨髓瘤、休克、大手术后、急性感染、妊娠高血压综合征、恶性肿瘤及血栓前状态等。

（2）减低 见于DIC、原发性纤溶症、重型肝炎和肝硬化等。

细目三 肝脏病实验室检查

● **要点一 蛋白质代谢检查**

1. 参考值 血清总蛋白（STP）60~80g/L；白蛋白（A）40~55g/L；球蛋白（G）20~30g/L；A/G（1.5~2.5）：1。

2. 临床意义 STP<60g/L或A<25g/L，称为低蛋白血症；STP>80g/L或G>35g/L，称为高蛋白血症或高球蛋白血症。

（1）血清总蛋白及白蛋白减低 见于肝脏疾病：①急性或局限性肝损害：血清蛋白检查可无明显异常。②慢性肝病：如慢性肝炎、肝硬化、肝癌时可有白蛋白减少，球蛋白增加，A/G比值减低。③A/G比值倒置：表示肝功能严重损害，如重度慢性肝炎、肝硬化。

低蛋白血症也可见于肝外疾病：①蛋白质摄入不足或消化吸收不良：如营养不良。②蛋白质丢失过多：如肾病综合征、大面积烧伤、急性大出血等。③消耗增加：见于慢性消耗性疾病，如重症结核、甲状腺功能亢进症、恶性肿瘤等。低蛋白血症时患者易出现严重水肿及胸、腹水。

（2）血清总蛋白及白蛋白增高 主要见于各种原因引起的严重脱水，如腹泻、呕吐、肠梗阻、肠瘘、肾上腺皮质功能减退症等。

（3）血清总蛋白及球蛋白增高 主要是因球

蛋白增高引起，其中以γ球蛋白增高为主。高蛋白血症见于：①慢性肝病：如肝硬化、慢性肝炎等。②M球蛋白血症：如多发性骨髓瘤、淋巴瘤、原发性巨球蛋白血症等。③自身免疫性疾病：如系统性红斑狼疮、类风湿关节炎、风湿热等。④慢性炎症与慢性感染：如结核病、疟疾、黑热病等。

要点二 胆红素代谢检查

（一）血清总胆红素、结合胆红素、非结合胆红素测定

1. 参考值 血清总胆红素（STB）3.4～17.1μmol/L；结合胆红素（CB）0～6.8μmol/L；非结合胆红素（UCB）1.7～10.2μmol/L。

2. 临床意义

（1）判断有无黄疸 ①STB>17.1μmol/L可诊断为黄疸。②STB 17.1～34.2μmol/L为隐性黄疸；STB>34.2μmol/L为显性黄疸。

（2）反映黄疸程度 ①轻度黄疸：STB 34.2～171μmol/L。②中度黄疸：STB 171～342μmol/L。③高度黄疸：STB>342μmol/L。

（3）鉴别黄疸类型 ①溶血性黄疸：STB、UCB增高，主要以UCB增高为主，CB/STB<20%。见于新生儿黄疸、溶血性贫血，如蚕豆病、珠蛋白生成障碍性贫血等。②肝细胞性黄疸：STB、UCB、CB均增高，CB/STB为20%～50%。见于病毒性肝炎、中毒性肝炎、肝癌、肝硬化等。③阻塞性黄疸：STB、CB增高，主要以CB增高为主，CB/STB>50%。见于胆石症、胰头癌、肝癌等。

（二）尿胆红素定性试验

1. 参考值 正常定性为阴性。

2. 临床意义 尿胆红素定性试验阳性提示血液中CB增高。①肝细胞性黄疸为阳性。②阻塞性黄疸为强阳性。③溶血性黄疸时血液中的UCB增高而CB不增高，故尿胆红素定性试验为阴性。此外，碱中毒时由于胆红素分泌增加，尿胆红素定性试验也可呈阳性反应。

（三）尿胆原检查

1. 参考值 定性：阴性或弱阳性反应（阳性稀释度在1:20以下）。定量：0.84～4.2μmol/24h尿。

2. 临床意义

（1）尿胆原增高 ①溶血性黄疸时明显增高。②肝细胞黄疸时可增高。③其他：如发热、心功能不全、肠梗阻、顽固性便秘等尿胆原也可增高。

（2）尿胆原减低 ①阻塞性黄疸时尿胆原减低和缺如。②新生儿及长期应用广谱抗生素者，由于肠道菌群受抑制，使肠道尿胆原生成减少。

胆红素代谢检查对黄疸诊断和鉴别诊断具有重要的价值。3种类型黄疸实验室检查鉴别见下表。

3种类型黄疸实验室检查鉴别表

类型	STB	CB	UCB	CB/STB	尿胆原	尿胆红素
溶血性黄疸	↑↑	轻度↑或正常	↑↑	<20%	强（+）	（-）
阻塞性黄疸	↑↑	↑↑	轻度↑或正常	>50%	（-）	强（+）
肝细胞性黄疸	↑↑	↑	↑	20%～50%	（+）或（-）	（+）

要点三 血清酶及同工酶检查

（一）血清氨基转移酶测定

ALT主要分布在肝脏，其次是骨骼肌、肾脏、心肌等组织中。AST主要分布在心肌，其次是肝脏、骨骼肌、肾脏等组织中。AST在肝细胞中有2种同工酶，分别是ASTm（存在于线粒体中）和ASTs（存在于线粒体以外的胞质中）。正常血清中ASTs含量多，ASTm仅占10%以下。

1. 参考值 连续监测法（37℃）：ALT10～40U/L，AST10～40U/L。ALT/AST≤1。

2. 临床意义

（1）肝脏疾病 ①急性病毒性肝炎：ALT与

AST 均显著增高，ALT 增高更明显，ALT/AST > 1。急性重型肝炎 AST 增高明显，但在病情恶化时，黄疸进行性加深，酶活性反而降低，称为胆-酶分离，提示肝细胞严重坏死，预后不良。在急性肝炎恢复期，如血清氨基转移酶活性不能降至正常或再增高，提示急性病毒性肝炎转为慢性。②慢性病毒性肝炎：ALT 与 AST 轻度增高或正常，ALT/AST > 1；若 AST 增高明显，ALT/AST < 1，提示慢性肝炎进入活动期。③肝硬化：血清氨基转移酶活性取决于肝细胞进行性坏死程度，终末期肝硬化血清氨基转移酶活性正常或降低。④肝内、外胆汁淤积：血清氨基转移酶轻度增高或正常。⑤其他肝病：如脂肪肝、肝癌等，血清氨基转移酶正常或轻度增高；酒精性肝病时 ALT 基本正常，AST 显著增高，ALT/AST < 1。

（2）急性心肌梗死　发病后 6~8 小时 AST 增高，18~24 小时达高峰，4~5 天恢复正常，若再次增高提示梗死范围扩大或有新的梗死发生。

（3）AST 同工酶变化　①肝细胞轻度损害：如轻、中度急性肝炎时血清 AST 轻度增高，且以 AST_s 增高为主，AST_m 正常。②肝细胞严重损害：如重型肝炎、暴发性肝炎、严重酒精性肝病时，血清 AST_m 增高。③其他肝病：中毒性肝炎、妊娠脂肪肝、肝动脉栓塞术后及急性心肌梗死等，血清 AST_m 也增高。

（二）碱性磷酸酶及其同工酶测定

ALP 主要分布在肝脏、骨骼、肾、小肠及胎盘中，血清中大部分 ALP 来源于肝脏和成骨细胞，ALP 随胆汁排入小肠。ALP 有 6 种同工酶，分别是 $ALP_1 \sim ALP_6$。

1. 参考值　磷酸对硝基苯酚连续监测法（30℃）：成人 40~110U/L，儿童 < 250U/L。ALP 同工酶：正常人血清中以 ALP_2 为主，占总 ALP 的 90%，有少量 ALP_3。

2. 临床意义

（1）胆道阻塞　各种肝内、外胆道阻塞性疾病，如胰头癌、胆道结石、原发性胆汁性肝硬化、肝内胆汁淤积等，ALP 明显升高，以 ALP_1 为主。尤其是癌性梗阻时，100% 出现 ALP_1，且 $ALP_1 > ALP_2$。

（2）肝脏疾病　急性肝炎时 ALP_2 明显增高，ALP_1 轻度增高，且 $ALP_1 < ALP_2$；肝硬化患者 80% 以上 ALP_5 明显增高，可达总 ALP 的 40% 以上。

（3）黄疸的鉴别诊断　①阻塞性黄疸 ALP 明显增高。②肝细胞性黄疸 ALP 轻度增高。③肝内局限性胆道阻塞：如原发性肝癌、转移性肝癌、肝脓肿等，ALP 明显增高。

（4）骨骼疾病　如纤维性骨炎、骨肉瘤、佝偻病、骨软化症、骨转移癌及骨折愈合期等，ALP 均可增高。

（三）γ-谷氨酰转移酶

1. 参考值　硝基苯酚连续监测法（37℃）：< 50U/L。

2. 临床意义

（1）胆道阻塞性疾病　见于原发性胆汁性肝硬化、硬化性胆管炎等。由于胆道阻塞，γ-GT 排泄受阻，使血清中的 γ-GT 浓度明显增高，可达正常水平的 5~30 倍。

（2）肝脏疾病　①肝癌：γ-GT 明显增高，可高达正常的 10 倍以上。②急性病毒性肝炎：γ-GT 中度增高。③慢性肝炎、肝硬化：非活动期 γ-GT 活性一般正常；若 γ-GT 活性持续增高，提示病变活动或病情恶化。④急性和慢性酒精性肝炎、药物性肝炎：γ-GT 明显或中度以上增高。

（3）其他疾病　脂肪肝、胰腺炎、胰腺肿瘤、前列腺肿瘤等，γ-GT 可轻度增高。

（四）乳酸脱氢酶及其同工酶测定

LDH 以心肌、骨骼肌、肾脏和红细胞中含量较为丰富。LDH 有 5 种同工酶，即 $LDH_1 \sim LDH_5$。LDH_1 和 LDH_2 主要来自心肌，LDH_3 主要来自肺脏、脾脏，LDH_4 和 LDH_5 主要来自骨骼肌、肝脏，血清中的 LDH_2 含量最高。

1. 参考值　LDH 总活性：连续检测法为 104~245U/L，速率法（30℃）为 95~200U/L。LDH 同工酶：正常人 $LDH_2 > LDH_1 > LDH_3 > LDH_4$

$>LDH_5$。

2. 临床意义

（1）急性心肌梗死 发病后 8~18h 开始增高，24~72h 达高峰，6~10 天恢复正常。病程中 LDH 持续增高或再次增高，提示梗死面积扩大或再次出现梗死。急性心肌梗死早期 LDH_1 和 LDH_2 均增高，LDH_1 增高更明显，LDH_1/LDH_2 >1。

（2）肝胆疾病 急性和慢性活动性肝炎、肝癌（尤其是转移性肝癌），LDH 明显增高。肝细胞损伤时 LDH_5 增高明显，LDH_5 是诊断肝细胞坏死的敏感指标，肝细胞坏死时 $LDH_5 > LDH_4$。阻塞性黄疸 $LDH_4 > LDH_5$。

（3）其他疾病 ①恶性肿瘤：LDH 增高程度与肿瘤增长速度有一定的关系，如恶性肿瘤转移至肝脏，常伴有 LDH_4 及 LDH_5 增高。②恶性贫血：LDH 极度增高，LDH_1 增高明显，且 $LDH_1 > LDH_2$。③白血病：60% 的患者有 LDH 增高，以 LDH_3 和 LDH_4 为主。④骨骼肌损伤、肌营养不良、胰腺炎、肺梗死等 LDH 均可增高。

● **要点四 甲、乙型病毒性肝炎标志物检查**

（一）甲型肝炎病毒标志物检测

甲型肝炎病毒（HAV）属嗜肝 RNA 病毒，存在于被感染者的肝细胞、血浆、胆汁和粪便中，通过粪－口途径传播。机体感染 HAV 后可产生抗 HAV－IgM、抗 HAV－IgA、抗 HAV－IgG 3 种抗体。抗 HAV－IgM 是 HAV 常规检查项目。

1. 参考值

（1）甲型肝炎病毒抗原检测 ELISA 法、RIA 法和 PCR 法：HAVAg、HAV－RNA 阴性。

（2）甲型肝炎病毒抗体检测 ELISA 法：抗 HAV－IgM、抗 HAV－IgA、抗 HAV－IgG 均阴性。

2. 临床意义

（1）HAVAg 阳性 证实 HAV 在体内的存在，出现于感染后 10~20 天的粪便中，见于甲型肝炎。

（2）HAV－RNA 阳性 对甲型肝炎的诊断具有特异性，对早期诊断的意义更大。

（3）抗 HAV－IgM 阳性 说明机体正在感染 HAV，感染 1 周后产生，是早期诊断甲肝的特异性指标。

（4）抗 HAV－IgA 阳性 抗 HAV－IgA 为局部抗体，是机体感染 HAV 后由肠道黏膜细胞所分泌，出现在甲肝早期、急性期患者的粪便中。由粪便中测得抗 HAV－IgA 呈阳性反应，是早期诊断甲肝的指标之一。

（5）抗 HAV－IgG 阳性 抗 HAV－IgG 较抗 HAV－IgM 产生晚，是保护性抗体，一般在感染 HAV 3 周后出现在血清中，且持久存在，是获得免疫力的标志，提示既往感染，可作为流行病学调查的指标。

（二）乙型肝炎病毒标志物检测

乙型肝炎病毒（HBV）属嗜肝 DNA 病毒。HBV 主要通过血液途径传播，也可由性接触传播和母婴垂直传播。机体感染 HBV 后产生相应的免疫反应，形成三种不同的抗原抗体系统。

1. 参考值 ELISA 法、RIA 法：健康人检测结果均为阴性。

2. 临床意义

（1）HBsAg 阳性 是 HBV 现症感染的标志，见于乙型肝炎患者、HBV 携带者和与乙肝病毒感染相关的肝硬化、肝癌患者。

（2）抗－HBs 阳性 感染后 3~6 个月出现，是一种保护性抗体，见于注射过乙型肝炎疫苗、曾经感染过 HBV 和乙肝恢复期。

（3）HBeAg 阳性 是病毒复制的标志，传染性强。急性乙肝病毒感染者，如果 HBeAg 持续阳性，则有转为慢性感染的趋势。

（4）抗－HBe 阳性 表示乙肝病毒复制减少，传染性降低，但并非保护性抗体。

（5）HBcAg 阳性 HBcAg 阳性提示病人血清中有 HBV 存在，表示病毒复制活跃，传染性强。HBcAg 主要存在于受感染的肝细胞核内，HBcAg 外面被 HBsAg 包裹，故一般情况下血清中测不到游离的 HBcAg。

（6）抗－HBc 阳性 抗－HBc 不是中和抗

体，而是反映肝细胞受到 HBV 感染的可靠指标。①抗 HBc-IgG：反映抗-HBc 总抗体的情况。抗 HBc-IgG 在体内长期存在，为 HBV 感染的标志，包括现症感染和既往感染。②抗 HBc-IgM：是机体感染 HBV 后在血液中最早出现的抗体，在感染急性期滴度高，抗 HBc-IgM 阳性是诊断急性乙型肝炎和判断病毒复制活跃的重要指标，并提示患者血液有强传染性。

细目四　肾功能检查

要点一　肾小球功能检测

（一）内生肌酐清除率（Ccr）测定

单位时间内肾小球滤过的血浆液体量，称为肾小球滤过率（GFR）。内生肌酐清除率（Ccr）是指肾脏在单位时间内把若干毫升血浆中的内生肌酐全部清除出去。Ccr 是测定肾小球滤过功能最常用的方法，也是反映肾小球滤过功能的主要指标。因肌酐绝大部分经肾小球滤过，几乎不被肾小管排泌和重吸收，故 Ccr 大致等于 GFR。

1. 参考值　成人（体表面积以 $1.73m^2$ 计算）80~120mL/min。

2. 临床意义

（1）判断肾小球损害的敏感指标　当 GFR 降低至正常值 50% 时，Ccr 测定值可低至 50mL/min，但血肌酐、血尿素氮测定仍可在正常范围内，故 Ccr 能较早地反映 GFR。

（2）评估肾功能损害的程度　根据 Ccr 一般可将肾功能分为 4 期：①肾衰竭代偿期：Ccr 51~80mL/min。②肾衰竭失代偿期：Ccr 50~20mL/min。③肾衰竭期（尿毒症早期）：Ccr 19~10mL/min。④肾衰竭终末期（尿毒症晚期）：Ccr < 10mL/min。

（3）指导临床用药　Ccr 30~40mL/min 应限制蛋白质的摄入；Ccr ≤ 30mL/min，用噻嗪类利尿剂无效，改用袢利尿剂；Ccr ≤ 10mL/min，袢利尿剂无效，应做透析治疗。此外，肾功能衰竭时，凡经肾脏代谢或排泄的药物，可根据 Ccr 的降低程度来减少用药剂量和（或）用药次数。

（二）血肌酐（Cr）测定

血中 Cr 浓度取决于肾小球的滤过能力，当肾实质损害，GFR 降低至正常人的 1/3 时，血 Cr 浓度就会明显上升，故测定血中 Cr 浓度可作为 GFR 受损的指标。血 Cr 的敏感性较血尿素氮（BUN）好，但并非早期诊断指标。

1. 参考值　全血 Cr：88~177μmol/L。血清或血浆 Cr：男性 53~106μmol/L，女性 44~97μmol/L。

2. 临床意义

（1）评估肾功能损害的程度　血 Cr 增高的程度与慢性肾衰竭呈正相关。①肾衰竭代偿期：血 Cr < 178μmol/L。②肾衰竭失代偿期：血 Cr 178~445μmol/L。③肾衰竭期：血 Cr > 445μmol/L。

（2）鉴别肾前性和肾实质性少尿　①肾前性少尿：血 Cr 增高一般 ≤ 200μmol/L。②肾实质性少尿：血 Cr 增高常 > 200μmol/L。

（三）血清尿素氮（BUN）测定

BUN 是血中非蛋白氮类物质的主要成分，约占 50%。90% 的 BUN 经肾小球滤过随尿排出体外，当肾实质受损害时，GFR 降低，使 BUN 增高。BUN 测定能反映肾小球滤过功能，但不是敏感和特异性指标。

1. 参考值　成人 3.2~7.1mmol/L。

2. 临床意义　BUN 增高见于以下几种情况：

（1）肾前性因素　①肾血流量减少：见于心功能不全、水肿、脱水、休克等。②蛋白质分解增加：见于急性传染病、上消化道出血、大面积烧伤、大手术后、甲状腺功能亢进症等。

（2）肾脏因素　见于严重肾脏疾病引起的慢性肾衰竭，如慢性肾炎、慢性肾盂肾炎、肾结核、肾肿瘤、肾动脉硬化症等的晚期。BUN 增高的程度与尿毒症病情的严重性成正比，故 BUN 测定对尿毒症的诊断及预后估计有重要意义。

（3）肾后性因素　见于尿路结石、前列腺增生、泌尿系肿瘤等引起的尿路梗阻。

（4）BUN/Cr 的意义　同时测定血 Cr 和 BUN 的临床意义更大，正常时 BUN/Cr（单位均应为

mg/dL）为20∶1。①肾前性少尿：BUN上升较快，但Cr不相应上升，故BUN/Cr常>10∶1。②器质性肾衰竭：因BUN与Cr同时增高，故BUN/Cr≤10∶1。

（四）血 β_2-微球蛋白（β_2-MG）测定

1. 参考值 正常人血中 β_2-MG 为 1～2mg/L。

2. 临床意义

（1）血 β_2-MG 测定是反映肾小球滤过功能减低的敏感指标。在评估肾小球滤过功能上，血 β_2-MG 增高比血 Cr 更灵敏，在 Ccr<80mL/min 时即可出现，而此时血 Cr 浓度多无改变。若同时出现血和尿 β_2-MG 增高，但血 β_2-MG<5mg/L，则说明肾小球和肾小管功能可能均受损。

（2）任何使 β_2-MG 合成增多的疾病也可导致 β_2-MG 增高，如恶性肿瘤、IgG 肾病及各种炎症性疾病。

（3）近端肾小管功能受损时，对 β_2-MG 重吸收减少，尿液中 β_2-MG 排出量增加。

（五）肾小球滤过率（GFR）测定

1. 参考值 总 GFR100±20mL/min。

2. 临床意义 肾小球滤过率是判断肾小球功能的敏感指标。

（1）GFR 的影响因素 GFR 与年龄、性别、体重有关。30 岁后每 10 年 GFR 下降 10mL/min·1.73m^2，男性的 GFR 比女性高约 10mL/min，妊娠时 GFR 明显增加，第 3 个月增加 50%，产后降至正常。

（2）GFR 减低 常见于急性和慢性肾衰竭、肾小球功能不全、肾动脉硬化及肾盂肾炎、糖尿病、高血压病等的晚期。

（3）GFR 增高 常见于肢端肥大症、巨人症、糖尿病肾病早期等。

● **要点二 肾小管功能检测**

（一）尿 β_2-微球蛋白（β_2-MG）测定

1. 参考值 正常成人尿 β_2-MG<0.3mg/L。

2. 临床意义

（1）尿 β_2-MG 增高 见于肾小管-间质性疾病、药物或毒物所致的早期肾小管损伤、肾移植后急性排斥反应早期。

（2）应同时检测血和尿 β_2-MG 只有血 β_2-MG<5mg/L时，尿 β_2-MG 增高才反映肾小管损伤。因为肾小管重吸收 β_2-MG 的阈值为 5mg/L，超过阈值时，出现非重吸收功能受损的大量尿 β_2-MG 排泄。

（二）昼夜尿比密试验（莫氏试验）

正常尿生成的过程中，远端肾小管对原尿有稀释功能，而集合管则具有浓缩功能。受检者在正常饮食的情况下，24 小时内多次测量尿量、尿比密，以观察肾脏调节水液平衡的功能，即昼夜尿比密试验（莫氏试验）。莫氏试验可了解肾脏的稀释-浓缩功能，是反映远端肾小管和集合管功能状态的敏感试验。

1. 试验方法 检查当日受检者正常饮食，每餐含水量为 500～600mL，此外不再另外饮任何液体。检查当日晨起 8 点排空膀胱，于 10 点、12 点、14 点、16 点、18 点、20 点各收集一次尿液，共 6 次（昼尿）；然后将 20 点以后到次晨 8 点的尿液收集到一个容器内（夜尿）。分别测定 7 份尿标本的尿量、尿比密。

2. 参考值 成人尿量 1000～2000mL/24h；昼尿量/夜尿量比值为（3～4）∶1；夜尿量<750mL；至少 1 次尿比密>1.018；昼尿中最高与最低尿比密差值>0.009。

3. 临床意义 莫氏试验用于诊断各种疾病对远端肾小管稀释-浓缩功能的影响。

（1）尿少、比密高 ①肾前性少尿：见于各种原因引起的肾血容量不足。②肾性少尿：见于急性肾炎及其他影响 GFR 的情况。因此时 GFR 下降，原尿生成减少，而肾小管重吸收功能相对正常，致使尿量减少而比密增加。

（2）夜尿多、比密低 提示肾小管功能受损，见于慢性肾炎、间质性肾炎、高血压肾病等。由于慢性肾脏病变致肾小管稀释-浓缩功能受损，患者夜尿量增多，尿最高比密<1.018，尿最高与最低比密差<0.009。

（3）尿比密低而固定 尿比密固定在 1.010～

1.012，称为等渗尿，见于肾脏病变晚期，提示肾小管重吸收功能很差，浓缩稀释功能丧失。

（4）尿量明显增多（>4L/24h）而尿比密均<1.006，为尿崩症的典型表现。

细目五 常用生化检查

要点一 糖类检查

（一）空腹血糖（FBG）测定

1. 参考值 葡萄糖氧化酶法：3.9~6.1mmol/L。

2. 临床意义 FBG>7.0mmol/L称为高糖血症；FBG>9.0mmol/L时尿糖阳性。FBG<3.9mmol/L时为血糖减低；FBG<2.8mmol/L称为低糖血症。

（1）FBG增高 生理性增高见于餐后1~2小时、高糖饮食、剧烈运动、情绪激动等。病理性增高见于：①各型糖尿病。②内分泌疾病：如甲状腺功能亢进症、肢端肥大症、巨人症、嗜铬细胞瘤、肾上腺皮质功能亢进症、胰高血糖素瘤等。③应激性因素：如颅脑外伤、急性脑血管病、中枢神经系统感染、心肌梗死、大面积烧伤等。④肝脏和胰腺疾病：如严重肝损害、坏死性胰腺炎、胰腺癌等。⑤其他：如呕吐、脱水、缺氧、麻醉等。

（2）FBG减低 生理性减低见于饥饿、长时间剧烈运动等。病理性减低见于：①胰岛素分泌过多：如胰岛β细胞增生或肿瘤、胰岛素用量过大、口服降糖药等。②对抗胰岛素的激素缺乏：如生长激素、肾上腺皮质激素、甲状腺激素缺乏等。③肝糖原储存缺乏：如重型肝炎、肝硬化、肝癌等严重肝病。④急性酒精中毒。⑤消耗性疾病：如严重营养不良、恶病质等。

（二）葡萄糖耐量试验（GTT）

GTT是检测葡萄糖代谢功能的试验，主要用于诊断症状不明显或血糖增高不明显的可疑糖尿病。现多采用WHO推荐的75g葡萄糖标准口服葡萄糖耐量试验（OGTT）。正常人口服一定量的葡萄糖后血糖暂时增高，刺激胰岛素分泌增多，在短时间内血糖即可降至空腹水平，此现象称为耐糖现象。当糖代谢紊乱时，口服一定量的葡萄糖后血糖急剧升高，但在短时间内不能降至空腹水平或原来水平，称为糖耐量异常或糖耐量降低。

1. OGTT的适应证

（1）无糖尿病症状，随机血糖或FBG异常。

（2）无糖尿病症状，但有糖尿病家族史。

（3）有糖尿病症状，但FBG未达到诊断标准。

（4）有一过性或持续性糖尿者。

（5）分娩巨大胎儿的妇女。

（6）原因不明的肾脏疾病或视网膜病变。

2. 参考值

（1）FBG 3.9~6.1mmol/L。

（2）服糖后0.5~1小时血糖达高峰，一般在7.8~9.0mmol/L，峰值<11.1mmol/L。

（3）服糖后2小时血糖（2hBG）<7.8mmol/L。

（4）服糖后3小时血糖恢复至空腹水平。

（5）每次尿糖均为阴性。

3. 临床意义

（1）诊断糖尿病 FBG>7.0mmol/L；OGTT血糖峰值>11.1mmol/L，2hBG>11.1mmol/L。

（2）判断糖耐量异常 FBG<7.0mmol/L，2hBG 7.8~11.1mmol/L，且血糖到达高峰时间延长至1小时后，血糖恢复正常时间延长至2~3小时后，同时伴尿糖阳性者为糖耐量异常，其中1/3最终转为糖尿病。糖耐量异常常见于2型糖尿病、肢端肥大症、甲状腺功能亢进症等。

（3）平坦型糖耐量曲线 FBG降低，服糖后血糖上升不明显，2hBG仍处于低水平。常见于胰岛β细胞瘤、肾上腺皮质功能低下等。

（4）鉴别低血糖 ①功能性低血糖：见于特发性低血糖。②肝源性低血糖：见于广泛性肝损伤、病毒性肝炎等。

（三）血清糖化血红蛋白（GHb）检测

GHb是血红蛋白A_1（HbA_1）与糖类非酶促

反应的产物。GHb 分为 3 种，其中 HbA_1c（HbA_1 与葡萄糖结合）含量最高，占 60%～80%，是临床最常检测的部分。GHb 不受血糖浓度暂时波动的影响，是糖尿病诊断和监控的重要指标。GHb 对高血糖，特别是血糖和尿糖波动较大时有特殊的诊断意义。

1. 参考值 HbA_1 5%～8%，HbA_1c 4%～6%。

2. 临床意义 GHb 水平取决于血糖水平、高血糖持续时间，其生成量与血糖浓度成正比，且反映的是近 2～3 个月的平均血糖水平。

(1) 评价糖尿病的控制程度 GHb 增高提示近 2～3 个月糖尿病控制不良，故 GHb 水平可作为糖尿病长期控制程度的监控指标。

(2) 鉴别诊断 糖尿病性高血糖 GHb 增高，应激性高血糖 GHb 则正常。

(3) 预测血管并发症 长期 GHb 增高，可引起组织缺氧而发生血管并发症。HbA_1 > 10%，提示并发症严重，预后较差。

● **要点二 血脂测定**

(一) 血清总胆固醇（TC）测定

1. 参考值 合适水平：< 5.20mmol/L。边缘水平：5.23～5.69mmol/L。增高：> 5.72mmol/L。

2. 临床意义

(1) TC 增高 ①是动脉粥样硬化的危险因素之一，常见于动脉粥样硬化所致的心、脑血管疾病。②各种高脂蛋白血症、甲状腺功能减退症、糖尿病、肾病综合征、阻塞性黄疸、类脂性肾病等。③长期高脂饮食、精神紧张、吸烟、饮酒等。④应用某些药物，如环孢素、糖皮质激素、阿司匹林等。

(2) TC 减低 ①严重肝脏疾病，如急性重型肝炎、肝硬化等。②甲状腺功能亢进症。③严重贫血、营养不良和恶性肿瘤等。④应用某些药物，如雌激素、甲状腺激素、钙拮抗剂等。

(二) 血清甘油三酯（TG）测定

1. 参考值 合适范围：< 1.70mmol/L（150mg/dL）。边缘升高：1.70～2.26mmol/L（150～200mg/dL）。升高：≥ 2.26mmol/L（200mg/dL）。

2. 临床意义

(1) TG 增高 ①是动脉粥样硬化的危险因素之一，常见于动脉粥样硬化症、冠心病。②原发性高脂血症、肥胖症、糖尿病、肾病综合征、甲状腺功能减退症、痛风、阻塞性黄疸和高脂饮食等。

(2) TG 减低 见于甲状腺功能亢进症、肾上腺皮质功能减退症、严重肝脏疾病等。

(三) 血清脂蛋白测定

1. 高密度脂蛋白（HDL）测定 临床上通过检测高密度脂蛋白-胆固醇（HDL-C）的含量来反映 HDL 水平。

(1) 参考值 合适范围：≥ 1.04mmol/L（40mg/dL）。升高：≥ 1.55mmol/L（60mg/dL）。降低：< 1.04mmol/L（40mg/dL）。

(2) 临床意义 ①HDL-C 增高：HDL-C 水平增高有利于外周组织清除胆固醇，防止动脉粥样硬化的发生。HDL-C 与 TG 呈负相关，也与冠心病发病呈负相关，故 HDL-C 水平高的个体患冠心病的危险性小。②HDL-C 减低：常见于动脉粥样硬化症、心脑血管疾病、糖尿病、肾病综合征等。

2. 低密度脂蛋白（LDL）测定 临床上通过检测低密度脂蛋白-胆固醇（LDL-C）的含量来反映 LDL 水平。

(1) 参考值 合适范围：< 3.37mmol/L（130mg/dL）。边缘升高：3.37～4.14mmol/L（130～160mg/dL）。升高：≥ 4.14mmol/L（160mg/dL）。

(2) 临床意义 ①LDL-C 增高：判断发生冠心病的危险性，LDL-C 是动脉粥样硬化的危险因素之一，LDL-C 水平增高与冠心病发病呈正相关；还可见于肥胖症、肾病综合征、甲状腺功能减退症、阻塞性黄疸等。②LDL-C 减低：见于无 β-脂蛋白血症、甲状腺功能亢进症、肝硬化和低脂饮食等。

● **要点三 电解质检查**

(一) 血清钾测定

1. 参考值 3.5～5.5mmol/L。

2. 临床意义

（1）增高 血钾＞5.5mmol/L称为高钾血症。高钾血症见于：①排出减少：如急性或慢性肾衰竭少尿期、肾上腺皮质功能减退症。②摄入过多：如高钾饮食、静脉输注大量钾盐、输入大量库存血液。③细胞内钾外移增多：如严重溶血、大面积烧伤、挤压综合征、组织缺氧和代谢性酸中毒等。

（2）减低 血钾＜3.5mmol/L称为低钾血症。低钾血症见于：①摄入不足：如长期低钾饮食、禁食。②丢失过多：如频繁呕吐、腹泻、胃肠引流等；肾上腺皮质功能亢进症、醛固酮增多症、肾衰竭多尿期等；长期应用排钾利尿剂。③分布异常：细胞外液稀释，如心功能不全、肾性水肿等；细胞外钾内移，如大量应用胰岛素、碱中毒等。

（二）血清钠测定

1. 参考值 135～145mmol/L。

2. 临床意义

（1）增高 血钠＞145mmol/L称为高钠血症。高钠血症见于：①摄入过多：如输注大量高渗盐水。②水分丢失过多：如大量出汗、长期腹泻、呕吐。③尿排出减少：见于肾上腺皮质功能亢进症、醛固酮增多症患者，以及脑外伤、急性脑血管病等引起抗利尿激素分泌过多，排尿排钠减少。

（2）减低 血钠＜135mmol/L称为低钠血症。低钠血症见于：①胃肠道失钠：如幽门梗阻、严重呕吐、腹泻、胃肠引流。②尿钠排出增多：如慢性肾衰竭多尿期、大量应用利尿剂，以及尿崩症、肾上腺皮质功能减退症等。③皮肤失钠：如大量出汗、大面积烧伤。④消耗性低钠：如肺结核、肿瘤等慢性消耗性疾病等。

（三）血清氯测定

1. 参考值 95～105mmol/L。

2. 临床意义

（1）增高 血氯＞105mmol/L称为高氯血症。高氯血症见于：①排出减少：如急性或慢性肾衰竭少尿期、尿路梗阻。②摄入过多：如过量输入生理盐水。③重吸收增加：如肾上腺皮质功能亢进症。④高血氯性代谢性酸中毒。⑤过度换气所致的呼吸性碱中毒等。

（2）减低 血氯＜95mmol/L称为低氯血症。低氯血症见于：①丢失过多：如严重呕吐、腹泻、胃肠引流。②排出过多：如肾上腺皮质功能减退症、慢性肾衰竭、糖尿病、应用利尿剂。③呼吸性酸中毒等。

（四）血清钙测定

1. 参考值 2.25～2.58mmol/L。

2. 临床意义

（1）增高 血钙＞2.58mmol/L称为高钙血症。高钙血症见于：①溶骨作用增强：如甲状旁腺功能亢进症、多发性骨髓瘤等。②吸收增加：如大量应用维生素D。③摄入过多：如静脉输入钙过多。

（2）减低 血钙＜2.25mmol/L称为低钙血症。低钙血症见于：①成骨作用增强：如甲状旁腺功能减退症、恶性肿瘤骨转移等。②摄入不足：如长期低钙饮食。③吸收减少：如维生素D缺乏症、手足搐搦症、骨质软化症、佝偻病等。④肾脏疾病：如急性或慢性肾衰竭、肾病综合征等。⑤急性坏死性胰腺炎。⑥代谢性碱中毒等。

细目六 酶学检查

● 要点一 血、尿淀粉酶测定

1. 参考值 Somogyi法：血清800～1800U/L，尿液1000～12000U/L。

2. 临床意义 淀粉酶（AMS）活性增高见于以下几种情况：

（1）急性胰腺炎 发病后6～12小时血清AMS开始增高，12～24小时达高峰，3～5天后恢复正常。如达3500U/L应怀疑此病，超过5000U/L即有诊断价值。尿AMS于发病后12～24小时开始增高，此时由于肾脏对AMS的清除率大为增强，因而尿中AMS活性可高于血清中的1倍以上，多数患者3～10天后恢复到正常。

(2) 其他胰腺疾病　如慢性胰腺炎急性发作、胰腺囊肿、胰腺癌早期、胰腺外伤等。

(3) 非胰腺疾病　急性胆囊炎、流行性腮腺炎、胃肠穿孔、胆管梗阻等。

● 要点二　心肌损伤常用酶检测

心肌酶包括血清肌酸激酶（CK）及其同工酶（CK－MB）、乳酸脱氢酶（LDH）及其同工酶。

（一）血清肌酸激酶（CK）测定

CK 主要存在于骨骼肌、心肌，其次存在于脑、平滑肌等细胞的胞质和线粒体中。正常人血清中 CK 含量甚微，当上述组织受损时血液中的 CK 含量可明显增高。

1. 参考值　酶偶联法（37℃）：男性 38～174U/L，女性 26～140U/L。

2. 临床意义　CK 活性增高见于以下几种情况：

(1) 急性心肌梗死（AMI）　CK 在发病后 4～10 小时开始增高，12～36 小时达高峰，3～4 天后恢复正常，是 AMI 早期诊断的敏感指标之一。在 AMI 病程中，如 CK 再次升高，提示心肌再次梗死。

(2) 心肌炎和肌肉疾病　病毒性心肌炎时 CK 明显增高。各种肌肉疾病，如进行性肌营养不良、多发性肌炎、骨骼肌损伤、重症肌无力时 CK 明显增高。

(3) 手术　心脏手术、心导管术、转复心律、冠状动脉成形术等均可引起 CK 增高。

(4) 溶栓治疗　AMI 溶栓治疗后出现再灌注，也可引起 CK 增高，CK 水平有助于判断溶栓后的再灌注情况。

（二）血清肌酸激酶同工酶测定

CK 有 3 种同工酶，其中 CK－MB 主要存在于心肌，CK－MM 主要存在于骨骼肌和心肌，CK－BB 主要存在于脑、前列腺、肺、肠组织中。正常人血清中以 CK－MM 为主，CK－MB 少量，CK－BB 极少。CK－MB 对 AMI 的诊断具有重要意义。

1. 参考值　CK－MM：94%～96%。CK－MB：<5%。CK－BB 极少。

2. 临床意义　CK－MB 增高见于以下几种情况：

(1) AMI　CK－MB 对 AMI 早期诊断的灵敏度明显高于 CK，且具有高度的特异性，阳性检出率达 100%。CK－MB 一般在 AMI 发病后 3～8 小时增高，9～30 小时达高峰，2～3 天恢复正常，因此对诊断发病较长时间的 AMI 有困难。

(2) 其他心肌损伤　如心肌炎、心脏手术、心包炎、慢性心房颤动等 CK－MB 也可增高。

（三）乳酸脱氢酶（LDH）及其同工酶

见肝脏病实验室检查部分。

● 要点三　心肌蛋白检测

（一）心肌肌钙蛋白 T（cTnT）测定

1. 参考值　0.02～0.13μg/L；>0.2μg/L 为诊断临界值；>0.5μg/L 可诊断 AMI。

2. 临床意义

(1) 诊断 AMI　cTnT 是诊断 AMI 的确定性标志物。AMI 发病后 3～6 小时开始增高，10～24 小时达高峰，10～15 天恢复正常。对诊断 AMI 的特异性优于 CK－MB 和 LDH；对亚急性及非 Q 波性心肌梗死或 CK－MB 无法诊断的心肌梗死患者更有诊断价值。

(2) 判断微小心肌损伤　用于判断不稳定型心绞痛是否发生了微小心肌损伤，这种心肌损伤只有检测 cTnT 才能确诊。

(3) 其他　对判断 AMI 后溶栓治疗是否出现再灌注，以及预测血液透析病人心血管事件的发生都有重要价值。

（二）心肌肌钙蛋白 I（cTnI）测定

1. 参考值　<0.2μg/L；>1.5μg/L 为诊断临界值。

2. 临床意义

(1) 诊断 AMI。

(2) 用于判断是否有微小心肌损伤，如不稳定型心绞痛、急性心肌炎。

细目七 免疫学检查

要点一 血清免疫球蛋白及补体测定

(一) 血清免疫球蛋白测定

免疫球蛋白 (Ig) 是一组具有抗体活性的蛋白质, 有抗病毒、抗菌、溶菌、抗毒素、抗寄生虫感染以及其他免疫作用。血清中的 Ig 分为五类: IgG、IgA、IgM、IgD 和 IgE。

1. 参考值 成人血清 IgG 7.6~16.6g/L; IgA 0.71~3.35g/L; IgM 0.48~2.12g/L; IgD 0.6~2mg/L; IgE 0.1~0.9mg/L。

2. 临床意义

(1) 单克隆增高 表现为 5 种 Ig 中仅某一种增高。见于: ①原发性巨球蛋白血症: IgM 单独明显增高。②多发性骨髓瘤: 可分别见到 IgG、IgA、IgD、IgE 增高, 并以此分型。③各种过敏性疾病: 如支气管哮喘、过敏性鼻炎、寄生虫感染时 IgE 增高。

(2) 多克隆增高 表现为 IgG、IgA、IgM 均增高。见于各种慢性炎症、慢性肝病、肝癌、淋巴瘤及系统性红斑狼疮、类风湿关节炎等自身免疫性疾病。

(3) Ig 减低 见于各类先天性和获得性体液免疫缺陷、联合免疫缺陷以及长期使用免疫抑制剂的患者, 血清中 5 种 Ig 均有降低。

(二) 血清补体测定

补体是血清中一组具有酶活性的糖蛋白。补体参与机体的抗感染及免疫调节, 也参与破坏自身组织或细胞的免疫损伤。

1. 总补体溶血活性 (CH_{50}) 测定

(1) 参考值 试管法: 50~100kU/L。

(2) 临床意义 ①增高: 见于各种急性炎症、组织损伤和某些恶性肿瘤。②减低: 见于各种免疫复合物性疾病, 如肾小球肾炎; 自身免疫性疾病, 如系统性红斑狼疮、类风湿关节炎、强直性脊柱炎以及同种异体移植排斥反应、血清病等; 补体大量丢失, 如外伤、手术、大失血; 补体合成不足, 如慢性肝炎、肝硬化等。

2. 补体 C_3 测定

(1) 参考值 单向免疫扩散法: 0.8~1.5g/L。

(2) 临床意义 ①增高: 见于急性炎症、传染病早期、某些恶性肿瘤及排斥反应等。②减低: 见于大部分急性肾炎、狼疮性肾炎、系统性红斑狼疮、类风湿关节炎等。

要点二 感染免疫检测

(一) 抗链球菌溶血素"O" (ASO) 测定

1. 参考值 乳胶凝集法 (LAT): <500U。

2. 临床意义 ASO 增高见于以下几种情况:

(1) 活动性风湿热、风湿性关节炎、链球菌感染后急性肾小球肾炎、急性上呼吸道感染、皮肤或软组织感染等。

(2) 曾有溶血性链球菌感染 在感染溶血性链球菌 1 周后 ASO 开始升高, 4~6 周达高峰, 可持续数月甚至数年。所以, ASO 升高不一定是近期感染链球菌的证据。若动态升高, 且 C 反应蛋白阳性、血沉增快, 有利于风湿热的诊断。

(二) 肥达反应

肥达反应是检测血清中有无伤寒、副伤寒沙门菌抗体的一种凝集试验。

1. 参考值 直接凝集法: 伤寒"O" <1:80, "H" <1:160; 副伤寒甲、乙、丙均<1:80。

2. 临床意义

(1) 血清抗体效价"O" >1:80、"H" >1:160, 考虑伤寒; 血清抗体效价"O" >1:80, 副伤寒甲>1:80, 考虑诊断副伤寒甲; 血清抗体效价"O" >1:80, 副伤寒乙>1:80, 考虑诊断副伤寒乙; 血清抗体效价"O" >1:80, 副伤寒丙>1:80, 考虑诊断副伤寒丙。

(2) "O"不高、"H"增高 可能曾接种过伤寒疫苗或既往感染过。

(3) "O"增高、"H"不高 可能为感染早期或其他沙门菌感染。

要点三 肿瘤标志物检测

(一) 血清甲胎蛋白 (AFP) 测定

1. 参考值 放射免疫法 (RIA)、化学发光免疫测定（CLIA）、酶联免疫吸附试验（ELISA）：血清<25μg/L。

2. 临床意义

（1）原发性肝癌　AFP是目前诊断原发性肝细胞癌最特异的标志物，血清中AFP>300μg/L可作为诊断阈值。

（2）病毒性肝炎、肝硬化　AFP可有不同程度的增高，但常<300μg/L。

（3）生殖腺胚胎肿瘤　如卵巢癌、畸胎瘤、睾丸癌等，以及胃癌、胰腺癌等，血中AFP也可增高。

（4）妊娠3~4个月AFP开始增高，7~8个月达高峰（多<400μg/L），分娩后3周恢复正常。孕妇血清或羊水中AFP异常增高提示有胎儿神经管畸形的可能。

（二）癌胚抗原（CEA）测定

1. 参考值　RIA、CLIA、ELISA：血清<5μg/L。

2. 临床意义

（1）用于消化器官癌症的诊断　CEA增高见于结肠癌、胃癌、胰腺癌等，但无特异性。

（2）鉴别原发性和转移性肝癌　原发性肝癌CEA增高者不超过9%，而转移性肝癌CEA阳性率高达90%，且绝对值明显增高。

（3）其他　肺癌、乳腺癌、膀胱癌、尿道癌、前列腺癌等CEA也可增高；溃疡性结肠炎、胰腺炎、肝硬化、肺气肿、支气管哮喘等CEA可轻度增高。

（4）动态观察CEA浓度有助于判断疗效及预后，病情好转时CEA浓度下降，病情加重时CEA可增高。

● **要点四　自身抗体检查**

（一）类风湿因子（RF）测定

1. 参考值　乳胶凝集法：阴性，血清稀释度<1:10。

2. 临床意义

（1）类风湿性关节炎　未经治疗的类风湿性关节炎患者，RF阳性率80%，且滴度>1:160。临床上动态观察滴定度变化，可作为病变活动及药物治疗后疗效的评价。

（2）其他自身免疫性疾病　如多发性肌炎、硬皮病、干燥综合征、系统性红斑狼疮等，RF也可呈阳性。

（3）某些感染性疾病　如传染性单核细胞增多症、结核病、感染性心内膜炎等，RF也可呈阳性。

（二）抗核抗体（ANA）测定

1. 参考值　免疫荧光测定（IFA）：阴性；血清滴度<1:40。

2. 临床意义　ANA阳性见于：①未经治疗的系统性红斑狼疮（SLE），阳性率可达95%以上，但特异性较差。②药物性狼疮、混合性结缔组织病、原发性胆汁性肝硬化、全身性硬皮病、多发性肌炎等患者的阳性率也较高。③其他自身免疫性疾病：如类风湿性关节炎、桥本甲状腺炎等也可呈阳性。

（三）抗双链DNA（dsDNA）抗体测定

抗dsDNA抗体的靶抗原是细胞核中DNA的双股螺旋结构。测定抗dsDNA抗体对SLE的诊断有重要意义。

1. 参考值　间接免疫荧光法：阴性。

2. 临床意义　抗dsDNA抗体阳性见于活动期SLE，阳性率达70%~90%，特异性达95%。其对SLE的诊断和治疗监测极为重要，是SLE的诊断标准之一。类风湿性关节炎、慢性肝炎、干燥综合征等也可呈阳性。

细目八　尿液检查

● **要点一　一般性状检查**

1. 尿量　正常成人1000~2000mL/24h。

（1）多尿　尿量>2500mL/24h。病理性多尿见于糖尿病、尿崩症、有浓缩功能障碍的肾脏疾病（如慢性肾炎、慢性肾盂肾炎等）及精神性多尿等。

（2）少尿或无尿　尿量<400mL/24h或<17mL/h为少尿；尿量<100mL/24h为无尿。见

于以下几种情况：①肾前性少尿：休克、脱水、心功能不全等所致的肾血流量减少。②肾性少尿：急性肾炎、慢性肾炎急性发作、急性肾衰竭少尿期、慢性肾衰竭终末期等。③肾后性少尿：尿道结石、狭窄、肿瘤等引起的尿道梗阻。

2. 颜色 正常新鲜尿液清澈透明，呈黄色或淡黄色。

（1）血尿 是指尿液内含有一定量的红细胞。每升尿液中含血量>1mL，即可出现淡红色，称为肉眼血尿。血尿可呈淡红色、洗肉水样或混有血凝块。血尿见于泌尿系统炎症、结石、肿瘤、结核等；也可见于血液系统疾病，如血小板减少性紫癜、血友病等。

（2）血红蛋白尿 呈浓茶色或酱油色，镜检无红细胞，但隐血试验为阳性。见于蚕豆病、阵发性睡眠性血红蛋白尿、恶性疟疾和血型不合的输血反应等。

（3）胆红素尿 尿内含有大量结合胆红素，呈深黄色，振荡后出现黄色泡沫。见于肝细胞性黄疸和阻塞性黄疸。

（4）乳糜尿 尿内混有淋巴液而呈乳白色。见于丝虫病。

（5）脓尿和菌尿 尿内含有大量白细胞或细菌等炎症渗出物，排出的新鲜尿即可混浊。见于泌尿系统感染，如肾盂肾炎、膀胱炎等。

3. 气味 正常尿液的气味来自尿中挥发酸的酸性物质，久置后可出现氨味。排出的新鲜尿液即有氨味，提示慢性膀胱炎及尿潴留。糖尿病酮症酸中毒时尿呈烂苹果味。有机磷中毒时尿带蒜臭味。

4. 比重 正常人在普通膳食情况下，尿比重在1.015~1.025。

（1）增高 见于急性肾炎、糖尿病、肾病综合征及肾前性少尿等。

（2）减低 见于慢性肾炎、慢性肾衰竭、尿崩症等。

● **要点二 化学检查**

1. 尿蛋白 健康成人经尿排出的蛋白质总量为20~80mg/24h。尿蛋白定性试验阳性或定量试验>150mg/24h称为蛋白尿（PRO）。

（1）生理性蛋白尿 见于剧烈运动、寒冷、精神紧张等，为暂时性，尿中蛋白含量少。

（2）病理性蛋白尿 ①肾小球性蛋白尿：见于肾小球肾炎、肾病综合征等。②肾小管性蛋白尿：见于肾盂肾炎、间质性肾炎等。③混合性蛋白尿：见于肾小球肾炎或肾盂肾炎后期、糖尿病、系统性红斑狼疮等。④溢出性蛋白尿：见于多发性骨髓瘤、巨球蛋白血症、严重骨骼肌创伤、急性血管内溶血等。⑤组织性蛋白尿：肾组织破坏或肾小管分泌蛋白增多所致的蛋白尿，多为低分子量蛋白尿。肾脏炎症、中毒时排出量增多。⑥假性蛋白尿：又称偶然性蛋白尿，肾脏以下泌尿道疾病导致大量脓、血、黏液等混入尿中，或阴道分泌物掺入尿中，均可引起蛋白定性试验阳性。

2. 尿糖 正常人尿内可有微量葡萄糖，定性试验为阴性；定量为0.56~5.0mmol/24h尿。当血糖增高超过肾糖阈值8.89mmol/L（160mg/dL）或血糖正常而肾糖阈值降低时，则定性检测尿糖呈阳性，称为糖尿。

（1）暂时性糖尿 ①生理性糖尿：如短时间内摄入大量糖，或静注大量葡萄糖后，可有一过性血糖增高，尿糖阳性。②应激性糖尿：见于强烈精神刺激、全身麻醉、颅脑外伤、急性脑血管病等，可出现暂时性高血糖和糖尿。

（2）血糖增高性糖尿 糖尿病最常见；还可见于其他使血糖增高的内分泌疾病，如甲状腺功能亢进症、库欣综合征、嗜铬细胞瘤等。

（3）血糖正常性糖尿 又称肾性糖尿，见于慢性肾炎、肾病综合征、间质性肾炎、家族性糖尿等。

3. 尿酮体 尿中酮体量（以丙酮计）为0.34~0.85mmol/24h（20~50mg/24h），一般检查法为阴性。尿酮体阳性见于糖尿病酮症酸中毒、妊娠剧吐、重症不能进食等脂肪分解增强的疾病。

● **要点三 显微镜检查**

（一）细胞

1. 红细胞

（1）参考值 玻片法平均0~3个/HP（高

倍视野），定量检查0~5个/μL。

(2) 临床意义　尿沉渣镜检红细胞>3个/HP，称镜下血尿。多形性红细胞>80%时，称肾小球源性血尿，见于急性肾炎、急进性肾炎、慢性肾炎、紫癜性肾炎、狼疮性肾炎等。多形性红细胞<50%时，称非肾小球源性血尿，见于急性膀胱炎、肾结核、肾盂肾炎、肾结石、泌尿系肿瘤等。

2. 白细胞和脓细胞

(1) 参考值　玻片法平均0~5个/HP，定量检查0~10个/μL。

(2) 临床意义　尿沉渣镜检白细胞或脓细胞>5个/HP，称镜下脓尿。多为泌尿系统感染，见于肾盂肾炎、膀胱炎、尿道炎及肾结核等。

(二) 管型

1. 细胞管型

(1) 红细胞管型　见于急性肾炎、慢性肾炎急性发作、狼疮性肾炎、肾移植术后急性排斥反应等。

(2) 白细胞管型　提示肾实质感染性疾病，见于肾盂肾炎、间质性肾炎。

(3) 肾小管上皮细胞管型　提示肾小管病变，见于急性肾小管坏死、慢性肾炎晚期、肾病综合征等。

2. 颗粒管型

(1) 粗颗粒管型　见于慢性肾炎、肾盂肾炎、药物毒性所致的肾小管损害。

(2) 细颗粒管型　见于慢性肾炎、急性肾炎后期。

3. 蜡样管型　提示肾小管病变严重，预后不良。见于慢性肾炎晚期、慢性肾衰竭、肾淀粉样变性。

● 要点四　尿沉渣计数

尿沉渣计数，指1小时尿细胞计数。

1. 参考值　红细胞：男性<3万/小时，女性<4万/小时。白细胞：男性<7万/小时，女性<14万/小时。

2. 临床意义　白细胞数增多见于肾盂肾炎；红细胞数增多见于急性肾炎。

细目九　粪便检查

● 要点一　一般性状检查

1. 量　正常成人每日排便1次，约100~300g。

2. 颜色及性状　正常成人的粪便为黄褐色圆柱状软便，婴儿粪便呈金黄色。

(1) 水样或粥样稀便　见于各种感染性或非感染性腹泻，如急性胃肠炎、甲状腺功能亢进症等。

(2) 米泔样便　见于霍乱。

(3) 黏液脓样或脓血便　见于痢疾、溃疡性结肠炎、直肠癌等。阿米巴痢疾时，以血为主，呈暗红色果酱样；细菌性痢疾则以黏液脓样或脓血便为主。

(4) 冻状便　见于肠易激综合征、慢性菌痢。

(5) 鲜血便　多见于肠道下段出血，如痔疮、肛裂、直肠癌等。

(6) 柏油样便　见于各种原因引起的上消化道出血。

(7) 灰白色便　见于阻塞性黄疸。

(8) 细条状便　多见于直肠癌。

(9) 绿色粪便　提示消化不良。

(10) 羊粪样便　多见于老年人及经产妇排便无力者。

3. 气味

(1) 恶臭味　见于慢性肠炎、胰腺疾病、结肠或直肠癌溃烂。

(2) 腥臭味　见于阿米巴痢疾。

(3) 酸臭味　见于脂肪和碳水化合物消化或吸收不良。

● 要点二　显微镜检查

1. 细胞

(1) 红细胞　见于下消化道出血、痢疾、溃疡性结肠炎、结肠或直肠癌、痔疮、直肠息肉等。

(2) 白细胞　正常粪便中不见或偶见，大量出现见于细菌性痢疾、溃疡性结肠炎。

（3）巨噬细胞　见于细菌性痢疾、溃疡性结肠炎。

2. 寄生虫　肠道有寄生虫时可在粪便中找到相应的病原体，如虫体或虫卵、原虫滋养体及其包囊。

● **要点三　化学检查**

隐血试验：正常为阴性。阳性见于消化性溃疡活动期、胃癌、钩虫病、消化道炎症、出血性疾病等。消化道癌症呈持续阳性，消化性溃疡呈间断阳性。

细目十　浆膜腔穿刺液检查

● **要点一　浆膜腔积液分类及形成原因**

浆膜腔包括胸腔、腹腔和心包腔。正常成人胸腔液 < 20mL，腹腔液 < 50mL，心包腔液 10～50mL。浆膜腔内液体过多称为浆膜腔积液。根据浆膜腔积液的形成原因及性质不同，可分为漏出液和渗出液。浆膜腔积液检查包括一般性状检查、化学检查、显微镜检查和细菌学检查。

1. 漏出液　漏出液为非炎症性积液。形成的原因主要有：①血浆胶体渗透压降低：如肝硬化、肾病综合征、重度营养不良等。②毛细血管内压力增高：如慢性心功能不全、静脉栓塞等。③淋巴管阻塞：常见于肿瘤压迫或丝虫病引起的淋巴回流受阻。

2. 渗出液　渗出液为炎性积液。形成的主要原因有：①感染性：如胸膜炎、腹膜炎、心包炎等。②化学因素：如血液、胆汁、胃液、胰液等化学性刺激。③恶性肿瘤。④风湿性疾病及外伤等。

● **要点二　渗出液与漏出液的鉴别要点**

渗出液与漏出液的鉴别，见下表。

渗出液与漏出液的鉴别

	漏出液	渗出液
原因	非炎症所致	炎症、肿瘤、物理或化学性刺激
外观	淡黄，浆液性	不定，可为黄色、脓性、血性、乳糜性等
透明度	透明或微混	多混浊
比重	<1.018	>1.018
凝固	不自凝	能自凝
黏蛋白定性（Rivalta试验）	阴性	阳性
蛋白质定量	<25g/L	>30g/L
葡萄糖定量	与血糖相近	常低于血糖水平
细胞计数	常 $<100 \times 10^6$/L	常 $>500 \times 10^6$/L
细胞分类	以淋巴细胞为主	根据不同的病因，分别以中性粒细胞或淋巴细胞为主，恶性肿瘤患者可找到癌细胞
细菌学检查	阴性	可找到病原菌
乳酸脱氢酶	<200IU	>200IU

细目十一　脑脊液检查

● **要点一　脑脊液检查的适应证、禁忌证**

1. 适应证

（1）有脑膜刺激症状需明确诊断者。

（2）疑有颅内出血。

（3）疑有中枢神经系统恶性肿瘤。

（4）有剧烈头痛、昏迷、抽搐及瘫痪等表现而原因未明者。

（5）中枢神经系统手术前的常规检查。

2. 禁忌证

（1）颅内压明显增高或伴显著视乳头水肿者。

（2）有脑疝先兆者。

(3) 处于休克、衰竭或濒危状态者。
(4) 局部皮肤有炎症者。
(5) 颅后窝有占位性病变者。

● 要点二 常见中枢神经系统疾病的脑脊液特点

常见中枢神经系统疾病的脑脊液特点，见下表。

常见中枢神经系统疾病的脑脊液特点

	压力（mmH$_2$O）	外观	细胞数（×10^6/L）及分类	蛋白质定性	蛋白质定量（g/L）	葡萄糖（mmol/L）	氯化物（mmol/L）	细菌
正常	侧卧位 70~180	无色透明	0~8，多为淋巴细胞	（-）	0.2~0.4	2.5~4.5	120~130	无
化脓性脑膜炎	↑↑↑	混浊脓性，可有脓块	显著增加，以中性粒细胞为主	+++以上	↑↑↑	↓↓↓	↓	有致病菌
结核性脑膜炎	↑↑	微浊，毛玻璃样，静置后有薄膜形成	增加，以淋巴细胞为主	+~+++	↑↑	↓↓	↓↓	抗酸染色可找到结核杆菌
病毒性脑膜炎	↑	清晰或微浊	增加，以淋巴细胞为主	+~++	↑	正常	正常	无
蛛网膜下腔出血	↑	血性为主	增加，以红细胞为主	+~++	↑	正常	正常	无
脑脓肿（未破裂）	↑↑	无色或黄色微浊	稍增加，以淋巴细胞为主	+	↑	正常	正常	有或无
脑肿瘤	↑↑	黄色或无色	正常或稍增加，以淋巴细胞为主	±~+	↑	正常	正常	无

（姜智慧）

第五单元　心电图诊断

细目一　心电图基本知识

● 要点一　常用心电图导联

（一）肢体导联

包括标准导联Ⅰ、Ⅱ、Ⅲ及加压单极肢体导联。标准导联为双极肢体导联，反映两个肢体之间的电位差。加压单极肢体导联为单极导联，基本上代表检测部位的电位变化。

1. 标准导联　Ⅰ导联：正极接左上肢，负极接右上肢。Ⅱ导联：正极接左下肢，负极接右上肢。Ⅲ导联：正极接左下肢，负极接左上肢。

2. 加压单极肢体导联　加压单极右上肢导联（aVR）：探查电极置于右上肢。加压单极左上肢导联（aVL）：探查电极置于左上肢。加压单极左下肢导联（aVF）：探查电极置于左下肢。

（二）胸导联

胸导联属单极导联，包括V$_1$~V$_6$导联。将负极与中心电端连接，正极与放置在胸壁一定位置的探查电极相连。

V$_1$：胸骨右缘第4肋间。
V$_2$：胸骨左缘第4肋间。
V$_3$：V$_2$与V$_4$两点连线的中点。
V$_4$：左锁骨中线与第5肋间相交处。

V_5：左腋前线 V_4 水平处。

V_6：左腋中线 V_4 水平处。

● 要点二　心电图各波段的意义

P波：为心房除极波，反映左、右心房除极过程中的电位和时间变化。

P-R段：是电激动过程在房室交界区以及希氏束、室内传导系统所产生的微弱电位变化，一般呈零电位，显示为等电位线（基线）。

P-R间期：自P波的起点至QRS波群的起点，反映激动从窦房结发出后经心房、房室交界、房室束、束支及普肯耶纤维网传到心室肌所需要的时间。

QRS波群：为左、右心室除极的波，反映左、右心室除极过程中的电位和时间变化。

S-T段：从QRS波群终点至T波起点的一段平线，反映心室早期缓慢复极的电位和时间变化。

T波：为心室复极波，反映心室晚期快速复极的电位和时间变化。

Q-T间期：从QRS波群的起点至T波终点，代表左、右心室除极与复极全过程的时间。

U波：为T波后的一个小波，产生机制未明。

细目二　正常心电图

● 要点一　心电轴测定

1. 测量方法　平均心电轴（简称心电轴）是心脏激动过程中全部瞬间综合向量形成的总向量。心电轴的测量方法有目测法、振幅法、查表法3种。

（1）目测法　根据Ⅰ、Ⅲ导联QRS波群的主波方向进行判断。如果Ⅰ、Ⅲ导联QRS波群的主波方向均向上，则电轴不偏；若Ⅰ导联QRS波群的主波方向向上，而Ⅲ导联QRS波群的主波方向向下，则心电轴左偏；若Ⅰ导联QRS波群的主波方向向下，而Ⅲ导联QRS波群的主波方向向上，则为心电轴右偏；如果Ⅰ、Ⅲ导联QRS波群的主波方向均向下，则为心电轴极度右偏。

（2）振幅法　分别测算出Ⅰ、Ⅲ导联QRS波群振幅的代数和（R波为正，Q与S波为负），然后将其标记于六轴系统中Ⅰ、Ⅲ导联轴的相应位置，并由此分别做出与Ⅰ、Ⅲ导联轴的垂直线，两垂直线相交点与电偶中心点的连线即为所求之心电轴。测出该连线与Ⅰ导联轴正侧段的夹角即为心电轴的度数。

（3）查表法　根据计算出来的Ⅰ、Ⅲ导联QRS振幅的代数和直接查表，即可得出心电轴的度数。

2. 临床意义　正常心电轴一般在0°~90°之间。电轴从+90°顺钟向转动至-90°范围为心电轴右偏；从+30°逆钟向转动至-90°范围为心电轴左偏。心电轴轻度、中度左偏或右偏不一定是病态。左前分支阻滞、左心室肥大、大量腹水、肥胖、妊娠、横位心脏等，可使心电轴左偏。左后分支阻滞、右心室肥大、广泛心肌梗死、肺气肿、垂直位心脏等，可使心电轴右偏。

● 要点二　心电图各波段正常范围及其变化的临床意义

1. P波　正常P波在多数导联呈钝圆形，有时可有切迹，但切迹双峰之间的距离<0.04s。正常P波在aVR导联倒置，Ⅰ、Ⅱ、aVF、V_3~V_6导联直立，其余导联（Ⅲ、aVL、V_1、V_2）可直立、低平、双向或倒置。正常P波的时间≤0.11s；电压在肢导联<0.25mV，胸导联<0.2mV。

P波在aVR导联直立，Ⅱ、Ⅲ、aVF导联倒置时，称为逆行型P'波，表示激动自房室交界区逆行向心房传导。P波时间>0.11s，且切迹双峰间的距离≥0.04s，提示左心房肥大；P波电压在肢导联≥0.25mV、胸导联≥0.2mV，常表示右心房肥大；低平无病理意义。

2. P-R间期　正常成年P-R间期为0.12~0.20s。P-R间期受年龄和心率的影响，年龄小或心率快时P-R间期较短，反之较长。

P-R间期固定且超过0.20s，见于Ⅰ度房室传导阻滞。P-R间期<0.12s，而P波形态、方向正常，见于预激综合征；P-R间期<0.12s，同时伴有逆行型P波，见于房室交界区心律。

3. QRS 波群

（1）**时间** 正常成人 QRS 波群时间为 0.06~0.10s，V_1 导联 VAT<0.03s，V_5 导联 VAT<0.05s。QRS 波群时间或 VAT 延长，见于心室肥大、心室内传导阻及预激综合征。

（2）**形态与电压** 正常人 V_1、V_2 导联为 RS 型，R/S<1，R_{V1}<1.0mV。V_3、V_4 导联为过渡区图形，呈 RS 型，R/S 比值接近于 1。V_5、V_6 导联呈 QR、QRS、RS 型，R/S>1，R_{V5}<2.5mV，反映左心室壁去极的电位变化，如超过这些值可能为左心室肥大。正常人的胸导联，自 V_1 至 V_5，R 波逐渐增高至最大，S 波逐渐变小甚至消失。

如果 6 个肢体导联中，每个 QRS 波群中向上及向下波电压的绝对值之和都小于 0.5mV 或（和）每个胸导联 QRS 波群中向上及向下波电压的绝对值之和都小于 1.0mV 称为低电压，多见于肺气肿、心包积液、全身水肿、心肌梗死等。

（3）**Q 波** 正常人除 aVR 导联可呈 QS 或 QR 型外，其他导联 Q 波的振幅不得超过同导联 R 波的 1/4，时间<0.04s。正常情况下，V_1、V_2 导联不应有 Q 波，但可呈 QS 型，V_3 导联极少有 Q 波。超过正常范围的 Q 波称为异常 Q 波，常见于心肌梗死。

4. J 点
QRS 波群的终末与 S-T 段起始的交接点称为 J 点。J 点大多在等电位线上，通常随着 S-T 段的偏移而发生移位。

5. S-T 段
正常情况下，S-T 段表现为一等电位线。在任何导联，S-T 段下移不应超过 0.05mV；S-T 段抬高在 V_1~V_3 导联不超过 0.3mV，其他导联均不应超过 0.1mV。

S-T 段下移超过正常范围见于心肌缺血、心肌损害、洋地黄作用、心室肥厚及束支传导阻滞等。S-T 段上抬超过正常且弓背向上见于急性心肌梗死，弓背向下的抬高见于急性心包炎。S-T 段上抬亦可见于变异型心绞痛和室壁膨胀瘤。

6. T 波
正常 T 波是一个不对称的宽大而光滑的波，前支较长，后支较短；T 波的方向与 QRS 波群主波方向一致；在 R 波为主的导联中，T 波电压不应低于同导联 R 波的 1/10。

在 QRS 波群主波向上的导联中，T 波低平、双向或倒置见于心肌缺血、心肌损害、低血钾、低血钙、洋地黄效应、心室肥厚及心室内传导阻滞等。T 波高耸见于急性心肌梗死早期和高血钾。

7. Q-T 间期
Q-T 间期的正常范围为 0.32~0.44s。通常情况下，心率越快，Q-T 间期越短，反之越长。Q-T 间期延长见于心肌损害、心肌缺血、心室肥大、心室内传导阻滞、心肌炎、心肌病、低血钙、低血钾、Q-T 间期延长综合征以及药物（如奎尼丁、胺碘酮）作用等；Q-T 间期缩短见于高血钙、高血钾、洋地黄效应。

8. U 波
在胸导联上（尤其 V_3），U 波较清楚，方向与 T 波方向一致。U 波增高常见于低血钾。

细目三　常见异常心电图

要点一　心房、心室肥大

1. 心房肥大的心电图表现

（1）**左房肥大** 心电图表现为 P 波增宽（>0.11s），常呈双峰型，双峰间期≥0.04s，以在 V_1 导联上最为显著。多见于二尖瓣狭窄，故称"二尖瓣型 P 波"。

（2）**右房肥大** 心电图表现为 P 波尖而高耸，其幅度>0.25mV，以 Ⅱ、Ⅲ、aVF 导联表现最为突出，常见于慢性肺源性心脏病，故称"肺型 P 波"。

2. 心室肥大的心电图表现

（1）**左室肥大的心电图表现** ①QRS 波群电压增高：R_{V5} 或 R_{V6}>2.5mV，R_{V5} 或 R_{V6}+S_{V1}>4.0mV（男）或>3.5mV（女）。②心电轴左偏。③QRS 波群时间延长到 0.10~0.11s。④ST-T 改变，以 R 波为主的导联中，ST 段下移≥0.05mV，T 波低平、双向或倒置。左室肥大常见于高血压心脏病、二尖瓣关闭不全、主动脉瓣病变、心肌病等。

上述左室肥大的指标中，以QRS波群高电压最为重要，是诊断左室肥大的主要依据。若仅有QRS波群电压增高表现而无其他阳性指标者，称为左室高电压，可见于左心室肥大或经常进行体力锻炼者，是诊断左室肥大的基本条件；而仅有V_5导联或以R波为主的导联S-T段下移＞0.05mV，T波低平、双向或倒置者，为左心室劳损；同时有QRS波群电压增高及ST-T改变者，称为左室肥大伴劳损。

(2) 右室肥大的心电图表现 ①V_1 R/S＞1，V_5 R/S＜1，V_1或V_3R的QRS波群呈RS、RSR′、R或QR型。②心电轴右偏，重症可＞+110°。③$R_{V_1}+S_{V_5}$＞1.2mV，aVR导联的R/Q或R/S＞1，R_{aVR}＞0.5mV。④V_1或V_3R等右胸导联ST-T下移＞0.05mV，T波低平、双向或倒置。

● 要点二　心肌梗死及心肌缺血

(一) 心肌梗死

1. 基本图形

(1) 缺血型T波改变　缺血发生于心内膜面，T波高而直立；若发生于心外膜面，出现对称性T波倒置。

(2) 损伤型S-T段改变　面向损伤心肌的导联出现S-T段明显抬高，可形成单相曲线。

(3) 坏死型Q波出现　面向坏死区的导联出现异常Q波（宽度≥0.03s，深度≥1/4R）R波振幅降低甚至消失而呈QS波。

2. 心肌梗死的图形演变及分期

(1) 进展期　心肌梗死数分钟后出现T波高耸，S-T段斜行上移或弓背向上抬高，时间在6小时以内。

(2) 急性期　心肌梗死后6小时至7天。S-T段逐渐升高呈弓背型，并可与T波融合成单向曲线，此时可出现异常Q波，继而S-T段逐渐下降至等电位线，直立的T波开始倒置，并逐渐加深。此期坏死型Q波、损伤型S-T段抬高及缺血性T波倒置可同时并存。

(3) 愈合期　心肌梗死后7~28天，抬高的S-T段基本恢复至基线，坏死型Q波持续存在，缺血型T波由倒置较深逐渐变浅。

(4) 陈旧期　急性心肌梗死后29天及以后。S-T段和T波不再变化，常遗留下坏死的Q波，常持续存在终生，亦可能逐渐缩小。

3. 心肌梗死的定位诊断　根据坏死图形（异常Q波或QS波）出现于哪些导联而作出定位诊断，见下表。

心肌梗死的心电图定位诊断

部位	特征性ECG改变导联	对应性改变导联
前间壁	V_1~V_3	
前壁	V_3~V_5	
广泛前壁	V_1~V_6	
下壁	Ⅱ、Ⅲ、aVF	Ⅰ、aVL
右室	V_3R~V_7R	多伴下壁梗死

(二) 心肌缺血

1. 典型心绞痛　面对缺血区的导联上出现S-T段水平型或下垂型下移≥0.1mV，T波低平、双向或倒置，时间一般小于15分钟。

2. 变异型心绞痛　常于休息或安静时发病，心电图可见S-T段抬高，常伴有T波高耸，对应导联S-T段下移。

3. 慢性冠状动脉供血不足　在R波占优势的导联上，S-T段呈水平型或下垂型压低，≥0.05mV；T波低平、双向或倒置。

● 要点三　心律失常

1. 窦性心动过速的心电图表现

(1) 窦性P波，即P波在Ⅰ、Ⅱ、aVF、V_3~V_6导联直立，aVR导联倒置。

(2) P-R 间期 0.12～0.20s。
(3) 心率 100～160 次/分钟。

2. 窦性心动过缓的心电图表现
(1) 窦性心律。
(2) 心率在 60 次/分钟以下，通常不低于 40 次/分钟。

3. 房性期前收缩的心电图表现
(1) 提早出现的房性 P′，形态与窦性 P 波不同。
(2) P′-R 间期≥0.12s。
(3) 房性 P′波后有正常形态的 QRS 波群。
(4) 代偿间歇不完全。

4. 室性期前收缩的心电图表现
(1) 提早出现宽大畸形的 QRS-T 波群，其前无提早出现的异位 P 波。
(2) QRS 时限常≥0.12s。
(3) T 波方向与 QRS 主波方向相反。
(4) 常有完全性代偿间歇。

5. 交界性期前收缩的心电图表现
(1) 提前出现的 QRS 波群，形态基本正常。
(2) 出现逆行 P′波，可在 QRS 之前（P′-R<0.12s），或 QRS 之后（R-P′<0.20s），或与 QRS 相重叠。
(3) 常有完全性代偿间歇。

6. 阵发性室上性心动过速的心电图表现
(1) 相当于一系列连续很快的房性或交界性早搏，频率 150～250/分，节律规则。
(2) QRS 波群形态基本正常，时间≤0.10s。
(3) ST-T 无变化，或发作时 S-T 段下移和 T 波倒置。

7. 心房颤动的心电图表现
(1) P 波消失，代以大小不等、间距不均、形状各异的 f 波，频率为 350～600 次/分，以 V$_1$ 导联最为明显。
(2) 心室律绝对不规则，心室率通常在 120～180 次/分之间。
(3) QRS 波群形态通常正常，当心室率过快时，发生室内差异性传导，QRS 波群增宽变形。

8. 心室颤动的心电图表现
(1) QRS-T 波群消失，出现形状不一、大小不等、极不规则的心室颤动波。
(2) 频率为 200～500 次/分。

9. 房室传导阻滞的心电图表现
(1) 一度房室传导阻滞 ①窦性 P 波后均有 QRS 波群。②P-R 间期≥0.21s。
(2) 二度 I 型房室传导阻滞 ①P 波规律出现，P-R 间期进行性延长，直至发生心室漏搏（P 波后无 QRS 波群）。②漏搏后 P-R 间期又趋缩短，之后又逐渐延长，直至漏搏，周而复始。③QRS 波群时间、形态大多正常。
(3) 二度 II 型房室传导阻滞 ①P-R 间期恒定（正常或延长）。②部分 P 波后无 QRS 波群（发生心室漏搏）。③房室传导比例一般为 3∶2、4∶3 等。
(4) 三度房室传导阻滞（完全性房室传导阻滞）①P 波和 QRS 波群无固定关系，P-P 与 R-R 间距各有其固定的规律性。②心房率＞心室率。③QRS 波群形态正常或宽大畸形。

● **要点四　心电图的临床应用价值**

1. 分析与鉴别各种心律失常。心电图是诊断心律失常最简单、最经济的方法，不但可确诊体格检查中所发现者，且可确诊体格检查无法发现者。
2. 确诊心肌梗死及急性冠状动脉供血不足。心电图可确定心肌梗死的有无、病变部位、范围、演变及分期；确定心肌缺血的有无、部位及持续时间。
3. 协助诊断慢性冠状动脉供血不足、心肌炎及心肌病。
4. 判定有无心房、心室肥大，从而协助某些心脏病的诊断，如风湿性、肺源性、高血压性及先天性心脏病等。
5. 协助诊断心包疾病，包括急性及慢性心包炎。
6. 观察某些药物对心肌的影响，包括治疗心血管病的药物（如强心甙、抗心律失常药物）及对心肌有损害的药物。
7. 对某些电解质紊乱（如血钾、血钙的过高或过低）不仅有助于诊断，还对治疗有重要参考价值。

8. 心电图监护已广泛应用于心脏外科手术、心导管检查、人工心脏起搏、电击复律、心脏复苏及其他危重病症的抢救，以便及时发现心律和心率变化、心肌供血情况，从而做出相应的处理。

但心电图检查也存在其局限性，表现在以下几个方面：①心电图对心脏病的病因不能作出诊断。②心电图正常也不能排除有心脏病变存在，如轻度的心脏瓣膜病或某些心血管疾病的早期可能病变未达一定程度而心电图正常，双侧心室肥大时因电力互相抵消而心电图正常。③心电图不正常也不能肯定有心脏病，因为影响心电图改变的原因很多，如内分泌失调、电解质紊乱、药物作用等都可引起心电图异常，偶发早搏亦常见于健康人。④某些心电图改变并无特异性，故只能提供诊断参考，如左心室肥大可见于高血压心脏病、主动脉瓣疾病、二尖瓣关闭不全，亦可见于冠心病。⑤心电图亦不能反映心脏的储备功能。

（张永涛）

第六单元 影像诊断

细目一 超声诊断

要点一 超声诊断的临床应用

1. 检测实质性脏器（如肝、肾、脾、胰腺、子宫及卵巢等）的大小、形态、边界及脏器内部回声等，帮助判断有无病变及病变情况。

2. 检测某些囊性器官（如胆囊、膀胱、胃等）的形态、走向及功能状态。

3. 检测心脏、大血管和外周血管的结构、功能及血液动力学状态，包括对各种先天性和后天性心脏病、血管畸形及闭塞性血管病等的诊断。

4. 鉴别脏器内局灶性病变的性质，是实质性还是囊性，还可鉴别部分病例的良、恶性。

5. 检测积液（如胸腔积液、腹腔积液、心包积液、肾盂积液及脓肿等）的存在与否，对积液量的多少作出初步估计。

6. 对一些疾病的治疗后动态随访。如急性胰腺炎、甲状腺肿块、子宫肌瘤等。

7. 介入性诊断与治疗。如超声引导下进行穿刺，或进行某些引流及药物注入治疗等。

要点二 常见疾病异常声像图

1. 二尖瓣狭窄的异常声像图

（1）二维超声心动图表现 ①二尖瓣增厚，回声增强，以瓣尖为主，有时可见赘生物形成的强光团。②二尖瓣活动僵硬，运动幅度减小。③二尖瓣口面积缩小（正常二尖瓣口面积约 $4cm^2$，轻度狭窄时，瓣口面积 $1.5\sim2.0cm^2$；中度狭窄时，瓣口面积 $1.0\sim1.5cm^2$；重度狭窄时，瓣口面积 $<1.0cm^2$）。④腱索增粗缩短，乳头肌肥大。⑤左心房明显增大，肺动脉高压时则右心室增大，肺动脉增宽。

（2）M型超声心动图表现 ①二尖瓣曲线增粗，回声增强。②二尖瓣前叶曲线双峰消失，呈城墙样改变，EF斜率减低。③二尖瓣前、后叶呈同向运动，后叶曲线套入前叶。④左心房增大。

2. 胆囊结石的异常声像图 典型胆囊结石特征如下：①胆囊内见一个或数个强光团、光斑，其后方伴声影或彗星尾。②强光团或光斑可随体位改变而依重力方向移动。但当结石嵌顿在胆囊颈部，或结石炎性粘连在胆囊壁中（壁间结石）时，看不到光团或光斑随体位改变。不典型者如充填型胆结石，胆囊内充满大小不等的结石，声像图上看不见胆囊回声，胆囊区见一条强回声弧形光带，后方伴直线形宽大声影。

3. 泌尿系结石的异常声像图 泌尿系结石超声可见结石部位有强回声光团或光斑，后伴声影或彗星尾征。输尿管结石多位于输尿管狭窄处；

膀胱结石可随体位依重力方向移动。膀胱结石的检出率最高，肾结石次之，输尿管结石因腹腔内肠管胀气干扰而显示较差。肾结石、输尿管结石时，可伴有肾盂积水。

4. 脂肪肝的异常声像图

（1）弥漫性脂肪肝的声像图表现　整个肝均匀性增大，表面圆钝，边缘角增大；肝内回声增多增强，前半细而密，呈一片云雾状改变。彩色多普勒超声显示肝内血流的灵敏度降低，尤其对于较深部位的血管，血流信号较正常减少。

（2）局限性脂肪肝的声像图表现　通常累及部分肝叶或肝段，超声表现为脂肪浸润区部位的高回声区与正常肝组织的相对低回声区，两者分界较清，呈花斑状或不规则的片状。彩色多普勒超声可显示不均匀回声区内无明显彩色血流，或正常肝内血管穿入其中。

5. 肝硬化的异常声像图　①肝体积缩小，逐步向右上移行。②肝包膜回声增强，呈锯齿样改变；肝内光点增粗增强，分布紊乱。③脾肿大。④胆囊壁增厚毛糙，有腹水时可呈双边。⑤可见腹水的无回声暗区。⑥门静脉内径增宽＞1.3cm，门静脉血流信号减弱，血流速度常在15～25cm/s以下；可见脐静脉重新开放。⑦癌变时在肝硬化基础上出现肝癌声像图特征，以弥漫型为多见。

细目二　放射诊断

● 要点一　X线检查方法

1. 普通检查　普通检查包括透视和摄影。

（1）透视　这是常用的检查方法，除可观察内脏的解剖形态和病理改变外，还可观察人体器官的动态，如膈肌的呼吸运动、心脏大血管的搏动、胃肠道的蠕动和排空功能等。透视的缺点是不能显示细微病变，不能留下永久记录，不便于复查对比。

（2）X线摄影（又称平片）　这是目前最常用的X线检查方法。优点是影像清晰，对比度及清晰度均较好，可使密度与厚度较大或密度差异较小部位的病变显影，并可留作客观记录，便于复查对比。其缺点是不能观察人体器官的动态功能改变。

2. 特殊检查

（1）软X线摄影　用钼作靶面的X线管所产生的X线波长较长，穿透力较弱，称之为软X线。主要用以检查软组织（如乳腺）。

（2）其他特殊检查　如放大摄影、荧光摄影等。

3. 造影检查　指将密度高于或低于受检器官的物质引入需要检查的体内器官，使之产生对比，以显示受检器官的形态与功能的办法。引入的物质称为对比剂或造影剂，常用的造影剂有：①高密度造影剂：常用的为钡剂和碘剂。钡剂主要用于食管和胃肠造影。碘剂分离子型和非离子型，非离子型造影剂性能稳定，毒性低，适用于血管造影、CT增强；离子型造影剂如泛影葡胺，用于肾盂及尿路造影。②低密度造影剂：如空气、二氧化碳、氧等，常用于关节囊、腹腔造影等。

● 要点二　CT、磁共振成像（MRI）的临床应用

1. CT的临床应用　随着CT成像技术的不断改进，其影像学效果越来越好，许多过去靠普通X线检查难以发现的疾病，目前通过CT检查多可以明确诊断，尤其是癌症及微小病变的早期发现和诊断，因此，在临床被广泛运用。CT对头颅病变、脊椎与脊髓、纵隔、肺脏、肝、胆、胰、肾与肾上腺及盆部器官的疾病诊断都有良好的运用价值。双源CT下的冠脉造影，可以帮助判断冠状动脉有无狭窄及狭窄程度，指导临床治疗；CT对中枢神经系统疾病的诊断价值更高，对颅内肿瘤、脓肿与肉芽肿、寄生虫病、外伤性血肿与脑损伤、脑梗死与脑出血、椎管内肿瘤等疾病诊断效果很好，结果可靠；对脊椎病变及椎间盘脱出也有良好的诊断价值；对眶内占位病变、鼻窦早期癌、中耳小的胆脂瘤、听骨破坏与脱位、内耳骨迷路的轻微破坏以及早期鼻咽癌的发现都有帮助；对肺癌、纵隔肿瘤以及腹部及盆部器官肿瘤的早期发现也有重要意义。

2. MRI诊断的临床应用　与CT相比，MRI

检查具有无 X 线辐射、无痛苦、无骨性伪影的特点，非常适用于多次随访检查。MRI 具有高度的软组织分辨能力，不用对比剂就能清楚显示心脏、血管、体内腔道、肌肉、韧带以及脏器之间的关系等，是颅脑、体内脏器、脊髓、骨与关节软骨、肌肉、滑膜、韧带等部位病变的首选检查方法，临床适应证广泛。

但 MRI 对钙化与颅骨病变的诊断能力较差；难以发现新鲜出血，不能显示外伤性蛛网膜下腔出血；MRI 检查时间长，容易产生运动伪影；体内有金属植入物或金属异物者（如安装有心脏起搏器的病人），以及身体带有监护仪的病人不能做 MR 检查。

● **要点三　呼吸系统常见病的影像学表现**

1. 慢性支气管炎　早期 X 线可无异常发现。典型慢支表现为两肺纹理增多、增粗、紊乱，肺纹理伸展至肺野外带。

2. 支气管扩张症　确诊主要靠胸部 CT 检查，尤其是高分辨力 CT（HRCT）。柱状扩张时可见"轨道征"或"戒指征"；囊状扩张时可见葡萄串样改变；扩张的支气管腔内充满黏液栓时，可见"指状征"。

3. 大叶性肺炎　充血期 X 线无明显变化，或仅可见肺纹理增粗；实变期肺野出现均匀性密度增高的片状阴影，病变范围呈肺段性或大叶性分布，在大片密实阴影中常可见到透亮的含气支气管影，即支气管充气征。消散期 X 线可见实变区密度逐渐减退，表现为散在性的斑片状影，大小不等，继而可见到增粗的肺纹理，最后可完全恢复正常。CT 在充血期即可见病变区磨玻璃样阴影，边缘模糊。实变期可见呈肺段性或大叶性分布的密实阴影，支气管充气征较 X 线检查更为清楚。

4. 支气管肺炎（小叶性肺炎）　常见于两中下肺野的中、内带，X 线表现为沿肺纹理分布的、散在密度不均的小斑片状阴影，边界模糊。CT 见两中下肺支气管血管束增粗，有大小不等的结节状及片状阴影，边缘模糊。

5. 间质性肺炎　病变常同时累及两肺，以中、下肺最为显著。X 线表现为两肺门及两中下肺纹理增粗、模糊，可呈网状，并伴有小点状影，肺门影轻度增大，轮廓模糊，密度增高。病变早期 HRCT 可见两侧支气管血管束增粗、不规则，伴有磨玻璃样阴影。较重者可有小叶性实变导致的小斑片影，肺门、纵隔淋巴结可增大。

6. 肺脓肿　急性肺脓肿 X 线可见肺内大片致密影，边缘模糊，密度较均匀，可侵及一个肺段或一叶的大部。在致密的实变区中可见含有液面的空洞，内壁不规整。慢性肺脓肿可见空洞壁变薄，周围有较多紊乱的纤维条索状阴影。多房性空洞则显示为多个大小不等的透亮区。CT 较平片能更早、更清楚地显示肺脓肿，因此，有利于早期诊断和指导治疗。

7. 肺结核

（1）原发型肺结核　表现为原发综合征及胸内淋巴结结核。①原发综合征：是由肺内原发灶、淋巴管炎及淋巴结炎三者组成的哑铃状双极现象。②胸内淋巴结结核：表现为肺门和（或）纵隔淋巴结肿大而突向肺野。

（2）血型播散型肺结核　①急性粟粒型肺结核：X 线可见两肺大小、密度、分布都均匀一致的粟粒状阴影，正常肺纹理显示不清。②亚急性与慢性血型播散型肺结核：X 线可见以两上、中肺野为主的大小不一、密度不同、分布不均的多种性质（渗出、增殖、钙化、纤维化、空洞等）病灶。

（3）继发性肺结核　包括浸润型肺结核（成人最常见）、慢性纤维空洞型肺结核。病变多在肺尖和锁骨下区开始，X 线可见渗出、增殖、播散、纤维和空洞等多种性质的病灶同时存在。慢性纤维空洞型肺结核 X 线主要表现为两肺上部多发厚壁的慢性纤维病变及空洞，周围有广泛的纤维索条影及散在的新老病灶，常伴有明显的胸膜肥厚，病变的肺因纤维化而萎缩，出现肺不张征象，上叶萎缩使肺门影向上移位，下肺野血管纹理牵引向上及下肺叶的代偿性肺气肿，使膈肌下降、平坦，肺纹理被拉长呈垂柳状。

（4）结核性胸膜炎　多见于儿童与青少年，

可单独存在，或与肺结核同时出现。少量积液时X线可见患侧肋膈角变钝，大量积液时X线可见患侧均匀的密度增高阴影，阴影上方呈外高内低状，积液随体位变化而改变。后期可引起胸膜肥厚、粘连、钙化。

肺结核的CT表现与平片相似，但可更早、更细微地显示病变情况，发现平片难以发现的病变，有助于鉴别诊断。

8. 肺肿瘤 肺肿瘤分原发性与转移性两类。原发性肿瘤有良性与恶性之分。良性少见，恶性中98%为原发性支气管肺癌，少数为肺肉瘤。

（1）原发性支气管肺癌（肺癌） 按发生部位可分为三型。①中心型：早期局限于黏膜内时X线无异常发现，引起管腔狭窄时可出现阻塞性肺气肿、阻塞性肺炎、阻塞性肺不张三种肺癌的间接征象；肿瘤同时向腔外生长或（和）伴肺门淋巴结转移时形成肺门肿块影，肺门肿块影是肺癌的直接征象。发生于右上叶的肺癌，肺门肿块及右肺上叶不张连在一起可形成横行"S"状下缘。有时肺癌发展迅速，中心可坏死形成内壁不规则的偏心性空洞。CT可见支气管壁不规则增厚，管腔狭窄；分叶状或不规则的肺门肿块，可同时伴有阻塞性肺炎、肺不张；肺门、纵隔淋巴结肿大等。MRI更有利于明确肿瘤与支气管、纵隔血管的关系，以及肺门、纵隔淋巴结有无转移等。②周围型：X线表现为密度增高，轮廓模糊的结节状或球形病灶，逐渐发展可形成分叶状肿块；发生于肺尖的癌称为肺沟癌。HRCT有利于显示结节或肿块的形态、边缘、周围状况以及内部结构等，可见分叶征、毛刺征、胸膜凹陷征、空泡征或支气管充气征（直径小于3cm以下的癌，肿块内见到的小圆形或管状低密度影），同时发现肺门或纵隔淋巴结肿大更有助于肺癌的诊断。增强CT能更早发现肺门、纵隔淋巴结转移。③细支气管肺泡癌（弥漫性肺癌）：表现为两肺广泛的细小结节，边界不清，分布不对称，进一步发展可融合成大片肿块，形成癌性实变。CT可见两肺不规则分布的1cm以下结节，边缘模糊，常伴有肺门、纵隔淋巴结转移；融合后的大片实变影中靠近肺门处可见支气管充气征，实

变区密度较低呈毛玻璃样，其中可见到高密度的隐约血管影是其重要特征。

（2）转移性肿瘤 X线可见在两肺中、下肺野外带，密度均匀、大小不一、轮廓清楚的棉絮样低密度影。血供丰富的肿瘤发生粟粒状转移时，可见两中、下肺野轮廓光滑、密度均匀的粟粒影。淋巴转移至肺的肿瘤，则主要表现为肺门和（或）纵隔淋巴结肿大。CT发现肺部转移较平片敏感；HRCT对淋巴转移的诊断具有优势，可见肺门及纵隔淋巴结肿大、支气管血管束增粗、小叶间隔增厚以及沿两者分布的细小结节影。

9. 胸膜病变

（1）胸腔积液 ①游离性胸腔积液：当积液达250mL左右时，站立位X线检查可见外侧肋膈角变钝；中等量积液时，患侧胸中、下部呈均匀性致密影，其上缘形成自外上斜向内下的凹面弧形，同侧膈和心缘下部被积液遮蔽；大量积液时，除肺尖外，患侧全胸呈均匀的致密增高阴影，与纵隔连成一片，患侧肋间隙增宽，膈肌下降，气管纵隔移向健侧。②包裹性胸腔积液：X线表现为圆形或半圆形密度均匀影，边缘清晰。包裹性积液局限在叶间裂时称为叶间积液。

（2）气胸及液气胸 气胸时X线显示胸腔顶部和外侧高度透亮，其中无肺纹理，透亮带内侧可见被压缩的肺边缘。液气胸时，立位检查可见上方为透亮的气体影，下方为密度增高的液体影，且随体位改变而流动。

（3）胸膜肥厚、粘连、钙化 胸膜轻度增厚时，X线表现为肋膈角变钝或消失，沿胸壁可见密度增高或条状阴影，还可见膈上幕状粘连，膈运动受限。广泛胸膜增厚则呈大片不均匀性密度增高影，患侧肋间隙变窄或胸廓塌陷，纵隔向患侧移位，膈肌升高，活动减弱，严重时可见胸部脊柱向健侧凸起。胸膜钙化的X线表现为斑块状、条状或片状高密度钙化影，切线位观察时，可见其包在肺的外围。

● **要点四 循环系统常见病的影像学表现**

1. 风湿性心脏病

（1）单纯二尖瓣狭窄 X线表现为左心房及

右心室增大，左心耳部凸出，肺动脉段突出，主动脉结及左心室变小，心脏外形呈鸭梨状。

（2）主动脉瓣关闭不全　左心室明显增大，升主动脉、主动脉弓普遍扩张，心脏呈靴形。

2. 高血压心脏病　X线表现为左心室扩大，主动脉增宽、延长、迂曲，心脏呈靴形。

3. 慢性肺源性心脏病　X线表现为右下肺动脉增宽≥15mm，右心室增大。

4. 心包积液　300mL以下者，X线难以发现。中等量积液时，后前位可见心脏形态呈烧瓶形，上腔静脉增宽，心缘搏动减弱或消失等。

◉ **要点五　消化系统疾病影像学检查及常见疾病的影像学表现**

（一）消化系统疾病影像学检查方法

1. 普通X线检查　包括透视和腹部平片，常用于急腹症的诊断。

2. 造影

（1）食道吞钡，观察食道黏膜、轮廓、蠕动和食道扩张度及通畅性。

（2）上消化道钡餐（气钡双重造影）检查，包括食道、胃、十二指肠和上段空肠。

（3）小肠系钡剂造影。

（4）结肠钡剂灌肠造影等。

3. 肝、胆、胰的影像检查方法

（1）肝脏　①CT平扫。②CT增强扫描：增加正常肝组织与病灶之间的密度差，显示平扫不能发现的或可疑的病灶，帮助鉴别病灶的性质。③MRI检查。

（2）胆道系统　①X线平片检查：可观察有无不透X线的结石、胆囊壁钙化或异常的气体影。②造影检查：如口服胆囊造影、静脉胆道造影以及内镜逆行性胆胰管造影（ERCP）。③CT检查。④MRI检查。

（3）胰腺检查　①X线平片可了解胰腺有无钙化、结石。ERCP对诊断慢性胰腺炎、胰头癌和壶腹癌有一定的帮助。②CT检查可显示胰腺的大小、形态、密度和结构，区分病变属囊性或实性，是胰腺疾病最重要的影像学检查方法。③MRI检查。

（二）消化系统常见病的影像学表现

1. 食管静脉曲张　X线钡剂造影可见：食管中、下段的黏膜皱襞明显增宽、迂曲，呈蚯蚓状或串珠状充盈缺损，管壁边缘呈锯齿状。

2. 食管癌　X线钡剂造影可见：①黏膜皱襞改变：由于肿瘤破坏黏膜层，使正常皱襞消失、中断、破坏，形成表面杂乱的不规则影像。②管腔狭窄。③腔内充盈缺损。④不规则的龛影，早期较浅小，较大者表现为长径与食管长轴一致的长形龛影。⑤受累食管呈局限性僵硬。

3. 消化性溃疡

（1）胃溃疡　上消化道钡剂造影检查的直接征象是龛影，多见于胃小弯；龛影口周围有一圈黏膜水肿造成的透明带，这种黏膜水肿带是良性溃疡的特征性表现。胃溃疡引起的功能性改变包括：①痉挛性改变。②分泌增加。③胃蠕动增强或减弱。

（2）十二指肠溃疡　绝大部分发生在球部，溃疡易造成球部变形；球部龛影或球部变形是十二指肠溃疡的直接征象。间接征象有：①激惹征。②幽门痉挛，开放延迟。③胃分泌增多和胃张力及蠕动方面的改变。④球部固定压痛。

4. 胃癌　上消化道钡剂造影检查可见：①胃内形态不规则的充盈缺损，多见于蕈伞型癌。②胃腔狭窄，胃壁僵硬，多见于浸润型癌。③形状不规则、位于胃轮廓之内的龛影，多见于溃疡型癌。④黏膜皱襞破坏、消失或中断。⑤肿瘤区蠕动消失。CT或MRI检查可直接观察肿瘤侵犯胃壁、周围浸润及远处转移情况，其影像表现直接反映了胃癌的大体形态，但检查时需用清水或对比剂将胃充分扩张。

5. 溃疡性结肠炎　肠气钡双重对比造影检查可见：病变肠管结肠袋变浅、消失，黏膜皱襞多紊乱，粗细不一，其中可见溃疡龛影。晚期病例X线表现为肠管从下向上呈连续性的向心性狭窄，边缘僵直，同时肠管明显缩短，肠腔舒张或收缩受限，形如硬管状。

6. 胃肠道穿孔　最多见于胃或十二指肠穿孔，立位X线透视或腹部平片可见：两侧膈下有弧形或半月形透亮气体影。若并发急性腹膜炎则可见肠管充气积液膨胀，肠壁间隔增宽，在腹平片上可见腹部肌肉与脂肪层分界不清。

7. 肠梗阻　典型X线表现为：梗阻上段肠管扩张，积气、积液，立位或侧位水平位摄片可见肠管扩张，呈阶梯状气液平，梗阻以下的肠管闭合，无气体或仅有少量气体。CT（尤其是螺旋CT）适用于一些危重患者、不能配合检查者以及肥胖者，有助于发现腹腔包裹性或游离性气体、液体及肠坏死，帮助判断梗阻部位及病因。

● **要点六　泌尿系统常见病的影像学表现**

1. 肾结石　发生于单侧或双侧，可单个或多个，主要位于肾盂或肾盏内。阳性结石X线平片可见圆形、卵圆形或桑椹状致密影，密度高而均匀或浓淡不等，或呈分层状。阴性结石平片不能显影，造影可见肾盂内圆形或卵圆形密度减低影或充盈缺损，还可引起肾盂、肾盏积水扩张等。阳性结石需与腹腔内淋巴结钙化、肠内粪石、胆囊或胰腺结石鉴别，肾结石时腹部侧位片上结石与脊柱影重叠。CT检查表现基本同平片。

2. 输尿管结石　阳性结石平片或CT可见输尿管走行区域内米粒大小的高密度影，CT可见结石上方输尿管、肾盂积水扩张，静脉肾盂造影可见造影剂中止在结石处，其上方尿路扩张。

3. 膀胱结石　多为阳性，X线平片可见耻骨联合上方圆形或卵圆形致密影，边缘光滑或毛糙，密度均匀或不均匀，可呈层状，大小不一。结石可随体位而改变位置，但总是在膀胱最低处。阴性结石排泄性尿路造影可见充盈缺损影。CT可见膀胱内致密影。

● **要点七　骨与关节常见病的影像学表现**

1. 长骨骨折　X线检查是诊断骨折最常用、最基本的方法。骨折时可见骨皮质连续性中断、骨小梁断裂和歪曲，有边缘光滑锐利的线状透亮阴影，即骨折线。CT不是诊断骨折的常规检查方法，但对解剖结构比较复杂部位（如骨盆、髋关节、肩关节、脊柱、面部等）骨折的诊断、诊断骨折碎片的数目等较普通X线有优势。

2. 脊柱骨折　主要发生在胸椎下段和腰椎上段，以单个椎体损伤多见。X线可见骨折椎体压缩呈楔形，前缘骨皮质嵌压。由于断端嵌入，所以不仅不见骨折线，反而可见横行不规则的线状致密影。严重时并发脊椎后突成角、侧移，甚至发生椎体错位，压迫脊髓而引起截瘫。CT对脊椎骨折的定位、骨折类型、骨折片移位程度以及椎管有无变形、狭窄等的诊断优于普通平片。

3. 椎间盘突出　青壮年多发，下段腰椎最容易发生。

（1）X线平片　①椎间隙变窄或前窄后宽。②椎体后缘唇样肥大增生、骨桥形成或游离骨块。③脊柱生理曲度变直或侧弯。

（2）CT检查　根据椎间盘变形的程度，分为椎间盘变性、椎间盘膨出、椎间盘突出3种，以椎间盘突出最为严重，其CT直接征象是：椎间盘后缘变形，有局限性突出，其内可有钙化。间接征象是：①硬膜外脂肪层受压、变形甚至消失，两侧硬膜外间隙不对称；②硬膜囊受压变形和移位。③一侧神经根鞘受压。

（3）MRI检查　能很好地显示各部位椎间盘突出的图像，是诊断椎间盘突出的最好方法。在矢状面可见突出的椎间盘向后方或侧后方伸出；横断面上突出的椎间盘局限突出于椎体后缘；可见硬膜外脂肪层受压、变形甚至消失和神经根鞘受压图像。

4. 急性化脓性骨髓炎

（1）X线表现　①发病后2周内，可见肌间隙模糊或消失，皮下组织与肌间分界模糊等。②发病2周后可见骨改变。开始在干骺端骨松质中出现骨质疏松，进一步出现骨质破坏，破坏区边缘模糊；骨质破坏逐渐向骨干延伸，小的破坏区可融合形成大的破坏区，骨皮质也受到破坏，皮质周围出现骨膜增生，表现为一层密度不高的新生骨，新生骨广泛时可形成包壳；骨皮质供血障碍时可发生骨质坏死，出现沿骨长轴形成的长条形死骨，有时可引起病理性骨折。

（2）CT表现　能较清楚地显示软组织感染、骨膜下脓肿以及骨破坏和死骨，尤其有助于发现平片不能显示的小的破坏区和死骨。

5. 慢性化脓性骨髓炎

（1）X线表现　X线可见明显的修复，即在骨破坏周围有骨质增生硬化现象；骨膜的新生骨增厚，并同骨皮质融合，呈分层状，外缘呈花边状；骨干增粗，轮廓不整，骨密度增高，甚至骨髓腔发生闭塞；可见骨质破坏和死骨。

（2）CT表现　与X线表现相似，并容易发现X线不能显示的死骨。

6. 骨关节结核　多继发于肺结核，儿童和青年多见，发病部位以椎体、骺和干骺端为多，X线主要表现为骨质疏松和骨质破坏，部分可出现冷脓肿。

（1）长骨结核　①好发于骺和干骺端。X线早期可见骨质疏松；在骨松质中可见局限性类圆形、边缘较清楚的骨质破坏区，邻近无明显骨质增生现象；骨质破坏区有时可见碎屑状死骨，密度不高，边缘模糊，称之为"泥沙"状死骨。②CT检查可显示低密度的骨质破坏区，内部可见高密度的小斑片状死骨影，病变周围软组织发生结核性脓肿，密度低于肌肉。

（2）关节结核　①骨型关节结核的X线表现较为明显，即在原有病变征象的基础上，又有关节周围软组织肿胀、关节间隙不对称性狭窄或关节骨质破坏等。滑膜型结核以髋关节和膝关节较为常见，早期X线表现为关节囊和关节软组织肿胀，密度增高，关节间隙正常或增宽，周围骨骼骨质疏松；病变进展侵入关节软骨及软骨下骨质时，X线可见关节面及邻近骨质模糊及有虫蚀样不规则破坏，这种破坏多在关节边缘，而且上下两端相对应存在；晚期发生关节间隙变窄甚至消失，关节强直。②CT检查可见肿胀的关节囊、关节周围软组织和关节囊内积液，骨关节面毛糙，可见虫蚀样骨质缺损；关节周围冷脓肿密度较低，注射对比剂后可见边缘强化。

（3）脊椎结核　好发于腰椎，可累及相邻的两个椎体，附件较少受累。①X线表现：病变椎体骨松质破坏，发生塌陷变形或呈楔形变，椎间隙变窄或消失，严重时椎体互相嵌入融合而难以分辨；病变椎体旁因大量坏死物质流入而形成冷脓肿，表现为病变椎体旁软组织梭形肿胀，边缘清楚；病变部位脊柱后突畸形。②CT对显示椎体及其附件的骨质破坏、死骨、冷脓肿均优于平片。

7. 骨肿瘤　骨肿瘤分为原发性和转移性两种，转移性骨肿瘤在恶性骨肿瘤中最为常见。原发性骨肿瘤分为良性与恶性。X线检查不仅可以发现骨肿瘤，还可帮助鉴别肿瘤的良恶以及是原发还是转移。一般原发性骨肿瘤好发于长骨；转移性骨肿瘤好发于躯干骨与四肢骨近侧的近端。原发性骨肿瘤多为单发；转移性骨肿瘤常为多发。良性骨肿瘤多无骨膜增生；恶性骨肿瘤常有骨膜增生，并且骨膜新生骨可被肿瘤破坏，形成恶性骨肿瘤的特征性X线表现——Codman三角。

转移性骨肿瘤多为乳腺癌、甲状腺癌、前列腺癌、肾癌、肺癌及鼻咽癌等癌细胞通过血行可转移至胸椎、腰椎、肋骨、股骨上段，以及髋骨、颅骨和肱骨等处。①根据X线表现的不同将其分为溶骨型、成骨型和混合型三种，以溶骨型最为多见。②CT显示骨转移瘤不仅比普通平片敏感，而且还能清楚显示骨外局部软组织肿块的范围、大小、与相邻脏器的关系等。

8. 颈椎病　X线表现为颈椎生理曲度变直或向后反向成角，椎体前缘唇样骨质增生或后缘骨质增生、后翘，相对关节面致密，椎间隙变窄，椎间孔变小，钩突关节增生、肥大、变尖，前、后纵韧带及项韧带钙化。CT、MRI对颈椎病的诊断优于普通X线平片，尤其对平片不能确诊的颈椎病，MRI诊断更具有优势。

9. 类风湿性关节炎　X线表现为：早期手、足小关节多发对称性梭形软组织肿胀，关节间隙可因积液而增宽，出现软骨破坏后关节间隙变窄；发生在关节边缘的关节面骨质侵蚀（边缘性侵蚀）是类风湿性关节炎的重要早期征象；进一步发展可见骨性关节面模糊、中断，常有软骨下囊性病灶，呈多发、边缘不清楚的小透亮区（血管翳侵入所致）；骨质疏松早期发生在受累关节周围，以后可累及全身骨骼；晚期可见四肢肌肉萎缩，关节半脱位或脱位，指间、掌指间关节半脱位明显，常造成手指向尺侧偏斜、畸形。

10. 退行性骨关节病　依靠普通平片就可诊断。

(1) 四肢关节（髋与膝关节）退行性骨关节病的X线表现 由于关节软骨破坏，而使关节间隙变窄，关节面变平，边缘锐利或有骨赘突出。软骨下骨质致密，关节面下方骨内出现圆形或不规整形透明区。晚期还可见关节半脱位和关节内游离骨体，但多不造成关节强直。

(2) 脊椎关节病（脊椎小关节和椎间盘退行性变）的X线表现 脊椎小关节改变包括上下关节突变尖、关节面骨质硬化和关节间隙变窄。椎间盘退行性变表现为椎体边缘出现骨赘，相对之骨赘可连成骨桥；椎间隙前方可见小骨片，但不与椎体相连，为纤维环及邻近软组织骨化后形成；髓核退行性变则出现椎间隙变窄，椎体上下骨缘硬化。

● 要点八 常见中枢神经系统疾病的影像学表现

（一）脑血管病

1. 脑出血 高血压性脑出血是最常见的病因，出血部位多为基底节、丘脑、脑桥和小脑。根据血肿演变分为急性期、吸收期和囊变期。CT、MRI可以确诊。

CT表现：①急性期血肿呈圆形、椭圆形或不规则形均匀密度增高影，边界清楚；周围有环形密度减低影（水肿带）；局部脑室受压移位；血液进入脑室或蛛网膜下腔时，可见脑室或蛛网膜下腔内有积血影。②吸收期（发病后3~7天）可见血肿缩小、密度降低，小的血肿可以完全吸收，血肿周围变模糊，水肿带增宽。③发病2个月后进入囊变期，较大的血肿吸收后常留下大小不等的囊腔，同时伴有不同程度的脑萎缩。

2. 蛛网膜下腔出血 CT表现为脑沟、脑池、脑裂内密度增高影，脑沟、脑裂、脑池增大，少数严重病例周围脑组织受压移位。

3. 脑梗死 CT表现：①缺血性脑梗死：发病12~24小时之内，CT无异常所见；少数病例在血管闭塞6小时即可显示大范围低密度区，其部位、范围与闭塞血管供血区一致，皮质与髓质同时受累，多呈三角形或扇形，边界不清，密度不均，在等密度区内散在较高密度的斑点影代表梗死区内脑质的相对无损害区；2~3周后，病变处密度越来越低，最后变为等密度而不可见；1~2个月后可见边界清楚的低密度囊腔。②出血性脑梗死：在密度减低的脑梗死灶内，见到不规则斑点状或片状高密度出血灶影；由于占位，脑室轻度受压，中线轻度移位；2~3周后，病变处密度逐渐变低。③腔隙性脑梗死：发病12~24小时之内，CT无异常所见；典型者可见小片状密度减低影，边缘模糊；无占位效应。

（二）脑肿瘤

影像检查的目的在于确定肿瘤的有无，并对其作出定位、定量乃至定性诊断。颅骨平片的诊断价值有限，CT、MRI是主要的诊断手段。

（三）颅脑外伤

1. 脑挫裂伤 CT可见低密度脑水肿区内散在斑点状高密度出血灶，伴有占位效应。有的表现为广泛性脑水肿或脑内血肿。

2. 颅内出血 包括硬膜外、硬膜下、脑内、脑室和蛛网膜下腔出血等。CT可见相应部位的高密度影。

（张永涛）

第七单元 病历与诊断方法

● 要点一 病历书写的格式与内容

（一）门诊病历

1. 门诊病历首页要逐项填写，要注明科别，如有错误或遗漏应予更正及补充。

2. 每次诊疗均写明年、月、日。必要时注明时刻。

3. 初诊病历的书写要注意以下事项：

（1）病史内容连贯书写，不必冠以"主诉"等字。病历重点为主诉、现病史，而对既往史、家族史等仅扼要记录与此次发病有关的内容。

（2）系统体格检查（一般状况、心、肺、肝、脾、四肢、神经反射等），逐项简要记载，对病人的阳性体征及有关的阴性体征，应重点记载。对专科情况，应详细记载。

（3）辅助检查应根据病情而选择进行。

（4）结合病史、体检、辅助检查，提出初步诊断。

（5）处理包括所有药品（品名、剂量、用法及所给总量），特殊治疗，生活注意点，休息方式及期限，预约诊疗日期及随访要求等。

4. 复诊病历重点记录上次就诊后病情变化、药物疗效与反应及送检结果。复查上次曾发现的阳性体征及有无新的变化。诊断无改变者不再填写。最后为复诊后的处理。

5. 每次记录医师均需签署全名。

（二）住院病历

1. 主要内容包括以下几个方面：

（1）一般情况，如姓名、性别、年龄、婚姻、民族、职业、住址（工作单位）、出生地、入院日期、记录日期、病史陈述者、可靠程度。

（2）病史，包括主诉、现病史、既往史、个人史、婚姻史、月经生育史、家族史。

（3）体格检查。

（4）实验室及其他检查。

（5）摘要。

（6）初步诊断。

（7）记录者签名。

2. 入院记录的内容同住院病历，但应简明、重点突出。

3. 病程记录。

4. 会诊记录。

5. 转科记录。

6. 出院记录。

7. 死亡记录。

● 要点二　确立诊断的步骤及原则

建立正确的诊断，一般要经过"调查研究、搜集资料"，"综合分析、初步诊断"和"反复实践、验证诊断"3个步骤。

1. 调查研究，搜集临床资料。正确诊断来源于周密的调查研究。包括询问病史、体格检查、实验室及其他检查等，了解和搜集资料，并做到真实、全面、系统。

2. 分析整理，得出初步诊断。在分析、判断和推理过程中必须注意：现象与本质、局部与整体、共性与个性、动态的观点等思维方法。

3. 反复实践、验证诊断。

● 要点三　诊断内容及书写

1. 诊断内容　完整的诊断应能反映病人所患的全部疾病，其内容应包括病因诊断、病理形态诊断和病理生理诊断。如同时患多种疾病，则应分清主次，顺序排列，主要疾病排在前面，次要疾病则根据其重要性依次后排。在发病机制上与主要疾病有密切关系的疾病称为并发症，列于主要疾病之后。与主要疾病无关而同时存在的疾病称为伴发病，应依序后排。一般本科疾病在前，他科疾病在后。

2. 病历书写的基本要求

（1）病历编写必须态度认真，实事求是地反映病情和诊治经过。

（2）病历编写应内容确切，系统完确，条理清楚，重点突出，层次分明，词句精练，标点正确，字迹清楚，不得随意涂改和剪贴。

（3）各项、各次记录要注明记录日期，危、急、重病人的病历还应注明记录时间。记录结束时须签全名并易辨认。凡修改和补充之处，应用红色墨水书写并签全名。

（4）病历摘要必须简练，有概括性与系统性，能确切反映病情的特点，无重要遗漏或差错，可作为初步诊断的依据。

（闫平慧）

药理学

第一单元　药物作用的基本原理

细目一　药物对机体的作用

● 要点一　药物作用的基本规律（选择性、量-效关系）

药物作用（drug action）：也称药物效应（drug effect）或药理效应（pharmacological effect），是指药物引起机体生理、生化机能或形态的变化。严格讲二者是有区别的。药物作用是指药物与机体组织间的原发作用；药物效应是指药物原发作用所引起的机体机能或形态的改变。

（一）药物作用的选择性

药物作用的选择性（selectivity）是指多数药物在适当剂量时，只对少数器官或组织产生明显作用，而对其他器官或组织的作用较小或不产生作用。如碘主要作用于甲状腺，对其他器官或组织影响很小。选择性高的药物大多药理活性较强，使用针对性强；选择性低的药物，应用时针对性不强，不良反应较多，但作用范围广。选择性是相对的，与剂量密切相关，一般药物在较小剂量或常用量时选择性较高，随着剂量增大，选择性降低，中毒量时可产生更广泛的作用（包括严重的中毒反应）。

（二）药物作用的量-效关系

药物作用的量-效关系（dose-effect relationship）是指剂量与效应之间的关系，药物的效应在一定范围内随着剂量的增加（变化）而增强（变化）。

1. 剂量与反应

（1）剂量（dose）　一般是指药物每天的用量，是决定血药浓度和药物效应的主要因素。包括：①无效量，指不出现效应的剂量。②最小有效量或称阈剂量，指刚引起药理效应的剂量。③治疗量或称常用量，比阈剂量大而又小于极量的剂量，临床使用时对大多数病人有效而又不会出现中毒。④最小中毒量，指刚引起中毒的剂量。⑤致死量指达到导致死亡的剂量。⑥最大有效量或称极量，指引起最大效应而不出现中毒的剂量，极量有一次量、一日量、疗程总量及单位时间内用药量之分。《中国药典》对剧毒药的极量有明确规定，用药时一般不得超过极量，否则可能发生医疗事故，医护人员对此应负法律责任。

（2）反应（效应）　按性质可分为量反应和质反应两种。①量反应是指药物效应的强弱用数量表示的反应，如血压、心率、血脂、平滑肌收缩或舒张程度等。②质反应也称全或无反应，是指药物效应的强弱用阳性或阴性反应率来表示的反应，如死亡、惊厥、麻醉等。

2. 量-效曲线（dose-effect curve）　是以药物的效应为纵坐标，剂量（或血药浓度）为横坐标所作的曲线图。分量反应量-效曲线和质反应量-效曲线。量反应量-效曲线包含4个特征性的变量，即强度、效能、量-效变化速度和差异。

（1）强度（potency）　指药物作用强弱的程度。常用一定效应所需的剂量或一定剂量产生的效应来表示。有些药物的强度用效价表示，如青霉素每瓶80万U等。

（2）效能（efficacy）　指药物产生的最大效应。此时已达最大有效量，若再增加剂量，效应不再增加。效能常用药物效应指标的最大数值来表示，如氢氯噻嗪的每日最大排钠量为

150mmol。

药物的强度和效能不一定一致，如环戊氯噻嗪、氢氯噻嗪和呋塞米都是利尿剂，等效剂量分别为 0.6、30、90mg，强度之比为 1：0.02：0.0067，环戊氯噻嗪的强度约为后两药的 50、150 倍，但前两药的最大效应只能达到每日排钠 150mmol，后者可达到 250mmol，说明呋塞米的效能最高。临床应用时，要综合考虑同类药的强度和效能，强度高的药用量小，而效能高的药物效应强，效能高的药物可取得更强的治疗效果。

（3）量-效变化速度　是以曲线的斜率（slope）来表示，斜率大的药物剂量稍有增减，效应即有明显变化，治疗量也可能越接近中毒量。

（4）差异（variation）　即生物变异性，可从曲线的两个方向来观察。纵向表示给予同一剂量而产生不同效应，横向表示产生同一效应需给予不同剂量。以此值（常用标准差）表示个体差异（individual variation）。

要点二　药物的不良反应

药物不良反应（adverse reaction）是指药物产生的不符合用药目的或对病人不利的反应。

1. 副作用（side reaction）　指药物在治疗剂量时产生与治疗目的无关的作用。由于药物的选择性低，副作用可随治疗目的而改变。当某一作用作为治疗作用时，其他作用则成为副作用。是治疗剂量下与治疗作用同时发生的药物固有的作用，通常不可避免，可给病人带来不适或痛苦，大多是可自行恢复的功能性变化。

2. 毒性反应（toxic reaction）　指药物剂量过大或用药时间过长引起的机体损害性反应，一般较严重，是可以预知的。毒性反应主要是对神经、消化、血液、循环系统及肝、肾等重要器官造成功能性或器质性的损害，甚至可危及生命。因剂量过大而立即发生，称为急性毒性；或因长期使用而逐渐发生，称为慢性毒性。试图用增加剂量或疗程来增强疗效，其有效性有限，甚至是很危险的。

3. 变态反应（allergic reaction）　也称过敏反应（anaphylaxis），是指少数人对某些药物产生的病理性免疫反应。只发生于少数过敏体质者，与原药理作用、使用剂量及疗程无明显关系，在远远低于治疗量或第一次治疗应用时也可发生严重反应。变态反应通常分为 4 种类型，即速发型变态反应、细胞毒型变态反应、免疫复合体型变态反应和迟发型变态反应。临床表现有药热、皮疹、哮喘、溶血性贫血、类风湿性关节炎等，严重时也可引起过敏性休克。

4. 后遗效应（residual effect）　是指停药后血药浓度已降至阈浓度以下时仍残存的药理效应。如服用巴比妥类催眠药后，次晨仍有困倦、头昏、乏力等反应。

5. 继发反应（secondary reaction）　是指药物发挥治疗作用所引起的不良后果，又称治疗矛盾。如长期服用广谱抗生素后，肠道内一些敏感的细菌被抑制或杀灭，使肠道菌群的共生平衡状态遭到破坏，而一些不敏感的细菌如耐药葡萄球菌、白色念珠菌等大量繁殖，导致葡萄球菌性肠炎或白色念珠菌病等。

6. 致畸作用（teratogenesis）、致癌作用（carcinogenesis）、致突变作用（mutagenesis）

有些药物能影响胚胎正常发育而引起畸胎，在怀孕的头 3 个月内（胚胎发育分化很快）尽量以不用药为宜；某些药物可能有致癌作用、致突变作用，应予警惕。

7. 药物依赖性（drug dependence）　是指病人连续使用某些药物以后，产生的一种不可停用的渴求现象。可分为生理依赖性和精神依赖性。

（1）生理依赖性（physiological dependence）也称躯体依赖性或成瘾性，是指反复使用某些药物后造成的一种身体适应状态。其特点是一旦中断用药，即可出现强烈的戒断症状，如剧烈疼痛、严重失眠等，使患者变得身不由己，甚至为获取这些药物而不顾一切，走向严重犯罪。其原因可能是机体已产生了某些生理生化的变化。

（2）心理依赖性（psychological dependence）也称精神依赖性或习惯性，是指使用某些药物以后可产生快乐满足的感觉，并在精神上形成周期性不间断使用的欲望。其特点是一旦中断使用，不产生明显的戒断症状，可出现身体多处不舒服的感觉，但可以自制。其原因可能只是一种心理渴求，是主观精神上的渴望，机体无生理生化改变。

细目二 机体对药物的作用

● 要点 药物的吸收、分布、转化、排泄及其影响因素

（一）吸收

吸收（absorption）指药物由给药部位进入血液循环的过程。静脉注射和静脉滴注，药物直接进入血液，没有吸收过程。不同给药途径吸收快慢依次为：吸入＞舌下＞肌内注射＞皮下注射＞口服＞直肠＞皮肤。常用的给药途径有：

1. 消化道给药

（1）口服给药（oral administration） 是常用的给药途径，吸收部位为胃肠道。影响吸收的主要因素还有药物理化性质（脂溶性、解离度等），剂型（包括赋形剂），溶出度（包括崩解度），消化道稳定性；胃肠功能（蠕动功能、血流量）；首过消除；其他（如胃肠内 pH、食物、肠内细菌对药物的代谢等）。

首过消除（first-pass elimination）或首过效应（first pass effect），是指药物在胃肠道吸收后都要先经门静脉进入肝脏，再进入体循环，其在肠黏膜和肝脏中极易被代谢灭活，使进入体循环的药量减少的现象。首过消除明显的药物不宜口服给药（如硝酸甘油，首过消除约 95%）。但首过消除现象也有饱和性，若剂量加大，口服仍可使血中药物浓度明显升高。

小肠是绝大多数药物吸收的主要场所，这是因为小肠 pH 范围较广（pH 4.8~8.2），能满足绝大多数药物吸收对 pH 值的要求；小肠黏膜表面有丰富的绒毛，绒毛上皮细胞为单细胞，吸收面积大（约 300m^2）；药物在小肠中移动速度较慢（4~5 小时才达回盲部）而停留时间长，故吸收充分。一般情况下，非解离型药物的吸收率远较解离型的为高；因胃黏膜表面积小（约 1m^2）、表层有较厚的黏液膜、药物在胃中停留时间短，故吸收较少；即使药物在肠内完全解离，小肠吸收的量也比非解离型药物在胃内吸收的量多。大肠黏膜无环形皱襞和绒毛，主要功能是贮存食物残渣和吸收水分及无机盐，与药物吸收关系不大。

（2）舌下给药（sublingual） 吸收面积较小，但因血流丰富，吸收较快。药物经舌下静脉，不经肝脏而直接进入体循环，在一定程度上可避免首过消除。特别适合口服吸收时易于被破坏或首过消除明显的药物，如硝酸甘油、异丙肾上腺素等。

（3）直肠给药（per rectum） 优点是防止药物对上消化道的刺激性。因吸收表面积很小，肠腔液体量少，pH 约 8.0，对许多药物溶解不利，吸收反不如口服给药迅速和规则。

2. 注射给药

（1）皮下注射（subcutaneous injection）、肌内注射（intramuscular injection）是最常用的两种注射给药途径，特点是吸收迅速而完全。注射后药物可沿结缔组织迅速扩散，再经毛细血管及淋巴内皮细胞进入血液循环。该处毛细血管壁的细胞间隙宽大（600~1200nm），一般药物均可直接通过，按膜孔扩散或脂溶扩散方式迅速吸收。

（2）与口服给药相比，注射给药具有以下特点：①适用于在胃肠中易破坏或不易吸收的药物，如青霉素 G、庆大霉素。②适用于肝脏首过消除明显的药物，如利多卡因。③使药物的效应产生更快。④注射给药对少数药物不仅不能增加吸收速度或吸收量，反而会因为药物在注射部位发生理化性质的变化，而导致吸收障碍和注射部位的不适及疼痛，吸收反而比口服差。

3. 吸入给药 即一些气体及挥发性药物经呼吸道直接由肺泡表面吸收的给药方式。由于肺泡表面积大（约 200m^2），与血液只隔肺泡上皮及毛细血管内皮各一层，血流量大，药物只要能到达肺泡，吸收极其迅速。气体及挥发性药物（如吸入麻醉药及亚硝酸异戊酯等）可直接进入肺泡被迅速吸收；液体药物及固体药物则需要经过雾

化以后成极细颗粒方能有效吸收（颗粒直径3～5μm的药物可达细支气管，小于2μm才可进入肺泡）；较大雾粒的喷雾剂只能用于鼻咽部或气管的局部治疗（如抗菌、消炎、祛痰、通鼻塞等）。

4. 经皮给药 完整皮肤吸收较差，仅脂溶性极强的有机溶剂和有机磷酸酯类可以经皮吸收而发生中毒。一些皮肤较单薄部位（如耳后、胸前区、阴囊皮肤部位）或有炎症等病理改变的皮肤，不少药物仍能经皮吸收。儿童的皮肤含水量高，经皮肤吸收速度比成年人快。特别是当药物中加入了促皮吸收药如氮酮、二甲基亚砜、月桂酸等制成贴皮药或软膏，经皮给药（transdermal）后都可到达局部或全身，如硝苯地平、雌二醇、芬太尼等制成的贴皮剂；还可制成缓释药以维持持久的作用，如硝酸甘油缓释贴皮剂用于预防心绞痛发作，每日只需贴1次。

（二）分布

药物分布（distribution）指药物吸收后随血液循环到各组织器官的过程。各组织器官药物的分布是不均匀和动态变化的。药物作用的快慢和强弱，主要取决于药物分布进入靶器官的速度和浓度。而药物消除的快慢，则主要取决于药物分布进入代谢和排泄器官（肝脏、肾脏）的速度。

影响药物分布的因素

（1）**血浆蛋白结合率** 药物吸收后都可不同程度地与血浆蛋白结合，不同药物的结合率差异较大。药物与血浆蛋白结合后，不能透出血管到达靶器官，也不会到达代谢器官被代谢，暂时失去活性，可视为药物在体内的一种暂时贮存形式，只有游离型的药物才有药理活性。药物与血浆蛋白的结合是疏松可逆的，当血液中游离型药物减少时，结合型药物又可转化为游离型，透出血管，恢复其药理活性。游离和非游离型药物在血管中始终处于一种动态变化过程。

由于血浆蛋白总量和结合能力有限，药物与血浆蛋白的结合是非特异性的（即多种药物均可竞争性地与血浆蛋白结合）。当同时使用两种或两种以上的药物时，因相互间竞争与血浆蛋白结合，使其中某些药物游离型增加，药理作用或不良反应明显增强。如口服抗凝药香豆素类与解热镇痛药阿司匹林合用时，将导致抗凝过度，发生出血倾向。药物与血浆蛋白结合的竞争作用并非都有临床意义。对于血浆蛋白结合率高、分布容积小、消除慢或治疗指数低的药物，临床上应注意调整剂量；当血液中血浆蛋白过少（如慢性肾炎、肝硬化）或变质（如尿毒症）时，可与药物结合的血浆蛋白减少，也容易发生药物作用的增强或中毒。

（2）**体内屏障**

①血脑屏障（blood-brain barrier）：指脑的血液与脑细胞外液及脑脊液间的屏障。对药物的通过具有重要屏障作用，有利于维持中枢神经系统内环境的相对稳定。脑内的毛细血管内皮细胞间连接紧密，间隙较小，基底膜外还有一层星状胶质细胞包围，药物一般很难进入脑脊液和脑细胞内，只有脂溶性高、分子量较小及少数水溶性药物可以通过血脑屏障。治疗脑病可选用极性低的脂溶性药物，如硫喷妥钠。

②胎盘屏障（placental barrier）：指胎盘绒毛与子宫血窦间的屏障，能将母体与胎儿的血液隔开。但对药物而言，其通透性和毛细血管无明显区别，几乎所有药物都能穿过胎盘屏障进入胎儿体内，只是程度和快慢不同。妊娠期间应特别注意某些药物进入胎儿循环的毒性作用和妊娠早期引起畸胎的危险。

（3）**体液pH值** 药物的pK_a及体液的pH是决定药物分布的另一因素。细胞内液pH（约7.0）略低于细胞外液（约7.4），一般弱碱性药物在细胞内浓度较高，而弱酸性药物则在细胞外液中浓度高。弱酸性药物苯巴比妥中毒时，用碳酸氢钠碱化血液及尿液不仅可使脑细胞中药物迅速向血浆转移，并可减少药物在肾小管中的重吸收，加速自尿中的排泄，使病人迅速脱离危险。

药物的再分布（redistribution）是指药物首先向血流量大的器官分布，然后向血流量少的组织转移的现象。如静注硫喷妥钠后，先在血流量丰富的脑中迅速发挥麻醉效应，然后迅速向体内血流较少的脂肪组织转移，使其麻醉作用在数分钟内又迅速消失。其他如局部器官的血流量及药物与某些组织器官的亲和力（如碘可集中分布于甲状腺组织中）等因素也会影响药物的分布。

（三）转化

药物的转化或生物转化（biotransformation）是指药物作为外源性活性物质在体内发生化学结构改变。体内能够使药物发生转化的器官主要是肝脏，其次是肠、肾、肺等组织。

1. 药物转化的方式与步骤 转化过程一般分两个时相：第Ⅰ时相是氧化、还原、水解过程，该过程使药物分子结构中引入或暴露出极性基团，如产生羟基、羧基、巯基、氨基等；第Ⅱ时相是结合过程，该过程在药物分子结构中暴露出的极性基团与体内的化学物质如葡萄糖醛酸、硫酸、甘氨酸、谷胱甘肽等经共价键结合。

2. 药物转化的意义 绝大多数药物经过转化后，药理活性都减弱或消失，称为灭活（inactivation）；但也有极少数药物经转化后才出现药理活性，称为活化（activation），如阿司匹林（乙酰水杨酸钠）只有在体内脱去乙酰基，转化为水杨酸才具有药理活性。大多数脂溶性药物经过转化生成易溶于水且极性高的代谢物，以利迅速排出体外。

3. 药物转化酶系统 药物在体内的转化必须在酶的催化下才能进行。催化酶分为两类：①专一性酶，如胆碱酯酶、单胺氧化酶等，分别转化乙酰胆碱和单胺类等一些特定的药物或物质。②非专一性酶，是混合功能氧化酶系统，一般称为肝脏微粒体细胞色素 P_{450} 酶系（简称肝微粒体酶），因存在于肝细胞内质网上而又称"肝药酶"。细胞色素 P_{450}（cytochrome P_{450}，CYP）酶系是一个超家族，包含多种异构酶，能催化数百种药物的转化，现已在人体中分离出几十种具有功能活性的 P_{450} 酶系。

4. 药酶诱导药和抑制药 肝药酶是药物在机体内转化的主要酶系统，特点是：①选择性低，能同时催化多种药物。②变异性较大，常因遗传、年龄、营养状态、机体状态、疾病的影响，而出现明显的个体差异。③药酶活性易受药物的影响而出现增强或减弱。凡能够增强药酶活性的药物称为药酶诱导药（enzyme inducer）；能够减弱药酶活性的药物称为药酶抑制药（enzyme inhibitor）。药酶诱导药和药酶抑制药不仅可增强或减弱药物自身的转化，导致药物本身效应强弱的变化，当合并使用其他药物时，药酶诱导药和抑制药还可使其他药物的效应比单用时增强或减弱。

（四）排泄及其影响因素

药物的排泄（excretion）是指药物及其代谢物被排出体外的过程。排泄是药物最后被彻底消除的过程。肾脏是最主要的排泄器官，非挥发性药物主要由肾脏随尿排出；气体及挥发性药物则主要由肺随呼气排出；某些药物还可从胆汁、乳腺、汗腺、唾液腺及泪腺等排出体外。

1. 肾脏 药物及其代谢产物经肾脏排泄主要决定于肾小球滤过、肾小管被动重吸收和肾小管主动分泌。尿液 pH 值影响药物的解离度从而影响排泄。当苯巴比妥、水杨酸等弱酸性药物中毒时，碱化尿液可使药物的重吸收减少，排泄增加而解救药物中毒。

少数药物经肾小管主动分泌排泄，属于主动转运过程。肾小管上皮细胞有两类转运系统，分别转运弱酸性或弱碱性药物。分泌机制相同的两类药合用并经同一载体转运时，可发生竞争性抑制，如丙磺舒可抑制青霉素的主动分泌，依他尼酸可抑制尿酸的主动分泌等。肾脏排泄药物的多少，还与药物和血浆蛋白的结合率及肾血流量等因素有关。

2. 胆汁 某些药物经肝脏转化为极性较强的水溶性代谢产物，也可自胆汁排泄，由胆汁排入肠腔并随粪便排出。有些药物可经肠黏膜上皮细胞吸收，经门静脉、肝脏重新进入体循环，这种小肠、肝脏、胆汁间的循环过程称为肝肠循环（hepato-enteral circulation）。某些肝肠循环明显的药物（如洋地黄毒苷、地高辛、地西泮），其药物的作用时间会延长。

3. 其他途径 药物还可通过唾液、乳汁、汗液、泪液等排泄。乳汁 pH 略低于血浆，弱碱性药物（如吗啡、阿托品）可以较多地自乳汁排泄，哺乳婴儿可能因此受影响；胃液中酸度高，某些生物碱（如吗啡等）即使注射给药也可向胃液扩散，洗胃是该类药物中毒的治疗措施；由于药物可自唾液排泄，现在临床上可用唾液代替血液标本进行血药浓度的监测。

细目三 影响药物效应的因素

● 要点 药物的相互作用（药动学因素、药效学因素）

药物相互作用（drug interaction）指同一时间或间隔一定时间两种或两种以上药物合用，药物与药物之间或药物与机体之间产生的相互影响。

药物在体内的相互作用包括药动学和药效学两个方面。

（一）药动学方面

1. 妨碍吸收

（1）改变胃肠道 pH 如抗酸药可增加弱酸性药物磺胺类、氨苄青霉素的解离度，因而吸收减少，但可促进某些弱碱性药物的吸收。

（2）吸附、络合或结合 ①氢氧化铝凝胶可吸附氯丙嗪。②考来烯胺能与洋地黄、性激素、甲状腺素、四环素、保泰松、苯巴比妥、口服抗凝血药、噻嗪类利尿药等结合。③四环素类与钙、镁或铝等离子能形成不溶性络合物。④浓茶中含大量鞣酸，可与铁制剂或生物碱发生沉淀，因而阻碍吸收。

（3）影响胃排空和肠蠕动 多数药物主要在小肠上段吸收，抗胆碱药能延缓胃排空，减慢肠蠕动，使同服的对乙酰氨基酚吸收减慢，也可使部分在胃肠道破坏的左旋多巴吸收量大大减少。

（4）改变肠壁功能 如细胞毒类药物会损伤肠黏膜，减少其他药的吸收。

2. 竞争血浆蛋白结合 许多药物能与血浆蛋白呈可逆性结合，酸性药物与血浆蛋白的结合要比碱性药物的结合更强。如乙酰水杨酸、对乙酰氨基酚与血浆蛋白结合力强，可将双香豆素类从血浆蛋白结合部位置换出来，抗凝血作用增强。

早产儿或新生儿服用磺胺类或水杨酸类，由于药物与血浆蛋白结合，可将胆红素从血浆蛋白置换出来，引起脑核性黄疸症。

3. 影响生物转化

（1）影响肝药酶 许多药物诱导或抑制肝药酶而影响其他药物在体内的生物转化，从而使其半衰期、药理作用及不良反应等发生改变。如异烟肼能抑制肝药酶，可使同时合用的甲苯磺丁脲的药理作用和毒性增加；别嘌呤醇能抑制黄嘌呤氧化酶，使 6-巯基嘌呤及硫嘌呤的代谢减慢、毒性增加。

（2）影响非微粒体酶 改变受此酶代谢的药物生物转化，如单胺氧化酶抑制药可延缓单胺类药物代谢，使这些药物的升压作用和毒性反应增加。

4. 影响药物排泄

（1）影响尿液 pH 有些药物影响尿液 pH，从而影响药物的解离度，尿液呈酸性时可使弱碱性药解离型增多，使抗组胺药等在肾小管的重吸收减少，排出量增加。同样，尿液呈碱性时可使弱酸性药排出量增多。

（2）竞争转运载体 许多弱酸性药物及其代谢产物可从肾近曲小管主动转运分泌，如水杨酸类、丙磺舒、噻嗪类、乙酰唑胺、呋塞米、对氨基水杨酸、青霉素、头孢噻啶等。当这些药物合用时，排泄均可减少，使作用或毒性增加。

（二）药效学方面

1. 协同作用（synergism） 指药物合用后原有作用或毒性增加，可分为 3 种情况。

（1）相加作用（additive effect, summation）两药合用后的作用是两药分别作用的代数和，如阿司匹林与对乙酰氨基酚合用时，解热镇痛作用相加；链霉素、庆大霉素、卡那霉素或新霉素之间联合用药时，对听神经和肾脏的毒性反应相加。

（2）增强作用（potentiation） 两药合用后的作用大于它们分别作用的代数和，如磺胺甲噁唑与甲氧苄啶合用，使抗菌作用增加数倍至数十倍，甚至出现杀菌作用。

（3）增敏作用（sensitization） 指一药可使组织或受体对另一药的敏感性增强，如可卡因可抑制交感神经末梢对去甲肾上腺素的再摄取，使去甲肾上腺素或肾上腺素作用增强。

2. 拮抗作用（antagonism） 指药物合用后原有作用或毒性减弱。根据其产生机制可分为4种情况，即药理性、生理性、生化性、化学性拮抗，前两种情况较重要。

（1）药理性拮抗（pharmacological antagonism） 即一种药物与特异性受体结合，阻止激动药与此种受体结合，如纳洛酮可拮抗吗啡的作用，普萘洛尔可拮抗异丙肾上腺素的作用。

（2）生理性拮抗（physiological antagonism） 即两个激动药分别作用于生理作用相反的两个特异性受体，如组胺可作用于 H_1 受体，引起支气管平滑肌收缩；肾上腺素可作用于 β 受体，使支气管平滑肌松弛。

（3）化学性拮抗（chemical antagonism） 如重金属或类金属可与二巯基丙醇结合成络合物而排泄，中毒时可用其解救；肝素是抗凝血药，带强大负电荷，过量可引起出血，此时可静脉注射鱼精蛋白，后者是带强正电荷的蛋白，能与肝素形成稳定的复合物，使肝素的抗凝血作用迅速消失。

（4）生化性拮抗（biochemical antagonism） 即拮抗作用通过生化反应而产生，如苯巴比妥能诱导肝药酶，使苯妥英钠等药的代谢加速，作用减弱。

3. 无关作用 指联用后的效果未超过其中作用较强者，或各自发挥相应作用，互不干扰。

（吕圭源）

第二单元　拟胆碱药

细目一　M受体兴奋药

M受体兴奋（激动）药，又称节后拟胆碱药，主要激动M受体，产生M样作用，如毛果芸香碱。

● **要点　毛果芸香碱的作用、应用**

毛果芸香碱（pilocarpine，匹罗卡品）是1875年从美洲毛果芸香属植物叶中提取的生物碱，为叔胺类化合物，现已能人工合成。

1. 作用 对眼和腺体的选择性较高。

（1）缩瞳、降低眼内压和调节痉挛

①缩瞳：虹膜内有两种平滑肌，一是瞳孔括约肌（受动眼神经的副交感神经纤维-胆碱能神经支配），二是瞳孔扩大肌（受肾上腺素能神经支配）。毛果芸香碱可激动瞳孔括约肌的M胆碱受体，使瞳孔括约肌收缩，瞳孔缩小。

②降低眼内压：房水是由睫状体上皮细胞分泌及血管渗出而产生，由眼后房经瞳孔流入前房，使眼球内具有一定压力（即眼内压）。房水回流障碍可使眼内压升高，导致青光眼。毛果芸香碱使瞳孔括约肌收缩，虹膜向眼球中心方向拉紧，虹膜根部变薄，从而使处在虹膜周围部分的前房角间隙扩大，房水易于通过巩膜静脉窦进入循环，房水回流通畅，使眼内压下降。

③调节痉挛：眼睛能使晶状体聚焦以适应近视或远视的需要，称为调节。这种调节功能主要取决于晶状体的曲度变化。悬韧带受睫状肌控制，睫状肌由环状和辐射状两种平滑肌纤维组成，其中以胆碱能神经（动眼神经）支配的环状肌纤维为主。动眼神经兴奋时，环状肌向瞳孔中心方向收缩，结果使悬韧带松弛，晶状体变凸，屈光度增加，调节于近视。毛果芸香碱作用于睫状肌M受体，使远物难以清晰地成像于视网膜上，故看近物清楚，看远物模糊，这一作用称为调节痉挛。

（2）促进腺体分泌　尤以增加汗腺和唾液腺的分泌最为明显，对泪腺、胃腺、胰腺、小肠腺体和呼吸道腺体分泌也有增加作用。

(3) 兴奋平滑肌 能兴奋肠道平滑肌、支气管平滑肌、子宫、膀胱及胆道平滑肌。

2. 应用

(1) 青光眼 分为闭角型和开角型两种，主要特征是由于眼内压升高而引起头痛、视力减退，严重时可致失明。前者为急性或慢性充血性青光眼，表现为前房角狭窄，房水回流受阻而使眼内压升高。毛果芸香碱能使前房角间隙扩大，房水回流通畅，眼内压迅速降低，因而主要用于治疗闭角型青光眼。后者为慢性单纯性青光眼，主要是因小梁网本身及巩膜静脉窦发生变性或硬化，阻碍了房水循环，引起眼内压升高。毛果芸香碱可能通过扩张巩膜静脉窦周围的小血管及收缩睫状肌，使小梁网结构发生改变而使眼内压下降，故也适用于开角型青光眼。

临床常配成 1%~2% 溶液滴眼。滴眼后易透过角膜进入眼前房，作用迅速，10 分钟起效，0.5 小时缩瞳作用达高峰，降低眼内压作用可维持 4~8 小时，调节痉挛作用在 2 小时左右消失。作用温和而短暂，用药间隔时间宜短。水溶液比较稳定，易于保存。

(2) 虹膜睫状体炎 与扩瞳药交替使用，使瞳孔时扩时缩，可防止虹膜与晶状体粘连。

(3) 其他 用阿托品扩瞳后，可用毛果芸香碱缩瞳，以促进视力恢复。口服可用于缓解放疗后的口腔干燥，但增加唾液分泌同时也会增加汗腺分泌。全身给药用于抗胆碱药阿托品中毒的抢救。

细目二 抗胆碱酯酶药

抗胆碱酯酶药是指通过抑制胆碱酯酶，使胆碱能神经末梢所释放的 Ach 水解减少，造成突触间隙 Ach 浓度增高而发挥间接拟胆碱的作用。根据与胆碱酯酶结合形成复合物后水解速度的快慢分两类：①易逆性抗胆碱酯酶药，如新斯的明等。②难逆性抗胆碱酯酶药，如有机磷酸酯类。

● 要点 新斯的明的作用、应用

新斯的明（neostigmine）是人工合成品，属二甲氨基甲酸酯类。脂溶性低，口服吸收少且不规则，一般口服剂量为皮下注射量的 10 倍以上。不易透过血脑屏障，无明显的中枢作用。不易透过角膜进入前房，对眼的作用较弱。

1. 作用 抑制胆碱酯酶活性。其特点为对骨骼肌作用最强，对胃肠道和膀胱平滑肌作用较强，对心血管、腺体、眼和支气管平滑肌的作用较弱。

(1) 兴奋骨骼肌 作用很强。除抑制胆碱酯酶外，还能直接兴奋骨骼肌运动终板上的 N_2 胆碱受体以及促进运动神经末梢释放 Ach。

(2) 兴奋平滑肌 收缩胃肠道和膀胱等平滑肌作用较强。新斯的明可与 Ach 竞争与胆碱酯酶的结合，结合后形成的复合物可进一步裂解为二甲氨基甲酰化胆碱酯酶，其水解速度较乙酰化胆碱酯酶慢，故酶被抑制的时间较长，使作用维持时间延长，但较有机磷酸酯类短，属易逆性类。

2. 应用

(1) 重症肌无力 是一种自身免疫性疾病，体内产生抗 N_2 受体的抗体，使神经肌肉传递功能障碍，骨骼肌呈进行性收缩无力。表现为眼睑下垂、肢体无力、咀嚼和吞咽困难，严重者呼吸困难。皮下或肌内注射新斯的明后，15 分钟即可使症状减轻，维持 2~4 小时。除紧急情况需注射外，一般口服给药，因需经常、反复给药，应掌握好剂量，以免引起"胆碱能危象"，反使肌无力症状加重。

(2) 手术后腹气胀及尿潴留 能增加胃肠蠕动和膀胱张力，从而促进排气、排尿。

(3) 阵发性室上性心动过速 通过拟胆碱作用使心室频率减慢，多用于压迫眼球或颈动脉窦等兴奋迷走神经措施无效时的阵发性室上性心动过速。

(4) 肌松药过量的解救 用于非去极化型骨骼肌松弛药（如筒箭毒碱）过量时的解救。

（吕圭源）

第三单元　有机磷酸酯类中毒与解救

有机磷酸酯类（organophosphates）为难逆性、持久性抗胆碱酯酶药，多易挥发，脂溶性高，与胆碱酯酶结合牢固，不易水解，使酶的活性很难恢复，造成体内 Ach 大量、持久地堆积引起中毒，作用强大而持久。可经呼吸道、消化道黏膜，甚至完整的皮肤吸收而中毒。在农业生产使用过程中，皮肤吸收是主要的中毒途径。

要点一　中毒解救原则

1. 急性中毒　轻度中毒以 M 样症状为主；中度中毒时除 M 样症状加重外，还出现 N 样症状；严重中毒者除 M 样和 N 样症状外，还出现中枢神经系统症状。死亡原因主要是呼吸麻痹。

除按一般的急性中毒解救原则处理外，要及早、足量、反复地使用阿托品及氯解磷定等特殊解毒药。

（1）消除毒物　将患者移离毒物现场。经皮肤中毒者，立即用温水、肥皂水清洗皮肤；经口中毒者，先抽出胃液和毒物，并用微温的 1% 盐水、1∶5000 高锰酸钾或 2%~5% NaHCO₃ 洗胃至不再有农药味，然后再用硫酸镁导泻。敌百虫中毒时，不宜用肥皂及碱性溶液洗胃，以免转化为敌敌畏而增加毒性；对硫磷中毒时不可用高锰酸钾洗胃，以防氧化成毒性更强的对氧磷。

（2）对症治疗　吸氧、人工呼吸、输液、用升压药及抗惊厥药等。

（3）应用特殊解毒药　①阿托品为特异性、高效能解毒药物，能迅速对抗体内 Ach 的 M 样作用，大剂量能解除一部分中枢症状，并兴奋呼吸中枢。应尽早、大剂量给药。先用阿托品 2~4mg 静脉或肌内注射；如无效，每隔 5~10 分钟注射 2mg，直至 M 样症状消失或出现阿托品轻度中毒症状（阿托品化）；第 1 天用量常超过 200mg，维持 48 小时。②AchE 复活药是一类能使被有机磷酸酯类抑制的 AchE 恢复活性的药物。不但能使单用阿托品所不能控制的严重中毒病例得以解救，也可显著缩短一般中毒的病程。常用药物有氯解磷定和双复磷。中度及重度中毒时，阿托品常与胆碱酯酶复活药合用，以彻底消除病因与症状。但胆碱酯酶复活后，机体可恢复对阿托品的敏感性，易发生阿托品过量中毒，因此应适当减少阿托品的剂量。

2. 慢性中毒　可发生于长期接触农药的工人或农民。主要表现为头痛、头晕、失眠、乏力等神经衰弱症状和腹胀、多汗，偶有肌束颤动及瞳孔缩小。

目前尚缺乏有效的治疗措施，阿托品及胆碱酯酶复活药治疗都不满意。只有定期测定血中胆碱酯酶活性，如下降达 50%，应暂时避免与有机磷酸酯类接触，加强防护，对症治疗。在慢性中毒的基础上，一次稍大剂量的吸收，即可能引起急性毒性发作。

要点二　胆碱酯酶复活药种类及常用药

胆碱酯酶复活药有氯解磷定、碘解磷定、双复磷等，以氯解磷定为首选药。碘解磷定为最早应用的 AchE 复活药，不良反应较多，作用较弱。双复磷（obidoxime chloride）作用与氯解磷定相似，作用较强而持久，且较易进入血脑屏障，对 M、N 样及中枢症状都有一定疗效，对大多数有机磷酸酯中毒有效。

要点三　氯解磷定的作用、应用

氯解磷定（pralidoxime chloride，PAM – Cl）溶解度大，溶液稳定，无刺激性，制成注射剂供肌内或静脉注射；不良反应少，价格低廉，为首选药。

1. 作用　复活胆碱酯酶。氯解磷定进入有机磷酸酯类中毒者体内，分子中带正电荷的季铵氮与被磷酰化的胆碱酯酶的阴离子以静电引力相结合，肟基以共价键与中毒酶的磷酰基相结合，所形成的复合物经裂解形成无毒的磷酰化氯解磷定从尿中排出，使胆碱酯酶游离出来而恢复水解

Ach 的活性。氯解磷定还能与体内游离的有机磷酸酯类直接结合，形成磷酰化氯磷定由尿排出，从而阻止其继续与胆碱酯酶结合，避免了中毒过程的发展。

2. 应用 主要用于中度和重度有机磷酸酯类中毒的解救。对酶复活的效果随不同的有机磷酸酯类而异，对内吸磷、马拉硫磷和对硫磷中毒的疗效较好；对敌百虫、敌敌畏中毒的疗效稍差；对乐果中毒无效，因乐果中毒时所形成的磷酰化胆碱酯酶比较稳定，酶活性不易恢复，加之乐果乳剂还含有苯，可能同时有苯中毒。

氯解磷定恢复酶活性作用在骨骼肌的神经肌肉接头处最为明显，可使肌束颤动消失或明显减轻；因不易透过血脑屏障，需较大剂量才对中枢中毒症状有一定疗效；不能直接对抗体内已积聚的 Ach，必须与阿托品合用。对中毒过久"老化"的磷酰化胆碱酯酶解毒效果差，应及早使用。生物半衰期约 1.5 小时，抢救时需反复用药。不良反应较少，但剂量过大，可直接与胆碱酯酶结合而抑制其活性，加剧中毒。

（吕圭源）

第四单元　抗胆碱药

细目一　阿托品类生物碱

本类药物从茄科植物中提取，有阿托品、山莨菪碱、东莨菪碱及樟柳碱等，化学结构均相似，能选择性地阻断节后胆碱能神经所支配的效应器细胞膜上的 M 胆碱受体，产生抗 M 样作用。主要用于内脏绞痛，又称平滑肌解痉药。

要点一　阿托品的作用、应用、不良反应

1. 作用 阻断 M 受体，较大剂量阻断神经节 N_1 受体。对各种 M 受体亚型的选择性低，作用广泛。

（1）松弛平滑肌　能松弛多种内脏平滑肌，对过度活动或痉挛的平滑肌作用更明显。可抑制胃肠道平滑肌的强烈痉挛，对膀胱逼尿肌也有解痉作用，对胆管、输尿管和支气管平滑肌的作用较弱，对子宫平滑肌影响较小。

（2）抑制腺体分泌　对唾液腺与汗腺的作用最为明显，小剂量阿托品（0.3～0.5 mg）即能引起口干和皮肤干燥，同时引起泪腺及呼吸道分泌大为减少。较大剂量阿托品可减少胃液分泌，但对胃酸的分泌影响较小，因为胃酸分泌主要受胃泌素等调节。

（3）扩瞳、升高眼内压和调节麻痹

①扩瞳：阻断瞳孔括约肌上的 M 受体，环状肌松弛，退向四周边缘，瞳孔扩大。

②升高眼内压：瞳孔扩大后虹膜退向周围边缘，根部增厚，前房角间隙变窄，房水回流受阻，房水积聚而升高眼内压。

③调节麻痹：睫状肌松弛退向外缘，悬韧带向周围拉紧，晶状体变扁，屈光度降低，不能将近距离的物体清晰地成像于视网膜上，看近物模糊不清，只适于看远物，这种作用称调节麻痹。

（4）兴奋心脏、扩张小血管

①兴奋心脏：阿托品对心脏的作用是加快心率。但治疗量 0.4～0.6mg 可使部分病人心率轻度短暂减慢，是因为阻断了副交感神经节后纤维上的 M_1 受体（即突触前膜 M_1 受体）抑制负反馈，使 Ach 释放增加所致。较大剂量 1～2mg 时，可通过阻断外周 M 胆碱受体，解除了迷走神经对窦房结的抑制而加快心率。心率加快的程度取决于迷走神经的张力，迷走神经张力高的青壮年，心率加快较明显。

②扩张小血管：多数血管缺乏胆碱能神经支配。阿托品较大剂量能解除外周及内脏小血管痉挛，尤其以皮肤血管的扩张最显著，表现为皮肤潮红和温热。当微循环的小血管痉挛时，能改善

微循环，增加组织的血流灌注量。此作用机制尚未完全阐明，但与抗胆碱作用无关。

（5）兴奋中枢　较大剂量1~2mg可轻度兴奋大脑和延脑，2~5mg则中枢兴奋明显加强，出现烦躁不安、谵语等，中毒剂量（10mg以上）产生幻觉、定向障碍甚至惊厥。严重中毒则易由兴奋转入抑制，出现昏迷及呼吸麻痹而死亡。

2. 应用

（1）内脏绞痛　能迅速缓解胃肠绞痛，对胆绞痛及肾绞痛疗效较差，常需与阿片类镇痛药如哌替啶合用。对遗尿症及膀胱刺激症状也有较好疗效。

（2）腺体分泌过多　用于全身麻醉前给药，以减少呼吸道腺体的分泌，防止分泌物阻塞呼吸道而引起的窒息或吸入性肺炎。也可用于严重的盗汗和流涎症。

（3）眼科

①虹膜睫状体炎：0.5%~1%阿托品滴眼可使瞳孔括约肌及睫状肌松弛，得以充分休息，有利于炎症的消退。同时还可预防虹膜与晶状体的粘连，常与缩瞳药交替应用。

②检查眼底：阿托品滴眼扩瞳作用维持1~2周，调节麻痹作用维持2~3天，视力恢复较慢。目前常以作用时间较短的后马托品代替。

③验光配眼镜：阿托品使睫状肌的调节功能充分麻痹，晶状体固定，可准确检验出晶状体的屈光度。由于视力恢复较慢，现已少用，但儿童验光仍需应用阿托品，因为儿童的睫状肌调节机能较强，需用阿托品发挥其充分的调节麻痹作用。

（4）缓慢型心律失常　临床上常用于迷走神经过度兴奋所致窦房阻滞、房室阻滞等缓慢型心律失常，也用于窦房结功能低下而出现的室性异位节律。

（5）休克　在补充血容量的前提下，大剂量阿托品通过解除血管痉挛、扩张外周血管、改善微循环作用而使回心血量及有效循环血量增加，血压回升，用于治疗暴发型流行性脑脊髓膜炎、中毒性菌痢、中毒性肺炎等所致的感染性休克。当休克伴有心率过速或高热时一般不用。

3. 不良反应　因作用广泛，副作用较多。①常见口干、视力模糊、心悸、便秘、皮肤潮红、体温升高、眩晕等，停药后消失。②剂量过大或误服颠茄果、曼陀罗果、洋金花及莨菪的根茎时可出现中毒，出现烦躁不安、多言、谵妄、幻觉及惊厥等中枢兴奋症状，严重中毒可由兴奋转入抑制而出现昏迷、呼吸麻痹而致死。中毒的解救主要是对症处理。用镇静药或抗惊厥药对抗中枢兴奋症状，如呼吸已转入抑制，则采用人工呼吸和吸氧；同时使用毛果芸香碱、毒扁豆碱对抗其外周作用。毒扁豆碱为非季铵类，能透过血脑屏障对抗其中枢症状，故效果比新斯的明好。

● **要点二　山莨菪碱的作用、应用**

山莨菪碱（anisodamine）是从茄科植物山莨菪（唐古特莨菪）中分离出的一种生物碱。目前常用其人工合成品654-2。

1. 作用　解痉作用选择性高，可改善微循环，抑制唾液分泌、扩瞳作用较阿托品弱。

2. 应用　感染性休克、内脏平滑肌绞痛、血管神经性头痛、眩晕症。

细目二　阿托品的人工合成代用品

阿托品用于眼科因作用持久而视力恢复太慢，用作解痉药时副作用较多。通过化学结构改造，合成了选择性较高的代用品，如合成扩瞳药（后马托品）、合成解痉药（溴化丙胺太林、胃复康等）。

● **要点一　眼科常用药**

后马托品（homatropine）　扩瞳和调节麻痹作用比阿托品快、短暂，但调节麻痹作用不如阿托品完全。用于一般眼科检查、验光。不良反应较阿托品轻微。

● **要点二　解痉常用药**

1. 溴化丙胺太林（普鲁本辛，propantheline bromide）　对胃肠平滑肌解痉作用强而持久，抑制胃液分泌。不易透过血脑屏障，中枢作用弱。用于胃及十二指肠溃疡、胃肠痉挛、胃炎、胰腺炎、多汗症及妊娠呕吐。

2. 贝那替秦（胃复康，benactyzine） 具有解痉、抑制胃液分泌、中枢安定作用。用于兼有焦虑症的溃疡病，也用于胃酸过多、肠蠕动亢进、膀胱刺激症状。

（吕圭源）

第五单元 拟肾上腺素药

细目一 间羟胺

去甲肾上腺素、间羟胺均为 α 受体激动药。拟肾上腺素药是一类化学结构和药理作用与肾上腺素、去甲肾上腺素相似的胺类药物，又称拟交感胺类。

● **要点 间羟胺的作用、应用**

间羟胺（metaraminol）又名阿拉明（aramine），性质较稳定。

1. 作用 直接兴奋 α 受体，对 $β_1$ 受体作用较弱。除对受体的直接作用外，还可被肾上腺素能神经末梢摄取入囊泡，通过置换作用促使囊泡中的去甲肾上腺素释放而间接发挥作用。不易被单胺氧化酶（MAO）破坏，作用较持久。短时间内连续应用使囊泡内 NA 递质减少而产生快速耐受性，效应逐渐减弱。由于升压作用持久，对肾血管收缩作用较 NA 弱，且较少引起心律失常及少尿等不良反应，可肌内注射。

2. 应用 临床上可代替 NA 用于各种休克早期等。

细目二 肾上腺素

● **要点 肾上腺素的作用、应用**

肾上腺素（adrenaline，epinephrine，AD）是肾上腺髓质的主要递质，可从家畜肾上腺提取或人工合成。口服后在碱性肠液、肠黏膜和肝内破坏，吸收很少，不能达到有效血药浓度。皮下注射能收缩血管，吸收缓慢，维持时间长，约 1 小时。肌内注射吸收较快，作用强但维持时间短，为 30 分钟，一般以皮下注射为宜。

1. 作用 激动 α、β 受体。

（1）兴奋心脏 作用于心肌、传导系统和窦房结的 $β_1$ 受体，加强心肌收缩性，加速传导，加快心率，增加心输出量，还能舒张冠状血管，改善心肌的血液供应，是一个快速而强效的心脏兴奋剂。不利的方面是提高心肌代谢，使心肌耗氧量增加，加之心肌兴奋性提高，如剂量大或静脉注射过快，可引起心律失常，出现期前收缩，甚至心室纤颤。

（2）收缩血管 肾上腺素主要影响小动脉及毛细血管前括约肌，能同时激动血管上的 α 和 $β_2$ 受体，激动 α 受体产生缩血管作用，激动 $β_2$ 受体则产生扩血管作用。皮肤、肾和胃肠道等器官的血管 α 受体占优势，故皮肤黏膜血管收缩最为强烈。内脏血管尤其是肾血管也显著收缩。对脑和肺血管收缩作用则十分微弱，有时由于血压升高反而被动地舒张。骨骼肌和肝脏的血管 $β_2$ 受体占优势，小剂量的肾上腺素可使这些血管舒张。肾上腺素也能舒张冠状血管，除可激动冠脉 $β_2$ 受体外，其他机制同去甲肾上腺素。

（3）升高血压 肾上腺素对血压的影响因剂量和给药途径而异。治疗量或慢速静脉滴注时（10μg/min），心脏兴奋，心输出量增加，收缩压升高。由于 $β_2$ 受体比 α 受体对低浓度肾上腺素更敏感，骨骼肌血管的扩张抵消或超过皮肤黏膜血管的收缩作用，外周总阻力不变或降低，舒张压不变或下降，脉压加大，身体各部位的血液重新分配，有利于满足紧急状态下机体能量供应的需要。大剂量或快速静滴时，除了强烈兴奋心脏外，因 α 受体的作用占优势，皮肤、黏膜以及内脏血管的强烈收缩，超过了对骨骼肌血管的扩张作用，外周总阻力明显升高，收缩压和舒张压均升高。

肾上腺素静脉注射的典型血压变化是双向反应，即给药后迅速出现明显的升压作用，而后出现微弱的降压作用，后者作用持续时间较长。如事先给予α受体阻断药，则α受体的作用被阻断，β₂受体作用占优势，肾上腺素的升压作用可被翻转，呈现明显的降压反应。

(4) 舒张平滑肌　激动支气管平滑肌的β₂受体而使支气管平滑肌舒张；作用于支气管黏膜层和黏膜下层肥大细胞上的β₂受体，抑制肥大细胞释放组胺和其他过敏介质；还可激动支气管黏膜血管的α受体，使之收缩，降低毛细血管的通透性，有利于消除支气管黏膜水肿。

(5) 促进代谢　治疗剂量时可使耗氧量升高20%~30%。在人体，由于α受体和β₂受体兴奋都可使肝糖原分解，而肾上腺素兼具α、β作用，故其升高血糖作用较去甲肾上腺素显著。此外尚可降低组织对葡萄糖的摄取，部分原因与抑制胰岛素的释放有关。还能激活甘油三酯酶加速脂肪分解，使血液中游离脂肪酸升高，可能与兴奋β受体有关。

2. 应用

(1) 心脏骤停　用于溺水、麻醉和手术意外、药物中毒、传染病和心脏传导阻滞等引起的心脏骤停。在进行心脏按摩、人工呼吸时，应用肾上腺素做心室内注射，具有起搏作用。对电击引起的心搏骤停，应配合使用除颤器及利多卡因等抗心律失常药物。

(2) 过敏性休克　药物或输液等可引起过敏性休克，表现为心肌收缩力减弱，小血管扩张和毛细血管通透性增强，循环血量降低，血压下降，同时伴有支气管痉挛及黏膜水肿，出现呼吸困难等症状。肾上腺素激动α受体，收缩小动脉和毛细血管，消除黏膜水肿，激动β受体，改善心功能，升高血压，缓解支气管痉挛，减少过敏介质释放，可迅速缓解过敏性休克的临床症状，为治疗过敏性休克的首选药。应用时一般皮下或肌内注射给药，严重病例亦可用生理盐水稀释后缓慢静脉注射，但需注意速度和用量，以免发生血压剧升和心律失常等危险。

(3) 支气管哮喘　能解除哮喘时的支气管平滑肌痉挛，还可以抑制组织和肥大细胞释放过敏介质，并且通过对支气管黏膜血管的收缩作用，减轻支气管水肿和渗出，从而使支气管哮喘的急性发作缓解。皮下或肌内注射后数分钟内奏效。

(4) 与局麻药配伍及局部止血　肾上腺素加入局麻药注射液中可延缓局麻药的吸收，减少吸收中毒的可能性，同时又可延长局麻药的麻醉时间。一般局麻药中肾上腺素的浓度为1:250000，一次用量不超过0.3mg。当鼻黏膜和齿龈出血时，可将浸有0.1%盐酸肾上腺素的纱布填塞出血处。

细目三　异丙肾上腺素

● **要点**　异丙肾上腺素的作用、应用

异丙肾上腺素（isoprenaline）是人工合成品，药用其盐酸盐。是经典的β₁、β₂受体兴奋剂。口服无效，气雾剂吸入或注射给药，均易吸收。舌下给药可从黏膜下的舌下静脉丛迅速吸收。

1. 作用　对β受体有很强的激动作用，对β₁和β₂受体选择低。对α受体几乎无作用。

(1) 兴奋心脏　对β₁受体具有强大的激动作用，表现为正性肌力和正性频率作用。与肾上腺素比较，加快心率及加速传导的作用较强，对正位起搏点的作用比异位强，而肾上腺素则对正位及异位的作用都强，故较肾上腺素不易引起心律失常。

(2) 影响血压　激动血管平滑肌的β₂受体，骨骼肌血管明显扩张，肾和肠系膜血管和冠状血管不同程度扩张，外周总阻力下降。因其对心脏和血管的作用，导致收缩压升高而舒张压下降，脉压明显加大，器官的血液灌注量增加。大剂量静脉注射也使静脉强烈扩张，有效血容量下降，回心血量减少，心输出量减少，导致血压下降，此时收缩压与舒张压均降低。

(3) 舒张支气管　激动支气管平滑肌的β₂

受体，有强大的舒张支气管平滑肌作用，支气管平滑肌处于痉挛状态时，效果尤为显著，此作用强于肾上腺素。也可抑制组胺等过敏性介质释放。但对支气管黏膜血管无收缩作用，故消除黏膜水肿作用不如肾上腺素。久用可产生耐受性。

（4）促进代谢　激动β受体，促进糖和脂肪的分解，增加组织耗氧量。升高血糖作用比肾上腺素弱。

2. 应用

（1）支气管哮喘　用于控制支气管哮喘急性发作，舌下或喷雾给药，起效快，作用强。

（2）房室传导阻滞　治疗Ⅱ、Ⅲ度房室传导阻滞，舌下含药或静脉滴注给药。

（3）心脏骤停　适用于心室自身节律缓慢，高度房室传导阻滞或窦房结功能衰竭而并发的心搏骤停，常与去甲肾上腺素或间羟胺合用作心室内注射。

细目四　多巴胺

● 要点　多巴胺的作用、应用

多巴胺（dopamine，DA）是去甲肾上腺素生物合成的前体，药用的是人工合成品。

1. 作用　主要激动α、β受体及多巴胺受体。

（1）兴奋心脏　激动心脏$β_1$受体，还可促进去甲肾上腺素递质的释放，使心肌收缩力加强，心输出量增加；一般剂量对心率影响不大，大剂量加快心率。

（2）影响血管　小剂量激动血管多巴胺受体，肾脏、肠系膜、冠脉血管舒张，其他血管阻力微升，总外周阻力变化不大。收缩压因心输出量的增加而升高，舒张压不变，脉压增大。大剂量时激动血管α受体，血管收缩，外周阻力加大，血压升高。

（3）影响肾脏　激动血管多巴胺受体，扩张肾血管，肾血流量和肾小球滤过率增加。尚有排钠利尿作用，可能是其直接作用于肾小管多巴胺受体的结果。大剂量时激动肾血管的α受体，可使肾血管明显收缩，肾血流量减少。

2. 应用　主要用于治疗各种休克，如心源性休克、感染性休克和出血性休克等，尤其适用于伴有心肌收缩力减弱、尿量减少而血容量已补足的休克。此外，还可与利尿药等合用治疗急性肾功能衰竭。

（吕圭源）

第六单元　抗肾上腺素药

细目一　α受体阻滞药

α受体阻滞药能选择性地与α受体结合，阻断神经递质或拟肾上腺素药与α受体的结合，从而产生抗肾上腺素作用。对$α_1$受体和$α_2$受体的选择性低，分为短效类（如酚妥拉明）与长效类（如酚苄明）。

● 要点　酚妥拉明的作用、应用

1. 作用

（1）舒张血管、兴奋心脏　通过阻断$α_1$受体以及对血管的直接作用而使血管扩张，血压下降。而血管扩张、血压下降可反射性兴奋交感神经，同时由于阻断了突触前膜$α_2$受体，去甲肾上腺素释放增加，故心脏兴奋，心率加快，心输出量增加。

（2）其他　有拟胆碱作用，胃肠平滑肌张力增加；有拟组胺样作用，胃酸分泌增加，皮肤潮红等。

2. 应用

（1）外周血管痉挛性疾病　如肢端动脉痉挛性疾病及血栓闭塞性脉管炎。

(2) 静滴 NA 药液外漏　当静脉滴注去甲肾上腺素发生外漏时，可用本品 5~10mg 溶于 10~20mL 生理盐水中做局部浸润注射，防止组织坏死。

(3) 急性心肌梗死和顽固性充血性心力衰竭　能解除心功能不全时小动脉和小静脉的反射性收缩，降低心脏前、后负荷和左心室充盈压，增加心输出量，使肺水肿和全身性水肿得以改善。通过减轻心脏负荷，降低左室舒张末期压力，增加冠脉血供，可改善急性心绞痛的心肌供血。

(4) 休克　酚妥拉明能扩张血管，降低外周阻力，增加心输出量，故可改善休克时的内脏血液灌注，解除微循环障碍，并能降低肺循环阻力，防止肺水肿的发生，但用药前必须补足血容量。目前主张与 NA 合用，以对抗 NA 兴奋 α 受体的收缩血管的作用，保留其 $β_1$ 受体兴奋心脏、增加血输出量的作用，也可防止酚妥拉明扩张血管过度，血压过低。

(5) 诊断嗜铬细胞瘤　也用于骤发高血压危象的治疗以及手术前的准备。做鉴别诊断试验时有致死报道，应慎用。

细目二　β受体阻滞药

β 受体阻滞药是一类能选择性地和 β 受体结合，竞争性阻断神经递质或拟肾上腺素药物 β 受体效应的药物。

● 要点　β 受体阻滞药的分类、作用、应用、不良反应

1. 分类　根据对 $β_1$ 和 $β_2$ 受体选择性的不同，可分为非选择性（$β_1$、$β_2$ 受体阻滞药）和选择性（$β_1$ 受体阻滞药）两类，常用药物有普萘洛尔等。有些药物除具有 β 受体阻断作用外，还具有一定的内在拟交感活性，因此又可将药物分为有内在拟交感活性和无内在拟交感活性两类。

2. 作用

(1) β 受体阻断作用

①抑制心脏：阻断心脏 $β_1$ 受体，使心率减慢、心肌收缩力减弱、心输出量减少、心肌耗氧量下降、血压稍降低。还能减慢心房和房室结传导。因对血管 $β_2$ 受体的阻断作用，使 α 受体作用占优势，加上心脏抑制后反射性兴奋交感神经，所以血管收缩，外周阻力增加，肝、肾和骨骼肌等血流量减少。

②收缩支气管：阻断支气管 $β_2$ 受体而使支气管平滑肌收缩，呼吸道阻力增加。对正常人表现较弱，但对支气管哮喘的病人，可诱发或加重哮喘的急性发作。

③减慢代谢：人类脂肪的分解主要与激动 $α_2$、$β_1$、$β_2$ 受体有关，而肝糖原的分解与激动 $α_1$ 和 $β_2$ 受体有关。因此 β 受体阻滞药可通过阻断 β 受体而抑制交感神经兴奋所引起的脂肪分解，当与 α 受体阻滞药合用时可拮抗肾上腺素升高血糖的作用。可减少组织耗氧量。本类药物不影响正常人的血糖水平，也不影响胰岛素降低血糖的作用，但能延缓用胰岛素后血糖水平的恢复，可能是其抑制了低血糖引起儿茶酚胺释放所致的糖原分解。β 受体阻滞药往往还会掩盖低血糖症状如心悸等，从而延误低血糖的及时发觉。

④抑制肾素释放：通过阻断肾小球旁器细胞的 $β_1$ 受体而抑制肾素的释放，这可能是其降血压作用的原因之一。

(2) 内在拟交感活性（ISA）　是指有些 β 肾上腺受体阻滞药与 β 受体结合后除能阻断受体外，还对 β 受体具有部分激动作用。由于这种作用较弱，一般被其 β 受体阻断作用所掩盖。如预先给予利血平以耗竭体内儿茶酚胺，再用 β 受体阻滞药，其激动受体的作用便可表现出来，可致心率加快，心输出量增加。ISA 较强的药物其抑制心肌收缩力、减慢心率和收缩支气管作用一般较不具 ISA 的药物弱。

(3) 膜稳定作用　有些 β 受体阻滞药具有局部麻醉作用和奎尼丁样作用，与其降低细胞膜对离子的通透性有关。但对人离体心肌细胞的膜稳定作用在高于临床有效浓度几十倍时才能发挥，而且无膜稳定性作用的 β 受体阻滞药也有抗心律失常的作用，因此认为这一作用在常用量时与其治疗作用的关系不大。

3. 应用

(1) 心律失常　用于快速型心律失常，如窦

性心动过速等（见抗心律失常药）。

（2）心绞痛和心肌梗死　对心绞痛有良好的疗效。心肌梗死长期应用可降低复发和猝死率。

（3）高血压　对Ⅰ、Ⅱ级高血压有良好的疗效，伴有心率减慢（见抗高血压药）。

（4）充血性心律衰竭　在心肌状况严重恶化之前早期应用。

（5）其他　偏头痛、嗜铬细胞瘤和肥厚型心肌病以及甲状腺功能亢进症的辅助治疗等。噻吗心安可用于青光眼。

4. **不良反应**　严重的表现为心功能不全、诱发或加重支气管哮喘。选择性 β_1 受体阻滞药及具有内在拟交感活性的药物上述不良反应较轻，但哮喘病人仍应慎用。另外长期应用 β 受体阻滞药如突然停药，可引起原来病情加重，即反跳现象。其机制与受体向上调节有关，应逐渐减量停药。偶见眼-皮肤黏膜综合征及幻觉、失眠和抑郁症状。

（吕圭源）

第七单元　镇静催眠药

细目　苯二氮䓬类

苯二氮䓬类（benzodiazepines，BDZ）根据作用时间的长短分为三类。长效类：地西泮（diazepam）、氟西泮（flurazepam）。中效类：硝西泮（nitrazepam）、艾司唑仑（estazolam）、劳拉西泮（lorazepam）。短效类：三唑仑（triazolam）、奥沙西泮（oxazepam）。

● **要点　地西泮的作用、应用、不良反应**

1. 作用

（1）抗焦虑　选择性地缓和焦虑患者的精神紧张、忧虑、恐惧等症状。小于镇静剂量即可产生此作用。

（2）镇静催眠　随着剂量增加，依次出现镇静及催眠作用。可明显缩短入睡时间，延长睡眠持续时间，减少觉醒次数。特点是基本不影响非快动眼睡眠（NREMS）时相和快动眼睡眠（REMS）时相出现的频率，具有缩短深睡期而延长浅睡期的倾向，因此可减少发生于此期的夜惊和夜游症。本类药物的优点包括：①对REMS影响较小，停药后"后跳"现象较轻。②安全范围大，对呼吸影响小，进一步增加剂量不引起全身麻醉作用。③无肝药酶诱导作用，不影响其他药物的代谢。④依赖性和戒断症状较轻，醒后无明显后遗效应。

（3）抗惊厥和抗癫痫　缓解、消除惊厥或癫痫症状。

（4）中枢性肌松弛　抑制脊髓多突触反射而呈现中枢性肌松弛作用。

2. 应用

（1）焦虑症　持续性焦虑状态。

（2）失眠　睡眠持续障碍者。

（3）麻醉前给药　减轻患者对手术的恐惧情绪，减少麻醉药用量，增强麻醉药的作用及增加安全性。

（4）惊厥和癫痫　用于小儿高热、破伤风、子痫和药物中毒所致惊厥的辅助治疗。地西泮起效快，安全性大，静脉注射用于癫痫持续状态为首选药物。

（5）肌痉挛　缓解由中枢神经系统病变引起的肌张力增强，缓解由局部病变如腰肌劳损所致的肌肉痉挛和内窥镜检查所致的肌肉痉挛。

3. 不良反应　常规用量下少有严重不良反应。常见有服药次日出现头昏、嗜睡、乏力等"宿醉"现象。长期使用可产生耐受性，亦可产生依赖性，突然停药可出现反跳或戒断症状如失眠、焦虑、震颤等。过量中毒时的特效拮抗药为氟马西尼。

（畅洪昇）

第八单元 抗癫痫药

● 要点一 苯妥英钠的作用、应用

1. 作用

抗癫痫 不能抑制癫痫病灶的高频放电,但可阻止高频放电向病灶周围的正常脑组织的扩散。

此外,尚有镇痛作用和抗心律失常作用。

2. 应用

(1) 癫痫 治疗癫痫强直-阵挛性发作。起效慢,故常先用苯巴比妥等作用较快的药物控制发作,在改用本药后,再逐步撤除前药,不宜长期合用。

(2) 外周神经痛 三叉神经、舌咽神经和坐骨神经等疼痛。

(3) 室性心律失常 对强心苷中毒所致室性心律失常疗效显著。

● 要点二 常见抗癫痫药的应用

1. 苯巴比妥 (phenobarbital) 是催眠镇静药,具有抗癫痫作用。对除失神性发作以外的各型癫痫,包括癫痫持续状态都有效。因中枢抑制作用明显,一般不作首选。

2. 卡马西平 (carbamazepine) 是一种有效的广谱抗癫痫药,对复杂部分性发作疗效较好,对强直-阵挛性发作和单纯部分性发作也有效。对失神性发作效果较差。卡马西平对外周神经痛的疗效优于苯妥英钠。

3. 乙琥胺 (ethosuximide) 是治疗失神性发作的首选药。

4. 丙戊酸钠 (sodium valproate) 为广谱抗癫痫药,对各种类型的癫痫都有一定疗效。对失神性发作疗效优于乙琥胺,由于肝毒性,一般不作首选药物。对强直-阵挛性发作有效,但不及苯妥英钠和卡马西平。对非典型失神性发作的疗效不及氯硝西泮。对复杂部分性发作的疗效近似卡马西平。对其他药物未能控制的顽固性癫痫有时也可能奏效。

5. 苯二氮䓬类 (benzodiazepine, BZD) 地西泮是治疗癫痫持续状态的首选药,静脉注射显效快,且较其他药物安全。硝西泮主要用于失神性发作、肌阵挛性发作及幼儿阵挛性发作。氯硝西对癫痫失神性发作疗效比地西泮好,静脉注射也可治疗癫痫持续状态。对肌阵挛性发作、幼儿阵挛性发作也有很好疗效。

(畅洪昇)

第九单元 抗精神失常药

细目一 抗精神分裂症药

● 要点 氯丙嗪的作用、应用、不良反应

1. 作用

(1) 中枢神经系统

①镇静:表现为安定、镇静、感情淡漠,对周围事物不感兴趣,有嗜睡感,在安静环境中易诱导入睡,但易觉醒。

②抗精神病:使精神分裂症的躁狂、幻觉、妄想等症状逐渐消失,理智恢复,情绪安定,生活自理。但其作用一般需连续用药6周至6个月才能充分显效。氯丙嗪的抗精神病作用不会产生耐受性。

③镇吐：直接抑制延髓的催吐化学感受区（CTZ）和呕吐中枢而呈现中枢性镇吐作用。

④调节体温：抑制下丘脑的体温调节中枢，从而抑制机体随环境温度变化而调节体温的能力，使体温随环境温度的变化而升降。能降低发热者的体温，也能降低正常人的体温。配合物理降温可使体温降低至34℃甚至更低。反过来，在高温环境中，则可使体温升高。

⑤加强中枢抑制药的作用：与全身麻醉药、镇静催眠药、镇痛药有协同作用，因此，在与上述药物合用时，应减少后者的用量，避免对中枢神经系统的过度抑制。

(2) 自主神经系统

①α受体阻断：可使肾上腺素的升压作用翻转。能抑制血管运动中枢或直接舒张血管平滑肌，使血管扩张、外周阻力降低而产生降压作用。

②阿托品样作用：大剂量氯丙嗪可阻断M受体，出现口干、视物模糊、尿潴留及便秘等副作用。

(3) 内分泌 氯丙嗪能阻断结节-漏斗通路的D_2样受体，使垂体内分泌的调节受到抑制。如抑制下丘脑催乳素抑制因子的分泌而使腺垂体分泌催乳素增加等。

2. 应用

(1) 精神分裂症 用于各型精神分裂症，但并无根治作用，必须长期用药。

(2) 呕吐 治疗多种疾病（如癌症、放射病等）及药物所引起的呕吐，但对刺激前庭或胃肠道所引起的晕动性呕吐无效。氯丙嗪还可制止顽固性呃逆。

(3) 低温麻醉及人工冬眠 配合物理降温（如冰浴等），用于低温麻醉，降低心、脑等重要生命器官的耗氧量，以利于某些手术的实施。常与其他中枢抑制药合用，使患者深睡，体温、代谢及组织耗氧量均降低，进入人工冬眠状态，有利于机体度过危险的缺氧缺能阶段，争取时间进行其他有效的对因治疗。例如氯丙嗪、异丙嗪和哌替啶合用，组成冬眠合剂，用于严重感染、高热惊厥及休克等病症的辅助治疗。

3. 不良反应

(1) 一般反应 嗜睡、困倦、视物模糊、口干、鼻塞、心悸、便秘及尿潴留等。少数患者注射给药时，可出现体位性低血压，注射后应卧床1~2小时。

(2) 锥体外系反应 长期大量使用氯丙嗪治疗精神分裂症时最常见的副作用。表现为：①帕金森综合征：主要表现为肌张力增高、面容呆板、动作迟缓、肌肉震颤、流涎等。②急性肌张力障碍：一般出现于用药后1~5天，表现为强迫性张口、伸舌、斜颈、呼吸运动障碍及吞咽困难等。③静坐不能：表现为坐立不安、反复徘徊等。上述3种反应的发生率与药物的剂量、疗程及个体因素有关。可通过减少药量、停药来减轻或消除，也可用中枢抗胆碱药来治疗。④迟发性运动障碍（tardive dyskinesia）：部分患者长期服用氯丙嗪后可出现一种特殊而持久的运动障碍，表现为口面部不自主的吸吮、舔舌、咀嚼等刻板运动以及广泛性舞蹈样手足徐动症，停药后仍长期不消失。

(3) 内分泌 长期用药可致乳房肿大及泌乳、排卵延迟、闭经及生长减慢等。

细目二 抗抑郁症药

● **要点 氟西汀、丙咪嗪的作用、应用、不良反应**

1. 氟西汀（fluoxetine，百忧解） 属于选择性5-HT再摄取抑制剂，升高突触间隙5-HT的浓度而发挥抗抑郁作用。用于抑郁症，能明显改善抑郁心情及伴随的焦虑症状，提高睡眠质量。也可用于强迫症和贪食症。不良反应主要有口干、食欲减退、恶心、失眠、乏力等，少数患者可见焦虑、头痛。肝肾功能不良者应慎用。禁止合用单胺氧化酶抑制剂。

2. 丙咪嗪（imipramine） 为三环类抗抑郁药，属于非选择性单胺摄取抑制剂，通过抑制神经元对NA和5-HT的再摄取而产生抗抑郁作用。正常人服用丙咪嗪后，情感活动并无增强，可出现镇静、思睡、血压稍降、头晕，并表现出口干、视物模糊等阿托品样作用。连续用药后，会出现类似于服用氯丙嗪后产生的注意力不集中、思考能力低下等症状。抑郁症患者连续服用2~3周后，则可明显地改善患者抑郁症状，情绪提高、精神振奋。用于内源性抑郁症，伴有躁狂状态的抑郁症。也可用于反应性抑郁症、酒精依赖症、慢性疼痛、遗尿症等，但对精神分裂症的抑郁状态疗效较差。本药起效缓慢，一般需连续服用2~3周才能显效，故不能作为应急时使用。不良反应包括：同时阻断组胺受体、M受体及α_1受体，故有镇静、抗胆碱作用及心血管作用。某些患者用药后可自抑郁状态转为躁狂，剂量过大时尤易发生，应予以注意。极少数患者可出现皮疹、粒细胞减少及黄疸等。

（畅洪昇）

第十单元　抗帕金森病药

● 要点一　左旋多巴的作用、应用

左旋多巴（levodopa，L-dopa）是多巴胺（DA）递质合成的前体物质。左旋多巴在脑内多巴胺脱羧酶的作用下生成DA，补充纹状体DA不足，产生抗帕金森病作用。用于帕金森病，用药1~6个月后出现体征的明显改善，获得最大疗效；一般对轻症及年轻患者疗效较好，而对重症及年老患者疗效较差；对肌肉强直及运动困难者疗效较好，而对肌肉震颤者疗效较差。左旋多巴对吩噻嗪类抗精神病药引起的锥体外系症状无效，因吩噻嗪类药物阻断了中枢DA受体，使DA无法发挥作用。左旋多巴还可用于急性肝功能衰竭所致的肝昏迷辅助治疗。左旋多巴在脑内转化成DA，并进一步转化成NA，与伪递质桔竞争，纠正神经传导功能的紊乱，使患者由昏迷转为苏醒。

● 要点二　卡比多巴的作用、应用

卡比多巴（carbidopa）有较强的脱羧酶抑制作用，和左旋多巴合用，可减少左旋多巴在外周组织的脱羧作用，使较多的左旋多巴进入中枢而发挥作用。不仅可减少左旋多巴的用量和提高左旋多巴的疗效，加快左旋多巴起效时间，还可明显减轻和防止左旋多巴外周的副作用。单独应用卡比多巴无治疗作用。临床上卡比多巴是左旋多巴治疗帕金森病的重要辅助药，它常与左旋多巴合用，按剂量比1:10组成复方多巴制剂。

（畅洪昇）

第十一单元　镇痛药

细目一　吗啡

● 要点　吗啡的作用、应用、不良反应、禁忌证

吗啡（morphine）是阿片类镇痛药的经典代表。

1. 作用

（1）中枢神经系统

①镇痛、镇静：吗啡有强大的镇痛作用。皮下注射5~10mg能明显减轻和消除疼痛，作用大约持续6小时。此外，还有明显的镇静和欣快作用，能消除由疼痛所引起的焦虑、紧张、恐惧等情绪反应，使疼痛更易于耐受。并可伴随出现内

心世界得到满足的飘飘然的感觉，称为欣快感（euphoria）。在外界环境安静的情况下甚至可诱导入睡。但欣快感也是诱使病人反复使用，最终成瘾的原因之一。

②抑制呼吸：治疗剂量的吗啡明显降低呼吸中枢对 CO_2 的敏感性，使呼吸频率减慢，潮气量减小。呼吸抑制是吗啡急性中毒致死的主要原因。

③其他作用：治疗量吗啡抑制延髓咳嗽中枢产生强大的镇咳作用；兴奋支配瞳孔的副交感神经而缩瞳，中毒时瞳孔可缩小为针尖样；兴奋延髓催吐化学感受区而引起恶心和呕吐；抑制促性腺激素释放激素、促肾上腺皮质激素释放激素的释放，另一方面，催乳素、生长激素和抗利尿激素释放增加。

（2）外周神经系统

①胃肠道：治疗剂量吗啡兴奋胃肠道平滑肌，使胃窦张力增加，减慢胃排空速度；增加小肠和结肠的张力，使推进性蠕动减弱；同时因抑制胆汁、胰液和肠液分泌，加之对中枢的抑制作用，使便意迟钝，因而可引起便秘。吗啡还能兴奋胆道 Oddi's 括约肌，使胆道和胆囊内压增加，致上腹部不适，甚至诱发或加重胆绞痛，阿托品可部分缓解。

②心血管：吗啡可扩张全身血管，引起体位性低血压。抑制呼吸致 CO_2 积聚，可使脑血管扩张，颅内压增高。

③其他：治疗量吗啡能提高膀胱括约肌张力，导致尿潴留；也可使分娩期子宫肌张力、收缩频率和幅度减弱，而延长产程；大剂量还可收缩支气管。吗啡对细胞免疫和体液免疫均有抑制作用，使机体免疫功能低下，易患感染性疾病。

2. 应用

（1）疼痛　吗啡可用于各种原因引起的疼痛，特别是对其他镇痛药无效的疼痛，如手术后伤口痛、骨折、严重创伤、烧伤和晚期恶性肿瘤疼痛等。对心肌梗死引起的剧痛，血压正常者也可用吗啡止痛；对胆绞痛和肾绞痛需加用解痉剂，如阿托品等；但对神经压迫性疼痛疗效较差。

（2）心源性哮喘　心源性哮喘是因左心衰竭，引起突发性的急性肺水肿而导致的呼吸困难、气促和窒息感。临床常需进行综合性治疗（包括强心、利尿、扩张血管等）。静脉注射吗啡也是治疗的主要措施，这是因为：①吗啡具有镇静作用，可消除病人的紧张和恐惧情绪。②吗啡抑制呼吸中枢对 CO_2 敏感性，使呼吸由浅快变得深慢。③吗啡还能扩张外周血管，降低外周阻力，减少了回心血量，有利于左心衰竭的缓解和肺水肿的消除。但若病人伴有休克、昏迷、严重肺部疾患或痰液过多者应禁用。

3. 不良反应

（1）一般反应　治疗量的吗啡可有恶心、呕吐、呼吸抑制、嗜睡、眩晕、便秘、排尿困难等副作用。

（2）耐受性及依赖性　前者是指阿片类药物反复使用后，其药效逐渐减弱，需增加剂量和缩短给药间隔才可获得原来的作用。后者又分为躯体依赖性（即成瘾性）和精神依赖性（即习惯性）。躯体依赖性表现为机体对药物产生适应性改变，一旦停药则可出现兴奋、失眠、流泪、流涕、出汗、震颤、呕吐、腹泻，甚至虚脱、意识丧失等戒断症状，若再给以治疗量吗啡，则上述症状立即消失。精神依赖性则使患者产生一种继续需求药物的病态心理。成瘾者为追求吗啡的欣快感及避免停药所致戒断症状的痛苦，常不择手段、千方百计来获取和使用药物，称为"强迫性觅药行为"，对社会造成极大的危害。

（3）急性中毒　表现为昏迷、针尖样瞳孔（严重缺氧时则瞳孔可散大）、呼吸高度抑制、血压降低，甚至休克。呼吸麻痹是中毒致死的主要原因，需用吗啡拮抗药、人工呼吸、给氧抢救。阿片受体拮抗剂纳洛酮能快速对抗阿片类药物过量中毒，对吗啡致呼吸抑制有显著效果，是最常用的抢救药物。

4. 禁忌证　吗啡能通过胎盘进入胎儿体内或经乳汁分泌抑制新生儿呼吸，同时能对抗催产素对子宫的兴奋作用而延长产程，故分娩止痛及哺乳妇女止痛禁用。由于抑制呼吸和致支气管收缩，故支气管哮喘及肺心病患者禁用。因致颅内压增高，故颅脑损伤的患者禁用。肝功能严重减退患者亦禁用。

细目二　人工合成镇痛药

● 要点一　哌替啶的作用特点、应用

哌替啶（pethidine）　又名度冷丁，药理作用与吗啡基本相同，主要激动 μ 型阿片受体，有镇痛、镇静、欣快、呼吸抑制、扩张血管和免疫抑制作用。镇痛效力弱于吗啡，常用量 100mg 与 10mg 吗啡的作用强度基本相似。亦能提高胃肠道张力和减少推进性蠕动，但因作用时间短，无明显止泻和引起便秘作用，也无明显中枢性止咳作用。可代替吗啡用于剧痛和心源性哮喘，还可用于麻醉前给药和人工冬眠。

● 要点二　其他常用镇痛药

其他常用镇痛药有：美沙酮（methadone）；芬太尼（fentanyl）；喷他佐辛（pentazocine，又名镇痛新）；二氢埃托啡（dihydroetorphine）。

（畅洪昇）

第十二单元　解热镇痛药

细目一　阿司匹林

● 要点　阿司匹林的作用、应用、不良反应

阿司匹林（aspirin，乙酰水杨酸，acetylsalicylic acid），临床应用历史悠久。

1. 作用

（1）解热、镇痛　有较强的解热、镇痛作用，能有效降低发热患者的体温。

（2）抗炎　作用较强，且随剂量增加而增强。

（3）抗血栓形成　小剂量阿司匹林抑制环氧酶活性，从而减少血小板中血栓素 A_2（TXA_2）的生成，有抗血小板聚集和抗血栓形成作用。但较大剂量的阿司匹林可抑制血管内皮细胞中环氧酶活性，减少 PGI_2 的合成。PGI_2 是 TXA_2 的生理拮抗剂，它的合成减少可能促进血栓形成。

2. 应用

（1）钝痛　对钝痛特别是伴有炎症者效果较好，用于治疗头痛和短暂肌肉骨骼痛，也常用于牙痛、关节痛、神经痛及痛经等。

（2）发热　对体温过高、持久发热或小儿高热者可降低体温，缓解并发症。

（3）风湿性、类风湿性关节炎　可使急性风湿热患者于 24~48 小时内退热，关节红、肿、疼痛缓解，血沉减慢，症状迅速减轻。对类风湿性关节炎也可迅速镇痛，使关节炎症消退，减轻及延缓关节损伤的发展。剂量比一般解热镇痛用量大 1~2 倍，且疗效与剂量成比例增加，因此最好用至最大耐受剂量，但要注意防止中毒。一般成人每日 3~5g，分 4 次于饭后服。

（4）防止血栓形成　小剂量（40~50mg）阿司匹林用于预防冠状动脉及脑血管血栓形成。

3. 不良反应

（1）胃肠道反应　最为常见。口服可直接刺激胃黏膜，引起上腹不适、恶心、呕吐，水杨酸钠尤易发生。血药浓度高则刺激延髓催吐化学感受区（CTZ），可致恶心、呕吐。较大剂量口服（抗风湿治疗）可加重、诱发溃疡，引起胃出血。其原因主要是阿司匹林对胃黏膜的直接刺激作用引起胃黏膜损害。另外，内源性 PG 有抑制胃酸分泌及增强胃黏膜屏障的作用，本药抑制胃黏膜 PG 合成，增加了胃酸分泌，削弱了屏障作用。饭后服药，将药片嚼碎，同服抗酸药，或服用肠溶片可减轻或避免上述反应。胃溃疡患者禁用。

（2）凝血障碍　能抑制血小板聚集，延长出血时间，大剂量（5g/d 以上）或长期服用，还能抑制凝血酶原形成，延长凝血酶原时间，维生素 K

可以预防。严重肝损害、低凝血酶原血症、维生素K缺乏等均应避免服用。手术前1周也应停用。

(3) 水杨酸反应 剂量过大（5g/d以上）或敏感者，可出现头痛、眩晕、恶心、呕吐、耳鸣以及视、听力减退，总称为水杨酸反应，是水杨酸类中毒的表现。严重者可出现高热、过度呼吸、酸碱平衡失调，甚至精神错乱，应立即停药，静脉滴入碳酸氢钠溶液碱化尿液，加速水杨酸盐自尿排泄。

(4) 过敏反应 少数患者可出现荨麻疹、血管神经性水肿、过敏性休克等。某些哮喘患者服阿司匹林或其他解热镇痛药后可诱发哮喘，称为"阿司匹林哮喘"。其发病机制为阿司匹林抑制环氧酶，PG合成受阻，使白三烯及其他脂氧酶代谢产物增多，内源性支气管收缩物质居于优势，导致支气管痉挛，诱发哮喘。故哮喘、鼻息肉及荨麻疹患者禁用。肾上腺素仅部分对抗阿司匹林所致的支气管收缩。可用抗组胺药和糖皮质激素治疗。

(5) 瑞夷综合征（Reye's syndrome） 病毒感染性疾病伴有发热的儿童和青少年服用阿司匹林后，偶致瑞夷综合征，表现为肝损害和脑病，可致死。因此，病毒感染时应慎用，可用对乙酰氨基酚代替。

细目二 其他解热镇痛药

● 要点 对乙酰氨基酚、布洛芬、塞来昔布的作用特点、应用

1. 对乙酰氨基酚（acetaminophen） 又名扑热息痛（paracetamol），解热镇痛作用缓和持久，解热作用与阿司匹林相似，镇痛作用较强，抗炎作用很弱，用于感冒发热、头痛、牙痛、神经痛、肌肉痛、关节痛、痛经等。

2. 布洛芬（ibuprofen，异丁苯丙酸） 抗炎镇痛比阿司匹林强16~32倍，用于风湿性及类风湿性关节炎，疼痛，发热。

3. 塞来昔布（celecoxib） 选择性抑制COX-2，在治疗剂量时对人体内COX-1无明显影响，也不影响TXA_2的合成，但可抑制PGI_2合成。主要用于风湿性、类风湿性关节炎和骨关节炎，一般在用药2周后疼痛和关节功能状态明显改善。也用于手术后疼痛、牙痛、痛经等。

(畅洪昇)

第十三单元 抗组胺药

细 目 H_1受体阻滞药

● 要点 常用H_1受体阻滞药的作用、应用

本类药物品种较多，第一代H_1受体阻滞药中枢抑制作用强，应用受到限制，尤其是异丙嗪和苯海拉明等。第二代H_1受体阻滞药有吡啶类、羟嗪类及其他类，如阿司咪唑、西替利嗪、氯雷他定等，多数药物不易透过血脑屏障，无中枢抑制作用或较弱，作用较持久，被广泛用于临床。

1. 作用

(1) 抗H_1受体 可完全对抗组胺引起的支气管、胃肠道平滑肌收缩。对组胺引起的局部毛细血管扩张和通透性增加有较强的抑制作用，可部分对抗组胺引起的血管扩张和血压降低，要完全对抗需同时应用H_1和H_2受体阻滞药。

(2) 抑制中枢 多数药物可通过血脑屏障，产生不同程度的镇静、嗜睡等中枢抑制作用，以苯海拉明和异丙嗪最强；中枢抑制作用可能是由于中枢H_1受体被阻断，拮抗了内源性组胺介导的觉醒反应所致。第二代药物如阿司咪唑无中枢抑制作用。

(3) 其他 多数药物具有较弱的阿托品样抗胆碱作用，苯海拉明、异丙嗪、布克利嗪和美克洛嗪止吐和防晕作用较强，可能与中枢抗胆碱作

用有关。某些药有较弱的局麻作用。

2. 应用

（1）皮肤黏膜变态反应性疾病 对荨麻疹、花粉症、过敏性鼻炎等疗效较好，中枢抑制作用弱的第二代 H_1 受体阻滞药常作为首选药。对昆虫叮咬所致的皮肤瘙痒和水肿亦有良效；对血清病、药疹和接触性皮炎也有一定疗效。对变态反应性支气管哮喘效果差，但酮替芬能抑制肥大细胞和嗜碱性粒细胞释放组胺和白三烯，可用于支气管哮喘的预防性治疗。

（2）晕动病和呕吐 晕动病、放射病、妊娠等引起的呕吐，常用茶苯海明、苯海拉明、异丙嗪、布克利嗪和美克洛嗪等。

此外，有些抗组胺药可用于镇静、催眠及术前给药，或作为复方抗感冒药和复方镇咳平喘药的成分。

（畅洪昇）

第十四单元　利尿药、脱水药

细目一　利尿药

要点一　利尿药的分类和常用药

利尿药（diuretics）是一类直接作用于肾脏，影响尿生成过程，促进电解质和水的排出，增加尿量，消除水肿的药物。亦用于高血压、肾结石等的治疗。

常用利尿药按其效能及作用机制可分为以下3类：

1. 高效利尿药 即 $Na^+ - K^+ - 2Cl^-$ 同向转运抑制剂，也称为髓袢利尿药，主要作用于髓袢升支粗段。减少 Na^+、Cl^- 重吸收，降低肾脏稀释功能；同时影响肾脏浓缩功能，减少对水的重吸收，从而产生强大的利尿作用。常用药物有呋塞米、依他尼酸、布美他尼、托拉塞米等。

2. 中效利尿药 即 $Na^+ - Cl^-$ 同向转运抑制剂，主要作用于远曲小管近端。减少 Na^+、Cl^- 的重吸收，影响肾脏的稀释功能而产生利尿作用，对尿液的浓缩过程无影响。常用药物为氢氯噻嗪、氢氟噻嗪等。

3. 低效利尿药 包括碳酸酐酶抑制药和 $K^+ - Na^+$ 交换抑制药，主要作用于远曲小管和集合管。前者主要有乙酰唑胺（醋唑磺胺），通过抑制碳酸酐酶，抑制 $H^+ - Na^+$ 交换，Na^+ 排出增多而产生利尿作用；后者主要有螺内酯和氨苯蝶啶，表现为留钾利尿。

要点二　呋塞米的作用、应用、不良反应

呋塞米（furosemide，速尿） 作用于髓袢升支粗段，选择性地抑制 Na^+、Cl^- 的重吸收而产生强利尿作用。口服吸收迅速，约30分钟起效，1~2小时达高峰，持续6~8小时；静脉注射5~10分钟起效，30分钟达高峰，维持4~6小时。反复给药不易蓄积。

1. 作用

（1）利尿 作用强大、迅速而短暂。个体差异明显，用药应注意剂量个体化。利尿作用不受酸碱平衡失调及电解质紊乱的影响。利尿时 Na^+、K^+ 和 Cl^- 排出增多，可促进 Ca^{2+}、Mg^{2+} 排出，减少尿酸排出。

（2）扩张血管 能扩张肾血管，降低肾血管阻力，增加肾血流量，改变肾皮质内血流分布；扩张小静脉，降低左心室充盈压，减轻肺水肿。其机制可能与促进前列腺素 E 合成，抑制其分解有关。

2. 应用

（1）严重水肿 对心、肝、肾性各类水肿均有效，主要用于其他利尿药无效的顽固性水肿和严重水肿。

（2）急性肺水肿和脑水肿 静脉注射能迅速

扩张容量血管，使回心血量减少，在利尿作用发生之前即可缓解急性肺水肿，是急性肺水肿的快速有效的治疗药物。由于利尿，使血液浓缩，血浆渗透压增高，也有利于消除脑水肿，对脑水肿合并心衰者尤为适用。

（3）急慢性肾功能衰竭　通过扩张肾血管，增加肾血流量，从而改善急性肾衰早期的少尿及肾缺血；通过强大的利尿作用冲洗肾小管，防止萎缩和坏死，用于急性肾衰早期的防治。大剂量治疗慢性肾衰，使尿量增加。但禁用于无尿病人。

（4）药物中毒　配合输液使尿量在1天内达到5L以上，可加速毒物排泄。主要用于经肾排泄的药物中毒的抢救，如苯巴比妥、水杨酸类、溴化物、氟化物等急性中毒。

（5）高血钾症和高血钙症　可增加K^+排出，抑制Ca^{2+}重吸收，降低血钾和血钙。

3. 不良反应

（1）水和电解质紊乱　长期用药、利尿过度可引起低血容量、低血钠、低血钾、低血镁及低氯性碱中毒。以低血钾最为常见，注意及时补钾，加服留钾利尿药有一定预防作用。

（2）耳毒性　眩晕、耳鸣、听力下降、暂时性耳聋。肾功能减退或大剂量静脉注射时易发生，应避免与有耳毒性的氨基苷类抗生素合用。

（3）胃肠道反应　恶心、呕吐、上腹不适及腹泻，大剂量可致胃肠道出血。

（4）高尿酸血症　长期用药竞争性抑制尿酸，减少尿酸排泄而致高尿酸血症。

（5）其他　过敏反应，偶致骨髓抑制。严重肝肾功能不全、糖尿病、痛风及小儿慎用，高氮质血症及孕妇忌用。

● **要点三　氢氯噻嗪的作用、应用、不良反应**

1. 作用

（1）利尿　作用温和而持久。促进尿中Na^+、Cl^-排出，也促进K^+、Mg^{2+}及HCO_3^-排出；增强远曲小管对钙的重吸收，使Ca^{2+}从肾排出减少；减少尿酸排泄。

（2）抗利尿　能明显减少尿崩症患者的尿量，作用机制尚不明，可能是因排出Na^+、Cl^-，使血浆渗透压下降，减轻病人渴感而减少饮水量，从而使尿量减少。

（3）降压　用药初期通过利尿作用减少血容量，后期因排钠较多，降低血管平滑肌对儿茶酚胺等加压物质的敏感性而降压。

2. 应用

（1）轻、中度水肿　是心性水肿的首选药；对肾性水肿的疗效与肾功能有关，肾功能不良者疗效差；对肝性水肿，与螺内酯合用可增效，避免血钾过低诱发肝昏迷，但因抑制碳酸酐酶，减少H^+分泌，使NH_3排出减少，可致血氨升高，有加重肝昏迷的危险，应慎用。

（2）轻、中度高血压　单用或与其他利尿药合用。

（3）尿崩症　用于肾性尿崩症及加压素无效的垂体性尿崩症，轻症效佳，重症效差。

（4）特发性高钙尿症和肾结石　治疗量可显著降低正常人、原发性甲状旁腺功能亢进及高钙尿症病人尿钙，防止肾钙结石的形成。

3. 不良反应

（1）电解质紊乱　长期用药引起低血钾、低血镁、低氯性碱中毒及低血钠症。低血钾症较多见，表现为疲倦、软弱、眩晕，合用留钾利尿药可预防。

（2）代谢异常　①血糖升高，用药2~3个月后出现，停药后自行恢复，可能因其抑制胰岛素的分泌，减少组织利用葡萄糖。②高脂血症，升高TG、TC和LDL，降低HDL。糖尿病患者和高脂血症者慎用。

（3）高尿酸血症　因减少细胞外液容量，增加近曲小管对尿酸的重吸收，竞争性抑制尿酸从肾小管分泌，痛风者慎用。

（4）加重肾功能不良　降低肾小球滤过率，增高血尿素氮，肾功能不良者慎用。

（5）过敏　偶有过敏性皮炎、粒细胞减少、血小板减少等过敏反应。

● **要点四　螺内酯的作用、应用、不良反应**

1. 作用　具有排钠留钾的利尿作用。螺内酯结构与醛固酮相似,与醛固酮竞争远曲小管远端和集合管细胞浆内的醛固酮受体,产生与醛固酮相反的作用,作用特点为:①作用弱,起效慢,维持时间长。口服1天起效,2~3天达高峰,停药后持续2~3天。②作用的发挥依赖于体内醛固酮的存在,对切除肾上腺的动物无效。

2. 应用 螺内酯配伍中、高效利尿剂,治疗伴有醛固酮升高的顽固性水肿,如肝硬化、充血性心衰、肾病综合征。

3. 不良反应 长期服用可致高血钾,肝肾功能不全及血钾过高者禁用。螺内酯因具类固醇结构而产生性激素样副作用,如男性乳房发育、性功能障碍,女性多毛、声音变粗、月经不调等,停药后消失。

细目二　脱水药

脱水药（dehydrant agents）又称渗透性利尿药,是能提高血浆渗透压而使组织脱水的药物。

● **要点　脱水药的特点及常用药**

脱水药具备以下特点:①静脉注射后不易透过毛细血管,迅速提高血浆渗透压,对机体无毒性作用和过敏反应。②易经肾小球滤过,但不易被肾小管重吸收。③在体内不易被代谢。④不易从血管透入组织液中。

临床常用药为:甘露醇、山梨醇、高渗葡萄糖等。

（陈素红）

第十五单元　抗高血压药

细目一　利尿降压药

● **要点　氢氯噻嗪的降压作用、应用**

1. 作用 降压作用确切、温和、持久,对卧位和立位血压均能降低。排钠利尿、使细胞外液及血容量减少是利尿药初期的降压机制。长期应用不易发生耐受性,有增强其他降压药的作用。

2. 应用 单用于Ⅰ级（轻度）高血压,或与其他降压药合用治疗各型高血压,联合用药可增强降压作用,并防止其他药物引起的水钠潴留。

细目二　肾素-血管紧张素系统抑制药

肾素-血管紧张素系统在血压调节中起着重要的作用,作用于该系统的药物主要影响血管紧张素转化酶（ACE）、血管紧张素Ⅱ受体（AT）和肾素而产生降压作用。

● **要点一　肾素-血管紧张素系统（RAS）抑制药的种类、特点及常用药**

1. RAS抑制药分类 主要分为三类:①血管紧张素转化酶抑制剂:卡托普利、依那普利、赖诺普利、喹那普利等。②血管紧张素Ⅱ受体拮抗剂:氯沙坦、缬沙坦、伊白沙坦等。③肾素抑制药:瑞米吉仑等。

2. 作用特点 ①降压时不伴有反射性心率加快,对心输血量无明显影响。②可防止或逆转高血压患者的血管壁和心室重构。③能增加肾血流量,保护肾脏。④能改善胰岛素抵抗,不引起电解质紊乱和脂质代谢改变。⑤久用不易产生耐受性。

● **要点二　卡托普利的作用、应用、不良反应**

卡托普利（captopril）是第一个用于临床口服有效的含巯基ACE抑制药（1977年）。

1. 作用 降低血压。通过抑制ACE,使血管紧张素Ⅰ转化为血管紧张素Ⅱ减少,降低循环与血管组织RAS活性。主要作用机制:

①抑制循环和血管局部 RAS 的 AngⅡ形成。②减少缓激肽降解，缓激肽是血管内皮 L-精氨酸-NO 途径的重要激活剂，可发挥强大的扩血管效应；刺激细胞膜磷脂游离出花生四烯酸（AA），促进前列腺素合成，增强扩血管效应。③减少肾脏组织中 AngⅡ的生成，使醛固酮分泌减少，促进水钠排泄。

2. 应用 ①各型高血压：如原发性高血压及肾性高血压，对血浆肾素活性高者疗效更好；Ⅱ、Ⅲ级高血压需合用利尿药。②充血性心力衰竭：基础药物。

3. 不良反应 高血钾、低血压。ACEI 抑制激肽酶，使缓激肽、P 物质堆积，引起咳嗽及血管神经性水肿；久用降低血锌而出现皮疹、味觉及嗅觉改变及脱发等。高血钾者和妊娠初期禁用。

● **要点三 氯沙坦的作用、应用、不良反应**

氯沙坦（losartan）为第一个用于临床的非肽类 AngⅡ受体拮抗药。口服易吸收，首过效应明显，每日服药1次，作用可维持24小时。

1. 作用 降低血压。选择性地与 AT_1 受体结合，阻断 AngⅡ引起的血管收缩及促进醛固酮分泌的作用。长期用药还能抑制心肌肥厚和血管壁增厚，增加尿酸排泄。

2. 应用 各型高血压，效能与依那普利相似。多数患者每日服1次，每次50mg，即可有效控制血压。用药3~6日可达最大降压效果。

3. 不良反应 头晕、高血钾和与剂量相关的体位性低血压。孕妇及哺乳期妇女禁用。

细目三　β受体阻滞药

β受体阻滞药除用于心律失常、心绞痛外，亦是疗效确切的抗高血压药。

● **要点　普萘洛尔的降压作用、应用**

1. 作用 降低血压。作用机制可能是：①减少心输出量：通过阻断心脏 $β_1$ 受体，使心肌收缩力减弱。②抑制肾素分泌：通过阻断肾小球旁器部位的 $β_1$ 受体，抑制肾素-血管紧张素系统。③降低外周交感神经活性：阻断去甲肾上腺素能神经突触前膜 $β_2$ 受体，消除正反馈作用，减少去甲肾上腺素的释放。④中枢性降压：阻断血管运动中枢的β受体，从而抑制外周交感神经活性。⑤促进具有扩血管作用的前列环素生成。

2. 应用 适用于Ⅰ、Ⅱ级高血压，对伴有心输出量偏高或血浆肾素活性增高者以及伴有冠心病、脑血管病变者更适宜。

细目四　钙通道阻滞药

该类药物的基本作用是抑制细胞外 Ca^{2+} 的内流，使血管平滑肌细胞内缺乏足够的 Ca^{2+}，导致血管平滑肌松弛、血管扩张、血压下降。

● **要点一　钙通道阻滞药的种类、特点及常用药**

钙通道阻滞药主要为 L 型钙通道阻滞剂，其中 L 型钙通道阻滞剂又分为二氢吡啶类和非二氢吡啶类。二氢吡啶类的常用药有：硝苯地平、尼卡地平、尼莫地平、拉西地平等；非二氢吡啶类的常用药有：维拉帕米、地尔硫䓬等。

作用特点为：①降压时不减少心、脑、肾的血流，尼莫地平、尼索地平还能增加脑、冠脉血流。②逆转高血压患者的心肌肥厚，但效果不如 ACEI，高血压合并心肌梗死患者长期使用维拉帕米可降低死亡率。③有排钠利尿作用，与直接扩血管药合用，在降压时不引起水钠潴留。④一般不影响脂质代谢及葡萄糖耐量，依拉地平、尼群地平还可轻度提高 HDL，代表药物是硝苯地平（nifedipine）。

● **要点二　硝苯地平的降压作用、应用、不良反应**

1. 作用 降低血压。通过抑制细胞外 Ca^{2+} 的内流，使血管平滑肌细胞内缺乏足够的 Ca^{2+}，导致血管平滑肌松弛、血管扩张、血压下降。降压时伴有反射性心率加快，心输出量增加，血浆肾素活性增高，但较直接扩血管药作用弱。

2. 应用 各型高血压，尤以低肾素性高血压疗效好，可单用或与利尿药、β受体阻滞药、ACEI合用。若使用该药的控释剂或缓释剂，可减少血药浓度波动，减轻迅速降压造成的反射性交感活性增加，降低不良反应的发生率，延长作用时间，减少用药次数。

3. 不良反应 较轻，常见面部潮红、头痛、眩晕、心悸、踝部水肿。踝部水肿系毛细血管前血管扩张所致。本品短效制剂有可能加重心肌缺血，伴心肌缺血的高血压患者慎用。

细目五 抗高血压药物的合理应用

● **要点 抗高血压药物的选药、联合用药**

1. 根据高血压程度选药物 ①Ⅰ级高血压：采用体育活动、控制体重、低盐、低脂肪饮食等措施未奏效时，首选作用温和的降压药，如噻嗪类利尿药、ACEI、二氢吡啶类钙拮抗药或β受体阻滞药等一种药物。②Ⅱ级高血压：采用两种药物联用，常用的四类一线降压药的任何两类均可。③Ⅲ级高血压：联合用药基础上，改用或加用作用更强的米诺地尔、直接血管扩张药、中枢性降压药等。④高血压危象：宜采用静脉滴注或肌注快速起效的药物，如硝普钠。

2. 根据病情特点及并发症选药 ①伴有心绞痛者宜用硝苯地平。②伴有心力衰竭者宜用利尿药、ACEI、哌唑嗪等，不宜用β受体阻滞药。③伴有肾功能不全者宜用卡托普利、硝苯地平、α-甲基多巴等。④伴有消化性溃疡者，宜用可乐定，禁用利血平。⑤伴有心动过速者宜用美托洛尔等β受体阻滞药。⑥伴有支气管哮喘者不宜用β受体阻滞药。⑦伴有糖尿病及痛风者不宜用噻嗪类利尿药。⑧伴有精神抑郁者，不宜用利血平。

3. 联合用药 高血压病的治疗需要长期系统用药甚至终生用药，力求控制在138/83mmHg（目标血压）以下，要注意平稳持续降压，以避免血压波动过大致靶器官损害。现有药物长期单用常引起耐受性，加大剂量又易致不良反应。联合用药可从不同环节协同降压，又能减轻不良反应，药物用量也相应减少。但要注意同类药物不宜合用。

（陈素红）

第十六单元 抗心律失常药

心律失常是严重的心脏疾病，由于心肌自律性异常或冲动传导障碍引起心动频率或节律发生改变，并影响心脏的泵血功能。根据心率的快慢，心律失常分为缓慢性和快速性。临床上常将快速性心律失常简称为心律失常，主要包括室上性和室性早搏及心动过速、心房颤动和心房扑动、心室颤动等。

● **要点一 抗心律失常药的分类及常用药**

依据药物对心肌电生理的影响，抗心律失常药分为四大类：

Ⅰ类 钠通道阻滞药 分为A、B、C三个亚类。①ⅠA类：适度阻滞钠通道：奎尼丁、普鲁卡因胺等。②ⅠB类：轻度阻滞钠通道：利多卡因、苯妥英钠等。③ⅠC类：重度阻滞钠通道：普罗帕酮等。

Ⅱ类 β肾上腺素受体阻滞药 普萘洛尔等。

Ⅲ类 延长动作电位时程药 胺碘酮、溴苄铵等。

Ⅳ类 钙通道阻滞药 维拉帕米、地尔硫䓬等。

● **要点二 奎尼丁的作用、应用**

1. 作用 抗心律失常，与心肌细胞膜的钠通道蛋白结合而阻滞钠通道，适度抑制Na^+内流，对K^+外流和Ca^{2+}内流也有抑制作用。

（1）降低自律性 抑制Na^+内流，使4相舒张期自动除极化速率减慢，坡度减小，使心房肌、心室肌和浦肯野纤维的自律性降低，其中对心房肌的作用更强。在治疗剂量下对正常窦房结的自律性影响较小，但在窦房结功能低下时，则可产生明显的抑制。

（2）减慢传导　抑制0相Na^+内流，使0相上升的速率和振幅降低，从而使心房肌、心室肌、浦肯野纤维的传导减慢，对病理状态下部分除极的心肌细胞的传导有更强的抑制作用，使单向阻滞变为双向阻滞，消除折返激动。对Ca^{2+}内流也有一定的抑制作用，略减慢房室结的传导。

（3）延长有效不应期　减慢2相Ca^{2+}内流和3相K^+外流，延长APD和ERP。对ERP的延长作用更明显，使ERP/APD比值加大，因此可使异位冲动或折返冲动落入ERP中而被消除。

（4）其他　竞争性地阻滞M受体，具有抗胆碱作用，对抗其抑制房室传导的作用；阻滞α受体，扩张血管，降低血压；对心房肌、心室肌有负性肌力作用。

2. 应用　心房颤动、心房扑动、室上性及室性早搏和心动过速。在治疗心房颤动、心房扑动时，应先用强心苷抑制房室传导，以控制心室率。

● **要点三　利多卡因、苯妥英钠的作用、应用**

（一）利多卡因

1. 作用　抗心律失常。

（1）降低自律性　抑制4相Na^+内流，促进K^+外流，从而降低浦肯野纤维的自律性，提高心室肌的阈电位水平，提高其致颤阈。治疗剂量对心房肌和窦房结无明显影响。

（2）对传导的影响　治疗量对正常心肌的传导性影响小；但在低血钾或心肌受损而部分去极化时，促进K^+外流，使舒张电位负值加大，提高0相除极化速率和幅度，从而促进病区的传导，消除单向阻滞而中止折返；在心肌缺血部位，也可因抑制Na^+内流而减慢传导，变单向阻滞为双向阻滞，消除折返。大剂量时，因可明显抑制0相除极速率而使传导明显减慢，甚至出现完全性传导阻滞。

（3）相对延长有效不应期　促进K^+外流，缩短心室肌和浦肯野纤维的APD和ERP，但缩短APD更为显著，使ERP/APD比值加大，相对延长ERP，有利于消除折返。

2. 应用　室性心律失常，特别适用于危急病例，是治疗急性心肌梗死引起的室性心律失常的首选药，对强心苷中毒所致者也有效。

（二）苯妥英钠

1. 作用　抗心律失常，作用与利多卡因相似。降低浦肯野纤维自律性，相对延长ERP，与强心苷竞争$Na^+－K^+－ATP$酶，抑制强心苷中毒所致室性心律失常，改善被强心苷抑制的房室传导；还能阻止异常放电向病灶周围的正常组织扩散，产生抗癫痫作用。

2. 应用　室性心律失常，对强心苷中毒所致室性心律失常疗效显著；治疗癫痫强直－阵挛发作和局限性发作的首选药；还用于周围神经痛。

● **要点四　普罗帕酮的作用、应用**

1. 作用　抗心律失常，抑制0相Na^+内流的作用强于奎尼丁，还有较弱的β受体阻滞作用和钙通道阻滞作用。

（1）降低自律性，明显抑制Na^+内流，降低浦肯野纤维和心室肌细胞的自律性。

（2）减慢传导，明显减慢心房、心室和浦肯野纤维的传导速度。

（3）延长APD和ERP，减慢传导的程度强于延长ERP，易引起折返，导致心律失常。

（4）轻度抑制心肌收缩。

2. 应用　危及生命的室性心律失常。

● **要点五　普萘洛尔的作用、应用**

1. 作用　抗心律失常，通过阻滞心脏的$β_1$受体而发挥抗心律失常作用。

（1）降低自律性，对窦房结、心房内传导组织及浦肯野纤维，可减慢4相自动除极化速率，降低自律性，在运动和情绪激动时作用明显。也能抑制儿茶酚胺引起的迟后除极而防止触发活动。

（2）减慢传导，大剂量时，除β受体阻滞作用外，还有膜稳定作用，减慢0相Na^+内流，使0相除极化速率降低，减慢房室结及浦肯野纤维的传导速度。

（3）延长房室结 ERP，明显延长房室结的 ERP，与减慢房室结传导的作用构成其抗室上性心律失常的作用基础。

2. 应用

（1）室上性心律失常，如心房颤动、心房扑动及阵发性室上性心动过速等。

（2）焦虑、甲状腺功能亢进等引起的窦性心动过速。

（3）室性心律失常，特别是对由于运动和情绪激动引起的疗效显著。

（4）急性心肌梗死，长期使用可减少心律失常的发生及再梗死率，从而降低病死率。

● 要点六　胺碘酮的作用、应用

1. 作用　抗心律失常。通过阻滞心肌细胞膜钾通道，阻滞钠通道和钙通道，并可轻度非竞争性地阻滞 α 受体和 β 受体。

（1）延长 ERP，明显延长房室结、心房肌、心室肌和浦肯野纤维的 APD 和 ERP，这一作用较其他类抗心律失常药为强，与其阻滞钾通道、抑制 K^+ 外流、明显抑制复极过程有关。

（2）降低自律性，降低窦房结和浦肯野纤维的自律性，与阻滞钠、钙通道和 β 受体有关。

（3）减慢传导，减慢房室结和旁路以及浦肯野纤维的传导速度，与阻滞钠、钙通道有关。

（4）拮抗 T_3、T_4 与受体结合。

（5）扩张血管，扩张冠状动脉，增加冠脉血流量，改善心肌营养；扩张外周血管，降低心脏作功，减少心肌耗氧量。

2. 应用　广谱抗心律失常药，用于各种室上性和室性心律失常，对心房扑动、心房颤动和室上性心动过速疗效好，对合并预激综合征者有效率达 90% 以上。因可减少心肌耗氧量，适用于冠心病并发的心律失常。

● 要点七　维拉帕米的作用、应用

1. 作用　抗心律失常，通过阻滞心肌细胞膜的钙通道，抑制 Ca^{2+} 内流，对属于慢反应细胞的窦房结和房室结具有以下作用：

（1）降低自律性，因 4 相自动除极化速率减慢而使自律性降低。也减少或取消后除极所引起的触发活动。

（2）减慢传导，因 0 相除极上升速率减慢、振幅减小而使冲动传导减慢，可变单向阻滞为双向阻滞，从而消除折返。终止房室结的折返激动，减慢心房颤动、心房扑动时的心室率。

（3）延长 APD 和 ERP，对房室结的作用明显，高浓度时也延长浦肯野纤维的 APD 和 ERP。

（4）抑制心肌收缩力、扩张冠脉、扩张外周血管。

2. 应用

（1）阵发性室上性心动过速，特别是房室交界区心动过速，常在静脉注射数分钟内停止发作。

（2）强心苷中毒引起的室性早搏。

（3）对冠心病、高血压伴发心律失常者尤其适用。

（陈素红）

第十七单元　抗慢性心功能不全药

细目一　强心苷类

● 要点　强心苷类的常用药物、作用、应用、不良反应

强心苷类的常用药物有地高辛、去乙酰毛花苷（西地兰）、毒毛花苷 K（毒毛旋花子苷 K）等，以地高辛最为常用。

1. 作用

（1）心脏

①正性肌力：治疗剂量的强心苷选择性地直接作用于心脏，加强心肌收缩力，使心肌收缩更

加敏捷,加快心肌收缩速度;增加衰竭心脏的心输出量;但因其收缩外周血管、增加心脏射血阻力,故对正常人心输出量增加并不明显。强心苷可使衰竭心脏的心率减慢及心室壁肌张力降低而降低心肌耗氧量,且这一作用的结果超过其正性肌力作用所增加的耗氧量,因而心肌总耗氧量减少;但对正常心脏因可使心肌收缩力增强而使耗氧量增加。

强心苷增强心肌收缩力的机制与增加心肌细胞内 Ca^{2+} 量有关。强心苷可与心肌细胞膜上的 Na^+-K^+-ATP 酶结合,抑制酶的活性使 Na^+-K^+ 交换减少,细胞内 Na^+ 增多,进而通过 Na^+-Ca^{2+} 交换而使细胞内 Ca^{2+} 量增加,从而使心肌收缩力增强。同时,导致心肌细胞内 K^+ 量减少,若剂量过大,则使心肌细胞的自律性提高,此为强心苷中毒时发生心律失常的机制之一。

②负性频率:强心苷减慢窦性频率的作用主要出现在心功能不全而心率加快的病人。心功能不全时,心率加快是心输出量减少,反射性兴奋交感神经而引起的一种代偿性反应。当心率加快超过一定限度,使舒张期过短,心室充盈不足,心输出量将更趋减少。治疗剂量的强心苷增强心肌收缩力,使心输出量增加,反射性兴奋迷走神经,从而减慢心率。

③对心肌电生理特性的影响:主要是负性传导、缩短心房不应期、提高浦肯野纤维的自律性等。治疗量强心苷增加心输出量,反射性兴奋迷走神经,从而延长房室结的有效不应期,减慢房室结的传导速度;中毒量强心苷则直接抑制房室结,减慢房室传导。缩短心房不应期的作用亦与反射性兴奋迷走神经有关。强心苷抑制心肌细胞膜的 Na^+-K^+-ATP 酶,致心肌细胞内缺钾,最大舒张电位(MDP)负值减小,浦肯野纤维自律性升高,并使其有效不应期缩短而易诱发心律失常。

④对心电图的影响:治疗量强心苷影响心肌电生理,引起的心电图改变有:T 波幅度变小、低平甚至倒置,此变化出现得最早;S-T 段降低呈鱼钩状(动作电位复极化 2 相缩短),此为临床上判断是否应用强心苷的依据之一;P-R 间期延长(房室传导减慢);Q-T 间期缩短(心室 APD 缩短)及 P-P 间期延长(心率减慢)。强心苷中毒时,可出现各种心律失常的心电图变化。

(2)其他

①影响神经系统:主要是兴奋迷走神经、影响交感神经系统的兴奋性、兴奋中枢神经系统等。强心苷兴奋迷走神经,除与上述反射机制有关外,还参与多种作用机制,如兴奋迷走神经中枢、敏化窦弓压力感受器等,这些作用是强心苷治疗室上性心律失常的基础。治疗量强心苷降低交感神经兴奋性,部分是反射机制作用的结果,部分是直接抑制作用的结果;中毒量强心苷则通过对交感神经中枢及外周的作用,增强交感神经的兴奋性,这与中毒时心律失常的发生有关。中毒量强心苷可兴奋延脑催吐化学感受区而引起呕吐,引起中枢神经系统兴奋症状。

②抑制肾素-血管紧张素-醛固酮系统(RAAS):血管紧张素Ⅱ收缩血管,醛固酮引起水钠潴留,两者都可加重心脏负荷。血管紧张素Ⅱ和醛固酮都有促进心肌细胞肥大、增殖,引起心室重构与肥厚,加剧心衰恶化的作用。强心苷可使血浆肾素活性降低,减少血管紧张素Ⅱ的生成及醛固酮的分泌,从而产生对心脏的保护作用。

③利尿:强心苷对 CHF 患者除能通过正性肌力作用,增加心输出量,使肾血流量、肾小球滤过率增加外,还通过抑制肾小管上皮细胞膜 Na^+-K^+-ATP 酶而抑制肾小管对 Na^+ 的重吸收,产生排 Na^+ 利尿作用。

2. 应用

(1)慢性心功能不全(CHF) 用于多种原因引起的 CHF。强心苷可通过增强心肌收缩力、增加心输出量、改善动脉系统供血及缓解静脉系统淤血而取得疗效。对不同原因所致 CHF 的疗效不同,对高血压、心脏瓣膜病、先天性心脏病所致者疗效好,对伴心房颤动且心室率过快者疗效更好;对继发于甲状腺功能亢进、重度贫血等疾病者,由于心肌能量代谢障碍而疗效较差;对肺源性心脏病、活动性心肌炎等有心肌缺氧和损害者,不仅疗效差,且易发生强心苷中毒,引起心律失常;对机械因素所致者,如缩窄性心包炎、严重二尖瓣狭窄等,因心室舒张和充盈受限而疗效很差或无效。

(2) 某些心律失常

①心房颤动：由于心房异位节律点多源性快速去极化，引起心房发生大量细弱且不规则的冲动（350~600次/分钟）。过多的冲动传入心室，引起过快的心室率，妨碍心室的泵血功能，可导致严重的循环障碍。强心苷的作用不在于中止心房颤动，而是通过抑制房室传导，延长房室结的有效不应期，使过多的冲动不能穿过房室结下传到心室而隐匿在房室结中，减慢心室率，从而改善心室的泵血功能，增加心输出量，缓解和消除心房颤动时的血流动力学障碍。

②心房扑动：虽然其异位节律较心房颤动少且规则（250~350次/分钟），但却更容易穿过房室结传入心室，引起难以控制的过快的心室率。强心苷可缩短心房不应期，使心房扑动转为心房颤动，进而通过治疗心房颤动的机制产生疗效。部分病人停用强心苷后，可恢复窦性节律。

③阵发性室上性心动过速：包括房性、房室交界处阵发性心动过速，强心苷兴奋迷走神经而使其终止发作。但由强心苷本身引起的室上性心动过速禁用。

3. 不良反应 安全范围小，一般治疗量已接近中毒量的60%。病人对强心苷的敏感性和耐受性个体差异大，诱发强心苷中毒的因素多（低血钾、低血镁、高血钙、心肌缺血缺氧、肾功能不全等），中毒发生率高。

(1) 胃肠道反应 较常见，亦是中毒时的早期反应，可见厌食、恶心、呕吐、腹泻、腹痛等。应注意与强心苷用量不足、心衰未被控制、仍有胃肠道静脉淤血所引起的症状相区别。

(2) 中枢反应 眩晕、头痛、疲倦、失眠、幻觉等，偶见惊厥。

(3) 视觉障碍 表现为黄视、绿视及视物模糊，此为强心苷中毒的特征。

(4) 心脏反应 是强心苷中毒最严重的反应，临床所见的各种心律失常都有可能出现，如室性早搏、室性或室上性心动过速、房室传导阻滞、窦性心动过缓等。其中室性早搏最多见且早见；室性心动过速最为严重，应及时救治，以免发展为致命的室颤。

细目二 减负荷药

要点一 利尿药的作用特点、常用药物

1. 作用特点 CHF患者多有体内水钠潴留，血容量增加，加重了心脏的前负荷；血管壁平滑肌细胞内Na^+含量增加，通过Na^+-Ca^{2+}交换，增加了细胞内Ca^{2+}含量，使血管平滑肌张力升高，外周阻力加大，加重了心脏的后负荷。利尿药特点是可促进Na^+和水的排出，从而减轻心脏的负荷，改善CHF患者的心脏功能。

2. 常用药物 首选噻嗪类药物，如氢氯噻嗪等，必要时选用强效髓袢利尿药呋塞米等。注意补钾或与保钾利尿药合用。

要点二 血管扩张药的作用特点、常用药物

1. 作用特点 能扩张小静脉或小动脉，减轻心脏前负荷或后负荷，改善心脏功能。各种血管扩张药对血管作用有所不同，根据患者血流动力学变化选用，应用于正性肌力药和利尿药无效的难治病例。

2. 常用药物 硝酸甘油、肼屈嗪、硝普钠、哌唑嗪等。硝酸甘油扩张静脉，适用于前负荷加重为主，肺淤血明显者；肼屈嗪扩张动脉，适用于后负荷加重为主，心输出量明显减少者，长期单独应用难以持续生效；硝普钠扩张静脉、动脉，适用于前后负荷均加重者，常用于急性心肌梗死及高血压时的CHF；哌唑嗪扩张静脉、动脉，适用于前后负荷均加重者，因有快速耐受现象而难以长期有效。

细目三 血管紧张素系统抑制药

要点 ACEI制剂和AT_1阻滞药的作用特点

作用特点 ①通过抑制循环及局部组织中的ACE，降低代偿性升高的肾素-血管紧张素系统的活性，扩张血管以减轻心脏负荷。②抑制CHF时的心肌重构，逆转心室肥厚，改善心肌的顺应性和舒张功能。

临床疗效表现为缓解或消除症状、提高患者运动耐力、改进生活质量、显著降低病死率。目前是治疗CHF的一线药物，常用药物有卡托普利等。

细目四　β受体阻滞剂

● **要点　常用的β受体阻滞剂**

1. 作用特点　①恢复β受体对正性肌力药的敏感性。②抑制RAS和血管加压素的作用，减轻心脏的前后负荷。③减慢心率，从而降低心肌耗氧量，改善心肌供血，并有利于心室充盈。④减少CHF时心律失常的出现等。可用于心功能比较稳定的Ⅱ～Ⅲ级CHF患者，尤为适用于扩张型或肥厚型心肌病患者。

2. 常用药物　美托洛尔、卡维地洛等。

（陈素红）

第十八单元　抗心绞痛药

细目一　硝酸酯类

● **要点一　硝酸酯类药物的常用药**

硝酸酯类常用药物包括硝酸甘油（nitroglycerin）、硝酸异山梨酯（isosorbide dinitrate）、单硝酸异山梨酯（isosorbide mononitrate）、戊四硝酯（pentaerithrityl tetranitrate，硝酸戊四醇酯）。该类药物作用相似，显效快慢和维持时间有所不同，其中以硝酸甘油最为常用。此类药物舌下含服较口服吸收好，生物利用度高，起效快且用量小。

● **要点二　硝酸甘油的作用、应用**

1. 作用　抗心绞痛。作用机制与舒张血管作用有关，具体如下：

（1）降低心肌耗氧量　①扩张静脉，使回心血量减少（即降低心脏前负荷），降低心室壁张力，减少心肌耗氧量。②扩张动脉，降低心脏射血阻力（即降低心脏后负荷），减少心脏作功而降低心肌耗氧量。扩张血管后血压降低所致的反射性心率加快和心肌收缩力增加，可增加心肌耗氧量，心率加快所致的心脏舒张期冠脉灌流时间缩短不利于心绞痛治疗，合用β受体阻滞药可对抗之。

（2）改善缺血区心肌供血　①增加心内膜下的血液供应：心外膜血管垂直穿过心肌延伸成心内膜血管，故心内膜下区域的血液灌注易受心室壁张力及室内压的影响。心绞痛急性发作时，左心室舒张末期压力增高，使心内膜下区域缺血加重。硝酸酯类能扩张静脉使回心血量减少，扩张动脉降低心脏射血阻力而使排血充分，结果使心室容积或心室壁张力下降，减少了对心内膜下血管的压力，因而增加了心内膜下区域的血液供应。②选择性扩张心外膜较大的输送血管：因心肌缺血区小动脉受缺氧代谢产物腺苷等影响而高度扩张，而非缺血区血管阻力相对较高，本类药物能舒张较大的血管，增加对缺血区的血液灌注。③开放侧支循环：可刺激侧支生成或开放侧支循环，以增加缺血区的血液供应。

此外，硝酸酯类本身以及释放出的NO还能抑制血小板聚集和黏附，具有抗血栓形成的作用，有利于心绞痛的治疗。

2. 应用

（1）心绞痛　为稳定型心绞痛的首选药。①预防发作，宜选用硝酸异山梨酯或单硝酸异山梨酯口服，也可选用硝酸甘油贴剂。②控制急性发作，应舌下含服或气雾吸入，如需多次含服可采用口服制剂，选用硝酸异山梨酯口服、单硝酸异山梨酯缓释片以及透皮制剂。③发作频繁的重症心绞痛患者，首选硝酸甘油静脉滴注，症状减轻后改为口服给药。

(2) 急性心肌梗死 急性心肌梗死早期应用可缩小心室容积，降低前壁心肌梗死的病死率，减少心肌梗死并发症的发生。

(3) 心功能不全 急性左心衰时采用静脉给药，慢性心功能不全可采用长效制剂，需与强心药物合用。

本类药物与β受体阻滞药比较，无加重心衰和诱发哮喘的危险；与钙通道阻滞药比较，无心脏抑制作用。

细目二　β受体阻滞药

● **要点　β受体阻滞药抗心绞痛的作用、应用、常用药物**

1. 作用

(1) 降低心肌耗氧量 心绞痛发作时，交感神经活性增强，心肌局部和血液中儿茶酚胺的含量增高，激动β受体，增加心肌收缩力、加快心率和收缩血管，使心脏做功增加，其结果增加了心肌耗氧量。应用β受体阻滞药后，其 $β_1$ 受体的阻断作用可使心率减慢，心脏舒张期延长而增加冠脉灌流时间；抑制心肌收缩力，减少心脏作功，降低心肌耗氧量而发挥抗心绞痛作用。但心肌收缩力减弱，使射血时间延长，心排血不完全，左室舒张末压升高，心室容积扩大又可增加心肌耗氧量，与硝酸酯类药物合用可提高疗效，减少不良反应。

(2) 改善心肌代谢 心肌缺血时，肾上腺素分泌增加，使游离脂肪酸（FFA）增多。FFA代谢消耗大量的氧而加重心肌缺氧。β受体的阻断作用可使FFA的水平下降，减少心肌对其摄取，通过加强糖代谢，使心肌耗氧量降低。

(3) 增加缺血区血液供应 β受体阻滞药使非缺血区的血管阻力增高，而缺血区的血管则由于缺氧呈现代偿性扩张状态，促使血液更多地流向缺血区；减慢心率而延长心脏的舒张期，增加冠脉的灌注时间，有利于血液向缺血区流动。

(4) 促进氧合血红蛋白解离 可增加全身组织包括心脏的供氧。

2. 应用 用于稳定型心绞痛和不稳定型心绞痛，可减少发作次数，对伴有高血压和快速性心律失常者效果更好。对变异型心绞痛，因本类药物阻断β受体后，使α受体作用占优势，易致冠脉痉挛，从而加重心肌缺血症状，不宜应用。心动过缓、低血压、严重心功能不全、哮喘或慢性阻塞性肺疾病患者禁用。

3. 常用药物 普萘洛尔、美托洛尔、阿替洛尔。

细目三　钙通道阻滞药

● **要点　钙通道阻滞药抗心绞痛的作用、应用、常用药物**

1. 作用 通过阻滞 Ca^{2+} 通道，抑制 Ca^{2+} 内流而舒张血管。

(1) 降低心肌耗氧量 ①阻滞 Ca^{2+} 流入血管平滑肌细胞，使外周血管扩张，外周阻力降低，减轻心脏后负荷。②阻滞 Ca^{2+} 流入心肌细胞，使心肌收缩力减弱，心率减慢；③阻滞 Ca^{2+} 进入神经末梢，抑制递质释放，从而对抗交感神经活性增高所引起的心肌耗氧量增加。上述三方面综合作用使心肌耗氧量降低。

(2) 增加心肌供血 通过阻滞 Ca^{2+} 流入血管平滑肌细胞、直接松弛血管平滑肌和刺激血管内皮细胞合成和释放NO，使冠脉舒张，以增加心肌血液供应；亦可通过开放侧支循环，增加对缺血区的血液灌注；拮抗心肌缺血时儿茶酚胺诱导的血小板聚集，有利于保持冠脉血流通畅。

(3) 保护缺血心肌 心肌缺血或再灌注时细胞内"钙超载"可造成心肌细胞尤其是线粒体功能严重受损。钙通道阻滞药可由于阻滞 Ca^{2+} 内流而减轻"钙超载"，起到保护心肌细胞的作用。此外，有些药物还具有抑制交感神经末梢释放递质，对心绞痛治疗有利。

2. 常用药物与应用 常用钙通道阻滞药有硝苯地平（nifedipine）、维拉帕米（verapamil）、地尔硫䓬（diltiazem）、普尼拉明（prenylamine）及哌克昔林（perhexiline）等。

（1）硝苯地平 对变异型心绞痛最有效，对稳定型心绞痛也有效。对急性心肌梗死，能促进侧支循环，缩小梗死范围，与β受体阻滞药合用有协同作用。也用于高血压、心衰等。

（2）维拉帕米 对变异型和稳定型心绞痛都有较好的疗效。与β受体阻滞药类同，都能抑制心肌收缩性和传导性，合用时应慎重。也用于心律失常、高血压等。

（3）地尔硫䓬 适用于变异型、不稳定型、稳定型心绞痛，也用于心律失常、高血压、心肌梗死等。

（4）普尼拉明 还有儿茶酚胺递质耗竭作用，适用于各型心绞痛，也用于室性早搏、室性心动过速等。

（5）哌克昔林 还有一定的利尿和扩张支气管作用，适用于伴有心衰或支气管哮喘的心绞痛。

（陈素红）

第十九单元 血液系统药

细目一 抗贫血药

贫血是指循环血液中红细胞数量或血红蛋白含量低于参考值。临床常见贫血为缺铁性贫血、巨幼红细胞性贫血和再生障碍性贫血，而再生障碍性贫血难以治疗。缺铁性贫血可补充铁剂治疗；巨幼红细胞性贫血可用叶酸和维生素 B_{12} 治疗。

● 要点一 铁制剂的应用

临床用于预防和治疗缺铁性贫血，尤其用于生长发育期需求增加和慢性失血而引起的贫血。常用口服铁剂有硫酸亚铁、琥珀酸亚铁等，注射用铁剂有右旋糖酐铁等。

● 要点二 叶酸、维生素 B_{12} 的作用、应用

（一）叶酸

叶酸（folic acid）属水溶性 B 族维生素，广泛存在于动、植物性食品中，少量由结肠细菌合成，人体必须从食物中获得叶酸。

1. 作用 促进红细胞的生成。叶酸促进蛋白质的合成，与维生素 B_{12} 共同促进红细胞的生成和成熟，是制造红细胞不可缺少的物质。叶酸对细胞的分裂生长及核酸、氨基酸、蛋白质的合成起着重要的作用。叶酸在体内以四氢叶酸的形式起作用，食物中的叶酸进入体内后，在二氢叶酸还原酶作用下形成具有活性的四氢叶酸，四氢叶酸在体内参与嘌呤核酸和嘧啶核苷酸的合成和转化。人体缺少叶酸可导致红细胞的异常，未成熟细胞的增加，贫血以及白细胞减少。叶酸是胎儿生长发育不可缺少的营养素。孕妇缺乏叶酸有可能导致胎儿出生时出现低体重、唇腭裂、心脏缺陷等。

2. 应用 ①各种原因所致的巨幼红细胞性贫血，尤其对营养性巨幼红细胞性贫血、妊娠期和婴儿期巨幼红细胞性贫血等疗效好。②对叶酸拮抗剂甲氨蝶呤、肝脏因素等造成二氢叶酸还原酶功能或产生障碍所致的巨幼红细胞性贫血，应用一般叶酸制剂无效，需直接选用亚叶酸钙（calcium folinate）治疗。③对恶性贫血、维生素 B_{12} 缺乏所致的巨幼红细胞性贫血，应用叶酸治疗可改善血象，但不能减轻甚至可加重神经症状。

（二）维生素 B_{12}

维生素 B_{12}（vitamin B_{12}）富含于动物的肝、肾、心脏等以及蛋、乳类食物，人体所需维生素 B_{12} 必须从外界摄取。

1. 作用 ①促进红细胞的发育和成熟，使机体造血机能处于正常状态。②以辅酶的形式存在，促进四氢叶酸的循环利用，增加叶酸的利用率，改善叶酸代谢障碍。③保持神经系统功能健全，可消除 B_{12} 缺乏时合成的异常脂肪酸，维持

正常神经鞘磷脂的合成，改善神经症状。

2. 应用 临床主要用于治疗恶性贫血及巨幼红细胞性贫血；神经炎、神经萎缩等神经系统疾病。

细目二 止血药

止血药包括缩血管药和促凝血药，主要是用于治疗凝血因子缺乏、纤溶功能过强或血小板减少等原因所致凝血功能障碍的一类药物，按其作用机制可分为促进凝血因子活性的药物、凝血因子制剂和抗纤溶药等。

● **要点　维生素K的作用、应用**

维生素K（vitamin K）是一族具有甲萘醌基本结构的物质，其中K_1存在于绿色植物中，K_2来自肠道细菌或腐败鱼粉，二者均为脂溶性维生素，需胆汁协助吸收；K_3（menadione sodium bisulfite，亚硫酸氢钠甲萘醌）、K_4（menadiol diacetate，醋酸甲萘氢醌）系人工合成品，为水溶性维生素。

1. 作用 止血。凝血因子Ⅱ、Ⅶ、Ⅸ、Ⅹ和蛋白质C等是在肝脏内合成的，为依赖维生素K的凝血因子。维生素K是肝脏中羧化酶的辅酶，在肝脏合成的凝血因子Ⅱ、Ⅶ、Ⅸ、Ⅹ和蛋白质C等的前体物质，在氢醌型维生素K存在条件下，羧化酶使这些凝血因子前体物氨基末端谷氨酸残基γ羧化，成为凝血因子，与Ca^{2+}结合而具有凝血活性。氢醌型维生素K转变为环氧型维生素K，后者又可经环氧还原酶（香豆素类可抑制此酶）的作用还原为氢醌型，继续参与羧化反应。

2. 应用 ①维生素K缺乏引起的出血：如口服抗凝血药过量、长期应用广谱抗生素、梗阻性黄疸、胆瘘、慢性腹泻和广泛肠段切除后因吸收不良所致的低凝血酶原血症，以及早产儿、新生儿因维生素K产生不足所致出血。可口服、肌内注射和静脉注射给药。但对先天性或严重肝病所致的低凝血酶原血症无效。②其他：维生素K_1或K_3肌注有解痉止痛作用，可用于胆道蛔虫所致的胆绞痛。大剂量维生素K_1可用于抗凝血类灭鼠药中毒的解救。

细目三 抗凝血药

抗凝血药（anticoagulants）是指能通过干扰机体生理性凝血过程的某些环节而阻止血液凝固的药物，临床主要用于防止血栓的形成和阻止血栓的进一步发展。

● **要点一　肝素的作用、应用**

肝素（heparin）因首先源于动物肝脏而得名，现多自猪肠黏膜或牛肺脏中提取。肝素是一种带负电荷的硫酸化糖胺聚糖，因与硫酸和羧酸共价结合而具有酸性。

1. 作用

（1）抗凝 体内、体外均具有抗凝作用，作用迅速，能延长凝血酶原时间。带负电荷的肝素可与带正电荷的ATⅢ的赖氨酸残基形成可逆性复合物，使ATⅢ发生构型的改变，更充分地暴露出其活性中心，ATⅢ则以精氨酸残基迅速与丝氨酸蛋白酶活性中心的丝氨酸残基结合，从而加速ATⅢ对凝血因子Ⅱa、Ⅸa、Ⅹa、Ⅺa和Ⅻa等的灭活。肝素可加速此过程达1000倍以上。

（2）其他 肝素还具有抗血小板聚集的作用，能抑制由凝血酶诱导的血小板聚集。此外，肝素可通过调血脂、保护动脉内皮和抗血管平滑肌细胞增殖等作用而产生抗AS作用。

2. 应用

（1）血栓栓塞性疾病 尤其适用于快速抗凝治疗，如静脉血栓、无明显血流动力学改变的肺栓塞和外周动脉血栓形成等。

（2）缺血性心脏病 不稳定型心绞痛一般可有冠脉内血栓形成，抗凝血药和抗血小板药有一定疗效。经皮冠状动脉成形术（PTCA）术中给予肝素能防止急性冠脉闭塞的发生。

（3）弥散性血管内凝血（DIC） 早期应用，可防止因纤维蛋白原和其他凝血因子耗竭所致的出血。

（4）体外抗凝 如心血管手术、血液透析和心导管检查时防止血栓形成。

● **要点二 香豆素类药物的作用及代表药**

香豆素类是一类含有4-羟基香豆素基本结构的口服抗凝血药,包括华法林(warfarin)、双香豆素(dicoumarol)和醋硝香豆素(acenocoumarol)等,其药理作用为抗凝,是维生素K的拮抗剂。

肝脏合成含谷氨酸残基的凝血因子Ⅱ、Ⅶ、Ⅸ、Ⅹ的前体物质,必须在氢醌型维生素K存在的条件下,经羧化酶作用,才能使谷氨酸的残基γ羧化而活化上述凝血因子。经过羧化反应,氢醌型维生素K转变为环氧型维生素K,后者可经环氧还原酶作用还原为氢醌型,继续参与羧化反应。本类药物能抑制肝脏的维生素K环氧还原酶,阻止维生素K的环氧型向氢醌型的转变,从而阻碍维生素K的再利用,影响凝血因子Ⅱ、Ⅶ、Ⅸ、Ⅹ的γ羧化,阻止了其活化,产生抗凝作用。肝脏存在两种维生素K的环氧还原酶,而香豆素类只能抑制其中一种,故给予大剂量维生素K,可使维生素K的转化继续进行,逆转香豆素类药物的作用。此外,本类药物还具有抑制凝血酶诱导的血小板聚集作用。

香豆素类无体外抗凝作用,只能抑制凝血因子的合成,对已经形成的凝血因子无抑制作用,需待凝血因子耗竭后才出现疗效,故起效缓慢,用药后1~3天作用达高峰;停药后凝血因子恢复正常水平尚需一定时间,故药物作用维持时间长,停药后作用可维持2~5天;维生素K可逆转其作用。

细目四 纤维蛋白溶解药

纤维蛋白溶解药(fibrinolytics)可直接或间接激活纤溶酶原成为纤溶酶,促进纤维蛋白溶解,又称为溶栓药。

● **要点 常用纤维蛋白溶解药的作用、应用**

常用纤维蛋白溶解药有链激酶、尿激酶、组织型纤溶酶原激活剂、阿尼普酶、葡萄球菌激酶等。

(一)链激酶

链激酶(streptokinase,SK)从C组β-溶血性链球菌培养液分离或基因重组技术制备。与纤溶酶原结合形成SK-纤溶酶原复合物,促进纤溶酶原转变为纤溶酶。

1. 作用 具有促进体内纤维蛋白溶解系统活性作用。能使纤维蛋白溶酶原激活因子前体物转变为激活因子,后者再使纤维蛋白原转变为有活性的纤维蛋白溶酶,使血栓溶解。

2. 应用 用于治疗血栓栓塞性疾病,如深静脉栓塞、周围动脉栓塞、急性肺栓塞、血管外科手术后的血栓形成、导管给药所致血栓形成等。

(二)尿激酶

尿激酶(urokinase,UK)从胚胎肾细胞培养液分离或基因重组技术制备。使纤溶酶原从Arg560-Val561处断裂成纤溶酶。

1. 作用 可直接使纤维蛋白溶酶原转变为纤维蛋白溶酶,因而可溶解血栓。

2. 应用 用于急性心肌梗死、肺栓塞、脑血管栓塞、周围动脉或静脉栓塞等。也可用于眼部炎症、外伤性组织水肿、血肿等。

(三)组织型纤溶酶原激活剂

组织型纤溶酶原激活剂(tissue-type plasminogen activator,t-PA)从人胎盘中提取纯化或基因重组技术制备。使血栓中纤维蛋白发生构型改变,易于与纤溶酶原结合,激活纤溶酶原成为纤溶酶。

1. 作用 使血栓中纤维蛋白发生构型改变,易于与纤溶酶原结合,激活纤溶酶原成为纤溶酶,促使纤维蛋白血块溶解。

2. 应用 用于心肌梗死、肺栓塞。

细目五 抗血小板药

● **要点 常用抗血小板药的作用、应用**

抗血小板药物能抗血小板黏附性和聚集性,防止血栓形成,有助于防止动脉粥样硬化和心肌梗死。常用药物有阿司匹林、氯吡格雷、双嘧达莫、依前列醇等。

（一）阿司匹林（aspirin）

1. 作用 抑制环氧酶，减少 TXA_2 生成，抑制血小板聚集而防止血栓形成。

2. 应用 小剂量用于防治心脑血栓形成、心绞痛、心肌梗死、一过性脑缺血发作等。

（二）氯吡格雷（clopidpgrdl）

1. 作用 血小板聚集抑制剂。与血小板膜表面 ADP 受体结合，使纤维蛋白原无法与糖蛋白 GpⅡb/Ⅲa 受体结合，从而抑制血小板相互聚集。

2. 应用 用于防治心肌梗死、缺血性脑血栓、闭塞性脉管炎和动脉粥样硬化及血栓栓塞引起的并发症。

（三）双嘧达莫（dipyridamole，潘生丁）

1. 作用 具有抗血栓形成及扩张冠脉作用。抑制磷酸二酯酶，抑制腺苷摄取而激活腺苷酸环化酶，使血小板内 cAMP 升高，防止血小板黏附于血管壁损伤部位。

2. 应用 与口服抗凝药合用治疗血栓栓塞性疾病，如急性心肌梗死，防止心瓣膜置换术血栓形成。

（四）依前列醇（epoprostenol）

1. 作用 具有抗血小板和舒张血管作用。为 PGI_2 的制剂，激活腺苷酸环化酶，使血小板内 cAMP 升高，防止血小板聚集，舒张血管作用明显。

2. 应用 用于治疗某些心血管疾病以防高凝状态，防止血栓形成。也用于严重外周血管性疾病、缺血性心脏病、原发性肺动脉高压、血小板消耗性疾病等。

（陈素红）

第二十单元　消化系统药

细目一　抗消化性溃疡药

抗消化性溃疡药可通过减弱攻击因子的影响、增强防御因子的作用而促进溃疡愈合。

● 要点一　抗酸药常用药物

抗酸药（antacids）是一类无机弱碱性药物，口服能中和胃酸，抑制胃蛋白酶活性，降低或消除胃酸、胃蛋白酶对胃、十二指肠黏膜的侵蚀和对溃疡面的刺激，缓解疼痛和促进溃疡面愈合，药物有氢氧化铝、氢氧化镁、三硅酸镁等。单一抗酸药很难达到满意效果，临床常用胃舒平（氢氧化铝、三硅酸镁、颠茄流浸膏）、胃得乐（次硝酸铋、碳酸镁、碳酸氢钠等）等复方制剂。

● 要点二　H_2 受体阻断药的作用、应用

H_2 受体阻断药的药理作用、应用相似，常用药物有西咪替丁（cimetidine，甲氰咪胍）、雷尼替丁（ranitidine）、法莫替丁（famotidine）、尼扎替丁（nizatidine）、罗沙替丁（roxatidine）等。

1. 作用

（1）抑制胃酸分泌　H_2 受体阻断药能选择性阻断壁细胞 H_2 受体，拮抗组胺引起的胃酸分泌。不仅能抑制基础胃酸分泌，对促胃液素、咖啡因、进食和刺激迷走神经等引起的胃酸分泌均有抑制作用。

（2）调节免疫　H_2 受体阻断药能拮抗组胺引起的免疫抑制，其机制为：阻断 T 细胞上的 H_2 受体，减少组胺诱生抑制因子（HSF）生成，使淋巴细胞增殖，促进淋巴因子如白细胞介素 -2、γ-干扰素和抗体生成。

（3）其他　西咪替丁有抗雄性激素和药酶抑制作用，能延缓华法林、苯妥英钠、茶碱、苯巴比妥、地西泮、卡马西平、普萘洛尔等药物的代谢，合用时应调整合用药的剂量，雷尼替丁有弱

的药酶抑制作用,法莫替丁、尼扎替丁不影响药酶活性。

2. 应用 消化性溃疡、胃肠道出血、胃酸分泌过多症(卓-艾综合征,Zolinger-Ellison syndrome)和食管炎等与胃酸分泌相关的疾病。本类药物抑制胃酸分泌作用较 M 胆碱受体阻断药强而持久,治疗溃疡病的疗程短,溃疡愈合率较高,且不良反应发生率低,但突然停药可引起胃酸分泌反跳性的增加。

● **要点三 常用质子泵抑制药**

常用药物有奥美拉唑(omeprazole,洛赛克)、兰索拉唑(lansoprazole)、泮托拉唑(pantoprazole)和雷贝拉唑(rabeprazole)等。本类药物能与质子泵不可逆地结合,产生强大持久的抑制胃酸分泌作用。

● **要点四 常用黏膜保护药**

常用黏膜保护药有前列腺素衍生物、硫糖铝和铋制剂等。

1. 前列腺素衍生物 常用的 PGE_1 衍生药物有米索前列醇、利奥前列素、依尼前列素、美昔前列素等,PGE_2 衍生药物有恩前列醇、阿巴前列素、曲莫前列素、诺氯前列素等。代表药物为米索前列醇(misoprostol)。

2. 硫糖铝

(1)作用 硫糖铝(sucralfate)在酸性环境中分解出八硫酸蔗糖阴离子复合物,可聚合成胶状膜保护溃疡面。还能促进 PGE_2 合成和释放,增加细胞和黏液 HCO_3^- 屏障;吸附表皮生长因子(EGF)在溃疡处浓集,促进溃疡愈合;有抗 Hp 作用,能降低 Hp 在黏膜中的密度。

(2)应用 主要用于消化性溃疡、慢性糜烂性胃炎、反流性食道炎。本品不能与抗酸药、抑制胃酸分泌药同用。

3. 铋制剂 有枸橼酸铋钾(bismuth potassium citrate)、胶体果胶铋(colloidal bismuth pectin)等。

● **要点五 抗幽门螺杆菌常用药**

常用的抗幽门螺杆菌药分为以下两类:

1. 抗菌药 如阿莫西林、庆大霉素、甲硝唑、四环素、罗红霉素、克拉霉素和呋喃唑酮等。

2. 抗溃疡病药 质子泵抑制药、铋制剂、硫糖铝等有弱的抗幽门螺杆菌作用,单用疗效较差。

临床常用 2~3 种抗菌药与 1 种质子泵抑制药或铋制剂联合组成三联或四联疗法,以增强疗效。如质子泵抑制药加克拉霉素、阿莫西林、甲硝唑或替硝唑中的任何 2 种,每日 2 次,连续 1~2 周,根除 Hp 达 90%。

细目二 止吐药

● **要点一 止吐药分类、常用药**

常用止吐药可分为以下 5 类:

1. 抗胆碱药 东莨菪碱用于防治晕动病和内耳眩晕症。

2. 抗组胺药 常用药物有苯海拉明、茶苯海明、异丙嗪、美克洛嗪、羟嗪和布克利嗪等,主要用于晕动病,或内耳眩晕症、手术、妊娠呕吐。

3. 吩噻嗪类药物 氯丙嗪(chlorpromazine)、硫乙拉嗪(thiethylperazine,吐来抗)能阻断中枢 D_2 受体,对各种原因的呕吐有止吐作用,但对晕动病无效。

4. 胃肠促动力药 常用药物有多潘立酮(domperidone,吗丁啉)、甲氧氯普胺(metoclopramide,胃复安)和西沙必利(cisapride)等,其中甲氧氯普胺能阻断中枢 D_2 受体而止吐;又能阻断胃肠肌 D 受体而加强胃肠蠕动。西沙必利能激动胃肠平滑肌 $5-HT_4$ 受体,促乙酰胆碱释放,促进胃肠蠕动。用于胃食管反流病,慢性功能性、非溃疡性消化不良,胃轻瘫及便秘等。

5. $5-HT_3$ 受体阻断药 如昂丹司琼(ondansetron,枢复宁)、格拉司琼(granisetron,康泉)、托烷司琼(tropisetron,呕必停)等能阻断中枢及迷走神经传入纤维的 $5-HT_3$ 受体,止吐作用强大。对一些强致吐作用的化疗药(如顺铂、环磷酰胺、阿霉素等)引起的呕吐有迅速强大的预防和抑制作用,但对晕动病及去水吗啡引起的呕吐无效。

● **要点二 多潘立酮的作用、应用、不良反应**

1. 作用 多潘立酮(domperidone,吗丁啉)为多巴胺受体阻断剂,能阻断胃肠 D_2 受体,加强胃肠蠕动,促进胃的排空,协调胃肠运动,防止食物反流,该药对结肠作用很弱。多潘立酮口服后吸收迅速,但生物利用度低,约 15%,且不易通过血脑屏障,与甲氧氯普胺相比少有中枢神经系统的药理作用。

2. 应用

(1) 恶心、呕吐 用于手术、抗帕金森病药、肿瘤放化疗、胃炎、肝炎、胰腺炎、偏头痛、痛经、颅脑外伤、尿毒症、血液透析、胃镜检查等各种原因引起的恶心、呕吐,以及胃食管反流病等。

(2) 胃轻瘫 可使胃潴留的症状消失,并缩短胃排空时间;对中度以上功能性消化不良(FD)的患者可使餐后上腹胀、上腹痛、嗳气及恶心、呕吐等症状完全消失或明显减轻。

(3) 胃溃疡的辅助治疗 用以消除胃窦部潴留。

3. 不良反应

(1) 中枢神经系统反应 偶见头痛、头晕、嗜睡、倦怠等,长期大量使用可引起锥体外系反应。

(2) 内分泌紊乱 本品能促催乳素分泌,大剂量使用可引起泌乳和月经失调,一些更年期后妇女及男性患者能引起乳房胀痛。

(3) 其他 偶见口干、便秘、腹泻、短时的腹部痉挛性疼痛以及皮疹或瘙痒等。

(张恩户)

第二十一单元 呼吸系统药

细目一 镇咳药

● **要点 镇咳药分类、常用药**

镇咳药(antitussives)是一类能抑制咳嗽反射,减轻咳嗽频度和强度的药物。按其作用部位可分为中枢性镇咳药和外周性镇咳药,前者直接抑制延脑咳嗽中枢,后者可抑制咳嗽反射弧中的末梢感受器、传入神经或传出神经以及效应器中任一环节而镇咳。

1. 中枢性镇咳药 常用药物有:可待因(codeine,甲基吗啡)、喷托维林(pentoxyverine,咳必清)、氯哌斯汀(cloperastine,咳平)、右美沙芬(dextromethorphan)。

2. 外周性镇咳药 常用药物有:苯佐那酯(benzonatate,退嗽)、那可丁(narcotine)、苯丙哌林(benproperine)。

细目二 祛痰药

● **要点 祛痰药分类、常用药**

祛痰药(expectorants)是指能稀释痰液或溶解黏痰使之液化,或增加呼吸道黏膜纤毛运动,使痰液易于咳出的药物。

常用祛痰药可分为两类:

1. 促进黏液分泌药 常用药物有氯化铵、愈创甘油醚、碘化钾、酒石酸锑钾等。

2. 溶解黏痰药 常用药物有溴己新、糜蛋白酶、乙酰半胱氨酸、氨溴索、羧甲司坦、泰洛沙泊等。

细目三 平喘药

常用药物有:①气道扩张药,如 β_2 受体激动药、茶碱类、M 受体阻断药、钙通道阻滞药等。②抗炎抗过敏平喘药，如糖皮质激素、抗过敏平喘药和炎症介质拮抗药。

● 要点一　常用 $β_2$ 受体激动药、平喘作用特点、应用

1. $β_2$ 受体激动药　分为选择性和非选择性两类，前者常用药物有沙丁胺醇、特布他林、氯丙那林、丙卡特罗、吡布特罗、克仑特罗、非诺特罗、沙美特罗等，能选择性地激动呼吸道 $β_2$ 受体，已取代了非选择性药物用于支气管哮喘、喘息型支气管炎和伴有支气管痉挛的呼吸道疾病。后者有肾上腺素、异丙肾上腺素和麻黄碱，除激动 $β_2$ 受体外还能激动 $α$、$β_1$ 受体，不良反应较多。

2. 平喘作用特点、应用　$β_2$ 受体广泛分布于呼吸道不同的效应细胞上，调节呼吸道多方面的功能，如呼吸道平滑肌上的 $β_2$ 受体兴奋后能使平滑肌松弛；纤毛上皮细胞的 $β_2$ 受体兴奋可增加纤毛的运动，加速黏液运送速度；肥大细胞上的 $β_2$ 受体兴奋能抑制组胺、慢反应物质等过敏介质的释放。这些作用均有利于缓解或消除哮喘。

沙丁胺醇（salbutamol，舒喘灵）为中效 $β_2$ 受体激动药，对 $β_2$ 受体的选择性高。用药后支气管明显扩张，产生平喘效果。作用强度与异丙肾上腺素相近，持续时间明显延长。

特布他林（terbutaline，博利康尼，间羟舒喘灵）为中效 $β_2$ 受体激动药，对 $β_2$ 受体选择性高。支气管扩张作用弱于沙丁胺醇，吸入后5分钟内即能出现明显的支气管扩张作用，迅速缓解喘息，作用持续4~6小时。

克仑特罗（clenbuterol，氨哮素，克喘素）亦为中效 $β_2$ 受体激动药。

福莫特罗（formoterol）、沙美特罗（salmeterol）为长效 $β_2$ 受体激动药，作用可维持8~12小时，主要用于慢性哮喘与慢性阻塞性肺疾病，能缓解症状。

● 要点二　氨茶碱的作用、应用、不良反应

茶碱类为甲基黄嘌呤类的衍生物，代表药物是氨茶碱（aminophylline）。

1. 作用

（1）松弛支气管平滑肌　氨茶碱舒张支气管的作用机制有：①抑制磷酸二酯酶活性，升高气道平滑肌细胞内 cAMP 水平。②促进内源性儿茶酚胺类物质释放，但作用弱。③阻断腺苷受体，可预防腺苷诱发哮喘患者呼吸道平滑肌收缩。④干扰呼吸道平滑肌的钙离子转运，抑制细胞外 Ca^{2+} 内流和细胞内质网贮 Ca^{2+} 的释放。

（2）其他　本品还具有利尿、强心、兴奋中枢及促进胃酸分泌等药理作用。

2. 应用　用于各型哮喘以及急性心功能不全、肾性水肿、胆绞痛等。

3. 不良反应　常见有兴奋不安、失眠和消化道刺激反应，剂量过大可致心悸、心律失常等。

● 要点三　常用抗过敏平喘药的作用、应用

抗过敏平喘药通过稳定肥大细胞膜，抑制过敏介质释放而对速发型过敏反应具有明显保护作用。常用药物有色甘酸钠（sodium cromoglicate）、扎普司特（zaprinast）、酮替芬（ketotifen）等。

1. 作用　本类药物的平喘作用机制与下列因素有关：①与敏感的肥大细胞膜外侧的钙通道结合，阻止钙内流，抑制肥大细胞脱颗粒，减少组胺、慢反应物质、白三烯等多种炎症介质的释放。②直接抑制引起支气管痉挛的某些反射，保护由二氧化硫、冷空气等刺激引起的支气管痉挛。③降低病人过高的支气管反应性。④抑制感觉神经末梢释放的 P 物质、神经激肽 A 和 B 等诱导的气管平滑肌痉挛和黏膜水肿。

2. 应用　色甘酸钠对外源性哮喘疗效好，对内源性哮喘次之，需预防性给药，发作后给药无效。扎普司特较色甘酸钠强20~50倍，口服有效，对过敏性哮喘疗效较好，对过敏性鼻炎和皮炎有效。酮替芬既能抑制过敏介质释放，又有抗组胺和抗 5-HT 作用，还能上调 β 受体数量，疗效优于色甘酸钠，对儿童哮喘效果好。

● 要点四　糖皮质激素的平喘作用、应用

糖皮质激素类药物的药理作用广泛（详见第二十二单元），是目前治疗哮喘最有效的抗炎抗过敏药物。

1. 平喘作用　本类药物通过抑制哮喘时炎症反应多个环节，如：①抑制多种参与哮喘发病炎

性细胞因子和黏附分子的生成。②抑制变态反应，减少过敏介质释放。③降低气道血管通透性，加强儿茶酚胺对腺苷酸环化酶的激活作用。④非特异的抗炎作用，能抑制气道高反应性。

2. 应用 由于长期全身使用糖皮质激素类药物能引起许多严重的不良反应，一些新型吸入用的糖皮质激素类药物，如曲安西龙（triamcinolone）、倍他米松（betamethasone）、二丙酸倍氯米松（beclometasone dipropionate）、布地奈德（budesonide）、曲安奈德（triamcinolone acetonide）、氟尼缩松（flunisolide）等用于临床，有强大的局部抗炎作用，主要用于气道扩张药不能有效控制的慢性支气管哮喘、反复发作的顽固性哮喘和哮喘持续状态。

（张恩户）

第二十二单元　糖皮质激素

糖皮质激素（glucocorticoids，GCs）具有广泛的生理调节作用，如调节机体的主要物质代谢、调控许多器官的发育和功能、参与机体的应激反应和维持机体内稳态等。

临床应用的糖皮质激素类药物多为人工半合成品，全身应用按作用持续时间长短可分为短效、中效和长效三类。可的松（cortisone）和氢化可的松（hydrocordisone）属短效类；中效类药物常用的有泼尼松（prednisone）、泼尼松龙（prednisolone）、甲泼尼龙（methylprednisolone）、曲安西龙（triamcinolone，去炎松）等；长效类药物有地塞米松（dexamethasone，氟美松）、倍他米松（betamethasone）等。此外还有外用糖皮质激素制剂如氟氢可的松（fludrocortisone）、氟轻松（fluocinolone，acetonide 肤轻松）、倍氯米松（beclometasone）等。

● **要点　糖皮质激素的药理作用、应用、不良反应**

1. 作用

（1）物质代谢的影响　①升高血糖：能增加肝糖原、肌糖原含量并升高血糖。其机制为促进糖原异生，减慢葡萄糖分解，减少机体组织对葡萄糖的利用。②负氮平衡：能促进多种组织如胸腺、淋巴结、肌肉、皮肤、骨组织等蛋白质分解，大剂量抑制蛋白质合成，使血清氨基酸含量升高及尿氮排出量增加，引起负氮平衡。③促进脂肪分解及重新分布：促进脂肪分解，并抑制其合成，使大量游离脂肪酸进入肝组织氧化分解，对糖尿病患者可诱发酮症酸血症。长期大量应用，还能提高血清胆固醇含量，并能激活四肢皮下的酯酶，使四肢脂肪减少，脂肪重新分布在面、上胸、颈、背、腹部和臀部，形成向心性肥胖。④核酸代谢：通过影响敏感组织中的核酸代谢，实现其对各种代谢的影响。同时亦能促进肝细胞中多种 RNA 及酶蛋白的合成，影响糖和脂肪代谢。⑤水钠潴留及低 K^+、Ca^{2+}：其影响与醛固酮相似但极弱，长期大量应用则作用明显。若与噻嗪类合用，易引起低钾血症。糖皮质激素还能促进肾脏对钙的排出，抑制小肠对钙的吸收，长期使用可引起低血钙，导致骨质疏松。

（2）抗炎　有强的非特异性的抗炎作用，对细菌、病毒等病原微生物无影响，但能抑制感染性炎症和非感染性（如物理性、化学性、机械性、过敏性）炎症。在急性炎症早期，可抑制局部血管扩张，降低毛细血管通透性，使血浆渗出减少、白细胞浸润及吞噬作用减弱，改善红、肿、热、痛等症状；对于慢性炎症或急性炎症的后期，能抑制毛细血管和成纤维细胞的增生及肉芽组织的形成，减轻炎症引起的瘢痕和粘连。但须注意，炎症反应是机体的一种防御功能，炎症后期的反应更是机体组织修复的重要过程。因此这种抗炎作用同时也降低了机体的防御功能，会引起感染扩散，伤口愈合迟缓。

(3) 抑制免疫　糖皮质激素对免疫过程的许多环节都有抑制作用。可抑制巨噬细胞对抗原的吞噬和处理，阻碍淋巴母细胞的增殖，加速致敏淋巴细胞的破坏和解体，使血中淋巴细胞迅速降低。不影响淋巴因子的合成，但能抑制淋巴因子引起的炎症反应，故对皮肤迟发型变态反应和异体组织脏器移植的排斥反应具有抑制作用。小剂量主要抑制细胞免疫，大剂量也抑制 B 细胞转化为浆细胞，使抗体生成减少，抑制体液免疫。糖皮质激素可抑制抗原 – 抗体反应所致的肥大细胞脱颗粒现象，从而减少组胺、5 – 羟色胺、慢反应物质（SRS – A）、缓激肽等过敏介质的释放，减轻过敏性症状。

(4) 抗内毒素　能提高机体对细菌内毒素的耐受力，缓和机体对内毒素的反应，减轻细胞损伤，缓解败血症症状。但不能破坏内毒素，对细菌外毒素亦无效。

(5) 抗休克　超大剂量的糖皮质激素常用于严重休克的抢救，对中毒性休克疗效尤好，对过敏性休克、心源性休克、低血容量性休克也有一定的疗效，但对其评价尚有争论。一般认为抗休克的机制除与它的抗炎、免疫抑制及抗内毒素作用有关外，还与下列因素相关：①降低血管对某些缩血管活性物质（如肾上腺素、去甲肾上腺素、加压素、血管紧张素）的敏感性，解除小血管痉挛，改善微循环。②稳定溶酶体膜，减少形成心肌抑制因子（MDF）的酶进入血液，从而阻止或减少 MDF 的产生。

(6) 影响血液与造血系统　糖皮质激素能刺激骨髓造血功能，使血液中红细胞和血红蛋白含量增加，大剂量亦使血小板和纤维蛋白原增多，缩短凝血时间。刺激骨髓中的中性粒细胞释放入血而使嗜中性粒细胞增多，但降低其游走、吞噬等功能。亦可使淋巴组织退化，抑制淋巴细胞分裂，使血中淋巴细胞减少。此外，也能减少血中单核细胞和嗜酸性粒细胞，这可能是由于细胞转移至肺、脾、肠等组织的缘故。

(7) 其他　①解热作用：对严重的中毒性感染如肝炎、伤寒、脑膜炎、急性血吸虫病、败血症及晚期癌症的发热，常具有迅速而良好的退热作用。可能与其能抑制体温中枢对致热原的反应、稳定溶酶体膜、减少内源性致热原的释放有关。但在发热诊断未明确之前，不可滥用糖皮质激素类药物，以免掩盖症状使诊断困难。②兴奋中枢：氢化可的松可减少脑中抑制性递质 γ – 氨基丁酸的浓度，提高中枢神经系统的兴奋性。用药后患者出现欣快、激动、失眠等，偶可诱发精神失常。大剂量对儿童可致惊厥或癫痫样发作。③促进消化：能使胃酸和胃蛋白酶分泌增多，增加食欲，促进消化。

2. 应用

(1) 肾上腺皮质功能不全　小剂量替代疗法适用于腺垂体功能减退症、肾上腺皮质功能减退症（艾迪生病）、肾上腺危象和肾上腺次全切除术后。

(2) 严重感染　大剂量突击疗法用于中毒性感染或同时伴有休克者，如中毒性菌痢、中毒性肺炎、严重伤寒、流行性脑脊髓膜炎、结核性脑膜炎及败血症等。可短期应用大剂量糖皮质激素作辅助治疗，利用其抗炎、抗内毒素、抗休克作用，迅速缓解症状，有助于病人度过危险期。但应用时必须合用有效而足量的抗菌药物，以免感染病灶扩散。待急性症状缓解后，先停用糖皮质激素，直至感染完全控制，再停用抗菌药物。严重传染性肝炎、流行性腮腺炎、乙型脑炎及麻疹等病毒性感染，糖皮质激素有缓解症状的作用。但一般病毒性感染不宜使用，因目前缺乏理想有效的抗病毒药物，用后可降低机体的防御功能，反使感染病灶扩散而恶化。

(3) 休克　大剂量糖皮质激素对各种休克均有一定的疗效，是抢救休克的重要药物，但必须同时采用综合性治疗措施。对感染性休克，在有效足量的抗菌药物治疗下，及早大量突击使用糖皮质激素，产生效果后即可停药。对过敏性休克，因本药起效较慢，应先采用肾上腺素，随后合用糖皮质激素。对心源性休克，须结合病因治疗。对低血容量性休克，在补液补电解质或输血后效果不显著者，可合用超大剂量的糖皮质激素。

大剂量突击治疗一般采用静脉滴注给药，疗程不超过 3 天。

（4）防止某些炎症的后遗症　某些炎症，如结核性脑膜炎、胸膜炎、腹膜炎、心包炎、风湿性心瓣膜炎、睾丸炎及烧伤等，早期使用糖皮质激素可减轻炎症渗出，减轻由于粘连及瘢痕形成而引起的功能障碍。

对于眼科炎症，如虹膜炎、角膜炎、视网膜炎、视神经炎等，有迅速消炎止痛、防止角膜混浊和疤痕粘连的作用。对眼前部炎症，可局部用药；眼后部炎症需全身用药；急性炎症收效快，复发少，慢性炎症复发较多。有角膜溃疡者禁用。

（5）免疫性疾病、过敏性疾病和器官移植　一般剂量长期疗法用于：①免疫性疾病：如风湿性关节炎、类风湿关节炎、风湿热、风湿性心肌炎、系统性红斑狼疮、结节性动脉周围炎、皮肌炎、硬皮病、肾病综合征、自身免疫性贫血等，应用糖皮质激素可缓解症状，但不能根治。一般采用综合疗法，不宜单用，以免引起不良反应。②过敏性疾病：支气管哮喘、血清病、血管神经性水肿、过敏性鼻炎、严重输血反应、药物性皮炎、过敏性紫癜、顽固性荨麻疹及过敏性休克等用其他药物治疗无效者，加用糖皮质激素可缓解症状，达到治疗效果。③器官移植：异体器官移植手术后也可使用糖皮质激素抑制免疫性排斥反应，与环孢素等免疫抑制剂合用，疗效更好，并可减少两药的剂量。

一般采用起初口服泼尼松 10～20mg 或相应剂量的其他糖皮质激素制剂，每日 3 次，获效后逐渐减量至最小维持量，持续数月。

（6）血液病　一般剂量用于治疗急性淋巴细胞性白血病、再生障碍性贫血、粒细胞减少症、血小板减少症和过敏性紫癜等。能改善症状，但停药后易复发。

（7）皮肤病　局部应用可治疗接触性皮炎、湿疹、银屑病、肛门瘙痒等，但对天疱疮及剥脱性皮炎等较严重的皮肤病仍需全身用药。

3. 不良反应

（1）医源性肾上腺皮质功能亢进症（库欣综合征）　长期大剂量应用糖皮质激素时可引起物质代谢和水盐代谢紊乱，表现为满月脸、水牛背、向心性肥胖、皮肤变薄、痤疮、多毛、浮肿、血钾降低、高血压、高血脂、高血糖等。一般不需特殊治疗，停药后可自行消退，必要时可对症治疗，如用降压药、降血糖药，并采用低盐、低糖、高蛋白饮食及加用氯化钾可减轻症状。高血压、动脉硬化、水肿、糖尿病、心及肾功能不全者禁用或慎用。

（2）诱发或加重感染　由于糖皮质激素抗炎不抗菌，且降低机体的防御功能，细菌易乘虚而入，诱发感染或促使体内原有病灶如结核、化脓性病灶等扩散恶化，必要时应合用抗菌药。抵抗力已经低下的白血病、再生障碍性贫血、肾病综合征及肝病患者则更易引起该不良反应。

（3）消化系统反应　糖皮质激素可刺激胃酸和胃蛋白酶的分泌，抑制胃黏液分泌，降低胃肠黏膜对胃酸的抵抗力，可诱发或加重胃、十二指肠溃疡，甚至引起出血或穿孔。如与水杨酸类药物合用则更易发生。少数病人可诱发胰腺炎或脂肪肝。

（4）骨质疏松、延缓伤口愈合　糖皮质激素减少钙、磷在肠道的吸收并增加其排泄，且长期应用抑制骨细胞活力，造成骨质疏松。儿童、绝经期妇女、老年人较多见，严重者可引起自发性骨折，可补充维生素 D 和钙剂。大剂量应用可引起股骨头坏死；由于糖皮质激素能抑制蛋白质合成，故可使伤口愈合迟缓。

（5）肾上腺皮质萎缩和功能不全（停药反应）　长期应用尤其是连日给药的病人，体内糖皮质激素浓度高，通过负反馈抑制下丘脑－垂体－肾上腺皮质轴，使 ACTH 分泌减少，引起肾上腺皮质萎缩和功能不全。突然停药或减量过快或停药后半年内遇到严重应激情况（如严重感染、创伤、出血），可发生肾上腺危象，表现为肌无力、低血压、低血糖，甚至昏迷或休克等症状。因此长期用药需缓慢减量，停药前加用 ACTH 或采用隔日给药法。在停药后可连续使用适量 ACTH，停药后半年内遇应激情况时，应及时给予足量的糖皮质激素。

由于糖皮质激素的分泌具有昼夜节律性，上午 8～10 时分泌最多。临床用药可配合这种生理的节律性，即对某些慢性病采用隔日疗法，即将2日的总量隔日上午7~8时一次服完，可减轻此不良反应。

(6) 反跳现象 指患者症状基本控制后，突然停药或减量过快，引起原病复发或恶化的现象。其原因可能是患者对糖皮质激素产生依赖性或病情尚未完全控制所致。常需加大剂量再行治疗，待症状缓解后逐渐减量，直至停药。

(7) 其他 由于糖皮质激素抑制生长激素分泌和造成负氮平衡，故可影响儿童生长发育。对孕妇偶可引起畸胎。个别患者可诱发精神病或癫痫；儿童大量应用可致惊厥。大剂量长期应用可引起前房角小梁网结构胶原束肿胀诱发青光眼。还可致晶状体混浊引起白内障，局部及全身用药均可发生，用药期间应定期进行眼科检查。

(张恩户)

第二十三单元 抗甲状腺药

常用的抗甲状腺药有硫脲类、碘和碘化物、放射性碘、β-肾上腺素受体阻断药等。

● **要点 常用硫脲类药物作用、应用、不良反应**

常用的硫脲类药物有：①硫氧嘧啶类，包括甲硫氧嘧啶（methylthiouracil）、丙硫氧嘧啶（propylthiouracil）。②咪唑类，包括甲巯咪唑（thiamazole，他巴唑）、卡比马唑（carbimazole，甲亢平）。

1. 作用

(1) 抗甲状腺 硫脲类具有抗甲状腺的作用，其主要作用机制是抑制过氧化物酶，从而阻止酪氨酸的碘化及耦联，而药物本身则作为过氧化物酶的底物被碘化。硫脲类并不抑制贮存在腺泡内的甲状腺激素的释放，也不能拮抗甲状腺激素的作用，故须待甲状腺内贮存的激素消耗到一定程度才能呈现疗效。丙硫氧嘧啶还能抑制周围组织内 T_4 脱碘生成 T_3 的过程，故作用较其他药物快。

(2) 抑制免疫 甲亢的发病与异常免疫反应有关，硫脲类药物还有免疫抑制作用，能轻度抑制免疫球蛋白的生成，使血中甲状腺刺激性免疫球蛋白（TSI）减少，除能控制甲亢症状外，对病因也有一定的治疗作用。

2. 应用

(1) 甲状腺功能亢进症 适用于轻症和不适宜手术或放射性碘治疗者。也可作为放射性碘治疗之辅助用药。若剂量适当，症状可望在1~2个月内得到控制，基础代谢基本恢复，此时可递减至维持量，继续用药1~2年。

(2) 甲状腺手术前准备 对需做甲状腺部分切除手术的病人，宜先用硫脲类将甲状腺功能控制到正常或接近正常，以减少发生麻醉意外、手术并发症及甲状腺危象的可能。但由于用硫脲类后甲状腺增生充血，不利于手术进行，需在手术前两周左右加服碘剂。

(3) 甲状腺危象的辅助治疗 感染、外伤、手术、情绪激动等应激诱因，可致大量甲状腺激素突然释放入血，使患者发生高热、心衰、肺水肿、水和电解质紊乱等，严重时可导致死亡，称为甲状腺危象。应立即给大量碘剂，阻止甲状腺激素释放，并采取其他综合措施消除诱因、控制症状。应用大量硫脲类（较一般用量增大1倍）作辅助治疗，首选丙硫氧嘧啶，大剂量应用一般不超过1周。

3. 不良反应 甲硫氧嘧啶不良反应较多，丙硫氧嘧啶和甲巯咪唑较少。

(1) 过敏反应 常见的有皮疹、发热、荨麻疹等轻度过敏反应，多数情况下不需停药也可消失，少数发生剥脱性皮炎等严重反应，可用糖皮质激素处理。

(2) 消化道反应 可有厌食、呕吐、腹痛、腹泻等消化道反应，曾报道有黄疸和肝炎。

(3) 粒细胞减少 严重的不良反应是粒细胞

缺乏症，发生率约0.2%，老年人较易发生，应定期检查血象。甲状腺功能亢进症本身也可使白细胞数目偏低，须加鉴别。妊娠及哺乳期妇女禁用。

（4）甲状腺肿及甲状腺功能减退　药物过量可致甲状腺肿及甲状腺功能减退，一般多不严重，及时发现并停药常可自愈。

（张恩户）

第二十四单元　降血糖药

细目一　降血糖药的分类

● 要点　降血糖药分类及常用药物

常用的降血糖药主要有胰岛素和口服降血糖药两类，后者包括磺酰脲类、双胍类、α-葡萄糖苷酶抑制药、胰岛素增敏药等。口服降血糖药使用方便，但作用慢而弱，只适用于轻、中度糖尿病，不能完全代替胰岛素。

细目二　胰岛素

● 要点　胰岛素的常用制剂、作用、应用

常用的胰岛素制剂有短效（速效）类，如普通胰岛素（regular insulin）、半慢胰岛素锌混悬液（semilente insulin）；中效类，如低精蛋白锌胰岛素（isophane insulin）、珠蛋白锌胰岛素（globin zinc insulin）、慢胰岛素锌混悬液（lente insulin）；长效（慢效）类，如精蛋白锌胰岛素（protamine zinc insulin）、特慢胰岛素锌混悬液（ultralente insulin）等。

1. 作用

（1）降血糖　胰岛素主要通过两种途径降低血糖：①增加葡萄糖进入细胞，加速葡萄糖的有氧氧化和无氧酵解，促进糖原的合成和贮存，使血糖的去路增加。②抑制糖原分解和异生使血糖来源减少。

（2）脂肪代谢　胰岛素促进脂肪合成，抑制脂肪分解，能减少游离脂肪酸和酮体的生成，防止酮症酸中毒的发生。

（3）正氮平衡　胰岛素增加氨基酸进入细胞而促进蛋白质合成，并能抑制蛋白质分解，所以对人体生长过程有促进作用。

（4）促钾转运　胰岛素促进K^+进入细胞内，增加细胞内K^+浓度，有利于纠正细胞缺钾症状。

（5）促生长　胰岛素样生长因子（IGF）由生长激素诱导生成，其中IGF-1与机体组织生长过程有关。胰岛素的结构与IGF相似，可激动IGF-1受体而发挥促细胞生长作用。

2. 应用

（1）糖尿病　胰岛素是治疗糖尿病的最主要药物，对各型糖尿病均有效。临床上主要用于：①1型糖尿病，需终身用药。②糖尿病发生急性并发症者，如酮症酸中毒及高渗性高血糖状态。③合并有严重感染、高热、甲亢、妊娠、分娩、创伤及手术的各型糖尿病。因这种情况下，机体代谢增强，对胰岛素需要量增加，给药后应随时根据血糖、尿糖的变化，调整用量。④2型糖尿病经饮食控制、口服降血糖药治疗效果不佳或对口服降血糖药有禁忌而不能耐受者，需合用胰岛素治疗。

（2）其他　合用葡萄糖、氯化钾静滴可促进钾内流，纠正细胞内缺钾，同时提供能量，防治心肌梗死后的心律失常，降低病死率。胰岛素与ATP、辅酶A组成能量合剂，用于心、肝、肾等疾病的辅助治疗。

细目三　口服降血糖药

● 要点一　常用磺酰脲类药物的作用、应用、不良反应

第一代的磺酰脲类药物有甲苯磺丁脲（tolbutamide）、氯磺丙脲（chlorpropamide），第二代药物有格列本脲（glibenclamide，优降糖）、格列吡嗪（glipizide，美吡达）、格列喹酮（gliquidone，糖适平）、格列齐特（gliclazide，达美康）、格列波脲（glibornuride）等，第二代药物的降血糖作用较第一代增强数十倍至数百倍。

1. 作用

（1）降血糖　直接作用于胰岛β细胞，刺激内源性胰岛素释放。可降低正常人和胰岛功能尚存患者的血糖，但对胰岛功能完全丧失或切除胰腺者无效。长期用药其降血糖作用与增加靶细胞膜上胰岛素受体的数目和亲和力，从而增强对胰岛素的敏感性和胰岛素的作用有关。磺酰脲类还能减少胰高血糖素的分泌，也有利于降血糖。

（2）抗利尿　格列本脲、氯磺丙脲能促进抗利尿激素分泌并增强其作用，从而发挥抗利尿作用。

（3）影响凝血功能　格列齐特可抑制血小板的黏附和聚集，刺激纤溶酶原的合成，恢复纤溶酶活力，并降低微血管对活性胺类（如去甲肾上腺素）的敏感性，改善微循环。对预防或减轻糖尿病微血管并发症有一定作用。

2. 应用

（1）糖尿病　用于胰岛功能尚存的2型糖尿病单用饮食控制无效者。产生胰岛素耐受性的患者用后可通过刺激内源性胰岛素分泌而减少胰岛素的用量。

（2）尿崩症　氯磺丙脲可使病人尿量减少，与氢氯噻嗪合用可提高疗效。

3. 不良反应

（1）胃肠道反应　胃肠不适、恶心、腹痛、腹泻等，减量或连续用药可消失。

（2）过敏反应　出现皮疹、粒细胞减少、血小板减少、胆汁淤积性黄疸及肝损害。多在用药后1~2个月内发生，需定期查肝功能和血象。

（3）低血糖　可引起持久性的低血糖，造成不可逆性脑损伤，为较严重的不良反应。常因药物过量所致，尤以格列本脲和氯磺丙脲为甚。老人及肝肾功能不良者较易发生，新型磺酰脲类较少引起低血糖。

● **要点二　二甲双胍的作用、应用、不良反应**

1. 作用　二甲双胍（metformin，降糖片）的降糖作用不依赖于胰岛β细胞的功能，可能机制包括：①增加肌肉组织中的无氧糖酵解。②促进组织对葡萄糖的摄取。③减少肝细胞糖异生。④减慢葡萄糖在肠道的吸收。⑤增加胰岛素与其受体结合。⑥降低血中胰高血糖素水平。此外，还可改善血脂代谢，降低LDL及VLDL、甘油三酯及胆固醇水平。

2. 应用　用于单用饮食控制无效的轻、中度2型糖尿病，尤其肥胖且伴胰岛素抵抗者。常与磺酰脲类或胰岛素合用，如单用磺酰脲类无效者，加用本类药物常可获效。

3. 不良反应　二甲双胍的不良反应较磺酰脲类多见，如厌食、口苦、口腔金属味、胃肠刺激等胃肠道反应。低血糖症、维生素B_{12}和叶酸缺乏、乳酸血症及酮血症。慢性心、肝、肾疾病患者及孕妇禁用。

● **要点三　常用α-葡萄糖苷酶抑制药**

α-葡萄糖苷酶抑制药是一类新型口服降血糖药，药物有阿卡波糖（acarbose，拜糖平）及伏格列波糖（voglibose）。

● **要点四　常用胰岛素增效药**

本类药物主要通过增加肌肉和脂肪组织对胰岛素的敏感性而发挥降低血糖功能。常用药物有罗格列酮（rosiglitazone）、环格列酮（ciglitazone）、吡格列酮（pioglitazone）、恩格列酮（englitazone）等。

（张恩户）

第二十五单元 合成抗菌药

细目一 氟喹诺酮类药物

● 要点 常用氟喹诺酮类药物抗菌作用、应用、不良反应

1. 抗菌作用 氟喹诺酮类药物为广谱杀菌药。除对革兰阴性菌有良好的抗菌活性外,对金黄色葡萄球菌、肺炎链球菌、溶血性链球菌等革兰阳性球菌,衣原体,支原体,军团菌及结核菌均有较强活性;特别是提高了对厌氧菌如脆弱类杆菌、梭杆菌属、消化链球菌属和厌氧芽孢梭菌属等的抗菌活性。对于铜绿假单胞菌以环丙沙星的杀灭作用最强。还存在抗菌作用后效应,革兰阳性或阴性菌与药物接触后,未被立即杀灭的也在其后的2~6小时内失去繁殖能力。DNA回旋酶是氟喹诺酮类抗革兰阴性菌的重要靶点,拓扑异构酶Ⅳ是氟喹诺酮类抗革兰阳性菌的重要靶点。

2. 应用 氟喹诺酮类具有抗菌谱广、抗菌活性强、口服吸收良好、与其他类别的抗菌药之间无交叉耐药等特点。但是临床存在滥用的倾向。

(1) 呼吸系统感染 左氧氟沙星、莫西沙星与万古霉素合用,首选用于治疗青霉素高度耐药的肺炎链球菌感染。氟喹诺酮类(除诺氟沙星外)可代替大环内酯类用于支原体肺炎、衣原体肺炎、嗜肺军团菌引起的军团病。

(2) 泌尿生殖道感染 环丙沙星、氧氟沙星与β-内酰胺类同为首选药。环丙沙星是铜绿假单胞菌性尿道炎的首选药。氟喹诺酮类对敏感菌所致的急、慢性前列腺炎以及复杂性前列腺炎,均有较好疗效。

(3) 肠道感染与伤寒 首选用于治疗志贺菌引起的急、慢性菌痢和中毒性菌痢,以及鼠伤寒沙门菌、猪霍乱沙门菌、肠炎沙门菌引起的胃肠炎。对沙门菌引起的伤寒或副伤寒,应首选氟喹诺酮或头孢曲松。本类药物也可用于旅行性腹泻。

(4) 对脑膜炎奈瑟菌具有强大的杀菌作用,其在鼻咽分泌物中浓度高,可用于鼻咽部带菌者的根除治疗。对其他抗菌药物无效的儿童重症感染可选用氟喹诺酮类;囊性纤维化患儿感染铜绿假单胞菌时,应选用环丙沙星。

3. 不良反应

(1) 胃肠道反应 可见胃部不适、恶心、腹痛、腹泻等症状。一般不严重,患者可耐受。

(2) 中枢神经系统毒性 轻症者表现失眠、头昏、头痛,重度可出现精神异常、抽搐、惊厥等。

(3) 光敏反应(光毒性) 表现为光照部位皮肤出现瘙痒性红斑,严重者出现皮肤溃烂、脱落。

(4) 心脏毒性 罕见但后果严重。可见QT间期延长、尖端扭转型室性心动过速(TdP)、室颤等。

(5) 软骨损害 在软骨组织中,药物分子中C-3羧基以及C-4羰基与Mg^{2+}形成络合物,并沉积于关节软骨,造成局部Mg^{2+}缺乏而致软骨损伤。

(6) 其他不良反应 包括跟腱炎、肝毒性、替马沙星综合征、过敏等反应。

细目二 磺胺类药物

● 要点 磺胺类药物的特点

磺胺类药物是第一类能有效防治全身性细菌感染的人工合成抗菌药物。为广谱抑菌药,对多数革兰阳性菌和阴性菌、沙眼衣原体、疟原虫及放线菌有抑制作用。但对病毒、立克次体、支原体、螺旋体无效。细菌对磺胺类易产生耐药。

磺胺类药物的结构与对氨苯甲酸(PABA)相似,可与PABA竞争二氢叶酸合成酶,妨碍二

氢叶酸的合成，进而妨碍四氢叶酸的合成，影响核酸的合成，从而抑制细菌的生长繁殖。

主要不良反应有：①泌尿系统损害。②过敏反应。③血液系统反应。④肝损害：黄疸，肝功能减退，严重者可见急性肝坏死。⑤其他反应：如恶心、呕吐、头痛、头晕、乏力等，一般反应较轻，无需停药。

TMP常与SMZ和/或SD制成复合片剂，以发挥协同抗菌作用，如复方甲噁唑片（复方新诺明、SMZ+TMP）、双嘧啶片（SD+TMP）、增效联磺片（SD+SMZ+TMP）；还与其他抗菌药合用，治疗呼吸道、泌尿道、软组织感染，败血症，脑膜炎以及伤寒、副伤寒、菌痢等肠道感染。

细目三 甲氧苄啶（TMP）

要点 甲氧苄啶抗菌增效作用、复方制剂

甲氧苄啶（trimethoprim，TMP）又称抗菌增效剂，属二氢嘧啶类化合物。$t_{1/2}$为10～12小时，与SMZ相近。抗菌谱与磺胺类相似，抗菌作用较强，但单用易产生抗药性。其抗菌机制是干扰细菌叶酸代谢而影响细菌生长繁殖。TMP主要是抑制细菌二氢叶酸还原酶，阻碍四氢叶酸合成。与磺胺合用可使细菌叶酸代谢受到双重阻断而使抗菌作用增加数倍至数十倍，甚至出现杀菌作用，而且可减少耐药性产生，对已耐药菌亦有作用。TMP还可以增强四环素、庆大霉素等多种抗生素的抗菌作用。

细目四 硝咪唑类

要点 甲硝唑、替硝唑的作用、应用

1. 甲硝唑（metronidazole，灭滴灵） 是目前临床治疗各种厌氧菌感染的重要药物之一，广泛用于敏感厌氧菌所致腹腔、盆腔感染，牙周脓肿，鼻旁窦炎，骨髓炎，脓毒性关节炎，脓胸，肺脓肿等；幽门螺旋杆菌所致消化性溃疡等；与广谱青霉素或氨基糖苷类合用预防术后厌氧菌感染；还可用于治疗肠内外阿米巴病及阴道滴虫病。

2. 替硝唑 抗厌氧菌和原虫的活性较甲硝唑为强，临床应用与甲硝唑相同。

（彭代银　王桐生）

第二十六单元　抗生素

细目一 青霉素类

要点一 青霉素G的抗菌作用、应用、不良反应及过敏性休克的防治

1. 抗菌作用 青霉素对敏感病菌有强大的杀菌作用，对宿主无明显毒性。抗菌谱为：①革兰阳性球菌：如溶血性链球菌、肺炎链球菌、草绿色链球菌等作用强，但对肠球菌的作用较差。②革兰阳性杆菌：如白喉杆菌、炭疽杆菌及革兰阳性厌氧杆菌（如产气荚膜杆菌、破伤风梭菌、难辨梭菌、丙酸杆菌、真杆菌、乳酸杆菌等）均对青霉素敏感。③革兰阴性球菌：对脑膜炎球菌和淋球菌敏感，但易耐药。④其他：如对梅毒螺旋体、钩端螺旋体、回归热螺旋体、鼠咬热螺菌、放线杆菌等高度敏感。对真菌、立克次体、病毒和原虫无效。金葡菌、肺炎球菌、脑膜炎球菌和淋球菌对本品易耐药。

2. 应用 对敏感的革兰阳性球菌、阴性球菌、螺旋体感染，可作为首选治疗药。如溶血性链球菌引起的咽炎、扁桃体炎、猩红热、蜂窝组织炎、败血症等；草绿色链球菌引起的心内膜炎；肺炎链球菌所致的大叶肺炎、中耳炎等；脑膜炎球菌引起的流行性脑脊髓膜炎；还可作为治

疗放线菌病、钩端螺旋体病、梅毒、回归热等及预防感染性心内膜炎发生的首选药。亦可与抗毒素合用治疗破伤风、白喉等。

3. 不良反应

（1）变态反应　为青霉素类最常见的不良反应，在各种药物中居首位，各种类型的变态反应均可出现，以皮肤过敏（荨麻疹、药疹等）和血清病样反应多见。最严重的是过敏性休克。

（2）赫氏反应　青霉素在治疗梅毒、钩端螺旋体病、雅司、鼠咬热或炭疽时，可有症状加剧现象，称赫氏反应（Herxheimer reaction）或治疗矛盾。

（3）水电解质紊乱　钾、钠盐大量静脉注射易引起高血钾、高血钠症。

（4）其他　肌注局部可发生周围神经炎，钾盐肌注疼痛较钠盐明显；鞘内注射和全身大剂量应用可引起青霉素脑部疼痛。

4. 过敏性休克的防治

（1）详细询问病史，有过敏史者禁用。

（2）皮试，初次使用、用药间隔3天以上、药品批号或厂家改变时均应做皮试，阳性禁用。

（3）不在无急救药物（如肾上腺素）和抢救设备的条件下使用。

（4）避免滥用和局部用药。

（5）避免在饥饿时注射。

（6）注射液应当新鲜配置，立即使用。

（7）注射后观察30分钟；一旦休克发生，立即皮下或肌内注射肾上腺素0.5~1.0mg，严重者静脉注射或心腔内注射，必要时可加用糖皮质激素和抗组胺药。

● **要点二　常用半合成青霉素抗菌作用、应用**

1. 青霉素V（penicillin V）　耐酸，口服吸收好，但不耐酶，抗菌谱与青霉素G相同，抗菌活性较青霉素弱，主要用于革兰阳性球菌引起的轻度感染，如化脓性链球菌引起的咽炎、扁桃体炎等上呼吸道感染，也常用于风湿热的预防。

2. 苯唑西林（oxacillin）、氯唑西林（cloxacillin）、双氯西林G（dicloxacillin）和氟氯西林（flucloxacillin）　它们对革兰阳性细菌的作用不及青霉素，对革兰阴性肠道杆菌或肠道球菌也没有明显作用，主要用于耐青霉素的金黄色葡萄球菌感染的治疗。

3. 氨苄西林（ampicillin）　对革兰阴性杆菌有较强的抗菌作用。如对伤寒沙门菌、副伤寒沙门菌、百日咳鲍特菌、痢疾志贺菌等均有较强的抗菌作用，对铜绿假单胞菌无效，对球菌、革兰阴性杆菌、螺旋体的抗菌作用不及青霉素G，但对粪链球菌作用优于青霉素G。临床用于治疗敏感菌所致的呼吸道感染、伤寒、副伤寒、尿路感染、胃肠道感染、软组织感染、脑膜炎、败血症、心内膜炎等。

4. 阿莫西林（amoxycillin，羟氨苄西林）　抗菌谱与抗菌活性与氨苄西林相似，但对肺炎链球菌、肠球菌、沙门菌属、幽门螺旋杆菌的杀菌作用比氨苄西林强。主要用于敏感菌所致的呼吸道、尿道、胆道感染以及伤寒的治疗。此外也可用于活动性胃炎和消化性溃疡的治疗。

5. 羧苄西林（carbenicillin）　抗菌谱与氨苄西林相似，对革兰阴性杆菌作用强，尤其是对铜绿假单胞菌有特效，对耐氨苄西林的大肠埃希菌仍有效。常用于治疗烧伤继发铜绿假单胞菌感染。

细目二　头孢菌素类

● **要点　常用头孢菌素类药物抗菌作用、应用、不良反应**

1. 抗菌作用　第一代头孢菌素对革兰阳性菌抗菌作用较第二、三代强，但对革兰阴性菌作用弱。可被细菌产生的β-内酰胺酶所破坏。

第二代头孢菌素对革兰阳性菌作用略逊于第一代，对革兰阴性菌有明显作用，对厌氧菌有一定作用，但对铜绿假单胞菌无效。对多种β-内酰胺酶比较稳定。

第三代头孢菌素对革兰阳性菌的作用不及第一、二代，对革兰阴性菌包括肠杆菌类、铜绿假单胞菌及厌氧菌有较强的作用。对β-内酰胺酶有较高的稳定性。

第四代头孢菌素对革兰阳性菌、革兰阴性菌均有高效，对β-内酰胺酶高度稳定。

2. 应用 第一代头孢菌素主要主要用于革兰阳性菌所致呼吸道和尿路感染以及皮肤、软组织感染等。头孢唑啉肌注血药浓度最高，是第一代中应用最为广泛的品种之一。

第二代头孢菌素主要用于治疗革兰阴性杆菌，如大肠杆菌、克雷伯菌、肠杆菌、吲哚阳性变形杆菌等所致的肺炎、胆道感染、菌血症、尿路感染和其他组织器官感染。应用较多的是头孢呋辛及头孢孟多等。

第三代头孢菌素主要用于多种革兰阳、阴性菌所致的尿路感染及危及生命的败血症、脑膜炎、骨髓炎、肺炎等，均可获满意疗效；头孢他定是目前临床上用于抗铜绿假单胞菌最强的抗生素；头孢曲松和头孢噻肟对肠杆菌科细菌的作用相仿；新生儿脑膜炎和肠杆菌科细菌所致的成人脑膜炎也可选用第三代头孢菌素。

第四代头孢菌素主要用于耐第三代头孢菌素的革兰阴性杆菌所致的严重感染和耐药金黄色葡萄球菌感染。

3. 不良反应 不良反应较少，常见有：

（1）过敏反应 皮疹及荨麻疹、发热等，偶见过敏性休克，5%～10%与青霉素类抗生素有交叉过敏现象。

（2）肾脏毒性 第一代大剂量可出现肾近曲小管坏死，第二代肾脏毒性降低，第三代更低，第四代对肾脏基本无毒。

（3）神经系统 大剂量应用偶可发生头痛、头晕、抽搐、可逆性中毒性精神病反应等。

（4）血液系统 第二代的头孢孟多和第三代的头孢哌酮可有凝血酶原或血小板减少。

（5）二重感染 第三、四代头孢菌素偶见二重感染或肠球菌、铜绿假单胞菌和念珠菌的增殖现象。

（6）其他 静脉给药可发生静脉炎，口服可引起胃肠反应，大量静脉注射还应注意高钠血症的发生。

细目三 大环内酯类

要点一 大环内酯类常用药物

大环内酯类抗生素包括红霉素（erythromycin）、竹桃霉素（oleandomycin）、克拉霉素（clarithromycin）、罗红霉素（roxithromycin）、地红霉素（dirithromycin）、阿奇霉素（azithromycin）、麦迪霉素（medecamycin）、螺旋霉素（spiramycin）、交沙霉素（josamycin）等。

要点二 阿奇霉素的抗菌作用、应用、不良反应

阿奇霉素（azithromycin，阿奇红霉素）为第二代半合成大环内酯类抗生素。

1. 抗菌作用 抗菌谱较红霉素广，增加了对革兰阴性菌的抗菌作用，对红霉素敏感菌的抗菌活性与其相当，而对革兰阴性菌明显强于红霉素，对某些细菌表现为快速杀菌作用。口服吸收快、组织分布广、半衰期长。

2. 应用 临床上主要用于化脓性链球菌引起的急性咽炎、急性扁桃体炎以及敏感菌引起的急性支气管炎、慢性支气管炎急性发作，用于肺炎链球菌、流感杆菌以及肺炎支原体所致的肺炎，用于衣原体引起的泌尿道感染和宫颈炎，也用于敏感菌所致皮肤软组织的感染。

3. 不良反应 不良反应发生率较红霉素低，主要有胃肠道反应，偶见肝功能异常与外周白细胞下降等。

细目四 林可霉素类

要点 林可霉素与克林霉素的抗菌作用、应用、不良反应

1. 林可霉素、克林霉素的抗菌作用 两药的抗菌谱与红霉素类似，克林霉素的抗菌活性比林可霉素强4～8倍。主要特点是对各类厌氧菌有强大的抗菌作用。对需氧革兰阳性菌有显著活性，对部分需氧革兰阴性球菌、人型支原体和沙眼衣原体也有抑制作用，但肠球菌、革兰阴性杆

菌、MRSA、肺炎支原体对本类药物不敏感。

2. 林可霉素、克林霉素的应用 主要用于厌氧菌，包括脆弱类杆菌、产气荚膜梭菌、放线菌等引起的口腔、腹腔和妇科感染。治疗需氧革兰阳性球菌引起的呼吸道、骨及软组织、胆道感染及败血症、心内膜炎等。对金黄色葡萄球菌引起的骨髓炎为首选药。

3. 林可霉素、克林霉素的不良反应

（1）胃肠道反应　表现为恶心、呕吐、腹泻。长期给药也可引起二重感染、伪膜性肠炎。

（2）过敏反应　轻度皮疹、瘙痒或药热。也可出现一过性中性粒细胞减少和血小板减少。

（3）其他　偶见黄疸及肝损伤。

细目五　氨基糖苷类

要点　常用氨基糖苷类药物抗菌作用、应用、不良反应

1. 抗菌作用 氨基糖苷类对各种需氧革兰阴性杆菌包括大肠埃希菌、铜绿假单胞菌、变形杆菌、克雷伯菌属、肠杆菌属、志贺菌属和枸橼酸杆菌属具有强大的抗菌活性；部分品种对分枝杆菌属等也有一定的抗菌作用；对淋球奈瑟菌、脑膜炎奈瑟菌等革兰阴性球菌作用较差；对革兰阳性球菌中各组链球菌作用微弱，对厌氧菌不敏感。抗菌机制主要是抑制细菌蛋白质合成，并能破坏细菌胞浆膜的完整性，为静止期杀菌剂。

2. 应用 氨基糖苷类主要用于敏感需氧革兰阴性杆菌所致的全身感染，如脑膜、呼吸道、泌尿道、皮肤软组织、胃肠道、烧伤、创伤及骨关节感染等；但对于败血症、肺炎、脑膜炎等严重感染，需联合应用其他抗革兰阴性杆菌的抗菌药，如广谱半合成青霉素、第三代头孢菌素、氟喹诺酮等；口服可用于治疗消化道感染、肠道术前准备、肝性脑病，如新霉素；制成外用软膏或眼膏或冲洗液可治疗局部感染。此外，链霉素、卡那霉素可作为结核病治疗药物。

3. 不良反应

（1）耳毒性　由于药物在内耳蓄积，对前庭神经功能和耳蜗听神经有损害作用。对前庭神经功能的损害表现为头昏、视力减退、眼球震颤、眩晕、恶心、呕吐、共济失调。对耳蜗神经的损害表现为耳鸣、听力减退和永久性耳聋。氨基糖苷类的耳毒性直接与其在内耳淋巴液中较高药物浓度有关，可损害内耳柯蒂器内、外毛细胞的能量产生及利用，引起细胞膜上 $Na^+ - K^+ - ATP$ 酶功能障碍，造成毛细胞损伤。

（2）肾毒性　氨基糖苷类可诱发药源性肾衰。通常表现为蛋白尿、管型尿、血尿等，严重者可导致无尿、氮质血症和肾衰。停药后一般可恢复。老年人及肾功能不全者慎用，忌与肾毒性药物合用。

（3）过敏反应　可见皮疹、发热、血管神经性水肿、口周发麻等过敏反应。接触性皮炎是局部应用新霉素最常见的反应。链霉素可引起过敏性休克，其发生率虽较青霉素低，但死亡率高，应引起警惕。

（4）神经肌肉阻断作用　常见于大剂量腹膜内或胸膜内应用后或静脉滴注剂量过大、速度过快，出现急性肌肉麻痹，四肢无力，甚至呼吸停止。可用钙剂或新斯的明等胆碱酯酶抑制剂治疗。临床用药时应避免合用肌肉松弛药、全麻药等。血钙过低、重症肌无力患者禁用或慎用该类药物。

细目六　四环素类及氯霉素

要点　四环素、氯霉素抗菌作用特点

1. 四环素 为广谱抗生素，能抑制敏感细菌的蛋白质合成。对革兰阳性菌的抑制作用强于阴性菌，但作用不如青霉素类和头孢菌素类；对革兰阴性菌的作用不如氨基糖苷类及氯霉素类。极高浓度时具有杀菌作用。对伤寒杆菌、副伤寒杆菌、铜绿假单胞菌、结核分枝杆菌、真菌和病毒无效。

2. 氯霉素 为广谱抗菌药，对革兰阴性菌的抑制作用强于革兰阳性菌，一般为抑菌药，但对流感嗜血杆菌、肺炎链球菌、脑膜炎奈瑟球菌具有杀灭作用；氯霉素对伤寒杆菌、流感杆菌、副

流感杆菌和百日咳杆菌的作用比其他抗生素强，对立克次体属、支原体、螺旋体和沙眼衣原体等也有抑制作用，但对革兰阳性球菌的作用不及青霉素和四环素，对结核分枝杆菌、真菌、原虫和病毒无效。

（彭代银　王桐生）

第二十七单元　抗真菌药与抗病毒药

细目一　抗真菌药

● **要点　常用抗真菌药作用特点及应用**

两性霉素 B（amphotericin B，二性霉素，庐山霉素）　为广谱抗真菌药，对各种深部真菌如念珠菌、新隐球菌、荚膜组织胞浆菌及皮炎芽生菌等有强大抑制作用。高浓度有杀菌作用。两性霉素 B 可选择性地与真菌细胞膜上固醇类结合，在细胞膜上形成孔道，增加细胞膜通透性，导致细胞内核苷酸、氨基酸等重要物质外漏，使真菌死亡。细菌细胞膜不含类固醇，故对细菌无效。静脉滴注用于深部真菌感染，脑膜炎时还可配合鞘内注射。口服仅用于肠道真菌感染。局部应用可治疗浅部真菌感染。

制霉菌素（nystatin）　对白色念珠菌及隐球菌有抑制作用。毒性大。局部用于防治皮肤、口腔及阴道念珠菌感染；口服用于胃肠道感染；可与广谱抗生素合用防止真菌引起的二重感染。

咪康唑（miconazole，双氯苯咪唑）　为咪唑类广谱抗真菌药。对大多数真菌都有抑制作用，目前临床主要局部应用治疗五官、皮肤、阴道的念珠菌感染。

特比萘芬（terbinafine）　是丙烯类广谱抗真菌药。对皮肤癣菌有杀菌作用，对念珠菌有抑菌作用。临床用于治疗由皮肤癣菌引起的甲癣、体癣、股癣、手癣及足癣。

氟胞嘧啶（flucytosine）　为人工合成抗真菌药，抗菌谱窄，仅对酵母菌（新型隐球菌属）和酵母样菌（念珠菌属）有较强的抑制活性，另对着色霉菌、烟曲菌等也有抗菌作用。主要用于敏感菌引起的深部感染。

细目二　抗病毒药

● **要点　阿昔洛韦、利巴韦林的作用、应用**

（一）阿昔洛韦（aciclovir，ACV，无环鸟苷）

1. 作用　为核苷类抗 DNA 病毒药物。属广谱高效抗病毒药，其中对单纯疱疹病毒（HSV）的作用最强，对乙型肝炎病毒也有一定作用。阿昔洛韦在被感染的细胞内，在病毒腺苷激酶和细胞激酶的催化下，转化为三磷酸无环鸟苷，对病毒 DNA 多聚酶呈强大的抑制作用，阻止病毒 DNA 的合成。阿昔洛韦对 RNA 病毒无效。

2. 应用　治疗 HSV 感染的首选药。局部应用治疗 HSV 引起的皮肤和黏膜感染，如：角膜炎、皮肤黏膜感染、带状疱疹病毒感染，口服或静注治疗生殖器疱疹、疱疹病毒脑炎等。对乙型肝炎有明显近期效果。

（二）利巴韦林（ribavirin，病毒唑，三唑核苷）

1. 作用　属广谱抗病毒药，对多种 DNA、RNA 病毒有效，如 A、B 型流感病毒、呼吸道合胞病毒、沙粒病毒、麻疹病毒、甲型肝炎病毒、流行性出血热病毒等。

2. 应用　临床用于治疗流感病毒引起的呼吸道感染、疱疹病毒性角膜炎、结膜炎、口腔炎、小儿病毒性肺炎等。对甲型肝炎也有一定疗效。

（王桐生　彭代银）

第二十八单元　抗菌药物的耐药性

● 要点一　抗菌药耐药性产生的原因和危害

耐药性又称抗药性，是指细菌与抗菌药物反复接触后对药物的敏感性降低甚至消失。由于细菌耐药性的产生，如耐药金黄色葡萄球菌、耐甲氧西林金黄色葡萄球菌（MRSA），耐万古霉素肠球菌（VRE）等，给感染性疾病的治疗造成极大的困难，这加快了临床对新抗菌药物的需求速度。细菌耐药性产生的主要方式有：

1. 产生灭活酶　通过产生灭活酶将药物灭活是微生物产生耐药性的重要机制。如细菌产生的 β-内酰胺酶可以水解破坏青霉素类和头孢菌素类的抗菌活性结构 β-内酰胺环，使他们失去杀菌活性。

2. 靶位的修饰和变化　抗菌药物影响细菌生化代谢过程的某环节、某部位，从而抑制或杀灭细菌。该环节或部位即为抗菌药作用的靶位。耐药菌可以通过多种途径影响靶位，从而产生耐药性。如：①降低靶蛋白与抗生素的亲和力。②增加靶蛋白的数量，使自身在药物存在的情况下仍有足够量的靶蛋白可以维系生存。③合成新的、敏感菌没有的、功能正常但与抗菌药亲和力低的靶蛋白。④产生靶位酶代谢拮抗物（对药物有拮抗作用的底物），通过这些方式抵御抗菌药的作用。

3. 降低外膜的通透性　耐药菌的这种改变使药物不易进入靶部位。如革兰阴性菌外膜孔蛋白的量减少或孔径减小，将减少经这些通道进入的物质的量。又如耐喹诺酮类细菌基因突变，使喹诺酮进入菌体的特异孔道蛋白的表达减少，使喹诺酮类不易进入菌体，在菌体内蓄积量减少。

4. 加强主动流出系统　大肠杆菌、金黄色葡萄球菌、铜绿假单胞菌和空肠弯曲杆菌等均有主动流出系统，流出系统由运输子、附加蛋白和外膜蛋白三个蛋白组成。三种蛋白的联合作用可将药物泵出细菌体外。细菌由于加强主动流出系统外排而致耐药的抗菌药物有四环素类、氯霉素、氟喹诺酮类、大环内酯类和 β-内酰胺类，如耐四环素细菌由质粒编码的排出因子（泵蛋白）在细菌细胞膜上表达，介导了 Mg^{2+} 依赖性药物外排，使四环素不能在菌体内蓄积而产生耐药性。

● 要点二　降低抗菌药耐药性的措施

由于抗菌药的广泛应用，各种抗菌药物的耐药发生率逐渐增加。为了减少和避免耐药性的产生，应严格控制抗菌药物的使用，合理使用抗菌药物；可用一种抗菌药物控制的感染绝不使用多种抗菌药联合；窄谱抗菌药可控制的感染不用广谱抗菌药物；严格控制抗菌药物预防应用、局部使用的适应证，避免滥用；医院内应对耐药菌感染的患者采取相应的消毒隔离措施，防止细菌的院内交叉感染；对抗菌药物要加强管理，使用或购买抗菌药物必须凭医生处方。

（王桐生　彭代银）

第二十九单元　抗结核病药

● 要点一　抗结核病常用药物

目前临床上应用抗结核病药（antituberculous drugs）的品种较多，主要分为一线抗结核药和二线抗结核药两大类。前者包括异烟肼、利福平、链霉素、乙胺丁醇、吡嗪酰胺，以及近年开发的喹诺酮类的环丙沙星、氧氟沙星、利福喷汀、利福定和司帕沙星等；后者包括氨基水杨酸、乙硫异烟胺、卡那霉素、卷曲霉素、阿米卡星等药物。一线抗结核药的抗结核疗效高、不良反应较少，在治疗中首选。二线抗结核药毒性较大或疗效较低，主要用于对一线抗结核药产生耐药性时的替换治疗。

● **要点二　异烟肼的应用、不良反应**

异烟肼（isoniazid，INH），又名雷米封，是治疗结核病的主要药物。

1. 应用　异烟肼是治疗各种类型结核病的首选药。除早期轻症肺结核或预防应用可单用外，均需与其他一线抗结核药合用，对急性粟粒型结核和结核性脑膜炎应加大剂量，必要时静脉滴注给药。

2. 不良反应

（1）神经系统反应　常见周围神经炎，表现为手脚震颤、麻木、步态不稳等。剂量过大时可引起中枢神经系统反应，出现头痛、头晕、惊厥、精神异常。同服维生素 B_6 可以防治。

（2）肝脏毒性　可引起药物性肝损害，可见转氨酶升高、黄疸，严重者可致死亡。

（3）其他　易发生胃肠反应，偶见过敏反应，如药热、皮疹。

● **要点三　利福平的抗菌作用、应用**

利福平（rifampicin）又名甲哌利福霉素，是人工半合成的利福霉素的衍生物。

1. 抗菌作用　具有广谱抗菌作用，对结核杆菌和麻风杆菌作用强，对繁殖期和静止期的结核杆菌都有效。由于穿透力强，对细胞内、外的结核杆菌均有作用。抗结核效力与异烟肼相当。此外，该药对多种革兰阳性和阴性球菌有强大抗菌作用；对革兰阴性菌如大肠杆菌、变形杆菌、流感杆菌等，以及沙眼衣原体和某些病毒也有抑制作用。

2. 应用　单用容易产生耐药性，故主要与其他抗结核药合用治疗各种结核病及重症患者。也可用于耐药金黄色葡萄球菌及其他敏感细菌所致的感染。还可用于治疗麻风病。此外利福平局部用药可用于沙眼、急性结膜炎及病毒性角膜炎的治疗。

● **要点四　乙胺丁醇的应用、不良反应**

乙胺丁醇（ethambutol）　为人工合成的一线抗结核药。

1. 应用　选择性对结核杆菌有较强的抑制作用，对异烟肼或链霉素耐药的结核杆菌也有效，对其他细菌无效。本药不单独使用，常与异烟肼或利福平合用治疗各型结核病。

2. 不良反应　治疗剂量不良反应较少。长期大量应用可致球后视神经炎，表现为弱视、视野缩小、红绿色盲或分辨能力减退，偶见胃肠道反应、过敏反应和肝损伤。

（彭代银　王桐生）

第三十单元　抗恶性肿瘤药

● **要点一　抗恶性肿瘤常用药物**

1. 烷化剂　又称烃化剂。它们具有活泼的烷化基团，能与细胞的多种功能成分起作用，从而影响肿瘤细胞的增殖。常用药物有氮芥、环磷酰胺、亚硝脲类等。

2. 抗代谢药　多是模拟正常机体代谢物质的化学结构而合成的类似物。该类药可阻止核酸代谢。常用药物有二氢叶酸还原酶抑制药（甲氨蝶呤）、嘧啶类核苷酸拮抗药（氟尿嘧啶）、嘌呤类核苷酸拮抗药（巯基嘌呤）。

3. 抗肿瘤抗生素　该类药主要干扰转录过程及阻止 RNA 合成。常用药物有蒽环类抗生素、普卡霉素类、放线菌素类。

4. 抗肿瘤植物药　该类药可影响蛋白质的合成。常用药物有鬼臼毒素类、长春碱类长春新碱、喜树碱类。

5. 激素　该类药主要调节体内激素的水平。常用药物有肾上腺皮质激素、雌激素及其拮抗药、雄激素等。

6. 铂类配合物　该类药能阻止核酸代谢。常用药物有顺铂及卡铂等。

◉ **要点二　抗恶性肿瘤药物的主要不良反应**

1. 骨髓抑制　大多数抗恶性肿瘤药物均有不同程度的骨髓抑制。寿命短的外周血细胞数量容易减少，通常先见白细胞减少，后出现血小板减少。

2. 消化道反应　恶心、呕吐是常见的毒性反应，系药物直接刺激胃肠道、作用于延脑呕吐中枢以及刺激呕吐化学感受区所致。

3. 脱发　正常人头发中的10%～15%生发细胞处于静止期，其他大部分处于活跃生长，因此多数抗恶性肿瘤药物都能引起不同程度的脱发。

4. 重要器官及神经系统损害　心脏毒性以阿霉素常见；博来霉素长期大量应用可引起肺纤维化；门冬酰胺酶、环磷酰胺等可引起肝损害；大剂量环磷酰胺可引起出血性膀胱炎；铂损害肾小管；长春碱类、顺铂有神经毒性。

5. 过敏反应　凡属于多肽类化合物或蛋白质类的抗恶性肿瘤药物如门冬酰胺酶、博来霉素等静脉注射后容易引起过敏反应。

6. 第二原发恶性肿瘤　烷化剂等抗恶性肿瘤药物具有致癌性、致突变性及免疫抑制作用，产生与化学治疗相关的第二原发恶性肿瘤。

7. 不育和致畸　烷化剂等抗恶性肿瘤药物可影响生殖细胞的产生和内分泌功能，产生不育和致畸作用。男性患者睾丸生殖细胞的数量明显减少，导致男性不育；女性患者可产生永久性卵巢功能障碍和闭经，孕妇则可引起流产或畸胎。

（王桐生　彭代银）

传染病学

第一单元 传染病学总论

细目一 感 染

要点一 感染的概念

传染病（communicable diseases）是由各种病原微生物和寄生虫感染人体后产生的有传染性的疾病。感染性疾病（infectious diseases）是由病原微生物和寄生虫侵入人体引起的疾病，较之传染病不同点在于感染性疾病包括传染病，但范围更广泛，且不一定具有传染性。传染病学是一门临床学科，是研究传染病在人体发生、发展、传播、诊断、治疗和预防的科学。

（一）概念 感染（infection）是病原体与人体相互作用的过程。病原体主要是病原微生物和寄生虫。病原微生物包括病毒、衣原体、立克次体、支原体、细菌、真菌、螺旋体、朊毒体等，寄生虫包括原虫和蠕虫等。

（二）分类 根据病原体感染的次数、时间先后和种数，感染可分为原发感染、重复感染、混合感染、重叠感染四种。

要点二 感染过程的表现

病原体经过不同途径进入人体就开始了感染过程。感染是否导致疾病取决于病原体的致病力和人体的抗病能力。在感染过程中出现的各种不同表现称为感染谱（infection spectrum），有五种表现形式。

1. 病原体被清除 由于正常情况下人体具有强大的防御体系，病原体在入侵部位即被消灭，或从鼻咽部、肠道、尿道及汗腺等通道排出体外，不出现病理损害和疾病的临床表现。主要方式有：①非特异性免疫屏障作用，如胃酸的杀菌作用。②特异性免疫清除，如从母体获得的特异性抗体、人工注射的抗体和通过预防接种或感染后获得的特异性免疫。

2. 隐性感染 又称亚临床感染，病原体只引起特异性免疫应答，不引起或只引起轻微的组织损伤，无临床症状，只能通过免疫学检查发现。

3. 显性感染 又称临床感染，即传染病发病。感染后不但引起机体免疫应答，还导致组织损伤，引起病理改变和临床表现。

4. 病原携带状态 病原体侵入机体后，存在于机体的一定部位，并生长、繁殖，虽可有轻度的病理损害，但不出现疾病的临床症状。携带者所具有的共性是不出现临床症状而能排出病原体。病原携带状态包括带病毒者、带菌者和带虫者。携带病原体超过3个月者为慢性携带者，发生于显性感染之后为恢复期携带者，发生于隐性感染的为健康携带者，发生于显性感染临床症状出现之前为潜伏期携带者。

5. 潜伏性感染 是指病原体侵入人体某些部位后，机体免疫系统将病原体局限化，但又不能清除病原体，机体免疫功能下降时潜伏的病原体才引起显性感染。

一般隐性感染者最多见，病原携带者次之，显性感染者比率最低，但一旦出现最易识别。仅少数传染病存在潜伏性感染者。

要点三 感染过程中病原体的作用

病原体侵入人体后能否引起疾病，取决于病原体的致病作用、宿主的免疫功能和外环境三个因素。病原体的致病作用包括以下四个方面：

1. 侵袭力 病原体侵入机体并在体内生长、繁殖和扩散的能力称侵袭力。病原体侵入人体和扩散的主要方式有主动侵袭、媒介介导进入、宿主防御机能损伤、特异性结合、病原体释放某些酶溶解组织便于侵入与扩散、病原体表面成分可防止免疫攻击等6种。

2. 毒力 毒力是指病原体释放毒素和毒力因子的能力。毒素包括外毒素（exotoxin）和内毒素（endotoxin）。

3. 数量 相同病原体感染，致病力与病原体数量（quantity）成正比，但不同病原体最低致病量有很大的差别。

4. 变异性 病原体在与宿主斗争过程中，通过抗原基因的变异、遗传信息的交换、耐药性的形成，逃避免疫系统的攻击，使机体对病原体的清除作用减低或消失，从而使疾病继续或慢性化。

细目二 传染病的流行过程

● **要点** 流行过程的基本条件

传染病的流行过程就是传染病在人群中发生、发展和转归的过程。流行过程的构成需要有三个基本条件，包括传染源、传播途径和易感人群。同时流行过程又受到社会因素和自然因素的影响。

（一）传染源

传染源（source of infection）指体内有病原体生长、繁殖并能排出体外的人和动物。

1. 患者 急性患者通过咳嗽、呕吐、腹泻等传播病原体；轻型患者易被忽视，作为传染源的意义重大；慢性患者长期排出病原体，是重要的传染源。

2. 隐性感染者 隐性感染者数量多，且不易被发现。

3. 病原携带者 包括慢性病原携带者、恢复期病原携带者、潜伏期携带者和健康病原携带者等。病原携带者无临床症状而排出病原体，是重要的传染源。

4. 受感染的动物 传播疾病的动物为动物传染源，动物作为传染源传播的疾病，称为动物源性传染病；野生动物为传染源的传染病，称为自然疫源性传染病。

（二）传播途径

病原体离开传染源到达另一个易感者所经过的途径称传播途径（route of transmission）。

1. 呼吸道 因吸入含有病原体的空气、飞沫或尘埃引起。

2. 消化道 常因食物、水、苍蝇和蟑螂等因素引起。食物传播可造成流行，水源传播可形成暴发或流行。

3. 接触传播 包括直接接触传播和间接接触传播。直接接触传播指传染源与易感者接触而未经任何外界因素所造成的传播；间接接触传播也称日常生活接触传播，是指易感者接触了被传染源的排泄物或分泌物污染的日常生活用品而造成的传播。

4. 虫媒传播 ①经节肢动物机械携带传播：苍蝇、蟑螂携带肠道传染病病原体，当它们接触食物、反吐或随其粪便将病原体排出体外时，使食物受到污染，人们吃了这种被污染的食物或使用这些食具时而感染。②经吸血节肢动物传播：吸血节肢动物叮咬于菌血症、立克次体血症、病毒血症、原虫症的宿主，使病原体随宿主的血液进入节肢动物肠腔或体腔内，经过发育及（或）繁殖后，才能感染易感者。病原体在节肢动物体内有的经过繁殖，如乙脑病毒在蚊体内；有的经过发育，如丝虫病的微丝蚴在蚊体内数量上不增加，但需经过一定的发育阶段；有的既经发育又经繁殖，如疟原虫在按蚊体内。

5. 血液和体液传播 存在于血液或体液中的病原体通过输血、使用血制品、分娩、性交而传播，如疟疾、乙型病毒性肝炎、丙型病毒性肝炎、艾滋病、梅毒等。

6. 母婴传播 由母亲传给胎儿或婴儿称母婴传播，母婴传播属于垂直传播（vertical transmission），其他途径称为水平传播（horizontal transmission）。出生前在宫内获得的感染称先天性感染，如梅毒等。母婴传播包括：①经胎盘传播。②上行性传播。③分娩引起的传播。④哺乳传播。

7. 土壤 土壤被病原体污染（如人粪肥使肠道传染病病原体或寄生虫虫卵污染土壤，如钩虫卵、蛔虫卵等；某些细菌的芽孢可以长期在土壤中生存，如破伤风、炭疽、气性坏疽等若遇皮肤破损，可以引起感染。

（三）易感人群

对某一传染病缺乏特异性免疫力的人为易感者。人群易感性指人群对某种传染病病原体的易感程度或免疫水平。

1. 人群易感性增高的因素 ①新生儿初生6个月以上未经人工免疫者、非流行区居民迁入流行区、免疫人群减少等。②许多传染病（包括隐性感染）流行或人工免疫后经一段时间，其免疫力逐渐降低，其患者又成为易感人群，因此传染病的流行常有周期性。③新的传染病出现或传入，如SARS、艾滋病，则人群普遍缺乏免疫力。

2. 降低人群易感性的因素 ①对易感人群按免疫程序实施计划免疫及必要时强化免疫接种，是降低人群易感性最重要的措施。人工自动免疫干预，可以阻止传染病的周期性流行，甚至可以消灭该传染病（如天花）。②传染病流行或隐性感染后免疫人口增加，在传染病流行后的一段时间内，人群对该病易感性降低。

细目三 传染病的特征

● 要点一 基本特征

1. 病原体 每一种传染病都是由特异性病原体所引起的。病原体包括微生物与寄生虫。

2. 传染性 传染性是传染病与非传染性疾病的最主要区别。传染性是指病原体能够通过特定途径感染给他人。不同传染病的传染性有很大差别，传染病患者有传染性的时期称为传染期。

3. 流行病学特征 主要指传染病的流行性、季节性和地方性，还包括在不同人群（年龄、性别、职业等）中的分布特点。

（1）流行性 传染病在人群中连续发生造成不同程度蔓延的特性。①散发：某种传染病在某一地区的近几年发病率的一般水平。②流行：某种传染病在某一地区的发病率高于一般水平。③大流行：某传染病流行范围广，甚至超过国界或洲界。④暴发：某种传染病病例的发病时间分布高度集中于一个短时间之内。

（2）季节性 传染病发病率在时间上的分布特点，季节性的发病率变化与气温、湿度、传播媒介、人群流动等因素有关。

（3）地方性 传染病发病率在空间（地区分布）中的分布特点。

4. 感染后免疫 人体感染病原体后能产生不同的特异性免疫。一些病毒性传染病（如麻疹、乙型脑炎等），感染后可获得持久的免疫力；一些细菌性传染病（如戊型肝炎、细菌性痢疾等），感染后保护性免疫仅为数月至数年；也有的感染后不产生保护性免疫或仅产生有限的保护性免疫，容易重复感染，如血吸虫病、蛔虫病等。

● 要点二 临床特征

（一）病程发展的阶段性

急性传染病的发生、发展和转归具有一定的阶段性，通常分为四个期。

1. 潜伏期 是指从病原体侵入机体至开始出现临床症状为止的时期。潜伏期的长短与病原体感染的量成正比。

2. 前驱期 是从起病至症状明显开始为止的时期。如头痛、发热、乏力、肌肉及关节痛等，持续1~3日，起病急骤者前驱期可很短暂或无。

3. 症状明显期 在此期间患者表现出该传染病所特有的症状和体征。有些传染病（如乙型脑炎等）患者经过前驱期后，大多数患者很快进入恢复期，仅有少部分患者进入症状明显期；而有些传染病（如麻疹等）则大部分患者进入症状明显期。

4. 恢复期 机体免疫力增长到一定程度，体内病理生理过程基本终止，患者的症状及体征基本消失，临床上称为恢复期。此期体内可能有残余病原体，病理改变和生化改变尚未完全恢复。一些患者还有传染性，血清中抗体效价逐渐升高，直至达到最高水平。

5. 复发与再燃 有些传染病患者进入恢复期

后，已稳定退热一段时间，由于潜伏于组织内的病原体再度繁殖至一定程度，使发热等初发症状再度出现，称为复发。有些患者在恢复期，体温未稳定下降至正常，又再度升高，此为再燃。

6. 后遗症 在恢复期结束后机体功能仍长期不能恢复正常。

（二）常见的症状与体征

1. 发热 传染病的发热过程可分为三个阶段，即体温上升期、极期和体温下降期。以口腔温度为标准，根据发热程度将发热分为低热（37.3℃~37.9℃）、中度发热（38℃~38.9℃）、高热（39℃~40.9℃）和超高热（41℃及以上）。热型是传染病的重要特征之一，具有鉴别诊断意义。

2. 发疹 许多传染病在病程中有皮疹出现，称为发疹性传染病。发疹包括皮疹和黏膜疹两大类。皮疹出现的时间、分布部位和先后顺序有一定的规律性，对诊断和鉴别诊断具有重要意义。

3. 毒血症状 病原体的代谢产物和毒素可引起全身中毒症状，如寒战、高热、乏力、全身酸痛、厌食、头痛、肌肉痛、关节骨骼疼痛，严重者可出现精神神经症状，有时还可引起肝、肾损害和多器官功能衰竭。临床常见有：①毒血症：由毒素进入血液引起，如伤寒杆菌释放内毒素入血。②菌（病毒、螺旋体）血症：由不在血液中繁殖的病原体进入血液引起，许多传染病感染过程中可以出现。③败血症：由病原体进入血液并在血液中大量繁殖所致，如伤寒、钩端螺旋体病等。④脓毒血症：化脓性细菌败血症后病原体到达其他组织器官引起迁徙性化脓病变，如金黄色葡萄球菌、副伤寒丙等感染。

4. 单核-吞噬细胞系统反应 在病原体及其代谢产物的作用下，单核-吞噬细胞系统可出现充血、增生等反应，表现为肝、脾和淋巴结的肿大。

细目四 传染病的诊断

● **要点一 流行病学资料**

流行病学资料包括患者的年龄、职业、流行季节与地区、免疫接种史与既往患传染病史、与传染病患者接触史、有无传染病病例等。

● **要点二 临床资料**

1. 病史及症状 要全面准确了解患者病史，特别注意起病方式、特有的症状和体征。

2. 体格检查 应认真检查，不要有遗漏，特殊体征应特别关注。

● **要点三 实验室检查及其他检查**

（一）实验室检查

实验室检查对传染病的诊断具有特殊的意义，病原体的检出可直接确定诊断，而免疫学检查亦可为诊断提供重要根据。对许多传染病来说，一般实验室检查有助于诊断与判断病情变化及严重程度。

1. 常规检查 包括血、尿、粪常规检查和生化检查。血常规检查中白细胞计数与分类应用最广。

白细胞总数增高见于大多数细菌感染，尤其是球菌感染（如流行性脑脊髓膜炎、猩红热、金黄色葡萄球菌感染等）和少数病毒感染性传染病（如流行性乙型脑炎、狂犬病、流行性出血热、传染性单核细胞增多症等）。

2. 病原学检查

（1）病原体的直接检出或分离培养 病原体的直接检出或分离培养出病原体是传染病病原学诊断的"金指标"。

（2）分子生物学检测 是传染病病原学诊断发展的方向。

①分子杂交技术：可用 DNA 印迹法、RNA 印迹法分别检测样品中病原体的 DNA 或 RNA，用原位杂交法检测组织中病原体核酸。

②聚合酶链反应（PCR）：用于检测病原体的 RNA 或 DNA。本方法有很高的特异性，在体外可大量扩增病原体核酸，增加了检测敏感性，但要防止标本污染。

3. 免疫学检测 应用已知的抗原、抗体检测患者血清或体液中相应的抗体或抗原，是最常用的免疫学检测方法。常用的方法有各种凝集试验、补体结合试验、酶联免疫吸附试验

(ELISA)、放射免疫法（RIA）、荧光抗体技术（FAT）等。

（二）其他检查

包括内镜检查、影像学检查、活体组织检查。

细目五 传染病的防治

要点一 治疗原则

治疗、护理与隔离、消毒并重，一般治疗、对症治疗与特效治疗结合。

（一）一般治疗

包括隔离、护理、饮食与心理治疗及支技治疗等。

（二）对症治疗

包括降温、镇静、强心、改善微循环、纠正水电解质失衡及电解质紊乱、应用糖皮质激素以及血液透析和血浆置换等。

（三）病原治疗

1. 抗菌治疗 抗菌药物治疗发展较快，临床应用广泛，且新的药物不断出现。主要用于细菌、立克次体、支原体、真菌、螺旋体等感染的治疗。应用抗菌药物应遵守以下原则：①严格掌握适应证，使用针对性强的药物。②病毒感染性疾病不宜使用抗菌药物。③不明原因发热患者，如果用多种抗菌药物治疗无效，应停用或改用适合的抗菌药物，避免继续使用带来的菌群失调和毒副反应。④应用抗菌药物前最好做病原体培养，按药敏试验结果用药。⑤预防性应用抗菌药物应有明确的目的。⑥对于免疫功能低下的患者和疑似细菌感染的患者，可试用抗菌药物治疗。

2. 抗寄生虫治疗 主要用于蠕虫病和原虫病的治疗。

3. 抗病毒治疗 针对病毒的药物除少数外，大多疗效不理想。临床应用较多的有干扰素（治疗乙型肝炎和丙型肝炎）、阿糖腺苷、无环鸟苷（治疗疱疹病毒感染）、利巴韦林（治疗流行性出血热）等。核苷类似物抗病毒药能有效地抑制乙型肝炎病毒的复制，逆转病情。

4. 血清免疫制剂治疗 有直接中和毒素和清除病原体的作用。使用抗毒素前必须做过敏试验，对过敏者应采用脱敏法注射。

（四）康复治疗

某些传染病（如脊髓灰质炎、脑炎和脑膜炎）可有肢体瘫痪和语言障碍等后遗症，需进行针灸治疗、理疗等康复治疗，以促进机体康复。

（五）中医药治疗

中医药在传染性疾病防治方面，尤其是病毒性疾病防治方面已显示出较好的疗效。中医药在减轻症状、缓解病情进展方面有一定的作用，但对细菌感染和寄生虫病的病原体直接清除作用不理想。

要点二 预防

（一）管理传染源

1. 《中华人民共和国传染病防治法》把传染病分为甲类、乙类和丙类，实行分类管理。甲类为强制管理传染病，包括鼠疫和霍乱两种；乙类为严格管理传染病，包括传染性非典型肺炎、艾滋病、病毒性肝炎、脊髓灰质炎、人感染高致病性禽流感、麻疹、流行性出血热、狂犬病、流行性乙型脑炎等共26种；丙类属监测管理传染病，包括流行性感冒、流行性腮腺炎、风疹等，共11种。

2. 甲类传染病属强制管理传染病，根据国务院卫生行政部门的规定，乙类传染病中传染性非典型肺炎、肺炭疽、人感染高致病性禽流感和脊髓灰质炎等按甲类传染病报告和管理。

3. 传染病报告制度是预防、控制传染病的重要措施，必须严格遵守。疾病预防控制机构、医疗机构和采供血机构及其执行职务的人员发现法定的传染病疫情或者其他传染病暴发、流行以及突发原因不明的传染病时，应当遵循疫情报告属地管理原则，按照国务院规定的或者国务院卫生行政部门规定的内容、程序、方式和时限报告。所有公民均为义务报告人。

4. 对患者做到早发现、早诊断、早报告、早隔离、早治疗；对传染源的密切接触者，进行检疫、医学观察、药物预防和应急接种；对病原携带者应随访、治疗、管理、观察并适当调整工作；对患者或带病原体的动物给予隔离治疗、检疫，对有害动物（如鼠类、病犬等）则坚决捕杀。

（二）切断传播途径

切断传播途径通常是起主导作用的预防措施。对消化道传染病应搞好个人及环境卫生，加强饮食、水源及粪便管理；对呼吸道传染病应搞好居室卫生并保持空气流通，必要时可进行空气消毒，通常以戴口罩为简便的预防方法；对虫媒传播的传染病应搞好室内外卫生，消灭动物媒介，如消灭苍蝇、蟑螂、蚊子及灭虱、灭蚤等；对寄生虫病应努力消灭中间宿主，如消灭钉螺控制血吸虫病等。

（三）保护易感人群

1. 提高非特异性免疫力 改善营养、锻炼身体等。在流行期间应避免同易感人群接触，必要时可进行潜伏期预防性服药。

2. 提高特异性免疫力 接种疫苗、菌苗、类毒素等可提高人群的主动性特异性免疫，接种抗毒素、丙种球蛋白或高效价免疫球蛋白可使机体获得被动特异性免疫。儿童计划免疫对传染病预防起关键性的作用。

（李秀惠）

第二单元 病毒感染

细目一 病毒性肝炎

病毒性肝炎（viral hepatitis）是由肝炎病毒引起的以肝脏炎性损害为主的一组传染病，具有传染性强、传播途径复杂、流行面广、发病率高等特点。新近发现的庚型肝炎病毒（hepatitis G virus，HGV）、输血传播病毒（transfusion transmitted virus，TTV）及 Sen 病毒（Sen virus，SENV）等，由于其嗜肝性及致病性尚未定论，至今没有归属于肝炎病毒。其他如巨细胞病毒、EB 病毒、柯萨奇病毒、疱疹病毒等多种病毒有时也可引起肝脏炎性损害，但肝脏受累是其全身表现的一部分，故不属于肝炎病毒。

● 要点一 病原学

（一）甲型肝炎病毒

甲型肝炎病毒（hepatitis A virus，HAV）简称甲肝病毒，属微小 RNA 病毒科，人类嗜肝 RNA 病毒属。

HAV 对外环境抵抗力较强，含有 HAV 的粪便室温下放置 1 个月后仍有传染性。对有机溶剂如乙醚等有抵抗力，耐酸、耐碱。60℃ 1 小时不能完全灭活，100℃ 1 分钟可完全灭活。对紫外线照射、过氧乙酸、甲醛及氯类等消毒剂敏感。

（二）乙型肝炎病毒

乙型肝炎病毒（HBV）简称乙肝病毒，属嗜肝 DNA 病毒（hepadna viruses）。

HBV 核酸为双股不完全环状 DNA，长链（负链）约含 3200 个核苷酸。长度固定，缺口处为 DNAP，短链（正链）的长度不定。长链含有 4 个开放读码框架，可编码全部的病毒物质，分别为 S、C、P 及 X 区。S 区分为前 S_1、前 S_2 和 S 基因，分别编码产生前 S_1、前 S_2 和 S 三种抗原；C 区分为前 C 和 C 基因，编码产生 e 抗原（hepatitis B e antigen，HBeAg）和 HBcAg；P 基因编码产生 DNAP；X 基因的产物是 x 抗原（hepatitis B x antigen，HBxAg）。HBV 复制时，HBV DNA 被修复为共价闭合环状 DNA（covalently closed circular DNA，cccDNA），并以此为模板进行 HBV 的转录与复制。

乙肝病毒的外壳蛋白有主蛋白（即 S 蛋白）、中蛋白（由前 S_2 及 S 蛋白组成）和大蛋白（由前 S_1、前 S_2 及 S 蛋白组成）三种形式。其中主蛋白即 HBsAg，是最主要的外壳蛋白，由 226 个氨基酸组成。

HBcAg 是 HBV 的核壳蛋白，有极强的免疫原性，可刺激机体产生抗-HBc。由于 HBcAg 一般由 HBsAg 包裹，或少量游离的 HBcAg 被改造为 HBeAg，或 HBcAg 与抗-HBc 结合形成免疫复合物，故感染 HBV 患者的血液中一般检测不出游离的 HBcAg。

HBV DNA 在自身复制过程中由于 DNA 聚合酶缺乏严格的自我校正功能，以及在感染宿主的免疫压力或抗病毒药物的选择压力下，很容易发生变异。大部分变异属沉默变异，无生物学意义。部分变异可引起 HBV 生物学特征的改变，不仅其自身复制能力可能受到影响，同时可引发对抗病毒药物的耐药及导致其他严重的后果，会给乙型肝炎的预防、诊断和治疗等带来一系列新的问题。

HBV 对外环境抵抗力很强，在干燥或冰冻环境下能生存数月至数年，加热 60℃ 10 小时、100℃ 10 分钟、高压蒸汽消毒等可被灭活，对次氯酸、甲醛及过氧乙酸等消毒剂敏感，对乙醇不敏感。

（三）丙型肝炎病毒

丙型肝炎病毒（HCV）简称丙肝病毒，属 RNA 病毒。HCV 的基因编码区可分为结构区与非结构区两部分，编码区从 5′端依次为核蛋白区（C 区）、包膜蛋白区（E 区）和非结构区（NS 区），后者又分为 NS1~5 等区，NS1 又称为 E2/NS1。非结构区易发生变异。基因组 5′端由 241~324 个核苷酸组成，十分稳定，极少变异，临床上常据此区的基因序列设计 PCR 引物，检测 HCV RNA，检出率较高。

HCV 通过与肝细胞表面上的特异性受体结合进入肝细胞。肝细胞是 HCV 复制的主要场所，但也可在外周血单个核细胞内复制及存储。

HCV 对氯仿等有机溶剂敏感，100℃ 10 分钟或 60℃ 10 小时或 37℃ 96 小时或 1:1000 甲醛可被灭活。

（四）丁型肝炎病毒

丁型肝炎病毒（HDV）简称丁肝病毒，是一种缺陷的负链 RNA 病毒，其生活周期需要 HBV 等嗜肝 DNA 病毒的帮助，为其提供外壳及在病毒侵入肝细胞、包装、成熟及释放等方面提供帮助。电镜下直径为 35~37nm，目前将 HDV 归类于代尔塔病毒属（Deltavirus genus），该属暂不归属于任何科。

HDAg 是 HDV 的结构蛋白和抗原成分，是 HDV 感染特异性诊断的基础。

HDV 比较耐热，但对各种灭活剂（如甲醛溶液、脂溶剂氯仿）较敏感。

（五）戊型肝炎病毒

戊型肝炎病毒（HEV）简称戊肝病毒。

能够感染人的 HEV 只有一个血清型，HEV 抗原存在于 HEV 颗粒表面及肝细胞浆中。HEV 主要在肝细胞中复制，通过胆汁排出，其复制过程尚不完全清楚，其结构蛋白可能以亚基因转录体的形式表达。

HEV 不稳定，在 4℃ 以下保存易被破坏，反复冻融也易使病毒降解，在高浓度盐溶液中不稳定，在碱性环境条件下较稳定，在镁和锰离子存在的情况下易于保持其完整性。HEV 对常用消毒剂如过氧乙酸、甲醛及氯类等敏感。

● 要点二 流行病学

（一）传染源

甲、戊型肝炎的传染源主要是急性期患者和亚临床感染者。病毒主要通过粪便排出体外，发病前 2 周至发病后 2~3 周内具有传染性，而以发病前后各 1 周的传染性最强。

乙、丙、丁型肝炎的传染源是相应的急、慢性患者及病毒携带者。病毒存在于患者的血液及各种体液（阴道分泌物、精液、羊水、唾液、乳汁等）中。急性期患者自发病前 2~3 个月即有传染性，并持续于整个急性期。慢性感染者均具有传染性。

（二）传播途径

甲、戊型肝炎主要经粪-口途径传播。粪便中排出的病毒通过污染手、水、食物等经口感染。散发病例以日常生活接触传播为主要方式，如水源或食物（如贝类海产品等）被污染可引起局部暴发或流行。甲、戊型肝炎在潜伏期末及发病早期有短暂的病毒血症期，在少见的情况下也可通过输血或血制品等传播。

乙、丙、丁型肝炎病毒可通过传染源的各种体液排出体外，通过皮肤或黏膜的破损口（显性或隐性）进入易感者的体内而传播。传播途径包括：①输血及血制品以及使用污染的注射器或针刺器具等传播。②母婴传播（主要通过分娩时吸入羊水、接触产道血液等传播，也可经哺乳及密切接触传播，或通过胎盘造成宫内感染）。③性接触传播。④其他，如日常生活密切接触传播。

（三）易感人群

人类对各型肝炎普遍易感，各年龄组均可发病。

感染甲肝病毒后机体可产生持久的免疫力。感染HBV后如产生抗-HBs，一般不会再次感染，但有部分感染者可演变为慢性。感染年龄越小演变为慢性的几率越高，新生儿感染后90%以上演变为慢性，成年人感染后演变为慢性者不足10%。丙型肝炎的发病以成人多见，常与输血或使用血制品、药瘾注射、血液透析等有关，感染后75%~85%演变为慢性。丁型肝炎的易感者为HBsAg阳性的急、慢性肝炎或无症状携带者。戊型肝炎发病以成年人为主，感染后可产生一定的免疫力。各型肝炎之间无交叉免疫，可重叠感染或先后感染。

（四）流行特征

病毒性肝炎遍及全世界，但在不同地区各型肝炎的感染率有较大差别。

1. 甲型肝炎 世界各地均有发生。在高发地区常呈周期性流行。全年均可发病，而以冬春季为发病高峰。在托幼机构、小学及部队中发病率较高，且可发生大的流行。如水源被污染或生吃污染水中养殖的贝壳类等食品，可在人群中引起暴发。在我国，近几年甲型肝炎发病率逐渐下降，目前总体上已属低流行区。2007年年发病率为1.66/10万，但不同地区发病率差异较大，一般来说农村高于城市，西部地区高于东部地区，北方地区高于南方地区，发病人群儿童逐渐减少，成年人相对增多。

2. 乙型肝炎 见于世界各地，全球约20亿人感染过HBV，其中约3.5亿人为慢性HBV感染，约占全球人口的6%。不同地区的乙肝流行率差异较大。在我国乙肝流行率分布也存在地区差异，农村常高于城市。乙型肝炎的发病无明显季节性，多为散发，但常有家庭集聚现象，患者及HBsAg携带者男性多于女性。

3. 丙型肝炎 见于世界各国，主要为散发，多见于成人，尤以输血与使用血制品者、静脉药瘾者、血液透析者、肾移植者、同性恋者等为多见，发病无季节性，易转为慢性。

4. 丁型肝炎 在世界各地均有发现，但感染率差异较大。主要聚集于意大利南部、南美北部、非洲部分地区、中东阿拉伯国家等。我国属HDV低地方性流行区，在HBsAg阳性人群中的流行率为1.2%。

5. 戊型肝炎 存在流行和散发两种形式。流行主要发生于亚洲、非洲和中美洲的一些不发达国家。在发达国家多为散发，病例主要来自流行区的移民或去过流行区的旅游者。在我国成人急性病毒性肝炎中，多数地区戊型肝炎已占首位，尤其是老年人戊型肝炎所占比例更高。戊型肝炎发病与饮水习惯及粪便管理有关。常以水媒流行形式出现，多发生于雨季或洪水泛滥之后。

● 要点三 临床表现

各型肝炎的潜伏期长短不一，甲型肝炎为2~6周（平均4周），乙型肝炎为4~24周（平均3个月），丙型肝炎为2~26周（平均7.4周），丁型肝炎为4~20周，戊型肝炎为2~9周（平均6周）。

（一）急性肝炎

总病程一般为2~4个月，临床上根据有无黄疸分为以下两型。

1. 急性黄疸型肝炎 可分为3期。

（1）黄疸前期 多以发热起病，热型多为弛张热，可有恶寒。本期突出的症状是全身乏力及食欲不振、厌油、恶心、呕吐、上腹不适、腹胀、便溏等消化系统症状。本期末尿色逐渐加深，似浓茶色，体征可有右上腹叩击痛。本期持续数日至2周，平均1周。

(2) 黄疸期 继尿色加深之后，巩膜首先出现黄染，继及皮肤，多于数日至 2 周达高峰，随后逐渐下降。黄疸初现时，发热很快消退，但乏力、胃肠道症状等可短期增剧，继而迅速缓解。黄疸多为肝细胞性，部分患者可短时表现为胆汁淤积性黄疸，如皮肤瘙痒、大便色浅等。体征除皮肤及巩膜黄染外，尚有肝大、触痛及肝区叩击痛，脾可轻度增大。本期持续 2~6 周。

(3) 恢复期 黄疸消退，症状消失，肝功能正常，肿大的肝脏、脾脏逐渐恢复正常。本期约需数周至 4 个月，平均 1 个月。

2. 急性无黄疸型肝炎 此型较多见，约占全部急性肝炎的 70%~90%。起病缓慢，临床症状较轻，主要表现为乏力，食欲不振，腹胀，肝区疼痛，有的患者可有恶心、呕吐、便溏或低热。体征可有肝大、压痛，脾也可轻度肿大。

甲、戊型肝炎以黄疸型多见，急性丙型肝炎临床表现较轻，以无黄疸型多见。部分患者无症状，仅有肝功能异常，此乃亚临床型感染。

（二）慢性肝炎

慢性肝炎指急性肝炎病程超过半年，或原有慢性乙型、丙型、丁型肝炎或慢性肝炎病毒携带史，本次又因同一病原再次出现肝炎症状、体征及肝功能异常者。发病日期不明或虽无肝炎病史，但肝组织病理学检查符合慢性肝炎改变，或根据症状、体征、实验室检查及影像学检查综合分析，亦可做出相应诊断。

为区分病情严重程度，临床上将慢性肝炎分为：

1. 轻度 临床症状、体征轻微或缺如，肝功能指标仅 1 或 2 项轻度异常。

2. 中度 症状、体征、实验室检查居于轻度和重度之间。

3. 重度 有明显或持续的肝炎症状，如乏力、食欲不振、腹胀、尿黄、便溏等，有肝病面容、肝掌、蜘蛛痣、脾大等体征，且无门脉高压表现者。实验室检查血清丙氨酸氨基转移酶（ALT）和（或）天门冬氨酸氨基转移酶（AST）反复或持续升高、白蛋白降低或 A/G 比值异常，丙种球蛋白明显升高。除前述条件外，凡白蛋白 ≤32g/L，胆红素大于 5 倍正常值上限，40% < 凝血酶原活动度 <60%，胆碱酯酶 <4500U/L，四项检测中有一项达上述程度者即可诊断为重度慢性肝炎。

慢性肝炎实验室检查异常程度参考指标

项目	轻	中	重
ALT 和（或）AST（IU/L）	≤3×ULN*	>3×ULN	>3×ULN
胆红素（Bil）（μmol/L）	≤2×ULN	(2~5)×ULN	>5×ULN
白蛋白（A）（g/L）	≥35	<35~32	≤32
A/G	≥1.4	<1.4~1.0	<1.0
电泳 γ 球蛋白（γEP）(%)**	≤21	>21~<26	≥26
凝血酶原活动度（PTA）(%)	>70	70~60	<60~>40
病理	$G_{1~2}$，$S_{0~2}$	G_3，$S_{1~3}$	G_4，$S_{2~4}$

*：ULN 正常值上限；

**：用电泳法测定血清 γ 球蛋白。

（三）重型肝炎

重型肝炎（肝衰竭）是由肝细胞大量坏死导致肝功能严重受损及多组织或器官功能障碍的一种临床综合征，为病毒性肝炎的主要死因。急性重型肝炎病死率为 50%~70%，慢性重型肝炎病死率更高，可达 80% 以上。在我国以 HBV 或 HBV 合并 HDV 感染引起的多见。

1. 急性重型肝炎 亦称暴发型肝炎。以急性黄疸型肝炎起病，病程 2 周内出现极度乏力，明显消化道症状（无食欲、恶心、频繁呕吐、鼓肠等），常有高热，迅速出现神经、精神症状（如性格改变、行为反常、嗜睡、烦躁不安，甚至昏迷等），肝浊音界进行性缩小，黄疸急剧加深，血白细胞计数及中性粒细胞增高，血小板减少，凝血酶原时间延长，PTA≤40%。

2. 亚急性重型肝炎 以急性黄疸型肝炎起病，病程15日～24周出现极度乏力，消化道症状明显，出血倾向明显，常有神经、精神症状，晚期可出现肝肾综合征，临终前多发生消化道出血、肝性脑病等严重并发症。凝血酶原时间明显延长，PTA≤40%，黄疸迅速加深，每日上升≥17.1μmol/L或血清胆红素大于正常值上限的10倍。首先出现神经、精神症状等肝性脑病表现者，称脑病型（包括脑水肿、脑疝等）；首先出现腹水及其相关表现（包括胸水等）者，称为腹水型。

3. 慢性重型肝炎 在慢性肝病的基础上发病。慢性肝病包括：①慢性肝炎或肝硬化病史。②慢性HBV携带史。③无肝病史及无HBsAg携带史，但有慢性肝病体征（如肝掌、蜘蛛痣等）、影像学改变（如脾脏增厚等）及生化检测异常者（如丙种球蛋白升高，A/G比值下降或倒置）。④肝穿活组织学检查支持慢性肝炎改变。

慢性重型肝炎起病时的临床表现与亚急性重型肝炎相似，随着病情发展而加重，并达到重型肝炎诊断标准（PTA≤40%，血清胆红素大于正常值上限的10倍）。

根据病情的严重程度，亚急性重型和慢性重型肝炎可分为早、中、晚三期。

（1）早期 患者有重型肝炎的表现，如严重乏力及消化道症状，黄疸迅速加深。血清胆红素大于正常值上限10倍或每日上升≥17.1μmol/L，30%＜PTA≤40%，或经病理学证实。但未发生明显的脑病，亦未出现腹水。

（2）中期 有Ⅱ度肝性脑病和（或）明显腹水或出血倾向（出血点或瘀斑），20%＜PTA≤30%。

（3）晚期 有难治性并发症如肝肾综合征、消化道大出血、严重出血倾向（注射部位瘀斑等）、严重感染、难以纠正的电解质紊乱或Ⅲ度以上肝性脑病、脑水肿，PTA≤20%。

中华医学会感染病学分会肝衰竭与人工肝学组和中华医学会肝病学分会重型肝病与人工肝学组2006年共同制订的《肝衰竭诊疗指南》，根据病理组织学特征和病情发展速度，将肝衰竭分为四类：①急性肝衰竭（acute liver failure，ALF）：起病急，发病2周内出现以Ⅱ度以上肝性脑病为特征的肝衰竭症候群。②亚急性肝衰竭（subacute liver failure，SALF）：起病较急，发病15日～26周内出现肝衰竭症候群。③慢加急性（亚急性）肝衰竭（acute-on-chronic liver failure，ACLF）：在慢性肝病基础上出现的急性肝功能失代偿。④慢性肝衰竭（chronic liver failure，CLF）：在肝硬化基础上，肝功能进行性减退导致的以腹水或门静脉高压、凝血功能障碍和肝性脑病等为主要表现的慢性肝功能失代偿。

（四）淤胆型肝炎

以肝内胆汁淤积为主要表现的一种特殊类型。起病类似急性黄疸型肝炎，但自觉症状常较轻，皮肤瘙痒，大便灰白，常有明显肝脏肿大，肝功能检查血清胆红素明显升高（常高于正常值10倍），以直接胆红素为主，PTA＞60%或应用维生素K肌内注射后1周可升至60%以上，血清胆汁酸、γ-谷氨酰转肽酶、碱性磷酸酶、胆固醇可明显升高，黄疸常持续3周以上，并除外其他原因引起的肝内外梗阻性黄疸者，可诊断为急性淤胆型肝炎。在慢性肝炎或肝硬化基础上发生前述临床表现者，可诊断为慢性淤胆型肝炎，预后差。

（五）肝炎肝硬化

早期肝硬化临床上常无特异性表现，很难确诊，须依靠病理诊断，B超、CT或MRI及腹腔镜等检查有辅助诊断意义。

凡慢性肝炎患者具有肯定的门脉高压证据（如腹壁及食管静脉曲张、腹水），影像学检查肝脏缩小、脾脏增大、门静脉增宽，且除外其他引起门静脉高压原因者，均可诊断为肝炎肝硬化。

1. 肝炎肝纤维化 主要根据组织病理学检查结果诊断，B超检查结果可供参考。B超表现为肝实质回声增强、增粗，肝脏表面不光滑，边缘变钝，肝脏、脾脏可增大，但肝表面无颗粒状，肝实质无结节样改变。肝纤维化的血清学指标如透明质酸（HA）、Ⅲ型前胶原（PC-Ⅲ）、Ⅳ型胶原（Ⅳ-C）、层连蛋白（LN）等指标与肝纤维化有一定相关性，但不能代表肝组织纤维沉积的量，更不能代替肝穿刺活组织学检查。

2. 肝炎肝硬化 是慢性肝炎的发展结果，肝组织病理学表现为弥漫性肝纤维化及假小叶形成。

（1）代偿性肝硬化 指早期肝硬化，一般属 Child-Pugh A 级。虽可有轻度乏力、食欲减退或腹胀症状，但无明显肝功能衰竭表现。血清白蛋白降低，但仍 ≥35g/L，胆红素 ≤35μmol/L，PTA>60%。血清 ALT 和 AST 轻度升高，AST 可高于 ALT，γ-谷氨酰转肽酶可轻度升高。可有门脉高压症，如轻度食管静脉曲张，但无腹水、肝性脑病或上消化道出血。

（2）失代偿性肝硬化 指中晚期肝硬化，一般属 Child-Pugh B、C 级。有明显肝功能异常及失代偿征象，如血清白蛋白<35g/L，A/G<1.0，黄疸明显，胆红素>35μmol/L，ALT 和 AST 升高，凝血酶原活动度<60%。患者可出现腹水、肝性脑病及门脉高压引起的食管、胃底静脉明显曲张或破裂出血。

根据肝脏炎症活动情况，可将肝硬化分为：①活动性肝硬化：慢性肝炎的临床表现依然存在，特别是 ALT 明显升高，黄疸，白蛋白水平下降，肝质地变硬，脾进行性增大，并伴有门脉高压症。②静止性肝硬化：无明显肝脏炎症活动的表现，肝质地硬，脾大，伴有门脉高压症，血清白蛋白水平低。

肝硬化的影像学表现：B 超检查可见肝脏缩小，肝表面明显凹凸不平，呈锯齿状或波浪状，肝边缘变钝，肝实质回声不均、增强，呈结节状，门静脉和脾静脉内径增宽，肝静脉变细、扭曲，粗细不均，腹腔内可见液性暗区。

（六）隐匿性慢性乙型肝炎

血清 HBsAg 阴性，但血清和（或）肝组织中 HBV DNA 阳性，并可有慢性肝炎的临床表现。除 HBV DNA 阳性外，患者可有血清抗-HBs、抗-HBe 和（或）抗-HBc 阳性，但约 20% 隐匿性慢性乙型肝炎患者的血清学标志均为阴性。诊断需排除其他病毒及非病毒因素引起的肝损伤。

（七）HBV 携带者

1. 慢性 HBV 携带者 多为处于免疫耐受期的慢性 HBV 感染者。血清 HBsAg 和 HBV DNA 阳性，HBeAg 或抗-HBe 阳性，1 年内连续随访 3 次以上，血清 ALT 和 AST 均在正常范围，肝组织学检查无明显异常。

2. 非活动性 HBsAg 携带者 血清 HBsAg 阳性、HBeAg 阴性、抗-HBe 阳性或阴性，HBV DNA（PCR）低于最低检测限，1 年内连续随访 3 次以上，ALT 均在正常范围，肝组织学检查病变轻微。

● 要点四 实验室检查

（一）血常规

急性肝炎早期血白细胞正常或略高，黄疸期至恢复期白细胞正常或略低。急性重型肝炎白细胞和多个核细胞均可增加。慢性重型肝炎、肝炎肝硬化、脾大及脾功能亢进时可有不同程度的血小板、白细胞及红细胞减少。

（二）尿常规

出现黄疸的患者尿胆素及尿胆原常阳性，且有助于黄疸的鉴别。

（三）肝功能

1. 血清转氨酶 临床用于肝病诊断的转氨酶主要有两种，一是丙氨酸氨基转移酶（ALT），另一种是天门冬氨酸氨基转移酶（AST）。这两种酶均存在于体内多种组织（如肝脏、心肌、骨骼肌、肾脏等）细胞中，但肝细胞中含量最多，尤以 ALT 为甚。这些组织受到损伤，大量的转氨酶逸出进入血液，引起血清转氨酶升高。在肝细胞中，ALT 主要存在于肝细胞浆中，易于释出，而 AST 在胞浆中仅占 20%，80% 存在于肝细胞线粒体内，因此在急性肝炎时 ALT 常常高于 AST。

肝病时转氨酶测定实际上是反映肝细胞损伤情况，且较敏感，ALT 为目前诊断肝炎最有价值的酶活力测定。急性肝炎在潜伏期末ALT即有升高，出现临床症状后即明显升高，可达1000IU/L以上。于病程的4~6周可降至正常。如病程超过3个月转氨酶仍高，常提示有慢性化倾向。慢性肝炎、肝硬化时转氨酶的升高幅度常较急性肝炎低。ALT升高幅度不能区别急性肝炎与重型肝炎。ALT半寿期较短，当重型肝炎肝细胞大量坏死时，随着病程的延长，ALT从高水平逐渐下降，与之相反，血清胆红素却不断上升，因而在病程的某一时期形成特有的"酶胆分离"现象。按病程估计，此现象于肝细胞大量坏死10日后较显著。AST/ALT比值正常为0.6左右，急性肝炎时多<1，重型肝炎时由于线粒体损害严重，AST大量逸出，使AST/ALT>1，提示病情危重。

2. 血清胆红素（Bil） 肝脏可产生和排泌胆汁，肝细胞损伤时，胆汁可进入血液，引起血清胆红素升高。因此，肝脏疾病如血清胆红素明显升高常表示肝脏损伤严重或有胆汁淤积。如急性肝炎患者胆红素长期持续异常则有慢性化可能，如胆红素在短期内剧增则提示病情恶化。

3. 蛋白质 白蛋白由肝脏产生，如肝脏损伤严重（中度、重度慢性肝炎，重型肝炎，肝硬化等）则白蛋白常减少，球蛋白常增加，A/G比值下降或倒置。

4. 凝血酶原时间（PT）和凝血酶原活动度（PTA） 肝脏为多种凝血因子合成的场所，如果肝实质广泛而严重损伤时，凝血因子缺乏，PT明显延长，PTA下降。PTA≤40%为肝细胞大量坏死的肯定界限，为重型肝炎诊断及判断预后的重要指标，如PTA<20%则预后不良。现有采用国际标准化比值（international normal ratio，INR）表示此指标，INR升高与PTA下降意义相同，INR>1.2为异常。

5. 血胆固醇（Ch） 血中的胆固醇60%~80%来自肝脏，严重肝损伤时，肝脏合成胆固醇减少，故而血胆固醇明显减少常提示肝病病情严重。淤胆型肝炎、胆道梗阻时胆固醇常有升高。

6. 转肽酶（γ-GT，GGT） 此酶灵敏度高，特异性差。肝炎时常增高，持续增高者提示可能迁延不愈；在慢性肝炎中γ-GT上升幅度与病情严重程度有一定关系；淤胆型肝炎时常明显升高；肝癌、阻塞性黄疸、心肌梗死、胰腺炎、酗酒等患者也可增高或明显增高。

7. 碱性磷酸酶（ALP/AKP） 骨骼疾患及肝胆疾患如淤胆型肝炎、肝内胆汁淤积及肝外阻塞性黄疸者可明显升高。肝细胞性黄疸时仅轻度增高。生长发育期儿童亦明显增高。

8. 甲胎蛋白（AFP） 是胚胎期肝细胞和卵黄囊产生的一种蛋白，出生后1周即消失，当肝细胞癌变后又可获得合成此蛋白的能力（称返祖现象）。孕妇、新生儿、部分睾丸或卵巢胚胎性癌及部分慢性肝损伤、肝硬化患者可轻度升高。AFP明显升高或进行性升高提示有肝细胞癌（HCC）发生。重型肝炎有大量肝细胞坏死后的肝细胞再生，AFP也常升高，则与预后相关。临床上应注意观察AFP升高的幅度、持续时间、动态变化、与转氨酶的关系，并需结合患者临床表现、影像学检查结果等进行综合分析。

（四）病原学检查

1. HAV

（1）抗-HAV IgM 出现较早，一般在病后1周黄疸出现时即可测出，2周时达高峰，1~2个月滴度开始下降，3~4个月大部分消失，为甲型肝炎早期诊断最常用而简便的可靠指标。

（2）抗-HAV IgG 在急性肝炎后期和恢复早期出现（IgM开始下降时），可在体内长期存在。如恢复期抗体滴度比急性期增高4倍以上有诊断意义。常用于测定人群免疫水平。

（3）其他 检测潜伏末期及急性初期患者粪便标本中的HAV RNA、HAAg、HAV颗粒等，阳性可确诊为HAV感染。一般不用于临床，主要用于研究。

2. HBV

（1）血清HBV标志物检测 HBV的抗原复杂，其外壳中有表面抗原，核心成分中有核心抗原和e抗原，感染后可诱发机体产生相应的抗体。

①HBsAg：是感染HBV后最早出现的血清学标志，感染后4~7周血清中开始出现，而后出

现 ALT 升高及症状、体征等。HBsAg 是 HBV 现症感染指标之一，可见于急性乙型肝炎潜伏期、急性期患者以及各种慢性 HBV 感染者（慢性 HBV 携带者、非活动性慢性 HBsAg 携带者、慢性乙型肝炎患者和与 HBV 感染相关的肝硬化及肝癌患者）。

②抗-HBs：是感染 HBV 后机体产生的唯一保护性抗体，对 HBV 具有中和作用。一般在 HBsAg 消失后隔一段时间才出现，这段时间称为空窗期，此时 HBsAg 及抗-HBs 均阴性。抗-HBs 阳性一般是 HBV 感染恢复的标志，见于乙肝恢复期、HBV 既往感染者和乙肝疫苗接种后。

③HBcAg：HBcAg 为 HBV 核心蛋白的组成部分，血液中一般无游离的 HBcAg。只有用去垢剂处理 Dane 颗粒后，方可释放出 HBcAg，所以临床上一般不检测 HBcAg。如血清 HBcAg 阳性表示血液内含有 HBV，患者传染性强，HBV 复制活跃。

④抗-HBc：此为 HBcAg 刺激机体产生的，为感染 HBV 后最早出现的抗体，属非中和性抗体，可持续存在多年。故抗-HBc 是 HBV 感染的标志，可能为现症感染或既往感染。抗-HBc 包括抗-HBc IgM 和抗-HBc IgG。感染 HBV 后先是抗-HBc IgM 阳性（6个月内），随后出现抗-HBc IgG。高滴度的抗-HBc IgM 阳性或抗-HBc IgM 阳性而抗-HBc IgG 阴性为 HBV 急性或近期感染的标志。在部分慢性乙型肝炎、肝硬化、肝癌、慢性 HBV 携带者中抗-HBc IgM 也可出现低滴度阳性，而抗-HBc IgG 高滴度阳性，表示体内有 HBV 复制且传染性强。

⑤HBeAg 和抗-HBe：感染 HBV 后，HBeAg 可与 HBsAg 同时或稍后出现于血清中，其消失则稍早于 HBsAg。HBeAg 与 HBV DNA 有着良好的相关性，是病毒复制活跃、传染性强的标志。急性乙型肝炎患者若 HBeAg 持续阳性10周以上，可能转为慢性感染。抗-HBe 的出现预示着病毒复制减少或终止，传染性减弱。HBeAg 消失前/后出现抗-HBe，这一时期称为（e 抗原）血清转换期，其标志是 HBV 感染者 HBeAg 和抗-HBe 同时阳性或同时阴性。HBV 前 C 区变异的慢性乙型肝炎患者 HBeAg 阴性，抗-HBe 阳性或阴性，但 HBV DNA 阳性。

（2）HBV DNA 常采用 PCR 检测，是 HBV 存在和复制最可靠的直接证据，反映病毒复制程度及传染性强弱，也常用来监测抗病毒药物的疗效。

（3）HBV 现症感染 具备下列任何一项即可确定为 HBV 现症感染：①血清 HBsAg 阳性。②血清 HBV DNA 阳性。③血清抗-HBc IgM 阳性。④肝内 HBcAg 和（或）HBsAg 阳性或 HBV DNA 阳性。

（4）急性 HBV 感染 ①HBsAg 滴度由高到低，消失后抗-HBs 转阳性。②急性期抗-HBc IgM 高滴度，抗-HBc IgG 阴性或低滴度。具备此两项中的任何一项即可确定为急性 HBV 感染。

3. HCV

（1）抗-HCV 抗-HCV 阳性可诊断为 HCV 感染。一般认为抗-HCV 是感染的标志（包括既往感染和现症感染）。抗-HCV IgM 阳性更多见于现症感染者。抗-HCV 在 HCV 感染后 4～6 周或更久出现，慢性患者抗-HCV 可持续阳性。

（2）HCV RNA HCV RNA 的出现较抗-HCV 早，阳性表示体内有 HCV 复制，有传染性，可用于 HCV 感染的早期诊断及疗效评估。HCV 的基因分型检测对流行病学研究及指导慢性丙型肝炎治疗有重要意义。

4. HDV

（1）HDAg 感染 HDV 后 HDAg 较早在血清中出现，且持续时间短（1～2 周），HDAg 阳性是急性 HDV 感染的直接证据。

（2）抗-HD 抗-HD IgM 阳性是 HDV 现症感染的标志，急性 HDV 感染者抗-HD IgM 一过性升高；慢性 HDV 感染者抗-HD IgM 升高多为持续性，并有高滴度的抗-HD IgG 阳性。持续性高滴度抗-HD 或抗-HD IgG 是慢性 HDV 感染的证据。

（3）HDV RNA 血清或肝组织中 HDV RNA 是 HDV 现症感染的直接证据，急性 HDV 感染一过性阳性，慢性 HDV 感染则持续阳性。

5. HEV

（1）抗-HEV　发病1~2周后抗-HEV转阳性，3~5周后达高峰，然后逐渐下降。抗-HEV转阳性或滴度由低到高或抗-HEV滴度>1：20或抗-HEV IgM阳性对急性戊型肝炎有诊断意义。

（2）其他　血清和（或）粪便HEAg或HEV RNA阳性或粪便标本中找到HEV颗粒可明确诊断。

要点五　诊断

病毒性肝炎的临床表现复杂，应根据流行病学、临床表现、实验室检查及影像学检查结果，结合患者具体情况及动态变化进行综合分析，做出临床诊断，并根据特异性检查结果做出病原学诊断。对诊断不明确者应争取行肝穿刺活组织学检查。切忌主观片面地依靠某一点或某一次异常做出诊断。

确诊的肝炎病例以临床分型与病原学分型相结合命名，肝组织病理学检查结果附后。例如：病毒性肝炎，甲型，急性黄疸型；病毒性肝炎，乙型，慢性（中度），G_2S_3；对甲、乙、丙、丁、戊五型肝炎病毒标志均阴性者可诊断为：①急性肝炎，病因未定。②慢性肝炎，病因未定。

要点六　治疗

病毒性肝炎临床类型复杂，表现多样，治疗要根据不同的病原、临床类型及组织学改变区别对待。

（一）急性肝炎

1. 休息　早期应住院卧床休息，症状和黄疸消退后可起床活动，并随着病情的好转逐渐增加活动量，一般以不感到疲劳为度。

2. 饮食　应进食易消化、富含维生素的清淡饮食。如果食欲明显下降且有呕吐者，可静脉注射10%~20%葡萄糖注射液和维生素C等。避免其他对肝脏不利的因素，避免使用肝毒性药物，禁止饮酒。

3. 药物治疗　恶心呕吐者可予以胃动力药；黄疸持续不退者可考虑中医中药治疗，或用门冬氨酸钾镁溶液等。保肝药物种类繁多，可酌情选用1~2种，不可滥用，以防加重肝脏负担。

急性病毒性肝炎多为自限性，一般不需抗病毒治疗。急性乙型肝炎有慢性化倾向者及急性丙型肝炎可考虑应用抗病毒治疗。

（二）慢性肝炎

慢性病毒性肝炎的治疗应根据患者的具体情况采用综合性治疗方案，主要包括一般及对症治疗、抗病毒、免疫调节、保肝、抗肝纤维化等治疗措施。抗病毒治疗是慢性乙型肝炎和丙型肝炎的关键治疗，只要有适应证，且条件允许，就应进行规范的抗病毒治疗。

1. 休息　应适当休息。病情活动时应卧床休息；病情稳定时应注意锻炼身体，以活动后不感到疲乏为度。

2. 饮食　宜进蛋白质及维生素含量丰富的饮食，以维持平衡为宜，防止发生脂肪肝、糖尿病等。忌酒。

3. 抗病毒治疗　目的是清除或持续抑制体内的肝炎病毒，减轻肝细胞炎症坏死及肝纤维化，延缓和阻止疾病进展，减缓和防止肝脏失代偿、肝硬化、HCC及其并发症的发生，从而改善生活质量和延长存活时间。

（1）慢性乙型肝炎　抗病毒治疗的适应证：①HBeAg阳性者，HBV DNA$\geq 10^5$copies/mL（相当于20 000 IU/mL）；HBeAg阴性者，HBV DNA$\geq 10^4$copies/mL（相当于2000 IU/mL）。②ALT≥ 2正常值上限（ULN）；如用IFN治疗，ALT应≤ 10ULN，血清总胆红素应<2ULN。③ALT<2ULN，但肝组织学显示Knodell HAI≥ 4，或炎症坏死$\geq G_2$，或纤维化$\geq S_2$。

对持续HBV DNA阳性，达不到上述治疗标准，但有以下情形之一者，亦应考虑给予抗病毒治疗：①对ALT大于ULN且年龄>40岁者，应考虑抗病毒治疗。②对ALT持续正常但年龄较大者（>40岁），应密切随访，最好进行肝活检，如果肝组织学显示Knodell HAI≥ 4，或炎症坏死$\geq G_2$，或纤维化$\geq S_2$，应积极给予抗病毒治疗。③动态观察发现有疾病进展的证据（如脾脏增大）者，建议行肝组织学检查，必要时给予抗病毒治疗。

目前常用的抗 HBV 药物有两大类：干扰素（interferon，IFN）和核苷类似物（nucleotide analogues，NA）。

（2）丙型肝炎　所有慢性丙型肝炎患者即使血清 ALT 正常或轻度升高，HCV RNA 阳性者均应考虑抗病毒治疗，HCV RNA 阳性的急性丙型肝炎一经确诊也应开始抗病毒治疗，以防转为慢性。在临床具体应用时，还应考虑患者肝组织损伤程度、有无肝功能失代偿、产生应答的可能性、有无合并症存在、潜在的严重不良反应等因素的影响。

4. 调节免疫疗法　对不能耐受或不愿接受 IFN 或核苷（酸）类药物治疗的慢性乙型肝炎患者，如有条件，可试用胸腺肽 α_1。

5. 抗肝纤维化治疗　抗病毒治疗是抗纤维化治疗的基础。γ 干扰素及中药冬虫夏草、丹参、桃仁等制剂有一定的抗肝纤维化作用。

（三）重型肝炎

目前的治疗原则是在密切观察病情、早期诊断的基础上，以支持和对症疗法为主，同时进行多环节阻断肝细胞坏死、促进肝细胞再生，积极防治各种并发症，必要时可采用人工肝支持系统，争取进行肝移植。

1. 一般治疗及支持治疗　患者应绝对卧床休息，进行重症监护，密切观察病情变化，控制蛋白质的摄入，减少肠道氨的来源，补足每日必需的热量、液体、维生素等，适当补充新鲜血浆、白蛋白、免疫球蛋白、富含支链氨基酸的多种氨基酸，纠正水、电解质及酸碱平衡紊乱等。酌情应用免疫调节剂胸腺肽 α_1 等。禁用对肝、肾有害的药物。注意隔离，防止发生医院感染。

2. 病因治疗　由 HBV 引起的重型肝炎应及早给予核苷类似物抗病毒治疗，以减轻或阻止免疫病理损伤。不宜使用干扰素。

3. 促进肝细胞再生　常用的治疗措施有：①促肝细胞生长因子（HGF）。②前列腺素 E_1（PGE_1）。③还原型谷胱甘肽等。

4. 抗内毒素血症　间歇应用广谱抗菌药物，抑制肠道菌内毒素释放；口服乳果糖或拉克替醇等，促进肠道内毒素排泄。

5. 防治并发症　积极防治肝性脑病、脑水肿、上消化道出血、继发感染、肝肾综合征、代谢紊乱等并发症。

6. 人工肝支持系统和肝细胞移植　有条件者可采用人工肝支持系统以清除血中有毒物质，补充生物活性物质，降低胆红素，升高 PTA，可为晚期患者争取时间进行肝移植。肝细胞移植既是一种支持疗法，也可起到肝移植的桥梁作用。

7. 肝移植　可显著提高终末期肝病患者生存率。

● 要点七　预防

（一）管理传染源

病毒性肝炎属我国法定管理传染病种中的乙类传染病，发现后应及时做好疫情报告并隔离患者。急性甲型及戊型肝炎自发病之日起隔离 3 周。乙型及丙型肝炎隔离至病情稳定后可以出院。各型肝炎应分室住院治疗，对患者的分泌物、排泄物、血液以及污染的医疗器械、物品等均应进行消毒处理。对急性甲型或戊型肝炎患者的接触者可进行医学观察 45 日。肝功能异常或 HBsAg 阳性或抗 – HCV 阳性者不得献血、组织或器官。HBsAg 携带者不得献血，可照常工作和学习，但要定期随访，注意个人卫生、经期卫生以及行业卫生，防止血液及其他体液污染并感染他人；不共用食具、刮刀、修面用具、洗漱用品等。

（二）切断传播途径

提高个人卫生水平，加强饮食卫生管理、水源保护、环境卫生管理以及粪便无害化处理。加强托幼机构、各服务业卫生管理。

各级医疗卫生单位应加强消毒及防护措施。各种医疗及预防注射应实行一人一针一管，各种医疗器械及用具应实行一人一用一消毒（如针灸针、手术器械、探针、各种内镜以及口腔科钻头等），尤其应严格对带血污染物的消毒处理。对血液透析病房应加强卫生管理。

（三）保护易感人群

1. 甲型肝炎 甲肝减毒活疫苗或灭活疫苗均有较好的预防效果，高危易感人群应接种；人血丙种球蛋白及甲肝疫苗于HAV暴露后2周内注射均有一定程度的保护作用。

2. 乙型肝炎

（1）乙肝免疫球蛋白（HBIG） 主要用于阻断HBV的母婴传播及意外暴露的被动免疫，应在出生后或暴露后的24小时内（时间越早越好）注射。

（2）乙型肝炎疫苗 主要用于新生儿和高危人群的乙肝预防。对HBsAg阳性产妇所生婴儿，与乙肝免疫球蛋白联合使用可提高保护率。

细目二 流行性感冒

流行性感冒（influenza）简称流感，是由流感病毒引起的急性呼吸道传染病，主要通过飞沫传播，潜伏期短，传染性强，传播迅速。主要临床特点为起病急，高热、头痛、乏力、全身酸痛和轻微的呼吸道症状。已多次引起世界范围的大流行，造成数十亿人发病，数千万人死亡。

要点一 病原学

流感病毒属正黏病毒科，直径80～120nm，呈球形或丝状，由核心和包膜组成。核心由分节段的单股负链RNA、与其结合的核蛋白（nucleoprotein，NP）和RNA多聚酶组成，流感病毒核酸分节段的结构特点使其具有较高的基因重配频率，因而其抗原性容易发生变异，并导致新亚型病毒的出现。包膜分为两层，包膜内层为基质蛋白1（matrix protein，M1），包膜外层主要来自宿主细胞的脂质双层膜，表面分布着两种刺突——血凝素（hemagglutinin，HA）和神经氨酸酶（neuraminidase，NA），成分为糖蛋白，具有亚型和株的特异性。此外，病毒包膜外层上还分布有基质蛋白2（M2），数量少，属于离子通道蛋白，有助于病毒进入感染细胞。针对HA的抗体为中和抗体，可预防流感的传染，抗NA抗体能在一定程度上限制病毒的复制，但不能中和流感病毒。

根据病毒NP和M1抗原性的不同，流感病毒分为甲（A）、乙（B）和丙（C）三型，甲型流感病毒再根据HA和NA的抗原性不同分为若干亚型，HA可分为H1～H16亚型，NA可分为N1～N9亚型，人类流感主要与H1、H2、H3和N1、N2亚型有关。甲型流感病毒宿主广泛，易发生变异，曾多次引起世界性大流行；乙型流感病毒变异较少，通常只引起局部暴发；丙型流感病毒稳定，多为散发，主要侵犯婴幼儿和免疫力低下的人群；乙型、丙型相对较少，主要感染人类。

流感病毒容易发生变异，最常发生于甲型，主要形式有两种：①抗原漂移（antigen drift），变异幅度小，属于量变，不会引起流感的大规模流行，出现频率较高，且有逐渐积累效应。②抗原转换（antigen shift），变异幅度大，属于质变，形成新的病毒亚型，由于人群对抗原转换后出现的新亚型缺少免疫力，往往会引起流感的全球性大流行，发生频率较低，且缓慢。

流感病毒不耐热，100℃ 1分钟或56℃ 30分钟灭活，对常用消毒剂（甲醛、过氧乙酸、含氯消毒剂等）、紫外线敏感，耐低温和干燥，真空干燥或 -20℃以下仍可存活。

要点二 流行病学

1. 传染源 主要为流感患者和隐性感染者。潜伏期即有传染性，发病3日内传染性最强。动物可能为重要贮存宿主和中间宿主。

2. 传播途径 经呼吸道-空气飞沫传播，也可通过直接接触或病毒污染物品间接接触传播。

3. 易感人群 普遍易感，感染后获得对同型病毒免疫力，但维持时间短，各型及亚型之间无交叉免疫。

4. 流行特征 流感病毒具较强的传染性，加之呼吸道飞沫传播，易引起流行和大流行。一般多发于冬季，我国北方每年流感活动高峰一般发生在当年11月底至次年的2月底，而南方除冬季为活动高峰外，还有一个活动高峰（5～8月份），大流行可发生于任何季节。根据世界上已发生的4次大流行情况分析，一般10～15年发生一次大流行。流感在流行病学上最显著的特点为：突然暴发，迅速蔓延，波及面广，具有一定的季节性，一般流行3～4周后会自然停止（世界性大流行通常有2～3个流行波），流感后人群获得一定的免疫力，流感于每次流行后，在人群中总要造成不同数量的死亡，死者多为年迈体衰、年幼体弱或合并有慢性疾病的患者。甲型流感常引起暴发流行，乙型流感呈局部流行或散发，亦可大流行，丙型以散发为主。

要点三 临床表现

潜伏期通常为1～3日。起病多急骤，主要以全身中毒症状为主，呼吸道症状轻微或不明显。发热通常持续3～4日。

1. 单纯型流感 最常见，骤起畏寒、发热，体温可达39℃～40℃，头痛、全身酸痛、咽干、乏力及食欲减退等全身症状明显；咳嗽、流涕、鼻塞、咽痛等呼吸道症状较轻；少数患者有恶心、呕吐、腹泻、腹痛等消化道症状。

2. 肺炎型流感 较少见，可以由单纯型转为肺炎型，或直接表现为肺炎型，多发生在2岁以下的小儿，或原有慢性基础疾病者。特点是在发病后24小时内出现高热、烦躁、呼吸困难、咳血痰和明显发绀，可进行性加重，应用抗菌药物无效，可因呼吸循环衰竭在5～10日内死亡。两肺可有呼吸音减低、湿啰音或哮鸣音，但无肺实变体征。X线胸片可见双肺广泛小结节性浸润，近肺门较多，肺周围较少。婴儿流感的临床症状往往不典型，可见高热、惊厥。部分患儿表现为喉、气管、支气管炎症，严重者出现气道梗阻现象。新生儿流感虽少见，但一旦发生常呈败血症表现，如嗜睡、拒奶、呼吸暂停等，常伴有肺炎，病死率高。

3. 其他类型 较少见。中毒型主要表现为高热、循环障碍、血压下降、休克及DIC等；胃肠型主要表现为恶心、呕吐、腹痛、腹泻；脑炎型主要表现为谵妄、惊厥、意识障碍、脑膜刺激征。

4. 并发症 呼吸道并发症：细菌性气管炎、细菌性支气管炎、细菌性肺炎；肺外并发症：雷耶（Reye）综合征、中毒性休克、骨骼肌溶解、心肌炎、心包炎。

本病预后一般良好，常于短期内自愈。婴幼儿、老年人和合并有慢性基础疾病者，预后较差。

要点四 实验室检查与其他检查

1. 血液检查 在发病最初数日白细胞总数大多减少，中性粒细胞显著减少，淋巴细胞相对增加。重症患者多有白细胞总数及淋巴细胞下降。合并细菌感染时白细胞和中性粒细胞可增多，重者可有乳酸脱氢酶（LDH）、肌酸磷酸激酶（CK）等增高。

2. 病毒分离 将起病3日内患者的含漱液或上呼吸道分泌物接种于鸡胚或组织培养，进行病毒分离。灵敏度高，但实验要求高、费时。

3. 血清学检查 急性期（发病后7日内采集）和恢复期（间隔2～3周采集）双份血清进行补体结合试验或血凝抑制试验，后者抗体滴度与前者相比有4倍或以上升高，有助于确诊（回顾性诊断）。灵敏度、特异性均较差。

4. 病毒特异抗原及其核酸检查 取患者呼吸道标本或肺标本，采用免疫荧光或酶联免疫法检测甲、乙型流感病毒型特异的核蛋白（NP）或基质蛋白（M1）及亚型特异的血凝素蛋白。还可用RT-PCR检测编码上述蛋白的特异基因片段。

5. 快速诊断法 取患者鼻黏膜压片染色找到包涵体，免疫荧光检测抗原。

6. 胸部影像学检查 重症患者胸部X线检查可显示单侧或双侧肺炎，少数可伴有胸腔积液等。

要点五 诊断

一般冬春季节，在同一地区，短时间之内出现大量流感样病例，应考虑流感。诊断分为两类：

1. 疑似病例 流行病学史、临床表现。

2. 确诊病例 流行病学史、临床表现、实验室病原学检查。

要点六 治疗

（一）治疗原则

1. 隔离患者 流行期间对公共场所加强通风

和空气消毒。

2. 及早应用抗流感病毒药物治疗 只有早期（起病1~2日内）使用才能取得最佳疗效。

3. 加强支持治疗和防治并发症 卧床休息，多饮水，饮食要易于消化。密切观察和监测并发症，抗菌药物仅在明确或有充分的证据提示有继发细菌感染时才考虑应用。

4. 合理应用对症治疗药物 应用解热药、缓解鼻黏膜充血药物、止咳祛痰药物等对症治疗。儿童忌用阿司匹林或含阿司匹林药物，以免诱发致命的雷耶（Reye）综合征。

（二）抗流感病毒药物治疗

1. 离子通道M2阻滞剂 金刚烷胺和甲基金刚烷胺。可阻断病毒吸附于宿主细胞，抑制病毒复制，早期应用可减少病毒的排毒量，缩短排毒期，但只对甲型流感病毒有效。在过去的十几年内流感病毒对此类药物的耐药性已普遍存在。

2. 神经氨酸酶抑制剂 奥司他韦（oseltamivir）是目前最为理想的抗病毒药物，发病初期使用，能特异性抑制甲、乙型流感病毒的神经氨酸酶，从而抑制病毒的释放。扎那米韦（zanamivir）通过抑制流感病毒的神经氨酸酶发挥作用，适用于成年患者和12岁以上的青少年患者，治疗甲型和乙型流感，对金刚烷胺、金刚乙胺耐药的病毒株也起抑制剂作用。

● **要点七　预防**

（一）控制传染源

早发现、早报告、早隔离、早治疗，隔离时间为1周或至主要症状消失。

（二）切断传播途径

流感流行期间，尽量少去公共场所，注意通风，加强对公共场所进行消毒。医务人员在工作期间戴口罩，勤洗手，防止交叉感染。流感患者的用品要彻底消毒。

（三）保护易感人群

1. 接种流感疫苗 在流感好发季节，给易感的高危人群和医务人员接种疫苗。高危人群包括：年龄超过65岁；有慢性肺或心血管系统疾病（包括哮喘）的成人和6个月以上的儿童；肾功能障碍者；免疫功能抑制（包括药物性）者；妊娠中期以上孕妇等。

2. 应用抗流感病毒药物预防 明确或怀疑某部门流感暴发时，对所有非流感者和未进行疫苗接种的医务人员给予金刚烷胺、金刚乙胺或奥司他韦进行预防性治疗。

细目三　人感染高致病性禽流感

人感染高致病性禽流感（highly pathogenic avian influenza）简称人禽流感，是由甲型禽流感病毒引起的人、禽、畜共患的急性传染病。通常禽流感病毒并不感染人，但自1997年5月甲型禽流感病毒H5N1亚型感染人类以来，又有H9N2和H7N7等亚型感染人类的报道。人禽流感的主要表现有高热、咳嗽、呼吸困难，严重者可出现休克、多脏器功能衰竭等表现。

● **要点一　病原学**

禽流感病毒属于正黏病毒科，属甲型流感病毒，包括其全部亚型。根据其致病性，禽流感病毒可分为高致病型、低致病型和非致病型三大类，其中H5和H7亚型为高致病型，又以H5N1致病性最强。目前感染人类的禽流感病毒亚型主要有H5N1、H9N2、H7N7，其中感染H5N1亚型患者病情重，死亡率高，可感染人、禽和其他哺乳类动物如猪。

禽流感病毒容易被稀酸、乙醚等有机溶剂和碘剂、含氯石灰灭活。禽流感病毒没有超常的稳定性，病毒可在加热、极端的pH、非等渗和干燥的条件下灭活，对低温抵抗力强，在有甘油保护的情况下可保持活性1年以上。在野外条件下，禽流感病毒常从病禽的鼻腔分泌物和粪便中排出，病毒受到这些有机物的保护极大地增加了抗灭活能力。此外，禽流感病毒可以在自然环境中，特别是凉爽和潮湿的条件下存活很长时间。粪便中病毒的传染性在4℃条件下可以保持30~50日，20℃时为7日。

● **要点二　流行病学**

1. 传染源 主要为病禽、健康带毒的禽，特别是感染 H5N1 亚型病毒的鸡、鸭。病毒污染的羽毛和粪便是重要传染物，其病毒含量高而且存活时间长。其他禽类和野禽也有可能成为传染源。

2. 传播途径 主要经呼吸道传播，通过密切接触感染的禽类及其分泌物、排泄物、受污染的水及直接接触病毒毒株被感染。目前尚无人与人之间直接传播的确切证据。

3. 易感人群 人类对禽流感病毒普遍不易感，缺乏免疫力。发病与年龄、性别无关，12 岁以下的儿童病情重。

4. 发病季节 禽流感一年四季均可发生，但冬、春季节多暴发流行。夏季发病较少，多呈散发，症状也较轻。

● 要点三 临床表现

潜伏期一般为 1~3 日，通常在 7 日以内。

急性起病，早期表现类似流感。主要为发热，体温大多持续在 39℃ 以上，热程 1~7 日，一般为 3~4 日，可伴有眼结膜炎、流涕、鼻塞、咳嗽、咽痛、头痛和全身不适。部分患者可有恶心、腹痛、腹泻、稀水样便等消化道症状。重症患者病情发展迅速，可出现肺炎、急性呼吸窘迫综合征（ARDS）、肺出血、胸腔积液、全血细胞减少、肾衰竭、败血症、休克及 Reye 综合征等多种并发症。体征可见眼结膜轻度充血，咽部充血，肺部有干啰音等，半数患者有肺部实变体征。

● 要点四 实验室检查与其他检查

（一）血常规检查

多数患者外周血白细胞、淋巴细胞和血小板不同程度减少。

（二）骨髓穿刺检查

骨髓穿刺检查示细胞增生活跃，见反应性组织细胞增生伴出血性吞噬现象。

（三）血生化检查

部分患者肝功能异常，表现为 ALT、AST 升高，亦可出现 BUN 的升高。

（四）病原及血清学检查

1. 病毒抗原及基因检测 取患者呼吸道标本，采用免疫荧光法（或酶联免疫法）检测甲型流感病毒核蛋白抗原（NP）及禽流感病毒 H 亚型抗原。还可用快速核酸模板等温扩增技术（NASBA）或 RT-PCR 检测禽流感病毒亚型特异性 H 抗原基因。

2. 病毒分离 从患者呼吸道标本（如鼻咽分泌物、口腔含漱液、气管吸出物或呼吸道上皮细胞）中分离禽流感病毒。

3. 血清学检查 以微粒中和法或 H5 特异的酶联免疫吸附试验（ELISA）检测抗体，发病初期和恢复期双份血清抗禽流感病毒抗体滴度有 4 倍或以上升高，有助于回顾性诊断。

（五）其他检查

重症患者胸部 X 线检查可显示单侧或双侧肺炎，严重者呈"白肺"，少数可伴有胸腔积液等。

● 要点五 诊断

根据流行病学资料、临床症状和病原分离而确诊。

1. 医学观察病例 1 周内有流行病学接触史者，出现流感样症状，对其进行 7 日医学观察。

2. 疑似病例 有流行病学史和临床表现，患者呼吸道分泌物标本采用甲型流感病毒和 H5 型单克隆抗体抗原检测阳性者。

3. 临床诊断病例 被诊断为疑似病例，且与其有共同暴露史的人被诊断为确诊病例者。

4. 确诊病例 临床诊断病例呼吸道分泌物标本中分离出特定病毒或采用 RT-PCR 检测到禽流感病毒基因，且发病初期和恢复期双份血清抗禽流感病毒抗体滴度 4 倍或以上升高。

● 要点六 治疗

（一）一般治疗

对疑似和确诊患者应进行隔离治疗。加强支持治疗，预防并发症。注意休息，多饮水，加强营养，饮食易消化。

（二）对症治疗

可应用解热药、缓解鼻黏膜充血药、止咳祛痰药等。儿童忌用阿司匹林或含阿司匹林的药物，避免引起儿童 Reye 综合征。

(三) 抗流感病毒治疗

应在发病 48 小时内试用抗流感病毒药物。

1. 神经氨酸酶抑制剂 试验研究表明，奥司他韦（oseltamivir）对禽流感病毒 H5N1 和 H9N2 有抑制作用。

2. 离子通道 M2 阻滞剂 金刚烷胺（amantadine）和金刚乙胺（rimantadine）可抑制禽流感病毒株的复制，早期应用可阻止病情发展，减轻病情，改善预后。

(四) 抗生素治疗

在明确或有充分证据提示继发细菌感染时使用，可选用氟喹诺酮类或大环内酯类抗生素。

(五) 重症患者的治疗

对出现呼吸障碍者给予吸氧及其他呼吸支持，必要时进行免疫调节治疗，如糖皮质激素、胸腺肽、干扰素、丙种球蛋白等。

● 要点七 预防

(一) 管理传染源

加强禽类疾病的监测，一旦发现禽流感疫情，动物防疫部门应立即按有关规定进行处理。加强对密切接触禽类人员的监测。当接触禽类人员中出现流感样症状时，应立即进行流行病学调查，采集患者标本并送至指定实验室检测，以进一步明确病原，同时采取相应的防治措施。

(二) 切断传播途径

接触人禽流感患者应戴口罩、戴手套、穿隔离衣。接触后应洗手。要加强检测标本和实验室禽流感病毒毒株的管理，严格执行操作规范，防止医院感染和实验室的感染及传播。

(三) 保护易感人群

注意饮食卫生，不喝生水，不吃未熟的肉类及蛋类等；勤洗手，养成良好的个人卫生习惯。对密切接触者必要时可试用抗流感病毒药物或按中医理论辨证施防。

细目四 艾滋病

艾滋病是获得性免疫缺陷综合征（AIDS）的简称，是由人免疫缺陷病毒（HIV）引起的以侵犯辅助性 T 淋巴细胞（$CD4^+$ T lymphocytes, Th）为主，造成细胞免疫功能缺损为基本特征的传染性疾病，最后继发各种严重机会性感染和恶性肿瘤。

● 要点一 病原学

HIV 分为 HIV-1 型和 HIV-2 型，两者均为 RNA 病毒。核心与膜之间由基质蛋白 p17 构成。

根据包膜蛋白基因（env）核酸排列的不同，HIV-1 分为 M、O、N 3 个亚型组 13 个亚型。

HIV 的基因组包括 9 个可识别基因，分为三类：一类为结构基因，包括组特异性抗原基因（gag）、多聚酶基因（pol）和包膜蛋白基因（env）。另一类为调节基因，包括反式激活基因（tat）、病毒蛋白调节因子（rev）。第三类为辅助基因，包括病毒颗粒感染因子（vif）、负调节因子（nrf）、病毒蛋白 R 基因（vpr）。HIV-1 与 HIV-2 两型病毒的核苷酸序列差异超过 40%。HIV 的逆转录酶无校正功能导致 HIV 基因频繁变异。

HIV 进入人体后可刺激机体产生抗体，但中和抗体少，作用极弱。血清同时存在抗体和病毒时仍有传染性。HIV 主要感染 $CD4^+$ T 细胞，也感染单核－吞噬细胞、小神经胶质细胞和骨髓干细胞等，有嗜淋巴细胞性和嗜神经性。

HIV 对热敏感，对甲醛、紫外线和 γ 射线不敏感。56℃ 30 分钟能使 HIV 在体外对人的 T 淋巴细胞失去感染性；100℃ 20 分钟能使 HIV 完全灭活；75% 乙醇、0.2% 次氯酸钠、2% 戊二醛及 0.1% 漂白粉 5~10 分钟能使 HIV 灭活。

● 要点二 流行病学

(一) 传染源

艾滋病患者和无症状 HIV 感染者是本病的传染源，尤其后者。

(二) 传播途径

1. 性接触传播 是本病主要传播途径。

2. 血源传播 通过输血、器官移植、药瘾者共用针具等方式传播。

3. 母婴传播 感染 HIV 的孕妇可以通过胎盘、产程中及产后血性分泌物、哺乳等传给婴儿。

4. 其他途径 接受 HIV 感染者的人工授精，医务人员被 HIV 污染的针头刺伤或皮肤破损处受污染等。目前尚无证据证明一般日常生活接触、食物、水、昆虫能够传播本病。

（三）易感人群

人群普遍易感。静脉注射吸毒者、性工作者、同性恋、性乱者、血友患者、多次接受输血或血制品者是感染的高危人群。

（四）流行特征

1981 年美国首次报道艾滋病。据 UNAIDS 估计截止 2010 年底全球有 HIV 感染者约 3400 万。1985 年中国出现第 1 例艾滋病患者。目前中国艾滋病主要呈现四个特点：一是艾滋病疫情上升速度有所减缓；二是艾滋病疫情的地区分布差异大；三是性传播已成为主要传播途径（异性传播 46.5%，同性传播 17.4%）；四是艾滋病流行因素广泛存在。

● 要点三 临床表现

（一）急性 HIV 感染期

少数急性感染（感染后平均 2~4 周）者有临床症状，通常持续数日到数周后自然消失，平均为 1~2 周，以发热最为常见，可伴有头痛、咽痛、恶心、呕吐、腹泻、皮疹、关节痛、淋巴结肿大以及神经系统症状。一般只有在对高危人群，如静脉吸毒或同性恋者的随访中才能发现，随后进入长期无症状感染期。

（二）无症状感染期

无症状感染，可由原发感染或急性感染症状消失后延伸而来，持续时间一般为 6~8 年，短可数月，长可达 15 年。临床无明显症状，但血中可检出病毒及抗体，有传染性。

（三）艾滋病期

为感染 HIV 后的最终阶段。患者 $CD4^+T$ 淋巴细胞计数明显下降，多少于 $200/\mu l$，HIV 血浆病毒载量明显升高。此期主要表现为持续 1 个月以上的发热、盗汗、腹泻，体重减轻 10% 以上。部分患者可表现为神经精神症状，如记忆力减退、精神淡漠、性格改变、头痛、癫痫及痴呆等，另外还可出现持续性全身性淋巴结肿大。

（四）并发症

艾滋病期可并发各系统的各种机会性感染及恶性肿瘤。

1. 呼吸系统 肺孢子菌肺炎（pneumocystis pneumonia，PCP）最为常见。该病起病隐匿或呈亚急性，干咳，气短，活动后加重，可有发热、紫绀，严重者出现呼吸窘迫，动脉血氧分压（PaO_2）降低。肺部阳性体征少，或可闻及少量散在的干湿啰音。胸部 X 线检查显示间质性肺炎。确诊依靠病原学检查。此外，巨细胞病毒、结核杆菌、鸟分枝杆菌、念珠菌及隐球菌等常引起肺部感染。

2. 中枢神经系统 如隐球菌脑膜炎、结核性脑膜炎、弓形体脑病、各种病毒性脑膜脑炎等。

3. 消化系统 念珠菌（假丝酵母菌）食道炎，巨细胞病毒性食道炎、肠炎、沙门菌、痢疾杆菌、空肠弯曲菌及隐孢子虫性肠炎。其中肠道隐孢子虫感染较为常见，表现为慢性持续性腹泻，水样便可达数月之久；隐孢子虫、巨细胞病毒、鸟分枝杆菌、结核杆菌及药物等可引起肉芽肿性肝炎，急、慢性肝炎，脂肪肝及肝硬化，同性恋患者常见肛周疱疹病毒感染和疱疹性直肠炎，大便检查和内镜检查有助于诊断。

4. 口腔 可见鹅口疮、舌毛状白斑、复发性口腔溃疡、牙龈炎等。

5. 皮肤 可见带状疱疹、传染性软疣、尖锐湿疣、真菌性皮炎和甲癣。

6. 眼部 可见巨细胞病毒性和弓形体性视网膜炎，表现为快速视力下降，眼底絮状白斑。

7. 肿瘤 可见恶性淋巴瘤、卡波西肉瘤等。卡波西肉瘤是艾滋病患者最常见的肿瘤，由人疱疹病毒 8 型感染所致，病变不仅累及皮肤，而且累及内脏，依次为肺、淋巴结、胃肠道、肝、泌尿生殖系统，甚至少数累及肾上腺、心和脾。皮肤卡波西肉瘤呈红色或紫红色，早期为平坦的斑点，进而发展为隆起的斑块，最终形成结节，并可发生糜烂、溃疡。

● 要点四 实验室检查

（一）常规检查

不同程度的贫血和白细胞计数降低。尿蛋白常阳性。血清转氨酶、肌酐、尿素氮可升高。

（二）免疫学检查

T淋巴细胞绝对计数下降；$CD4^+$ T淋巴细胞减少，$CD4^+/CD8^+ < 1.0$；链激酶、植物血凝素等迟发型变态反应性皮试常阴性。

（三）病原学检测

1. 抗体检测 包括筛查试验和确认试验。HIV抗体筛查检测方法包括酶联免疫试验（ELISA）、快速检测（快速试纸条和明胶颗粒凝集试验）等，其阳性率可达99%。HIV抗体确认试验常用的方法是免疫印迹法（Western bloting，WB）。

2. 抗原检测 用ELISA法测血清p24抗原，采用流式细胞技术（flow cytometry，FCM）检测血或体液中HIV特异性抗原。

3. 病毒载量测定 病毒载量测定常用方法有RT-PCR、核酸序列依赖性扩增（NASBA NucliSens）技术、支链DNA信号放大系统（bDNA）。

4. 蛋白质芯片 能同时检测HIV、HBV、HCV联合感染者血中HIV和相应的抗体，应用前景较好。

● 要点五 诊断

1. 急性期 患者近期内有流行病学史和临床表现，结合实验室HIV抗体由阴性转为阳性即可诊断，或仅实验室检查HIV抗体由阴性转为阳性即可诊断。

2. 无症状期 有流行病学史，HIV抗体阳性即可诊断，或仅实验室检查HIV抗体阳性即可诊断。

3. 艾滋病期 有流行病学史，实验室检查HIV抗体阳性，加下述各项中的任何一项即可诊断：

（1）原因不明的不规则发热，体温高于38℃持续1个月以上。

（2）慢性腹泻（每日>3次）持续1个月以上。

（3）体重在6个月内下降10%以上。

（4）反复发作的口腔念珠菌感染。

（5）反复发作的单纯疱疹病毒、带状疱疹病毒感染。

（6）卡氏肺孢子菌肺炎。

（7）反复发生的细菌性肺炎。

（8）活动性结核或非结核分枝杆菌病。

（9）深部真菌感染。

（10）中枢神经系统占位性病变。

（11）中青年人出现痴呆。

（12）活动性巨细胞病毒感染。

（13）弓形体病。

（14）马尔尼菲青霉菌感染。

（15）反复发生的败血症。

（16）皮肤黏膜或内脏的卡波西肉瘤、淋巴瘤。另外，$CD4^+$ T淋巴细胞计数<200/μl也可帮助诊断。

● 要点六 治疗

（一）心理治疗

耻辱感和歧视经常会导致患者被孤立，因此要让他们感到被理解、被接受、被关心。

（二）抗病毒治疗

目前主要采用高效抗反转录病毒治疗（high active anti-retroviral therapy，HAART）。其治疗的目标是最大限度地抑制病毒复制，保存和恢复免疫功能，提高患者的生活质量，降低病死率和HIV相关疾病的发病率，减少艾滋病的传播。

目前国内的抗HIV药物有三类。

1. 核苷类反转录酶抑制剂（NRTI） 选择性抑制HIV反转录酶，掺入正在延长的DNA链中，使DNA链的延长终止。

（1）齐多夫定（ZDV，AZT）

（2）拉米夫定（3TC）

（3）去羟肌苷（DDI）

（4）司他夫定（d4T）

（5）阿巴卡韦（ABC）

　　（6）复合制剂

　　2. 非核苷类反转录酶抑制剂（NNRTI）作用于HIV反转录酶某位点，使其失去活性而抑制HIV的复制。

　　（1）奈韦拉平（NVP）

　　（2）依非韦伦（EFV）

　　3. 蛋白酶抑制剂（PI）　主要作用是抑制蛋白酶，阻断HIV复制和成熟过程中必需的蛋白质合成。此类药物有：沙奎那韦（SQV）、茚地那韦（IDV）、利托那韦（RTV）、奈非那韦（NFV）、克力芝（洛匹那韦+利托那韦）、阿扎那韦（ATV）等。

　　目前已有的抗反转录病毒（ARV）药物可以由两种NRTI联合一种NNRTI或一种PI组成，或3种NRTI，需根据患者的具体情况来掌握。HIV感染的青少年及成人在急性期，推荐抗病毒治疗。在无症状期，若CD4$^+$细胞计数>350/μl，无论血浆病毒载量的值为多少，可定期复查，暂不治疗；若CD4$^+$细胞<350/μl，或CD4$^+$细胞计数1年内下降>30%和（或）血浆病毒载量>100000/mL，则推荐抗病毒治疗。此时若患者迫切要求治疗，且保证有良好的依从性也可考虑治疗。在艾滋病期，无论CD4$^+$细胞计数为多少，均推荐抗病毒治疗。若存在严重的机会性感染，一般应控制感染后再开始抗病毒治疗。

（三）免疫治疗

　　基因重组白细胞介素-2（IL-2）与抗病毒药物同时应用。

（四）各种机会性感染及肿瘤的治疗

　　1. 卡氏肺孢子菌肺炎　用复方磺胺甲噁唑、喷他咪等治疗。

　　2. 结核病　常规抗结核治疗，疗程适当延长。

　　3. 鸟分枝杆菌感染　克拉霉素、阿奇霉素、乙胺丁醇，重症患者可同时联合应用利福布汀或阿米卡星。

　　4. 弓形虫脑病　首选乙胺嘧啶+磺胺嘧啶，疗程一般为3周，重症患者疗程可延长至6周以上。

　　5. 真菌感染　常见的真菌感染为念珠菌感染和新型隐球菌感染，针对病原菌可选用氟康唑、两性霉素B、5-氟胞嘧啶。口腔真菌感染还可选用制霉菌素局部外用等。

　　6. 病毒感染　可用阿昔洛韦或更昔洛韦。

　　7. 卡波西肉瘤　抗病毒治疗同时联合α干扰素治疗，也可用博来霉素10mg/m^2、长春新碱2mg/m^{2}和阿霉素20mg/m^{2}联合化疗等。

（五）支持及对症治疗

　　包括输血及营养支持治疗，补充维生素等。

（六）预防性治疗

　　CD4$^+$T淋巴细胞细胞<0.2×10^9/L者服复方磺胺甲噁唑，每次2片，每日1次，可预防卡氏肺孢子菌肺炎。医务人员职业暴露后，需根据预防程序进行评估和用药预防。

● 要点七　预防

（一）管理传染源

　　做好疫情报告工作，积极开展抗艾滋病病毒治疗，对高危人群进行普查，患者的血、排泄物和分泌物应进行消毒，加强国境检疫。

（二）切断传播途径

　　加强宣传教育，加强血液制品管理。推广使用一次性注射器。严格消毒医疗器械。提倡高危人群使用安全套。注意对HIV感染孕妇的产科干预防治。不共用牙具、剃须刀等。

（三）保护易感人群

　　目前尚无成功应用于易感者的疫苗。

细目五　流行性出血热

　　流行性出血热（epidemic hemorrhagic fever, EHF）又称肾综合征出血热（hemorrhagic fever with renal syndrome, HFRS），是由汉坦病毒（Hantan virus, HV）引起的一种自然疫源性急性传染病。

● 要点一　病原学

　　汉坦病毒属于布尼亚病毒科汉坦病毒属

(HV)。

由于抗原结构的差异,汉坦病毒目前至少有23个以上血清型,WHO认定的只有Ⅰ~Ⅴ型。由于病毒型别不同,对人类的致病性亦不同。Ⅰ型汉滩病毒(Hantaan virus,HTNV 或野鼠型)引起的病情较重;Ⅱ型汉城病毒(Seoul virus,SEOV 或家鼠型)病情中等。

汉坦病毒对乙醚、氯仿、丙酮等脂溶剂和去氧胆酸盐敏感,不耐热和不耐酸,高于37℃及pH5.0以下易被灭活,56℃30分钟或100℃1分钟可被灭活。对紫外线、乙醇和碘酒等消毒剂敏感。

● **要点二 流行病学**

（一）传染源

汉坦病毒具有多宿主性和动物源性,其中以鼠类为主要传染源,在我国是黑线姬鼠（野鼠型）、褐家鼠（家鼠型）等。虽然患者早期的血、尿中携带病毒,但人不是主要的传染源。

（二）传播途径

病毒通过鼠等宿主动物的血及唾液、尿、粪便等排出,主要传播途径有：

1. 呼吸道传播 含出血热病毒的鼠排泄物污染尘埃后形成的气溶胶颗粒经呼吸道吸入感染。

2. 消化道传播 进食被染毒鼠排泄物污染的食物后感染。

3. 接触传播 被鼠类咬伤或破损伤口接触带病毒的鼠类排泄物或血液而感染。

4. 垂直传播 孕妇患病后可经胎盘感染胎儿。

5. 虫媒传播 寄生于鼠类身上的革螨或恙螨可通过叮咬人而传播。

（三）易感人群

人群普遍易感。感染后多显性发病,隐性感染率较低,野鼠型为3%~4%,家鼠型隐性感染率稍高,为5%~16%。青壮年发病率高。病后可获持久免疫。

（四）流行特征

1. 地区性 本病流行广泛,主要分布在欧亚两大洲,我国疫情最重,发病人数占全球的90%。我国于20世纪30年代初开始流行于黑龙江下游两岸,以后逐渐向南、向西蔓延,近年来几乎遍及全国各地。

2. 季节性和周期性 全年均有散发,但有明显的季节高峰。野鼠型发病以秋冬季为多,高峰在11月份~次年1月份,部分地区5~7月份有小高峰。家鼠型发病以春夏季为多,高峰在3~5月份。

3. 人群分布 各年龄组均可发病,发病的多少与接触传染源的机会多少有关。发病以青壮年为主,儿童极少见,男性多于女性,野外工作人员及农民发病率高。

● **要点三 临床表现**

本病潜伏期为4~46日,一般为7~14日。

典型患者的临床经过可分为发热期、低血压休克期、少尿期、多尿期及恢复期等五期。非典型和轻型病例可出现越期或不典型表现,而重症患者则可出现发热期、休克期和少尿期之间的重叠。

1. 发热期 主要表现为感染中毒症状、毛细血管损伤和肾脏损害。

起病急骤,突然畏寒、发热,体温在1~2日内可达39℃~40℃,热型多为弛张热或稽留热,一般持续3~7日。同时出现全身中毒症状,高度乏力,周身酸痛,常有典型的"三痛"：头痛、腰痛、眼眶痛,常伴较突出的胃肠道症状。

毛细血管损伤主要表现为"三红"征：颜面、颈部及上胸部呈弥漫性潮红,酒醉貌。颜面和眼睑浮肿,眼结膜充血,球结膜水肿。发病2~3日软腭充血明显,两腋下、上胸部、颈及肩部等皮肤有散在、簇状或搔抓样、条索状出血点,束臂试验常阳性,少数患者有鼻出血、咯血、黑便等。如皮肤迅速出现大片瘀斑或腔道出血,表示病情严重,可能并发 DIC。

发病1~2日即可出现肾脏损害,表现为蛋白尿、血尿和少尿倾向,有时尿中可见膜状物。

2. 低血压休克期 主要为低血容量休克的表现。一般发生于第4~6病日,迟者可于8~9日出现。热退后病情反而加重是本期的特点。体温开始下降或退热后不久,患者出现低血压,重者发生休克。可引起DIC、心力衰竭、水及电解质平衡失调、脑水肿、呼吸窘迫综合征、急性肾衰竭（多脏衰）等。本期一般持续1~3日，重者达6日以上。

3. 少尿期 少尿期与低血压休克期常无明显界限，两者经常重叠或接踵而至，也可由发热期直接进入少尿期。少尿期多发生于第5~8病日，持续时间2~5日。24小时尿量少于400mL为少尿，少于50mL为无尿。可引起尿毒症、酸中毒和水电解质紊乱，重者可出现高血容量综合征和肺水肿。可并发内脏出血或原有出血加重、感染等。患者常有厌食、恶心、呕吐、腹胀、腹泻、头晕、头痛、烦躁不安、嗜睡、抽搐、甚至昏迷等表现。

4. 多尿期 多尿期一般出现在病程第9~14日，持续时间一般为7~14日，短者1日，长者可达数月之久。本期肾脏损害逐渐修复，肾小球滤过功能恢复，但由于肾小管重吸收功能尚未完全恢复，加上尿素氮等代谢产物潴留引起高渗性利尿作用，以致尿量显著增多。在本期水电解质紊乱达到高峰，常见低钠血症、低钾血症，甚至可再次引发休克。

根据尿量和氮质血症情况可分以下三期。

（1）移行期 每日尿量由500mL增至2000mL，但血尿素氮和肌酐等浓度反而升高，症状加重，患者常因并发症死亡。

（2）多尿早期 每日尿量超过2000mL，氮质血症未见改善，症状仍重。

（3）多尿后期 每日尿量超过3000mL，可达4000~8000mL，甚至15000mL以上，此期应积极补充水电解质，防止继发感染。

5. 恢复期 一般在病程的3~4周开始，随着肾功能的恢复，每日尿量逐渐恢复至2000mL以内。症状逐渐消失，精神及食欲好转，完全康复尚需1~3个月。

● **要点四 实验室检查**

（一）一般检查

1. 血常规

（1）白细胞计数 第3病日后逐渐升高，可达（15~30）×10^9/L，少数重症患者可达（50~100）×10^9/L。

（2）白细胞分类 发病早期中性粒细胞增多，核左移，有中毒颗粒。重症患者可见幼稚细胞，呈类白血病反应。第1~2病日后出现异型淋巴细胞，4~6病日达高峰。

（3）血红蛋白和红细胞 发热后期至低血压休克期血红蛋白和红细胞数升高，可达150g/L和5.0×10^{12}/L以上。

（4）血小板 从第2病日起开始减少，一般在（50~80）×10^9/L左右，休克期与少尿期最低，并可见异型血小板。

2. 尿常规

（1）尿蛋白 第2病日即可出现，第4~6病日尿蛋白常达（+++）或（++++），如突然出现大量尿蛋白则有助于诊断。部分病例尿中出现膜状物，这是大量尿蛋白与红细胞和脱落上皮细胞相混合的凝聚物。

（2）显微镜检 可见红细胞、白细胞和管型。此外尿沉渣中可发现巨大的融合细胞，其中可检出流行性出血热病毒抗原。

3. 血液生化检查

（1）血尿素氮及肌酐 多数患者在低血压休克期，少数患者在发热后期，尿素氮和肌酐开始升高，多尿移行期末达高峰，多尿后期开始下降。

（2）血酸碱度 发热期血气分析以呼吸性碱中毒多见，休克期和少尿期以代谢性酸中毒为主。

（3）电解质 血钠、氯、钙在本病各期中多数降低；血磷、镁等则增高；血钾在少尿期多升高，其他期多降低。

（4）肝功能 约50%的患者血清转氨酶升高，少数患者血清胆红素升高。

4. 凝血功能检查 发热期开始血小板减少及功能异常。若出现DIC，血小板常减少至50×10^9/L以下。DIC的高凝期出现凝血时间缩短，消耗性低凝血期则纤维蛋白原降低、凝血酶原时间延长和凝血酶时间延长，进入纤溶亢进期则出现纤维蛋白降解物（FDP）升高。

（二）血清学检查

特异性抗体检测：发病第2日即能检出特异

性抗体IgM，为临床常用的早期诊断依据。IgG抗体1:40为阳性或1周后两次抗体滴度上升4倍或以上有诊断意义。发病早期血清、白细胞内可检出病毒抗原，有诊断意义。

（三）病原学检查

应用RT-PCR检测汉坦病毒RNA，敏感性高，有早期诊断价值。

要点五 诊断

1. 流行病学资料 在流行地区、流行季节，最长潜伏期内有疫区逗留史或直接、间接与鼠类或其粪便有接触史。

2. 临床表现 包括发热、出血、肾损害三大主症，"三红"、"三痛"，热退病情反而加重，有临床五期经过等。

3. 实验室检查 外周血WBC增多，早期出现异型淋巴细胞（>7%）与血小板减少；尿蛋白于短期内急剧增加，如见膜状物及包涵体更有助于诊断。血清特异性抗体IgM阳性，血或尿标本病毒抗原或病毒RNA阳性可确定诊断。

要点六 治疗

早发现，早休息，早治疗和少搬动（"三早一少"）是关键。治疗以综合疗法为主，早期可应用抗病毒治疗。治疗中要注意防治休克、出血、肾衰竭和继发感染。

（一）发热期

1. 抗病毒 发病3日内可给予利巴韦林，每日1g，静脉滴注，疗程3~5日，可抑制病毒，减轻病情和缩短病程。

2. 减轻外渗 应早期卧床休息。为降低血管通透性，可给予芦丁、维生素C、输注平衡盐液等。发热后期给予20%甘露醇125~250mL，以提高血浆渗透压，减轻外渗和组织水肿。

3. 改善中毒症状 高热以物理降温为主，慎用发汗退热药，以防大汗进一步丧失血容量；中毒症状重者可给予地塞米松5~10mg，静脉注射；呕吐频繁者给予甲氧氯普胺10mg，肌内注射。

4. 预防DIC 给予低分子右旋糖酐或丹参注射液静脉滴注，以降低血液黏滞度。

（二）低血压休克期

主要是抗休克，力争稳定血压，预防重要脏器衰竭。

1. 补充血容量 宜早期、快速和适量。争取4小时内稳定血压，但要适量，以防引起肺水肿、心衰。液体应晶胶结合，以平衡盐液为主。对休克较重者，可用双渗平衡盐液以达到快速补充血容量的目的。常用的胶体溶液有低分子右旋糖酐、甘露醇、血浆和白蛋白等。

2. 纠正酸中毒 休克引起组织器官血液灌注不足，无氧酵解增加，乳酸生成增多，导致代谢性酸中毒，且易诱发DIC，降低心肌收缩力和血管对血管活性物质的反应性，不利于休克的纠正。常用5%碳酸氢钠，可根据血气分析或CO_2CP结果分次给予。

3. 使用血管活性药 经补液、纠酸后，升高的血红蛋白已恢复正常，但血压仍不升高或不稳定者，可应用血管活性药物如多巴胺、间羟胺、山莨菪碱等。

4. 应用糖皮质激素 糖皮质激素具有降低毛细血管通透性、减少外渗、降低外周血管阻力、改善微循环作用，还可稳定细胞膜及溶酶体膜，减轻休克时器官实质细胞损害，常用地塞米松静脉滴注。

5. 强心 有心衰者可给予强心剂。

（三）少尿期

治疗以稳定机体内环境，促进利尿，导泻和透析治疗为主。

1. 稳定机体内环境

（1）维持水、电解质、酸碱平衡 由于部分患者少尿期与休克期重叠，因此少尿早期需与休克所致的肾前性少尿相鉴别。肾性少尿应严格控制输入量，每日补液量为前1日的出量加500~700mL。此期极易出现高血钾，应注意监测血钾和心电图。

（2）减少蛋白分解，控制氮质血症 给予高糖、高维生素和低蛋白饮食。不能进食者，每日静脉输入高渗葡萄糖200~300g，并加入适量胰岛素。

(3) 维持酸碱平衡　患者常有代谢性酸中毒，可根据血气分析结果或 CO_2CP 检测结果，用5%碳酸氢钠溶液纠正。

2. 促进利尿　少尿的原因之一是肾间质水肿压迫肾小管，少尿初期可应用20%甘露醇125mL静脉注射，以减轻肾间质水肿。用后若利尿效果明显可重复应用1次，但不宜大量应用。常用利尿剂为呋塞米，从小量开始，可逐步加大至100~300mg/次，4~6小时重复静脉滴注。亦可试用血管扩张剂如酚妥拉明或山莨菪碱等。

3. 导泻和放血疗法　为预防高血容量综合征和高血钾，无消化道出血者可进行导泻，以通过肠道排出体内多余的水分和钾离子等。常用甘露醇25g，2~3次/日，口服。亦可用50%硫酸镁溶液40mL或中药口服。患者如出现高血容量综合征可紧急放血。

4. 透析疗法　目前常用腹膜透析和血液透析，以血液透析效果更佳。透析指征为少尿持续4日以上或无尿24小时以上，并存在以下情况之一者：①尿素氮>28.56mmol/L。②高分解状态，尿素氮每日升高>7.14mmol/L。③血钾>6mmol/L，心电图有T波高耸等高钾表现。④高血容量综合征或伴肺水肿者。⑤极度烦躁不安或伴脑水肿者。根据血尿素氮情况，每2~3日透析一次，每次5~6小时。如尿量达每日2000mL以上，尿素氮下降，高血容量综合征或脑水肿好转后，可以停止透析。

（四）多尿期

移行期和多尿早期的治疗同少尿期。多尿后期主要是维持水和电解质平衡，防治继发感染。

1. 维持水与电解质平衡　给予半流质和富含钾的食物。补充水分以口服为主，不能进食者可以静脉补液。

2. 防治继发感染　由于免疫功能下降，本期极易发生呼吸道和尿路感染，因此需注意口腔卫生，必要时对室内空气进行消毒。应及时发现和治疗继发感染，禁用肾毒性药物。

（五）恢复期

应注意补充营养，适当休息，逐步恢复活动量。出院后仍应休息1~2个月。定期复查肾功能、血压和垂体功能。

（六）积极防治并发症

病程中应积极防治腔道大出血、心衰、肺水肿、急性呼吸窘迫综合征及各种继发感染等。

● **要点七　预防**

1. 控制传染源　防鼠、灭鼠是预防本病的关键措施。

2. 切断传播途径　注意食品卫生，防止食品被鼠类污染；注意个人防护，不用手接触鼠及其排泄物；注意灭螨。

3. 保护易感人群　疫区内高危人群可接种疫苗。

细目六　流行性乙型脑炎

流行性乙型脑炎（epidemic encephalitis B）亦称日本脑炎（Japanese encephalitis），简称乙脑，是经蚊虫传播乙型脑炎病毒而引起的以脑实质炎症为主要病变的中枢神经系统急性传染病。临床上以高热、意识障碍、抽搐、病理反射及脑膜刺激征为特征，重症患者常出现呼吸衰竭，病死率高，部分可留有严重后遗症。

● **要点一　病原学**

乙型脑炎病毒属虫媒病毒乙组的黄病毒科，直径40~50nm，球形，核心为单股正链RNA，包被有单股多肽的核衣壳蛋白，外层为脂质包膜，镶嵌有糖基化蛋白（E蛋白）和非糖基化蛋白（M蛋白）。E蛋白是病毒的主要抗原成分，可诱导机体产生中和抗体和血凝抑制抗体，有助于临床诊断和流行病学调查。乙脑病毒对热、乙醚和酸等常用消毒剂敏感，100℃2分钟、56℃30分钟即可灭活，但耐低温和干燥，用冰冻干燥法在4℃冰箱中可保存数年。在蚊虫体内繁殖的适宜温度为25℃~30℃。

● **要点二　流行病学**

（一）传染源

乙脑是人畜共患的自然疫源性疾病，人和动

物感染乙脑病毒后可发生病毒血症，成为传染源。人感染后病毒血症期短暂，血中病毒含量少，不是主要的传染源。猪的感染率高，感染后血中病毒含量多，病毒血症期长，且猪的饲养范围广，更新快，是本病主要的传染源。蝙蝠可作为本病的长期储存宿主和传染源。

（二）传播途径

乙脑主要通过蚊虫叮咬而传播。在国内传播乙脑病毒的蚊种有 26 种。蚊虫叮咬感染乙脑病毒的动物后，乙脑病毒先在蚊虫肠内增殖，然后移行至唾液腺，在唾液中保持较高浓度，并通过叮咬将病毒传给人或其他动物，再由动物感染更多蚊虫，形成蚊—动物（猪）—蚊循环。蚊虫亦是乙脑病毒的长期储存宿主，可带病毒越冬，并通过蚊卵传代。被感染的候鸟、蝙蝠等也可作为乙脑病毒的越冬宿主。

（三）易感人群

人群对乙脑病毒普遍易感。感染乙脑病毒后多为隐性感染，显性或隐性感染之比为1∶(300～2000)。感染后可获得持久的免疫力。母亲传递的抗体对婴儿具有保护作用。

（四）流行特征

东南亚和西太平洋地区是乙脑的主要流行区，我国除东北北部、青海、新疆、西藏外均有乙脑流行。热带地区全年均可发病，温带和亚热带地区主要集中在 7～9 月份，这主要与蚊虫繁殖、气温、雨量及人口流动（如大学新生入学、新兵入伍）、交通状况、卫生措施（防蚊灭蚊）等因素有关。发病人群以 10 岁以下儿童为主，尤以 2～6 岁儿童发病率为高。近年由于儿童和青少年广泛接种疫苗，发病率已明显下降，成人和老年人的发病率相对增加。由于感染病毒后绝大多数为隐性感染或亚临床型，乙脑呈高度散发性，家庭成员中多人同时发病少见。

● 要点三 临床表现

乙脑潜伏期为 4～21 日，一般为 10～14 日。人感染乙脑病毒后，大多数患者不产生任何临床症状，部分患者仅出现发热、头痛，少数患者表现出高热、头痛、呕吐、颈项强直、惊厥、意识障碍、呼吸衰竭等典型乙型脑炎表现。典型患者可分为 4 期。

（一）初期

病程的 1～3 日。起病急骤，发热，体温在 1～3 日内达到 39℃～40℃，伴头痛、食欲不振、呕吐，多有嗜睡和精神倦怠。少数患者可有颈项强直。头痛是乙脑最常见和最早出现的症状，疼痛部位不定。

（二）极期

病程的 4～10 日，具有诊断意义的症候多在此期出现，多为脑实质损害的表现。

1. 高热 此期发热达顶点，可达 40℃以上，一般持续 7～10 日，重者可达 3 周。病情与体温成正比，发热越高，持续时间越长，病情越重。

2. 意识障碍 表现可轻可重，可见嗜睡、谵妄、昏迷或定向力障碍等。意识障碍最早可见于病程的 1～2 日，以 3～8 日多见，一般持续 1 周左右，重者可长达 1 个月以上。昏迷的深浅、持续时间的长短与病情的严重性和预后有关。

3. 惊厥或抽搐 多于病程第 2～5 日出现，发生率 40%～60%，是病情严重的表现。可由脑实质炎症、脑缺氧、脑水肿及高热等原因引起。可见局部或全身性、阵发性或强直性抽搐，历时数分钟或数十分钟不等，可反复发生，并伴有意识障碍，重者伴有呼吸暂停、发绀、痰鸣声。

4. 呼吸衰竭 为本病最严重的表现之一，也是最主要的死亡原因（占 70%-80%），多见于深度昏迷的患者。主要为中枢性呼吸衰竭。表现为呼吸浅表、节律不整、双吸气、叹息样呼吸、潮式呼吸、下颌呼吸，甚至呼吸停止。有时可出现周围性呼吸衰竭，多由脊髓病变导致膈肌或肋间肌麻痹或呼吸道痰阻、肺部感染等所致，表现为呼吸困难、呼吸先快后慢、胸式或腹式呼吸减弱，发绀，但呼吸节律基本整齐。一般以中枢性呼吸衰竭为主，或两者皆有之。

5. 颅内高压及脑膜刺激征 患者多有不同程度的颅内压增高，表现为剧烈的头痛、喷射性呕吐、血压增高、脉搏变慢。同时可伴有脑膜刺激征，如颈项强直、克尼格征和布鲁辛斯基征阳性。婴幼儿囟门未闭常表现为前囟隆起而脑膜刺激征缺如。重者可出现脑疝，以颞叶疝（小脑幕切迹疝）较多见，表现为昏迷突然加深，呼吸节律异常，疝侧瞳孔散大和上睑下垂，对侧肢体瘫痪和锥体束征阳性。双侧瞳孔不等大是脑水肿所致钩回疝的早期表现。由于脑水肿和钩回疝使脑干错位，进一步可发生小脑扁桃体疝（枕骨大孔疝），表现为极度躁动、面色苍白、眼球固定、瞳孔散大或对光反射消失、呼吸节律异常、或血压下降、呼吸骤停而死亡。

6. 其他神经系统症状和体征 乙脑的神经系统表现多在病程 10 天内出现，第 2 周后较少出现新的神经症状和体征。常有浅反射先减弱后消失，膝、跟腱反射等深反射先亢进后消失，锥体束征阳性。昏迷时，除浅反射消失外，可有肢体强直性瘫痪、偏瘫或全瘫，伴肌张力增高，还可伴膀胱和直肠麻痹（大、小便失禁或尿潴留）。此外，根据病变部位不同，可出现颅神经损伤或自主神经功能紊乱的表现。

高热、抽搐和呼吸衰竭是乙脑极期的严重表现，三者相互影响，互为因果。

（三）恢复期

病程的 8~12 日，患者体温逐渐下降，于 2~5 日内降至正常，神经系统症状和体征逐日好转，一般于 2 周左右可完全恢复。重症患者可留有神志迟钝、痴呆、失语、多汗、吞咽困难、颜面瘫痪、四肢强直性瘫痪或扭转痉挛等。经积极治疗后大多数患者可于 6 个月内恢复。

（四）后遗症期

发病半年后，5%~20% 重症患者仍有意识障碍、痴呆、失语、肢体瘫痪、扭转痉挛和精神失常等，称为后遗症。经积极治疗及耐心的护理可有不同程度的恢复。癫痫后遗症可持续终生。

（五）并发症

以支气管肺炎最常见，多因昏迷患者呼吸道分泌物不易咳出，或应用人工呼吸器后引起。其次为肺不张、败血症、尿路感染、褥疮等。重型患者可因应激性溃疡致上消化道大出血。

（六）临床分型

1. 轻型 体温 39℃ 以下，神志始终清楚，有轻度头痛、恶心呕吐、嗜睡等，无抽搐，脑膜刺激征不明显。病程 5~7 日。

2. 普通型 体温 39℃~40℃，嗜睡或浅昏迷，偶有抽搐及病理反射阳性，脑膜刺激征明显。病程约 7~14 日，多无后遗症。

3. 重型 体温 40℃ 以上，昏迷，反复或持续性抽搐，病理反射阳性，浅反射先消失，深反射先亢进后消失。可有肢体瘫痪或呼吸衰竭。病程多在 2 周以上，恢复期常有精神异常、瘫痪、失语等，部分患者留有不同程度后遗症。

4. 极重型（暴发型） 起病急骤，体温于 1~2 日内升至 40℃ 以上，常反复或持续性抽搐，深度昏迷，迅速出现脑疝及中枢性呼吸衰竭等。多于 3~5 日内死亡，幸存者多有严重后遗症。

◎ 要点四 实验室检查

（一）血象

白细胞总数增高，多为 $(10~20) \times 10^9/L$，中性粒细胞 80% 以上，嗜酸粒细胞常减少。部分患者血象始终正常。

（二）脑脊液

脑脊液压力增高，外观清或微浑，白细胞计数多为 $(50~500) \times 10^9/L$，个别可高达 $1000 \times 10^9/L$ 以上，分类早期以中性粒细胞稍多，以后以单核细胞为主，糖及氯化物正常，蛋白质轻度升高。部分病例于病初脑脊液检查正常。

（三）血清学检查

1. 特异性 IgM 抗体测定 目前多用此法进行早期诊断。一般在病后 3~4 天即可出现，脑脊液中最早在病程第 2 天测到，两周达高峰。检测方法有酶联免疫吸附试验（ELISA）、间接免疫荧光法、2-巯基乙醇（2-ME）耐性试验。

2. 血凝抑制试验 血凝抑制抗体出现较早，一般在病后 4~5 天出现，2 周达高峰，抗体水平维持数年,可用于临床诊断及流行病学调查。

3. 补体结合试验 为IgG抗体,多在发病后2周出现,5~6周达高峰,1年后消失。主要用于回顾性诊断或流行病学调查。

4. 中和试验 出现和消失最晚,可持续10~20年,主要用于免疫水平调查,一般不用于诊断。

(四) 病原学检查

1. 病毒分离 病程第1周内死亡病例的脑组织中可分离到病毒(一般采用小白鼠脑内接种法),但脑脊液和血中不易分离到病毒。

2. 病毒抗原或核酸检测 采用直接免疫荧光或RT-PCR检测。

● 要点五 诊断与鉴别诊断

(一) 诊断

1. 流行病学资料 严格的季节性(7~9月),10岁以下儿童多见。

2. 临床特征 起病急、高热、头痛、呕吐、意识障碍、抽搐、病理征及脑膜刺激征阳性等。

3. 实验室检查 外周血白细胞及中性粒细胞均增高;脑脊液压力增高,细胞数轻度增高,蛋白稍高,糖及氯化物正常;血清特异性IgM或脑脊液抗原检测阳性可作出早期诊断;根据血凝抑制试验或补体结合试验可作出回顾性诊断。

(二) 鉴别诊断

1. 中毒型菌痢 本病与乙脑均多发生于夏秋季,10岁以下儿童多见,但起病较乙脑更急,常在发病24小时内迅速出现高热、抽搐、意识障碍和循环衰竭。脑膜刺激征常阴性,脑脊液多正常。肛拭子取便或生理盐水灌肠镜检,可见大量白细胞或脓细胞。

2. 结核性脑膜炎 发病无季节性,多有结核病史或接触史。起病缓慢,病程长,脑膜刺激征明显。脑脊液检查呈毛玻璃样,氯化物与糖降低,蛋白增高明显,放置后可见网状物及薄膜产生,其薄膜涂片或培养可见抗酸杆菌。胸部X片、眼底及结核菌素试验等有助于诊断。

3. 化脓性脑膜炎 患者脑膜刺激征显著,脑脊液外观混浊,细胞数常在$1000 \times 10^9/L$以上,中性粒细胞占90%以上,蛋白明显升高,糖明显降低,脑脊液及血液细菌学检查可找到相应的病原菌。脑膜炎球菌所致者,多发生于冬春季,皮肤黏膜常有瘀点、瘀斑。其他化脓菌所致者多可找到原发病灶。

4. 其他病毒性脑炎 如单纯疱疹病毒、腮腺炎病毒、肠道病毒等均可引起脑炎,临床表现与乙脑相似,鉴别困难。确诊有赖于血清学检查或病毒分离。

● 要点六 治疗

目前在病原学治疗方面尚无特效的抗病毒药物,早期可试用利巴韦林、干扰素等。主要是采取积极对症治疗、支持治疗和护理。重点处理好高热、抽搐和呼吸衰竭等危重症候,降低病死率和防止后遗症的发生。

(一) 一般治疗

患者应住院隔离于有防蚊和降温设备的病室,控制室温在30℃以下。昏迷患者要注意口腔及皮肤清洁,定时翻身、拍背、吸痰,防止继发肺部感染和褥疮发生。注意保护角膜。昏迷及抽搐患者应设床栏以防坠床,并防止舌被咬伤。注意水及电解质平衡,重症患者应输液,成人每日1500~2000mL,小儿每日50~80mL/kg,并酌情补充钾盐,纠正酸中毒,但输液量不宜过多,以防脑水肿。昏迷者可予鼻饲。

(二) 对症治疗

高热、抽搐及呼吸衰竭是危及患者生命的三大症候,且可互为因果,形成恶性循环,必须及时处理。

1. 降温 以物理降温为主,药物降温为辅,同时降低室温,使肛温控制在38℃左右。

(1) 物理降温 可用冰敷额、枕部和体表大血管部位(腋下、颈部及腹股沟等),酒精擦浴,冷盐水灌肠等。

(2) 药物降温 幼儿或年老体弱者可用50%安乃近滴鼻,防止过量退热药物致大量出汗而引起虚脱。

(3) 亚冬眠疗法 适于高热伴抽搐者,以氯丙嗪和异丙嗪每次各0.5~1mg/kg肌内注射，或用乙酰普马嗪代替氯丙嗪，剂量为每次0.3~0.5mg/kg，每4~6小时1次，并配合物理降温。疗程约3~5天。用药过程要密切观察生命体征变化，注意保持呼吸道通畅。

2. 止痉 包括去除病因及镇静解痉。①高热所致者以降温为主。②脑水肿所致者以脱水降低颅内压为主，可用20%甘露醇快速静脉滴注或推注（20~30分钟内），每次1~2g/kg，根据病情可每4~6小时重复应用一次，同时可合用糖皮质激素、呋噻米、50%高渗葡萄糖注射液等。③因脑实质病变引起的抽搐，可使用镇静剂，首选地西泮，肌内注射或缓慢静脉注射；水合氯醛鼻饲或灌肠，巴比妥钠可用于预防抽搐。

3. 防治呼吸衰竭 积极降温、控制颅内压以防止呼吸衰竭的发生。根据引起呼吸衰竭的原因给予相应的治疗：①氧疗。可选用鼻导管或面罩给氧，纠正患者缺氧状态。②由脑水肿所致者应用脱水剂。③中枢性呼吸衰竭有呼吸表浅、节律不整或紫绀时，可用呼吸兴奋剂，首选山梗菜碱，静脉注射或静脉滴注，亦可用尼可刹米、山梗菜碱、二甲弗林等交替使用。若缺氧明显时，可经鼻导管使用高频呼吸器治疗。④呼吸道分泌物梗阻所致者，吸痰和加强翻身引流。若痰液黏稠，可雾化吸入α糜蛋白酶5mg，伴支气管痉挛可用0.25%~0.5%异丙肾上腺素雾化吸入，并适当用抗菌药物防治细菌感染。为保持呼吸道通畅，必要时可行气管插管或气管切开。⑤改善微循环，减轻脑水肿，可用血管扩张剂，如东莨菪碱，稀释于葡萄糖注射液中静注或静滴。此外，尚可用酚妥拉明、山莨菪碱等。

（三）糖皮质激素的应用

目前对糖皮质激素应用意见不一。有学者认为其有抗炎、退热、降低毛细血管通透性和渗出、减轻脑水肿等作用。也有学者认为其有抑制免疫功能，增加继发感染机会，且疗效不明显，不主张使用。对于重症患者，可早期、短程应用。

（四）恢复期及后遗症处理

细心护理，防止褥疮和感染的发生；进行功能训练，包括吞咽、语言和肢体功能锻炼；理疗、针灸、按摩、体疗、高压氧治疗等对智力、语言和运动功能的恢复有一定疗效。

● 要点七 预防

以防蚊、灭蚊及预防接种为预防乙脑的关键。

1. 控制传染源 隔离患者和疑似患者至体温正常。本病主要传染源是家畜，尤其是未经流行季节的幼猪，故应加强对家畜的管理，搞好饲养场所的环境卫生，人畜居地分开。流行季节前可对幼猪进行疫苗接种，减少猪群的病毒血症，能有效控制人群乙脑的流行。

2. 切断传播途径 防蚊、灭蚊为主要措施，包括灭越冬蚊和早春蚊，消灭蚊虫孳生地。可用蚊帐、驱蚊剂等防蚊。

3. 保护易感人群 预防接种是保护易感人群的关键措施。目前我国使用的是地鼠肾细胞灭活疫苗和减毒活疫苗，接种后抗体阳转率达85%~98%。接种对象以6~12个月的婴幼儿为主，初种两次，每次0.5mL，两次间隔1~2周，接种后2年和6~10周岁时分别加强注射一次。对于初次进入流行区的人员，可按初种方法，接种两次。疫苗接种应在乙脑开始流行前一个月完成。应注意不能与伤寒三联菌苗同时注射，有中枢神经系统疾患和慢性酒精中毒者禁用。

（黄象安 李秀惠）

第三单元 细菌感染

细目一 流行性脑脊髓膜炎

流行性脑脊髓膜炎（epidemic cerebrospinal meningitis）简称流脑，是由脑膜炎奈瑟菌（Neisseria meningitidis）引起的一种急性化脓性脑膜炎，以突发高热、头痛、呕吐、皮肤黏膜瘀点和脑膜刺激征为主要临床表现。本病经呼吸道传播，冬春季多见，全球分布，呈散发或流行，儿童易患。

要点一 病原学

脑膜炎奈瑟菌属奈瑟菌属，革兰染色阴性双球菌，呈肾形或卵圆形，有荚膜，无芽孢。依据表面特异性荚膜多糖抗原的不同，目前将本菌分为A、B、C、D、X、Y、Z、29E、W135、H、I、K、L共13个菌群，其中以A、B、C三群最常见。在我国长期流行菌群为A群，B群和C群散发，但随着A群菌苗的广泛预防接种，近年B群在有些地区有上升趋势，C群流行也增多。该菌仅存在于人体，可从带菌者鼻咽部及患者的血液、脑脊液、皮肤瘀点中检出，专性需氧，对营养要求较高。细菌裂解后可释放内毒素，具有强烈致病性，是重要的致病因子。

该菌在体外能形成自溶酶，易死亡，对寒冷、干燥、阳光、紫外线及一般消毒剂均敏感。

要点二 流行病学

1. 传染源 患者和带菌者是本病的传染源，人是唯一宿主，患者易于被发现和隔离，而带菌者不易被发现，因此带菌者作为传染源的意义更重要。流行期间以A群为主，B和C群以散发为主。

2. 传播途径 病原菌主要通过咳嗽、喷嚏、说话等由飞沫借空气经呼吸道传播。因病原菌在体外的生活能力极弱，间接传播机会很少，但密切接触，如同睡、怀抱、喂乳、亲吻等对2岁以下婴幼儿亦可造成传播。

3. 人群易感性 人群普遍易感，但新生儿有来自母体的特异性抗体，成人则从多次流行过程中隐性感染获得免疫，故发病以15岁以下少年儿童多见，尤以6个月至2岁的婴幼儿高发。人群感染后60%~70%呈无症状带菌者，绝大多数不治而愈，发病者仅占1%。感染后对同种菌群可获持久免疫力，非同种菌群间有一定交叉免疫，但不持久。

4. 流行特征 本病遍及全世界，我国各地区均有病例发生。本病全年散发，但以冬春季高发，一般发病集中在11月至来年5月，3、4月份为高峰。本病有周期性流行特点，每隔10年左右可有一次较大流行。大城市发病分散，以2岁以下幼儿发病率最高；中小城市则以2~4岁或5~9岁年龄组为最高；而偏僻山区一旦有传染源介入，常引起点暴发。

要点三 临床表现

潜伏期1~10日，一般为2~3日。

（一）普通型

约占全部病例的90%。可分为以下各期：

1. 前驱期（上呼吸道感染期） 多数患者无症状，少数患者有低热、咽痛、轻咳、鼻咽分泌物增多等上呼吸道感染症状。此期传染性最强。

2. 败血症期 患者突发寒战、高热、头痛、呕吐、全身乏力、肌肉酸痛及精神委靡等症状。幼儿则见哭闹拒乳、烦躁不安、皮肤感觉过敏及惊厥等。此期重要的体征是皮疹，约70%的患者可有皮肤黏膜的瘀点、瘀斑。病情严重者瘀点、瘀斑可迅速扩大，甚至可因血栓形成而发生皮肤大片坏死。此外，约10%的患者可出现唇周及其他部位单纯疱疹，少数患者伴脾脏肿大，关节疼痛。多数患者于1~2日内发展为脑膜炎期。

3. 脑膜炎期 此期患者高热及毒血症持续，

中枢神经系统症状加重，患者头痛欲裂，呕吐频繁，血压增高，脉搏减慢，烦躁或谵妄，脑膜刺激征阳性，严重者可出现呼吸或循环衰竭。婴儿脑膜刺激征可缺如，前囟隆起有助诊断。此期持续2~5日。

4. 恢复期　此期患者体温渐降至正常，症状好转，瘀斑、瘀点消失，神经系统检查正常，一般1~3周痊愈。

（二）暴发型

此型病势凶险，病死率高，如不及时抢救，常于24小时内危及生命，儿童高发。

1. 休克型　急骤起病，寒战高热，头痛呕吐，精神萎靡，常于短期（12小时）内出现遍及全身的瘀点、瘀斑，且迅速扩大融合成片，伴中央坏死。继尔出现面色苍灰，唇指发绀，皮肤花斑，肢端厥冷，呼吸急促，尿少，脉搏细速，血压下降等急性循环衰竭的症状，易发生DIC。脑膜刺激征大多缺如，脑脊液大多澄清，细胞数正常或轻度增加，血培养多为阳性。

2. 脑膜脑炎型　主要以中枢神经系统症状为主。患者除高热、剧烈头痛、喷射样呕吐外，意识障碍加深，且迅速陷入昏迷，频繁惊厥，锥体束征阳性，血压可持续升高，视盘可见水肿，严重者可发生脑疝而致呼吸衰竭。

3. 混合型　兼有上述两型的临床表现，是本病最严重的一型，病死率最高。

（三）轻型

多发生于本病流行后期。病变轻微，热势不高，可有轻度头痛、咽痛等，皮肤黏膜可见少数出血点。

（四）慢性败血症型

极少见，多为成人，以间歇发热、皮疹及关节疼痛为特征，诊断主要依据发热期反复多次的血培养阳性。

● 要点四　实验室检查

（一）血象

白细胞明显增加，一般在$20 \times 10^9/L$左右，中性粒细胞比例为80%~90%。

（二）脑脊液检查

明确诊断的重要方法，脑脊液压力升高，外观混浊，白细胞明显增高，蛋白质增高，而糖及氯化物明显降低。但流脑初期或经抗菌药物治疗后，脑脊液改变可以不典型。

（三）细菌学检查

1. 涂片　刺破皮肤瘀点，挤出少量组织液，或脑脊液沉淀涂片，革兰染色后查找病原体，阳性率可达60%~80%，因此为早期诊断本病的重要方法。

2. 细菌培养　取患者血液、脑脊液、骨髓等作病原菌培养，阳性者可确诊，但阳性率低。

（四）血清学检查

1. 特异性抗原检测　应用对流免疫电泳法、乳胶凝集试验、酶联免疫吸附试验、放射免疫法等，检测血、脑脊液中的脑膜炎奈瑟菌抗原，具有灵敏度高、特异性强、快捷等优点。

2. 特异性抗体检测　应用间接血凝法、杀菌抗体测定等。如恢复期血清效价大于急性期4倍以上，则有诊断价值，阳性率可达70%。但因抗体多在发病1周后才开始升高，故无早期诊断价值。

（五）分子生物学检查

应用PCR技术检测血清和脑脊液中的脑膜炎奈瑟菌DNA，敏感性、特异性高。

● 要点五　诊断与鉴别诊断

（一）诊断

1. 流行病学资料　冬春季发病，当地有本病发生或流行，或与患者密切接触。

2. 临床表现　突起高热、头痛、呕吐，皮肤黏膜瘀点、瘀斑，脑膜刺激征。

3. 实验室检查　白细胞及中性粒细胞明显升高，脑脊液呈化脓性改变，尤其是细菌学培养阳性及流脑特异性血清免疫检测阳性为确诊的主要依据。

（二）鉴别诊断

1. 其他化脓性脑膜炎　常继发于其他感染、颅脑外伤、手术等，例如肺炎、中耳炎、皮肤疖肿、颅脑手术、腰穿、麻醉、手术造影等。无季节性,确诊有赖于细菌学检测。

2. 流行性乙型脑炎 有严格季节性,在7~9月间流行。无皮肤黏膜瘀点。脑脊液澄清,白细胞数很少超过1.0×10^9/L,以淋巴细胞为主,糖和氯化物正常。血清或脑脊液特异性IgM抗体检测有诊断价值。

3. 结核性脑膜炎 起病缓,病程长,有结核病史或密切接触史,有低热、盗汗、消瘦等结核常见症状,无皮肤瘀点,无季节性。脑脊液呈毛玻璃状,白细胞在0.5×10^9/L以下,以淋巴细胞为主。脑脊液涂片可检出抗酸杆菌。

4. 虚性脑膜炎 败血症、伤寒、肺炎等全身性感染常因有高毒血症而发生脑膜刺激征。脑脊液除压力增高外,其余一般正常。

5. 中毒型细菌性痢疾 夏秋季高发,脑脊液检查阴性,粪便常规检查及细菌培养有助于鉴别。

● 要点六 治疗

(一)普通型流脑的治疗

1. 一般治疗 早诊断、早隔离,保证液体量、热量及电解质供应。密切观察病情变化,加强护理,防止褥疮、呼吸道感染及其他并发症。

2. 病原治疗

(1)青霉素 为首选药,较大剂量青霉素能使脑脊液内药物达到有效浓度,从而获得满意疗效。每日剂量:成人20万U/kg,儿童20万~40万U/kg。

(2)头孢菌素类 第三代头孢菌素对脑膜炎奈瑟菌抗菌活性高,易通过血脑屏障。C群菌株可作为首选。常用头孢噻肟或头孢曲松,静脉滴注。

(3)氯霉素 对脑膜炎奈瑟菌敏感,脑脊液中药物浓度高。因其有骨髓抑制作用,故不作首选。

(4)磺胺类药 磺胺嘧啶或复方磺胺甲噁唑脑脊液中药物浓度高,但因其副作用多、耐药菌株增多,故已较少选用。

以上各种抗菌药物的疗程均为5~7日。用药1~2日病情不见缓解或加重者,应调整抗菌治疗方案。

3. 对症治疗 高热时可用物理及药物降温;惊厥时可用地西泮,颅内高压时应予脱水剂。

(二)暴发型流脑的治疗

1. 休克型

(1)病原治疗 首选第三代头孢菌素或青霉素,用法同前。

(2)抗休克治疗 ①补充血容量,改善微循环。②纠正酸中毒。③充分供氧。④经过上述处理,如休克仍未纠正,可应用血管活性药物:山莨菪碱(654-2),亦可用多巴胺、间羟胺、去甲肾上腺素等药物。⑤糖皮质激素:短期应用,休克纠正后即停药。⑥若皮肤瘀点增多、扩大、融合成片并伴有血小板、纤维蛋白进行性减少,应用肝素抗DIC治疗,同时应给予新鲜血、血浆或纤维蛋白原、凝血酶原复合物,以补充消耗的凝血因子。⑦心率明显加快时可用强心剂。

2. 脑膜炎型

(1)病原治疗 同休克型。

(2)脑水肿治疗 用20%甘露醇及时脱水可以减轻脑水肿,重症患者可用高渗葡萄糖与甘露醇交替应用,直至颅内高压症状好转为止。亦可同时应用糖皮质激素。

(3)呼吸衰竭的处理 及时吸氧、吸痰,保持呼吸道通畅。给予呼吸兴奋剂洛贝林、尼可刹米交替静脉注射,并视病情做气管插管,并进行心肺监护。

(4)对症治疗 高热及惊厥者应予物理及药物降温,必要时行亚冬眠疗法。

(三)慢性败血症型的治疗

本型主要以病原治疗为主。

● 要点七 预防

(一)控制传染源

早发现、早隔离、早治疗。患者一般隔离至症状消失后3日,密切接触者应医学观察7日。

(二)切断传播途径

搞好环境卫生,注意室内通风,流行期间避免到拥挤的公共场所,外出应戴口罩。

（三）保护易感人群

1. 菌苗注射 最佳免疫方案是在预测区域流行到来之前，对易感人群进行一次普种，要求覆盖率达85%以上，对6个月~2岁的婴幼儿隔年再加强免疫一次，共两次。我国多年来应用A群多糖菌苗，接种后保护率达90%左右，但近年C群流行增多，我国已开始接种A+C结合菌苗，也有较好的免疫效果。

2. 药物预防 对密切接触者可用复方磺胺甲噁唑预防，成人每日2g，儿童每日50~100mg/kg，分两次口服，连服3日。亦可用利福平，成人每日600mg，儿童为10mg/kg，分两次服用，连用3日。

细目二　伤　寒

伤寒（typhoid fever）是由伤寒杆菌（Salmonella typhi）经消化道传播引起的急性传染病。

● 要点一　病原学

伤寒杆菌属沙门菌属D组，革兰染色阴性，大小（1~3.5）μm×（0.5~0.8）μm，短杆状，有鞭毛，能活动，不产生芽孢和荚膜。含有菌体O、鞭毛H、表面Vi抗原。O抗原和H抗原的抗原性较强，可刺激机体产生相应的抗体，临床可用于血清凝集试验（肥达反应）；Vi抗原的抗原性较弱，随伤寒杆菌的清除其抗体也随之消失，可用于慢性带菌者的调查及疗效评价。伤寒杆菌可产生内毒素，对伤寒的发病起着重要作用。伤寒杆菌能在普通培养基上生长，在含有胆汁的培养基上生长更好。

伤寒杆菌在自然界中的生存力较强，在自然水中可存活2~3周，在粪便中能存活1~2个月，在肉、蛋、牛奶中如温度适宜还可繁殖。耐低温，在冰冻环境中可存活数月。对光、热、干燥的抵抗力较弱。加热60℃15分钟或煮沸后即刻死亡。对常用化学消毒剂敏感。

● 要点二　流行病学

（一）传染源

患者和带菌者是本病传染源。患者自潜伏期开始即从粪便中排菌，发病后2~4周排菌量最多，传染性最强。少数患者病后可成为长期带菌者，持续带菌超过3个月者称为慢性带菌者。

（二）传播途径

主要经粪－口途径传播。病菌常随被粪便污染的食物和水进入体内，在发展中国家的地方性流行中，水源污染常起关键性作用，卫生条件差的地区还可通过污染的手、苍蝇或其他昆虫（如蟑螂等）传播。散发流行多经日常生活接触传播。

（三）易感人群

人对伤寒普遍易感，病后可获得持久免疫力。预防接种可获得一定的免疫力，使发病机会减少，病情减轻。

（四）流行特征

世界各地均有发病，亚热带、热带地区及卫生条件较差的地区多见，我国发病率已明显下降。全年均可有散发，夏秋季高发。

● 要点三　临床表现

潜伏期2~30日，平均1~2周。

（一）典型伤寒

1. 初期（侵袭期） 病程第1周。缓慢起病，发热是最早出现的症状，体温呈弛张热型，逐渐上升，于5~7日内达39℃或以上。常伴有头痛、全身不适、乏力、食欲减退、腹部不适等症。部分患者出现便秘或腹泻。病程第一周末脾肝可及。

2. 极期 病程第2~3周。

（1）高热　持续性高热达39℃~40℃，多为稽留热型，少数为弛张热或不规则热型，一般持续10~14日，免疫功能低下者可持续2~3个月之久。

（2）消化系统表现　食欲不振，腹部不适或腹胀、便秘或腹泻，可有便血，腹部压痛，以右下腹明显。

（3）神经系统表现　神经系统表现的轻重与病情轻重成正比。呈特殊的中毒面容，表情淡漠、反应迟钝、听力减退，重者可有谵妄、抓空、昏迷或出现脑膜刺激征（虚性脑膜炎）。

（4）循环系统表现　可有相对缓脉、重脉，并发中毒性心肌炎时，相对缓脉不明显。病情严重者可有脉搏细速、血压下降、循环衰竭等表现。

（5）肝脾大　多数患者于起病1周左右可有脾大，质软或有轻压痛。部分患者肝脏亦大，重者可出现黄疸、肝功能异常，提示有中毒性肝炎存在。

（6）皮疹　部分患者于病程第6～12日皮肤出现暗红色小斑丘疹，称为玫瑰疹，散在分布于前胸和上腹部，2～4mm大小，压之褪色，数目不多，6～10个，分批出现，多在2～4日内消失。

此期极易出现肠出血和肠穿孔等并发症。

3. 缓解期　相当于病程第4周。人体对伤寒杆菌的抵抗力逐渐增强，病情开始好转，体温波动性下降，食欲逐渐好转，腹胀逐渐消失。本期仍有肠出血或肠穿孔的危险。

4. 恢复期　病程第5周。体温已恢复正常，症状和体征消失，食欲好转，常有饥饿感。约需1个月左右康复。

（二）不典型伤寒

近年来由于预防注射和抗菌药物的广泛应用，典型的伤寒病例逐渐减少，不典型或轻型患者增多。

1. 轻型　症状较轻，体温多在38℃左右，病程短，1～2周即可痊愈。多见于儿童，或早期接受抗菌药物治疗，或已接受过伤寒菌苗注射者。目前临床上较多见，易漏诊或误诊。

2. 暴发型　起病急，进展迅速，病情重。表现为突发超高热或体温不升，中毒症状重，血压下降，常并发中毒性脑病、中毒性心肌炎、中毒性肝炎、休克、DIC、肠麻痹等，皮疹多显著。预后凶险。

3. 迁延型　起病与典型伤寒相同，由于机体免疫功能低下，发热持续时间长，热程可达5周以上。常见于合并有慢性血吸虫病和慢性肝炎等患者，患者热程可达数月之久。

4. 逍遥型　发热及毒血症症状轻微，可照常工作。部分患者以肠出血或肠穿孔就医始被发现。

5. 顿挫型　起病较急，开始症状典型，但病程极短，约1周左右发热等症状迅速消退而痊愈。

6. 小儿伤寒　不同的年龄阶段发病特点不同。学龄儿童多为轻型及顿挫型，表现与成人相近。婴幼儿的临床表现不典型，起病急，中毒症状重，发热多呈不规则热型，腹痛、腹泻、呕吐等胃肠道症状明显，肝脾大常见，玫瑰疹和相对缓脉少见，白细胞计数常增多。儿童患者病情较轻，病程短，易并发支气管肺炎，较少并发肠出血、肠穿孔，病死率低。

7. 老年人伤寒　临床表现常不典型。发热不很高，但持续时间长，虚弱明显，常并发支气管肺炎、中毒性心肌炎或心力衰竭、持续性胃肠功能紊乱，病程长，恢复慢，病死率高。

（三）再燃与复发

伤寒缓解期患者，体温开始下降，但尚未达到正常时，又再度升高，持续5～7日后退热，称再燃。患者进入恢复期，体温正常1～3周后，发热等临床症状再度出现，称为复发。不论是再燃还是复发，都是病灶内伤寒杆菌未被完全消灭，当机体免疫力不足时再度繁殖并侵入血流，此时血培养也可阳性。多见于抗菌疗程过短的患者。

（四）慢性带菌者

常在伤寒患者随访时发现，但也有无伤寒病史者，可能当时症状较轻，未引起注意。成年女性多见，儿童少见。多为胆囊带菌，胆囊造影可发现胆石或胆囊功能障碍，有时可发展为急性胆囊炎。慢性泌尿道带菌者少见。

（五）并发症

由于抗菌药物的应用，病变可得到及时控制，所以伤寒并发症已明显减少，但由于临床表现不典型，延误诊断，致肠出血、肠穿孔才确诊者也不少见。常见的并发症有肠出血、肠穿孔、中毒性肝炎、中毒性心肌炎、肺炎、胆囊炎、骨髓炎、肾盂肾炎等。

● 要点四 实验室检查

（一）常规检查

1. 血液 白细胞计数减少或正常，中性粒细胞减少；嗜酸粒细胞计数减少或消失，此有助于诊断和判断病情；血小板也可减少。

2. 尿液 可有少量蛋白尿或管型。

3. 粪便 可有便血或粪便隐血试验阳性。当病变侵及结肠黏膜时，患者可有黏液便，甚或脓血便。

（二）血清学检查

伤寒血清凝集试验又称为肥达反应（Widal reaction）。对可疑伤寒或副伤寒患者用已知的菌体抗原及鞭毛抗原检测患者血清中相应抗体的凝集效价。菌体抗原"O"为伤寒杆菌、副伤寒甲、乙杆菌的共同抗原，可刺激机体产生抗体 IgM，出现早，但维持时间短。鞭毛抗原刺激机体产生的抗体为 IgG，出现晚，但维持时间长。检测时所用的抗原有伤寒杆菌菌体"O"抗原、鞭毛"H"抗原、副伤寒甲、乙、丙鞭毛抗原5种。对伤寒有辅助诊断价值，常在病程第1周末出现阳性，第3~4周阳性率可达90%，其效价随病程的演变而递增，第4~5周达高峰，至恢复期应有4倍以上升高。

肥达反应的临床意义：

（1）正常人血清中可能有低效价凝集抗体存在，通常"O"效价≥1:80，"H"效价≥1:160，才有诊断价值；

（2）每周检查1次，如凝集效价逐次递增，则更具诊断意义；

（3）只有"O"抗体效价的升高，可能是疾病的早期；

（4）仅有"H"抗体效价增高，而"O"抗体效价不高，可能是患过伤寒，或接种过伤寒、副伤寒菌苗的回忆反应；

（5）"O"抗体效价增高只能推断为伤寒类感染，不能区别伤寒或副伤寒，诊断时需依鞭毛抗体凝集效价而定。

（6）若肥达反应阴性，不能排除伤寒。有少数伤寒患者肥达反应始终呈阴性，其原因可能有：①感染轻，特异性抗体产生少。②早期应用有效抗菌药物或接受糖皮质激素治疗者，特异性抗体的形成受到影响。③患者过于衰弱，免疫反应低下，或患丙种球蛋白缺乏症，不能产生特异性抗体。

（三）病原学检查

细菌培养是确诊伤寒的主要手段。

1. 血培养 病程第1周阳性率最高，可达80%，以后阳性率逐渐下降，至第4周常转为阴性，复发或再燃时可又呈阳性。

2. 骨髓培养 阳性率较血培养为高，可达90%。阳性率受病程及应用抗菌药的影响小，已开始抗菌治疗者仍可获阳性结果。

3. 粪便培养 整个病程中均可阳性，第3~4周阳性率最高，可达75%。粪便培养阳性表示大便排菌，有传染性，除外慢性胆囊带菌者，对伤寒有诊断意义。

4. 尿培养 早期常为阴性，病程3~4周阳性率约25%。

● 要点五 诊断

1. 流行病学资料 流行季节、当地有伤寒流行，与伤寒患者有密切接触史等。

2. 临床表现 见持续性发热、特殊中毒面容、相对缓脉、玫瑰疹、肝脾大等典型表现，出现肠出血和肠穿孔等并发症，均高度提示伤寒的可能。

3. 实验室检查 外周血白细胞减少、嗜酸粒细胞减少或消失，肥达反应阳性。确诊有赖于血或骨髓培养检出伤寒杆菌。

● 要点六 治疗

（一）一般治疗

1. 隔离与休息 给予消化道隔离，临床症状消失后每周1次、连续2次粪便培养阴性方可解除隔离。发热期患者必须卧床休息。

2. 护理 注意皮肤及口腔的护理，密切观察体温、脉搏、血压、腹部、大便等变化。

3. 饮食 给予高热量、高维生素、易消化的无渣饮食。退热后，食欲增强时，仍应继续进食一段时间无渣饮食，以防诱发肠出血和肠穿孔。注意维持水、电解质平衡。

（二）对症治疗

1. 高热 适当应用物理降温，慎用解热镇痛类药，以免虚脱。

2. 便秘 可用开塞露或用生理盐水低压灌肠，禁用泻剂和高压灌肠。

3. 腹泻 可用收敛药，忌用鸦片制剂。

4. 腹胀 可用松节油腹部热敷及肛管排气，禁用新斯的明类药物。

5. 激素的应用 对毒血症症状明显和高热患者，如无禁忌，可在足量有效抗菌治疗下短期使用糖皮质激素。

（三）病原治疗

1. 氟喹诺酮类 是治疗伤寒的首选药物。抗菌谱广，杀菌作用强，能抑制细菌DNA旋转酶，阻碍DNA复制，口服吸收完全，体内分布广，胆囊浓度高，副作用少，不易产生耐药。目前常用的药物有氧氟沙星、左氧氟沙星、环丙沙星等。疗程14日。孕妇、儿童、哺乳期妇女慎用。

2. 头孢菌素类 第三代头孢菌素在体外对伤寒杆菌有强大抗菌活性，体内分布广，胆汁浓度高，不良反应少，尤其适用于孕妇、儿童、哺乳期妇女等患者。常用的有头孢曲松、头孢噻肟、头孢哌酮等。

3. 氯霉素 耐药率及复发率高，且毒副作用大，现已很少使用。

4. 其他抗菌药 有氨苄西林或阿莫西林、复方磺胺甲噁唑等也可酌情选用。

（四）带菌者的治疗

成人带菌者可用氨苄西林、阿莫西林、氧氟沙星、环丙沙星等治疗，疗程4~6周。伴有胆囊炎或胆石症者，可行胆囊切除术，术前术后均需抗菌治疗。

（五）并发症的治疗

1. 肠出血 绝对卧床休息，禁食或进食少量流质食物，密切观察血压、脉搏、神志变化及粪便情况；如患者烦躁不安，可给予镇静剂；禁用泻剂及灌肠。注意水电解质的补充，应用止血药，必要时酌情输血。经积极内科治疗仍出血不止者，应考虑手术治疗。

2. 肠穿孔 禁食，胃肠减压，静脉补充液体，保证热量供给和水电解质平衡。加强抗菌特别是抗革兰阴性菌及厌氧菌的抗菌药。必要时可考虑外科手术治疗。

3. 中毒性心肌炎 卧床休息，注意输液量和速度，营养心肌治疗。必要时应用糖皮质激素。有心衰者，可酌情使用小剂量毛花苷C等强心剂。

要点七 预防

1. 控制传染源 患者应及早隔离治疗，体温正常15日后，大便培养每周1次，连续2次阴性方可解除隔离。患者及带菌者的排泄物、用具等应严格消毒。

2. 切断传播途径 是预防伤寒的关键措施。搞好"三管一灭"（管理饮食、水源、粪便，消灭苍蝇），养成良好的个人卫生习惯。

3. 保护易感人群 对高危人群可进行预防接种。常用伤寒、副伤寒甲、乙三联疫苗，也可口服伤寒杆菌Ty21a变异株活菌苗。

细目三 细菌性痢疾

细菌性痢疾（bacillary dysentery）简称菌痢，是由志贺菌（Genus Shigellae，又称痢疾杆菌）引起的肠道传染病，故亦称为志贺菌病（Shigellosis）。

要点一 病原学

志贺菌属于肠杆菌科，为革兰阴性杆菌，菌体短小，无荚膜和芽孢，有菌毛，为兼性厌氧菌，在有氧和无氧条件下均能生长。最适生长温度为37℃，最适pH为7.2~7.4。在普通培养基上生长良好。根据生化反应和菌体O抗原不同，可将志贺菌分为A、B、C、D四群，分别相当于痢疾志贺菌、福氏志贺菌、鲍氏志贺菌、宋内志贺菌，共有40个血清型（其中A群15个，B群6个，C群18个，D群1个）及多个亚型。痢疾志贺菌感染病情较重，福氏志贺菌感染易转为慢性，宋内志贺菌感染病情轻，多不典型。我国的优势血清型为福氏2a、宋内氏、痢疾Ⅰ型，其他血清型相对比较少见。宋内志贺菌抵抗力最强，福氏志贺菌次之，痢疾志贺菌最弱。

志贺菌可产生内毒素及外毒素。内毒素可引起全身反应如发热、毒血症及休克等。外毒素即志贺毒素（Shigatoxin），有肠毒性、神经毒性和细胞毒性，甚至可使部分患者发生溶血性尿毒综合征等严重表现。痢疾志贺菌产生外毒素的能力最强。

志贺菌存在于患者和带菌者的粪便中，抵抗力弱，加热60℃10分钟可被杀死，对酸和一般消毒剂敏感。在粪便中数小时内死亡，在污染物品及瓜果、蔬菜上可存活10～20日。

● 要点二　流行病学

（一）传染源

主要是急、慢性菌痢患者和带菌者。非典型患者、慢性患者及带菌者容易误诊或漏诊，且难于管理，在流行病学中具有重要意义。

（二）传播途径

主要经粪-口途径传播。志贺菌随感染者粪便排出后，通过污染食物、水、手及生活用品等经口感染，也可经苍蝇或其他昆虫（如蟑螂等）媒介传播。食物或饮用水被污染可引起暴发或流行。

（三）人群易感性

人群普遍易感。病后可获得一定的免疫力，但持续时间短，且不同菌群及血清型间无交叉免疫，故易反复或重复感染。

（四）流行特征

菌痢全年均可发病，夏秋季高发，一般从5月开始上升，8～9月达高峰，10月以后逐渐下降。主要发生在经济不发达、卫生条件较差的国家或地区，我国菌痢的发病率仍较高。儿童发病高于成人。

● 要点三　临床表现

潜伏期一般为1～3日，短者可为数小时，长者可达7日。

临床表现因志贺菌的型别、感染的轻重、机体的状态、病变的范围及程度而各异。根据病程长短和病情严重程度可以分为2期6型。

（一）急性菌痢

根据毒血症及肠道症状轻重，可分为3型。

1. 典型菌痢　起病急，有发热（体温可达39℃或更高）、腹痛、腹泻、里急后重、黏液或脓血便，并有头痛、乏力、食欲减退等全身中毒症状。腹泻多先为稀水样便，1～2日转为黏液样脓血便，每日十余次至数十次，粪便量少，伴有里急后重。体征有肠鸣音亢进，左下腹压痛等。自然病程为10～14日，少数转为慢性。

2. 轻型菌痢　全身中毒症状轻微，可无发热或有低热。腹泻水样或稀糊便，每日10次以内，可有黏液，但无脓血，腹痛较轻，可有左下腹压痛，里急后重较轻或缺如，易被误诊为肠炎。病程3～7日，也可转为慢性。

3. 中毒型菌痢　多见于2～7岁儿童，成人偶有发生。起病急骤、发展快、病势凶险。突起畏寒、高热，全身中毒症状重，可有烦躁或嗜睡、昏迷及抽搐等，数小时内可迅速发生循环衰竭和呼吸衰竭。肠道症状不明显或缺如。按临床表现不同可分为下列3型。

（1）休克型（周围循环衰竭型）　较为常见，以感染性休克为主要表现。面色苍白、四肢厥冷、皮肤出现花斑、发绀、脉搏细速等，血压下降，救治不及时可出现心、肾功能不全和意识障碍。

（2）脑型（呼吸衰竭型）　以中枢神经系统表现为主。由于脑血管痉挛，脑缺血、缺氧，出现脑水肿、颅内压增高甚至脑疝。患者表现为剧烈头痛、频繁呕吐、烦躁、惊厥、昏迷、瞳孔不等大、对光反射减弱或消失等，严重者可出现中枢性呼吸衰竭。此型病情严重，病死率高。

（3）混合型　兼有上述两型的表现，病情最为凶险，病死率最高（90%以上）。该型实质上包括循环系统、呼吸系统及中枢神经系统等多脏器功能损害与衰竭。

（二）慢性菌痢

急性菌痢反复发作或迁延不愈达2个月以上者即为慢性菌痢。菌痢慢性化的原因有：原有营养不良、胃肠道慢性疾病、肠道分泌型IgA减少等机体抵抗力低下，或急性期治疗不当；福氏志贺菌感染；耐药菌株感染等。根据临床表现不同，慢性菌痢可分为3型。

1. 慢性迁延型 急性菌痢病情迁延不愈，时轻时重，反复出现腹痛、腹泻，大便常有黏液及脓血。长期腹泻可致营养不良、贫血等。

2. 急性发作型 有慢性菌痢史，常因进食生冷食物或受凉、劳累等因素诱发，出现急性发作，表现类似急性菌痢，但发热等中毒症状较轻。

3. 慢性隐匿型 有急性菌痢史，无明显症状，但粪便培养可检出志贺菌，结肠镜检可发现黏膜有炎症或溃疡等病变。

慢性菌痢中以慢性迁延型最为多见，慢性隐匿型最少。

⏵ 要点四 实验室检查及其他检查

1. 大便常规 粪便外观为黏液、脓血便，镜检可见白细胞（≥15个/高倍视野）、脓细胞和少数红细胞，如见到吞噬细胞则更有助于诊断。

2. 血常规 急性菌痢白细胞总数增多，可达$(10\sim20)\times10^9/L$，以中性粒细胞为主。慢性患者可有贫血。

3. 细菌培养 粪便培养出志贺菌是确诊的主要依据。应在使用抗菌药物前采集新鲜标本，取脓血部分及时送检，早期多次送检有助于提高阳性率。

4. 特异性核酸检测 采用核酸杂交或PCR可直接检查粪便中的志贺菌核酸，具有灵敏度高、特异性强、对标本要求低等优点。

5. X线钡灌肠 慢性期可见肠道痉挛，动力改变，结肠袋消失，肠腔狭窄，肠黏膜增厚等。

6. 结肠镜检查 慢性患者可发现肠壁病变，病变部位刮取分泌物培养可提高志贺菌检出率，且有助于鉴别诊断。

⏵ 要点五 诊断与鉴别诊断

（一）诊断

细菌性痢疾应依据流行病学资料、临床表现及实验室检查等进行综合诊断，确诊需依据病原学检查结果。

1. 流行病学资料 夏秋季有不洁饮食或与菌痢患者有接触史。

2. 临床表现 急性期表现有发热、腹痛、腹泻、黏液或脓血便、里急后重。慢性菌痢患者常有急性菌痢史，病程超过两个月。中毒型菌痢以儿童多见，有高热、惊厥、意识障碍及呼吸、循环衰竭，起病时肠道症状轻微或无，常需盐水灌肠或肛拭子取便行粪便检查方可诊断。

3. 实验室检查 粪便镜检有大量白细胞或脓细胞（≥15个/高倍视野），可见红细胞；确诊需粪便培养志贺菌阳性。

（二）鉴别诊断

菌痢应与各种腹泻类疾病相鉴别。

1. 急性菌痢的鉴别诊断

（1）急性阿米巴痢疾 鉴别要点见下表。

细菌性痢疾与阿米巴痢疾的鉴别

鉴别要点	急性细菌性痢疾	阿米巴痢疾
病原	志贺菌	溶组织内阿米巴原虫
流行方式	散发或流行或暴发	散发
潜伏期	1～7日	数周至数月
全身症状	起病急，全身中毒症状重，多有发热	起病缓，全身中毒症状轻或无，多无发热
腹部表现	腹痛、腹泻明显，便次频繁，左下腹压痛	腹痛轻，便次少，右下腹轻度压痛
里急后重	明显	不明显

续表

鉴别要点	急性细菌性痢疾	阿米巴痢疾
粪便检查	量少，黏液或脓血便，镜检可见大量白细胞、少量红细胞及吞噬细胞，粪便培养志贺菌阳性	量多，呈暗红色果酱样，有腥臭味，红细胞多于白细胞，可见夏科－雷登结晶，可找到溶组织内阿米巴滋养体或包囊
结肠镜检查	病变以乙状结肠及直肠为主，肠黏膜弥漫性充血、水肿、浅表溃疡	病变主要在结肠回盲部及升结肠，见散发潜行溃疡，周围红晕，溃疡间肠黏膜正常

（2）其他细菌性肠道感染　大肠埃希菌、空肠弯曲菌、气单胞菌等细菌引起的肠道感染也可出现痢疾样表现，鉴别有赖于粪便病原菌的培养检出。

（3）细菌性食物中毒　因进食被沙门菌、金黄色葡萄球菌、副溶血弧菌、大肠埃希菌等病菌或毒素污染的食物引起。有共同进食者集体发病，大便镜检白细胞常不超过5个/高倍视野。确诊有赖于从可疑食物及患者呕吐物或粪便中检出同一致病菌或毒素。

（4）其他　还需与急性肠套叠、急性坏死出血性小肠炎等相鉴别。

2. 中毒型菌痢的鉴别诊断

流行性乙型脑炎（乙脑）　多发生于夏秋季，常有高热、惊厥、昏迷等表现，需与中毒型菌痢相鉴别。乙脑起病与进展相对缓慢，循环衰竭少见，意识障碍及脑膜刺激征明显，脑脊液可有蛋白及白细胞增高，粪便检查多无异常，乙脑病毒特异性抗体IgM阳性可资鉴别。

3. 慢性菌痢的鉴别诊断　慢性菌痢需与直结肠癌、慢性血吸虫病及非特异性溃疡性结肠炎等疾病相鉴别，特异性病原学检查、病理和结肠镜检可资鉴别。

● 要点六　治疗

急性期以抗菌治疗为主，慢性期除抗菌治疗外还应改善肠道功能，中毒型菌痢应及时针对病情采取综合性措施救治。

（一）急性菌痢

1. 一般治疗及对症治疗　隔离至消化道症状消失，大便培养连续两次阴性。中毒症状重者应卧床休息。饮食以流质易消化饮食为主，忌食多渣、生冷、油腻及刺激性食物。腹泻明显可予口服补液盐（ORS），必要时可同时静脉补液，以维持水、电解质及酸碱平衡。高热者以物理降温为主，必要时适当使用退热药；腹痛剧烈者可予颠茄片或阿托品解痉止痛。

2. 病因治疗　抗菌治疗可缩短病程、减轻病情和缩短排菌期，防止转为慢性或带菌者。志贺菌对抗菌药物的耐药率逐年增长，并呈多重耐药，因此，应根据当地志贺菌耐药情况、个体差异、大便培养及药敏试验结果选择敏感抗菌药物，避免滥用。

（1）氟喹诺酮类药物　为首选，但儿童、孕妇及哺乳期患者应慎用。常用的有环丙沙星、左氧氟沙星、加替沙星等，不能口服者也可静脉滴注。

（2）二线药物　主要为三代头孢菌素。可选用匹美西林、头孢曲松及头孢哌酮等，也可用阿奇霉素。二线药物只有在志贺菌株对环丙沙星等耐药时才考虑应用。给予有效抗菌治疗48小时内症状会有改善，否则提示有耐药可能。

（3）小檗碱（黄连素）　有减少肠道分泌的作用，在使用抗菌药物的同时使用。

（二）中毒型菌痢

中毒型菌痢病情凶险，应及时采取以对症治疗为主的综合救治措施。

1. 对症治疗

（1）降温止惊　高热可致惊厥，加重脑缺氧及脑水肿，应积极给予物理降温，必要时给予退热药，将体温降至38.5℃以下；高热伴烦躁、惊厥者，可采用亚冬眠疗法，予氯丙嗪和异丙嗪各1～2mg/kg肌注；反复惊厥者，可用地西泮、苯巴比妥钠等肌注后，再用水合氯醛灌肠。

（2）休克型　①迅速扩充血容量及纠正酸中毒。快速给予低分子右旋糖酐、葡萄糖生理盐水及5%碳酸氢钠等液体，补液量及成分视脱水情况而定，休克好转后则应继续静脉输液维持。②由于属低排高阻型休克，可予抗胆碱类药物改善微循环障碍，如山莨菪碱。疗效不佳者，可改用酚妥拉明、多巴胺或间羟胺等，以改善重要脏器血流灌注。③短期使用糖皮质激素。④保护心、脑、肾等重要脏器功能。⑤有早期DIC者可予肝素抗凝治疗。

（3）脑型 ①减轻脑水肿，可给予20%甘露醇，快速静脉滴注。应用血管活性药物以改善脑组织微循环，给予糖皮质激素有助于改善病情。②防治呼吸衰竭，保持呼吸道通畅，及时吸痰、吸氧。如出现呼吸衰竭可使用呼吸兴奋剂，必要时应用人工辅助呼吸。

2. 抗菌治疗 药物选择基本与急性菌痢相同，但宜采用静脉给药，成人可用环丙沙星、左旋氧氟沙星等氟喹诺酮类或三代头孢菌素。儿童首选头孢曲松等三代头孢菌素。

（三）慢性菌痢

由于慢性菌痢病情复杂，应采取以抗菌治疗为主的综合性措施。

1. 一般治疗 注意生活规律，进食易消化的食物，忌食生冷、油腻及刺激性食物，积极治疗肠道寄生虫病及其他慢性消化道疾患。

2. 病原治疗 根据病原菌药敏试验结果选用有效抗菌药物，通常联合或交替使用两种不同类型的抗菌药物，延长疗程，必要时可多疗程治疗。也可用0.3%小檗碱液、5%大蒜素液、2%磺胺嘧啶银悬液等灌肠液保留灌肠。灌肠液中可添加小剂量糖皮质激素以提高疗效。

3. 对症治疗 有肠道功能紊乱者可采用镇静或解痉药物。有菌群失调者可予微生态制剂。

● 要点七 预防

菌痢的预防应采用以切断传播途径为主的综合预防措施。

1. 管理传染源 急、慢性患者和带菌者应隔离或定期进行随访，并给予彻底治疗，直至大便培养阴性。对餐饮人员、水源管理人员、托幼人员等应定期粪检，发现患者或带菌者应立即调离原工作岗位，并给予彻底治疗。

2. 切断传播途径 做好"三管一灭"，养成良好的个人卫生习惯。

3. 保护易感人群 目前尚无获准生产的可有效预防志贺菌感染的疫苗。我国采用口服活菌苗，如F2a型"依链"株可刺激肠道产生分泌型IgA等，有一定的保护作用，免疫期可维持6~12个月。

细目四 霍 乱

霍乱（cholera）是由霍乱弧菌（Vibrio cholerae）引起的烈性肠道传染病，为国际检疫传染病，我国法定管理传染病种的甲类传染病。

● 要点一 病原学

（一）分类

根据霍乱弧菌O抗原的特异性和致病性不同将其分为三群：

1. O_1 群霍乱弧菌 为霍乱的主要致病菌。依其生物学性状可分为古典生物型（classical biotype）和埃尔托生物型（El-Tor biotype）。据O抗原的A、B、C抗原成分不同，O_1 群霍乱弧菌又可分为3个血清型：即稻叶型（Inaba，原型，含A、C抗原），小川型（Ogawa，异型，含A、B抗原）和彦岛型（Hikojima，中间型，含A、B、C三种抗原）。目前我国流行的霍乱弧菌以埃尔托生物型、异型为主。

2. 不典型 O_1 群霍乱弧菌 可被多价 O_1 群血清凝集，但不产生肠毒素，无致病性。

3. 非 O_1 群霍乱弧菌 不能被 O_1 群霍乱弧菌多价血清凝集，统称为不凝集弧菌。已血清型从 O_2 编排至 O_{200} 以上，一般无致病性。但其中的 O_{139} 群霍乱弧菌可产生霍乱肠毒素，能引起流行性腹泻，与 O_1 群无交叉免疫。WHO要求将 O_{139} 群霍乱弧菌引起的腹泻与 O_1 群霍乱同等对待。

（二）形态

霍乱弧菌属弧菌科弧菌属，菌体短小稍弯曲，呈弧形或逗点状，革兰染色阴性，无芽孢和荚膜（O_{139} 群霍乱弧菌有荚膜），长1.5~3.0μm，宽 0.3~0.4μm。菌体的一端有一较长的鞭毛，运动极活泼。粪便涂片普通显微镜下呈鱼群样排列，暗视野显微镜下悬滴检查宛如夜空中的流星一闪而过。

（三）抗原结构

霍乱弧菌具有耐热的菌体 O 抗原和不耐热的鞭毛 H 抗原。各群霍乱弧菌 H 抗原相同，而 O 抗原不同。O 抗原有群特异性和型特异性两种抗原，是霍乱弧菌分群和分型的基础。

（四）毒素

霍乱弧菌可产生内毒素和外毒素。内毒素为多糖体，可诱发机体免疫反应，是制作菌苗产生抗菌免疫的主要成分。霍乱外毒素即霍乱肠毒素（cholera toxin，CT），是霍乱的主要致病物质。霍乱肠毒素有抗原性，可刺激机体产生中和抗体。

（五）培养特性

霍乱弧菌属兼性厌氧菌，在普通培养基中生长良好，耐碱不耐酸，在 pH8.4~8.6 碱性蛋白胨水或碱性琼脂平板上生长良好。

（六）抵抗力

古典生物型对外环境抵抗力较弱，埃尔托生物型抵抗力较强，在水体中可存活 1~3 周，在藻类、贝壳类食物上存活时间更长。霍乱弧菌对热、干燥、日光、化学消毒剂和酸等均很敏感，耐低温、耐碱。湿热 55℃ 15 分钟，100℃ 即刻，水中加 0.5ppm 氯 15 分钟可被杀死。在正常胃酸中能存活 4 分钟。

要点二 流行病学

自 1817 年以来，全球共发生了七次世界性霍乱大流行。一般认为前六次是由古典生物型霍乱弧菌引起的。第七次大流行始于 1961 年，是由埃尔托生物型所致，至今已流行 50 余年。

1992 年印度和孟加拉国等地先后发生了 O_{139} 群霍乱的暴发流行，1820 年霍乱传入我国，历次世界大流行我国均被波及。新中国成立后，古典生物型霍乱得到了有效控制。1961 年第七次世界霍乱大流行开始时埃尔托生物型便传入我国沿海地区，目前除西藏无病例报告外，其余各省（市、区）均有疫情发生。1993 年开始，O_{139} 霍乱在我国部分地区也相继发生了局部暴发与流行。目前霍乱在我国呈多菌群（型）混合流行的局面。

（一）传染源

患者和带菌者是传染源。典型患者频繁泻吐，是重要传染源。轻型患者及带菌者不易被发现，作为传染源的意义更大。

（二）传播途径

主要通过粪-口途径传播。患者吐泻物和带菌者粪便污染水源及食物，特别是水源被污染后易引起局部暴发。日常生活接触和苍蝇等媒介传播也是重要的传播途径。

（三）易感人群

人群普遍易感。感染后肠道局部免疫和体液免疫的联合作用可产生一定的免疫力，但持续时间短（至少 3 年），可再次感染。

（四）流行特征

霍乱全年均可发病，夏秋季高发。以沿海地带为主。流行方式有暴发及迁延散发两种，前者常为经水或食物传播引起，多见于新疫区，而后者多发生在老疫区。

要点三 临床表现

潜伏期 1~3 日，短者数小时，长者 7 日。突然起病，少数在发病前 1~2 日有头昏、疲乏、腹胀、轻度腹泻等前驱症状。古典生物型与 O_{139} 群霍乱弧菌引起者症状较重，埃尔托型所致者多为轻型或无症状者。

（一）典型表现

典型病例病程分为 3 期：

1. 泻吐期 多以剧烈腹泻开始，病初大便尚有粪质，迅速成为黄色水样便或米泔水样便，无粪臭，每日可达数十次，甚至失禁。一般无发热和腹痛（O_{139} 群除外），无里急后重。呕吐多在腹泻数次后出现，常呈喷射状，呕吐物初为胃内容物，后为水样，严重者亦可为米泔水样，轻者可无呕吐。本期持续数小时至 2~3 日。

O_{139}型霍乱的特征为发热、腹痛较常见（达 40%~50%），且可并发菌血症等肠道外感染。

2. 脱水期 由于频繁的腹泻和呕吐，大量水和电解质丧失，患者迅速出现脱水和循环衰竭。表情淡漠，或烦躁不安，甚至昏迷。声音嘶哑、眼窝凹陷、口唇干燥、皮肤弹性差或消失、手指皱瘪，脉搏细速或不能触及，血压低甚至休克，少尿或无尿。酸中毒者呼吸增快，甚至呈深大呼吸（Kussmaul呼吸）。低钠可引起肌肉痉挛，多见于腓肠肌和腹直肌。低血钾可致肌张力减弱，腱反射减弱或消失，肠胀气，心律失常等。此期一般为数小时至1~2日。

3. 恢复期或反应期 患者脱水如能得到及时纠正，多数症状迅速消失。少数患者有反应性发热，可能为循环改善后毒素吸收增加所致，一般持续1~3日后可自行消退。

（二）临床分型

根据脱水程度，临床上可分为轻、中、重3型。具体见下表。

霍乱临床分型

临床表现	轻型	中型	重型
脱水（体重%）	<5%	5%~10%	>10%
每日腹泻次数	<10次	10~20次	>20次
精神状态	正常	呆滞或不安	极度烦躁或静卧不动，甚至昏迷
音哑	无	轻度	音哑失声
皮肤	正常或略干，弹性略差	干燥，缺乏弹性	弹性消失
发绀	无	可有	明显
口唇	正常或稍干	干燥	极度干裂
眼窝、囟门凹陷	无或略陷	明显下陷	深凹，目闭不紧
指腹	正常	皱瘪	干瘪
腓肠肌痉挛	无	有	严重
脉搏	正常	细速	微弱而速或无
收缩压	正常	70~90mmHg	70mmHg以下或测不出
每日尿量	正常或略减少	<500mL	<50mL
血浆比重	1.025~1.030	1.030~1.040	>1.040

另外，还有一型称为暴发型，亦称中毒型或干性霍乱，非常罕见。此型起病急骤，进展迅速，不待出现泻吐症状即可因循环衰竭而亡。

（三）并发症

1. 肾衰竭 是霍乱最常见的严重并发症，也是常见的死因，表现为尿量减少和氮质血症，严重者可因尿毒症而死亡。

2. 急性肺水肿 代谢性酸中毒可导致肺循环高压，后者又因补充大量不含碱的盐水而加重。

3. 其他 如低钾综合征、心律失常等。

● **要点四 实验室检查**

（一）一般检查

1. 血液检查 脱水致血液浓缩，外周血红细胞、白细胞和血红蛋白均增高；血清尿素氮、肌酐升高；钠、氯化物和碳酸氢盐降低，血pH下降；当酸中毒纠正后，钾离子移入细胞内，可出现血清钾明显降低。

2. 尿液检查 部分患者尿中可有少量蛋白、红白细胞及管型。

3. 粪便常规 可见黏液或少许红、白细胞。

（二）血清学检查

抗菌抗体中的抗凝集素抗体在病后第5日出现，1~3周达高峰。若双份血清抗凝集素抗体滴度增长4倍以上，有诊断意义。主要用于流行病学调查、回顾性诊断或粪便培养阴性可疑患者的诊断。

（三）病原学检查

1. 粪便涂片染色 取粪便或早期培养物涂片做革兰染色镜检，可见革兰阴性、稍弯曲的弧菌。

2. 悬滴检查 将新鲜粪便做悬滴暗视野显微镜检查，可见运动活泼呈穿梭状的弧菌，此为动力试验阳性。加入 O_1 群抗血清后，若运动停止，或凝集成块，为制动试验阳性，表示标本中含有 O_1 群霍乱弧菌；如细菌仍活动，还应加 O_{139} 群血清做制动试验。此检查可用于快速诊断。

3. 增菌培养 所有疑为霍乱的患者，除做粪便显微镜检外，均应进行增菌培养。一般用 pH8.4 的碱性蛋白胨水，36℃～37℃ 增菌培养 6～8 小时后表面可形成菌膜。此时应进一步用庆大霉素（对大肠杆菌有明显的抑菌作用）琼脂平皿或碱性琼脂平板分离培养 18～24 小时，对可疑菌落进行悬滴检查，可提高检出率和早期诊断。

4. PCR 可快速诊断及进行群与型的鉴别。

要点五 诊断

1. 疑似霍乱诊断标准 具有下列两项之一者诊断为疑似霍乱：

（1）凡有典型临床症状，如剧烈腹泻，水样便（黄水样、清水样、米泔样或血水样），伴有呕吐，迅速出现脱水，循环衰竭及肌肉痉挛（特别是腓肠肌）的首发病例，在病原学检查尚未肯定前，应诊断为疑似霍乱。

（2）霍乱流行期间有明确接触史（如同餐、同住或护理者等），并发生泻吐症状，而无其他原因可查者。

疑似病例未确诊之前按霍乱处理，大便培养每日 1 次，连续 2 次阴性可否定诊断。

2. 临床诊断 霍乱流行期间的疫区内，凡有霍乱典型症状，粪便培养 O_1 群及 O_{139} 群霍乱弧菌阴性，但无其他原因可查者。

3. 确定诊断 具有下列三项之一者可诊断为霍乱：

（1）凡有腹泻症状，粪便培养 O_1 群或 O_{139} 群霍乱弧菌阳性。

（2）在流行期间的疫区内有腹泻症状，做双份血清抗体效价测定，如血清凝集试验呈 4 倍以上或杀弧菌抗体呈 8 倍以上增长者。

（3）在疫源检查中，首次粪便培养检出 O_1 群或 O_{139} 群霍乱弧菌，前后各 5 日内有腹泻症状者。

4. 带菌者 指无腹泻或呕吐等临床症状，但粪便中检出 O_1 群或（和）O_{139} 群霍乱弧菌。

要点六 治疗

本病的处理原则是严格隔离，迅速补充水及电解质，以纠正脱水、电解质平衡紊乱和酸中毒，辅以抗菌治疗及对症治疗。

（一）一般治疗

可给予流质饮食，但剧烈呕吐者应禁食，恢复期逐渐增加饮食，重症患者应注意保暖、给氧、监测生命体征。

（二）补液治疗

及时足量补液是治疗本病的关键。补液的原则是早期、快速、足量，先盐后糖，先快后慢，纠酸补钙，见尿补钾。

1. 静脉补液 多采用与患者丧失液体电解质浓度相似的 5∶4∶1 溶液，即每升液体含氯化钠 5g，碳酸氢钠 4g 和氯化钾 1g，另加 50% 葡萄糖注射液 20mL 以防止低血糖。小儿由于肾脏排钠功能较差，其比例调整为每升液体含氯化钠 2.65g，碳酸氢钠 3.75g，氯化钾 1g，葡萄糖 10g。

补液量与速度应根据患者的失水程度、血压、脉搏、尿量和血浆比重等决定，24 小时后的补液量及速度依据病情调整。快速补液过程中应注意防止发生心功能不全和肺水肿，还应给液体适当加温，并监测血钾的变化。

2. 口服补液 轻、中型脱水的患者可予口服补液。口服补液可减少静脉补液量，预防静脉补液的副作用及医源性电解质紊乱，故也可用于重型患者。WHO 推荐使用口服补液盐（Oral Rehydration Salts，ORS），其配方为葡萄糖 20g（可用蔗糖 40g 或米粉 40～60g 代替）、氯化钠 3.5g、枸橼酸钠 2.9g（或碳酸氢钠 2.5g）和氯化钾 1.5g，溶于 1000mL 可饮用水内，配方中各电解质浓度均与患者排泄液的浓度相似。新的低渗口服补液盐（口服补液盐Ⅲ）尤适用于儿童，其组成成分为：每包含氯化钠为0.65g，枸橼酸钠0.725g，氯化钾0.375g，无水葡萄糖3.375g，溶于250mL温开水中口服。

（三）抗菌治疗

早期应用抗菌药物有助于缩短腹泻和排菌时间，减少腹泻次数及排泄量，降低病后带菌率等，但不能代替补液。目前常用药物为氟喹诺酮类，如环丙沙星或多西环素。也可采用四环素、氨苄西林、红霉素或阿奇霉素、复方磺胺甲噁唑等。

（四）对症治疗

重症患者在补足液体后，若血压仍较低，提示可能存在中毒性休克，可给予糖皮质激素和血管活性药物。出现心衰、肺水肿者应暂停输液，酌情使用利尿剂及强心剂。在补液过程中如出现低钾综合征，可口服氯化钾或静脉滴注氯化钾。急性肾衰竭患者应及时纠正酸中毒，维持水、电解质平衡，必要时实施血液透析。

◉ 要点七 预防

1. 控制传染源 建立健全腹泻病门诊，及时检出患者，按甲类传染病予以隔离治疗，直至症状消失。停用抗菌药物后大便培养每日一次，连续3次阴性方可解除隔离。对密切接触者应严密检疫5日，并进行粪便悬滴检查及培养和服药预防。做好国境卫生检疫和国内交通检疫。

2. 切断传播途径 改善环境卫生，加强饮水和食品管理。养成良好的个人卫生习惯。对患者和带菌者的排泄物进行彻底消毒。消灭苍蝇、蟑螂等传播媒介。

3. 保护易感人群 目前国外应用基因工程技术制成多价口服菌苗，主要有B亚单位-全菌体菌苗（WC/rBS）和减毒口服活菌苗CVD103-HgR，但免疫时间短，价格较高，目前尚不能推广应用。

（李秀惠 黄象安）

第四单元 消毒与隔离

细目一 消 毒

◉ 要点一 消毒的概念

消毒（disinfection）是指用物理、化学、生物学的方法清除或杀灭体外环境中的病原微生物，使其达到无害化程度的过程。传染病消毒是用物理或化学方法消灭停留在不同传播媒介物上的病原体，藉以切断传播途径，阻止和控制传染的发生。如患者使用过的各种检查或治疗器械及各种被污染的物品，用物理和化学方法进行处理，杀死或灭活病原体，避免再感染和交叉感染。用于消毒的药物称为消毒剂。灭菌是一个绝对的概念，是指用物理或化学方法除去或杀灭全部微生物的过程，包括致病微生物和非致病微生物，也包括细菌芽孢和真菌孢子，灭菌后的物品必须是完全无菌的。达到灭菌效果的消毒方法是最彻底的消毒法。

◉ 要点二 消毒的目的

在医疗过程中常可遇到各种类型传染病患者，包括未明确诊断的传染病患者。传染病病原体大多极易从患者体内排出而传播，如肺结核患者的痰液，伤寒和菌痢患者的粪便等。一些病原体（如性病、狂犬病等）可通过与传染源直接接触而传播。被病原体污染的用品、食物等也是传播病原体的媒介。为了防止传染病的传播，避免患者被其他病原体感染，防止并发症，发生交叉感染，保护医护等人员免受感染，必须严格执行消毒制度。杀灭由传染源排到外界环境中的病原体，可防止传染病的发生和蔓延。

仅靠消毒措施还不足以达到以上目的。须同时进行必要的隔离措施和工作中的无菌操作，才能达到控制传染的目的。

不同的传播机制引起的传染病，消毒的效果有所不同。消化道传染病，病原体随排泄物或呕吐物排出体外，污染范围较为局限，如能及时正确地进行消毒，切断传播途径，中断传播的效果较好。呼吸道传染病，病原体随呼吸、咳嗽、喷嚏等排出，再通过飞沫和尘埃播散，污染范围不确切，消毒效果难以掌控。须同时采取空间隔离，才能中断传染。虫媒传染病则需采取杀虫灭鼠等方法。

要点三 消毒的种类

（一）预防性消毒

预防性消毒指未发现传染源的情况下，对可能受病原体污染的场所、物品和人体进行的消毒措施。如日常卫生消毒、饮水消毒、餐具消毒、粪便垃圾无害化处理、饭前便后的洗手、公共场所消毒、运输工具消毒等。医院中手术室消毒，免疫缺陷患者（如骨髓移植患者）层流病房属预防性消毒。预防性消毒能控制或减少未被发现或未被管理的传染源污染所引起的传染病传播。

（二）疫源地消毒

疫源地消毒指对有传染源存在的地区进行消毒。可分为终末消毒与随时消毒。

1. 随时消毒 指在传染源仍然存在的疫源地内，对传染源的排泄物、分泌物及其污染过的物品进行的及时性消毒处理。如患者住院时的卫生处理（沐浴、更衣等）；对患者呕吐物、痰液、尿液、粪便及卫生敷料的消毒处理；对病室空气、地面、家具的消毒和接触患者或其污染物品脱手套后的洗手等。

2. 终末消毒 指传染源离开疫源地（如转送、痊愈出院或死亡后），对其曾经产生的含有病原体的排泄物、分泌物以及排泄物、分泌物所污染的物品及场所进行的最后一次彻底消毒。终末消毒包括患者的终末处理和原居住地或病室单位的终末处理。

（1）患者的终末处理 患者转科或出院前应进行沐浴，更换清洁衣服，个人用品须消毒后方能带离隔离区；死亡患者应用消毒液浸湿的棉球塞住口、鼻、肛门及阴道，尸体用消毒液浸湿的尸单包裹，放入有"传染"标记字样的不透水袋子内送火葬。

（2）病室单位的终末处理 被服放入污物袋，消毒后再清洗；将棉被展开，床垫、枕芯竖放，打开抽屉、柜门，紧闭门窗，然后用紫外线灯或消毒剂熏蒸消毒。消毒后打开门窗通风，用消毒液擦拭家具、墙面及地面。

终末消毒的目的是完全杀灭和清除患者所播散遗留的病原体。终末消毒应在患者离开后立即进行。

要点四 消毒方法

（一）消毒方法的分类

根据消毒杀灭微生物的种类和强弱，将各种物理和化学消毒方法分为灭菌法和高、中、低效消毒法四大类。

1. 灭菌法 可以杀灭包括细菌芽胞的一切微生物。该类消毒方法有热力、电离辐射、微波等物理方法和甲醛、戊二醛、过氧乙酸、环氧乙烷等化学灭菌剂。

2. 高效消毒法 能杀灭一切细菌繁殖体（包括分枝杆菌）、病毒、真菌及其孢子，并对细菌芽胞有显著杀灭作用。主要有紫外线消毒法和臭氧、含氯消毒剂、过氧化氢等。

3. 中效消毒法 能杀灭除细菌芽胞以外的各种微生物。主要有超声波消毒法和中效消毒剂如醇类、碘类、酚类消毒剂等。

4. 低效消毒法 只能消灭细菌繁殖体、部分真菌和亲脂性病毒。物理低效消毒方法有通风换气、冲洗和洗手等；化学低效消毒剂有氯己定（洗必泰）、苯扎溴铵（新洁尔灭）等。

（二）物理消毒法

物理消毒法是利用物理因素作用于病原微生物，将之清除或杀灭。常用的有热力、光照、微波、辐射、过滤除菌等方法。

1. 热力消毒法 利用热力破坏微生物的蛋白质、核酸、细胞壁和细胞膜，从而导致其死亡，是应用最早、效果可靠、使用最广泛的方法。

（1）干热消毒灭菌法 ①燃烧法。②干烤法。

（2）湿热消毒灭菌 ①煮沸消毒法。②压力蒸汽灭菌法。③巴氏消毒法。④流动蒸汽消毒法。

2. 光照消毒法 又称辐射消毒法，主要利用紫外线的杀菌作用，使菌体蛋白质发生光解、变性而致细菌死亡。此法穿透力差，对真菌孢子、细菌芽孢效果差，对HIV等无效，可以造成对人体的损伤，如皮肤红斑、紫外线眼炎和臭氧中毒等。包括：①日光暴晒法。②紫外线灯管消毒法。③臭氧灭菌灯消毒法。

3. 电离辐射灭菌法 利用放射性核素^{60}Co发射高能γ射线或电子加速器产生的高能电子束进行辐射灭菌。适用于不耐热的物品灭菌。其设备昂贵，对人及物品有一定的损害。

4. 微波消毒灭菌法 靠微波产热灭菌。常用于食物及餐具的消毒、医疗药品及耐热非金属材料器械的消毒灭菌。

5. 过滤除菌 医院内常用过滤除菌来清除空气及液体中的微生物。如空气过滤是通过三级空气过滤器，选用合理的气流方式，除掉空气中$0.5 \sim 5\mu m$的尘埃，达到洁净空气的目的。

（三）化学消毒法

化学消毒法是采用各种化学消毒剂清除或杀灭微生物的方法。化学消毒剂种类繁多，分为灭菌剂和高、中、低效消毒剂（参见前述消毒方法的分类）。常用的化学消毒剂有：醇类（75%乙醇、异丙醇等）、含碘化合物（碘酊、碘伏等）、含氯化合物（漂白粉、次氯酸钠、84消毒液、健之素片剂等）、醛类（甲醛、戊二醛）、杂环类气体（环氧乙烷、环氧丙烷等）、过氧化物类（过氧乙酸、双氧水等）、酚类（石碳酸、来苏等）、季胺盐类（新洁尔灭、消毒净等）和洗必泰等。

细目二 隔 离

● **要点一 隔离的概念**

隔离是将传染期内的传染病患者或病原携带者置于不能传染给他人的条件之下，暂时避免与周围人群接触，防止病原体扩散，便于管理和消毒，同时也使患者得到及时的治疗。对于不明原因的突发传染病，有效的隔离措施对控制其播散往往起决定性作用。根据不同的传染病病原学和流行病学特点，采取的隔离措施和隔离检疫期限也有所不同。

患者在隔离期间，应严格遵守传染病医院或隔离病房的消毒隔离制度，自觉地接受医护人员的管理。患者应在规定的场所内活动，不能随意离开隔离范围；不能随意会客；不能将使用的物品或剩余食品到处乱丢；应在指定的厕所大小便或消毒处理排泄物等。

● **要点二 隔离的种类**

根据传播途径不同，隔离分为以下几种：

（一）严密隔离

适用于经飞沫、分泌物、排泄物直接或间接传播的烈性传染病及传播途径不明的传染病，如鼠疫（肺鼠疫）、肺炭疽、传染性非典型肺炎、霍乱等的隔离。凡传染性强、病死率高的传染病均需采取严密隔离。

（二）呼吸道隔离

适用于以空气中的飞沫传播为主的传染病，如肺结核、流脑、百日咳、麻疹、腮腺炎等的隔离。

（三）肠道隔离

适用于以粪-口途径传播为主的传染病，如伤寒、细菌性痢疾、甲型和戊型肝炎、肠道病毒感染（如脑炎、脑膜炎、心肌炎、脊髓灰质炎等）、感染性腹泻或胃肠炎（大肠杆菌、沙门菌、空肠弯曲菌、阿米巴原虫、耶尔森菌、轮状病毒等）等的隔离。通过隔离可切断粪-口传播途径。

（四）接触隔离

适用于经体表或伤口直接或间接接触而感染的疾病，如破伤风、气性坏疽、金黄色葡萄球菌感染、A群链球菌肺炎、狂犬病等的隔离。

（五）血液-体液隔离

主要用于预防直接或间接接触传染性血液或

体液的传染性疾病，如乙型肝炎、丙型肝炎、艾滋病、弓形体感染、梅毒、疟疾、钩体病、回归热、登革热、黑热病等的预防。

（六）虫媒隔离

适用于以昆虫为媒介而传播的疾病，如乙型脑炎、流行性出血热、疟疾、斑疹伤寒、回归热等的隔离。

（七）保护性隔离

适用于抵抗力低或极易感染的患者，如严重烧伤、早产儿、白血病、脏器移植及免疫缺陷患者等的隔离。

要点三　隔离的期限

隔离期是根据传染病的最长传染期而确定的，同时应根据临床表现和微生物检验结果来决定是否可以解除隔离。某些传染病患者出院后尚应追踪观察。

细目三　医院感染

要点一　医院感染的概念

（一）定义

WHO 1978年对医院感染的定义为："凡是患者因住院、陪诊或医院工作人员因医疗、护理工作而被感染所引起的任何临床显示症状的微生物性疾病，不管受害的对象在医院期间是否发病，均属医院感染。"

医院感染有广义和狭义之分。

广义医院感染是指任何人员在医院活动期间遭受病原体侵袭而引起的感染。广义医院感染的内涵：①明确了医院感染必须发生在医院范围内，包括在医院内感染出院后发病的，但不包括在入院时处于感染潜伏期者。②感染与发病是在不同阶段产生的，其顺序是感染-潜伏期-发病。因此潜伏期是判断感染发生时间与地点的重要依据。③感染对象包括一切在医院内活动的人群，即患者（住院、门诊）、医院工作人员、访客、陪客和探视者等。

由于就诊患者、访客、陪客和探视者在医院的时间短暂，获得感染的因素多而复杂，常难以确定感染是否来自医院，故实际上医院感染的对象主要是住院患者和医院工作人员，即狭义的医院感染，也就是我们通常所指的医院感染。

医院感染是指住院患者在医院内获得的感染，包括在住院期间发生的感染和在医院内获得出院后发生的感染，但不包括入院前已开始或者入院时已处于潜伏期的感染。医院工作人员在医院内获得的感染也属医院感染。

（二）诊断标准

依据卫生部医院感染诊断标准（试行），下列情况属于医院感染：

1. 无明确潜伏期的感染，规定入院48小时后发生的感染为医院感染；有明确潜伏期的感染，自入院起超过平均潜伏期后发生的感染为医院感染。

2. 本次感染直接与上次住院有关。

3. 在原有感染基础上出现其他部位新的感染（除外脓毒血症迁徙灶），或在原感染已知病原体基础上又分离出新的病原体（排除污染和原来的混合感染）的感染。

4. 新生儿在分娩过程中和产后获得的感染。

5. 由于诊疗措施激活的潜在性感染，如疱疹病毒、结核杆菌等的感染。

6. 医务人员在医院工作期间获得的感染。

下列情况不属于医院感染：

1. 皮肤黏膜开放性伤口只有细菌定殖而无炎症表现。

2. 由于创伤或非生物性因子刺激而产生的炎症表现。

3. 新生儿经胎盘获得（出生后48小时内发病）的感染，如单纯疱疹、弓形体、水痘等。

4. 患者原有的慢性感染在医院内急性发作。

要点二　医院感染的防护原则

为保障医疗安全，做好医院感染的防控，要求所有医务人员在工作中必须采取标准预防，即医院所有的患者均被视为具有潜在传染的患者，即认定患者的血液、体液、分泌物（不包括汗液）、排泄物等均具有传染性，须进行隔离，不论是否有明显的血迹污染或是否接触非完整的皮肤与黏膜，接触上述物质者，必须采取防护措施，根据传播途径采取空气、飞沫、接触隔离。这是预防医院感染的有效措施。标准预防是针对医院所有患者和医务人员采取的一组预防医院感染措施，包括手卫生，根据预期可能的暴露选用手套、隔离衣、口罩、护目镜或防护面屏，以及安全注射，也包括穿戴合适的防护用品处理患者环境中污染的物品与医疗器械等。

（一）标准预防基本特点

1. 强调双向防护，既要防止疾病从患者传至医护人员，又要防止疾病从医护人员传至患者。

2. 既要防止血源性疾病的传播，也要防止非血源性疾病的传播。

3. 根据疾病的主要传播途径，采取相应的隔离措施，包括接触隔离、空气隔离和飞沫隔离。

（二）标准预防操作原则

1. 标准预防针对所有为患者实施诊断、治疗、护理等操作的全过程。不论患者是否传染病患者，都要采取标准预防。

2. 标准预防技术包括洗手、戴手套、穿隔离衣、戴防护眼镜和面罩等基本措施。

3. 医务人员进行有可能接触患者体液、血液的诊疗和护理操作时必须戴手套。操作完毕，脱去手套后应立即洗手，必要时进行手消毒。

4. 在诊疗、护理操作过程中，有可能发生血液、体液飞溅到医务人员面部时，医务人员应当戴具有防渗透性能的口罩、防护眼镜；有可能发生血液、体液大面积飞溅或者有可能污染医务人员身体时，还应当穿戴具有防渗透性能的隔离衣或者围裙。

5. 医务人员手部皮肤发生破损，在进行有可能接触患者血液、体液的诊疗和护理操作时必须戴双层手套。戴手套操作过程中，要避免已经污染的手套触摸清洁区域或物品。

6. 医务人员在进行侵袭性诊疗、护理操作过程中，要保证充足的光线，并特别注意防止被针头、缝合针、刀片等锐器刺伤或划伤。

7. 使用后的锐器应当直接放入耐刺、防渗漏的锐器盒，或者利用针头处理设备进行安全处置，也可以使用具有安全性能的注射器、输液器等医用锐器，以防刺伤。

8. 立即清洁污染的环境。

9. 禁止将使用后的一次性针头重新套上针头套。禁止用手直接接触使用后的针头、刀片等锐器。

10. 保证废弃物的正确处理。要求运输废弃物的人必须戴厚质乳胶清洁手套，处理体液废弃物必须戴防护眼镜。

（三）隔离措施

由于标准预防的基本措施中不能有效预防经由空气、飞沫、接触途径传播的感染性疾病。因此，还需要根据疾病的传播途径采取相应的接触隔离、空气隔离和飞沫隔离措施。

1. 接触隔离　接触传播指病原微生物通过手、媒介物直接或间接接触导致的传播，是医院感染主要而常见的传播途径，包括直接接触传播和间接接触传播。

已诊断或怀疑是接触传播的疾病或因患者环境中有接触传播的严重疾病，除实施标准预防之外，还要实施接触隔离。接触隔离技术主要有：

（1）设置隔离单元。

（2）洗手和手套。

（3）隔离衣。

（4）对患者和探视者进行隔离规定宣教，使之配合遵守。

（5）必须转运患者时，患者及运送人员都要防护。

（6）可重复使用的物品，应彻底清洁和适当地消毒灭菌。

（7）正确处置医疗废物。

（8）使用隔离标识等。

2. 空气隔离　空气传播是指病原微生物（如 SARS – CoV）经由悬浮在空气中的微粒 – 气溶胶（微粒直径≤5μm）携带通过空气流动导致的传播。这种微粒能在空气中悬浮时间长，并可随气流漂浮到远处，可造成多人感染，甚至导致医院感染暴发。

已诊断或怀疑由空气传播的疾病除实施标准预防的基本措施之外，还要实施空气隔离。空气隔离技术主要有：

（1）单人房间、专门的空气处理系统和通风设备以防止空气传播。

（2）医务人员和进入该环境的人员应使用呼吸道保护装置、帽子、防护服。

（3）如病情容许，患者应戴外科口罩并定期更换。

3. 飞沫隔离 飞沫传播又称微粒传播，是指经由带有病原微生物的较大飞沫微粒（微粒直径 >5μm）在空气中短距离移动而发生的传播。飞沫微粒在空气中悬浮的时间不长，喷射的距离一般不超过1m。

已诊断或怀疑是由飞沫传播的疾病除实施标准预防之外，还应实施飞沫隔离。飞沫隔离技术主要有：

（1）最好将患者安置在单独隔离室。

（2）相同病原体感染的患者同用一隔离室时，每床间距应不少于1米，不需要专用的空气处理设备，房间门可以保持开放。

（3）在近距离（1米之内）接触患者时应戴口罩。

（4）限制患者的活动和外出，如果必须外出，患者必须戴口罩。

（黄象安）

医学伦理学

第一单元 概 述

细目一 伦理学与医学伦理学

● **要点一 伦理学的概念和规范伦理学的类型**

1. 伦理学亦称道德哲学,是哲学的一个分支,是关于道德现象及其理论的学科。它的任务是分析、评价并发展规范的道德标准,以处理各种道德问题。

2. 道德是人们在社会生活实践中形成的,由经济基础决定,用善恶标准去评价,依靠社会舆论、内心信念和传统习俗为指导。是调节人与人、人与自然之间关系的行为原则和规范的总和。

3. "伦理"与"道德",通常被混用。在伦理学中,道德表达的是最高意志,是"你最好应该",主要是一种精神和最高原则。道德更侧重于个体,更强调内在操守方面,指主体对道德规范的内化和实践,即主体的德性和德行。伦理表达的是社会规范的性质,是"你必须应该",更侧重于社会,更强调客观方面,主要指社会的人际"应然"关系,这种关系主要概括为道德规范。

4. 伦理学分为规范伦理学和非规范伦理学。规范伦理学注重对道德规范的论证、制订与实施策略的研究,分为普通规范伦理学和应用规范伦理学。规范伦理学是伦理学理论的主要形态,主要目的是为人们提供价值标准和行为准则,即通过制定一系列的道德行为规范,来引导和规定人们的行为。

规范伦理分为两大理论体系:目的论和义务论。目的论和义务论的主要区别在于二者判断道德行为正确性的标准不同。义务论认为,如果行为符合道德"应当"的行为规范的形式,那么这种行为就是道德的,而不必考虑行为的效果。而目的论却将行为所导致的"善"的结果作为首要标准,判断行为是否道德要看其是否有助于"善"的实现。

义务论和目的论又可以区分为多种类别:根据道德义务来源的不同,义务论可以分为神命义务论、道义义务论、契约义务论。目的论可以根据对什么是"善"的不同理解而区分为"快乐主义"和"自我实现"两种理论。在"快乐主义"目的论中,又可以根据"快乐"指向主体的不同而区分为"利己主义"和"功利主义"。"自我实现"目的论中最重要的理论是"德性论"。

一般认为,医学伦理学属于应用规范伦理学。作为应用规范伦理学,医学伦理学的主要目的是为人们在医疗实践及其相关领域中的活动提供价值标准和行为规范。

● **要点二 医学伦理学的概念和医学道德的作用**

1. 医学伦理学是研究医学道德的一门科学,是运用伦理学的理论、方法研究医学领域中人与人、人与社会、人与自然关系的道德问题的一门学科。由于医学临床实践、医学科学研究和其他医学活动过程中都体现了伦理价值和道德追求,因此医学本身就含有伦理因素。医学伦理学是伦理学与医学相互交融的一门学科。

2. 医学道德是一种职业道德,一般指医务生活中的道德现象和道德关系,可简称为"医德"。它是社会一般道德在医学领域中的具体表达,是医务人员自身的道德品质,是调节医务人员与病人、他人、集体及社会之间关系的行为准则、规范的总和。

3. 医学道德对医务人员、病人和社会都具有重要意义,特别在保障人类健康、发展医学科学及卫生事业等方面，具有不可忽视的特殊价值。具体来说，医学道德对医院人际关系具有调节作用，对医疗质量具有保证作用，对医学科学具有促进作用，对社会文明具有推动作用。

● **要点三　医学伦理学的研究对象**

1. 医学伦理学作为一门发展中的和开放的学科，不同的阶段其研究对象和内容不同。从传统医德学到医学伦理学，再从医学伦理学到生命伦理学，它的内容不断扩展与丰富。总体上来说，医学伦理学的研究对象是医学领域中的医学道德现象和医学道德关系。

2. 医学道德现象包括医德意识现象、医德规范现象和医德活动现象。

3. 医学道德关系是指由经济关系所决定，派生在医学领域内人与人、人与社会、人与自然之间的关系。具体地说，医学伦理学主要研究以下几种医德关系：医务人员与患者（包括患者的家属）的关系；医务人员相互之间的关系；医务人员与社会之间的关系；医务人员与医学科学发展之间的关系。

● **要点四　医学伦理学的研究内容**

1. **医学道德的基本理论**　包括医学道德的起源、本质、特点、发生发展规律、社会作用与影响；医学历史中出现的医学道德现象及其背景；医学伦理学的基本理论、医学伦理学的发展趋势等。

2. **医学道德的规范体系**　包括医德的原则、规范和范畴等。

3. **医学道德的基本实践**　包括医学道德教育和修养、医德评价的标准和方法、医学临床、医学科研、整个卫生保健领域、现代医学发展中的难题等。

细目二　医学模式与医学目的

● **要点一　医学模式的内涵**

1. 医学模式即医学观，是对医学本质的概括。是指在特定历史时期内，人们关于健康和疾病的基本观点，或特定历史时期，人们在观察和处理人类健康和疾病问题时的思维方式和行为方式。

2. 医学模式的实质，是人们以什么样的方法观察、分析和处理人类的健康和疾病问题，它决定着人们对人类的生理、病理、心理、预防、保健、治疗等问题的基本观念。

3. 医学模式来源于医学实践，是对医学实践的反映和概括，一定的医学模式与一定的社会发展和医学发展水平相适应。

4. 医学模式反映人们对医学的总体认识，它是医学临床实践活动和医学科学研究的指导思想和理论框架，它反映医学科学总的特征。在不同的历史时期有不同的医学模式。

● **要点二　医学模式的类型**

1. **神灵主义医学模式**　这是一种原始的医学模式，人们认为人的生命和健康是神灵所赐，疾病和灾祸是天谴神罚或鬼魂附体等原因造成的，因此维护健康和治疗疾病要依靠求神问卜、祈祷神灵等方式。在这种医学模式中，医学和巫术往往交织在一起。

2. **自然哲学医学模式**　以古代朴素的唯物论和辩证法为指导，经验医学得到较大发展，医生根据经验、直觉或思辨推理进行医疗活动，实践中形成了宝贵的诊断、治疗手段、药物疗效等方面的原始资料。中国传统医学中的阴阳五行学说和"六淫""七情"病因学说，古希腊医学家希波克拉底的"四体液"学说，都是这一模式的典型代表。它结束了人类社会在原始医学中长期巫医不分的状态，驱逐了神灵主义医学中的鬼神成分，人类开始将零散的医学知识综合和条理化。

3. **机械论医学模式**　这种医学模式是在西方经验哲学和现代物理学的影响下发展起来的，16～17世纪，欧洲文艺复兴运动带来了工业革命，推动了科学进步，也影响了医学观。当时把人比作机器，疾病是机器某部分零件失灵，用机械观解释一切人体现象。这种医学模式忽视了生命的生物复杂性和社会复杂性，具有机械性和片面性的缺点。

4. **生物医学模式**　19世纪西方工业化进程带来的流行病的暴发，促进了细菌学、生理学、病理学、免疫学、遗传学等一大批学科的发展。人们对健康和疾病有了新的认识。生物医学模式以近代实验科学和生物学为基础，认为疾病从发生、发展，到治疗、预后，都是生物学因素起作用的结果。疾病的机制是外界特定的生物或理化因素，作用于人体的细胞、组织或器官上，导致其形态学或化学上的变化和功能障碍，这种变化可以测量，因而治疗疾病就是消除和调整这些特定的生物或理化因素。

生物医学模式以实验观察为方法来认识生命现象，以及疾病过程和原因，使医学彻底摆脱了宗教神学和唯心主义观念的束缚，对人体的形态结构、生理病理、发病原因机制进行深入的研究，形成了比较完整的科学体系，从而奠定了现代医学的基础。这种医学模式的缺点是忽视了社会环境、个体行为、生活方式、心理因素等对人体健康和疾病的影响。

5. 生物-心理-社会医学模式 1977年，美国罗彻斯特大学精神病学和内科学教授恩格尔提出，应当用生物-心理-社会医学模式取代现今的生物医学模式，要充分考虑个体心理、生活方式、生物遗传、社会环境等各方面因素对于疾病和健康的重要影响，全方位探求影响人类健康的因果关系问题。这种模式认为人的心理与生理、精神与躯体、机体内外环境是一个完整的统一体，心理、社会因素与疾病的发生、发展、转化有着密切的联系，强调生物、心理、社会三因素是相互联系、不可分割的，在考察人类的健康和疾病时，既要考虑生物学因素，又要重视心理、社会因素的影响。

生物-心理-社会医学模式是生物医学模式的发展和完善，它更加准确地肯定了生物因素的含义和生物医学的价值，全方位探求影响人类健康的因果关系，使医学从传统的纯自然科学回归到自然科学和社会科学、人文科学相结合、相交叉的应用性学科，对医疗卫生事业的各个领域都产生重大而深远的影响，是未来医学模式的发展方向。

● **要点三 医学目的的内涵**

1. 医学目的是医学在一定历史条件下为满足特定的人类群体或个体对医学的需求而形成的目标。这种需求影响到了医学的技术模式和医务人员的行为模式，实际上体现了人们对医学实现的理想和愿望。

2. 自医学产生之日起，人们就将医学的目的确定为"救死扶伤""克服疾病""延长生命""避免死亡"。这一崇高的目标激励着一代代的医学工作者不断努力。但随着社会的发展，传统的医学目的也存在着许多缺点，如对于健康和疾病的概念理解得过于片面，忽视生命的质量，不能正确对待死亡，重治疗轻预防，过度追求技术发展，造成医疗费用的不断上涨等等。现代医学目的是致力于预防疾病，减少发病率，促进和维护健康；治疗疾病，解除由疾病引起的疼痛和疾苦；治疗和照料患者，照料那些不能治愈的人，延长寿命，降低死亡率；避免早死和追求安详死亡；提高生命质量，优化生存环境，增进身心健康。

（赵 丽）

第二单元 医学伦理学的历史发展

细目一 中国医学伦理学的历史发展

● **要点一 中国古代医学道德思想的发展过程**

1. 古代医学道德思想的萌芽时期 从原始社会的晚期到奴隶社会的初中期，包括传说中的五帝时期和夏朝。由于当时生产力水平低下，原始人类对疾病现象的恐惧和对医药知识的贫乏，促使他们相信那些超自然的神鬼的魔力，认为所有自然现象和人类活动都是由一种力量支配着，于是便产生了万物有灵，上帝为主的宗教观念，从敬万物、敬祖先进而产生对上帝的崇拜。

在我国古代传说中，有"神农……尝百草之

滋味，水泉之甘苦，令民知所避就"（《淮南子·修务训》）和"伏羲画八卦……百病之理得以类推，乃尝味百药而制九针，以拯夭亡"（《帝王世纪·路史》），以及"民有疾病，未知药石，炎帝始味草木之滋，尝一日而遇七十毒，神而化之，遂作方书，以疗民疾，而医道立矣"（《通鉴外纪》）的记载。这些传说，反映了人类早期医疗保健活动的一些事实。从这些传说可以看到，在古代的社会道德影响下，我国很早就形成了医学目的是为了"以拯夭亡""令民知所避就"等医德思想，也就是说已经认识到医学的目的是为了拯救人命，使人了解药物对人的利弊等。

2. 古代医学道德思想的形成时期 奴隶社会末期至西汉，是古代医学道德思想的形成时期。春秋战国时期是社会大变革时期，各种政治力量、学术流派粉墨登场，形成了"诸子蜂起，百家争鸣"的局面，为医学经验交流和积累创造了条件，医学进入了以理论综合及实践经验积累为特点的发展时期。

医学的发展促进了医德的进步，医学人道主义成为这一时期医德发展的主流。儒家的"仁"是其伦理思想的核心，"医乃仁术"被奉为职业伦理原则，提倡"济世救人""爱人、行善、慎独"，强调医生自身的道德修养和自我规范。

成书于战国时期的《黄帝内经》，系统全面地总结了战国以前医学理论和医疗实践，不仅是我国第一部医书，而且是我国第一部有专门论述医德内容的医书，在"疏五过论""征四失论"和"师传"等篇章中对医德进行了专门的论述，是我国历史上最为重要的医德经典。其"天覆地载，万物悉备，莫贵于人"的人命至重思想，"圣人不治已病治未病"的重视预防思想，"上知天文，下知地理，中知人事"的医生素质要求等丰富的医德思想，为后人留下了宝贵的精神财富，对后世产生了深远的影响。

3. 古代医学道德思想的发展和完善时期 我国进入封建社会后，儒家学说逐步成为意识形态主流，医学的发展取得了长足的进步，各个时期的医学家都通过临床实践和理论说明了医学道德的重要性，促进了我国传统医德思想的发展和完善。

东汉名医张仲景的《伤寒杂病论·自序》，是一篇具有很高价值的医德文献。主要的医德思想有：①明确从医的目的：医者要"精究方术""上以疗君亲之疾，下以救贫贱之厄，中以保长全，以养其生"。②强调严肃认真的态度：医病不能"按寸不及尺，握手不及足"。③强调广博精深的知识："自非才高识妙，岂能探其理致哉？"应当"勤求古训，博采众方"。

隋唐时期的医德继承发展了医学人道主义传统，孙思邈堪称我国传统医德的集大成者。在他的《千金要方》中有这样的叙述："人命至重，贵于千金，一方济之，德逾于此。"而此书中的"大医精诚"篇则是祖国医德史中的一块瑰宝，对后世医德发展产生了深远的影响。孙思邈主张医家必须具备"精"和"诚"的精神，所谓"精"就是要具有精湛的医术，所谓"诚"就是指医生应具备高尚的医德，只有具备"精"和"诚"的医家才是"大医"，即高尚而优秀的医家。

明代陈实功在《外科正宗》中对我国古代医德做了系统总结，他概括的"医家五戒十要"被美国1978年出版的《生命伦理学百科全书》列为世界古典医药道德文献之一。清代喻昌一改以往医家箴言式的空洞说教，结合临床诊治论医德，写出《医门法律》一书。他把临床诊治的法则称为"法"，把针对临床诊治中易犯的错误提出的禁例称为"律"，对临床医生的医疗行为进行评价，开创了临床医德评价的先河。

● **要点二　中国医学道德的优良传统**

1. 仁爱救人，赤诚济世的行医宗旨。
2. 不图名利，清廉正直的道德品质。
3. 普同一等，一心赴救的服务态度。
4. 尊重同道，谦和不矜的医疗作风。
5. 注重自律，忠于医业的献身精神。

● **要点三　中国近现代医学伦理学的发展**

1. 继承发扬传统医德思想，医生的社会责任感增强。
2. 吸收借鉴西方医学伦理准则。20世纪30

年代末，翻译《美国医学道德主义条例》《希波克拉底誓言》。

3. 初步探讨医学伦理学理论。1932年6月上海出版了由宋国宾主编的《医业伦理学》，这是我国第一部较系统的医学伦理学专著，表明中国已由传统的医德学进入到近代医学伦理学阶段。

细目二　国外医学伦理学的历史发展

● 要点一　古希腊、古罗马、古印度和阿拉伯国家的医德起源与传统

1. 古希腊文化是西方文明的源头，其医德思想直接影响了整个西方医德的发展。伟大的医学家希波克拉底被称为西方医德的奠基人，其著名的《希波克拉底誓言》对医生之间、医患之间的行为准则作了较系统的阐述。这一文献对医德理论的创立和发展都有着深远的影响，成为世界医德史中的一部经典。

2. 古罗马医学是古希腊医学的沿袭和发展。这一时期最具代表性的人物是古罗马著名的医生盖仑。他在继承希波克拉底的体液学说的基础上，发展了机体的解剖结构和器官生理概念，创立了医学和生物学的知识体系。在医德方面，他提出："作为医生，不可能一方面赚钱，一方面从事伟大的艺术——医学。"这种医德思想对西方医学发展起到了一定的作用。

3. 印度是世界文明的发源地之一，医学发展很早，其医德最早主要表现在公元前5世纪印度外科鼻祖妙闻的《妙闻集》和公元前1世纪印度内科鼻祖阇罗迦的《阇罗迦集》中。如《妙闻集》中说："医生要有一切必要的知识，要洁身自持，要使患者信仰，并尽一切力量为患者服务。"并说："正确的知识、广博的经验、聪明的知觉及对患者的同情，是为医者的四德"。《阇罗迦集》中也有待病人应有"四德"的提法，反对医学商品化。这些论述都体现了医学人道主义精神，表现出高尚的医德修养。

4. 当欧洲正处于黑暗的中世纪时代时，阿拉伯地区的医学却异军突起，它继承和发展了古希腊以来的医学，达到很高的水平，在世界医学史上占有重要的地位。阿拉伯的犹太医生迈蒙尼提斯是这一时期的代表人物，他在医德方面的突出贡献是以他的名字命名的《迈蒙尼提斯祷文》，其主要思想是：为了世人的生命和健康，要时刻不忘医德，不要被贪欲、虚荣、名利所干扰而忘却为人类谋幸福的高尚目标。

● 要点二　国外近现代医学伦理学的发展

1. 医学伦理学在近代的西方已形成一门独立的学科，它首先产生于英国。它的形成以1803年英国的托马斯·帕茨瓦尔的《医学伦理学》出版为标志。这一时期医学伦理学关心的永恒话题是医患关系，主要是讨论医生应具备的美德和医生对病人的责任方面。

2. 进入20世纪中叶，近现代医学伦理学无论是在规范体系还是理论基础方面都较完善了，其标志是1948年《日内瓦宣言》和1949年《国际医德守则》的颁布。

细目三　生命伦理学

● 要点一　生命伦理学产生的背景

1. **医学模式的转变**　由于人类文明的巨大进步，医学模式由原来的生物医学模式转变为生物-心理-社会医学模式，健康概念发生了变更，人们对医学的期望不再仅仅是治病，而且还希望自己健康长寿，希望自己智力和体力有更理想的发展，希望人口质量有更大的提高。医学被赋予了新的社会意义，医学道德也有了更广泛的社会价值。

2. **从义务论哲学到价值论哲学的转变**　传统义务论不顾及现实情境，不考虑条件，追求绝对的理想的善。根据义务论思想，人的生命不管质量高低，都必须加以保护和保存，因为生命是"无价"的。价值论认为，行动选择的个人与社会的后果，是评价善恶的标准，人的生命是有价的，根据生命质量的高低来选择我们的行动，这是一种认识上的飞跃。从无价到有价，从无条件到有条件，是生命伦理学有别于传统医学伦理学

的重要标志,是人类对于自我认识的一次深刻革命。生命伦理学可以从价值论哲学中找到辩护,有力地解决生命质量、放弃治疗、脑死亡与安乐死等重大实践问题。

3. 新生命科学技术的发展 生物技术的进步,使医学面临了许多前所未有的新难题,并对传统的伦理观念提出了新挑战。这是产生生命伦理学的根本原因。器官移植、克隆及胚胎干细胞技术、人类基因组计划、人工授精等生殖工程、冰冻、复苏与生命支持装置等的研究与应用,是人类开启历史新阶段的标志,但却涉及深刻而复杂的伦理问题。医学发展和新技术应用带来的新问题,需要医学伦理学提供道德评价的依据,作出合理的解释。

4. 经济发展与卫生经济社会 当代经济的发展已达到前所未有的高峰,同时,贫富之间的巨大差距和严重的分配不公现象困扰着经济伦理学家。富人医学和奢侈医疗、卫生资源分配中的不公正问题已成为医学道德争论的焦点。

5. 卫生制度改革 世界上没有一种卫生制度和医疗体制是尽善尽美的。其实,不管处于什么发展水平的国家,都需要进行持续的卫生保健制度的改革,这已成为整个社会政治改革的一部分。卫生保健改革已经融入世界性卫生大变革中。卫生制度改革主要是医学活动中伦理关系的重新调整,尽早使"人人享有医疗保健"或"人人享有基本医疗保健"的理想成为现实。

● **要点二　生命伦理学的基本理论、原则和研究内容**

1. 生命伦理学是对人类生存过程中生命科学技术和卫生保健政策,以及医疗活动中道德问题的伦理学研究,是有关人和其他生命体生存状态和生命终极问题的学科。

2. 美国学者比彻姆和丘卓斯(Tom Beauchamp & James Childress)在他们的《生物医学伦理学原则》一书中提出的无伤原则、行善原则、公正原则和尊重原则是国际上被普遍接受的生命伦理学的基本原则。

3. 生命伦理学是医学伦理学发展的现代阶段,它的内容已经扩展到对卫生政策、生命技术、生态、人性与死亡道德问题的研究和争论。具体内容有:临床决策和行为的伦理原则、病人及医生的权利与义务、医患及医际关系、医务人员的道德修养等;生命科学研究的伦理问题、人体受试者的权益保护、高新生命科学技术应用中的伦理问题、脑死亡、临终关怀、生命质量和安乐死等;卫生经济伦理问题、医疗改革、保险与医院工作、医院伦理委员会、卫生政策与法制建设等;生态与环境保护、大地或地球伦理、动物权利保护等。

(赵　丽)

第三单元　医学伦理学的理论基础

细目一　生命论

● **要点一　生命神圣论、生命质量论、生命价值论的概念**

生命论是人们审视生命的角度及对待生命的态度。人类历史上不同时期都有不同的代表性的生命观,而对生命的不同观点就构成了整个医学伦理学研究和发展的理论基础。

1. 生命神圣论,是指人的生命至高无上,神圣不可侵犯。

2. 生命质量论,是以人的自然素质的高低、优劣为依据,衡量生命对自身、他人和社会存在价值的一种伦理观。

3. 生命价值论,是以人具有的内在价值与外在价值的统一来衡量生命意义的一种理论。

要点二 生命质量的标准及伦理意义

1. 生命质量的标准。有主要质量（个体的身体或智力状态）、根本质量（生命的意义和目的，与其他人在社会和道德上的相互作用）和操作质量（如智商，用来测知智能方面的质量）。

2. 生命质量论有利于提高人口素质；有利于控制人口增长；有利于人类自我认识的飞跃。为医务人员对某些不同生命质量的病人，采取相应的治疗原则、方法和手段提供了理论依据，对于合理、公正地分配卫生资源也具有十分重要的意义。

要点三 生命价值的标准及伦理意义

1. 生命价值论是生命神圣与生命质量统一的理论。判断生命价值高低或大小，主要有两个因素：一是生命的内在价值，即生命本身的质量（体力和智力）是生命价值判断的前提和基础；二是生命的外在价值，即指某一生命对他人、社会的贡献，是生命价值的目的和归宿。

2. 生命价值论将生命的内在价值和外在价值统一起来，并以此来评价生命的价值，可以避免就个体生命的某一阶段或某个时期来判断生命的价值。

细目二 人道论

要点一 医学人道主义的含义

医学人道主义是人道主义思想在医学领域中的具体体现，是将人道主义关于人的价值的标准和如何对待人的准则贯彻在医学实践领域中所产生的特殊的医学的人的价值标准和行动准则。医学人道主义的内涵包括：在关于人的价值标准问题上，认为人的生命是宝贵的，人的生命和尊严具有最高的价值，应当受到尊重。在如何行动的问题上，医学人道主义要求医务人员应当同情、关心、尊重和爱护患者，努力为他们免除疾病的痛苦，维护他们的身体健康。

要点二 医学人道主义的核心内容

1. 尊重病人的生命。
2. 尊重病人的人格。
3. 尊重病人的权利。

细目三 美德论

要点一 美德论的含义

美德论，是以行为者为中心，研究和探讨人应该具有什么样的美德和品格，什么是有意义的生活。

要点二 医德品质的含义

医德品质是指医务人员在长期的职业行为中形成和表现出来的稳定的医学道德气质、习惯和特征。医德品质是医德认识、医德情感和医德意志的统一。

要点三 医德品质的内容

1. 仁爱 以人道主义的精神关心爱护患者，尊重患者的各项权利，同情患者的痛苦，全身心地为患者服务。

2. 严谨 严肃认真的工作作风，表里如一的做人准则，精勤不倦的科学精神。

3. 诚挚 表现在医生应忠诚医学科学，潜心医学事业，对患者要讲诚信，具有宽厚、诚挚的人格品德。

4. 公正 对待患者一视同仁，在医疗资源分配等问题上做到公平公正。

5. 奉献 有时需要为了患者和社会的利益而牺牲自身的利益。

细目四 功利论

要点一 功利论的含义

功利论，是以"功利"作为道德标准的学说。功利论继承发展了历史上幸福论和快乐主义的伦理传统，认为人的本性就是追求快乐和幸福。由于利益是幸福和快乐的基础，所以追求利益就成为了道德的标准。

要点二 功利论的主要特征

1. 用"功利"来定义善的内涵，功利是指对有感受力的存在者而言的利益、好处、快乐、善或幸福。

2. 强调行为的结果，不重视行为的动机，即判断道德正确与否的标准是看这一行为是否带来了善的结果，并且要看这一后果是否实现了"善"总量的最大化，亦即"最大多数人的最大幸福"原则。

细目五　道义论

● 要点一　道义论的含义

道义论又称义务论，认为道德上应当采取的具体行动或行动准则的正确性不是由行为的后果所决定的，而是由这一行为或这种行为准则的自身固有特点所决定的。

医学道义论主要研究医务人员职业道德规范。

● 要点二　道义论的主要特征

1. 强调行为动机的重要性，认为只要行为的动机是善的，不管结果如何，这个行为都是道德的。

2. 强调原则的超验性，以人的理性为基础，而不进行感性经验的证明。

3. 立足于全体社会成员的普遍性，而不是从个体的利益出发提出准则。

（赵　丽）

第四单元　医学道德的规范体系

细目一　医学道德原则

● 要点一　行善原则的含义、内容及意义

1. 含义　行善原则就是要求医学界对服务对象实施有利的医学行为。

2. 内容　善待生命，同情、关心、体贴患者；善待服务对象，树立"以病人为中心"的服务理念；善待社会，以社会公益为基础，把满足个体患者康复利益与满足人人享有卫生保健的利益统一起来。

3. 意义　行善原则是医学道德的根本原则，它调整的是整个医学界医学行为引起的一切伦理关系，具有管辖全面、贯彻始终的纲领统帅性；行善原则也是医学道德的最高原则，当医学道德原则之间发生矛盾和冲突时，医务人员的医学道德行为选择以不违背行善原则为基准。

● 要点二　尊重原则的含义、内容及意义

1. 含义　在医护实践中主要是对能够自主的病人自主性的尊重。病人的自主性是指病人对有关自己的医护问题，经过深思熟虑所作出的合乎理性的决定并据以采取的行动。

2. 内容　尊重患者的人格；尊重患者的自主决定权；尊重患者的隐私权。

3. 意义　医患双方相互尊重，有利于相互理解，维护双方利益。医务人员尊重病人的人格尊严，提供人性化服务，尊重病人的自主决定，有利于医患合作，建立和谐的医患关系，提高治疗效果；医务人员尊重病人的隐私保护权，可以减少医务人员可能要承担的民事和刑事责任。

● 要点三　公正原则的含义、内容及意义

1. 含义　是指在医学服务中公平、正直地对待每一位病人的伦理原则。体现于人际交往和资源分配公正两个方面。

2. 内容　公正对待服务对象，一视同仁；公正分配卫生资源。

3. 意义　公正原则协调的是医患之间的利益关系。医务人员平等对待患者，有利于患者的心理平衡，有利于医患关系的和谐，有利于医疗效果的提高；医学界公正合理地分配卫生资源，有利于社会公正环境的形成，有利于社会稳定。

● 要点四　无伤原则的含义、内容及意义

1. 含义　指在诊治、护理过程中努力避免对病人造成不应有的医疗伤害。

2. 内容 培养为病人利益和健康着想的动机和意向；尽力提供最佳的诊治、护理手段；不滥施辅助检查，不滥用药物，不滥施手术。

3. 意义 无伤原则是善待服务对象的起码要求。它为医学界规定了一条道德底线，那就是如果医务人员的医学行为不能有利于病人，至少不要伤害病人。医务人员在医学实践活动中贯彻这一原则，可以提高医务人员的医学责任感，减少医患纠纷，有利于医患关系的和谐。

细目二 医学道德规范

要点一 医学道德规范的含义

医学道德规范是医务人员在各种医学活动中应遵守的行为准则，是医学道德基本原则的具体体现，是医务人员道德行为和道德关系普遍规律的反映。

要点二 医学道德规范的内容

根据1988年卫生部颁布的《医务人员医德规范及其实施办法》，医学道德规范的主要内容可以概括为：

救死扶伤，忠于医业；
钻研医术，精益求精；
一视同仁，平等待患；
慎言守密，礼貌待人；
廉洁奉公，遵纪守法；
互学互尊，团结协作。

细目三 医学道德范畴

要点一 医学道德范畴的含义

1. 医学道德范畴是医学道德实践的总结与概括，是医学活动中人自身以及人的本质关系的反映，是普遍道德范畴在医学活动中的特殊表现。它作为一种信念存于医务人员内心，指导和规约其行为。医学道德范畴是对医学道德原则和规范的补充，也是医学道德原则和规范的内化。

2. 医学道德范畴的内容有权利与义务、情感与良心、审慎与保密、荣誉与幸福等。

要点二 医学道德权利的含义和作用

1. 含义 是指在医学道德活动中，医学道德主体所享有的道义上允许使用的权利和应享受的利益。它既包括医务人员的权利，又包括患者的权利。

2. 作用 医务人员正当的职业道德权利受到尊重和维护，可保证医学职业的声誉和社会地位，也可以调动和提高广大医务人员履行职业道德义务的积极性和主动性，有利于医务人员在维护和促进人类健康中发挥更大的作用；患者的道德权利受到尊重和维护，有利于患者道德义务的履行，可以促进患者配合诊疗的积极性，提高治疗效果，有利于医患关系的和谐。

要点三 医学道德义务的含义和作用

1. 含义 医学道德义务是指在医学道德活动中，医学道德主体对他人和社会所应承担的责任。道德义务具有不以获取某种相应的权利或报偿为前提的特点。医务人员的医学的道德义务是指医务人员依据医学道德的原则和规范的要求，对病人、集体和社会所负的道德责任，以应有的行为履行自己的职责。

2. 作用 可以增强医务人员的责任感，使之自觉、愉快地履行自己的职业义务，并逐渐变成自己的内心信念。有利于在维护和提高人类健康水平方面做出贡献，不断使自己的医学道德境界得到升华，也有利于医患关系的和谐。

要点四 医学道德情感的含义和作用

1. 含义 是指医务人员对医学事业和服务对象所持的态度和内心体验。主要包括同情感、责任感和事业感。

2. 作用 医学道德情感对医务人员的医学道德行为起着调节作用。医学道德情感中的同情感，可以促使医务人员关怀、体贴病人，并对处于病痛危难之际的病人竭尽全力进行抢救。同时，也可以使病人产生良好的心理效应，有利于病人的早日康复；医学道德情感中的责任感可弥补同情感随时间推移逐渐淡化的不足，使医务人员的行为具有稳定性，真正履行对病人的道德责任；医学道德情感中的事业感能激励医务人员为医学事业的发展发愤图强，不计较个人得失，为患者的利益承担风险，为医学事业作出更大的贡献。

● 要点五 医学道德良心的含义及作用

1. 含义 医学道德良心是指医务人员在履行义务的过程中，对自己行为应负道德责任的自觉认识和自我评价能力。

2. 作用 医学道德良心是一种对所负道德责任的自觉认识，无论有无别人的监督，凭借职业良心，尽职尽责地工作，从而感受到良心上的满足与喜悦。它还可以促使医务人员在任何情况下，都能坚守医学道德原则和规范的要求，自觉抵制不正之风的影响。

● 要点六 医学道德审慎的含义和作用

1. 含义 是指医务人员在行为之前的周密思考及行为之中的小心谨慎。

2. 作用 有利于医务人员养成良好的医护作风，提高责任感，从而避免因疏忽大意、敷衍塞责而酿成医疗差错事故；促使医务人员钻研业务知识和医疗技术；促进医务人员以高度负责的精神对待病人，以医学道德的原则、规范严格要求自己和加强自身道德修养，从而不断地提高自身的医学道德水平。

● 要点七 医学道德保密的含义和作用

1. 含义 是指医务人员在医护活动中应当具有对医疗和护理保守秘密的职业道德品质。

2. 作用 体现了患者对医务人员的无比信任；体现了医务人员对病人人格和权利的尊重；有利于建立良好的医患关系；有利于医护工作的开展和医护质量的提高；可以避免因泄密而给病人带来危害和发生医患纠纷。

● 要点八 医学道德荣誉的含义和作用

1. 含义 是指医务人员履行了自己的职业义务以后，获得他人、集体或社会上的赞许、表扬和奖励。

2. 作用 它可以促使医务人员关心自己行为的社会后果，并严格地要求自己；作为一种精神力量，激励广大医务人员关心荣誉、争取荣誉，从而形成一种积极向上的正气并推动广大医务人员不断进步。

● 要点九 医学道德幸福的含义和作用

1. 含义 幸福是同人生目的、意义以及现实生活和理想联系最密切的道德现象。

2. 作用 促使医务人员自觉地履行医学道德义务；促使医务人员树立正确的苦乐观。

（赵　丽）

第五单元　医患关系道德

细目一　医患关系概述

● 要点一 医患关系的内涵

医患关系是医疗活动中最大量、首要的关系，是医学伦理学的核心问题和主要研究对象。狭义的医患关系是指行医者与患者的关系。广义的医患关系是指以医务人员为一方的群体与以患者及其家属等为一方的群体之间的医疗人际关系。

● 要点二 医患关系的内容

1. 医患关系的内容可分为技术方面的关系和非技术方面的关系两部分。

2. 医患间技术方面的关系是指医患间因诊疗方案、措施的制定和实施而产生的关系。

3. 医患间非技术方面的关系是指医患交往过程中在社会、法律、道德、心理、经济等方面建立起来的人际关系。如医患间的道德关系、经济关系、价值关系、法律关系等。

● 要点三 医患关系的模式

1976年美国学者萨斯和荷伦德在《医学道德问题》上发表的题为《医生-病人关系的基本模型》的文章中提出了医生与病人关系的三种不同的模型。根据医生和患者的地位、主动性大小，将医患关系划分为三种模型：主动-被动型，指导-合作型，共同参与型。

● 要点四 影响医患关系的主要因素

影响医患关系的因素主要存在于医务人员、患者及其家属、医疗体制以及法律等方面。

1. 医生方面 医生的医疗观、道德修养、服务态度和责任感等。

2. 病人方面 不遵守就医道德、对医务人员不信任等。

3. 管理、社会方面 医院管理制度上的缺陷、国家对卫生事业的资金投入不足、社会上的不正之风仍然存在、卫生法规不够健全等。

● 要点五 医患关系的发展趋势

1. 医患关系结构的"人机化"趋势 医学高新技术的应用，使诊疗方式发生了巨大变化。医生可以通过高新技术、设备获得病人的生理指标、生化指标等数据，并为自己诊疗提供依据，这样就使医患之间的人（医生）-人（患者）关系向人（医生）-机（仪器）-人（患者）的结构演变，因而医患之间直接交往减少，加重了医生对高新技术设备的依赖。

2. 医患交往的"经济化"趋势 限于我国卫生资源不足和分配使用中的不合理，仍普遍存在着看不起病、吃不起药、住不起院等状况，在医患交往上有经济化趋势。

3. 医患要求的"多元化"趋势 随着社会的发展，人们的价值观念的多元化倾向也反映在医患关系上，病人对医疗卫生保健的要求也有层次上、档次上的差别，呈现出多元化倾向。

4. 医患关系调节方式上的"法制化"趋势 随着高新技术广泛应用于临床以及人们道德观念、价值观念的变化，不仅促进了法律观念的更新，而且给卫生立法提供了物质基础和思想基础。有些问题仅靠道德调节是不够的，必须通过法制调节。

细目二 医患双方的权利与义务

● 要点一 医生的权利内容

《中华人民共和国执业医师法》第21条规定医师在执业活动中享有：①在注册的执业范围内，进行医学检查、疾病调查、医学处置、出具相应的医学证明文件，选择合理的医疗、预防、保健方案。②按照国务院卫生行政部门规定的标准，获得与本人执业行为相当的医疗设备基本条件。③从事医学研究、学术交流，参加专业学术团体。④参加专业培训，接受继续医学教育。⑤在执业活动中，人格尊严、人身安全不受侵犯。⑥获取工资报酬和津贴，享受国家规定的福利待遇。⑦对所在机构的医疗、预防、保健工作和卫生行政部门的工作提出建议，依法参与所在机构的民主管理。

此外，在一些特定情况下，医生可以为保护病人、他人和社会的利益，对某些病人的行为和自由进行适当的限制，即特殊干涉权。这是针对诸如精神病人、自杀未遂病人拒绝治疗，传染病人强制性隔离等情况而拥有的一种特殊权力。

● 要点二 医生的义务内容

《中华人民共和国执业医师法》的相关条款在法律上规定了医师的义务，如：①遵守法律、法规，遵守技术操作规范。②树立敬业精神，遵守职业道德，履行医师职责，尽职尽责为患者服务。③关心、爱护、尊重患者，保护患者的隐私。④努力钻研业务，更新知识，提高专业技术水平。⑤从事科学研究，发展医学科学。⑥宣传卫生保健知识，对患者进行健康教育等。

在职业活动中，医生还应履行下列职业道德义务：维护病人健康，减轻病人痛苦；解释说明与履行知情同意原则；保守秘密。

● 要点三 患者的权利内容

我国目前尚无系统的病人权利法规，只在如《宪法》等相关法规中可见散在的有关病人权利的内容。综合国内外关于病人权利方面的研究成果并根据我国国情，可将病人的基本权利归纳为以下几个方面：①基本医疗权。②疾病认知权。③知情同意权。④保护隐私权。⑤社会免责权。⑥经济索赔权。

● 要点四　患者的义务内容

1. 保持和恢复健康的义务。
2. 积极配合诊疗的义务。
3. 遵守医院各种规章制度的义务。
4. 支持医学科学发展的义务。

细目三　医患冲突与沟通

● 要点一　医患沟通的意义

1. 含义　医患沟通是医患之间利用语言或非语言形式进行的信息交流。

2. 意义　是医学目的的需要，是医学诊断的需要，是临床治疗的需要，是医学人文精神的需要，是减少纠纷的需要。

● 要点二　医患冲突的原因

1. 服务态度问题　大量调查表明，医疗服务态度是导致医患冲突的主要原因。

2. 医疗事故与医疗过失的原因　医疗事故或过失发生后，造成患者人身损害，在绝大多数情况下，都会严重影响医患关系，导致医患冲突发生。

3. 满足病人需求方面的因素　医患冲突发生还与病人需求是否得到满足有关。原则上，医务人员应尽可能满足病人的合理要求，但因为主、客观条件限制无法满足病人需求时，就会导致病人不满意。

4. 医疗体制与医院管理方面的因素　我国目前的医疗体制还存在一些亟待解决的问题。如医疗收费制度、社会保障体制、营利性和非营利性医疗机构的管理模式和目标等，均存在制度和体制的不健全问题，极易造成社会对医疗卫生部门和医务人员的不满，从而引起医患冲突。

● 要点三　医患冲突的化解

1. 医患纠纷的化解　不属于医疗事故的医疗纠纷应当通过医患沟通来化解。大部分的纠纷是因为沟通方面存在问题，比如在知识、信息方面的不对称，医生在解释方面的欠缺，病人理解上的误区等等往往是产生纠纷的主要因素。因为在医患关系中医生起主导作用，因此在医患纠纷的化解上要求医生承担更大的责任。

2. 医疗事故的处理　由医疗事故引发的医疗纠纷，应该依据相关的法律、法规和制度进行处理。处理这类纠纷，应遵循公开、公平、公正的原则。同时，还应该坚持实事求是的科学态度。

（赵　丽）

第六单元　临床诊疗工作中的道德

细目一　临床诊疗工作的医学道德原则

● 要点一　临床诊疗道德的含义

临床诊疗道德是指医务人员在诊疗过程中处理好各种关系的行为准则和特殊医德要求，是医德原则、规范在临床医疗实践中的具体运用。

● 要点二　临床诊疗的道德原则

1. 最优化原则　指在临床诊疗中诊疗方案要以最小的代价获得最大效益的决策原则，也叫最佳方案原则。其内容为：疗效最佳，安全无害，痛苦最小，耗费最少。最优化原则是最普通、最基本的治疗原则。

2. 知情同意原则　知情同意是指患者或者家属有权知晓患者的病情，并对医务人员采取的防治措施决定取舍的自主权。知情同意原则是临床诊疗工作中处理医患关系的基本伦理准则之一。

3. 保密原则　是指医务人员在防病治病中应当保守医疗秘密，不得随意泄露病人的疾病情况等个人隐私，以防对病人造成不必要的伤害。

4. 生命价值原则 生命价值原则提出尊重人的生命并且要尊重生命的价值，关心生命的质量而不仅仅是数量，人的生命是珍贵的、有价的，如果生命质量低劣，就没有义务加以保护与保存。生命价值原则是医疗行为选择的重要伦理依据。

细目二 临床诊断工作的道德要求

要点一 中医四诊的道德要求

1. 安神定志 早在《素问·征四失论》中就指出："精神不专，志意不理"是医生失误的重要原因之一。为了排除医生主观因素的干扰，中医诊断疾病非常强调安神定志。

2. 实事求是 要求医生忠实反映症状的客观真实性。辨证是以症状为依据的，通过四诊所获得的症状是否客观，将直接影响到辨证的正确与否，进而影响到治疗的正确与否。

要点二 体格检查的道德要求

1. 全面系统，认真细致。
2. 关心体贴，减少痛苦。
3. 尊重病人，心正无私。

要点三 辅助检查的道德要求

1. 目的明确，诊治需要。
2. 知情同意，尽职尽责。
3. 综合分析，切忌片面。
4. 密切联系，加强协作。

细目三 临床治疗工作的道德要求

要点一 药物治疗中的道德要求

1. 对症下药，剂量安全 必须首先明确疾病的诊断和药物的性能、适应证和禁忌证，然后选择治本或标本兼治的药物。剂量要因人而异，既要看到近期效果，也要注意远期不良影响。

2. 合理配伍，细致观察 要达到合理配伍，首先要掌握药物的配伍禁忌，其次要限制药味数。在用药过程中，不管是联合还是单独用药，都应细致观察，了解药物的疗效和毒副作用，并随着病情的变化调整药物种类、剂量，以取得较好的治疗效果和防止药源性疾病的发生。

3. 节约费用，公正分配 在确保疗效的前提下尽量节约病人的费用。进口药、贵重药数量少、价格高，使用这些药物时要根据病情的轻重缓急等进行全面考虑，做到公正分配，秉公处理。

要点二 手术治疗中的道德要求

1. 手术前严格掌握手术指征，动机正确，必须做到知情同意，必须认真做好术前准备。
2. 手术中要关心病人，体贴入微；态度严肃，作风严谨；精诚团结，密切协作。
3. 手术后要严密观察，勤于护理，减轻患者痛苦，加速患者康复。

要点三 心理治疗中的道德要求

1. 要掌握和运用心理治疗的知识、技巧去开导病人。
2. 要有同情、帮助病人的诚意。
3. 要以健康、稳定的心理状态去影响和帮助病人。
4. 要保守病人的秘密、隐私。

要点四 康复治疗中的道德要求

1. 理解与同情患者 残疾患者不仅有躯体上的创伤，而且有轻重不等的自卑、孤独、悲观失望等心理痛苦。医务人员要理解、同情他们，绝不能讥笑和伤害他们的自尊，以建立起和谐的医患关系，并促进他们尽快康复。

2. 关怀与帮助 残疾人行动不便，有的生活难以自理。在康复治疗中，医务人员要耐心地在细微之处关怀与帮助他们的生活与训练，鼓励他们的进步，使他们逐渐由被动状态达到主动参与治疗，增加他们重返社会的信心与毅力

3. 联合与协作 残疾人的康复需要多学科的知识和多学科的医务人员、工程技术人员、社会工作者、特殊教育工作者等人员的共同参与和努力。

细目四 临床某些科室的道德要求

要点一 急诊科（室）的工作特点及道德要求

1. 工作特点 ①随机性强。②时间性强。

③协作性强。

2. 道德要求 ①争分夺秒，全力抢救。②承担风险，团结协作。③满腔热情，关注患者的心理需求。④合理使用医疗资源。

● 要点二　传染科（室）的工作特点及道德要求

1. 工作特点　①传染病病人的心理问题多。②传染科病房管理难度大。③对传染科医务人员的道德要求高。

2. 道德要求　①热爱本职工作，具有无私奉献精神。②坚持预防为主的积极防疫思想。③严格执行消毒隔离制度，防止交叉感染。④遵守国家法律规定，及时上报疫情。

（赵　丽）

第七单元　医学科研工作的道德

细目一　医学科研工作的基本道德要求

● 要点　医学科研道德的基本要求

1. 道德准则　实事求是，真诚协作。

2. 工作作风　严肃的治学态度，严格的工作作风，严密的科学手段。

细目二　医学人体实验工作的道德

● 要点一　人体实验的类型

1. 天然实验　天然实验是不受研究者控制的，在天然条件（如战争、旱灾、水灾、地震、瘟疫以及疾病高发区等）下的人体实验。这种实验的开始、发展、结束都是自然演进的结果，与研究者的意志无关，所以这种研究是没有道德代价的。

2. 自愿实验　自愿实验是实验者出于医学的目的，受试者本人在一定的社会目的、健康目的或经济利益的支配下自愿参加的人体实验。包括自我实验和志愿实验。

3. 强迫实验　通常是在一定的军事、政治或行政组织的强大压力下，强迫受试者进行人体实验。

4. 欺骗实验　对一些风险较大的人体实验，实验者对受试者告知的实验信息不准确，或者采用蒙骗手法的，即是欺骗性人体实验。

● 要点二　人体实验的道德原则

1. 知情同意原则　《纽伦堡法典》的基本精神是绝对需要受试者的知情同意；我国《中华人民共和国执业医师法》第 37 条第八款规定：未经患者或家属同意，对患者进行实验性临床医疗的，要承担法律责任。

2. 维护病人利益原则　人体实验必须以维护病人利益为前提，不能只顾及医学科研而牺牲病人的根本利益。受试者利益第一，医学利益第二。

3. 医学目的原则　人体实验的目的只能是为了提高医疗水平，改进预防和诊治措施，加深对发病机理的了解，更好地为维护、增进人类的健康服务。

4. 科学对照原则　人体实验不仅受实验条件和机体内在状态的制约，而且受社会、心理等因素的影响。为了消除偏见，正确判定实验结果的客观性，减少对受试者肉体、精神及人格上的冲击，人体实验设置对照，不仅符合医学科学的需要，也符合医德要求。

（赵　丽）

第八单元 医学道德的评价、教育和修养

细目一 医学道德评价

要点一 医学道德评价的标准

1. 疗效标准 是指医疗行为是否有利于病人疾病的缓解、痊愈和保障生命的安全。这是评价和衡量医务人员医疗行为是否符合道德及道德水平高低的重要标志。

2. 社会标准 是指医疗行为是否有利于人类生存环境的保护和改善。

3. 科学标准 是指医疗行为是否有利于促进医学科学的发展和社会的进步。

要点二 医学道德评价的依据

1. 动机与效果的辩证统一 在医学道德评价上,我们应该坚持哲学上的动机与效果辩证统一的观点,既从效果上去检验动机,又要从动机上去看待效果,对具体情况做具体分析。

2. 目的和手段的辩证统一 一般情况下目的决定手段,手段服从目的,没有目的的手段是毫无意义的。同时,没有一定的手段相助,目的也是无法实现的。在评价医务人员的医德行为时,不仅要看其目的是否正确,还要看其是否选择了恰当的手段。

要点三 医学道德评价的方式

1. 内心信念 内心信念是指医务人员发自内心地对道德义务的深刻认识、真诚信仰和强烈的责任感;是医务人员对自己行为进行善恶评价的内在动力,是医德品质构成的基本要素,也是医德评价的重要方式。内心信念是通过职业良心发挥作用的,一个具有高尚医德品质的医务工作者,能通过内心自律调整自己的医疗行为,能自觉地正确对待来自社会的评价和监督。

2. 社会舆论 社会舆论是指公众对某种社会现象、行为和事件的看法和态度,即公众的认识。社会舆论可以形成一种强大的精神力量,调整人们的道德行为,指导人们的道德生活,是医德评价中最普遍、最具有影响力的方式,在医德评价中起着重要作用。

3. 传统习俗 传统习俗是指人们在长期的社会生活中逐步积累和形成的一种普遍的、稳定的、世代相传的行为方式、行为规范和道德风尚。传统习俗被社会广泛承认,并根深蒂固地存在于人们的观念之中。医德传统是传统习俗的一个组成部分,体现着医学职业特点的价值观。

细目二 医学道德教育

要点一 医学道德教育的意义

1. 有助于形成医务人员的内在品质,是把医学道德原则和规范转化为内心信念的重要一环。

2. 有助于培养医务人员的人文素养和道德情操,是形成良好医德医风的重要环节。

3. 有助于培养高素质的医学人才,是促进医学科学工作发展的重要措施。

要点二 医学道德教育的过程

1. 提高医德认识。
2. 培养医德情感。
3. 锻炼医德意志。
4. 坚定医德信念。
5. 养成医德行为和习惯。

细目三 医学道德修养

要点一 医学道德修养的含义

医德修养是指医务人员在医德品质、情感、意志、习惯等方面按照一定的医德原则和规范进行自我改造、自我锻炼、自我培养的医德实践过程,以及在此基础上所要达到的医德境界。其中包括在医疗实践中所形成的情操、举止、仪表、品行等。

要点二 医学道德修养的途径

与医疗实践相结合是医德修养的根本途径，具体地说，就是从以下三个方面做起：①要坚持在为人民健康服务的医疗实践中认识主观世界，改造主观世界。②要坚持在医疗实践中检验自己的品德，自觉地进行自我教育，自我煅炼，提高自己的医学修养。③要随着医疗实践的发展，使自己的认识不断提高，医学道德修养不断深入。

（赵　丽）

第九单元　生命伦理学

细目一 生命伦理学研究的内容及伦理原则

要点一 实施人类辅助生殖技术的伦理原则

根据卫生部2003年6月27日颁布的《人类辅助生殖技术规范》《人类精子库基本标准和技术规范》《人类辅助生殖技术和人类精子库伦理原则》，实施人类辅助生殖技术的伦理原则如下：

1. 有利于患者的原则。
2. 夫妻双方自愿和知情同意的原则。
3. 确保后代健康的原则。
4. 维护社会公益的原则。
5. 互盲和保密的原则。
6. 严防精子、卵子商品化的原则。
7. 伦理监督原则。

要点二 人体器官移植的伦理原则

根据我国2007年开始实施的《人体器官移植条例》，人体器官移植的主要伦理原则为：

1. 知情同意原则。供体和受体都是出于自愿，必须做到知情同意。
2. 尊重原则。从事人体器官移植的医疗机构及其医务人员应当履行对捐献者知情同意、不会损害活体器官捐献人其他正常的生理功能、尊重死亡捐献者的尊严；对摘取器官完毕的尸体，应当进行符合伦理原则的医学处理，除用于移植的器官以外，应当恢复尸体原貌等道德义务。
3. 效用原则。应恪守不伤害原则，使接受治疗者所获的利益必须远远大于风险，获得新生的机会。
4. 禁止商业化原则。任何组织或者个人不得以任何形式买卖人体器官，不得从事与买卖人体器官有关的活动。
5. 保密原则。从事人体器官移植的医务人员应当对人体器官捐献人、接受人和申请人体器官移植手术患者的个人资料保密。
6. 伦理审查原则。

要点三 人类胚胎干细胞研究和应用的伦理原则

1. 尊重原则　爱惜和尊重胚胎，只允许对14天内的人体胚胎用于研究。

2. 知情同意原则　只允许使用自愿捐献的生殖细胞或辅助生殖多余的胚胎，供者必须是自愿捐献，贯彻知情同意原则。

3. 安全和有效原则　在使用人类胚胎干细胞治疗疾病时，必须经动物实验有效，并设法避免给病人带来伤害。不允许将捐献胚胎重新植入妇女子宫，不允许将人类配子与动物配子相结合。

4. 防止商品化原则　禁止买卖人体胚胎，并避免妇女故意制造胚胎。

要点四 基因诊断和基因治疗的伦理原则

1. 尊重与平等的原则　无论携带有何种的基因都应受到尊重，都应得到公正对待。反对基因决定论，防止基因歧视。

2. 知情同意的原则　对人体进行的基因检测和基因治疗，都必须遵守知情同意的原则，尊重患者的自主权，不能因为经济的、政治的、宗教的及情感的因素使患者做出违背其本人真实意愿的决定。

3. **保护隐私原则** 基因诊断的结果属于个人所有，其所获得的信息应该得到保密。应禁止任何人以任何不适当理由公布他人的基因信息。

4. **以治疗为目的原则** 基因治疗的研究和应用只能是为了更有效地预防和治疗疾病、挽救人类生命，维护和增进人类健康。

● 要点五 死亡标准与安乐死的伦理问题

1. **传统的心肺死亡标准** 传统的医学死亡标准是心脏和循环功能的丧失，即呼吸、心跳、血液循环的完全停止。

2. **脑死亡** 脑死亡是指包括脑干在内的全脑功能不可逆转的丧失，即死亡。按照这个死亡定义，即使心跳、呼吸还能靠人工维持，但是只要全脑功能已经发生不可逆的损坏，就可以宣布这个病人已经死亡。

3. **脑死亡的诊断标准**

（1）哈佛标准：1968年，美国哈佛大学医学院特设委员会提出的"脑死亡"诊断标准。①对外部的刺激和内部的需要无接受性、无反应性。②自主的肌肉运动和自主呼吸消失。③诱导反射消失。④脑电波平直或等电位。同时规定，凡符合以上4条标准，持续24小时测定，每次不少于10分钟，反复检查多次结果一致者，就可宣告死亡。

（2）我国卫生部2009年发布了《脑死亡判定标准（成人）（修订稿）》和《脑死亡判定技术规范（成人）（修订稿）》，这两个文件规定了脑死亡判定的先决条件、临床判定、确认试验和判定时间等，明确了判定的三步骤：脑死亡临床判定，脑死亡确认试验和脑死亡自主呼吸激发试验。三步骤均符合判定标准才能确认为脑死亡。

4. **安乐死的伦理问题** ①安乐死在道德上是否接受的伦理问题。②安乐死中知情同意的问题。③安乐死与人道主义原则相违背的问题。④安乐死与人的生存权相冲突的问题。

细目二 生命伦理学最新重要文献

● 要点一 《贝尔蒙报告》（保护人类受试者的伦理原则与准则）（1979年）

①区分医疗与研究之间的界限。②基本伦理学原则：尊重个人、有利、公正。③伦理原则的应用：要求知情同意；要进行风险及效益评估；要求在选择受试者时应当具备公平的程序和结果。

● 要点二 《赫尔辛基宣言》（涉及人类受试者医学研究的伦理准则）（2000年修订）

①必须保护受试者准则。②必须符合医学目的准则。③必须经受试者知情同意准则。④必须接受伦理审查准则。

● 要点三 生命伦理学《吉汉宣言》（2000年）

坚决主张科技必须考虑公共利益。意识到生物学与医学的巨大进展，保证人权的迫切需要，滥用这个进展可能给人权带来的危险。

● 要点四 《国际性研究中的伦理与政策问题：发展中国家的临床试验》（2001年）

①对临床试验伦理行动的基本要求。②提供已确定的有效治疗作为对照。③公平对待和尊重参加者。④获得试验后利益。⑤在国际性临床试验中确保保护研究参加者。

● 要点五 国际人类基因组组织（HUGO）伦理委员会关于人类基因组数据库的声明（2002年）

建议：①人类基因组数据库是全球的公共财产。②个人、家庭、社群、商业实体、机构和政府应促进这项公共财产。③应该鼓励数据的自由流动以及从使用数据库研究中所获利益的公平和公正的分配。④应尊重个人、家庭与社群的选择和隐私。⑤应保护个人、家庭与社群，防止歧视和侮辱。⑥研究人员、机构与商业实体有权为数据库做出智力和财政贡献而获得公平回报。

● 要点六 国际医学科学组织委员会《人体生物医学研究国际道德指南》（2002年8月修订）

本指南由21条指导原则组成，旨在规范各国的人体生物医学研究政策，根据各地情况应用伦理标准，以及确立和完善伦理审查机制。

● 要点七 《突发公共卫生事件应急条例》（2003年5月9日国务院375号令）

包括：①总则。②预防与应急准备。③报告与信息发布。④应急处理。⑤法律责任。⑥附则。

● 要点八 中华人民共和国卫生部《人类辅助生殖技术和人类精子库伦理原则》（2003年）

包括：①有利于患者的原则。②知情同意的原则。③保护后代的原则。④社会公益原则。⑤保密原则。⑥严防商业化的原则。⑦伦理监督的原则。

● 要点九 中华人民共和国国家食品药品监督管理局《药物临床试验质量管理规范》（2003年）

该《规范》分总则、临床试验前的准备与必要条件、受试者的权益保障、试验方案、研究者的职责、申办者的职责、监查员的职责、记录与报告、数据管理与统计分析、试验用药品的管理、质量保证、多中心试验、附则13个章节，共70条。

● 要点十 中华人民共和国科技部、卫生部《人胚胎干细胞研究伦理指导原则》（2003年）

该文件明确了人胚胎干细胞的来源定义、获得方式、研究行为规范等，并再次申明中国禁止进行生殖性克隆人的任何研究，禁止买卖人类配子、受精卵、胚胎或胎儿组织。

（赵 丽）

卫生法规

第一单元　卫生法概述

细目一　卫生法的概念和渊源

要点一　卫生法的概念

卫生法是调整在卫生活动过程中所发生的社会关系的法律规范的总称。

要点二　卫生法的渊源

卫生法的渊源是指卫生法的各种具体表现形式。

1. 《宪法》　《宪法》是国家的根本大法，是法律的母法。是国家最高权力机关——全国人民代表大会依照法定程序制定的具有最高法律效力的规范性法律文件，是各部门法的立法依据和基准。我国《宪法》中有关保护公民生命健康的医疗卫生方面的条款，就是我国卫生法的渊源之一，是制定卫生法的重要依据，并在卫生法律体系中具有最高的法律效力。

2. 法律　法律作为卫生法的渊源，包括由全国人民代表大会制定的基本法律和由全国人民代表大会常务委员会制定的非基本法律，其法律效力仅次于《宪法》。

目前我国还没有专门的卫生基本法律。现行的由全国人民代表大会常务委员会制定的卫生非基本法律有十部：《食品安全法》《药品管理法》《执业医师法》《国境卫生检疫法》《传染病防治法》《红十字会法》《母婴保健法》《献血法》《职业病防治法》《人口与计划生育法》等。

3. 卫生行政法规　卫生方面的行政法规发布有两种形式，一种是由国务院直接发布；另一种是经国务院批准，由国务院卫生行政部门单独或者与有关部门联合发布。如《医疗机构管理条例》《麻醉药品和精神药品管理条例》《中华人民共和国中医药条例》等。卫生行政法规的法律效力低于法律而高于地方性法规。

4. 地方性卫生法规　地方性卫生法规在卫生法法源中也占有重要地位，它是由省、直辖市、自治区人民代表大会及其常务委员会制定的规范性文件。这些规范性文件只能在制定机关管辖范围内有效。

5. 自治条例、单行条例　根据《宪法》规定，民族自治地方的人民代表大会有权依照当地民族的政治、经济、文化特点，制定自治条例、单行条例。自治条例、单行条例作为卫生法法源，只限于民族自治地方使用。

6. 卫生规章　国务院卫生行政部门单独或者与国务院有关部门联合制定发布的规范性文件，称为卫生规章。如《医疗机构管理实施条例》《医师资格考试暂行办法》等。规章不得与《宪法》、法律、行政法规相抵触。

7. 卫生标准　卫生标准是指以技术标准形式发布的与卫生相关的规范性文件。由于卫生法具有技术控制和法律控制的双重性质，因此卫生标准、卫生技术规范和操作规程就成为卫生法渊源的重要组成部分。

8. 卫生国际条约　卫生国际条约是指我国与外国缔结或者我国加入并生效的国际法规性文件，是卫生法的一种特殊法源，如《国际卫生条例》《麻醉品单一公约》《精神药品公约》等。一旦生效，除声明保留的条款外，一律适用于我国的国家机关和公民。

细目二 卫生法的基本原则和作用

要点一 卫生法的基本原则

卫生法的基本原则是指反映卫生法立法精神、适用于卫生法律关系的基本原则。主要有以下五个方面：

1. 卫生保护原则 卫生保护原则有两方面的内容：第一，人人有获得卫生保护的权利。第二，人人有获得有质量的卫生保护的权利。卫生法在制定和实施过程中，都必须时刻将保护公民生命健康权益放在首位。

2. 预防为主原则 预防为主是我国卫生工作的基本方针和政策，也是卫生法必须遵循的基本原则。实行预防为主原则是由卫生工作的性质和我国经济发展所决定的。

3. 公平原则 公平原则就是以利益均衡作为价值判断标准来配置卫生资源，协调卫生保健活动，以便每个社会成员普遍能得到卫生保健。

4. 保护社会健康原则 保护社会健康原则，本质上是协调个人利益与社会健康利益的关系，它是世界各国卫生法公认的目标。

5. 患者自主原则 患者自主原则是指患者经过深思熟虑就有关自己疾病的医疗问题作出合理的、理智的并负责的自我决定权。维护患者权利、尊重患者自主意识也是卫生法的基本原则之一。

要点二 卫生法的作用

我国卫生法的作用概括为三个方面：
1. 维护社会卫生秩序。
2. 保障公共卫生利益。
3. 规范卫生行政行为。

（杨建红）

第二单元 卫生法律责任

卫生法中的法律责任可分为卫生民事责任、卫生行政责任和卫生刑事责任3种。

细目一 卫生民事责任

要点一 卫生民事责任的概念及其特征

1. 卫生民事责任的概念 卫生法中的民事责任主要是指医疗机构和卫生工作人员或从事与卫生事业有关的机构违反法律规定侵害公民的健康权利时，应向受害人承担损害赔偿责任。

2. 卫生民事责任的特征
（1）主要是财产责任；
（2）是一方当事人对另一方的责任；
（3）是补偿当事人的损失；
（4）在法律允许的条件下，民事责任可以由当事人协商解决。

要点二 卫生民事责任的构成

构成损害赔偿的民事责任，要同时具备下列四个条件：
1. 损害的事实存在；
2. 行为的违法性；
3. 行为人有过错；
4. 损害事实与行为人的过错有直接的因果关系。

要点三 卫生民事责任的承担方式

《民法通则》规定承担民事责任的方式有：停止损害；排除妨碍；消除危险；返还财产；恢复原状；修理、重作、更换；赔偿损失；支付违约金；消除影响、恢复名誉；赔礼道歉。

卫生法所涉及的民事责任以"赔偿损失"为主要形式。

细目二　卫生行政责任

要点一　卫生行政责任的概念及其种类

卫生行政责任是指卫生行政法律关系主体违反卫生行政法律规范，尚未构成犯罪所应承担的法律后果。

根据我国现行卫生行政管理法规的规定，卫生行政责任主要包括行政处罚和行政处分两种。

要点二　卫生行政处罚的概念及其种类

卫生行政处罚是指卫生行政机关或者法律法规授权组织在职权范围内对违反卫生行政管理秩序而尚未构成犯罪的公民、法人和其他组织实施的一种卫生行政制裁。

行政处罚的种类主要有警告、罚款、没收非法财物、没收违法所得、责令停产停业、暂扣或吊销有关许可证等。

要点三　卫生行政处分的概念及其种类

卫生行政处分是指有管辖权的国家机关或企事业单位的行政领导对所属一般违法失职人员给予的一种行政制裁。

行政处分的种类主要有警告、记过、记大过、降级、降职、撤职、留用察看、开除等形式。

细目三　卫生刑事责任

要点一　卫生刑事责任的概念

卫生刑事责任是指违反卫生法的行为侵害了《刑法》所保护的社会关系，构成犯罪所应承担的法律后果。

要点二　实现刑事责任的方式

根据我国《刑法》规定，实现刑事责任的方式是刑罚。刑罚包括主刑和附加刑。主刑有管制、拘役、有期徒刑、无期徒刑、死刑。它们只能单独适用。附加刑有罚金、剥夺政治权利、没收财产。附加刑是补充主刑适用的刑罚方法，既可以独立适用，也可以附加适用。

要点三　违反卫生法的刑事责任

我国《刑法》规定了十余个与违反卫生法有关的罪名。

1. 生产、销售假药、劣药罪；
2. 生产、销售不符合卫生标准的食品罪；
3. 生产、销售不符合卫生标准的医疗器械、医用卫生材料罪；
4. 非法行医罪；
5. 违反《传染病防治法》的规定，引起甲类传染病传播或者有传播严重危险罪；
6. 非法采集、供应血液罪或者制作、供应血液制品罪；
7. 违反国境卫生检疫罪；
8. 违反规定造成病菌种、毒种扩散罪；
9. 医疗事故罪。

另外，法律还规定了玩忽职守的犯罪、危害环境的犯罪等。

（杨建红）

第三单元　《中华人民共和国执业医师法》

细目一　执业医师的概念及职责

要点一　执业医师的概念

医师是指依法取得执业医师资格或者执业助理医师资格，经注册在医疗、预防、保健机构中执业的专业医务人员。

要点二　执业医师的职责

医师应当具备良好的职业道德和医疗执业水平，发扬人道主义精神，履行防病治病、救死扶伤、保护人民健康的神圣职责。

细目二　医师资格考试制度

要点一　执业医师资格考试的条件

具有下列条件之一的，可以参加执业医师资格考试：

1. 具有高等学校医学专业本科以上学历，在执业医师指导下，在医疗、预防、保健机构中试用期满一年的；

2. 取得执业助理医师执业证书后，具有高等学校医学专科学历，在医疗、预防、保健机构中工作满二年的；

3. 具有中等专业学校医学专业学历，在医疗、预防、保健机构中工作满五年的；

4. 以师承方式学习传统医学满三年或者经多年实践医术确有专长的，经县级以上人民政府卫生行政部门确定的传统医学专业组织或者医疗、预防、保健机构考核合格并推荐。

要点二　执业助理医师资格考试的条件

1. 具有高等学校医学专科学历或者中等专业学校医学专业学历，在执业医师指导下，在医疗、预防、保健机构中试用期满一年的，可以参加执业助理医师资格考试；

2. 以师承方式学习传统医学满三年或者经多年实践医术确有专长的，经县级以上人民政府卫生行政部门确定的传统医学专业组织或者医疗、预防、保健机构考核合格并推荐。

细目三　医师执业注册制度

要点一　执业医师注册的条件及办理

取得医师资格的，可以向所在地县级以上人民政府卫生行政部门申请注册。

受理申请的卫生行政部门应当自收到申请之日起三十日内准予注册，并发给由国务院卫生行政部门统一印制的医师执业证书。

医疗、预防、保健机构可以为本机构中的医师集体办理注册手续。

医师经注册后，可以在医疗、预防、保健机构中按照注册的执业地点、执业类别、执业范围执业，从事相应的医疗、预防、保健业务。

未经医师注册取得执业证书，不得从事医师执业活动。

要点二　不予注册的情形

有下列情形之一的，不予注册：

1. 不具有完全民事行为能力的；

2. 因受刑事处罚，自刑罚执行完毕之日起至申请注册之日止不满二年的；

3. 受吊销医师执业证书行政处罚，自处罚决定之日起至申请注册之日止不满二年的；

4. 有国务院卫生行政部门规定不宜从事医疗、预防、保健业务的其他情形的。

细目四　执业医师的权利、义务和执业规则

要点一　执业医师的权利

1. 在注册的执业范围内，进行医学诊查、疾病调查、医学处置、出具相应的医学证明文件，选择合理的医疗、预防、保健方案；

2. 按照国务院卫生行政部门规定的标准，获得与本人执业活动相当的医疗设备基本条件；

3. 从事医学研究、学术交流，参加专业学术团体；

4. 参加专业培训，接受继续教育；

5. 在执业活动中，人格尊严、人身安全不受侵犯；

6. 获取工资报酬和津贴，享受国家规定的福利待遇；

7. 对所在机构的医疗、预防、保健工作和卫生行政部门的工作提出意见和建议，依法参与所在机构的民主管理。

要点二　执业医师的义务

1. 遵守法律、法规，遵守技术操作规范；

2. 树立敬业精神，遵守职业道德，履行医师职责，尽职尽责为患者服务；

3. 关心、爱护、尊重患者，保护患者的隐私；

4. 努力钻研业务，更新知识，提高专业技术水平；

5. 宣传卫生保健知识，对患者进行健康教育。

要点三　医师执业规则

1. 医师实施医疗、预防、保健措施，签署有关医学证明文件，必须亲自诊查、调查，并按照规定及时填写医学文书，不得隐匿、伪造或者销毁医学文书及有关资料。医师不得出具与自己执业范围无关或者与执业类别不相符的医学证明文件。

2. 对急危患者，医师应当采取紧急措施及时进行诊治；不得拒绝急救处置。

3. 医师应当使用经国家有关部门批准使用的药品、消毒药剂和医疗器械。除正当治疗外，不得使用麻醉药品、医疗用毒性药品、精神药品和放射性药品。

4. 医师应当如实向患者或者其家属介绍病情，但应注意避免对患者产生不利后果。医师进行实验性临床医疗，应当经医院批准并征得患者本人或者其家属同意。

5. 医师不得利用职务之便，索取、非法收受患者财物或者牟取其他不正当利益。

6. 遇有自然灾害、传染病流行、突发重大伤亡事故及其他严重威胁人民生命健康的紧急情况时，医师应当服从县级以上人民政府卫生行政部门的调遣。

7. 医师发生医疗事故或者发现传染病疫情时，应当依照有关规定及时向所在地机构或者卫生行政部门报告。医师发现患者涉嫌伤害事件或者非正常死亡时，应当按照有关规定向有关部门报告。

8. 执业助理医师应当在执业医师的指导下，在医疗、预防、保健机构中按照其执业类别执业。在乡、民族乡、镇的医疗、预防、保健机构中工作的执业助理医师，可以根据医疗诊治的情况和需要，独立从事一般的执业活动。

细目五　《执业医师法》规定的法律责任

要点一　民事责任

医师在医疗、预防、保健工作中造成事故的，依照法律或者国家有关规定处理。未经批准擅自开办医疗机构行医或者非医师行医的，除按规定承担行政责任外，给患者造成损害的，依法承担赔偿责任。

要点二　行政责任

1. 以不正当手段取得医师执业证书的，由发给证书的卫生行政部门吊销执业证书；对负有直接责任的主管人员和其他直接责任人，依法给予行政处分。

2. 医师在执业活动中有下列行为之一的，由县级以上人民政府卫生行政部门给予警告或者责令暂停六个月以上一年以下执业活动；情节严重的，吊销其医师执业证书：

（1）违反卫生行政规章制度或者技术操作规范，造成严重后果的；

（2）由于不负责任延误急危病重患者的抢救和诊治，造成严重后果的；

（3）造成医疗责任事故的；

（4）未经亲自诊查、调查，签署诊断、治疗、流行病学等证明文件或者有关出生、死亡等证明文件的；

（5）隐匿、伪造或者擅自销毁医学文书及有关资料的；

（6）使用未经批准使用的药品、消毒药剂和医疗器械的；

（7）不按照规定使用麻醉药品、医疗用毒性药品、精神药品和放射性药品的；

（8）未经患者或者其家属同意，对患者进行实验性临床医疗的；

（9）泄露患者隐私，造成严重后果的；

（10）利用职务之便，索取、非法收受患者财物或者牟取其他不正当利益的；

（11）发生自然灾害、传染病流行、突发重大伤亡事故以及其他严重威胁人民生命健康的紧急情况时，不服从卫生行政部门调遣的；

（12）发生医疗事故或者发现传染病疫情，患者涉嫌伤害事件或者非正常死亡，不按照规定报告的。

3. 未经批准擅自开办医疗机构行医或者非医

师行医的，由县级以上人民政府卫生行政部门予以取缔，没收其违法所得及其药品、器械，并处十万元以下的罚款；对医师吊销其执业证书。

4. 卫生行政部门工作人员或者医疗、预防、保健机构工作人员违反本法有关规定，弄虚作假、玩忽职守、滥用职权、徇私舞弊，尚不构成犯罪的，依法给予行政处分。

要点三 刑事责任

1. 违反《执业医师法》规定，有第三十七条规定所列12项违法行为之一，情节严重，造成严重后果，构成犯罪的，依照《刑法》第335条、第383条、第385条追究刑事责任。

2. 未经批准擅自开办医疗机构或者非医师行医，构成犯罪的，依照《刑法》第336条追究刑事责任。

3. 卫生工作人员严重不负责任，弄虚作假、玩忽职守、滥用职权、徇私舞弊，构成犯罪的，依照《刑法》第397条、第409条追究刑事责任。

4. 在执业活动中，违反《药品管理法》规定，构成犯罪的，依法追究刑事责任。

（杨建红）

第四单元 《中华人民共和国药品管理法》

细目一 概述

要点一 《药品管理法》的立法目的

为加强药品监督管理，保证药品质量，保障人体用药安全，维护人民身体健康和用药的合法权益，特制定本法。

要点二 药品的法定含义

药品是指用于预防、治疗、诊断人的疾病，有目的地调节人的生理机能并规定有适应证或者功能主治、用法和用量的物质，包括中药材、中药饮片、中成药、化学原料药及其制剂、抗生素、生化药品、放射性药品、血清、疫苗、血液制品和诊断药品等。

要点三 药品必须符合法定要求

1. 必须是《中华人民共和国药品管理法》（以下简称《药品管理法》）明确规定的药品含义中所包括的内容。

2. 必须符合《药品管理法》有关规定要求：

（1）药品生产、经营企业是合法的生产、经营企业。药品生产企业须经企业所在地省、自治区、直辖市人民政府药品监督管理部门批准并发给《药品生产许可证》，凭《药品生产许可证》到工商行政管理部门办理登记注册。无《药品生产许可证》的，不得生产药品。药品经营企业必须经企业所在地省、自治区、直辖市人民政府药品监督管理部门批准发给《药品经营许可证》，凭《药品经营许可证》到工商行政管理部门办理登记注册。无《药品经营许可证》的，不得经营药品。

（2）生产药品须经国务院药品监督管理部门批准并发给药品批准文号。

（3）药品必须符合国家药品标准。国务院药品监督管理部门颁布的《中华人民共和国药典》和药品标准为国家药品标准。

细目二 禁止生产（包括配制）、销售假药与劣药

要点一 禁止生产（包括配制）、销售假药

有下列情形之一的为假药：

1. 药品所含成分与国家药品标准规定的成分不符的；

2. 以非药品冒充药品或者以他种药品冒充此种药品的。

有下列情形之一的药品，按假药论处：

1. 国务院药品监督管理部门规定禁止使用的；

2. 依照本法必须批准而未经批准生产、进口，或者依照本法必须检验而未经检验即销售的；

3. 变质的；

4. 被污染的；

5. 使用依照本法必须取得批准文号而未取得批准文号的原料药生产的；

6. 所标明的适应证或者功能主治超出规定范围的。

● **要点二 禁止生产（包括配制）、销售劣药**

药品成分的含量不符合国家药品标准的为劣药。有下列情形之一的药品按劣药论处：

1. 未标明有效期或者更改有效期的；

2. 不注明或者更改生产批号的；

3. 超过有效期的；

4. 直接接触药品的包装材料和容器未经批准的；

5. 擅自添加着色剂、防腐剂、香料、矫味剂及辅料的；

6. 其他不符合药品标准规定的。

细目三 特殊药品的管理

● **要点一 特殊药品的分类**

特殊药品包括麻醉药品、精神药品、医疗用毒性药品、放射性药品，国家对这四类药品实行特殊管理。

● **要点二 麻醉药品和精神药品管理的相关规定**

1. 《麻醉药品和精神药品管理条例》的相关规定 《麻醉药品和精神药品管理条例》第四条规定：国家对麻醉药品药用原植物以及麻醉药品和精神药品实行管制。

第三十条规定：麻醉药品和第一类精神药品不得零售。禁止使用现金进行麻醉药品和精神药品交易，但是个人合法购买麻醉药品和精神药品的除外。

第三十二条规定：第二类精神药品零售企业应当凭执业医师出具的处方，按规定剂量销售第二类精神药品，并将处方保存2年备查；禁止超剂量或者无处方销售第二类精神药品；不得向未成年人销售第二类精神药品。

2. 《处方管理办法》的相关规定 《处方管理办法》第二十三条规定：为门（急）诊患者开具的麻醉药品注射剂，每张处方为一次常用量；控缓释制剂，每张处方不得超过7日常用量；其他剂型，每张处方不得超过3日常用量。

第一类精神药品注射剂，每张处方为一次常用量；控缓释制剂，每张处方不得超过7日常用量；其他剂型，每张处方不得超过3日常用量。哌甲酯用于治疗儿童多动症时，每张处方不得超过15日常用量。

第二类精神药品一般每张处方不得超过7日常用量；对于慢性病或某些特殊情况的患者，处方用量可以适当延长，医师应当注明理由。

第二十四条规定：为门（急）诊癌症疼痛患者和中、重度慢性疼痛患者开具的麻醉药品、第一类精神药品注射剂，每张处方不得超过3日常用量；控缓释制剂，每张处方不得超过15日常用量；其他剂型，每张处方不得超过7日常用量。

第二十六条规定：对于需要特别加强管制的麻醉药品，盐酸二氢埃托啡处方为一次常用量，仅限于二级以上医院内使用；盐酸哌替啶处方为一次常用量，仅限于医疗机构内使用。

第五十条规定：处方由调剂处方药品的医疗机构妥善保存。普通处方、急诊处方、儿科处方保存期限为1年，医疗用毒性药品、第二类精神药品处方保存期限为2年，麻醉药品和第一类精神药品处方保存期限为3年。

● **要点三 医疗用毒性药品管理的相关规定**

《医疗用毒性药品管理办法》第九条规定：医疗单位供应和调配毒性药品，凭医师签名的正式处方。每次处方剂量不得超过2日极量。

细目四 《药品管理法》及相关法规、规章对医疗机构及其人员的有关规定

要点一 医疗机构药品使用的管理规定

《药品管理法》第二十五条规定：医疗机构配制的制剂，应当是本单位临床需要而市场上没有供应的品种，并须经所在地省、自治区、直辖市人民政府药品监督管理部门批准后方可配制。配制的制剂必须按照规定进行质量检验；合格的，凭医师处方在本医疗机构使用。

医疗机构配制的制剂，不得在市场销售。

《药品管理法》第二十六条规定：医疗机构购进药品，必须建立并执行进货检查验收制度；必须有真实、完整的药品购进记录。

《药品管理法实施条例》第二十七条规定：医疗机构向患者提供的药品应当与诊疗范围相适应，并凭执业医师或者执业助理医师的处方调配。计划生育技术服务机构采购和向患者提供药品，其范围应当与经批准的服务范围相一致，并凭执业医师或执业助理医师的处方调配。个人设置的门诊部、诊所等医疗机构不得配备常用药品和急救药品以外的其他药品。常用药品和急救药品的范围和品种，由所在地的省、自治区、直辖市人民政府卫生行政部门会同同级人民政府药品监督管理部门规定。

要点二 处方的管理规定

《处方管理办法》第二条规定：处方是指由注册的执业医师和执业助理医师（以下简称医师）在诊疗活动中为患者开具的、由取得药学专业技术职务任职资格的药学专业技术人员（以下简称药师）审核、调配、核对，并作为患者用药凭证的医疗文书。处方包括医疗机构病区用药医嘱单。

第四条规定：医师开具处方和药师调剂处方应当遵循安全、有效、经济的原则。处方药应当凭医师处方销售、调剂和使用。

第十七条规定：医师开具处方应当使用经药品监督管理部门批准并公布的药品通用名称、新活性化合物的专利药品名称和复方制剂药品名称。医师开具院内制剂处方时应当使用经省级卫生行政部门审核、药品监督管理部门批准的名称。医师可以使用由卫生部公布的药品习惯名称开具处方。

第十九条规定：处方一般不得超过7日用量；急诊处方一般不得超过3日用量；对于某些慢性病、老年病或特殊情况，处方用量可适当延长，但医师应当注明理由。

第三十七条规定：药师调剂处方时必须做到"四查十对"：查处方，对科别、姓名、年龄；查药品，对药名、剂型、规格、数量；查配伍禁忌，对药品性状、用法用量；查用药合理性，对临床诊断。

要点三 关于禁止药品购销中账外暗中给予、收受回扣或者其他利益的规定

《药品管理法》第五十九条规定：禁止药品的生产企业、经营企业和医疗机构在药品购销中账外暗中给予、收受回扣或者其他利益。

禁止药品的生产企业、经营企业或者其代理人以任何名义给予使用其药品的医疗机构的负责人、药品采购人员、医师等有关人员以财物或者其他利益。禁止医疗机构的负责人、药品采购人员、医师等有关人员以任何名义收受药品的生产企业、经营企业或者其代理人给予的财物或者其他利益。

细目五 《药品管理法》规定的法律责任

要点一 民事责任

药品的生产企业、经营企业、医疗机构违反本法规定，给药品使用者造成损害的，依法承担赔偿责任。

要点二 行政责任

1. 生产、销售假药的，没收违法生产、销售的药品和违法所得，并处违法生产、销售药品货值金额两倍以上五倍以下的罚款；有药品批准证明文件的予以撤销，并责令停产、停业整顿；情

节严重的，吊销有关许可证。

2. 生产、销售劣药的，没收违法生产、销售的药品和违法所得，并处违法生产、销售药品货值金额一倍以上三倍以下的罚款；情节严重的，责令停产、停业整顿或者撤销药品批准证明文件、吊销有关许可证。

3. 医疗机构将其配制的制剂在市场销售的，责令改正，没收违法销售的制剂，并处违法销售制剂货值金额一倍以上三倍以下的罚款；有违法所得的，没收违法所得。

● 要点三　刑事责任

生产、销售假药、劣药，构成犯罪的，依法追究刑事责任。

● 要点四　有关单位或者个人在药品购销中违法给予、收受回扣应承担的法律责任

1. 医疗单位的有关人员在药品购销中，收受给予财物或者其他利益，由卫生行政部门或者本单位给予处分，没收违法所得；对违法行为情节严重的执业医师，由卫生行政部门吊销其执业证书；构成犯罪的，依法追究刑事责任。

2. 《中华人民共和国刑法修正案（六）》第七条将《刑法》第一百六十三条修改为：公司、企业或者其他单位的工作人员利用职务上的便利，索取他人财物或者非法收受他人财物，为他人谋取利益，数额较大的，处五年以下有期徒刑或者拘役；数额巨大的，处五年以上有期徒刑，可以并处没收财产。

3. 公司、企业或者其他单位的工作人员在经济往来中利用职务上的便利，违反国家规定，收受各种名义的回扣、手续费，归个人所有的，依照前款的规定处罚。

（杨建红）

第五单元　《中华人民共和国传染病防治法》

细目一　概　述

● 要点一　《传染病防治法》的立法目的

为了预防、控制和消除传染病的发生与流行，保障人体健康和公共卫生，制定本法。

● 要点二　我国对传染病防治实行的方针

国家对传染病防治实行预防为主的方针，防治结合、分类管理、依靠科学、依靠群众。

● 要点三　法定传染病的分类

《传染病防治法》将37种急、慢性传染病列为法定管理的传染病，并根据其传播方式、速度及对人类危害程度的不同，分为甲类、乙类和丙类三类。

甲类传染病是指：鼠疫、霍乱。

乙类传染病是指：传染性非典型肺炎、艾滋病、病毒性肝炎、脊髓灰质炎、人感染高致病性禽流感、麻疹、流行性出血热、狂犬病、流行性乙型脑炎、登革热、炭疽、细菌性和阿米巴性痢疾、肺结核、伤寒和副伤寒、流行性脑脊髓膜炎、百日咳、白喉、新生儿破伤风、猩红热、布鲁菌病、淋病、梅毒、钩端螺旋体病、血吸虫病、疟疾。

丙类传染病是指：流行性感冒、流行性腮腺炎、风疹、急性出血性结膜炎、麻风病、流行性和地方性斑疹伤寒、黑热病、包虫病、丝虫病，除霍乱、细菌性和阿米巴性痢疾、伤寒和副伤寒以外的感染性腹泻病。

上述规定以外的其他传染病，根据其暴发、流行情况和危害程度，需要列入乙类、丙类传染病的，由国务院卫生行政部门决定并予以公布。

对乙类传染病中传染性非典型肺炎、炭疽中的肺炭疽和人感染高致病性禽流感，采取本法所称甲类传染病的预防、控制措施。其他乙类传染病和突发原因不明的传染病需要采取本法所称甲

类传染病的预防、控制措施的，由国务院卫生行政部门及时报经国务院批准后予以公布、实施。

细目二 传染病预防与疫情报告

◉ 要点一 国家建立传染病预防的相关制度

1. 国家实行有计划的预防接种制度。用于预防接种的疫苗必须符合国家质量标准。

国家对儿童实行预防接种证制度。国家免疫规划项目的预防接种实行免费。医疗机构、疾病预防控制机构与儿童的监护人应当相互配合，保证儿童及时接受预防接种。具体办法由国务院制定。

2. 国家建立传染病监测制度。各级疾病预防控制机构对传染病的发生、流行以及影响其发生、流行的因素进行监测；对国外发生、国内尚未发生的传染病或国内新发生的传染病，进行监测。

3. 国家建立传染病预警制度。国务院卫生行政部门和省、自治区、直辖市人民政府根据传染病发生、流行趋势的预测，及时发出传染病预警，根据情况予以公布。

县级以上地方人民政府应当制定传染病预防控制预案，报上一级人民政府备案。

4. 国家建立传染病菌种、毒种库。对可能导致甲类传染病传播的以及国务院卫生行政部门规定的菌种、毒种和传染病检测样本，确需采集、保藏、携带、运输和使用的，须经省级以上人民政府卫生行政部门批准。

◉ 要点二 各级医疗机构和疾病预防控制机构在传染病预防控制中的职责

1. 各级医疗机构必须严格执行国务院卫生行政部门规定的管理制度、操作规范，防止传染病的医源性感染和医院感染。应当确定专门的部门或者人员，承担传染病疫情报告、本单位的传染病预防、控制以及责任区域内的传染病预防工作；承担医疗活动中与医院感染有关的危险因素监测、安全防护、消毒、隔离和医疗废物处置工作。

疾病预防控制机构应当指定专门人员负责对医疗机构内传染病预防工作进行指导、考核，开展流行病学调查。

2. 各级疾病预防控制机构在传染病预防控制中履行下列职责：

①实施传染病预防控制规划、计划和方案；

②收集、分析和报告传染病监测信息，预测传染病的发生、流行趋势；

③开展对传染病疫情和突发公共卫生事件的流行病学调查、现场处理及其效果评价；

④开展传染病实验室检测、诊断、病原学鉴定；

⑤实施免疫规划，负责预防性生物制品的使用管理；

⑥开展健康教育、咨询，普及传染病防治知识；

⑦指导、培训下级疾病预防控制机构及其工作人员开展传染病监测工作；

⑧开展传染病防治应用性研究和卫生评价，提供技术咨询。

3. 疾病预防控制机构、医疗机构的实验室和从事病原微生物实验的单位，应当符合国家规定的条件和技术标准，建立严格的监督管理制度，对传染病病原体样本按照规定的措施实行严格监督管理，严防传染病病原体的实验室感染和病原微生物的扩散。

4. 疾病预防控制机构、医疗机构使用血液和血液制品，必须遵守国家有关规定，防止因输入血液、使用血液制品引起经血液传播疾病的发生。

◉ 要点三 传染病疫情报告

疾病预防控制机构、医疗机构和采供血机构及其执行职务的人员发现本法规定的传染病疫情或者发现其他传染病暴发、流行以及突发原因不明的传染病时，应当遵循疫情报告属地管理原则，按照国务院规定的或者国务院卫生行政部门规定的内容、程序、方式和时限报告。

任何单位和个人发现传染病病人或者疑似传染病病人时，应当及时向附近的疾病预防控制机构或者医疗机构报告。

◉ 要点四 传染病疫情的通报和公布

《传染病防治法》第三十四条规定：县级以上地方人民政府卫生行政部门应当及时向本行政

区域内的疾病预防控制机构和医疗机构通报传染病疫情以及监测、预警的相关信息。接到通报的疾病预防控制机构和医疗机构应当及时告知本单位的有关人员。

《传染病防治法》第三十八条规定：国家建立传染病疫情信息公布制度。国务院卫生行政部门定期公布全国传染病疫情信息。省、自治区、直辖市人民政府卫生行政部门定期公布本行政区域的传染病疫情信息。

传染病暴发、流行时，国务院卫生行政部门负责向社会公布传染病疫情信息，并可以授权省、自治区、直辖市人民政府卫生行政部门向社会公布本行政区域的传染病疫情信息。

公布传染病疫情信息应当及时、准确。

细目三 传染病疫情控制措施及医疗救治

要点一 医疗机构发现传染病时应采取的措施

1. 医疗机构发现甲类传染病时，应当及时采取下列措施：

（1）对病人、病原携带者，予以隔离治疗，隔离期限根据医学检查结果确定；

（2）对疑似病人，确诊前在指定场所单独隔离治疗；

（3）对医疗机构内的病人、病原携带者、疑似病人的密切接触者，在指定场所进行医学观察和采取其他必要的预防措施。

拒绝隔离治疗或者隔离期未满擅自脱离隔离治疗的，可以由公安机关协助医疗机构采取强制隔离治疗措施。

2. 医疗机构发现乙类或者丙类传染病病人，应当根据病情采取必要的治疗和控制传播措施。

3. 医疗机构对本单位内被传染病病原体污染的场所、物品以及医疗废物，必须依照法律、法规的规定实施消毒和无害化处置。

要点二 疾病预防控制机构发现或接到传染病疫情时应采取的措施

1. 对传染病疫情进行流行病学调查，根据调查情况提出划定疫点、疫区的建议，对被污染的场所进行卫生处理，对密切接触者，在指定场所进行医学观察和采取其他必要的预防措施，并向卫生行政部门提出疫情控制方案；

2. 传染病暴发、流行时，对疫点、疫区进行卫生处理，向卫生行政部门提出疫情控制方案，并按照卫生行政部门的要求采取措施；

3. 指导下级疾病预防控制机构实施传染病预防、控制措施，组织、指导有关单位对传染病疫情的处理。

要点三 各级政府部门在传染病发生时应采取的紧急措施

1. 传染病暴发、流行时，县级以上地方人民政府应当立即组织力量，按照预防、控制预案进行防治，切断传染病的传播途径，必要时，报经上一级人民政府决定，可以采取下列紧急措施并予以公告：

（1）限制或者停止集市、影剧院演出或者其他人群聚集的活动；

（2）停工、停业、停课；

（3）封闭或者封存被传染病病原体污染的公共饮用水源、食品以及相关物品；

（4）控制或者扑杀染疫野生动物、家畜家禽；

（5）封闭可能造成传染病扩散的场所。

上级人民政府接到下级人民政府关于采取前款所列紧急措施的报告时，应当即时作出决定。

紧急措施的解除，由原决定机关决定并宣布。

2. 甲类、乙类传染病暴发、流行时，县级以上地方人民政府报经上一级人民政府决定，可以宣布本行政区域部分或者全部为疫区；国务院可以决定并宣布跨省、自治区、直辖市的疫区。

要点四 医疗救治

医疗机构应当对传染病病人或者疑似传染病人提供医疗救护、现场救援和接诊治疗，实行传染病预检、分诊制度；对传染病病人、疑似传染病人，应当引导至相对隔离的分诊点进行初诊；书写病历记录以及其他有关资料，并妥善保管。

医疗机构不具备相应救治能力的，应当将患

者及其病历记录复印件一并转至具备相应救治能力的医疗机构。

细目四 相关机构及其人员违反《传染病防治法》有关规定应承担的法律责任

要点一 民事责任

《传染病防治法》规定：单位和个人违反本法，导致传染病传播、流行，给他人人身、财产造成损害的，应依法承担民事责任。

要点二 行政责任

医疗机构违反本法规定的下列情形之一的，由县级以上人民政府卫生行政部门责令改正，通报批评，给予警告；造成传染病传播、流行或者其他严重后果的，对负有责任的主管人员和其他直接责任人员，依法给予降级、撤职、开除的处分，并可以依法吊销有关责任人员的执业证书；构成犯罪的，依法追究刑事责任。

1. 未按照规定承担本单位的传染病预防、控制工作，医院感染控制任务和责任区域内的传染病预防工作的；

2. 未按照规定报告传染病疫情，或者隐瞒、谎报、缓报传染病疫情的；

3. 发现传染病疫情时，未按照规定对传染病病人、疑似传染病病人提供医疗救护、现场救援、接诊、转诊的，或者拒绝接受转诊的；

4. 未按照规定对本单位内被传染病病原体污染的场所、物品以及医疗废物实施消毒或者无害化处置的；

5. 未按照规定对医疗器械进行消毒，或者对按照规定一次使用的医疗器具未予销毁，再次使用的；

6. 在医疗救治过程中未按照规定保管医学记录资料的；

7. 故意泄露传染病病人、病原携带者、疑似传染病病人、密切接触者涉及个人隐私的有关信息、资料的。

要点三 刑事责任

单位和个人违反本法，构成犯罪的，依法追究刑事责任。

（杨建红）

第六单元 《突发公共卫生事件应急条例》

细目一 概述

要点一 突发公共卫生事件的概念

本条例所称突发公共卫生事件（以下简称突发事件），是指突然发生，造成或者可能造成社会公众健康严重损害的重大传染病疫情、群体性不明原因疾病、重大食物和职业中毒以及其他严重影响公众健康的事件。

要点二 突发公共卫生事件应急工作的方针及原则

突发事件应急工作，应当遵循预防为主、常备不懈的方针，贯彻统一领导、分级负责、反应及时、措施果断、依靠科学、加强合作的原则。

细目二 突发公共卫生事件的预防与应急准备

要点一 突发公共卫生事件应急预案制定与预案的主要内容

1. 突发事件应急预案的制定：国务院卫生行政主管部门按照分类指导、快速反应的要求，制定全国突发事件应急预案，报请国务院批准。

省、自治区、直辖市人民政府根据全国突发事件应急预案，结合本地实际情况，制定本行政区域的突发事件应急预案。

2. 全国突发事件应急预案应包括的主要内容：

（1）突发事件应急处理指挥部的组成和相关部门的职责；

（2）突发事件的监测与预警；

（3）突发事件信息的收集、分析、报告、通报制度；

（4）突发事件应急处理技术和监测机构及其任务；

（5）突发事件的分级和应急处理工作方案；

（6）突发事件预防、现场控制，应急设施、设备、救治药品和医疗器械以及其他物资和技术的储备与调度；

（7）突发事件应急处理专业队伍的建设和培训。

要点二　突发公共卫生事件预防控制体系

1. 国家建立统一的突发事件预防控制体系。

2. 县级以上人民政府建立和完善突发事件监测与预警系统。

3. 县级以上人民政府卫生行政主管部门指定机构负责开展突发事件的日常监测。

细目三　突发公共卫生事件的报告与信息发布

要点一　突发公共卫生事件应急报告制度与报告情形

1. 国家建立突发事件应急报告制度　国务院卫生行政主管部门制定突发事件应急报告规范，建立重大、紧急疫情信息报告系统。

2. 突发事件的报告情形和报告时限要求　突发事件监测机构、医疗卫生机构和有关单位发现有下列情形之一的，应当在2小时内向所在地县级人民政府卫生行政主管部门报告；接到报告的卫生行政主管部门应当在2小时内向本级人民政府报告，并同时向上级人民政府卫生行政主管部门和国务院卫生行政主管部门报告：

（1）发生或者可能发生传染病暴发、流行的；

（2）发生或者发现不明原因的群体性疾病的；

（3）发生传染病菌种、毒种丢失的；

（4）发生或者可能发生重大食物和职业中毒事件的。

任何单位和个人对突发事件不得隐瞒、缓报、谎报或者授意他人隐瞒、缓报、谎报。

要点二　突发公共卫生事件的信息发布

国家建立突发事件的信息发布制度。国务院卫生行政主管部门负责向社会发布突发事件的信息。必要时，可以授权省、自治区、直辖市人民政府卫生行政主管部门向社会发布本行政区域内突发事件的信息。

信息发布应当及时、准确、全面。

细目四　突发公共卫生事件的应急处理

要点一　应急预案的启动

在全国范围内或者跨省、自治区、直辖市范围内启动全国突发事件应急预案，由国务院卫生行政主管部门报国务院批准后实施。省、自治区、直辖市启动突发事件应急预案，由省、自治区、直辖市人民政府决定，并向国务院报告。

要点二　应急预案的实施

1. 医疗卫生机构、监测机构和科学研究机构，应当服从突发事件应急处理指挥部的统一指挥，相互配合、协作，集中力量开展相关的科学研究工作。

2. 根据突发事件应急处理的需要，突发事件应急处理指挥部有权紧急调集人员、储备的物资、交通工具以及相关设施、设备；必要时，对人员进行疏散或者隔离，并可以依法对传染病疫区实行封锁。

3. 参加突发事件应急处理的工作人员，应当按照预案的规定，采取卫生防护措施，并在专业人员的指导下进行工作。

4. 医疗卫生机构应采取的措施

医疗卫生机构应当对因突发事件致病的人员提供医疗救护和现场救援，对就诊病人必须接诊治疗，并书写详细、完整的病历记录；对需要转送的病人，应当按照规定将病人及其病历记录的复印件转送至接诊的或者指定的医疗机构。

医疗卫生机构内应当采取卫生防护措施,防止交叉感染和污染。

医疗卫生机构应当对传染病病人密切接触者采取医学观察措施。

医疗机构收治传染病病人、疑似传染病病人,应当依法报告所在地的疾病预防控制机构。

5. 有关部门、医疗卫生机构应当对传染病做到早发现、早报告、早隔离、早治疗,切断传播途径,防止扩散。

细目五 《突发公共卫生事件应急条例》规定的法律责任

● 要点一 医疗机构违反《突发公共卫生事件应急条例》规定应追究的法律责任

医疗卫生机构有下列行为之一的,由卫生行政主管部门责令改正、通报批评、给予警告;情节严重的,吊销《医疗机构执业许可证》;对主要负责人、负有责任的主管人员和其他直接责任人员依法给予降级或者撤职的纪律处分;造成传染病传播、流行或者对社会公众健康造成其他严重危害后果,构成犯罪的,依法追究刑事责任:

1. 未依照本条例的规定履行报告职责,隐瞒、缓报或者谎报的;
2. 未依照本条例的规定及时采取控制措施的;
3. 未依照本条例的规定履行突发事件监测职责的;
4. 拒绝接诊病人的;
5. 拒不服从突发事件应急处理指挥部调度的。

● 要点二 在突发事件处理工作中有关单位和个人未履行职责应承担的法律责任

在突发事件应急处理工作中,有关单位和个人未依照本条例的规定履行报告职责,隐瞒、缓报或者谎报,阻碍突发事件应急处理工作人员执行职务,拒绝国务院卫生行政主管部门或者其他有关部门指定的专业技术机构进入突发事件现场,或者不配合调查、采样、技术分析和检验的,对有关责任人员依法给予行政处分或者纪律处分;触犯《中华人民共和国治安管理处罚条例》,构成违反治安管理行为的,由公安机关依法予以处罚;构成犯罪的,依法追究刑事责任。

● 要点三 在突发事件发生期间扰乱公共秩序应追究的法律责任

在突发事件发生期间,散布谣言、哄抬物价、欺骗消费者,扰乱社会秩序、市场秩序的,由公安机关或者工商行政管理部门依法给予行政处罚;构成犯罪的,依法追究刑事责任。

(杨建红)

第七单元 《医疗事故处理条例》

细目一 概 述

● 要点一 医疗事故的概念

本条例所称的医疗事故,是指医疗机构及其医务人员在医疗活动中,违反医疗卫生管理法律、行政法规、部门规章和诊疗护理规范、常规,过失造成患者人身损害的事故。

这一概念包含以下含义:

1. 医疗事故是在医疗活动中发生的;
2. 医疗事故是违反医疗卫生管理法律、行政法规、部门规章和诊疗护理规范、常规的过失行为造成的;
3. 医疗事故的责任主体是医疗机构及其医务人员;
4. 医疗事故给患者造成了人身损害。

要点二 医疗事故处理的原则

处理医疗事故应当遵循公开、公平、公正、及时、便民的原则,坚持实事求是的科学态度,做到事实清楚、定性准确、责任明确、处理恰当。

要点三 医疗事故的分级

根据对患者人身造成的损害程度,医疗事故分为四级:

一级医疗事故:造成患者死亡、重度残疾的;

二级医疗事故:造成患者中度残疾、器官组织损伤导致严重功能障碍的;

三级医疗事故:造成患者轻度残疾、器官组织损伤导致一般功能障碍的;

四级医疗事故:造成患者明显人身损害的其他后果的。

细目三 医疗事故的预防与处置

要点一 医疗事故的预防

1. 医疗机构及其医务人员在医疗活动中,必须严格遵守医疗卫生管理法律、行政法规、部门规章和诊疗护理规范、常规,恪守医疗服务职业道德。

2. 医疗机构应当对其医务人员进行医疗卫生管理法律、行政法规、部门规章和诊疗护理规范、常规的培训和医疗服务职业道德教育。

3. 医疗机构应当设置医疗服务质量监控部门或者配备专(兼)职人员,具体负责监督本医疗机构的医务人员的医疗服务工作,检查医务人员执业情况,接受患者对医疗服务的投诉,向其提供咨询服务。

4. 医疗机构应当按照国务院卫生行政部门规定的要求,书写并妥善保管病历资料。因抢救急危患者,未能及时书写病历的,有关医务人员应当在抢救结束后6小时内据实补记,并加以注明。

5. 在医疗活动中,医疗机构及其医务人员应当将患者的病情、医疗措施、医疗风险等如实告知患者,及时解答其咨询;但是,应当避免对患者产生不利后果。

6. 医疗机构应当制定防范、处理医疗事故的预案,预防医疗事故的发生,减轻医疗事故的损害。

要点二 医疗事故的报告与处置

1. 发生医疗事故后的报告 医务人员在医疗活动中发生或者发现医疗事故、可能引起医疗事故的医疗过失行为或者发生医疗事故争议的,应立即向所在科室负责人报告,科室负责人应及时向本医疗机构负责医疗服务质量监控的部门或者专(兼)职人员报告;负责医疗服务质量监控的部门或者专(兼)职人员接到报告后,应立即进行调查、核实,将有关情况如实向本医疗机构的负责人报告,并向患者通报、解释。

发生医疗事故的,医疗机构应当按照规定向所在地卫生行政部门报告。

发生下列重大医疗过失行为的,医疗机构应当在12小时内向所在地卫生行政部门报告:

①导致患者死亡或者可能为二级以上的医疗事故;

②导致3人以上人身损害后果;

③国务院卫生行政部门和省、自治区、直辖市人民政府卫生行政部门规定的其他情形。

2. 发生医疗事故的处置

(1)发生或者发现医疗过失行为,医疗机构及其医务人员应立即采取有效措施,避免或者减轻对患者身体健康的损害,防止损害扩大。

(2)发生医疗事故争议时,死亡病例讨论记录、疑难病例讨论记录、上级医师查房记录、会诊意见、病程记录应在医患双方在场的情况下封存和启封。封存的病历资料可以是复印件,由医疗机构保管。

(3)患者死亡,医患双方当事人不能确定死因或者对死因有异议的,应当在患者死亡后48小时内进行尸检;具备尸体冻存条件的,可以延长至7日。尸检应当经死者近亲属同意并签字。

要点三 医疗事故处置中患者的权利

患者有权复印或者复制其门诊病历、住院

志、体温单、医嘱单、化验单（检验报告）、医学影像检查资料、特殊检查同意书、手术同意书、手术及麻醉记录单、病理资料、护理记录以及国务院卫生行政部门规定的其他病历资料。

细目三 医疗事故的技术鉴定

● 要点一 医疗事故技术鉴定组织

设区的市级地方医学会和省、自治区、直辖市直接管辖的县（市）地方医学会负责组织首次医疗事故技术鉴定工作。省、自治区、直辖市地方医学会负责组织再次鉴定工作。

必要时，中华医学会可以组织疑难、复杂并在全国有重大影响的医疗事故争议的技术鉴定工作。

● 要点二 医疗机构应提交的有关医疗事故技术鉴定材料

医疗机构提交的有关医疗事故技术鉴定的材料应当包括下列内容：

1. 住院患者的病程记录、死亡病例讨论记录、疑难病例讨论记录、会诊意见、上级医师查房记录等病历资料原件；

2. 住院患者的住院志、体温单、医嘱单、化验单（检验报告）、医学影像检查资料、特殊检查同意书、手术同意书、手术及麻醉记录单、病理资料、护理记录等病历资料原件；

3. 抢救急危患者，在规定时间内补记的病历资料原件；

4. 封存保留的输液、注射用物品和血液、药物等实物，或者依法具有检验资格的检验机构对这些物品、实物作出的检验报告；

5. 与医疗事故技术鉴定有关的其他材料。

● 要点三 《医疗事故处理条例》中规定不属于医疗事故的情形

《医疗事故处理条例》第三十三条规定：有下列情形之一的不属于医疗事故：

1. 在紧急情况下为抢救垂危患者生命而采取紧急医学措施造成不良后果的；

2. 在医疗活动中由于患者病情异常或者患者体质特殊而发生医疗意外的；

3. 在现有医学科学技术条件下，发生无法预料或者不能防范的不良后果的；

4. 无过错输血感染造成不良后果的；

5. 因患方原因延误诊疗导致不良后果的；

6. 因不可抗力造成不良后果的。

细目四 医疗事故的处理与法律责任

● 要点一 医疗事故的处理

1. 发生医疗事故争议，可以由医患双方当事人以互解互谅的精神自行协商解决。

2. 医疗事故争议协商不成的，当事人自知道或者应当知道其身体健康受到损害之日起1年内，可以向卫生行政部门提出医疗事故争议处理申请，也可以直接向人民法院提起民事诉讼。

卫生行政部门应当自收到医疗事故争议处理申请之日起10日内进行审查，作出是否受理的决定。

● 要点二 法律责任

已确定为医疗事故的，由卫生行政部门根据医疗事故等级和情节，给予警告；情节严重的，责令限期停业整顿，直至由原发证部门吊销执业许可证，对负有责任的医务人员依照《刑法》关于医疗事故罪的规定，依法追究刑事责任；尚不够刑事处罚的，依法给予行政处分或者纪律处分。

对发生医疗事故的有关医务人员，除依照前款处罚外，卫生行政部门并可以责令暂停6个月以上1年以下执业活动；情节严重的，吊销其执业证书。

（杨建红）

第八单元 《中华人民共和国中医药条例》

细目一 概 述

● **要点一 《中医药条例》制定目的与适用范围**

1. **制定目的** 为了继承和发展中医药学，保障和促进中医药事业的发展，保护人体健康。

2. **适用范围** 在中华人民共和国境内从事中医医疗、预防、保健、康复服务和中医药教育、科研、对外交流以及中医药事业管理活动的单位或者个人，应当遵守本条例。

● **要点二 国家发展中医药的方针**

国家保护、扶持、发展中医药事业，实行中西医并重的方针，鼓励中西医相互学习、相互补充、共同提高，推动中医、西医两种医学体系的有机结合，全面发展我国中医药事业。

● **要点三 发展中医药事业的原则与中医药现代化**

发展中医药事业应当遵循继承与创新相结合的原则，保持和发扬中医药特色和优势，积极利用现代科学技术，促进中医药理论和实践的发展，推进中医药现代化。

细目二 中医医疗机构与从业人员管理

● **要点一 中医医疗机构的设立与要求**

开办中医医疗机构，应当符合国务院卫生行政部门制定的中医医疗机构设置标准和当地区域卫生规划，并按照《医疗机构管理条例》的规定办理审批手续，取得《医疗机构执业许可证》后，方可从事中医医疗活动。

中医医疗机构违反《中医药条例》的规定，有下列情形之一的，由县级以上地方人民政府负责中医药管理的部门责令限期改正；逾期不改正的，责令停业整顿，直至由原审批机关吊销其医疗机构执业许可证、取消其城镇职工基本医疗保险定点医疗机构资格，并对负有责任的主管人员和其他直接责任人员依法给予纪律处分：

（一）不符合中医医疗机构设置标准的；

（二）获得城镇职工基本医疗保险定点医疗机构资格，未按照规定向参保人员提供基本医疗服务的。

未经批准擅自开办中医医疗机构的，依照《医疗机构管理条例》的有关规定给予处罚。

中医医疗机构从事医疗服务活动，应当充分发挥中医药特色和优势，遵循中医药自身发展规律，运用传统理论和方法，结合现代科学技术手段，发挥中医药在防治疾病、保健、康复中的作用，为群众提供价格合理、质量优良的中医药服务。

依法设立的社区卫生服务中心（站）、乡镇卫生院等城乡基层卫生服务机构，应当能够提供中医医疗服务。

● **要点二 中医从业人员的管理与要求**

中医从业人员应当依照有关卫生管理的法律、行政法规、部门规章的规定，通过资格考试，并经注册取得执业证书后，方可从事中医服务活动。

以师承方式学习中医学的人员以及确有专长的人员应当按照国务院卫生行政部门的规定，通过执业医师或者执业助理医师资格考核考试，并经注册取得医师执业证书后，方可从事中医医疗活动。

中医从业人员应当遵守相应的中医诊断治疗原则、医疗技术标准和技术操作规范。

全科医师和乡村医生应当具备中医药基本知识以及运用中医诊疗知识、技术，处理常见病和多发病的基本技能。

未按照规定通过执业医师或者执业助理医师资格考试取得执业许可，从事中医医疗活动的，依照《中华人民共和国执业医师法》的有关规定给予处罚。

细目三 中医药教育与科研

● 要点一 《中医药条例》对中医药教育、科研的规定

1. 各类中医药教育机构应当加强中医药基础理论教学，重视中医药基础理论与中医药临床实践相结合，推进素质教育。

2. 设立各类中医药教育机构，应当符合国家规定的设置标准，并建立符合国家规定标准的临床教学基地。

中医药教育机构的设置标准由国务院卫生行政部门会同国务院教育行政部门制定；中医药教育机构临床教学基地标准，由国务院卫生行政部门制定。

3. 省、自治区、直辖市人民政府负责中医药管理的部门应当依据国家有关规定，完善本地区中医药人员继续教育制度，制定中医药人员培训规划。

4. 国家发展中医药科学技术，将其纳入科学技术发展规划，加强重点中医药科研机构建设。

县级以上地方人民政府应当充分利用中医药资源，重视中医药科学研究和技术开发，采取措施开发、推广、应用中医药技术成果，促进中医药科学技术发展。

中医药科学研究应当注重运用传统方法和现代方法开展中医药基础理论研究和临床研究，运用中医药理论和现代科学技术开展对常见病、多发病和疑难病的防治研究。

● 要点二 《中医药条例》对中医药学术经验和技术专长继承工作的规定

1. 承担中医药专家学术经验和技术专长继承工作的指导老师应当具备下列条件：

（1）具有较高学术水平和丰富的实践经验、技术专长和良好的职业品德；

（2）从事中医药专业工作 30 年以上并担任高级专业技术职务 10 年以上。

2. 中医药专家学术经验和技术专长继承工作的继承人应当具备下列条件：

（1）具有大学本科以上学历和良好的职业品德；

（2）受聘于医疗卫生机构或者医学教育、科研机构从事中医药工作，并担任中级以上专业技术职务。

细目四 中医药发展的保障措施

● 要点一 政府、单位、组织和个人的作用

1. 国家支持、鼓励各种方式发展中医药事业

县级以上地方人民政府应当根据中医药事业发展的需要以及本地区国民经济和社会发展状况，逐步增加对中医药事业的投入，扶持中医药事业的发展。

任何单位和个人不得将中医药事业经费挪作他用。

国家鼓励境内外组织和个人通过捐资、投资等方式扶持中医药事业发展。

非营利性中医医疗机构，依照国家有关规定享受财政补贴、税收减免等优惠政策。

县级以上地方人民政府劳动保障行政部门确定的城镇职工基本医疗保险定点医疗机构，应当包括符合条件的中医医疗机构。

获得定点资格的中医医疗机构，应当按照规定向参保人员提供基本医疗服务。

2. 加强对中医药文献的整理、研究与保护工作 县级以上各级人民政府应当采取措施加强对中医药文献的收集、整理、研究和保护工作。有关单位和中医医疗机构应当加强重要中医药文献资料的管理、保护和利用。

● 要点二 加强中医药资源管理

国家保护野生中药材资源，扶持濒危动植物中药材人工代用品的研究和开发利用。

县级以上地方人民政府应当加强中药材的合理开发和利用，鼓励建立中药材种植、培育基地，促进短缺中药材的开发、生产。

● **要点三 与中医药有关的评审或者鉴定活动的法定要求**

与中医药有关的评审或者鉴定活动，应当体现中医药特色，遵循中医药自身的发展规律。

中医药专业技术职务任职资格的评审，中医医疗、教育、科研机构的评审、评估，中医药科研课题的立项和成果鉴定，应当成立专门的中医药评审、鉴定组织或者由中医药专家参加评审、鉴定。

（杨建红）

第九单元 《医疗机构从业人员行为规范》

● **要点一 总则**

第一条 为规范医疗机构从业人员行为，根据医疗卫生有关法律法规、规章制度，结合医疗机构实际，制定本规范。

第二条 本规范适用于各级各类医疗机构内所有从业人员，包括：

（一）管理人员。指在医疗机构及其内设各部门、科室从事计划、组织、协调、控制、决策等管理工作的人员。

（二）医师。指依法取得执业医师资格或执业助理医师资格，经注册在医疗机构从事医疗、预防、保健及临床、科研、教学等工作的人员。

（三）护士。指经执业注册取得护士执业证书，依法在医疗机构从事护理工作的人员。

（四）医技人员。指医疗技术人员，主要包括医疗机构内各种检验检查科室技术人员、口腔技师、康复理疗师、医学物理工程师和医疗器械检验、维护人员等。

（五）药学技术人员。指依法取得药学专业技术职称，在医疗机构从事药学工作的药师及技术人员。

（六）其他人员。指除以上五类人员外，在医疗机构从业的其他人员，主要包括物资、总务、设备、信息、统计、财务、基本建设、后勤等部门工作人员。

第三条 医疗机构从业人员，既要遵守本文件所列基本行为规范，又要遵守与职业相对应的分类行为规范。

● **要点二 医疗机构从业人员基本行为规范**

第四条 以人为本，践行宗旨。坚持救死扶伤、防病治病的宗旨，以病人为中心，全心全意为人民健康服务。

第五条 遵纪守法，依法执业。自觉遵守国家法律法规，遵守医疗卫生行业规章和纪律，严格执行所在医疗机构各项制度规定。

第六条 尊重患者，关爱生命。遵守医学伦理道德，尊重患者的知情同意权和隐私权，为患者保守医疗秘密，维护患者合法权益；尊重患者被救治的权利，不因种族、宗教、地域、贫富、地位、残疾、疾病等歧视患者。

第七条 优质服务，医患和谐。言语文明，举止端庄，认真践行医疗服务承诺，加强与患者的交流与沟通，自觉维护行业形象。

第八条 廉洁自律，恪守医德。弘扬高尚医德，严格自律，不索取和非法收受患者财物，不利用执业之便谋取不正当利益；不收受医疗器械、药品、试剂等生产、销售企业或人员以各种名义、形式给予的回扣、提成，不参与其提供的各类娱乐活动；不违规参与医疗广告宣传和药品医疗器械促销，不倒卖号源。

第九条 严谨求实，精益求精。热爱学习，钻研业务，努力提高专业素养，抵制学术不端行为。

第十条 爱岗敬业，团结协作。忠诚职业，尽职尽责，正确处理同行同事间关系，互相尊重，互相配合，和谐共事。

第十一条 乐于奉献，热心公益。积极参加上级安排的指令性医疗任务和社会公益性的扶贫、义诊、助残、支农、援外等活动，主动开展公众健康教育。

● 要点三 管理人员行为规范

第十二条 牢固树立科学的发展观和正确的业绩观，坚持医疗机构的社会公益性，加强制度建设和文化建设，与时俱进，创新进取，努力提升医疗质量、保障医疗安全、提高服务水平。

第十三条 认真履行管理职责，努力提高管理能力，依法承担管理责任，不断改进工作作风，切实服务临床一线。

第十四条 坚持依法、科学、民主决策，正确行使权力，遵守决策程序，推进院务公开，自觉接受监督，尊重员工民主权利。

第十五条 遵循公平、公正、公开原则，严格人事招录、评审、聘任制度，不在人事工作中谋取不正当利益。

第十六条 严格落实医疗机构各项内控制度，加强财物管理，合理调配资源，遵守国家采购政策，不违反规定干预和插手药品、医疗器械采购和基本建设等工作。

第十七条 加强医疗质量管理，建立健全医疗风险管理机制。

第十八条 尊重人才，鼓励公平竞争和学术创新，建立完善科学的人员考核、激励、惩戒制度，不从事或包庇学术造假等违规违纪行为。

第十九条 恪尽职守，勤勉高效，严格自律，发挥表率作用。

● 要点四 医师行为规范

第二十条 遵循医学科学规律，不断更新医学理念和知识，保证医疗技术应用的科学性、合理性。

第二十一条 规范行医，严格遵循临床诊疗规范和技术操作规范，使用适宜诊疗技术和药物，因病施治，合理医疗，不隐瞒、误导或夸大病情，不过度医疗。

第二十二条 认真执行医疗文书制度，规范书写、妥善保存病历材料，不隐匿、伪造或违规涂改、销毁医学文书及有关资料，不违规签署医学证明文件。

第二十三条 按规定履行医疗事故、传染病疫情和涉嫌伤害事件或非正常死亡报告职责。

第二十四条 认真履行医师职责，强化责任安全意识，积极防范和控制医疗责任差错事件。

第二十五条 开展医疗新技术时，保障患者及家属在充分知情条件下对诊疗决策的决定权，不违规进行试验性医疗。

● 要点五 护士行为规范

第二十六条 提高综合素质，尊重关心爱护患者，为患者提供专业医学照顾，注重沟通，体现人文关怀。

第二十七条 全面履行护理职责，正确执行疾病护理常规和临床护理技术规范，严格落实各项规章制度，为患者提供优质的护理服务。

第二十八条 竭诚协助医生诊治，密切观察患者病情。发现患者病情危急，应立即通知医师；在紧急情况下为抢救垂危患者生命，应及时实施必要的紧急救护。

第二十九条 严格执行医嘱，发现医嘱违反法律、法规、规章或者诊疗技术规范，应及时与医师沟通。

第三十条 按照《病历书写基本规范》要求，及时准确、完整规范书写护理病历，认真管理，不伪造、隐匿或违规涂改、销毁护理病历。

● 要点六 医技人员行为规范

第三十一条 爱护仪器设备，遵守各类操作规范，发现患者的检查项目不符合医学常规的，应及时与医师沟通。

第三十二条 正确运用医学术语，及时、准确出具检查、检验报告，不谎报数据，不伪造报告。发现检查检验结果达到危急值时，应及时提示医师注意。

第三十三条 指导和帮助患者配合检查，耐心帮助患者查询结果，对接触传染性物质或放射性物质的相关人员，进行告知并给予必要的防护。

第三十四条 合理采集、使用、保护、处置标本，不得违规买卖标本，谋取不正当利益。

要点七　药学技术人员行为规范

第三十五条　严格执行药品管理法律法规，科学指导用药，保障用药合理、安全。

第三十六条　认真履行处方审核调配职责，坚持查对制度，不得对处方所列药品擅自更改或代用。

第三十七条　配合医师做好患者用药使用禁忌、不良反应、注意事项和使用方法的解释说明，详尽解答用药疑问。

第三十八条　严格执行药品采购、验收、保管、供应等各项制度规定，不得私自销售、使用非正常途径采购的药品。

第三十九条　加强药品不良反应监测，自觉执行药品不良反应报告制度。

要点八　其他人员行为规范

第四十条　热爱本职工作，认真履行岗位职责，增强为临床服务的意识，保障医疗机构正常运营。

第四十一条　刻苦学习，钻研技术，熟练掌握本职业务技能，认真执行各项具体工作制度和技术操作常规。

第四十二条　严格执行财务、物资、采购等管理制度，认真做好设备和物资的计划、采购、保管、报废等工作，廉洁奉公，不谋私利。

第四十三条　严格执行医疗废物处理规定，不得随意丢弃、倾倒、堆放、使用、买卖医疗废物。

第四十四条　严格执行信息安全和医疗数据保密制度，不得随意泄露、买卖医学信息。

第四十五条　勤俭节约，爱护公物，保持环境卫生，为患者提供清洁整齐、舒适便捷、秩序良好的就医环境。

要点九　实施与监督

第四十六条　医疗机构行政领导班子负责本规范的贯彻实施。主要责任人要以身作则，模范遵守本规范，同时抓好本单位的贯彻实施。

第四十七条　医疗机构相关职能部门协助行政领导班子抓好本规范的落实，纪检监察纠风部门负责对实施情况进行监督检查。

第四十八条　各级卫生行政部门要加强对辖区内各级各类医疗机构及其从业人员贯彻执行本规范的监督检查。

第四十九条　医疗机构及其从业人员实施和执行本规范的情况，应列入医疗机构校验管理和医务人员年度考核、定期考核和医德考评的重要内容，作为医疗机构等级评审、医务人员职称晋升、评先评优的重要依据。

第五十条　医疗机构从业人员违反本规范的，由所在单位视情节轻重，给予批评教育、通报批评、取消当年评优评职资格或缓聘、解职待聘、解聘。其中需要追究党纪、政纪责任的，由有关纪检监察部门按照党纪政纪案件的调查处理程序办理；需要给予行政处罚的，由有关卫生行政部门依法给予警告、暂停执业或吊销执业证书；涉嫌犯罪的，移送司法机关依法处理。

（杨建红）

医师资格考试大纲细则

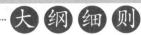

中西医结合执业助理医师

医学综合笔试部分（上册）

国家中医药管理局中医师资格认证中心
中医类别医师资格考试专家委员会 组织编写

中国中医药出版社

·北 京·

图书在版编目（CIP）数据

医师资格考试大纲细则．中西医结合执业助理医师．医学综合笔试部分/国家中医药管理局中医师资格认证中心中医类别医师资格考试专家委员会组织编写．—北京：中国中医药出版社，2017.11（2018.2重印）

ISBN 978-7-5132-4489-3

Ⅰ．①医… Ⅱ．①国… Ⅲ．①中西医结合-资格考试-考试大纲 Ⅳ．①R-41

中国版本图书馆 CIP 数据核字（2017）第 248052 号

中国中医药出版社出版
北京市朝阳区北三环东路 28 号易亨大厦 16 层
邮政编码　100013
传真　010-64405750
廊坊市三友印务装订有限公司印刷
各地新华书店经销

开本 889×1194　1/16　印张 58.5　字数 1573 千字
2017 年 11 月第 1 版　2018 年 2 月第 2 次印刷
书号　ISBN 978-7-5132-4489-3

定价　269.00 元（上下册）
网址　www.cptcm.com

社 长 热 线　010-64405720
购 书 热 线　010-89535836
维 权 打 假　010-64405753

微信服务号　zgzyycbs
微商城网址　https://kdt.im/LIdUGr
官 方 微 博　http://e.weibo.com/cptcm
天猫旗舰店网址　https://zgzyycbs.tmall.com

如有印装质量问题请与本社出版部联系（010-64405510）
版权专有　侵权必究

医师资格考试大纲细则
中西医结合执业助理医师
(医学综合笔试部分)
编委会

主 审
张伯礼　晁恩祥　鲁兆麟　戴万亨

主 编
(以姓氏笔画为序)

王　广	王阿丽	王素梅	吕圭源	年　莉
孙广仁	杜蕙兰	李　雁	李兴广	杨建红
吴力群	张永涛	张燕生	陆小左	周家俊
赵　丽	赵吉平	黄象安	潘　涛	

编 委
(以姓氏笔画为序)

王　付	王凤珍	邓高丕	孔德智	代红雨
皮明钧	任献青	刘　彤	刘　盼	闫平慧
闫东宁	许庆友	李　明	李秀惠	李桂伟
李新民	杨　桢	杨博华	余曙光	邹小娟
宋捷民	张　丹	张　卉	张　宏	张宁苏
张恩户	陈明龄	陈宪海	陈家旭	陈素红
苗华为	林　谦	畅洪昇	金　华	周永坤
赵二鹏	赵靖文	柳　文	胡　玲	姜智慧
倪　伟	郭霞珍	谈　勇	崔晓萍	梁　宏
彭代银	董　勤	蒋梅先	傅金英	解　英
阙华发	裴晓华	薛博瑜		
马小允	王义祁	冯冬兰	孙　平	李广元
李书香	李全兴	张宏伟	张秋雨	张益民
陈建章	罗跃娥	赵国胜	郝庆芝	姚巧林
康凤河	魏修华			

再 版 说 明

医师资格考试是行业准入考试，是评价申请医师资格者是否具备从事医师工作所必需的专业知识与技能的考试。我国自1999年开始实行医师资格考试制度以来，考试大纲几经修订完善，考试依据一直没有脱离教材。目前各中医药院校使用的教材各异，各出版社的中医药系列教材也各有特色与优势。

2011年在国家中医药管理局医政司的直接指导下，中医师资格认证中心组织专家启动了中医（具有规定学历）执业医师、中医（具有规定学历）执业助理医师、中西医结合执业医师、中西医结合执业助理医师资格医学综合笔试大纲的修订工作，新大纲在注重基础理论、基本知识、基本技能的同时，突出中医，突出临床，强调共性，要求应知应会。

为配合新大纲的实施，国家中医药管理局中医师资格认证中心组织专家编写了中医（具有规定学历）执业医师、中医（具有规定学历）执业助理医师、中西医结合执业医师、中西医结合执业助理医师资格医学综合笔试大纲细则，作为大纲的细化与扩展，也作为医师资格医学综合笔试研发试题的依据。故此，大纲细则不等同于教材，不具备教材理论体系的完整性与系统性，但编写时参考了许多版本的教材，力争本大纲细则能符合并体现应试者的实际水平。

大纲细则的编写得到了北京中医药大学、天津中医药大学、长春中医药大学、辽宁中医药大学、山东中医药大学、上海中医药大学、浙江中医药大学、南京中医药大学、河南中医学院、陕西中医学院、首都医科大学的大力支持，在使用过程中许多专家也提出了不少有益的意见和建议，在修订过程中我们也选择性采纳了，在此表示衷心的感谢！同时，感谢所有参与细则编写、审核的专家们所付出的辛勤努力！

由于时间仓促、经验不足，可能存在不严谨之处，望广大读者朋友不吝指正，以便再版时完善。

国家中医药管理局中医师资格认证中心
2017年10月

总 目 录

上 册

中医基础理论　/ 1
中医诊断学　/ 45
中药学　/ 103

方剂学　/ 147
中西医结合内科学　/ 189
中西医结合外科学　/ 393

下 册

中西医结合妇产科学　/ 495
中西医结合儿科学　/ 569
针灸学　/ 637
诊断学基础　/ 681

药理学　/ 749
传染病学　/ 807
医学伦理学　/ 861
卫生法规　/ 881

目 录

（上册）

中医基础理论

- 第一单元　中医学理论体系的主要特点
  - 细目一　整体观念　/ 3
  - 细目二　辨证论治　/ 3
- 第二单元　精气学说
  - 细目一　精气学说的概念　/ 4
  - 细目二　精气学说的基本内容　/ 4
  - 细目三　精气学说在中医学中的应用　/ 4
- 第三单元　阴阳学说
  - 细目一　阴阳的概念　/ 5
  - 细目二　阴阳学说的基本内容　/ 5
  - 细目三　阴阳学说在中医学中的应用　/ 6
- 第四单元　五行学说
  - 细目一　五行学说的概念　/ 7
  - 细目二　五行学说的基本内容　/ 8
  - 细目三　五行学说在中医学中的应用　/ 8
- 第五单元　藏象学说
- 第六单元　五脏
  - 细目一　五脏的生理机能与特性　/ 10
  - 细目二　五脏之间的关系　/ 13
  - 细目三　五脏与五体、五官九窍、五志、五液的关系　/ 14
- 第七单元　六腑
  - 细目一　六腑的生理机能　/ 16
  - 细目二　五脏与六腑之间的关系　/ 18
- 第八单元　奇恒之腑
  - 细目一　脑　/ 19
  - 细目二　女子胞　/ 19
- 第九单元　精、气、血、津液
  - 细目一　精　/ 20
  - 细目二　气　/ 21
  - 细目三　血　/ 23
  - 细目四　津液　/ 24
  - 细目五　精、气、血、津液之间的关系　/ 24
- 第十单元　经络
  - 细目一　经络学说概述　/ 25
  - 细目二　十二经脉　/ 26
  - 细目三　奇经八脉　/ 26
  - 细目四　经别、别络、经筋、皮部　/ 27
  - 细目五　经络的生理机能和经络学说的应用　/ 28
- 第十一单元　体质
  - 细目一　体质的概念和构成　/ 29
  - 细目二　体质学说的应用　/ 30
- 第十二单元　病因
  - 细目一　六淫　/ 31
  - 细目二　疠气　/ 32
  - 细目三　七情内伤　/ 33
  - 细目四　饮食失宜　/ 34
  - 细目五　劳逸失度　/ 34
  - 细目六　痰饮　/ 34
  - 细目七　瘀血　/ 35
- 第十三单元　发病
  - 细目一　发病的基本原理　/ 36

细目二　影响发病的主要因素　/ 37
　　细目三　发病类型　/ 37
● 第十四单元　病机
　　细目一　邪正盛衰　/ 37
　　细目二　阴阳失调　/ 38
　　细目三　精、气、血失常　/ 39
　　细目四　津液代谢失常　/ 40
　　细目五　内生"五邪"　/ 40

　　细目六　疾病传变　/ 41
● 第十五单元　防治原则
　　细目一　预防　/ 42
　　细目二　治则　/ 42
● 第十六单元　养生与寿夭
　　细目一　养生　/ 44
　　细目二　生命的寿夭　/ 44

中医诊断学

● 第一单元　绪论
● 第二单元　望诊
　　细目一　望神　/ 47
　　细目二　望面色　/ 48
　　细目三　望形态　/ 49
　　细目四　望头面五官　/ 50
　　细目五　望皮肤　/ 53
　　细目六　望排出物　/ 54
　　细目七　望小儿指纹　/ 54
● 第三单元　望舌
　　细目一　舌诊原理与方法　/ 55
　　细目二　正常舌象　/ 56
　　细目三　望舌质　/ 57
　　细目四　望舌苔　/ 60
　　细目五　舌象综合分析　/ 62
● 第四单元　闻诊
　　细目一　听声音　/ 64
　　细目二　嗅气味　/ 66
● 第五单元　问诊
　　细目一　问诊内容　/ 67
　　细目二　问寒热　/ 67
　　细目三　问汗　/ 68
　　细目四　问疼痛　/ 69
　　细目五　问头身胸腹　/ 71
　　细目六　问耳目　/ 71

　　细目七　问睡眠　/ 72
　　细目八　问饮食与口味　/ 72
　　细目九　问二便　/ 73
　　细目十　问经带　/ 75
● 第六单元　脉诊
　　细目一　脉诊概说　/ 76
　　细目二　正常脉象　/ 78
　　细目三　常见脉象的特征与临床意义　/ 78
● 第七单元　按诊
● 第八单元　八纲辨证
　　细目一　概述　/ 82
　　细目二　表里　/ 82
　　细目三　寒热　/ 83
　　细目四　虚实　/ 84
　　细目五　阴阳　/ 84
　　细目六　八纲证候间的关系　/ 86
● 第九单元　气血津液辨证
　　细目一　气病辨证　/ 88
　　细目二　血病辨证　/ 89
　　细目三　气血同病辨证　/ 89
　　细目四　津液病辨证　/ 90
● 第十单元　脏腑辨证
　　细目一　心与小肠病辨证　/ 91
　　细目二　肺与大肠病辨证　/ 92

细目三　脾与胃病辨证　/ 94
　　细目四　肝与胆病辨证　/ 97
　　细目五　肾与膀胱病辨证　/ 98
　　细目六　脏腑兼病辨证　/ 99
　　细目七　脏腑辨证各相关证候的鉴别　/ 101

中　药　学

● 第一单元　中药的性能
　　细目一　四气　/ 105
　　细目二　五味　/ 105
　　细目三　升降浮沉　/ 106
　　细目四　归经　/ 106
　　细目五　毒性　/ 106

● 第二单元　中药的配伍
　　细目　中药配伍的内容　/ 107

● 第三单元　中药的用药禁忌
　　细目一　配伍禁忌　/ 107
　　细目二　证候禁忌　/ 108
　　细目三　妊娠用药禁忌　/ 108
　　细目四　服药饮食禁忌　/ 108

● 第四单元　中药的剂量与用法
　　细目一　剂量　/ 108
　　细目二　中药的用法　/ 109

● 第五单元　解表药
　　细目一　概述　/ 110
　　细目二　发散风寒药　/ 110
　　细目三　发散风热药　/ 111

● 第六单元　清热药
　　细目一　概述　/ 113
　　细目二　清热泻火药　/ 113
　　细目三　清热燥湿药　/ 114
　　细目四　清热解毒药　/ 115
　　细目五　清热凉血药　/ 116
　　细目六　清虚热药　/ 117

● 第七单元　泻下药
　　细目一　概述　/ 118
　　细目二　攻下药　/ 118
　　细目三　润下药　/ 118
　　细目四　峻下逐水药　/ 119

● 第八单元　祛风湿药
　　细目一　概述　/ 119
　　细目二　祛风寒湿药　/ 119
　　细目三　祛风湿热药　/ 120
　　细目四　祛风湿强筋骨药　/ 120

● 第九单元　化湿药
　　细目一　概述　/ 121
　　细目二　具体药物　/ 121

● 第十单元　利水渗湿药
　　细目一　概述　/ 122
　　细目二　利水消肿药　/ 122
　　细目三　利尿通淋药　/ 122
　　细目四　利湿退黄药　/ 123

● 第十一单元　温里药
　　细目一　概述　/ 124
　　细目二　具体药物　/ 124

● 第十二单元　理气药
　　细目一　概述　/ 125
　　细目二　具体药物　/ 125

● 第十三单元　消食药
　　细目　具体药物　/ 126

● 第十四单元　驱虫药
　　细目一　概述　/ 127
　　细目二　具体药物　/ 127

● 第十五单元　止血药
　　细目一　概述　/ 128
　　细目二　凉血止血药　/ 128

细目三 化瘀止血药 / 128
细目四 收敛止血药 / 129
细目五 温经止血药 / 129

- 第十六单元 活血化瘀药
    细目一 概述 / 130
    细目二 活血止痛药 / 130
    细目三 活血调经药 / 130
    细目四 活血疗伤药 / 131
    细目五 破血消癥药 / 131

- 第十七单元 化痰止咳平喘药
    细目一 概述 / 132
    细目二 温化寒痰药 / 132
    细目三 清化热痰药 / 132
    细目四 止咳平喘药 / 133

- 第十八单元 安神药
    细目一 概述 / 134
    细目二 重镇安神药 / 134
    细目三 养心安神药 / 135

- 第十九单元 平肝息风药
    细目一 概述 / 136

细目二 平抑肝阳药 / 136
细目三 息风止痉药 / 137

- 第二十单元 开窍药
    细目一 概述 / 138
    细目二 具体药物 / 138

- 第二十一单元 补虚药
    细目一 概述 / 139
    细目二 补气药 / 139
    细目三 补阳药 / 140
    细目四 补血药 / 141
    细目五 补阴药 / 142

- 第二十二单元 收涩药
    细目一 概述 / 144
    细目二 固表止汗药 / 144
    细目三 敛肺涩肠药 / 144
    细目四 固精缩尿止带药 / 145

- 第二十三单元 攻毒杀虫止痒药
    细目一 概述 / 145
    细目二 具体药物 / 145

方 剂 学

- 第一单元 总论
    细目一 方剂与治法 / 149
    细目二 方剂的组成与变化 / 150
    细目三 剂型 / 150

- 第二单元 解表剂
    细目一 概述 / 151
    细目二 辛温解表 / 151
    细目三 辛凉解表 / 153
    细目四 扶正解表 / 153

- 第三单元 泻下剂
    细目一 概述 / 154
    细目二 寒下 / 154

细目三 温下 / 155
细目四 润下 / 155

- 第四单元 和解剂
    细目一 概述 / 155
    细目二 和解少阳 / 155
    细目三 调和肝脾 / 156
    细目四 调和肠胃 / 157

- 第五单元 清热剂
    细目一 概述 / 157
    细目二 清气分热 / 157
    细目三 清营凉血 / 158
    细目四 清热解毒 / 158

细目五　清脏腑热　/ 159
细目六　清虚热　/ 160

- 第六单元　祛暑剂
  细目一　概述　/ 161
  细目二　祛暑解表　/ 161
  细目三　祛暑益气　/ 161

- 第七单元　温里剂
  细目一　概述　/ 162
  细目二　温中祛寒　/ 162
  细目三　回阳救逆　/ 163
  细目四　温经散寒　/ 163

- 第八单元　表里双解剂
  细目一　概述　/ 164
  细目二　解表清里　/ 164
  细目三　解表攻里　/ 164

- 第九单元　补益剂
  细目一　概述　/ 165
  细目二　补气　/ 165
  细目三　补血　/ 166
  细目四　气血双补　/ 166
  细目五　补阴　/ 167
  细目六　补阳　/ 168
  细目七　阴阳双补　/ 168

- 第十单元　固涩剂
  细目一　概述　/ 169
  细目二　固表止汗　/ 169
  细目三　涩肠固脱　/ 169
  细目四　涩精止遗　/ 170
  细目五　固崩止带　/ 170

- 第十一单元　安神剂
  细目一　概述　/ 170
  细目二　重镇安神　/ 171
  细目三　滋养安神　/ 171

- 第十二单元　开窍剂
  细目一　概述　/ 172
  细目二　凉开　/ 172
  细目三　温开　/ 172

- 第十三单元　理气剂
  细目一　概述　/ 173
  细目二　行气　/ 173
  细目三　降气　/ 174

- 第十四单元　理血剂
  细目一　概述　/ 175
  细目二　活血祛瘀　/ 175
  细目三　止血　/ 176

- 第十五单元　治风剂
  细目一　概述　/ 177
  细目二　疏散外风　/ 177
  细目三　平息内风　/ 178

- 第十六单元　治燥剂
  细目一　概述　/ 179
  细目二　轻宣外燥　/ 179
  细目三　滋阴润燥　/ 180

- 第十七单元　祛湿剂
  细目一　概述　/ 181
  细目二　燥湿和胃　/ 181
  细目三　清热祛湿　/ 181
  细目四　利水渗湿　/ 182
  细目五　温化寒湿　/ 183
  细目六　祛湿化浊　/ 183
  细目七　祛风胜湿　/ 184

- 第十八单元　祛痰剂
  细目一　概述　/ 184
  细目二　燥湿化痰　/ 185
  细目三　清热化痰　/ 185
  细目四　润燥化痰　/ 185
  细目五　温化寒痰　/ 185
  细目六　化痰息风　/ 186

- 第十九单元　消食剂
  细目一　概述　/ 186
  细目二　消食化滞　/ 186
  细目三　健脾消食　/ 186

- 第二十单元　驱虫剂

中西医结合内科学

- **第一单元　呼吸系统疾病**
  - 细目一　慢性阻塞性肺疾病　/ 191
  - 细目二　支气管哮喘　/ 194
  - 细目三　肺炎　/ 200
  - 细目四　肺结核　/ 204
  - 细目五　原发性支气管肺癌　/ 209
  - 细目六　慢性肺源性心脏病　/ 213

- **第二单元　循环系统疾病**
  - 细目一　心力衰竭　/ 218
  - 细目二　急性心力衰竭　/ 219
  - 细目三　慢性心力衰竭　/ 225
  - 细目四　心律失常　/ 231
  - 细目五　快速性心律失常　/ 232
  - 细目六　缓慢性心律失常　/ 235
  - 细目七　心脏性猝死　/ 238
  - 细目八　原发性高血压　/ 240
  - 细目九　冠状动脉粥样硬化性心脏病　/ 247
  - 细目十　心绞痛　/ 247
  - 细目十一　心肌梗死　/ 250

- **第三单元　消化系统疾病**
  - 细目一　急性胃炎　/ 254
  - 细目二　慢性胃炎　/ 256
  - 细目三　消化性溃疡　/ 258
  - 细目四　胃癌　/ 261
  - 细目五　肝硬化　/ 264
  - 细目六　原发性肝癌　/ 268
  - 细目七　溃疡性结肠炎　/ 270
  - 细目八　上消化道出血　/ 274

- **第四单元　泌尿系统疾病**
  - 细目一　慢性肾小球肾炎　/ 276
  - 细目二　肾病综合征　/ 279
  - 细目三　尿路感染　/ 282
  - 细目四　急性肾衰竭　/ 286
  - 细目五　慢性肾衰竭　/ 288

- **第五单元　血液及造血系统疾病**
  - 细目一　缺铁性贫血　/ 293
  - 细目二　再生障碍性贫血　/ 296
  - 细目三　白细胞减少症与粒细胞缺乏症　/ 299
  - 细目四　急性白血病　/ 302
  - 细目五　慢性粒细胞性白血病　/ 304
  - 细目六　特发性血小板减少性紫癜　/ 307

- **第六单元　内分泌与代谢疾病**
  - 细目一　甲状腺功能亢进症　/ 309
  - 细目二　糖尿病　/ 311
  - 细目三　水、电解质代谢失调　/ 320

- **第七单元　风湿性疾病**
  - 细　目　类风湿关节炎　/ 326

- **第八单元　神经系统疾病**
  - 细目一　癫痫　/ 331
  - 细目二　脑血管疾病　/ 337
  - 细目三　短暂性脑缺血发作　/ 339
  - 细目四　脑血栓形成　/ 341
  - 细目五　脑栓塞　/ 348
  - 细目六　腔隙性梗死　/ 349
  - 细目七　脑出血　/ 351
  - 细目八　蛛网膜下腔出血　/ 354

- **第九单元　理化因素所致疾病**
  - 细目一　急性中毒总论　/ 356
  - 细目二　急性一氧化碳中毒　/ 358
  - 细目三　有机磷杀虫药中毒　/ 360

- **第十单元　肺系病证**
  - 细目一　感冒　/ 363
  - 细目二　喘证　/ 365

- **第十一单元　心系病证**
  - 细　目　不寐　/ 367

- **第十二单元　脾系病证**
  - 细目一　痞满　/ 368

细目二　腹痛 / 370
　　细目三　泄泻 / 371

● 第十三单元　肝系病证
　　细目一　胁痛 / 373
　　细目二　积聚 / 374
　　细目三　鼓胀 / 375

● 第十四单元　肾系病证
　　细　目　水肿 / 378

● 第十五单元　气血津液病证
　　细目一　郁证 / 380
　　细目二　血证 / 381
　　细目三　痰饮 / 384
　　细目四　自汗、盗汗 / 386
　　细目五　内伤发热 / 387

● 第十六单元　肢体经络病证
　　细目一　痿证 / 389
　　细目二　腰痛 / 390

中西医结合外科学

● 第一单元　中医外科证治概要
　　细目一　中医外科命名与专用术语 / 395
　　细目二　病因病机 / 396
　　细目三　诊法与辨证 / 396
　　细目四　治法 / 399

● 第二单元　无菌术
　　细目一　概述 / 400
　　细目二　手术器械和物品的消毒与灭菌 / 400
　　细目三　手术人员和手术室的无菌原则 / 401

● 第三单元　麻醉
　　细目一　概述 / 402
　　细目二　麻醉前准备与用药 / 403
　　细目三　局部麻醉 / 403
　　细目四　椎管内麻醉 / 405
　　细目五　全身麻醉 / 406
　　细目六　气管内插管与拔管术 / 406

● 第四单元　体液与营养代谢
　　细目一　体液代谢的失调 / 406
　　细目二　酸碱平衡失调 / 409
　　细目三　肠内营养 / 410
　　细目四　肠外营养 / 411

● 第五单元　输血
　　细目一　外科输血 / 412
　　细目二　输血的不良反应及并发症 / 412
　　细目三　自体输血 / 414
　　细目四　成分输血 / 414

● 第六单元　围手术期处理
　　细目一　手术前准备 / 414
　　细目二　手术后监测与处理 / 415
　　细目三　手术后常见并发症的处理 / 415

● 第七单元　疼痛与治疗
　　细目一　概述 / 416
　　细目二　慢性疼痛的治疗 / 416
　　细目三　术后镇痛 / 417

● 第八单元　内镜与腔镜外科技术
　　细　目　腔镜外科技术 / 417

● 第九单元　外科感染
　　细目一　局部化脓性感染 / 417
　　细目二　全身性感染 / 421
　　细目三　特异性感染 / 422

● 第十单元　损伤
　　细目一　概述 / 423
　　细目二　颅脑损伤 / 424
　　细目三　胸部损伤 / 425
　　细目四　腹部损伤 / 428
　　细目五　泌尿系损伤 / 430
　　细目六　烧伤 / 431

细目七　冷伤　/ 434
细目八　咬蜇伤　/ 435

- 第十一单元　肿瘤
    细目一　概述　/ 437
    细目二　常见体表肿物　/ 438
    细目三　原发性支气管肺癌　/ 439
    细目四　胃癌　/ 440
    细目五　原发性肝癌　/ 441
    细目六　大肠癌　/ 442

- 第十二单元　急腹症
    细目一　概述　/ 443
    细目二　急性阑尾炎　/ 444
    细目三　肠梗阻　/ 445
    细目四　胆道感染及胆石病　/ 447
    细目五　急性胰腺炎　/ 449

- 第十三单元　甲状腺疾病
    细目一　概述　/ 451
    细目二　单纯性甲状腺肿　/ 451
    细目三　慢性淋巴性甲状腺炎　/ 452
    细目四　甲状腺功能亢进的外科治疗　/ 453
    细目五　甲状腺肿瘤　/ 454

- 第十四单元　乳腺疾病
    细目一　急性乳腺炎　/ 455
    细目二　乳腺增生病　/ 456
    细目三　乳房纤维腺瘤　/ 457
    细目四　乳腺癌　/ 458

- 第十五单元　胃、十二指肠溃疡的外科治疗
    细目一　概述　/ 459
    细目二　胃、十二指肠溃疡急性穿孔　/ 460

细目三　胃、十二指肠溃疡大出血　/ 461
细目四　瘢痕性幽门梗阻　/ 462

- 第十六单元　门静脉高压症

- 第十七单元　腹外疝
    细目一　概述　/ 465
    细目二　腹股沟斜疝　/ 466
    细目三　腹股沟直疝　/ 467
    细目四　股疝　/ 468

- 第十八单元　泌尿、男性生殖系统疾病
    细目一　泌尿系结石　/ 468
    细目二　睾丸炎与附睾炎　/ 471
    细目三　前列腺炎　/ 472
    细目四　前列腺增生症　/ 474

- 第十九单元　肛门直肠疾病
    细目一　痔　/ 476
    细目二　直肠肛管周围脓肿　/ 479

- 第二十单元　周围血管疾病
    细目一　血栓闭塞性脉管炎　/ 480
    细目二　动脉硬化性闭塞症　/ 483
    细目三　下肢深静脉血栓形成　/ 484
    细目四　单纯性下肢静脉曲张　/ 486

- 第二十一单元　皮肤及性传播疾病
    细目一　带状疱疹　/ 487
    细目二　癣　/ 488
    细目三　湿疹　/ 489
    细目四　银屑病　/ 490
    细目五　淋病　/ 491
    细目六　梅毒　/ 492
    细目七　尖锐湿疣　/ 493

中医基础理论

第一单元　中医学理论体系的主要特点

细目一　整体观念

● 要点

1. 整体观念的概念　整体观念，是中医学关于人体自身的完整性及人与自然、社会环境的统一性的认识。

2. 整体观念的内容

（1）人体是一个有机整体　人体是一个内外联系、自我调节和自我适应的有机整体。主要体现于：①五脏一体观，即构成人体的脏腑、形体、官窍等各个组成部分，通过经络的沟通联络作用，构成以五脏为中心的五个生理病理系统，系统之间在结构与机能上是完整统一的。②形神一体观，即人的形体与精神是相互依附、不可分割的。

（2）人与自然环境的统一性　人类生活在自然界中，自然界存在着人类赖以生存的必要条件。自然气候和地理环境的变化又可直接或间接地影响人体的生命活动，而人也在适应自然环境变化的过程中维持生命活动的稳定。这种人与自然环境息息相关的认识，即是"天人一体"的整体观。

（3）人与社会环境的统一性　人与社会环境是统一的，相互联系的。政治、经济、文化、宗教、法律、婚姻、人际关系等社会因素，必然通过与人的信息交换影响着人体的各种生理、心理活动和病理变化，而人也在认识世界和改造世界的交流中，维持着生命活动的稳定、有序、平衡、协调，此即人与社会环境的统一性。

细目二　辨证论治

● 要点

1. 病、证、症的概念和关系　病，即疾病，是致病邪气作用于人体，人体正气与之抗争而引起的机体阴阳失调、脏腑组织损伤、生理机能失常或心理活动障碍的一个完整的异常生命过程。

证，是疾病过程中某一阶段或某一类型的病理概括，一般由一组相对固定的、有内在联系的、能揭示疾病某一阶段或某一类型病变本质的症状和体征构成。证是病机的外在反映；病机是证的内在本质。

症，即症状和体征的总称，是疾病过程中表现出的个别、孤立的现象，可以是病人异常的主观感觉或行为表现，也可以是医生检查病人时发现的异常征象。症是判断疾病、辨识证候的主要依据。

2. 辨证论治的概念　辨证论治，是运用中医学理论辨析有关疾病的资料以确立证，论证其治则治法方药并付诸实施的思维和实践过程。

辨证，是在认识疾病的过程中确立证的思维和实践过程，即将四诊（望、闻、问、切）所收集的有关疾病的所有资料，包括症状和体征，运用中医学理论进行分析、综合，辨清疾病的原因、性质、部位及发展趋向，然后概括、判断为某种性质的证的过程。

论治，是在通过辨证思维得出证候诊断的基础上，确立相应的治疗原则和方法，选择适当的治疗手段和措施来处理疾病的思维和实践过程。论治过程一般分为因证立法、随法选方、据方施治三个步骤。

3. 同病异治和异病同治 同病异治，指同一种病，由于发病的时间、地域不同，或所处的疾病的阶段或类型不同，或病人的体质有异，故反映出的证不同，因而治疗也就有异。

异病同治，指几种不同的疾病，在其发展变化过程中出现了大致相同的病机，大致相同的证，故可用大致相同的治法和方药来治疗。

（孙广仁）

第二单元　精气学说

细目一　精气学说的概念

● 要点

1. 精的概念　精，又称精气，在中国古代哲学中泛指充塞宇宙之中的无形（指肉眼看不见形质）而运动不息的极细微物质，是构成宇宙万物的本原；在某些情况下专指气中的精粹部分，是构成人类的本原。精的概念源于"水地说"。

2. 气的概念　气，在古代哲学中，指存在于宇宙之中的无形而不断运动的极细微物质，是宇宙万物的共同构成本原。气的概念源于"云气说"。

细目二　精气学说的基本内容

● 要点

1. 精气是构成宇宙的本原　宇宙万物是由精或气构成。精气有两种存在形式：一是弥散而运动的"无形"状态；二是凝聚而稳定的"有形"状态。

2. 精气的运动与变化　气的运动，称为气机。气运动的形式多种多样，但主要有升、降、聚、散等几种。气的运动产生宇宙各种变化的过程称为气化，宇宙万物在形态、性能及表现方式上所出现的各种变化，皆是气化的结果。气的运动是产生气化过程的前提和条件，而在气化过程中又寓有气的各种形式的运动。

3. 天地精气化生为人　人为宇宙万物之一，宇宙万物皆由精气构成，是由天地阴阳精气交感聚合而化生。人类与宇宙中的他物不同，不仅有生命，还有精神活动，故由"精气"，即气中的精粹部分所化生。气聚则成形，气散则形亡，人的生死过程，也就是气的聚散过程。

4. 精气是天地万物相互联系的中介　精气维系着天地万物之间的相互联系，使万物之间得以相互感应。

细目三　精气学说在中医学中的应用

● 要点

1. 构建中医学的精气生命理论　古代哲学精气学说关于精或气是宇宙万物本原的认识，对中医学中精是人体生命之本原，气是人体生命之维系，人体诸脏腑形体官窍由精化生，人体的各种生理机能由气推动和调控等理论的产生，具有极为重要的影响。中医学的精气理论接纳了古代哲学精气学说的精髓，将其作为一种思维方法引入其中，与其自身固有的理论和实践相融合，创立了独特的中医学精气生命理论。

2. 构建中医学的整体观念　精气是宇宙万物的构成本原，人类为自然万物之一，与自然万物有着共同的化生之源；运行于宇宙中的精气，充塞于各个有形之物间，具有传递信息的中介作用，使万物之间产生感应。这些哲学思想渗透到中医学中，促使中医学形成了同源性思维和相互联系的观点，构建了表达人体自身完整性及人与自然社会环境统一性的整体观念。

（孙广仁）

第三单元 阴阳学说

细目一 阴阳的概念

● 要点

1. 阴阳的含义 阴阳，是中国古代哲学的一对范畴，是对自然界相互关联的某些事物或现象对立双方属性的概括。阴阳，既可以标示相互对立的事物或现象，又可以标示同一事物或现象内部对立着的两个方面。

一般地说，凡是运动的、外向的、上升的、弥散的、温热的、明亮的、兴奋的都属于阳；相对静止的、内守的、下降的、凝聚的、寒冷的、晦暗的、抑制的都属于阴。

2. 事物阴阳属性的绝对性和相对性 事物阴阳属性的绝对性，主要表现在其属阴或属阳的不可变性，即绝对性。

事物阴阳属性的相对性主要体现在三个方面：一是阴阳属性可互相转化，二是阴阳之中复有阴阳，三是因比较的对象的改变而改变。

细目二 阴阳学说的基本内容

● 要点

1. 阴阳对立制约 阴阳对立制约，是指属性相反的阴阳双方在一个统一体中的相互斗争、相互制约和相互排斥。阴阳的相互对立，主要表现于它们之间的相互斗争、相互制约。阴与阳之间的对立制约，维持了阴阳之间的动态平衡，因而促进了事物的发生发展和变化。

2. 阴阳互根互用 阴阳互根，是指一切事物或现象中相互对立着的阴阳两个方面，具有相互依存，互为根本的关系。即阴和阳任何一方都不能脱离另一方而单独存在，每一方都以相对的另一方的存在作为自己存在的前提和条件。如果由于某些原因，阴和阳之间的互根关系遭到破坏，就会导致"孤阴不生，独阳不生"，甚则"阴阳离决，精气乃绝"而死亡。

阴阳互用，是指阴阳双方具有相互资生、促进和助长的关系。阳以阴为基，阴以阳为偶；阴为阳守持于内，阳为阴役使于外。阴阳相互为用，相互资助。如果相互为用的关系破坏，阴阳不得相互资助，则出现阴损及阳、阳损及阴的病变。

3. 阴阳交感互藏 阴阳交感，是指阴阳二气在运动中相互感应而交合，亦即相互发生作用。阴阳交感是宇宙万物赖以生成和变化的根源。

阴阳互藏，是指相互对立的阴阳双方中的任何一方都包含着另一方，即阴中有阳，阳中有阴。阴阳互藏是阴阳双方交感合和的动力根源：阴中有阳则能升，阳中有阴则能降。阴阳互藏是阴阳消长与转化的内在根据。

4. 阴阳的消长 阴阳消长是阴阳运动变化的一种形式，而导致阴阳出现消长变化的根本原因在于阴阳之间存在着的对立制约与互根互用的关系。由阴阳对立制约关系导致的阴阳消长主要表现为阴阳的互为消长，有阴长阳消、阳长阴消、阴消阳长、阳消阴长4种形式；由阴阳互根互用关系导致的阴阳消长主要表现为阴阳的皆消皆长，有阴随阳消、阳随阴消、阴随阳长、阳随阴长4种形式。

5. 阴阳的转化 阴阳转化，指事物的总体属性，在一定条件下向其相反的方向转化。阴阳双方的消长运动发展到一定阶段，事物内部阴与阳的比例出现了颠倒，则该事物的属性即发生转化，所以说转化是消长的结果。阴阳相互转化，一般都产生于事物发展变化的"物极"阶段，即所谓"物极必反"。因此，在事物的发展过程中，如果说阴阳消长是一个量变的过程，阴阳转化则是在量变基础上的质变。

阴阳转化一般有两种形式：一是渐变，如一年四季的温热寒凉变化；二是突变，如气候出现剧烈的寒热变化。

细目三　阴阳学说在中医学中的应用

● 要点

1. 在组织结构和生理机能方面的应用　脏腑及形体组织的阴阳属性，就大体部位来说，上部为阳，下部为阴；体表属阳，体内属阴。就其腹背四肢内外侧来说，则背为阳，腹为阴；四肢外侧为阳，四肢内侧为阴。以脏腑来分，五脏属里，为阴；六腑属表，为阳。由于阴阳之中复有阴阳，所以分属于阴阳的脏腑形体组织还可以再分阴阳。如体表属阳，然皮肉为阳中之阳，筋骨为阳中之阴。再继续分，则皮肤为阳中之阳，肌肉为阳中之阴；筋为阴中之阳，骨为阴中之阴。再如五脏分阴阳：心肺居于膈上属阳，而心属火，位南方，通于夏，属阳中之阳的太阳；肺属金，位西方，通于秋，属阳中之阴的少阴。肝、脾、肾居膈下属阴，而肝属木，位东方，通于春，属阴中之阳的少阳；肾属水，位北方，通于冬，属阴中之阴的太阴；脾属土，居中央，主四时，属阴中之至阴。

经络系统的阴阳属性：十二正经中有手足三阴三阳经，属腑而行于肢体外侧面的为阳经，属脏而行于肢体内侧面的为阴经。奇经八脉中的跷脉与维脉，行于身之内侧者，称阴跷、阴维；行于身体之外侧者，称阳跷、阳维。督脉行于背，有总督一身之阳经的作用，称为"阳脉之海"。任脉行于腹，有总任一身之阴经的作用，称为"阴脉之海"。

人体之气，含有具有不同作用和运动趋向的阴阳两部分：具有凉润、宁静、抑制、沉降等作用和运动趋向的为阴气，具有温煦、推动、兴奋、升发等作用和运动趋向的为阳气。正是由于人体内阴阳二气的交感相错、相互作用，推动着人体内物质与物质之间、物质与能量之间的相互转化，推动和调控着人体的生命进程。

2. 在病理方面的应用　病邪可以分为阴、阳两大类。一般而言，六淫属阳邪，饮食居处、情志失调等属阴邪。阴阳之中复有阴阳：六淫之中，风邪、暑邪、火（热）邪属阳，寒邪、湿邪属阴。

疾病的发生发展过程就是邪正斗争的过程：阳邪侵犯人体，人体正气中的阴气奋而抗之；阴邪侵犯人体，正气中的阳气与之斗争。如此产生了邪正相搏，导致了阴阳失调而发生疾病。因此，阴阳失调是疾病的基本病机之一。阴阳失调的主要表现形式是阴阳的偏盛偏衰和互损。"阳胜则热，阴胜则寒"，"阳胜则阴病，阴胜则阳病"，"阳虚则寒，阴虚则热"，是寒热性疾病的病理总纲。

3. 在疾病诊断方面的应用　望、闻、问、切四诊所收集的各种资料，包括即时的症状和体征，以阴阳理论辨析其阴阳属性。如色泽分阴阳：色泽鲜明为病属于阳；色泽晦暗为病属于阴。气息分阴阳：语声高亢宏亮、多言而躁动者，多属实、属热，为阳；语声低微无力、少言而沉静者，多属虚、属寒，为阴。动静喜恶分阴阳：躁动不安属阳，蜷卧静默属阴；身热恶热属阳，身寒喜暖属阴；等等。脉象分阴阳：辨脉之部位、动态、至数、形状也可以分辨病证的阴阳属性。如以部位分，寸为阳，尺为阴；以动态分，则至者为阳，去者为阴；以至数分，则数者为阳，迟者为阴；以形状分，则浮大洪滑为阳，沉涩细小为阴。

在临床辨证中，阴阳学说用来概括分析错综复杂的各种证候。在八纲辨证中，表证、热证、实证属阳；里证、寒证、虚证属阴。阴阳是八纲辨证的总纲。

4. 在疾病预防和治疗方面的应用　调整阴阳，使之保持或恢复相对平衡，达到阴平阳秘，是防治疾病的基本原则，也是阴阳学说用于疾病防治的主要内容。

指导养生：注重养生是保持身体健康无病的重要手段，而其最根本的原则就是要"法于阴阳"，即遵循自然界阴阳的变化规律来调理人体之阴阳，使人体中的阴阳与四时阴阳的变化相适应，如以"春夏养阳，秋冬养阴"及"冬病夏治，夏病冬养"之法，调养"能夏不能冬""能冬不能夏"之人。

确定治疗原则：阴阳偏盛的治疗原则是"实则泻之"，即损其有余。阳偏盛而导致的实热证，用"热者寒之"的治疗方法；阴偏盛而导致的寒实证，用"寒者热之"的治疗方法。若在阳盛或阴盛的同时，由于"阳胜则阴病"或"阴胜则阳病"而出现阴虚或阳虚时，则又当兼顾其不足，于"实者泻之"之中配以滋阴或助阳之品。

阴阳偏衰的治疗原则是"虚则补之"，即补其不足。阴偏衰产生的是"阴虚则热"的虚热证，治疗当滋阴制阳，用"壮水之主，以制阳光"的治法，《内经》称之为"阳病治阴"。阳偏衰产生的是"阳虚则寒"的虚寒证，治疗当扶阳抑阴，用"益火之源，以消阴翳"的治法，《内经》称之为"阴病治阳"。

阴阳互损导致阴阳两虚应采用阴阳双补的治疗原则。对阳损及阴导致的以阳虚为主的阴阳两虚证，当补阳为主，兼以补阴；对阴损及阳导致的以阴虚为主的阴阳两虚证，当补阴为主，兼以补阳。如此则阴阳双方相互资生，相互为用。

分析和归纳药物的性能：药性，主要是寒、热、温、凉四种药性，又称"四气"，其中寒凉属阴，温热属阳。五味，就是酸、苦、甘、辛、咸五种滋味，辛、甘二味属阳，酸、苦、咸三味属阴。升降浮沉，是指药物在体内发挥作用的趋向。升浮之药，其性多具有上升发散的特点，故属阳。沉降之药，其性多具有收涩、泻下、重镇的特点，故属阴。

（孙广仁）

第四单元 五行学说

细目一 五行学说的概念

● 要点

1. 五行的含义 五行，即木、火、土、金、水五种物质及其运动变化，是归纳宇宙万物并阐释其相互关系的五种基本属性。

2. 五行的特性和事物与现象的五行归类

（1）五行特性 是古人在长期的生活和生产实践中对木、火、土、金、水五种物质的直观观察和朴素认识的基础上，进行抽象而逐渐形成的理性概念。"水曰润下，火曰炎上，木曰曲直，金曰从革，土爰稼穑"是对五行特性的概括。

（2）事物与现象的五行归类 五行学说依据五行各自的特性，对自然界的各种事物和现象进行归类，从而构建了五行系统。事物和现象五行归类的方法，主要有取象比类法和推演络绎法两种。

事物属性的五行归类表

自然界							五行	人体					
五音	五味	五色	五化	五气	方位	季节		五脏	五腑	五官	形体	情志	五声	变动
角	酸	青	生	风	东	春	木	肝	胆	目	筋	怒	呼	握
徵	苦	赤	长	暑	南	夏	火	心	小肠	舌	脉	喜	笑	忧
宫	甘	黄	化	湿	中	长夏 四时	土	脾	胃	口	肉	思	歌	哕
商	辛	白	收	燥	西	秋	金	肺	大肠	鼻	皮	悲	哭	咳
羽	咸	黑	藏	寒	北	冬	水	肾	膀胱	耳	骨	恐	呻	栗

细目二　五行学说的基本内容

● 要点

1. 五行相生与相克　五行相生，指木、火、土、金、水之间存在着有序的递相资生、助长和促进的关系。相生次序是：木生火，火生土，土生金，金生水，水生木。在五行相生关系中，任何一行都具有"生我"和"我生"两方面的关系。《难经》将此关系比喻为母子关系："生我"者为母，"我生"者为子。五行相生，实际上是指五行中的某一行对其子行的资生、促进和助长。

五行相克，指木、火、土、金、水之间存在着有序的递相克制、制约的关系。相克次序是：木克土、土克水、水克火、火克金、金克木。在五行相克关系中，任何一行都具有"克我"和"我克"两方面的关系。《内经》把相克关系称为"所胜""所不胜"关系："克我"者为"所不胜"，"我克"者为"所胜"。五行相克，实为五行中的某一行对其所胜行的克制和制约。

2. 五行制化　指五行之间既相互资生，又相互制约，维持平衡协调，推动事物间稳定有序的变化与发展。

五行制化的规律是：五行中一行亢盛时，必然随之有制约，以防止亢而为害。即在相生中有克制，在克制中求发展。

3. 五行相乘与相侮　五行相乘，指五行中一行对其所胜的过度制约或克制。相乘的次序与相克相同，即木乘土，土乘水，水乘火，火乘金，金乘木。导致五行相乘的原因有两种情况：一是指五行中的某一行过于亢盛，对其所胜行进行超过正常限度的克制，产生相乘，如木亢乘土等；二是五行中某一行过于虚弱，难以抵御其所不胜的正常限度的克制，产生相乘，如土虚木乘等。

五行相侮，指五行中一行对其所不胜的反向制约和克制。相侮的次序是：木侮金，金侮火，火侮水，水侮土，土侮木。导致五行相侮的原因有二：一是五行中的某一行过于强盛，使原来克制它的一行不仅不能克制它，反而受到它的反向克制，产生相侮，如木亢侮金等；二是五行中某一行过于虚弱，不仅不能制约其所胜的一行，反而受到其所胜的相侮，如金虚木侮等。

4. 五行的母子相及　母子相及包括母病及子和子病及母两种情况，属于五行之间相生关系异常的变化。

母病及子：指五行中的某一行异常，累及其子行，导致母子两行皆异常。母病及子的一般规律是：母行虚弱，引起子行亦不足，终致母子两行皆不足。

子病及母：指五行中的某一行异常，影响到其母行，终致子母两行皆异常。子病及母的一般规律有三种：一是子行亢盛，引起母行亦亢盛，结果是子母两行皆亢盛，一般称为"子病犯母"；二是子行虚弱，上累母行，引起母行亦不足，终致子母俱不足；三是子行亢盛，损伤母行，以致子盛母衰，一般称为"子盗母气"。

细目三　五行学说在中医学中的应用

● 要点

1. 在生理方面的应用

（1）说明五脏的生理特点　五行学说将人体的五脏分别归属于五行，并以五行的特性来说明五脏的生理机能。如木有生长、升发、舒畅、条达的特性，肝喜条达而恶抑郁，有疏通气血，调畅情志的机能，故以肝属木。

（2）构建天人一体的五脏系统　五行学说以五脏为中心，推演络绎整个人体的各种组织结构与机能，将人体的形体、官窍、精神、情志等分归于五脏，构建以五脏为中心的生理病理系统。同时又将自然界的方位、五气、五色、五味等与人体的五脏联系起来，建立了以五脏为中心的天人一体的五脏系统，将人体内外环境联结成一个密切联系的整体。

（3）说明五脏之间的生理联系　五行学说运用生克制化理论来说明脏腑生理机能的内在联系，即五脏之间存在着既相互资生又相互制约的关系。以五行相生说明五脏之间资生关系，以五行相克说明五脏之间的制约关系，以五行制化说明五脏之间的协调平衡。

2. 在病理方面的应用 五行学说可以说明在病理情况下脏腑间的相互影响。某脏有病可以传至他脏，他脏疾病也可以传至本脏，这种病理上的相互影响称之为传变。五脏病变的相互影响，可用五行的乘侮和母子相及规律来阐释。相生关系的传变，包括"母病及子"和"子病及母"两个方面。相克关系的传变，包括"相乘"和"相侮"两个方面。如肝有病，影响到心，为母病及子；影响到肾，为子病及母；影响到脾，称为乘；影响到肺，称为侮。他脏以此类推。

3. 在疾病诊断方面的应用 五行学说将人体五脏与自然界的五色、五音、五味等都作了相应联系，构成了天人一体的五脏系统，因而观察分析望、闻、问、切四诊所搜集的外在表现，依据事物属性的五行归类和五行生克乘侮规律，可确定五脏病变的部位，推断病情进展和判断疾病的预后。即所谓"视其外应，以知其内脏"。

4. 在疾病治疗方面的应用

（1）指导脏腑用药 中药，有青、赤、黄、白、黑五色，酸、苦、甘、辛、咸五味。据五行归类，青色、酸味入肝；赤色、苦味入心；黄色、甘味入脾；白色、辛味入肺；黑色、咸味入肾。

（2）控制疾病的传变 根据五行生克乘侮理论，五脏中一脏有病，可以传及其他四脏。因此，临床治疗时除对所病本脏进行治疗之外，还要依据其传变规律，治疗其他脏腑，以防止其传变。

（3）确定治则治法 运用五行相生规律来治疗疾病，其基本治疗原则是补母和泻子，即"虚则补其母，实则泻其子"。补母适用于母子关系的虚证；泻子适用于母子关系的实证。依据五行相生规律确定的治法，常用的有滋水涵木法、益火补土法、培土生金法和金水相生法四种。运用五行相克规律来治疗疾病，其基本治疗原则是抑强扶弱。抑强，适用于相克太过引起的相乘和相侮。扶弱，适用于相克不及引起的相乘和相侮。依据五行相克规律确定的治法，常用的有抑木扶土法、培土制水法、佐金平木法和泻南补北法四种。

（孙广仁）

第五单元 藏象学说

● 要点

五脏、六腑、奇恒之腑的生理特点及临床意义 脏腑分为脏、腑和奇恒之腑三类。脏有五，即心、肺、脾、肝、肾，合称五脏（在经络学说中，心包亦作为脏，故又称"六脏"）。腑有六，即胆、胃、小肠、大肠、膀胱、三焦，合称六腑。奇恒之腑亦有六，即脑、髓、骨、脉、胆、女子胞。

五脏共同的生理特点是化生和贮藏精气，六腑共同的生理特点是受盛和传化水谷。奇恒之腑在形态上中空有腔与六腑相类，机能上贮藏精气与五脏相同，与五脏和六腑都有明显区别，故称之。

五脏六腑的生理特点，对临床辨证论治有重要指导意义。一般说来，病理上"脏病多虚"，"腑病多实"；治疗上"五脏宜补"，"六腑宜泻"。

（孙广仁）

第六单元　五　脏

细目一　五脏的生理机能与特性

● 要点

1. 心的生理机能与特性

（1）主血脉　指心气推动和调控血液在脉道中运行，流注全身，发挥营养和滋润作用。心主血脉包括心主血和主脉两个方面。

心主血的基本内涵，一是心气能推动血液运行，以输送营养物质于全身脏腑形体官窍；二是心有生血的作用，即所谓"奉心化赤"。饮食水谷经脾胃之气的运化，化为水谷之精，水谷之精再化为营气和津液，营气和津液入脉，经心火（即心阳）的作用，化为赤色血液。

心主脉，指心气推动和调控心脏的搏动和脉的舒缩，使脉道通利，血流通畅。心气充沛，心脏有规律的搏动，脉有规律的舒缩，血液则被输送到各脏腑形体官窍，发挥濡养作用，以维持人体正常的生命活动。

心、脉、血三者密切相连，构成一个血液循环系统。血液在脉中正常运行，必须以心气充沛，血液充盈，脉道通利为基本条件。其中心脏的正常搏动，起着主导作用。

（2）藏神　又称主神明或主神志，指心有统帅全身脏腑、经络、形体、官窍的生理活动和主司意识、思维、情志等精神活动的作用。人体之神，有广义与狭义之分。广义之神，是整个人体生命活动的主宰和总体现；狭义之神，指人的意识、思维、情感、性格等精神活动。心所藏之神，既是主宰人体生命活动的广义之神，又包括意识、思维、情感等狭义之神。

心的主血脉与藏神机能是密切相关的。血是神志活动的物质基础之一，心血充足则能化神养神而使心神灵敏不惑，而心神清明，则能驭气以调控心血的运行，濡养全身脏腑形体官窍及心脉自身。

（3）生理特性　①心为阳脏而主通明。心在五行属火，属阳中之阳的太阳，故称为阳脏，又称"火脏"。心主通明，指心脉以通畅为本，心神以清明为要。②心气下降。心火在心阴的牵制下合化为心气下行以温肾，维持人体上下协调。

2. 肺的生理机能与特性

（1）主气司呼吸　包括主呼吸之气和主一身之气两个方面。

肺主呼吸之气，指肺是气体交换的场所。通过肺的呼吸作用，不断吸进清气，排出浊气，吐故纳新，实现机体与外界环境之间的气体交换，以维持人体的生命活动。肺主呼吸，实际上是肺气的宣发与肃降运动在气体交换过程中的具体表现：肺气宣发，浊气得以呼出；肺气肃降，清气得以吸入。肺气的宣发与肃降运动协调有序，则呼吸均匀通畅。

肺主一身之气，指肺有主司一身之气的生成和运行的作用。体现在两个方面：①宗气的生成。一身之气主要由先天之气和后天之气构成。宗气属后天之气，由肺吸入的自然界清气，与脾胃运化的水谷之精所化生的谷气相结合而生成。宗气在肺中生成，积存于胸中"气海"，上走息道出喉咙以促进肺的呼吸，并能贯注心脉以助心推动血液运行，还可沿三焦下行脐下丹田以资先天元气，故在机体生命活动中占有非常重要的地位。②对全身气机的调节作用。肺有节律的呼吸，对全身之气的升降出入运动起着重要的调节作用。

（2）主行水　指肺气的宣发肃降运动推动和调节全身水液的输布和排泄。肺主行水表现在两个方面：一是通过肺气的宣发运动，将脾气转输至肺的水液和水谷之精中的较轻清部分，向上向外布散，上至头面诸窍，外达全身皮毛肌腠以濡润之；输送到皮毛肌腠的水液在卫气的推动作用下化为汗液，并在卫气的调节作用下有节制地排出体外。二是通过肺气的肃降运动，将脾气转输至肺的水液和水谷精微中的较稠厚部分，向内向下输送到其他脏腑以濡润之，并将脏腑代谢所产生的浊液下输至膀胱，成为尿液生成之源。肺以其气的宣发与肃降运动输布水液，故说"肺主行水"。又因为肺为华盖，故称"肺为水之上源"。

（3）朝百脉，主治节　肺朝百脉，指全身的血液都通过百脉流经于肺，经肺的呼吸，进行体内外清浊之气的交换，然后再通过肺气宣降作用，将富有清气的血液通过百脉输送到全身。全身的血脉均统属于心，心气是血液循环运行的基本动力。而血液的运行，又赖于肺气的推动和调节，即肺气具有助心行血的作用。肺通过呼吸运动，调节全身气机，从而促进血液运行。宗气有"贯心脉"以推动血液运行的作用。肺气充沛，宗气旺盛，气机调畅，则血运正常。

肺主治节，是指肺气具有治理调节肺之呼吸及全身之气、血、水的作用，是对肺的主要生理机能的高度概括。主要表现在四个方面：一是治理调节呼吸运动：肺气的宣发与肃降运动协调，维持通畅均匀的呼吸，使体内外气体得以正常交换；二是调理全身气机：通过呼吸运动，调节一身之气的升降出入，保持全身气机调畅；三是治理调节血液的运行：通过肺朝百脉和气的升降出入运动，辅佐心脏，推动和调节血液的运行；四是治理调节津液代谢：通过肺气的宣发与肃降，治理和调节全身水液的输布与排泄。

（4）生理特性　①肺为华盖：肺位于胸腔，覆盖五脏六腑之上，位置最高，因而有"华盖"之称。肺居高位，又能行水，故称之为"水之上源"。肺覆盖于五脏六腑之上，又能宣发卫气于体表，具有保护诸脏免受外邪侵袭的作用。②肺为娇脏：肺脏清虚而娇嫩，不耐寒热燥湿诸邪之侵；外感六淫之邪从皮毛或口鼻而入，常易犯肺而为病。③肺气宣降：肺气宣发，是肺气向上向外的布散运动，主要体现在以下三个方面：一是呼出体内浊气；二是将脾所转输来的津液和部分水谷精微上输头面诸窍，外达于全身皮毛肌腠；三是宣发卫气于皮毛肌腠，以温分肉，充皮肤，肥腠理，司开阖，将代谢后的津液化为汗液，并控制和调节其排泄。肺气肃降，是肺气向内向下的布散运动，主要体现在以下三个方面：一是吸入自然界之清气，并将吸入之清气与谷气相融合而成的宗气向下布散至脐下，以资元气；二是将脾转输至肺的津液及部分水谷精微向下向内布散于其他脏腑以濡润之；三是将脏腑代谢后产生的浊液下输于膀胱，成为尿液生成之源。肺气的宣发与肃降，是相互制约、相互为用的两个方面。宣降运动协调，维持着肺的呼吸和行水机能。

3. 脾的生理机能与特性

（1）主运化　指脾具有把饮食水谷转化为水谷精微（即谷精）和津液（即水精），并把水谷精微和津液吸收、转输到全身各脏腑的生理机能。包括运化食物和运化水液两个方面：

运化食物：食物经胃的受纳腐熟，被初步消化后，变为食糜，下送至小肠作进一步消化，经脾气的作用，则分为清浊两部分。其精微部分，经脾气的激发作用由小肠吸收，再由脾气的转输作用输送到其他四脏，内养五脏六腑，外养四肢百骸。

运化水液：指脾气将水液化为水精，亦即津液，并将其吸收、转输到全身脏腑的生理功能。脾气转输津液的途径及方式有四：一是上输于肺，通过肺气宣降输布全身；二是向四周布散，"以灌四傍"，发挥其滋养濡润脏腑的作用；三是将胃、小肠、大肠中的部分水液经过三焦（六腑之一的三焦）下输膀胱，成为尿液生成之源；四是居中而枢转津液，使全身津液随脾胃之气的升降而上腾下达：肺之上源之水下降，膀胱水府之津液上升。脾气健运，津液化生充足，输布正常，脏腑形体官窍得养。

运化食物和运化水液，是脾主运化的两个方面，二者是同时进行的。饮食物的消化及其精微的吸收、转输都由脾所主。脾气不但将饮食物化为水谷精微，而且能将水谷精微吸收并转输至全身促进人体的生长发育，是维持人体生命活动的根本，故称为"后天之本"。脾为"后天之本"的理论，对养生防病有着重要意义。

（2）主统血　指脾气具有统摄、控制血液在脉中正常运行而不逸出脉外的作用。脾气统摄血液，实际上是气的固摄作用的体现。脾气是一身之气分布到脾脏的部分，一身之气充足，脾气必然充盛；而脾气健运，一身之气自然充足。气足则能摄血，故脾统血与气摄血是统一的。

(3) 生理特性 ①脾气上升，指脾气具有向上运动以维持水谷精微的上输和内脏位置相对稳定的生理特性。脾主升清，指脾气的升动转输作用，将胃肠道吸收的水谷精微和水液上输于心、肺等脏，通过心、肺的作用化生气血，以营养濡润全身。脾主升举内脏，指脾气上升能起到维持内脏位置的相对稳定，防止其下垂的作用。②喜燥恶湿。脾的喜燥恶湿的特性，与其运化水饮的生理机能相关。脾气健旺，运化水饮正常，水精四布，自然无痰饮水湿的停聚。脾气升动，才能将水液布散全身，而脾气升运的条件之一就是脾体干燥而不被痰饮水湿所困。因而有"脾生湿""湿困脾""脾恶湿""脾燥则升"等说法。③脾为孤脏。脾属土，居中央，与四方、四时无配；脾主运化，为精血津液生化之源，"灌四傍"而长养四脏，称为后天之本，属人体中最大最重要的脏，故称孤脏。

4. 肝的生理机能与特性

(1) 主疏泄 指肝气具有疏通、畅达全身气机的作用。主要体现在以下几个方面：①促进血液与津液的运行输布：血液的运行和津液的输布代谢，有赖于气机的调畅。肝气疏泄，调畅气机，使全身脏腑经络之气的运行畅达有序。气能运血，气行则血行，故说肝气的疏泄作用能促进血液的运行，使之畅达而无瘀滞。②促进脾胃运化和胆汁的分泌排泄：肝气疏泄，畅达气机，促进和协调脾胃之气的升降，从而促进脾胃的运化功能。胆汁乃肝之余气所化，其分泌和排泄受肝气疏泄功能的影响。肝气疏泄，气机调畅，胆汁才能够正常的分泌与排泄。③调畅情志：肝气疏泄，能调畅气机，因而能使人心情舒畅，既无亢奋，也无抑郁。情志活动分属五脏，依赖于气机的调畅，因肝主疏泄，调畅气机，所以肝具有调畅情志的生理机能。④促进男子排精与女子排卵行经：男子精液的贮藏与施泄，是肝肾二脏之气的闭藏与疏泄作用相互协调的结果。肝气的疏泄功能发挥正常，则精液排泄通畅有度；肝失疏泄，则排精不畅而致精瘀。女子的按时排卵，也是肝气疏泄和肾气闭藏作用相互协调的体现。气机调畅又是女子行经能否通畅有度的重要条件，因而亦受肝气的疏泄作用的影响。

肝气的疏泄作用失常，称为肝失疏泄。其病机主要有三个方面：一为肝气郁结，疏泄失职。多因情志抑郁，郁怒伤肝而致。二是肝气亢逆，疏泄太过。多因暴怒伤肝，或气郁日久化火，导致肝气亢逆，升发太过。三是肝气虚弱，疏泄不及，升发无力，表现出一系列因虚而郁滞的临床表现。

(2) 主藏血 指肝脏具有贮藏血液、调节血量和防止出血的生理机能。肝藏血的生理意义有以下六个方面：①涵养肝气：肝贮藏充足的血液，化生和涵养肝气，使之冲和畅达，发挥其正常的疏泄功能。②调节血量：在正常情况下，人体各部分的血量，是相对恒定的。但是随着机体活动量的增减、情绪的变化、外界气候的变化等因素，人体各部分的血量也随之有所变化。如剧烈运动或情绪激动时，外周血流量增加；而在安静或休息时，外周血液分配量则减少。这种变化是通过肝的疏泄与藏血机能的协调而实现的。③濡养肝及筋目：肝贮藏充足的血液，可濡养肝脏及其形体官窍，使其发挥正常的生理机能。④化生和濡养魂，维持正常神志及睡眠。⑤为经血之源：肝藏血而称为血海，冲脉起于胞中而通于肝，与女子月经来潮密切相关，也称为"血海"。女子以血为本，肝藏血充足，冲脉血液充盛，是其月经按时来潮的重要保证。⑥防止出血：肝主藏血以防止出血。气有固摄血液之能，肝气充足，则能固摄肝血而不致出血；肝阴充足，肝阳被涵，阴阳协调，则血藏于肝而防止出血。

(3) 生理特性 ①肝为刚脏：指肝气主升主动，具有刚强躁急的生理特性而言。肝在五行属木，木性曲直，肝气具有木的冲和条达、伸展舒畅之能；肝有主疏泄的生理机能，肝气性喜条达而恶抑郁；肝内寄相火，主升主动，皆反映了肝为刚脏的生理特性。②肝气升发：指肝气的向上升动和向外发散以调畅气机的生理特性。肝在五行属木，通于春气，比类春天树木的生长伸展和生机勃发之性，肝气具有条达疏畅、升发生长和生机盎然的特性。

5. 肾的生理机能与特性

（1）藏精，主生长发育生殖与脏腑气化　肾藏精，指肾具有贮存、封藏精的生理功能。精，是构成人体和维持人体生命活动的最基本物质，是生命之本原，是脏腑形体官窍功能活动的物质基础。肾藏的精包括先天之精和后天之精，先天之精来源于父母的生殖之精，是禀受于父母的生命遗传物质，与生俱来，藏于肾中。人出生后，机体由脾胃的运化作用从饮食物中摄取的营养物质，称为"后天之精"。后天之精经脾气的转输作用以"灌四傍"，则为脏腑之精。肾精的构成，是以先天之精为基础，加之部分后天之精的充养而化成。先天之精是肾精的主体成分，后天之精仅起充养作用，先、后天之精相互资助，相互为用。

主生长发育与生殖，指肾精、肾气促进机体生长发育与生殖机能成熟的作用。人体的生、长、壮、老、已的生命过程，可分为幼年期、青年期、壮年期和老年期等几个阶段，而每一阶段机体的生长发育或衰退情况，都取决于肾精及肾气的盛衰。

脏腑气化，指由脏腑之气的升降出入运动推动和调控着各脏腑形体官窍的生理机能，进而推动和调控着机体精气血津液各自的新陈代谢及其与能量的相互转化的过程。肾精、肾气及其分化的肾阴、肾阳在推动和调控脏腑气化过程中起着极其重要的作用。肾气由肾精所化，也是一身之气分布到肾的部分。由于肾精的主体成分是先天之精，肾气也主要属先天之气，与元气的概念大致相同，故为脏腑之气中最重要者，称为脏腑之气的根本。肾气也涵有阴阳两种成分：肾阴是其中具有凉润、宁静、抑制、凝聚等作用的部分，肾阳是其中具有温煦、推动、兴奋、宣散等作用的部分。肾阴与肾阳对立统一，协调共济，则肾气冲和畅达。肾阳为一身阳气之本，能推动和激发脏腑的各种机能，温煦全身脏腑形体官窍。肾阴为一身阴气之本，能宁静和抑制脏腑的各种机能，凉润全身脏腑形体官窍。肾阴肾阳称为"五脏阴阳之本"。

（2）主水　指肾气具有主司和调节全身水液代谢的作用。主要体现在两方面：一是肾气对参与水液代谢脏腑的促进作用：肾气及肾阴肾阳对水液代谢过程中各脏腑之气的功能，尤其是脾肺之气的运化和输布水液的功能，具有促进和调节作用。二是肾气的生尿和排尿作用：水液代谢过程中，各脏腑形体官窍代谢后产生的浊液，下输于膀胱，在肾气的蒸化作用下，分为清浊：清者回吸收，由脾气的转输作用通过三焦水道上腾于肺，重新参与水液代谢；浊者则化为尿液，在肾与膀胱之气的推动作用下排出体外。

（3）主纳气　指肾气有摄纳肺所吸入的自然界清气，保持吸气的深度，防止呼吸表浅的作用。人体的呼吸，由肺所主，但吸入的清气，由肺气的肃降下达于肾，必须再经肾气的摄纳潜藏，使其维持一定的深度，以利于气体的交换。

（4）生理特性　①主蛰守位。主蛰，喻指肾有潜藏、封藏、闭藏之生理特性，是对其藏精机能的高度概括。肾的藏精、主纳气、主生殖、主二便等机能，都是肾主蛰藏生理特性的具体体现。守位，是指肾中相火（肾阳）涵于肾中，潜藏不露，以发挥其温煦、推动等作用。②肾气上升：肾阳鼓动肾阴，合化为肾气上升以济心，维持人体上下的协调。

细目二　五脏之间的关系

● 要点

1. 心与肺的关系　心主血而肺主气，心主行血而肺主呼吸。心与肺的关系，主要表现在血液运行与呼吸吐纳之间的协同调节关系。由于宗气具有贯心脉而司呼吸的生理功能，从而加强了血液运行与呼吸吐纳之间的协调平衡。因此，积于胸中的宗气是连结心之搏动和肺之呼吸的中心环节。

2. 心与脾的关系　心主血而脾生血，心主行血而脾主统血。心与脾的关系，主要表现在血液生成方面的相互为用及血液运行方面的相互协同。

3. 心与肝的关系 心主行血而肝主藏血，心藏神而肝主疏泄、调畅情志。因此，心与肝的关系，主要表现在行血与藏血以及精神调节两个方面。

4. 心与肾的关系 心与肾在生理上的联系，主要表现为"心肾相交"。心肾相交的机理，主要从水火既济、精神互用、君相安位来阐发。

5. 肺与脾的关系 肺司呼吸而摄纳清气，脾主运化而化生谷气；肺主行水，脾主运化水液。肺与脾的关系，主要表现在气的生成与水液代谢两个方面。

6. 肺与肝的关系 肝气升发，肺气肃降。肺与肝的生理联系，主要体现在人体气机升降的调节方面。"肝生于左，肺藏于右。"肝气从左升发，肺气由右肃降。肝气以升发为宜，肺气以肃降为顺。

7. 肺与肾的关系 肺为水之上源，肾为主水之脏；肺主呼吸，肾主纳气；肺属金，肾属水，金水相生。肺与肾的关系，主要表现在水液代谢、呼吸运动及阴阳互资三个方面。

8. 肝与脾的关系 肝主疏泄，脾主运化；肝主藏血，脾主生血统血。肝与脾的生理联系，主要表现在疏泄与运化的相互为用、藏血与统血的相互协调关系。

9. 肝与肾的关系 肝肾之间的关系，有"肝肾同源"或"乙癸同源"之称。肝主藏血而肾主藏精，肝主疏泄而肾主封藏，肝为水之子而肾为木之母。故肝肾之间的关系，主要表现在精血同源、藏泄互用以及阴阳互滋互制等方面。

10. 脾与肾的关系 脾为后天之本，肾为先天之本，脾肾两者首先表现为先天与后天的互促互助关系；脾主运化水液，肾为主水之脏，脾肾的关系还表现在水液代谢方面。

细目三 五脏与五体、五官九窍、五志、五液的关系

● 要点

1. 五脏与五体的关系 五体是指脉、筋、肉、皮、骨五种形体组织。

（1）心在体合脉，指全身的血脉统属于心，由心主司。

（2）肺在体合皮，又称肺合皮毛。肺对皮毛的作用有二：一是肺气宣发，将卫气外输于皮毛，以发挥其"温分肉，充皮肤，肥腠理，司开阖"及防御外邪的作用；二是肺气宣发，将水谷精微和津液外输于皮毛，以发挥其濡养、滋润的作用。皮毛对肺的作用也主要有二：一是皮毛宣散肺气，以调节呼吸；二是皮毛受邪，可内合于肺。

（3）脾在体合肉，指脾气的运化与肌肉的壮实及其机能发挥之间有着密切的联系。全身的肌肉，都有赖于脾胃运化的水谷精微及津液的营养滋润，才能壮实丰满，并发挥其收缩运动。

（4）肝在体合筋。筋依赖肝血的濡养。肝血充足，筋得其养，才能运动灵活而有力，能耐受疲劳，并能较快地解除疲劳，故称肝为"罢极之本"。

（5）肾在体合骨，生髓。髓分骨髓、脊髓和脑髓，皆由肾精化生。肾藏精，精生髓，髓居于骨中称骨髓，骨的生长发育，有赖于骨髓的充盈及其所提供的营养。脊髓上通于脑，脑由髓聚而成，故称"脑为髓海"。肾精的盛衰，不仅影响骨骼的发育，而且也影响脊髓及脑髓的充盈。齿与骨同出一源，亦由肾精充养，故称"齿为骨之余"。

2. 五脏的外华 内在脏腑精气的盛衰及其机能的强弱，可显露于外在相应的体表组织器官。

（1）心之华在面，指心脏精气的盛衰，可从面部的色泽表现出来。由于全身血气皆上注于面，故心的精气盛衰及其生理机能正常与否，可以显露于面部的色泽变化。

（2）肺之华在毛，由于肺气宣发，将输送于肺的津液和部分水谷之精向上向外布散于全身皮毛肌腠以滋养之，使之红润光泽。

（3）脾之华在唇，是指口唇的色泽可以反映脾精、脾气的盛衰。

（4）肝之华在爪。爪甲，包括指甲和趾甲，乃筋之延续，所以有"爪为筋之余"之说。爪甲

亦赖肝血的濡养，因而肝血的盈亏，可以影响到爪甲的荣枯，而观察爪甲的荣枯，又可以测知肝血是否充足。

（5）肾之华在发。发的生长，赖血以养，故称"发为血之余"。但发的生机根源于肾。肾藏精，精化血，精血旺盛，则毛发粗壮而润泽，由于发为肾之外候，所以发之生长与脱落，润泽与枯槁，常能反映肾精的盛衰。

3. 五脏与五官九窍的关系 五脏的生理机能可通过相应官窍反映出来。

（1）心在窍为舌：又称心开窍于舌，指心之精气盛衰及其功能常变可从舌的变化得以反映。因而观察舌的变化可以了解心的主血脉及藏神机能是否正常。另外，尚有心"开窍于耳"之说

（2）肺开窍于鼻：鼻为呼吸道之最上端，通过肺系（喉咙、气管等）与肺相连，具有主通气和主嗅觉的机能。鼻的通气和嗅觉，都必须依赖肺气的宣发运动。喉为肺之门户，主司发音，有赖于肺津的滋养与肺气的推动。肺津充足，喉得滋养，或肺气充沛，宣降协调，则呼吸通畅，声音洪亮。若各种内伤或过用，耗损肺津、肺气，以致喉失滋养或推动，发音失常，出现声音嘶哑、低微，称为"金破不鸣"；若各种外邪袭肺，导致肺气宣降失常，郁滞不畅，出现声音嘶哑、重浊，甚或失音，称为"金实不鸣"。

（3）脾开窍于口：指人的食欲、口味与脾气的运化密切相关。脾的经脉"连舌本，散舌下"，舌又主司味觉，所以，食欲和口味都可反映脾的运化机能是否正常。

（4）肝在窍为目：目为视觉器官，具有视物和辨色的机能，故又称"精明"。目之所以能视物辨色，依赖肝血之濡养和肝气之疏泄的协调。肝的经脉上连目系，肝之血气循此经脉上注于目，使其发挥视觉作用。肝血充足，肝气调和，目才能正常发挥其视物辨色的机能。除肝之外，目的视物辨色还依赖于五脏六腑之精的濡养。

（5）肾在窍为耳及二阴：耳是听觉器官，耳的听觉灵敏与否，与肾精、肾气的盛衰密切相关。临床常以耳的听觉变化，作为判断肾精及肾气盛衰的重要标志，故说肾开窍于耳。二阴，指前阴和后阴。前阴是指排尿和生殖的器官；后阴是指排泄粪便的通道，都与肾精、肾气及肾阴肾阳的关系密切。

4. 五脏与五志的关系 情志活动由脏腑精气应答外在环境因素的作用所产生，脏腑精气是情志活动产生的内在生理学基础。

（1）心在志为喜。喜，是心之精气对外界刺激的应答而产生的良性情绪反应。心精、心血、心气充沛，心阴、心阳协调，是产生喜乐情绪的内在基础。喜乐愉悦有益于心主血脉的机能，但喜乐过度则可使心神受伤。心为神明之主，不仅喜能伤心，而且五志过极均能损伤心神。

（2）肺在志为忧（悲）。悲忧皆为人体正常的情绪变化或情感反映，由肺精、肺气所化生。过度悲哀或过度忧伤，又可损伤肺精、肺气，或导致肺气的宣降运动失调。

（3）脾在志为思。思即思虑，属人体的情志活动。思虽为脾志，但与心神有关，故有"思出于心，而脾应之"之说。思虑过度，或所思不遂，最易妨碍脾气运化，致使脾胃之气结滞，脾气不能升清，胃气不能降浊，因而出现不思饮食、脘腹胀闷、头目眩晕等症。

（4）肝在志为怒。怒是人在情绪激动时的一种情志变化，由肝之精气应答外在刺激而产生。一般来说，怒志人人皆有，一定限度内的情绪发泄对维持机体的生理平衡有重要的意义，但大怒或郁怒不解，对于机体是一种不良的刺激，可引起肝气上逆或肝气郁结的病机变化。

（5）肾在志为恐。恐，是一种恐惧、害怕的情志活动，由肾精肾气对外在环境的应答而产生，人人皆有。过度恐惧可伤肾精、肾气，出现二便失禁，甚则遗精、滑精等症。

5. 五脏与五液的关系 五液包括汗、泪、涎、唾、涕，这些都是人体官窍正常的分泌液，其生成和代谢，又都依赖于脏腑的正常生理活动才得以进行。

（1）心在液为汗：指心精、心血为汗液化生之源。汗液的生成、排泄与心血、心神的关系十

分密切。心主血脉，血液与津液同源互化，故又有"血汗同源"，"汗为心之液"之说。心又藏神，汗液的生成与排泄又受心神的主宰与调节。

（2）肺在液为涕：鼻涕由肺津所化，由肺气的宣发运动布散于鼻窍，有润泽鼻窍、防御外邪、利于呼吸的作用。肺津、肺气的作用是否正常，亦能从涕的变化中得以反映。

（3）脾在液为涎：涎为口津，即唾液中较清稀的部分，由脾精、脾气化生并转输布散。涎具有保护口腔、润泽口腔、助食物的咀嚼和消化的作用。

（4）肝在液为泪：泪由肝精、肝血所化。肝开窍于目，泪从目出，有濡润、保护眼睛的作用。

（5）肾在液为唾：唾，即唾液中较稠厚的部分，由肾精化生，有润泽口腔，滋润食物及滋养肾精的作用。

（孙广仁）

第七单元 六 腑

细目一 六腑的生理机能

● 要点

六腑，即胆、胃、小肠、大肠、膀胱、三焦六个脏器的总称。其共同生理特点是传化物而不藏，实而不能满。后世医家将此概括为"六腑以通为用"。

1. 胆的生理机能 胆位于右胁腹腔内，与肝紧密相连，附于肝之短叶间。胆为中空的囊状器官，内盛胆汁。因胆汁清净，称为"精汁"，《灵枢·本输》称胆为"中精之腑"。胆为中空器官而类腑，其内盛的胆汁应适时排泄，具有"泻而不藏"的特性，故胆为六腑之一；又因其内盛精汁，与六腑传化水谷，排泄糟粕有别，故又属奇恒之腑。胆的生理机能主要有两个方面。

（1）贮藏和排泄胆汁 胆汁来源于肝，由肝之余气凝聚而成。胆汁生成后，进入胆腑，由胆腑浓缩并贮藏。贮藏于胆腑的胆汁，在肝气的疏泄作用下排泄而注入肠中，以促进饮食水谷的消化和吸收。

（2）主决断 指胆具有判断事物、作出决定的作用。胆的这一作用对于防御和消除某些精神刺激的不良影响，以维持精气血津液的正常运行和代谢，确保脏腑之间的协调关系，有着极为重要的意义。

2. 胃的生理机能与特性 胃位于腹腔之内，横膈膜以下，上接食管，下连小肠。胃又称"胃脘"，分为上、中、下三部。上部为上脘，包括贲门；下部为下脘，包括幽门；上下脘之间为中脘，包括胃体。其中贲门上接食管，幽门下连小肠。

（1）生理机能 ①主受纳水谷：指胃气具有接受和容纳饮食水谷的作用。饮食入口，经过食管（咽）进入胃中，在胃气的通降作用下，由胃接受和容纳，暂存于其中，故胃有"太仓""水谷之海"之称。②主腐熟水谷：指胃气将饮食物初步消化，并形成食糜的作用。容纳于胃中的饮食物，经过胃气的磨化和腐熟作用后，精微物质被吸收，并由脾气转输而营养全身，未被消化的食糜则下传于小肠作进一步消化。经过胃的腐熟，水谷才能游溢出人体所需要的精微物质，人的气血才能充盛，脏腑组织才能得到水谷精微的充养而发挥其各自的生理功能，故又称胃为"水谷气血之海"，"五脏六腑之海也"。

（2）胃的生理特性 ①胃气下降：指胃气的向下通降运动以下传水谷及糟粕的生理特性。胃气下降，主要体现于饮食物的消化和糟粕的排泄过程中：一是饮食物入胃，胃容纳而不拒之；二是经胃气的腐熟作用而形成的食糜，下传小肠作进一步消化；三是食物残渣下移大肠，燥化后形成粪便；四是粪便有节制地排出体外。②喜润恶燥：指胃当保持充足的津液以利饮食物的受纳和腐熟。胃的受纳腐熟，不仅依赖胃气的推动和蒸化，亦需胃中津液的濡润。胃中津液充足，则能维持饮食物的受纳腐熟和胃气的通降下行。

3. 小肠的生理机能 小肠位于腹中，其上口与胃在幽门相接，下口与大肠在阑门相连。小肠的生理机能有：

（1）主受盛化物 表现于以下两个方面：一是指小肠接受由胃腑下传的食糜而盛纳之，即受盛作用。小肠承受适时下降的经过胃初步腐熟的饮食物，并在小肠内停留一定的时间，以便进一步充分消化和吸收。二是由脾气对小肠中的食糜进一步消化，化为精微和糟粕两部分，即化物作用。

（2）主泌别清浊 指小肠中的食糜在作进一步消化的过程中，随之分为清浊两部分：清者，即水谷精微和津液，由小肠吸收，经脾气的转输输布全身；浊者，即食物残渣和部分水液，经胃和小肠之气的作用通过阑门传送到大肠。

（3）小肠主液 指小肠在吸收谷精的同时，吸收了大量的津液。小肠吸收的津液与谷精合为水谷之精，由脾气转输到全身，其中部分津液经三焦下渗膀胱，成为尿液生成之源。临床上，以"利小便所以实大便"的方法治疗泄泻，就是"小肠主液"理论的具体应用。

4. 大肠的生理机能 大肠居腹中，其上口在阑门与小肠相接，其下端连肛门，是一个管腔性器官。大肠的生理机能有：

（1）主传化糟粕 大肠将食物残渣经过燥化变成粪便，并将粪便传送至大肠末端，经肛门有节制地排出体外。大肠的传化糟粕，实为对小肠泌别清浊的承接，并与胃气的通降、脾气的运化、肺气的肃降、肾气的推动和固摄作用相关。

（2）大肠主津 指大肠接受食物残渣，吸收津液，使之形成粪便，即所谓燥化作用。大肠吸收食物残渣中的津液，由脾气转输全身，部分津液经三焦下渗于膀胱，成为尿液生成之源。由于大肠参与体内的津液代谢，故说"大肠主津"。

5. 膀胱的生理机能 膀胱位于小腹部，下有尿道，开口于前阴。膀胱的生理机能有：

（1）汇聚水液 人体的津液通过肺、脾、肾等脏腑的作用，布散全身脏腑形体官窍，发挥其滋养濡润作用，其代谢后的浊液则下归于膀胱。胃、小肠、大肠中的部分津液由脾吸收后，经三焦之腑渗入膀胱，成为尿液生成之源。因此，膀胱是水液汇聚之处。《素问·灵兰秘典论》说："膀胱者，州都之官，津液藏焉。"汇聚于膀胱中的水液，经肾气和膀胱之气的蒸化作用，其清者上输于脾，重新参与津液代谢，而剩余者则留于膀胱为尿。

（2）贮存和排泄尿液 膀胱中尿液的贮存和排泄，由肾气及膀胱之气的激发和固摄作用调节。肾气及膀胱之气的激发与固摄作用协调，则膀胱开合有度，尿液可及时地从溺窍排出体外。若肾气与膀胱之气的激发与固摄作用失调，膀胱开合失权，则既可出现小便不利或癃闭，又可出现尿频、尿急、遗尿、小便不禁等。

6. 三焦的概念和生理机能 三焦是上焦、中焦、下焦的合称。三焦概念有六腑三焦、部位三焦与辨证三焦的不同。

（1）六腑三焦 三焦作为六腑之一，位于腹腔中，有着特定的形态结构和生理机能。

六腑三焦的主要生理机能是疏通水道，运行津液。《素问·灵兰秘典论》说："三焦者，决渎之官，水道出焉。"津液自胃肠经三焦水道下渗膀胱，成为尿液生成之源。

（2）部位三焦 三焦作为人体上中下部位的划分，源于《灵枢·营卫生会》的"上焦如雾，中焦如沤，下焦如渎"之论，与《难经·三十八难》所谓"有名而无形"的三焦相通。部位三焦，包含了上至头、下至足的整个人体，已经超出了实体六腑的概念。张介宾等医家将其称之为"孤府"。

部位三焦的总体生理作用有二：一是通行诸气，即部位三焦是一身之气上下运行的通道；二是运行津液，即部位三焦是全身津液上下输布运行的通道。

横膈以上的胸部，包括心、肺两脏，以及头面部，称作上焦。"上焦如雾"作为其生理特点，是对心肺输布营养至全身的作用和形式的形象描写与概括,喻指上焦宣发卫气,敷布水谷精微和津液,如雾露之灌溉。

中焦在横膈以下、脐以上的上腹部,包括脾胃、肝胆等脏腑。"中焦如沤"作为其生理特点,是对脾胃、肝胆等脏腑的消化饮食物的作用和形式的形象描写与概括,喻指中焦消化饮食物,如发酵酿造之过程。

脐以下的部位为下焦,包括小肠、大肠、肾、膀胱、女子胞、精室等脏腑以及两下肢。"下焦如渎"作为其生理特点,是对小肠、大肠、肾和膀胱的排泄糟粕的作用和形式的描写与概括,喻指肾、膀胱、大肠等脏腑排泄二便,如沟渠之通导。

(3) 辨证三焦 既非六腑三焦,亦非部位三焦,而是温病发生发展过程中由浅及深的三个不同病理阶段。

细目二 五脏与六腑之间的关系

● 要点

脏与腑的关系,即是脏腑阴阳表里相合的关系。五脏属阴,六腑属阳;五脏为里,六腑为表。脏腑之间之所以构成这种紧密关系,主要根据有以下几方面:①经脉属络:即属脏的经脉络于所合之腑,属腑的经脉络于所合之脏。②生理配合:六腑机能受五脏之气的支持和调节,五脏机能也有赖于六腑的配合。③病理相关。脏病可影响到其相合的腑,腑病也可影响其相合的脏。

1. 心与小肠的关系 心与小肠通过手少阴经与手太阳经相互属络构成表里关系。

生理上,心主血脉,心阳之温煦,心血之濡养,有助于小肠的化物等机能;小肠化物,泌别清浊,清者经脾上输心肺,化赤为血,以养心脉。

病理上,心经实火,可移热于小肠,引起尿少、尿赤涩刺痛、尿血等小肠实热的症状。反之,小肠有热,亦可循经上熏于心,可见心烦、舌赤糜烂等症状。

2. 肺与大肠的关系 肺与大肠通过手太阴经与手阳明经的相互属络构成表里关系。

在生理上,肺气的下降可以推动大肠的传导,有助于糟粕下行。而大肠传导正常,腑气通畅,亦有利于肺气的下降。

在病理上,肺失清肃,津液不能下达,大肠失润,传导失常,可见大便干结难下。反之,若大肠腑气不通,传导不利,则肺气壅塞而不能下降,出现胸闷、咳喘、呼吸困难等,是谓上窍不通则下窍不利,下窍不利则上窍为之闭塞。

3. 脾与胃的关系 脾与胃以膜相连,通过足太阴经与足阳明经相互属络而构成表里关系。脾与胃在生理上密切配合,共同完成饮食物的消化吸收。

(1) 纳运相成 脾主运化,胃主受纳,受纳与运化相辅相成。二者一纳一运,紧密配合,完成饮食物的消化吸收。在病理上,胃之受纳失常,则脾之运化不利,脾失健运则胃纳失常,称为"脾胃不和"。

(2) 升降相因 脾气主升,以升为顺;胃气主降,以降为和。脾气主升,将水谷精微输布于头目心肺;胃气主降,将水谷下降于小肠而泌别清浊,糟粕并得以下行。脾胃之气,升降相因,相反相成,饮食物得以正常的消化吸收。在病理上,脾气不升,水谷夹杂而下,出现泄泻,甚则完谷不化;胃气不降反而上逆,可见恶心呕吐,呃逆嗳气。

(3) 燥湿相济 脾为阴脏,喜燥而恶湿;胃为阳腑,喜润而恶燥。脾易生湿,得胃阳以制之,使脾不至于湿;胃易生燥,得脾阴以制之,使胃不至于燥。脾胃阴阳燥湿相济,是保证两者纳运、升降协调的必要条件。病理上,脾属阴,阳气易损,胃属阳,津液和阴气易伤。

4. 肝与胆的关系 胆附于肝,通过足厥阴经与足少阳经互为属络构成表里关系。

(1) 同司疏泄 肝主疏泄,分泌胆汁;胆附于肝,藏泄胆汁。两者协调合作,疏利胆汁于小肠,帮助脾胃消化饮食物。肝气疏泄正常,促进胆汁的分泌和排泄;而胆汁排泄无阻,又有利于肝气疏泄的正常发挥。病理上,若肝气郁滞,可影响胆汁疏利;胆腑郁热,也可影响肝气疏泄。

（2）共主勇怯　胆主决断与人的勇怯有关，而决断又基于肝之谋虑，肝胆相互配合，情志活动正常，处事果断。

5. 肾与膀胱的关系　肾与膀胱通过经脉的相互属络构成了表里关系。

生理上，肾为主水之脏，开窍于二阴；膀胱为津液之府。肾与膀胱相互协作，共同完成尿液的生成、贮存与排泄。膀胱的汇聚水液及贮尿排尿，取决于肾气的盛衰。肾气充足，蒸化及固摄作用正常发挥，则尿液正常生成，贮于膀胱并有度地排泄。膀胱贮尿排尿有度，也有利于肾气的主水作用。

病理上，若肾气虚弱，蒸化无力，或固摄无权，可影响膀胱的汇聚水液及贮尿排尿，出现尿液及其排泄异常。

（郭霞珍）

第八单元　奇恒之腑

奇恒之腑，包括脑、髓、骨、脉、胆、女子胞六个脏器组织。它们在形态上类腑，但其机能上似脏主贮藏精气，与六腑传化水谷有别，故称之为奇恒之腑，亦即有别于六腑的腑。

细目一　脑

● 要点

脑位于头部的颅腔之内，为髓汇聚之处，故《灵枢·海论》说："脑为髓之海。"《素问·五脏生成》亦说："诸髓者，皆属于脑。"

1. 脑的生理机能

（1）主宰生命活动　脑为神明之所出，称为"元神之府"（《本草纲目》），是生命的枢机，主宰人体的生命活动。

（2）主司感觉运动　人的感官位于头部，与脑相通，依赖脑髓的充养才能发挥感觉机能。脑主元神，神能驭气，各类感觉随气运行于诸筋百节，调控肢体运动。脑髓充盈，则视物精明，听力正常，嗅觉灵敏，感觉无碍，运动如常，轻劲多力。

（3）主司精神活动　人的精神活动，包括思维、意识和情志活动等，都是客观外界事物反映于脑的结果。思维意识是精神活动的高级形式，是"任物"的结果。脑为髓海，主人的思维意识和记忆，是精神活动的枢纽。

2. 脑与脏腑精气的关系　脑的生理病理统归于心而分属于五脏，心是君主之官，五脏六腑之大主，神明之所出，故将人的意识、思维及情志活动统归于心，称之曰"心藏神"。但又把神分为神、魂、魄、意、志五种不同的表现，分别由心、肝、肺、脾、肾五脏主司，即所谓"五神脏"。如《素问·宣明五气》说："心藏神，肺藏魄，肝藏魂，脾藏意，肾藏志。"脑的功能与五脏密切相关，五脏之精充盈，五脏之气畅达，才能化养五神并发挥其生理机能。

细目二　女子胞

● 要点

女子胞，又称胞宫、胞脏、子宫、子脏等。女子胞位于小腹部，膀胱之后，直肠之前，通过阴道与外界相通，是女性的生殖器官。男子之胞称为"精室"。

1. 女子胞的生理机能

（1）主持月经　月经的产生，是脏腑经脉气血及天癸作用于胞宫的结果。胞宫的形态与机能正常与否直接影响月经的来潮，所以胞宫有主持月经的作用。

（2）孕育胎儿　胞宫是女性孕育胎儿的器官。女子在发育成熟后，月经应时来潮，经后便要排卵，因而有受孕生殖的能力。此时，两性交媾，两精相合，就构成了胎孕。女子在其受孕后，女子胞即成为孕育胎儿的场所。此时，女子胞停止排泄月经，全身的气血，有相当一部分输送到胞宫，保护胎元，促进胎儿的发育，直至分娩。

2. 女子胞与脏腑经脉的关系

（1）与天癸的关系　天癸，是肾精肾气充盈到一定程度时体内出现的一种精微物质，有促进生殖器官发育成熟、女子月经来潮及排卵、男子精气溢泻，因而具备生殖能力的作用。肾精、肾气的盛衰，对天癸的来至，女子生殖器官的发育和生殖能力的维持，具有决定性的作用。

（2）与经脉的关系　女子胞与冲、任、督、带及十二经脉，均有密切关系。其中与冲脉和任脉联系最紧密。冲、任二脉，同起于胞中。冲脉与肾经并行且与阳明脉相通，能调节十二经气血，与女子月经排泄关系密切，有"冲为血海"之称；任脉与足三阴经相会，能调节全身阴经，为"阴脉之海"。任脉又与胎儿孕育密切相关，故有"任主胞胎"之称。

（3）与脏腑的关系　女子以血为本，经水为血液所化，月经的来潮和周期，以及孕育胎儿，均离不开气血的充盈和血液的正常运行。脏腑安和，血脉流畅，血海充盈，则经候如期，胎孕乃成。五脏之中，女子胞与心、肝、脾、肾的关系尤为密切。

（郭霞珍）

第九单元　精、气、血、津液

细目一　精

● 要点

1. 人体之精的概念　精，是由禀受于父母的生命物质与后天水谷精微相融合而形成的一种精华物质，是人体生命的本原，是构成人体和维持人体生命活动的最基本物质。

人体之精，有狭义之精、广义之精和一般意义之精之分：狭义之精，特指具有繁衍后代作用的生殖之精，是精的本始含义。广义之精，指一切构成人体和维持人体生命活动的液态精华物质。如先天之精、水谷之精、生殖之精、脏腑之精以及血、津液等，都属广义之精范畴。一般意义的精，即通常所说的先天之精、水谷之精、生殖之精、脏腑之精，不包含血、津液。

2. 人体之精的功能

（1）繁衍生命　由先天之精与后天之精合化而生成的生殖之精，具有繁衍生命的作用。

（2）濡养作用　先天之精与后天之精充盛，则脏腑之精充盈，因而全身脏腑组织官窍得到精的濡养，各种生理机能得以正常发挥。

（3）化血作用　一是精可以转化为血，是血液生成的来源之一。二是精作为精微的生命物质，既可单独存在于脏腑组织中，也可不断地融合于血液中。如心精一般融入心血中，肝精一般融入肝血中以发挥其濡养作用。

（4）化气作用　先天之精可以化生先天之气（元气），水谷之精可以化生谷气，再加上肺吸入的自然界清气，综合而成一身之气。精是气的化生本原。

（5）化神作用　精是神化生的物质基础之一。只有积精，才能全神，这是生命存在的根本保证。反之，精亏则神疲，精亡则神散，生命休矣。

3. 人体之精的分类

（1）先天之精与后天之精　人体之精从生成来源来说，有先天之精与后天之精之分。先天之精禀受于父母，源于父母的生殖之精，是构成胚胎的原始物质，是生命产生的本原。后天之精源于饮食水谷，由脾胃等脏腑吸取饮食精华而产生，是维持人体生命活动的重要物质。先天之精为基础，后天之精为补充，二者相辅相成，使一身之精生成有源，逐渐充盛。

(2) 生殖之精　生殖之精源于肾精，在天癸的促发下由肾藏的先天之精在水谷之精的资助充养下合化而成，起着繁衍后代的作用。人们在生殖活动过程中，通过生殖之精的交合将生命物质遗传给下一代。男女双方生殖之精结合成为胚胎，产生了新的生命体。

(3) 脏腑之精　一身之精分藏于脏腑，成为脏腑之精。脏腑之精，指脏腑所藏的具有濡养、滋润本脏腑及其所属的形体、官窍等作用的液态精华物质。

细目二　气

要点

1. 人体之气的概念　气是人体内活力很强运行不息的极精微物质，是构成人体和维持人体生命活动的基本物质之一。气运行不息，推动和调控着人体内的新陈代谢，维系着人体的生命进程。气的运动停止，则意味着生命的终止。

精与气的概念在中医学中是有严格区别的。精是构成人体的最基本物质，也是维持人体生命活动的基本物质；气是由精化生的运行不息的极细微物质。精是人体生命的本原，气是人体生命的维系。

人体之气含有阴气、阳气两部分：阴气是气中具有寒凉、抑制等特性的部分，阳气是气中具有温热、兴奋等特性的部分。气中的阴阳两部分对立互根，协调共济，共同推动和调控机体的生命进程。

2. 人体之气的生成

(1) 人体之气的生成之源　人体之气来源于先天之精所化生的先天之气（即元气）、水谷之精所化生的水谷之气和自然界的清气，后两者又合称为后天之气（即宗气），并通过肺、脾胃和肾等脏腑的生理功能的综合作用，将此三者结合起来而成一身之气，《内经》称为"人气"。

(2) 与气生成相关的脏腑　①肾为生气之根：肾藏先天之精，并受后天之精的充养。先天之精化生元气。②脾胃为生气之源：脾主运化，胃主受纳，共同完成对饮食水谷的消化和水谷精微的吸收。水谷之精化生水谷之气。③肺为生气之主：肺主气，主司宗气的生成，在气的生成过程中占有重要地位。

3. 人体之气的运动与气化

(1) 人体之气的运动　气的运动称作气机。人体之气的运动形式，可以简单地归纳为升、降、出、入四种基本形式。

脏腑之气的运动规律：心肺位置在上，其气宜降；肝肾位置在下，在下者宜升；脾胃属土，居中央，主四时，养四脏，脾气升而胃气降，斡旋四脏之气的升降运动，为脏气升降之枢纽。脾胃之气的升降失调，导致气血化生无源，而且可阻滞中焦，导致其他四脏之气的升降运动失常而出现心肾水火不济、肝肺左升右降不和等病理状态。

(2) 气化的概念和形式　气的运动而产生的各种变化称为气化。诸如体内精微物质的化生及输布，精微物质之间、精微物质与能量之间的互相转化，以及废物的排泄等都属气化。体内精气血津液各自的代谢及其相互转化，是气化的基本形式。气化过程的有序进行，是脏腑生理活动相互协调的结果。

4. 人体之气的功能

(1) 推动与调控作用　气的推动作用，指气中属阳部分（阳气）的激发、兴奋、促进等作用。主要体现于：①激发和促进人体的生长发育及生殖机能。②激发和促进各脏腑经络的生理机能。③激发和促进精血津液的生成及运行输布。④激发和兴奋精神活动。

气的调控作用，指气中属阴部分（阴气）的减缓、抑制、宁静等作用。主要体现于：①抑制和减缓人体的生长发育及生殖机能。②抑制和宁静各脏腑经络的生理机能。③抑制和减缓精血津液的生成及运行输布。④抑制和宁静精神活动。

(2) 温煦与凉润作用　气的温煦作用，指气中属阳部分（阳气）的促进产热，消除寒冷，使人体温暖的作用。气的温煦作用对人体有重要的生理意义：①温煦机体，维持相对恒定的体温。②温煦各脏腑、经络、形体、官窍，助其进行正常的生理活动。③温煦精血津液，助其正常施泄、循行、输布，即所谓"得温而行，得寒而凝"。

气的凉润作用，指气中属阴部分（阴气）的抑制产热，消除热量，使人体寒凉的作用。气的凉润作用对人体有重要的生理意义：①凉润机体，维持相对恒定的体温。②凉润各脏腑、经络、形体、官窍，防其生理机能过亢。③凉润精血津液，防其过度代谢和运行失常。

（3）防御作用　气既能护卫肌表，防御外邪入侵，同时也可以祛除侵入人体内的病邪。邪气有阴邪、阳邪之分，人体正气含有阴气、阳气两部分。正气中的阳气部分能抵抗寒冷等阴邪的入侵并能祛除已侵入的阴邪，正气中的阴气部分能抵抗火热等阳邪的入侵并能祛除已侵入的阳邪。

（4）固摄作用　指气对体内血、津液、精等液态物质的固护、统摄和控制作用，防止其无故流失，保证它们发挥正常的生理作用。气的固摄作用表现为：①统摄血液，使其在脉中正常运行，防止其逸出脉外。②固摄汗液、尿液、唾液、胃液、肠液，控制其分泌量、排泄量，使之有度而规律地排泄，防止其过多排出及无故流失。③固摄精液，防止其妄泄。若气的固摄作用减弱，则有可能导致体内液态物质的大量丢失。

（5）中介作用　指气能感应传导信息以维系机体的整体联系。气充斥于人体各个脏腑组织器官之间，是感应传递信息之载体，彼此相互联系的中介。外在信息感应并传递于内脏，内脏的各种信息反映于体表，以及内脏之间各种信息的相互传递，都以人体之气作为信息的载体来感应和传导。

5. 人体之气的分类　人体之气，因其生成来源、分布部位及功能特点的不同而有着各自不同的名称，一般可从三个层次进行分类：第一层次是人身之气，亦即一身之气；第二层次是元气、宗气、营气和卫气，都属一身之气的组成部分；第三层次是脏腑之气和经络之气，它们都由先天元气和后天宗气来构成。

（1）人身之气，是活力很强、运行于全身的极细微物质，简称"人气"或"气"。人身之气与邪气相对而言，称为正气。

（2）元气：是人体最根本、最重要的气，是人体生命活动的原动力。元气、原气、真气，三者的内涵是同一的，都是由先天之精化生的先天之气。

元气由肾精化生，根于命门。肾精的主体成分是先天之精，但必须得到水谷之精的充养，方能充盛而化生充足的元气。元气通过三焦流行于全身。

元气的生理功能主要有两个方面：一是推动和调节人体的生长发育和生殖机能；二是推动和调控各脏腑、经络、形体、官窍的生理活动。

（3）宗气：是由谷气与自然界清气相结合而积聚于胸中的气，属后天之气的范畴。宗气的生成直接关系到一身之气的盛衰。宗气在胸中积聚之处，《灵枢·五味》称为"气海"，又名为"膻中"。

宗气的生成有两个来源，一是脾胃运化的水谷之精所化生的水谷之气，一是肺从自然界中吸入的清气，二者相结合生成宗气。宗气聚于胸中，通过上出息道（呼吸道），贯注心脉及沿三焦下行的方式布散全身。

宗气的生理功能主要有走息道以行呼吸、贯心脉以行血气和下蓄丹田以资先天三个方面。凡语言、声音、呼吸的强弱，气血的运行，肢体的寒温和活动能力，视听的感觉能力，心搏的强弱及其节律等，皆与宗气的盛衰有关。

（4）营气：是行于脉中而具有营养作用的气。营气在脉中，是血液的重要组成部分，营与血关系密切，可分不可离，故常常将"营血"并称。营气与卫气从性质、功能和分布进行比较，则营属阴，卫属阳。

营气由水谷精微中的精华部分化生，并进入脉中运行。

营气的生理功能有化生血液和营养全身两个方面。营气注于脉冲，化为血液。营气循血脉流注于全身，五脏六腑、四肢百骸都得到滋养。

（5）卫气：是运行于脉外而具有保卫作用的气。因其有卫护人体，避免外邪入侵的作用，故称之为卫气。

卫气由水谷精微中的慓悍滑利部分化生，在

脉外运行。卫气行于脉外，外而皮肤肌腠，内而胸腹脏腑，布散全身。

卫气的生理功能，主要有：①防御外邪。②温养全身。③调控腠理。

（6）脏腑之气、经络之气：一身之气分布到某一脏腑或某一经络，即成为某一脏腑或某一经络之气。

脏腑之气由脏腑之精化生，也可以说是一身之气分布到各脏腑的部分。一身之气含有阴气与阳气两个部分，因而各脏腑之气也含有阴气与阳气两个部分：脏腑之阴气，是脏腑之气中具有凉润、宁静、抑制等作用的部分；脏腑之阳气，是脏腑之气中具有温煦、推动、兴奋等作用的部分。在正常情况下，脏腑之阴气与脏腑之阳气维持着协调平衡关系，因而脏腑之气冲和畅达，运行有序，各发挥其应有的作用。

经络之气，是一身之气运行于经络系统的极细微物质，是各种刺激、信息的感应、负载和传导者。经络之气在经络系统中运行，感应、负载和传导各种刺激、信息（如针灸、推拿、拔罐等）到达病所，因而起到治疗作用。

细目三　血

● 要点

1. 血的基本概念　血是循行于脉中而富有营养的红色液态物质，又称血液。它是构成人体和维持人体生命活动的基本物质之一，具有很高的营养和滋润作用。血液必须在脉管中循行，才能发挥其正常的生理效应。

2. 血的生成

（1）血液生化之源　①水谷之精化血。中焦脾胃受纳运化饮食水谷，吸取其中的精微物质，其中包含营气和津液，二者进入脉中，变化而成红色的血液。②肾精化血。精与血之间存在着相互资生和相互转化的关系，因而肾精充足，则可化为肝血以充实血液。

（2）与血生成相关的脏腑　①脾胃是血液生化之源：脾胃运化的水谷精微所产生的营气和津液，是化生血液的主要物质。②心肺对血液的生成起重要作用：脾胃运化水谷精微所化生的营气和津液，由脾向上升输于心肺，与肺吸入的清气相结合，贯注心脉，在心气的作用下变化而成为红色血液。③肾藏精，精生髓，精髓是化生血液的基本物质之一。同时肾精充足，肾气充沛，也可以促进脾胃的运化功能，有助于血液的化生。

3. 血的运行

（1）影响血液运行的因素　①血液的正常运行需要气的推动与宁静作用的协调、温煦与凉润作用的平衡。②血的运行还需要气的固摄作用的发挥。③血的运行需要脉道的完好无损与通畅无阻。④血的运行还与血液的清浊及黏稠状态相关。⑤血液的或寒或热，直接影响着血运的或迟或速。⑥阳邪侵入则阳盛，易致血液妄行；阴邪侵袭则阴盛，可致血行缓慢，甚至出现瘀血。

（2）影响血液运行的相关脏腑　心、肝、脾、肺等脏生理机能的相互协调与密切配合，共同保证了血液的正常运行。心阳的推动和温煦、肺气的宣发与肃降、肝气的疏泄是推动和促进血液运行的重要因素；心阴的宁静与凉润、脾气的统摄、肝气的藏血是控制和固摄血液运行的重要因素。

4. 血的功能

（1）濡养作用　血液由水谷精微所化生，含有人体所需的丰富的营养物质，对全身各脏腑组织器官起着濡养和滋润作用。《难经·二十二难》提出"血主濡之"。较明显地反映在面色、肌肉、皮肤、毛发、感觉和运动等方面。血量充盈，濡养作用正常，则面色红润，肌肉壮实，皮肤和毛发润泽，感觉灵敏，运动自如。如若血量亏少，濡养作用减弱，则可能出现面色萎黄，肌肉瘦削，肌肤干涩，毛发不荣，肢体麻木或运动无力失灵等。

（2）化神作用　血是机体精神活动的主要物质基础。人体的精神活动必须得到血液的营养，才能产生充沛而舒畅的精神活动。若人体血气充盛，则精神充沛，神志清晰，感觉灵敏，思维敏捷。反之，在诸多因素影响下，出现血液亏耗，血行异常时，都可能出现不同程度的精神方面的病症。

细目四 津液

要点

1. 津液的基本概念 津液，是机体一切正常水液的总称，包括各脏腑形体官窍的内在液体及其正常的分泌物。津液是构成人体和维持生命活动的基本物质之一。

津液是津和液的总称。质地较清稀，流动性较大，布散于体表皮肤、肌肉和孔窍，并能渗入血脉之内，起滋润作用的，称为津；质地较浓稠，流动性较小，灌注于骨节、脏腑、脑、髓等，起濡养作用的，称为液。

2. 津液的生成输布与排泄

（1）**津液的生成** 津液来源于饮食水谷，通过脾胃的运化及有关脏腑的生理机能而生成。胃主受纳腐熟，"游溢精气"而吸收饮食水谷的部分精微。小肠泌别清浊，将水谷精微和水液大量吸收后并将食物残渣下送大肠。大肠主津，在传导过程中吸收食物残渣中的水液，促使糟粕成形为粪便。

（2）**津液的输布** 津液的输布主要是依靠脾、肺、肾、肝和三焦等脏腑生理机能的协调配合来完成的：①脾气转输布散津液。②肺气宣降以行水。③肾气蒸腾气化水液。④肝气疏泄促水行。⑤三焦决渎利水道。

（3）**津液的排泄** 津液的排泄主要通过排出尿液和汗液来完成。除此之外，呼气和粪便也将带走一些水分。因此，津液的排泄主要与肾、肺、脾的生理机能有关。由于尿液是津液排泄最主要途径，因此肾在津液排泄中的地位最为重要。

3. 津液的功能

（1）**滋润濡养** 津液是液态物质，有着较强的滋润作用。津液中含有营养物质，又有着丰富的濡养作用。如若津液不足，可致皮毛、肌肉、孔窍、关节、脏腑失去滋润而出现一系列干燥的病变，骨髓、脊髓、脑髓失去濡养而生理活动受到影响。

（2）**充养血脉** 津液入脉，成为血液的重要组成部分。《灵枢·邪客》中已说明津液在营气的作用下，渗注于脉中，化生为血液，以循环全身发挥滋润、濡养作用。

细目五 精、气、血、津液之间的关系

要点

1. 气与血的关系

（1）**气为血之帅** ①气能生血：气能参与、促进血液的化生。血液的化生以营气、津液和肾精作为物质基础，在这些物质本身的生成以及转化为血液的过程中，每一个环节都离不开相应脏腑之气的推动和激发作用，这是血液生成的动力。②气能行血：气能推动与调控血液在脉中稳定运行。血液的运行主要依赖于心气、肺气的推动和调控，以及肝气的疏泄调畅。③气能摄血：气能控制血液在脉中正常循行而不逸出脉外。气的摄血主要体现在脾气统血的生理作用之中。

（2）**血为气之母** ①血能养气：指血液对气的濡养作用，血足则气旺。②血能载气：指气存于血中，依附于血而不致散失，赖血之运载而运行全身。大失血的病人，气亦随之发生大量丧失，导致气的涣散不收，漂浮无根的气脱病变，称为"气随血脱"。

2. 气与津液的关系

（1）**气能生津** 气是津液生成的动力，津液的生成依赖于气的推动作用。在津液生成的一系列气化过程中，诸多脏腑之气，尤其是脾胃之气起到至关重要的作用。

（2）**气能行津** 气是津液在体内正常输布运行的动力，津液的输布、排泄等代谢活动离不开气的推动与调控作用的协调和升降出入运动的有序。津液由脾胃化生之后，经过脾、肺、肾及三焦之气的有序的升降出入运动，输布到全身各

处，以发挥其生理作用。

(3) 气能摄津　气的固摄作用可以防止体内津液无故地大量流失，气通过对津液排泄的有节制的控制，维持着体内津液量的相对恒定。例如，卫气司汗孔开阖，固摄肌腠，不使津液过多外泄；肾气固摄下窍，使膀胱正常贮尿，不使津液过多排泄等等，都是气对于津液发挥固摄作用的体现。

(4) 津能生气　津液在输布过程中受到各脏腑阳气的蒸腾温化，可以化生为气，以敷布于脏腑、组织、形体、官窍，促进正常的生理活动。

(5) 津能载气　津液是气运行的载体之一。在血脉之外，气的运行必须依附于津液，否则也会使气漂浮失散而无所归，故说津能载气。因此，津液的丢失，必定导致气的损耗。

3. 精、血、津液之间的关系

(1) 精血同源　精与血都由水谷精微化生和充养，化源相同；两者之间又互相资生，互相转化，并都具有濡养和化神等作用。精与血的这种化源相同而又相互资生的关系称为精血同源。

(2) 津血同源　血和津液都由饮食水谷精微所化生，都具有滋润濡养作用，二者之间可以相互资生，相互转化，这种关系称为"津血同源"。由于汗由津液化生，故又有"汗血同源"之说。

4. 精、气之间的关系　精是生命产生的本原，气是生命维系的动力。

(1) 气能化精、摄精　气的运行不息能促进精的化生；气又能固摄精，防止其无故耗损外泄。

(2) 精能化气　人体之精在气的推动激发作用下可化生为气。各脏之精化生各脏之气，而藏于肾中的先天之精化为元气，水谷之精化为谷气。

(郭霞珍)

第十单元　经　络

细目一　经络学说概述

● 要点

1. 经络的基本概念　经络，是经脉和络脉的总称，是运行全身气血，联络脏腑形体官窍，沟通上下内外，感应传导信息的通路系统，是人体结构的重要组成部分。经脉是经络系统中的主干，是气血运行和信息传导的主要通道；络脉是经脉的分支，网络全身。

经气是一身之气分布到经络的部分，与脏腑之气相通。经气是信息的载体，有感应和传导信息的作用，是经络沟通联络脏腑形体官窍的中介。

2. 经络系统的组成　人体的经络系统由经脉、络脉及其连属部分组成。

(1) 经脉　是经络系统的主干，主要有正经、经别和奇经三大类。

正经有十二，故又称"十二正经"或"十二经脉"，包括手三阴经、足三阴经、手三阳经、足三阳经。十二正经是气血运行的主要通道，在肢体的分布及走向有一定的规律，相互之间有表里关系，与脏腑有直接的属络关系。

奇经八脉是十二经脉以外的重要经脉，包括督脉、任脉、冲脉、带脉、阴维脉、阳维脉、阴跷脉、阳跷脉，有统率、联络和调节十二经脉的作用。

十二经别是从十二经脉别出的经脉，有加强十二经脉中相为表里的两经之间联系的作用。

(2) 络脉　包括别络、浮络和孙络三部分。

别络是十二经脉及任、督各分出一支别络，加脾之大络，共十五支，有加强十二经脉表里两经在体表的联系和渗灌气血的作用。浮络是浮现于体表的络脉。孙络是最细小的络脉。

(3) 连属部分　十二经脉对内连属脏腑，对外连于筋肉、皮肤。经筋，是十二经脉之气濡养和支持筋肉骨节的体系，为十二经脉的附属部分，具有约束骨骼，屈伸关节的作用。皮部，是十二经脉及其所属络脉在体表的分区，经气布散之所在，具有保卫机体，抗御外邪的作用，并能反映十二经脉的病证。

细目二 十二经脉

● 要点

1. 十二经脉的走向规律 手三阴经，起于胸中走向手指端，与手三阳经交会；手三阳经，起于手指端走向头面部，与足三阳经交会；足三阳经，起于头面部走向足趾端，与足三阴经交会；足三阴经，起于足趾端走向腹部和胸部，在胸中与手三阴经交会。手三阳经从手走头，足三阳经从头走足，手足六阳经均行经头面部，故称"头为诸阳之会"。

2. 十二经脉的交接规律

（1）相为表里的阴经与阳经在四肢末端交接。

（2）同名手足阳经在头面部交接。

（3）足手阴经在胸部交接。

3. 十二经脉的分布规律

（1）头面部的分布 阳明经主要行于面部，其中足阳明经行于额部；少阳经主要行于侧头部；手太阳经主要行于面颊部，足太阳经行于头顶和头后部。

（2）四肢部的分布 阴经行于内侧面，阳经行于外侧面。上肢内侧为太阴在前，厥阴在中，少阴在后；上肢外侧为阳明在前，少阳在中，太阳在后；下肢内侧，内踝尖上八寸以下为厥阴在前，太阴在中，少阴在后；内踝尖上八寸以上则太阴在前，厥阴在中，少阴在后；下肢外侧为阳明在前，少阳在中，太阳在后。

（3）躯干部的分布 手三阴经均从胸部行于腋下，手三阳经行于肩部和肩胛部。足三阳经则阳明经行于前（胸腹面），太阳经行于后（背面），少阳经行于侧面。足三阴经均行于腹胸面。循行于腹胸面的经脉，自内向外依次为足少阴肾经、足阳明胃经、足太阴脾经和足厥阴肝经。

4. 十二经脉的表里关系 手足三阴与三阳经，通过各自的经别和别络相互沟通，组成六对表里相合关系。如《素问·血气形志》说："手太阳与少阴为表里，少阳与心主为表里，阳明与太阴为表里，是为手之阴阳也"；"足太阳与少阴为表里，少阳与厥阴为表里，阳明与太阴为表里，是为足阴阳也"。

5. 十二经脉的流注次序 十二经脉是气血运行的主要通道，它们首尾相贯、依次衔接，因而脉中气血的运行也是循经脉依次传注的。

十二经脉流注次序表

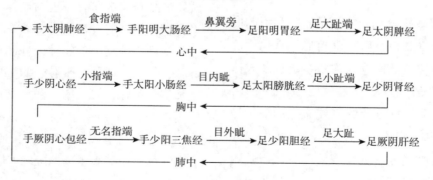

细目三 奇经八脉

● 要点

1. 奇经八脉的含义及特点 奇经八脉，是督脉、任脉、冲脉、带脉、阴跷脉、阳跷脉、阴维脉、阳维脉的总称。奇经是与正经相对而言的，由于其分布不如十二经脉那样有规律，与五脏六腑没有直接的属络联系，相互之间也没有表里关系，有异于十二正经，故曰"奇经"。又因其数有八，故曰"奇经八脉"。

2. 奇经八脉的主要生理机能

（1）密切十二经脉的联系　奇经八脉在循行分布过程中，不但与十二经脉交叉相接，加强十二经脉间的联系，补充十二经脉在循行分布上的不足，而且对十二经脉的联系还起到分类组合的作用。

（2）调节十二经脉气血　奇经八脉具有蓄溢和调节十二经气血的作用。当十二经脉气血满溢时，则流入奇经八脉，蓄以备用；当十二经脉气血不足时，奇经中所蓄溢的气血则溢出给予补充，以保持十二经脉气血的相对恒定状态，有利于维持机体生理机能的需要。

（3）与某些脏腑关系密切　奇经八脉虽然不似十二经脉那样与脏腑有直接的属络关系，但它在循行分布过程中与脑、髓、女子胞等奇恒之腑以及肾脏等有较为密切的联系。

3. 督脉、任脉、冲脉、带脉、跷脉和维脉的基本机能

（1）督脉的基本机能　①调节阳经气血，为"阳脉之海"：督脉行于背部正中，背为阳，其脉与手足三阳经交会于大椎穴；督脉又与阳维脉会合于头部，故能蓄溢、调节全身阳经之气血，总督一身之阳经。②与脑、髓和肾的机能有关：督脉循行于脊柱后面，入颅络脑，分支属肾，肾能藏精生髓，脑为髓海，故督脉与脑、髓和肾的机能活动有着密切的联系。

（2）任脉的基本机能　①调节阴经气血，为"阴脉之海"：任脉循行于腹面正中线，与足三阴经交会于关元、气海，而足三阴经上接手三阴经；任脉又与阴维脉交会于廉泉、天突，故能总任阴脉之间的相互联系，对阴经气血起着调节作用。②任主胞胎：任脉起于胞中，与女子月经来潮及妊养生殖机能有关，故为生养之本，有"任主胞胎"之说。

（3）冲脉的基本机能　①调节十二经气血：冲脉上行于头，下至于足，后行于背，前布于胸腹，贯串全身，通受十二经之气血，为总领诸经气血之要冲。当脏腑经络气血有余时，冲脉能加以涵蓄和贮存，而在脏腑经络气血不足时，则冲脉给予补充灌注，以维持人体各组织器官正常生理活动的需要。由于冲脉能调节十二经脉气血，故又称其为"十二经脉之海"或"五脏六腑之海"。②与女子月经及孕育机能有关：冲脉起于胞中，具有调节妇女月经的作用，与人体生殖机能有着密切的联系，故亦称其为"血海"。冲脉起于胞中，分布广泛，又为"十二经脉之海"。

（4）带脉的基本机能　①约束纵行诸经：十二正经与奇经中的其余七脉均为上下纵行，唯有带脉环腰一周，有总束诸脉的作用。②固护胞胎：带脉有维络腰腹，提系胞胎，固护胎儿的作用。③主司带下：因带脉有病，常见妇人带下，故有"带脉主司带下"之说。

（5）跷脉的基本机能　①主司下肢运动：具有交通一身阴阳之气和调节肢体肌肉运动的作用，主要使下肢运动灵活跷捷。②司眼睑开合：阴阳跷脉有司眼睑开合的作用，跷脉有病则目不合。

（6）维脉的基本机能　阴维有维系联络全身阴经的作用；阳维有维系联络全身阳经的作用。

细目四　经别、别络、经筋、皮部

● 要点

1. 经别的概念、特点和生理机能

（1）经别的概念　经别，即别行的正经。十二经别，是从十二经别行分出，深入躯体深部，循行于胸腹及头部的重要支脉。

（2）经别的分布特点　十二经别，多分布于肘膝、脏腑、躯干、颈项及头部。其循行分布特点，可用"离、合、出、入"来加以概括。十二经别循行，多从四肢肘膝以上部位别出，称为"离"；走入体腔脏腑深部，呈向心性循行，称为"入"；然后浅出体表，而上头面，称为"出"；阴经的经别合于相表里的阳经经别，然后一并注入六条阳经，称为"合"。每一对相表里的经别组成一"合"，这样十二经别分手足三阴、三阳共组成六对，称为"六合"。

（3）经别的生理机能　①加强十二经脉表里

两经在体内的联系。②加强体表与体内、四肢与躯干的向心性联系。③加强了十二经脉和头面部的联系。④扩大十二经脉的主治范围。⑤加强足三阴、足三阳经脉与心脏的联系。

2. 别络的概念、特点和生理机能

（1）别络的概念　别络，也是从经脉分出的支脉，大多分布于体表。别络有十五条，即十二经脉各有一条，加之任脉、督脉的别络和脾之大络。另外，若再加胃之大络，也可称为十六别络。

（2）别络的特点　别络多为斜行的支脉，其分布亦均有一定的规律。在四肢部，十二经脉的别络都是从四肢肘、膝以下分出，阴经的络脉走向与其相为表里的阳经，阳经的络脉走向与其相为表里的阴经，以沟通表里两经。在躯干部，共有三络分布于身前、身后、身侧，即任脉的络脉散布于腹部；督脉的络脉行于背部，散于头上并别走足太阳经；脾之大络散布于胸胁部。

（3）别络的生理机能　①加强十二经脉表里两经在体表的联系。②加强人体前、后、侧面统一联系，统率其他络脉。③渗灌气血以濡养全身。

3. 经筋的概念、特点和生理机能

（1）经筋的概念　经筋，是十二经脉之气濡养和支持筋肉骨节的体系，为十二经脉的附属部分，具有约束骨骼，屈伸关节的作用。

（2）经筋的特点　经筋均起于四肢末端，走向头身。经筋一般分布在周身的浅部，多结聚于关节和骨骼附近。有的进入胸腹腔，但不属络于脏腑。其中手足三阴经筋分布在肢体的内侧，手足三阳经筋分布在肢体的外侧。

（3）经筋的生理机能　经筋多附于骨和关节，具有约束骨骼，主司关节运动的作用。

4. 皮部的概念和应用

（1）皮部的基本概念　皮部，是十二经脉及其所属络脉在体表的分区，经气布散之所在，具有保卫机体，抗御外邪的作用，并能反映十二经脉的病证。由于正经有十二条，所以体表皮肤亦相应地划分为十二个部分，称之为"十二皮部"。

（2）皮部的应用　①用于疾病的诊断：由于十二皮部分属于十二经脉，而十二经脉又内属于脏腑，所以脏腑、经络的病变亦能在相应的皮部分区反映出来，故在临床上观察不同部位皮肤的色泽和形态变化，即可以诊断某些脏腑、经络的病变。②用于疾病的治疗：通过对浅表皮部的刺激和渗透作用，结合经络穴位所形成的敷贴、药浴、温灸、热熨、梅花针等疗法，可温通气血、疏通经络、增强机体抗病能力，治疗内在脏腑的病变。

细目五　经络的生理机能和经络学说的应用

● 要点

1. 经络的生理机能

（1）沟通联系作用　经络沟通联系的作用加强了脏腑与体表、脏腑与官窍、脏腑与脏腑之间，以及经脉与经脉之间的联系。

（2）运输渗灌作用　经脉作为运行气血的主要通道而具有运输气血的作用，络脉作为经脉的分支而具有布散和渗灌经脉气血到脏腑形体官窍及经络自身的作用。

（3）感应传导作用　感应传导，是指经络系统具有感应及传导针灸或其他刺激等各种信息的作用。如对经穴刺激引起的感应及传导，通常称为"得气"，即局部有酸、麻、胀的感觉及沿经脉走向传导，就是经络感应传导作用的体现。

（4）调节作用　经络系统通过其沟通联系、运输渗灌气血作用及其经气的感受和负载信息的作用，对各脏腑形体官窍的机能活动进行调节，使人体复杂的生理机能相互协调，维持阴阳动态平衡状态。

2. 经络学说的应用

（1）阐释病理变化及其传变　①外邪由表传里的途径：由于经络内属于脏腑，外布于肌表，因此当体表受到病邪侵袭时，可通过经络由表及里，由浅入深，逐次向里传变而波及脏腑。②体内病变反映于外的途径：由于内在脏腑与外在形体、官窍之间，通过经络密切相连，故脏腑病变可通过经络的传导反映于外。③脏腑病变相互传变的途径：由于脏腑之间有经脉相互联系，所以一脏腑的病变可以通过经络传到另一脏腑。

（2）指导疾病的诊断 ①循经诊断，即根据疾病表现的症状和体征，结合经络循行分布部位及其属络脏腑进行诊断。②分经诊断，即根据病变所在部位，详细区分疾病所属经脉进行诊断。

（3）指导疾病的治疗 ①指导针灸推拿治疗。②指导药物治疗。

（郭霞珍）

第十一单元 体 质

细目一 体质的概念和构成

● 要点

1. 体质的概念 体质是指人体生命过程中，在先天禀赋和后天获得的基础上所形成的形态结构、生理机能和心理状态方面综合的相对稳定的固有特质。

2. 体质的构成 体质由形态结构、生理机能和心理状态三个方面的差异性构成。

（1）形态结构的差异性 人体形态结构是个体体质特征的重要组成部分。根据中医学"司外揣内"的认识方法，内部形态结构与外观形象之间是有机的整体，外部形态结构是体质的外在表现，内部形态结构是体质的内在基础。

（2）生理机能的差异性 形态结构是产生生理机能的基础，个体不同的形态结构特点决定着机体生理机能及对刺激反应的差异，而机体生理机能的个性特征，又会影响其形态结构，引起一系列相应的改变。

（3）心理状态的差异性 心理是指客观事物在大脑中的反映，是感觉、知觉、情感、记忆、思维、性格、能力等的总称，属于中医学神的范畴。形与神是统一的整体，体质是特定的形态结构、生理机能与相关心理状况的综合体，形态、机能、心理之间具有内在的相关性。

3. 体质的特点

（1）先天遗传性 父母之精是生命个体形成的基础，人类的外表形态、脏腑机能、精神状态等的个性特点均形成于胎儿期，取决于个体的遗传背景。遗传因素维持着个体体质特征的相对稳定，是决定体质形成和发展的基础。

（2）差异多样性 体质特征因人而异，具有明显的个体差异性，且千变万化，呈现出多样性特征。它通过人体形态、机能和心理活动的差异现象表现出来，因此个体多样性差异现象是体质学说研究的核心问题。

（3）形神一体性 "形神合一"是中医学体质概念的基本特征之一，复杂多样的体质差异现象全面地反映着人体在形态结构（形）以及由脏腑机能活动所产生的各种精神活动（神）这两个方面的基本特征，是特定的生理特性与心理特性的综合体，是对个体身心特性的概括。

（4）群类趋同性 同一种族或聚居在同一地域的人，因为生存环境和生活习惯相同，遗传背景和生存环境具有同一性和一致性，从而使人群的体质具有相同或类似的特点，形成了地域人群的不同体质特征，使特定人群的体质呈现类似的特征，因此体质具有群类趋同性。

（5）相对稳定性 个体禀承于父母的遗传信息，使其在生命过程中遵循某种既定的内在规律，呈现出与亲代类似的特征，这些特征一旦形成，不会轻易改变，在生命过程某个阶段的体质状态具有相对的稳定性。

（6）动态可变性 先天禀赋决定着个体体质的相对稳定性和个体体质的特异性，后天各种环境因素、营养状况、饮食习惯、精神因素、年龄变化、疾病损害、针药治疗等，又使得体质具有可变性。

（7）连续可测性　体质的连续性体现在不同个体体质的存在和演变时间的不间断性，体质的特征伴随着生命自始至终的全过程，具有循着某种类型体质固有的发展演变规律缓慢演化的趋势，这就使得体质具有可预测性，为治未病提供了可能。

（8）后天可调性　体质既是相对稳定的，又是动态可变和连续可测的，这就为改善体质的偏倾，防病治病提供了可能。

细目二　体质学说的应用

● 要点

1. 体质与发病　人体的体质是正气盛衰偏倾的反映。因此，体质强弱决定着发病与否及发病情况，中医学认为"正气存内，邪不可干"。邪正交争是疾病发生的基本原理。正气虚是发病的内在根据，邪气是疾病形成的外在条件。因此，疾病发生与否，主要取决于正气的盛衰，而体质正是正气盛衰偏倾的反映。

2. 体质与病因病机

（1）决定个体对某些病因的易感性　体质反映了机体自身生理范围内阴阳寒热的盛衰偏倾，这种偏倾性决定了个体的机能状态的不同，因而对外界刺激的反应性、亲和性、耐受性不同。因此，体质因素决定着个体对某些病邪的易感性、耐受性。

（2）决定病变的从化和传变　从化，即病变随体质而变化。由于体质的特殊性，不同的体质类型有其潜在的、相对稳定的倾向性，可称之为"质势"。人体遭受致病因素的作用时，即在体内产生相应的病理变化，而且不同的致病因素具有不同的病变特点，这种病理演变趋势称之为"病势"。病势与质势结合就会使病变性质发生不同的变化。这种病势依附于质势，从体质而发生的转化，称之为"质化"，亦即从化。

传变指病变部位在脏腑经络等之间的传递转移，以及疾病性质的转化和改变。体质因素决定疾病的传变，主要体现于两个方面：一是影响正气强弱而决定疾病的传变：体质强者，正气亦强，不易发生传变；体质弱者，正气亦弱，易于发生传变。二是决定病邪的从化影响传变：阳盛阴虚体质，感邪易从阳化热；阴盛阳虚体质，感邪易从阴化寒。

3. 体质与诊治

（1）指导辨证　体质是辨证的基础，体质决定疾病的证的类型。感受相同的致病因素或患同一种疾病，因个体体质的差异可表现出阴阳表里寒热虚实等不同的证的类型，即同病异证。感受不同的病因或患不同的疾病，而体质在某些方面具有共同点时，常常可表现为相同或类似的证的类型。

（2）指导治疗

1）区别体质特征而治：在治疗中，常以患者的体质状态作为立法处方用药的重要依据。针对证的治疗实际上包含了对体质内在偏颇的调整，是根本的治疗，也是治病求本的反映。偏阳质者，多发实热证，当慎用温热伤阴之剂；偏阴质者，多发实寒证，当慎用寒凉伤阳之药。针刺治疗也要依据病人体质施以补泻之法：体质强壮者，多发为实性病证，当用泻法；体质虚弱者，多发为虚性病证，当用补法。

2）根据体质特征注意针药宜忌：一般来说，体质偏阳者宜甘寒、酸寒、咸寒、清润，忌辛热温散；体质偏阴者宜温补益火，忌苦寒泻火；素体气虚者宜补气培元，忌耗散克伐；阴阳平和质者宜视病情权衡寒热补泻，忌妄攻蛮补；痰湿质者宜健脾芳香化湿，忌阴柔滋补；湿热质者宜清热利湿，忌滋补厚味；瘀血质者，宜疏利气血，忌固涩收敛等。

不同的体质对药物的反应不同。一般说来，体质强壮者，对药物耐受性强，剂量宜大，用药可峻猛；体质瘦弱者，对药物耐受性差，剂量宜小，药性宜平和。

体质不同，针灸治疗后的疼痛反应和得气反应有别。临床应加以注意和区别。

3）兼顾体质特征重视善后调理：疾病初愈或趋向恢复时，调理时皆须兼顾患者的体质特征。如体质偏阳者大病初愈，慎食狗肉、羊肉、桂圆等温热及辛辣之味；体质偏阴者大病初愈，慎食龟鳖、熟地等滋腻之物和五味子、诃子、乌梅等酸涩收敛之品。

4. 体质与养生 根据各自不同的体质特征，选择相应的养生措施和方法。

（郭霞珍）

第十二单元 病 因

细目一 六淫

要点

1. 六淫的概念 六淫，指风、寒、暑、湿、燥、火（热）六种外感病邪。正常情况下，风、寒、暑、湿、燥、火是自然界六种不同的气候变化，是万物生长变化和人类赖以生存的条件，称为"六气"。当自然界气候变化异常，超过了人体的适应能力，或人体正气不足，抗病能力下降，不能适应自然界气候变化而导致发病时，六气则成为六淫，又称为"六邪"。

2. 六淫的共同致病特点

（1）外感性 六淫致病，其侵犯途径多从肌表、口鼻而入，或两者同时受邪。如风寒湿邪易犯人肌表，温热燥邪易自口鼻而入等。

（2）季节性 六淫致病常具有明显的季节性。如春季多风病，夏季多暑病，长夏多湿病，秋季多燥病，冬季多寒病等。六淫致病与时令气候变化密切相关，故其所致病变又称之为"时令病"。

（3）地域性 六淫致病与生活、工作的区域环境密切相关。

（4）相兼性 六淫邪气既可单独伤人致病，又可两种以上同时侵犯人体而为病。如风热感冒、暑湿感冒、湿热泄泻、风寒湿痹等。

3. 六淫各自的性质及致病特点

（1）风邪的性质及致病特点

1）风性轻扬开泄，易袭阳位：风邪具轻扬、向上、向外特性。开泄，指风邪伤人易使腠理不固而汗出。故风邪侵袭，常伤及人体的上部（头、面）和肌表，易出现头痛、汗出、恶风、咽痒、咳嗽等症。

2）风性善行而数变："善行"，指风性善动不居，游走不定。故风邪致病具有病位游走、行无定处的特点。"数变"，指风邪致病变幻无常，发病迅速。

3）风性主动：指风邪致病具有动摇不定的特征。如风邪伤人，常见颜面肌肉抽掣，或眩晕、震颤、抽搐、颈项强直、角弓反张、两目上视等。

4）风为百病之长：一指风邪常兼它邪而伤人致病；二指风邪伤人致病最多。

（2）寒邪的性质及致病特点

1）寒为阴邪，易伤阳气：寒即阴气盛的表现，故称其为阴邪。感受寒邪，最易损伤人体阳气。即"阴盛则阳病"。

2）寒性凝滞：指寒邪伤人，易致所伤部位之气血津液凝结、经脉阻滞。故寒邪伤人，阳气受损，失其温煦，易使经脉气血运行不畅，甚或凝结阻滞不通，不通则痛。故寒邪是最易导致疼痛的外邪。

3）寒性收引：指寒邪伤人，可致气机收敛，腠理、筋脉挛急收缩。《素问·举痛论》说："寒则气收。"

（3）暑邪的性质及致病特点

1）暑为阳邪，其性炎热：暑为盛夏火热之气所化，故暑邪为阳邪。暑邪伤人多表现为一系列阳热症状，如高热、心烦、面赤、脉洪大等。

2）暑性升散，易扰心神，易伤津耗气：暑为阳邪，易升发上犯，故易上扰心神、头目，出现心胸烦闷不宁、头昏、目眩、面赤等。暑邪伤人，可致腠理开泄而多汗。且汗出过多，不仅伤津，而且气随津脱则易耗气，故临床除常见口渴喜饮、尿赤短少等津伤之症外，往往可见气短、乏力，甚则耗伤太过，清窍失养而突然昏倒、不省人事等。《素问·举痛论》说："炅则气泄。"

3）暑多夹湿：暑季气候炎热，且常多雨潮湿，热蒸湿动，故暑邪致病，多夹湿邪为患。临床表现除发热、烦渴等暑热症状外，常可见身热不扬、汗出不畅、四肢困重、倦怠乏力、胸闷呕恶、大便溏泄不爽等湿滞症状。

（4）湿邪的性质及致病特点

1）湿为阴邪，易伤阳气：湿与水同类，故属阴邪。阴邪侵人，机体阳气与之抗争，故湿邪侵人，易伤阳气。脾主运化水液，性喜燥而恶湿，故外感湿邪，常易困脾，致脾阳不振，运化无权，从而使水湿内生、停聚，所以说湿易损伤脾阳。

2）湿性重浊：湿邪致病，常出现以沉重感及附着难移为特征的临床表现，如头身困重、四肢酸楚沉重并且附着难移等。湿邪为患，易出现分泌物和排泄物秽浊不清的特征。

3）湿性黏滞，易阻气机：湿邪致病，其黏腻停滞的特性主要表现在三个方面：一是症状的黏滞性。湿邪为患，易呈现分泌物和排泄物黏滞不爽的特征。二是病程的缠绵性。因湿性黏滞，易阻气机，气不行则湿不化，胶着难解，故湿邪为病，起病隐缓，病程较长，反复发作，或缠绵难愈。三是易阻气机。因湿为重浊之邪，故伤人最易留滞于脏腑经络，阻遏气机，使脏腑气机升降失常，经络阻滞不畅。

4）湿性趋下，易袭阴位：湿邪类水属阴而有趋下之势，故湿邪为病，多易伤及人体下部。

（5）燥邪的性质及致病特点

1）燥性干涩，易伤津液：燥邪为多发于秋季的干燥涩滞之病邪，侵犯人体，最易损伤津液，出现各种干燥、涩滞的症状。

2）燥易伤肺：肺为娇脏，喜润而恶燥。肺司呼吸，开窍于鼻，燥邪易从口鼻而入，故最易损伤肺津，从而影响肺气之宣降，甚或燥伤肺络。

（6）火（热）邪的性质及致病特点

1）火热为阳邪，其性燔灼趋上：火热之性燔灼、升腾，故为阳邪。阳邪伤人，发为实热性病证。火性炎上，火热之邪易侵害人体上部，故火热病证，多发生在人体上部，尤以头面部为多见。

2）火热易扰心神：火性炎上躁扰，故火邪伤人尤易影响心神，轻者心神不宁而心烦、失眠；重者可扰乱心神，出现狂躁不安，或神昏、谵语等症。

3）火热易伤津耗气：火热之邪伤人，因其性燔灼急迫，一是可迫津外泄，使气随津泄而致津亏气耗；二是直接消灼津液，耗伤人体的阴气。

4）火热易生风动血："生风"，是指火热之邪侵犯人体，燔灼津液，劫伤肝阴，筋脉失养失润，易引起肝风内动的病症。"动血"，指火热邪气入于血脉，迫血妄行和损伤血络。轻则血行加速而脉数，甚则可灼伤脉络，迫血妄行，引起各种出血证。

5）火邪易致疮痈：火邪入于血分，结聚于局部，燔灼腐肉，易发为痈肿疮疡。

细目二 疠 气

● 要点

1. 疠气的概念 疠气，是一类具有强烈致病性和传染性病邪的统称。又称为"疫毒""疫气""异气""戾气""毒气""乖戾之气"等。

疠气可通过空气传染，多从口鼻侵犯人体而致病；也可随饮食污染、蚊虫叮咬、虫兽咬伤、皮肤接触、性接触、血液传播等途径感染而发病。

疠气种类繁多，其所引起的疾病，统称为疫疠，又称疫病、瘟病，或瘟疫病。实际上包括了现代临床许多传染病和烈性传染病。

2. 疠气的致病特点

（1）发病急骤，病情危笃 疠气之邪，其性暴戾，其伤人致病大多具有发病急骤，来势凶猛，变化多端，病情险恶的特点，病程中常出现发热、扰神、动血、生风、剧烈吐泻等危重病状。所以说疠气致病病情凶险，死亡率高。

（2）传染性强，易于流行　疠气可通过空气、食物、接触等多种途径伤人致病。无论男女老少，体质强弱，凡触之者，多可发病。且疠气发病，传染性强，可致疫病流行。

（3）一气一病，症状相似　疠气种类不同，所致之病各异。不同的疠气可专门侵犯某脏腑、经络或某一部位而发病。每一种疠气所致之疫病，均有各自的临床特点和传变规律，所谓"一气致一病"，且大都症状相似。例如痄腮，无论男女，大都表现为耳下腮部肿胀等。

细目三　七情内伤

● 要点

1. 七情内伤的基本概念　七情，指喜、怒、忧、思、悲、恐、惊七种正常的情志活动，是人体脏腑生理和精神活动对内外环境变化产生的情志反应，一般不会导致或诱发疾病。

七情内伤，指喜、怒、忧、思、悲、恐、惊等七种引发和诱发疾病的情志活动。过于突然、强烈或持久不解的七情反应，超越了人体生理和心理的适应和调节能力，导致脏腑精气损伤，机能失调，或人体正气虚弱，脏腑精气虚衰，对情志刺激的适应和调节能力低下，引发或诱发疾病时，七情则成为病因，因病从内发而称之为"七情内伤"。

2. 七情与脏腑精气的关系　五脏精气是情志活动产生和保持正常的物质基础。外界的各种刺激只有作用于相应的内脏，五脏精气应答，才能表现出不同的情志反应。即心"在志为喜"，肝"在志为怒"，脾"在志为思"，肺"在志为忧"，肾"在志为恐"。因此，如果五脏精气发生病变，就会影响人的情志活动，出现异常的情志反应。另一方面，情志过激或持续不解，又可导致脏腑精气失常，气血运行失调。

3. 七情内伤的致病特点

（1）直接伤及内脏　七情过激致病，大都直接损伤内脏而导致内伤疾病的发生。

1）损伤相应之脏：七情过激损伤相应之脏。即心在志为喜，过喜则伤心；肝在志为怒，过怒则伤肝；脾在志为思，过度思虑则伤脾；肺在志为悲为忧，悲忧过度则伤肺；肾在志为恐，过恐则伤肾。

2）影响心神：心主神志，七情皆从心而发，故七情内伤均可作用于心神，导致心神不宁，甚至精神失常。

3）数情交织，易伤心肝脾：七情伤脏，既可单一情志伤人，又可两种以上情志交织伤人。由于心肝脾三脏在人体生理和情志活动中发挥着重要作用，故情志内伤，最易损伤心肝脾三脏。

4）易损伤潜病之脏腑：潜病，是指已经存在但无明显临床表现的病证。潜病之脏腑是指潜病所在的脏腑。潜病之脏腑因其正气已虚，即是情志易伤之所，故七情内伤易于损伤潜病之脏腑。

（2）影响脏腑气机　情志内伤影响脏腑之气的运行，导致脏腑气机升降失常而出现相应的临床表现。

怒则气上：指大怒致使肝气上逆，甚则血随气逆的病机变化。临床主要表现为：头胀头痛，面红目赤，急躁易怒；血随气逆则呕血，甚则昏厥卒倒等。

喜则气缓：指过度喜乐，致使心气涣散或心神惮散的病机变化。轻者可见心悸失眠、少气无力、精神不集中等；重者神志失常、狂乱，或见心气暴脱而大汗淋漓、气息微弱、脉微欲绝等。

悲则气消：指过度悲忧，导致肺气耗伤或宣降失常的病机变化。临床常见意志消沉、精神不振、气短胸闷、乏力懒言等症。

恐则气下：指过度恐惧，致使肾气失固，气陷于下的病机变化。临床可见二便失禁，遗精、滑精、骨痿等症。

惊则气乱：指猝然受惊，导致心神不定，气机逆乱的病机变化。临床可见惊悸不安，慌乱失措，甚则神志错乱。

思则气结：指过度思虑，导致心脾气机郁滞，运化失职的病机变化。临床可见心悸、失眠、多梦、精神萎靡及倦怠乏力、食少、腹胀、便溏等症状。

（3）多发为情志病　情志病，系指发病与情志刺激有关或具有情志异常表现的病证。包括：①因情志刺激而发的病证，如郁证、癫、狂等。②因情志刺激而诱发的病证，如胸痹、真心痛、眩晕、胃脘疼痛等。③其它原因所致但具有情志异常表现的病证，如消渴、恶性肿瘤、慢性肝胆疾病等，大都有异常的情志表现，并且其病情也随其情绪变化而有相应的变化。

（4）影响病情变化　七情变化对病情具有两方面的影响：一是有利于疾病康复；二是诱发疾病发作或加重病情。

细目四　饮食失宜

● 要点

1. 饮食不节　即饮食失于节制。如过饥过饱，或饥饱无常，均可影响健康，导致疾病发生。

（1）过饥　指摄食不足。一方面因气血亏虚而脏腑组织失养，机能衰退，全身虚弱；另一方面因正气不足，抗病力弱，易感邪而发病。

（2）过饱　即饮食过量，或暴饮暴食，或中气虚弱而强食，以致脾胃难以运化而致病。

2. 饮食不洁　指因食用不清洁、不卫生或陈腐变质或有毒的食物而成为致病因素。饮食不洁所致病变以胃肠病为主。

3. 饮食偏嗜　指过于喜食某种性味的食物或专食某些食物。包括饮食偏寒偏热，偏嗜五味，或食类偏嗜等。

（1）寒热偏嗜　良好的饮食习惯要求寒温适中。若过于偏嗜寒热饮食，可导致人体阴阳失调而发生某些病变。

（2）五味偏嗜　五味各入五脏，如果长期嗜好某种性味的食物，就会导致该脏的脏气偏盛，机能活动失调而发生多种病变。

（3）食类偏嗜　指偏食某种或某类食品，或厌恶某类食物而不食等，久之也可成为导致某些疾病发生的原因。

细目五　劳逸失度

● 要点

1. 过度劳累　包括劳力过度、劳神过度和房劳过度。

（1）劳力过度　即过度劳伤形体而积劳成疾，或是病后体虚，勉强劳作而致病。其病变特点主要表现在两个方面：一是过度劳力而耗气，所谓"劳则气耗"。二是劳伤筋骨。长时间用力太过，则致形体组织损伤，久而积劳成疾。

（2）劳神过度　即长期思虑劳神而积劳成疾。长思久虑，暗耗心血，损伤脾气，以致心神失养。

（3）房劳过度　即房事太过，或手淫恶习，或妇女早孕多育等，以致耗伤肾精气而致病。

2. 过度安逸　包括体力过逸和脑力过逸。其致病特点主要表现在三个方面：一是安逸少动，气机不畅。若长期运动减少，则人体气机失于畅达，可致脾胃等脏腑机能活动呆滞不振，出现食少、胸闷、腹胀、肌肉软弱或发胖臃肿等。久则进一步影响血液运行和津液代谢，导致气滞血瘀、水湿痰饮内生等。二是阳气不振，正气虚弱。过度安逸，或长期卧床则阳气失于振奋，以致脏腑经络机能减退，体质虚弱，正气不足，抗病力下降等。常见动则心悸、气喘汗出等，或易感外邪致病。三是长期用脑过少，加之阳气不振，可致神气衰弱，常见精神萎靡、健忘、反应迟钝等。

细目六　痰　饮

● 要点

1. 痰饮的概念　痰饮是人体水液代谢障碍所形成的病理产物，一般以较稠浊者称为痰，清稀者称为饮。痰分为有形之痰和无形之痰。有形之痰，指视之可见，闻之有声的痰液，如咳嗽吐痰、喉中痰鸣等，或指触之有形的痰核等。无形之痰，是指只见其征象，不见其形质，但从痰治疗有效，从而推测其病因为痰。如眩晕、癫狂等，是无形之痰在作祟。饮则流动性较大，可留积于人体脏器组织的间隙或疏松部位。因其停留的部位不同而表现各异。如《金匮要略·痰饮咳嗽病脉证并治》的"痰饮""悬饮""溢饮""支饮"等。

2. 痰饮的形成 多因外感六淫，或七情内伤，或饮食不节等，以致脏腑机能失调，气化不利，水液代谢障碍，津液停聚而形成。由于肺、脾、肾、肝及三焦等对水液代谢起着重要作用，故痰饮的形成，多与肺、脾、肾、肝及三焦的机能失常密切相关。

3. 痰饮的致病特点 痰饮一旦产生，可随气流行，外而经络、肌肤、筋骨，内而脏腑，无处不到，易导致各种不同的病变。

（1）阻滞气血运行 痰饮通常称为有形实邪，其随气流行，或停滞于经脉，或留滞于脏腑。若留滞经络，可致经络阻滞，气血运行不畅。

（2）影响水液代谢 痰饮本为水液代谢障碍所形成的病理产物，但痰饮形成之后又可作为致病因素反过来作用于机体，进一步影响肺、脾、肾等脏腑的机能活动而加重水液代谢失常。

（3）易于蒙蔽心神 痰饮致病，随气上逆，易于蒙蔽清窍，扰乱心神，致使心神活动失常。

（4）致病广泛，变幻多端 由于痰饮随气流行，内可五脏六腑，外可四肢百骸、肌肤腠理。故其致病面广，发病部位不一，且又易于兼邪致病，因而痰饮所形成的病证繁多，症状表现十分复杂，故有"百病多由痰作祟"之说。

细目七 瘀 血

● 要点

1. 瘀血的概念 瘀血是指体内因血行滞缓或血液停积而形成的病理产物，又称"恶血""衃血""蓄血""败血""污血"等。瘀血既是病理产物，又是具有致病作用的"死血"。"瘀血"与"血瘀"的概念不同，血瘀是指血液运行不畅或血液瘀滞不通的病理状态，属于病机学概念；瘀血是指具有致病性的病理产物，属于病因学概念。

2. 瘀血的形成 凡是影响血液正常运行，引起血液运行不畅，或致血离经脉而瘀积的内外因素，均可导致瘀血。

（1）血出致瘀 各种外伤，如跌打损伤、金刃所伤、手术创伤等，致血脉损伤而出血；或其它原因，如脾不统血、肝不藏血、热灼脉络而致出血以及妇女经行不畅、流产等，其所出之血未能排出或及时消散，留积于体内则成瘀血。

（2）血行不畅致瘀 凡是影响血液正常运行，使血液运行不畅的各种因素，均可致瘀血。如气滞致瘀、因虚致瘀（气虚推动无力，阳虚而脉道失于温通，阴虚而脉失于柔润，津液亏虚而无以充养血脉等）、血热致瘀、血寒致瘀等。

3. 瘀血的致病特点

（1）易于阻滞气机 瘀血一旦形成，必然影响和加重气机郁滞，即所谓"血瘀则气滞"。且气机郁滞，又可引起局部或全身的血液运行不畅。出现局部青紫、肿胀、疼痛等症。

（2）影响血脉运行 瘀血形成之后，无论其瘀滞于脉内，还是留积于脉外，均可导致局部或全身的血液运行失常。

（3）影响新血生成 瘀血为病理性产物，不仅已失去其对机体的濡养滋润作用，且因其阻滞于体内，尤其是瘀血日久不散，还可严重地影响气血的运行，脏腑机能失常，生机受阻，影响新血的生成。

（4）病位固定，病证繁多 瘀血一旦停滞于某脏腑组织，多难于及时消散，故其致病又具有病位相对固定的特征，如局部刺痛、固定不移，或肿块形成等。而且，因瘀血阻滞的部位不同、形成原因各异、兼邪不同，其病理表现也就不同。

4. 瘀血致病的症状特点 瘀血致病，症状错综繁多，其主要病症特点如下：①疼痛：多为刺痛，痛处固定不移，拒按，夜间痛甚。②肿块：瘀血积于皮下或体内则可见肿块，肿块部位固定。③出血：因瘀血阻滞，损伤血络，血逸脉外而见出血色紫黯，或夹有瘀血块。④色紫黯：一是面色紫黯，口唇、爪甲青紫等；二是舌质紫黯，或舌有瘀斑、瘀点等。⑤可出现肌肤甲错，脉涩或脉结代等。

（皮明钧）

第十三单元　发　病

细目一　发病的基本原理

● 要点

1. 正气与邪气的概念

（1）正气的基本概念　正气，相对"邪气"而言，指人体内具有抗病、驱邪、调节、修复等作用的一类细微物质。正气含有阴气、阳气两部分：阴气有凉润、宁静、抑制、沉降等作用和运动趋向，阳气有温煦、推动、兴奋、升发等作用和运动趋向。阴气能抵抗阳邪的侵袭，并能抑制、祛除阳邪，阻止阳热病证的发展以使病情向愈；阳气能抵抗阴邪的入侵，并能制约、祛除阴邪，阻止阴寒病证的传变并使之康复。

正气的防御作用主要表现为：①抵御外邪：正气强盛，抗邪有力，则病邪难以入侵，故不发病，或虽邪气已经进入，但正气盛，能及时抑制或消除邪气的致病力，亦不发病。②祛除病邪：正气强盛，可祛除入侵病邪，或阻止邪气的深入，致病较轻浅，预后良好。③修复调节：正气对邪气侵入而导致的机体阴阳失调、脏腑组织损伤、精血津液亏耗及生理机能失常，有调节、修复的作用，可使疾病向愈。④维持脏腑经络机能的协调，防止痰饮、瘀血、结石等病理产物以及内风、内寒、内湿、内燥、内火等内生五"邪"的产生。

（2）邪气的基本概念　邪气，泛指各种致病因素，简称为"邪"。包括由外而入或由体内产生的各种具有致病作用的因素。如六淫、疠气、外伤、虫兽伤、寄生虫、七情内伤、饮食失宜、痰饮、瘀血、结石等。

邪气对机体的损害作用主要体现为：①导致生理机能失常。②造成脏腑组织的形质损害。③改变体质类型。

2. 正气不足是疾病发生的内在因素　《素问遗篇·刺法论》说："正气存内，邪不可干。"《素问·评热病论》说："邪之所凑，其气必虚。"正气在发病中起主导作用。主要体现在以下几个方面：

（1）正虚感邪而发病　正气不足，抗邪无力，外邪乘虚而入，疾病因之发生。

（2）正虚生邪而发病　正气不足，调节脏腑经络机能活动的能力下降，易致脏腑机能紊乱，精气血津液的代谢失常，可"内生五邪"而发病；或导致病理产物的积聚而引起新的病变。

（3）正气强弱可决定发病的证候性质　邪气侵人，若正气充盛，奋起抗邪，邪正相搏剧烈，多表现为实证；正气不足，脏腑机能减退，气血精津液亏损，多表现为虚证或虚实夹杂证。若正气虚衰，不能敌邪，邪气易于深入内脏，为病多重。

3. 邪气是发病的重要条件　邪气在发病中的作用主要有：

（1）邪气是疾病发生的原因　一般说来，没有邪气侵袭，人体不会发病。

（2）影响发病的性质、类型和特点　不同的邪气作用于人体，表现出不同的发病特点、证候类型。

（3）影响病情和病位　邪气的性质、感邪的轻重、邪所中的部位与发病时病情的轻重有关。

（4）某些情况下主导疾病的发生　在邪气的毒力和致病力特别强，超越人体正气抗御能力和调节范围时，邪气对疾病的发生起着决定性的作用。

4. 邪正相搏的胜负与发病 邪气伤人，必然引起邪正相争，而邪正相争的胜负，不仅关系着疾病的发生，还关系疾病全过程病变的发展、变化与转归。就发病而言，邪气伤人，若正胜邪却则不发病。即病邪伤人之初，由于机体正气充足，正气驱邪外出，正胜邪却，机体不被邪气所侵害，可不发病。

邪胜正负则发病。即邪气伤人之后，正虚抗邪无力，邪气得以深入，则引起疾病发生。而且发病后，邪正相争的状态还决定其证候类型、病变性质、病情轻重。

细目二　影响发病的主要因素

● 要点

1. 环境与发病 环境，指与人类生存密切相关的自然环境与社会环境而言，主要包括气候变化、地域因素、生活工作环境、社会环境等。这些因素均可形成病邪或导致正气不足而影响发病。

2. 体质与发病 不同的体质，在发病中可①决定发病倾向。②决定对某种病邪的易感性。③决定某些疾病发生的证候类型。

3. 精神状态与发病 精神状态能影响内环境的协调平衡，故能影响发病。

细目三　发病类型

● 要点

1. 感邪即发 又称为卒发、顿发，即感邪后立即发病。多见于：①新感外邪较盛。②情志剧变。③毒物所伤。④外伤。⑤感受疠气。

2. 徐发 又称为缓发，即指感邪后缓慢发病。徐发与致病因素的种类、性质，以及体质因素等密切相关。

3. 伏而后发 即指感受邪气后，并不立即发病，病邪在机体内潜伏一段时间，或在诱因的作用下，过时而发病。这种发病形式多见于外感性疾病和某些外伤。

4. 继发 指在原发疾病的基础上，继发新的疾病。其特点是新的疾病与原发病在病理上有密切联系。

5. 合病 合病之说，首见于《伤寒论》。指外感病初起时两经同时受邪而发病。如太阳与少阳合病，太阳与阳明合病等。

6. 复发 指疾病初愈或慢性疾病的缓解阶段，在某些诱因的作用下，引起疾病再度发作或反复发作的一种发病形式。引起复发的机理是余邪未尽，正气未复，或慢性病变宿根未除，均可在诱因的作用下而引起复发。

（皮明钧）

第十四单元　病　机

细目一　邪正盛衰

● 要点

1. 邪正盛衰与虚实变化

（1）虚实病机　《素问·通评虚实论》说："邪气盛则实，精气夺则虚。"

1）实：指以邪气亢盛为主，而正气未衰，正邪激烈相争，临床上出现一系列以太过、亢奋、有余为特征的一种病理变化。

2）虚：指以正气虚损为主，而邪气已退或不明显，正邪难以激烈相争，出现一系列以虚弱、衰退和不足为特征的一种病理变化。

（2）虚实变化

1）虚实错杂：①虚中夹实：即以正虚为主，又兼有实邪为患的病理变化。②实中夹虚：即以邪实为主,又兼有正气虚损的病理变化。

2)虚实真假:①真实假虚:指病机的本质为"实",但表现出"虚"的假象。又称为"大实有羸状"。②真虚假实:是指病机的本质为"虚",但表现出"实"的假象。又称为"至虚有盛候"。

2. 邪正盛衰与疾病转归

(1) 正胜邪退　指在疾病过程中,正气渐复并趋强盛,而邪气渐趋衰减,疾病向好转和痊愈方向发展的一种病理变化。

(2) 邪去正虚　指在疾病过程中,正气抗御邪气,邪气退却而正气大伤的病理变化。多见于重病的恢复期,其最终的转归一般仍然是趋向好转、痊愈。

(3) 邪胜正衰　指在疾病过程中,邪气亢盛,正气渐弱,机体抗邪无力,疾病趋于恶化、危重,甚至向死亡方面转归的一种病理变化。

(4) 邪正相持　指在疾病过程中,机体正气不甚虚弱,而邪气亦不亢盛,则邪正双方势均力敌,相持不下,病势处于迁延状态的一种病理变化。一般说来,邪气留结之处,即是邪正相搏病理表现明显之所。疾病则随邪留部位的不同而有不同的临床表现。

(5) 正虚邪恋　指在疾病过程中,正气大虚,余邪未尽,或邪气深伏伤正,正气无力祛除病邪,致使疾病处于缠绵难愈的病理变化。一般多见于疾病后期,且是多种疾病由急性转为慢性,或慢性病久治不愈,或遗留某些后遗症的主要原因之一。

细目二　阴阳失调

● 要点

1. 阴阳偏胜　指人体在邪正斗争及其盛衰变化中,阴或阳一方病理性亢盛的病变,属于"邪气盛则实"的实性病机。

(1) 阳偏胜　即是阳盛,指机体在疾病过程中所出现的一种阳气病理性亢盛、机能亢奋、机体反应性增强、热量过剩的病理变化。一般地说,其病机特点多表现为阳盛而阴未虚的实热病变。

(2) 阴偏胜　即是阴盛,是指机体在疾病过程中所出现的一种阴气病理性偏盛、机能抑制、热量耗伤过多的病理变化。一般地说,其病机特点多表现为阴盛而阳未虚的实寒病变。

2. 阴阳偏衰　阴阳偏衰,是指人体在疾病过程中,阴或阳一方虚衰不足的病理变化,属于"精气夺则虚"的虚性病机。

(1) 阳偏衰　即是阳虚,指机体阳气虚损,温煦、推动、兴奋等作用减退,出现机能减退或衰弱,代谢减缓,产热不足的病理变化。一般而言,其病机特点多表现为阳气不足,阳不制阴,阴气相对偏亢的虚寒证。

(2) 阴偏衰　即阴虚,指机体阴气不足,凉润、宁静、抑制等作用减退,出现代谢相对增快,机能虚性亢奋,产热相对增多的病理变化。一般地说,其病机特点多表现为阴气不足,阴不制阳,阳气相对偏盛的虚热证。

3. 阴阳互损　指在阴或阳任何一方虚损的前提下,病变发展损及另一方,形成阴阳两虚的病机。

(1) 阴损及阳　指由于阴气亏损日久,以致阳气生化不足,形成以阴虚为主的阴阳两虚病理变化。如肝肾阴虚,水不涵木,阴不制阳的肝阳上亢,随着病变发展,可进一步损及阳气,出现畏寒、肢冷、面白、脉沉细等阳虚征象。

(2) 阳损及阴　指由于阳气虚损日久,以致阴气化生不足,形成以阳虚为主的阴阳两虚病理变化。如肾阳亏虚之水肿,其病机主要为阳气不足,温煦、推动作用减退,水液停聚所致。但其病变发展,则又可因阳气不足而导致阴气化生无源而出现烦躁升火等阴虚征象。

4. 阴阳格拒　阴阳格拒,指在阴阳偏盛至极的基础上,阴阳双方相互排斥而出现寒热真假病变的一类病机。

(1) 阴盛格阳　指阴气偏盛至极,壅闭于里,寒盛于内,逼迫阳气浮越于外的一种病理变化。称为真寒假热证。

(2) 阳盛格阴　指阳气偏盛至极,深伏于里，热盛于内，格阴于外的一种病理变化。又称为真热假寒证。

5. 阴阳亡失 指机体的阴气或阳气突然大量地脱失，导致生命垂危的一种病理变化。

（1）亡阳 指机体的阳气突然大量脱失，而致全身机能严重衰竭的一种病理变化。阳气暴脱，多见冷汗淋漓、面色苍白、四肢逆冷、精神萎靡、脉微欲绝等生命垂危的临床征象。

（2）亡阴 指由于机体阴气发生突然大量消耗或丢失，而致全身机能严重衰竭的一种病理变化。阴气脱失，多见手足虽温而大汗不止、烦躁不安、心悸气喘、体倦无力、脉数疾躁动等危重征象。

细目三　精、气、血失常

○ **要点**

1. 精的失常

（1）精虚 指肾精（主要为先天之精）和水谷之精不足，及其功能低下所产生的病理变化。

（2）精的施泄失常 主要包括失精或精瘀。

失精：指生殖之精和水谷之精大量丢失的病理变化。失精的临床表现有两类：一是生殖之精的大量丢失，表现为精液排泄过多，或兼有滑精、梦遗、早泄等症；二是水谷之精大量丢失，表现为长期蛋白尿或乳糜尿，并兼有少气乏力、精力不支、面黄无华、肌肉瘦削、失眠健忘等。

精瘀：指男子精滞精道，排精障碍而言。精瘀的主要临床表现是排精不畅或排精不能，可伴随精道疼痛、睾丸小腹重坠、精索小核硬结如串珠、腰痛、头晕等症状。

2. 气的失常

（1）气虚 指一身之气不足及其功能低下的病理变化。多因先天禀赋不足，或后天失养，或肺脾肾的机能失调而致气的生成不足。也可因劳倦内伤，或久病不复等，过多耗气而致。常见神疲、乏力、眩晕、自汗、易感冒、面白、舌淡、脉虚等。

（2）气机失调 即气的升降出入运动失常，包括气滞、气逆、气陷、气闭、气脱等病理变化。

气滞：指气的运行不畅，或郁滞不通的病理变化。气滞大多属于邪实，但亦有因气虚推动无力而致者。脏腑气滞以肺、肝、脾胃为多见。

气逆：指气升之太过，或降之不及，以致气逆于上的一种病理变化。气逆多见于肺、肝、胃等脏腑。

气陷：指气的上升不足或下降太过，以气虚升举无力而下陷为特征的一种病理变化。气陷多由气虚发展而来，与脾的关系最为密切，通常又称"脾气下陷"。气陷的病理变化，主要表现为"上气不足"与"中气下陷"两方面。"上气不足"，主要指上部之气不足，头目失养的病变。"中气下陷"，指脾气虚损，升举无力，气机趋下，甚至内脏下垂。

气闭：指气机闭阻，失于外达，甚至清窍闭塞出现昏厥的一种病理变化。多与情志刺激，或外邪、痰浊等闭塞气机有关。

气脱：指气虚至极，不能内守而大量脱失，以致生命机能突然衰竭的一种病理变化。

气脱与亡阳、亡阴在病机和临床表现方面多有相同之处，病机都属气的大量脱失，临床上都可见因气脱失而致生命机能严重衰竭的表现。但亡阳是阳气突然大量脱失，当见冷汗淋漓、四肢厥冷等寒象；亡阴是阴气突然大量脱失，当出现大汗而皮肤尚温、烦躁、脉数疾等热性征象。若无明显寒象或热象，但见气虚不固及生命机能衰竭的上述表现，则称为气脱。

3. 血的失常

（1）血虚 指血液亏少，濡养功能减退的病理变化。血虚以心、肝两脏为多见。

（2）血运失常 血液运行失常主要有血瘀和出血两种病理变化。

血瘀：指血液的运行不畅，甚至血液瘀滞不通的病理变化。血瘀主要是血液运行不畅，或形成瘀积，可为全身性病变，亦可瘀阻于脏腑、经络、形体、官窍等某一局部。血瘀病机的形成，多与气虚、气滞、痰浊、瘀血、血寒、血热津亏等所致血行不畅有关。

出血：指血液逸出血脉的病理变化。若突然大量出血，可致气随血脱而引起全身机能衰竭。出血病机的形成多与血热、气虚、外伤及瘀血内阻等有关。

4. 精、气、血关系失调

（1）精与气血关系的失调

1）精气两虚：由于精可化气，气聚为精，故精气两虚或精伤及气、气伤及精，都可见精气两虚。肾主藏精化元气，因此，精气两虚多与肾有关。

2）精血不足：肾藏精，肝藏血，两者精血同源。病及肝肾，或肝病及肾、肾病及肝皆可形成肝肾精血不足的病机。

（2）气与血关系的失调

1）气滞血瘀：指气机阻滞，导致血液运行障碍，出现血瘀的病理变化。且气滞可致血瘀，血瘀可致气滞，两者互相影响。

2）气虚血瘀：指因气虚推动无力而致血行不畅，甚至瘀阻不通的病理变化。

3）气不摄血：指因气虚统摄无力，以致血逸脉外而出血的病理变化。由于脾主统血，所以气不摄血的病变，多与脾气亏虚有关。

4）气随血脱：指在大量出血的同时，气随血液的流失而脱失，形成气血两脱的危重病理变化。常见于外伤失血，呕血，或妇女产后大出血的过程中。

5）气血两虚：即气虚和血虚同时存在的病理变化。气血两虚，则脏腑经络、形体官窍失之濡养，机能衰退，出现脏腑组织不荣的病变。

细目四 津液代谢失常

● 要点

1. 津液不足 指津液亏损，脏腑组织失于滋养，表现一系列干燥枯涩征象的病理变化。导致津液不足的原因：一是热邪伤津；二是耗失过多；三是生成不足。

2. 津液输布、排泄障碍 津液输布障碍，指津液转输、运行失调，津液停滞体内某些部位的病变。津液排泄障碍，指津液化为汗、尿的作用失调，导致水液贮留体内为患。

3. 津液与气血关系失调

（1）水停气阻 指津液代谢障碍，水湿痰饮停留导致气机阻滞的病理变化。因水湿痰饮的形成，可因气滞而水停，而痰饮等有形之邪停滞，又易阻碍气的运行，故水停与气滞常常并见。

（2）气随津脱 指津液大量耗失，气失其依附而出现暴脱亡失的病理变化。多由高热伤津，或大汗伤津，或严重吐泻耗伤津液等所致。

（3）津枯血燥 指津液亏损，导致血燥虚热内生或血燥生风的病理变化。多因高热伤津，或烧伤导致津液耗损，或阴虚痨热，津液暗耗，而致津枯血燥。

（4）津亏血瘀 指津液耗损导致血行瘀滞不畅的病理变化。津液充足是保持血脉充盈，血行通畅的重要条件。

（5）血瘀水停 指因血脉瘀阻，血行不畅导致津液输布障碍而水液停聚的病理变化。血瘀则津液不行，从而导致津停为水湿痰饮。

细目五 内生"五邪"

● 要点

1. 内生"五邪"的概念 内生"五邪"，指在疾病过程中，机体自身由于脏腑机能异常而导致化风、化火、化寒、化燥、化湿的病理变化。因病起于内，又与风、寒、湿、燥、火外邪所致病证的临床征象类似，故分别称为"内风""内寒""内湿""内燥"和"内火"，统称为内生"五邪"。内生"五邪"并不是致病因素，而是由于脏腑机能失调及精气血津液代谢失常所引起的综合性病机变化。

2. 风气内动 "内风"，是与外风相对，指脏腑精气阴阳失调，体内阳气亢逆而致风动之征的病理变化。凡是在疾病发展过程中，因为阳盛，或阴虚不能制阳，阳升无制，出现动摇、眩晕、抽搐、震颤等类似风动的病理征象，都是风气内动的具体表现。

(1) 肝阳化风　指肝阳偏亢，或肝肾阴亏，阴不制阳，致肝阳亢逆无制而动风的病理变化。常见临床表现：轻者可见筋惕肉瞤、肢麻震颤、眩晕欲仆，或见口眼㖞斜、半身不遂。严重者则因血随气升而发卒然仆倒，或为闭证，或为厥证。

(2) 热极生风　又称热甚动风，指邪热炽盛，燔灼津液，劫伤肝阴，筋脉失养而动风的病理变化。常见临床表现：在高热不退基础上出现痉厥、抽搐、鼻翼扇动、目睛上吊、神昏谵语等。

(3) 阴虚风动　指阴气虚衰，宁静、抑制作用减退而动风的病理变化。临床可见筋挛肉瞤、手足蠕动等动风症状，并见低热起伏、舌光红少苔、脉细如丝等阴气衰少表现。

(4) 血虚生风　是血液虚少，筋脉失养而动风的病理变化。临床可见肢体麻木不仁，筋肉跳动、甚则手足拘挛不伸等症。

3. 寒从中生　又称"内寒"，指机体阳气虚衰，温煦作用减退，阳不制阴而虚寒内生的病理变化。常见面色苍白，畏寒喜热，四肢不温，舌质淡胖，苔白滑润，脉沉迟弱或筋脉拘挛，肢节痹痛等。内寒病机多见于心脾肾。

4. 湿浊内生　又称"内湿"，指体内水液输布排泄障碍而致湿浊停滞的病理变化。脾的运化失职是湿浊内生的关键，但脾气运化有赖肾阳的温煦，故肾阳虚亦易导致湿浊内生。

5. 津伤化燥　又称"内燥"，指津液耗伤，各脏腑形体官窍失其滋润而出现干燥枯涩的病理变化。内燥病变以肺、胃及大肠为多见。常见肌肤干燥不泽，起皮脱屑，甚则皲裂，口燥咽干，舌上无津，大便燥结，小便短少等症。

6. 火热内生　火热内生有虚实之分，其病机也各有不同：

(1) 实火　①阳气过盛化火的"壮火"，又称为"气有余便是火"。②外感六淫病邪，郁而从阳化火。③病理性代谢产物（如痰、瘀血、结石等）和食积、虫积等邪郁化火。④因情志刺激，气机郁结，气郁日久化火等。

(2) 虚火　阴气亏虚，不能制阳，阳气相对亢盛而阳亢化热化火，虚热虚火内生。一般说来，阴虚内热多见全身性的虚热征象；阴虚火旺，多见集中于机体某一部位的火热征象。

细目六　疾病传变

◎ 要点

1. 疾病传变的形式

(1) 病位传变　包括表里之间与内脏之间的传变。

表与里，是一个相对的概念。疾病表里的传变，即是病邪的表里出入。包括：表邪入里和里病出表。表邪入里，指外邪侵袭肌表之后，由表传里，病及脏腑的病理传变过程。里病出表，是指病邪原本位于脏腑，由于正气渐复，抗邪有力，病邪由里透达于外的病理传变过程。

(2) 外感病传变　外感病的发展变化，可表现为自表入里、由浅而深的传变。

六经传变：指疾病的病位在六经之间的传移，实际上是对伤寒热病六个不同发展阶段的病变规律和本质的概括。

三焦传变：指外感病循上、中、下三焦发生传移。温热病邪，多自口鼻而入，首先侵犯上焦肺卫。病邪深入，则从上焦传入中焦脾胃，再入下焦肝肾。这是疾病由浅入深，由轻而重的一般发展过程，故称之为顺传。若病邪从肺卫直接传入心包，病情恶化，则称为逆传。

卫气营血传变：指温热病过程中，病变部位在卫、气、营、血四个阶段的传移变化。卫分是温病的初期阶段，病位在肺卫；气分为温病的中期，病位在胃、肠、脾及肺、胆；营分是温病的严重阶段，病位在心包及心；血分属温病的晚期，病位在肝、肾及心。卫气营血传变，一般从卫分，发展为气分，再入营分、血分。反映病邪由浅入深，病势由轻而重的发展过程，称为"顺传"。若邪入卫分后，不经过气分阶段，直接深入营分或血分，称为"逆传"。

(3) 内伤病传变　内伤病的病位在脏腑，内伤病的基本传变形式是脏腑传变。包括①脏与脏之间的传变：即指病位传变发生于五脏之间，这是内伤病最主要的病位传变形式。②脏与腑传变：具体传变形式则是按脏腑之间表里关系而传。③腑与腑传变：指病变部位在六腑之间发生传移变化。④形脏内外传变：包括病邪通过形体而内传相关之脏腑，及脏腑病变影响外在形体。

2. 病性转化

（1）寒热转化　指疾病过程中，病机性质由寒转化为热，或由热转化为寒的病理变化。其中由寒化热主要有两种形式：一是实寒转为实热病变，以寒邪化热入里为常见；二是虚寒转化为虚热病变，即"阳损及阴"。

由热转寒，主要有三种形式：一是实热转化为虚寒病变，一般多是"壮火食气"所致；二是实热转化为实寒病变；三是虚热转化为虚寒病变，即为"阴损及阳"。

（2）虚实转化　包括由实转虚，因虚致实。由实转虚，指疾病本来是以邪气盛为矛盾主要方面的实性病变，转化为以正气虚损为矛盾主要方面的虚性病变。因虚致实，指疾病本来是以正气亏损为矛盾主要方面的虚性病变，转变为邪气盛为主的实性病变。

（皮明钧）

第十五单元　防治原则

细目一　预防

要点

1. 未病先防　指在未病之前，采取各种措施，以防止疾病的发生，是预防中的重要内容之一。预防，就是采取一定的措施，防止疾病的发生与发展，传统称为"治未病"。未病先防，包括：

（1）养生以增强正气。其措施主要有：①顺应自然，②养性调神，③护肾保精，④形体锻炼，⑤调理饮食，⑥针灸、推拿、药物调养等。

（2）防止病邪侵害。其措施有：①避其邪气。②药物预防以防止病邪伤害。

2. 既病防变　既病防变是指在疾病发生之后，力求做到：

（1）早期诊治。

（2）防止疾病的传变：①阻截病传途径。②先安未受邪之地。

细目二　治则

要点

1. 治则、治法的概念　治则，是治疗疾病时所必须遵循的基本原则，是在整体观念和辨证论治精神指导下而制定的治疗疾病的准绳。如扶正祛邪、调整阴阳、正治反治、治标治本、调理精气血津液及三因制宜等，属于基本治则，从属于治病求本的指导思想。

治法，是在一定治则指导下制订的针对疾病与证的具体治疗大法、治疗方法和治疗措施。其中治疗大法是针对一类相同病机的证而确立的，如汗、吐、下、和、清、温、补、消法等八法，其适应范围相对较广，是治法中的较高层次。治疗方法则是在治疗大法限定范围之内，针对某一具体的证所确立的具体治疗方法，如辛温解表、镇肝熄风、健脾利湿等，它可以决定选择何种治疗措施。治疗措施，是在治法指导下对病证进行治疗的具体技术、方式与途径，包括药治、针灸、按摩、导引、熏洗等，是治法中的较低层次。

2. 治病求本　指在治疗疾病时，通过辨析其病因病机，抓住疾病的本质，并针对疾病的本质进行治疗。因此，治病求本是中医学治疗疾病的指导思想，位于治则治法理论体系的最高层次。

3. 正治与反治　是针对疾病过程中病变本质与征象是否一致而提出的治则。

（1）正治　指采用与疾病的证候性质相反的

方药以治疗的一种原则。适用于疾病的征象与其本质相一致的病证。由于采用的方药与疾病证候性质相逆，如热证用寒药，故又称"逆治"。包括寒者热之、热者寒之、虚者补之、实者泻之。

（2）反治　指顺从病证的外在假象而治的一种治疗原则。适用于疾病的征象与其本质不相符的病证，即病有假象者。由于采用的方药性质与病证假象性质相同，故又称为"从治"。包括：①热因热用，即以热治热，指用热性药物来治疗具有假热征象的病证。适用于阴盛格阳的真寒假热证。②寒因寒用，即以寒治寒，指用寒性药物来治疗具有假寒征象的病证。适用于阳盛格阴的真热假寒证。③塞因塞用，即以补开塞，指用补益药物来治疗具有闭塞不通症状的虚证。适用于"至虚有盛候"的真虚假实证。④通因通用，即以通治通，指用通利的药物来治疗具有通泻症状的实证。适用于"大实有羸状"的真实假虚证。

4. 治标与治本　标与本是相对而言的，这里主要是用来概括病变过程中矛盾的主次关系。如邪与正，正气为本，邪气为标；病机与症状，病机为本，症状为标；疾病先后，旧病、原发病为本，新病、继发病为标。在复杂多变的疾病过程中，根据标本主次的不同，治疗上就有先后缓急之分。

（1）缓则治本　多用在病情缓和、病势迁延、暂无急重病状的情况下，此时必须着眼于疾病本质的治疗。因标病产生于本病，本病得治，标病自然也随之而去。

（2）急则治标　适用于病情严重，在疾病过程中又出现某些急重症状的情况。这时则应当先治或急治。此时的危重症状已成为疾病矛盾的主要方面，若不及时解决就要危及生命，或影响本病的治疗，故必须采取紧急措施先治其标。

（3）标本兼治　病变过程中标本错杂并重时，当标本兼治。如素体气虚，抗病力低下，反复感冒，如单补气则易留邪，只解表则易伤正，当标本兼顾，治宜益气解表等。

5. 扶正与祛邪　扶正，即扶助正气以提高机体的抗病能力。适用于各种虚性病变，即"虚则补之。"祛邪，即祛除邪气以安正气。适用于各种实性病变，即所谓"实则泻之。"

扶正祛邪的运用，包括：①单独运用。扶正，适用于虚性病变或真虚假实；祛邪，适用于实性病变或真实假虚。②同时运用。即攻补兼施，适用于虚实夹杂的病变。按主次有扶正兼祛邪和祛邪兼扶正的不同。③先后运用。适用于虚实夹杂病变。先扶正后祛邪，即先补后攻。适应于正虚为主，兼祛邪反伤正气，或机体不能耐受攻伐者；先祛邪后扶正，即先攻后补。适用于邪盛为主，兼扶正反会助邪，或正气尚能耐受攻伐者。

6. 调整阴阳　即针对疾病过程中机体阴阳的偏盛偏衰，损其有余、补其不足，以恢复人体阴阳的相对平衡的治则。

（1）损其有余，即"实则泻之"。适用于疾病过程中人体阴阳偏盛有余的实性病变。"阳胜则热"的实热则"热者寒之"；"阴胜则寒"的实寒则"寒者热之"。

（2）补其不足，即"虚则补之"，适用于疾病过程中人体阴阳中一方虚损不足的病变。"阴虚则热"的虚热，当"壮水之主，以制阳光"；"阳虚则寒"的虚寒则"益火之源，以消阴翳"。

（3）阴阳两补，适用于阴阳两虚病变。阳损及阴者，以阳虚为主，则在补阳的基础上辅以补阴；阴损及阳者，以阴虚为主，则应在补阴的基础上辅以补阳。

7. 调理精气血津液

（1）调理气与血的关系。

（2）调理气与津液的关系。

（3）调理气与精的关系。

（4）调理精血津液的关系。

8. 三因制宜

（1）因时制宜　是根据时令气候特点，考虑用药的治则。

（2）因地制宜　是根据不同地域环境特点，考虑用药的治则。

（3）因人制宜　是根据病人的年龄、性别、体质等不同特点，考虑用药的治则。

（皮明钧）

第十六单元 养生与寿夭

细目一 养生

● 要点

1. 养生的原则 养生，又称道生、摄生、保生。即采取各种方法以保养身体，增强体质，预防疾病，延缓衰老。养生的原则包括：①顺应自然。了解和把握自然界各种变化的规律和特点，保持与自然的统一，即"天人合一"。②形神兼养。注意将调养形体与调摄精神活动相结合，使"形与神俱"，即保持形神合一。③调养脾肾。脾为后天之本，肾为先天之本，保养肾精，"食饮有节"，才能保养脾肾。④因人而异。根据每个人的体质特点、所患疾病、生活习惯等的不同制定具体的养生方法，才能达到有效养生的目的。

2. 养生的方法 养生的方法主要包括：①适应自然，避其邪气。即提高自身的适应能力，顺应自然界四季气候变化规律，注意"虚邪贼风，避之有时"，防止疾病的发生。②调摄精神，内养真气。保持良好心态，精神内守，喜怒有节对养生具有重要意义。③饮食有节，谨和五味。注意饮食不可过饥过饱，不可过于偏食。④劳逸结合，不可过劳。⑤和于术数，适当调补。术数，包括导引、吐纳等。即要注意活动肢体，动静结合才有益养生。同时，可以根据自身的体质适当进食调补之品。

细目二 生命的寿夭

● 要点

1. 人体生命的产生与变化规律 关于人体生命的产生，《内经》有两种说法：一是人体生命由父母媾精而产生，这是中医学的生命观；二是人类如同宇宙万物，由天地精气相合而生成，这是古代哲学的生命观。

关于人体生命进程及其规律，《内经》有多篇作了描述。《素问·上古天真论》以女子七七、男子八八之数论述人体生长发育到衰老的过程；《灵枢·天年》以十岁为纪描述了人体生命活动的进程和发展变化规律。

《内经》对人体生命的产生及其发展变化的论述，主要强调三点：一是脏腑精气的充盛及其生理机能的协调是生命进程的基础；二是形神合一是生命的保证；三是肾精、肾气是构成生命、维持生命活动的根本。

2. 决定寿夭的基本因素 依据《内经》的有关论述，决定人之生命长短的基本因素有：

（1）脏腑机能协调者寿；

（2）肾精肾气充盛着寿；

（3）与天地融为一体者寿。

（皮明钧）

中医诊断学

第一单元　绪　论

● **要点　中医诊断的基本原则**

（一）整体审察

整体审察是指诊断疾病时，要重视病人整体的病理联系，同时，还要将病人与其所处自然与社会环境结合起来综合地判断病情。

（二）四诊合参

四诊合参是指医生临证时必须将望、闻、问、切四诊收集的病情资料，综合判断，参照互证，以全面、准确地作出诊断。

（三）病证结合

中医的诊断结论由病名和证名组成。病与证是疾病诊断两个不同的侧重点，辨病是探求病变全过程总的发展规律，认识贯穿疾病始终的基本矛盾；而辨证则是识别疾病某一阶段的主要病理症结，抓住当前疾病的主要矛盾。中医在诊断时，辨病与辨证常交织在一起，它既要求从纵的方面去辨别该病全过程的病机变化规律及临床特点，又要求从横的方面去辨别患者现阶段的证候类型。

（邹小娟）

第二单元　望　诊

细目一　望　神

● **要点一　得神、失神、少神、假神的常见临床表现及其意义**

（一）得神

得神即有神，是精充气足神旺的表现。

（1）得神的临床表现　精神良好，神志清楚，反应灵敏，两目精彩，面色红润，呼吸平稳，肌肉不削，动作自如等。

（2）得神的临床意义　反映脏腑精气充足，生命活动正常，为健康的表现；即使有病也是脏腑精气未伤，主病轻浅，预后良好。

（二）失神

失神即无神。有正虚失神和邪盛失神之分。

（1）**正虚失神**　正虚失神是精亏神衰的表现。

①正虚失神的临床表现：精神萎靡，反应迟钝，面色晦暗无华，目无光彩，眼球呆滞，呼吸微弱，或喘促无力，肉削著骨，动作艰难，或郑声等。

②正虚失神的临床意义：提示精气衰败，脏腑功能衰竭。多见于久病重病之人。

（2）**邪盛失神**　邪盛失神是邪盛神伤的表现。

①邪盛失神的临床表现：神昏谵语，躁扰不宁；或壮热神昏，呼吸气粗，喉中痰鸣；或猝然昏倒，双手握固，牙关紧闭等。

②邪盛失神的临床意义：提示邪气亢盛，扰

乱心神，或浊邪蒙蔽，气机闭塞；或肝风夹痰，上蒙清窍。多见于急性危重病患者。

（三）少神

少神即神气不足，是精气不足、神气不旺的表现。介于得神与失神之间。

（1）少神的临床表现　精神不振，两目乏神，面色少华，肌肉松软，倦怠乏力，少气懒言，动作迟缓等。

（2）少神的临床意义　提示正气不足，精气轻度损伤，脏腑功能减弱。常见于素体虚弱者，或病情较轻，或病后恢复期。

（四）假神

假神是指久病、重病患者，精气本已极度衰竭，突然出现某些症状暂时"好转"的现象，是脏腑精气衰竭的表现。

（1）假神的临床表现　久病、重病患者本已失神，突然精神转佳，神志清楚；或目无光彩，突然目光转亮；或久病面色无华，突然两颧泛红如妆；或久病懒言少语，却突然言语不休，想见亲人；或久病本无食欲，而突然欲进饮食或食量突然增加等。

（2）假神的临床意义　提示脏腑精气衰竭，正气将绝，阴不敛阳，虚阳外越，阴阳即将离决，多见于临终之前。古人比喻为"回光返照""残灯复明"。

● 要点二　神乱的常见临床表现及其意义

神乱是指神志错乱失常。临床上多表现为焦虑恐惧、狂躁不安、淡漠痴呆和猝然昏倒等，常见于脏躁、癫、狂、痴、痫等病人。

（一）焦虑恐惧

焦虑恐惧是指患者时时恐惧，焦虑不安，心悸气促，不敢独处。多因心胆气虚，心神失养而致，常见于脏躁等病人。

（二）狂躁不安

狂躁不安是指患者狂躁妄动，胡言乱语，少寐多梦，甚或打人毁物，不避亲疏者。多因气郁化火，痰火扰心神而致，常见于狂病等。

（三）淡漠痴呆

淡漠痴呆是指患者精神抑郁，表情淡漠，神识痴呆，喃喃自语，哭笑无常，悲观失望者。多因痰气郁结，蒙蔽心神，或先天禀赋不足所致，常见于癫病、痴呆等。

（四）猝然昏倒

猝然昏倒是指患者突然昏倒，口吐白沫，目睛上视，四肢抽搐，醒后如常者。多因脏气失调，肝风挟痰上逆，蒙闭清窍而致，属痫病。

细目二　望面色

● 要点一　常色与病色的分类、临床表现及其意义

（一）常色的分类、临床表现及其意义

常色是指健康人面部的色泽。表示人体精神气血津液充足。

我国正常人的面色应是红黄隐隐、明润含蓄，是有胃气和有神气的表现。有胃气即隐约微黄、含蓄不露；有神气即光明润泽、容光焕发。

（1）主色　主色是指人生来就有的基本面色，一生基本不变。

（2）客色　客色是指因外界因素（如季节、昼夜、阴晴气候等）的不同，或生活条件的变化，人的面色而有相应变化。如春季面色稍青，夏季面色稍赤，长夏面色稍黄，秋季面色稍白，冬季面色稍黑。

（二）病色的分类、临床表现及其意义

病色是指人体在疾病状态下面部表现的色泽。病色以晦暗枯槁（面色晦暗而无光泽）或鲜明暴露（即某种面色异常明显地显露在外）为特点。

（1）善色　善色是指五色光明润泽者。说明脏腑精气未衰，胃气尚能上荣于面。多属新病、轻病、阳证，其病易治，预后良好。

（2）恶色　恶色是指五色晦暗枯槁者。说明脏腑精气衰败，胃气不能上荣于面。多属久病、重病、阴证，其病难治，预后较差。

要点二　五色主病的临床表现及其意义

（一）青色

青色主血瘀、肝病、寒证、痛证、惊风。

（1）面色淡青，多为虚寒证。

（2）面色青黑，多为实寒证、剧痛，或肝病迁延日久。

（3）面色青灰，口唇青紫，多属心阳虚衰，心血瘀阻，或肺气壅塞。

（4）面色青灰，口唇青紫，肢冷脉微，多属心阳暴脱证。

（二）赤色

赤色主热证，亦见于戴阳证。

（1）满面通红者，多属外感发热，或脏腑火热炽盛的实热证。

（2）两颧潮红者，多属阴虚阳亢的虚热证。

（3）久病重病患者面色苍白，却颧颊部嫩红如妆，游移不定者，属戴阳证。是阳气虚衰，阴寒内盛，阴盛格阳，虚阳上越所致，属病重。

（三）黄色

黄色主脾虚、湿证。

（1）面色淡黄，枯槁无华，称"萎黄"。常见于脾胃气虚，气血不足者。

（2）面色淡黄而虚浮，称为"黄胖"。属脾气虚弱，湿邪内盛。

（3）若面目一身俱黄，称为"黄疸"。黄而鲜明如橘子色者，属"阳黄"，乃湿热熏蒸为患；黄而晦暗如烟熏者，属"阴黄"，乃寒湿郁滞所致。

（4）面色青黄（苍黄）者，多属肝郁脾虚。

（四）白色

白色主气血不足、寒证、失血证。

（1）面色淡白无华，舌、唇色淡者，多属气血不足。

（2）面色㿠白者，多属阳虚证。

（3）面色苍白（白中透青）者，多属阳气暴脱之亡阳证；或阴寒凝滞，血行不畅之实寒证；或大失血之人。

（五）黑色

黑色主肾虚、寒证、水饮、瘀血、剧痛。

（1）面黑黯淡者，多属肾阳虚。

（2）面黑干焦者，多属肾阴精亏虚。

（3）眼眶周围色黑者，多属肾虚水饮或寒湿带下。

（4）面色黧黑、肌肤甲错者，多由瘀血久停所致。

细目三　望形态

要点一　形体强弱胖瘦的临床表现及其意义

（一）形体强弱

望形体强弱主要观察机体骨骼的粗细、肌肉的丰瘦、皮肤的润枯、胸廓的宽窄等方面。

（1）强壮　表现为胸廓宽厚，骨骼粗大，肌肉结实，筋强力壮，皮肤光滑润泽。表明内脏坚实，气血旺盛，抗病力强，易于治疗，预后较好。

（2）羸弱　表现为胸廓狭窄，骨骼细小，肌肉瘦削，筋弱无力，皮肤干枯不泽。表明内脏虚衰，气血不足，抗病力弱，有病难治，预后较差。

（二）形体胖瘦

（1）体胖　是指体重超过正常者。体胖能食，为形气有余；体胖食少，为形盛气虚，是阳气不足、痰湿内盛的表现。

（2）消瘦　是指体重小于正常者。体瘦食多，属中焦有火；体瘦食少，属中气虚弱；体瘦颧红，皮肤干枯，多属阴血不足，内有虚火；久病重病卧床不起，骨瘦如柴者，为脏腑精气衰竭，气液干枯，属病危。

要点二　姿态异常（动静姿态、异常动作）的临床表现及其意义

（一）动静姿态

动静姿态可反映疾病的寒热虚实。望动静姿态的要点是动静、强弱、俯仰、屈伸，其辨证意

义是：动者、强者、仰者、伸者，多属阳证、热证、实证；静者、弱者、俯者、屈者，多属阴证、寒证、虚证。

（1）坐姿 肺虚少气则坐而喜伏；肺实气逆则坐而喜仰；咳喘肺胀，或水饮停于胸腹则但坐不得卧，卧则气逆；夺气失血则但卧不得坐，坐则晕眩；烦躁则坐卧不安。

（2）卧姿 阳证、热证、实证则卧时常向外，身轻能自转侧；阴证、寒证、虚证则卧时喜向内，身重不能转侧。实热证则仰卧伸足，掀去衣被；虚寒证则蜷卧缩足，喜加衣被。

（二）异常动作

不同的疾病可以产生不同的病态。如动风先兆，或气血不足，筋脉失养，虚风内动则颜面、口唇、眼睑、手指和足趾轻微抖动；中风则猝然昏仆，不省人事，口眼㖞斜，半身不遂；中风脱证则口开目闭，手撒遗尿；中风闭证则牙关紧闭，两手握固；痫病则猝然昏倒，不省人事，四肢抽搐，口吐白沫，口中有怪叫声；小儿惊风、破伤风、痫病、子痫则四肢抽搐，角弓反张，颈项强直，两目上视；痿病则肢体痿软无力，行走不便；痹病则四肢关节疼痛，肿胀，变形，屈伸不利。

细目四 望头面五官

● 要点一 望头发的主要内容及其临床意义

（一）发黄

发黄指发黄干枯，稀疏易落。多属精血不足，可见于慢性虚损病人或大病之后精血未复者。

①小儿头发稀疏黄软，生长迟缓，甚至久不生发，或枕后发稀者，多因先天不足，肾精亏损而致。

②小儿发结如穗，枯黄无泽，伴有面黄肌瘦，多见于疳积，由于后天失养，以致脾胃虚损所致。

（二）发白

指青少年白发。发白伴有耳鸣、腰酸等症属肾虚；伴有失眠健忘等症为劳神伤血所致。

（三）脱发

①突然片状脱发，脱落处显露圆形或椭圆形光亮头皮而无自觉症状，称为斑秃，多为血虚受风，或长期精神紧张等七情内伤，暗耗精血所致。

②青壮年头发稀疏易落，伴有腰膝酸软、健忘、眩晕等表现者，多为肾虚。

③头发脱落，头皮瘙痒、多屑多脂者，多为血热化燥所致。

● 要点二 面肿、腮肿及口眼㖞斜的临床表现及其意义

（一）面肿

（1）面部浮肿，按之凹陷者，为水肿病，属全身水肿的一部分。

①颜面浮肿，发病迅速者，为阳水，多为外感风邪，肺失宣降所致。

②颜面浮肿，兼见面色㿠白，发病缓慢者属阴水，多由脾肾阳虚，水湿泛滥所致。

③颜面浮肿，兼见面唇青紫，心悸气喘，不能平卧者，多属心肾阳虚，血行瘀滞，水气凌心所致。

（2）面部红肿，多见于热毒证。

①头面皮肤焮红灼热，肿胀疼痛，色如涂丹，压之褪色，为抱头火丹，多为风热火毒上攻所致。

②头面焮赤肿痛，头肿大如斗，面目肿盛，目不能开者，为大头瘟。由天行时疫，火毒上攻所致。

（二）腮肿

（1）痄腮 指一侧或两侧腮部以耳垂为中心肿起，边缘不清，皮色不红，局部灼热疼痛或触痛者。因外感温毒所致。多见于儿童，属传染病。

（2）发颐 指颧骨之下，腮颌之上，耳前一寸三分，发红肿起，伴有寒热、疼痛的症状。因少阳、阳明经热毒上攻所致。

（三）口眼㖞斜

（1）单见口眼㖞斜，肌肤不仁，面部肌肉患侧偏缓、健侧紧急，患侧目不能合，口不能闭，不能皱眉鼓腮，饮食言语皆不利者，为风邪中络所致。

(2) 口角㖞斜兼半身不遂者，则为中风病。

● **要点三　目的脏腑分属，望目色、目形、目态的主要内容及其临床意义**

（一）目的脏腑分属

目部的脏腑相关部位是：瞳仁属肾，称为"水轮"；目内眦及外眦的血络属心，称为"血轮"；黑睛属肝，称为"风轮"；白睛属肺，称为"气轮"；眼胞属脾，称为"肉轮"。

（二）望目色

（1）目赤肿痛　多属实热证。如白睛色红则为肺火，或外感风热；两眦赤痛为心火上炎；睑缘赤烂为脾有湿热；全目赤肿为肝经风热上攻。

（2）白睛发黄　多为黄疸病。多因湿热或寒湿内蕴，肝胆疏泄失常，胆汁外溢所致。

（3）目眦淡白　属血虚、失血。是血液亏虚不能上荣于目所致。

（4）目胞色黑晦暗　多属肾虚。是肾精亏耗，或肾阳虚衰所致。

（5）黑睛灰白混浊　为目翳。多因邪毒侵袭，或肝胆实火上攻，或湿热熏蒸，或阴虚火旺等，使黑睛受伤而致。

（三）望目形

（1）目窠肿

①目窠微肿，如新卧起之状，面有水气之色泽，为水肿病初起表现。

②上下眼睑肿，肿势急而色红为脾热。

③上下眼睑肿，肿势缓而宽软无力为脾虚。

④下眼睑肿，为肾气衰。

（2）眼窠凹陷　多为伤津耗液或气血不足，可见于吐泻伤津或气血虚衰的病人；若久病重病眼球深陷，伴形瘦如柴，则为脏腑精气竭绝，属病危。

（3）眼球突出　眼球突出兼喘满上气者，属肺胀，为痰浊阻肺、肺气失宣所致。若眼球突出兼颈前微肿，急躁易怒者，称为瘿病，因肝郁化火、痰气壅结所致。

（4）胞睑红肿　胞睑边缘肿起结节如麦粒，红肿较轻者，称为针眼；胞睑漫肿，红肿较重者，称为眼丹。皆因风热邪毒或脾胃蕴热上攻于目所致。

（四）望目态

（1）瞳孔缩小　可见于川乌、草乌、毒蕈、有机磷类农药及吗啡、氯丙嗪等药物中毒；也可见于出血性中风病，病情危重。

（2）瞳孔散大　可见于颅脑损伤、出血中风病等，提示病情危重；若两侧瞳孔完全散大，对光反射消失则是临床死亡的指征之一。

（3）目睛凝视　指病人两眼固定，不能转动。两眼固定前视者，称为瞪目直视；两眼固定上视者，称为戴眼反折；目睛偏向一侧为斜视，多因肝风内动或脏腑精气耗竭所致，属病重。

（4）闭目障碍　双目闭合障碍，多为痉病；单侧闭合障碍，多为风中面络；若小儿睡眠露睛，多由脾气虚弱，气血不足，胞睑失养所致。常见于吐泻伤津和慢脾风的患儿。

（5）胞睑下垂　又称睑废，指胞睑无力张开而上睑下垂者。双睑下垂者，多为先天不足、脾肾亏虚；单睑下垂者，多因脾气亏虚和外伤所致；也可见于中风病危候和颅脑病变。

● **要点四　望口、唇、齿、龈的主要内容及其临床意义**

（一）望口

（1）口之形色

①口角流涎：小儿多属脾气虚弱，成人多为风中络脉或中风后遗症。

②口糜：口腔肌膜糜烂成片，口气臭秽。多由湿热内蕴上蒸口腔所致。

③口疮：唇内和口腔肌膜出现白色小泡，溃烂后红肿疼痛。多由心脾二经积热上熏所致。

④鹅口疮：婴儿口腔、舌上出现片状白屑，状如鹅口者，多因感受邪毒，心脾积热，上熏口舌所致。

⑤麻疹黏膜斑：小儿口腔颊黏膜近臼齿处出现微小灰白色斑点，周围绕以红晕者，为麻疹将出之兆。

（2）口之动态

①口张：口开而不闭，属虚证。若状如鱼口，张口气直，但出不入，则为肺气将绝。

②口噤：口闭而难开，牙关紧急，属实证。多因肝风内动，筋脉拘急所致，可见于痫病、中风、惊风、破伤风等。

③口撮：上下口唇紧聚，不能吸吮，为邪正交争所致，可见于新生儿脐风、破伤风等病人。

④口㖞：又称口僻，即口角向一侧歪斜，多为风痰阻络所致，可见于面瘫或中风病人。

⑤口振：战栗鼓颔，口唇振摇，多为阳虚寒盛或邪正剧争所致，可见于外感寒邪、温病、伤寒欲作战汗，或疟疾发作。

⑥口动：口频繁开合，不能自禁，是胃气虚弱的表现；若口角掣动不止，则为热极生风或脾虚生风之象。

（二）望唇

（1）唇之色泽

①唇色红润：是正常人的表现，表示胃气充足，气血调匀。

②唇色淡白：多为血虚或失血。

③唇色淡红：多为血虚或气血两虚。

④唇色深红：多为热盛。

⑤口唇赤肿而干：多为热极。

⑥口唇呈樱桃红色者：常见于煤气中毒。

⑦唇色青紫：多为血瘀，常见于心气、心阳虚或呼吸困难严重的病人。

⑧口唇青黑：多为冷极、痛极。

（2）唇之形态

①唇干而裂：为津液已伤，见于外感燥热伤津，脾热或阴虚液亏。

②口唇糜烂：多为脾胃积热上蒸所致。

③唇内溃烂，其色淡红：多为虚火上炎。

④唇边生疮，红肿疼痛：为心脾积热所致。

⑤唇角生疔，麻木痒痛：多为锁口疔；人中部生疔：多为人中疔。

⑥人中满唇反：为脾阳已绝。

（三）望齿

（1）牙齿色泽

①牙齿洁白润泽：是津液内充、肾气充足的表现。

②牙齿干燥：为胃阴已伤。

③牙齿光燥如石：阳明热盛，津液大伤。

④牙齿燥如枯骨：是肾阴枯涸，精不上荣，见于温热病的晚期。

⑤牙齿枯黄脱落：见于久病者，多为骨绝。

⑥齿焦有垢，为胃肾热盛，但气液未竭；齿焦无垢，为胃肾热甚，气液已竭。

（2）牙齿动态

①牙关紧急：多属风痰阻络或热极生风。

②咬牙啮齿：为热盛动风。

③睡中啮齿：多因胃热或虫积所致，也可见于正常人。

（四）望牙龈

（1）牙龈色泽

①牙龈淡红而润泽：是胃气充足，气血调匀。

②牙龈淡白：多是血虚或失血。

③牙龈红肿疼痛：多是胃火亢盛。

（2）牙龈形态

①齿衄：齿缝出血，痛而红肿，多为胃热伤络；若不痛不红微肿者，多为气虚，或肾火伤络。

②牙宣：龈肉萎缩，牙根暴露，牙齿松动，多属肾虚或胃阴不足。

③牙疳：牙龈溃烂，流腐臭血水，多因外感疫疠之邪，积毒上攻所致。

● 要点五　望咽喉的主要内容及其临床意义

（一）咽喉色泽

（1）咽部红肿灼痛　属实热证，多由肺胃热毒壅盛所致。

（2）咽部嫩红，肿痛不显　属虚热证，多由肾阴亏虚、虚火上炎所致。

（3）咽喉淡红漫肿　多为痰湿凝聚所致。

（4）咽喉淡红不肿，微痛或喉痒　多为气阴两虚，虚火上炎所致。

（二）咽喉形态

（1）喉核红肿　一侧或两侧喉核红肿疼痛，甚者溃烂或有黄白色脓点者，为乳蛾。多因肺胃热盛，火毒熏蒸所致。

（2）溃烂　咽喉腐烂，周围红肿，多为实证；溃烂成片或凹陷者，为火毒壅盛；腐烂分散浅表者，为肺胃之热尚轻；溃腐日久，周围淡红或苍白者，多属虚证。

（3）成脓　咽喉红肿高突，有波动感，压之柔软凹陷者，多已成脓；压之坚硬则尚未成脓。

（4）伪膜　咽部溃烂处表面覆盖一层白腐，形如白膜者。若伪膜松厚，容易拭去，去后不复生者，此属胃热上壅于咽，病情较轻；若咽部有灰白色伪膜，坚韧不易剥离，重剥则出血，或剥去随即复生，此属重证，多为白喉，因肺胃热毒伤阴而致，属烈性传染病。

细目五　望皮肤

● 要点一　望皮肤色泽的内容及其临床意义

（一）皮肤发赤

皮肤突然色红成片，如染脂涂丹，焮热肿胀，边界清楚为丹毒。多因血分火毒所致。

（1）发于头面者，为抱头火丹，多由风热化火所致。

（2）发于小腿足部者，为流火，多由湿热化火所致，也可因外伤染毒而致。

（3）发于全身，游走不定者，为赤游丹，多由心火偏旺，风热乘袭所致。

（二）皮肤发黄

皮肤、面、目、爪甲皆黄者，为黄疸。

（1）阳黄　黄色鲜明如橘子色，伴有汗、尿色深黄如黄柏汁，舌苔黄腻等。多因脾胃或肝胆湿热所致。

（2）阴黄　黄色晦暗如烟熏，伴有畏寒、口淡苔白腻等。多因寒湿困脾所致。

（三）皮肤白斑

指局部皮肤出现点、片状白色改变，大小不等，边界清楚，称为白癜风或白驳风。多因风湿侵袭，气血不荣所致。

（四）皮肤发黑

皮肤色黑，干枯不荣，多属劳伤肾精，肌肤失养所致；若周身皮肤色黑而晦暗，由肾阳虚衰，失于温运所致。

● 要点二　望斑疹的内容及其临床意义

斑和疹都是全身性疾病表现于皮肤的症状。

（一）斑

指皮肤出现深红色或青紫色、片状斑块，平摊于皮肤，摸之不应手，压之不褪色者。有阳斑与阴斑之别。

（1）阳斑　皮肤出现色深红或紫红片状斑块，兼身热、面赤、脉数等。多由外感温热邪毒，内迫营血所致。

（2）阴斑　皮肤出现色淡青或淡紫片状斑块，隐隐稀少，兼神疲、肢凉、脉虚等。多由脾气虚衰，血失统摄，或阳衰寒凝血瘀所致。

（二）疹

指皮肤出现红色或紫红色、粟粒状疹点，高出皮肤，抚之碍手，压之褪色者。

（1）麻疹　色如桃红，形似麻粒，先见于耳后发际，渐延及颜面、躯干和四肢，疹发透彻后按出疹顺序依次消退。因外感时邪疫毒所致，属儿科常见传染病。

（2）风疹　疹色淡红，细小稀疏，瘙痒不已，时发时止。多为外感风热时邪所致。

（3）瘾疹　皮肤上出现淡红色或淡白色丘疹，大小形态各异，瘙痒，搔之融合成片，高出皮肤，发无定处，出没迅速，时隐时现。多因风寒或风热侵袭营卫或过敏所致。

● 要点三　望水疱的内容及其临床意义

（一）白㾦

（1）表现特征　白㾦指皮肤上出现的一种白色小疱疹。其特点是晶莹如粟，高出皮肤，擦破流水，多发于颈胸部，四肢偶见，面部不发。

（2）临床意义　白㾦多因外感湿热，郁于肌表，汗出不彻所致，多见于湿温病。

（3）分类　白㾦有晶、枯之分。

①晶㾦：是指色白，点细，形如粟，明亮滋润像水晶者。说明津气尚充足，是顺证。

②枯㾦：是指色干枯者。说明津气已亏竭，为逆证。

（二）水痘

水痘是指小儿皮肤出现粉红色斑丘疹，迅即变为椭圆形小水疱，晶莹明亮，顶满无脐，浆液稀薄，皮薄易破，分批出现，大小不等，兼有轻度恶寒发热表现者。多因外感时邪，内蕴湿热所致，属儿科常见传染病。

（三）热气疮

热气疮是指口角、唇边、鼻旁出现成簇粟米大小水疱，灼热痒痛。多因外感风热或肺胃蕴热上熏而致。

（四）湿疹

湿疹是指周身皮肤出现红斑，迅速形成丘疹、水疱，破后渗液，出现红色湿润之糜烂面者。多因湿热蕴结，复感风邪，郁于肌肤而发。

（五）缠腰火丹

缠腰火丹是指初期皮肤焮红灼热刺痛，出现成簇水疱，粟米至黄豆大小，簇生成群，带状分布者，多发于腰部和胸胁部。多因肝经湿热熏蒸肌肤而致。

● 要点四　望疮疡的内容及其临床意义

（一）痈

痈是指患部红肿高大，根盘紧束，伴有焮热疼痛，易于成脓者，属阳证。具有未成脓易消，已脓易溃，脓液黏稠，疮口易敛的特点。多由湿热火毒内蕴、气血瘀滞所致。

（二）疽

疽是指患部漫肿无头，肤色不变或晦暗，不热少痛者，属阴证。具有未脓难消、已脓难溃、脓液稀薄，疮口难敛，溃后易伤筋骨的特点。多由气血亏虚、阴寒凝滞所致。

（三）疔

疔是指患部顶白形小如粟，根硬较深，麻木痒痛者。多发于颜面、手足。具有邪毒深重，易于扩散的特点。因竹木刺伤，或感受疫毒、火毒等邪所致。

（四）疖

疖是指患部形小而圆，红肿热痛不甚，容易化脓，出脓即愈者。具有病位表浅，症状轻微的特点。因外感火热毒邪或湿热内蕴所致。

细目六　望排出物

● 要点　望痰、涕的内容及其临床意义

（一）望痰

（1）痰白清稀而量多者，多属寒痰，因寒邪客肺，津凝成痰，或脾虚失运，湿聚为痰。

（2）痰白黏稠量多，滑而易咯出者，多属湿痰，因脾失健运，水湿内停，聚而成痰。

（3）痰黄黏稠者，多属热痰，因热邪内盛，炼液为痰。

（4）痰少而黏，难于咯出者，多属燥痰，因燥邪犯肺，耗伤肺津，或肺阴亏虚，肺失滋养所致。

（5）痰中带血，色鲜红者，为热伤肺络，多因肺阴亏虚，或肝火犯肺，或痰热壅肺所致。

（6）咯吐脓血腥臭痰者，为肺痈，因热毒壅肺，腐败酿脓而致。

（二）望涕

（1）鼻流清涕者，多属外感风寒或阳气虚弱。

（2）鼻流浊涕者，多属外感风热或肺胃蕴热。

（3）鼻流腥臭脓涕，日久不愈者，为鼻渊，多为湿热蕴阻所致。

（4）鼻腔出血，为鼻衄，多因肺胃蕴热，或阴虚肺燥，伤及鼻络所致。

细目七　望小儿指纹

● 要点一　望小儿指纹的方法及其正常表现

（一）望小儿指纹的方法

（1）向光　家长抱小儿面向光亮。

（2）握指　医生用左手拇指和食指固定小儿食指。

（3）推擦　医生以右手拇指从小儿食指指尖向指根部以轻柔适中的力度推擦几次，观察络脉的形色变化。

（二）正常表现

正常指纹在食指掌侧（桡侧）前缘，其色泽为浅红隐隐，或略带紫色，隐现于风关之内，形态为斜形、单支，粗细适中。

● **要点二　小儿指纹病理变化的临床表现及其意义**

（一）浮沉

（1）指纹浮而显露者，为病位较浅，见于外感表证。

（2）指纹沉隐不显者，为病邪在里，见于外感病里证或内伤病证。

（二）色泽

（1）指纹鲜红者，多属外感表证。

（2）指纹紫红者，多属里热证。

（3）指纹色青者，主疼痛、惊风。

（4）指纹紫黑者，为血络郁闭，病属重危。

（5）指纹色淡者，多属脾虚、气血不足等虚证。

（6）指纹深浓而暗滞者，多属实证，是邪气亢盛。

（7）指纹浅淡而枯槁不泽者，多属虚证，是正气虚衰。

（三）长短

（1）指纹仅显于风关者，是邪气入络，邪浅而病轻。

（2）指纹达于气关者，是邪气入经，邪深而病重。

（3）指纹达于命关者，是邪入脏腑，病情严重。

（4）指纹直达指端者，为透关射甲，病多凶险，预后不佳。

（四）形状

（1）络脉增粗，分支显见者，多属实证、热证。

（2）络脉变细，分支不显者，多属虚证、寒证。

（3）单支、斜形者，多病轻。

（4）弯曲、环形、多支者，为病重，多属实证。

（邹小娟）

第三单元　望　舌

细目一　舌诊原理与方法

● **要点一　舌诊原理**

（一）舌与脏腑经络的关系

（1）舌与心的关系

①舌为心之苗，手少阴心经之别系舌本。因心主血脉，而舌质的血脉最丰富，心之气血上通并营养于舌，故人体气血的运行情况，可以通过舌质的颜色表现出来。

②心藏神，舌体的运动又受心神的支配，因而舌体运动是否灵活自如，语言是否清晰，与神志密切相关。故舌可反映心、神的病变。

（2）舌与脾胃的关系　舌为脾之外候，足太阴脾经连舌本、散舌下，舌居口中司味觉。舌苔是胃气蒸化谷气上承舌面而形成，依赖于脾胃运化功能；舌体又依赖气血充养，而脾胃为后天之本、气血生化之源，故舌象可反映脾胃的功能状态，亦是全身营养和代谢功能的反映。

（3）舌与其他脏腑经络的关系

①肾藏精，足少阴肾经循喉咙、挟舌本。

②肝藏血、主筋，足厥阴肝经络舌本。

③足太阳膀胱经经筋结于舌本。

④肺系上达咽喉，与舌根相连。

⑤其他脏腑组织，通过经络也直接、间接与舌产生联系，因此，五脏六腑的病变都可反映于舌象。

(二) 舌面的脏腑分部

①舌质多候五脏病变，侧重血分。
②舌苔多候六腑病变，侧重气分。
③舌尖多反映上焦心肺的病变。
④舌中部多反映中焦脾胃的病变。
⑤舌根部多反映下焦肾的病变。
⑥舌两侧多反映肝胆的病变。
⑦另有"舌尖属上脘，舌中属中脘，舌根属下脘"的说法。

舌尖红赤或破溃，多为心火上炎；舌体两侧出现青紫色斑点，多为肝经气滞血瘀；舌中见厚腻苔，多见于脾失健运所致的湿浊、痰饮、食积等；舌苔出现剥脱，在舌中多为胃阴不足，在舌根多为肾阴虚等。

(三) 舌与气血、津液的关系

(1) 舌与气血　舌为血脉丰富的肌性组织，有赖气血的濡养和津液的滋润。舌体的形质和舌色与气血的盛衰和运行状态有关。

(2) 舌与津液　舌苔和舌体的润燥与津液的盈亏有关。舌下肉阜部有唾液腺腺体的开口，中医认为唾为肾液，涎为脾液，皆为津液的一部分，其生成、输布离不开脏腑功能的作用，尤其与肾、脾胃等脏腑密切相关，所以通过观察舌体的润燥，可以判断体内津液的盈亏及病邪性质的寒热。

● 要点二　舌诊方法与注意事项

(一) 舌诊的体位和伸舌姿势

(1) 体位　患者可采取坐位或仰卧位，面向自然光线。

(2) 姿势　伸舌时自然地将舌伸出口外，舌体放松，舌面平展，舌尖略向下，尽量充分暴露舌体。如伸舌过分用力、紧张或伸舌时间过长，都会影响舌色改变或干湿度变化。

(二) 望舌的方法

(1) 顺序　是先看舌质，再看舌苔，最后观察舌下络脉。从部位观察，先看舌尖，再看舌中、舌边，最后看舌根部。

(2) 刮舌法　用消毒压舌板的边缘，以适中的力量，在舌面上由后向前刮三五次。

(3) 揩舌法　用消毒纱布裹于手指上，蘸少许生理盐水在舌面上揩抹数次。

刮舌法与揩舌法此二法可用于鉴别舌苔有根无根，以及是否属于染苔。若刮之不脱或刮而留污质，多为里有实邪；刮之易去，舌体明净光滑则多属虚证。

(三) 望舌的注意事项

(1) 光线影响　望舌的光线要求是正对光源，以充足的自然光线为佳。光照的强弱与色调常常会影响舌象的判断。如光线过暗，可使舌色暗滞；日光灯下，舌色多偏紫；白炽灯下，舌苔偏黄色；用普通灯泡或手电筒照明，易将黄苔误判为白苔。

(2) 饮食或药品影响　摄入某些饮食或服用某些药物可以使舌象发生变化。

①口腔咀嚼的摩擦、自洁作用而使舌苔由厚变薄。
②多喝水可使舌苔由燥变润。
③进食辛热食物，舌色偏红。
④多吃糖果、甜腻食品，使舌苔变厚。
⑤服用大量镇静剂，可使舌苔厚腻。
⑥长期服用某些抗生素，可见黑腻苔或霉腐苔。
⑦某些食物或药物，可以使舌苔着色，称为染苔。如饮用牛乳、豆浆等可使舌苔变白、变厚；进食蛋黄、橘子、核黄素等可将舌苔染成黄色；各种黑褐色食品、药品，或吃橄榄、酸梅，长期吸烟等可使舌苔染成灰色、黑色。

(3) 口腔环境对舌象的影响

①牙齿残缺可造成同侧舌苔偏厚。
②镶牙可以使舌边留下齿印。
③张口呼吸可以使舌苔变干。

细目二　正常舌象

● 要点　正常舌象的特点及临床意义

(一) 舌诊的内容

舌诊主要观察舌质和舌苔两方面。

(1) 舌质，又称舌体，是指舌的肌肉脉络组织。望舌质又分望舌的神、色、形和态及舌下络脉。

(2) 舌苔，是舌面上附着的一层苔状物。望舌苔又分望苔质和苔色。

(二) 正常舌象的特点

(1) 正常舌象的表现特征　正常舌象舌色淡红鲜明，舌质滋润，舌体柔软灵活；舌苔均匀薄白而润。简称"淡红舌，薄白苔"。

(2) 舌象的生理变异　正常舌象受体内外环境的影响，可以产生各种生理性变异。

①年龄因素的影响，儿童的舌质多淡嫩，舌苔偏少易剥，老年人的舌色较暗红或带紫暗色。

②女性生理特点的影响，在月经期可因蕈状乳头充血而舌质偏红，或舌尖边点刺增大。月经过后可以恢复正常。

③禀赋体质因素的影响，舌象可以出现一些差异。如肥胖之人舌多胖大而质淡；消瘦之人舌体偏瘦而舌色偏红；禀赋不足，体质较弱者，可见先天性裂纹舌、齿痕舌、地图舌等。

④气候、环境因素的影响，舌象会相应发生一定的变异。如夏季舌苔多厚，色偏黄；秋季舌苔多偏干；冬季舌多湿润等。

(三) 正常舌象的临床意义

正常舌象提示脏腑机能正常，气血津液充盈，胃气旺盛。

细目三　望舌质

● 要点一　舌色变化（淡白、淡红、红、绛、青紫）的特征与临床意义

(一) 淡白舌

(1) 表现特征　是舌色较正常人的淡红色浅淡，白色偏多，红色偏少，甚至全无血色者（枯白舌）的表现。

(2) 临床意义　淡白舌主气血两虚、阳虚。枯白舌主伤精、脱血夺气。

气血两亏，血不荣舌，或阳气亏虚，无力运血，血液不能上充于舌，故舌色浅淡。精血耗竭、脱血夺气，舌失充养，则显枯白无华，提示病情危重。

①淡白光莹，舌体瘦薄：属气血两亏。

②淡白湿润，舌体胖嫩：多为阳虚寒证。

(二) 淡红舌

(1) 表现特征　是舌色淡红润泽的表现。

(2) 临床意义

①淡红舌为气血调和的征象，多见于健康人，或病之轻者。

②淡红舌为心血充足，胃气旺盛的生理状态。

③若外感病初起，病情轻浅，尚未伤及气血及内脏，舌色仍可保持淡红。

(三) 红舌

(1) 表现特征　是舌色较正常人的淡红色为深，甚至呈鲜红色的表现。

(2) 临床意义　红舌主实热、阴虚内热。

因血得热则行，热盛则气血沸涌，致使舌体脉络充盈而舌色呈鲜红；或阴液亏虚，虚火上炎于舌，故舌色红。

①舌色稍红，或舌边尖略红，提示外感风热表证初期。

②舌尖红，多为心火上炎。

③舌两边红，多为肝经热盛。

④舌色鲜红，有芒刺，或兼黄厚苔，多属实热证。

⑤舌鲜红而少苔，舌体瘦小，或有裂纹，或光红无苔，属虚热证。

(四) 绛舌

(1) 表现特征　是舌色较红色更深，或略带暗红色的表现。

(2) 临床意义　绛舌主里热亢盛、阴虚火旺、瘀血。

因邪热亢盛，气血沸涌，或热入营血，耗伤营阴，血液浓缩而瘀滞，或阴虚水涸，虚火上炎，舌体脉络充盈，故舌呈绛色。

①舌绛有苔，或有红点、芒刺：属实热证，多为温病热入营血，或脏腑内热炽盛。

②舌绛少苔或无苔，或有裂纹：属虚热证，

多为热病后期阴液受损，或久病阴虚火旺。

③舌绛少苔而津润，或有瘀斑、瘀点：多为血瘀。

（五）青紫舌

（1）表现特征　是全舌呈均匀青色或紫色，或局部现青紫色斑点的表现。舌淡而泛现青紫色，为淡青紫舌；舌红而泛现紫色，为紫红舌；舌绛而泛现紫色，为绛紫舌；舌上局部出现青紫色斑点，大小不一，不高于舌面，为瘀斑舌或瘀点舌。

（2）临床意义　青紫舌，主气血运行不畅。

①舌淡紫或青紫而湿润：多为阳气虚衰阴寒内盛，寒凝血瘀。

②舌色淡红中泛现青紫：多因肺气壅滞，或肝郁血瘀，也可见于先天性心脏病，或某些药物、食物中毒。

③舌紫红或绛紫而干枯少津：为热盛伤津，气血壅滞。

④全舌青紫：多为全身性瘀血。

⑤舌有紫色斑点：多为瘀血阻滞于局部，或局部脉络损伤。

⑥舌紫而肿胀：为酒毒内蕴。

⑦全舌青：多是寒邪直中肝肾，阳郁不宣。

⑧舌边青，或口燥而漱水不欲咽：为瘀血内阻。

● 要点二　舌形变化（老嫩、胖瘦、点刺、裂纹、齿痕）的特征与临床意义

（一）老、嫩舌

（1）表现特征　老舌表现为舌质纹理粗糙或皱缩，坚敛而不柔软，舌色较暗，又称为苍老舌。嫩舌表现为舌质纹理细腻，浮胖娇嫩，舌色浅淡，又称为娇嫩舌。

（2）临床意义

①老舌：主实证。因实邪亢盛，正气未衰，邪正交争，邪气壅滞于上所致。

②嫩舌：主虚证。因气血不足，舌体脉络不充，或阳气亏虚，运血无力，寒湿内生所致。

（二）胖、瘦舌

（1）表现特征　胖大舌表现为舌体较正常舌大而厚，伸舌满口；肿胀舌表现为舌体肿大，盈口满嘴，甚者不能闭口，不能缩回。瘦薄舌表现为舌体较正常舌瘦小而薄。

（2）临床意义

①胖大舌：胖大舌多主水湿痰饮内停，肿胀舌主心脾热盛、外感湿热。舌淡胖大：多为脾肾阳虚，水湿、痰饮内停。舌红胖大，舌苔黄腻：多属脾胃湿热或痰热内蕴。舌红绛肿胀：多见于心脾热盛，或外感湿热，热毒上壅。先天性舌血管瘤患者，可呈现青紫肿胀。

②瘦薄舌：多主气血两虚，阴虚火旺。舌体瘦薄而色淡：多是气血两虚。舌体瘦薄而色红绛干燥：多见于阴虚火旺，津液耗伤。

（三）点、刺舌

（1）表现特征　点舌是指鼓起于舌面的红色或紫红色星点。大者为星，称红星舌；小者为点，称红点舌。刺舌是指舌乳头高突如刺，摸之棘手的红色或黄黑色点刺，又称芒刺舌。

（2）临床意义　点、刺舌提示脏腑热极，或血分热盛。一般点、刺越多，邪热越盛。根据点刺出现的部位，也可分辨热在何脏。

①舌尖生点刺：多为心火亢盛。

②舌中生点刺：多为胃肠热盛。

③舌边有点刺：多为肝胆火盛。

④舌红而起芒刺，兼焦黄苔：多为气分热极。

⑤舌红绛而点刺色鲜红：多为血热内盛，或阴虚火旺。

⑥舌红而点刺色绛紫：多为热入营血而气血壅滞。

（四）裂纹舌

（1）表现特征　是指舌面出现各种形状的裂沟，有深如刀割剪碎的，有横直皱纹而短小的，有纵形、横形、井字形、爻字形，以及辐射状、脑回状、鹅卵石状等，且裂沟多少不等、深浅不一，表面无舌苔覆盖的表现。

（2）临床意义　裂纹舌主热盛伤阴，血虚，脾虚湿侵。

①舌淡白而有裂纹：多为血虚不润。

②舌红绛而有裂纹：多是热盛伤津，或阴液

亏虚。

③舌淡白胖嫩，边有齿痕而又有裂纹：属脾虚湿侵。

④健康人舌面上出现裂纹，裂纹中一般有舌苔覆盖，且无不适感觉者，为先天性舌裂，应与病理性裂纹舌作鉴别。

（五）齿痕舌

（1）表现特征　是舌体边缘见牙齿压迫痕迹的表现。又称齿印舌。

（2）临床意义　齿痕舌多主脾虚、湿盛。

齿痕舌多因舌体胖大而受齿缘压迫所致，故常与胖大舌同见。

①舌淡白胖大润而有齿痕：多属寒湿壅盛，或阳虚水湿内停。

②舌淡红而有齿痕：多是脾虚或气虚。

③舌红肿胀满口，舌边有齿痕：为湿热痰浊内蕴。

④舌淡红而嫩，舌体不大而边有轻微齿痕：可为先天性齿痕；如病中见之提示病情较轻，多见于小儿或气血不足者。

● 要点三　舌态变化（强硬、痿软、颤动、歪斜、吐弄、短缩）的特征与临床意义

（一）强硬舌

（1）表现特征　是舌体板硬强直，运动不灵活的表现。

（2）临床意义　强硬舌多见于热入心包，或高热伤津，或风痰阻络。

因外感热病，邪入心包，心神受扰，舌无所主；高热伤津，筋脉失养，舌体失柔；肝风挟痰，风痰阻络，筋脉失养，以致舌体强硬失和。

①舌体强硬，舌色红绛：多因热邪炽盛。

②舌体强硬，舌胖大兼厚腻苔：多因风痰阻络。

③舌体强硬，伴语言謇涩，肢体麻木，眩晕：多为中风先兆。

（二）痿软舌

（1）表现特征　是舌体软弱，无力屈伸，痿废不灵的表现。

（2）临床意义　痿软舌主气血俱虚，热灼津伤，或阴液亏虚。

痿软舌多因气血不足，阴液亏虚，舌体筋脉失养而致。

①舌淡白而痿软：多为气血俱虚。

②新病舌干红而痿软：多为热灼津伤。

③久病舌绛少苔或无苔而痿软：多见于外感病后期，热极伤阴，或内伤杂病，阴虚火旺。

（三）颤动舌

（1）表现特征　是舌体震颤抖动，不能自主的表现。

（2）临床意义　颤动舌主肝风内动。

因气血两虚，阴液亏虚，舌失于濡养而无力平稳伸展舌体；或因热极津亏而动风、肝阳化风等导致舌抖颤难安。

①舌淡白而颤动：多为气血两虚而动风。

②舌绛紫而颤动，伴高热惊厥：多为热极生风。

③舌红绛而颤动，伴眩晕、肢体麻木：为肝阳化风。

④舌红少津少苔而颤动：多属阴虚动风。

⑤酒毒内蕴，可见舌体颤动。

（四）歪斜舌

（1）表现特征　是指伸舌时舌体偏向一侧，或左或右。

（2）临床意义　歪斜舌主中风，或中风先兆。

多因肝风内动，夹痰或夹瘀，痰瘀阻滞一侧经络，舌肌弛缓，收缩无力，而健侧舌肌如常而致。

①舌紫红干而歪斜，病势危急者：多见于肝阳化风证。

②舌淡红而歪斜，病势较缓者：多见于中风偏枯。

（五）吐弄舌

（1）表现特征　吐舌表现为舌伸于口外，不即回缩；弄舌表现为舌微露出口，立即收回，或舐口唇上下左右，摇动不停。

（2）临床意义　吐、弄舌两者皆因心、脾二经有热所致。心热则动风，脾热则津耗，以致筋

脉紧缩不舒，频频动摇。

①全舌紫而吐舌：多见于疫毒攻心，或正气已绝。

②弄舌：多见于小儿动风先兆，或小儿智能发育不全。

（六）短缩舌

（1）表现特征 是舌体卷短、紧缩，不能伸长的表现。

（2）临床意义 短缩舌，多为危重证候的表现。

①舌短缩，色淡白或青紫而湿润：多为寒凝筋脉。

②舌短缩，体胖而苔腻：多为痰浊内阻。

③舌短缩，色淡白而胖嫩：多属气血俱虚。

④舌短缩，色红绛而干：多属热盛伤津动风。

细目四 望舌苔

● 要点一 苔质变化（厚薄、润燥、腐腻、剥落、真假）的特征与临床意义

（一）薄、厚苔

（1）表现特征 苔质的厚薄以"见底"和"不见底"为标准，薄苔表现为透过舌苔能隐隐见到舌体。厚苔表现为不能透过舌苔见到舌质。

（2）临床意义 苔的厚薄主要反映邪正的盛衰和病位的浅深。

①薄苔：属正常舌苔；亦可主外感表证，或内伤轻病。

②厚苔：主邪盛入里，或内有痰湿、食积等。

（3）舌苔厚薄变化的临床意义

①舌苔由薄转厚：提示病位由浅入深，邪气渐盛，为病进。

②舌苔由厚转薄：提示正气胜邪，内邪消散外达，为病退。

③薄苔突然增厚：提示邪气极盛，迅速入里。

④舌苔骤然消退，舌上无新生舌苔：为正不胜邪，或胃气暴绝。

（二）润、燥苔

（1）表现特征 润苔表现为舌苔干湿适中，不滑不燥。滑苔表现为舌面水分过多，伸舌欲滴，扪之湿而滑。燥苔表现为舌苔干燥，扪之无津，甚则舌苔干裂。糙苔表现为苔质粗糙如砂石，扪之糙手，津液全无。

（2）临床意义 舌苔的润燥主要反映体内津液的盈亏和输布情况。

①润苔：属正常舌苔；主津液未伤，可见于风寒表证、湿证初起、食滞、瘀血等。

②滑苔：主寒证、湿证、痰饮。多为感受寒湿之邪，或脾阳不振，痰饮、水湿内停之故。

③燥苔：主热盛伤津、阴液亏耗、燥气伤肺、阳虚气不化津。燥苔是津不上承所致。

④糙苔：糙苔可由燥苔进一步发展而成。舌苔干结粗糙，津液全无，多见于热盛伤津之重症；苔质粗糙而不干者，多为秽浊之邪盘踞中焦。

（3）舌苔润燥变化的临床意义

①舌苔由润变燥：表示热重津伤，或津失输布。

②舌苔由燥变润：主热退津复，或饮邪始化。

（三）腻、腐苔

（1）表现特征

①腻苔：表现为苔质颗粒细小、质地致密、紧贴舌面，揩之不去，刮之不易脱落。腻苔有垢腻苔、黏腻苔、滑腻苔、燥腻苔之分。舌苔腻而垢浊者，称为垢腻苔；腻苔上罩有一层白色或透明的稠厚黏液者，称为黏腻苔；腻苔湿润滑利者，称为滑腻苔；腻苔干燥少津，称为燥腻苔。

②腐苔：表现为苔质颗粒疏松，粗大而厚，形如豆腐渣堆积舌面，揩之可去。若舌上黏厚一层，有如疮脓，称脓腐苔。若舌生一层白膜，或出现饭粒样糜点，称为霉腐苔。

（2）临床意义 舌苔的腻腐主要反映阳气与湿浊的消长。腻苔多由湿浊内蕴，阳气被遏，湿浊上泛舌面所致，主湿浊、痰饮、食积、顽痰。腐苔多因阳热有余，蒸腾胃中腐浊邪气上泛，聚

集于舌面而致，主痰浊、食积。

①舌苔薄腻：多为食积，或脾虚湿困。

②舌苔白滑腻：为寒湿、寒痰、寒饮、寒食积滞。

③舌苔白腻不燥：脾虚湿重。

④舌苔白厚而黏腻，口中发甜：为脾胃湿热。

⑤舌苔黄腻而厚：为痰热、湿热、暑湿、湿温、食热积滞。

⑥舌苔厚腻如积粉：多为时邪夹湿。

⑦脓腐苔：多见于内痈，或邪毒内结，是邪盛病重的表现。

⑧霉腐苔：提示气阴两虚，湿热秽浊之邪泛滥，多见于重危病人或营养不良的小儿。

⑨病中腐苔渐退，续生薄白新苔：为正气胜邪之象，是病邪消散。

⑩病中腐苔脱落，不能续生新苔：为病久胃气衰败，属于无根苔。

（四）剥落苔

（1）**表现特征** 剥落苔指舌面本有苔，疾病过程中舌苔全部或部分脱落，脱落处光滑无苔。根据舌苔剥脱的部位和范围大小，可分为以下几种：

①前剥苔：舌前半部分舌苔剥脱。

②中剥苔：舌中部分舌苔剥脱。

③根剥苔：舌根部分舌苔剥脱。

④花剥苔：舌苔多处剥脱，剥脱处光滑无苔，余处斑斑驳驳地残存舌苔，界限明显。

⑤地图舌：舌苔不规则地大片脱落，边缘厚，舌苔界限清楚，形似地图。

⑥光剥苔：舌苔全部脱落，舌面光洁如镜（又称为镜面舌或光滑舌）。

⑦类剥苔：剥脱处并不光滑，似有新生颗粒。

（2）**临床意义** 观苔之剥落，可了解胃气胃阴之存亡及气血的盛衰，从而判断疾病预后。

①舌红苔剥：多为阴虚。

②花剥苔：为胃之气阴两伤。

③花剥而兼有腻苔：为痰浊未化，正气亏虚。

④舌淡苔剥或类剥：多为血虚，或气血两虚。

⑤镜面舌而舌色红：胃阴干涸，胃乏生气。

⑥舌色白如镜，甚至毫无血色：主营血大虚，阳气虚衰。

⑦舌苔剥脱动态变化的临床意义

舌苔从全到剥：是胃的气阴不足，正气衰败的表现。

舌苔剥脱后，复生薄白之苔：为邪去正胜，胃气渐复之佳兆。

辨舌苔的剥落还应与先天性剥苔加以区别。先天性剥苔是生来就有的剥苔，其部位常在舌面中央人字沟之前，呈菱形，多因先天发育不良所致。

（五）真、假苔

（1）**表现特征** 判断舌苔之真假，以有根无根为标准。真苔表现为舌苔紧贴舌面，刮之难去，或刮之舌面仍有苔迹，舌苔像从舌体长出来的，又称为有根苔。假苔表现为苔不着实，似浮涂舌上，刮之即去，不像是从舌上长出来的，又称为无根苔。

（2）**临床意义** 辨舌苔之真假，可判断疾病的轻重与预后。

①真苔：真苔是胃气上蒸胃阴，或湿邪、食浊上泛而成，苔有根基，故舌苔与舌体不可分离。病之初期、中期，舌见真苔且厚，为胃气壅实，病邪深重；病之后期见真苔为胃气尚存。若舌面上涂一层厚苔，望似无根，其下已生出一层新苔，此属疾病向愈的善候。

②假苔：假苔是因胃气虚乏，不能续生新苔，而旧苔逐渐脱离舌体，浮于舌面，故苔无根蒂，刮之即去。久病出现假苔，是胃气匮乏，不能上潮，病情危重。

● **要点二 苔色变化（白、黄、灰黑）的特征与临床意义**

（一）白苔

（1）**表现特征** 白苔是舌面上的舌苔呈现白色。白苔有厚薄之分。舌上薄薄的分布一层白色舌苔，透过舌苔可以看到舌体者，是薄白苔；苔白而舌边尖稍薄，中根部较厚，不能透过舌苔看到舌体者，是厚白苔。

（2）临床意义 白苔一般常见于表证、寒证、湿证，也可见于热证。

①薄白苔而润：可为正常舌象，或是表证初起，或是里证轻证，或是阳虚内寒。

②苔薄白而干：常见于风热表证，或为风寒表证化热。

③苔薄白而滑：多为外感寒湿，或脾肾阳虚，水湿内停。

④苔白厚腻：多为痰饮、湿浊、食积内停。

⑤苔白厚而干：主痰浊湿热中阻。

⑥苔白厚腻而干：多为痰、湿、食积化热，或为湿浊中阻，津不上承。

⑦苔白如积粉，扪之不燥（"积粉苔"）：常见于外感瘟疫和内痈等病，因外感秽浊不正之气与热毒相结而成。

⑧苔白而燥裂，扪之粗糙：为燥热伤津，常见于温病或误服温补之品。

（二）黄苔

（1）表现特征 黄苔是舌苔呈现黄色。根据黄色的浅深，黄苔有淡黄、深黄和焦黄苔之别。淡黄苔又称微黄苔，舌苔呈现浅黄色，多由薄白苔转化而成；深黄苔又称正黄苔，苔色黄而深厚；焦黄苔又称老黄苔，是正黄色中夹有灰黑色苔。黄苔多分布于舌中，亦可满布于全舌。

（2）临床意义 黄苔一般主里证、热证。由于热邪熏灼，所以苔现黄色。淡黄热轻，深黄热重，焦黄为热结。

外感病舌苔由白转黄或黄白相间，为外感表证，表里相兼，表邪入里化热的阶段。

①薄黄苔：提示热势轻浅，常见于外感风热表证或风寒化热。

②苔淡黄而滑润多津（黄滑苔）：多是阳虚寒湿之体，痰饮聚久化热，或为气血亏虚，复感湿热之邪。

③苔黄而腻：主湿热蕴结、痰饮化热，或食积热腐。

④苔黄而干燥，甚至干裂：多见于邪热伤津，燥结腑实之证。

（三）灰黑苔

（1）表现特征 苔色浅黑，为灰苔；苔色深黑，为黑苔。灰苔与黑苔只是颜色深浅之别，故常并称为灰黑苔。灰黑苔多由白苔或黄苔转化而成。

（2）临床意义 灰黑苔主邪热炽盛，或阴寒内盛，痰湿久郁等证。

①苔灰黑而湿润：主阳虚寒湿内盛，或痰饮内停。

②苔灰黑而干燥：多为热盛津伤，也可见于阴虚火旺。

③苔焦黑干燥，舌质干裂起刺：为热极津枯。

④苔黄赤兼黑（霉酱苔）：常见于胃肠素有湿浊宿食，积久化热，或湿热夹痰，或血瘀气滞，或湿热夹瘀。

细目五　舌象综合分析

● 要点一　舌质和舌苔的综合诊察

舌质主要反映脏腑气血津液的情况；舌苔的变化主要与感受病邪和病证的性质有关。观察舌质可以了解脏腑虚实，气血津液的盛衰；察舌苔重在辨病邪的寒热、邪正消长及胃气的存亡。

（一）舌苔或舌质单方面异常

一般无论病之久暂，舌苔或舌质单方面异常意味着病情尚属单纯。如淡红舌而伴有干、厚、腻、滑、剥等苔质变化，或苔色出现黄、灰、黑等异常时，主要提示病邪性质、病程长短、病位深浅、病邪盛衰和消长等方面的情况，正气尚未明显损伤，舌苔薄白而出现舌质老嫩，舌体胖瘦或舌色红绛、淡白、青紫等变化时，主要反映脏腑功能强弱，或气血、津液的盈亏以及运行的畅滞，或为病邪损及营血的程度等。

（二）舌质和舌苔均出现异常

（1）舌苔和舌体变化一致　提示病机相同，所主病证一致，说明病变比较单纯。例如：舌体淡嫩，舌苔白润主虚寒证；舌质红，舌苔黄而干燥，主实热证；舌体红绛而有裂纹，舌苔焦黄干燥，多主热极津伤；青紫舌与白腻苔并见，提示气血瘀阻，痰湿内阻等病理特征。

（2）舌苔和舌体变化不一致　多提示病因病

机复杂，应对二者的病因病机以及相互关系进行综合分析。如淡白舌黄腻苔者，其舌淡白多主虚寒，而苔黄腻又常为湿热之征，舌色和苔色虽有寒热之别，但是舌质主要反映正气，舌苔主要反映病邪，所以脾胃虚寒而感受湿热之邪可见上述之舌象，表明本虚标实，寒热夹杂的病变特征。又如红绛舌白滑腻苔，舌色红绛属内热盛，而白滑腻苔又常见于寒湿内阻，苔和舌亦反映了寒、热二种病证，分析其成因可能是由于外感热病，营分有热，故舌色红绛，但气分有湿则苔白滑而腻；又有素体阴虚火旺，复感寒湿之邪或饮食积滞，亦可见红绛舌白滑腻苔。所以，当舌苔和舌体变化不一致时，往往提示体内存在两种或两种以上的病理变化，病情一般比较复杂，舌象的辨证意义亦是二者的结合。

（三）舌象的动态分析

无论外感与内伤病，在疾病发展过程中，都有一个发生、发展、变化的动态过程，舌象亦随之相应变化。因此观察舌象的动态改变，可以了解疾病的进退、顺逆。

（1）外感病中舌苔由薄变厚表明邪由表入里；舌苔由白转黄，为病邪化热的征象。

（2）舌色转红，舌苔干燥，为邪热充斥，气营两燔。

（3）舌苔剥落，舌质红绛，为热入营血，气阴俱伤。

（4）在内伤杂病的发展过程中，舌象亦会产生一定的变化规律。如中风病人舌色淡红，舌苔薄白，表示病情较轻，预后良好；如舌色由淡红转红，转暗红、红绛、紫暗，舌苔黄腻或焦黑，或舌下络脉怒张，表明风痰化热，瘀血阻滞。反之，舌色由暗红、紫暗转为淡红，舌苔渐化，多提示病情趋向稳定好转。

● 要点二 舌诊的临床意义

（一）判断邪正盛衰

邪正的盛衰能明显地在舌上反映出来，如气血充盛则舌色淡红而润；气血不足则舌色淡白；气滞血瘀则舌色青紫或舌下络脉怒张。津液充足则舌质舌苔滋润；津液不足则舌干苔燥。舌苔有根，是胃气充足；舌苔无根或光剥无苔，是胃气衰败；舌苔厚是邪气盛，舌苔薄则是邪气不盛等。

（二）区别病邪性质

不同的病邪致病，舌象特征亦各异。如外感风寒，苔多薄白；外感风热苔多薄黄。寒湿为病，舌淡而苔白滑；痰饮、湿浊、食滞或外感秽浊之气，均可见舌苔厚腻；燥热为病，则舌红苔燥；瘀血内阻，舌紫暗或有瘀点等。故风、寒、热、燥、湿、痰、瘀、食等诸种病因，大多可从舌象上加以辨别。

（三）辨别病位浅深

病邪轻、浅多见舌苔变化，而病情深、重可见舌苔舌体同时变化。以外感温热病而言，其病位可划分为卫、气、营、血四个层次。邪在卫分，则舌苔薄白；邪入气分，舌苔白厚而干或见黄苔，舌色红；舌绛则为邪入营分；舌色深红、紫绛或紫暗，舌枯少苔或无苔为邪入血分。说明不同的舌象提示病位浅深不同。

（四）推断病势进退

病情发展的进退趋势，可从舌象上反映出来。从舌苔上看，舌苔由薄变厚，由白转黄，由黄转焦黑色，苔质由润转燥，提示热邪由轻变重、由表及里、津液耗损；反之，苔由厚变薄，由黄转白，由燥变润，为邪热渐退，津液复生，病情向好的趋势转变。若舌苔突然剥落，舌面光滑无苔，是邪盛正衰，胃气、胃阴暴绝的征候；薄苔突然增厚，是病邪急剧入里的表现。从舌质观察，舌色淡红转红绛，甚至转为绛紫，或舌上起刺，是邪热深入营血，有伤阴、血瘀之势；舌色由淡红转为淡白、淡青紫，或舌胖嫩湿润，则为阳气受伤，阴寒渐盛，病邪由表入里，由轻转重，由单纯变复杂，病势在进展。

（五）估计病情预后

舌荣有神，舌面薄苔，舌态正常者为邪气未盛，正气未伤之象，预后较好。舌质枯晦，舌苔无根，舌态异常者为正气亏损，胃气衰败，病情多凶险。

（邹小娟）

第四单元 闻诊

细目一 听声音

要点一 音哑与失音的临床表现及其意义

音哑是指语声嘶哑的症状；失音是指语而无声的症状，古称"喑"。

（一）新病音哑或失音

新病音哑或失音多属实证，多因外感风寒或风热袭肺，或痰湿壅肺，肺失清肃，邪闭清窍所致，即所谓"金实不鸣"。

（二）久病音哑或失音

久病音哑或失音多属虚证，多因精气内伤，肺肾阴虚，虚火灼肺，以致津枯肺损，声音难出，即所谓"金破不鸣"。

（三）暴怒喊叫或持续高声宣讲而音哑或失音

暴怒喊叫或持续高声宣讲而音哑或失音属气阴耗伤。

（四）久病重病，突见语声嘶哑

久病重病，突见语声嘶哑多是脏气将绝之危象。

（五）妊娠失音（子喑）

妊娠失音（子喑）因胎儿渐长，压迫肾之络脉，使肾之精气不能上荣所致。

要点二 谵语、郑声、独语、错语、狂言、言謇的临床表现及其意义

（一）谵语

谵语是指神识不清，语无伦次，声高有力的症状。属实证，多因邪热内扰神明所致，多见于温热病邪内入心包或阳明实热证、痰热扰乱心神等。

（二）郑声

郑声是指神识不清，语言重复，时断时续，语声低弱模糊的症状。属虚证，多因心气大伤，心神散乱所致，见于多种疾病的晚期、危重阶段。

（三）独语

独语是指自言自语，喃喃不休，见人语止，首尾不续的症状。属阴证，多因心气不足，神失所养，或气郁生痰，蒙蔽心窍所致，常见于癫病、郁病。

（四）错语

错语是指神识清楚，语言错乱，语后自知的症状。证有虚实之分，虚证多因心气不足，神失所养所致，多见于久病体虚或老年脏气衰微之人；实证多为痰湿、瘀血、气郁等阻遏心神所致。

（五）狂言

狂言是指精神错乱，语无伦次，狂叫骂詈，登高而歌的症状。多属阳证、实证、热证，多因情志不遂，气郁化火，痰火互结，扰乱神明所致，常见于狂病、伤寒蓄血证。

（六）言謇

言謇是指神志清楚、思维正常而吐字困难，或吐字不清，又称语言謇涩。与舌强并见者，多因风痰阻络所致，为中风之先兆或后遗症。若因习惯而成者，不属病态。

要点三 咳嗽、喘、哮的临床表现及其意义

（一）咳嗽

咳嗽指肺气向上冲击喉间而发出的一种"咳—咳"声音。古人将其分为三种，有声无痰谓之咳，有痰无声谓之嗽，有痰有声谓之咳嗽。多因外邪袭肺、有害气体刺激、痰饮停肺、气阴亏虚等而致肺失宣降，肺气上逆所致。临床上除听辨咳声外，必须结合痰量、色、质的变化，以及发病的时间、病史及兼症等，以辨别病证的寒热

虚实。

（1）咳声重浊，痰白清稀　多属外感风寒，多因风寒束肺，肺失肃降所致。

（2）咳声重浊紧闷，痰多易咳　多属实证，多因寒痰、湿浊停聚于肺，肺失宣降所致。

（3）咳声不扬，痰稠色黄，不易咳出　多属热证，多因热邪犯肺，灼伤肺津所致。

（4）咳声低微无力　多属虚证，多因久病肺气虚损，失于宣降所致。

（5）干咳无痰，或痰少而黏，不易咳出　多属燥邪犯肺或肺阴亏虚所致。

（6）咳有痰声，痰多易咯　多属痰湿阻肺所致。

（7）咳嗽阵发，发则连声不绝，咳声终止时有鸡啼样回声，为顿咳（百日咳）　多因风邪与伏痰搏结，郁而化热，阻遏气道所致，常见于小儿。

（8）咳声如犬吠，伴有声音嘶哑，吸气困难　是肺肾阴虚，疫毒攻喉所致，多见于白喉。

（二）喘

喘即气喘，指呼吸困难、急迫，张口抬肩，甚至鼻翼扇动，难以平卧。喘多与肺、肾有关，临床有虚实之分。

（1）发作急骤，呼吸深长，息粗声高，唯以呼出为快者，为实喘。多为风寒袭肺或痰热壅肺、痰饮停肺，肺失宣肃，或水气凌心所致。

（2）病势缓慢，呼吸短浅，急促难续，息微声低，唯以深吸为快，动则喘甚者，为虚喘。是肺肾亏虚，气失摄纳，或心阳气虚所致。

（三）哮

哮是指呼吸急促似喘，声高断续，喉间有哮鸣音的症状。

喘不兼哮，但哮必兼喘。喘以气息急迫、呼吸困难为主，哮以喉间哮鸣声为特征。临床上哮与喘常同时出现，所以常并称为哮喘。

哮多因痰饮内伏，复感外邪所诱发，或因久居寒湿地区，或过食酸咸生冷所诱发。

● **要点四　呕吐、呃逆、嗳气的临床表现及其意义**

（一）呕吐

呕吐是指饮食物、痰涎从胃中上涌，由口中吐出的症状。前人以有声有物为呕吐，有物无声为吐，有声无物为干呕。但临床上难以截然分开，一般统称为呕吐。是胃失和降，胃气上逆的表现。

（1）呕声微弱，吐势徐缓，呕吐物清稀者　多属虚寒证，常因脾胃阳虚，运化失司，胃失和降，胃气上逆所致。

（2）呕声壮厉，吐势较猛，呕吐出黏稠黄水，或酸或苦者　多属实热证，常因热伤胃津，胃失濡养所致。

（3）呕吐呈喷射状者　多为热扰神明，或因头颅外伤，颅内有瘀血、肿瘤所致。

（4）呕吐酸腐食物　多属伤食，多因暴饮暴食，食滞胃脘，胃失和降，胃气上逆所致。

（5）共同进餐者皆发吐泻　多为食物中毒。

（6）朝食暮吐、暮食朝吐者　为胃反，多属脾胃阳虚证。

（7）口干欲饮，饮后则吐者　为水逆，多属痰饮停胃，胃气上逆所致。

（二）呃逆

呃逆是指从咽喉发出的一种不由自主的冲击声，声短而频，呃呃作响的症状。俗称打呃，唐代以前称"哕"。是胃气上逆的表现。

（1）呃声频作，高亢而短，其声有力者　多属实证。

（2）呃声低沉，声弱无力者　多属虚证。

（3）新病呃逆，其声有力者　多属寒邪或热邪客于胃。

（4）久病、重病呃逆不止，声低气怯无力者　属胃气衰败之危候。

（5）突发呃逆，呃声不高不低，无其他病史及兼症者　多属饮食刺激，或偶感风寒，一时胃气上逆动膈所致，一般为时短暂，不治自愈。

(三) 嗳气

嗳气是指胃中气体上出咽喉所发出的一种声长而缓的声音。古称"噫"。饱食之后，或饮汽水后，偶有嗳气，无其他兼症者，是饮食入胃排挤胃中气体上出所致，不属病态。嗳气是胃气上逆的一种表现。

(1) 嗳气酸腐，兼脘腹胀满者　属实证，多因宿食内停。

(2) 嗳气频作而响亮，嗳气后脘腹胀减，嗳气发作因情志变化而增减者　属实证，多为肝气犯胃。

(3) 嗳气频作，兼脘腹冷痛，得温症减者　属寒证，多为寒邪犯胃，或为胃阳亏虚。

(4) 嗳声低沉断续，无酸腐气味，兼见纳呆食少者　属虚证，多为脾胃气虚，胃失和降，气逆于上所致，多见于老年人或久病体弱之人。

● **要点五　太息的临床表现及其意义**

太息是指病人在情绪抑郁时，因胸胁胀闷不畅，不自觉地发出的长吁或短叹声，又称叹息。多为肝气郁结之象。

细目二　嗅气味

● **要点一　口气、排泄物之气味异常的临床意义**

(一) 口气

口气指从口中散发出的异常气味。正常人呼吸或讲话时，口中无异常气味散出。若口中散发臭气者，称为口臭，多与口腔不洁、龋齿、便秘或消化不良有关。

(1) 口气酸臭，并伴食欲不振，脘腹胀满者　多属食积胃肠。

(2) 口气臭秽者　多属胃热。

(3) 口气腐臭，或兼咳吐脓血者　多是内有溃腐脓疡。

(4) 口气臭秽难闻，牙龈腐烂者　为牙疳。

(二) 排泄物之气

排泄物之气，包括二便及妇人月经、带下等的异常气味。

(1) 大便酸臭难闻者　多为肠中郁热。

(2) 大便溏泄而腥者　多为脾胃虚寒。

(3) 大便泄泻臭如败卵，或夹未消化食物，矢气酸臭者　多为伤食。

(4) 小便臊臭，黄赤混浊者　多属膀胱湿热。

(5) 尿甜并散发烂苹果气味者　多属消渴病。

(6) 妇女经血臭秽者　多为热证。

(7) 妇女经血味腥者　多为寒证。

(8) 妇女带下臭秽而黄稠者　多属湿热。

(9) 带下腥而清稀者　多属寒湿。

(10) 崩漏或带下奇臭而颜色异常者　多见于癌症。病情多危重。

● **要点二　病室气味异常的临床意义**

病室气味是由病人身体及其分泌物、排泄物的气味散发于室内而成。气味从病体发出以至充斥病室，说明病情重笃。临床通过嗅辨病室气味，可推断病势及作为诊断特殊疾病的参考。

(1) 病室臭气触人，轻则盈于床帐，重则充满一室　多为瘟疫类疾病。

(2) 病室有尸臭气味者　多为脏腑败坏，病属危重。

(3) 病室散发腐臭气味　多为病人患有疮疡溃烂之疾。

(4) 病室有血腥气味　多为失血证。

(5) 病室有尿臊气味　多见于水肿病晚期患者。

(6) 病室有烂苹果气味　多见于消渴并发症患者。

(7) 病室有蒜臭气味　多见于有机磷中毒。

(邹小娟)

第五单元 问 诊

细目一 问诊内容

问诊内容主要包括一般情况、主诉、现病史、既往史、个人生活史、家族史等。

要点一 主诉的概念与意义

（一）概念

主诉是病人就诊时最感痛苦的症状、体征及持续时间。

（二）意义

（1）主诉是疾病的主要矛盾所在。
（2）主诉对疾病的范畴和类别、病势的轻重缓急等具有重要的诊断价值。

要点二 十问歌

十问歌的内容：即一问寒热二问汗，三问头身四问便，五问饮食六胸腹，七聋八渴俱当辨，九问旧病十问因，再兼服药参机变，妇女尤必问经期，迟速闭崩皆可见，再添片语告儿科，天花麻疹均占验。

细目二 问寒热

要点一 恶寒发热的临床表现及其意义

恶寒发热，是指病人恶寒与发热同时并见的症状。多见于外感病的初期阶段，是诊断表证的一个重要依据。

根据恶寒发热的轻重不同和有关兼症，又可分为以下三种类型：

（1）恶寒重发热轻　是风寒表证的特征。
（2）发热重恶寒轻　是风热表证的特征。
（3）发热轻而恶风自汗　是伤风表证的特征。

表证寒热的轻重，除与感受外邪的性质有关外，还与感邪轻重和邪正的盛衰有密切关系。一般而言：病邪轻者，则恶寒发热俱轻；病邪重者，则恶寒发热俱重。邪正俱盛者，恶寒发热皆较重；邪盛正衰者，多恶寒重而发热轻；邪轻正衰者，恶寒发热均较轻。

要点二 但寒不热的临床表现及其意义

但寒不热是指患者只感怕冷而不觉发热的症状。见于里寒证。多由于寒邪直接侵袭，损伤机体阳气，或素体阳虚，不能温煦肌表所致。

（一）新病恶寒

新病恶寒是指病人突然感觉怕冷，且体温不高的症状。多伴有四肢不温，或脘腹、肢体冷痛喜温，或呕吐泄泻，或咳喘痰鸣，脉沉紧有力等症。主要见于里实寒证。多因感受寒邪较重，寒邪直中脏腑、经络，郁遏阳气，机体失于温煦所致。

（二）久病畏寒

指病人经常怕冷，四肢凉，得温可缓的症状。常兼有面色㿠白，舌淡胖嫩，脉沉迟无力等症。主要见于里虚寒证。因阳气虚衰，形体失于温煦所致。

要点三 但热不寒（壮热、潮热、微热）的临床表现及其意义

但热不寒是指患者只发热而无怕冷感觉的症状，是里热证的特征症状。根据发热的不同临床表现可有壮热、潮热、微热之别。

（一）壮热

壮热是指病人身发高热，持续不退（体温超过39℃以上）。可见有满面通红、口渴饮冷、大汗出、脉洪大等症。属里实热证，是表邪入里化热，或风热内传，正盛邪实，邪正剧争，里热亢盛，蒸达于外的表现。多见于伤寒阳明经证和温病气分阶段。

（二）潮热

潮热即病人定时发热或定时热甚，有一定规

律，如潮汐之有定时。临床上常见有以下三种情况：

（1）阳明潮热　其特点是热势较高，日晡热甚，兼见腹胀便秘等。属阳明腑实证，因热结于阳明胃与大肠，日晡（申时，即下午3～5时）为阳明经气当旺之时，阳明气盛而又加之有实热，故日晡热甚。

（2）阴虚潮热　其特点是午后和夜间有低热，有热自骨内向外透发的感觉（称为骨蒸发热），兼见盗汗颧红等。多见于阴虚证，因阴液亏虚，不能制阳，机体阳气偏亢，午后卫阳渐入于里，夜间卫阳行于里，使体内偏亢的阳气更加亢盛而生内热。

（3）湿温潮热　其特点是身热不扬（肌肤初扪之不觉很热，扪之稍久即觉灼手），午后发热明显。多见于湿温病，因湿遏热伏，热在湿中，湿难透达，故身热不扬。

（三）微热

微热是指患者轻度发热，体温一般在37℃～38℃，或仅自觉发热者。常见于某些内伤病和温热病的后期。按病机有阴虚发热、气虚发热、血虚发热、气郁发热、瘀血发热和气阴两虚导致的小儿夏季发热。

（1）阴虚发热　长期午后低热，兼颧红、盗汗、五心烦热等症。

（2）气虚发热　长期微热，烦劳则甚，或高热不退，兼见有少气自汗、倦怠乏力等症。

（3）血虚发热　时有低热，兼面白、头晕、舌淡脉细等症。

（4）气郁发热　情志不舒时有微热，兼胸闷、急躁易怒、叹息等症。

（5）瘀血发热　长期微热，兼见面色黧黑，舌下大络曲张，舌有瘀点瘀斑等症。

（6）小儿夏季热　小儿在夏季气候炎热时，长期发热不已，兼见烦躁、口渴、无汗、多尿等症，至秋凉时不治自愈。是由于小儿气阴不足，不能适应夏令炎热气候所致。

● 要点四　寒热往来的临床表现及其意义

寒热往来是指患者恶寒与发热交替发作的症状，又称往来寒热。是正邪相争，互为进退的病理反映，为半表半里证寒热的特征。在临床上有以下两种类型：

（一）寒热往来，发无定时

指病人自觉时冷时热，一日多次发作而无时间规律的症状，兼见口苦、咽干、目眩、胸胁苦满、不欲饮食、脉弦等症。多见于少阳病，是外感病邪由表入里而尚未达到里，邪气停于半表半里之间的阶段。

（二）寒热往来，发有定时

指病人恶寒战栗与高热交替发作，发有定时，每日发作一次，或二三日发作一次的症状，兼见头痛剧烈、口渴、多汗等症。多见于疟疾。

细目三　问　汗

● 要点一　特殊汗出（自汗、盗汗）的临床表现及其意义

（一）自汗

自汗指患者经常日间汗出，活动后尤甚的症状。兼见畏寒肢冷、神疲、乏力等症，多见于气虚证和阳虚证。因阳气亏虚，不能固护肌表，玄府不密，津液外泄所致。

（二）盗汗

盗汗指患者睡时汗出，醒则汗止的症状。兼见潮热、颧红、脉细数等症，多见于阴虚证。因阴虚生内热，入睡时卫阳入里，不能固密肌表，虚热蒸津外泄，故睡眠时汗出较多；醒后卫气复归于表，腠理固密，故醒后汗止。

● 要点二　局部汗出（头汗、手足心汗）的临床表现及其意义

（一）头汗

头汗指患者仅见于头部，或头颈部出汗较多的症状，又称为"但头汗出"。多因上焦热盛，或中焦湿热蕴结，或病危虚阳上越所致。

（1）头面汗多，兼见面赤心烦，口渴，舌红苔黄，脉数者，为上焦热盛，邪热迫津外泄所致。

(2) 头面汗多，兼见身热不扬，身重，脘痞舌红苔腻者，为湿热蕴结中焦，湿郁热蒸，逼津上越所致。

(3) 头额部冷汗不止，伴见面色苍白，四肢厥冷，脉微欲绝者，为气脱不固，元气将脱，虚阳上越，津随阳泄所致。

（二）手足心汗

手足心汗指患者手足心汗出较多的症状。常因阳气内郁，阴虚阳亢或中焦湿热郁蒸所致。

细目四 问疼痛

● 要点一 疼痛的性质及其临床意义

（一）胀痛

胀痛指疼痛带有胀满的症状。是气滞作痛的特点。如胸胁脘腹等处胀痛，时发时止，多属肺、肝、胃肠气滞之证。但头目胀痛，多见于肝阳上亢或肝火上炎的病证。

（二）刺痛

刺痛指疼痛如针刺之状的症状。是瘀血致痛的特点。以头部及胸胁、脘腹等处较为常见。

（三）走窜痛

走窜痛指疼痛的部位游走不定，或走窜攻冲作痛的症状。或为气滞所致，或见于行痹。若胸胁脘腹疼痛而走窜不定者，称为窜痛，多因肝郁气滞所致；若肢体关节疼痛而游走不定者，称为游走痛，多见于痹病的行痹。

（四）固定痛

固定痛指疼痛部位固定不移的症状。若胸胁脘腹等处固定作痛，多为瘀血所致；若四肢关节固定作痛，多因寒湿、湿热阻滞，或热壅血瘀所致。

（五）冷痛

冷痛指疼痛伴有冷感而喜暖的症状。是寒证疼痛的特点。因寒邪侵入，阻滞脏腑、组织、经络所致者，属实寒证；因阳气不足，脏腑、组织、经络失于温煦所致者，属虚寒证。常见于腰脊、脘腹及四肢关节等处。

（六）灼痛

灼痛指疼痛伴有灼热感而喜凉的症状。是热证疼痛的特点。因火邪窜络，阳热熏灼所致者，属实热证；因阴虚火旺所致者，属虚热证。常见于咽喉、口舌、胁肋、脘腹、关节等处。

（七）绞痛

绞痛指疼痛剧烈，如刀绞割而难以忍受的症状。多因瘀血、气滞、结石、虫积等有形实邪阻闭气机，或寒邪凝滞气机所致。如心脉痹阻所引起的真心痛，结石阻塞尿路引起的腰腹痛，寒邪内侵胃肠所致的脘腹痛等，往往都具有绞痛的特点。

（八）隐痛

隐痛指疼痛轻微，尚可忍耐，但绵绵不休的症状。是虚证疼痛的特点。多因阳气精血亏虚，脏腑经脉失养所致。常见于头、脘腹、胁肋、腰背等部位。

（九）重痛

重痛指疼痛伴有沉重感的症状。多因湿邪困阻气机所致。常见于头部、四肢及腰部。头部重痛，亦可因肝阳上亢，气血上壅导致。

（十）酸痛

酸痛指疼痛伴有酸软感的症状。多因风湿侵袭，气血运行不畅，或肾虚、气血不足，组织失养所致。常见于四肢、腰背的关节、肌肉处。

（十一）掣痛

掣痛指抽掣牵引作痛，由一处连及他处的症状，也称引痛、彻痛。多因筋脉失养，或经脉阻滞不通所致。

（十二）空痛

空痛指疼痛带有空虚感的症状。是虚证疼痛的特点。多因肾精不足，或气血亏虚，组织器官失养所致。常见于头部、小腹部。

一般而言，新病疼痛，痛势剧烈，持续不解，或痛而拒按者，多属实证；久病疼痛，痛势较缓，时痛时止，或痛而喜按者，多属虚证。

● 要点二 问头痛、胸痛、胁痛、胃脘痛、腹痛、腰痛的要点及其临床意义

（一）头痛

头痛指头的某一部位或整个头部疼痛的症状。

（1）根据头痛部位不同，可辨识病在何经
①后头部连项痛：属太阳经头痛。
②前额部连眉棱骨痛：属阳明经头痛。
③侧头部痛，痛在两侧太阳穴附近为甚者：属少阳经头痛。
④巅顶痛：属厥阴经头痛。
⑤头痛连齿者：属少阴经头痛。

（2）根据头痛的不同性质，可辨识病性的寒热虚实
①头痛连项，遇风加重者：属风寒头痛。
②头痛怕热，面红目赤者：属风热头痛。
③头痛如裹，肢体困重者：属风湿头痛。
④头痛绵绵，过劳则盛者：属气虚头痛。
⑤头痛眩晕，面色苍白者：属血虚头痛。
⑥头脑空痛，腰膝酸软者：属肾虚头痛。

（二）胸痛

胸痛指胸的某一部位疼痛的症状。胸痛多与心肺病变有关。

（1）胸部憋闷作痛，痛引肩臂，时痛时止者 见于胸痹，多因胸阳不振，痰浊内阻，或气虚血瘀，使心脉气血运行不畅而致。

（2）胸背彻痛剧烈，面色青灰，手足青冷者 见于真心痛，多因心脉急骤闭塞不通所致。

（3）胸痛，壮热面赤，喘促鼻扇者 为肺实热证，多因热邪壅肺所致。

（4）胸痛，潮热盗汗，咳痰带血者 为肺阴虚证，多因肺阴亏虚，虚火灼络所致。可见于肺痨。

（5）胸痛，壮热，咳吐脓血腥臭痰者 见于肺痈，多因痰热阻肺，热壅血瘀所致。

（三）胁痛

胁痛指胁的一侧或两侧疼痛的症状。胁痛多与肝胆病变有关。

（1）胁肋胀痛，太息易怒者 为肝郁气滞。

（2）胁肋胀痛，纳呆厌食，身目发黄者 为肝胆湿热。

（3）胁肋灼痛，面红目赤者 为肝胆火盛。

（4）胁肋刺痛，或胁下触及肿块，固定而拒按者 属肝血瘀阻。

（5）胁痛，患侧胁间多见满胀痛，咳唾引痛者 为悬饮病，是饮邪停留胸胁所致。

（四）胃脘痛

胃脘痛指上腹部、剑突下。胃之所在部位疼痛的症状。

（1）进食后疼痛缓解者 多属虚证。
（2）进食后疼痛加剧者 多属实证。
（3）胃脘剧痛暴作，出现压痛及反跳痛者 多为胃脘穿孔所致。
（4）胃脘疼痛失去规律，痛无休止而明显消瘦者 应考虑胃癌的可能。

（五）腹痛

腹痛指剑突下至耻骨毛际以上的腹部（胃脘所在部位除外）疼痛。

腹有大腹、小腹和少腹之分。大腹疼痛多属脾胃之病变；小腹疼痛多属膀胱、大小肠及胞宫的病变；少腹疼痛多属肝经的病变。

（1）大腹隐痛，喜温喜按者 多为脾胃虚寒。
（2）绕脐痛，有包块按之可移者 为虫积。
（3）小腹胀满而痛，小便不利者 为癃闭，因膀胱气化不利所致。
（4）小腹胀痛或刺痛，随月经周期而发者 多属胞宫气滞血瘀。
（5）小腹刺痛，小便自利者 为蓄血。因瘀血停留下焦所致。
（6）少腹冷痛，牵及外阴者 为寒滞肝脉。

（六）腰痛

腰痛指腰部两侧，或腰脊正中疼痛的症状。

（1）腰部经常酸软而痛者 多因肾虚所致。
（2）腰部冷痛沉重，寒冷阴雨天加剧者 多因寒湿所致。
（3）腰部刺痛拒按，痛处固定不移者 多为瘀血阻络所致。

(4) 腰部突然剧痛，向少腹部放射，尿血者 多因结石阻滞所致。

(5) 腰脊疼痛连及下肢者 多属经络痹阻。

细目五　问头身胸腹

● 要点　问头晕、胸闷、心悸、脘痞、腹胀的要点及其临床意义

（一）头晕

头晕是指患者自觉头脑有眩晕之感，轻者闭目自止，重者感觉自身或眼前景物旋转，如坐舟车，站立不稳的症状。

(1) 头晕而胀，面红目赤，烦躁易怒，脉弦数者 多为肝火上炎。

(2) 头晕胀痛，头重脚轻，腰酸耳鸣，脉弦细者 多为肝阳上亢。

(3) 头晕且重，如物裹缠，痰多苔腻者 多因痰湿内阻所致。

(4) 头晕目眩，过劳加重，面白倦怠，舌淡，脉细弱者 多为气血亏虚。

(5) 头晕耳鸣，腰酸遗精，健忘者 多为肾虚精亏。

(6) 外伤后头晕刺痛，夜间尤甚者 多为瘀血阻络。

（二）胸闷

胸闷是指患者自觉胸部痞塞满闷的症状，又称胸痞。胸闷多与心、肺等脏气机不畅有关。

(1) 胸闷，心悸气短者 多为心气不足，或心阳不足。

(2) 胸闷，咳喘痰多者 多为痰饮停肺。

(3) 胸闷，壮热，鼻翼扇动者 多为热邪或痰热壅肺。

(4) 胸闷气喘，畏寒肢冷者 多为寒邪客肺。

(5) 胸闷气喘，少气不足以息者 多为肺气虚或肺肾气虚。

（三）心悸

心悸是指病人自觉心跳不安的症状。多是心神或心脏病变的反映。

心悸有惊悸与怔忡之分：因惊恐而心悸，或心悸易惊，恐惧不安者，称为惊悸。无明显外界诱因，心跳剧烈，上至心胸，下至脐腹，悸动不安者，称为怔忡。

形成心悸的病因病机主要有：心胆气虚，突受惊吓；胆郁痰扰，心神不安；心阳气不足，鼓动乏力；营血亏虚，心神失养；阴虚火旺，内扰心神；心脉瘀阻，血行不畅；脾肾阳虚，水气凌心等。

（四）脘痞

脘痞是指患者自觉胃脘部室塞满闷的症状。是脾胃病的表现。

(1) 脘痞食少，腹胀便溏者 多为脾胃虚弱。

(2) 脘痞腹胀，呕恶痰涎者 多为痰湿中阻。

(3) 脘痞，嗳腐吞酸者 多为食滞胃脘。

(4) 脘痞，胃脘有振水声者 为饮邪停胃。

（五）腹胀

腹胀是指患者自觉腹部胀满，痞塞不舒，甚则如物支撑的症状。

(1) 腹胀喜按者 属虚证。多因脾胃虚弱，失于健运所致。

(2) 腹胀拒按者 属实证。多因食积胃肠，或实热内结，阻塞气机所致。

细目六　问耳目

● 要点一　耳鸣、耳聋的临床表现及其意义

（一）耳鸣的临床表现及意义

耳鸣是指患者自觉耳内鸣响的症状。

(1) 突发耳鸣，声大如潮声，按之鸣声不减或加重者 多属实证，常因肝胆火盛，上扰清窍所致。

(2) 渐觉耳鸣，声小如蝉鸣，按之鸣声减轻或暂停者 多属虚证，常因肝肾阴虚，肝阳上扰，或肾精亏虚，髓海不充，耳失所养，或脾虚气陷所致。

（二）耳聋的临床表现及意义

耳聋是指患者听力减退，甚至听觉完全丧失的症状。

（1）新病暴聋者　多属实证，常由肝胆火逆，或外邪上袭，蒙蔽清窍所致。

（2）久病或年老渐聋者　多属虚证，常因肝肾亏虚，精气不能上荣清窍所致。

● **要点二　目眩的临床表现及其意义**

目眩是指患者自觉视物旋转动荡，如在舟车之上，或眼前如有蚊蝇飞动的症状。因肝阳上亢、肝火上炎、肝阳化风及痰湿上蒙清窍所致者，多属实证或本虚标实证；因气虚、血亏、阴精不足所致者，多属虚证。

细目七　问睡眠

● **要点一　失眠的临床表现及其意义**

失眠指患者经常不易入睡，或睡而易醒不能再睡，或睡而不酣时易惊醒，甚至彻夜不眠的症状，又称不寐或不得眠。

失眠是阳不入阴，神不守舍的病理表现。虚证多由阴血亏虚，心神失养；或心虚胆怯，神魂不安；或阴虚火旺，内扰心神所致。实证多由火邪、痰热内扰心神，使心神不宁，或食滞内停而致。临床常见有四种类型：

（1）不易入睡，甚至彻夜不眠，兼心烦不寐　多见于心肾不交。

（2）睡后易醒，不易再睡　多见于心脾两虚。

（3）睡眠时时惊醒，不易安卧　多见于胆郁痰扰。

（4）夜卧不安，腹胀嗳气　多为食滞内停。

● **要点二　嗜睡的临床表现及其意义**

嗜睡是指患者神疲困倦，睡意很浓，经常不自主地入睡的症状，又称多寐、多眠。

嗜睡多因阳虚阴盛，或痰湿内盛所致。

（1）困倦易睡，伴头目昏沉，胸闷脘痞，肢体困重，苔腻　为痰湿困脾。

（2）饭后神疲困倦易睡，兼食少纳呆，少气乏力　为脾气虚弱。

（3）精神极度疲惫，神识朦胧，困倦欲睡，肢冷脉微　为心肾阳衰。

（4）大病之后，精神疲乏而嗜睡者　为正气未复。

细目八　问饮食与口味

● **要点一　口渴与饮水：口渴多饮、渴不多饮的临床表现及其意义**

询问患者口渴与饮水的情况，可以了解患者津液的盛衰和输布有否障碍，以及病性的寒热虚实。

（一）口渴多饮

（1）临床表现　口渴多饮是指患者口渴明显，饮水量多。

（2）临床意义　口渴多饮提示津液损伤。

①大渴喜冷饮，兼有壮热、面赤、汗出、脉洪大者：为实热证，为里热炽盛，津液大伤所致。

②大渴多饮，兼有小便量多，多食易饥，体渐消瘦者：为消渴病。

（二）渴不多饮

（1）临床表现　渴不多饮是指患者虽有口干而渴的感觉，但饮水不多的症状。

（2）临床意义　渴不多饮是津液损伤较轻，或津液输布障碍的表现。常见于阴虚证、湿热证、痰饮内停、瘀血内停及温病热入营分证。

①口燥咽干而不多饮，兼颧红盗汗、舌红少津者：属阴虚证。

②渴不多饮，兼身热不扬、头身困重、黄腻苔者：属湿热证。

③渴喜热饮，饮量不多，或饮入即吐者：属痰饮内停。

④口干但欲漱水而不欲咽，兼面色黧黑，舌紫暗或有瘀斑者：属瘀血内停。

⑤口渴饮水不多，兼身热夜甚，心烦不寐，舌红绛者：属温病营分证。

● 要点二　食欲与食量：食欲减退、厌食、消谷善饥、饥不欲食、除中的临床表现及其意义

询问病人的食欲和食量情况，可以了解脾胃功能的强弱、判断疾病的轻重和估计预后的好坏。

（一）食欲减退的临床表现及其意义

食欲减退指患者进食的欲望减退，甚至不思进食的症状。

（1）食少纳呆，兼见腹胀便溏，神疲消瘦，面色萎黄，舌淡脉虚者　为脾胃虚弱。

（2）纳呆少食，兼见脘闷腹胀，头身困重，便溏苔腻者　为湿邪困脾。

（二）厌食的临床表现及其意义

厌食指患者厌恶食物，或恶闻食味的症状。

（1）厌食，兼见嗳气酸腐，脘腹胀满，舌苔厚腻者　为食滞胃脘。

（2）厌油腻食物，兼见脘腹痞闷，呕恶便溏，肢体困重者　为湿热蕴脾。

（3）厌油腻食物，兼见胁肋灼热胀痛，口苦泛呕，身目发黄者　为肝胆湿热。

妇女在妊娠早期，若有短暂择食或厌食反应，乃妊娠引起冲脉之气上逆，影响胃之和降所致，属生理现象；若长期或反复呕恶、厌食，甚至食入即吐，则属病态，为妊娠恶阻。

（三）消谷善饥的临床表现及其意义

消谷善饥指患者食欲过于旺盛，进食量多，食后不久即感饥饿的症状。

（1）多食易饥，兼见口渴心烦，口臭便秘者　为胃火亢盛。

（2）消谷善饥，兼见多饮多尿，消瘦者　为消渴病。

（3）消谷善饥，兼见大便溏泄者　为胃强脾弱。

（四）饥不欲食的临床表现及其意义

饥不欲食指患者虽然有饥饿感，但不想进食或进食不多的症状。

饥不欲食，兼见胃中有嘈杂、灼热感，舌红少苔，脉细数者：是因胃阴不足，虚火内扰所致。

（五）除中的临床表现及其意义

除中是指久病或重病患者，本不欲食，甚至不能食，突然欲食或暴食的症状。除中是假神的表现之一，因胃气败绝所致。

● 要点三　口味：口淡、口甜、口黏腻、口酸、口涩、口苦、口咸的临床表现及其意义

（一）口淡

口淡是指患者味觉减退，口中乏味，甚至无味的症状。多见于脾胃气虚。

（二）口甜

口甜是指患者自觉口中有甜味的症状。多见于脾胃湿热、脾虚。

（三）口黏腻

口黏腻是指患者自觉口中黏腻不爽的症状。多由湿浊停滞、痰饮食积所致。

（四）口酸

口酸是指患者自觉口中有酸味，或泛酸的症状。多见于肝胃蕴热、饮食停滞。

（五）口涩

口涩是指患者自觉口有涩味，如食生柿子的症状。为燥热伤津，或脏腑热盛所致。

（六）口苦

口苦是指患者自觉口中有苦味的症状。多见于肝胆火旺、湿热内蕴致胆气上逆、心火上炎。

（七）口咸

口咸是指患者自觉口中有咸味的症状。多属肾病及寒证。

细目九　问二便

● 要点一　大便异常（便次、便质、排便感觉）的临床表现及其意义

（一）便次异常

（1）便秘　指大便燥结，排出困难，便次减少，甚则多日不便。

便秘可因热结肠道，或津液亏少，或阴血不足，导致肠道燥化太过，肠失濡润，传导不利所致；也可因气虚传送无力，或阳虚寒凝，传化乏力，肠道气机滞塞所致。

（2）泄泻　指大便次数增多，便质稀软不成形，甚至呈水样者。

①大便溏泄，兼见纳少腹胀、大腹隐痛者：属脾胃气虚。

②泻下秽臭，泻后痛减，兼见呕恶酸腐，脘闷腹痛者：属伤食。

③泻下黄糜，兼见腹痛，肛门灼热者：多属大肠湿热。

④黎明前腹痛作泻，泻后则安，兼见形寒肢冷，腰膝酸软者：为"五更泻"，多属脾肾阳虚。

⑤腹痛作泻，泻后痛减，兼见情绪抑郁，脉弦者：为肝郁乘脾。

（二）便质异常

（1）完谷不化　即大便中含有较多未消化食物的症状。多见于脾虚、肾虚。

（2）溏结不调　即大便时干时稀的症状。多因肝郁脾虚；若大便先干后溏，多属脾虚。

（3）脓血便　即大便中含有脓血黏液。多见于痢疾或肠癌。

（4）便血　指血液从肛门排出体外，或便中带血，或便血相混，或便后滴血，或全为血便。多因脾胃虚弱，气不摄血，或胃肠积热、湿热蕴脾、气血瘀滞等所致。

①便黑如柏油，或便血紫暗者：为远血，多为胃肠瘀血，或脾不统血，常见于胃脘等部位出血。

②便血鲜红，粪血不融合者：为近血，多为热邪内盛，肠风下血，或肛门局部脉络瘀血，常见于内痔、肛裂等。

（三）排便感异常

（1）肛门灼热　指排便时肛门有灼热感的症状。多因大肠湿热下注，或大肠郁热下迫直肠所致，见于湿热泄泻、痢疾。

（2）里急后重　指腹痛窘迫，时时欲便，肛门重坠，便出不爽的症状。多因湿热内阻，肠道气滞所致，常见于痢疾。

（3）排便不爽　指排便不通畅，有滞涩难尽之感的症状。多因大肠湿热、肝气犯脾，食滞肠道所致。

（4）大便失禁　指大便不能控制，滑出不禁，甚则便出而不自知的症状。多因脾肾阳虚，肛门失约所致。

（5）肛门重坠　指肛门有下坠之感，甚则脱肛。常于劳累或排便后加重。多属脾虚中气下陷，常见于久泻或久利不愈的患者。

● 要点二　小便异常（尿次、尿量、排尿感觉）的临床表现及其意义

（一）尿次异常

（1）小便频数　指排尿次数增多，时欲小便的症状。

①小便频数，短赤而急迫者：为淋证，是膀胱湿热，气化不利所致。

②小便频数，澄清量多，夜间明显者：多由肾阳不足，肾气不固，膀胱失约所致。

（2）癃闭　小便不畅，点滴而出为"癃"；小便不通，点滴不出为"闭"，一般统称为"癃闭"。

癃闭有虚实的不同。因湿热蕴结，或瘀血、结石阻塞者，多属实证；因久病或年老气虚，阳虚，肾气化不利，开合失司者多属虚证。

（二）尿量异常

（1）尿量增多　指尿次、尿量皆明显超过正常的症状。

①小便清长量多者：属虚寒证。

②多尿，兼见多饮多食，形体消瘦者：属消渴病，是肾阴亏虚，开多合少所致。

（2）尿量减少　指尿次、尿量皆明显少于正常的症状。

①小便量少短赤者：多属实热证，或汗、吐、下后伤津所致。

②尿少，兼见浮肿者：为水肿，多因肺、脾、肾三脏功能失常，气化不利，水湿内停所致。

（三）排尿感异常

（1）小便涩痛　指小便排出不畅而痛，伴有

急迫、灼热等感觉。见于淋证，因湿热下注，膀胱气化不利所致。

（2）**余沥不尽** 是指排尿后小便点滴不尽的症状。多因肾阳亏虚，肾气不固所致。常见于老年人和久病体衰者。

（3）**小便失禁** 患者神志清醒时，小便不能随意控制而自遗。多属肾气不固，膀胱失约所致。若患者神昏而小便自遗，则属危重证候。

（4）**遗尿** 指睡眠中不自主排尿，多属肾气不足，膀胱虚衰。

细目十　问经带

要点一　经期、经量异常的临床表现及其意义

（一）经期异常

（1）**月经先期** 指连续2个月经周期出现月经提前7天以上的症状。多因气虚不能摄血，或因阳盛血热、肝郁血热、阴虚火旺，以致热扰冲任，血海不宁，瘀阻胞络，络伤血瘀所致。

（2）**月经后期** 指连续2个月经周期出现月经延后7天以上的症状。虚证多因营血亏损、阳气虚衰，血源不足，血海空虚所致。实证多因气滞、寒凝血瘀，冲任受阻所致。

（3）**月经先后不定期** 指经期不定，月经或提前或延后7天以上，并连续两个月经周期以上的症状。多因肝气郁滞，或瘀血阻滞，或脾肾虚损，冲任失调，血海蓄溢失常所致。

（二）经量异常

（1）**月经过多** 指月经周期、经期基本正常，而经量较常量明显增多的症状。多因血热内扰，迫血妄行；或因气虚，冲任不固，经血失约；或瘀阻胞络，络伤血溢等所致。

（2）**月经过少** 指月经周期基本正常，而经量较常量明显减少，甚至点滴即净的症状。虚证多因精血亏少，气血亏虚，血海失充所致。实证多因寒凝、血瘀、痰湿阻滞，气血不畅所致。

要点二　闭经、痛经、崩漏的临床表现及其意义

（一）闭经

闭经：指女子年逾18周岁，月经尚未来潮，或已行经后又中断，停经3个月以上者。而在妊娠期、哺乳期或绝经期的月经停闭，属生理现象。闭经多因肝肾不足，气血亏虚，阴虚血燥，血海空虚；或因痨虫侵及胞宫，或气滞血瘀、阳虚寒凝、痰湿阻滞胞脉，冲任不通所致。

（二）痛经

痛经是指在行经时，或行经前后，出现周期性小腹疼痛，或痛引腰骶，甚至剧痛难忍的症状。

（1）**经前或经期小腹胀痛或刺痛者** 多属气滞或血瘀。

（2）**经期小腹冷痛，得温痛减者** 多属寒凝或阳虚。

（3）**经期或经后小腹隐痛、空痛者** 多属气血两虚，或肾精不足，胞脉失养所致。

（三）崩漏

崩漏是指非行经期间，阴道内大量出血，或持续下血，淋沥不止者。一般来说，势急，出血量多者，称为崩，或称崩中；势缓而出血量少，淋沥不止者，称为漏，或称漏下。崩与漏发病机理基本相同，又常互相转化，交替出现，故统称为崩漏。其形成多因热伤冲任，迫血妄行；或脾肾气虚，冲任不固；或瘀阻冲任，血不归经所致。

要点三　带下异常（白带、黄带）的临床表现及其意义

（一）白带

白带是指带下色白量多，质稀如涕，淋沥不绝的症状，多属脾肾阳虚，寒湿下注所致。若带下色白、质稠、状如凝乳，或呈豆腐渣状，气味酸臭，伴阴部瘙痒者，多属湿浊下注。

（二）黄带

黄带是指带下色黄，质黏，气味臭秽的症状，多属湿热下注或湿毒蕴结所致。

（邹小娟）

第六单元 脉 诊

细目一 脉诊概说

要点一 脉象形成原理

脉象是脉动应指的形象。脉象的形成与心脏的搏动、脉道的通利、气血的盈亏作用直接相关。

（一）心、脉与脉象的关系

（1）心主血脉，心脏搏动将血液排入脉管内并推动其运行从而形成脉搏。脉搏动应指即为脉象。故心、脉是脉象形成的主要脏器。心脏搏动是形成脉象的动力，脉动源出于心，脉象的至数、均匀度、有力与无力等与心脏搏动的频率、节律、强弱相应。

（2）脉为血之府，是气血运行的通道，具有约束、控制和推进血液沿着脉管运行的作用，是气血周流不息，正常循行的重要条件，也是产生脉搏的重要因素。脉的功能状态与脉象形成直接相关。

（二）气血与脉象的关系

心脏的搏动离不开气血的供养，气血盈亏直接影响脉道的充盈度。血在脉管中运行全赖于气的推动，血液不溢于脉外全靠气的固摄，心脏的强弱和节律有赖气的调节。而血为气的载体，脉管自身亦需要血液的润养才能维持其功能。故气血是脉象形成的物质基础。

（三）其他脏腑与脉象的关系

（1）肺主气，司呼吸，朝百脉，参与宗气的生成，具有助心行血的功能。

（2）脾胃为后天之本，为气血生化之源，决定脉象"胃气"的多少；脾主统血，保障血液在脉管内循行而不溢于脉外。

（3）肝藏血，主疏泄，能调节循环血量，促使气血运行畅通无阻。

（4）肾藏精，为元阴、元阳之根，是脉象之

根；肾精可以化血。

要点二 诊脉部位

切脉可按部位分为遍诊法、三部诊法和寸口诊法。

（一）遍诊法

遍诊法切脉的部位有头、手、足三部，每部又各分天、地、人三候，合而为九，故称为三部九候诊法。

（二）三部诊法

三部诊法首见于汉代张仲景《伤寒论》，即寸口、趺阳、太溪三部诊法，其中以诊寸口脉候脏腑病变，诊趺阳脉候胃气，诊太溪脉候肾气。也有诊人迎、寸口、趺阳三脉，其中，以寸口候十二经，以人迎、趺阳分候胃气。

这种方法多在寸口无脉搏或者观察危重病人时运用。

（三）寸口诊法

（1）寸口位置 在腕后高骨（桡骨茎突）内侧桡动脉所在部位。

（2）寸口分部 寸口脉分为寸、关、尺三部。通常以腕后高骨（桡骨茎突）为标记，其内侧的部位关前（腕侧）为寸，关后（肘侧）为尺。两手各有寸、关、尺三部，共六部脉。寸关尺三部又可施行浮、中、沉三候。

（3）寸口诊法的原理

①寸口部为"脉之大会"。寸口脉属手太阴肺经之脉，气血循环流注起始于手太阴肺经，营卫气血遍布周身，循环五十度又终止于肺经，复会于寸口，为十二经脉的始终。脉气流注肺而总会聚于寸口，故全身各脏腑生理功能的盛衰，营卫气血的盈亏，均可从寸口部的脉象上反映出来。

②寸口部脉气最明显。寸口部是手太阴肺经"经穴"（经渠）和"输穴"（太渊）的所在处，为手太阴肺经经气流注和经气渐旺，以至达到最

旺盛的特殊反应点，故前人有"脉会太渊"之说，其脉象变化最有代表性。

③可反映宗气的盛衰。肺脾同属太阴经，脉气相通，手太阴肺经起于中焦，而中焦为脾胃所居之处，脾将通过胃所受纳腐熟的食物之精微上输于肺，肺朝百脉而将营气与呼吸之气布散至全身，脉气变化见于寸口，故寸口脉动与宗气一致。

④寸口处为桡动脉，该动脉所在桡骨茎突处，其行径较为固定，解剖位置亦较浅表，毗邻组织比较分明，方便易行，便于诊察，脉搏强弱易于分辨，同时诊寸口脉沿用已久，在长期医疗实践中，积累了丰富的经验，所以说寸口部为诊脉的理想部位。

(4) 寸口分候脏腑　左寸候心，右寸候肺，并统括胸以上及头部的疾病；左关候肝胆，右关候脾胃，统括膈以下脐以上部位的疾病；两尺候肾，并包括脐以下至足部疾病。

● 要点三　诊脉方法

1. 患者体位　诊脉时患者应取正坐位或仰卧位，前臂自然向前平展，与心脏置于同一水平，手腕伸直，手掌向上，手指微微弯曲，在腕关节下面垫一松软的脉枕，使寸口部位充分伸展。局部气血畅通，便于诊察脉象。

2. 医生指法　医生面对受检者，一般以左手切按受检者的右手，以右手按受检者的左手。

诊脉指法主要包括有选指、布指、运指三部分。

(1) 选指　医生用左手或右手的食指、中指和无名指三个手指的指目按触脉体，指目是指尖和指腹交界棱起之处，是手指触觉较灵敏的部位。诊脉者的三指指端要平齐，手指略呈弓形，与受诊者体表约呈45°左右为宜，这样的角度可以使指目紧贴于脉搏搏动处。

(2) 布指　诊脉下指时，首先用中指定关，即医生先用中指按在患者掌后高骨内侧关脉部位，然后用食指按在关前（腕侧）定寸，无名指按在关后（肘侧）定尺。布指的疏密要与患者手臂长短和医生手指粗细相适应，如病人的手臂长或医者手指较细者，布指宜疏，反之宜密。

(3) 运指　医生运用指力的轻重、挪移及布指变化以体察脉象。常用的指法有举、按、寻、循、总按和单诊等，注意诊察患者的脉位（浮沉、长短）、脉次（至数与均匀度）、脉形（大小、软硬、紧张度等）、脉势（强弱与流利度等）及左右手寸关尺各部表现。

常用具体指法：

①举法：是指医生用较轻的指力，按在寸口脉搏跳动部位，以体察脉搏部位的方法。亦称"轻取"或"浮取"。

②按法：是指医生用较重的指力，甚至按到筋骨体察脉象的方法。此法又称"重取"或"沉取"。

③寻法：寻是指切脉时指力从轻到重，或从重到轻，左右推寻，调节最适当指力的方法。在寸口三部细细寻找脉动最明显的部位，统称寻法，以捕获最丰富的脉象信息。医生手指用力适中，按至肌肉以体察脉象的方法称为"中取"。

④总按：总按即三指同时用力诊脉的方法。从总体上辨别寸关尺三部和左右两手脉象的形态、脉位的浮沉等。总按时一般指力均匀，但亦有三指用力不一致的情况。

⑤单诊：用一个手指诊察一部脉象的方法。主要用于分别了解寸、关、尺各部脉象的形态特征。

一般先用总按的方法，从总体上辨别脉象的形态、脉位的浮沉，然后再使用单诊手法辨别左右手寸、关、尺各部脉象的形态特征。

3. 平息　平息是指医生在诊脉时注意调匀呼吸。一方面可以医生的一次正常呼吸为时间单位，来检测患者的脉搏至数；另一方面，有利于医生思想集中，可以仔细地辨别脉象。

4. 切脉时间　诊脉的时间以平旦为佳。

一般每次诊脉每手应不少于1分钟，两手以3分钟左右为宜。

诊脉时需注意每次诊脉的时间至少应在五十动，一则有利于仔细辨别脉象变化，再则切脉时初按和久按的指感有可能不同，对临床辨证有一定意义，所以切脉的时间要适当长些。

5. 小儿脉诊法　小儿寸口部位甚短，一般用

"一指（拇指或食指）定关法"，不必细分寸、关、尺三部。

具体操作方法是，用左手握住小儿的手，对3岁以下的小儿，可用右手大拇指按于小儿掌后高骨部脉上，不分三部，以定至数为主；对3～5岁的小儿，则以高骨中线为关，以一指向两侧转动以寻察三部；6～8岁小儿，则可挪动拇指诊三部；9～10岁以上，可以次第下指，依寸、关、尺三部诊脉；10岁以上，可按成人三部脉法进行辨析。

● 要点四　脉象要素

脉象八要素：

（1）脉位　指脉动显现部位的浅深。脉位表浅为浮脉；脉位深沉为沉脉。

（2）脉率（至数）　指脉搏的频率。中医以一个呼吸周期为脉搏的计量单位。一呼一吸为"一息"。一息脉来四～五至为平脉，一息六至为数脉，一息三至为迟脉。

（3）脉长　指脉动应指的轴向范围长短。即脉动范围超越寸、关、尺三部称为长脉，应指不及三部，但见关部或寸部者均称为短脉。

（4）脉势（脉力）　指脉搏的强弱。脉搏应指有力为实脉，应指无力为虚脉。

（5）脉宽　指脉动应指的径向范围大小，即手指感觉到脉道的粗细（不等于血管的粗细）。脉道宽大的为大脉，狭小的为细脉。

（6）流利度　指脉搏来势的流利通畅程度。脉来流利圆滑者为滑脉；来势艰难，不流利者为涩脉。

（7）紧张度　指脉管的紧急或弛缓程度。脉管绷紧为弦脉；弛缓为缓脉。

（8）均匀度　均匀度包括两个方面，一是脉动节律是否均匀，脉律不均匀，脉搏搏动无规律可见于散脉、微脉等，出现歇止者，有促、结、代等脉的不同。二是脉搏力度、大小是否一致。一致为均匀；不一致为参差不齐。

细目二　正常脉象

● 要点一　正常脉象的表现

正常脉象的表现是：寸关尺三部有脉，一息四～五至，相当于72～90次/分，不浮不沉，不大不小，从容和缓，柔和有力，节律一致，尺脉沉取有一定力量，并随生理活动和气候环境的不同而有相应变化。

● 要点二　正常脉象的特点（胃、神、根）

（一）胃

胃也称胃气。脉之胃气主要反映脾胃运化功能的盛衰和机体气血的盛衰。脉有胃气的基本特征是脉象从容、和缓、流利。

（二）神

脉之有神的主要表现是柔和有力、节律整齐。

（三）根

脉之有根主要表现在尺脉有力、沉取不绝两个方面。

细目三　常见脉象的特征与临床意义

● 要点一　常见脉象的脉象特征及鉴别（浮脉、沉脉、迟脉、数脉、虚脉、实脉、洪脉、细脉、滑脉、涩脉、弦脉、紧脉、缓脉、濡脉、弱脉、微脉、结脉、促脉、代脉）

（一）常见脉象的脉象特征

（1）浮脉　轻取即得，重按稍减而不空，举之有余，按之不足。

（2）沉脉　轻取不应，重按始得，举之不足，按之有余。

（3）迟脉　脉来迟慢，一息不足四至（相当于每分钟脉搏在60次以下）。

（4）数脉　脉来急促，一息五至以上而不满七至（每分钟约在91～120次）。

（5）虚脉　三部脉举之无力，按之空豁，应指松软。亦是无力脉象的总称。

（6）实脉　三部脉充实有力，其势来去皆盛。亦为有力脉象的总称。

（7）洪脉　脉体宽大，充实有力，来盛去衰，状若波涛汹涌。

(8) 细脉　脉细如线，但应指明显。

(9) 滑脉　往来流利，应指圆滑，如盘走珠。

(10) 涩脉　形细而行迟，往来艰涩不畅，脉势不匀。

(11) 弦脉　端直以长，如按琴弦。

(12) 紧脉　绷急弹指，状如牵绳转索。

(13) 缓脉　其义有二：一是脉来和缓，一息四至（每分钟60~70次），应指均匀，脉有胃气的一种表现，称为平缓脉，多见于正常人；二是脉来急缓无力，弛纵不鼓的病脉。

(14) 濡脉　浮细无力而软。

(15) 弱脉　沉细无力而软。

(16) 微脉　极细极软，按之欲绝，若有若无。

(17) 结脉　脉来缓慢，时有中止，止无定数。

(18) 促脉　脉来数而时有一止，止无定数。

(19) 代脉　脉来一止，止有定数，良久方还。

(二) 脉象鉴别

脉象鉴别表

脉纲	共同特点	脉名	脉象	主病
浮脉类	轻取即得	浮	举之有余，按之不足	表证，亦见于虚阳浮越证
		洪	脉体阔大，充实有力，来盛去衰	热盛
		濡	浮细无力而软	虚证，湿困
沉脉类	重按始得	沉	轻取不应，重按始得	里证
		弱	沉细无力而软	阳气虚衰、气血俱虚
迟脉类	一息不足四至	迟	一息不足四至	寒证，亦见于邪热结聚
		缓	一息四至，脉来急缓	湿病，脾胃虚弱；亦见于平人
		涩	往来艰涩，迟滞不畅	精伤、血少；气滞、血瘀、痰食内停
		结	迟而时一止，止无定数	阴盛气结，寒痰瘀血；气血虚衰
数脉类	一息五至以上	数	一息五至以上，不足七至	热证；亦主里虚证
		促	数而时一止，止无定数	阳热亢盛，瘀滞，痰食停积；脏气衰败
虚脉类	应指无力	虚	举按无力，应指松软	气血两虚
		细	脉细如线，应指明显	气血俱虚，湿证
		微	极细极软，似有似无	气血大虚，阳气暴脱
		代	迟而中止，止有定数	脏气衰微；疼痛、惊恐、跌仆损伤
实脉类	应指有力	实	举按充实而有力	实证；平人
		滑	往来流利，应指圆滑	痰湿、食积、实热；青壮年；孕妇
		弦	端直以长，如按琴弦	肝胆病、疼痛、痰饮等；老年健康者
		紧	绷急弹指，状如转索	实寒证、疼痛、宿食

● **要点二　常见脉象的临床意义**

(1) 浮脉　一般见于表证，亦见于虚阳浮越证。

(2) 沉脉　多见于里证。有力为里实；无力为里虚。亦可见于正常人。

(3) 迟脉　多见于寒证，迟而有力为实寒；迟而无力为虚寒。亦见于邪热结聚之实热证。

(4) 数脉　多见于热证，亦见于里虚证。

(5) 虚脉　见于虚证，多为气血两虚。

(6) 实脉　见于实证。亦见于常人。

(7) 洪脉　多见于阳明气分热盛。

(8) 细脉　多见于气血两虚、湿邪为病。

(9) 滑脉　多见于痰湿、食积和实热等病证。亦是青壮年的常脉，妇女的孕脉。

(10) 涩脉　多见于气滞、血瘀和精伤、血少。

(11) 弦脉　多见于肝胆病、疼痛、痰饮等，或为胃气衰败者。亦见于老年健康者。

（12）紧脉　见于实寒证、疼痛和食积等。

（13）缓脉　多见于湿病、脾胃虚弱，亦可见于正常人。

（14）濡脉　多见于虚证或湿困。

（15）弱脉　多见于阳气虚衰、气血俱虚。

（16）微脉　多见于气血大虚，阳气衰微。

（17）结脉　多见于阴盛气结、寒痰血瘀，亦可见于气血虚衰。

（18）代脉　见于脏气衰微、疼痛、惊恐、跌仆损伤等病证。

（19）促脉　多见于阳盛实热、气血痰食停滞；亦见于脏气衰败。

（邹小娟）

第七单元　按　诊

要点一　按诊的方法与注意事项

（一）按诊的方法

（1）按诊的体位　一般病人应取坐位或仰卧位或侧卧位。病人取坐位时，医生应面对病人而坐或站立进行。用左手稍扶病体，右手触摸按压某一局部。这种体位多用于皮肤、手足、腧穴的按诊。

按胸腹部时，病人须采取仰卧位，头垫低枕，全身放松，两手臂自然放在躯干两侧，两腿自然伸直，医生站在病人右侧，用右手或双手对病人胸腹某些部位进行切按。在切按病人腹内肿块或腹肌紧张时，可让病人屈起双膝，使腹肌松弛或做深呼吸，以便于切按。

（2）按诊的手法　主要有触、摸、按、叩四法。

①触法：是医生将自然并拢的第二、三、四、五手指掌面或全手掌轻轻接触或轻柔地进行滑动触摸病人局部皮肤，以了解肌肤的凉热、润燥等情况，用于分辨病属外感还是内伤，是否汗出，以及阳气津血的盈亏。

②摸法：是医生用指掌稍用力寻抚局部，探明局部的感觉情况，以辨别病位及病性的虚实。

③按法：是以重手按压或推寻局部，了解深部有无压痛或肿块，肿块的形态、大小、质地的软硬、光滑度、活动程度等，以辨脏腑虚实和邪气的痼结情况。

④叩法：又称叩击法。是医生用手叩击病人身体某部，使之震动产生叩击音、波动感或震动感，以此确定被检查部位的脏器状态有无异常。叩击法有直接叩击法和间接叩击法两种。

直接叩击法：是医生用屈曲的中指指尖或并拢的二、三、四、五指的掌面直接叩击或拍打身体需要检查部位，通过叩击手指的感觉和拍击的反响来判断病变部位的情况。这种方法，主要适用于胸、腹部面积较广的病变。

间接叩击法：有拳掌叩击法和指指叩击法。拳掌叩击法是医生用左手掌平贴在病人的检查部位，右手握成空拳叩击左手背，边叩边询问患者叩击部位有无局部疼痛等感觉，医生根据病人感觉以及左手震动感，以推测病变部位、性质和程度。这种方法，临床常用以诊察腹部和腰部疾病。指指叩击法是医生用左手中指第二指节紧贴患者需检查的部位，其他手指稍微抬起，勿与体表接触，右手指自然弯曲，第二、四、五指微翘起，以中指指端叩击左手中指第二指节前端，叩击方向应与叩击部位垂直，叩时应用腕关节与掌指关节活动之力，叩击力量要均匀适中，叩击动作要灵活、短促、富有弹性，叩击后右手中指应立即抬起，每次连叩2～3下，可反复进行。

（二）注意事项

（1）根据疾病的部位和性质不同，选择相应的体位和方法。

（2）操作手法要轻巧柔和、规范，避免突然暴力或冷手按诊。

（3）按诊操作必须细致、精确、规范、全面而有重点。

（4）检查时依次暴露各被检部位，力求系统、全面，但要避免反复翻动病人。

（5）按诊综合检查的顺序一般是先触摸，后按压，由轻而重，由浅入深，从健康部位开始，逐渐移向病变区域，先远后近，先上后下，先左后右地进行。

（6）注意争取病人的主动配合，使病人能准确地反映病位的感觉。

（7）要边检查边注意观察病人的反应及表情变化，以了解病痛所在的准确部位及程度。

（8）对精神紧张或有痛苦者要给以安慰和解释。亦可边按诊检查边与患者交谈，转移其注意力而减少腹肌紧张，以便顺利完成检查。

● 要点二　按肌肤手足的内容及其临床意义

（一）按肌肤

（1）诊寒热　可了解人体阴阳的盛衰、病邪的性质等。

①肌肤寒冷者：属阳气衰少。

②肌肤寒冷而大汗淋漓、面色苍白、脉微欲绝者：属亡阳证。

③肌肤灼热，体温升高者：属实热证。

④汗出如油，四肢肌肤尚温而脉躁疾无力者：属亡阴证。

⑤身灼热而肢厥者：属真热假寒证，为阳热壅盛，格阴于外所致。

⑥外感病汗出热退身凉者：为表邪已解。

⑦外感病皮肤无汗而灼热者：为热甚。

⑧身热初按热甚，久按热反转轻者：为热在表。

⑨久按其热反甚者：为热在里。

⑩肌肤初扪之不觉很热，但扪之稍久即感灼手者：为湿热内蕴。

（2）诊润燥滑涩　可以了解病人汗出情况和气血津液的盈亏。

①皮肤干燥者：为尚未出汗或津液不足。

②皮肤湿润者：为身已出汗或津液充足。

③皮肤干瘪者：为津液不足。

④肌肤滑润者：为气血充盛。

⑤肌肤枯涩者：为气血不足。

⑥肌肤甲错者：为血虚失荣或内有瘀血。

（3）诊肿胀　用手按压肌肤肿胀之处，以辨水肿和气肿。

①按之凹陷，不能即起者：是水肿。

②按之凹陷，举手即起者：是气肿。

（4）诊疼痛　通过触摸肌肤疼痛的程度，可以分辨疾病的虚实。

①肌肤濡软，按之痛减者：属虚证。

②硬痛拒按者：为实证。

（5）诊疮疡　触按疮疡局部的软硬及凉热，可辨阴阳寒热及是否成脓。

①疮疡按之肿硬而不热，根盘平塌漫肿者：多属虚证。

②红肿灼手，根盘紧束者：多属实证。

③肿硬不热者：属寒证。

④肿处灼手而压痛者：属热证。

⑤按之硬而热不甚者：为无脓。

⑥按之边硬顶软有波动感而热甚者：为有脓。

（6）诊尺肤　通过触摸病人肘部内侧至掌后横纹处之间的肌肤，以了解疾病虚实寒热性质的诊察方法。

根据尺肤部缓急、滑涩、寒热的情况，来判断疾病的性质。

①尺肤部热甚者：多是热证。

②尺肤部凉者：多是泄泻、少气。

③按尺肤窅而不起者：多是风水。

④尺肤粗糙如枯鱼之鳞者：多是精血不足，或有瘀血内阻。

（二）按手足

按手足是通过触摸病人手足部位的冷热程度，以判断病情的寒热虚实及表里内外顺逆。

按手足冷热的基本内容

观察内容	表现特点	临床意义
手足冷热	手足俱冷	阳虚寒盛，属寒证
	手足俱热	阳盛热炽，属热证
手足寒热比较	手足背热甚于手足心	外感发热
	手足心热甚于手足背	内伤发热
	额上热甚于手心热	表热
	手心热甚于额上热	里热
小儿手足寒热	指尖冷	惊厥
	中指独热	外感风寒
	中指指尖独冷	麻痘将发
阳气存亡	阳虚证四肢犹温	阳气尚存
	阳虚证四肢厥冷	病情深重
顺逆	热证见手足热	顺候
	热证反见手足逆冷	逆候

● **要点三 按腹部辨疼痛、痞满、积聚的要点**

（一）辨疼痛的要点

（1）腹痛喜按者 属虚证。

（2）腹痛拒按者 属实证。

（3）按之局部灼热，痛不可忍者 为内痈。

（二）辨痞满的要点

痞满是自觉心下或胃脘部痞塞不适和胀满的一种症状。

（1）按之柔软，无压痛者 属虚证。

（2）按之较硬，有抵抗感和压痛者 属实证。

（3）脘部按之有形而胀痛，推之辘辘有声者为胃有水饮。

（三）辨积聚的要点

积聚是指腹内的结块，或肿或痛，见症不一。肿块的按诊要注意其大小、形态、硬度、压痛和能否移动等情况。

（1）痛有定处，按之有形而不移者 为积，病属血分。

（2）痛无定处，按之无形，聚散不定者 为聚，病属气分。

（邹小娟）

第八单元　八纲辨证

细目一　概　述

● **要点　八纲辨证的概念**

八纲指表、里、寒、热、虚、实、阴、阳八个纲领。

根据病情资料，运用八纲进行分析综合，从而辨别疾病现阶段病变部位的浅深、病情性质的寒热、邪正斗争的盛衰和病证类别的阴阳，以作为辨证纲领的方法，称为八纲辨证。

细目二　表　里

● **要点一　表证与里证的概念**

表证指六淫、疫疠等邪气，经皮毛、口鼻侵入机体的初期阶段，正（卫）气抗邪于肌表，以新起恶寒发热为主要表现的轻浅证候。

里证指病变部位在内，脏腑、气血、骨髓等受病所反映的证候。

● 要点二　表证与里证的临床表现、辨证要点

（一）表证的临床表现、辨证要点

表证常见临床表现有新起恶风寒，或恶寒发热，头身疼痛，喷嚏，鼻塞，流涕，咽喉痒痛，微有咳嗽、气喘，舌淡红，苔薄，脉浮。

表证是正气抗邪于外的表现，一般以新起恶寒，或恶寒发热并见，脉浮，内部脏腑的症状不明显为共同特征。多见于外感病初期，具有起病急、病位浅、病程短的特点。

（二）里证的临床表现、辨证要点

里证的范围极为广泛，其临床表现多种多样，概而言之，凡非表证（及半表半里证）的特定证候，一般都属里证的范畴，即所谓"非表即里"。其证候特征是无新起恶寒发热并见，以脏腑症状为主要表现。

里证可见于外感疾病的中、后期阶段，或为内伤疾病。不同的里证，可表现为不同的证候，故很难用几个症状全面概括，但其基本特征是一般病情较重，病位较深，病程较长。

● 要点三　表证与里证的鉴别要点

表证和里证的辨别，主要审察寒热症状，内脏证候是否突出，舌象、脉象等变化。

（1）外感病中，发热恶寒同时并见者属表证；但热不寒或但寒不热者属里证；寒热往来者属半表半里证。

（2）表证以头身疼痛，鼻塞或喷嚏等为常见症状，内脏证候不明显；里证以内脏证候如咳喘、心悸、腹痛、呕泻之类表现为主症，鼻塞、头身痛等非其常见症状；半表半里证则有胸胁苦满等特有表现。

（3）表证及半表半里证舌苔变化不明显，里证舌苔多有变化；表证多见浮脉，里证多见沉脉或其他多种脉象。

（4）此外，辨表里证尚应参考起病的缓急、病情的轻重、病程的长短等。

细目三　寒　热

● 要点一　寒证与热证的概念

寒证指感受寒邪，或阳虚阴盛，导致机体功能活动衰退所表现的具有冷、凉特点的证候。

热证指感受热邪，或脏腑阳气亢盛，或阴虚阳亢，导致机体机能活动亢进所表现的具有温、热特点的证候。

● 要点二　寒证与热证的临床表现、鉴别要点

（一）寒证与热证的临床表现

1. 寒证的临床表现　寒证常见的临床表现有恶寒，畏寒，冷痛，喜暖，口淡不渴，肢冷蜷卧，痰、涎、涕清稀，小便清长，大便稀溏，面色㿠白，舌淡，苔白而润，脉紧或迟等。

2. 热证的临床表现　热证常见的临床表现有发热，恶热喜冷，口渴欲饮，面赤，烦躁不宁，痰、涕黄稠，小便短黄，大便干结，舌红，苔黄燥少津，脉数等。

（二）寒证与热证的鉴别要点

寒证与热证的鉴别，应对疾病的全部表现进行综合观察，尤其是恶寒发热、对寒热的喜恶、口渴与否、面色的赤白、四肢的温凉、二便、舌象、脉象等，是辨别寒证与热证的重要依据。

寒证与热证的鉴别

	寒证	热证
寒热喜恶	恶寒喜温	恶热喜凉
口渴	不渴	渴喜冷饮
面色	白	红
四肢	冷	热
大便	稀溏	秘结

续表

	寒证	热证
小便	清长	短赤
舌象	舌淡苔白润	舌红苔黄
脉象	迟或紧	数

细目四　虚实

要点一　虚证与实证的概念

虚证指人体阴阳、气血、津液、精髓等正气亏虚，而邪气不著，表现为不足、松弛、衰退特征的各种证候。

实证指人体感受外邪，或疾病过程中阴阳气血失调，体内病理产物蓄积，以邪气盛、正气不虚为基本病理，表现为有余、亢盛、停聚特征的各种证候。

要点二　虚证与实证的临床表现、鉴别要点

（一）虚证与实证的临床表现

1. 虚证的临床表现　一般久病、势缓者多为虚证，耗损过多者多虚证，体质素弱者多虚证。由于各种虚证的表现极不一致，各脏腑虚证的表现更是各不相同，所以很难用几个症状全面概括。

2. 实证的临床表现　一般新起、暴病者多为实证，病情急剧者多实证，体质壮实者多实证。由于感受邪气的性质及致病特点的差异，以及病邪侵袭、停积部位的不同，实证的证候表现各不相同，所以很难以哪几个症状作为实证的代表。

（二）虚证与实证的鉴别要点

虚实证主要从病程、体质及症状、舌脉等方面加以鉴别。鉴别要点如下表：

虚证与实证的鉴别

	虚证	实证
病程	长（久病）	短（新病）
体质	多虚弱	多壮实
精神	萎靡	兴奋
声息	声低息微	声高气粗
疼痛	喜按	拒按
胸腹胀满	按之不痛，胀满时减	按之疼痛，胀满不减
发热	五心烦热，午后微热	蒸蒸壮热
恶寒	畏寒，得衣近火则减	恶寒，添衣加被不减
舌象	质嫩，苔少或无苔	质老，苔厚腻
脉象	无力	有力

细目五　阴阳

要点一　阴证与阳证的概念

（一）阴证

凡见抑制、沉静、衰退、晦暗等表现的里证、寒证、虚证，以及症状表现于内的、向下的、不易发现的，或病邪性质为阴邪致病、病情变化较慢等，均属阴证范畴。

（二）阳证

凡见兴奋、躁动、亢进、明亮等表现的表证、热证、实证，以及症状表现于外的、向上的、容易发现的，或病邪性质为阳邪致病、病情变化较快等，均属阳证范畴。

● 要点二 阴证与阳证的鉴别要点

（一）阴证与阳证的临床表现

（1）阴证的临床表现　阴证的特征性表现有：面色苍白或暗淡，精神萎靡，身重蜷卧，畏冷肢凉，倦怠无力，语声低怯，纳差，口淡不渴，小便清长或短少，大便溏泄气腥，舌淡胖嫩，脉沉迟、微弱、细。

（2）阳证的临床表现　阳证的特征性表现有：面色赤，恶寒发热，肌肤灼热，烦躁不安，语声高亢，呼吸气粗，喘促痰鸣，口干渴饮，小便短赤涩痛，大便秘结奇臭，舌红绛，苔黄黑生芒刺，脉浮数、洪大、滑实。

（二）阴证与阳证的鉴别要点

阴证与阳证的鉴别

四诊	阴证	阳证
问	恶寒畏冷，喜温，食少乏味，不渴或喜热饮，小便清长或短少，大便溏泄气腥	身热，恶热，喜凉，恶食，心烦，口干渴引饮，小便短赤涩痛，大便干硬，或秘结不通，或有奇臭
望	面色苍白或暗淡，身重蜷卧，倦怠无力，精神萎靡，舌淡胖嫩，舌苔润滑	面色潮红或通红，狂躁不安，口唇燥裂，舌红绛，苔黄燥或黑而生芒刺
闻	语声低微，静而少言，呼吸怯弱，气短	语声壮厉，烦而多言，呼吸气粗，喘促痰鸣
切	腹痛喜按，肢凉，脉沉、细、迟、无力等	腹痛拒按，肌肤灼热，脉浮、洪、数、大、滑、有力等

● 要点三 阳虚证、阴虚证的临床表现

（一）阳虚证

阳虚证指体内阳气亏损，机体失却温养，推动、蒸腾、气化等作用减退，以畏冷肢凉为主要表现的虚寒证候。

临床表现为畏冷，肢凉，口淡不渴，或喜热饮，或自汗，小便清长或尿少不利，大便稀薄，面色㿠白，舌淡胖，苔白滑，脉沉迟（或为细数）无力。可兼有神疲、乏力、气短等气虚的表现。

（二）阴虚证

阴虚证指体内阴液亏少而无以制阳，滋润、濡养等作用减退，以咽干、五心烦热、脉细数等为主要表现的虚热证候。

临床表现为形体消瘦，口燥咽干，两颧潮红，五心烦热，潮热，盗汗，小便短黄，大便干结，舌红少津或少苔，脉细数等。

（三）亡阳与亡阴证的鉴别

● 要点四 亡阳证、亡阴证的临床表现与鉴别要点

（一）亡阳证

亡阳证指体内阳气极度衰微而欲脱，以冷汗、肢厥、面白、脉微等为主要表现的危重证候。

临床表现为冷汗淋漓、汗质稀淡，神情淡漠，肌肤不温，手足厥冷，呼吸气弱，面色苍白，舌淡而润，脉微欲绝等。

（二）亡阴证

亡阴证指体内阴液严重耗损而欲竭，以身灼烦渴、唇焦面赤、脉数疾、汗出如油为主要表现的危重证候。

临床表现为汗热味咸而黏、如珠如油，身灼肢温，虚烦躁扰，恶热，口渴饮冷，皮肤皱瘪，小便极少，面赤颧红，呼吸急促，唇舌干燥，脉细数疾等。

亡阳证与亡阴证的鉴别

证名	汗出	寒热	四肢	面色	气息	口渴	舌象	脉象
亡阳	汗冷清稀	身冷畏寒	厥冷	苍白	微弱	不渴或渴喜热饮	苔白润	脉微欲绝
亡阴	汗热黏稠	身热恶热	温暖	面赤颧红	息粗	渴喜冷饮	舌红干	脉细数疾而无力

细目六 八纲证候间的关系

八纲证候间的关系，主要可归纳为证候相兼、证候错杂、证候转化、证候真假四个方面。

● **要点一 证候相兼、错杂与转化（寒证转化为热证、热证转化为寒证、实证转虚）的概念**

（一）证候的相兼

广义的证候相兼，指各种证候的相兼存在。本处所指为狭义的证候相兼，即在疾病某一阶段，其病位无论是在表、在里，但病情性质上没有寒与热、虚与实等相反的证候存在。

临床常见的八纲相兼证候有表实寒证、表实热证、里实寒证、里实热证、里虚寒证、里虚热证等，其临床表现一般是有关纲领证候的相加。如恶寒重发热轻，头身疼痛，无汗，脉浮紧等，为表实寒证；五心烦热，盗汗，口咽干燥，颧红，舌红少津，脉细数等，为里虚热证。

所谓表虚，主要是指卫表（阳）不固证（偏于虚寒），然而以往常将表证有汗出者，称之为"表虚"，表证无汗者，称之为"表实"，其实表证的有无汗出，只是在外邪的作用下，毛窍的闭与未闭，是邪正相争的不同反应，毛窍未闭、肌表疏松而有汗出，不等于疾病的本质属虚。

（二）证候错杂

证候错杂指疾病某一阶段，不仅表现为病位的表里同时受病，而且呈现寒、热、虚、实性质相反的证候。

（三）证候转化

证候转化指疾病在其发展变化过程中，其病位、病性，或邪正盛衰的状态发生变化，由一种证候转化为对立的另一种证候。证候的转化包括表里出入、寒热转化、虚实转化。

1. 寒证化热 指原为寒证，后出现热证，而寒证随之消失。

寒证化热常见于外感寒邪未及时发散，而机体阳气偏盛，阳热内郁到一定程度，寒邪化热，形成热证；或是寒湿之邪郁遏，而机体阳气不衰，由寒而化热；或因使用温燥之品太过，使寒证转化为热证。如寒湿痹病，初为关节冷痛、重着、麻木，病程日久，或过服温燥药物，而变成患处红肿灼痛；哮病因寒引发，痰白稀薄，久之见舌红苔黄，痰黄而稠；痰湿凝聚的阴疽冷疮，其形漫肿无头、皮色不变，以后转为红肿热痛而成脓等，均属寒证转化为热证。

2. 热证转寒 指原为热证，后出现寒证，而热证随之消失。

常见于邪热毒气严重的情况之下，或因失治、误治，以致邪气过盛，耗伤正气，正不胜邪，机能衰败，阳气耗散，故而转为虚寒证，甚至出现亡阳的证候。如疫毒痢初期，高热烦渴，舌红脉数，泻利不止，若急骤出现四肢厥冷、面色苍白、脉微，或病程日久，而表现出畏冷肢凉，面白舌淡，皆是由热证转化为寒证。

3. 实证转虚 指原先表现为实证，后来表现为虚证。提示病情发展。

邪正斗争的趋势，或是正气胜邪而向愈，或是正不胜邪而迁延。故病情日久，或失治误治，正气伤而不足以御邪，皆可形成实证转化为虚证。如本为咳嗽吐痰、息粗而喘、苔腻脉滑，久之见气短而喘、声低懒言、面白、舌淡、脉弱；或初期见高热、口渴、汗多、脉洪数，后期见神疲嗜睡、食少、咽干、舌嫩红无苔、脉细数等，均是邪虽去而正已伤，由实证转化为虚证。

● **要点二 证候真假（寒热真假、虚实真假）的鉴别要点**

某些疾病在病情的危重阶段，可以出现一些与疾病本质相反的"假象"，掩盖着病情的真象。所谓"真"，是指与疾病内在本质相符的证候；所谓"假"，是指疾病表现出某些不符合常规认识的假象，即与病理本质所反映的常规证候不相应的某些表现。证候真假的内容主要包括寒热真假与虚实真假。其鉴别主要指真寒假热与真热假寒的鉴别以及真虚假实与真实假虚的鉴别。

（一）寒热真假

当病情发展到寒极或热极的时候，有时会出现一些与其寒、热本质相反的"假象"症状或体征，即所谓真寒假热、真热假寒。

1. 真热假寒 指内有真热而外见某些假寒的"热极似寒"证候。其临床表现有四肢凉甚至厥冷，神识昏沉，面色紫暗，脉沉迟等假寒之象的同时，又有身热、胸腔灼热、口鼻气灼、咽干口臭、烦渴饮冷、小便短黄、舌红苔黄而干、脉重按有力等一派热象。

由于邪热内盛，阳气郁闭于内而不能布达于外，故可表现出四肢凉甚至厥冷、脉沉迟等类似阴证的假寒现象；邪热内闭，气血不畅，故见神识昏沉、面色紫暗；热邪内蕴，伤津耗液，故见身热、胸腹灼热、口鼻气灼、口臭息粗、烦渴饮冷、小便短黄、舌红苔黄而干、脉有力等实热证的表现。

真热假寒证常有热深厥亦深的特点，故可称作热极肢厥证，古代亦有称阳盛格阴证者。

2. 真寒假热 指内有真寒而外见某些假热的"寒极似热"证候。其临床表现有自觉发热，欲脱衣揭被，触之胸腹无灼热、下肢厥冷；面色浮红如妆，非满面通红；神志躁扰不宁，疲乏无力；口渴但不欲饮；咽痛而不红肿；脉浮大或数，按之无力；便秘而便质不燥，或下利清谷；小便清长（或尿少浮肿），舌淡，苔白。

由于阳气虚衰，阴寒内盛，逼迫虚阳浮游于上，格越于外，故可表现为自觉发热，欲脱衣揭被，面色浮红如妆，躁扰不宁，口渴咽痛，脉浮大或数等颇似阳热证的表现。但因其本质为阳气虚衰，肢体失其温煦，水液不得输布、气化，故触之胸腹必然无灼热，且下肢厥冷，口渴而不欲饮，咽部不红肿，面色亦不会满面通红，并见疲乏无力，小便清长，或尿少而浮肿，便质不燥，甚至下利清谷，脉按之无力，舌淡，苔白等里虚寒的证候，故可知其所现"热"症为假象。

真寒假热的实际是阳虚阴盛而阳气浮越，故又称虚阳浮越证，古代亦有称阴盛格阳证、戴阳证者。

3. 寒热真假的鉴别 辨别寒热证候的真假，应以表现于内部、中心的症状为准、为真，肢末、外部的症状是现象，可能为假象，故胸腹的冷热是辨别寒热真假的关键，胸腹灼热者为热证，胸腹部冷而不灼热者为寒证。

对于寒热真假的辨别，《温疫论·论阳证似阴》指出："捷要辨法，凡阳证似阴，外寒而内必热，故小便血赤；凡阴证似阳者，格阳之证也，上（外）热下（内）寒，故小便清白。但以小便赤白为据，以此推之，万不失一。"确为经验之谈。

（二）虚实真假

虚证与实证，都有真假疑似的情况。《内经知要》所谓"至虚有盛候""大实有羸状"，就是指证候的虚实真假。

1. 真实假虚 指本质为实证，反见某些虚羸现象的证候。其可有神情默默，倦怠懒言，身体羸瘦，脉象沉细等临床表现。但虽默默不语却语时声高气粗；虽倦怠乏力却动之觉舒；肢体羸瘦而腹部硬满拒按；脉沉细而按之有力。

由于热结肠胃、痰食壅积、湿热内蕴、瘀血停蓄等，邪气大积大聚，以致经脉阻滞，气血不能畅达，因而表现出神情默默、倦怠懒言、身体羸瘦、脉象沉细等类似虚证的假象。但病变的本质属实，故虽默默不语却语时声高气粗，虽倦怠乏力却动之觉舒，虽肢体羸瘦而腹部硬满拒按，脉虽沉细却按之有力。

2. 真虚假实 指本质为虚证，反见某些盛实现象的证候。其可有腹部胀满，呼吸喘促，或二便闭涩，脉数等临床表现。但腹虽胀满而有时缓解，或触之腹内无肿块而喜按；虽喘促但气短息弱；虽大便闭塞而腹部不甚硬满；虽小便不利但无舌红口渴等症。并有神疲乏力，面色萎黄或淡白，脉虚弱，舌淡胖嫩等症。

多为脏腑虚衰，气血不足，运化无力，气机不畅，故可出现腹部胀满、呼吸喘促、二便闭塞等类似实证的假象。但其本质属虚，故腹部胀满而有时缓解，或内无肿块而喜按，可知并非实邪内积，而是脾虚不运所致；喘促而气短息弱，可知并非邪气壅滞、肺失宣降，而是肺肾气虚、摄纳无权之故；大便闭塞而腹部不甚硬满，系阳气失其温运之能而腑气不行的表现；阳气亏虚而不能气化水液，或肾关开合不利，可表现为小便不通；神疲乏力，面色萎黄或淡白，脉虚弱，舌淡胖嫩，更是正气亏虚的本质表现。

3. 虚实真假的鉴别　虚实真假的辨别，关键在于脉象的有力无力、有神无神，其中尤以沉取之象为真谛；其次是舌质的嫩胖与苍老，言语呼吸的高亢粗壮与低怯微弱；病人体质状况、病之新久、治疗经过等，也是辨析的依据。

（陆小左）

第九单元　气血津液辨证

细目一　气病辨证

● **要点一　气虚证的临床表现、辨证要点**

（一）临床表现

气短声低，少气懒言，精神疲惫，体倦乏力，脉虚，舌质淡嫩，或有头晕目眩，自汗，动则诸症加重。

（二）辨证要点

病体虚弱，以神疲、乏力、气短、脉虚为主要表现。

● **要点二　气陷证的临床表现、辨证要点**

（一）临床表现

头晕眼花，气短疲乏，脘腹坠胀感，大便稀溏，形体消瘦，或见内脏下垂、脱肛、阴挺等。

（二）辨证要点

体弱而瘦，以气短、气坠、脏器下垂为主要表现。

● **要点三　气不固证的临床表现、辨证要点**

（一）临床表现

气短，疲乏，面白，舌淡，脉虚无力；或见自汗不止；或为流涎不止；或见遗尿，余溺不尽，小便失禁；或为大便滑脱失禁；或妇女出现崩漏，或为滑胎、小产；或见男子遗精、滑精、早泄等。

（二）辨证要点

病体虚弱，以疲乏、气短、脉虚及自汗或二便、经、精等的不固为主要表现。

● **要点四　气滞证的临床表现、辨证要点**

（一）临床表现

胸胁、脘腹等处或损伤部位胀闷或疼痛，疼痛性质可为胀痛、窜痛、攻痛，症状时轻时重，部位不固定，按之一般无形，痛胀常随嗳气、肠鸣、矢气等而减轻，或症状随情绪变化而增减，脉象多弦，舌象可无明显变化。

（二）辨证要点

以胸胁脘腹或损伤部位的胀闷、胀痛、窜痛为主要表现。

● **要点五　气逆证的临床表现、辨证要点**

（一）临床表现

咳嗽频作，呼吸喘促；呃逆、嗳气不止，或呕吐、呕血；头痛、眩晕，甚至昏厥、咯血等。由于气逆证有肺气上逆、胃气上逆、肝气上逆的不同，故可表现出不同的证候。肺气上逆以咳喘为主症；胃气上逆以呃逆、呕恶、嗳气等为主症；肝气上逆以头痛眩晕、昏厥、呕血或咯血等为主症。

（二）辨证要点

以咳喘或呕吐、呃逆等为突出表现。

细目二　血病辨证

● 要点一　血虚证的临床表现、辨证要点

（一）临床表现

面色淡白或萎黄，眼睑、口唇、舌质、爪甲的颜色淡白，头晕，或见眼花、两目干涩，心悸，多梦，健忘，神疲，手足发麻，或妇女月经量少、色淡、延期甚或经闭，脉细无力等。

（二）辨证要点

病体虚弱，以面、睑、唇、舌、爪甲颜色淡白及脉细为主要表现。

● 要点二　血瘀证的临床表现、辨证要点

（一）临床表现

1. 疼痛特点为刺痛、痛久拒按、固定不移、常在夜间痛甚。
2. 肿块的性状是在体表者包块色青紫，腹内者触及质硬而推之不移。
3. 出血的特征是出血反复不止，色紫暗或夹血块，或大便色黑如柏油状，或妇女血崩、漏血。
4. 瘀血色脉征主要有面色黧黑，或唇甲青紫，或皮下紫斑，或肌肤甲错，或腹露青筋，或皮肤出现丝状红缕，或舌有紫色斑点、舌下络脉曲张，脉多细涩或结、代、无脉等。

（二）辨证要点

以固定刺痛、肿块、出血、瘀血色脉征为主要表现。

● 要点三　血热证的临床表现、辨证要点

（一）临床表现

身热夜甚，或潮热，口渴，面赤，心烦，失眠，躁扰不宁，甚或狂乱、神昏谵语，或见各种出血色深红，或斑疹显露，或为疮痈，舌绛，脉数、疾等。

（二）辨证要点

以身热口渴、斑疹吐衄、烦躁谵语、舌绛、脉数等为主要表现。

● 要点四　血寒证的临床表现、辨证要点

（一）临床表现

畏寒，手足或少腹等患处冷痛拘急、得温痛减，肤色紫暗发凉，或为痛经、月经愆期、经色紫暗、夹有血块，唇舌青紫，苔白滑，脉沉迟弦涩等。

（二）辨证要点

以患处冷痛拘急、畏寒、唇舌青紫，妇女月经后期、经色紫暗夹块等为主要表现。

细目三　气血同病辨证

● 要点　气滞血瘀证、气虚血瘀证、气血两虚证、气不摄血证、气随血脱证的临床表现、辨证要点

（一）气滞血瘀证

1. 临床表现　胸胁胀满疼痛，乳房胀痛，情志抑郁或易怒，兼见痞块刺痛、拒按，妇女痛经，经血紫暗有块，或闭经，舌紫暗或有瘀点瘀斑，脉弦涩。

2. 辨证要点　临床以身体局部胀闷走窜疼痛，甚或刺痛，疼痛固定、拒按；或有肿块坚硬，局部青紫肿胀；或有情志抑郁，性急易怒；或有面色紫暗，皮肤青筋暴露；妇女可见经闭或痛经，经色紫暗或夹血块，或乳房胀痛；舌质紫暗或有斑点，脉弦涩等为辨证依据。

（二）气虚血瘀证

1. 临床表现　面色淡白，神疲乏力，气短懒言，食少纳呆；面色晦滞、局部青紫、肿胀、刺痛不移而拒按，或肢体瘫痪、麻木，或可触及肿块，舌淡紫或有瘀点瘀斑，脉细涩。

2. 辨证要点　临床以面色淡白无华或面色紫暗，倦怠乏力，少气懒言，局部疼痛如刺，痛处固定不移、拒按，舌淡紫，或有斑点，脉涩等为辨证依据。

（三）气血两虚证

1. 临床表现 头晕目眩，少气懒言，神疲乏力，自汗，面色淡白或萎黄，唇甲淡白，心悸失眠，形体消瘦，舌淡而嫩，脉细弱。

2. 辨证要点 以少气懒言，神疲乏力，自汗；面色淡白无华或萎黄，口唇、爪甲颜色淡白，或见心悸失眠，头晕目眩，形体消瘦，手足发麻；舌质淡白，脉细无力等为辨证依据。

（四）气不摄血证

1. 临床表现 吐血、便血、崩漏、皮下瘀斑、鼻衄，神疲乏力，气短懒言，面色淡白，舌淡，脉弱。

2. 辨证要点 临床以衄血、便血、尿血、崩漏、皮下青紫色斑块等各种慢性出血，并见面色淡白无华，神疲乏力，少气懒言，心慌心悸，食少，舌淡白，脉弱等为辨证依据。

（五）气随血脱证

1. 临床表现 大出血时，突然面色苍白，大汗淋漓，四肢厥冷，呼吸微弱，甚至晕厥，舌淡，脉微欲绝或见芤脉。

2. 辨证要点 临床以大量出血的同时，出现面色苍白，气少息微，冷汗淋漓，舌淡，脉微欲绝或散大无根等为辨证依据。

细目四 津液病辨证

● **要点一 痰证的临床表现、辨证要点**

（一）临床表现

常见咳嗽痰多，痰质黏稠，胸脘痞闷，呕恶，纳呆，或头晕目眩，或形体肥胖，或神昏而喉中痰鸣，或神志错乱而为癫、狂、痴、痫，或某些部位出现圆滑柔韧的包块等，舌苔腻，脉滑。

（二）辨证要点

以咳吐痰多、胸闷、呕恶、眩晕、体胖，或局部有圆滑包块，苔腻，脉滑为主要表现。

● **要点二 水停证的临床表现、辨证要点**

（一）临床表现

头面、肢体甚或全身水肿，按之凹陷不易起，或为腹水而见腹部膨隆、叩之音浊，小便短少不利，身体困重，舌淡胖，苔白滑，脉濡缓等。

（二）辨证要点

以肢体浮肿、小便不利，或腹大痞胀，舌淡胖等为主要表现。

（三）阳水与阴水的鉴别

阳水与阴水的鉴别

类型	病因	病机	性质	发病特点	临床表现
阳水	多因外邪侵袭所致	风邪犯肺，通调失职；湿邪困脾，脾失健运	实证	发病急病程短	眼睑、颜面先肿，迅速遍及全身，皮薄光亮，小便短少，伴咽喉肿痛、咳嗽及表证
阴水	多因久病脾肾阳气虚衰所致	脾肾阳气虚衰，运化、主水失职	虚实夹杂	发病缓病程长	足胫、下肢先肿，渐至全身，腰以下肿甚，按之凹陷难复，小便短少，兼脾、肾阳虚的表现

● **要点三 津液亏虚证的临床表现、辨证要点**

（一）临床表现

口、鼻、唇、舌、咽喉、皮肤、大便等干燥，皮肤枯瘪而缺乏弹性，眼球深陷，口渴欲饮水，小便短少而黄，舌红，脉细数无力等。

（二）辨证要点

以口渴尿少，口、鼻、唇、舌、皮肤、大便干燥等为主要表现。

（陆小左）

第十单元　脏腑辨证

细目一　心与小肠病辨证

要点一　心气虚证、心阳虚证的临床表现、鉴别要点

（一）心气虚证

临床表现：心悸，胸闷，气短，精神疲倦，或有自汗，活动后诸症加重，面色淡白，舌质淡，脉虚。

（二）心阳虚证

临床表现：心悸怔忡，心胸憋闷或痛，气短，自汗，畏冷肢凉，神疲乏力，面色㿠白，或面唇青紫，舌质淡胖或紫暗，苔白滑，脉弱或结或代。

（三）鉴别要点

心气虚证以心悸、胸闷兼气虚证为特征；心阳虚证是在心气虚的基础上，出现心胸闷痛、畏寒肢冷等虚寒证候为特征。

心气虚证与心阳虚的证鉴别

证型	相同症状	不同症状
心气虚证	心悸怔忡胸闷气短	面色淡白，舌淡苔白，脉虚
心阳虚证	活动后加重自汗	畏寒肢冷，心痛，面色㿠白或晦暗，舌淡胖苔白滑，脉微细

要点二　心血虚证、心阴虚证的临床表现、鉴别要点

（一）心血虚证

临床表现：心悸，头晕眼花，失眠，多梦，健忘，面色淡白或萎黄，舌色淡，脉细无力。本证多有久病、失血等病史，以心悸、失眠、多梦与血虚症状共见为辨证的主要依据。

（二）心阴虚证

临床表现：心烦，心悸，失眠，多梦，口燥咽干，形体消瘦，或见手足心热，潮热盗汗，两颧潮红，舌红少苔乏津，脉细数。

（三）心血虚证与心阴虚证的鉴别要点

心血虚与心阴虚虽均可见心悸、失眠、多梦等症，但血虚以"色白"为特征而无热象，阴虚以"色赤"为特征而有明显热象。详见下表。

心血虚证与心阴虚证的鉴别

证型	相同症状	不同症状
心血虚证	心失所养	有血虚表现——面色淡白或萎黄，唇舌色淡，脉细无力
心阴虚证	心神不安 心悸失眠多梦	有阴虚表现——口燥咽干，形体消瘦，五心烦热，潮热盗汗，两颧潮红，舌红少苔乏津，脉细数

要点三　心脉痹阻证的临床表现及瘀阻心脉证、痰阻心脉证、寒凝心脉证、气滞心脉四证的鉴别

（一）临床表现

临床表现：心悸怔忡，心胸憋闷疼痛，痛引肩背内臂，时作时止。或以刺痛为主，舌质晦暗或有青紫斑点，脉细、涩、结、代；或以心胸憋闷为主，体胖痰多，身重困倦，舌苔白腻，脉沉滑或沉涩；或以遇寒痛剧为主，得温痛减，畏寒肢冷，舌淡苔白，脉沉迟或沉紧；或以胀痛为

主，与情志变化有关，喜太息，舌淡红，脉弦。

（二）鉴别要点

心脉痹阻只是病理结果，导致心脉不通的原因主要有瘀血、痰浊、阴寒、气滞几个方面。心脉痹阻证以心悸怔忡、心胸憋闷疼痛、痛引肩背内臂、时作时止为主症。但由于导致心脉痹阻的原因不同，临床必须辨证求因。心脉痹阻证辨证比较见下表。

心脉痹阻证的鉴别

共同主症	分型	不同症状
心悸怔忡、心胸憋闷作痛，痛引肩背内臂，时作时止	瘀阻心脉	心胸刺痛，舌暗或有青紫斑点，脉细涩或结代
	痰阻心脉	心胸闷痛，体胖痰多，身重困倦，苔白腻，脉沉滑或沉涩
	寒凝心脉	心胸剧痛，遇寒加重，得温痛减，形寒肢冷，舌淡苔白，脉沉迟或沉紧
	气滞心脉	心胸胀痛，胁胀善太息，舌淡红，脉弦

● 要点四　痰蒙心神证、痰火扰神证的临床表现、鉴别要点

（一）痰蒙心神证

临床表现：神情痴呆，意识模糊，甚则昏不知人，或神情抑郁，表情淡漠，喃喃独语，举止失常。或突然昏仆，不省人事，口吐涎沫，喉有痰声。并见面色晦暗，胸闷，呕恶，舌苔白腻，脉滑等症。

（二）痰火扰神证

临床表现：发热，口渴，胸闷，气粗，咯吐黄痰，喉间痰鸣，心烦，失眠，甚则神昏谵语，或狂躁妄动，打人毁物，不避亲疏，胡言乱语，哭笑无常，面赤，舌质红，苔黄腻，脉滑数。

（三）鉴别要点

痰蒙心神证与痰火扰神证均有神志异常的表现，均可或见神昏，但痰蒙心神证为痰浊，其症以抑郁、痴呆、错乱为主；无热证表现；痰火扰神证为热痰，其症以狂躁、谵语、神昏为主；痰蒙心神证有痰无火，痰火扰神证则为既有痰，又有火。

● 要点五　心火亢盛证的临床表现

临床表现：发热，口渴，心烦，失眠，便秘，尿黄，面红，舌尖红绛，苔黄，脉数有力。甚或口舌生疮、溃烂疼痛；或见小便短赤、灼热涩痛；或见吐血、衄血；或见狂躁谵语、神识不清。

（1）以口舌生疮、赤烂疼痛为主者，称为心火上炎证。

（2）兼小便赤、涩、灼、痛者，称为心火下移证，习称为心移热于小肠。

（3）吐血、衄血表现突出者，称为心火迫血妄行证。

（4）以狂躁谵语、神识不清为主症者，称为热扰心神证或热闭心神证。

● 要点六　瘀阻脑络证的临床表现

临床表现：头晕、头痛经久不愈，痛如锥刺、痛处固定，或健忘，失眠，心悸，或头部外伤后昏不知人，面色晦暗，舌质紫暗或有斑点，脉细涩。

● 要点七　小肠实热证的临床表现

临床表现：心烦失眠，面赤口渴，口舌生疮，溃烂灼痛，小便赤涩，尿道灼痛，尿血，舌红苔黄，脉数。

细目二　肺与大肠病辨证

● 要点一　肺气虚证、肺阴虚证的临床表现、鉴别要点

（一）肺气虚证

临床表现：咳嗽无力，气短而喘，动则尤甚，咯痰清稀，声低懒言，或有自汗，畏风，易于感冒，神疲体倦，面色淡白，舌淡苔白，脉弱。

（二）肺阴虚证

临床表现：干咳无痰，或痰少而黏、不易咯出，或痰中带血，声音嘶哑，口燥咽干，形体消

瘦，五心烦热，潮热盗汗，两颧潮红，舌红少苔乏津，脉细数。

（三）肺气虚证、肺阴虚证的鉴别要点

肺气虚证与肺阴虚证的鉴别

证型	相同症状	不同症状
肺气虚证	咳嗽	有气虚表现——咳喘无力，气短而喘，伴有气虚症状
肺阴虚证		有阴虚表现——干咳少痰，伴有虚热内扰、潮热盗汗等阴虚症状

要点二 风寒犯肺证、寒痰阻肺证、饮停胸胁证的临床表现、鉴别要点

（一）风寒犯肺证

临床表现：咳嗽，咯少量稀白痰，气喘，微有恶寒发热，鼻塞，流清涕，喉痒，或见身痛无汗，舌苔薄白，脉浮紧。

（二）寒痰阻肺证

临床表现：咳嗽，痰多、色白、质稠或清稀、易咯，胸闷，气喘，或喉间有哮鸣声，恶寒，肢冷，舌质淡，苔白腻或白滑，脉弦或滑。

（三）饮停胸胁证

临床表现：胸廓饱满，胸胁部胀闷或痛，咳嗽，气喘，呼吸、咳嗽或身体转侧时牵引胁痛，或有头晕目眩，舌苔白滑，脉沉弦。

（四）风寒犯肺证、寒痰阻肺证、饮停胸胁证的鉴别要点

风寒犯肺证、寒痰阻肺证、饮停胸胁证的鉴别

证型	相同症状	不同症状
风寒犯肺证	咳嗽，咳痰，痰色白	多为风寒侵袭，伴有风寒表证，舌苔薄白，脉浮紧
寒痰阻肺证		寒饮或痰浊停聚于肺，伴有寒象，舌质淡，苔白腻或白滑，脉弦或滑
饮停胸胁证		水饮停于胸胁，伴有胸廓饱满、胸胁胀闷或痛，舌苔白滑，脉沉弦

要点三 风热犯肺证、肺热炽盛证、痰热壅肺证、燥邪犯肺证的临床表现、鉴别要点

（一）风热犯肺证

临床表现：咳嗽，痰少而黄，气喘，鼻塞，流浊涕，咽喉肿痛，发热，微恶风寒，口微渴，舌尖红，苔薄黄，脉浮数。

（二）肺热炽盛证

临床表现：发热，口渴，咳嗽，气粗而喘，甚则鼻翼扇动，鼻息灼热，胸痛，或有咽喉红肿疼痛，小便短黄，大便秘结，舌红苔黄，脉洪数。

（三）痰热壅肺证

临床表现：咳嗽，咯痰黄稠而量多，胸闷，气喘息粗，甚则鼻翼扇动，喉中痰鸣，或咳吐脓血腥臭痰，胸痛，发热口渴，烦躁不安，小便短黄，大便秘结，舌红苔黄腻，脉滑数。本证以发热、咳喘、痰多黄稠等为辨证的主要依据。

（四）燥邪犯肺证

临床表现：干咳无痰，或痰少而黏、不易咯出，甚则胸痛，痰中带血，或见鼻衄，口、唇、鼻、咽、皮肤干燥，尿少，大便干结，舌苔薄而干燥少津。或微有发热恶风寒，无汗或少汗，脉浮数或浮紧。

（五）鉴别要点

风热犯肺证、肺热炽盛证、痰热壅肺证、燥邪犯肺证的鉴别

证型	病机	辨证要点	临床表现
风热犯肺证	风热犯肺，肺卫失宣	咳嗽，痰黄稠及风热表证	咳嗽痰稠色黄，恶寒轻发热重，鼻塞流黄浊涕，身热恶风，口干咽痛，舌尖红苔薄黄，脉浮数
肺热炽盛证	火热炽盛，壅积于肺	咳喘气粗，鼻翼扇动与实热症状	发热，口渴，咳嗽，气粗而喘，甚则鼻翼扇动，鼻息灼热，咽喉红肿，小便短黄，舌红苔黄，脉洪数
痰热壅肺证	痰热交结，壅滞于肺	发热、咳喘、痰多黄稠	咳嗽，咯痰黄稠而量多，胸闷，气喘息粗，发热口渴，烦躁不安，舌红苔黄腻，脉滑数
燥邪犯肺证	燥邪犯肺，肺卫失宣	干咳，痰少，质黏及燥邪犯表证	干咳痰少质黏，口舌咽喉干燥，恶寒发热，无汗或少汗，舌苔薄而干燥，舌苔薄白，脉浮偏数

● **要点四　肠道湿热证、肠热腑实证、肠燥津亏证的临床表现、鉴别要点**

（一）肠道湿热证

临床表现：身热口渴，腹痛腹胀，下痢脓血，里急后重，或暴泻如水，或腹泻不爽、粪质黄稠秽臭，肛门灼热，小便短黄，舌质红，苔黄腻，脉滑数。

（二）肠热腑实证

临床表现：高热，或日晡潮热，汗多，口渴，脐腹胀满硬痛、拒按，大便秘结，或热结旁流，大便恶臭，小便短黄，甚则神昏谵语、狂乱，舌质红，苔黄厚而燥，或焦黑起刺，脉沉数（或迟）有力。

（三）肠燥津亏证

临床表现：大便干燥如羊屎，艰涩难下，数日一行，腹胀作痛，或可于左少腹触及包块，口干，或口臭，或头晕，舌红少津，苔黄燥，脉细涩。

（四）肠道湿热证、肠热腑实证、肠燥津亏证的鉴别要点

肠道湿热、肠热腑实、肠燥津亏证的鉴别

证型	病机	鉴别要点	临床表现
肠道湿热证	湿热内蕴，阻滞肠道	腹痛，暴泻如水，下痢脓血，大便黄稠秽臭	身热口渴，下痢脓血，里急后重，或暴泻如水，或腹泻不爽、粪质黄稠秽臭，肛门灼热，小便短黄，舌质红，苔黄腻，脉滑数
肠热腑实证	里热炽盛，腑气不通	发热，大便秘结，腹满硬痛	高热，或日晡潮热，汗多，口渴，脐腹胀满硬痛、拒按，大便秘结，或热结旁流，大便恶臭，小便短黄，甚则神昏谵语、狂乱，舌质红，苔黄厚而燥，或焦黑起刺，脉沉数或沉迟有力
肠燥津亏证	津液亏损，肠失濡润	大便燥结、排便困难与津亏症状	大便干燥如羊屎，艰涩难下，数日一行，腹胀作痛，或可于左少腹触及包块，口干，或口臭，或头晕，舌红少津，苔黄燥，脉细涩

细目三　脾与胃病辨证

● **要点一　脾气虚证、脾阳虚证、脾虚气陷证、脾不统血证的临床表现、鉴别要点**

（一）脾气虚证

临床表现：不欲食，纳少，脘腹胀满，食后胀甚，大便溏稀，肢体倦怠，神疲乏力，少气懒言，形体消瘦，或肥胖、浮肿，面色淡黄或萎黄，舌淡苔白，脉缓或弱。

（二）脾阳虚证

临床表现：食少，腹胀，腹痛绵绵，喜温喜按，畏寒怕冷，四肢不温，面白少华或虚浮，口淡不渴，大便稀溏，甚至完谷不化，或肢体浮

肿，小便短少，或白带清稀量多，舌质淡胖或有齿痕，舌苔白滑，脉沉迟无力。

（三）脾虚气陷证

临床表现：脘腹重坠作胀，食后益甚，或便意频数，肛门重坠，或久泻不止，甚或脱肛，或小便浑浊如米泔，或内脏、子宫下垂，气短懒言，神疲乏力，头晕目眩，面白无华，食少，便溏，舌淡苔白，脉缓或弱。

（四）脾不统血证

临床表现：各种慢性出血，如便血、尿血、吐血、鼻衄、紫斑，妇女月经过多、崩漏，食少便溏，神疲乏力，气短懒言，面色萎黄，舌淡，脉细无力。

（五）脾气虚证与脾阳虚证、脾虚气陷证、脾不统血证的鉴别

四证均以脾气虚为病理基础，但因各证的病机不尽相同，故临床表现各有特点。

脾气虚证以脾气亏虚，失于健运为主要病机，以食少、腹胀、便溏，兼神疲乏力等气虚表现为特征。脾阳虚证是在脾气虚基础上，阳虚生寒所致，以腹部冷痛绵绵，喜温喜按，形寒肢冷等虚寒见症与脾气虚证并见为特征。

脾虚气陷证是因脾气亏虚，升举无力而清阳下陷所致，以脘腹坠胀，或内脏下垂等下陷证候与脾气虚证并见为特征。脾不统血证因脾气亏虚，统血无权而致，以各种慢性出血（便血，尿血，吐血，肌衄，或月经过多，崩漏）与脾气虚证并见为特征。

脾气虚证与脾阳虚证、脾虚气陷证、脾不统血证的鉴别

证型	病机	相同症状	不同症状	舌象	脉象
脾气虚证	脾气亏虚，运化失职	纳呆腹胀，食后尤甚，便溏肢倦，食少懒言，神疲乏力，面色萎黄	或浮肿，或消瘦	舌质淡或胖嫩有齿痕，苔白润	脉缓或弱
脾阳虚证	脾阳虚衰，失于温运，阴寒内生		腹痛喜温喜按，肢冷尿少等	舌质淡胖或边有齿痕，苔白滑	脉沉迟无力
脾虚气陷证	脾气亏虚，升举无力而反下陷		脘腹坠胀，或便意频数，肛门坠重，甚则脱肛，或子宫下垂等脏器脱垂表现	舌质淡，苔薄白	脉缓或弱
脾不统血证	脾气虚弱，不能统摄血液		便血，尿血，鼻衄，或妇女月经过多、崩漏等各种出血证	舌淡苔白	脉细无力

● 要点二　湿热蕴脾证、寒湿困脾证的临床表现、鉴别要点

（一）湿热蕴脾证

临床表现：脘腹胀闷，纳呆，恶心欲呕，口中黏腻，渴不多饮，便溏不爽，小便短黄，肢体困重，或身热不扬，汗出热不解，或见面目发黄鲜明，或皮肤发痒，舌质红，苔黄腻，脉濡数或滑数。

（二）寒湿困脾证

临床表现：脘腹胀闷，口腻纳呆，泛恶欲呕，口淡不渴，腹痛便溏，头身困重，或小便短少，肢体肿胀，或身目发黄，面色晦暗不泽，或妇女白带量多，舌体淡胖，舌苔白滑或白腻，脉濡缓或沉细。

（三）湿热蕴脾证与寒湿困脾证的鉴别

二证均因湿邪困脾，脾胃纳运失职所致，可见脘腹痞闷，纳呆呕恶，便溏，肢体困重，面目发黄，苔腻，脉濡等。区别在于兼热、兼寒之不同。前者病性属湿热，故有舌质红苔黄腻，身热不扬，阳黄，脉濡数等湿热内蕴表现；后者病性属寒湿，故见舌淡苔腻白滑，腹痛喜暖，口淡不渴，带下量多清稀，阴黄，脉濡缓等寒湿内停表现。

湿热蕴脾证与寒湿困脾证的鉴别

证型	相同症状	不同症状	舌象	脉象
湿热蕴脾证	脘腹痞闷，纳呆，恶心呕吐，便溏，肢体困重	身热起伏，汗出热不解，肌肤发黄色泽鲜明，皮肤发痒，小便短赤	舌红苔黄腻	濡数或滑数
寒湿困脾证		口淡不渴，肢体浮肿，小便短少，身目发黄，面色晦暗不泽	舌淡苔白腻	濡缓或沉细

● 要点三 胃气虚证、胃阳虚证、胃阴虚证的临床表现、鉴别要点

（一）胃气虚证

临床表现：胃脘隐痛或痞胀、按之觉舒，食欲不振，或得食痛缓，食后胀甚，嗳气，口淡不渴，面色萎黄，气短懒言，神疲倦怠，舌质淡，苔薄白，脉弱。

（二）胃阳虚证

临床表现：胃脘冷痛，绵绵不已，时发时止，喜温喜按，食后缓解，泛吐清水或夹有不消化食物，食少脘痞，口淡不渴，倦怠乏力，畏寒肢冷，舌淡胖嫩，脉沉迟无力。

（三）胃阴虚证

临床表现：胃脘嘈杂，饥不欲食，或痞胀不舒，隐隐灼痛，干呕，呃逆，口燥咽干，大便干结，小便短少，舌红少苔乏津，脉细数。

（四）胃气虚证、胃阳虚证、胃阴虚证的鉴别要点

胃气虚证与胃阳虚证、胃阴虚证的鉴别

证型	病机	相同症状	不同症状	舌象	脉象
胃气虚证	胃气亏虚，胃失和降	胃痛痞胀	胃部按之觉舒，气短懒言，神疲乏力	舌质淡，苔薄白	脉弱
胃阳虚证	胃阳不足，胃失温煦		胃脘冷痛，喜温喜按，畏寒肢冷	舌淡胖嫩	脉沉迟无力
胃阴虚证	胃阴亏虚，胃失濡润		胃脘嘈杂，饥不欲食，或痞胀不舒，隐隐灼痛，干呕，呃逆，口燥咽干	舌红少苔乏津	脉细数

● 要点四 胃热炽盛证、寒饮停胃证的临床表现、鉴别要点

（一）胃热炽盛证

临床表现：胃脘灼痛、拒按，渴喜冷饮，或消谷善饥，或口臭，牙龈肿痛溃烂，齿衄，小便短黄，大便秘结，舌红苔黄，脉滑数。

（二）寒饮停胃证

临床表现：脘腹痞胀，胃中有振水声，呕吐清水痰涎，口淡不渴，眩晕，舌苔白滑，脉沉弦。

（三）胃热炽盛证、寒饮停胃证的鉴别要点

胃热炽盛证与寒饮停胃证的鉴别

证型	病机	相同症状	不同症状	舌象	脉象
胃热炽盛证	火热壅滞于胃，胃失和降	胃痛痞胀	胃部灼痛，渴喜冷饮，口臭，牙龈肿痛溃烂	舌红苔黄	脉滑数
寒饮停胃证	寒饮停积于胃，胃失和降		胃脘痞胀，呕吐清水痰涎，口淡不渴	舌苔白滑	脉沉弦

● 要点五 寒滞胃肠证、食滞胃肠证的临床表现、鉴别要点

（一）寒滞胃肠证

临床表现：胃脘、腹部冷痛，痛势暴急，遇寒加剧，得温则减，恶心呕吐，吐后痛缓，口淡不渴，或口泛清水，腹泻清稀，或腹胀便秘，面白或青，恶寒肢冷，舌苔白润，脉弦紧或沉紧。

(二) 食滞胃肠证

临床表现：脘腹胀满疼痛、拒按，厌食，嗳腐吞酸，呕吐酸馊食物，吐后胀痛得减，或腹痛，肠鸣，矢气臭如败卵，泻下不爽，大便酸腐臭秽，舌苔厚腻，脉滑或沉实。

(三) 寒滞肠胃、食滞肠胃证的鉴别要点

寒滞肠胃证与食滞胃肠证的鉴别

证型	病机	相同症状	不同症状	舌象	脉象
寒滞肠胃证	寒邪侵犯肠胃，阻滞气机	胃脘疼痛痞胀	胃脘部冷痛，痛势剧烈，得温则减	舌苔白润	脉弦紧或沉紧
食滞肠胃证	饮食阻滞肠胃，气机受阻		脘腹痞胀疼痛、呕泻物酸馊腐臭	舌苔厚腻	脉滑或沉实

细目四　肝与胆病辨证

● 要点一　肝血虚证、肝阴虚证的临床表现、鉴别要点

(一) 肝血虚证

临床表现：头晕眼花，视力减退或夜盲，或肢体麻木，关节拘急，手足震颤，肌肉眴动，或为妇女月经量少、色淡，甚则闭经，爪甲不荣，面白无华，舌淡，脉细。

(二) 肝阴虚证

临床表现：头晕眼花，两目干涩，视力减退，或胁肋隐隐灼痛，面部烘热或两颧潮红，或手足蠕动，口咽干燥，五心烦热，潮热盗汗，舌红少苔乏津，脉弦细数。

(三) 肝血虚、肝阴虚证的鉴别要点

两者均属肝的虚证，均有头晕等表现，但前者为血虚，无热象，常见眩晕、视物模糊、经少、肢麻手颤等症；后者为阴虚，虚热表现明显，常见眼干涩、潮热、颧红、手足蠕动等症。

● 要点二　肝郁气滞证、肝火炽盛证、肝阳上亢证的临床表现、鉴别要点

(一) 肝郁气滞证

临床表现：情志抑郁，善太息，胸胁、少腹胀满疼痛，走窜不定。或咽部异物感，或颈部瘿瘤、瘰疬，或胁下肿块。妇女可见乳房作胀疼痛，月经不调，痛经。舌苔薄白，脉弦。病情轻重与情绪变化关系密切。

(二) 肝火炽盛证

临床表现：头晕胀痛，痛如刀劈，面红目赤，口苦口干，急躁易怒，耳鸣如潮，甚或突发耳聋，失眠，恶梦纷纭，或胁肋灼痛，吐血、衄血，小便短黄，大便秘结，舌红苔黄，脉弦数。

(三) 肝阳上亢证

临床表现：眩晕耳鸣，头目胀痛，面红目赤，急躁易怒，失眠多梦，头重脚轻，腰膝酸软，舌红少津，脉弦有力或弦细数。

(四) 肝火炽盛证、肝阳上亢证的鉴别要点

两证的共同表现：头晕胀痛，面红目赤，口苦口干，急躁易怒，耳鸣，失眠。但前者属火热过盛的实证，以目赤头痛、胁肋灼痛、口苦口渴、便秘尿黄等火热症为主，阴虚证候不突出，病程较短，病势较急。后者属上实下虚，虚实夹杂，系肝肾阴虚阳亢所致，以眩晕、头目胀痛、头重脚轻等上亢症状为主，且见腰膝酸软、耳鸣等下虚症状，阴虚证候明显，病程较长。

● 要点三　肝风内动四证的临床表现、鉴别要点

(一) 肝阳化风证

临床表现：眩晕欲仆，步履不稳，头胀头痛，急躁易怒，耳鸣，项强，头摇，肢体震颤，手足麻木，语言謇涩，面赤，舌红，或有苔腻，脉弦细有力。甚至突然昏仆，口眼㖞斜，半身不遂，舌强语謇。

(二) 热极生风证

临床表现：高热口渴，烦躁谵语或神昏，颈项强直，两目上视，手足抽搐，角弓反张，牙关紧闭，舌质红绛，苔黄燥，脉弦数。

（三）阴虚动风证

临床表现：手足震颤、蠕动，或肢体抽搐，眩晕耳鸣，口燥咽干，形体消瘦，五心烦热，潮热颧红，舌红少津，脉弦细数。

（四）血虚生风证

临床表现：眩晕，肢体震颤、麻木，手足拘急，肌肉𥆧动，皮肤瘙痒，爪甲不荣，面白无华，舌质淡白，脉细或弱。

（五）肝风内动四证的鉴别要点

肝风内动四证鉴别

证型	性质	主症	兼症	舌象	脉象
肝阳化风证	上实下虚证	眩晕欲仆，头摇肢颤，言语謇涩或舌强不语	手足麻木，步履不正	舌红，苔白或腻	弦而有力
热极生风证	实热证	手足抽搐，颈项强直，两目上视，牙关紧闭，角弓反张	高热神昏，躁热如狂	舌红绛	弦数
阴虚动风证	虚证	手足蠕动	午后潮热，五心烦热，口咽干燥，形体消瘦	舌红少津	弦细数
血虚生风证	虚证	手足震颤，肌肉𥆧动，关节拘急不利，肢体麻木	眩晕耳鸣，面白无华	舌淡，苔白	细

● **要点四　寒滞肝脉证的临床表现**

临床表现：少腹冷痛，阴部坠胀作痛，或阴器收缩引痛，或巅顶冷痛，得温则减，遇寒痛增，恶寒肢冷，舌淡，苔白润，脉沉紧或弦紧。

● **要点五　肝胆湿热证的临床表现**

临床表现：身目发黄，胁肋胀痛，或胁下有痞块，纳呆，厌油腻，泛恶欲呕，腹胀，大便不调，小便短赤，发热或寒热往来，口苦口干，舌红，苔黄腻，脉弦滑数。或为阴部潮湿、瘙痒、湿疹，阴器肿痛，带下黄稠臭秽等。

● **要点六　胆郁痰扰证的临床表现**

临床表现：胆怯易惊，惊悸不宁，失眠多梦，烦躁不安，胸胁胀闷，善太息，头晕目眩，口苦呕恶，吐痰涎，舌淡红或红，苔白腻或黄滑，脉弦缓或弦数。

细目五　肾与膀胱病辨证

● **要点一　肾阳虚证、肾阴虚证、肾精不足证、肾气不固证、肾虚水泛证的临床表现、鉴别要点**

（一）肾阳虚证

临床表现：头目眩晕，面色㿠白或黧黑，腰膝酸冷疼痛，畏冷肢凉，下肢尤甚，精神萎靡，性欲减退，男子阳痿早泄、滑精精冷，女子宫寒不孕，或久泻不止，完谷不化，五更泄泻，或小便频数清长，夜尿频多，舌淡，苔白，脉沉细无力，尺脉尤甚。

（二）肾阴虚证

临床表现：腰膝酸软而痛，头晕，耳鸣，齿松，发脱，男子阳强易举、遗精、早泄，女子经少或经闭、崩漏，失眠，健忘，口咽干燥，形体消瘦，五心烦热，潮热盗汗，骨蒸发热，午后颧红，小便短黄，舌红少津、少苔或无苔，脉细数。

（三）肾精不足证

临床表现：小儿生长发育迟缓，身体矮小，囟门迟闭，智力低下，骨骼痿软；男子精少不育，女子经闭不孕，性欲减退；成人早衰，腰膝酸软，耳鸣耳聋，发脱齿松，健忘恍惚，神情呆钝，两足痿软，动作迟缓，舌淡，脉弱。

（四）肾气不固证

临床表现：腰膝酸软，神疲乏力，耳鸣失聪；小便频数而清，或尿后余沥不尽，或遗尿，或夜尿频多，或小便失禁；男子滑精、早泄；女子月经淋沥不尽，或带下清稀量多，或胎动易滑。舌淡，苔白，脉弱。

（五）肾虚水泛证

临床表现：腰膝酸软，耳鸣，身体浮肿，腰以下尤甚，按之没指，小便短少，畏冷肢凉，腹部胀满，或见心悸，气短，咳喘痰鸣，舌质淡胖，苔白滑，脉沉迟无力。

（六）肾阳虚证与肾虚水泛证的鉴别要点

两者均以肾阳亏虚为病理基础，都有畏寒肢冷，腰膝酸冷，面白神疲等虚寒之象。但前者以温煦失职，生殖机能减退为主，后者以气化无权，水湿泛滥之水肿尿少为主要表现。

肾阳虚证与肾虚水泛证的鉴别

证型	病机	辨证要点	临床表现	舌象	脉象
肾阳虚证	命门火衰，温煦失职，火不暖土，气化不行	腰膝酸冷、性欲减退、夜尿频多等与虚寒症状共见	头晕目眩，面色㿠白或黧黑，腰膝酸冷疼痛，畏寒肢冷，下肢尤甚，精神萎靡，性欲减退，男子阳痿早泄、滑精精冷，女子宫寒不孕，或久泻不止，完谷不化，五更泄泻，或小便频数清长，夜尿频多	舌淡苔白	沉细无力，尺部尤甚
肾虚水泛证	肾阳虚弱，气化无权，水液泛滥	水肿下肢为甚、尿少与畏凉肢冷共见	腰膝酸软，耳鸣，身体浮肿，腰以下为甚，按之没指，小便短少	舌质淡胖苔白滑	沉迟无力

（七）肾阴虚证与肾精不足证的鉴别要点

两者皆属肾的虚证，均可见腰膝酸软、头晕耳鸣、齿松发脱等症，但前者有阴虚内热的表现，性欲偏亢，梦遗、经少；后者主要为生长发育迟缓，早衰，生育机能低下，无虚热表现。

肾阴虚证与肾精不足证的鉴别

证型	相同症	不同症	舌苔	脉象
肾阴虚证	腰膝酸软	失眠多梦，阳强易举，遗精早泄，潮热盗汗，咽干颧红，溲黄便干	舌红少津	细数
肾精不足证	腰膝酸软	成人精少，经闭，发脱齿摇，健忘耳聋，动作迟缓，足痿无力，精神呆钝	舌淡红苔白	沉细

● **要点二　膀胱湿热证的临床表现**

临床表现：小便频数，排尿灼热涩痛，小便短赤，尿血或有砂石，小腹胀痛，腰痛，发热口渴，舌红苔黄腻，脉濡数。

细目六　脏腑兼病辨证

● **要点一　心肾不交证、心脾气血虚证的临床表现、鉴别要点**

（一）心肾不交证

临床表现：心烦失眠，惊悸健忘，头晕，耳鸣，腰膝酸软，梦遗，口咽干燥，五心烦热，潮热盗汗，便结尿黄，舌红少苔，脉细数。

（二）心脾气血虚证

临床表现：心悸怔忡，头晕，多梦，健忘，食欲不振，腹胀，便溏，神疲乏力，或见皮下紫斑，女子月经量少色淡、淋沥不尽，面色萎黄，舌淡嫩，脉弱。

（三）心肾不交、心脾气血虚证的鉴别要点

两者都有心悸、失眠的症状，但前者多由心肾阴液亏虚所致，可兼有腰酸、腰痛、耳鸣及虚热症状；而后者多由脾气亏虚，心血不足所致，多伴有食少、腹胀、便溏等症状。

● 要点二　肝火犯肺、肝胃不和、肝郁脾虚证的临床表现、鉴别要点

（一）肝火犯肺证

临床表现：胸胁灼痛，急躁易怒，头胀头晕，面红目赤，口苦口干，咳嗽阵作，痰黄稠黏，甚则咳血，舌红，苔薄黄，脉弦数。

（二）肝胃不和证

临床表现：胃脘、胁肋胀满疼痛，走窜不定，嗳气，吞酸嘈杂，呃逆，不思饮食，情绪抑郁，善太息，或烦躁易怒，舌淡红，苔薄黄，脉弦。

（三）肝郁脾虚证

临床表现：胸胁胀满窜痛，善太息，情志抑郁，或急躁易怒，食少，腹胀，肠鸣矢气，便溏不爽，或腹痛欲便、泻后痛减，或大便溏结不调，舌苔白，脉弦或缓。

（四）肝火犯肺证、肝胃不和证、肝郁脾虚证的鉴别要点

肝火犯肺证由肝火炽盛，上逆犯肺所致，临床多见胸胁灼痛，面红目赤，口苦口干，伴有咳嗽阵作，痰黄稠黏。而肝胃不和、肝郁脾虚证多由肝郁气滞引起，导致胃失和降、脾失健运，二者均有肝气郁结，而见胸胁胀满疼痛、情志抑郁或烦躁等表现，但肝胃不和证兼胃失和降，常有胃脘胀痛、嗳气、呃逆等症；肝郁脾虚证兼脾失健运，常有食少、腹胀、便溏等症。

● 要点三　心肺气虚证、脾肺气虚证、肺肾气虚证的临床表现、鉴别要点

（一）心肺气虚证

临床表现：胸闷，咳嗽，气短而喘，心悸，动则尤甚，吐痰清稀，神疲乏力，声低懒言，自汗，面色淡白，舌淡苔白，或唇舌淡紫，脉弱或结或代。

（二）脾肺气虚证

临床表现：食欲不振，食少，腹胀，便溏，久咳不止，气短而喘，咯痰清稀，面部虚浮，下肢微肿，声低懒言，神疲乏力，面白无华，舌淡，苔白滑，脉弱。

（三）肺肾气虚证

临床表现：咳嗽无力，呼多吸少，气短而喘，动则尤甚，吐痰清稀，声低，乏力，自汗，耳鸣，腰膝酸软，或尿随咳出，舌淡紫，脉弱。

（四）心肺气虚证、脾肺气虚证、肺肾气虚证的鉴别要点

三证均有肺气虚，呼吸功能减退，而见咳喘无力、气短、咯痰清稀等症。心肺气虚证则兼有心悸怔忡、胸闷等心气不足的证候；肺脾气虚证则兼有食少、腹胀、便溏等脾失健运的证候；肺肾气虚证则兼有呼多吸少、腰酸耳鸣、尿随咳出等肾失摄纳的证候。

● 要点四　心肾阳虚证、脾肾阳虚证的临床表现、鉴别要点

（一）心肾阳虚证

临床表现：畏寒肢冷，心悸怔忡，胸闷气喘，肢体浮肿，小便不利，神疲乏力，腰膝酸冷，唇甲青紫，舌淡紫，苔白滑，脉弱。

（二）脾肾阳虚证

临床表现：腰膝、下腹冷痛，畏冷肢凉，久泄久利，或五更泄泻，完谷不化，便质清冷，或全身水肿，小便不利，面色㿠白，舌淡胖，苔白滑，脉沉迟无力。

（三）心肾阳虚证、脾肾阳虚证的鉴别要点

二证均有畏冷肢凉、舌淡胖、苔白滑等虚寒证候，且有腰膝酸冷、小便不利、浮肿等肾阳虚水湿内停的表现。但前者心悸怔忡、胸闷气喘、面唇紫暗等心阳不振，血行不畅的症状突出；后者则有久泄久利、完谷不化等脾阳虚，运化无权的表现。

● 要点五　心肝血虚证、肝肾阴虚证、肺肾阴虚证的临床表现、鉴别要点

（一）心肝血虚证

临床表现：心悸心慌，多梦健忘，头晕目眩，视物模糊，肢体麻木、震颤，女子月经量少

色淡，甚则经闭，面白无华，爪甲不荣，舌质淡白，脉细。

（二）肝肾阴虚证

临床表现：头晕，目眩，耳鸣，健忘，胁痛，腰膝酸软，口燥咽干，失眠多梦，低热或五心烦热，颧红，男子遗精，女子月经量少，舌红，少苔，脉细数。

（三）肺肾阴虚证

临床表现：咳嗽痰少，或痰中带血，或声音嘶哑，腰膝酸软，形体消瘦，口燥咽干，骨蒸潮热，盗汗，颧红，男子遗精，女子经少，舌红，少苔，脉细数。

（四）心肝血虚证、肝肾阴虚证、肺肾阴虚证的鉴别要点

心肝血虚以心肝阴血不足为主要病机，临床证见心悸、失眠多梦、眩晕肢麻、视力减退等。而肝肾阴虚和肺肾阴虚证都有肾阴虚的证候，均见腰膝酸软、耳鸣、遗精及阴虚内热的表现。但肝肾阴虚证兼肝阴虚损，失于滋养，常见胁痛、目涩、眩晕等症；肺肾阴虚证兼肺阴亏损，肺失清肃，故有干咳、痰少难咯等表现。

细目七　脏腑辨证各相关证候的鉴别

● 要点　各脏腑间相关证候的鉴别要点

（一）心脾气血虚证与心肝血虚证鉴别要点

均有心血不足，心及心神失养，而见心悸、失眠多梦等症，但前者兼有脾虚失运，血不归经的表现，常见食少、腹胀、便溏、慢性失血等症；后者兼有肝血不足，失于充养的表现，常见眩晕、肢麻、视力减退、经少等症。

（二）肝胃不和证、肝郁脾虚证的鉴别要点

前二者均有肝气郁结，而见胸胁胀满疼痛、情志抑郁或烦躁等表现，但肝胃不和证兼胃失和降，常有胃脘胀痛、嗳气、呃逆等症；肝郁脾虚证兼脾失健运，常有食少、腹胀、便溏等症。

肝胃不和证与肝郁脾虚证的鉴别

证型	病机	相同症	不同症	舌象	脉象
肝胃不和证	肝失疏泄、横逆犯胃，胃失和降	抑郁易怒，胸胁胀痛及纳少	脘胀、呕恶、呃逆、嗳气、嘈杂等胃气上逆的症状	舌苔薄白或薄黄	脉弦或带数
肝郁脾虚	肝失疏泄、横逆犯脾，脾失健运		腹痛肠鸣，腹泻不爽	舌苔白	脉弦或缓弱

（三）肝胆湿热证与湿热蕴脾证的鉴别

两证均因湿热内蕴所致，见湿热证候及脾胃纳运升降失职表现，均可出现脘腹胀满、纳呆呕恶、身目发黄色鲜明、大便不调、小便短黄、舌质红苔黄腻、脉滑数等症。肝胆与脾胃之间在病理上相互影响，由于二者主要病位病机不同，故症状有别。

肝胆湿热证病位主要在肝胆（疏泄功能失职），故以胁肋胀痛、胁下痞块、黄疸、口苦等肝胆疏泄失常症状为主，尚可出现寒热往来及阴部瘙痒，妇女带下黄臭等症。湿热蕴脾证病位主要在脾胃（纳运升降失职），故以脘腹胀闷、纳呆呕恶、大便溏泄等受纳运化功能失常症状为主，还可出现肢体困重、身热不扬等症状。

（四）肝火犯肺证与燥邪犯肺证、热邪壅肺证、肺阴虚证的鉴别

四证均可能有咳嗽、咳血的表现，但肝火犯肺证系肝经气火上逆犯肺，肺失清肃，有急躁易怒，胁肋灼痛等肝火内炽的症状；燥邪犯肺证只发于秋季，必兼发热恶寒之表证；热邪壅肺证系邪热内盛，痰热互结，壅闭于肺，有典型的实热表现；肺阴虚证系内伤久病，肺津受损，虚热内生，有潮热盗汗等阴虚内热症状，四证的舌脉表现也各有不同。

肝火犯肺证与燥邪犯肺、热邪壅肺、肺阴虚证的鉴别

证型	病机	相同症	不同症	舌象	脉象
肝火犯肺证	肝经气火上逆犯肺，肺失清肃	咳嗽、咳血	急躁易怒，胁肋灼痛等肝火内炽的症状	舌红，苔薄黄	脉弦数
燥邪犯肺证	外界燥邪侵犯肺卫，肺系津液耗伤	咳嗽、咳血	只发于秋季，必兼发热恶寒之表证	苔薄而干燥少津	脉浮数或浮紧
热邪壅肺证	邪热内盛，痰热互结，壅闭于肺	咳嗽、咳血	新病势急，咳咯气粗，鼻翼扇动与火热症状共见	舌红苔黄或黄腻	脉数或滑数
肺阴虚证	内伤久病，肺津受损，虚热内生	咳嗽、咳血	潮热盗汗等阴虚内热症状	舌红少苔乏津	脉细数

（五）肝肾阴虚证与肝阳上亢证的鉴别

二证均有肝肾阴亏，阴不制阳的病机，均有头晕目眩、耳鸣、腰膝酸软等症，但肝肾阴虚为虚证，以颧红盗汗、五心烦热等虚火内扰的表现为主，肝阳上亢证为本虚标实证，急躁易怒、头目胀痛、头重脚轻等肝阳亢逆，气血上冲的症状比较突出。

肝肾阴虚证与肝阳上亢证的鉴别

证型	病机	相同症	不同症	舌象	脉象
肝肾阴虚证	肝肾阴液亏虚，阴不制阳，虚热内扰	头晕目眩，耳鸣，腰膝酸软	颧红盗汗，五心烦热，男子遗精、女子月经量少等肾阴虚表现	舌红少苔	脉细数
肝阳上亢证	肝肾阴亏，阴不制阳，亢阳上扰	头晕目眩，耳鸣，腰膝酸软	面红目赤，急躁易怒，头目胀痛，头重脚轻等肝阳亢逆，气血上冲的症状	舌红	脉弦或弦细数

（陆小左）

中药学

第一单元 中药的性能

中药的性能又称药性，是指中药具有的若干特性，又称为中药的偏性。其主要内容包括四气、五味、升降浮沉、归经、毒性。

细目一 四气

要点一 结合有代表性的药物认识四气

四气，指药物的寒、热、温、凉四种不同药性，又称四性，它反映了药物对人体阴阳盛衰、寒热变化的作用倾向，是对药物治疗寒热病症作用的概括。"疗寒以热药，疗热以寒药。"一般而言，能够减轻或消除热证的药物属于寒性或凉性，如黄芩、板蓝根等有清热解毒作用；而能够减轻或消除寒证的药物属于温性或热性，如附子、干姜等有温中散寒作用。

要点二 四气的作用及适应证

一般来讲，寒凉药分别具有清热泻火、凉血解毒、滋阴除蒸、泻热通便、清热利尿、清化痰热、清心开窍、凉肝息风等作用；而温热药则分别具有温里散寒、暖肝散结、补火助阳、温阳利水、温经通络、引火归原、回阳救逆等作用。

细目二 五味

要点一 结合有代表性的药物认识五味

五味是指药物有辛、甘、酸、苦、咸五种不同的味道，因而具有不同的治疗作用。有些还具有淡味或涩味，因而实际上不止五种。但是，五味是最基本的五种滋味，所以仍称为五味。

要点二 五味的作用及适应证

现据前人的论述，结合临床实践，将五味所代表药物的作用及主治病证分述如下：

辛：有发散、行气、行血的作用。一般来讲，解表药、行气药、活血药多具有辛味。多用治表证及气血阻滞之证。如苏叶发散风寒、木香行气除胀、川芎活血化瘀等。此外，辛味药还有润养的作用，如款冬花润肺止咳，菟丝子滋养补肾等。

甘：有补益、和中、调和药性和缓急止痛的作用。一般来讲，滋养补虚、调和药性及制止疼痛的药物多具有甘味。多用治正气虚弱、身体诸痛，及调和药性、中毒解救等。如人参大补元气，熟地黄滋补精血，饴糖缓急止痛，甘草调和药性并解药食中毒等。

酸：有收敛、固涩的作用。一般固表止汗、敛肺止咳、涩肠止泻、固精缩尿、固崩止带的药物多具有酸味。多用治体虚多汗、肺虚久咳、久泻滑肠、遗精滑精、遗尿尿频、崩带不止等证。如山茱萸、五味子涩精、敛汗，乌梅敛肺止咳、涩肠止泻，乌梅、五味子生津止渴等。

苦：有泄、燥湿、坚阴的作用。即具有清泄火热、泄降气逆、通泻大便、燥湿、坚阴（泻火存阴）等作用。一般来讲，清热泻火、下气平喘、降逆止呕、通利大便、清热燥湿、苦温燥湿、泻火存阴的药物多具有苦味。多用治热证、火证、喘证、呕恶、便秘、湿证、阴虚火旺等证。如栀子、黄芩清热泻火，杏仁降泄肺气，陈皮降逆止呕，大黄泻热通便，龙胆草、黄连清热燥湿，苍术、厚朴苦温燥湿，知母、黄柏泻火存阴。

咸：有软坚散结、泻下通便作用。一般来讲，泻下或润下通便及软化坚硬、消散结块的药物多具有咸味，多用治大便燥结、痰核、瘰疬、瘿瘤、癥瘕痞块等证，如芒硝泻下通便，海藻、牡蛎消散瘿瘤，鳖甲软坚消癥等。

淡：有渗湿、利小便的作用。故有些利水渗湿的药物具有淡味。多用治水肿、脚气、小便不利之证。如薏苡仁、通草、灯心草、茯苓、猪苓、泽泻等。

涩：与酸味药的作用相似，有收敛固涩的作用。多用治虚汗、泄泻、尿频、遗精、滑精、出血等证。如莲子固精止带，禹余粮涩肠止泻，乌贼骨收涩止血等。

细目三 升降浮沉

● 要点一 各类药物的升降浮沉趋向

升降浮沉是指药物对人体作用的不同趋向性。升，即上升提举，趋向于上；降，即下达降逆，趋向于下；浮，即向外发散，趋向于外；沉，即向内收敛，趋向于内。升降浮沉也就是指药物对机体有向上、向下、向外、向内四种不同的作用趋向。它与疾病所表现的趋向性是相对而言的。简言之，升、浮，指药物向上、向外的趋向性作用；沉、降，指药物向里、向下的趋向性作用。一般而言，发表、透疹、升阳、涌吐、开窍等药具有升浮作用，收敛固涩、泻下、利水、潜阳、镇惊安神、止咳平喘、止呕等药具有沉降作用。

● 要点二 影响药物升降浮沉的主要因素

影响药物升降浮沉的因素主要与四气五味、药物质地轻重有密切关系，并受到炮制和配伍的影响。

药物的升降浮沉与四气五味有关：一般来讲，味属辛、甘，气属温、热的药物，大都是升浮药，如麻黄、升麻、黄芪等药；味属苦、酸、咸，性属寒、凉的药物，大都是沉降药，如大黄、芒硝、山楂等。

药物的升降浮沉与药物的质地轻重有关：一般来讲，花、叶、枝、皮等质轻的药物大多为升浮药，如苏叶、菊花、蝉衣等；而种子、果实、矿物、贝壳及质重者大多都是沉降药。

药物的升降浮沉与炮制、配伍的影响有关：药物的炮制可以影响转变其升降浮沉的性能。如有些药物酒制则升，姜炒则散，醋炒收敛，盐炒下行。如大黄，属于沉降药，峻下热结，泻热通便，经酒炒后，大黄则可清上焦火热，可治目赤头痛。配伍的影响，一般来讲，升浮药在大队沉降药中能随之下降；反之，沉降药在大队升浮药中能随之上升。

细目四 归 经

● 要点 结合有代表性的药物认识归经

由于经络能沟通人体内外表里，所以一旦机体发生病变可以通过经络影响内在的脏腑；反之，内在脏腑病变也可以在体表上反映出来。由于发病所在脏腑及经络循行部位不同，临床上所表现的症状也各不相同。如心经的病变多见心悸失眠；肺经病变常见胸闷喘咳；肝经病变每见胁痛抽搐等。如朱砂、远志能治疗心悸失眠，说明它们归心经；桔梗、杏仁能治愈胸闷、咳喘，说明它们归肺经；而选用白芍、钩藤能治愈胁痛抽搐则说明它们归肝经。

细目五 毒 性

● 要点 引起毒性反应的原因

毒性指药物对机体所产生的不良影响及损害性。毒性反应与副作用不同，它对人体的危害性较大，甚至可危及生命。

所谓毒性一般系指药物对机体所产生的不良影响及损害性。包括急性毒性、亚急性毒性、慢性毒性、亚慢性毒性和特殊毒性如致癌、致突变、致畸胎、成瘾等。所谓毒药一般系指对机体发生化学或物理作用，能损害机体，引起功能障碍、疾病甚至死亡的物质。剧毒药系指中毒剂量与治疗剂量比较接近，或某些治疗量已达到中毒剂量的范围，因此治疗用药时安全系数小，对机体组织器官损害剧烈，可产生严重或不可逆的后果。

中药的副作用有别于毒性作用。副作用是指在常用剂量时出现与治疗需要无关的不适反应，一般比较轻微，对机体危害不大，停药后可自行消失。

(李兴广)

第二单元　中药的配伍

细目　中药配伍的内容

● 要点一　各种配伍关系的意义

药物单独或配合应用主要有单行、相须、相使、相畏、相杀、相恶、相反七种情况，称为中药的"七情"配伍。

（1）单行　就是单用一味药物治疗某种病情单一的疾病。对病情比较单纯的病证，往往选择一种针对性强的药物即可达到治疗目的，如独参汤。

（2）相须　就是两种功效相似的药物配合应用，可以增强原有药物的疗效。如麻黄配桂枝，能增强发汗解表、祛风散寒的作用；石膏与知母配合，能明显增强清热泻火的治疗效果。

（3）相使　就是以一种药物为主，另一种药物为辅，两种药物合用，辅药可以提高主药的功效。如黄芪补气利水，茯苓利水健脾，两药配合，茯苓能提高黄芪补气利水的治疗效果；大黄清热泻火、泻热通便，芒硝润燥通便，可增强大黄峻下热结、排除燥屎的作用。

（4）相畏　就是一种药物的毒副作用能被另一种药物所抑制。如生半夏和生南星的毒性能被生姜减轻或消除，所以说生半夏和生南星畏生姜。

（5）相杀　就是一种药物能够减轻或消除另一种药物的毒副作用。如生姜能减轻或消除生半夏和生南星的毒性或副作用，所以说生姜杀生半夏和生南星的毒。相畏、相杀实际上是同一配伍关系从不同角度的两种提法。

（6）相恶　就是两药合用，一种药物能破坏另一种药物的功效。如人参恶莱菔子，莱菔子能削弱人参的补气作用。

（7）相反　就是两种药物同用能产生或增强毒性或副作用。如甘草反甘遂，贝母反乌头等，详见用药禁忌"十八反""十九畏"中的若干药物。

● 要点二　临证用药时怎样对待各种配伍关系

上述七情除单行外，相须、相使可以起到协同作用，能提高药效，是临床常用的配伍方法；相畏、相杀可以减轻或消除毒副作用，以保证安全用药，是使用毒副作用较强药物的配伍方法，也可用于有毒药物的炮制及中毒解救；相恶则是药物的拮抗作用，抵消或削弱其中一种药物的功效，应尽量避免使用；相反则是药物相互作用，能产生毒性反应或强烈的副作用，属于用药禁忌，故相恶、相反是配伍用药的禁忌。

（李兴广）

第三单元　中药的用药禁忌

用药禁忌主要包括配伍禁忌、证候禁忌、妊娠禁忌和服药时饮食禁忌四个方面。

细目一　配伍禁忌

● 要点一　"十八反"的内容

甘草反甘遂、大戟、海藻、芫花；乌头反贝母、瓜蒌、半夏、白蔹、白及；藜芦反人参、沙参、丹参、玄参、细辛、芍药。

● 要点二　"十九畏"的内容

硫黄畏朴硝，水银畏砒霜，狼毒畏密陀僧，巴豆畏牵牛，丁香畏郁金，川乌、草乌畏犀角，牙硝畏三棱，官桂畏赤石脂，人参畏五灵脂。

十九畏与"七情"配伍中的"相畏"意义

不同，十九畏是产生或增强毒副作用，为药物配伍禁忌，相畏是减弱或消除毒副作用，是应当运用的药物配伍。

细目二 证候禁忌

● 要点 证候禁忌的概念及内容

由于药物的药性不同，其作用各有专长和一定的适应范围，因此，临床用药也就有所禁忌，称"证候禁忌"。如麻黄性味辛温，功能发汗解表，散风寒，又能宣肺平喘利尿，故适用于外感风寒表实无汗或肺气不宣的喘咳，对表虚自汗及阴虚盗汗、肺肾虚喘则禁止使用。

细目三 妊娠用药禁忌

● 要点 妊娠禁忌药的分类与使用原则

（1）禁用药物 指毒性较强或药性猛烈的药物，如巴豆、牵牛子、大戟、商陆、麝香、三棱、莪术、水蛭、斑蝥、雄黄、砒霜等。

（2）慎用的药物 包括通经去瘀、行气破滞及辛热滑利之品，如桃仁、红花、牛膝、大黄、枳实、附子、肉桂、干姜、木通、冬葵子、瞿麦等。

慎用的药物可以根据病情需要酌情使用，禁用的药物绝对不能使用。

细目四 服药饮食禁忌

● 要点 服药时一般的饮食禁忌

一般忌食生冷、油腻、腥膻、有刺激性的食物。

根据病情的不同，饮食禁忌也有区别。如热性病，应忌食辛辣、油腻、煎炸性食物；寒性病，应忌食生冷食物、清凉饮料等；胸痹患者应忌食肥肉、脂肪、动物内脏及烟、酒等；肝阳上亢头晕目眩、烦躁易怒等应忌食胡椒、辣椒、大蒜、白酒等辛热助阳之品；黄疸胁痛应忌食动物脂肪及辛辣烟酒刺激物品；脾胃虚弱者应忌食油炸黏腻、寒冷固硬、不易消化的食物；肾病水肿应忌食盐、碱过多和酸辣太过的刺激食品；疮疡、皮肤病患者，应忌食鱼、虾、蟹等腥膻发物及辛辣刺激性食品。

（李兴广）

第四单元 中药的剂量与用法

细目一 剂量

● 要点 影响中药剂量的因素

中药用量得当与否，是直接影响药效的重要因素之一。一般来讲，确定中药的剂量，应考虑如下几方面的因素。

（1）药物性质与剂量的关系 剧毒药或作用峻烈的药物，应严格控制剂量，开始时用量宜轻，逐渐加量，一旦病情好转后，应当立即减量或停服，中病即止，防止过量或蓄积中毒。此外，花叶枝皮等量轻质松及性味浓厚、作用较强的药物用量宜小；矿物介壳质重沉坠及性味淡薄、作用温和的药物用量宜大；鲜品药材含水分较多用量宜大（一般为干品的2～4倍）；干品药材用量当小；过于苦寒的药物也不要久服过量，免伤脾胃。再如羚羊角、麝香、牛黄、猴枣、鹿茸、珍珠等贵重药材，在保证药效的前提下应尽量减少用量。

（2）剂型、配伍与剂量的关系 在一般情况下，同样的药物入汤剂比入丸散剂的用量要大些；单味药使用比复方中应用剂量要大些；在复方配伍使用时，主要药物比辅助药物用量要大些。

（3）年龄、体质、病情与剂量的关系　由于年龄、体质的不同，对药物耐受程度不同，则药物用量也就有了差别。一般老年、小儿、妇女产后及体质虚弱的病人，都要减少用量，成人及平素体质壮实的患者用量宜重。一般5岁以下的小儿用成人药量的1/4，5岁以上的儿童按成人用量减半服用。病情轻重、病势缓急、病程长短与药物剂量也有密切关系。一般病情轻、病势缓、病程长者用量宜小；病情重、病势急、病程短者用量宜大。

（4）季节变化与剂量的关系　夏季发汗解表药及辛温大热药不宜多用；冬季发汗解表药及辛热大热药可以多用；夏季苦寒降火药用量宜重；冬季苦寒降火药则用量宜轻。

细目二　中药的用法

要点　煎煮方法（包括先煎、后下、包煎、另煎、烊化、冲服等）

先将药材浸泡30~60分钟，用水量以高出药面为度。一般中药煎煮两次，第二煎加水量为第一煎的1/3~1/2。两次煎液去渣滤净混合后分2次服用。煎煮的火候和时间，要根据药物性能而定。一般来讲，解表药、清热药宜武火煎煮，时间宜短，煮沸后煎3~5分钟即可；补养药需用文火慢煎，时间宜长，煮沸后再续煎30~60分钟。某些药物因其质地不同，煎法比较特殊，处方上需加以注明，归纳起来包括先煎、后下、包煎、另煎、溶化、泡服、冲服、煎汤代水等不同煎煮法。

（1）先煎　主要指有效成分难溶于水的一些金石、矿物、介壳类药物，应打碎先煎，煮沸20~30分钟，再下其他药物同煎，以使有效成分充分析出。如磁石、代赭石、生石膏、龙骨、牡蛎、石决明、龟甲、鳖甲等。此外，附子、乌头等毒副作用较强的药物，宜先煎45~60分钟后再下他药，久煎可以降低毒性，安全用药。

（2）后下　主要指某些气味芳香的药物，久煎其有效成分易于挥发而降低药效，须在其他药物煎沸5~10分钟后放入，如薄荷、青蒿、砂仁、白豆蔻、草豆蔻等。此外，有些药物虽不属芳香药，但久煎也能破坏其有效成分，如钩藤、大黄、番泻叶等亦属后下之列。

（3）包煎　主要指那些黏性强、粉末状及带有绒毛的药物，宜先用纱布袋装好，再与其他药物同煎，以防止药液混浊或刺激咽喉引起咳嗽及沉于锅底，加热时引起焦化或煳化。如滑石、旋覆花、车前子、蒲黄等。

（4）另煎　又称另炖，主要是指某些贵重药材，为了更好地煎出有效成分，还应单独另煎，即另炖2~3小时。煎液可以另服，也可与其他煎液混合服用。如人参、西洋参、羚羊角、麝香、鹿茸等。

（5）溶化　又称烊化，主要是指某些胶类药物及黏性大而易溶的药物，为避免入煎粘锅或黏附其他药物影响煎煮，可单用水或黄酒将此类药加热溶化即烊化后，用煎好的药液冲服，也可将此类药放入其他药物煎好的药液中加热烊化后服用。

（6）泡服　又叫焗服，主要是指某些有效成分易溶于水或久煎容易破坏药效的药物，可以用少量开水或复方其他药物滚烫的煎出液趁热浸泡，加盖闷润，减少挥发，半小时后去渣即可服用。如藏红花、番泻叶、胖大海等。

（7）冲服　主要指某些贵重药，用量较轻，为防止散失，常需要研成细末制成散剂，用温开水或复方其他药物煎液冲服。如麝香、牛黄、羚羊角、西洋参、鹿茸、人参等。某些药物，根据病情需要，为提高药效，也常研成散剂冲服。如用于止血的三七、白及等。

（8）煎汤代水　主要指某些药物为了防止与其他药物同煎使煎液混浊，难于服用，宜先煎后取其上清液代水再煎煮其他药物，如灶心土等。此外，某些药物质轻用量多，体积大，吸水量大，如玉米须、金钱草等，也须煎汤代水用。

（李兴广）

第五单元 解表药

细目一 概述

● **要点 解表药的使用注意事项**

使用发汗作用较强的解表药时，用量不宜过大，以免发汗太过，耗阳伤阴，导致"亡阳""伤阴"的弊端；表虚自汗、阴虚盗汗以及疮疡日久、淋证、失血患者，也应慎用解表药；使用解表药还应注意因时因地而宜，如春夏腠理疏松，容易出汗，解表药用量宜轻，冬季腠理致密，不易出汗，解表药用量宜重；本类药物辛散轻扬，入汤剂不宜久煎，以免有效成分挥发而降低药效。

细目二 发散风寒药

● **要点**

1. 麻黄

【性能】辛、微苦，温。归肺、膀胱经。
【功效】发汗解表，宣肺平喘，利水消肿。
【应用】
（1）风寒感冒。为发汗解表之要药。
（2）咳嗽气喘。为治疗肺气壅遏所致喘咳的要药。
（3）风水水肿。
此外，取麻黄散寒通滞之功，也可用治风寒痹证，阴疽，痰核。
【用法用量】煎服，2~9g。发汗解表宜生用，止咳平喘多炙用。
【使用注意】本品发汗宣肺力强，凡表虚自汗、阴虚盗汗及肺肾虚喘者均当慎用。

2. 桂枝

【性能】辛、甘，温。归心、肺、膀胱经。
【功效】发汗解肌，温经通脉，助阳化气。
【应用】

（1）风寒感冒。发汗之力较麻黄温和，风寒感冒表实、表虚均可选用。
（2）寒凝血滞诸痛证。
（3）痰饮、蓄水证。
（4）心悸。
【使用注意】本品辛温助热，易伤阴动血，凡外感热病、阴虚火旺、血热妄行等证，均当忌用。孕妇及月经过多者慎用。
【鉴别用药】麻黄与桂枝均为辛温解表药，有发汗解表之功，治疗风寒表证，常相须为用。但麻黄发汗力强，多用于风寒表实无汗证，并有宣肺平喘、利水消肿的作用；桂枝发汗力缓，外感风寒有汗、无汗均可应用，并能温经通阳，常用于寒凝经脉、风寒湿痹、痰饮蓄水证、胸痹及心悸、脉结代等证。

3. 紫苏

【性能】辛，温。归肺、脾经。
【功效】解表散寒，行气宽中，解鱼蟹毒。
【应用】
（1）风寒感冒。
（2）脾胃气滞，胸闷呕吐。兼有理气安胎之功。
（3）进食鱼蟹中毒引起的腹痛吐泻。

4. 生姜

【功效】解表散寒，温中止呕，温肺止咳。
【主治病证】风寒感冒，脾胃寒证，胃寒呕吐，肺寒咳嗽。此外，能解生半夏、生南星和鱼蟹之毒。

5. 香薷

【功效】发汗解表，化湿和中，利水消肿。
【主治病证】风寒感冒；水肿脚气。
【用法用量】煎服，3~9g。用于发表，量不宜过大，且不宜久煎；用于利水消肿，量宜稍大，且须浓煎。

6. 荆芥

【性能】辛，微温。归肺、肝经。

【功效】祛风解表，透疹消疮，止血。

【应用】

（1）外感表证。为发散风寒药中药性最为平和之品。

（2）麻疹不透、风疹瘙痒。

（3）疮疡初起兼有表证。

（4）吐衄下血。本品炒炭，其性味已由辛温变为苦涩平和，长于理血止血，可用于多种出血证。

【用法用量】煎服，4.5～9g，不宜久煎。发表透疹消疮宜生用；止血宜炒用。荆芥穗更长于祛风。

7. 防风

【性能】辛、甘，微温。归膀胱、肝、脾经。

【功效】祛风解表，胜湿止痛，止痉。

【应用】

（1）外感表证。外感风寒、风湿、风热表证均可配伍使用。

（2）风疹瘙痒。

（3）风湿痹痛。

（4）破伤风证。本品既能辛散外风，又能息内风以止痉。

此外，以其升清燥湿之性，也可用于脾虚湿盛、清阳不升的泄泻，及土虚木乘、肝郁侮脾、肝脾不和、腹泻而痛者，如痛泻要方。

【鉴别用药】荆芥与防风二药皆性微温，温而不燥，长于祛风解表，既可用于风寒表证，也可用于风热表证，二药常相须为用。但荆芥质轻透散，发汗之力较防风强，并有透疹消疮、止血功效；防风祛风之力较强，为风药之润剂，并能胜湿、止痛和止痉，可用于风湿痹证及破伤风等证。

8. 羌活

【功效】解表散寒，祛风胜湿，止痛。

【主治病证】风寒感冒；风寒湿痹。

9. 白芷

【功效】解表散寒，祛风止痛，通鼻窍，燥湿止带，消肿排脓。

【主治病证】风寒感冒；头痛，牙痛，风湿痹痛；鼻渊；带下证；疮痈肿毒。

10. 细辛

【功效】解表散寒，祛风止痛，通窍，温肺化饮。

【主治病证】风寒感冒；头痛，牙痛，风湿痹痛；鼻渊；肺寒咳喘。

【用法用量】煎服，1～3g；散剂每次服0.5～1g。

【使用注意】阴虚阳亢头痛，肺燥阴伤干咳者忌用。不宜与藜芦同用。

11. 藁本

【功效】祛风散寒，除湿止痛。

12. 苍耳子

【功效】发散风寒，通鼻窍，祛风湿，止痛。

【使用注意】血虚头痛不宜使用。过量服用易致中毒。

13. 辛夷

【功效】发散风寒，通鼻窍。

【主治病证】风寒感冒；头痛鼻塞，鼻渊。

【用法用量】煎服，3～9g。本品有毛，易刺激咽喉，入汤剂宜用纱布包煎。

细目三　发散风热药

● 要点

1. 薄荷

【性能】辛，凉。归肺、肝经。

【功效】疏散风热，清利头目，利咽透疹，疏肝行气。

【应用】

（1）风热感冒，温病初起。为疏散风热常用之品。

（2）风热头痛，目赤多泪，咽喉肿痛。功善疏散上焦风热，清头目、利咽喉。

（3）麻疹不透，风疹瘙痒。

（4）肝郁气滞，胸闷胁痛。

（5）夏令感受暑湿秽浊之气，脘腹胀痛，呕吐泄泻。

【用法】煎服，宜后下。薄荷叶长于发汗解表，薄荷梗偏于行气和中。

2. 牛蒡子

【功效】疏散风热，宣肺祛痰，利咽透疹，解毒散肿。

【主治病证】风热感冒，温病初起；麻疹不透，风热疹痒；痈肿疮毒，丹毒，痄腮喉痹。

【使用注意】本品性寒，滑肠通便，气虚便溏者慎用。

3. 蝉蜕

【功效】疏散风热，利咽开音，透疹，明目退翳，息风止痉。

【主治病证】风热感冒，温病初起，咽痛音哑；麻疹不透，风疹瘙痒；目赤翳障；急慢惊风，破伤风证；小儿夜啼不安。

【鉴别用药】薄荷、牛蒡子与蝉蜕，三药均可疏散风热，透疹，利咽。用于风热感冒及温病初起，麻疹不透，风疹瘙痒，咽喉肿痛等。但薄荷宣散表邪力强，且还可清利头目，利咽喉，疏肝行气，用于风热头痛、目赤多泪、咽喉肿痛、肝郁气滞、胸闷胁痛等；牛蒡子疏风发散之力虽不及薄荷，但长于宣肺祛痰，清利咽喉，对咽喉红肿疼痛，或咳嗽咳痰不利者尤为适宜；蝉蜕长于疏散肺经风热以宣肺利咽、开音疗哑，还可明目退翳，息风止痉，治疗目赤翳障、急慢惊风、破伤风证及小儿夜啼不安。

4. 桑叶

【功效】疏散风热，清肺润燥，平抑肝阳，清肝明目。

【主治病证】风热感冒，温病初起；肺热咳嗽、燥热咳嗽；肝阳上亢；目赤昏花；血热妄行之咯血、吐血、衄血。

5. 菊花

【功效】疏散风热，平抑肝阳，清肝明目，清热解毒。

【主治病证】风热感冒，温病初起；肝阳眩晕，肝风实证；目赤昏花；疮痈肿毒。

【鉴别用药】桑叶与菊花二药均能疏散风热，平抑肝阳，清肝明目，常相须为用治疗外感风热、肝火上炎的目赤肿痛及肝阳眩晕等证。但桑叶疏散风热之力较强，并长于清肺润燥，兼能凉血止血，可用于肺热燥咳以及血热吐衄；菊花则平肝明目之力较强，并能清热解毒，多用于肝阳上亢或疮痈肿毒。

6. 蔓荆子

【功效】疏散风热，清利头目。

7. 柴胡

【性能】苦、辛，微寒。归肝、胆经。

【功效】解表退热，疏肝解郁，升举阳气。

【应用】

（1）表证发热，少阳证。善于祛邪解表退热和疏散少阳半表半里之邪。对于外感表证发热，无论风热、风寒表证，皆可使用。

（2）肝郁气滞证。性善条达肝气，疏肝解郁。

（3）气虚下陷，脏器脱垂。能升举脾胃清阳之气，可用治中气不足，气虚下陷所致的脘腹重坠作胀，食少倦怠，久泻脱肛，子宫下垂、肾下垂等脏器脱垂。

此外，本品还可退热截疟，又为治疗疟疾寒热的常用药。

【用法】煎服。解表退热宜生用，且用量宜稍重，疏肝解郁宜醋炙，升阳可生用或酒炙，其用量均宜稍轻。

8. 升麻

【功效】解表透疹，清热解毒，升举阳气。

9. 葛根

【性能】甘、辛，凉。归脾、胃经。

【功效】解肌退热，透疹，生津止渴，升阳止泻。

【应用】

（1）表证发热，项背强痛。外感表证发热，无论风寒与风热，均可选用本品。

（2）麻疹不透。

（3）热病口渴，阴虚消渴。能鼓舞脾胃清阳之气上升，而有生津止渴之功。

（4）热泻热痢，脾虚泄泻。鼓舞脾胃清阳之气上升而奏止泻痢之效。

【用法】煎服。解肌退热、透疹、生津宜生用，升阳止泻宜煨用。

【鉴别用药】柴胡、升麻与葛根，三者皆能发表、升阳，均可治风热感冒、发热、头痛，以及清阳不升等证。其中柴胡、升麻两者均能升阳举陷，用治气虚下陷、食少便溏、久泻脱肛、脏器脱垂。升麻、葛根两者又能透疹，常用治麻疹初期，透发不畅。但柴胡主升肝胆之气，长于疏散少阳半表半里之邪、退热，疏肝解郁，为治疗少阳证的要药。升麻主升脾胃清阳之气，其升提（升阳举陷）之力较柴胡为强，并善于清热解毒，常用于多种热毒证。葛根主升脾胃清阳之气而达到生津止渴、止泻之功，常用于热病烦渴，阴虚消渴；热泻热痢，脾虚泄泻。同时，葛根解肌退热，对于外感表证，发热恶寒、头痛无汗、项背强痛，无论风寒表证、风热表证，均可使用。

（李兴广）

第六单元　清热药

细目一　概述

● **要点　清热药的使用注意事项**

本类药物多寒凉，易伤脾胃，故脾胃气虚，食少便溏者慎用；苦寒药物易化燥伤阴，热证伤阴或阴虚患者慎用；阴盛格阳、真寒假热之证，禁用清热药；使用本类药物，中病即止，以免克伐太过损伤正气。

细目二　清热泻火药

● **要点**

1. 石膏

【性能】甘、辛，大寒。归肺、胃经。

【功效】生用：清热泻火，除烦止渴；煅用：敛疮生肌，收湿，止血。

【应用】

（1）温热病气分实热证。为清泻肺胃气分实热之要药。

（2）肺热喘咳证。善清肺经实热。

（3）胃火牙痛、头痛，实热消渴。功能清泻胃火，可用治胃火上攻之牙龈肿痛。

（4）溃疡不敛，湿疹瘙痒，水火烫伤，外伤出血等。火煅外用，有敛疮生肌、收湿、止血等作用。

【用法】生石膏煎服。宜先煎。煅石膏适宜外用，研末撒敷患处。

【使用注意】脾胃虚寒及阴虚内热者忌用。

2. 知母

【性能】苦、甘，寒。归肺、胃、肾经。

【功效】清热泻火，生津润燥。

【应用】

（1）热病烦渴。为清泻肺胃气分实热之要药。

（2）肺热燥咳。长于泻肺热、润肺燥。

（3）骨蒸潮热。能滋肾阴、泻肾火、退骨蒸。

（4）内热消渴。能泻肺火、滋肺阴，泻胃火、滋胃阴，泻肾火、滋肾阴。

（5）肠燥便秘。

【用法】煎服。

【鉴别用药】石膏与知母二药均能清热泻火，除烦止渴，常用于温病气分实热证及肺热咳嗽等。但石膏清解力强，重在清泻火热，并偏重于清泻肺胃实火，常用于肺热喘咳、胃火牙痛等，煅石膏外用还能收敛生肌；知母则滋阴润燥力强，重在滋润肺、胃、肾阴，常用于阴虚火旺证。

3. 芦根

【功效】清热泻火，生津止渴，除烦，止呕，利尿。

【主治病证】热病烦渴；胃热呕哕；肺热咳

嗽，肺痈吐脓；热淋涩痛。

4. 天花粉

【功效】清热泻火，生津止渴，消肿排脓。

【主治病证】热病烦渴；肺热燥咳；内热消渴；疮疡肿毒。

【使用注意】不宜与乌头类药材同用。

5. 淡竹叶

【功效】清热泻火，除烦，利尿。

6. 栀子

【性能】苦，寒。归心、肺、三焦经。

【功效】泻火除烦，清热利湿，凉血解毒。

【应用】

（1）热病心烦。能清泻三焦火邪、泻心火而除烦。

（2）湿热黄疸。有清利下焦肝胆湿热之功效，可用治肝胆湿热郁蒸之黄疸、小便短赤者。

（3）血淋涩痛。善清利下焦湿热而通淋，清热凉血以止血，故可治血淋涩痛或热淋证。

（4）血热吐衄。

（5）目赤肿痛。清泻三焦热邪，可治肝胆火热上攻之目赤肿痛。

（6）火毒疮疡。

焦栀子功专凉血止血，用于血热吐血、衄血、尿血、崩漏。

【用法】煎服。外用生品适量，研末调敷。

7. 夏枯草

【功效】清热泻火，明目，散结消肿。

【主治病证】目赤肿痛，头痛眩晕，目珠夜痛；瘰疬，瘿瘤；乳痈肿痛。

8. 决明子

【功效】清热明目，润肠通便。

【用法】煎服；用于润肠通便，不宜久煎。

细目三 清热燥湿药

● 要点

1. 黄芩

【性能】苦，寒。归肺、胆、脾、胃、大肠、小肠经。

【功效】清热燥湿，泻火解毒，止血，安胎。

【应用】

（1）湿温、暑湿、胸闷呕恶，湿热痞满、黄疸泻痢。功能清热燥湿，善清肺胃胆及大肠之湿热，尤长于清中上焦湿热。

（2）肺热咳嗽、高热烦渴。善清泻肺火及上焦实热。

（3）血热吐衄。

（4）痈肿疮毒。

（5）胎动不安。具清热安胎之功，用治血热胎动不安。

2. 黄连

【性能】苦，寒。归心、脾、胃、胆、大肠经。

【功效】清热燥湿，泻火解毒。

【应用】

（1）湿热痞满，呕吐吞酸。尤长于清中焦湿热。

（2）湿热泻痢。善去脾胃大肠湿热，为治泻痢要药。

（3）高热神昏，心烦不寐，血热吐衄。尤善清泻心经实火，用治心火亢盛所致神昏、烦躁之证。

（4）痈肿疖疮，目赤牙痛。尤善疗疔毒。

（5）消渴。善清胃火而可用治胃火炽盛、消谷善饥之消渴证。

（6）外治湿疹、湿疮、耳道流脓。

3. 黄柏

【性能】苦，寒。归肾、膀胱、大肠经。

【功效】清热燥湿，泻火解毒，除骨蒸。

【应用】

（1）湿热带下，热淋。长于清泻下焦湿热。

（2）湿热泻痢，黄疸。善除大肠湿热以治泻痢。

（3）湿热脚气，痿证。清泄下焦湿热，治湿热下注所致脚气肿痛、痿证。

（4）骨蒸劳热，盗汗，遗精。主入肾经而善泻相火、退骨蒸，用治阴虚火旺，潮热盗汗、腰酸遗精。

（5）疮疡肿毒、湿疹瘙痒。

【鉴别用药】黄芩、黄连与黄柏，三药均能清热燥湿，泻火解毒，常用于多种湿热与热毒病证。但黄芩善清上焦热邪，并善清肺热，用于肺热咳嗽证，以及兼能凉血止血、清热安胎，可用于血热出血与胎热不安等证；黄连清热燥湿与泻火解毒力尤强，并善清中焦热邪，并善泻心火、清胃火，为治心、胃火热证常用之品；黄柏善清下焦热邪，多用于下焦湿热证，并能退虚热，可用于阴虚发热证。

4. 龙胆草

【功效】清热燥湿，泻肝胆火。

【主治病证】湿热黄疸，阴肿阴痒，带下，湿疹瘙痒；肝火头痛，目赤耳聋，胁痛口苦；惊风抽搐。

5. 苦参

【功效】清热燥湿，杀虫，利尿。

【主治病证】湿热泻痢，便血，黄疸；湿热带下，阴肿阴痒，湿疹湿疮，皮肤瘙痒，疥癣；湿热小便不利。

【使用注意】脾胃虚寒者忌用，反藜芦。

细目四　清热解毒药

● 要点

1. 金银花

【性能】甘，寒。归肺、心、胃经。

【功效】清热解毒，疏散风热。

【应用】

（1）痈肿疔疮。为治一切内痈外痈之要药。

（2）外感风热，温病初起。芳香疏散，善散肺经热邪，透热达表。

（3）热毒血痢。有清热解毒、凉血、止痢之效，故常用治热毒痢疾，下利脓血。

2. 连翘

【性能】苦，微寒。归肺、心、小肠经。

【功效】清热解毒，消肿散结，疏散风热。

【应用】

（1）痈肿疮毒，瘰疬痰核。既能清心火，解疮毒，又能消散痈肿结聚，故有"疮家圣药"之称。

（2）风热外感，温病初起。长于清心火，散上焦风热。

（3）热淋涩痛。兼有清心利尿之功。

【鉴别用药】金银花与连翘二药均能清热解毒，疏散风热，常相须为用，治疗痈肿疮毒、外感风热与温病初起。但金银花疏散风热之力较强，并能凉血止痢，还可用于热毒血痢证；连翘清心解毒之力强，能消痈散结，为"疮家圣药"，并可治瘰疬痰核。

3. 穿心莲

【功效】清热解毒，凉血，消肿，燥湿。

4. 大青叶

【功效】清热解毒，凉血消斑。

【主治病证】热入营血，温毒发斑；喉痹口疮，痄腮丹毒。

5. 板蓝根

【功效】清热解毒，凉血，利咽。

【主治病证】外感发热，温病初起，咽喉肿痛；温毒发斑，痄腮，丹毒，痈肿疮毒。

6. 青黛

【功效】清热解毒，凉血消斑，清肝泻火，定惊。

【主治病证】温毒发斑，血热吐衄；咽痛口疮，火毒疮疡；咳嗽胸痛，痰中带血；暑热惊痫，惊风抽搐。

【用法用量】内服1.5~3g。本品难溶于水，一般作散剂冲服，或入丸剂服用。外用适量。

7. 贯众

【功效】清热解毒，凉血止血，杀虫。

【主治病证】风热感冒，温毒发斑；血热出血，虫疾。此外，还可用于治疗烧烫伤及妇人带下等病证。

8. 蒲公英

【功效】清热解毒，消肿散结，利湿通淋。

【主治病证】痈肿疔毒，乳痈内痈；热淋涩痛，湿热黄疸。

9. 紫花地丁

【功效】清热解毒，凉血消肿。

10. 土茯苓

【功效】解毒，除湿，通利关节。

11. 鱼腥草

【功效】清热解毒，消痈排脓，利尿通淋。

【主治病证】肺痈吐脓，肺热咳嗽；热毒疮痈；湿热淋证。

12. 射干

【功效】清热解毒，消痰，利咽。

【主治病证】咽喉肿痛；痰盛咳喘。

13. 山豆根

【功效】清热解毒，利咽消肿。

14. 白头翁

【功效】清热解毒，凉血止痢。

【主治病证】热毒血痢；疮痈肿毒。

15. 马齿苋

【功效】清热解毒，凉血止血，止痢。

16. 鸦胆子

【功效】清热解毒，止痢，截疟，腐蚀赘疣。

【用法用量】内服，0.5~2g，以干龙眼肉包裹或装入胶囊包裹吞服，亦可压去油制成丸剂、片剂服，不宜入煎剂。外用适量。

【使用注意】本品有毒，对胃肠道及肝肾均有损害，内服需严格控制剂量，不宜多用、久服。外用注意用胶布保护好周围的正常皮肤，以防止对正常皮肤的刺激。孕妇及小儿慎用。胃肠出血及肝肾病患者，应忌用或慎用。

17. 白花蛇舌草

【功效】清热解毒，利湿通淋。

18. 大血藤

【功效】清热解毒，活血，祛风，止痛。

19. 败酱草

【功效】清热解毒，消痈排脓，祛瘀止痛。

细目五 清热凉血药

● 要点

1. 生地黄

【性能】甘、苦，寒。归心、肝、肾经。

【功效】清热凉血，养阴生津。

【应用】

（1）热入营血，舌绛烦渴、斑疹吐衄。为清热、凉血、止血之要药，又其性甘寒质润，能清热生津止渴。

（2）阴虚内热，骨蒸劳热。入肾经而滋阴降火，养阴津而泄伏热。

（3）津伤口渴，内热消渴，肠燥便秘。既能清热养阴，又能生津止渴。

2. 玄参

【性能】甘、苦、咸，微寒。归肺、胃、肾经。

【功效】清热凉血，泻火解毒，滋阴。

【应用】

（1）温邪入营，内陷心包，温毒发斑。咸寒入血分而能清热凉血。

（2）热病伤阴，津伤便秘，骨蒸劳嗽。

（3）目赤咽痛，瘰疬，白喉，痈肿疮毒。

【使用注意】脾胃虚寒，食少便溏者不宜服用。反藜芦。

【鉴别用药】生地黄与玄参二药均能清热凉血，养阴生津，适用于热入营血、热病伤阴、阴虚内热等证。但玄参泻火解毒力强，可用于痈肿疮毒、咽喉肿痛证；生地黄清热凉血作用较强，故血热出血、内热消渴多用。

3. 牡丹皮

【性能】苦、辛，微寒。归心、肝、肾经。

【功效】清热凉血，活血祛瘀。

【应用】

（1）温毒发斑，血热吐衄。善能清营分、血分实热。

（2）温病伤阴，阴虚发热，夜热早凉、无汗骨蒸。入血分而善于清透阴分伏热。

(3) 血滞经闭、痛经、跌打伤痛。
(4) 痈肿疮毒。善于散瘀消痈。

4. 赤芍

【功效】清热凉血，散瘀止痛。

【主治病证】温毒发斑，血热吐衄；目赤肿痛，痈肿疮疡；肝郁胁痛，经闭痛经，癥瘕腹痛，跌打损伤。

【使用注意】血寒经闭不宜使用。反藜芦。

【鉴别用药】牡丹皮与赤芍，均味苦性微寒，均具有清热凉血、活血散瘀的功效，具有止血不留瘀、活血不动血的特点，血热、血瘀所致的病证常相须为用。同可用于治疗热入营血，斑疹吐衄；血滞经闭，痛经癥瘕，跌打瘀肿，痈肿疮毒等证。不同的是，牡丹皮兼辛味，清热凉血并能清透阴分伏热，可用于温热病后期，邪伏阴分，夜热早凉及肠痈腹痛等证。而赤芍苦泄，散瘀止痛力强，血滞诸证尤为多用，并能泻肝火，用于肝热目赤肿痛。

5. 紫草

【功效】清热凉血，活血，解毒透疹。

【使用注意】本品性寒而滑利，脾虚便溏者忌服。

6. 水牛角

【功效】清热凉血，解毒，定惊。

【用法】镑片或粗粉煎服，宜先煎3小时以上。水牛角浓缩粉冲服，每日2次。

细目六 清虚热药

● 要点

1. 青蒿

【性能】苦、辛，寒。归肝、胆经。

【功效】清透虚热，凉血除蒸，解暑，截疟。

【应用】

(1) 温邪伤阴，夜热早凉。长于清透阴分伏热。

(2) 阴虚发热，劳热骨蒸。

(3) 暑热外感，发热口渴。善解暑热。
(4) 疟疾寒热。尤善除疟疾寒热。

【用法】煎服，不宜久煎；或鲜用绞汁服。

2. 白薇

【功效】清热凉血，利尿通淋，解毒疗疮。

3. 地骨皮

【性能】甘，寒。归肺、肝、肾经。

【功效】凉血除蒸，清肺降火，生津止渴。

【应用】

(1) 阴虚发热，盗汗骨蒸。能清肝肾之虚热，除有汗之骨蒸。

(2) 肺热咳嗽。善清泄肺热，除肺中伏火，则清肃之令自行。

(3) 血热出血证。

此外，本品于清热除蒸泻火之中，尚能生津止渴。

【鉴别用药】牡丹皮与地骨皮二药均能清热凉血，退虚热，均可治血热吐衄、阴虚发热证。前人虽有"丹皮治无汗骨蒸，地骨皮治有汗骨蒸"之说，但对阴虚发热证，无论有汗、无汗均可应用，并常相须为用。牡丹皮长于清热凉血，常用治热入营血证，又能活血化瘀，用于多种瘀血证以及肠痈、痈疡肿毒等证；地骨皮则长于清退虚热，多用于虚热证，并能清泻肺热，可用于肺热咳嗽，以及内热消渴证。

4. 银柴胡

【功效】退虚热，清疳热。

5. 胡黄连

【功效】退虚热，除疳热，清湿热。

【鉴别用药】黄连与胡黄连二药均能清湿热，善除胃肠湿热，可用于湿热泻痢。但黄连为毛茛科植物的根茎，清热燥湿与泻火解毒力强，并长于清心、胃之火，常用于多种热毒病症，以及心、胃火热证等；胡黄连为玄参科植物的根茎，长于退虚热、除疳热，可用于阴虚发热与小儿疳积证等。

(李兴广)

第七单元 泻下药

细目一 概述

● 要点 泻下药的使用注意事项

使用泻下药中的攻下药、峻下逐水药时，因其作用峻猛，或有毒性，易伤正气及脾胃，故年老体虚、脾胃虚弱者当慎用；妇女胎前产后及月经期应忌用；应用作用较强的泻下药时，当奏效即止，慎勿过剂，以免损伤胃气；应用作用峻猛而有毒性的泻下药时，一定要严格炮制法度，控制用量，避免中毒现象发生，确保用药安全。

细目二 攻下药

● 要点

1. 大黄

【性能】苦，寒。归脾、胃、大肠、肝、心包经。

【功效】泻下攻积，清热泻火，凉血解毒，逐瘀通经。

【应用】

（1）积滞便秘。有较强的泻下作用，能荡涤肠胃，推陈致新，为治疗积滞便秘之要药。

（2）血热吐衄、目赤咽肿。

（3）热毒疮疡，烧烫伤。

（4）瘀血诸证。

（5）湿热痢疾、黄疸、淋证。泻下通便，导湿热外出。

【用法用量】煎服，5~15g。外用适量。

【使用注意】本品为峻烈攻下之品，易伤正气，如非实证，不宜妄用；本品苦寒，易伤胃气，脾胃虚弱者慎用；其性沉降，且善活血祛瘀，故妇女怀孕、月经期、哺乳期应忌用。

2. 芒硝

【功效】泻下攻积，润燥软坚，清热消肿。

【主治病证】积滞便秘；咽痛、口疮、目赤、疮痈肿痛。

【用法用量】内服，10~15g，冲入药汁内或开水溶化后服。外用适量。

【使用注意】孕妇及哺乳期妇女忌用或慎用。

【鉴别用药】大黄与芒硝二药均能泻热通便，外用均能清热消肿，常相须为用治疗肠燥便秘，并可治痈疮肿毒。但大黄味苦，泻下力强，有荡涤肠胃之功，为治疗热结便秘之主药；另大黄清热泻火力强，并能止血、解毒、活血祛瘀、清利湿热，可用于温病热毒、血热出血、瘀血证、湿热黄疸与淋证等。芒硝味咸，可软坚泻下，善除燥屎坚结；外用治疗咽喉肿痛、疮疡、目赤等证。

3. 番泻叶

【功效】泻下通便。

【用法用量】温开水泡服，1.5~3g；煎服，2~6g，宜后下。

【使用注意】妇女哺乳期、月经期及孕妇忌用。

细目三 润下药

● 要点

1. 火麻仁

【功效】润肠通便。

2. 郁李仁

【功效】润肠通便，利水消肿。

3. 松子仁

【功效】润肠通便，润肺止咳。

细目四 峻下逐水药

要点

1. 甘遂

【功效】泻水逐饮，消肿散结。

【用法用量】入丸、散服，每次0.5~1g。外用适量，生用。内服醋制用，以减低毒性。

【使用注意】虚弱者及孕妇忌用。不宜与甘草同用。

2. 牵牛子

【功效】泻下逐水，去积杀虫。

【用法用量】煎服，3~9g。入丸散剂，每次1.5~3g。本品炒用药性减缓。

【使用注意】孕妇忌用。不宜与巴豆、巴豆霜同用。

3. 巴豆

【功效】峻下冷积，逐水退肿，祛痰利咽，外用蚀疮。

【用法用量】入丸散，每次0.1~0.3g。大多制成巴豆霜用，以减低毒性。外用适量。

【使用注意】孕妇及体弱者忌用。不宜与牵牛子同用。

（李兴广）

第八单元　祛风湿药

细目一　概述

要点　祛风湿药的使用注意事项

痹证多属慢性病，为了服用方便，可制成酒或丸散剂。也可制成外敷剂型，直接用于患处。部分祛风湿药辛温性燥，易耗伤阴血，阴亏血虚者应慎用。

细目二 祛风寒湿药

要点

1. 独活

【性能】辛、苦，微温。归肾、膀胱经。

【功效】祛风湿，止痛，解表。

【应用】

（1）风寒湿痹。功善祛风湿，止痹痛，为治风湿痹痛主药，凡风寒湿邪所致之痹证，无论新久，均可应用；因其主入肾经，性善下行，尤以腰膝、腿足关节疼痛属下部寒湿者为宜。

（2）风寒夹湿表证。能散风寒湿而解表。

（3）少阴头痛。善入肾经而搜伏风。

此外，因其具祛风湿之功，亦治皮肤瘙痒。

【鉴别用药】羌活与独活二药均能祛风胜湿、止痛、解表，常用治风寒湿痹和外感风寒湿表证。但羌活气味较浓，发散解表力强，善治上部风寒湿痹痛；独活气味较淡，性较和缓，长于治下部风寒湿痹痛，其解表之力不及羌活。若一身尽痛，则二药常相须为用。

2. 威灵仙

【功效】祛风湿，通络止痛，消骨鲠。

【主治病证】风湿痹痛，骨鲠咽喉。此外，本品宣通经络止痛，可治跌打伤痛、头痛、牙痛、胃脘痛等；并能消痰逐饮，可用于痰饮、噎膈、痞积。

【鉴别用药】独活与威灵仙均具祛风湿、止痛的功效，均能治疗风寒湿痹。独活还具解表功效，可治疗风寒夹湿表证，且善入肾经而搜伏风，治少阴头痛。威灵仙可消骨鲠，可治骨鲠咽喉。

3. 川乌

【功效】祛风湿，温经止痛。

【主治病证】风寒湿痹；心腹冷痛，寒疝疼痛；跌打损伤，麻醉止痛。

【用法】煎服，先煎、久煎。外用，适量。

【使用注意】孕妇忌用；不宜与贝母类、半夏、白及、白蔹、天花粉、瓜蒌类同用；内服一般应炮制用，生品内服宜慎；酒浸、酒煎服易致中毒，应慎用。

4. 蕲蛇

【性能】甘、咸，温。有毒。归肝经。

【功效】祛风，通络，止痉。

【应用】

（1）风湿顽痹，中风半身不遂。能内走脏腑，外达肌表而透骨搜风，以祛内外之风邪，为截风要药，又能通经络。

（2）小儿惊风，破伤风。既能祛外风，又能息内风，风去则惊搐自定，为治抽搐痉挛常用药。

（3）麻风、疥癣。此外，本品有毒，能以毒攻毒，可治瘰疬、梅毒、恶疮。

【用法】煎服，研末吞服。或酒浸、熬膏、入丸散服。

5. 木瓜

【性能】酸，温。归肝、脾经。

【功效】舒筋活络，和胃化湿。

【应用】

（1）风湿痹证。善舒筋活络，且能去湿除痹，尤为湿痹、筋脉拘挛要药，亦常用于腰膝关节酸重疼痛。

（2）脚气水肿。为脚气水肿常用药。

（3）吐泻转筋。

6. 乌梢蛇

【功效】祛风，通络，止痉。

【主治病证】风湿顽痹，中风半身不遂；小儿惊风，破伤风；麻风，疥癣。此外，又可治瘰疬、恶疮。

细目三 祛风湿热药

● 要点

1. 秦艽

【性能】辛、苦，平。归胃、肝、胆经。

【功效】祛风湿，通络止痛，退虚热，清湿热。

【应用】

（1）风湿痹证。为风药中之润剂。风湿痹痛，筋脉拘挛，骨节酸痛，无问寒热新久均可配伍应用。

（2）中风不遂。又善"活血荣筋"。

（3）骨蒸潮热，疳积发热。亦为治虚热要药。

（4）湿热黄疸。能清肝胆湿热而退黄。

2. 防己

【功效】祛风湿，止痛，利水消肿。

【主治病证】风湿痹证；水肿，小便不利，脚气；湿疹疮毒；高血压。

【使用注意】本品大苦大寒，易伤胃气，胃纳不佳及阴虚体弱者慎服。

【鉴别用药】秦艽与防己均具有祛风湿、止痹痛功效，治疗风湿痹证，寒热均可。但秦艽还可通经络，退虚热，清湿热，用治中风不遂；骨蒸潮热，疳积发热；湿热黄疸。防己还可利水消肿，用治水肿，小便不利，脚气。

3. 豨莶草

【功效】祛风湿，利关节，解毒。

【用法用量】煎服，9~12g。外用，适量。治风湿痹痛、半身不遂宜制用，治风疹湿疮、疮痈宜生用。

4. 络石藤

【功效】祛风通络，凉血消肿。

细目四 祛风湿强筋骨药

● 要点

1. 五加皮

【功效】祛风湿，补肝肾，强筋骨，利水。

【主治病证】风湿痹证；筋骨痿软，小儿行迟，体虚乏力；水肿，脚气。

2. 桑寄生

【性能】苦、甘，平。归肝、肾经。

【功效】祛风湿，补肝肾，强筋骨，安胎。

【应用】

（1）风湿痹证。祛风湿又长于补肝肾、强筋骨。

（2）崩漏经多，妊娠漏血，胎动不安。能补肝肾，养血而固冲任，安胎。

此外，本品尚能降血压。

【鉴别用药】五加皮与桑寄生均具有祛风湿、补肝肾、强筋骨作用，用于风湿痹证，筋骨痿软。但五加皮有温补之效，用于小儿行迟，体虚乏力；利水，用于水肿，脚气。桑寄生还能固冲任、安胎，用于崩漏经多，妊娠漏血，胎动不安。

3. 狗脊

【功效】祛风湿，补肝肾，强腰膝。

（李兴广）

第九单元 化湿药

细目一 概述

● 要点 化湿药的使用注意事项

化湿药气味芳香，多含挥发油，一般以作为散剂服用疗效较好，如入汤剂宜后下，不宜久煎，以免降低疗效。本类药多辛温香燥，易于耗气伤阴，故阴虚、血虚及气虚者慎用。

细目二 具体药物

● 要点

1. 藿香

【性能】辛，微温。归脾、胃、肺经。

【功效】化湿，止呕，解暑。

【应用】

（1）湿滞中焦。为芳香化湿浊要药。

（2）呕吐。既能化湿，又能和中止呕。治湿浊中阻所致之呕吐。

（3）暑湿或湿温初起。既能化湿，又可解暑。

2. 佩兰

【功效】化湿，解暑。

3. 苍术

【性能】辛，苦，温。归脾、胃、肝经。

【功效】燥湿健脾，祛风散寒。

【应用】

（1）湿阻中焦证。对湿阻中焦，脾失健运而致脘腹胀闷，呕恶食少，吐泻乏力，舌苔白腻等症，最为适宜。

（2）风湿痹证。长于祛湿，故痹证湿胜者尤宜。

（3）风寒夹湿表证。能开肌腠而发汗，祛肌表之风寒表邪，又因其长于胜湿，故以风寒表证夹湿者最为适宜。

此外，本品尚能明目，用于夜盲症及眼目昏涩。

4. 厚朴

【性能】苦、辛，温。归脾、胃、肺、大肠经。

【功效】燥湿消痰，下气除满。

【应用】

（1）湿阻中焦，脘腹胀满。为消除胀满的要药。

（2）食积气滞，腹胀便秘。

（3）痰饮喘咳。

（4）梅核气。

【鉴别用药】苍术与厚朴二药均可燥湿，常用于湿阻中焦证。但厚朴苦降下气，消积除胀满，又下气消痰平喘,可治食积气滞、痰饮咳喘等证。苍术为燥湿健脾要药,并可祛风湿、散表邪和明目,可治风湿痹证、风寒表证以及夜盲等。

5. 砂仁

【功效】化湿行气,温中止泻,安胎。

【主治病证】湿阻中焦及脾胃气滞证;脾胃虚寒吐泻;气滞妊娠恶阻及胎动不安。

【用法用量】煎服,3~6g。入汤剂宜后下。

6. 白豆蔻

【功效】化湿行气,温中止呕。

【主治病证】湿阻中焦及脾胃气滞证;呕吐。

【用法用量】煎服,3~6g。入汤剂宜后下。

(李兴广)

第十单元 利水渗湿药

细目一 概述

● 要点 利水渗湿药的使用注意事项

本类药物渗利,易耗伤津液,对阴虚津少、肾虚遗精遗尿者,应慎用或忌用。有些药物有较强的通利作用,孕妇应慎用。

细目二 利水消肿药

● 要点

1. 茯苓

【性能】甘、淡,平。归心、脾、肾经。

【功效】利水渗湿,健脾,宁心。

【应用】

(1) 水肿。药性平和,既可祛邪,又可扶正,利水而不伤正气,实为利水消肿之要药。

(2) 痰饮。

(3) 脾虚泄泻。尤宜于脾虚湿盛泄泻。

(4) 心悸,失眠。

2. 薏苡仁

【性能】甘、淡,凉。归脾、胃、肺经。

【功效】利水渗湿,健脾,除痹,清热排脓。

【应用】

(1) 水肿,小便不利,脚气。

(2) 脾虚泄泻。尤宜治脾虚湿盛之泄泻。

(3) 湿痹拘挛。能舒筋脉,缓和拘挛。

(4) 肺痈,肠痈。

【用法】煎服。清利湿热宜生用,健脾止泻宜炒用。

【鉴别用药】茯苓与薏苡仁功效相似,均能利水消肿,渗湿健脾,用治水湿内停诸证以及脾虚证。但薏苡仁性偏寒凉,善清湿热,并能除痹、消肿排脓,还可用治风湿痹证,以及肺痈、肠痈等证。而茯苓性平,补益心脾,宁心安神。

3. 猪苓

【功效】利水渗湿。

【主治病证】水肿,小便不利,泄泻。

4. 泽泻

【功效】利水渗湿,泄热。

【主治病证】水肿,小便不利,泄泻;淋证,遗精。

细目三 利尿通淋药

● 要点

1. 车前子

【性能】甘,微寒。归肝、肾、肺、小肠经。

【功效】利尿通淋,渗湿止泻,明目,祛痰。

【应用】

(1) 淋证,水肿。善通利水道,清膀胱热结。

(2) 泄泻。能利水湿,分清浊而止泻,即利小便以实大便。

（3）目赤肿痛，目暗昏花，翳障。

（4）痰热咳嗽。能清肺化痰止咳。

【用法】煎服。宜包煎。

2. 滑石

【功效】利水通淋，清热解暑，收湿敛疮。

【主治病证】热淋，石淋，尿热涩痛；暑湿，湿温；湿疮，湿疹，痱子。

【用法】煎服。宜包煎。外用适量。

【鉴别用药】车前子与滑石均具有利尿通淋作用，用治湿热下注膀胱之小便淋沥涩痛。而车前子还可渗湿止泻，明目，祛痰，用于暑湿泄泻，目赤肿痛，目暗昏花，翳障。滑石还可清热解暑，收湿敛疮，用于暑湿，湿温，湿疮，湿疹，痱子。

3. 瞿麦

【功效】利尿通淋，破血通经。

4. 地肤子

【功效】利尿通淋，清热利湿，止痒。

5. 海金沙

【功效】利尿通淋，止痛。

【用法】煎服。宜包煎。

6. 石韦

【功效】利尿通淋，清肺止咳，凉血止血。

7. 萆薢

【功效】利湿去浊，祛风除痹。

细目四　利湿退黄药

● 要点

1. 茵陈

【性能】苦、辛，微寒。归脾、胃、肝、胆经。

【功效】清利湿热，利胆退黄。

【应用】

（1）黄疸。善清利脾胃肝胆湿热，使之从小便而出，为治黄疸之要药。

（2）湿疮瘙痒。有解毒疗疮之功，用于湿热内蕴之风瘙瘾疹，湿疮瘙痒。

2. 金钱草

【性能】甘、咸，微寒。归肝、胆、肾、膀胱经。

【功效】利湿退黄，利尿通淋，解毒消肿。

【应用】

（1）湿热黄疸。清肝胆之火，又能除下焦湿热；有清热利湿退黄之效。

（2）石淋、热淋。善消结石，尤宜于治疗石淋。

（3）痈肿疔疮、毒蛇咬伤。

3. 虎杖

【功效】利湿退黄，清热解毒，散瘀止痛，化痰止咳，泻热通便。

【主治病证】湿热黄疸，淋浊，带下；水火烫伤，痈肿疮毒，毒蛇咬伤；经闭，癥瘕，跌打损伤；肺热咳嗽。此外，还有泻热通便的作用，可用于热结便秘。

【鉴别用药】大黄与虎杖均具有活血散瘀、清热解毒、利胆退黄、泻下通便的功效，治疗瘀血诸证、痈肿疮毒、水火烫伤、湿热黄疸、淋证、热结便秘等。然大黄泻下攻积，清热凉血，用于积滞便秘，血热吐衄，目赤咽肿，湿热痢疾。而虎杖还能化痰止咳，用于肺热咳嗽。

（李兴广）

第十一单元 温里药

细目一 概述

要点 温里药的使用注意事项

本类药物性多辛热燥烈，易耗阴助火，故天气炎热时或素体火旺者当减少用量；热伏于里，热深厥深，真热假寒证当禁用；凡实热证、阴虚火旺、津血亏虚者忌用；孕妇慎用。

细目二 具体药物

要点

1. 附子

【性能】辛、甘，大热。有毒。归心、肾、脾经。

【功效】回阳救逆，补火助阳，散寒止痛。

【应用】

（1）亡阳证。能上助心阳、中温脾阳、下补肾阳，为"回阳救逆第一品药"。

（2）阳虚证。有峻补元阳、益火消阴之效，凡肾、脾、心诸脏阳气衰弱者均可应用。

（3）寒痹证。

【用法用量】煎服，3~15g，本品有毒，宜先煎0.5~1小时，至口尝无麻辣感为度。

【使用注意】孕妇及阴虚阳亢者忌用。反半夏、瓜蒌、贝母、白蔹、白及。生品外用，内服须炮制。若内服过量，或炮制、煎煮方法不当，可引起中毒。

2. 干姜

【性能】辛，热。归脾、胃、肾、心、肺经。

【功效】温中散寒，回阳通脉，温肺化饮。

【应用】

（1）腹痛，呕吐，泄泻。长于温中散寒、健运脾阳，为温暖中焦之主药。

（2）亡阳证。

（3）寒饮喘咳。善能温肺散寒化饮。

【鉴别用药】附子与干姜，二药均能温中散寒、回阳救逆，常用于亡阳证，四肢厥逆，脉微欲绝，脾胃有寒脘腹冷痛泄泻。然附子为"回阳救逆第一品药"，并能补火助阳，散寒止痛，可用于各种阳虚证以及风寒湿痹证。干姜回阳救逆之功不及附子，长于温中散寒，常用于中焦寒证；又有温肺化饮之功，用于寒饮停肺证。

3. 肉桂

【性能】辛、甘，大热。归肾、脾、心、肝经。

【功效】补火助阳，散寒止痛，温通经脉，引火归原。

【应用】

（1）阳痿，宫冷。能补火助阳，益阳消阴，作用温和持久，为治命门火衰之要药。

（2）腹痛，寒疝。善去痼冷沉寒。

（3）腰痛，胸痹，阴疽，闭经，痛经。

（4）虚阳上浮。能使因下元虚衰所致上浮之虚阳回归故里，故曰引火归原。

此外，久病体虚气血不足者。在补益气血方中加入少量本品，可鼓舞气血生长。

【用法用量】煎服，1~4.5g，宜后下或焗服；研末冲服，每次1~2g。

【使用注意】阴虚火旺，里有实热，血热妄行出血及孕妇忌用。畏赤石脂。

【鉴别用药】附子与肉桂二药均能补火助阳，散寒止痛，常用治里寒实证、虚寒证以及寒湿痹痛。但附子能回阳救逆，并长于温补脾肾；肉桂长于温补命门，还能引火归原，温通经脉，并能鼓舞气血生长，以治阴疽与虚寒性溃疡等。

4. 吴茱萸

【性能】辛、苦，热。有小毒。归肝、脾、胃、肾经。

【功效】散寒止痛，降逆止呕，助阳止泻。

【应用】

（1）寒凝疼痛。既散肝经之寒邪，又疏肝气之郁滞，为治肝寒气滞诸痛之主药。

（2）胃寒呕吐。善能散寒止痛，还能疏肝解郁，降逆止呕，兼能制酸止痛。

（3）虚寒泄泻。为治脾肾阳虚、五更泄泻之常用药。

【用法用量】煎服，1.5~4.5g。外用适量。

5. 小茴香

【功效】散寒止痛，理气和胃。

【主治病证】寒疝腹痛，睾丸偏坠疼痛，少腹冷痛，痛经；中焦虚寒气滞证。

6. 丁香

【功效】温中降逆，散寒止痛，温肾助阳。

【使用注意】热证及阴虚内热者忌用。畏郁金。

7. 高良姜

【功效】温中止痛，温中止呕。

8. 花椒

【功效】温中止痛，杀虫止痒。

【用法用量】煎服，3~6g。外用适量，煎汤熏洗。

（李兴广）

第十二单元　理气药

细目一　概述

● 要点　理气药的使用注意事项

本类药物性多辛温香燥，易耗气伤阴，故气阴不足者慎用。

细目二　具体药物

● 要点

1. 陈皮

【性能】辛、苦，温。归脾、肺经。

【功效】理气健脾，燥湿化痰。

【应用】

（1）脾胃气滞证。有行气止痛、健脾和中之功，因其苦温而燥，故寒湿阻中之气滞最宜。

（2）呕吐、呃逆。

（3）湿痰、寒痰咳嗽。为治痰之要药。

（4）胸痹。入肺走胸，而能行气通痹止痛。

2. 青皮

【功效】疏肝破气，消积化滞。

【主治病证】肝郁气滞证；气滞脘腹疼痛；食积腹痛；癥瘕积聚，久疟痞块。

【鉴别用药】陈皮与青皮二药均能行气消滞，用于食积气滞，脘腹胀痛。但陈皮性较平和，归脾肺经，主理脾肺气滞，并能燥湿化痰，主要治疗脾胃气滞之脘腹胀满及湿痰、寒痰壅肺之咳嗽、胸闷等证；青皮主归肝、胆、胃经，善于疏肝破气，常用于肝气郁结、食积气滞及癥瘕积聚等证。

3. 枳实

【性能】苦、辛、酸，温。归脾、胃、大肠经。

【功效】破气消积，化痰除痞。

【应用】

（1）胃肠积滞，湿热泻痢。善破气除痞、消积导滞。

（2）胸痹，结胸。能行气化痰以消痞，破气除满而止痛。

（3）气滞胸胁疼痛。善破气行滞而止痛。

（4）产后腹痛。

此外，本品尚可治脏器下垂病症。

4. 木香

【性能】辛、苦，温。归脾、胃、大肠、胆、三焦经。

【功效】行气止痛，健脾消食。

【应用】

(1) 脾胃气滞证。善通行脾胃之滞气，既为行气止痛之要药，又为健脾消食之佳品。

(2) 泻痢里急后重。善行大肠之滞气，为治湿热泻痢里急后重之要药。

(3) 腹痛胁痛，黄疸，疝气疼痛。

(4) 胸痹。

此外，本品醒脾开胃，在补益药中用之，可减轻补益药的腻胃和滞气之弊。

【用法】煎服。生用行气力强，煨用行气力缓而实肠止泻，用于泄泻腹痛。

5. 川楝子

【功效】行气止痛，杀虫。

【主治病证】肝郁化火诸痛证；虫积腹痛；头癣、秃疮。

【使用注意】本品有毒，不宜过量或持续服用，以免中毒。又因性寒，脾胃虚寒者慎用。

6. 乌药

【功效】行气止痛，温肾散寒。

【主治病证】寒凝气滞胸腹诸痛证，尿频遗尿。

7. 香附

【性能】辛、微苦、微甘，平。归肝、脾、三焦经。

【功效】疏肝解郁，调经止痛，理气调中。

【应用】

(1) 肝郁气滞胁痛、腹痛。为疏肝解郁、行气止痛之要药。

(2) 月经不调，痛经，乳房胀痛。为妇科调经之要药。

(3) 气滞腹痛。

【鉴别用药】木香、香附与乌药均能行气止痛，可治气滞腹痛。但木香善行脾胃、大肠气滞，兼消食健胃，可用于脾胃气滞之脘腹胀满、痢疾里急后重等证；香附药性平和，并长于疏肝解郁，调经止痛，为调经之要药，多用于肝郁气滞之胸胁胀痛、月经不调、痛经等证；乌药上入脾肺，下达肾与膀胱，长于散寒止痛，并能温肾，长于治寒凝气滞的胸胁脘腹诸痛、寒疝腹痛以及肾阳不足的小便频数与遗尿。

8. 佛手

【功效】疏肝解郁，理气和中，燥湿化痰。

9. 薤白

【功效】通阳散结，行气导滞。

【主治病证】胸痹心痛；脘腹痞满胀痛，泻痢里急后重。

10. 檀香

【功效】行气止痛，散寒调中。

【用法】煎服，宜后下。入丸散。

11. 大腹皮

【功效】行气宽中，利水消肿。

(金 华)

第十三单元 消食药

细目 具体药物

● 要点

1. 山楂

【性能】酸、甘，微温。归脾、胃、肝经。

【功效】消食化积，行气散瘀。

【应用】

(1) 肉食积滞。尤为消化油腻肉食积滞之要药。凡肉食积滞之脘腹胀满、嗳气吞酸、腹痛便溏者，均可应用。

(2) 泻痢腹痛，疝气痛。炒用兼能止泻止痢。

（3）产后瘀阻腹痛、痛经。

2. 神曲

【功效】消食和胃。

【主治病证】饮食积滞。丸剂中有金石药加入本品以助消化。

3. 麦芽

【功效】消食健胃，回乳消胀，疏肝解郁。

【主治病证】米面薯蓣食滞；断乳、乳房胀痛；肝气郁滞或肝胃不和之胁痛、脘腹痛。

【用法】煎服。生麦芽功偏消食健胃；炒麦芽多用于回乳消胀。

【使用注意】哺乳期妇女不宜使用。

4. 莱菔子

【性能】辛、甘，平。归肺、脾、胃经。

【功效】消食除胀，降气化痰。

【应用】

（1）食积气滞。消食化积之中，尤善行气消胀。

（2）咳喘痰多，胸闷食少。既能消食化积，又能降气化痰，止咳平喘。

此外，古方中生用研服治涌吐风痰。

【使用注意】本品辛散耗气，故气虚及无食积、痰滞者慎用。不宜与人参同用。

5. 鸡内金

【性能】甘，平。归脾、胃、小肠、膀胱经。

【功效】消食健胃，涩精止遗。

【应用】

（1）饮食积滞，小儿疳积。广泛用于米面薯蓣乳肉等各种食积证。

（2）肾虚遗精、遗尿。

（3）砂石淋证，胆结石。有化坚消石之功。

【用法】煎服。研末服。研末服效果比煎剂好。

（金　华）

第十四单元　驱虫药

细目一　概述

● **要点　驱虫药的使用注意事项**

本类药物对人体正气多有损伤，故要控制剂量，防止用量过大中毒或损伤正气；孕妇、年老体弱者，更当慎用；驱虫药一般应在空腹时服用，使药物充分作用于虫体而保证疗效。对发热或腹痛剧烈者，暂时不宜驱虫，待症状缓解后，再行施用驱虫药物。

细目二　具体药物

● **要点**

槟榔

【性能】苦、辛，温。归胃、大肠经。

【功效】杀虫消积，行气，利水，截疟。

【应用】

（1）肠道寄生虫病。驱虫谱广，对绦虫、蛔虫、蛲虫、钩虫、姜片虫等肠道寄生虫都有驱杀作用，并以泻下作用驱除虫体为其优点。

（2）食积气滞，泻痢后重。善行胃肠之气，消积导滞，兼能缓泻通便。

（3）水肿，脚气肿痛。

（4）疟疾。

【用法用量】煎服，3～10g。驱杀绦虫、姜片虫30～60g。生用力佳，炒用力缓；鲜者优于陈久者。

【使用注意】脾虚便溏或气虚下陷者忌用；孕妇慎用。

（金　华）

第十五单元 止血药

细目一 概述

● 要点 止血药的使用注意事项

"止血不留瘀",这是运用止血药必须始终注意的问题。而凉血止血药与收敛止血药,易凉遏敛邪,有止血留瘀之弊,故出血兼有瘀滞者不宜单独使用。若出血过多,气随血脱者,当急投大补元气之药,以挽救气脱危候。

细目二 凉血止血药

● 要点

1. 小蓟
【性能】甘、苦,凉。归心、肝经。
【功效】凉血止血,散瘀解毒消痈。
【应用】
(1) 血热出血证。善清血分之热而凉血止血,无论吐咯衄血,便血崩漏等出血由于血热妄行所致者皆可选用。
(2) 热毒痈肿。

2. 大蓟
【功效】凉血止血,散瘀解毒消痈。
【主治病证】血热出血证;热毒痈肿。
【鉴别用药】大蓟与小蓟二药均能凉血止血,散瘀解毒消痈,可用治血热出血证以及热毒痈肿,常相须为用。但大蓟解毒散瘀消肿、凉血止血作用较强,多用于治疗吐血、咯血及崩漏;小蓟凉血止血、解毒散瘀消肿作用弱于大蓟,但兼能利尿,故治疗尿血、血淋为优。

3. 地榆
【性能】苦、酸、涩,微寒。归肝、大肠经。
【功效】凉血止血,解毒敛疮。

【应用】
(1) 血热出血证。长于泄热而凉血止血;又能收敛止血,可用治多种血热出血之证。又因其性下降,故尤宜于下焦之下血。
(2) 烫伤、湿疹、疮疡痈肿。为治水火烫伤之要药。
【使用注意】本品性寒酸涩,凡虚寒性便血、下痢、崩漏及出血有瘀者慎用。对于大面积烧伤病人,不宜使用地榆制剂外涂,以防其所含鞣质被大量吸收而引起中毒性肝炎。

4. 槐花
【功效】凉血止血,清肝泻火。
【主治病证】血热出血证;目赤,头痛。

5. 侧柏叶
【功效】凉血止血,化痰止咳,生发乌发。
【主治病证】血热出血证;肺热咳嗽;脱发,须发早白。

6. 白茅根
【功效】凉血止血,清热利尿,清肺胃热。
【主治病证】血热出血证;水肿,热淋,黄疸;胃热呕吐,肺热咳嗽。

细目三 化瘀止血药

● 要点

1. 三七
【性能】甘、微苦,温。归肝、胃经。
【功效】化瘀止血,活血定痛。
【应用】
(1) 出血证。功善止血,又能化瘀生新,有止血不留瘀、化瘀不伤正的特点,对人体内外各种出血,无论有无瘀滞,均可应用,尤以有瘀滞者为宜。

(2) 跌打损伤，瘀滞肿痛。为伤科之要药。凡跌打损伤，或筋骨折伤，瘀血肿痛等，皆为首选药物。

此外，本品有补虚强壮的作用，民间用治虚损劳伤。

【用法用量】多研末吞服，1～1.5g；煎服，3～10g；亦入丸、散。外用适量，研末外掺或调敷。

【使用注意】孕妇慎用。

2. 茜草

【性能】苦，寒。归肝经。

【功效】凉血化瘀止血，通经。

【应用】

(1) 出血证。对于血热夹瘀的各种出血证，尤为适宜。

(2) 血瘀经闭，跌打损伤，风湿痹痛。尤为妇科调经要药。

3. 蒲黄

【功效】止血，化瘀，利尿。

【主治病证】出血证；瘀血痛证；血淋尿血。

【用法用量】煎服，3～10g，包煎。外用适量，研末外掺或调敷。止血多炒用，化瘀、利尿多生用。

【使用注意】孕妇慎用。

【鉴别用药】三七、茜草与蒲黄，三药均能止血，又能化瘀，具有止血而不留瘀的特点，可用治瘀血阻滞之多种出血。其中三七作用较优，不仅止血力强，化瘀力也强，为止血要药，可广泛用于内外各种出血证，同时也长于活血定痛，又为伤科要药，可用于跌打损伤和各种瘀血肿痛；茜草则能凉血化瘀止血，尤宜于血热夹瘀出血证，并能活血通经，可用于血滞经闭、跌打损伤和风湿痹痛证等；蒲黄化瘀止血并能利尿通淋，能治瘀血阻滞之心腹疼痛、痛经、产后瘀阻腹痛以及血淋涩痛证等。

细目四 收敛止血药

● 要点

1. 白及

【性能】苦、甘、涩，寒。归肺、胃、肝经。

【功效】收敛止血，消肿生肌。

【应用】

(1) 出血证。为收敛止血之要药，可用治体内外诸出血证。多用于肺胃出血之证。

(2) 痈肿疮疡，手足皲裂，水火烫伤。

【使用注意】不宜与乌头类药材同用。

2. 仙鹤草

【功效】收敛止血，止痢，截疟，补虚。

【主治病证】出血证；腹泻、痢疾；疟疾寒热；脱力劳伤；疮疖痈肿、阴痒带下。

3. 血余炭

【功效】收敛止血，化瘀利尿。

【主治病证】出血证；小便不利。

细目五 温经止血药

● 要点

艾叶

【性能】辛、苦，温。有小毒。归肝、脾、肾经。

【功效】温经止血，散寒调经，安胎。

【应用】

(1) 出血证。为温经止血之要药，适用于虚寒性出血病证，尤宜于崩漏。

(2) 月经不调、痛经。尤善调经，为治妇科下焦虚寒或寒客胞宫之要药。

(3) 胎动不安。为妇科安胎之要药。

此外，将本品捣绒，制成艾条、艾炷等，用以熏灸体表穴位，能温煦气血，透达经络。

（金　华）

第十六单元　活血化瘀药

细目一　概述

● 要点　活血化瘀药的使用注意事项

本类药物行散力强，易耗血动血，月经过多及其他出血无瘀者忌用；孕妇慎用或忌用。

细目二　活血止痛药

● 要点

1. 川芎
【性能】辛，温。归肝、胆、心包经。
【功效】活血行气，祛风止痛。
【应用】
（1）血瘀气滞痛证。既能活血化瘀，又能行气止痛，为"血中之气药"。善"下调经水，中开郁结"，为妇科要药。
（2）头痛，风湿痹痛。能"上行头目"，祛风止痛，为治头痛要药，无论风寒、风热、风湿、血虚、血瘀头痛均可随证配伍用之。

2. 延胡索
【性能】辛、苦，温。归心、肝、脾经。
【功效】活血，行气，止痛。
【应用】气血瘀滞诸痛证。为活血行气止痛之良药，前人谓其能"行血中之气滞，气中血滞，故能专治一身上下诸痛"。为常用的止痛药，无论何种痛证，均可配伍应用。
【用法】煎服，研粉吞服。

3. 郁金
【性能】辛、苦，寒。归肝、胆、心经。
【功效】活血止痛，行气解郁，清心凉血，利胆退黄。
【应用】
（1）气滞血瘀痛证。既能活血，又能行气，治气血瘀滞之痛证。
（2）热病神昏，癫痫痰闭。
（3）吐血，衄血，倒经，尿血，血淋。
（4）肝胆湿热黄疸、胆石症。
【使用注意】畏丁香。

4. 姜黄
【功效】活血行气，通经止痛。
【主治病证】气滞血瘀痛证；风湿痹痛；牙痛，疮疡痈肿，皮癣痛痒。
【鉴别用药】郁金与姜黄，二药均能活血散瘀、行气止痛，用于气滞血瘀之证。但姜黄性温行散，祛瘀力强，以治寒凝气滞血瘀之证为佳，并用于风寒湿痹；郁金苦寒降泄，行气力强，且凉血，治血热瘀滞之证，又能利胆退黄，清心解郁，用于湿热黄疸、热病神昏等证。

5. 乳香
【功效】活血行气止痛，消肿生肌。
【主治病证】跌打损伤，疮疡痈肿；气滞血瘀痛证。
【使用注意】胃弱者慎用，孕妇及无瘀滞者忌用。

细目三　活血调经药

● 要点

1. 丹参
【性能】苦，微寒。归心、心包、肝经。
【功效】活血调经，祛瘀止痛，凉血消痈，除烦安神。
【应用】
（1）月经不调，闭经痛经，产后瘀滞腹痛。丹参功善活血祛瘀，能祛瘀生新而不伤正，善调经水，为妇科调经常用药。
（2）血瘀心痛，脘腹疼痛，癥瘕积聚，跌打损伤，风湿痹证。

（3）疮痈肿毒。
（4）热病烦躁神昏，心悸失眠。

【使用注意】反藜芦。孕妇慎用。

【鉴别用药】川芎与丹参二药均有活血祛瘀功效，常用于各种瘀血病证。但川芎辛温气香，为血中气药，故适用于血瘀气滞之诸痛证；还能祛风止痛，为治头痛和风湿痹痛之良药。丹参以活血化瘀为主，药性寒凉，故适用于血热瘀滞之证；兼能除烦安神，对热扰心神之心烦失眠有良效。

2. 红花

【性能】辛，温。归心、肝经。

【功效】活血通经，祛瘀止痛。

【应用】

（1）血滞经闭、痛经，产后瘀滞腹痛。为活血祛瘀、通经止痛之要药，是妇产科血瘀病证的常用药。

（2）癥瘕积聚。

（3）胸痹心痛、血瘀腹痛、胁痛。善治瘀阻心腹胁痛。

（4）跌打损伤、瘀滞肿痛。为治跌打损伤、瘀滞肿痛之要药。

（5）瘀滞斑疹色暗。可用于瘀热郁滞之斑疹色暗。

此外，还用于回乳、瘀阻头痛、眩晕、中风偏瘫、喉痹、目赤肿痛等。

3. 桃仁

【功效】活血祛瘀，润肠通便，止咳平喘。

【主治病证】瘀血阻滞诸证；肺痈，肠痈；肠燥便秘；咳嗽气喘。

4. 益母草

【性能】辛、苦，微寒。归心、肝、膀胱经。

【功效】活血调经，利尿消肿，清热解毒。

【应用】

（1）血滞经闭、痛经、经行不畅、产后恶露不尽、瘀滞腹痛。善活血调经，祛瘀通经。

（2）水肿，小便不利。既能利水消肿，又能活血化瘀，尤宜于水瘀互阻的水肿。

（3）跌打损伤，疮痈肿毒，皮肤瘾疹。

5. 牛膝

【性能】苦、甘、酸，平。归肝、肾经。

【功效】活血通经，补肝肾，强筋骨，利水通淋，引火（血）下行。

【应用】

（1）瘀血阻滞的经闭、痛经、经行腹痛、胞衣不下、跌打伤痛。本品活血祛瘀力较强，性善下行，长于活血通经，其活血祛瘀作用有疏利降泄之特点，尤多用于妇科经产诸疾以及跌打伤痛。

（2）腰膝酸痛，下肢痿软。

（3）淋证，水肿，小便不利。

（4）头痛，眩晕，齿痛，口舌生疮，吐血，衄血。能导热下泄，引血下行，以降上炎之火。

【用法】煎服。活血通经、利水通淋、引火（血）下行宜生用；补肝肾、强筋骨宜酒炙用。

6. 鸡血藤

【功效】行血补血，调经，舒筋活络。

【主治病证】月经不调，痛经，闭经；风湿痹痛，手足麻木，肢体瘫痪，血虚萎黄。

细目四 活血疗伤药

● 要点

1. 土鳖虫

【功效】破血逐瘀，续筋接骨。

2. 骨碎补

【功效】破血续伤，补肾强骨。

细目五 破血消癥药

● 要点

1. 莪术

【功效】破血行气，消积止痛。

2. 三棱

【功效】破血行气，消积止痛。

3. 水蛭

【功效】破血通经，逐瘀消癥。

第十七单元　化痰止咳平喘药

细目一　概述

● 要点　化痰止咳平喘药的使用注意事项

某些温燥之性强烈的刺激性化痰药，凡痰中带血或有出血倾向者，应慎用；麻疹初起有表邪之咳嗽，不宜单投止咳药，当以疏解清宣为主，以免恋邪而致久喘不已及影响麻疹之透发，对收敛性及温燥之药尤为所忌。

细目二　温化寒痰药

● 要点

1. 半夏

【性能】辛，温。有毒。归脾、胃、肺经。

【功效】燥湿化痰，降逆止呕，消痞散结；外用消肿止痛。

【应用】
（1）湿痰，寒痰证。为燥湿化痰、温化寒痰之要药。
（2）呕吐。为止呕要药。各种原因的呕吐，皆可随证配伍用之。
（3）心下痞，结胸，梅核气。
（4）瘿瘤，痰核，痈疽肿毒，毒蛇咬伤。

【用法用量】煎服，3~10g。一般宜制过用。炮制品中有姜半夏、法半夏等，其中姜半夏长于降逆止呕，法半夏长于燥湿且温性较弱，半夏曲则有化痰消食之功，竹沥半夏能清化热痰，主治热痰、风痰之证。外用适量。

【使用注意】反乌头。阴亏燥咳、血证、热痰、燥痰慎用。

2. 天南星

【功效】燥湿化痰，祛风解痉；外用散结消肿。

【主治病证】湿痰，寒痰证；风痰眩晕，中风，癫痫，破伤风；痈疽肿痛，蛇虫咬伤。

【用法用量】煎服，3~10g，多制用。外用适量。

【使用注意】阴虚燥痰及孕妇忌用。

【鉴别用药】半夏与天南星，二药均辛温有毒，均能燥湿化痰、温化寒痰，主治湿痰、寒痰证，炮制后又能治疗热痰、风痰；外用均能消肿止痛，用治疮疡肿毒以及毒蛇咬伤。但半夏善治脏腑湿痰，并能降逆止呕、消痞散结，常用于多种痰湿证、呕吐，以及痞证、结胸等病证；天南星则善治经络之风痰，并能祛风止痉，多用治风痰眩晕、中风、癫痫以及破伤风等病证。

3. 白芥子

【功效】温肺化痰，利气散结，通络止痛。

【用法用量】煎服，3~6g。外用适量，研末调敷，或作发泡用。

【使用注意】本品辛温走散，耗气伤阴，久咳肺虚及阴虚火旺者忌用；消化道溃疡、出血者及皮肤过敏者忌用。用量不宜过大。

4. 旋覆花

【功效】降气化痰，降逆止呕。

【主治病证】咳嗽痰多，痰饮蓄结，胸膈痞满；噫气，呕吐。

【用法用量】煎服，3~10g；本品有绒毛，易刺激咽喉作痒而致呛咳呕吐，故宜包煎。

5. 白前

【功效】降气化痰。

细目三　清化热痰药

● 要点

1. 川贝母

【性能】苦、甘，微寒。归肺、心经。

【功效】清热化痰，润肺止咳，散结消肿。
【应用】
（1）虚劳咳嗽，肺热燥咳。尤宜于内伤久咳，燥痰、热痰之证。
（2）瘰疬，乳痈，肺痈。
【使用注意】反乌头。脾胃虚寒及有湿痰者不宜用。

2. 浙贝母
【性能】苦，寒。归肺、心经。
【功效】清热化痰，散结消痈。
【应用】
（1）风热、痰热咳嗽。长于清肺，为治疗肺热咳嗽之常用药物。
（2）瘰疬，瘿瘤，乳痈疮毒，肺痈。
【使用注意】同川贝母。
【鉴别用药】川贝母与浙贝母均能清热化痰、散结，用于治疗热痰以及瘰疬瘿瘤等。但川贝母微寒，味甘质润，长于润肺，故多用于治疗燥痰、咳嗽痰少以及肺燥干咳和肺虚久咳；浙贝母苦寒，长于清热，性偏于泄，故多用于治疗热痰之咳嗽痰黄黏稠，以及肺热咳嗽和风热咳嗽。清热散结之功二者均有，但以浙贝母为胜。

3. 瓜蒌
【性能】甘、微苦，寒。归肺、胃、大肠经。
【功效】清热化痰，宽胸散结，润肠通便。
【应用】
（1）痰热咳喘。善清肺热，润肺燥而化热痰、燥痰。
（2）胸痹、结胸。
（3）肺痈，肠痈，乳痈。
（4）肠燥便秘。
【使用注意】本品甘寒而滑，脾虚便溏者及寒痰、湿痰证忌用。反乌头。

4. 竹茹
【功效】清热化痰，除烦止呕，凉血止血。
【主治病证】肺热咳嗽，痰热心烦不寐；胃热呕吐，妊娠恶阻；吐血、衄血、崩漏。

5. 前胡
【功效】降气化痰，疏散风热。

6. 桔梗
【性能】苦、辛，平。归肺经。
【功效】宣肺，祛痰，利咽，排脓。
【应用】
（1）咳嗽痰多，胸闷不畅。专入肺经，化痰并能开宣肺气。因其性平，故咳嗽无论属寒、属热，有痰、无痰均可应用。
（2）咽喉肿痛，失音。
（3）肺痈吐脓。

7. 海藻
【功效】消痰软坚，利水消肿。
【使用注意】传统认为反甘草。

8. 竹沥
【功效】清热豁痰，定惊利窍。
【用法用量】内服30～50g，冲服。本品不能久藏，但可熬膏瓶贮，称竹沥膏；近年以安瓿瓶密封装置，可以久藏。

9. 天竺黄
【功效】清热化痰，清心定惊。

细目四　止咳平喘药

● 要点

1. 苦杏仁
【性能】苦，微温。有小毒。归肺、大肠经。
【功效】止咳平喘，润肠通便。
【应用】
（1）咳嗽气喘。为治咳喘之要药，随证配伍可治多种咳喘病证。
（2）肠燥便秘。本品尚可治疗蛲虫病、外阴瘙痒。
【用法】煎服。宜打碎入煎，或入丸、散。
【使用注意】阴虚咳喘及大便溏泻者忌用。用量不宜过大，婴儿慎用。

2. 紫苏子
【功效】降气化痰，止咳平喘，润肠通便。
【主治病证】咳喘痰多；肠燥便秘。
【鉴别用药】苦杏仁与紫苏子均有止咳平喘、

润肠通便的功效，可用于治疗咳嗽气喘，以及肠燥便秘。但苦杏仁长于宣肺，多用于肺气不宣之咳嗽气喘；紫苏子润降，长于降气兼能化痰，故适用于痰壅气逆之咳嗽气喘。

3. 百部

【性能】甘、苦，微温。归肺经。

【功效】润肺止咳，杀虫灭虱。

【应用】

（1）新久咳嗽，百日咳，肺痨咳嗽。功专润肺止咳，无论外感、内伤、暴咳、久嗽，皆可用之。

（2）蛲虫，阴道滴虫，头虱及疥癣。

【用法】煎服，5~15g。外用适量。久咳虚嗽宜蜜炙用。

【使用注意】脾虚食少便溏者忌用。

4. 桑白皮

【功效】泻肺平喘，利水消肿。

【主治病证】肺热咳喘；水肿。

5. 葶苈子

【性能】苦、辛，大寒。归肺、膀胱经。

【功效】泻肺平喘，利水消肿。

【应用】

（1）痰涎壅盛，喘息不得平卧。专泻肺中水饮及痰火而平喘咳。

（2）水肿，悬饮，胸腹积水，小便不利。

【鉴别用药】桑白皮与葶苈子，二药均有泻肺平喘和利水消肿作用，治疗肺热咳喘及水肿、小便不利等常相须为用。桑白皮甘寒，药性较缓，长于清肺热，降肺火，多用于肺热咳喘、痰黄及皮肤水肿；葶苈子力峻，重在泻肺中水气、痰涎，邪盛喘满不得卧者尤宜，其利水作用较强，可兼治鼓胀、胸腹积水等证。

（金　华）

第十八单元　安神药

细目一　概述

● 要点　安神药的使用注意事项

矿石类安神药及有毒药物，只宜暂用，不可久服，中病即止。矿石类安神药，如作丸、散服，易伤脾胃，不宜长期服用，并须酌情配伍养胃健脾之品。入煎剂应打碎先煎、久煎。部分药物具有毒性，须慎用。

细目二　重镇安神药

● 要点

1. 朱砂

【性能】甘，微寒。有毒。归心经。

【功效】清心镇惊，安神解毒。

【应用】

（1）心神不安，心悸，失眠。专入心经，既可重镇安神，又能清心安神，为镇心、清火、安神定志之药。

（2）惊风、癫痫。

（3）疮疡肿毒，咽喉肿痛，口舌生疮。

【用法用量】内服，只宜入丸、散服，每次0.1~0.5g；不宜入煎剂。外用适量。

【使用注意】本品有毒，内服不可过量或持续服用。孕妇及肝肾功能不全者禁服。入药只宜生用，忌火煅。

2. 磁石

【性能】咸，寒。归心、肝、肾经。

【功效】镇惊安神，平肝潜阳，聪耳明目，纳气平喘。

【应用】

（1）心神不宁，惊悸，失眠，癫痫。能镇惊安神，又有益肾之功；性寒清热，清泻心肝之火。

（2）头晕目眩。

（3）耳鸣耳聋，视物昏花。有聪耳明目之功。

（4）肾虚气喘。

【用法用量】煎服，9~30g；宜打碎先煎。

【使用注意】因吞服后不易消化，如入丸散，不可多服。脾胃虚弱者慎用。

【鉴别用药】朱砂与磁石均为重镇安神的常用药，二药质重性寒入心经，均能镇惊安神。治疗心悸失眠、怔忡恐怯、惊风癫狂，还均能明目，治肝肾亏虚之目暗不明。然朱砂有毒，镇心、清心而安神，善治疗心火亢盛之心神不安；又能清热解毒，治疗热毒疮肿、咽喉肿痛、口舌生疮。磁石无毒，益肾阴、潜肝阳，主治肾虚肝旺、肝火扰心之心神不宁；又能平肝潜阳、聪耳明目、纳气平喘，用治肝阳上亢之头晕目眩，肾虚耳鸣、耳聋，肝肾不足之目暗不明，肾虚喘促。

3. 龙骨

【功效】镇惊安神，平肝潜阳，收敛固涩。

【主治病证】心神不宁，心悸失眠，惊痫癫狂；肝阳眩晕；滑脱诸证；湿疮痒疹，疮疡久溃不敛。

【用法用量】煎服，15~30g，宜先煎。外用适量。镇静安神，平肝潜阳宜生用。收敛固涩宜煅用。

4. 琥珀

【功效】镇惊安神，活血散瘀，利尿通淋。

【用法用量】研末冲服，或入丸、散，每次1.5~3g。外用适量。不入煎剂。忌火煅。

细目三 养心安神药

◎ 要点

1. 酸枣仁

【性能】甘、酸，平。归心、肝、胆经。

【功效】养心益肝，安神，敛汗，生津。

【应用】

（1）心悸失眠。能养心阴、益肝血而有安神之效，为养心安神要药。

（2）自汗、盗汗。

此外，有收敛生津止渴之功效，还可用治伤津口渴咽干。

2. 柏子仁

【功效】养心安神，润肠通便。

【主治病证】心悸失眠；肠燥便秘。还可用治阴虚盗汗，小儿惊痫。

【鉴别用药】酸枣仁与柏子仁，二药均为养心安神之品，常相须为用，治疗阴血不足、心神失养的心神不宁病证。但酸枣仁长于益肝血，更宜于心肝血虚的心神不宁证，并能敛汗，可治体虚自汗、盗汗；柏子仁长于治疗心阴虚及心肾不交的心神不宁证，并能润肠通便，可治肠燥便秘。

3. 合欢皮

【功效】解郁安神，活血消肿。

4. 远志

【功效】宁心安神，祛痰开窍，消散痈肿。

【主治病证】失眠多梦，心悸怔忡、健忘；癫痫惊狂；咳嗽痰多；痈疽疮毒，乳房肿痛，喉痹。

【使用注意】凡实热或痰火内盛者，以及有胃溃疡及胃炎者慎用。

（金　华）

第十九单元　平肝息风药

细目一　概述

● 要点　平肝息风药的使用注意事项

本类药物有性偏寒凉或性偏温燥之不同，故当注意使用。若脾虚慢惊者，不宜用寒凉之品；阴虚血亏者，当忌温燥之品。

细目二　平抑肝阳药

● 要点

1. 石决明

【性能】咸，寒。归肝经。

【功效】平肝潜阳，清肝明目。

【应用】

（1）肝阳上亢，头晕目眩。为凉肝、镇肝之要药，本品又兼有滋养肝阴之功，故对肝肾阴虚、肝阳眩晕，尤为适宜。

（2）目赤，翳障，视物昏花。

【用法】煎服，应打碎先煎。平肝、清肝宜生用，外用点眼宜煅用、水飞。

【鉴别用药】石决明与决明子均有清肝明目之功效，皆可用于治疗目赤肿痛、翳障等偏于肝热者。然石决明咸寒质重，凉肝镇肝，滋养肝阴，故无论实证、虚证之目疾均可应用，多用于血虚肝热之羞明、目暗、雀盲等；决明子苦寒，功偏清泻肝火而明目，常用于治疗肝经实火之目赤肿痛。然石决明又有平肝潜阳作用，用治肝阳上亢，头晕目眩。决明子又有润肠通便之功，用治肠燥便秘。

2. 珍珠母

【功效】平肝潜阳，清肝明目，镇惊安神。

【用法】煎服，宜打碎先煎。或入丸、散剂。外用适量。

3. 牡蛎

【性能】咸，微寒。归肝、胆、肾经。

【功效】重镇安神，平肝潜阳，软坚散结，收敛固涩。

【应用】

（1）心神不安，惊悸失眠。

（2）肝阳上亢，头晕目眩。有平肝潜阳、益阴之功。

（3）痰核，瘰疬，瘿瘤，癥瘕积聚。

（4）滑脱诸证。本品煅后有与煅龙骨相似的收敛固涩作用，通过不同配伍可治疗自汗、盗汗、遗精、滑精、尿频、遗尿、崩漏、带下等滑脱之证。

此外，煅牡蛎有收敛制酸作用，可治胃痛泛酸。

【用法】煎服，宜打碎先煎。外用适量。收敛固涩宜煅用，其他宜生用。

【鉴别用药】牡蛎与龙骨二药均能重镇安神，平肝潜阳，收敛固涩，常相须为用，治疗心神不安，惊悸失眠，肝阳上亢，头晕目眩以及滑脱不禁诸证。但牡蛎还能软坚散结以及制酸，可治痰核瘰疬、胃酸过多等证；龙骨煅外用能收湿敛疮，可治湿疹湿疮等病证。

4. 代赭石

【功效】平肝潜阳，重镇降逆，凉血止血。

【主治病证】肝阳上亢，头晕目眩；呕吐，呃逆，噫气；气逆喘息；血热吐衄，崩漏。

【用法】煎服，宜打碎先煎。入丸、散，每次1~3g。外用适量。降逆、平肝宜生用，止血宜煅用。

【使用注意】孕妇慎用。因含微量砷，故不宜长期服用。

5. 刺蒺藜

【功效】平肝疏肝，祛风明目。

细目三 息风止痉药

要点

1. 羚羊角

【性能】咸,寒。归肝、心经。

【功效】平肝息风,清肝明目,清热解毒。

【应用】

(1) 肝风内动,惊痫抽搐。善能清泄肝热,平肝息风,镇惊解痉。故为治惊痫抽搐之要药,尤宜于热极生风所致者。

(2) 肝阳上亢,头晕目眩。

(3) 肝火上炎,目赤头痛。善清泻肝火而明目。

(4) 温热病壮热神昏,热毒发斑。

此外,本品有解热、镇痛之效,可用于风湿热痹,肺热咳喘,百日咳等。

【用法用量】煎服,1~3g;宜单煎2小时以上。磨汁或研粉服,每次0.3~0.6g。

2. 牛黄

【性能】苦、凉。归心、肝经。

【功效】化痰开窍,凉肝息风,清热解毒。

【应用】

(1) 热病神昏。能清心,祛痰,开窍醒神。

(2) 小儿惊风、癫痫。有清心、凉肝、息风止痉之功。

(3) 口舌生疮,咽喉肿痛,牙痛,痈疽疔毒。

【用法用量】入丸、散剂,每次0.15~0.35g。外用适量,研末敷患处。

【使用注意】非实热证不宜使用,孕妇慎用。

【鉴别用药】羚羊角与牛黄均归心、肝经,共同功效:清肝热、息风止痉。同可用治温热病壮热神昏及肝风惊厥抽搐。不同功效:羚羊角性寒,又可平肝潜阳、明目、散血、解热、镇痛。常用治肝阳上亢之头晕目眩、肝火目赤头痛,及热毒发斑、风湿热痹、肺热咳喘、百日咳等证。牛黄性凉,又可化痰开窍,清热解毒。常用治热入心包或痰蒙清窍之癫痫和口舌生疮、咽喉肿痛、牙痛、痈疽疔毒等证。

3. 钩藤

【性能】甘,凉。归肝、心包经。

【功效】清热平肝,息风定惊。

【应用】

(1) 头痛,眩晕。既能清肝热,又能平肝阳,故可用治肝火上攻或肝阳上亢之头胀头痛、眩晕等。

(2) 肝风内动,惊痫抽搐。有和缓的息风止痉作用,又能清泄肝热,故用于热极生风,四肢抽搐及小儿高热惊风症,尤为相宜。

此外,本品有轻清疏泄之性,能清热透邪,可用于外感风热、头痛目赤及斑疹透发不畅之证。有凉肝止惊之效,可治小儿惊啼、夜啼。

【用法用量】煎服,3~12g,入煎剂宜后下。

4. 天麻

【性能】甘,平。归肝经。

【功效】息风止痉,平抑肝阳,祛风通络。

【应用】

(1) 肝风内动,惊痫抽搐。药性平和。用治各种病因之肝风内动,惊痫抽搐,不论寒热虚实,皆可配伍应用。

(2) 眩晕,头痛。为治眩晕、头痛之要药。不论虚证、实证,随不同配伍皆可应用。

(3) 肢体麻木,手足不遂,风湿痹痛。

【鉴别用药】钩藤与天麻,二药均能息风止痉、平肝潜阳。常用治肝风内动、惊痫抽搐,以及肝阳上亢的头痛、头晕、目眩等证。但钩藤能清热,尤宜于热极动风与肝经阳热病证;天麻性平,无论寒热虚实皆可应用,并能祛风湿,止痹痛,可用治风湿痹痛以及肢体麻木、手足不遂等证。

5. 地龙

【功效】清热息风,通络,平喘,利尿。

【主治病证】高热惊痫,癫狂;气虚血滞,半身不遂;痹证;肺热哮喘;小便不利,尿闭不通。

6. 全蝎

【功效】息风镇痉,攻毒散结,通络止痛。

【主治病证】痉挛抽搐；疮疡肿毒，瘰疬结核；风湿顽痹；顽固性偏正头痛。

【用法用量】煎服，3~6g。研末吞服，每次0.6~1g。外用适量。

【使用注意】本品有毒，用量不宜过大。孕妇慎用。

7. 蜈蚣

【功效】息风镇痉，攻毒散结，通络止痛。

【用法用量】煎服，3~5g。研末冲服，每次0.6~1g。外用适量。

【使用注意】本品有毒，用量不宜过大。孕妇忌用。

8. 僵蚕

【功效】息风止痉，祛风止痛，化痰散结。

【主治病证】惊痫抽搐；风中经络，口眼㖞斜；风热头痛，目赤，咽痛，风疹瘙痒；痰核，瘰疬。

（宋捷民）

第二十单元　开窍药

细目一　概述

● 要点　开窍药的使用注意事项

本类药物辛香走窜，为救急、治标之品，且能耗伤正气，只宜暂服，不可久用；因本类药物辛香，其有效成分易于挥发，内服多不宜入煎剂，只入丸、散剂服用。

细目二　具体药物

● 要点

1. 麝香

【性能】辛，温。归心、脾经。

【功效】开窍醒神，活血通经，消肿止痛，催生下胎。

【应用】

（1）闭证神昏。有很强的开窍通闭、辟秽化浊作用，为醒神回苏之要药。可用于各种原因所致之闭证神昏，无论寒闭、热闭，用之皆效。

（2）疮疡肿毒，瘰疬痰核，咽喉肿痛。

（3）用于血瘀经闭，癥瘕，心腹暴痛，头痛，跌打损伤，风寒湿痹。

（4）难产，死胎，胞衣不下。有催生下胎之效。

【用法用量】入丸、散，每次0.03~0.1g。外用适量。不宜入煎剂。

【使用注意】孕妇禁用。

2. 冰片

【功效】开窍醒神，清热止痛。

【主治病证】闭证神昏；目赤肿痛，喉痹口疮；疮疡肿痛，疮溃不敛，水火烫伤。

【用法用量】入丸散，每次0.15~0.3g。外用适量，研粉点敷患处。不宜入煎剂。

【使用注意】孕妇慎用。

【鉴别用药】麝香与冰片，二药均为辛香之品，都能开窍醒神，常相须为用以治闭证。但麝香性温，开窍醒神作用极强，为开窍醒神要药，热闭、寒闭均可运用；而冰片开窍醒神力不及麝香，且药性微寒，宜用于热闭。麝香还具有活血通经、止痛、催生下胎的功效，可用治血瘀经闭、癥瘕、跌打损伤、痹证疼痛、疮疡肿毒、咽喉肿痛，以及难产、死胎、胞衣不下等证；冰片味苦、性寒，还具有清热解毒止痛之效，用于治疗火热目赤肿痛、喉痹、口疮及热毒疮疡肿痛、溃后不敛等证。

3. 苏合香

【功效】开窍醒神，辟秽，止痛。

【用法用量】入丸、散，0.3~1g。外用适量。不入煎剂。

4. 石菖蒲

【功效】开窍醒神，化湿和胃，宁神益志。

【主治病证】痰蒙清窍，神志昏迷；湿阻中焦，脘腹痞满，胀闷疼痛；噤口痢；健忘，失眠，耳鸣，耳聋；声音嘶哑，痈疽疮疡，风湿痹痛，跌打伤痛等。

（宋捷民）

第二十一单元 补虚药

细目一 概述

● 要点 补虚药的使用注意事项

补虚药原为虚证而设，凡身体健康，并无虚弱表现者，不宜滥用，以免导致阴阳平衡失调；实邪方盛，正气未虚者，以祛邪为要，亦不宜使用，以免"闭门留寇"。补气药性多壅滞，易致中满，湿盛中满者忌用。补阳药性多温燥，易助火伤阴，阴虚火旺者不宜使用。补血药多滋腻黏滞，妨碍运化，凡湿滞脾胃、脘腹胀满、食少便溏者慎用。补阴药多甘寒滋腻，凡脾胃虚弱、痰湿内阻、腹满便溏者不宜用。补虚药使用时应注意顾护脾胃，适当配伍健脾消食药，以促进运化，使补虚药能充分发挥作用；补虚药若需久服，宜作蜜丸、煎膏（膏滋）、片剂、口服液、颗粒剂或酒剂等，以便保存和服用，若作汤剂，宜文火久煎，使药味尽出。个别挽救虚脱的补虚药，宜制成注射剂，以备急用。

细目二 补气药

● 要点

1. 人参

【性能】甘、微苦，微温。归肺、脾、心经。

【功效】大补元气，补脾益肺，生津，安神增智。

【应用】

（1）元气虚脱证。为拯危救脱要药。

（2）肺脾心肾气虚证。为补肺要药。亦为补脾要药。

（3）热病气虚津伤口渴及消渴证。既能补气，又能生津。

此外，与解表药、攻下药等祛邪药配伍，有扶正祛邪之效。

【用法用量】煎服，3~9g；挽救虚脱可用15~30g。宜文火另煎分次兑服。野山参研末吞服，每次2g，日服2次。

【使用注意】不宜与藜芦同用。

2. 西洋参

【功效】补气养阴，清热生津。

【主治病证】气阴两伤证；肺气虚及肺阴虚证；热病气虚津伤口渴及消渴。

【用法用量】另煎兑服，3~6g。

3. 党参

【功效】补脾肺气，补血，生津。

【主治病证】脾肺气虚证；气血两虚证；气津两伤证；气虚外感及正虚邪实之证。

【鉴别用药】人参与党参，二药均能补脾气、补肺气、益气生津、益气生血和扶正祛邪，常用于肺、脾气虚证，气津两伤证，以及正虚邪实病证。但人参补气力强，并能大补元气，可用治气虚欲脱的危重病证，还能安神益智、益气壮阳，可治气血不足的心神不安以及阳痿证等；党参补气力弱，但能养血，可用于血虚证等。

4. 太子参

【功效】补气健脾，生津润肺。

5. 黄芪

【性能】甘，微温。归脾、肺经。

【功效】补气健脾，升阳举陷，益卫固表，利尿消肿，托毒生肌。

【应用】

（1）脾气虚证。为补中益气要药。

（2）肺气虚证。

（3）气虚自汗。能补脾肺之气，益卫固表。

（4）气血亏虚，疮疡难溃难腐，或溃久难敛。

此外，本品尚有补气行滞、补气摄血、补气生津作用，还可用于因气虚所致的血虚出血、消渴、中风后遗症、痹痛麻木等病证。

【用法用量】煎服，9～30g。蜜炙可增强其补中益气作用。

6. 白术

【性能】甘、苦，温。归脾、胃经。

【功效】健脾益气，燥湿利尿，止汗，安胎。

【应用】

（1）脾气虚证。以健脾、燥湿为主要作用。

（2）气虚自汗。

（3）脾虚胎动不安。能益气安胎。

【用法用量】煎服，6～12g。炒用可增强补气健脾止泻作用。

【使用注意】本品性偏温燥，热病伤津及阴虚燥渴者不宜。

【鉴别用药】白术与苍术，二药均能健脾燥湿，可治脾失健运，湿浊中阻证。但白术能补气健脾，并能固表止汗、益气安胎，可用治气虚自汗、气虚胎动不安等；苍术则燥湿力强，尤宜于湿盛不虚者，以及还能祛风湿、发汗解表、明目，可治风湿痹痛、外感风寒湿表证，以及夜盲症等。

7. 山药

【功效】益气养阴，补脾肺肾，固精止带。

【主治病证】脾虚证；肺虚证；肾虚证；消渴气阴两虚证。

8. 白扁豆

【功效】补脾和中，化湿。

9. 甘草

【性能】甘，平。归心、肺、脾、胃经。

【功效】补脾益气，祛痰止咳，缓急止痛，清热解毒，调和诸药。

【应用】

（1）心气不足，脉结代，心动悸。能补益心气，益气复脉。主要用于心气不足所致结代，心动悸者，单用本品。

（2）脾气虚证。

（3）咳喘。

（4）脘腹、四肢挛急疼痛。善于缓急止痛。

（5）热毒疮疡，咽喉肿痛，药食中毒。

（6）调和药性。通过解毒，可降低方中某些药（如附子、大黄）的毒烈之性；通过缓急止痛，可缓解方中某些药（如大黄）刺激胃肠引起的腹痛；其甜味浓郁，可矫正方中药物的滋味。

【用法用量】煎服，1.5～9g。生用性微寒，可清热解毒；蜜炙药性微温，并可增强补益心脾之气和润肺止咳作用。

【使用注意】不宜与京大戟、芫花、甘遂、海藻同用。本品有助湿壅气之弊，湿盛胀满、水肿者不宜用。大剂量久服可致水钠潴留，引起浮肿。

10. 大枣

【功效】补中益气，养血安神。

11. 蜂蜜

【功效】补中，润燥，止痛，解毒。

细目三　补阳药

● 要点

1. 鹿茸

【性能】甘、咸，温。归肾、肝经。

【功效】补肾阳，益精血，强筋骨，调冲任，托疮毒。

【应用】

（1）肾阳虚衰，精血不足证。能壮肾阳，益精血。

（2）肾虚骨弱，腰膝无力或小儿五迟。

（3）妇女冲任虚寒，崩漏带下。补肾阳，益精血而兼能固冲任，止带下。

（4）疮疡久溃不敛，阴疽疮肿内陷不起。补阳气，益精血而达到温补内托的目的。

【用法用量】1～2g，研末吞服；或入丸、散。

【使用注意】服用本品宜从小量开始，缓缓增加，不可骤用大量，以免阳升风动，头晕目赤，或伤阴动血。凡发热者均当忌服。

2. 紫河车

【功效】补肾益精，养血益气。

【主治病证】阳痿遗精，腰酸，头晕，耳鸣；气血不足诸证；肺肾虚喘。

3. 淫羊藿

【功效】补肾壮阳，祛风除湿。

【主治病证】肾阳虚衰，阳痿尿频，腰膝无力；风寒湿痹，肢体麻木。

4. 巴戟天

【功效】补肾助阳，祛风除湿。

【主治病证】阳痿不举，宫冷不孕，小便频数；风湿腰膝疼痛，肾虚腰膝酸软。

5. 杜仲

【性能】甘，温。归肝、肾经。

【功效】补肝肾，强筋骨，安胎。

【应用】

（1）肾虚腰痛及各种腰痛。因其补肝肾、强筋骨，肾虚腰痛尤宜。

（2）胎动不安，习惯性堕胎。

【鉴别用药】杜仲与桑寄生共同功效：补肝肾，强筋骨，安胎。同可用治肾虚腰痛或足膝痿弱，肝肾亏虚之胎动不安。不同功效：杜仲又可温补肾阳。常用治肾虚阳痿，精冷不固，小便频数，风湿腰痛冷重。而桑寄生善祛风湿。常用治痹证日久，伤及肝肾，腰膝酸软，筋骨无力者。

6. 续断

【性能】苦、辛，微温。归肝、肾经。

【功效】补益肝肾，强筋健骨，止血安胎，疗伤续折。

【应用】

（1）阳痿不举，遗精遗尿。

（2）腰膝酸痛，寒湿痹痛。

（3）崩漏下血，胎动不安。

（4）跌打损伤，筋伤骨折。善能活血祛瘀，又能壮骨强筋，而有续筋接骨、疗伤止痛之能。

【鉴别用药】杜仲与续断，二药均归肝肾经，药性偏温，均能补肝肾、强筋骨，安胎，治肾虚腰痛脚弱、筋骨无力、胎动不安常相须为用。然杜仲补益作用较好，且可安胎、降压，故肾虚腰酸、胎动不安、习惯性堕胎及高血压肝肾不足或肝阳上亢者，尤为常用；续断，补肝肾、强腰膝、安胎作用虽不及杜仲，但能行血通脉、续筋骨，为补而不滞之品，又为妇科崩漏、乳汁不行、外科痈疽疮疡、伤科跌打损伤所常用。

7. 肉苁蓉

【功效】补肾助阳，润肠通便。

8. 补骨脂

【功效】补肾壮阳，固精缩尿，温脾止泻，纳气平喘。

【主治病证】肾虚阳痿，腰膝冷痛；肾虚滑精，遗尿，尿频；脾肾阳虚，五更泄泻；肾不纳气，虚寒喘咳。

9. 益智仁

【功效】暖肾固精缩尿，温脾开胃摄唾。

10. 菟丝子

【性能】辛、甘，平。归肾、肝、脾经。

【功效】补肾益精，养肝明目，止泻，安胎。

【应用】

（1）肾虚腰痛，阳痿遗精，尿频，宫冷不孕。为平补阴阳之品。

（2）肝肾不足，目暗不明。滋补肝肾、益精养血而明目。

（3）脾肾阳虚，便溏泄泻。

（4）肾虚胎动不安。

本品亦可治肾虚消渴。

细目四 补血药

● 要点

1. 当归

【性能】甘、辛，温。归肝、心、脾经。

【功效】补血调经,活血止痛,润肠通便。

【应用】

(1) 血虚诸证。长于补血,为补血之圣药。

(2) 血虚血瘀,月经不调,经闭,痛经。

(3) 虚寒性腹痛,跌打损伤,痈疽疮疡,风寒痹痛。为活血行气之要药。

(4) 血虚肠燥便秘。

【用法】煎服,5～15g。一般生用,为加强活血效果则酒炒用。通常补血用当归身,活血用当归尾,和血(补血活血)用全当归。

【使用注意】本品味甘滑肠,湿盛中满、大便泄泻者忌服。

2. 熟地黄

【性能】甘,微温。归肝、肾经。

【功效】补血养阴,填精益髓。

【应用】

(1) 血虚诸证。为养血补虚之要药。

(2) 肝肾阴虚诸证。为补肾阴之要药。

【使用注意】本品性质黏腻,较生地黄更甚,有碍消化,凡气滞痰多、脘腹胀痛、食少便溏者忌服。重用久服宜与陈皮、砂仁等同用,以免黏腻碍胃。

3. 白芍

【性能】苦、酸,微寒。归肝、脾经。

【功效】养血敛阴,柔肝止痛,平抑肝阳。

【应用】

(1) 肝血亏虚,月经不调。

(2) 肝脾不和,胸胁脘腹疼痛,四肢挛急疼痛。

(3) 肝阳上亢,头痛眩晕。

此外,本品敛阴,有止汗之功,配桂枝同用,可调和营卫。

【使用注意】阳衰虚寒之证不宜用。反藜芦。

【鉴别用药】白芍与赤芍,二药《神农本草经》不分,通称芍药,唐末宋初始将二者区分。二药虽同出一物性微寒,但前人谓"白补赤泻,白收赤散",一语道破二者的主要区别。二药的功效和应用均不同。在功效方面,白芍长于养血调经,敛阴止汗,平抑肝阳;赤芍则长于清热凉血,活血散瘀,清泻肝火。在应用方面,白芍主治血虚阴亏,肝阳偏亢诸证;赤芍主治血热、血瘀、肝火所致诸证。又白芍、赤芍皆能止痛,均可用于治疗疼痛病证。但白芍长于养血柔肝,缓急止痛,主治肝阴不足,血虚肝旺,肝气不疏所致的胁肋疼痛、脘腹四肢拘挛疼痛;赤芍长于活血祛瘀止痛,主治血滞诸痛证,因能清热凉血,故血热瘀滞者尤为适宜。

4. 阿胶

【功效】补血,滋阴,润肺,止血。

【主治病证】血虚诸证;出血证;肺阴虚燥咳;热病伤阴,心烦失眠,阴虚风动,手足瘛疭。

【用法】5～15g,入汤剂宜烊化冲服。

【使用注意】本品黏腻,有碍消化,故脾胃虚弱者慎用。

5. 何首乌

【功效】制用:补益精血,固肾乌须;生用:解毒,截疟,润肠通便。

【主治病证】精血亏虚,头晕眼花,须发早白,腰膝酸软;久疟,痈疽,瘰疬,肠燥便秘。

细目五 补阴药

● 要点

1. 北沙参

【性能】甘、微苦,微寒。归肺、胃经。

【功效】养阴清肺,益胃生津。

【应用】

(1) 肺阴虚证。能补肺阴,兼能清肺热,用于阴虚肺燥有热之干咳少痰、咯血或咽干音哑等证。

(2) 胃阴虚证。

【使用注意】《本草从新》谓北沙参"反藜芦",《中华人民共和国药典》(1995年版)亦认为北沙参"不宜与藜芦同用",应加以注意。

2. 百合

【功效】养阴润肺,清心安神。

【主治病证】阴虚燥咳，劳嗽咯血；阴虚有热之失眠心悸及百合病心肺阴虚内热证。

3. 麦冬

【性能】甘、微苦，微寒。归胃、肺、心经。

【功效】养阴润肺，益胃生津，清心除烦。

【应用】

（1）胃阴虚证。长于滋养胃阴，生津止渴，兼清胃热。

（2）肺阴虚证。又善养肺阴，清肺热。

（3）心阴虚证。能养心阴，清心热，略具除烦安神作用。

4. 天冬

【功效】养阴润燥，清肺生津。

【主治病证】肺阴虚证；肾阴虚证；热病伤津之食欲不振、口渴以及肠燥便秘。

【鉴别用药】麦冬与天冬，二药均为清热滋阴生津之品，同具养肺阴、润肠通便之功，同治燥咳痰黏、劳嗽咯血、内热消渴及阴亏肠燥便秘。二者常相须为用。然天冬甘苦大寒，归肺肾经，清火润燥之功强于麦冬，且可滋肾阴，长于滋肾阴而降虚火，作用部位偏下。麦冬甘微寒，归心肺胃经，滋阴润燥清热力弱于天冬，而滋腻性较小为其所长。且能养胃生津、清心除烦，又治胃阴不足之舌干口渴，阴虚火旺之心烦不眠及心神不安等证，凡心肺胃三经阴伤有火之证，皆可用之，作用部位偏上。

5. 石斛

【功效】益胃生津，滋阴清热。

【主治病证】胃阴虚证，热病伤津证；肾阴虚证。

6. 玉竹

【功效】养阴润燥，生津止渴。

【主治病证】肺阴虚证；胃阴虚证；热伤心阴，烦热多汗，惊悸。

7. 黄精

【功效】补气养阴，健脾，润肺，益肾。

8. 枸杞子

【功效】滋补肝肾，益精明目。

【主治病证】肝肾阴虚及早衰证。

9. 墨旱莲

【功效】滋补肝肾，凉血止血。

10. 女贞子

【功效】滋补肝肾，乌须明目。

【用法】煎服。因主要成分墩果酸不易溶于水，故以入丸散剂为佳。本品以黄酒拌后蒸制，可增强滋补肝肾作用，并使苦寒之性减弱，避免滑肠。

11. 龟甲

【性能】甘，寒。归肾、肝、心经。

【功效】滋阴潜阳，益肾健骨，养血补心。

【应用】

（1）阴虚阳亢，阴虚内热，虚风内动。长于滋补肾阴，兼能滋养肝阴。

（2）肾虚骨痿，囟门不合。

（3）阴虚血亏，惊悸、失眠、健忘。

此外，本品还能止血。还可用于阴虚血热，冲任不固之崩漏、月经过多。

【用法】煎服，9～24g，宜先煎。本品经砂炒醋淬后，更容易煎出有效成分，并除去腥气，便于制剂。

12. 鳖甲

【性能】甘、咸，寒。归肝、肾经。

【功效】滋阴潜阳，退热除蒸，软坚散结。

【应用】

（1）肝肾阴虚证。

（2）癥瘕积聚。长于软坚散结。

【用法】煎服，9～24g，宜先煎。本品经砂炒醋淬后，有效成分更容易煎出；并可除去其腥气，易于粉碎，方便制剂。

【鉴别用药】龟甲与鳖甲，二药均能滋阴清热，潜阳息风，常相须为用，治疗阴虚发热、阴虚阳亢、阴虚风动等证。但龟甲滋阴之力较强，并能益肾健骨、养血补心，可用于肾虚骨弱，心血不足以及阴虚有热的崩漏等证；鳖甲则长于清虚热，并善于软坚散结，常用于阴虚发热、癥瘕、疟母等证。

（宋捷民）

第二十二单元 收涩药

细目一 概述

● 要点 收涩药的使用注意事项

本类药物性涩收敛，故凡表邪未解，湿热内蕴所致的泻痢、带下、血热出血，以及郁热未清者，均不宜用。误用有"闭门留寇"之弊。但某些收敛药除收涩作用之外，兼有清湿热、解毒等功效，则又当分别对待。

细目二 固表止汗药

● 要点

1. 麻黄根
【功效】固表止汗。

2. 浮小麦
【功效】固表止汗，益气，除热。

细目三 敛肺涩肠药

● 要点

1. 五味子
【性能】酸、甘，温。归肺、心、肾经。
【功效】收敛固涩，益气生津，补肾宁心。
【应用】
(1) 久咳虚喘。为治疗久咳虚喘之要药。
(2) 自汗，盗汗。善能敛肺止汗。
(3) 遗精、滑精。
(4) 久泻不止。
(5) 津伤口渴，消渴。
(6) 心悸、失眠、多梦。

2. 乌梅
【性能】酸、涩，平。归肝、脾、肺、大肠经。
【功效】敛肺止咳，涩肠止泻，安蛔止痛，生津止渴。
【应用】
(1) 肺虚久咳。入肺经能敛肺气，止咳嗽。
(2) 久泻，久痢。
(3) 蛔厥腹痛，呕吐。为安蛔之良药。
(4) 虚热消渴。

此外，本品炒炭后，能固冲止漏，可用于崩漏不止，便血；外敷能消疮毒，并治胬肉外突、头疮等。

【鉴别用药】五味子与乌梅，二药均有敛肺止咳、涩肠止泻、生津止渴作用。同可用于治疗肺虚久咳、久泻及津伤口渴之证。但五味子又能滋肾、固精、敛汗及宁心安神，用于治疗遗精、滑精、自汗盗汗、心悸、失眠、多梦等证；而乌梅又具安蛔止痛、止血及消疮毒之功，用于治疗蛔厥腹痛呕吐、崩漏下血、胬肉外突等。

3. 诃子
【功效】涩肠止泻，敛肺止咳，利咽开音。
【主治病证】久泻、久痢；久咳，失音。
【用法】煎服。涩肠止泻宜煨用，敛肺清热、利咽开音宜生用。

4. 肉豆蔻
【功效】涩肠止泻，温中行气。
【主治病证】虚泻，冷痢；胃寒胀痛，食少呕吐。

5. 赤石脂
【功效】涩肠止泻，收敛止血，敛疮生肌。
【使用注意】湿热积滞泻痢者忌服。孕妇慎用。畏官桂。

细目四　固精缩尿止带药

● 要点

1. 山茱萸

【性能】酸、涩，微温。归肝、肾经。

【功效】补益肝肾，收敛固涩。

【应用】

（1）腰膝酸软，头晕耳鸣，阳痿。为平补阴阳之要药。

（2）遗精滑精，遗尿尿频。为固精止遗之要药。

（3）崩漏，月经过多。

（4）大汗不止、体虚欲脱。为防止元气虚脱之要药。

此外，本品亦治消渴。

2. 桑螵蛸

【功效】固精缩尿，补肾助阳。

【主治病证】遗精滑精，遗尿尿频，白浊；肾虚阳痿。

3. 金樱子

【功效】固精缩尿止带，涩肠止泻。

4. 海螵蛸

【功效】固精止带，收敛止血，制酸止痛，收湿敛疮。

【主治病证】遗精，带下；崩漏，吐血，便血及外伤出血；胃痛吐酸；湿疮，湿疹，溃疡不敛。

5. 莲子

【功效】益肾固精，补脾止泻，止带，养心安神。

【主治病证】遗精滑精；带下；脾虚泄泻；心悸、失眠。

6. 芡实

【功效】益肾固精，健脾止泻，除湿止带。

【主治病证】遗精滑精；脾虚久泻；带下。

【鉴别用药】莲子与芡实，二药均能益肾固精，补脾止泻，止带，补中有涩，常用治肾虚遗精、遗尿，脾虚泄泻，脾肾虚带下等证。但莲子兼能养心，可治虚烦、心悸、失眠等证；芡实能除湿止带，为治虚、实带下的常用药。

（宋捷民）

第二十三单元　攻毒杀虫止痒药

细目一　概　述

● 要点　攻毒杀虫止痒药的使用注意事项

本类药物多具有不同程度的毒性，无论外用或内服，均应严格掌握剂量及用法，不宜过量或持续使用，以防发生毒副反应。制剂时应严格遵守炮制和制剂法度，以减低毒性而确保用药安全。内服宜制成丸、散应用。

细目二　具体药物

● 要点

硫黄

【功效】外用解毒杀虫止痒，内服补火助阳通便。

【主治病证】外用治疥癣，湿疹，阴疽疮疡；内服治阳痿，虚喘冷哮，虚寒便秘。

（宋捷民）

方剂学

第一单元　总　论

细目一　方剂与治法

1. 方剂与治法的关系　治法是在长期临床方剂运用经验的基础上逐步总结而成，是后于方药形成的一种理论。当治法由经验上升为理论之后，就成为遣药组方和运用成方的指导原则。治法是指导遣药组方的原则，方剂则是体现和完成治法的主要手段，故云"方从法出，法随证立"。方剂与治法之间的关系具体表现为"以法组方""以法遣方""以法类方""以法释方"等四方面，而这四方面又可以简单概括为"以法统方"。

2. 常用治法

常用治法主要是指清代医家程钟龄在《医学心悟·医门八法》中概括总结的汗、吐、下、和、温、清、消、补八法。

（1）汗法　汗法是通过开泄腠理、调畅营卫、宣发肺气等方法，使在表的外感六淫之邪随汗而解的一类治法。汗法不以汗出为目的，主要是通过出汗使腠理开、营卫和、肺气畅、血脉通，从而能祛邪外出，使正气调和。除表证之外，凡腠理闭塞，营卫郁滞的寒热无汗，或腠理疏松，虽有汗但寒热不解的病证，皆可使用汗法治疗。汗法又分为辛温发汗、辛凉发汗，或与补法、下法、消法等配合使用。

（2）吐法　吐法是通过涌吐的方法，使停留在咽喉、胸膈、胃脘的痰涎、宿食或毒物从口中吐出的一类治法。吐法适用于中风痰壅，宿食壅阻胃脘，毒物尚在胃中；或痰涎壅盛之癫狂、喉痹，以及干霍乱吐泻不得等属于病位居上、病势急暴、内蓄实邪、体质壮实者。因吐法易伤胃气，故体虚气弱、妇人新产、孕妇等均应慎用。

（3）下法　下法是通过泻下、荡涤、攻逐等方法，使停留于胃肠的宿食、燥屎、冷积、瘀血、结痰、停水等从下窍而出，以祛邪除病的一类治法。凡邪在肠胃而致大便不通、燥屎内结，或热结旁流，以及停痰留饮、瘀血积水等形症俱实之证，均可使用。下法又有寒下、温下、润下、逐水、攻补兼施之别，并可与其他治法结合运用。

（4）和法　和法是通过和解或调和的方法，使半表半里之邪，或脏腑、阴阳、表里失和之证得以解除的一类治法。和法，既能祛邪，又能调整脏腑功能，且无明显寒热补泻之偏，性质平和，全面兼顾，适用于邪犯少阳、肝脾不和、肠胃不和等证。和法又可分为和解少阳、调和肝脾、调和肠胃等。

（5）温法　温法是通过温里祛寒方法，以治疗里寒证的一类治法。里寒证有部位浅深、程度轻重的差别，故温法又有温中祛寒、回阳救逆和温经散寒的区别。

（6）清法　清法是通过清热、泻火、解毒、凉血等方法，以清除里热之邪的一类治法。适用于里热证、火证、热毒证，以及虚热证等里热病证。由于里热证有热在气分、营分、血分、热壅成毒，以及热在某一脏腑之分，故清法之中又有清气分热、清营凉血、清热解毒、清脏腑热等不同。

（7）消法　消法是通过消食导滞、行气活血、化痰利水、驱虫等方法，使气、血、痰、食、水、虫等渐积形成的有形之邪渐消缓散的一类治法。适用于饮食停滞、气滞血瘀、癥瘕积聚、水湿内停、痰饮不化、疳积虫积，以及疮疡痈肿等病证。

（8）补法　补法是通过补益人体气血阴阳，

以治疗各种虚弱证候的一类治法。此外，在正虚不能祛邪外出时，也可应用补法以扶助正气，并配合其他治法，达到扶正祛邪的目的。补法又可分为补气、补血、补阴、补阳等。

细目二　方剂的组成与变化

1. 方剂的组成方法　方剂的组成方法有君臣佐使配伍、气味配伍、升降开阖配伍等。君臣佐使配伍的方法是：

（1）君药　即针对主病或主证起主要治疗作用的药物。

（2）臣药　有两种意义。①辅助君药加强治疗主病或主证的药物。②针对重要的兼病或兼证起主要治疗作用的药物。

（3）佐药　有三种意义。①佐助药，配合君、臣药加强治疗作用，或直接治疗次要兼证的药物。②佐制药，用以消除或减弱君、臣药物的毒性，或制约君、臣药物峻烈之性的药物。③反佐药，病重邪甚，可能拒药时，配伍与君药性味相反而又能在治疗中起相成作用的药物，以防止药病格拒。

（4）使药　有两种意义。①引经药，能引方中诸药至特定病所的药物。②调和药，具有调和方中诸药作用的药物。

2. 方剂的变化形式

（1）药味增减的变化　方剂中的药物增加或减少时，会使方剂组成的配伍关系发生变化，并由此导致方剂功用的改变。药味增减的变化，是在主病、主证、基本病机，以及君药不变的前提下，改变方中的次要药物，以适应变化了的病情需要，即我们常说的"随症加减"。

（2）药量增减的变化　药物的用量直接决定药力的大小。当方剂的药物组成相同，而用量不相同时，会发生药力变化，其结果可以是单纯的方剂药力大小的改变，也可以导致药物配伍关系及君臣佐使的相应变化，从而改变方剂的功用和主治证候。

（3）剂型更换的变化　同一方剂，尽管用药及其剂量完全相同，但剂型不同，其作用亦有异，但这种差异往往只是表现在药力大小和峻缓的区别上，在主治病证上也多有轻重缓急之分别。

以上药味、药量、剂型的变化形式可以单独应用，也可以配合使用，使之更加适合临床病证的需要。

细目三　剂　型

1. 汤剂的特点　汤剂是将药物饮片加水或酒浸泡后，再煎煮一定时间后，去渣取汁而制成的液体剂型。汤剂可以内服或外用。汤剂吸收快，能迅速发挥药效；而且可以根据病情需要进行加减，因而多适用于病证较重或病情不稳定的患者。汤剂的不足之处是服用量大，某些药的有效成分不易煎出或易挥发散失，不适宜大规模生产，不利于患者携带。

2. 丸剂的特点　丸剂是将药物研成细粉或用其提取物，并加入适宜的黏合剂而制成球形的固体剂型。丸剂吸收较慢，药效持久，节省药材，便于患者服用与携带。丸剂适用于慢性、虚弱性疾病。但也有丸剂药性比较峻猛者，多为芳香类药物与剧毒药物，不宜作汤剂煎服，如安宫牛黄丸、舟车丸等。常用的丸剂有蜜丸、水丸、糊丸、浓缩丸等。

（1）蜜丸　蜜丸性质柔润，作用缓和持久，并有补益和矫味作用，常用于治疗慢性虚弱性疾病，需要长期服用。

（2）水丸　水丸易于崩解，溶散快，吸收起效快，易于吞服，适用于多种疾病。

（3）糊丸　糊丸黏合力强，质地坚硬，崩解与溶散迟缓，内服可延长药效、减轻剧毒药的不良反应和对胃肠道的刺激。

（4）浓缩丸　浓缩丸体积小，有效成分高，服用剂量小，可用于治疗多种疾病。

3. 散剂的特点　散剂是将药物粉碎，混合均匀后所制成粉末状的制剂。散剂制作简便，吸收较快，节省药材，便于服用及携带。散剂有内服和外用两类。

（1）内服散剂　分为两种：①研成细粉，以温开水冲服，量小者亦可直接吞服。这类散剂吸收快，便于携带与服用。②制成粗末，以水煎取汁服用，称为煮散，这类散剂实际类似汤剂。

（2）外用散剂　为极细粉末，直接作用于病变部位，对创面刺激小，可外敷、掺撒疮面或患病部位。亦有作点眼、吹喉等使用。

4. 膏剂的特点　膏剂是将药物用水或植物油煎熬去渣而制成的剂型，有内服和外用两种。内服膏剂有流浸膏、浸膏、煎膏三种；外用膏剂分软膏、硬膏两种。其中内服膏剂中的流浸膏与浸膏多数用于调配其他制剂使用，如合剂、糖浆剂、冲剂、片剂等，这里只介绍煎膏。

（1）煎膏　又称膏滋，是将药物加水反复煎煮，去渣浓缩后，加炼蜜或炼糖制成的半液体剂型。煎膏体积小、含量高、便于服用、口味甜美、有滋润补益作用，一般多用于慢性虚弱性疾病的患者，有利于较长时间服用。

（2）软膏　又称药膏，是将药物细粉与适宜的基质制成具有适当黏稠度的半固体外用制剂。其中用乳剂型基质的，亦称乳膏剂，多用于皮肤、黏膜或疮面。软膏具有一定的黏稠性，外涂后渐渐软化或熔化，因而药物可慢慢吸收，持久发挥疗效，适用于外科疮疡疖肿、烧烫伤等患者。

（3）硬膏　又称膏药，古称薄贴。硬膏是以植物油将药物煎至一定程度后去渣，再煎至滴水成珠，加入黄丹等搅匀、冷却而成。用时加温摊涂在布或纸上，软化后贴于患处或穴位上，可用于治疗局部疾病和全身性疾病，如疮疡肿毒、跌打损伤、风湿痹证，以及腰痛、腹痛等。

（年　莉）

第二单元　解表剂

细目一　概　述

1. 解表剂的适用范围　解表剂主要适用于表证。凡风寒初起或温病初起，以及麻疹、疮疡、水肿、痢疾等病初起之时，见恶寒、发热、身痛、无汗或有汗、苔薄白、脉浮等表证者，均可使用解表剂治疗。

2. 解表剂的应用注意事项

（1）由于表证有寒热之异，患者体质有强弱之别，故应酌情选用辛温解表、辛凉解表和扶正解表。

（2）解表剂多以辛散轻扬药物为主组方，不宜久煎，以免药性耗散，作用减弱。

（3）解表剂一般宜温服，服后应避风寒，或增衣被，或辅之以粥，以助汗出。取汗程度，以遍身持续微微汗出为佳。若汗出不彻则病邪不解，而汗出太过则耗气伤津。汗出病差，即当停服，不必尽剂。

（4）服药期间禁食生冷油腻，以免影响药物的吸收和药效的发挥。

（5）表里同病者，一般应先解表，后治里；若表里并重，则当表里双解；若外邪已入于里，或麻疹已透，或疮疡已溃等，则不宜使用解表剂。

细目二　辛温解表

麻　黄　汤
《伤寒论》

组成：麻黄三两　桂枝二两　杏仁七十个　炙甘草一两

功用：发汗解表，宣肺平喘。

主治：外感风寒表实证。恶寒发热，头身疼痛，无汗而喘，舌苔薄白，脉浮紧。

配伍意义：方中麻黄为君药，开腠发汗，祛在表之风寒；宣肺平喘，开郁闭之肺气。桂枝为臣药，解肌发表，温通经脉，透营达卫。桂枝既能助麻黄解表，使发汗之力倍增；又能畅行营阴，使疼痛之症得解，二药相须为用，是辛温发汗的常用组合。佐以杏仁降利肺气，以止咳喘。杏仁与麻黄相伍，一宣一降，以恢复肺气之宣降功能，为宣降肺气的常用组合。炙甘草调和药性，既能助麻、杏之宣降，又能缓麻、桂之峻烈，是使药而兼佐药之用。四药配伍，表寒得散，营卫得通，肺气得宣，诸症可愈。

全方配伍特点：一是麻黄、桂枝并用，开腠畅营，发汗解表之力较强；二是麻黄、杏仁并用，宣中有降，宣肺平喘之效较著。

桂 枝 汤
《伤寒论》

组成：桂枝三两　芍药三两　炙甘草二两　生姜三两　大枣十二枚

功用：解肌发表，调和营卫。

主治：外感风寒表虚证。恶风发热，汗出头痛，鼻鸣干呕，苔白不渴，脉浮缓或浮弱。

配伍意义：方中以桂枝为君，助卫阳，通经络，解肌发表，祛在表之风邪。以芍药为臣，益阴敛营，敛固外泄之营阴。桂枝与芍药用量相等（1：1），寓意有三：一为针对卫强营弱之病机，体现营卫同治，祛邪扶正，邪正兼顾之意；二为相辅相成，桂枝得芍药相助则汗出有源，芍药得桂枝相助则滋而能化；三为相制相成，散中有收，汗中寓补。桂枝与芍药配伍是本方外可解肌发表，内可调和营卫、调和阴阳的基本结构。佐以生姜，既助桂枝辛散表邪，又兼和胃止呕；大枣既能益气补中，又可滋脾生津。生姜、大枣相配也是补脾和胃，调和营卫的常用组合。炙甘草调和药性，合桂枝辛甘化阳以实卫，合芍药酸甘化阴以和营，功兼佐使之用。

全方配伍特点：发中有补，散中有收，邪正兼顾，祛邪扶正，阴阳并调。

小青龙汤
《伤寒论》

组成：麻黄三两　芍药三两　细辛三两　干姜三两　炙甘草三两　桂枝三两　五味子半升　半夏半升

功用：解表散寒，温肺化饮。

主治：外寒里饮证。恶寒发热，头身疼痛，无汗，喘咳，痰涎清稀量多，胸痞，或干呕，或痰饮喘咳不得平卧，或身体疼重，或头面四肢浮肿，舌苔白滑，脉浮。

配伍意义：方中以麻黄、桂枝配伍，相须为君，发汗散寒以解表邪，麻黄兼能宣发肺气而平喘咳，桂枝兼能化气行水以利于里饮之化。干姜、细辛为臣药，温肺化饮，兼助麻黄、桂枝以解表祛邪。素有痰饮，脾肺本虚，纯用辛温发散，恐更耗伤肺气，故佐以五味子敛肺止咳、芍药和营养血，此二药与辛散之品相配伍，散收并用，既可增强止咳平喘之功，又可制约诸药辛散温燥太过之弊。更佐以半夏，燥湿化痰，和胃降逆。炙甘草是为佐使之药，既可益气和中，又能调和辛散酸收之品。以上八药相配，共奏解表散寒、温肺化饮之功。

九味羌活汤
张元素方，录自《此事难知》

组成：羌活一两半　防风一两半　苍术一两半　细辛五分　川芎一两　香白芷一两　生地黄一两　黄芩一两　甘草一两

功用：发汗祛湿，兼清里热。

主治：外感风寒湿邪，内有蕴热证。恶寒发热，无汗，头痛项强，肢体酸楚疼痛，口苦微渴，舌苔白或微黄，脉浮。

配伍意义：方中以辛苦性温、治疗太阳风寒湿邪在表之要药羌活为君，散表寒，祛风湿，利关节，止痹痛。臣以防风、苍术，其中防风辛甘性温，为风药中之润剂，祛风除湿，散寒止痛；苍术辛苦而温，发汗祛湿，为祛太阴寒湿的主要药物。两药相合，协助羌活祛风散寒，除湿止痛。佐以细辛、白芷、川芎祛风散寒，宣痹止痛。其中细辛善止少阴头痛，白芷善解阳明头痛，川芎长于止少阳、厥阴头痛，此三味与羌活、苍术合用，为本方"分经论治"的基本结构。再佐以生地、黄芩清泄里热，并防诸辛温燥烈之品伤津。甘草调和诸药为使。九味配伍，共成发汗祛湿、兼清里热之功。

细目三　辛凉解表

银翘散
《温病条辨》

组成：连翘一两　银花一两　苦桔梗六钱　薄荷六钱　竹叶四钱　生甘草五钱　芥穗四钱　淡豆豉五钱　牛蒡子六钱　鲜苇根

功用：辛凉透表，清热解毒。

主治：温病初起。发热，微恶风寒，无汗或有汗不畅，头痛口渴，咳嗽咽痛，舌尖红，苔薄白或薄黄，脉浮数。

配伍意义：本方重用银花、连翘为君，气味芳香，疏散风热，清热解毒，辟秽化浊，在透散卫分表邪的同时，兼顾温热病邪易蕴而成毒及多夹秽浊之气的特点。臣以薄荷、牛蒡子，味辛性凉，疏散风热，清利头目，解毒利咽；荆芥穗、淡豆豉，辛而微温，解表散邪，此两者虽属辛温，但辛而不烈，温而不燥，可增强本方辛散透表之力，是去性取用之法。芦根、竹叶清热生津；桔梗开宣肺气而止咳利咽，同为佐药。生甘草既可调和药性，护胃安中，又合桔梗利咽止咳，是属佐使之用。本方所用药物均系轻清之品，用法强调"香气大出，即取服，勿过煮"，体现了吴氏"治上焦如羽，非轻莫举"的用药原则。

全方配伍特点：辛凉之中配伍少量辛温之品，既有利于透邪，又不悖辛凉之旨。疏散风邪与清热解毒相配，外散风热，内清热毒，疏清兼顾，以疏散为主。

桑菊饮
《温病条辨》

组成：桑叶二钱五分　菊花一钱　杏仁二钱　连翘一钱五分　薄荷八分　苦桔梗二钱　生甘草八分　苇根二钱

功用：疏风清热，宣肺止咳。

主治：风温初起，表热轻证。但咳，身热不甚，口微渴，脉浮数。

麻黄杏仁甘草石膏汤
《伤寒论》

功用：辛凉疏表，清肺平喘。

主治：外感风邪，邪热壅肺证。身热不解，咳逆气急，甚则鼻扇，口渴，有汗或无汗，舌苔薄白或黄，脉浮而数。

配伍意义：方中以麻黄、石膏为君。麻黄辛温，开宣肺气以平喘，开腠解表以散邪；石膏辛甘大寒，清泄肺热以生津，辛散解肌以透邪；二药相配，一辛温，一辛寒，一宣肺，一清肺，且俱能透邪于外，相反之中寓有相辅之意，消除致病之因，调理肺的宣发功能；且麻黄得石膏则宣肺平喘而不助热，石膏得麻黄则清解肺热而不凉遏，又是相制为用。由于本方石膏用量倍于麻黄，仍不失为辛凉之剂。以杏仁为臣药，味苦，降利肺气，平喘咳；杏仁与麻黄相配则宣降相因，与石膏相伍则清肃协同。佐使炙甘草，益气和中；与石膏相配又能生津止渴，并能调和于寒热宣降之间。四药合用，解表与清肺并用，以清为主；宣肺与降气并用，以宣为主。共奏辛凉疏表，清肺平喘之功。

细目四　扶正解表

败毒散
《太平惠民和剂局方》

组成：柴胡　前胡　川芎　枳壳　羌活　独活　茯苓　桔梗　人参　甘草各三十两（生姜、薄荷少许）

功用：散寒祛湿，益气解表。

主治：气虚，外感风寒湿表证，憎寒壮热，头项强痛，肢体酸痛，无汗，鼻塞声重，咳嗽有痰，胸膈痞满，舌淡苔白，脉浮而按之无力。

配伍意义：方中以羌活、独活为君，发散风寒，散湿止痛；其中羌活长于祛上部风寒湿邪并止痛，独活长于祛下部风寒湿邪并止痛，合而用之是通治一身风寒湿邪的常用组合。臣以川芎祛风行气活血；柴胡解肌透邪，并能行气。二药配伍既助君药解表，又可行气活血以宣痹止痛。佐以桔梗宣肺利膈，枳壳理气宽中，二者相配，一升一降，是宣降肺气、宽胸利膈的常用组合；前胡化痰止咳，茯苓渗湿消痰。佐使生姜、薄荷以助解表；甘草调和药性兼以益气和中。方中人参亦属佐药，用以益气扶正，一则助正气以鼓邪外出，并寓防邪入里之义；二则令全方散中有补，不致耗伤真元。综观全方，邪正兼顾，祛邪为主，共奏散寒祛湿、益气解表之功。

（年　莉）

第三单元　泻下剂

细目一　概　述

1. 泻下剂的适用范围　泻下剂主要适用于里实证。里实证有因热而结实者，有因寒而结实者，有因燥而结实者，有因水而结实者，均可使用泻下剂。此外，邪实而正虚者，虽可使用泻下剂，但以攻补兼施为宜。

2. 泻下剂的应用注意事项

（1）辨别里实证的性质以及患者体质的虚实，分别选用相应的治法方剂。因热结者，宜寒下；因寒结者，宜温下；因燥结者，宜润下；因水结者，宜逐水；邪实而正虚者，又当攻补兼施。

（2）若患者表证未解，里实已成，应权衡表里证之轻重缓急，或先解表后攻里，或表里双解。

（3）年老体弱、孕妇、产后或正值经期、病后伤津或亡血者，均应慎用或禁用泻下剂。必须使用时，也宜配伍补益扶正之品，祛邪扶正。

（4）泻下剂易伤胃气，得效即止，慎勿过剂。服药期间应注意调理饮食，少食或忌食油腻或不易消化的食物，以免重伤胃气。

细目二　寒　下

大承气汤
《伤寒论》

组成：大黄四两　厚朴半斤　枳实五枚　芒硝三合

功用：峻下热结。

主治：

（1）阳明腑实证。大便不通，频转矢气，脘腹痞满，腹痛拒按，按之则硬，甚或潮热谵语，手足濈然汗出，舌苔黄燥起刺，或焦黑燥裂，脉沉实。

（2）热结旁流证。下利清水，色纯青，其气臭秽，脐腹疼痛，按之坚硬有块，口舌干燥，脉滑实。

（3）里热实证之热厥、痉病或发狂等。

配伍意义：方中以苦寒通降之生大黄为君，泻热通便，荡涤胃肠实热积滞。以咸寒润降之芒硝为臣，泻热通便，软坚润燥，以除燥坚。大黄、芒硝配合，相须为用，泻下热结之力益峻。佐以厚朴下气除满，枳实行气消痞，二药合而用之，既能消痞除满，又能通降下行胃肠气机，以助泻下通便。以上四药相合，共奏峻下热结之功。本方煎服方法为：先煎枳实、厚朴，后下大黄，再溶服芒硝。大黄之所以生用、后下，是取其泻下之力峻猛。若大黄久煎，则泻下之力缓，达不到峻下热结之功效。

全方配伍特点：泻下与行气并重，泻下以利行气，行气以助泻下，相辅相成，共成峻下热结的最佳配伍。

大黄牡丹汤
《金匮要略》

组成：大黄四两　牡丹皮一两　桃仁五十个

冬瓜仁半升　芒硝三合

功用：泻热破瘀，散结消肿。

主治：肠痈初起，湿热瘀滞证。右少腹疼痛拒按，按之其痛如淋，甚则局部肿痞，或右足屈而不伸，伸则痛剧，小便自调，或时时发热，自汗恶寒，舌苔薄腻而黄，脉滑数。

细目三　温下

温脾汤
《备急千金要方》

组成：大黄五两　当归　干姜各三两　附子　人参　芒硝　甘草各二两

功用：攻下冷积，温补脾阳。

主治：阳虚寒积证。腹痛便秘，脐下绞结，绕脐不止，手足不温，苔白不渴，脉沉弦而迟。

配伍意义：方中以附子配大黄为君药，用附子大辛大热之性，温壮脾阳，解散寒凝；以大黄泻下已成之冷积。臣以芒硝润肠软坚，助大黄泻下攻积；干姜温中助阳，助附子温中散寒。佐以人参、当归益气养血，使下不伤正。佐使甘草既助人参益气，又可调和诸药。本方由温补脾阳药与寒下攻积药配伍组成，温通、泻下、补益三法兼备，温阳以祛寒、攻下不伤正，共奏攻下冷积、温补脾阳之功。

细目四　润下

麻子仁丸
《伤寒论》

组成：麻子仁二升　芍药半斤　枳实半斤　大黄一斤　厚朴一尺　杏仁一升　蜜

功用：润肠泄热，行气通便。

主治：肠胃燥热，脾约便秘证。大便干结，小便频数。

（年　莉）

第四单元　和解剂

细目一　概述

1. 和解剂的适用范围　和解剂主要适应于邪在少阳、肝脾不和、肠胃不和病证。和解剂原为治疗伤寒邪入少阳而设，因少阳属胆，位于表里之间，既不宜发汗，又不宜吐下，惟有和解一法最为适当。然而，胆附于肝，与肝互为表里，胆经发病可影响及肝，肝经发病也可影响及胆，且肝胆疾病又可累及脾胃，导致肝脾不和；若中气虚弱，寒热互结，又可导致肠胃不和。因此，肝脾不和病证、肠胃不和病证也是和解剂的适用范围。

2. 和解剂的应用注意事项

（1）临床依据病证不同，应分别选用和解少阳、调和肝脾、调和肠胃的治法与方剂。

（2）和解剂组方配伍较为独特，既祛邪又扶正，既透表又清里，既疏肝又治脾，无明显寒热补泻之偏，性质平和，作用和缓，照顾全面，所以应用范围较广，主治病证较为复杂。然而，该法毕竟以祛邪为主，纯虚证不宜使用，纯实证者亦不可选用，以免贻误病情。

（3）凡外邪在表，未入少阳者；或邪已入里，阳明热盛者，均不宜使用和解剂。

细目二　和解少阳

小柴胡汤
《伤寒论》

组成：柴胡半斤　黄芩三两　人参三两　炙

甘草三两　半夏半升　生姜三两　大枣十二枚

功用：和解少阳。

主治：

（1）伤寒少阳证。往来寒热，胸胁苦满，默默不欲饮食，心烦喜呕，口苦，咽干，目眩，舌苔薄白，脉弦者。

（2）热入血室证。妇人中风，经水适断，寒热发作有时。

（3）黄疸、疟疾，以及内伤杂病而见少阳证者。

配伍意义：方中以苦平之柴胡为君，入肝胆经，透泄少阳半表之邪，疏泄气机之郁滞，使少阳半表之邪得以疏散，气机得以条畅。黄芩苦寒，清泄少阳半里之热，为臣药。柴胡升散，黄芩降泄，两者配伍，是和解少阳的基本结构。胆气犯胃，胃失和降，佐以半夏、生姜和胃降逆止呕。邪从太阳传入少阳，缘于正气本虚，故又佐以人参、大枣益气健脾，一者取其扶正以祛邪，一者取其益气以御邪内传，俾正气旺盛，则邪无内向之机。炙甘草助人参、大枣扶正，且能调和诸药，为使药。诸药合用，使邪气得解，枢机得利，胃气调和，诸症自除。

全方配伍特点：和解少阳为主，兼补胃气；祛邪为主，兼顾正气。

蒿芩清胆汤
《重订通俗伤寒论》

组成：青蒿脑一钱半至二钱　淡竹茹三钱　仙半夏一钱半　赤茯苓三钱　青子芩一钱半至三钱　生枳壳一钱半　陈广皮一钱半　碧玉散（滑石、甘草、青黛）三钱

功用：清胆利湿，和胃化痰。

主治：少阳湿热证。寒热如疟，寒轻热重，口苦膈闷，吐酸苦水，或呕黄涎而黏，甚则干呕呃逆，胸胁胀疼，小便黄少，舌红苔白腻，间现杂色，脉数而右滑左弦者。

配伍意义：方中以苦寒芳香之青蒿，清透少阳邪热；以苦寒之黄芩，清泄胆热，并能燥湿；两药相合，既可内清少阳湿热，又能透邪外出，共为君药。竹茹善清胆胃之热，化痰止呕；枳壳下气宽中，除痰消痞；半夏燥湿化痰，和胃降逆；陈皮理气化痰，宽胸畅膈，四药相伍，使热清湿化痰除，共为臣药。赤茯苓、碧玉散清热利湿，导邪从小便而去，为佐使药。诸药合用，则胆热清，痰湿化，气机畅，胃气和，诸症得解。

细目三　调和肝脾

四 逆 散
《伤寒论》

组成：炙甘草　枳实　柴胡　芍药各十分

功用：透邪解郁，疏肝理脾。

主治：

（1）阳郁厥逆证。手足不温，或腹痛，或泄利下重，脉弦。

（2）肝脾气郁证。胁肋胀闷，脘腹疼痛，脉弦。

逍 遥 散
《太平惠民和剂局方》

组成：炙甘草半两　当归　茯苓　白芍药　白术　柴胡各一两　（烧生姜一块　薄荷少许）

功用：肝疏解郁，养血健脾。

主治：肝郁血虚脾弱证。两胁作痛，头痛目眩，口燥咽干，神疲食少，或月经不调，乳房胀痛，脉弦而虚。

配伍意义：方中以柴胡为君，疏肝解郁，条达肝气。臣以当归、白芍，其中当归甘辛苦温，养血和血；白芍酸苦微寒，养血敛阴，柔肝缓急。当归、白芍与柴胡配伍，补肝之体，助肝之用，使血和则肝和，血充则肝柔。木郁不达而致脾虚不运，故佐以白术、茯苓、炙甘草健脾益气，实土以御木侮，且使营血生化有源。少许薄荷，疏散肝经郁遏之气，透达肝经郁遏之热；烧生姜温运和中，辛散达郁，亦为佐药。炙甘草亦为使药，调和诸药。

全方配伍特点：肝脾同调，以疏肝为主；气

血兼顾，以理气为先，使木郁达之，脾弱得复，血虚得养。

细目四　调和肠胃

半夏泻心汤
《伤寒论》

组成：半夏半升　黄芩　干姜　人参各三两　黄连一两　大枣十二枚　炙甘草三两

功用：寒热平调，消痞散结。

主治：寒热错杂之痞证。心下痞，但满而不痛，或呕吐，肠鸣下利，舌苔腻而微黄。

配伍意义：方中以辛温之半夏为君，散结除痞，又善降逆止呕。臣以辛热之干姜，温中散寒；苦寒之黄芩、黄连泄热开痞。以上四药相伍，具有寒热平调、辛开苦降之用。然寒热错杂，又缘于中虚失运，故又佐以甘温之人参、大枣益气补脾。以炙甘草为佐使，补脾和中，调和诸药。诸药合用，寒去热清，中虚得补，升降复常，痞满可除，呕利自愈。

全方配伍特点：寒热并用，辛开苦降，补泻兼施。

（年　莉）

第五单元　清热剂

细目一　概述

1. 清热剂的适用范围　清热剂适用于里热证。一般是表证已解，热已入里，或里热已盛尚未结实的情况下使用。

2. 清热剂的应用注意事项

（1）辨明里热所在部位。邪热在气则清气，入营血则清营凉血，热盛于脏腑则需结合脏腑所在的部位选择方药。若热在气而治血，则将引邪深入；若热在血而治气，则无济于事。

（2）辨明热证真假，勿被假象所迷惑。如为真寒假热之证，不可误投清热剂。

（3）辨明热证的虚实。屡用清热泻火之剂而热仍不退者，当改用甘寒滋阴壮水之法，阴复则其热自退。

（4）权衡轻重，量证投药。热盛而药轻，无异于杯水车薪；热微而药重，势必热去寒生；对于平素阳气不足，脾胃虚弱，外感之邪虽已入里化热，亦应慎用，必要时配伍护中醒脾和胃之品，以免伤阳碍胃。

（5）对于热邪炽盛，服清热剂入口即吐者，可于清热剂中少佐温热之品，或采用凉药热服的反佐法。

细目二　清气分热

白虎汤
《伤寒论》

组成：石膏一斤　知母六两　炙甘草二两　粳米六合

功用：清热生津。

主治：气分热盛证。壮热面赤，烦渴引饮，汗出恶热，脉洪大有力。

配伍意义：方中以入肺胃二经、辛甘大寒之生石膏为君药，功善清解，透热出表，以除阳明气分之热。苦寒质润之知母为臣药，既助石膏清肺胃之热，又可滋阴润燥，救已伤之阴津。石膏与知母相须为用，清热生津，除烦止渴之功益强。粳米、炙甘草共为佐药，益胃生津，并可防止大寒伤中之弊。炙甘草兼以为使，调和诸药。四药相配，共成清热生津之功，使其热清津复，诸症自解。

细目三　清营凉血

清营汤
《温病条辨》

组成：犀角（水牛角代）三钱　生地黄五钱　玄参三钱　竹叶心一钱　麦冬三钱　丹参二钱　黄连一钱五分　银花三钱　连翘二钱

功用：清营解毒，透热养阴。

主治：热入营分证。身热夜甚，神烦少寐，时有谵语，目常喜开或喜闭，口渴或不渴，斑疹隐隐，脉细数，舌绛而干。

配伍意义：本方以苦咸寒之犀角（水牛角代）清解营分之热毒，为君药。热伤营阴，又以生地黄凉血滋阴，麦冬清热养阴生津，玄参滋阴降火解毒，三药共用，既可甘寒养阴保津，又可助君药清营凉血解毒，共为臣药。君臣相配，咸寒与甘寒并用，清营热而滋营阴，祛邪扶正兼顾。温邪初入营分，故用银花、连翘、竹叶清热解毒，轻清透泄，使营分热邪有外达之机，促其透出气分而解，此即"入营犹可透热转气"之具体应用；黄连苦寒，清心解毒；丹参清热凉血，并能活血散瘀，可防热与血结，上述五味均为佐药。诸药为伍，共奏清营解毒、透热养阴之功。

犀角地黄汤
《小品方》，录自《外台秘要》

组成：犀角（水牛角代）一两　生地黄半斤　芍药三分　牡丹皮一两

功用：清热解毒，凉血散瘀。

主治：热入血分证。

（1）热扰心神，身热谵语，舌绛起刺，脉细数。

（2）热伤血络，斑色紫黑、吐血、衄血、便血、尿血等，舌红绛，脉数。

（3）蓄血瘀热，喜忘如狂，漱水不欲咽，大便色黑易解等。

细目四　清热解毒

黄连解毒汤
《肘后备急方》，名见《外台秘要》引崔氏方

组成：黄连三两　黄芩　黄柏各二两　栀子十四枚

功用：泻火解毒。

主治：三焦火毒证。大热烦躁，口燥咽干，错语不眠；或热病吐血、衄血；或热甚发斑，或身热下利，或湿热黄疸；或外科痈疡疔毒。小便黄赤，舌红苔黄，脉数有力。

配伍意义：方中以大苦大寒之黄连泻心火为君药，并且兼泻中焦之火。黄芩清肺火，泻上焦之火热，为臣药。黄柏泻下焦之火；栀子通泻三焦之火，导热下行，引邪热从小便而出，共为佐药。四药合用，苦寒直折，可使三焦之火邪祛而热毒解，诸症可愈。

仙方活命饮
《校注妇人良方》

组成：白芷六分　贝母　防风　赤芍药　当归尾　甘草节　皂角刺　穿山甲　天花粉　乳香　没药各一钱　金银花　陈皮各三钱　酒

功用：清热解毒，消肿溃坚，活血止痛。

主治：阳证痈疡肿毒初起。红肿焮痛，或身热凛寒，苔薄白或黄，脉数有力。

配伍意义：方中重用性味甘寒，最善清热解毒疗疮，前人称之"疮疡圣药"之金银花为君药。然单用清热解毒，则气滞血瘀难消，肿结不散，又以当归尾、赤芍、乳香、没药、陈皮行气活血通络，消肿止痛，共为臣药。疮疡初起，其邪多羁留于肌肤腠理之间，更用辛散的白芷、防风相配，通滞而散其结，使热毒从外透解；气机阻滞每可导致液聚成痰，故配用贝母、天花粉清热化痰散结，可使未成之脓即消；山甲、皂刺通行经络，透脓溃坚，可使已成之脓即溃，均为佐药。甘草清热解毒，并调和诸药；煎药加酒者，

借其通瘀而行周身，助药力直达病所，共为使药。诸药合用，共奏清热解毒、消肿溃坚、活血止痛之功。

细目五　清脏腑热

导赤散
《小儿药证直诀》

组成：生地黄　木通　生甘草梢各等分　竹叶

功用：清心利水养阴。

主治：心经火热证。心胸烦热，口渴面赤，意欲饮冷，以及口舌生疮；或心热移于小肠，小便赤涩刺痛。舌红，脉数。

配伍意义：方中选用甘寒质润，入心肾二经的生地，凉血滋阴以制心火；木通苦寒，入心与小肠经，上清心经之火，下导小肠之热，两药相配，滋阴制火而不恋邪，利水通淋而不损阴，共为君药。竹叶甘淡，清心除烦，淡渗利窍，导心火下行，为臣药。生甘草清热解毒，并能调和诸药，还可防木通、生地之寒凉伤胃，用"梢"尚可直达茎中而止淋痛，为佐使药。四药合用，甘寒与苦寒相合，滋阴利水为主，滋阴而不恋邪，利水而不伤阴，泻火而不伐胃，共收清热利水养阴之效。本方选药配伍，与小儿稚阴稚阳、易寒易热、易虚易实、疾病变化迅速的特点和治实宜防其虚、治虚宜防其实的治则要求十分吻合，《医宗金鉴》以"水虚火不实"五字概括本方证之病机较为贴切。

龙胆泻肝汤
《医方集解》

组成：龙胆草　黄芩　栀子　泽泻　木通　当归　生地黄　柴胡　生甘草　车前子

功用：清泻肝胆实火，清利肝经湿热。

主治：

（1）肝胆实火上炎证。头痛目赤，胁痛，口苦，耳聋，耳肿，舌红苔黄，脉弦数有力。

（2）肝经湿热下注证。阴肿，阴痒，筋痿，阴汗，小便淋浊，或妇女带下黄臭等，舌红苔黄腻，脉弦数有力。

配伍意义：方中选用大苦大寒的龙胆草，既能泻肝胆实火，又能利肝胆湿热，泻火除湿，两擅其功，故为君药；黄芩、栀子苦寒泻火，燥湿清热，共为臣药。君臣药物配伍，增强泻火除湿之力。配渗湿泄热之泽泻、木通、车前子，导湿热从水道而去；肝乃藏血之脏，若为实火所伤，阴血亦随之消耗；且方中诸药以苦燥渗利伤阴之品居多，故用当归、生地养血滋阴，使邪去而阴血不伤，以上五味皆为佐药。肝体阴用阳，喜疏泄条达，火邪内郁，肝胆之气不疏，骤用大剂苦寒降泄之品，既恐肝胆之气被抑，又虑折伤肝胆升发之机，故又用柴胡疏畅肝胆之气，并能引诸药归于肝胆之经；甘草调和诸药，护胃安中，共为佐使药。诸药合用，使火降热清，湿浊得利，循经所发诸症皆可相应而愈。

全方配伍特点：泻中有补，利中有滋，降中寓升，祛邪而不伤正，泻火而不伐胃。

左金丸
《丹溪心法》

组成：黄连六两　吴茱萸一两

功用：清泻肝火，降逆止呕。

主治：肝火犯胃证。胁肋疼痛，嘈杂吞酸，呕吐口苦，舌红苔黄，脉弦数。

配伍意义：方中重用黄连为君，清泻肝火，使肝火得清，自不横逆犯胃；黄连亦善清泻胃热，胃火降则其气自和，一药而两清肝胃，标本兼顾。然气郁化火之证，纯用大苦大寒既恐郁结不开，又虑折伤中阳，故又少佐辛热之吴茱萸，一者疏肝解郁，以使肝气条达，郁结得开；一者反佐以制黄连之寒，使泻火而无凉遏之弊；一者取其下气之用，以和胃降逆；一者可引领黄连入肝经。如此一味而功兼四用，以为佐使。二药合用，共收清泻肝火，降逆止呕之效。

苇茎汤
《外台秘要》引《古今录验方》

组成：苇茎二升　薏苡仁半升　瓜瓣半升　桃仁三十枚

功用：清肺化痰，逐瘀排脓。

主治：肺痈，热毒壅滞，痰瘀互结证。身有微热，咳嗽痰多，甚则咳吐腥臭脓血，胸中隐隐作痛，舌红苔黄腻，脉滑数。

泻白散
《小儿药证直诀》

组成：地骨皮　桑白皮各一两　炙甘草一钱　粳米一撮

功用：清泻肺热，止咳平喘。

主治：肺热喘咳证。气喘咳嗽，皮肤蒸热，日晡尤甚，舌红苔黄，脉细数。

清胃散
《脾胃论》

组成：生地黄　当归身各三分　牡丹皮半钱　黄连六分　升麻一钱

功用：清胃凉血。

主治：胃火牙痛。牙痛牵引头疼，面颊发热，其齿喜冷恶热，或牙宣出血，或牙龈红肿溃烂，或唇舌腮颊肿痛，口气热臭，口干舌燥，舌红苔黄，脉滑数。

配伍意义：方用苦寒泻火之黄连为君，直折胃腑之热。臣以甘辛微寒之升麻，一取其清热解毒，以治胃火牙痛；一取其轻清升散透发，可宣达郁遏之伏火，有"火郁发之"之意。二药相伍，黄连得升麻，降中寓升，则泻火而无凉遏之弊；升麻得黄连，升中有降，则散火而无升焰之虞。胃热盛已侵及血分，进而伤耗阴血，故以生地凉血滋阴；丹皮凉血清热，亦为臣药。当归养血活血，以助消肿止痛，为佐药。升麻兼以引经，又为使药。诸药合用，共奏清胃凉血之效，以使上炎之火得降，血分之热得除，于是循经外发诸症皆可因热毒内彻而解。《医方集解》载本方有石膏，其清胃之力更强。

白头翁汤
《伤寒论》

组成：白头翁二两　黄柏三两　黄连三两　秦皮三两

功用：清热解毒，凉血止痢。

主治：热毒痢疾。腹痛，里急后重，肛门灼热，下痢脓血，赤多白少，渴欲饮水，舌红苔黄，脉弦数。

细目六　清虚热

青蒿鳖甲汤
《温病条辨》

组成：青蒿二钱　鳖甲五钱　细生地四钱　知母二钱　丹皮三钱

功用：养阴透热。

主治：温病后期，邪伏阴分证。夜热早凉，热退无汗，舌红苔少，脉细数。

配伍意义：方中鳖甲咸寒，直入阴分，入络搜邪，滋阴退热；青蒿苦辛而寒，其气芳香，清中有透散之力，清热透络，引邪外出。两药相配，滋阴清热，内清外透，使阴分伏热有外达之机，共为君药。生地甘凉，滋阴凉血；知母苦寒质润，滋阴降火，二药共助鳖甲以养阴退虚热，为臣药。丹皮辛苦性凉，泄血中伏火，以助青蒿清透阴分伏热，为佐药。诸药合用，滋清兼备，标本兼顾，清中有透，养阴而不恋邪，祛邪而不伤正，共奏养阴透热之功。

（李　明）

第六单元 祛暑剂

细目一 概述

1. 祛暑剂的适用范围 祛暑剂适用于夏月暑热证。暑为阳邪，其性炎热，故暑病多表现为身热、面赤、心烦、小便短赤、舌红脉数或洪大等一系列阳热证候。此外，暑病常有多种兼证：暑生升散，最易伤津耗气，又往往出现口渴喜饮、体倦少气等症；夏月天暑下迫，地湿上蒸，人处湿热交蒸之中，故暑病多夹湿邪，常兼胸闷、泛恶、苔白腻等湿阻气机证；夏令贪凉露卧，不避风寒，加之腠理疏松，阳气外泄，为病易兼夹表寒。

2. 祛暑剂的应用注意事项

（1）运用祛暑剂，应注意辨别暑病的本证、兼证及主次轻重。暑病病情各异，兼证不同，治法用方差异甚大。

（2）暑多夹湿，祛暑剂中每多配伍祛湿之品，是为常法，但须注意暑湿主次轻重。如暑重湿轻，则湿易从热化，祛湿之品不宜过于温燥，以免灼伤津液；如湿重暑轻，则暑为湿遏，祛暑又不宜过用甘寒凉润之品，以免阴柔助湿。

细目二 祛暑解表

香薷散

《太平惠民和剂局方》

组成：香薷一斤 白扁豆 厚朴各半斤 酒一分

功用：祛暑解表，化湿和中。

主治：阴暑。恶寒发热，头重身痛，无汗，腹痛吐泻，胸脘痞闷，舌苔白腻，脉浮。

配伍意义：方中香薷辛温芳香，解表散寒，祛暑化湿，具有祛在表之寒湿之功，是夏月解表之要药，为君药。厚朴辛香温燥，行气化湿而解胸闷，去苔腻，为臣药。白扁豆甘平，健脾和中，兼能渗湿消暑，为佐药。入酒少许为使，温散以助药力。诸药合用，共奏祛暑解表，化湿和中之效。

细目三 祛暑益气

清暑益气汤

《温热经纬》

组成：西洋参 石斛 麦冬 黄连 竹叶 荷梗 知母 甘草 粳米 西瓜翠衣

功用：清暑益气，养阴生津。

主治：暑热气津两伤证。身热汗多，口渴心烦，小便短赤，体倦少气，精神不振，脉虚数。

（李　明）

第七单元 温里剂

细目一 概述

1. 温里剂的适用范围 温里剂适用于里寒证。凡因素体阳虚，寒从中生；或因外寒直中三阴，深入脏腑；或因过服寒冷，损伤阳气，症见畏寒肢凉、喜温蜷卧、面色苍白、口淡不渴、小便清长、脉沉迟或缓等里寒证者，均可使用温里剂治疗。

2. 温里剂的应用注意事项

（1）辨清寒证所在的部位，有针对性地选择方剂。

（2）辨清寒热的真假，真热假寒证不可误用。

（3）因人、因地、因时制宜，斟酌药量大小。

（4）阴寒太盛，服药入口即吐者，可于本类方剂之中反佐少许寒凉之品，或采用热药冷服的方法，避免寒热格拒。

（5）素体阴虚或失血之人应慎用温里剂，以免温燥药物重伤阴血。

（6）寒为阴邪，易伤阳气，故本类方剂多配伍补气药物，以使阳气得复。

细目二 温中祛寒

理中丸
《伤寒论》

组成：人参 干姜 炙甘草 白术各三两
功用：温中祛寒，补气健脾。
主治：

（1）脾胃虚寒证。脘腹绵绵作痛，喜温喜按，呕吐，大便稀溏，脘痞食少，畏寒肢冷，口不渴，舌淡苔白润，脉沉细或沉迟无力。

（2）阳虚失血证。便血、吐血、衄血或崩漏等，血色暗淡，质清稀。

（3）脾胃虚寒所致的胸痹，或病后多涎唾，或小儿慢惊等。

配伍意义：本方以干姜为君，大辛大热，温脾阳，祛寒邪，扶阳抑阴。以人参为臣，性味甘温，补气健脾。君臣相配，温补并用，温中健脾。脾为湿土，虚则易生湿浊，故用甘温苦燥之白术为佐，健脾燥湿。炙甘草与诸药等量，其意有三：一为合参、术以助益气健脾；二为缓急止痛；三为调和药性，是佐药而兼使药之用。四药配伍，共奏温中祛寒、补气健脾之功。本方为治疗中焦虚寒之主方，凡中焦脾胃虚寒所致之胸痹、小儿慢惊、病后多涎唾、久久不已者，均可使用本方治疗，是异病同治之典范。

小建中汤
《伤寒论》

组成：桂枝三两 炙甘草二两 大枣十二枚 芍药六两 生姜三两 胶饴一升
功用：温中补虚，和里缓急。
主治：中焦虚寒，肝脾不和证。腹中拘急疼痛，喜温喜按，神疲乏力，虚怯少气；或心中悸动，虚烦不宁，面色无华；或伴四肢酸楚，手足烦热，咽干口燥。舌淡苔白，脉细弦。

配伍意义：本方由桂枝汤倍芍药加饴糖而成。方中饴糖甘温质润，重用为君，温补中焦，缓急止痛。桂枝辛温，温阳气，祛寒邪；白芍酸甘，养营阴，缓肝急，止腹痛，共为臣药。生姜温胃散寒，大枣补脾益气，均为佐药。炙甘草益气和中，调和诸药，是为佐使之用。其中饴糖配桂枝，辛甘化阳，温中焦而补脾虚；芍药配甘草，酸甘化阴，缓肝急而止腹痛。六药合用，温中补虚缓急之中，蕴有柔肝理脾，益阴和阳之意，用之可使中气强健，阴阳气血生化有源。

细目三　回阳救逆

四逆汤
《伤寒论》

组成：炙甘草二两　干姜一两半　生附子一枚

功用：回阳救逆。

主治：心肾阳衰寒厥证。四肢厥逆，恶寒蜷卧，神衰欲寐，面色苍白，腹痛下利，呕吐不渴，舌苔白滑，脉微细。

配伍意义：本方以大辛大热之生附子为君，入心、脾、肾经，温壮元阳，破散阴寒，回阳救逆。附子生用，则能迅达内外以温阳逐寒。臣以辛热之干姜，入心、脾、肺经，温中散寒，助阳通脉。附子与干姜同用，一温先天以生后天，一温后天以养先天，相须为用，相得益彰，温里回阳，其性尤峻，是回阳救逆的常用组合。炙甘草用意有三：一则益气补中，使全方温补结合，以治虚寒之本；二则甘缓姜、附峻烈之性，使其破阴回阳而无暴散之虑；三则调和药性，并使药力作用持久，是为佐药而兼使药之用。本方药仅三味，大辛大热，力专效宏，脾肾之阳同建，共奏回阳救逆之功。

细目四　温经散寒

当归四逆汤
《伤寒论》

组成：当归三两　桂枝三两　芍药三两　细辛三两　炙甘草二两　通草二两　大枣二十五枚

功用：温经散寒，养血通脉。

主治：血虚寒厥证。手足厥寒，或腰、股、腿、足、肩臂疼痛，口不渴，舌淡苔白，脉沉细或细而欲绝。

配伍意义：本方以桂枝汤去生姜，倍大枣，加当归、通草、细辛组成。方中当归甘温，养血和血；桂枝辛温，温经散寒，温通血脉，共为君药。细辛温经散寒，以助桂枝温通血脉；白芍养血和营，以助当归补益营血，共为臣药。通草通行经脉，以畅血行；大枣、炙甘草益气健脾养血，共为佐药。方中重用大枣，合当归、白芍以补营血，又防桂枝、细辛燥烈太过，伤及阴血。炙甘草兼调药性，又为使药。全方温阳与散寒并用，养血与通脉兼施，温而不燥，补而不滞，可使营血充，寒邪除，阳气振，经脉通，则手足自温，其脉可复，腰、股、腿、足、肩臂疼痛亦除。

阳和汤
《外科证治全生集》

组成：熟地黄一两　麻黄五分　鹿角胶三钱　白芥子二钱　肉桂一钱　生甘草一钱　炮姜炭五分

功用：温阳补血，散寒通滞。

主治：阴疽。如贴骨疽、脱疽、流注、痰核、鹤膝风等，患处漫肿无头，皮色不变，酸痛无热，口中不渴，舌淡苔白，脉沉细或迟细。

（李　明）

第八单元 表里双解剂

细目一 概述

1. 表里双解剂的适用范围 表里双解剂适用于表证未除，里证又急之表里同病的病证。表里同病证的临床表现比较复杂，从八纲来分，凡表实里虚、表虚里实、表寒里热、表热里寒，以及表里俱热、表里俱寒、表里俱虚、表里俱实等证，均可用表里双解剂治疗。

2. 表里双解剂的应用注意事项

（1）必须具备既有表证，又有里证者，方可应用，否则即不相宜。

（2）辨别表证与里证的寒、热、虚、实，然后针对病情选择适当的方剂。

（3）分清表证与里证的轻重主次，而后权衡表药与里药的比例，方无太过或不及之弊。

细目二 解表清里

葛根黄芩黄连汤

《伤寒论》

组成：葛根半斤 炙甘草二两 黄芩三两 黄连三两

功用：解表清里。

主治：协热下利。身热下利，胸脘烦热，口干作渴，喘而汗出，舌红苔黄，脉数或促。

细目三 解表攻里

大柴胡汤

《金匮要略》

组成：柴胡半斤 黄芩三两 芍药三两 半夏半升 生姜五两 枳实四枚 大枣十二枚 大黄二两

功用：和解少阳，内泻热结。

主治：少阳阳明合病。往来寒热，胸胁苦满，呕不止，郁郁微烦，心下痞硬，或心下满痛，大便不解或协热下利，舌苔黄，脉弦数有力。

配伍意义：方中重用柴胡为君药。配黄芩和解清热，以除少阳之邪；轻用大黄，配伍枳实以内泻阳明热结，行气消痞，三味共为臣药。芍药柔肝缓急止痛，与大黄相配可治腹中实痛，与枳实相伍可以理气和血，以除心下满痛；半夏与大量生姜配伍，和胃降逆，是为佐药。大枣与生姜相配，和营卫而行津液，并调和脾胃，调和诸药，是为佐使。全方配伍，和解少阳，内泻热结，使少阳与阳明之邪得以双解，可谓一举两得。本方系小柴胡汤去人参、甘草，加大黄、枳实、芍药而成，亦是小柴胡汤与小承气汤两方加减合成，是和解为主兼以泻下阳明的方剂。小柴胡汤为治疗伤寒少阳病的主方，因兼阳明胃家实，故去补益胃气之人参、甘草，加大黄、枳实、芍药以治疗阳明热结。

（李 明）

第九单元 补益剂

细目一 概述

1. 补益剂的适用范围 补益剂主要适用于虚证。凡是由于正气不足，气、血、阴、阳虚损所导致的病证，均可用使用补益剂治疗。

2. 补益剂的应用注意事项

（1）要辨清虚实真假。真虚假实证可以使用补益剂；若为真实假虚证，误用补益之剂，则实者更实，且贻误病情。

（2）要辨清虚证的实质和具体的病位。虚证有气血阴阳虚损的不同，并有心肝脾肺肾等部位的区别，临证区分清楚，给予合适的补益剂。

（3）注意脾胃功能。补益药容易壅中滞气，应在方剂中适当加入理气醒脾之品，以资运化，使之补而不滞。

（4）补益药大多味厚滋腻，宜慢火久煎，以使药力尽出。

（5）补益剂大多以空腹或饭前服用为佳，有利于药物的吸收。

细目二 补气

四君子汤
《太平惠民和剂局方》

组成：人参 白术 茯苓 炙甘草各等分
功用：益气健脾。
主治：脾胃气虚证。面色萎白，语声低微，气短乏力，食少便溏，舌淡苔白，脉虚弱。
配伍意义：方中以甘温之人参为君，益气补虚，健脾养胃，脾气健旺则运化复常，气血化生充足。脾胃虚弱，运化乏力，易致湿浊内阻，故以苦温之白术为臣，健脾燥湿。白术与人参配伍，益气健脾之功显著。佐以甘淡之茯苓，健脾渗湿。茯苓、白术相配，健脾祛湿之功增强，并能顺应脾喜燥恶湿的生理特性。使以炙甘草，益气和中，调和诸药。四药配伍，共奏益气健脾之功。

参苓白术散
《太平惠民和剂局方》

组成：莲子肉一斤 薏苡仁一斤 砂仁一斤 桔梗一斤 白扁豆一斤半 茯苓二斤 人参二斤 炒甘草二斤 白术二斤 山药二斤 大枣
功用：益气健脾，渗湿止泻。
主治：脾虚湿盛证。饮食不化，胸脘痞闷，肠鸣泄泻，四肢乏力，形体消瘦，面色萎黄，舌淡苔白腻，脉虚缓。
配伍意义：方中配伍四君子汤（人参、白术、茯苓、甘草）益气健脾以补虚。山药、莲子肉助四君子汤以健脾益气，并有止泻之功。白扁豆，健脾化湿；薏苡仁，健脾渗湿。二药助白术、茯苓健脾祛湿以止泻。砂仁，芳香醒脾，行气导滞，化湿和胃，使全方补而不滞。桔梗宣利肺气，通调水道，又载药上行，与诸补脾药合用，有"培土生金"之意；炙甘草、大枣补脾和中，调和诸药。诸药配伍，补中焦之虚损，助脾气之运化，渗停聚之湿浊，行气机之阻滞，恢复脾胃受纳与健运之功，则诸症自除。

补中益气汤
《内外伤辨惑论》

组成：黄芪五分，病甚、劳役热甚者一钱 炙甘草五分 人参三分 当归二分 橘皮二分或三分 升麻二分或三分 柴胡二分或三分 白术三分
功用：补中益气，升阳举陷。
主治：
（1）脾虚气陷证。饮食减少，体倦肢软，少气懒言，面色萎黄，大便稀溏，舌淡，脉虚；以

及脱肛、子宫脱垂、久泻、久痢、崩漏等。

（2）气虚发热证。身热自汗，渴喜热饮，气短乏力，舌淡，脉虚大无力。

配伍意义：方中重用黄芪，补中益气，升阳固表，为君药。配伍人参、白术、炙甘草，甘温补中，补气健脾之功更著，为臣药。当归养血和营；陈皮理气和胃，使诸药补而不滞，二者共为佐药。并以少量升麻、柴胡轻清升散，协助诸益气药以升提下陷之中气，为佐使药。炙甘草调和诸药，亦为使药。诸药合用，使气虚得补，气陷得升，元气内充，诸症自愈。气虚发热者，亦借甘温益气而除之。

全方配伍特点：补气为主，升提为辅，补中寓升；甘温益气为主，略佐行气，补中兼行，补而不滞。

生 脉 散
《医学启源》

组成：人参五分　麦门冬五分　五味子七粒

功用：益气生津，敛阴止汗。

主治：

（1）温热、暑热，耗气伤阴证。汗多神疲，体倦乏力，气短懒言，咽干口渴，舌干红少苔，脉虚数。

（2）久咳伤肺，气阴两虚证。干咳少痰，短气自汗，口干舌燥，脉虚细。

配伍意义：方中人参大补元气，益肺生津，是为君药。麦门冬养阴清热，润肺生津，与人参配伍，气阴双补，用以为臣。五味子敛肺止汗，生津止渴，为佐药。三药合用，一补一润一敛，共奏益气养阴，生津止渴，敛阴止汗之效。

细目三　补 血

四 物 汤
《仙授理伤续断秘方》

组成：当归　川芎　白芍　熟干地黄各等分

功用：补血调血。

主治：营血虚滞证。头晕目眩，心悸失眠，面色无华，妇人月经不调，量少或经闭不行，脐腹作痛，甚或瘕块硬结，舌淡，口唇、爪甲色淡，脉细弦或细涩。

配伍意义：方中熟地黄味厚滋腻，长于滋养阴血，补肾填精，为补血要药，故为君药。当归为补血调经之良药，兼具活血作用，用为臣药。佐以白芍养血敛阴，柔肝缓急止痛；川芎调畅气血，与当归配伍则行气活血之力益彰。四药配伍，共奏补血调血之功。

全方配伍特点：以熟地黄、白芍阴柔补血之品与辛香之当归、川芎等量相配，动静相宜，补血而不滞血，行血而不伤血，补中有行，散中有收，温而不燥，滋而不腻。

归 脾 汤
《正体类要》

组成：白术　当归　茯苓　炒黄芪　远志
龙眼肉　炒酸枣仁各一钱　人参一钱　木香五分
　炙甘草三分　生姜　大枣

功用：益气补血，健脾养心。

主治：

（1）心脾气血两虚证。心悸怔忡，健忘失眠，盗汗，体倦食少，面色萎黄，舌淡，苔薄白，脉细弱。

（2）脾不统血证。便血，皮下紫癜，妇女崩漏，月经超前，量多色淡，或淋漓不止，舌淡，脉细弱。

配伍意义：方中以参、芪、术、草益气健脾，使气旺而血生；当归、龙眼肉补血养心；茯苓、酸枣仁、远志宁心安神；木香，理气醒脾，使补而不滞，滋而不腻；煎煮时加入少量姜、枣调和脾胃，以资化源。全方共奏益气补血，健脾养心之功，为治疗心脾气血两虚证之良方。

细目四　气血双补

炙甘草汤
《伤寒论》

组成：炙甘草四两　生姜三两　桂枝三两

人参二两　生地黄一斤　阿胶二两　麦门冬半升　麻仁半升　大枣三十枚　清酒

功用：益气滋阴，通阳复脉。

主治：

（1）阴血阳气虚弱，心脉失养证。脉结代，心动悸，虚羸少气，舌光少苔，或质干而瘦小者。

（2）虚劳肺痿。干咳无痰，或咳吐涎沫，量少，形瘦短气，虚烦不眠，自汗盗汗，咽干舌燥，大便干结，脉虚数。

配伍意义：方中重用炙甘草，补气健脾，复脉益心；重用生地黄，滋阴养血，充脉养心。二药重用，益气养血以复脉之本，共为君药。配伍人参、大枣，益心气，补脾气，以资气血生化之源；阿胶、麦冬、麻仁滋心阴，养心血，充血脉，共为臣药。桂枝、生姜辛行温通，温心阳，通血脉，使气血流畅以助脉气续接，并防诸厚味滋补之品滋腻太过，为佐药。用法中加清酒煎服，因清酒辛热，温通血脉，以行药力，为使药。诸药合用，滋而不腻，温而不燥，使气血充足，阴阳调和，则脉复悸止。

细目五　补阴

六味地黄丸
《小儿药证直诀》

组成：熟地黄八钱　山萸肉四钱　干山药四钱　泽泻三钱　牡丹皮三钱　茯苓三钱

功用：滋补肝肾。

主治：肝肾阴虚证。腰膝酸软，头晕目眩，耳鸣耳聋，盗汗，遗精，消渴，骨蒸潮热，手足心热，口燥咽干，牙齿动摇，足跟作痛，小便淋沥，以及小儿囟门不合，舌红少苔，脉沉细数。

配伍意义：方中重用熟地黄，滋阴补肾，填精益髓，为君药。山茱萸补养肝肾，并能涩精，取"肝肾同源"之意；山药补益脾阴，补后天而充先天，亦能固肾止遗，共为臣药。三药配合为"三补"，肾肝脾三阴并补，以补肾阴为主。泽泻利湿而泄肾浊，使虚热从小便而解，并防熟地黄之滋腻恋邪；丹皮清泄相火，并制约山萸肉之温涩；茯苓淡渗脾湿，并助山药健运脾胃，与泽泻相伍又助泄肾浊，使真阴得复其位。

全方配伍特点：三补三泻，以补为主；肝脾肾三阴并补，以补肾阴为主。

大补阴丸
《丹溪心法》

组成：熟地黄六两　龟板六两　黄柏四两　知母四两　猪脊髓　蜂蜜

功用：滋阴降火。

主治：阴虚火旺证。骨蒸潮热，盗汗遗精，咳嗽咯血，心烦易怒，足膝疼热，舌红少苔，尺脉数而有力。

配伍意义：方中重用熟地大补真阴，填精益髓；龟板补精血，滋真阴，潜浮阳；壮水制火以培其本，共为君药。黄柏苦寒，泻相火以坚阴；知母苦寒而润，上能清润肺金，下能滋清肾水，与黄柏相须为用，苦寒降火，保存阴液，平抑亢阳，均为臣药，清其源而治其标。猪脊髓、蜂蜜为丸，此均血肉甘润之品，既助熟地黄、龟板以滋阴，填精益髓，又制约黄柏之苦燥伤阴之弊，俱为佐使。诸药合用，滋阴精而降相火，培其本而清其源，使阴复阳潜，虚火降，诸症愈。

百合固金汤
《慎斋遗书》

组成：熟地三钱　生地三钱　当归身三钱　白芍一钱　甘草一钱　桔梗八分　玄参八分　贝母一钱半　麦冬一钱半　百合一钱半

功用：滋养肺肾，止咳化痰。

主治：肺肾阴亏，虚火上炎证。咳嗽气喘，痰中带血，咽喉燥痛，头晕目眩，午后潮热，舌红少苔，脉细数。

配伍意义：方中百合滋阴清热，润肺止咳；生地、熟地并用，既能滋阴养血以金水相生，又能清热凉血以止血，共为君药。麦冬助百合以滋阴清热，润肺止咳；玄参助二地滋阴凉血，以清虚火，并可清利咽喉，共为臣药。当归治咳逆上气，伍白芍以养血和血；贝母清热润肺，化痰止咳，俱为佐药。桔梗伍甘草以宣肺利咽，化痰散结，并可载药上行；生甘草清热泻火，并调和诸药，共为佐使药。合而用之，滋肾保肺，金水并调，使阴血渐充，虚火自清，痰化咳止，肺气自固。

一贯煎
《续名医类案》

组成：北沙参　麦冬　当归身　生地黄　枸杞子　川楝子

功用：滋阴疏肝。

主治：肝肾阴虚，肝气郁滞证。胸脘胁痛，吞酸吐苦，咽干口燥，舌红少津，脉细弱或虚弦。亦治疝气瘕聚。

细目六　补阳

肾气丸
《金匮要略》

组成：干地黄八两　山茱肉四两　山药四两　泽泻三两　牡丹皮三两　茯苓三两　桂枝一两　炮附子一两

功用：补肾助阳。

主治：肾阳不足证。腰痛脚软，身半以下常有冷感，少腹拘急，小便不利，或小便反多，入夜尤甚，阳痿早泄，舌淡而胖，脉虚弱，尺部沉细；以及痰饮，水肿，消渴，脚气，转胞等。

配伍意义：方中附子大辛大热，温补命门之火，为温阳诸药之首；桂枝辛甘而温，温阳化气。二药相合，补肾阳之虚，助气化之复，共为君药。重用干地黄滋阴补肾；配伍山茱萸、山药补肝脾而益精血，意在阴中求阳，共为臣药。君臣相伍，补肾填精，温肾助阳。方中补阳之品药少量轻而滋阴之品药多量重，因其并非峻补元阳，而在微微生火，鼓舞肾气，即取"少火生气"之义。再以泽泻、茯苓利水渗湿，配桂枝又善温痰饮，去水湿，消阴翳；丹皮苦辛而寒，擅入血分，合桂枝则可调血分之滞。全方配伍，助阳之弱以化水，滋阴之虚以生气，使肾阳振奋，气化复常，则诸症自除。

全方配伍特点：补阳之中配伍滋阴之品，阴中求阳，使阳有所化；少量补阳药与大队滋阴药为伍，微微生火，少火生气；补中有泻，以补为主，以泻助补。

细目七　阴阳双补

地黄饮子
《圣济总录》

组成：熟干地黄　巴戟天　炒山茱萸　石斛　肉苁蓉　炮附子　五味子　官桂　白茯苓　麦门冬　菖蒲　远志各半两　生姜三片　大枣二枚

功用：滋肾阴，补肾阳，开窍化痰。

主治：下元虚衰，痰浊上泛之喑痱证。舌强不能言，足废不能用，口干不欲饮，足冷面赤，脉沉细弱。

配伍意义：方中以熟地黄、山茱萸滋补肾阴，填精益髓；肉苁蓉、巴戟天温壮肾阳。以上四味，共为君药。附子、肉桂辛热，助肉苁蓉、巴戟天温养下元，肉桂还可摄纳浮阳，引火归原；石斛、麦冬、五味子滋养肺肾，金水相生，壮水以济火，均为臣药。石菖蒲、远志、茯苓三药合用，化痰开窍，以治痰浊阻窍，并可交通心肾，亦是开窍化痰、交通心肾的常用组合，均为佐药。生姜、大枣和中调药，功兼佐使。诸药合用，补养下元，摄纳浮阳，水火既济，痰化窍开，喑痱自愈。

（杨　桢）

第十单元　固涩剂

细目一　概　述

1. 固涩剂的适用范围　固涩剂主要适用于气、血、精、津耗散滑脱之证。凡是气、血、精、津滑脱不禁，散失不收，表现为自汗、盗汗、久咳不止、久泻久痢、遗精滑泄、小便失禁、崩漏、带下等均可使用固涩剂治疗。

2. 固涩剂的应用注意事项

（1）固涩剂治疗耗散滑脱之证，皆因正气亏虚而致，临证应酌情配伍相应的补益药，使之标本兼顾。

（2）若为元气大虚，亡阳欲脱所致的大汗淋漓、小便失禁或崩中不止，急需使用大剂参附之类回阳固脱，而非单纯固涩剂所能治疗。

（3）固涩剂为正虚无邪者而设，故凡外邪未去，误用固涩，则有"闭门留寇"之弊。此外，对于热病多汗、痰饮咳嗽、火扰遗泄、热痢初起、伤食泄泻、实热崩带等，均非本类方剂所适用。

细目二　固表止汗

牡蛎散
《太平惠民和剂局方》

组成：黄芪一两　麻黄根一两　煅牡蛎一两　小麦百余粒

功用：敛阴止汗，益气固表。

主治：体虚自汗、盗汗证。常自汗出，夜卧更甚，心悸惊惕，短气烦倦，舌淡红，脉细弱。

配伍意义：方中煅牡蛎敛阴潜阳，固涩止汗，为君药；生黄芪益气实卫，固表止汗，为臣药。君臣相配，是益气固表、敛阴潜阳的常用组合。麻黄根功专收敛止汗，为佐药。小麦养心气，滋心阴，退虚热，为佐使药。全方配伍，益气固表，敛阴潜阳，涩补共用，则腠理得固，气阴得养，心阳内潜，汗出止而神魂定，气阴充而正气复。

细目三　涩肠固脱

真人养脏汤
《太平惠民和剂局方》

组成：人参六钱　当归六钱　白术六钱　肉豆蔻半两　肉桂八钱　炙甘草八钱　白芍药一两六钱　木香一两四钱　诃子一两二钱　罂粟壳三两六钱

功用：涩肠固脱，温补脾肾。

主治：久泻久痢，脾肾虚寒证。泻利无度，滑脱不禁，甚至脱肛坠下，脐腹疼痛，喜温喜按，倦怠食少，舌淡苔白，脉迟细。

配伍意义：方中重用罂粟壳涩肠止泻，为君药。臣以肉豆蔻温中涩肠；诃子苦酸温涩，功专涩肠止泻。君臣相须为用，体现"急则治标""滑者涩之"之法。然固涩之品仅能治标塞流，不能治本，故佐以肉桂温肾暖脾，人参、白术补气健脾，三药合用温补脾肾以治本。泻痢日久，每伤阴血，甘温固涩之品，易壅滞气机，故又佐以当归、白芍养血和血，木香调气醒脾，共成调气和血，既治下痢腹痛后重，又使全方涩补不滞。甘草益气和中，调和诸药，且合参、术补中益气，合芍药缓急止痛，为佐使药。综观全方，标本兼治，重在治标，诚为治疗虚寒泻痢、滑脱不禁之良方。

细目四　涩精止遗

桑螵蛸散
《本草衍义》

组成：桑螵蛸一两　远志一两　菖蒲一两　龙骨一两　人参一两　茯神一两　当归一两　炙龟甲一两　（人参汤调下）

功用：调补心肾，涩精止遗。

主治：心肾两虚证。小便频数，或尿如米泔色，或遗尿，或遗精，心神恍惚，健忘，舌淡苔白，脉细弱。

配伍意义：方中桑螵蛸补肾助阳，固精缩尿，标本兼顾，为君药。臣以龙骨收敛固涩，且镇心安神；龟甲滋养肾阴，补心安神。桑螵蛸得龙骨则固涩止遗之力增，得龟甲则补肾益精之功著。佐以人参，益心气安心神，补元气以摄津液。茯神合人参益心气，宁心神；当归补心血，与人参合用，能补益气血；石菖蒲善开心窍，宁心安神；远志安神强志，通肾气上达于心，合石菖蒲则交通心肾，益肾宁神之力增强。诸药相合，共奏调补心肾，交通上下，补养气血，涩精止遗之功。

细目五　固崩止带

固冲汤
《医学衷中参西录》

组成：炒白术一两　生黄芪六钱　煅龙骨八钱　煅牡蛎八钱　萸肉八钱　生杭芍四钱　海螵蛸四钱　茜草三钱　棕边炭二钱　五倍子五分

功用：固冲摄血，益气健脾。

主治：脾肾亏虚，冲脉不固证。猝然血崩或月经过多，或漏下不止，色淡质稀，头晕肢冷，心悸气短，神疲乏力，腰膝酸软，舌淡，脉微弱。

配伍意义：方中重用山萸肉，甘酸而温，补益肝肾，收敛固涩，为君药。煅龙骨、煅牡蛎收涩固脱，以增强君药固涩滑脱之功，俱为臣药。白术、黄芪补气健脾，黄芪还可升阳，用于崩漏等症，二药配伍，俟脾气健旺则统摄有权，重在治本，亦为臣药。生白芍补益肝肾，养血敛阴；棕榈炭、五倍子收涩止血，重在治标；在大队固涩药中配伍海螵蛸、茜草化瘀止血，使血止而无留瘀之弊，以上共为佐药。

（李　明）

第十一单元　安神剂

细目一　概　述

1. 安神剂的适用范围　安神剂适用于神志不安的病证。凡心、肝、肾三脏之阴阳偏盛偏衰，或其相互间功能失调所致，表现为心悸怔忡、失眠健忘、烦躁惊狂等，均可使用安神剂治疗。

2. 安神剂的应用注意事项

（1）神志不安病证一般按虚实论治，但病机常虚实夹杂，且互为因果，故组方配伍时常重镇与滋养药物配合运用，标本兼顾。

（2）重镇安神剂多由金石、贝壳类药物组方，容易伤损胃气，不宜久服。脾胃虚弱者，应配伍健脾和胃之品。

（3）某些安神药，如朱砂等有毒，久服会引起慢性中毒，亦应注意。

（4）神志不安病证多与精神因素有关，药物治疗配合必要的思想开导或安抚，才能疗效显著。

（5）神志不安病证还有因热、因痰、因瘀、因阳明腑实、因虚损为主所致者，又当分别应用清热、祛痰、活血、攻下、补益等治法，与有关章节互参，以求全面掌握，使方证互宜，不致以偏概全。

细目二　重镇安神

朱砂安神丸
《内外伤辨惑论》

组成：朱砂五钱　黄连六钱　炙甘草五钱半　生地黄一钱半　当归二钱半

功用：镇心安神，清热养血。

主治：心火亢盛，阴血不足证。失眠多梦，惊悸怔忡，心烦神乱，或胸中懊憹，舌尖红，脉细数。

配伍意义：方中朱砂甘寒质重，专入心经，寒能清热，重可镇怯，既重镇安神，又清心经火，治标之中兼能治本，用为君药。黄连苦寒，入心经，清心泻火，以除烦热为臣药。君臣相伍，重镇以安神，清心以除烦，共收泻火安神之功。佐以甘苦寒之生地黄，滋阴清热；辛甘温润之当归，滋阴养血，合生地黄补阴血以养心。使以炙甘草调药和中，防黄连之苦寒、朱砂之质重碍胃。诸药配伍，标本兼治，清中有养，使心火得清，阴血得充，心神得养，则神志自安。

细目三　滋养安神

天王补心丹
《校注妇人良方》

组成：人参　茯苓　玄参　丹参　桔梗　远志各五钱　当归　五味　麦门冬　天门冬　柏子仁　炒酸枣仁各一两　生地黄四两　朱砂　竹叶煎汤

功用：滋阴清热，养血安神。

主治：阴虚血少，神志不安证。心悸怔忡，虚烦失眠，神疲健忘，或梦遗，手足心热，口舌生疮，大便干结，舌红少苔，脉细数。

配伍意义：方中重用甘寒之生地黄，入心养血，入肾滋阴，滋阴养血，壮水以制虚火，为君药。天门冬、麦门冬滋阴清热；酸枣仁、柏子仁养心安神；当归补血润燥，共助生地黄滋阴补血，并养心安神，俱为臣药。玄参滋阴降火；茯苓、远志养心安神；人参补气以生血，安神益智；五味子酸敛心气，安心神；丹参清心活血，合补血药使补而不滞，心血易生；朱砂镇心安神，以治其标，以上共为佐药。桔梗为舟楫，载药上行，使药力缓留于上部心经，为使药。诸药配伍，共奏滋阴清热，养血安神之功。

酸枣仁汤
《金匮要略》

组成：炒酸枣仁二升　甘草一两　知母二两　茯苓二两　川芎二两

功用：养血安神，清热除烦。

主治：肝血不足，虚热内扰证。虚烦失眠，心悸不安，头目眩晕，咽干口燥，舌红，脉弦细。

配伍意义：方中重用甘酸质润之酸枣仁为君，入心肝之经，养血补肝，宁心安神。茯苓甘淡性平，益心脾而宁心神；知母苦寒质润，滋阴润燥，清热除烦，共为臣药。君臣合用，养阴血，清虚热，安神除烦。佐以辛散之川芎，调肝血而疏肝气；川芎与大量酸枣仁配伍，辛散与酸收并用，补血与行血结合，具有养血调肝之妙。甘草和中缓急，调和诸药为使。诸药相伍，标本兼治，养中兼清，补中有行，共奏养血安神、清热除烦之效。

（李　明）

第十二单元　开窍剂

细目一　概　述

1. 开窍剂的适用范围　开窍剂适用于窍闭神昏证。窍闭神昏证，也简称闭证，多由邪气壅盛，蒙蔽心窍所致。其中因温热邪毒内陷心包，痰热蒙蔽心窍所致者，称为热闭；因寒湿痰浊之邪或秽浊之气蒙闭心窍所致者，称为寒闭，均是开窍剂的适用范围。

2. 开窍剂的应用注意事项

（1）应用开窍剂时，首先应辨别闭证和脱证。凡邪盛气实而见神志昏迷、口噤不开、两手握固、二便不通、脉实有力的闭证，可以使用开窍剂治疗。对正气衰竭之汗出肢冷、呼吸气微、手撒遗尿、口开目合、神识不清、脉象虚弱无力或脉微欲绝的脱证，不得使用开窍剂。

（2）辨别闭证之属热属寒，热闭者治以凉开，寒闭者治以温开。

（3）阳明腑实证而见神昏谵语者，只宜寒下，不宜用开窍剂。阳明腑实而兼有邪陷心包之证，则应该根据病情缓急，或先予开窍，或先投寒下，或开窍与寒下并用。

（4）开窍剂大多为芳香药物，善于辛散走窜，只宜暂用，不宜久服，中病即止。

（5）开窍剂中的麝香等药有碍胎元，孕妇慎用。

（6）本类方剂多制成丸、散剂或注射剂。丸剂、散剂使用时，宜温开水化服或鼻饲，不宜加热煎煮，以免药性挥发，影响疗效。

细目二　凉　开

安宫牛黄丸（牛黄丸）

《温病条辨》

功用：清热解毒，开窍醒神。

主治：邪热内陷心包证。高热烦躁，神昏谵语，舌蹇肢厥，舌红或绛，脉数有力。亦治中风昏迷，小儿惊厥属邪热内闭者。

紫　雪

《外台秘要》

功用：清热开窍，息风止痉。

主治：温热病，热闭心包及热盛动风证。高热烦躁，神昏谵语，痉厥，口渴唇焦，尿赤便秘，舌质红绛，苔黄燥，脉数有力或弦数；以及小儿热盛惊厥。

至　宝　丹

《灵苑方》引郑感方，录自《苏沈良方》

功用：化浊开窍，清热解毒。

主治：痰热内闭心包证。神昏谵语，身热烦躁，痰盛气粗，舌绛苔黄垢腻，脉滑数。亦治中风、中暑、小儿惊厥属于痰热内闭者。

细目三　温　开

苏合香丸（吃力伽丸）

《外台秘要》

功用：芳香开窍，行气止痛。

主治：寒闭证。突然昏倒，牙关紧闭，不省人事，苔白，脉迟。亦治心腹卒痛，甚则昏厥，属寒凝气滞者。

（年　莉）

第十三单元 理气剂

细目一 概述

1. 理气剂的适用范围 理气剂主要适用于气滞或气逆病证。凡是肝气郁滞或脾胃气滞而见脘腹、胸胁胀痛，嗳气吞酸，呕恶食少，大便失常等症；或是胃气上逆或肺气上逆而见咳喘，呕吐，噫气，呃逆等症者，均可用理气剂治疗。

2. 理气剂的应用注意事项

（1）要辨清气病之虚实，勿犯虚虚实实之戒。若气滞实证，当须行气，误用补气，则使气滞愈甚；若气虚之证，当补其虚，误用行气，则使其气更虚。

（2）要辨兼夹病证，若气机郁滞与气逆不降相兼为病，则分清主次，行气与降气配合使用；若兼气虚者，则需配伍适量补气之品。

（3）理气药多属芳香辛燥之品，容易伤津耗气，易动血或动胎，应适可而止，勿使过剂；对于年老体弱、阴虚火旺、孕妇或素有崩漏吐衄者，均应慎用。

细目二 行气

越鞠丸
《丹溪心法》

组成：香附 川芎 苍术 栀子 神曲各等分

功用：行气解郁。

主治：六郁证。胸膈痞闷，脘腹胀痛，嗳腐吞酸，恶心呕吐，饮食不消。

配伍意义：方中以辛香之香附为君，行气解郁，以治气郁。川芎为血中之气药，既可活血祛瘀，以治血郁，又可助香附行气解郁；栀子清热泻火，以治火郁；苍术燥湿运脾，以治湿郁；神曲消食导滞，以治食郁，共为臣佐之药。痰郁多因气滞湿聚而成，若气行湿化，则痰郁亦随之而解，故方中不另用治痰之品，此亦治病求本之意。

柴胡疏肝散
《证治准绳》

组成：柴胡二钱 陈皮二钱 川芎一钱半 香附一钱半 芍药一钱半 枳壳一钱半 炙甘草五分

功用：疏肝行气，活血止痛。

主治：肝气郁滞证。胁肋疼痛，胸闷喜太息，情志抑郁易怒，或嗳气，脘腹胀满，脉弦。

瓜蒌薤白白酒汤
《金匮要略》

组成：瓜蒌实一枚 薤白半升 白酒七升

功用：通阳散结，行气祛痰。

主治：胸阳不振，痰气互结之胸痹轻证。胸部满痛，甚至胸痛彻背，喘息咳唾，短气，舌苔白腻，脉沉弦或紧。

配伍意义：方中以瓜蒌为君药，甘寒入肺，善于涤痰散结，理气宽胸；以薤白为臣药，温通滑利，通阳散结，行气止痛。二药相配，散胸中阴寒，化上焦痰浊，宣胸中气机，共为治胸痹的要药。佐以辛通温散之白酒，以增行气通阳之力。药仅三味，配伍精当，共奏通阳散结、行气祛痰之功，使胸中阳气宣通，痰浊消散，气机宣畅，则胸痹诸症可除。本方药简力专，行气祛痰与通阳宽胸相合，为治胸痹的基础方。

半夏厚朴汤
《金匮要略》

组成：半夏一升　厚朴三两　茯苓四两　生姜五两　苏叶二两

功用：行气散结，降逆化痰。

主治：梅核气。咽中如有物阻，咯吐不出，吞咽不下，胸膈满闷，或咳或呕，舌苔白润或白滑，脉弦缓或弦滑。

配伍意义：方中半夏化痰散结，降逆和胃，是为君药。厚朴下气除满，助半夏散结降逆，是为臣药；茯苓渗湿健脾，以助半夏化痰；生姜散结，和胃止呕，且可以制半夏毒性；苏叶理肺舒肝，助厚朴行气宽胸，宣通郁结之气，共为佐药。全方辛苦合用，辛以行气散结，苦以燥湿降逆，使郁气得疏，痰涎得化，梅核气自除。

细目三 降气

苏子降气汤
《太平惠民和剂局方》

组成：紫苏子二两半　半夏二两半　川当归一两半　炙甘草二两　前胡一两　厚朴一两　肉桂一两半　生姜二片　枣子一个　苏叶五叶

功用：降气平喘，祛痰止咳。

主治：上实下虚喘咳证。痰涎壅盛，胸膈满闷，喘咳短气，呼多吸少，或腰疼脚弱，肢体倦怠，或肢体浮肿，舌苔白滑或白腻，脉弦滑。

配伍意义：方中紫苏子性主降，降气平喘，祛痰止咳，为君药。半夏燥湿化痰降逆；厚朴下气宽胸除满；前胡下气祛痰止咳，三药助紫苏子降气祛痰平喘之功，共为臣药。君臣相配，以治痰涎壅盛在肺之上实。肉桂温补下元，纳气平喘，以治下虚；当归既治咳逆上气，又养血补肝，还可制诸药之燥，同肉桂以增温补下虚之效；略加生姜、苏叶以散寒宣肺，共为佐药。甘草、大枣和中调药，是为使药。诸药合用，重在降气平喘，祛痰止咳，兼以温养下元。

全方配伍特点：上下并治，标本兼顾，降气祛痰以治标，温肾补虚以治本，但以治上治标为主；宣降结合，大队降逆之品中配伍少量宣肺散邪之品，但以降肺为主。

定喘汤
《摄生众妙方》

组成：白果二十一枚　麻黄三钱　苏子二钱　甘草一钱　款冬花三钱　杏仁一钱五分　桑白皮三钱　炒黄芩一钱五分　半夏三钱

功用：宣降肺气，清热化痰。

主治：风寒外束，痰热内蕴证。咳喘痰多气急，质稠色黄，或微恶风寒，舌苔黄腻，脉滑数者。

旋覆代赭汤
《伤寒论》

组成：旋覆花三两　人参二两　生姜五两　代赭石一两　炙甘草三两　半夏半升　大枣十二枚

功用：降逆化痰，益气和胃。

主治：胃虚痰阻气逆证。胃脘痞闷或胀满，按之不痛，频频嗳气；或见纳差、呃逆、恶心，甚或呕吐，舌苔白腻，脉缓或滑。

配伍意义：方中旋覆花性主沉降，下气消痰，降逆止噫，为君药。代赭石质重而沉降，善镇冲逆，但质重碍胃，故用量宜稍小，为臣药。生姜温胃化饮消痰，降逆和中止呕，并制约代赭石寒凉之性；半夏祛痰散结，降逆和胃，共为臣药。人参、大枣、炙甘草益脾胃，补气虚，扶助已伤之中气，共为佐使之用。诸药配合，使痰涎得消，逆气得平，中虚得复，心下之痞硬除而噫气、呕呃可止。

（杨桢）

第十四单元　理血剂

细目一　概　述

1. 理血剂的适用范围　理血剂主要适用于瘀血或出血病证。凡是瘀血阻滞或是血溢脉外，离经妄行者，均可用理血剂治疗。

2. 理血剂的应用注意事项

（1）必须辨清造成瘀血或出血的原因，分清标本缓急，做到急则治标，缓则治本，或标本兼顾。

（2）逐瘀过猛或是久用逐瘀，均易耗血伤正，因而在使用活血祛瘀剂时，常辅以养血益气之品，使祛瘀而不伤正；且峻猛逐瘀，只能暂用，不可久服，中病即止，勿使过剂。

（3）止血之剂又有滞血留瘀之弊，必要时可在止血剂中辅以适当的活血祛瘀之品，或选用兼有活血祛瘀作用的止血药，使血止而不留瘀。至于出血而因于瘀血内阻，血不循经者，法当祛瘀为先，因瘀血不去则出血不止。

（4）活血祛瘀药性多破泄，易于动血、伤胎，故凡妇女经期，月经过多及孕妇，均当慎用或忌用。

细目二　活血祛瘀

桃核承气汤
《伤寒论》

组成：桃仁五十个　大黄四两　桂枝二两　炙甘草二两　芒硝二两

功用：逐瘀泻热。

主治：下焦蓄血证。少腹急结，小便自利，甚则烦躁谵语，神志如狂，至夜发热；以及血瘀经闭，痛经，脉沉实而涩者。

配伍意义：方中桃仁活血破瘀，大黄下瘀泻热，二者合用，瘀热并治，共为君药。芒硝泻热软坚，助大黄下瘀泻热；桂枝通行血脉，既助桃仁活血祛瘀，又防芒硝、大黄寒凉凝血之弊，共为臣药。桂枝与硝、黄同用，相反相成，桂枝得硝、黄则温通而不助热，硝、黄得桂枝则寒下又不凉遏。炙甘草护胃安中，并缓诸药之峻烈，为佐使药。诸药合用，使蓄血除，瘀热清，邪有出路，诸症自平。

血府逐瘀汤
《医林改错》

组成：桃仁四钱　红花三钱　当归三钱　生地黄三钱　川芎一钱半　赤芍二钱　牛膝三钱　桔梗一钱半　柴胡一钱　枳壳二钱　甘草二钱

功用：活血化瘀，行气止痛。

主治：胸中血瘀证。胸痛，头痛，日久不愈，痛如针刺而有定处，或呃逆日久不止，或饮水即呛，干呕，或内热瞀闷，或心悸怔忡、失眠多梦，急躁易怒，入暮潮热，唇暗或两目暗黑，舌质暗红，或舌有瘀斑或瘀点，脉涩或弦紧。

配伍意义：方中桃仁破血行滞而润燥，红花活血祛瘀以止痛，共为君药。赤芍、川芎助君药活血祛瘀；牛膝活血通经，祛瘀止痛，引血下行，共为臣药。生地、当归养血益阴，清热活血；桔梗、枳壳，一升一降，宽胸行气，桔梗并能载药上行；柴胡疏肝解郁，升达清阳，与桔梗、枳壳同用，尤善理气行滞，使气行则血行，以上均为佐药。甘草调和诸药，为使药。

全方配伍特点：气血并调，既行血分瘀滞，又解气分郁结；养活同施，活血而无耗血之虑，行气又无伤阴之弊；升降兼顾，既能升达清阳，又佐降泄下行，使气血和调。

补阳还五汤
《医林改错》

组成：生黄芪四两　当归尾二钱　赤芍一钱

半　地龙一钱　川芎一钱　红花一钱　桃仁一钱

功用：补气，活血，通络。

主治：中风之气虚血瘀证。半身不遂，口眼㖞斜，语言謇涩，口角流涎，小便频数或遗尿失禁，舌暗淡，苔白，脉缓无力。

配伍意义：本方中重用生黄芪，大补脾胃之气以资化源，意在气旺则血行，瘀去则络通，为君药。当归尾活血通络而不伤血，为臣药。赤芍、川芎、桃仁、红花四味，协同当归尾以活血祛瘀，为佐药；地龙通经活络，力专善走，周行全身，配合诸药以行药力，为佐使药。全方配伍，则气旺、瘀消、络通，诸症自愈。

全方配伍特点：大量补气药与少量活血药相伍，使气旺血行以治本，祛瘀通络以治标，标本兼顾；补气而不壅滞，活血而不伤正。

温 经 汤
《金匮要略》

组成：吴茱萸三两　当归二两　芍药二两　川芎二两　人参二两　桂枝二两　阿胶二两　牡丹皮二两　生姜二两　甘草二两　半夏半升　麦冬一升

功用：温经散寒，养血祛瘀。

主治：冲任虚寒，瘀血阻滞证。漏下不止，或血色暗而有块，淋漓不畅，或月经超前或延后，或逾期不止，或一月再行，或经停不至，而见少腹里急，腹满，傍晚发热，手心烦热，唇口干燥。舌质暗红，脉细而涩。亦治妇人宫冷，久不受孕。

配伍意义：方中吴茱萸行气止痛，温经散寒；桂枝温经散寒，长于温通血脉，二者共为君药。当归补血活血，并善于止痛，为妇科调经的要药；川芎活血祛瘀以调经，行气开郁而止痛；丹皮苦既助诸药活血散瘀，又能清血分虚热，共为臣药。阿胶养血止血，滋阴润燥；白芍养血敛阴，柔肝止痛；麦冬养阴清热。三药合用，养血调肝，滋阴润燥，且清虚热，并制吴茱萸、桂枝之温燥。人参、甘草，益气健脾，以资生化之源，阳生阴长，气旺血充；半夏辛开以通降胃气，不仅和胃安中、散结，而且与参、草相伍，健脾和胃，以助祛瘀调经；生姜既温胃气以助生化，又助吴茱萸、桂枝以温经散寒，以上均为佐药。甘草尚能调和诸药，兼为使药。诸药并用，共奏温经散寒、祛瘀养血、清泄虚热之功。

生 化 汤
《傅青主女科》

组成：全当归八钱　川芎三钱　桃仁十四枚　炮干姜五分　炙甘草五分　黄酒　童便

功用：养血祛瘀，温经止痛。

主治：血虚寒凝，瘀血阻滞证。产后恶露不行，小腹冷痛。

配伍意义：方中重用全当归补血活血，化瘀生新，行滞止痛，为君药。川芎活血行气，桃仁活血祛瘀，均为臣药。炮姜入血散寒，温经止痛；黄酒温通血脉以助药力，共为佐药。炙甘草和中缓急，调和诸药，用以为使。童便同煎者，乃取其益阴化瘀，引败血下行之意。全方配伍得当，寓生新于化瘀之内，使瘀血化，新血生，诸症向愈。

细目三　止血

咳 血 方
《丹溪心法》

组成：青黛　瓜蒌仁　海粉　炒山栀子　诃子　（蜜　姜汁）

功用：清肝宁肺，凉血止血。

主治：肝火犯肺之咳血证。咳嗽痰稠带血，咯吐不爽，心烦易怒，胸胁作痛，咽干口苦，颊赤便秘，舌红苔黄，脉弦数。

配伍意义：方中青黛咸寒，入肝、肺二经，清肝泻火，凉血止血；山栀子苦寒，入心、肝、肺经，清热凉血，泻火除烦，炒黑可入血分而止血。两药合用，澄本清源，共为君药。火热灼津成痰，痰不清则咳不止，咳不止则血难宁，故用瓜蒌仁甘寒入肺，清热化痰，润肺止咳；海粉（现多用海浮石）清肺降火，软坚化痰，共为臣药。诃子苦涩性平入肺与大肠经，清降敛肺，化痰止咳，用以为佐。以蜜同姜汁为丸，蜜可润肺，姜汁辛温可制约诸寒凉药，使其无凉遏之弊，为佐使药。诸药合用，共奏清肝宁肺之功，使木不刑金，肺复宣降，痰化咳平，其血自止。

小蓟饮子
《玉机微义》

组成：生地黄　小蓟　滑石　木通　蒲黄　藕节　淡竹叶　当归　山栀子　甘草各等分

功用：凉血止血，利水通淋。

主治：热结下焦之血淋、尿血。尿中带血，小便频数，赤涩热痛，舌红，脉数。

黄土汤
《金匮要略》

组成：甘草三两　干地黄三两　白术三两　炮附子三两　阿胶三两　黄芩三两　灶心黄土半斤

功用：温阳健脾，养血止血。

主治：脾阳不足，脾不统血证。大便下血，先便后血，以及吐血、衄血、妇人崩漏，血色暗淡，四肢不温，面色萎黄，舌淡苔白，脉沉细无力。

配伍意义：方中灶心黄土（伏龙肝）温中收敛止血，为君药。白术、附子温阳健脾，助君药以复脾土统血之权，共为臣药。佐以生地、阿胶滋阴养血止血；黄芩制约白术、附子温燥之性。生地、阿胶得白术、附子则滋而不腻，避免了呆滞碍脾之弊。甘草调药和中为使。诸药合用，为温中健脾、养血止血之良剂。

（杨　桢）

第十五单元　治风剂

细目一　概　述

1. 治风剂的适用范围　治风剂主要适用于外风或内风证。风证，分为外风证与内风证。外风证是风从外袭所引起的病证，以头痛、骨节疼痛、筋脉抽搐、口眼㖞斜、皮肤瘙痒等为主；内风证是风从内生所引起的病证，以头晕目眩、手足抽搐、言语不利等为主，均可使用治风剂治疗。

2. 治风剂的应用注意事项

（1）辨清病变属性，热者当清，寒者当温，虚者当补。

（2）辨治风证，外风治宜疏散，酌情配伍平息内风药；内风治宜平息，酌情配伍疏散外风药。

（3）内风外风夹杂者，治宜相互兼顾，分清主次。

细目二　疏散外风

川芎茶调散
《太平惠民和剂局方》

组成：川芎　荆芥各四两　白芷　羌活　炙甘草各二两　细辛一两　防风一两半　薄荷叶八两　清茶

功用：疏风止痛。

主治：外感风邪头痛。偏正头痛，或巅顶作痛，目眩鼻塞，或恶风发热，舌苔薄白，脉浮。

配伍意义：方中以川芎为君，血中气药，上行头目，善于活血祛风止头痛，为治疗诸经头痛之要药，尤长于治疗少阳、厥阴经头痛。薄荷、荆芥辛散上行，助君药疏风止痛。其中薄荷用量甚重，兼能清利头目，监制诸风药之温燥及风邪易于化热之特点，共为臣药。羌活、白芷、细辛、防风，疏风止痛，共为佐药。其中羌活偏治太阳经头痛；白芷偏治阳明经头痛；细辛偏治少阴经头痛；防风疏散风寒，使风寒向外透散。茶叶既能清利头目，又能监防辛温药耗散伤正，也为佐药。甘草益气，调和药性，为佐使药。诸药配伍，以奏疏散风寒，通经止痛之效。

全方配伍特点：辛温疏风药为主，升散之中寓有清降，疏风止痛而不温燥。

消风散
《外科正宗》

组成：荆芥　防风　牛蒡子　蝉蜕　苍术　苦参　石膏　知母　当归　胡麻　生地各一钱　木通　甘草各五分

功用：疏风除湿，清热养血。

主治：风疹，湿疹。皮肤瘙痒，疹出色红，或遍身云片斑点，抓破后渗出津水，苔白或黄，脉浮数。

配伍意义：方中荆芥、防风、蝉蜕、牛蒡子，疏风散邪，疏风止痒，使风邪从肌肤外透，共为君药。湿热浸淫，以苦参清热燥湿，苍术祛风燥湿，木通渗利湿热；石膏、知母清热泻火，共为臣药。治风必治血，治血风自灭，以当归、胡麻仁、生地黄补血活血，凉血息风止痒，共为佐药。甘草清热解毒，调和药性，为佐使药。诸药配伍，共奏疏风除湿、清热养血之效。

小活络丹（活络丹）
《太平惠民和剂局方》

组成：川乌　草乌　地龙　天南星各六两　乳香　没药各二两二钱　（冷酒或荆芥汤送服）

功用：祛风除湿，化痰通络，活血止痛。

主治：风寒湿痹。肢体筋脉疼痛，麻木拘挛，关节屈伸不利，疼痛游走不定，舌淡紫，苔白，脉沉弦或涩。亦治中风手足不仁，日久不愈，经络中有湿痰瘀血，而见腰腿沉重，或腿臂间作痛。

细目三　平息内风

羚角钩藤汤
《通俗伤寒论》

组成：羚角片（先煎）一钱半　霜桑叶二钱　京川贝四钱　鲜生地五钱　双钩藤（后入）三钱　滁菊花三钱　茯神木三钱　生白芍三钱　生甘草八分　淡竹茹五钱

功用：凉肝息风，增液舒筋。

主治：肝热生风证。高热不退，烦闷躁扰，手足抽搐，发为痉厥；甚则神昏，舌绛而干，或舌焦起刺，脉弦而数；以及肝热风阳上逆，头晕胀痛，耳鸣心悸，面红如醉，或手足躁扰，甚则瘛疭，舌红，脉弦数。

配伍意义：方中羚羊角清热解痉；以钩藤平肝息风，助羚羊角息风止痉，共为君药。风盛于内，桑叶、菊花既能清热平肝，又兼疏散风热，使肝热从外疏散，共为臣药。以生地黄凉血养阴，滋养筋脉；筋脉挛急，以白芍养阴补血，助生地黄生津养筋舒筋；以贝母、竹茹清热化痰通经；以茯神益气安神，共为佐药。甘草益气，助白芍缓急柔筋，并调和药性，为佐使药。诸药配伍，共奏凉肝息风、增液舒筋之效。

镇肝息风汤
《医学衷中参西录》

组成：怀牛膝一两　生赭石一两　生龙骨五钱　生牡蛎五钱　生龟板五钱　生杭芍五钱　玄参五钱　天冬五钱　川楝子二钱　生麦芽二钱　茵陈二钱　甘草一钱半

功用：镇肝息风，滋阴潜阳。

主治：类中风。头目眩晕，目胀耳鸣，脑部热痛，面色如醉，心中烦热；或时常噫气，或肢体渐觉不利，口眼渐形㖞斜，甚或眩晕颠扑，昏不知人，移时始醒，或醒后不能复元，脉弦长有力。

配伍意义：方中重用怀牛膝引血下行，补益肝肾，用为君药。配伍质重沉降之代赭石，镇肝降逆，合牛膝以引气血下行，体现急则治标之意；龟板、龙骨、牡蛎滋阴潜阳，使阳能入阴；白芍补血敛阴，泻肝柔筋，共为臣药。玄参、天冬，下入肾经，滋阴清热，可助白芍、龟板以滋水涵木，滋阴柔肝；茵陈利湿，降泄肝气上逆；生麦芽、川楝子清泻肝热，疏利肝气，兼防滋阴潜阳药伤胃气，并能助消化，共为佐药。甘草调和诸药，兼防石类药、介类药妨碍胃气，是为使药。诸药配伍，共奏滋阴潜阳、镇肝息风之效。

天麻钩藤饮
《杂病证治新义》

组成：天麻　钩藤　生决明　山栀　黄芩　川牛膝　杜仲　益母草　桑寄生　夜交藤　朱茯神

功用：平肝息风，清热活血，补益肝肾。

主治：肝阳偏亢，肝风上扰证。头痛，眩晕，失眠多梦，或口苦面红，舌红苔黄，脉弦或数。

配伍意义：方中天麻、钩藤清热平肝息风，共为君药。热化为风，以石决明平肝潜阳，除热明目，助天麻、钩藤平肝息风；血逆于上，以川牛膝引血下行，兼能活血利水；热盛于内，以栀子、黄芩清泻肝热，共为臣药。血行不利，以益母草活血利水；肝肾不足，以杜仲、桑寄生补益肝肾；心神不安，以夜交藤、朱茯神安神定志，共为佐药。诸药配伍，以奏平肝息风，清热活血，补益肝肾之效。

（王　付）

第十六单元　治燥剂

细目一　概　述

1. 治燥剂的适用范围　治燥剂主要适用于燥证。燥证，分外燥证与内燥证。外燥证是燥邪外袭所产生的病证，以咳嗽、头痛、鼻塞咽干等为主；内燥证是燥从内生所产生的病证，以咽喉干痛、干咳少痰或无痰、舌红少苔等为主。

2. 治燥剂的应用注意事项

（1）应辨清外燥内燥，外燥宜疏散，内燥宜滋润。

（2）疏散外燥易伤津，药量宜轻；滋润内燥易壅滞，应酌情配伍辛开药。

（3）燥证夹湿者，治宜相互兼顾，用药应有主次之分。

细目二　轻宣外燥

杏　苏　散
《温病条辨》

组成：苏叶　半夏　茯苓　前胡　苦桔梗　枳壳　甘草　生姜　大枣　杏仁　橘皮

功用：轻宣凉燥，理肺化痰。

主治：外感凉燥证。恶寒无汗，头微痛，咳嗽痰稀，鼻塞咽干，苔白脉弦。

配伍意义：方中苏叶发表散邪，宣发肺气，使燥邪从外而散；以杏仁降肺止咳化痰，与苏叶相配，一宣一降，调理肺气，宣降气机，共为君药。以桔梗宣利肺气止咳，助苏叶宣开肺气；前胡疏散风寒，降气化痰，助杏仁降肺止咳化痰；以枳壳宽胸理气；半夏燥湿化痰降逆；橘皮理气化痰燥湿；茯苓健脾渗湿，杜绝痰生之源；生姜助苏叶解表散风寒，共为臣药。大枣、甘草补益肺气，与生姜相配，调和营卫，通行津液，并能调和诸药，为佐使药。诸药配伍，共奏疏散风寒、轻宣凉燥、理肺化痰之效。

清燥救肺汤
《医门法律》

组成：霜桑叶三钱　煅石膏二钱五分　甘草一钱　人参七分　胡麻仁一钱　阿胶八分　麦门冬一钱二分　杏仁七分　枇杷叶一片

功用：清肺润燥，益气养阴。

主治：温燥伤肺，气阴两伤证。干咳无痰，气逆而喘，头痛身热，咽喉干燥，鼻燥，胸满胁痛，心烦口渴，舌干少苔，脉虚大或数。

配伍意义：方中重用桑叶质轻气寒，清透肺中燥热之邪，用为君药。臣以石膏辛甘而寒，甘寒润肺滋燥，辛寒清泄肺热；麦冬甘寒清热，养阴润肺。石膏用量轻于桑叶，则不碍君药之轻宣；麦冬凉润，但用量不及桑叶之半，不碍君药外散。君臣相配，体现清宣润之法，是清宣润肺的常用组合。以人参补益肺脾，生化津液；麻仁养阴润肺滋燥；以阿胶补血养阴润肺；杏仁苦润，苦降肺气，兼以润肺；枇杷叶清降肺气止咳，共为佐药。甘草益脾胃，补肺气，调和诸药为佐使。诸药合用以奏清肺润燥，益气养阴之效。

桑 杏 汤
《温病条辨》

组成：桑叶一钱　杏仁一钱五分　沙参二钱　象贝一钱　香豉一钱　栀皮一钱　梨皮一钱

功用：清宣温燥，润肺止咳。

主治：外感温燥证。身热不甚，口渴，咽干鼻燥，干咳无痰或痰少而黏，舌红，苔薄白而干，脉浮数而右脉大者。

细目三　滋阴润燥

麦门冬汤
《金匮要略》

组成：麦门冬七升　半夏一升　人参三两　甘草二两　粳米三合　大枣四枚

功用：清养肺胃，降逆下气。

主治：

（1）虚热肺痿。咳嗽气喘，咽喉不利，咯痰不爽，或咳唾涎沫，口干咽燥，手足心热，舌红少苔，脉虚数。

（2）胃阴不足证。呕吐，纳少，呃逆，口渴咽干，舌红少苔，脉虚数。

配伍意义：方中重用麦门冬，滋养肺胃阴津，清肺胃虚热，是为君药。肺胃气虚，以人参益气生津，是为臣药。粳米、大枣益脾胃，助人参益气生津，寓"培土生金"之意；半夏辛开苦降，降逆下气，化其痰涎，并制约滋补药壅滞，共为佐药。甘草益气和中，润肺利咽，为佐使药。诸药配伍，共奏滋养肺胃、降逆下气之效。

全方配伍特点：培土生金，肺胃同治。大量甘润药中少佐辛燥之品，润燥相宜，滋而不腻，燥不伤津。

（王　付）

第十七单元　祛湿剂

细目一　概　述

1. 祛湿剂的适用范围　祛湿剂主要适用于湿病。湿证分外湿证与内湿证。外湿证是湿邪外袭所引起的病证，以肢体沉重、头胀身困、筋脉不利等为主；内湿证是湿邪从内生所引起的病证，以腹胀腹泻、恶心呕吐、水肿淋浊、黄疸、痿痹等为主。

2. 祛湿剂的应用注意事项

（1）应辨清病变寒热，夹寒者宜温，夹热者宜清。

（2）辨清病变虚实，实证当以渗利，虚者当以温化。

（3）祛湿药多伤津，所以辨治应当兼顾阴津。

细目二　燥湿和胃

平　胃　散
《简要济众方》

组成：苍术四两　厚朴三两　陈橘皮二两　炙甘草一两　生姜二片　大枣二枚

功用：燥湿运脾，行气和胃。

主治：湿滞脾胃证。脘腹胀满，不思饮食，口淡无味，恶心呕吐，嗳气吞酸，肢体沉重，怠惰嗜卧，常多自利，舌苔白腻而厚，脉缓。

配伍意义：方中苍术为君药，燥湿健脾，使湿祛而脾运有权，脾健则湿邪得化。臣以厚朴，行气除满，且可化湿。厚朴与苍术相伍，行气燥湿运脾，使湿化气行脾健。佐以陈皮，理气和胃，燥湿醒脾。甘草为使，调和诸药，且能益气健脾和中。煎加生姜、大枣，生姜温散水湿且和胃降逆；大枣补脾益气以助甘草培土制水之功，姜、枣合用，调和脾胃。诸药配伍，共奏燥湿运脾、行气和胃之效。

藿香正气散
《太平惠民和剂局方》

组成：大腹皮　白芷　紫苏　茯苓各一两　半夏曲　白术　陈皮　厚朴　桔梗各二两　藿香三两　炙甘草二两半　姜三片　枣一枚

功用：解表化湿，理气和中。

主治：外感风寒，内伤湿滞证。恶寒发热，头痛，胸膈满闷，脘腹疼痛，恶心呕吐，肠鸣泄泻，舌苔白腻，以及山岚瘴疟等。

配伍意义：方中藿香解表散寒，芳香化湿，辟秽和中，升清降浊，为君药。风寒袭表，以白芷、紫苏既助藿香解表散寒，又助藿香芳香化湿；半夏曲醒脾燥湿；厚朴行气化湿，共为臣药。气能化湿，以陈皮行气燥湿和胃，桔梗宣利肺气，大腹皮行气利湿；脾主化湿，以白术健脾燥湿；湿从下去，以茯苓渗湿健脾，共为佐药。生姜、大枣、甘草健脾和胃，调和诸药，为佐使药。诸药配伍，共奏解表化湿、理气和中之效。

全方配伍特点：表里同治，以治里为主。

细目三　清热祛湿

茵陈蒿汤
《伤寒论》

组成：茵陈六两　栀子十四枚　大黄二两

功用：清热，利湿，退黄。

主治：湿热黄疸证。一身面目俱黄，黄色鲜明，发热，无汗或但头汗出，口渴欲饮，恶心呕吐，腹微满，小便短赤，大便不爽或秘结，舌红苔黄腻，脉沉数或滑数有力。

配伍意义：方中重用茵陈，清利湿热，疏利

肝胆，降泄浊逆，乃治黄之要药，为君药。湿热蕴结，故臣以栀子，清热降火，通利三焦，助茵陈使湿热从小便而去。佐以大黄逐瘀泻热，通导大便，推陈致新，导湿热从大便而去。诸药配伍，共奏清利湿热、退黄导热下行之效。

全方配伍特点：利湿与泻热并进，通利二便，前后分消。

三仁汤
《温病条辨》

组成：杏仁五钱　飞滑石六钱　白通草二钱　白蔻仁二钱　竹叶二钱　厚朴二钱　生薏苡仁六钱　半夏五钱

功用：宣畅气机，清利湿热。

主治：湿温初起及暑温夹湿之湿重于热证。头痛恶寒，身重疼痛，肢体倦怠，面色淡黄，胸闷不饥，午后身热，苔白不渴，脉弦细而濡。

配伍意义：方中杏仁宣利上焦肺气，气行则湿化；白蔻仁芳香化湿，行气宽中，畅中焦脾胃气机；薏苡仁渗湿利水而健脾，使湿热从下焦而去；三仁合用，三焦分消，是为君药。以滑石、通草、竹叶为臣，甘寒淡渗，助君药利湿清热。佐以半夏、厚朴行气化湿，散结除满。诸药配伍，共奏宣畅气机、清利湿热之效。

八正散
《太平惠民和剂局方》

组成：车前子　瞿麦　萹蓄　滑石　山栀子仁　炙甘草　木通　大黄各一斤　灯心适量

功用：清热泻火，利水通淋。

主治：湿热淋证。尿频尿急，溺时涩痛，淋沥不畅，尿色混赤，甚则癃闭不通，小腹急满，口燥咽干，舌苔黄腻，脉滑数。

配伍意义：方中木通、滑石，清热利湿，利水通淋，共为君药。车前子、瞿麦、萹蓄助木通、滑石清热利水通淋，共为臣药。大黄泻热祛湿，使湿热从大便而去；栀子泻热利湿，使湿热从小便而去；灯心利水通淋，共为佐药。甘草调和诸药，清热解毒，缓急止痛，为佐使药。诸药配伍，共奏清热泻火、利水通淋之效。

细目四　利水渗湿

五苓散
《伤寒论》

组成：猪苓十八铢　泽泻一两六铢　白术十八铢　茯苓十八铢　桂枝半两

功用：利水渗湿，温阳化气。

主治：膀胱气化不利之蓄水证。小便不利，头痛微热，烦渴欲饮，甚则水入则吐；或脐下动悸，吐涎沫而头目眩晕；或短气而咳；或水肿、泄泻。舌苔白，脉浮或浮数。

配伍意义：方中重用泽泻为君，直达下焦，利水渗湿。臣以淡渗之茯苓、猪苓，利水渗湿，与君药相须为用。脾能化湿，以白术健脾燥湿制水，用为佐药。阳能化水，又佐以桂枝温阳化气以助利水，病兼表证则解表散邪。诸药配伍，共奏利水渗湿、温阳化气、兼以解表之效。

猪苓汤
《伤寒论》

组成：猪苓　茯苓　泽泻　阿胶　滑石各一两

功用：利水，养阴，清热。

主治：水热互结证。小便不利，发热，口渴欲饮，或心烦不寐，或兼有咳嗽、呕恶、下利，舌红苔白或微黄，脉细数。又治血淋，小便涩痛，点滴难出，小腹满痛者。

配伍意义：方中以猪苓为君药，取其归肾、膀胱经，专以淡渗利水。臣以泽泻、茯苓之甘淡，以增猪苓利水渗湿之力，且泽泻性寒兼可泄热，茯苓尚可健脾以助运湿。佐入滑石之甘寒，利水、清热两彰其功；阿胶滋阴润燥，既益已伤之阴，又防诸药渗利重伤阴血。五药合方，利水渗湿为主，清热养阴为辅，体现了利水而不伤阴、滋阴而不碍湿的配伍特点。水湿去，邪热清，阴津复，诸症自除。血淋而小便不利者，亦可用本方利水通淋、清热止血。

防己黄芪汤
《金匮要略》

组成：防己一两　甘草半两　白术七钱半　黄芪一两一分　生姜四片　大枣一枚

功用：益气祛风，健脾利水。

主治：表虚不固之风水或风湿证。汗出恶风，身重微肿，或肢节疼痛，小便不利，舌淡苔白，脉浮。

细目五　温化寒湿

苓桂术甘汤
《伤寒论》

功用：温阳化饮，健脾利湿。

主治：中阳不足之痰饮。胸胁支满，目眩心悸，短气而咳，舌苔白滑，脉弦滑或沉紧。

真武汤
《伤寒论》

组成：茯苓三两　芍药三两　生姜三两　白术二两　炮附子一枚

功用：温阳利水。

主治：阳虚水泛证。畏寒肢厥，小便不利，心下悸动不宁，头目眩晕，身体筋肉瞤动，站立不稳，四肢沉重疼痛，浮肿，腰以下为甚；或腹痛，泄泻；或咳喘呕逆。舌质淡胖，边有齿痕，舌苔白滑，脉沉细。

配伍意义：方中附子温壮肾阳，以化气行水；兼暖脾土，以温运水湿，为君药。脾主制水，以白术健脾燥湿，使水有所制；茯苓淡渗利湿，使水湿从小便而去，并助白术健脾，共为臣药。水溢肌肤，故佐以生姜温散，既助附子温阳散寒，又合茯苓、白术宣散水湿；佐以芍药，一者利小便以行水，二者柔肝缓急以止腹痛，三者敛阴舒筋以治筋肉瞤动，四者防止温燥药物伤耗阴津，以利久服缓治。诸药配伍，以奏温阳利水之效。

实脾散
《重订严氏济生方》

组成：厚朴　白术　木瓜　木香　草果仁　大腹子　炮附子　白茯苓　炮干姜各一两　炙甘草半两　生姜五片　大枣一枚

功用：温阳健脾，行气利水。

主治：脾肾阳虚，水气内停之阴水。身半以下肿甚，手足不温，口中不渴，胸腹胀满，大便溏薄，舌苔白腻，脉沉弦而迟者。

配伍意义：方中附子、干姜为君，温肾暖脾，扶阳抑阴。茯苓、白术为臣，渗湿健脾，使水湿从小便去。木瓜除湿醒脾和中；厚朴、木香、大腹子（槟榔）、草果行气导滞，使气化则湿化，气顺则胀消；草果、厚朴兼可燥湿；槟榔兼能利水，共为佐药。甘草、生姜、大枣益脾和中；生姜兼能温散水气；甘草调和诸药，共为佐使药。诸药相伍，共奏温阳健脾、行气利水之效。

细目六　祛湿化浊

完带汤
《傅青主女科》

组成：白术一两　苍术二钱　山药一两　人参二钱　白芍五钱　车前子三钱　甘草一钱　陈皮五分　黑荆芥五分　柴胡六分

功用：补脾疏肝，化湿止带。

主治：脾虚肝郁，湿浊带下。带下色白，清稀如涕，面色㿠白，倦怠便溏，舌淡苔白，脉缓或濡弱。

配伍意义：方中重用白术、山药为君，补脾祛湿，使脾气健运，湿浊得消；山药兼能固肾止带。人参补中益气，助君药补脾之力；苍术燥湿运脾，以增祛湿化浊之力；白芍柔肝理脾，肝木达而脾土自强；车前子渗利水湿，使湿浊从小便分利，共为臣药。陈皮理气燥湿；柴胡、黑荆芥，得白术则升发脾胃清阳，配白芍则疏肝解郁，共为佐药。甘草调药和中，用为使药。诸药相配，共奏补脾疏肝、化湿止带功效。

细目七 祛风胜湿

羌活胜湿汤
《内外伤辨惑论》

组成：羌活 独活各一钱 藁本 防风 炙甘草各五分 川芎二分 蔓荆子三分

功用：祛风，胜湿，止痛。

主治：风湿在表之痹证。肩背痛不可回顾，头痛身重，或腰脊疼痛，难以转侧，苔白，脉浮。

配伍意义：方中以羌活、独活共为君药，二者皆为辛苦温燥之品，其辛散祛风，味苦燥湿，性温散寒，故皆可祛风除湿、通利关节。其中羌活善祛上部风湿，独活善祛下部风湿，两药相合，能散一身上下之风湿，通利关节而止痹痛。臣以防风、藁本，入太阳经，祛风胜湿，且善止头痛。佐以川芎活血行气，祛风止痛；蔓荆子祛风止痛。使以甘草调和诸药。综合全方，以辛苦温散之品为主组方，共奏祛风胜湿之效，使客于肌表之风湿随汗而解。

独活寄生汤
《备急千金要方》

组成：独活三两 桑寄生 杜仲 牛膝 细辛 秦艽 茯苓 肉桂心 防风 川芎 人参 甘草 当归 芍药 干地黄各二两

功用：祛风湿，止痹痛，益肝肾，补气血。

主治：痹证日久，肝肾两虚，气血不足证。腰膝疼痛、痿软，肢节屈伸不利，或麻木不仁，畏寒喜温，心悸气短，舌淡苔白，脉细弱。

配伍意义：方中重用独活为君，性善下行，治伏风，除久痹，以祛下焦与筋骨间的风寒湿邪。以细辛、防风、秦艽、桂心为臣，其中细辛长于入少阴肾经，搜剔阴经之风寒湿邪，除经络留湿；秦艽祛风湿，舒筋络，利关节；桂心温经散寒，通利血脉；防风祛一身之风湿。君臣相伍，祛风寒湿邪，止痹痛。佐以桑寄生、杜仲、牛膝，补益肝肾，强壮筋骨，且桑寄生兼可祛风湿，牛膝兼能活血通筋脉；当归、川芎、地黄、白芍养血和血；人参、茯苓、甘草健脾益气。诸药合用，以补肝肾，益气血。其中白芍与甘草相合，尚能柔肝缓急，以助舒筋止痛；当归、川芎、牛膝、桂心活血，寓"治风先治血，血行风自灭"之意。甘草调和诸药，兼使药之用。诸药配伍，祛风寒湿邪为主，补益肝肾气血为辅，共奏祛风湿、止痹痛、益气血、补肝肾之效。

全方配伍特点：祛风寒湿邪为主，补益肝肾气血为辅，邪正兼顾，祛邪不伤正，扶正不留邪。

（王 付）

第十八单元 祛痰剂

细目一 概述

1. 祛痰剂的适用范围 祛痰剂主要适用于痰病。痰有广义与狭义之分：狭义之痰是专指有形之痰；而广义之痰是泛指诸多符合痰的病证表现与病理变化，病变部位比较广泛，如《医方集解》曰："在肺则咳，在胃则呕，在头则眩，在心则悸，在背则冷，在胁则胀，其变不可胜穷也。"痰病见有咳嗽、气喘、呕吐、中风、头晕目眩、头痛、胸痹、癫、狂、痫、瘰疬等症，均可使用祛痰剂治疗。

2. 祛痰剂的应用注意事项

（1）应辨清病变属性，热痰宜清，寒痰宜温，风痰宜息等。

（2）辨治痰病，治痰必治脾，治脾以绝生痰之源。

（3）治痰药多伤津，治痰应当兼顾阴津，以免化痰伤津。

（4）治热宜清，但治痰必用温，必须酌情配伍温药，即"病痰饮者，当以温药和之"。

细目二　燥湿化痰

二　陈　汤
《太平惠民和剂局方》

组成：半夏　橘红各五两　茯苓三两　炙甘草一两半　生姜七片　乌梅一个

功用：燥湿化痰，理气和中。

主治：湿痰证。咳嗽痰多，色白易咯，恶心呕吐，胸膈痞闷，肢体困重，或头眩心悸，舌苔白滑或腻，脉滑。

配伍意义：方中以辛温性燥之半夏为君，燥湿化痰，和胃降逆。橘红为臣，理气行滞，燥湿化痰。君臣相配，其意有二：一是等量合用，相辅相成，以增强燥湿化痰之力，并体现治痰先理气，气顺则痰消之意；二是半夏、橘红皆以陈久者良，而无过燥之弊，故方名"二陈"。半夏、橘红为本方燥湿化痰的基本结构。佐以茯苓健脾渗湿；生姜监制半夏之毒，又助半夏化痰降逆、和胃止呕；少佐乌梅收敛肺气，与半夏、橘红相伍，散中兼收，防其燥散伤正。甘草为佐使，健脾和中，调和诸药。诸药合用，共奏燥湿化痰、理气和中之效。

温　胆　汤
《三因极一病证方论》

组成：半夏　竹茹　枳实各二两　陈皮三两　炙甘草一两　茯苓一两半　姜五片　枣一枚

功用：理气化痰，和胃利胆。

主治：胆郁痰扰证。胆怯易惊，头眩心悸，心烦不眠，夜多易梦；或呕恶呃逆，眩晕，癫痫。苔白腻，脉弦滑。

配伍意义：方中以辛温之半夏为君，燥湿化痰，和胃止呕。臣以甘而微寒之竹茹，清热化痰，除烦止呕；半夏与竹茹相伍，一温一凉，化痰和胃，止呕除烦。又臣以辛苦温之陈皮，理气行滞，燥湿化痰；辛苦微寒之枳实，降气导滞，消痰除痞；陈皮与枳实相合，亦一温一凉，理气化痰。佐以茯苓，健脾渗湿；生姜、大枣调和脾胃，生姜兼制半夏毒性，亦为佐药。甘草为使，调和诸药。本方诸药配伍，温凉兼进，不寒不燥，共奏理气化痰、清胆和胃之效。

细目三　清热化痰

清气化痰丸
《医方考》

组成：陈皮　杏仁　枳实　黄芩　瓜蒌仁　茯苓各一两　胆南星　半夏各一两半　姜汁

功用：清热化痰，理气止咳。

主治：痰热咳嗽。咳嗽气喘，咳痰黄稠，胸膈痞闷，甚则气急呕恶，烦躁不宁，舌质红，苔黄腻，脉滑数。

细目四　润燥化痰

贝母瓜蒌散
《医学心悟》

组成：贝母一钱五分　瓜蒌一钱　天花粉　茯苓　橘红　桔梗各八分

功用：润肺清热，理气化痰。

主治：燥痰咳嗽。咳嗽呛急，咯痰不爽，涩而难出，咽喉干燥哽痛，苔白而干。

细目五　温化寒痰

苓甘五味姜辛汤
《金匮要略》

组成：茯苓四两　甘草三两　干姜三两　细

辛三两　五味子半升

功用：温肺化饮。

主治：寒饮咳嗽。咳嗽量多，清稀色白，或喜唾涎沫，胸满不舒，舌苔白滑，脉弦滑。

细目六　化痰息风

半夏白术天麻汤
《医学心悟》

组成：半夏一钱五分　天麻　茯苓　橘红各一钱　白术三钱　甘草五分　生姜一片　大枣二枚

功用：化痰息风，健脾祛湿。

主治：风痰上扰证。眩晕，头痛，胸膈痞闷，恶心呕吐，舌苔白腻，脉弦滑。

配伍意义：方中半夏燥湿化痰，降逆止呕；天麻平肝息风，止眩晕。两者配伍为治风痰眩晕头痛之要药，共为君药。李东垣《脾胃论》云："足太阴痰厥头痛，非半夏不能疗；眼黑头眩，风虚内作，非天麻不能除。"臣以白术、茯苓健脾祛湿，以治生痰之源。佐以橘红理气化痰，使气顺则痰消。佐使甘草和中调药；生姜、大枣调和脾胃，生姜兼能制约半夏毒性。诸药配伍，风痰并治，标本兼顾，以化痰息风治标为主，健脾祛湿治本为辅，共奏化痰息风，健脾祛湿之效。本方是在二陈汤燥湿化痰的基础上，加入健脾燥湿之白术、平肝息风之天麻而组成。

（王　付）

第十九单元　消食剂

细目一　概　述

1. 消食剂的适用范围　消食剂主要适用于饮食积滞。消食剂适应证比较缓、病情比较轻，治疗取"渐消缓散"之意，以缓缓消除饮食积滞为主。

2. 消食剂的应用注意事项

（1）应辨清病变属性，实证以消食为主，虚证以消补为主。

（2）应用消食剂，不宜长期服用，避免损伤脾胃之气。

细目二　消食化滞

保和丸
《丹溪心法》

组成：山楂六两　神曲二两　半夏　茯苓各三两　陈皮　连翘　莱菔子各一两

功用：消食和胃。

主治：食滞胃脘证。脘腹痞满胀痛，嗳腐吞酸，恶食呕逆，或大便泄泻，舌苔厚腻，脉滑。

配伍意义：方中重用山楂，能消一切饮食积滞，善于消肉食之积，为君药。神曲消食健脾，善于化酒食陈腐油腻之积；莱菔子下气消食除胀，善于消谷面之积，共为臣药。三药并用，以消各种饮食积滞。半夏、陈皮理气化湿，和胃止呕；茯苓健脾和中，利湿止泻；连翘清热散结，共为佐药。诸药配伍，共奏消食和胃、清热祛湿之效，使食积得消，湿祛热清，胃气因和，诸症悉除。

细目三　健脾消食

健脾丸
《证治准绳》

组成：白术二两半　木香　酒炒黄连　甘草各七钱半　茯苓二两　人参一两五钱　神曲　陈

皮　砂仁　炒麦芽　山楂　山药　肉豆蔻以上各一两

功用：健脾和胃，消食止泻。

主治：脾虚食积证。食少难消，脘腹痞闷，大便溏薄，倦怠乏力，苔腻微黄，脉虚弱。

配伍意义：方中重用白术、茯苓为君，健脾祛湿以止泻。臣以山楂、神曲、麦芽，消食和胃，除已停之积；人参、山药，益气补脾，以助茯苓、白术健脾之力。佐以木香、砂仁、陈皮，理气开胃，醒脾化湿，既除脘腹痞闷，又使全方补而不滞；肉豆蔻涩肠止泻；黄连清热燥湿，并解除食积所化之热。甘草补中和药，是为佐使。诸药合用，共奏健脾和胃，消食止泻之功。

全方配伍特点：补气健脾与消食行气并用，消补兼施，补重于消。

（王　付）

第二十单元　驱虫剂

乌梅丸
《伤寒论》

组成：乌梅三百枚　细辛六两　干姜十两　黄连十六两　当归四两　炮附子六两　蜀椒四两　桂枝六两　人参六两　黄柏六两　蜜

功用：温脏安蛔。

主治：脏寒蛔厥证。脘腹阵痛，烦闷呕吐，时发时止，得食则吐，甚则吐蛔，手足厥冷；或久泻久痢。

配伍意义：方中重用乌梅，取其酸能安蛔，使蛔静则痛止，为君药。蛔虫躁动因于肠寒，蜀椒、细辛，药性辛温，辛可伏蛔，温可祛寒，共为臣药。黄连、黄柏性味苦寒，苦能下蛔，寒能清解因蛔虫上扰、气机逆乱所生之热；附子、桂枝、干姜皆为辛热之品，既可增强温脏祛寒之功，亦有辛可制蛔之力；当归、人参补养气血，且合桂枝以养血通脉，以解四肢厥冷，均为佐药。以蜜为丸，甘缓和中为使药。诸药合用，共奏温脏安蛔之功。

本方所治的久泻久痢，实属脾胃虚寒，肠滑失禁，气血不足而湿热积滞未去之寒热虚实错杂证候。方中重用乌梅，酸收涩肠；人参、当归、桂枝、附子、干姜、细辛、蜀椒温阳散寒，补虚扶正；黄连、黄柏清热燥湿。诸药合用，切中病机，故可奏效。

（年　莉）

中西医结合内科学

第一单元　呼吸系统疾病

细目一　慢性阻塞性肺疾病

慢性阻塞性肺疾病（COPD）是一种可以预防和可以治疗的常见疾病，其特征是持续存在的气流受限。呈进行性发展，伴有气道和肺对有害颗粒或气体所致慢性炎症反应的增加。急性加重和并发症影响患者整体疾病的严重程度。

本病归属于中医学"久咳""肺胀""喘证"范畴。

要点一　西医病因、发病机制

1. 吸烟　烟草中含焦油、尼古丁和氢氰酸等化学物质，可损伤气道上皮细胞和纤毛运动，促使支气管黏液腺和杯状细胞增生肥大，黏液分泌增多，使气道净化能力下降。还可使氧自由基产生增多，诱导中性粒细胞释放蛋白酶，破坏肺弹力纤维，诱发肺气肿形成。

2. 职业粉尘和化学物质　接触职业粉尘及化学物质，如烟雾、变应原、工业废气及室内空气污染等，浓度过高或时间过长时，均可能产生与吸烟类似的慢性阻塞性肺部疾患。

3. 空气污染　大气中的有害气体如二氧化硫、二氧化氮、氯气等可损伤气道黏膜上皮，使纤毛清除功能下降，黏液分泌增加，为细菌感染增加条件。

4. 感染因素　感染是COPD发生、发展的重要因素之一。

5. 蛋白酶-抗蛋白酶失衡　蛋白水解酶对组织有损伤、破坏作用；抗蛋白酶对弹性蛋白酶等多种蛋白酶具有抑制功能，其中α_1-抗胰蛋白酶（α_1-AT）是活性最强的一种。蛋白酶增多或抗蛋白酶不足均可导致组织结构破坏产生肺气肿。

6. 其他　如机体的内在因素、自主神经功能失调、营养状况、气温的突变等都有可能参与COPD的发生、发展。

要点二　临床表现与分级

（一）临床表现

1. 症状

（1）慢性咳嗽　随病程发展可终身不愈。常晨间咳嗽明显，夜间有阵咳或排痰。

（2）咳痰　一般为白色黏液或浆液性泡沫样痰，偶可带血丝，清晨排痰较多。急性发作期痰量增多，可有脓性痰。

（3）气短或呼吸困难　早期在劳力时出现，后逐渐加重，以致在日常活动甚至休息时也感到气短，是COPD的标志性症状。

（4）喘息、胸闷　部分患者特别是重度患者或急性加重时出现。

（5）其他　晚期患者有体重下降、食欲减退等。

2. 体征　早期体征可无异常，随疾病进展出现以下体征：

（1）视诊　胸廓前后径增大，肋间隙增宽，剑突下胸骨下角增宽，称为桶状胸。部分患者呼吸变浅，频率增快，严重者可有缩唇呼吸等。

（2）触诊　双侧语颤减弱。

（3）叩诊　肺部过清音，心浊音界缩小，肺下界和肝浊音界下降。

（4）听诊　两肺呼吸音减弱，呼气延长，部分患者可闻及湿性啰音和（或）干性啰音。

（二）分级

根据FEV_1/FVC、$FEV_1\%$预计值和症状可对

COPD 的严重程度做出分级。

慢性阻塞性肺疾病的严重程度分级

分级	分级标准
0级：高危	有罹患 COPD 的高危因素
	肺功能在正常范围
	有慢性咳嗽、咳痰症状
Ⅰ级：轻度	$FEV_1/FVC < 70\%$
	$FEV_1 \geqslant 80\%$ 预计值
	有或无慢性咳嗽、咳痰症状
Ⅱ级：中度	$FEV_1/FVC < 70\%$
	$50\% \leqslant FEV_1 < 80\%$ 预计值
	有或无慢性咳嗽、咳痰症状
Ⅲ级：重度	$FEV_1/FVC < 70\%$
	$30\% \leqslant FEV_1 < 50\%$ 预计值
	有或无慢性咳嗽、咳痰症状
Ⅳ级：极重度	$FEV_1/FVC < 70\%$
	$FEV_1 < 30\%$ 预计值

◉ **要点三　并发症**

1. 慢性呼吸衰竭　常在 COPD 急性加重时发生，出现低氧血症和（或）高碳酸血症，可具有缺氧和二氧化碳潴留的临床表现。

2. 自发性气胸　如有突然加重的呼吸困难，并伴有明显的发绀，患侧肺部叩诊为鼓音，听诊呼吸音减弱或消失，应考虑并发自发性气胸，通过 X 线检查可以确诊。

3. 慢性肺源性心脏病　由于 COPD 肺病变引起肺血管床减少及缺氧致肺动脉痉挛、血管重塑，导致肺动脉高压、右心室肥厚扩大，最终发生右心功能不全。

◉ **要点四　实验室检查及其他检查**

1. 肺功能检查　吸入支气管舒张药后第一秒用力呼气容积占用力肺活量百分比（FEV_1/FVC）$<70\%$ 及 $FEV_1 < 80\%$ 预计值者，可确定为不能完全可逆的气流受限。

2. 胸部 X 线检查　COPD 早期胸片可无变化，以后可出现肺纹理增粗、紊乱等非特异性改变，也可出现肺气肿改变。X 线胸片改变对 COPD 诊断特异性不高，主要作为确定肺部并发症及与其他肺疾病鉴别之用。

3. 胸部 CT 检查　高分辨率 CT，对有疑问病例的鉴别诊断有一定意义。

4. 血气检查　对确定发生低氧血症、高碳酸血症、酸碱平衡失调以及判断呼吸衰竭的类型有重要价值。

5. 其他　COPD 合并细菌感染时，外周血白细胞增高，核左移。痰培养可能查出病原菌。

◉ **要点五　诊断**

任何患有呼吸困难、慢性咳嗽或多痰的患者，并且有暴露于危险因素的病史，在临床上需要考虑 COPD 的诊断（见下表）。做出 COPD 的诊断需要进行肺功能检查，吸入支气管扩张剂之后 $FEV_1/FVC < 70\%$ 表明存在气流受限，即可诊断 COPD。

考虑诊断COPD的主要关键线索

呼吸困难	进行性加重（逐渐恶化）
	通常在活动时加重
	持续存在
慢性咳嗽	可为间歇性或无咳痰
慢性咳痰	可为任何类型慢性咳痰
接触危险因素	吸烟（包括当地大众产品）
	家中烹调时产生的油烟或燃料产生的烟尘
	职业粉尘和化学物质
COPD家族史	

注：年龄在40岁以上人群，如存在以下情况，应考虑COPD，并进一步进行肺功能检查。以上线索并不是诊断COPD所必需的，但符合项越多，COPD的可能性越大。确诊则需有肺功能检查结果。

要点六 西医治疗

（一）稳定期治疗

1. 教育和劝导患者戒烟；因职业或环境粉尘、刺激性气体所致者，应脱离污染环境。

2. 支气管扩张剂：包括短期按需应用以暂时缓解症状，及长期规则应用以减轻症状。

（1）β_2肾上腺素受体激动剂 如沙丁胺醇气雾剂，每次$100\sim200\mu g$（1~2喷），定量吸入，疗效持续4~5小时，每24小时不超过8~12喷。还有沙美特罗、福莫特罗等长效β_2肾上腺素受体激动剂。

（2）抗胆碱能药 如异丙托溴铵气雾剂，定量吸入，起效较沙丁胺醇慢，持续6~8小时，每次$40\sim80\mu g$，每天3~4次。

（3）茶碱类 茶碱缓释或控释片，每次0.2g，每12小时1次；氨茶碱，每次0.1g，每日3次。

3. 祛痰药：对痰不易咳出者可应用。常用药物有盐酸氨溴索、N-乙酰半胱氨酸或羧甲司坦。

4. 糖皮质激素：对重度和极重度患者（Ⅲ级和Ⅳ级）、反复加重的患者，有研究显示长期吸入糖皮质激素与长效β_2肾上腺素受体激动剂联合制剂，可增加运动耐量、减少急性加重发作频率、提高生活质量，甚至有些患者的肺功能得到改善。目前常用沙美特罗加氟替卡松、福莫特罗加布地奈德。

5. 长期家庭氧疗（LTOT）可提高生活质量和生存率。

（二）急性加重期治疗

急性加重是指咳嗽、咳痰、呼吸困难比平时加重或痰量增多或呈黄痰；或者是需要改变用药方案。

1. 确定急性加重的原因及病情严重程度，最多见的急性加重原因是细菌或病毒感染。

2. 根据病情严重程度决定门诊或住院治疗。

3. 支气管舒张剂：同稳定期治疗。

4. 低流量吸氧：发生低氧血症者可鼻导管吸氧，或通过文丘里面罩吸氧。一般吸入氧浓度为28%~30%，应避免吸入氧浓度过高引起二氧化碳潴留。

5. 抗生素：患者呼吸困难加重，咳嗽伴痰量增加、有脓性痰时，根据病原菌类型及药物敏感情况选用抗生素。

6. 糖皮质激素：对急性加重期患者可考虑口服泼尼松龙30~40mg/d，也可静脉给予甲泼尼龙40~80mg，每日1次，连续5~7天。

要点七 中医辨证论治

1. 外寒里饮证

证候：咳嗽喘逆不得卧，气短气急，咳痰稀白量多、呈泡沫状，胸部膨满，口干不欲饮，面色青暗，周身酸楚，头痛，恶寒，无汗，舌体胖大，舌质暗淡，苔白滑，脉浮紧。

治法：温肺散寒，涤痰降逆。

方药：小青龙汤加减。

2. 痰浊阻肺证

证候：喘而胸满窒闷，甚则胸盈仰息，咳

嗽，痰多黏腻色白，咳吐不利，兼有呕恶，食少，口黏不渴，舌苔白腻，脉滑或濡。

治法：健脾化痰，降气平喘。

方药：二陈汤合三子养亲汤加减。

3. 痰热郁肺证

证候：喘咳气涌，胸部胀痛，痰多质黏色黄，或夹有血色，伴胸中烦闷，身热，有汗，口渴而喜冷饮，面赤，咽干，小便赤涩，大便或秘，舌质红，舌苔薄黄或腻，脉滑数。

治法：清热化痰，宣肺平喘。

方药：桑白皮汤或越婢加半夏汤加减。

4. 痰蒙神窍证

证候：咳逆喘促，神志恍惚，意识朦胧，表情淡漠，嗜睡，或烦躁不安，或谵妄，撮空理线，昏迷，或肢体瞤动，抽搐，咳痰黏稠，或黄黏不爽，或伴痰鸣，唇甲青紫，舌质暗红或淡紫或紫绛，苔白腻或黄腻，脉细滑数。

治法：涤痰，开窍，息风。

方药：涤痰汤、安宫牛黄丸或至宝丹加减。

5. 肺脾气虚证

证候：喘促短气，气怯声低，言语无力，痰吐稀薄，自汗畏风，面色苍白，食少脘胀，便溏或食后即便，咳声低弱，极易感冒，舌胖，边有齿痕，苔薄白或薄白腻，脉细弱。

治法：健脾益肺。

方药：生脉散合六君子汤加减。

6. 肺肾气虚证

证候：呼吸浅短难续，甚则张口抬肩，倚息不能平卧，咳嗽，痰白如沫，咳吐不利，胸满闷窒，声低气怯，心慌，形寒汗出，面色晦暗，或腰膝酸软，小便清长，或尿后余沥，或咳则小便自遗，舌淡或暗紫，苔白润。

治法：补肺纳肾，降气平喘。

方药：补虚汤合参蛤散。

7. 阳虚水泛证

证候：喘咳不能平卧，咳痰清稀，胸满气憋，面浮，下肢肿，或一身悉肿，腹部胀满有水，尿少，脘痞，纳差，心悸，怕冷，面唇青紫，舌胖质暗，苔白滑，脉沉细滑或结代。

治法：温肾健脾，化饮利水。

方药：真武汤合五苓散加减。

细目二 支气管哮喘

支气管哮喘是由多种细胞（如嗜酸性粒细胞、肥大细胞、T淋巴细胞、中性粒细胞、气道上皮细胞等）和细胞组分参与的气道慢性炎症性疾病。这种慢性炎症与气道高反应性相关，通常出现广泛多变的可逆性气流受限，并引起反复发作性的喘息、气急、胸闷或咳嗽等症状，常在夜间和（或）清晨发作、加剧，多数患者可自行缓解或经治疗后缓解。支气管哮喘如诊治不及时，随病程的延长可产生气道不可逆性缩窄和气道重塑。

本病归属于中医学"哮病""喘证"范畴。

● 要点一 西医病因、发病机制

（一）病因

1. 遗传因素（宿主因素） 本病大多认为与多基因遗传有关。研究表明，其发病与气道高反应性、IgE调节基因和特异性反应相关的基因有关，这些共同其因在哮喘的发病中起着重要的作用。

2. 激发因素（环境因素） ①吸入物包括特异性和非特异性两类：前者如花粉、尘螨、动物毛屑、真菌等，后者包括硫酸、氨气、氯气、工业粉尘、油烟、甲醛、甲酸、煤气、二氧化硫等。②细菌、病毒、支原体、寄生虫、原虫等感染。③鱼、虾、奶、蛋类等食物。④药物如阿司匹林、普萘洛尔等。⑤其他如剧烈运动、气候骤然变化、妊娠、月经、精神因素等。

（二）发病机制

哮喘的发病机制可概括为免疫-炎症反应、气道高反应性及神经机制等因素相互作用。其中气道炎症是目前公认的最重要的发病机制，被认为是哮喘的本质，是导致气道高反应性的重要机制之一。体液介导和细胞介导的免疫反应则参与了哮喘的发病。气道高反应性是哮喘发生发展的另一个重要因素，气道炎症是导致气道高反应性的重要机制之一。哮喘发病的另一个重要原因是神经因素，神经因素主要表现为胆碱能神经功能亢进。

● 要点二　中医病因病机

本病多有宿痰内伏于肺，由于复感外邪、饮食、情志、劳倦等，诱动内伏之宿痰，致痰阻气道，痰因气升，气因痰阻，壅塞气道，壅遏肺气，肺气上逆，气机不利而发病。

1. 宿痰内伏　禀赋痰盛之体，痰浊恋肺；肺失宣肃，痰浊内生或肺虚气不布津，津阻为痰，内伏于肺；脏腑功能失调，气机升降出入异常，脾胃运化不及，聚湿生痰，痰浊上干于肺；长期吸烟熏灼气道，灼液为痰。

2. 诱因触发

（1）外邪侵袭　邪气内蕴于肺，外邪引动伏痰而发病。

（2）饮食不当　寒饮内生，脾阳受困，或积聚痰液；或精微过多，输布不及，停积体内，引动宿痰而发病。

（3）情志内伤　肝气郁结，疏泄失职；或郁怒伤肝，肝气横逆侮脾，而致脾失健运，饮食不化，聚湿生痰，上干于肺，壅阻肺气而发病。

（4）过劳或病后体虚　肺气虚损，肺不布津，宣肃失司，气机阻滞，引动宿痰而发病。

本病病位在肺，与脾、肾、肝、心密切相关。其病性属本虚标实，病理因素以痰为主。痰主要由于肺不布津，脾失转输，肝不散精，肾失蒸腾气化，以致津液凝聚成痰，伏藏于肺，成为发病的"夙根"，遇各种诱因而引发。哮病反复发作，寒痰伤及脾肾之阳，痰热耗灼肺肾之阴，从实转虚，严重者因肺不能主治节调理心血的运行，及致命门之火不能上济于心，而使心阳同时受累，则发生"喘脱"之危候。

● 要点三　临床表现

1. 症状　①发作时伴有哮鸣音的呼气性呼吸困难或发作性胸闷和咳嗽；严重者被迫采取坐位或呈端坐呼吸，甚至出现发绀、汗出、干咳等，缓解前常咳大量白色泡沫痰。②哮喘症状可在数分钟内发作，经数小时至数天，经用支气管舒张剂治疗或自行缓解，某些患者在缓解数小时后可再次发作。③有时顽固性咳嗽可为唯一的症状（咳嗽变异型哮喘）；有些青少年，其哮喘症状表现为运动时出现胸闷、咳嗽和呼吸困难（运动性哮喘）。④在夜间及凌晨发作和加重常是哮喘的特征之一。⑤发作前有鼻痒、喷嚏、流涕、胸闷。

2. 体征　发作时胸部呈过度充气状态，有"三凹征"，肺部有广泛的哮鸣音，呼气音延长；但在轻度哮喘或哮喘严重发作时，哮鸣音可不出现。心率增快、奇脉、胸腹反常运动和发绀常出现在严重哮喘患者中。

● 要点四　实验室检查及其他检查

1. 痰液检查　痰液涂片在显微镜下可见较多嗜酸性粒细胞。

2. 呼吸功能检查

（1）通气功能检测　哮喘发作时1秒钟用力呼气量（FEV_1）、1秒钟用力呼气量与肺活量比值（FEV_1/FVC）、最大呼气中期流速（MMEF）以及呼气峰值流速（PEF）等均降低。肺活量减少，残气量、功能残气量和肺总量增加，残气量与肺总量比值增大。

（2）支气管激发试验（BPT）　激发试验适用于FEV_1在预计值70%以上的患者。吸入激发剂（如组胺、乙酰甲胆碱）后通气功能下降，气道阻力增加。FEV_1下降>20%（指在设定的激发剂量范围内），为激发试验阳性。

（3）支气管舒张试验（BDT）　常用吸入型支气管舒张剂如沙丁胺醇、特布他林及异丙托溴铵等。舒张试验阳性诊断标准：①FEV_1较用药前增加15%或以上，且其绝对值增加200mL或以上。②PEF较治疗前增加60L/min或增加≥20%。

（4）PEF及其变异率的测定　哮喘发作时PEF下降。若昼夜PEF变异率≥20%，符合气道气流受限可逆性改变的特点。

3. 动脉血气分析　哮喘发作严重时可有缺氧，动脉血氧分压（PaO_2）降低，二氧化碳分压

（$PaCO_2$）下降，pH上升而呈呼吸性碱中毒。哮喘持续状态，气道严重阻塞，不仅缺氧，动脉氧分压下降，还可伴二氧化碳潴留，出现呼吸性酸中毒。如缺氧明显，可合并代谢性酸中毒。

4. 胸部X线检查 早期发作时可见两肺透亮度增加，缓解期多无明显异常，反复发作或并发呼吸道感染，可见肺纹理增加及炎性浸润阴影，可并发肺不张、气胸或纵隔气肿。

5. 特异性变应原的检测 目前多使用皮肤变应原测试。

● 要点五 诊断与鉴别诊断

（一）诊断标准

1. 反复发作喘息、气急、胸闷或咳嗽，多与接触变应原、冷空气、物理或化学性刺激以及病毒性上呼吸道感染、运动等有关。

2. 发作时在双肺可闻及散在或弥漫性，以呼气相为主的哮鸣音，呼气相延长。

3. 上述症状和体征可经治疗缓解或自行缓解。

4. 除外其他疾病所引起的喘息、气急、胸闷和咳嗽。

5. 临床表现不典型者（如无明显喘息或体征），应至少具备以下1项试验阳性：①支气管激发试验或运动激发试验阳性。②支气管舒张试验阳性，FEV_1增加≥12%，且FEV_1增加绝对值≥200mL。③呼气流量峰值（PEF）日内（或两周）变异率≥20%。

符合1~4条或4、5条者，可以诊断为哮喘。

（二）鉴别诊断

1. 心源性哮喘 左心衰时可出现心源性哮喘，发作时症状与哮喘相似，但心源性哮喘多有高血压、冠状动脉粥样硬化性心脏病、风湿性心脏病和二尖瓣狭窄等病史和体征。阵发性咳嗽，常咳出粉红色泡沫痰，两肺可闻及广泛的湿啰音和哮鸣音，左心界扩大，心率增快，心尖部可闻及奔马律。胸部X线检查可见心脏增大，肺淤血征，有助于鉴别。若一时难以鉴别，可静脉缓慢注射氨茶碱，症状缓解后进一步检查，忌用肾上腺素或吗啡，以免造成危险。血浆脑钠肽（BNP）水平检测可用于心源性或肺源性呼吸困难的快速鉴别。

2. 喘息型慢性支气管炎 多见于中老年人，有慢性咳嗽史，喘息长年存在，有加重期。患者多有长期吸烟或接触有害气体的病史。有肺气肿体征，两肺或可闻及湿啰音。但有时临床上难以严格区分COPD和哮喘，用支气管舒张剂和口服或吸入激素做治疗性试验可能有所帮助。COPD也可与哮喘合并同时存在。

3. 上气道阻塞 可见于中央型支气管肺癌、气管支气管结核、复发性多软骨炎等气道疾病或异物气管吸入，导致支气管狭窄或伴发感染，可出现喘鸣或类似哮喘样呼吸困难，肺部可闻及哮鸣音。但根据临床病史，特别是出现吸气性呼吸困难，以及痰液细胞学或细菌学检查，胸部X线、CT或MRI检查或支气管镜检查等，常可明确诊断。

4. 变态反应性肺浸润 可见于热带嗜酸性粒细胞增多症、肺嗜酸性粒细胞增多性浸润、多源性变态反应性肺泡炎等。致病原为寄生虫、原虫、花粉、化学药品、职业粉尘等，多有接触史，症状较轻，患者常有发热，胸部X线检查可见多发性、此起彼伏的淡薄斑片浸润阴影，可自行消失或再发。肺组织活检也有助于鉴别。

● 要点六 西医治疗及控制水平分期

（一）常用药物

1. 激素 是最有效的控制气道炎症的药物。给药途径包括吸入、口服和静脉应用等。吸入为首选途径。

（1）吸入给药 是长期治疗哮喘的首选药物。局部抗炎作用强，通过吸气过程给药，药物直接作用于呼吸道，所需剂量较小。严重哮喘患者可长期大剂量吸入激素。但全身不良反应包括皮肤瘀斑、肾上腺功能抑制和骨密度降低等。

①气雾剂给药：临床上常用的吸入激素有4种（见下表）。使用干粉吸入装置比普通定量气雾剂方便，吸入下呼吸道的药物量较多。

常用吸入型糖皮质激素的每日剂量

药物	低剂量（μg）	中剂量（μg）	高剂量（μg）
二丙酸倍氯米松	200~500	500~1000	>1000~2000
布地奈德	200~400	400~800	>800~1600
丙酸氟替卡松	100~250	250~500	>500~1000
环索奈德	80~160	160~320	>320~1280

②溶液给药：布地奈德溶液经以压缩空气为动力的射流装置雾化吸入，对患者吸气配合的要求不高，起效较快，适用于轻中度哮喘急性发作时的治疗。

（2）口服给药　泼尼松龙30~50mg/d，5~10天。适用于中度哮喘发作、慢性持续哮喘吸入大剂量吸入激素联合治疗无效的患者和作为静脉应用激素治疗后的序贯治疗。

（3）静脉给药　严重急性哮喘发作时，琥珀酸氢化可的松（400~1000mg/d）或甲泼尼龙（80~160mg/d）静脉注射，3~5天内停药；有激素依赖倾向者应延长给药时间，控制哮喘症状后改为口服给药，并逐步减少激素用量。

2. β_2 受体激动剂　通过对气道平滑肌和肥大细胞等细胞膜表面的 β_2 受体的作用，舒张气道平滑肌、减少肥大细胞和嗜碱性粒细胞脱颗粒和介质的释放、降低微血管的通透性、增加气道上皮纤毛的摆动等，缓解哮喘症状。可分为短效（作用维持4~6小时）和长效（维持12小时）β_2 受体激动剂。根据起效时间又可分为速效（数分钟起效）和缓慢起效（30分钟起效）两种。

β_2 受体激动剂的分类

起效时间	作用维持时间	
	短效	长效
速效	沙丁胺醇吸入剂	福莫特罗吸入剂
速效	特布他林吸入剂	福莫特罗吸入剂
速效	非诺特罗吸入剂	福莫特罗吸入剂
慢效	沙丁胺醇口服剂	沙美特罗吸入剂
慢效	特布他林口服剂	沙美特罗吸入剂

（1）短效 β_2 受体激动剂（简称SABA）常用的药物如沙丁胺醇和特布他林等。

1）吸入给药：包括气雾剂、干粉剂和溶液等。这类药物松弛气道平滑肌作用强，通常在数分钟内起效，疗效可维持数小时，是缓解轻至中度急性哮喘症状的首选药物，也可用于运动性哮喘。压力型定量手控气雾剂（pMDI）和干粉吸入装置吸入短效 β_2 受体激动剂不适用于重度哮喘发作；其溶液（如沙丁胺醇、特布他林、非诺特罗及其复方制剂）经雾化泵吸入适用于轻至重度哮喘发作。

2）口服给药：沙丁胺醇、特布他林、丙卡特罗片等，通常在服药后15~30分钟起效，疗效维持4~6小时。长期、单一应用 β_2 受体激动剂可造成细胞膜 β_2 受体的向下调节，表现为临床耐药现象，故应予避免。

3）贴剂给药：为透皮吸收剂型。妥洛特罗分为0.5mg、1mg、2mg三种剂量。

（2）长效 β_2 受体激动剂（简称LABA）如沙美特罗、福莫特罗。这类 β_2 受体激动剂的分子结构中具有较长的侧链，舒张支气管平滑肌的作用可维持12小时以上，联合吸入激素和LABA治疗哮喘，两者具有协同的抗炎和平喘作用，其作用相当于（或优于）应用加倍剂量吸入激素时的疗效，可减少较大剂量吸入激素引起的不良反应，尤其适用于中至重度持续哮喘患者的长期治疗。

3. 白三烯受体拮抗剂　如扎鲁司特、孟鲁司特。除吸入激素外，是唯一可单独应用的长效控制药，可作为轻度哮喘的替代治疗药物和中重度哮喘的联合治疗用药。

4. 茶碱类 具有舒张支气管平滑肌的作用，并具有强心、利尿、扩张冠状动脉、兴奋呼吸中枢和呼吸肌等作用。

（1）口服给药 包括氨茶碱和控（缓）释型茶碱。用于轻至中度哮喘发作和维持治疗。口服控（缓）释型茶碱后昼夜血药浓度平稳，平喘作用可维持12~24小时，尤适用于夜间哮喘症状的控制。

（2）静脉给药 氨茶碱加入葡萄糖溶液中，缓慢静脉注射，注射速度不宜超过0.25mg/（kg·min）或静脉滴注，适用于哮喘急性发作且近24小时内未用过茶碱类药物的患者。负荷剂量为4~6mg/kg，维持剂量为0.6~0.8mg/（kg·min）。

5. 抗胆碱药物的应用 可阻断节后迷走神经传出支，通过降低迷走神经张力而舒张支气管。溴化异丙托品溶液的常用剂量为50~125μg，每天3~4次（经雾化泵吸入）或20~40μg，每天3~4次（经pMDI吸入）。

6. 抗IgE治疗 抗IgE单克隆抗体可应用于血清IgE水平增高的哮喘患者。目前它主要用于经过吸入糖皮质激素和LABA联合治疗后症状仍未控制的严重哮喘患者。

7. 变应原特异性免疫疗法（SIT） 通过皮下给予常见吸入变应原提取液（如尘螨、猫毛、豚草等），可减轻哮喘症状和降低气道高反应性，适用于变应原明确但难以避免的哮喘患者。

8. 其他治疗哮喘药物

（1）抗组胺药物 口服第二代抗组胺药物（H_1受体拮抗剂），如酮替芬、氯雷他定、阿司咪唑、特非那丁等具有抗变态反应作用，在哮喘治疗中的作用较弱，可用于伴有变应性鼻炎哮喘患者的治疗。

（2）其他口服抗变态反应药物 应用于轻至中度哮喘的治疗，如曲尼司特、瑞吡司特等。

（3）可能减少口服糖皮质激素剂量的药物 包括口服免疫调节剂（甲氨蝶呤、环孢素、金制剂等）、某些大环内酯类抗生素和静脉应用免疫球蛋白等。

（二）治疗

1. 长期治疗方案 哮喘的治疗应以患者病情严重程度为基础，根据其控制水平类别选择适当的治疗方案。哮喘患者长期治疗方案分为5级。

根据哮喘病情控制分级制订治疗方案

治疗方案	第1级	第2级	第3级	第4级	第5级
哮喘教育、环境控制	哮喘教育、环境控制	哮喘教育、环境控制	哮喘教育、环境控制	哮喘教育、环境控制	哮喘教育、环境控制
短效β₂受体激动剂	按需使用短效β₂受体激动剂	按需使用短效β₂受体激动剂	按需使用短效β₂受体激动剂	按需使用短效β₂受体激动剂	按需使用短效β₂受体激动剂
控制性药物	不需使用	选用1种	选用1种	加用1种或以上	加用1种或2种
		低剂量ICS	低剂量ICS加LABA	中高剂量ICS加LABA	最小剂量糖皮质激素
		白三烯调节剂	中高剂量ICS	白三烯调节剂	抗IgE治疗
			低剂量ICS加白三烯调节剂	缓释茶碱	
			低剂量ICS加缓释茶碱		

注：ICS为吸入糖皮质激素。

对以往未经规范治疗的初诊哮喘患者可选第2级治疗方案，哮喘患者症状明显应直接选择第3级治疗方案。

如果使用该分级治疗方案不能使哮喘得到控制，治疗方案应该升级直至达到哮喘控制为止。当哮喘控制并维持至少3个月后，治疗方案可考虑降级。

2. 急性发作的处理 取决于发作的严重程度以及对治疗的反应。治疗目的在于尽快缓解症状，解除气流受限和低氧血症，同时还需要制订长期治疗方案以预防再次急性发作。

（1）识别高危患者

1）曾经有过气管插管和机械通气的濒于致死性哮喘的病史；

2）在过去1年中因为哮喘而住院或看急诊；

3）正在使用或最近刚刚停用口服激素；

4）目前未使用吸入激素；

5）过分依赖速效β_2受体激动剂，特别是每月使用沙丁胺醇（或等效药物）超过1支的患者；

6）有心理疾病或社会心理问题，包括使用镇静剂；

7）有对哮喘治疗计划不依从的历史。

（2）轻度和部分中度急性发作 可以在家庭中或社区中治疗。

1）主要治疗措施：重复吸入速效β_2受体激动剂，在第1小时每20分钟吸入2~4喷。随后根据治疗反应，轻度急性发作可调整为每3~4小时2~4喷，中度急性发作每1~2小时6~10喷。如果对吸入性β_2受体激动剂反应良好（呼吸困难显著缓解，PEF占预计值>80%或个人最佳值，且疗效维持3~4小时），通常不需要使用其他药物。

2）糖皮质激素：在控制性治疗基础上发生的急性发作，应尽早口服激素如泼尼松龙0.5~1mg/kg或等效剂量的其他激素。

（3）部分中度和所有重度急性发作的治疗

1）氧疗。

2）速效β_2受体激动剂：初始治疗时连续雾化给药，随后根据需要间断给药（每4小时1次）。联合使用β_2受体激动剂和抗胆碱能制剂（如异丙托溴铵）能够取得更好的支气管舒张作用。

3）茶碱：其支气管舒张作用弱于SABA，不良反应较大，应谨慎使用。对规则服用茶碱缓释制剂的患者，静脉使用茶碱应尽可能监测茶碱血药浓度。

4）糖皮质激素：尽早使用全身激素，特别是对速效β_2受体激动剂初始治疗反应不完全或疗效不能维持，以及在口服激素基础上仍然出现急性发作的患者。

用法：泼尼松龙30~50mg或等效的其他激素，每日单次给药。严重的急性发作或口服激素不能耐受时，可采用静脉注射或滴注，如甲基泼尼松龙80~160mg，或氢化可的松400~1000mg分次给药。静脉使用激素2~3天，继之口服激素3~5天。

5）机械通气：机械通气指征：意识改变、呼吸肌疲劳、$PaCO_2 \geq 45mmHg$（$1mmHg = 0.133kPa$）等。可先采用经鼻（面）罩无创机械通气，若无效应及早行气管插管机械通气。哮喘急性发作机械通气需要较高的吸气压，可使用适当水平的呼气末正压（PEEP）治疗。

大多数哮喘急性发作并非由细菌感染引起，应严格控制抗菌药物的使用指征，除非有细菌感染的证据，或属于重度或危重哮喘急性发作。

（三）控制水平的分级

控制水平分级表

	完全控制 （满足以下所有条件）	部分控制 （在任何1周内出现以下 1~2项特征）	未控制 （在任何1周内）
白天症状	无（或≤2次/周）	>2次/周	
活动受限	无	有	
夜间症状/憋醒	无	有	出现3项或3项以上部分控制特征
需要使用缓解药的次数	无（或≤2次/周）	>2次/周	
肺功能 （PEF或FEV_1）	正常或≥正常预计值（或本人最佳值）的80%	<正常预计值（或本人最佳值）的80%	
急性发作	无	≥每年1次	在任何1周内出现1次

要点七 中医辨证论治

(一) 发作期

1. 寒哮证

证候：呼吸急促，喉中哮鸣有声，胸膈满闷如塞，咳不甚，咯吐不爽，痰稀薄色白，面色晦滞，口不渴或渴喜热饮，天冷或受寒易发，形寒畏冷，初起多兼恶寒、发热、头痛等表证，舌苔白滑，脉弦紧或浮紧。

治法：温肺散寒，化痰平喘。

方药：射干麻黄汤加减。

哮久阳虚，发作频繁，发时喉中痰鸣如鼾，气短不足以息，咳痰清稀，面色苍白，汗出肢冷，舌淡苔白，脉沉细者，当温阳补虚，加用附子、补骨脂等温补肾阳。

2. 热哮证

证候：气粗息涌，咳呛阵作，喉中哮鸣，胸高胁胀，烦闷不安，汗出，口渴喜饮，面赤口苦，咳痰色黄或色白，黏浊稠厚，咳吐不利，舌质红，苔黄腻，脉滑数或弦滑。

治法：清热宣肺，化痰定喘。

方药：定喘汤加减。

(二) 缓解期

1. 肺虚证

证候：喘促气短，语声低微，面色㿠白，自汗畏风，咳痰清稀色白，多因气候变化而诱发，发前喷嚏频作，鼻塞流清涕，舌淡苔白，脉细弱。

治法：补肺固卫。

方药：玉屏风散加减。

2. 脾虚证

证候：倦怠无力，食少便溏，面色萎黄无华，痰多而黏，咳吐不爽，胸脘满闷，恶心纳呆，或食油腻易腹泻，每因饮食不当而诱发，舌质淡，苔白滑或腻，脉细弱。

治法：健脾化痰。

方药：六君子汤加减。

3. 肾虚证

证候：平素息促气短，呼多吸少，动则为甚，形瘦神疲，心悸，腰酸腿软，劳累后哮喘易发，或面色苍白，畏寒肢冷，自汗，舌淡苔白，质胖嫩，脉沉细；或颧红，发热，汗出黏手，舌红少苔，脉细数。

治法：补肾纳气。

方药：金匮肾气丸或七味都气丸加减。

细目三 肺炎

肺炎是由细菌、病毒、真菌、支原体、衣原体、立克次体、寄生虫等病原微生物或放射线、化学因素、免疫损伤、过敏及药物等引起的终末气道、肺泡腔及肺间质的炎症。主要表现为寒战、高热、咳嗽、咳痰、胸痛、呼吸困难等。

本病归属于中医学"咳嗽""喘证""肺炎喘嗽"等范畴。

要点一 西医病因、发病机制和病理

(一) 病因、发病机制

(1) 肺炎链球菌 当受寒、疲劳、醉酒或病毒感染后，由于呼吸道防御功能受损，大量肺炎链球菌被吸入下呼吸道，并在肺泡内繁殖而导致肺炎。

(2) 葡萄球菌 有金黄色葡萄球菌（简称金葡菌）和表皮葡萄球菌两类。通过呼吸道感染引起肺炎，也可经血行播散感染。毒素与酶是其主要致病物质，具有溶血、坏死、杀伤白细胞及血管痉挛的作用。金黄色葡萄球菌是化脓性感染的主要原因。

(二) 病理

1. 肺炎链球菌肺炎 多呈大叶性或肺段性分布。病理变化可分为四期：早期为充血期，表现为肺组织充血、扩张、水肿和浆液性渗出；继而为红色肝变期，肺泡内有大量中性粒细胞、吞噬细胞及红细胞的渗出；进而为灰色肝变期，大量白细胞纤维蛋白渗出；最后为消散期，纤维蛋白性渗出物溶解、吸收，肺泡重新充气。病变消散后肺组织可完全恢复正常，极个别患者肺泡内纤维蛋白吸收不完全而形成机化性肺炎。

2. 葡萄球菌肺炎 常呈大叶性分布，肺组织可有肺叶或肺段化脓性炎症或多发性脓肿，炎症和脓肿消散后，可形成肺大泡或囊状气肿，气肿破溃可形成气胸或脓气胸。

● **要点二 中医病因病机**

本病的病因包括劳倦过度，或寒温失调，起居不慎，卫外功能减弱，暴感外邪犯肺等。

1. 邪犯肺卫 邪犯肺卫，邪正相争则发热、恶寒；肺失宣肃则咳嗽、咳痰。

2. 痰热壅肺 热邪炽盛，灼津炼液成痰，痰热壅肺，肺络受损，清肃失司，则咳痰黄稠，或带锈色。

3. 热闭心神 热毒炽盛，内扰心神，则烦躁不安；热闭心神，则神昏谵语，或昏聩不知。

4. 阴竭阳脱 邪热内闭，阳郁不达；或因阳旺邪盛，邪正剧争，正气溃败，骤然外脱，则阴津失其内守，阳气不能外固，终成阴阳离决、阴竭阳脱之危候。

5. 正虚邪恋 邪气稽留，耗伤气血阴阳。气虚则温煦推动无力，故咳嗽声低，气短神疲；阴虚火旺，则身热，手足心热，自汗或盗汗；阳虚则胸阳不振，故心胸烦闷。

本病属外感病，病位在肺，与心、肝、肾关系密切。病分虚、实两类，以实者居多。外邪内侵，邪郁于肺，化热、生痰、酿毒，三者互结于肺，发为本病。外邪或入里化热，或痰热壅盛，或热闭心神。治疗得当，邪退正复，可见热病恢复期阴虚内扰之低热、手足心热或口干舌燥之证候。若风温热邪，久羁不解，易深入下焦，下竭肝肾，导致真阴欲竭，气阴两伤。

● **要点三 临床表现**

(一) 肺炎链球菌肺炎

1. 症状 寒战，发热，胸痛，咳嗽，咳痰，呼吸困难。

2. 体征 ①早期肺部无明显异常体征，仅有呼吸幅度减小、叩诊轻度浊音、听诊呼吸音减低和胸膜摩擦音。②肺实变时有叩诊呈浊音、听诊语颤增强和支气管呼吸音等典型体征。消散期可闻及湿啰音。③病变累及胸膜时可有胸膜摩擦音。

(二) 葡萄球菌肺炎

1. 症状 ①院外感染起病较急，寒战、高热、胸痛、咳嗽、咳脓痰、痰带血丝或呈粉红色乳状，常有进行性呼吸困难、发绀。②院内感染起病稍缓慢，亦有高热、脓痰，老年人症状多不典型。

2. 体征 早期可无体征；病情发展可出现两肺散在湿啰音；病变较大或融合时可有肺实变体征。

● **要点四 实验室检查及其他检查**

1. 周围血象检查 大多数细菌性肺炎，血中白细胞总数可增高，以中性粒细胞增加为主，通常有核左移或细胞内出现毒性颗粒。葡萄球菌肺炎可有贫血表现。

2. 病原体检查

(1) 痰涂片 在抗菌药物使用前具有临床意义。

(2) 培养 可做痰、呼吸道分泌物及血培养，以鉴别和分离出致病菌株。

3. X线检查

(1) 肺炎链球菌肺炎 早期仅见肺纹理增粗或受累的肺段、肺叶稍模糊，随病情进展可见大片炎症浸润阴影或实变影，沿大叶、肺段或亚肺段分布，实变阴影中可见支气管充气征。肋膈角可有少量胸腔积液。消散期可见散在的大小不一的片状阴影，继而变成条索状阴影，最后完全消散。

(2) 葡萄球菌肺炎 X线表现具有特征性，其一为肺段或肺叶实变，其内有空洞，或小叶状浸润中出现单个或多发的液气囊腔。另一特征为X线阴影的易变性，表现为某处炎性阴影消失而在另一部位出现新的病灶，或单一病灶融合成大片阴影。痊愈后肺部阴影几乎完全消散，少数遗留条索状或肺纹理增粗、增多等。

要点五 诊断与鉴别诊断

（一）诊断要点

根据病史、症状和体征，结合X线检查和痰液、血液检查，不难做出明确诊断。病原菌检测是确诊各型肺炎的主要依据。

（二）鉴别诊断

肺炎的鉴别诊断包括不同病原菌引起的肺炎之间的鉴别诊断和肺炎与其他肺部疾病的鉴别诊断。

1. 各型肺炎 革兰阳性球菌引起的肺炎多发生于青壮年，以院外感染多见。革兰阴性杆菌引起的肺炎常发生于体弱、患慢性病及免疫缺陷患者，以院内感染较多见，多起病急骤，症状较重。病毒、支原体等引起的肺炎，临床表现较轻，白细胞计数增高不显著。痰液病原体分离和血清免疫学试验有助于鉴别诊断。

2. 肺结核 其临床表现与肺炎链球菌肺炎相似，但肺结核有潮热、盗汗、消瘦、乏力等结核中毒症状，痰中可找到结核杆菌。X线见病灶多在肺尖或锁骨上下，密度不均匀，久不消散，可形成空洞和肺内播散。一般抗炎治疗无效。而肺炎链球菌肺炎经抗感染药物治疗后，体温多能很快恢复正常，肺内炎症吸收较快。

3. 急性肺脓肿 早期临床表现与肺炎链球菌肺炎相似。随病程进展，以咳出大量脓臭痰为特征。X线可见脓腔及液平，不难鉴别。

4. 肺癌 少数周围型肺癌的X线影像与肺炎相似，但肺癌通常无显著急性感染中毒症状，周围血中白细胞计数不高，若痰中发现癌细胞则可确诊。当肺癌伴发阻塞性肺炎时，经抗生素治疗炎症虽可消退，但肿瘤阴影反而明显，或可见肺门淋巴结肿大、肺不张。如某一肺段反复发生炎症且不易消散，要警惕肺癌的发生。X线体层、CT检查、纤维支气管镜、反复痰脱落细胞学检查等有辅助意义。

5. 其他 肺炎伴剧烈胸痛时，应与渗出性胸膜炎、肺动脉栓塞相鉴别。肺动脉栓塞常有下肢深静脉血栓形成的基础，发病前无上呼吸道感染史，以咯血较多见，甚者晕厥，呼吸困难明显，相关的体征和X线影像有助于诊断。

另外，下叶肺炎可能出现腹部症状，应注意与急性胆囊炎、膈下脓肿、阑尾炎等相鉴别。

要点六 西医治疗

（一）一般治疗

注意休息，保持室内空气流通，注意隔离消毒，预防交叉感染。要保证病人有足够蛋白质、热量和维生素的摄入。鼓励饮水，轻症患者不需常规静脉输液。重症患者要积极治疗，监测神志、体温、呼吸、心率、血压及尿量等，防止可能发生的休克。

（二）病因治疗

尽早应用抗生素是治疗感染性肺炎的首选治疗手段。一经诊断，留取痰标本后，即应予抗生素治疗，不必等待细菌培养结果。疗程为5~7天，或在退热后3天停药，或由静脉用药改为口服，维持数月。

1. 肺炎链球菌肺炎 首选青霉素G。对青霉素过敏者，可用大环内酯类，如红霉素或罗红霉素，亦可用喹诺酮类药物口服或静脉滴注。对耐药或重症患者可改用头孢噻肟钠、头孢唑啉钠等头孢菌素类。对多重耐药菌株感染者可用万古霉素。

2. 葡萄球菌肺炎 由于金黄色葡萄球菌对青霉素G耐药菌株的增多，现多选用耐青霉素酶的半合成青霉素或头孢菌素，常用药物有头孢呋辛、头孢噻吩、苯唑西林钠等。如联合氨基糖苷类有更好疗效。严重病例或甲氧西林耐药菌株（MR-SA）者，可选用万古霉素、替考拉宁等。疗程不定，金葡萄球菌肺炎无并发症者，疗程至少10~14天，有空洞病灶和脓胸的治疗4~6周。

（三）支持疗法

1. 咳嗽、咳痰 咳嗽剧烈时，可适当用止咳化痰药物，必要时可酌情给予小剂量可待因镇咳，但次数不宜过多。伴喘憋严重者，可用异丙肾上腺素及α-糜蛋白酶雾化吸入，亦可用舒喘灵口服或雾化吸入，或口服氨茶碱，重者还可静滴氢化可的松。肺炎咳嗽有痰者，一般祛痰剂即可达到减轻咳嗽的作用，而不用镇咳剂。咳嗽无痰，特别是因咳嗽引起呕吐或严重影响睡眠者可服用中枢性镇咳剂。

2. 发热 尽量少用阿司匹林或其他解热药，以免过度出汗、脱水及干扰热型观察。高热不退者可用物理降温，或服用阿司匹林、扑热息痛等解热镇痛药。鼓励患者多饮水，轻症患者不需常规静脉输液。确有失液者，如因发热使水分及盐类缺失较多，可适当输注糖盐水。

3. 其他 剧烈胸痛者，可酌用少量镇痛药，如可待因。中等或重症患者（$PaO_2 < 60mmHg$ 或有发绀）应给氧。腹胀、鼓肠可用腹部热敷及肛管排气。若有明显麻痹性肠梗阻或胃扩张，应暂时禁食、禁饮，予以胃肠减压，直至肠蠕动恢复。烦躁不安、谵妄、严重失眠者酌用地西泮（安定）5mg 或水合氯醛 1～1.5g 等镇静剂，禁用抑制呼吸的镇静药。

（四）感染性休克的治疗

1. 控制感染 感染是休克的直接原因，只有有效地控制感染，才有可能逆转休克。抗生素使用要注意早期、足量、联合用药，最好按药物敏感试验结果选择抗生素。诊断明确者，可加大抗生素剂量或缩短给药时间。对病因不明的严重感染，首先选用广谱的强力抗菌药物，足量、联合用药，待病原菌明确以后再适当调整。

2. 补充血容量 扩容治疗是抗休克的基本方法。一般先给低分子右旋糖酐 500～1000mL/d 和生理盐水、葡萄糖盐水等以维持有效血容量。

3. 纠正酸中毒 休克时常伴有代谢性酸中毒，使心肌收缩力减弱，心输出量下降，毛细血管通透性增加而促使液体外渗，加重有效循环量的不足，同时降低机体对血管活性药物的效应，需要及时纠正。轻症常选用 5% 碳酸氢钠 100～250mL 静滴。

4. 血管活性药物的应用 在输液的同时，加用诸如多巴胺、异丙肾上腺素、间羟胺（阿拉明）等血管活性药物，能够帮助恢复血压，使收缩压维持在 90～100mmHg，以保证重要器官的血液供应。血管活性药物必须在补充血容量的情况下应用，以避免因小血管强烈收缩引起组织灌流减少。

5. 糖皮质激素的应用 对病情危重、全身毒血症严重的患者，在强大的抗生素的支持下，可短期（3～5天）静脉滴注氢化可的松 100～200mg 或地塞米松 5～10mg，以促使休克好转。

6. 纠正水、电解质和酸碱紊乱 休克状态下患者容易出现钾、钠、氯紊乱以及酸、碱中毒，需要及时纠正。

（五）局部治疗

1. 雾化吸入 将抗菌药物和液体混合，通过超声雾化器吸入雾化微粒，直接到达气管－支气管－肺泡，以控制炎症和感染。

2. 局部灌注 通常采用支气管肺泡灌洗术（BAL）治疗难治性肺炎、重症肺炎合并呼吸衰竭的患者。

● 要点七 中医辨证论治

1. 邪犯肺卫证

证候：发病初起，咳嗽咳痰不爽，痰色白或黏稠色黄，发热重，恶寒轻，无汗或少汗，口微渴，头痛，鼻塞，舌边尖红，苔薄白或微黄，脉浮数。

治法：疏风清热，宣肺止咳。

方药：三拗汤或桑菊饮加减。

2. 痰热壅肺证

证候：咳嗽，咳痰黄稠或咳铁锈色痰，呼吸气促，高热不退，胸膈痞满，按之疼痛，口渴烦躁，小便黄赤，大便干燥，舌红苔黄，脉洪数或滑数。

治法：清热化痰，宽胸止咳。

方药：麻杏石甘汤合千金苇茎汤加减。

3. 热闭心神证

证候：咳嗽气促，痰声辘辘，烦躁，神昏谵语，高热不退，甚则四肢厥冷，舌红绛，苔黄而干，脉细滑数。

治法：清热解毒，化痰开窍。

方药：清营汤加减。

4. 阴竭阳脱证

证候：高热骤降，大汗肢冷，颜面苍白，呼吸急迫，四肢厥冷，唇甲青紫，神志恍惚，舌淡青紫，脉微欲绝。

治法：益气养阴，回阳固脱。

方药：生脉散合四逆汤加减。

5. 正虚邪恋证

证候：干咳少痰，咳嗽声低，气短神疲，身热，手足心热，自汗或盗汗，心胸烦闷，口渴欲饮或虚烦不眠，舌红，苔薄黄，脉细数。

治法：益气养阴，润肺化痰。

方药：竹叶石膏汤加减。

细目四 肺结核

肺结核是由结核分枝杆菌引起的肺部感染。本病多呈慢性过程，以低热、盗汗、消瘦、乏力、食欲不振等全身中毒症状及咳嗽、咯血、呼吸困难、胸痛等呼吸系统症状为主要表现。

本病归属于中医学"肺痨"范畴。

● 要点一 西医病因、病理、发病机制

（一）病因

1. 病原学：由结核分枝杆菌引起。
2. 传播途径：主要通过呼吸道传染。排菌的肺结核患者是主要传染源，尤其是痰涂片阳性、未经治疗者的痰液。次要感染途径是消化道。其他如皮肤、泌尿生殖系统等也能够引起感染，但很少见。
3. 人群易感性。

（二）病理及发病机制

结核病的基本病理变化是炎性渗出、增生和干酪样坏死。结核病的病理过程特点是破坏与修复常同时进行，故上述三种病理变化多同时存在，也可以某一种变化为主，而且可相互转化。这主要取决于结核分枝杆菌的感染量、毒力大小以及机体的抵抗力和变态反应状态。①以渗出为主的病变主要出现在结核性炎症初期或病变恶化复发时，可表现为局部中性粒细胞浸润，继之由巨噬细胞及淋巴细胞取代。②以增生为主的病变表现为典型的结核结节，直径约为0.1mm，数个结核结节融合后肉眼能见到，由淋巴细胞、上皮样细胞、朗格汉斯巨细胞以及成纤维细胞组成。其中上皮样细胞呈多角形，由巨噬细胞吞噬结核分枝杆菌后体积变大而形成，染色呈淡伊红色；朗格汉斯巨细胞则是大量上皮样细胞互相聚集融合形成的多核巨细胞；结核结节的中间可出现干酪样坏死。以增生为主的病变发生在机体抵抗力较强、病变恢复阶段。③以干酪样坏死为主的病变多发生在结核分枝杆菌毒力强、感染菌量多、机体超敏反应增强、抵抗力低下的情况。干酪坏死病变镜检为红染无结构的颗粒状物，含脂质多，肉眼观察呈淡黄色，状似奶酪，故称干酪样坏死。

● 要点二 中医病因病机

本病的中医病因，一为外因感染，"痨虫"袭肺；一为内伤体虚，气血不足，阴精耗损。"痨虫"袭肺是本病发病不可缺少的外因；正虚则是引起发病的主要内因。正气虚弱，"痨虫"乘虚袭肺，肺体受损，肺阴耗伤，肺失清肃而发生肺痨咳嗽，伤阴动血，则见咯血、潮热、盗汗。

1. 肺阴亏损 痨虫腐蚀肺叶，肺体受损，肺阴耗伤，肺失清肃而咽干咳嗽，痰中带血等。

2. 阴虚火旺 伤阴动血损伤肺中络脉，则发生咯血；阴虚火旺，灼津外泄，则出现潮热、盗汗。

3. 气阴耗伤 脾虚不能运化水谷精微上输以养肺，则肺气益虚，土不生金，终致肺脾同病，同时有疲乏、食少、便溏等症状。

4. 阴阳两虚 阴伤气耗，或阴虚不能化气则致气阴两虚；阴损及阳而见阴阳两虚之候。

本病病位在肺，与脾、肾两脏的关系最为密切，同时也可涉及心、肝。基本病机以阴虚为主，并可导致气阴两虚，甚则阴损及阳。一般来说，初起肺体受损，肺阴耗伤，肺失滋润，表现为肺阴亏损之候；继则肺肾同病，兼及心肝，而致阴虚火旺；或因肺脾同病，导致气阴两伤。后

期肺、脾、肾三脏交亏，阴损及阳，可出现阴阳俱损的严重局面。

● 要点三　临床表现

（一）症状

1. 全身症状　发热为肺结核最常见的全身性中毒症状，表现为长期低热，多见于午后，可伴乏力、盗汗、食欲减退、体重减轻、面颊潮红、妇女月经失调等。当肺部病灶急剧进展播散时，可有高热，多呈稽留热或弛张热。

2. 呼吸系统症状

（1）咳嗽、咳痰　早期可有干咳或有少量黏液痰，如继发感染则痰呈脓性。

（2）咯血　可见于半数患者。痰中带血是因病灶炎性反应使毛细血管扩张所致；若小血管破损或空洞的血管瘤破裂可引起中到大量咯血。咯血易引起结核病灶播散，如伴有持续高热则为有力佐证。

（3）胸痛　炎症波及壁层胸膜时可引起相应部位的刺痛，随呼吸和咳嗽加重。

（4）呼吸困难　慢性重症肺结核时，肺功能受损或胸膜广泛粘连，胸廓活动受限，可出现渐进性呼吸困难。并发气胸或大量胸腔积液时，则呼吸困难可急骤加重。

3. 体征

（1）早期病灶小，多无异常体征。若病变范围较大，叩诊呈浊音，听诊可闻及病理性支气管呼吸音（管状呼吸音）和细湿啰音。因肺结核好发于上叶尖后段和下叶背段，故锁骨上下、肩胛间区闻及湿啰音对诊断有极大帮助。

（2）空洞性病变位置表浅而引流支气管通畅时有支气管呼吸音或伴湿啰音；巨大空洞可出现带金属调空瓮音。

（3）当病变广泛纤维化或胸膜增厚粘连时有患侧胸廓下陷、肋间变窄、气管移位与叩浊，而对侧可有代偿性肺气肿体征。

4. 特殊表现

（1）过敏反应　如结核性风湿症，表现为多发性关节炎、结节性红斑等，与结核引起的全身过敏反应有关。其他过敏反应表现为类白塞病、滤泡性结膜角膜炎等。

（2）无反应肺结核（亦称结核败血症）呈急性暴发起病，有高热、食欲不振、腹痛、腹泻、腹水、黄疸、脑膜刺激征等，而缺乏呼吸系统表现。

5. 并发症　常见并发症有气胸、支气管扩张症、脓胸和慢性肺源性心脏病。干酪性病灶破溃或肺结核继发阻塞性肺气肿常并发气胸，偶见血行播散型肺结核。

● 要点四　实验室检查及其他检查

1. 结核分枝杆菌检查　是确诊肺结核病的主要方法，也是制订化疗方案和考核治疗效果的主要依据。每一个有肺结核可疑症状或肺部有异常阴影的患者都必须查痰。

（1）痰标本的收集　肺结核患者的排菌具有间断性和不均匀性特点，传染性患者查一次痰也许查不出，所以要多次查痰。

（2）痰涂片检查　是简单、快速、易行和可靠的方法，但欠敏感。每毫升痰中至少含5000～10000个细菌时可呈阳性结果。常采用的是齐-尼（Ziehl-Neelsen）染色法。

（3）培养法　结核分枝杆菌培养为痰结核分枝杆菌检查提供准确可靠的结果，常作为结核病诊断的金标准，同时也为药物敏感性测定和菌种鉴定提供菌株。

（4）药物敏感性测定　主要为临床耐药病例的诊断、制订合理的化疗方案以及流行病学监测提供依据。

（5）其他检测技术　如PCR、核酸探针检测特异性DNA片段、色谱技术检测结核硬脂酸和分枝菌酸等菌体特异成分以及采用免疫学方法检测特异性抗原和抗体等。

2. 影像学检查　胸部X线检查是早期诊断肺结核的主要方法。胸部CT有助于发现微小或隐蔽区病变及孤立性结节的鉴别诊断。

（1）原发型肺结核。X线典型特征有原发灶、淋巴管炎和肺门或纵隔肿大的淋巴结组成的哑铃状病灶。

（2）急性血行播散型肺结核。在胸片上呈现分布均匀、大小密度相近的粟粒状阴影。

（3）继发型肺结核的常见 X 线表现包括：①浸润性病灶。②干酪样病灶。③空洞。④纤维钙化的硬结病灶。

（4）胸部 CT 检查可发现微小或隐蔽病灶，了解病变范围及组成。

3. 结核菌素（简称结素）试验 是诊断有无结核感染的参考指标。广泛应用于检出结核分枝杆菌感染，而非检出结核病。结核菌素试验对儿童、少年和青年的结核病诊断有参考意义。目前推荐使用的结素为纯蛋白衍生物（purified protein derivative，PPD），常用 0.1mL（5IU）在左前臂屈侧中上 1/3 处做皮内注射，经 48～72 小时测量皮肤硬结直径，如 ≤4mm 为阴性，5～9mm 为弱阳性，10～19mm 为阳性反应，≥20mm 或虽然 <20mm 但局部出现水泡和淋巴管炎为强阳性反应。呈强阳性反应，常表示为活动性结核病。结核菌素试验阳性反应不一定代表现在患有结核病，仅表示曾有结核感染。

4. 纤维支气管镜检查 纤维支气管镜检查常应用于支气管结核和淋巴结 - 支气管瘘的诊断。支气管结核表现为黏膜充血、溃疡、糜烂、组织增生、形成瘢痕和支气管狭窄，可以在病灶部位钳取活体组织进行病理学检查、结核分枝杆菌培养。对于肺内结核病灶，可以采集分泌物或冲洗液标本做病原体检查，也可以经支气管肺活检获取标本检查。

● **要点五　诊断与鉴别诊断**

（一）诊断

具有以下几种情况时，应考虑有肺结核的可能，并进一步检查以确诊：

1. 有与排菌肺结核患者密切接触史。
2. 起病隐匿、病程迁延，或呼吸道感染抗炎治疗无效或效果不显著。
3. 长期低热。
4. 咯血或痰中带血。
5. 肺部听诊锁骨上下及肩胛间区闻及湿啰音或局限性哮鸣音。

6. 存在结核病好发危险因素。
7. 出现结节性红斑、疱疹性角膜炎、风湿性关节炎等过敏反应表现。
8. 既往有淋巴结结核等肺外结核病史。

（二）鉴别诊断

1. 肺癌 肺癌多见于中老年嗜烟男性，常无明显毒性症状，多有刺激性咳嗽、痰中带血、胸痛及进行性消瘦。X 线胸片示癌肿呈分叶状，病灶边缘常有切迹、毛刺。结合胸部 CT 扫描、痰结核菌、脱落细胞检查及通过纤维支气管镜检查及活检等，常能及时鉴别。肺癌与肺结核并存时需注意发现。

2. 肺炎 干酪样肺炎易被误诊为肺炎球菌肺炎。典型肺炎球菌肺炎起病急骤、高热、寒战、胸痛伴气急，咳铁锈色痰，X 线征象病变常局限于一叶，抗生素治疗有效。干酪样肺炎则多有结核中毒症状，起病较慢，咳黄色黏液痰，X 线征象病变多位于右上叶，可波及右上叶尖、后段，呈云絮状、密度不均，可出现虫蚀样空洞，抗结核治疗有效，痰中易找到结核菌。

3. 肺脓肿 肺脓肿空洞与肺结核空洞易混淆，需鉴别。肺脓肿起病较急，高热，大量脓痰，痰中无结核菌，但有多种其他细菌，血白细胞总数及嗜中性粒细胞增多，抗生素治疗有效。空洞多见于肺下叶，洞内常有液平面，周围有炎性浸润。而肺结核空洞则多发生在肺上叶，空洞壁较薄，洞内很少有液平面。此外，纤维空洞性肺结核合并感染时易与慢性肺脓肿混淆，但后者痰结核菌阴性。

4. 支气管扩张症 支气管扩张症有慢性咳嗽、咳痰及反复咯血史，但痰结核菌阴性，X 线胸片多无异常发现，或仅见局部肺纹理增粗或卷发状阴影，CT 有助于确诊。

5. 慢性支气管炎 老年慢性支气管炎患者症状酷似继发型肺结核，需认真鉴别。慢性支气管炎常有慢性咳嗽、咳痰，有时少量咯血，反复发作，但无明显的全身症状。X 线检查仅有肺纹理增粗和肺气肿征象。

6. 尘肺 二氧化矽、石棉、氧化铁以及某些有机物质的吸入，可使肺X线片出现浸润阴影，其中矽肺的聚合性团块中甚至出现空洞，与结核病相似，但前者为职业性，有粉尘接触史，诊断不难。

7. 其他发热性疾病 肺结核常有不同类型的发热，临床上需要与其他发热性疾病相鉴别。

（1）伤寒 有高热、血白细胞计数减少及肝脾大等临床表现，易与急性血行播散型肺结核混淆。但伤寒热型常呈稽留热，有相对缓脉、皮肤玫瑰疹，血清伤寒凝集试验阳性，血、粪便伤寒杆菌培养阳性。

（2）败血症 起病急、寒战及弛张热型，白细胞及中性粒细胞增多，常有近期皮肤感染、疮疖挤压史或尿路、胆道等感染史，皮肤常见瘀点，病程中出现迁徙病灶或感染性休克，血或骨髓培养可发现致病菌。

（3）白血病 急性血行播散型肺结核有发热、肝脾大，起病数周后出现特异性X线表现，偶见血象呈类白血病反应或单核细胞异常增多，需与白血病鉴别。后者多有明显出血倾向，骨髓涂片及动态X线胸片随访有助于确立诊断。

（4）其他 成人支气管淋巴结核常表现为发热及肺门淋巴结肿大，应与纵隔淋巴瘤、结节病等鉴别。结核病患者结核菌素试验阳性，抗结核治疗有效。而淋巴瘤发展迅速，常有肝脾及浅表淋巴结无痛性肿大，确诊常需依赖活检。结节病通常不发热，肺门淋巴结肿大多为双侧，结核菌素试验阴性，糖皮质激素治疗有效，活检可明确诊断。

● 要点六 西医治疗

（一）抗结核化学药物治疗

1. 基本原则 治疗原则是早期、联合、适量、规则和全程使用敏感药物，其中以联合和规则用药最为重要。

2. 常用化疗药物 包括第一线杀菌药物异烟肼、利福平、链霉素和吡嗪酰胺，以及第二线抑菌药物乙胺丁醇和对氨基水杨酸钠。

（1）异烟肼（isoniazid，H或INH） 是最重要的治疗结核病的药物之一，具有杀菌作用强、价格低廉、副作用少、口服等优点。杀菌力强，不受周围环境pH值的影响，且相对低毒，能迅速穿透组织与病变，能通过血脑屏障，杀灭细胞内外代谢旺盛或代谢缓慢的结核菌。其抗菌机制是抑制结核杆菌细胞壁的主要成分（分枝菌酸）的合成。可予气管内或胸腔内给药。不良反应偶见周围神经炎、中枢神经系统中毒、肝脏损害等。

（2）利福平（rifampin，R或RFP） 其杀灭结核菌的机制在于抑制菌体的RNA聚合酶，从而阻碍mRNA的合成。对结核菌A、B、C三种菌群均有作用，常与INH联合应用。

（3）链霉素（streptomycin，S或SM） 为广谱氨基苷类抗生素，对结核菌有杀菌作用，能干扰结核菌的酶活性，阻碍蛋白质合成。此药对细胞内的结核菌作用较小。主要不良反应为第8对颅神经损害，表现为眩晕、耳鸣、耳聋，严重者应及时停药，听力障碍及肝肾功能严重减损者不宜使用。

（4）吡嗪酰胺（pyrazinamide，Z或PZA） 能进入细胞内特别是巨噬细胞内酸性环境中杀灭结核菌，对减少远期复发率起重要作用。偶见高尿酸血症、关节痛、胃肠不适及肝肾损害。

（5）乙胺丁醇（ethambutol，E或EMB） 为抑菌药，可延缓结核菌对其他抗结核药物耐药性的出现。成人每日0.75~1.0g（15~20mg/kg），儿童每日15mg/kg，可与异烟肼、利福平同时顿服；隔日用药：成人为1.0g（体重<50kg）或1.25g（体重≥50kg）。不良反应很少。剂量过大时可引起球后视神经炎、视力减退等，停药后能恢复。

（6）对氨基水杨酸钠（sodium para-aminosalicylate，P或PAS） 为抑菌药，可以延缓对其他抗结核药物的耐药性。不良反应有胃肠道反应，严重者应停药。

3. 化疗方法

（1）初治涂阳肺结核治疗方案（含初治涂阴有空洞形成或粟粒型肺结核）

1）每日用药方案：2HRZE/4HR，包括强化期两个月（异烟肼、利福平、吡嗪酰胺和乙胺丁醇，每日1次）和巩固期4个月（异烟肼、利福平，每日1次）。

2）间歇用药方案：$2H_3R_3Z_3E_3/4H_3R_3$，包括强化期两个月（异烟肼、利福平、吡嗪酰胺和乙胺丁醇，隔日1次或每周3次）和巩固期4个月（异烟肼、利福平，隔日1次或每周3次）。

(2) 复治涂阳肺结核治疗方案

1）每日用药方案：$2HRZSE/4\sim6HRE$，包括强化期两个月（异烟肼、利福平、吡嗪酰胺、链霉素和乙胺丁醇，每日1次）和巩固期$4\sim6$个月（异烟肼、利福平和乙胺丁醇，每日1次）。巩固期治疗4个月时，痰菌未转阴，可继续延长治疗期2个月。

2）间歇用药方案：$2H_3R_3Z_3S_3E_3/6H_3R_3E_3$，包括强化期两个月（异烟肼、利福平、吡嗪酰胺、链霉素和乙胺丁醇，隔日1次或每周3次）和巩固期6个月（异烟肼、利福平和乙胺丁醇，隔日1次或每周3次）。

(3) 初治涂阴肺结核治疗方案

1）每日用药方案：$2HRZ/4HR$，包括强化期两个月（异烟肼、利福平、吡嗪酰胺，每日1次）和巩固期4个月（异烟肼、利福平，每日1次）。

2）间歇用药方案：$2H_3R_3Z_3/4H_3R_3$，包括强化期两个月（异烟肼、利福平、吡嗪酰胺，隔日1次或每周3次）和巩固期4个月（异烟肼、利福平，隔日1次或每周3次）。

上述间歇方案为我国结核病防治规划所采用，但必须采用全程督导化疗管理，以保证患者不间断地规律用药。

4. 疗效判定 以痰结核菌持续3个月转阴为主要指标。X线检查病灶吸收、硬结为第2指标。临床症状在系统治疗数周后即可消失，因此不能作判定疗效的决定指标。

5. 化疗失败原因与对策 疗效结束时痰菌未能转阴，或在疗程中转阴，X线显示的病灶未能吸收、稳定或恶化，说明化疗失败。其重要原因多为化疗方案不合理，未规律用药或停药过早，或者细菌耐药，机体免疫力低下等。为了避免失败，化疗方案必须正确拟订，患者在督导下坚持早期、适量、规律、全程联用敏感药物。只有在严重不良反应或证实细菌已耐药的情况下，才能由医生停药，改换新的化疗方案。新方案应包含两种以上敏感药物。

(二) 糖皮质激素的应用

在一般情况下不用糖皮质激素治疗，因其并无制菌作用，而能抑制机体免疫力，单独应用可促使结核病变扩散。若毒性症状过于严重，可在使用有效抗结核药物的同时，加用糖皮质激素，以减轻炎症和变态反应，促使渗液吸收，减少纤维组织形成和胸膜粘连的发生。毒性症状减退后，激素剂量递减，至$6\sim8$周停药。适应证为急性粟粒型肺结核、干酪性肺炎、急性结核性渗出性胸膜炎等。

(三) 对症治疗

1. 发热、盗汗等毒性症状 在有效抗结核治疗$1\sim2$周内多可消失，通常不必特殊处理；但高热时可给小量退热药口服或物理降温等；盗汗甚者可于睡前服阿托品0.3mg。

2. 咳嗽、咳痰 可不必用药，但剧烈干咳时可服喷托维林25mg或可待因$15\sim30$mg；痰多黏稠者可用稀化痰液的药物。

3. 痰中带血或小量咯血 以对症治疗为主，常用的止血药物有维生素K、卡巴克络（安络血）等。中等或大量咯血时应严格卧床休息，胸部放置冰袋，并配血备用。

4. 大咯血的紧急处理

(1) 一般处理 应采取患侧卧位，轻轻将气管内存留的积血咳出。患者安静休息，消除紧张情绪，必要时可用小量镇静剂、止咳剂。年老体弱、肺功能不全者，慎用强镇咳药，以免抑制咳嗽反射和呼吸中枢，使血块不能咯出，导致其发生窒息。在抢救大咯血时，应特别注意保持呼吸道的通畅。若有窒息征象，应立即取头低脚高体位，轻拍背部，以便血块排出，并尽快挖出口、咽、喉、鼻部血块。

(2) 止血药物的应用 脑垂体后叶素5U加入50%葡萄糖液40mL中，缓慢静脉推注有效；

或用 10U 加入 5% 葡萄糖液 500mL 中静脉滴注。但忌用于高血压、心脏疾病的患者及孕妇。亦可选用氨基己酸、氨甲苯酸、肾上腺素等。

（3）输血　咯血过多者，根据血红蛋白和血压测定酌情给予少量输血。

（4）局部止血　大量咯血不止者，可经纤维支气管镜确定出血部位，用浸有稀释的肾上腺素海绵压迫或填塞于出血部位止血。亦可用冷生理盐水灌洗，或在局部应用凝血酶或气囊压迫控制止血等。必要时可在明确出血部位的情况下考虑肺叶、肺段切除术。

（四）手术治疗

主要针对大于3cm的结核球与肺癌难以鉴别时、复治的单侧纤维厚壁空洞、长期内科治疗未能使痰菌阴转者，或单侧的毁损肺伴支气管扩张、已丧失功能并有反复咯血或继发感染者。

● 要点七　中医辨证论治

1. 肺阴亏损证

证候：干咳，咳声短促，咳少量白黏痰，或痰中有血丝或血点，色鲜红，胸部隐隐闷痛，低热，午后手足心热，皮肤干灼，口咽干燥，少量盗汗，舌边尖红，无苔或少苔，脉细数。

治法：滋阴润肺。

方药：月华丸加减。

2. 阴虚火旺证

证候：咳呛气急，痰少黏稠或咳少量黄痰，时时咯血，血色鲜红，午后潮热，五心烦热，骨蒸颧红，盗汗量多，心烦失眠，性急善怒，胁肋掣痛，男子梦遗失精，女子月经不调，形体日渐消瘦，舌红绛而干，苔黄或剥，脉细数。

治法：滋阴降火。

方药：百合固金汤合秦艽鳖甲散加减。

3. 气阴耗伤证

证候：咳嗽无力，气短声低，咳痰清稀色白量较多，偶或带血，或咯血，血色淡红，午后潮热，伴有畏风怕冷，自汗与盗汗并见，纳少神疲，便溏，面色㿠白，舌质光淡，边有齿印，苔薄，脉细弱而数。

治法：益气养阴。

方药：保真汤加减。

4. 阴阳两虚证

证候：咳逆喘息少气，喘促气短，动则尤甚，咳痰色白，或夹血丝，血色暗淡，潮热，自汗，盗汗，声嘶或失音，面浮肢肿，心慌，唇紫肢冷，形寒或见五更泄泻，口舌生糜，大肉尽脱，男子滑精、阳痿，女子经少、经闭，舌质光淡隐紫少津，脉微细而数，或虚大无力。

治法：滋阴补阳。

方药：补天大造丸加减。

● 要点八　预防

主要是控制传染源，通过预防接种等措施保护易感人群，早期发现、隔离具有传染性患者以切断传播途径。

细目五　原发性支气管肺癌

原发性支气管肺癌简称肺癌，是最常见的肺部原发性恶性肿瘤，绝大多数起源于支气管黏膜或腺体，常有淋巴结和血行转移。肺癌早期多表现为刺激性干咳、咳痰、痰中带血等呼吸道症状，随病情进展，瘤体在胸腔内蔓延，侵犯周围组织、器官，可出现胸痛、呼吸困难、声音嘶哑、上腔静脉阻塞综合征等局部压迫症状，还可通过淋巴道、血道远处转移，晚期出现恶病质。

本病归属于中医学"肺癌""肺积""息贲"等范畴。

● 要点一　西医病因、病理及分类

（一）病因

吸烟、空气污染、职业危害、电离辐射、遗传因素、营养状况，其他如肺结核、慢性支气管炎、间质性肺纤维化等疾病及免疫功能低下、内分泌功能失调可能与肺癌的发生有一定关系。

（二）病理

1. 按解剖学分类

（1）中央型肺癌　发生在段支气管至主支气管的癌肿称为中央型肺癌，约占3/4，以鳞状上皮细胞癌和小细胞未分化癌较为多见。

（2）周围型肺癌　发生在段支气管以下的癌肿称为周围型肺癌，约占1/4，以腺癌较为多见。

2. 按组织学分类

（1）小细胞肺癌（SCLC）　又称小细胞未分化癌。恶性程度最高，较早出现肺外转移，对放疗和化疗较敏感。患者年龄较轻，多有吸烟史。多发生于肺门附近的大支气管，常侵犯管外肺实质，易与肺门、纵隔淋巴结融合成团块。癌细胞体积小，生长快，侵袭力强，远处转移早。确诊时多有血管受侵或转移，常转移至淋巴结、脑、肝、骨和肾上腺等。

（2）非小细胞肺癌（NSCLC）

1）鳞状上皮细胞癌（简称鳞癌）：为最常见的类型，多见于老年男性，多有吸烟史，以中央型肺癌多见。一般生长缓慢，转移晚，手术切除机会较多，5年生存率较高，癌组织易变性、坏死，形成空洞或脓肿，但对放疗和化疗的敏感性不如小细胞癌。

2）腺癌：女性多见，与吸烟关系不大，主要与肺组织炎性瘢痕关系密切。本型多表现为周围型。腺癌富含血管，故局部浸润和血行转移较鳞癌早。早期即可侵犯血管和淋巴管引起肝、脑、骨等远处转移，更易累及胸膜出现胸腔积液。

3）大细胞未分化癌（简称大细胞癌）：高度恶性的上皮肿瘤，可发生在肺门附近或肺边缘的亚段支气管，常有大片出血、坏死和空洞形成；较小细胞癌转移晚，手术切除机会较大。

4）其他：鳞腺癌、支气管腺体癌等。

● **要点二　中医病因病机**

本病的中医病因包括正气虚损、痰浊聚肺、情志失调、烟毒内蕴、邪毒侵肺等。在这些病因的作用和影响下，肺气失宣，郁滞不行，气不布津，聚液生痰或血瘀于内，毒聚、痰湿、血瘀、气郁交结于肺，日久成积。

1. 气滞血瘀　肺气虚弱，或他脏失调，累及肺脏；邪侵久居，留滞不去，气机不畅，致气滞血瘀，久积成癥。

2. 痰湿毒蕴　水湿失运，聚湿生痰，留于肺脏；或损伤脾胃，水湿痰浊内聚，贮于肺络，痰浊久居成毒，与外邪凝结，形成肿块。

3. 阴虚毒热　阴虚内热，虚火焦灼津液，炼液成痰，血行不畅成瘀，终至痰凝、毒瘀互结于肺。

4. 气阴两虚　肺气不足，通调失职，气不布津；肺阴不足，虚火内炽，肺络受损。

总之，肺癌病位在肺，其发生发展关乎五脏，晚期更致五脏受累，气血阴阳失调。其基本病机是由于正气虚弱，毒恋肺脏瘀阻络脉，久成癥积。后期以正虚为根本，因虚致实。其虚以阴虚、气阴两虚多见，实则不外乎气滞、血瘀、痰凝、毒聚。

● **要点三　临床表现**

1. 原发肿瘤引起的症状　咳嗽、咳痰为肺癌早期的常见症状，多为刺激性干咳或有少量黏液痰；如肿瘤导致远端支气管狭窄，表现持续性咳嗽，呈高音调金属音，为特征性阻塞性咳嗽；如继发感染时，则咳脓性痰。癌组织血管丰富，痰内常间断或持续带血，如侵及大血管可导致大咯血。如肿瘤引起支气管部分阻塞，可引起局限性喘鸣，并可有胸闷、气急等。体重下降、发热等为常见的全身症状。

2. 肿瘤局部扩展引起的症状　肿瘤侵犯胸膜或纵隔，可产生不规则钝痛；侵入胸壁、肋骨或压迫肋间神经时可致胸痛剧烈，且有定点或局部压痛，呼吸、咳嗽则加重。如肿瘤压迫大气道，可出现吸气性呼吸困难。如侵及食管可表现咽下困难，尚可引起支气管-食管瘘。如癌肿或转移性淋巴结压迫喉返神经（左侧多见），则发生声音嘶哑。如侵犯纵隔，压迫阻滞上腔静脉回流，导致上腔静脉压迫综合征，则表现头、颈、前胸部及上肢水肿淤血等。肺上沟癌（pancoast tumor）压迫颈部交感神经引起同侧霍纳（Horner）综合征（眼睑下垂、眼球内陷、瞳孔缩小、额部少汗等），或引起同侧臂丛神经压迫征。

3. 肿瘤远处转移引起的症状　如肺癌转移至脑、肝、骨、肾上腺、皮肤等组织，这些组织可出现相应的表现。右锁骨上淋巴结是肺癌常见的转移部位，可毫无症状，多位于前斜角肌区，无痛感，固定而坚硬，逐渐增大、增多并融合。

4. 肺癌的肺外表现

（1）副癌综合征　包括内分泌、神经肌肉、结缔组织、血液系统和血管的异常改变，有下列几种表现：①杵状指（趾）和肥大性骨关节病。②高钙血症。③分泌促性腺激素引起男性乳房发育。④异位促肾上腺皮质激素样分泌引起库欣（Cushing）综合征。⑤分泌抗利尿激素引起稀释性低钠血症。⑥神经肌肉综合征，包括小脑皮质变性、脊髓小脑变性、周围神经病变、重症肌无力和肌病等。

（2）类癌综合征　表现为哮鸣样支气管痉挛、阵发性心动过速、水样腹泻、皮肤潮红等。

● **要点四　实验室检查及其他检查**

1. 胸部 X 线检查　是发现肺癌的最基本方法。

（1）中央型肺癌　多为一侧肺门类圆形阴影，边缘毛糙，可有分叶或切迹。肿块与肺不张、阻塞性肺炎并存时，可呈现"S"形 X 线征象。局限性肺气肿、肺不张、阻塞性肺炎和继发性肺脓肿等则是支气管完全或部分阻塞而形成的间接征象。

（2）周围型肺癌　早期常有局限性小斑片状阴影，肿块周边可有毛刺、切迹和分叶，可见偏心性癌性空洞。

（3）细支气管-肺泡癌　有结节型和弥漫型两种表现。

2. 电子计算机体层扫描（CT）　可发现普通 X 线难以发现的病变，还能辨认有无肺门和纵隔淋巴结肿大，以及是否侵犯邻近器官。

3. 磁共振（MRI）　在明确肿瘤与大血管之间关系，以及分辨肺门淋巴结或血管阴影方面优于 CT，但它对肺门病灶分辨率不如 CT 高，也不容易发现较小的病灶。

4. 痰脱落细胞检查　是诊断肺癌的重要方法之一。

5. 纤维支气管镜检查　是诊断肺癌的主要方法，对确定病变性质、范围，明确手术指征与方式有一定帮助。

6. 病理学检查　取得病变部位组织，进行病理学检查，对肺癌的诊断具有决定性意义。

7. 放射性核素扫描检查　利用肿瘤细胞摄取放射性核素的数量与正常组织之间的差异，对肿瘤进行定位、定性诊断。

8. 开胸手术探查　若经上述多项检查仍未能明确诊断，而又高度怀疑肺癌时，可考虑行开胸手术探查。

9. 其他　肿瘤标志物检测和基因诊断，后者有助于早期诊断肺癌。

● **要点五　诊断与鉴别诊断**

对于下列情况之一的人群（特别是 40 岁以上男性长期或重度吸烟者）应提高警惕，及时进行排癌检查。

1. 刺激性咳嗽 2~3 周而抗感染、镇咳治疗无效。

2. 原有慢性呼吸道疾病，近来咳嗽性质改变者。

3. 近 2~3 个月持续痰中带血而无其他原因可以解释者。

4. 同一部位、反复发作的肺炎。

5. 原因不明的肺脓肿，无毒性症状，无大量脓痰，无异物吸入史，且抗感染治疗疗效不佳者。

6. 原因不明的四肢关节疼痛及杵状指（趾）。

7. X 线显示局限性肺气肿或段、叶性肺不张。

8. 肺部孤立性圆形病灶和单侧性肺门阴影增大者。

9. 原有肺结核病灶已稳定，而其他部位又出现新增大的病灶者。

10. 无中毒症状的、血性、进行性增多的胸腔积液者。

（二）鉴别诊断

1. 肺结核

（1）结核球　需与周围型肺癌相鉴别。结核球多见于年轻患者，可有反复血痰史，病灶多位于上叶后段和下叶背段的结核好发部位。边界清楚，边缘光滑无毛刺，偶见分叶，可有包膜，密度高，可有钙化点，周围有结核病灶。如有空洞形成，多为中心性薄壁空洞，洞壁规则，直径很少超过3cm。

（2）肺门淋巴结结核　易与中央型肺癌相混淆。肺门淋巴结结核多见于儿童或老年，有结核中毒症状，结核菌素试验多呈强阳性，抗结核治疗有效。影像学检查有助于鉴别诊断。

（3）急性粟粒型肺结核　应与弥漫性细支气管-肺泡癌相鉴别。粟粒型肺结核表现为病灶大小相等、分布均匀的粟粒样结节，常伴有全身中毒症状，抗结核治疗有效。而肺泡癌多为大小不等、分布不均的结节状播散病灶，一般无发热，可从痰中查找癌细胞。也可以做结核菌素试验加以鉴别。

2. 肺炎　肺癌阻塞性肺炎表现常与肺炎相似。肺炎起病急骤，先有寒战、高热等毒血症状，然后出现呼吸道症状，X线为云絮影，不呈段叶分布，无支气管阻塞，少见肺不张，经抗感染治疗病灶吸收迅速而完全。而癌性阻塞性肺炎呈段或叶分布，常有肺不张，吸收缓慢，炎症吸收后可见块状影。可通过纤维支气管镜检查和痰脱落细胞学等检查加以鉴别。

3. 肺脓肿　应与癌性空洞继发感染相鉴别。原发性肺脓肿起病急，伴高热，咳大量脓痰，中毒症状明显，胸片上表现为薄壁空洞，内有液平，周围有炎症改变。癌性空洞常先有咳嗽、咯血等肿瘤症状，后出现咳脓痰、发热等继发感染症状。胸片可见癌肿块影有偏心空洞，壁厚，内壁凸凹不平。

4. 炎性假瘤　本病一般认为是肺部炎症吸收不全而遗留下的圆形病灶。多有呼吸道感染史，也可有痰中带血。X线呈单发圆形、椭圆形或哑铃形，轮廓不清，密度淡而均匀，边无分叶，有长毛样改变。

● **要点六　西医治疗**

1. 手术　手术是治疗肺癌的重要方法，其适应证主要是非小细胞肺癌Ⅰ期、Ⅱ期和Ⅲ$_A$期者，仅在个别情况下，Ⅲ$_B$和Ⅳ期患者才考虑手术。Ⅰ期小细胞肺癌（T1，2N0）行肺叶切除加完整的淋巴结清扫及术后辅助化疗，其疗效优于放、化疗，其他期别的局限期小细胞肺癌手术效果不优于放、化疗。

2. 化疗　依据治疗的不同，化疗分为新辅助化疗、辅助化疗、根治性化疗、姑息性化疗等。新辅助化疗指术前化疗，通过化疗使病变可手术，同时期望通过减少微转移而提高长期生存率。辅助化疗是完全切除后的化疗，目的是减少微转移，提高长期生存率，特别是提高无瘤生存时间。根治性化疗主要用于局限期小细胞肺癌的治疗，应用足量、足疗程联合治疗，争取达到长期生存或治愈。姑息性化疗主要用于晚期肺癌，可延缓病变发展，减少患者症状，提高生存质量，延长生存时间。近年来，化疗治疗进展主要体现在注重组织学类型及与靶向治疗的联合应用。

代表性药物如培美曲塞二钠、紫杉醇、多西紫杉醇、杏西他滨、长春瑞滨、顺铂、足叶乙苷、拓扑替康、伊立替康等。

3. 放疗　对于非小细胞肺癌，放疗可以作为病灶切除术后患者的辅助治疗手段，可以作为不能行手术治疗患者的主要局部治疗方法，同时放疗也是无法治愈患者的重要的姑息性治疗方法。对于小细胞肺癌，放疗也是主要的方法之一，近期有效率在80%以上，60%左右治疗后可达到完全缓解，但远期效果差。

4. 其他治疗方法　如支气管动脉灌注化疗（BAI）；经纤维支气管镜介导或经皮肺穿刺，将抗癌药物直接注入肿瘤及腔内放疗；激光切除等。

5. 生物缓解调节剂　如干扰素、白细胞介素-2、肿瘤坏死因子、集落刺激因子等。

6. 分子靶向治疗　为21世纪治疗恶性肿瘤的热点和方向。治疗肺癌如易瑞沙（吉非替尼，Iressa）、厄勒替尼（Tarceva）、贝伐单抗（Avastin）等药物。

● **要点七　中医辨证论治**

1. 气滞血瘀证

证候：咳嗽不畅，咳痰不爽，胸胁胀痛或刺痛，面青唇暗，大便秘结，舌质暗紫或有瘀斑，脉弦或涩。

治法：活血散瘀，行气化滞。

方药：血府逐瘀汤加减。

2. 痰湿毒蕴证

证候：咳嗽，痰多，气憋胸闷，或胸胁疼痛，纳差便溏，身热尿黄，舌质暗或有瘀斑，苔厚腻，脉滑数。

治法：祛湿化痰，清热解毒。

方药：导痰汤加减。

3. 阴虚毒热证

证候：咳嗽，无痰或少痰，或有痰中带血，甚则咯血不止，心烦，少寐，手足心热，或低热盗汗，或邪热炽盛，羁留不退，口渴，大便秘结，舌质红，苔薄黄，脉细数或数大。

治法：养阴清热，解毒散结。

方药：沙参麦冬汤合五味消毒饮。

4. 气阴两虚证

证候：咳嗽无力，有痰或无痰，痰中带血，神疲乏力，时有心悸，汗出气短，口干，发热或午后潮热，手足心热，纳呆脘胀，便干或稀，舌质红苔薄，或舌质胖嫩有齿痕，脉细数无力。

治法：益气养阴，化痰散结。

方药：沙参麦冬汤加减。亦可选用大补元煎、生脉散、麦味地黄丸加减。

细目六　慢性肺源性心脏病

慢性肺源性心脏病（chronic pulmonary heart disease）简称慢性肺心病，是指由肺部、胸廓或肺动脉的慢性病变引起的肺循环阻力增高，导致肺动脉高压和右心室肥大，甚至发生右心功能衰竭的心脏病。临床上除原发胸、肺疾患各种症状外，主要为呼吸及心脏功能衰竭和其他脏器受累的表现，如呼吸困难、唇甲紫绀、水肿、肝脾肿大及颈静脉怒张等。

本病归属于中医学"心悸""肺胀""喘证""水肿"等范畴。

● 要点一　西医病因、发病机制

（一）病因

1. 支气管、肺疾病　慢性阻塞性肺疾病（COPD）最为多见，占80%～90%，其次为支气管哮喘、支气管扩张症、重症肺结核、肺尘埃沉着症、结节病、间质性肺炎、过敏性肺泡炎、嗜酸性肉芽肿、药物相关性肺疾病等。

2. 胸廓运动障碍性疾病　较少见，严重的脊椎后凸或侧凸、脊椎结核、类风湿关节炎、胸膜广泛粘连及胸廓成形术后造成的严重胸廓或脊椎畸形，以及神经肌肉疾患如脊髓灰质炎，均可引起胸廓活动受限、肺受压、支气管扭曲或变形，导致肺功能受损。气道引流不畅，肺部反复感染，并发肺气肿或纤维化。

3. 肺血管疾病　慢性血栓栓塞性肺动脉高压、肺小动脉炎、累及肺动脉的过敏性肉芽肿病，以及原发性肺动脉高压，均可使肺动脉狭窄、阻塞，引起肺血管阻力增加、肺动脉高压和右心室负荷加重，发展成肺心病。

4. 其他　原发性肺泡通气不足及先天性口咽畸形、睡眠呼吸暂停低通气综合征等均可产生低氧血症，引起肺血管收缩，导致肺动脉高压，发展成慢性肺心病。

（二）发病机制

引起右心室扩大、肥厚的因素很多，但先决条件是肺功能和结构的不可逆性改变，发生反复的气道感染和低氧血症，导致一系列体液因子和肺血管的变化，使肺血管阻力增加，肺动脉血管的结构重塑，产生肺动脉高压。

1. 肺动脉高压的形成

（1）肺血管阻力增加的功能性因素　缺氧、高碳酸血症和呼吸性酸中毒使肺血管收缩、痉挛，其中缺氧是肺动脉高压形成最重要的因素。

（2）肺血管阻力增加的解剖学因素　解剖学因素系指肺血管解剖结构的变化，形成肺循环血流动力学障碍。

（3）血液黏稠度增加和血容量增多　慢性缺氧产生继发性红细胞增多，血液黏稠度增加。缺氧可使醛固酮增加，使水、钠潴留；缺氧使肾小动脉收缩，肾血流减少也加重水、钠潴留，使血容量增多。血液黏稠度增加和血容量增多，更使肺动脉压升高。

此外，肺血管性疾病、肺间质疾病、神经肌肉疾病等皆可引起肺血管的病理改变，使血管腔狭窄、闭塞，肺血管阻力增加，发展成肺动脉高压。

在慢性肺心病肺动脉高压的发生机制中，功能性因素较解剖学因素更为重要。在急性加重期经过治疗，缺氧和高碳酸血症得到纠正后，肺动脉压可明显降低，部分患者甚至可恢复到正常范围。

2. 心脏病变和心力衰竭 肺循环阻力增加时，右心发挥代偿功能，以克服肺动脉压升高带来的压力负荷增加而发生右心室肥厚。肺动脉高压早期，右心室舒张末期压仍可维持正常。随着病情的进展，特别是急性加重期，肺动脉压持续升高，超过右心室的代偿能力，右心失代偿，右心排出量下降，右心室收缩末期残留血量增加，舒张末压增高，导致右心室扩大和右心室功能衰竭。

慢性肺心病除右心室改变外，也有部分患者可发生左心室肥厚。由于缺氧、高碳酸血症、酸中毒、相对血流量增多等因素，使左心受损，可发生左心室肥厚，甚至导致左心衰竭。

3. 其他重要器官的损害 缺氧和高碳酸血症除影响心脏外，尚可导致其他重要器官如脑、肝、肾、胃肠及内分泌系统、血液系统等发生病理改变，引起多器官的功能损害。

● **要点二 中医病因病机**

本病发生的病因有外邪侵袭、肺脾肾虚、痰瘀互结等。在这些病因的作用和影响下，热毒、痰浊、瘀血、水停相互搏结，损伤肺脏；病久由肺及脾，累及于肾，终致肺、脾、肾三脏俱虚，使病情进一步恶化。

1. 痰浊壅肺 素有痰疾，感寒邪或因脾阳不足，寒从内生，聚湿成痰，上干于肺。痰浊壅肺，肺失宣降，则咳嗽痰多，短气喘息；寒饮停肺，肺气上逆，则痰多，色白黏腻或呈泡沫样；肺气不利，三焦气滞，故脘痞纳少，倦怠乏力。

2. 痰热郁肺 邪热犯肺，肺热炽盛，炼液成痰；或宿痰内盛，郁而化热，痰热互结，壅阻于肺。肺失清肃，故喘息气粗痰黄，黏稠难咳；壅塞肺气则胸满；里热炽盛故身热烦躁口渴，溲黄便干。

3. 痰蒙神窍 肺、脾、肾水湿内停，湿浊酿痰，阻遏气机，致痰浊蒙闭心神，神明失司，故神志恍惚，表情淡漠，嗜睡昏迷，或谵语烦躁。

4. 阳虚水泛 久病损伤肾阳，或素体阳气虚弱，气化无权，水湿泛溢肌肤，肢体浮肿；水湿趋下，故腰以下肿甚；水气犯脾，脾失健运，则脘痞纳差；水气凌心，抑遏心阳，则心悸；水寒射肺，肺失宣降，咳喘痰稀；阳虚温煦失职，则面唇青紫。

5. 肺肾气虚 久病咳喘，耗伤肺气，病久及肾，肾气亏虚。肺气不足则呼吸失司，肾气亏虚则摄纳无权，气不归原，故呼吸浅短难续，声低气怯，甚则张口抬肩，倚息不能平卧。

6. 气虚血瘀 久病气虚血瘀，阻滞肺络，累及于心，则心悸胸闷，面色晦暗，唇甲紫绀。

本病病位在肺、脾、肾、心，属本虚标实之证。早期表现为肺、脾、肾三脏气虚，后期则心肾阳虚；外邪侵袭、热毒、痰浊、瘀血、水停为标。急性发作期以邪实为主，虚实错杂；缓解期以脏腑虚损为主。正气虚衰，气虚则血运无力而瘀滞，气化无权而津液停滞，痰瘀互结，阻滞肺络，累及于心。肺气虚衰，表虚不固，外邪乘虚入侵，导致本病发展恶化。

● **要点三 临床表现**

本病除原有肺、胸疾病的各种症状和体征外，主要是肺、心功能不全以及其他器官受累的征象，往往表现为急性发作期（肺、心功能失代偿期）与缓解期（肺、心功能代偿期）的交替出现。

（一）肺、心功能代偿期（缓解期）

1. 症状 咳嗽、咳痰、气促，活动后可有心悸、呼吸困难、乏力和劳动耐力下降。少有胸痛或咯血。

2. 体征 可有不同程度的发绀和肺气肿体征。偶有干、湿性啰音，心音遥远，三尖瓣区收缩期杂音或剑突下心脏搏动增强（提示右心室肥厚）。

（二）肺、心功能失代偿期（急性发作期）

1. 呼吸衰竭

（1）症状　呼吸困难加重，夜间为甚，常有头痛、失眠、食欲下降，但白天嗜睡，甚至出现表情淡漠、神志恍惚、谵妄等肺性脑病的表现。

（2）体征　明显发绀，球结膜充血、水肿，严重时可有视网膜血管扩张、视乳头水肿等颅内压升高的表现。腱反射减弱或消失，出现病理反射；因高碳酸血症出现周围血管扩张的表现，如皮肤潮红、多汗。

2. 右心衰竭

（1）症状　心悸、食欲不振、腹胀、恶心等。

（2）体征　周围性发绀，颈静脉怒张，心率增快，可出现心律失常，可闻及三尖瓣区舒张期杂音。肝大且有压痛，肝－颈静脉反流征阳性，下肢水肿，重者可有腹水。少数患者可出现肺水肿及全心衰竭的体征。

● 要点四　并发症

1. 肺性脑病　本病是慢性肺、胸疾病伴有呼吸功能衰竭，出现缺氧、二氧化碳潴留而引起精神障碍、神经症状的一种综合征，为肺源性心脏病死亡的首要原因。

2. 酸碱平衡失调及电解质紊乱　呼吸衰竭时，由于动脉血二氧化碳分压升高，普遍存在呼吸性酸中毒。然而，常因体内代偿情况的不同或并存其他疾病的影响，还可出现各种不同类型的酸碱平衡失调及电解质紊乱，如慢性肺心病急性加重期，治疗前往往是呼吸性酸中毒并发代谢性酸中毒及高钾血症，治疗后又易迅速转为呼吸性酸中毒并发代谢性碱中毒及低钾、低氯血症而加重神经系统症状。

3. 心律失常　心律失常多表现为房性早搏及阵发性室上性心动过速，也可有心房扑动及心房颤动。少数病例由于急性严重心肌缺氧，可出现心室颤动甚至心脏骤停。

4. 休克　休克是慢性肺心病较常见的严重并发症及致死原因之一。其发生原因有：①由于严重呼吸道－肺感染、细菌毒素所致微循环障碍引起中毒性休克。②由于严重心力衰竭、心律失常或心肌缺氧性损伤所致心排血量锐减引起心源性休克。③由于上消化道出血引起失血性休克。

5. 消化道出血　是慢性肺心病心肺功能衰竭的晚期并发症之一，死亡率较高。其主要是无溃疡症状，常有厌食、恶心、上腹闷胀疼痛，出血时呕吐物多为咖啡色，且有柏油样便，大量出血可诱发休克。

6. 其他　功能性肾衰竭、弥散性血管内凝血（DIC）等。

● 要点五　实验室检查及其他检查

1. 血液检查　红细胞计数和血红蛋白常增高，红细胞压积正常或偏高，全血黏度和血浆黏度常增高，红细胞电泳时间延长，血沉偏慢。可有肝肾功能异常。电解质可有改变。细胞免疫功能如玫瑰花环试验、外周血淋巴母细胞转化试验、植物血凝素皮肤试验阳性率一般低于正常。血清中IgA、IgG常增高，血清总补体（CH_{50}、C_3、C_4）含量低于正常。

2. X线检查　除肺、胸基础疾病的特征外，尚可有肺动脉高压征，如肺动脉段弧突出或其高度≥3mm；右下肺动脉增宽（其横径≥15mm，横径与气管横径比值≥1.07）；肺动脉"残根征"（中央动脉扩张，外周血管纤细）；右心室增大，心脏呈垂直位（心力衰竭时可见全心扩大，但在心力衰竭控制后，心脏可恢复原来大小）。

3. 心电图检查　慢性肺心病的心电图阳性率约为30%，可呈现右房、右室增大的变化：P波高尖或"肺型P波"、电轴右偏，极度顺钟向转位、$R_{V_1}+S_{V_5}≥1.05mV$；有时在V_1、V_2甚至延至V_3，可出现酷似陈旧性心肌梗死的QS波（乃膈肌降低及心脏极度顺钟向转位所致），应注意鉴别。

4. 血液气体分析　代偿期可有低氧血症（$PaO_2<60mmHg$），失代偿期可出现低氧血症合并高碳酸血症（$PaCO_2>50mmHg$），提示Ⅱ型呼衰。

6. 超声心动图检查　可显示右肺动脉内径增

大，右心室流出道内径增宽（≥30mm），右心室内径增大（≥20mm），右心室前壁及室间隔厚度增加，搏动幅度增强，左、右心室内径比<2.0。二维扇形超声心动图示肺总动脉舒张期内径明显增大。多普勒超声心动图中有时出现三尖瓣反流及右室收缩压增高。

7. 右心导管检查 经静脉送入漂浮导管至肺动脉，直接测定肺动脉和右心室压力，必要时可做慢性肺心病的早期诊断。

8. 其他 肺功能检查对早期或缓解期慢性肺心病患者有意义。痰细菌学检查结果对急性加重期抗生素选用具有重要参考价值。

● 要点六 诊断与鉴别诊断

（一）诊断

根据患者有慢性支气管炎、肺气肿、其他胸肺疾病或肺血管病变，并已引起肺动脉高压、右心室增大或右心功能不全如 $P_2 > A_2$、颈静脉怒张、肝大压痛、肝颈静脉反流征阳性、下肢水肿及体静脉压升高等，心电图、X 线胸片、超声心动图有右心增大肥厚的征象，可以做出诊断。

慢性肺心病患者一旦出现心肺功能衰竭，诊断一般不难。对早期患者的诊断有时尚难肯定，需结合病史、症状、体征和各项实验室检查进行全面分析后做出综合判断。下列各项可作为诊断参考：

1. 有慢性胸肺疾病史，或具有明显的肺气肿、肺纤维化体征。

2. 出现肺动脉高压和右室增厚的客观征象，如剑突下明显的收缩期搏动，或三尖瓣区收缩期杂音，P_2 亢进，胸骨左缘第 2~3 肋间收缩期搏动。

3. 右心功能失代偿的表现，如肝大压痛，肝-颈静脉反流征阳性，踝以上水肿，伴颈静脉怒张。

4. 理化检查

（1）X 线检查 除肺、胸基础疾病及急性肺部感染的特征外，尚有肺动脉高压和右心室增大的 X 线征象。

（2）心电图检查 右室肥大的心电图改变，肺型 P 波，右束支传导阻滞及 QRS 波低电压。在 V_1、V_2 甚至 V_3 出现 QS 波。

（3）超声心动图检查 可显示右室内径增大，右室流出道增宽及肺动脉内径增大、右室前壁厚度增加。多普勒超声心动图显示三尖瓣反流和右室收缩压增高。

（4）动脉血气分析 呼吸衰竭时，$PaO_2 < 60mmHg$，$PaCO_2 > 50mmHg$。

（二）鉴别诊断

主要应与冠状动脉粥样硬化性心脏病（冠心病）、风湿性心脏病、原发性扩张型心肌病、缩窄性心包炎等进行鉴别。

1. 冠心病 慢性肺心病无典型心绞痛或心肌梗死的临床表现，多有胸、肺疾病史，心电图中 ST-T 改变多不明显，类似陈旧性心肌梗死的图形多出现于慢性肺心病急性发作期和明显右心衰竭时，随着病情好转，异常程度可减轻；或加做第 1、2 肋的相关导联心电图，可发现异常 Q 波变小或消失；心向量图有助于鉴别。

2. 风湿性心脏病 慢性肺心病患者在三尖瓣区可闻及吹风样 SM，有时可传到心尖部，有时出现肺动脉瓣关闭不全的 DM，加上右心室肥大、肺动脉高压等表现，易与风湿性心脏瓣膜病相混淆。一般通过详细询问有关慢性肺、胸疾病史，有肺气肿和右心室肥大的体征，尤其超声心动图发现瓣膜器质性狭窄或关闭不全是最重要的鉴别依据；此外，X 线片、心电图、动脉血氧饱和度、二氧化碳分压等均可资鉴别。

3. 原发性扩张型心肌病、缩窄性心包炎 ①原发性扩张型心肌病多见于中青年，无明显慢性呼吸道感染史及显著肺气肿体征，无突出的肺动脉高压征，心脏增大常呈球形，常伴心力衰竭、房室瓣膜相对关闭不全所致杂音，心电图无明显顺钟向转位及电轴右偏，心脏超声常提示心腔扩大，整体收缩活动减弱，左室射血分数（LVEF）降低。②缩窄性心包炎有心悸、气促、紫绀、颈静脉怒张、肝大、腹水、浮肿及心电图低电压等，需与慢性肺心病鉴别，相关病史和典型的心室舒张受限等表现以及 X 线胸片（侧位常可发现心包钙化征象）可资鉴别。

● 要点七 西医治疗

（一）急性加重期

1. 控制感染 根据痰菌培养及药敏试验结果选择抗生素；如痰菌检验报告未至，可根据感染的环境、痰涂片革兰染色以及临床经验选用抗生素。

2. 氧疗 通畅呼吸道，鼻导管吸氧或面罩给氧，以纠正缺氧和二氧化碳潴留。

3. 控制心力衰竭 慢性肺心病心力衰竭的治疗与其他心脏病心力衰竭的治疗有其不同之处，因为慢性肺心病患者一般在积极控制感染、改善呼吸功能后心力衰竭便能得到改善。但对部分重症患者，仍需要予以相应抗心衰治疗（如利尿药、正性肌力药或扩血管药物）。

（1）利尿药 原则上宜选用作用轻的利尿药，小剂量、短疗程、间歇给药、联合使用排钾和保钾利尿剂（如氢氯噻嗪和螺内酯合用）。严重水钠潴留而需迅速减轻容量负荷者可用呋塞米。

使用时应注意：①应用利尿药后可出现低钾、低氯性碱中毒，痰液黏稠不易排痰和血液浓缩，应注意预防。②长期大剂量使用利尿剂会出现水、电解质紊乱和容量不足（如体位性低血压）等，应引起重视并予以避免。

（2）正性肌力药 原则是选用小剂量（一般约为常规剂量的1/2或2/3量）、作用快、排泄快、静脉使用的洋地黄类药物（如西地兰）。应用指征：①感染已被控制、呼吸功能已改善、用利尿药后有反复水肿的心力衰竭患者。②以右心衰竭为主要表现而无明显感染的患者。③合并急性左心衰竭的患者。

使用时应注意：①用药前应注意纠正缺氧，防治低钾血症，以免发生药物毒性反应。②不宜以心率作为衡量洋地黄类药物的应用和疗效考核指征，因低氧血症、感染等均可使心率增快。

（3）血管扩张药 血管扩张药在扩张肺动脉的同时也扩张体循环动脉，往往造成体循环血压下降、反射性产生心率增快、氧分压下降、二氧化碳分压上升等不良反应，因而限制了血管扩张药在慢性肺心病的临床应用。钙拮抗剂、一氧化氮（NO）、川芎嗪等有一定的降低肺动脉压效果，可考虑酌情使用。

4. 控制心律失常 慢性肺心病一般经过治疗，感染控制、缺氧纠正后，心律失常可自行消失。如果持续存在可根据心律失常的类型选用药物，但应避免使用β受体阻滞剂，以免引起支气管痉挛。

5. 抗凝治疗 应用普通肝素或低分子肝素，防止肺微小动脉原位血栓形成；并降低黏稠度，有利于减轻肺动脉高压。

6. 其他并发症治疗 ①肺性脑病除上述治疗措施外，还应注意纠正酸碱平衡失调和电解质紊乱；发现脑水肿时，可快速静脉滴注20%甘露醇，常用量为每千克体重1~2g，必要时6~8小时重复一次；肺性脑病出现兴奋、躁动时慎用镇静剂。②消化道出血、休克、肾衰竭、弥散性血管内凝血等应给予对症治疗。

（二）缓解期

1. 呼吸锻炼。
2. 增强机体抵抗力，预防呼吸道感染。
3. 家庭氧疗。

● 要点八 中医辨证论治

1. 急性期

（1）痰浊壅肺证

证候：咳嗽痰多，色白黏腻或呈泡沫样，短气喘息，稍劳即著，脘痞纳少，倦怠乏力，舌质偏淡，苔薄腻或浊腻，脉滑。

治法：健脾益肺，化痰降气。

方药：苏子降气汤加减。

（2）痰热郁肺证

证候：喘息气粗，烦躁，胸满，咳嗽，痰黄或白，黏稠难咳，或身热，微恶寒，有汗不多，溲黄便干，口渴，舌红，舌苔黄或黄腻，边尖红，脉数或滑数。

治法：清肺化痰，降逆平喘。

方药：越婢加半夏汤加减。

（3）痰蒙神窍证

证候：神志恍惚，谵语，烦躁不安，撮空理

线，表情淡漠，嗜睡，昏迷，或肢体瞤动，抽搐，咳逆，喘促，咳痰不爽，苔白腻或淡黄腻，舌质暗红或淡紫，脉细滑数。

治法：涤痰开窍，息风止痉。

方药：涤痰汤加减，另服安宫牛黄丸或至宝丹。

（4）阳虚水泛证

证候：面浮，下肢肿，甚则一身悉肿，腹部胀满有水，心悸，咳喘，咳痰清稀，脘痞，纳差，尿少，怕冷，面唇青紫，舌胖质暗，苔白滑，脉沉细。

治法：温肾健脾，化饮利水。

方药：真武汤合五苓散加减。若水肿势剧，上凌心肺，心悸喘满，倚息不得卧者，加沉香、黑白丑、川椒目、葶苈子、万年青根行气逐水；血瘀甚，紫绀明显，加泽兰、红花、丹参、益母草、北五加皮化瘀行水。待水饮消除后，可参照肺肾气虚证论治。

2. 缓解期

（1）肺肾气虚证

证候：呼吸浅短难续，声低气怯，甚则张口抬肩，倚息不能平卧，咳嗽，痰白清稀如沫，胸闷，心慌形寒，汗出，舌淡或暗紫，脉沉细微无力，或有结代。

治法：补肺纳肾，降气平喘。

方药：补肺汤加减。如见喘脱危象者，急用参附汤送服蛤蚧粉或黑锡丹补气纳肾，回阳固脱。

（2）气虚血瘀证

证候：喘咳无力，气短难续，痰吐不爽，心悸，胸闷，口干，面色晦暗，唇甲紫绀，神疲乏力，舌淡暗，脉细涩无力。

治法：益气活血，止咳化痰。

方药：生脉散合血府逐瘀汤加减。

（李　雁）

第二单元　循环系统疾病

细目一　心力衰竭

要点一　基本病因、诱因

（一）基本病因

1. 原发性心肌损害

（1）缺血性心肌损害　冠心病心肌缺血和（或）心肌梗死是引起心力衰竭的最常见原因之一。

（2）心肌炎和心肌病　各种类型的心肌炎及心肌病均可导致心力衰竭，以病毒性心肌炎和原发性扩张型心肌病最为常见。

（3）心肌代谢障碍性疾病　以糖尿病心肌病最为常见，其他如继发于甲状腺功能亢进或减低的心肌病、心肌淀粉样变性等。

2. 心脏负荷过重

（1）压力负荷（后负荷）过重　见于高血压、主动脉瓣狭窄、肺动脉高压、肺动脉瓣狭窄等左、右心室收缩期射血阻力增加的疾病。

（2）容量负荷（前负荷）过重　见于以下两种情况：①心脏瓣膜关闭不全，血液反流，如主动脉瓣关闭不全、二尖瓣关闭不全等。②左、右心或动静脉分流性先天性心血管病如间隔缺损、动脉导管未闭等。

（二）诱因

有基础心脏病的患者，其心力衰竭症状往往由一些增加心脏负荷的因素所诱发。常见诱发心力衰竭的原因有：①感染：呼吸道感染是最常见、最重要的诱因。感染性心内膜炎作为心力衰竭的诱因也不少见，常因其发病隐袭而易漏诊。②心律失常。③过度劳累与情绪激动。

● 要点二 病理生理

（一）代偿机制

当心肌收缩力减弱时，为了保证正常的心排血量，机体通过以下机制进行代偿。

1. Frank-Starling 机制 即增加心脏的前负荷，使回心血量增多，心室舒张末期容积增加，从而增加心排血量及提高心脏做功量。心室舒张末期容积增加，意味着心室扩张，舒张末压力也增高，相应的心房压、静脉压也随之升高。待后者达到一定高度时即出现肺的阻性充血或腔静脉系统充血。

2. 心肌肥厚 当心脏后负荷增高时常以心肌肥厚作为主要的代偿机制，心肌肥厚心肌细胞数并不增多，以心肌纤维增多为主。细胞核及作为供给能源的物质线粒体也增大和增多，但程度和速度均落后于心肌纤维的增多。心肌从整体上显得能源不足，继续发展终至心肌细胞死亡。心肌肥厚心肌收缩力增强，克服后负荷阻力，使心排血量在相当长时间内维持正常，患者可无心力衰竭症状，但这并不意味心功能正常。心肌肥厚者，心肌顺应性差，舒张功能降低，心室舒张末压升高，客观上已存在心功能障碍。

3. 神经体液的代偿机制 当心脏排血量不足，心腔压力升高时，机体全面启动神经体液机制进行代偿，包括：

（1）交感神经兴奋性增强 心力衰竭患者血中去甲肾上腺素（NE）水平升高，作用于心肌 β_1 肾上腺素能受体，增强心肌收缩力并提高心率，以提高心排血量。但与此同时周围血管收缩，增加心脏后负荷，心率加快，均使心肌耗氧量增加。

（2）肾素-血管紧张素-醛固酮系统（RAAS）激活 由于心排血量降低，肾血流量随之减低，RAAS 被激活。其有利的一面是心肌收缩力增强，周围血管收缩维持血压，调节血液的再分配，保证心、脑等重要脏器的血液供应。同时促进醛固酮分泌，使水、钠潴留，增加总体液量及心脏前负荷，对心力衰竭起到代偿作用。

（3）各种体液因子的改变 心钠肽（atrial natriuretic peptide，ANP）和脑钠肽（brain natriuretic peptide，BNP）：正常情况下，ANP 主要储存于心房，心室肌内也有少量表达。当心房压力增高，房壁受牵引时，ANP 分泌增加，其生理作用为扩张血管，增加排钠，对抗肾上腺素、肾素-血管紧张素等的水、钠潴留效应。正常人 BNP 主要储存于心室肌内，其分泌量亦随心室充盈压的高低变化，BNF 的生理作用与 ANP 相似。

● 要点三 临床分型

1. 根据心力衰竭发生的缓急 分为急性心力衰竭和慢性心力衰竭。

2. 根据心力衰竭的主要部位 分为左心衰竭、右心衰竭和全心衰竭。

3. 根据心室舒缩功能障碍不同 分为收缩性心力衰竭和舒张性心力衰竭。

4. 根据心排血量的量 分为低排血量性心力衰竭和高排血量性心力衰竭。

● 要点四 心力衰竭分期及心功能分级

NYHA 分级是按诱发心力衰竭症状的活动程度将心功能的受损状况分为四级。这一分级方案于 1928 年由美国纽约心脏病学会（NYHA）提出。

Ⅰ级：患者患有心脏病，但日常活动量不受限制，一般活动不引起疲乏、心悸、呼吸困难或心绞痛。

Ⅱ级：心脏病患者的体力活动受到轻度的限制，休息时无自觉症状，但平时一般活动下可出现疲乏、心悸、呼吸困难或心绞痛。

Ⅲ级：心脏病患者体力活动明显受限，小于平时一般活动即引起上述症状。

Ⅳ级：心脏病患者不能从事任何体力活动。休息状态下也出现心衰的症状，体力活动后加重。

细目二　急性心力衰竭

急性心力衰竭（acute heart failure，AHF）指急性的心脏病变引起心肌收缩力明显降低，或心室负荷急性加重而导致心排量显著、急剧降低，体循环、肺循环压力突然增高，导致组织灌注不足和/或急性体、肺循环淤血的临床综合征。临床上以急性左心衰竭最为常见，急性右心衰竭则较少见。

急性左心衰竭急性发作时心肌收缩力明显降低、心脏负荷加重，造成急性心排血量骤降、肺循环压力突然升高，周围循环阻力增加，引起肺循环充血而出现急性肺淤血、肺水肿，并可伴组织器官灌注不足和心源性休克的临床综合征。

急性右心衰竭即急性肺源性心脏病，是指某些原因（如大面积右室梗死、大片肺梗死、大量快速静脉输血或输液）使右室心肌损害，右室后负荷增高和右室前负荷增高，从而引起以体循环淤血为主要表现的临床综合征。

本病属中医学"喘脱""心水""水肿""亡阳""厥脱"等范畴。

● 要点一　西医病因、发病机制

急性心衰可以突然起病或在原有慢性心衰基础上急性加重，大多数表现为收缩性心衰，也可表现为舒张性心衰；发病前患者多数合并有器质性心血管疾病。对于在慢性心衰基础上发生的急性心衰，经治疗后病情稳定，不应再称为急性心衰。

（一）病因

1. 慢性心衰急性加重。
2. 急性心肌坏死和/或损伤。
3. 急性血流动力学障碍。

（二）发病机制

1. 急性弥漫性心肌损害　缺血时部分心肌处在顿抑和冬眠状态，以及心肌坏死，使心脏的收缩单位减少。缺血性心脏病合并急性心衰主要有下列3种情况：①急性心肌梗死（acute myocardial infarction，AMI）：主要见于大面积的心肌梗死（myocardial infarction，MI），部分老年患者和糖尿病患者可以急性左心衰竭为AMI首发症状；右心室AMI所致的右心室充盈压和右心房压升高；右心室排血量减少导致左心室舒张末期容量下降，产生心源性低排。②急性心肌缺血：缺血面积大、缺血严重也可诱发急性心衰。③缺血性心脏病慢性心功能不全基础上因缺血发作或其他诱因可出现急性心衰。

2. 急性机械性阻塞　如严重的瓣膜狭窄、心室流出道梗阻、心房内球瓣样血栓或黏液瘤嵌顿二尖瓣口、肺动脉总干或大分支栓塞等。

3. 心脏负荷突然加重　①急性心肌梗死或感染性心内膜炎引起的瓣膜穿孔、腱索断裂所致的瓣膜性急性反流，室间隔破裂穿孔而使心室容量负荷突然剧增。②另外有输液、输血过多或过快等，使心脏容量负荷突然加重。③高血压心脏病因血压急剧升高使左心室后负荷急剧增加。

4. 神经内分泌激活　交感神经系统和RAAS的过度兴奋是机体在急性心衰时的一种保护性代偿机制，但长期过度兴奋则会产生不良影响，使多种内源性神经内分泌与细胞因子激活，加重心肌损伤、心功能下降和血流动力学紊乱，从而又反过来刺激交感神经系统和RAAS的兴奋，形成恶性循环。

5. 心肾综合征　心衰和肾功能衰竭常并存，并互为因果。分为5型，其中3型是原发、急速的肾功能恶化导致急性心功能不全，可造成急性心衰。

6. 慢性心衰的急性失代偿　稳定的慢性心衰可以在短时间内急剧恶化，心功能失代偿，表现为急性心衰。其促发因素中较多见为药物治疗缺乏依从性、严重心肌缺血、重症感染、严重的影响血流动力学的各种心律失常、肺栓塞以及肾功能损伤等。主要的病理生理基础为心脏收缩力突然严重减弱，心排血量急剧减少，左室舒张末压迅速升高，肺静脉回流受阻，肺静脉压快速升高，肺毛细血管压随之升高，使血管内液体渗入肺间质和肺泡内，形成急性肺水肿。

● 要点二　临床表现

（一）早期表现

原来心功能正常的患者出现原因不明的疲乏或运动耐力明显减低以及心率增加15~20次/分，可能是左心功能降低的最早期征兆。继续发展可出现劳力性呼吸困难、夜间阵发性呼吸困难、睡觉需用枕头抬高头部等；检查可发现左心室增大、闻及舒张早期或中期奔马律、P_2亢进、两肺尤其肺底部有湿啰音，还可有干湿啰音和哮鸣音，提示已有左心功能障碍。

（二）急性肺水肿

起病急骤，病情可迅速发展至危重状态。

1. 突发的严重呼吸困难、端坐呼吸、喘息不止、烦躁不安并有恐惧感，呼吸频率可达30～50次/分；频繁咳嗽并咳出大量粉红色泡沫样血痰；极重者可因脑缺氧而神志模糊。

2. 急性肺水肿早期可因交感神经激活，血压一过性升高；随病情持续，血管反应减弱，血压下降。急性肺水肿如不能及时纠正，严重者可出现心源性休克。

3. 体征表现为心率增快，心尖区第一心音减弱，心尖部常可闻及舒张早期奔马律，肺动脉瓣区第二心音亢进，两肺满布湿性啰音和哮鸣音。

（三）心源性休克

1. 持续低血压。收缩压降至90mmHg以下，或高血压患者收缩压降低60mmHg，且持续30分钟以上。

2. 组织低灌注状态：①皮肤湿冷、苍白和紫绀，出现紫色条纹。②心动过速（HR＞110次/分）。③尿量显著减少（＜20mL/h），甚至无尿。④意识障碍，常有烦躁不安、激动焦虑、恐惧和濒死感；收缩压＜70mmHg，可出现抑制症状如神志恍惚、表情淡漠、反应迟钝，逐渐发展至意识模糊甚至昏迷。

3. 血流动力学障碍：PCWP≥18mmHg，心脏排血指数（CI）≤36.7mL/s·m²（≤2.2L/min·m²）。

4. 低氧血症和代谢性酸中毒。

（四）其他

1. **昏厥** 心脏排血功能减退，心排血量减少引起脑部缺血，发生短暂的意识丧失，称为心源性昏厥（阿-斯综合征）。发作持续数秒时可有四肢抽搐、呼吸暂停、发绀等表现，主要见于急性心排血量受阻或严重心律失常患者。

2. **心脏骤停** 为严重心功能不全的表现，临床表现为突然意识丧失、颈动脉搏动消失、瞳孔散大、发绀、抽搐、呼吸停止等。

● **要点三 诊断及急性左心衰竭严重程度分级**

根据基础心血管疾病、诱因、典型临床表现（病史、症状和体征）以及各种检查（心电图、胸部X线检查、超声心动图和BNP/NT-proBNP）做出急性心衰的诊断，并做临床评估，包括病情的分级、严重程度和预后等。

（一）急性心衰诊断

1. **急性左心衰竭** 常见临床表现是急性左心衰竭所致的呼吸困难，系由肺淤血所致，严重患者可出现急性肺水肿和心源性休克。BNP/NT-proBNP作为心衰的生物标志物，对急性左心衰竭诊断和鉴别诊断有肯定价值，对患者的危险分层和预后评估有一定的临床价值。

2. **急性右心衰竭** 主要常见病因为右心室梗死和急性大块肺栓塞。根据病史及临床表现如突发的呼吸困难、低血压、颈静脉怒张等，结合心电图和超声心动图检查，可以做出诊断。

（二）急性左心衰竭严重程度分级

分级方法有以下几种：Killip法适用于基础病因为AMI的患者；Forrester法多用于心脏监护室、重症监护室及有血流动力学监测条件的场合；临床程度分级则可用于一般的门诊和住院患者。

1. **Killip法** 根据临床和血流动力学状态来分级：①Ⅰ级：无心衰。②Ⅱ级：有心衰，两肺中下部有湿啰音，占肺野下1/2，可闻及奔马律，X线胸片有肺淤血。③Ⅲ级：严重心衰，有肺水肿，细湿啰音遍布两肺（超过肺野下1/2）。④Ⅳ级：心源性休克，低血压（收缩压90mmHg），紫绀，出汗，少尿。

2. **Forrester法** 可用于心肌梗死或其他原因所致的急性心衰，其分级依据为血流动力学指标如PCWP、CI以及外周组织低灌注状态，故适用于心脏监护室、重症监护室和有血流动力学监测条件的病房、手术室内。

3. **临床程度分级** 根据Forrester法修改而来，其临床特征可以与Forrester法一一对应，由此可以推测患者的血流动力学状态。由于分级标准主要根据末梢循环的望诊观察和肺部听诊，无需特殊的检测条件，适用于一般的门诊和住院患者。

急性左心衰的临床程度分级

分级	皮肤	肺部啰音
Ⅰ级	干、暖	无
Ⅱ级	湿、暖	有
Ⅲ级	干、冷	无/有
Ⅳ级	湿、冷	有

这3种分级法均以Ⅰ级病情最轻，逐渐加重，Ⅳ级为最重。

● 要点四 西医治疗

急性左心衰是急危重症，应积极迅速抢救，主要治疗急性肺水肿。

（一）治疗原则和治疗目标

1. 治疗原则 降低左房压和（或）左室充盈压；增加左室心搏量；减少循环血量；减少肺泡内液体渗入，保证气体交换。

2. 治疗目标

（1）控制基础病因和矫治引起心衰的诱因：控制高血压，控制感染；积极治疗各种影响血流动力学的心律失常；改善心肌缺血；有效控制血糖水平，并防止低血糖；纠正严重贫血。

（2）缓解各种严重症状：低氧血症和呼吸困难（不同方式吸氧）；胸痛和焦虑（吗啡）；呼吸道痉挛（支气管解痉药物）；淤血症状（利尿剂）。

（3）稳定血流动力学状态：维持收缩压90mmHg，纠正和防止低血压，选择血管扩张药物控制血压过高。

（4）纠正水、电解质紊乱和维持酸碱平衡。

（5）保护重要脏器如肺、肾、肝和大脑，防止功能损害。

（6）降低死亡危险，改善近期和远期预后。

（二）急性左心衰竭的一般处理

1. 体位 静息时明显呼吸困难者应端坐位，双腿下垂以减少回心血量，降低心脏前负荷。

2. 四肢交换加压 以降低前负荷，减轻肺淤血和肺水肿。四肢轮流绑扎止血带或血压计袖带，通常同一时间只绑扎三肢，每个15~20分钟，轮流放松一肢（血压计袖带的充气压力应较舒张压低10mmHg，使动脉血流仍可顺利通过，而静脉血回流受阻）。

3. 吸氧 适用于低氧血症和呼吸困难明显（尤其指端$SaO_2 < 90\%$）的患者。应尽早采用，使患者SaO_2达95%（伴COPD者$SaO_2 > 90\%$）。可采用不同的方式：

（1）鼻导管吸氧 低氧流量（1~2L/min）开始，如仅为低氧血症，动脉血气分析未见CO_2潴留，可采用高流量给氧（6~8L/min）。肺水肿患者用酒精吸氧（在氧气通过的湿化瓶中加50%~70%酒精或有机硅消泡剂）。

（2）面罩吸氧 适用于伴呼吸性碱中毒患者。必要时还可采用无创性或气管插管呼吸机辅助通气治疗。

4. 做好救治的准备工作 至少开放两根静脉通道，并保持通畅。必要时可采用深静脉穿刺置管。

5. 饮食 进易消化食物，在总量控制下，可少量多餐（6~8次/日）。应用襻利尿剂情况下不要过分限制钠盐摄入量，以避免低钠血症，导致低血压。

6. 出入量管理 肺淤血、体循环淤血及水肿明显者应严格限制饮水量和静脉输液速度，无明显低血容量因素（大出血、严重脱水、大汗淋漓等）者的每天液体摄入量一般宜在1500mL以内，不要超过2000mL。保持每天水出入量负平衡约500mL，以减少水钠潴留和缓解症状。3~5天后，如淤血、水肿明显消退，应减少水负平衡，逐渐过渡到出入水量平衡。

（三）急性左心衰竭的药物治疗

1. 镇静剂 主要应用吗啡。用法为2.5~5.0mg静脉缓慢注射，亦可皮下或肌内注射。伴CO_2潴留者则不宜应用；也不宜应用大剂量。伴明显和持续低血压、休克、意识障碍、COPD等患者禁忌使用。老年患者慎用或减量。亦可应用哌替啶 50～100mg 肌内注射。

2. 支气管解痉剂 一般应用氨茶碱 0.125～0.25g 以葡萄糖水稀释后静脉推注（10 分钟），4～6 小时后可重复 1 次；或以 0.25～0.5mg/kg·h 静脉滴注。亦可应用二羟丙茶碱 0.25～0.5g 静脉缓慢滴注。此类药物不宜用于冠心病如 AMI 或不稳定性心绞痛所致的急性心衰患者，不可用于伴心动过速或心律失常的患者。

3. 利尿剂

（1）应用指征和作用机制 适用于急性心衰伴肺循环和（或）体循环明显淤血以及容量负荷过重的患者。作用于肾小管亨利襻的利尿剂（如呋塞米、托拉塞米、布美他尼）静脉应用应列为首选；噻嗪类利尿剂、保钾利尿剂（阿米洛利、螺内酯）等仅作为襻利尿剂的辅助或替代药物或联合用药。

（2）药物种类和用法 应采用静脉利尿制剂，首选呋塞米，先静脉注射 20～40mg，继以静脉滴注 5～40mg/h。

4. 血管扩张药物

（1）应用指征 此类药可应用于急性心衰早期阶段。收缩压水平是评估此类药是否适宜的重要指标。收缩压＞110mmHg 的急性心衰患者通常可以安全使用；收缩压在 90～110 mmHg 之间的患者应谨慎使用；而收缩压＜90mmHg 的患者则禁忌使用。

（2）药物种类和用法 主要有硝酸酯类、硝普钠、重组人 BNP（rhBNP）、乌拉地尔、酚妥拉明，但钙拮抗剂不推荐用于急性心衰的治疗。①硝酸酯类药物：急性心衰时此类药物在减少每搏心输出量和不增加心肌氧耗情况下能减轻肺淤血，特别适用于急性冠状动脉综合征伴心衰的患者。静脉应用硝酸酯类药物应十分小心滴定剂量。②硝普钠：适用于严重心衰、原有后负荷增加以及伴心源性休克患者。临时应用宜从小剂量 10μg/min 开始，可酌情逐渐增加剂量至 50～250μg/min，静脉滴注，疗程不要超过 72 小时。停药应逐渐减量，并加用口服血管扩张剂，以避免反跳现象。③rhBNP（Ⅱa 类，B 级）：该药近几年刚应用于临床，属内源性激素物质，与人体内产生的 BNP 完全相同。推荐应用于急性失代偿心衰。

5. 正性肌力药物

（1）应用指征和作用机制 此类药物适用于低心排血量综合征，如伴症状性低血压或心输出量降低伴有循环淤血的患者，血压较低和对血管扩张药物及利尿剂不耐受或反应不佳的患者尤其有效。

（2）药物种类和用法 ①洋地黄类：毛花苷 C 0.2～0.4mg 缓慢静脉注射，2～4 小时后可以再用 0.2mg，伴快速心室率的房颤患者可酌情适当增加剂量。②多巴胺：一般从小剂量开始，逐渐增加剂量，短期应用。③多巴酚丁胺：短期应用可以缓解症状。④磷酸二酯酶抑制剂：米力农、氨力农。⑤左西孟旦：钙增敏剂。

急性左心衰竭的血管活性药物的选择应用

收缩压	肺淤血	推荐的治疗方法
＞100mmHg	有	利尿剂（呋塞米）+血管扩张剂（硝酸酯类、硝普钠、重组人 B 型利钠肽、乌拉地尔）
90～100mmHg	有	血管扩张剂和（或）正性肌力药（多巴胺、多巴酚丁胺、磷酸二酯酶抑制剂）
＜90mmHg	有	此情况为心源性休克：①在血流动力学监测（主要采用床边漂浮导管法）下进行治疗。②适当补充血容量。③应用正性肌力药物如多巴胺，必要时加用去甲肾上腺素。④如效果仍不佳，应考虑肺动脉插管监测血流动力学和使用主动脉内球囊反搏和心室机械辅助装置；肺毛细血管楔压高者可在严密监测下考虑多巴胺基础上加用少量硝普钠、乌拉地尔

(四) 急性右心衰竭的治疗

1. 右心室梗死伴急性右心衰竭

（1）扩容治疗：如存在心源性休克，在检测中心静脉压的基础上首要治疗是大量补液，可应用"706代血浆"、低分子右旋糖酐或生理盐水20mL/min静脉滴注，直至PCWP上升至15～18mmHg，血压回升和低灌注症状改善。

（2）禁用利尿剂、吗啡和硝酸甘油等血管扩张剂，以避免进一步降低右心室充盈压。

（3）如右心室梗死同时合并广泛左心室梗死，则不宜盲目扩容，以防止造成急性肺水肿。如存在严重左心室功能障碍和PCWP升高，不宜使用硝普钠，应考虑主动脉内球囊反搏（IABP）治疗。

2. 急性大块肺栓塞所致急性右心衰竭

（1）止痛：吗啡或哌替啶。

（2）吸氧：鼻导管或面罩给氧（6～8L/min）。

（3）溶栓治疗：常用尿激酶或人重组组织型纤溶酶原激活剂（rt-PA）。停药后应继续肝素治疗，停药后改用华法林口服数月。

（4）经内科治疗无效的危重患者（如休克），介入治疗，必要时可在体外循环下紧急早期切开肺动脉摘除栓子。

(五) 非药物治疗

1. 主动脉内球囊反搏（IABP） 有效改善心肌灌注，同时又降低心肌耗氧量和增加心输出量（CO）的治疗手段。

（1）适应证 ①急性心肌梗死或严重心肌缺血并发心源性休克，且不能由药物治疗纠正。②伴血流动力学障碍的严重冠心病（如急性心肌梗死伴机械并发症）。③心肌缺血伴顽固性肺水肿。

（2）禁忌证 ①存在严重的外周血管疾病。②主动脉瘤。③主动脉瓣关闭不全。④活动性出血或其他抗凝禁忌证。⑤严重血小板缺乏。

（3）撤除指征 急性心衰患者的血流动力学稳定后：①心脏指数（CI）>2.5L/min·m²。②尿量>1mL/kg·h。③血管活性药物用量逐渐减少，而同时血压恢复较好。④呼吸稳定，动脉血气分析各项指标正常。⑤降低反搏频率时血流动力学参数仍然稳定。

2. 机械通气

（1）急性心衰患者行机械通气的指征 ①出现心跳呼吸骤停而进行心肺复苏时。②合并Ⅰ型或Ⅱ型呼吸衰竭。

（2）机械通气的方式 ①无创呼吸机辅助通气：适用于Ⅰ型或Ⅱ型呼吸衰竭患者经常规吸氧和药物治疗仍不能纠正时，应及早应用。②气管插管和人工机械通气（BiPAP）：应用指征为心肺复苏时、严重呼吸衰竭经常规治疗不能改善者，尤其是出现明显呼吸性和代谢性酸中毒并影响意识状态的患者。

3. 其他

（1）血液净化治疗：本法对急性心衰有益，但并非常规应用的手段。出现下列情况之一可以考虑采用：①高容量负荷如肺水肿或严重的外周组织水肿，且对袢利尿剂和噻嗪类利尿剂抵抗。②低钠血症（血钠<110mmol/L）且有相应的临床症状如神志障碍、肌张力减退、腱反射减弱或消失、呕吐以及肺水肿等，上述两种情况应用单纯血液滤过即可。③肾功能进行性减退，血肌酐>500μmol/L或符合急性血液透析指征的其他情况。

（2）心室机械辅助装置、ECMO、外科手术等（略）。

(六) 急性心衰处理要点（中华医学会心血管分会：急性心力衰竭诊断和治疗指南，2010）

1. 确诊后即应采用规范的处理流程。先进行初始治疗，继以进一步治疗。

2. 初始治疗包括经鼻导管或面罩吸氧，静脉给予吗啡、袢利尿剂（如呋塞米）、毛花苷C、氨茶碱（或二羟丙茶碱）等。

3. 初始治疗仍不能缓解病情的严重患者应做进一步治疗，可根据收缩压和肺淤血状况选择应用血管活性药物包括正性肌力药、血管扩张药和收缩血管药。

4. 病情严重或有血压持续降低（<90mmHg）

其至心源性休克者,应在血流动力学监测下进行治疗,并酌情采用各种非药物治疗方法,包括IABP、机械通气支持、血液净化、心室机械辅助装置以及外科手术。

5. BNP/NT－proBNP 的动态测定有助于指导急性心衰的治疗,其水平在治疗后仍高居不下者,提示预后差,需进一步加强治疗;治疗后其水平降低且降幅＞30%,提示治疗有效,预后较好。

6. 要及时矫正基础心血管疾病,控制和消除各种诱因。

细目三 慢性心力衰竭

慢性心力衰竭（chronic heart failure，CHF）是由于任何原因的初始心肌损伤（如心肌梗死、心肌病、血流动力学负荷过重、炎症等),引起心肌结构和功能的变化,最后导致心室泵血和（或）充盈功能低下的临床综合征。主要表现是呼吸困难和疲乏引起的活动耐力降低和（或）液体潴留导致的肺淤血与外周性水肿。CHF 是一种症状性疾病,它的特点是病史中有特殊的症状（呼吸困难和疲乏）,体检有特殊体征（水肿和肺部啰音）。CHF 是一种进展性病变,呈慢性病程,即使是在没有新的损害的情况下疾病自身仍然不断发展和恶化。

本病在中医学中主要归于"心悸""怔忡""喘证""水肿""心水"等范畴;部分左心衰夜咳和咯血、右心衰淤血性肝硬化和胸、腹腔积液则当分属中医学"咳嗽""血证""积聚""悬饮""支饮""鼓胀"等范畴。

● 要点一 中医病因病机

心衰的病因外有风、寒、湿、热以及疫毒之邪,内舍于心;内因有情志失调、饮食不节、劳逸失度和脏腑病变。因心阳式微,不能藏归、温养于肾,致肾阳失助,主水无权,饮邪内停,外溢肌肤,上凌心肺,而肿、喘、悸三证并见;另一方面,肾阳虚则无以温煦心阳,使之鼓动无力而加重血行瘀滞和瘀血内积,并进一步导致"血不利则为水"而加重饮邪内停。

1. 外邪侵袭,内舍于心 外邪上受,内舍于心,痹阻心脉,阻遏心阳,使心脏气血阴阳受损而发为心衰。

2. 心肺气虚,瘀血内阻 气虚则心主血脉、肺朝百脉功能失常,血行失畅,瘀阻肺络,内积胁下;血不利为水则水停心下,饮瘀交阻而发为心衰。

3. 心肾阳虚,饮邪内停 心阳亏虚,不能藏归、温养于肾,致肾阳失助,主水无权,饮邪内停,外溢肌肤,上凌心肺,而肿、喘、悸三证并见。

4. 痰饮阻肺,通调失职 痰浊壅肺,肺失宣肃,通调水道无能则水停饮聚,宗气难以灌心脉而心气鼓动无力,血脉不畅,渐致心衰。

5. 脏腑病传,五脏虚损 他脏疾病传变累及心脏而致心衰。

心衰病位在心,但其发生发展与肾、肺、脾、肝密切相关。基本病机是心肾阳气虚衰,饮停血瘀。在心衰的发病中,心气虚是基础,心阳虚是病情发展的标志,心肾阳虚则是病证的重笃阶段;而瘀、水内停等则是心衰病程中的必然病理产物,并因之而进一步阻碍心肾阳气互资。在心衰病机发展中,气虚阳衰、瘀血与水停三者是密不可分的。瘀从气虚来,水由阳虚生;血瘀气益虚,水泛阳更损,这在心衰的病机发展过程中形成了恶性循环。

● 要点二 临床表现

（一）左心衰竭

以肺淤血及心排血量降低致器官低灌注表现为主。

1. 症状

（1）呼吸困难 劳力性呼吸困难是左心衰竭最早出现的症状。患者卧位呼吸困难加重,坐位减轻。夜间阵发性呼吸困难时患者常在熟睡后突然憋醒,可伴阵咳,呼吸急促,咳泡沫样痰或呈哮喘状态,又称为"心源性哮喘"（轻者坐起数分钟即缓解,重者发生急性肺水肿）;其发生机制包括睡眠平卧回心血量增加、膈肌上升致肺活量减少、夜间迷走神经张力增加而致气管易痉挛影响呼吸等有关。

（2）咳嗽、咳痰、咯血　因肺泡和支气管黏膜淤血和/或支气管黏膜下扩张的血管破裂所致，痰常呈白色浆液性泡沫样，有时痰中带血丝，重症出现大咯血。

（3）其他　因心排血量减少，器官、组织灌注不足，可见乏力、疲倦、头昏、心慌等症状。

2. 体征

（1）肺部体征　两肺底湿性啰音与体位变化有关；心源性哮喘时两肺可闻及哮鸣音；胸腔积液时有相应体征。

（2）心脏体征　除原有心脏病体征外，一般均心脏扩大、心率加快，并有肺动脉瓣区第二音（P_2）亢进、心尖区舒张期奔马律和/或收缩期杂音、交替脉等。

（二）右心衰竭

以体循环静脉淤血的表现为主。

1. 症状　由于内脏淤血可有腹胀、食欲不振、恶心、呕吐、肝区胀痛、少尿等。

2. 体征

（1）静脉淤血体征　颈静脉怒张和/或肝-颈静脉反流征阳性；黄疸、肝大伴压痛；周围性紫绀；下垂部位凹陷性水肿；胸水和/或腹水。

（2）心脏体征　除原有心脏病体征外，右心室显著扩大，有三尖瓣收缩期杂音。

（三）全心衰竭

左、右心衰竭均存在，有肺淤血、心排血量降低和体循环淤血的相关症状和体征。当由左心衰发展为全心衰时，因右心排血量减少，呼吸困难可因肺淤血改善而有不同程度的减轻。

● **要点三　实验室检查及其他检查**

1. 心电图

（1）心肌肥厚、心房扩大（肺型 P 波、二尖瓣 P 波、$ptfV_1 \leq -0.04mm \cdot s$ 等）、心室扩大、束支传导阻滞、心律失常的类型及其严重程度（如房颤、房扑伴快速性心室率，室速、QT 间期延长等）。

（2）心率、心脏节律、传导状况，可作为某些病因依据（如心肌缺血性改变、ST 段抬高或非 ST 段抬高心肌梗死、陈旧性心肌梗死病理性 Q 波等）。

2. X 线胸片

（1）心脏增大、肺淤血、肺水肿及原有肺部疾病；肺淤血程度和肺水肿、上肺血管影增强；肺间质水肿时可见 Kerley B 线；肺动脉高压时，肺动脉影增宽，部分可见胸腔积液；肺泡性肺水肿时，出现肺门血管影模糊、肺门影呈蝴蝶状等，甚至弥漫性肺内大片阴影等。

（2）可根据心影增大及其形态改变，评估基础的或伴发的心脏和/或肺部疾病以及气胸等。

3. 超声心动图　一般采用经胸超声心动图；如患者疑为感染性心内膜炎，尤为人工瓣膜心内膜炎，在 HF 病情稳定后还可采用经食道的超声心动图，能够更清晰显示赘生物和瓣膜周围脓肿等。

通过超声心动图可了解心脏结构和功能、心瓣膜状况、是否存在心包病变、AMI 的机械并发症以及室壁运动失调；测定左室射血分数（LVEF），LVEF＜45% 为射血分数降低的心力衰竭（HFREF），EF≥45%～50% 而有 CHF 表现者应考虑为射血分数正常的心力衰竭（HFNEF）。

4. 常用生化检查

（1）血浆脑钠肽（BNP）　当室壁张力增加时，血浆 BNP＞400pg/mL，NT-proBNP＞2000pg/mL；室壁张力正常则血浆 BNP＜100pg/mL，NT-proBNP＜400pg/mL。①BNP：有助于 CHF 诊断和预后判断。症状性和无症状性左室功能障碍患者血浆 BNP 水平均升高；大多数因心衰（HF）而呼吸困难的患者 BNP＞400pg/mL，BNP＜100pg/mL 时不支持 HF 诊断，BNP 在 100～400pg/mL 之间还应考虑其他原因，如肺栓塞、慢性阻塞性肺部疾病（COPD）、HF 代偿期等。②NT-proBNP：是 BNP 激素原分裂后没有活性的 N-末端片段，与 BNP 相比，半衰期更长、更稳定。其浓度可反映短暂时间内新合成的而不是贮存的 BNP 释放，故更能反映 BNP 通路的激活（有研究表明，50 岁以下的成人血浆 NT-proBNP

浓度≥450pg/mL 诊断 AHF 的敏感性和特异性分别为 93% 和 95%；50 岁以上的人血浆浓度≥900pg/mL 诊断 CHF 的敏感性和特异性分别为 91% 和 80%；NT-proBNP<300pg/mL 为正常，可排除 CHF，其阴性预测值为 99%；CHF 治疗后 NT-proBNP<200pg/mL 提示预后良好）。

（2）电解质　因利尿剂使用等可产生低钠血症（钠<135mmol/L）、低钾血症（钾<3.5mmol/L）；因使用血管紧张素转换酶抑制剂（ACEI）、血管紧张素受体拮抗剂（ARB）等抗 RAAS 治疗可产生高钾血症（钾>5.5mmol/L）等。

（3）肝、肾功能　长期右心衰或心衰急性加重，因肝淤血可产生转氨酶和胆红素升高；因伴有肾功能损伤，使用 ACEI、ARB 或醛固酮拮抗剂等可导致血肌酐（Cr）升高（Cr>150μmol/L）；高尿酸血症（尿酸>500μmol/L）则常因 CHF 时使用利尿剂、肾功能受损等而发生。

（4）血浆白蛋白　由于肾淤血和/或低灌而发生蛋白丢失，以及营养不良可导致低白蛋白血症（白蛋白<30g/L）；严重右心衰时极高的静脉压偶可导致"失蛋白肠病"（可见于未能及时手术纠治的法洛征），出现难以纠正的严重低蛋白血症；"高白蛋白血症"（白蛋白>45g/L）则可见于因过度利尿导致血液浓缩时。

要点四　诊断

（一）诊断标准

1. Framingham 标准（1971）

（1）主要标准　阵发性夜间呼吸困难、颈静脉怒张、肺部啰音、心脏扩大、急性肺水肿、第三心音奔马律、肝-颈静脉反流征阳性等。

（2）次要标准　踝部水肿、夜间咳嗽、活动后呼吸困难、肝大、胸腔积液、肺活量降低至最大肺活量的 1/3、心动过速>120 次/分等。

同时存在两个主项或 1 个主项加两个次项即可诊断。

2. ESC 心力衰竭的定义（2008）

（1）CHF 的症状　静息或活动时气急和/或乏力。

（2）水液潴留的体征　包括肺底湿啰音、胸腔积液、颈静脉怒张、踝部水肿、肝脏肿大等。

（3）静息时心脏结构或功能异常的客观证据　包括心脏增大、第三心音、心脏杂音、超声心动图异常、BNP 增高等。

以上 3 项存在 1 种或 1 种以上证据即可诊断。

3. 射血分数正常的心力衰竭（HFNEF）的诊断（中国专家共识，2009）：符合下列条件可做出诊断。

（1）有充血性心力衰竭的体征或症状，并排除心脏瓣膜病、缩窄性心包炎和其他非心脏疾病。

（2）左心室收缩功能正常或轻度异常（LVEF>45% 和左心室舒张末期容积指数<97mL/m²）。

（3）左心室舒张功能异常即左室充盈压升高的证据。

4. 诊断 CHF 主要根据详细病史和体格检查；胸片、心电图和超声心动图是关键的辅助检查；当患者发生呼吸困难，不能排除 CHF 时，应测定 BNP 或 NT-proBNP，但最终诊断须结合所有临床资料。

（二）液体潴留及其严重程度判断

短时间内体重增加是液体潴留的可靠指标。主要根据体重、颈静脉充盈程度、肝-颈静脉反流征、肺和肝充血的程度（肺部啰音，肝脏肿大）、下肢和骶部水肿、腹部移动性浊音等来判断液体潴留及其严重程度。

（三）心力衰竭的分期（AHA，2005）与分级

这是一种新的心衰分级方法，该方法同时强调心衰的发生与进展，因此它将心衰综合征的发生发展分为 4 期：

1. **A 期**　患有冠心病、高血压病或糖尿病但仍没有左室功能受损、心肌肥厚或心腔几何形态变形的患者。

2. **B 期**　已经有左心室肥厚和/或左室功能受损，但仍无症状的患者。

3. **C 期**　有心脏结构改变，目前或既往曾有

CHF症状的患者（大多数CHF患者属于此类）。

4. D期 需要特殊干预治疗的难治性心衰。

NYHA心功能分级主要是对该分级中阶段C与D患者症状严重性的分级。多年来已经认识到NYHA心功能分级反映的是医生的主观判断，短时间内可以有很大变化，而且NYHA心功能分级不同级别的病情治疗差异不大。因此，需要一种阶段分级系统来客观地、可靠地评估患者的病情进展情况，针对不同阶段进行相应的、适当的治疗。根据新的分阶段方法，患者的病情可能不进展或只能向更高一级进展，除非疾病可通过治疗减慢或停止进展，但一般不会发生自发的逆转。

（四）预后的评定（中华医学会心血管病学分会：慢性心力衰竭诊断治疗指南，2007）

多变量分析表明，以下临床参数有助于判断心衰的预后和存活：LVEF下降、NYHA分级恶化、低钠血症的程度、运动峰耗氧量减少、血球压积容积降低、心电图12导联QRS增宽、慢性低血压、静息心动过速、肾功能不全（血肌酐升高、GFR降低）、不能耐受常规治疗，以及难治性容量超负荷均是公认的关键性预后参数。

● **要点五　鉴别诊断**

（一）左心衰鉴别诊断

主要针对呼吸困难和咳嗽、咯血进行病因鉴别。

1. 呼吸困难

（1）**肺源性呼吸困难**　呼吸困难因左心衰者多有左心功能受损的基础疾病（如高血压、慢性心瓣膜病、冠心病或心肌病等），肺源性呼吸困难则多有肺、支气管等基础病变；左心衰呼吸困难常因体位抬高而改善，而大部分肺源性呼吸困难常因静息平卧而减轻。

（2）**支气管哮喘**　除基础疾病不同外，后者多见于青少年，有过敏史，气道阻力反应性增高；心源性哮喘者发作时必须坐起，重症者肺部有干湿啰音，甚至咳粉红色泡沫痰，而后者发作时双肺可闻及典型哮鸣音，咳出白色黏痰后呼吸困难常可缓解；测定血浆BNP水平对鉴别心源性和支气管哮喘有较重要的参考价值。

（3）**急性肺源性心脏病（肺动脉栓塞）、急性呼吸窘迫综合征、主动脉夹层、心包压塞、心包缩窄等**　其中，急性大块肺栓塞表现为突发呼吸困难、剧烈胸痛、有濒死感，还有咳嗽、咯血痰、明显发绀、皮肤湿冷、休克和晕厥，伴颈静脉怒张、肝大、肺梗死区呼吸音减弱、肺动脉瓣区杂音等，血气分析、D-D二聚体、胸部螺旋CT等检查有助于鉴别。

2. 咳嗽、咯血　主要与肺结核、肺癌、支气管扩张等慢性咳嗽、咯血性疾病进行鉴别，鉴别点包括基础疾病、体征和相关实验室检查。

（二）右心衰鉴别诊断

主要针对水肿、肝大等进行病因鉴别诊断。

1. 水肿　水肿可见于心脏病、肾脏病、肝脏病及营养不良等多种疾病。除基础病因不同外，水肿也各有特点：心源性水肿常始于身体的低垂部位，称为"下垂性水肿"，并伴有颈静脉怒张、肝-颈静脉反流征阳性等上腔静脉回流受阻的体征；肾性水肿则首先出现于皮下的疏松组织如眼睑等处；肝病性水肿突出的表现为腹水；营养不良性水肿则常伴有低白蛋白血症等。

2. 肝大/硬化

（1）**肝脏本身病变引起的肝大**　后者主要见于胆汁淤积、血吸虫肝病、肝癌等（而肝炎后肝硬化常伴有肝脏缩小），均有相应病史和相关体征，并且无肝-颈静脉反流征阳性。

（2）**肝病性肝硬化**　除基础心脏病病史和体征有助于鉴别外，非心源性肝硬化不会出现颈静脉怒张等上腔静脉回流受阻的体征。

（3）**心包积液、缩窄性心包炎**　由于上腔静脉回流受阻同样可以引起静脉怒张、肝大、下肢水肿等表现，应根据病史、心脏及其他心血管体征进行鉴别；超声心动图检查可助鉴别。

● **要点六　西医治疗**

CHF的治疗目标是改善症状，提高生活质量，改变衰竭心脏的生物学性质（防止或延缓心肌重塑的发展），降低心力衰竭的住院率和死亡率。

（一）一般治疗

去除或缓解基本病因；去除诱发因素；改善生活方式；干预心血管损害的危险因素；密切观察病情演变及定期随访。

（二）药物治疗

1. 抑制神经内分泌激活

（1）血管紧张素转换酶抑制剂（ACEI）

适应证：所有慢性收缩性心衰患者（LVEF < 40%）。

禁忌证：对ACEI曾有致命性不良反应（绝对禁用）。

慎用：双侧肾动脉狭窄、血肌酐 > 265.2μmol/L、血钾 > 5.5mmol/L、症状性低血压（SP < 90mmHg）、左室流出道梗阻的患者。

使用方法：极小剂量开始，个体化滴定，达到最大耐受量可长期应用。

不良反应：低血压、肾功能恶化、钾潴留、咳嗽和血管性水肿。

（2）β受体阻滞剂

适应证：所有慢性收缩性心衰，包括NYHA Ⅱ、Ⅲ级病情稳定患者，无症状性心力衰竭或NYHA Ⅰ级的患者（LVEF < 40%），均应尽早开始使用（除非有禁忌证或不能耐受）；NYHA Ⅳ级CHF患者需待病情稳定后，在严密监护下由专科医师指导应用。

禁忌证：支气管痉挛性疾病、心动过缓（心率 < 60次/分）、Ⅱ度及以上房室传导阻滞（除非已安装起搏器）；明显液体潴留，需大量利尿剂的CHF患者。

使用方法：①目标剂量确定：心率（HR）是国际公认的β受体有效阻滞的指标（清晨静息HR 55~60次/分，不低于55次/分，即为达到目标剂量或最大耐受量）。②起始和维持：体重恒定（干体重）状况下，极低剂量开始，如能耐受则每隔2~4周将剂量加倍，达目标剂量则长期使用。

不良反应：低血压、液体潴留和CHF恶化、心动过缓和房室传导阻滞。

2. 改善血流动力学

（1）利尿剂

适应证：所有CHF患者有液体潴留的证据或原先有过液体潴留者，均应给予利尿剂，且应在出现水钠潴留的早期应用。

使用方法：从小剂量开始；袢利尿剂应作为首选（噻嗪类仅适用于轻度液体潴留、伴高血压和肾功能正常的CHF患者）；利尿剂应与ACEI和β受体阻滞剂联合应用；一旦病情控制即以最小有效量长期维持，并应根据液体潴留情况随时调整剂量；在利尿剂治疗的同时，应适当限制钠盐的摄入量。

不良反应：长期服用利尿剂可发生电解质紊乱、症状性低血压以及肾功能不全，特别是在服用剂量大和联合用药时。

（2）地高辛

适应证：已在应用ACEI（或ARB）、β受体阻滞剂和利尿剂治疗，而仍持续有症状的慢性收缩性心衰患者；有房颤伴快速心室率的CHF患者。

禁忌或慎用：伴窦房传导阻滞、Ⅱ度或高度房室传导阻滞患者（除非已安置永久性心脏起搏器）、急性心肌梗死（AMI）患者；与抑制窦房结或房室结功能的药物合用时必须谨慎。不推荐用于HFNEF患者缓解症状。

使用方法：多用维持量疗法（0.125 ~ 0.25mg/d）。

不良反应：心律失常、胃肠道症状、神经精神症状（视觉异常、定向力障碍等）；特别是在低血钾、低血镁、甲状腺功能低下时易发生。

3. 其他药物

（1）醛固酮受体拮抗剂 有独立于AngⅡ和相加于AngⅡ的对心肌重构的不良作用，特别是对心肌细胞外基质；衰竭心脏中心室醛固酮生成及活化增加与CHF严重程度成正比，以及长期应用ACEI或ARB可出现"醛固酮逃逸现象"，均是CHF治疗中使用醛固酮受体拮抗剂的理论依据。

适应证：中、重度CHF, NYHA Ⅲ、Ⅳ级患者；AMI 后并发 HF，且 LVEF <40% 的患者。

禁忌或慎用：高钾血症和肾功能异常列为禁忌；有发生这两种状况潜在危险的应慎用。

（2）血管紧张素Ⅱ受体拮抗剂（ARB） 阻断 AngⅡ与 AT_1 结合，从而阻断或改善因 AT_1 过度兴奋导致的诸多不良作用；一般不引起咳嗽，但也不能通过提高血清缓激肽浓度发挥可能的有利作用。

适应证：合并高血压伴有心肌肥厚的 HF 患者、LVEF 下降不能耐受 ACEI 的 CHF 患者、常规治疗后 CHF 症状持续存在且 LVEF 低下者。

（3）环腺苷酸（cAMP）依赖性正性肌力药 包括β肾上腺素能激动剂，如多巴胺、多巴酚丁胺，以及磷酸二酯酶抑制剂如米力农等。

应用建议：对 CHF 患者即使在进行性加重阶段，也不主张长期间歇静脉滴注正性肌力药；对难治性终末期 CHF 患者，可作为姑息疗法应用；对心脏移植前终末期 HF、心脏手术后心肌抑制所致的急性心衰，可短期应用3~5天。

（二）非药物治疗

1. 心脏再同步化治疗（CRT）

适应证：CHF 患者符合以下条件（除非有禁忌证）均应该接受 CRT：①LVEF≤35%，窦性节律，左心室舒张末期内径（LVEDD）≥55mm。②尽管使用了优化药物治疗，NHYA 心功能仍为Ⅲ级或Ⅳ级，心脏收缩不同步（QRS>120ms）。

2. 埋藏式心律转复除颤器（ICD）

适应证：①CHF 伴低 LVEF 者、曾有心脏停搏/心室颤动（VF）或伴有血流动力学不稳定的室性心动过速（VT）。②缺血性心脏病患者，AMI 后至少40天，LVEF≤30%，长期优化药物治疗后 NYHA 心功能Ⅱ或Ⅲ级，合理预期生存期超过1年且功能良好。③非缺血性心肌病患者，LVEF≤30%，长期最佳药物治疗后 NYHA 心功能Ⅱ或Ⅲ级，合理预期生存期超过1年且功能良好；NYHAⅢ~Ⅳ级、LVEF≤35%且 QRS>120ms 的症状性心衰。

3. 手术治疗

（1）外科手术 因瓣膜病变、室壁瘤等致 HF 的患者需及时进行瓣膜置换术、心肌成形术等。

（2）心脏移植 可作为终末期心衰的一种治疗方式，主要适用于无其他可选治疗方法的重度心衰患者。

● 要点七 中医辨证论治

（一）治疗原则

本病病机为本虚标实，应重在补虚，在补虚的基础上兼以活血化瘀、利水蠲饮，绝不可专事攻逐，更伤其正。心衰是肾阳气俱损的病证，心主血脉和肾主水液的功能严重受损，在整个病程中均有血瘀、水停发生，从而形成 CHF "因虚致实，实而益虚"的恶性病机演变，故在不同阶段、不同证型 CHF 的治疗中均需不同程度给予活血利水方药。CHF 发展过程中，常见心与肺、心与脾、心与肝、心与肾二脏或数脏同病，气、血、水交互为患现象，治疗上当标本兼治，以心为主，并调他脏。

（二）辨证论治

1. 心肺气虚证

证候：心悸，气短，肢倦乏力，动则加剧，神疲咳喘，面色苍白，舌淡或边有齿痕，脉沉细或虚数。

治法：补益心肺。

方药：养心汤合补肺汤加减。若寒痰内盛，可加款冬花、苏子温化寒痰；肺阴虚较重，可加沙参、玉竹、百合养阴润肺等。

2. 气阴亏虚证

证候：心悸，气短，倦怠乏力，面色苍白，动辄汗出，自汗或盗汗，头晕，面颧暗红，夜寐不安，口干，舌质红或淡红，苔薄白，脉细数无力或结或代。

治法：益气养阴。

方药：生脉散合酸枣仁汤加味。

3. 气虚血瘀证

证候：心悸气短，胸胁满闷或作痛，胁下痞块或颈部青筋显露，面色晦暗，唇青甲紫，舌质紫暗或有瘀点，脉细涩或结、代。

治法：益气活血，疏肝通络。

方药：人参养荣汤合桃红四物汤加减。若有腹水鼓胀，可酌加己椒苈黄丸、葫芦瓢，或牵牛子、舟车丸等，中病得下即止。

4. 阳虚饮停证

证候：心悸，喘息不能卧，颜面及肢体浮肿，或伴胸水、腹水，脘痞腹胀，形寒肢冷，大便溏泄，小便短少，舌淡胖或暗淡，苔白滑，脉沉细无力或结、代。

治法：益气温阳，蠲饮平喘。

方药：真武汤加减。如喘促明显，加参蛤散。

5. 心肾阳虚证

证候：心悸，气短乏力，动则气喘，身寒肢冷，尿少浮肿，腹胀便溏，面颧暗红，舌质红少苔，脉细数无力或结、代。

治法：温补心肾。

方药：桂枝甘草龙骨牡蛎汤合金匮肾气丸加减。如腰膝酸软，头晕耳鸣，步履无力，为肾精亏损，可选右归丸加减；兼阴虚较甚，口干咽燥，午后生火则选左归丸化裁。

6. 痰饮阻肺证

证候：咳喘痰多，或发热形寒，倚息不得平卧；心悸气短，胸闷，动则尤甚，尿少肢肿，或静脉显露。舌淡或略青，舌苔白腻或黄腻，脉弦滑或滑数。

治法：宣肺化痰，蠲饮平喘。

方药：三子养亲汤合真武汤加减。若痰黄便秘者，用麻杏石甘汤合真武汤加减，可加礞石滚痰丸等涤痰畅中；若痰涎稀白，用小青龙汤合真武汤加减；阴虚痰饮，外邪引动者，千金苇茎汤合真武汤加减。

细目四　心律失常

心律失常（cardiac arrhythmia）是指心脏激动的频率、节律、起源部位、传导速度与激动次序的异常。引起心律失常的病因有冠状动脉粥样硬化性心脏病、心肌病、心肌炎和风湿性心脏病等。另外，还包括植物神经功能失调、电解质紊乱、内分泌失调、麻醉、低温、药物及中枢神经疾病等。

本病归属于中医学"心悸""怔忡"等范畴；部分可归于中医学的"胸痹""喘证""眩晕""厥证"等范畴。

● 要点一　发生机制

心律失常发生有多种不同机制，主要包括激动形成异常、激动传导异常或二者兼有之。

（1）激动形成异常　自律性增高、异常自律性与触发活动致冲动形成异常，包括：①源自窦房结、结间束、冠状窦口附近、房室结的远端和希氏束-浦肯野系统等处具有自律性的心肌细胞。②原来无自律性的心肌细胞，如心房、心室肌细胞，亦可在病理状态下出现异常自律性。

（2）激动传导异常　折返是所有快速性心律失常中最常见的发生机制。形成折返的基本条件是：①必须具备两条或多条传导性与不应期各不相同，或者解剖上相互分离的传导径路，作为折返回路的顺传支和逆传支，相互连接形成一个闭合环。②其中一条通道必须发生单向传导阻滞。③另一通道传导缓慢，使原先发生阻滞的通道有足够时间脱离不应期，并使原先已兴奋过的通道再次激动，从而完成一次折返激动。如激动在环内反复循环不已，则产生持续快速性心律失常。

● 要点二　心律失常的分类

（一）按心律失常发生机制分类

1. 激动形成异常

（1）窦房结心律失常　窦性心动过缓、窦性心动过速、窦性停搏、窦性心律不齐。

（2）异位心律　①主动性异位心律：期前收缩、阵发性心动过速、心房扑动、心房颤动、心室扑动、心室颤动。②被动性异位心律：逸搏、逸搏心律。

2. 激动传导异常

（1）生理性干扰及房室分离。

（2）病理性：①传导阻滞（窦房传导阻滞、房内传导阻滞、房室传导阻滞、室内传导阻滞）。

②房室间传导途径异常（预激综合征）。

（二）按心律失常发生时心率快慢分类

1. 快速性心律失常 主要包括过早搏动、心动过速、扑动和颤动等。

2. 缓慢性心律失常 常见的有窦性心动过缓、窦房传导阻滞、窦性停搏、房室传导阻滞、病态窦房结综合征等。

细目五 快速性心律失常

快速性心律失常是临床上常见的心血管病症，包括一组临床表现、起源部位、传导径路、电生理和预后意义很不相同的心律失常，临床上主要包括各种原因引起的过早搏动、心动过速、扑动和颤动等。

本病属中医学"心悸""怔忡"等范畴。有时表现为胸闷胸痛、气短喘息、头晕、晕厥等症状，故还可归属于中医学"胸痹""喘证""眩晕""厥证"等范畴。

● 要点一 西医病因

快速性心律失常可见于无器质性心脏病者（如室上性心动过速、早搏），但更多见于各种器质性心脏病，如室性心动过速（扩张型心肌病、冠心病心肌梗死、梗死后心功能不全）、房颤和房扑（心瓣膜病、冠心病、高血压心脏病、心肌病、肺心病、甲状腺功能亢进）等。

● 要点二 中医病因病机

引起快速性心律失常的中医病因，主要包括感受外邪、情志失调、饮食不节、劳欲过度、久病失养、药物影响等。

1. 心神不宁 平素心虚胆怯，突遇惊恐，触犯心神，心神动摇，不能自主而心悸。

2. 气血不足 饮食不节，损伤脾胃；或素体脾气不足，或忧思伤脾。脾气亏虚则生血不足，导致气血两虚；心气不足，心血亏虚，血脉空虚，心失所养而发病。

3. 阴虚火旺 年老体衰，肾阴不足，不能上承滋润心阴；或感受外邪内耗心阴，导致心阴不能制约心阳使虚火内生。虚火内扰，心神不安发为心悸。

4. 气阴两虚 感受风、寒、湿、热等外邪，内侵于心，耗伤心气心阴；或情志过极，火邪内生，耗气伤阴。气阴两虚，心神失养发为心悸。

5. 痰火扰心 饮食不节，损伤脾胃，运化失司，湿聚成痰，日久痰浊阻滞心脉，痰浊郁而化火；或情志失调，思虑动怒，气郁化火，炼液为痰，痰火内盛。痰火内扰，心神不安，而发心悸。

6. 心脉瘀阻 情志失调，肝气郁滞，气滞则血行不畅，久则血瘀；或寒凝心脉，瘀血内生；或饮食失宜，损伤脾胃，脾气虚弱，运血无力成瘀。心脉瘀阻，心失所养发为本病。

7. 心阳不振 心病日久，损伤心阳；或劳欲所伤，年迈体虚，肾精亏损，命门火衰而心阳失助。心阳亏虚则温运、鼓动无力而发心悸。

快速性心律失常病位在心，与肝、胆、脾、胃、肾、肺诸脏腑密切相关。其基本病机是气血阴阳亏虚，心失所养；或邪扰心神，心神不宁。本病的病理性质主要有虚实两方面：虚者为气、血、阴、阳亏损，使心失濡养，而致心悸；实者多由痰火扰心或心血瘀阻，或感受外邪内舍于心，气血运行不畅所致。虚实之间可以相互夹杂或转化。

● 要点三 临床表现

1. 阵发性室上性心动过速 呈阵发性，心率在160次/分以上，感心悸、胸闷、头晕、乏力、胸痛或紧压感。持续时间长者，可发生血流动力学障碍，表现为面色苍白、四肢厥冷、血压降低，偶可晕厥等。也可使原有器质性心脏病者病情加重，如患者原有冠心病，可加重心肌缺血诱发心绞痛，甚至心肌梗死；原有脑动脉硬化者，可加重脑缺血，引起一过性失语、偏瘫，甚至脑血栓形成。

2. 过早搏动 可无症状，频发者可有心悸、胸闷、头晕、乏力等。听诊有心脏提前搏动。

3. 心房纤颤 阵发性房颤或房颤心室率快者有心悸、胸闷、头晕、乏力等。听诊心音强弱不等、心律绝对不规则、脉搏短绌。也可发生血流动力学障碍,使原有器质性心脏病患者病情加重。

4. 室性心动过速 室速的临床症状轻重视发作时心室率、持续时间、基础心脏病变和心功能状况不同而异。非持续性室速(发作时间短于30秒,能自行终止)的患者通常无症状。持续性室速(发作时间超过30秒,需药物或电复律始能终止)常伴有明显血流动力学障碍与心肌缺血。临床症状包括低血压、少尿、晕厥、气促、心绞痛等。

● **要点四　心电图诊断**

1. 室上性心动过速 ①心率快而规则,阵发性室上性心动过速心率多在160~220次/分(bpm),非阵发性室上性心动过速心率在70~130bpm。②P波形态与窦性不同,出现在QRS波群之后则为房室交界性心动过速;当心率过快时,P波往往与前面的T波重叠,无法辨认,故统称为室上性心动过速。③QRS波群形态通常为室上性,亦可增宽、畸形(室内差异性传导、束支阻滞或预激综合征)。④ST-T波无变化,发作中也可以倒置(频率过快而引起的相对性心肌供血不足)。

2. 过早搏动

(1) **房性早搏** ①提早出现的P'波,形态与窦性P波不同。②P'-R>0.12秒。③QRS形态正常,亦可增宽(室内差异性传导)或未下传。④代偿间歇不完全。

(2) **房室交界性早搏** ①提前出现的QRS波,而其前无相关P波,如有逆行P波,可出现在QRS之前、之中或之后。②QRS形态正常,也可因发生差异性传导而增宽。③代偿间歇多完全。

(3) **室性早搏** ①QRS提早出现,宽大、畸形或有切迹,时间达0.12秒。②T波亦宽大,其方向与QRS主波方向相反。③代偿间歇完全。

3. 室性心动过速 ①3个或以上的室早连发。②常没有P波或P波与QRS无固定关系,且P波频率比QRS波频率缓慢。③频率多数为每分钟150~220次,室律略有不齐。④偶有心室夺获或室性融合波。

4. 房颤与房扑

(1) **房颤** ①P波消失,代之以大小不等、形态不同、间隔不等的f波,频率为350~600次/分。②QRS波、T波形态为室上性,但QRS可增宽畸形(室内差异传导)。③大多数病例,房颤心室率快而不规则,多在每分钟160~180次之间。④当心室率极快而无法辨别f波时,主要根据心室率完全不规则及QRS与T波形状变异诊断。

(2) **房扑** ①P波消失,代之以连续性锯齿样f波(各波大小、形态相同,频率规则,为250~350次/分)。②QRS波群及T波均呈正常形态,但偶尔可因室内差异性传导、合并预激综合征,或伴束支传导阻滞,使其增宽并畸形。③未经治疗的心房扑动,常呈2:1房室传导。

● **要点五　西医治疗**

心律失常的治疗方法主要有抗心律失常药物、射频消融、起搏及植入式自动复律除颤器(ICD)、手术治疗等。

(一)心律失常的药物治疗

1. 窦性心动过速 ①寻找并去除引起窦性心动过速的原因。②首选β受体阻滞剂。③不能使用β受体阻滞剂时,可选用维拉帕米或地尔硫草。

2. 房性期前收缩 对于无器质性心脏病且单纯房性期前收缩者,一般不需治疗;症状十分明显者可考虑使用β受体阻滞剂;对于可诱发诸如室上速、房颤的房性期前收缩应给予维拉帕米、普罗帕酮以及胺碘酮等治疗。

3. 阵发性室上性心动过速

(1) **急性发作的处理** 颈动脉按摩能使心率突然减慢。终止发作药物治疗可选以下药物:①维拉帕米静脉注入。②普罗帕酮缓慢静脉推注(如室上速终止则立即停止给药)。以上两种药物都有负性肌力作用,也都有抑制传导系统功能的副作用,故对有器质性心脏病、心功能不全、基本心律有缓慢型心律失常的患者应慎用。③腺苷或三磷酸腺苷静脉快速推注，往往在 10~40 秒内能终止心动过速（在用药过程中，要进行心电监护，当室上速终止或出现明显的心动过缓和/或传导阻滞时应立即停止给药）。④胺碘酮缓慢静脉推注（适用于室上速伴器质性心脏病、心功能不全者）。

（2）防止发作　发作频繁者，应首选经导管射频消融术以根除治疗；药物有普罗帕酮，必要时伴以阿替洛尔或美托洛尔；发作不频繁者不必长年服药。

4. 房颤与房扑

（1）房颤的治疗　一般将房颤分为3种类型：能够自行终止者为阵发性房颤；不能自行终止但经过治疗可以终止者为持续性房颤；经治疗也不能终止的房颤为永久性房颤。

①控制心室率：永久性房颤一般需用药物控制心室率。常用药物是地高辛和β受体阻滞剂，必要时两药可以合用。上述药物控制不满意者可以换用地尔硫䓬或维拉帕米。个别难治者也可选用胺碘酮或行射频消融改良房室结。慢-快综合征患者需安置起搏器后用药。

②心律转复及窦性心律（窦律）维持：房颤心律转复有药物复律和电复律两种方法。电复律见效快，成功率高。药物转复常用Ⅰa、Ⅰc及Ⅲ类抗心律失常药，包括胺碘酮、普罗帕酮、索他洛尔等，一般用分次口服的方法；静脉给普罗帕酮、胺碘酮终止房颤也有效。有器质性心脏病、心功能不全的患者首选胺碘酮；没有器质性心脏病者可首选Ⅰ类药。任何引起血压下降的房颤，立即施行电复律。无电复律条件者可静脉应用胺碘酮。无预激综合征的患者也可以静注毛花苷C，效果不佳者可以静脉应用地尔硫䓬。所有慢性心房颤动转复后，应服用药物以维持窦性心律。

（2）房扑的治疗　药物治疗原则与房颤相同。

5. 室性期前收缩

（1）无器质性心脏病亦无明显症状的室性期前收缩，不必使用抗心律失常药物治疗。

（2）无器质性心脏病，但室性期前收缩频发引起明显心悸症状影响工作及生活，可酌情选用美西律、普罗帕酮。心率偏快、血压偏高者可用β受体阻滞剂，如阿替洛尔或美托洛尔。

（3）以下情况均需治疗：急性心肌梗死发病早期出现频发室性期前收缩、室性期前收缩落在前一个心搏的T波上（R-on-T）、多源性室性期前收缩、成对的室性期前收缩均宜静脉使用利多卡因（利多卡因无效者，可用胺碘酮）；心力衰竭、心肌梗死后或心肌病变患者并发室性期前收缩，应用胺碘酮能有效减少心脏性猝死。

（4）β受体阻滞剂虽对室性期前收缩疗效不显著，但能降低心肌梗死后猝死发生率。

6. 室性心动过速　有器质性心脏病或有明确诱因应首先给以针对性治疗；无器质性心脏病患者发生非持续性短暂室速，如无症状或血流动力学影响，处理的原则与室性期前收缩相同；持续性室速发作，无论有无器质性心脏病，应给予治疗。

（1）终止室速发作　①有血流动力学障碍的持续性室性心动过速，如患者已发生低血压、休克、心绞痛、充血性心力衰竭或脑血流灌注不足，无论是否有器质性心脏病，应迅速施行直流电复律。②无血流动力学障碍的持续性室性心动过速，首先给予利多卡因 50~100mg 静脉注射，有效后以 1~4mg/min 的速度继续静脉滴注；也可选用静脉注射索他洛尔或普罗帕酮，无效时可选胺碘酮静脉注射。持续性室速伴心功能不全者，首选胺碘酮静脉注射。

（2）预防复发　①药物预防，可选用终止发作有效的相同药物预防复发。②埋藏式心脏复律除颤器（ICD）预防复发。

（二）心律失常的非药物治疗

1. 心脏电复律　急性快速异位心律失常及持续性心房颤动或心房扑动如药物无效，应早进行同步电复律。阵发性室上性心动过速经药物治疗无效时可用同步电复律。

2. 埋藏式心脏复律除颤器（ICD）　ICD的明确适应证包括：①非一过性或可逆性原因引起

的室性心动过速或心室颤动所致的心脏骤停，自发的持续性室速。②原因不明的晕厥，在电生理检查时能诱发有血流动力学显著临床表现的持续性室速或室颤，药物治疗无效、不能耐受或不可取。③伴发于冠心病、陈旧性心肌梗死和左心室功能不良的非持续性室速，在电生理检查时可诱发持续性室速或室颤，不能被Ⅰ类抗心律失常药物所抑制。

3. 导管射频消融术（RFCA） 根据我国RFCA治疗快速性心律失常指南，RFCA的明确适应证为：①预激综合征合并阵发性心房颤动和快速心室率。②房室折返性心动过速、房室结折返性心动过速、房速和无器质性心脏病证据的室性心动过速（特发性室速）呈反复发作性，或合并有心动过速心肌病，或者血流动力学不稳定者。③发作频繁、心室率不易控制的典型房扑。④发作频繁、心室率不易控制的非典型房扑。⑤发作频繁、症状明显的心房颤动。⑥不适宜窦速合并心动过速心肌病。⑦发作频繁和（或）症状重、药物预防发作效果差的心肌梗死后室速。

4. 外科治疗 外科治疗快速性心律失常的目的在于切除、隔置、离断参与心动过速生成、维持与传播的组织，保存或改善心脏功能。外科治疗方法包括直接针对心律失常本身以及各种间接的手术方法，后者包括室壁瘤切除术、冠状动脉旁路移植术、矫正瓣膜关闭不全或狭窄术和左颈胸交感神经切断术等。

● **要点六 中医辨证论治**

1. 心神不宁证

证候：心悸不宁，善惊易恐，坐卧不安，恶闻声响，失眠多梦，舌苔薄白，脉虚数或结、代。

治法：镇惊定志，养心安神。

方药：安神定志丸加减。

2. 气血不足证

证候：心悸气短，活动尤甚，眩晕乏力，失眠健忘，面色无华，纳呆食少，舌质淡，苔薄白，脉细弱。

治法：补血养心，益气安神。

方药：归脾汤加减。

3. 阴虚火旺证

证候：心悸不宁，心烦少寐，头晕目眩，手足心热，盗汗，耳鸣，舌质红，少苔，脉细数。

治法：滋阴清火，养心安神。

方药：天王补心丹加减。

4. 气阴两虚证

证候：心悸气短，头晕乏力，胸痛胸闷，少气懒言，自汗盗汗，五心烦热，失眠多梦，舌质红，少苔，脉虚数。

治法：益气养阴，养心安神。

方药：生脉散加减。

5. 痰火扰心证

证候：心悸时发时止，胸闷烦躁，失眠多梦，口干口苦，大便秘结，小便黄赤，舌质红，舌苔黄腻，脉弦滑。

治法：清热化痰，宁心安神。

方药：黄连温胆汤加减。

6. 心脉瘀阻证

证候：心悸不安，胸闷不舒，心痛时作，或见唇甲青紫，舌质紫暗或有瘀斑，脉涩或结、代。

治法：活血化瘀，理气通络。

方药：桃仁红花煎加减。

7. 心阳不振证

证候：心悸不安，胸闷气短，神疲乏力，面色苍白，形寒肢冷，舌质淡白，脉虚弱。

治法：温补心阳，安神定悸。

方药：参附汤合桂枝甘草龙骨牡蛎汤加减。

细目六 缓慢性心律失常

缓慢性心律失常是指有效心搏每分钟低于60次的各种心律失常。常见有窦性心动过缓、窦房传导阻滞、窦性停搏、房室传导阻滞、病态窦房结综合征等。其发生多与迷走神经张力过高、心肌病变、某些药物影响、高血钾等有关。缓慢性心律失常主要表现为心悸、疲劳虚弱、体力活动后气短胸闷等，严重者可引起昏厥、抽搐，甚至危及生命。

本病归属于中医学"心悸""眩晕""胸痹""厥证"等范畴。

● 要点一　西医病因

（一）病因

1. 缓慢性窦性心律失常　①生理状况：迷走神经张力增高（健康人、老年人、睡眠状态）。②病理状况：器质性心脏病、甲状腺功能减退、血钾过高，应用洋地黄、β 受体阻滞剂等药物。

2. 房室传导阻滞　心肌炎、急性下壁及前壁心肌梗死、原因不明的希-浦系统纤维化、冠心病、高血钾、应用洋地黄以及缺氧等。

3. 病态窦房结综合征　冠心病、原发性心肌病、风湿性心脏病、高血压心脏病、心肌炎、先天性心脏病。

● 要点二　中医病因病机

引起缓慢性心律失常的中医病因主要包括饮食失宜、七情内伤、劳倦内伤、久病失养、药物影响等。

1. 心阳不足　素体虚弱，或久病失养，或年高气衰，均可致心气不足，气虚日久，累及心阳，致心阳亏虚。心阳不足，温运、鼓动无力，则见心悸。

2. 心肾阳虚　心脏久病、先天禀赋异常，损伤心脏阳气，心阳式微而不能下归于肾；或劳欲所伤、年迈体虚，肾精亏损，命门火衰而心阳失助。心肾阳虚则温运、鼓动无力，轻则心悸，重则怔忡。

3. 气阴两虚　素体虚弱，或久病失养，或劳倦过度，或年高气衰，心气不足，气虚日久，累及心阴，致心气阴两虚。心神失养，则心悸不宁。

4. 痰浊阻滞　脾胃损伤，脾气虚弱，运化功能减弱，聚湿而为痰；或情志不遂，气郁生痰。痰阻胸阳，胸阳不展发为本病。

5. 心脉瘀阻　情志失调，恼怒伤肝，肝气郁滞，气滞则血行不畅；或寒凝心脉，瘀血内生；或脾气虚弱，运血无力成瘀。心脉瘀阻，心失所养，可见心悸。

缓慢性心律失常病位在心，发生发展与肝、脾、肾、肺密切相关。本病的病理性质主要有虚实两方面。虚者为气、血、阴、阳亏损，使心失濡养，而致心动过缓；实者多由痰浊痹阻或心血瘀阻、气血运行不畅所致。

● 要点三　临床表现

1. 窦性心动过缓　如心率不低于 50 次/分，一般无症状；心室率 < 50 次/分，患者可出现头晕、乏力。窦房传导阻滞或房室传导阻滞时，部分患者可出现心悸、停搏感，严重者可出现胸闷、胸痛；阻滞次数多、间歇长者，可有黑蒙、晕厥等严重症状。

2. I 度房室传导阻滞　病人多无自觉症状；Ⅱ度 I 型房室传导阻滞偶可出现心悸、乏力；Ⅱ度 Ⅱ 型房室传导阻滞，如被阻滞的心房波所占比例较大时（如 3∶2 传导），特别是高度房室阻滞时，可出现头晕、乏力、胸闷、气短、晕厥及心功能下降等症状。Ⅲ度房室传导阻滞的症状较明显，希氏束分叉以上部位的Ⅲ度房室传导阻滞由于逸搏点位置高，逸搏频率较快，而且心室除极顺序也正常，病人可出现乏力、活动时头晕等症状，但多不发生晕厥；发生于希氏束分叉以下的低位的Ⅲ度房室传导阻滞，病人可出现晕厥，甚至猝死。

3. 病窦综合征　早期可无症状或间歇出现症状，临床表现不典型，诊断困难；当窦性心动过缓比较严重，或有窦性停搏时，则病人可有眩晕、乏力等症状，严重者发生晕厥、猝死。心脏听诊及心电图检查，发现心律的变化很大，出现窦性心动过缓、窦房传导阻滞、阵发性室上性心动过速、心房扑动、心房纤颤，上述心律可交替出现，形成心动过缓-心动过速综合征。

● 要点四　心电图诊断

1. 窦性心动过缓　①窦性心律。②心率在 40～60 次/分。③常伴有窦性心律不齐，严重过缓时可产生逸搏。

2. 房室传导阻滞

（1）I 度房室传导阻滞　①窦性 P 波，每个

P波后都有相应的QRS波群。②P-R间期延长至0.20秒以上。

(2) Ⅱ度房室传导阻滞 ①Ⅱ度Ⅰ型：P-R间隔期逐渐延长；R-R间隔相应的逐渐缩短，直到P波后无QRS波群出现，如此周而复始。②Ⅱ度Ⅱ型：P-R间期固定（正常或延长）；P波突然不能下传而QRS波脱漏。

(3) Ⅲ度房室传导阻滞 窦性P波，P-P间隔一般规则；P波与QRS波群无固定关系；心房速率快于心室率；心室率由交界区或心室自主起搏点维持。

3. 病态窦房结综合征 ①持续、严重、有时是突发的窦性心动过缓。②发作时可见窦房阻滞或窦性停搏。③心动过缓与心动过速交替出现，心动过速可以是阵发性室上速、阵发性房颤与房扑。

● **要点五 西医治疗**

1. 药物治疗

(1) 窦性心动过缓 有症状可用阿托品治疗。

(2) 房室传导阻滞 ①Ⅰ度房室传导阻滞与Ⅱ度Ⅰ型房室传导阻滞心室率不太慢者，无需接受治疗。②Ⅱ度Ⅱ型与Ⅲ度房室传导阻滞如心室率显著缓慢，伴有血流动力学障碍，甚至阿-斯综合征发作，应给予治疗：阿托品0.5~1mg静脉注射；异丙肾上腺素1~4μg/min静脉点滴，将心室率控制在50~70次/分。对于症状明显、心室率缓慢者，应及早给予临时性或永久性心脏起搏治疗。

(3) 病态窦房结综合征 酌情应用阿托品、麻黄素或含服异丙肾上腺素以提高心率。

2. 人工心脏起搏

适应证：①伴有临床症状的任何水平的完全或高度房室传导阻滞。②束支-分支水平传导阻滞，间歇发生Ⅱ度Ⅱ型房室传导阻滞，有症状者；在观察过程中虽无症状，但阻滞程度进展、H-V间期>100ms者。③病窦综合征或房室传导阻滞，心室率经常低于50次/分，有明确的临床症状，或间歇发生心室率<40次/分；或虽无症状，但有长达3秒的R-R间隔。④由于颈动脉窦过敏引起的心率减慢，心率或R-R间隔达到上述标准，伴有明确症状者。⑤有窦房结功能障碍和/或房室传导阻滞的患者，因其他情况必须采用具有减慢心率作用的药物治疗时，为保证适当的心室率，应植入起搏器。

● **要点六 中医辨证论治**

1. 心阳不足证

证候：心悸气短、动则加剧，汗出倦怠，面色苍白，形寒肢冷，舌淡苔白，脉虚弱或沉细而数。

治法：温补心阳，通脉定悸。

方药：人参四逆汤合桂枝甘草龙骨牡蛎汤加减。

2. 心肾阳虚证

证候：心悸气短，动则加剧，面色苍白，形寒肢冷，腰膝酸软，小便清长，下肢浮肿，舌质淡胖，脉沉迟。

治法：温补心肾，温阳利水。

方药：参附汤合真武汤加减。

3. 气阴两虚证

证候：心悸气短，乏力，失眠多梦，自汗盗汗，五心烦热，舌质淡红少津，脉虚弱或结、代。

治法：益气养阴，养心通脉。

方药：炙甘草汤加减。

4. 痰浊阻滞证

证候：心悸气短，心胸痞闷胀满，痰多，食少腹胀，或有恶心，舌苔白腻或滑腻，脉弦滑。

治法：理气化痰，宁心通脉。

方药：涤痰汤加减。

5. 心脉瘀阻证

证候：心悸，胸闷憋气，心痛时作，舌质暗或有瘀点、瘀斑，脉结、代。

治法：活血化瘀，理气通络。

方药：血府逐瘀汤加减。

细目七　心脏性猝死

要点一　定义和病因

（一）定义

心脏性猝死（sudden cardiac death, SCD）是指由于心脏原因引起的无法预料的自然死亡，常在急性症状出现后1小时内发生，以突然意识丧失为表现，死亡出乎意料。

本病可归属于中医学"厥证""厥脱""眩晕""喘脱"等范畴。

（二）病因

80%由冠心病及其并发症引起，此外为心肌病（肥厚型、扩张型）、心瓣膜病、先天性心血管疾病、急性心包填塞、充血性心力衰竭、电解质失衡、Q-T间期延长综合征、神经内分泌等因素所致的电不稳定性等。左室射血分数低于30%是猝死（sudden death, SD）的最强预测因素，心肌梗死后出现频发性与复杂性室性期前收缩亦预示猝死高危。

要点二　心电图检查

临床常见3种心电图表现：①心室颤动或扑动：心室颤动最多见，心电图上出现心室颤动或扑动波。②心室静止：心室完全丧失电活动而处于静止状态，心电图上出现直线。③心肌电-机械分离：心电图上具有宽而畸形、频率较慢、较为完整的QRS波群，但不产生有效的心肌机械性收缩，亦称为深度心血管性虚脱。

在上述3种情况中，以心室颤动最多见，特别是急性心肌梗死或急性心肌缺血病人发生的心搏骤停，绝大多数为心室颤动。

要点三　诊断

诊断要点：①意识突然丧失。②大动脉（颈动脉或股动脉）搏动消失。

具有上述两点即可做出临床诊断，应立即进行心肺复苏。由于心音常因受到抢救时外界环境影响，故听诊不如摸大动脉可靠。

要点四　西医治疗

1. 基础心肺复苏　主要措施包括畅通气道、人工呼吸和人工胸外挤压，简称ABC（airway, circulation, breathing）。

（1）开通气道　保持呼吸道通畅是成功复苏的重要一步，可采用仰头抬颏法开放气道。方法是：术者将一手置于患者前额用力加压，使头后仰，另一手的食、中两指抬起下颏，使下颏尖、耳垂的连线与地面呈垂直状态，以通畅气道。应清除患者口中的异物和呕吐物，患者义齿松动应取下。

（2）人工呼吸　首先进行两次人工呼吸，每次持续吹气时间在1秒以上，保证足够的潮气量使胸廓起伏。两次人工通气后应立即胸外按压。人工呼吸一般选择口对口，若病人牙关紧闭，则可改为口对鼻呼吸。无论是单人还是双人进行心肺复苏，按压和吹气比例是30∶2。口对口人工呼吸只是临时性紧急措施，应马上争取气管内插管，以人工气囊挤压或人工呼吸机进行辅助呼吸与输氧，纠正低氧血症。

（3）胸外按压　是建立人工循环的主要方法。胸外按压时，病人应置于水平位，头部不应高于心脏水平。患者应仰卧于硬板床或地上。术者宜跪在病人身旁或站在床旁的椅凳上。要按压在胸骨中下1/3交界处或两乳头连线与胸骨交点（2005年指南），按压时术者双臂应伸直、双肩在患者胸骨上方正中，垂直向下用力按压，利用髋关节为支点，以肩臂部力量向下按压，按压深度为4~5cm，按压频率为100次/分钟，按压应规律地、均匀地、不间断地进行；如有特殊操作（建立人工气道或者进行除颤等），间断尽量不超过10秒钟。下压与放松的时间比为1∶1。放松时定位的手掌根不要离开胸骨定位点，仅使胸骨不受任何压力。

"关于心肺复苏的更改建议"（AHA《心肺复苏及心血管急救指南》，2010）：①按压速率至少为100次/分钟（而不再是100次/分钟）；成人按压幅度至少为5cm，婴儿和儿童的按压幅度至少为胸部前后径的1/3（婴儿大约为4cm，儿童大约为5cm）。②建议将成人、儿童和婴儿的基础生命支持程序从 A-B-C（开放气道、人工呼吸、胸外按压）更改为 C-A-B（胸外按压、开放气道、人工呼吸）。③如果有两名施救者在场，第 1 名施救者开始胸外按压，第 2 名施救者开放气道并准备好在第 2 名施救者完成第一轮 30 次胸外按压后立即进行 2 次人工呼吸；单人施救者在进行 30 次按压后，开放患者的气道并进行 2 次人工呼吸。

3. 药物治疗　心脏骤停患者在进行心肺复苏时应尽早开通静脉通道。周围静脉通常选用肘前静脉或颈外静脉。中心静脉可选用颈内静脉、锁骨下静脉和股静脉。

（1）肾上腺素：可用于电击无效的室颤及无脉室速。常规给药方法是静脉推注 1mg，每 3~5 分钟重复 1 次，可逐渐增加剂量至 5mg。

（2）利多卡因：给予 2~3 次除颤加 CPR 及肾上腺素之后仍然是室颤/无脉室速，给予利多卡因，1~1.5mg/kg 静脉注射。如无效可每 3~5 分钟重复 1 次，总剂量可达到 3mg/kg。

（3）胺碘酮或溴苄胺：仍不能成功除颤，可给予胺碘酮或溴苄胺治疗。胺碘酮首次 150mg，静脉注射，如无效，可重复给药总量达 500mg。

（4）碳酸氢钠：对于心脏骤停引起严重酸中毒者，除了给氧外，应适量静脉注射碳酸氢钠，特别是电除颤难以复律的患者，一般碳酸氢钠的首剂量为 1mmol/kg。在心肺复苏中，每 10~15 分钟重复使用半量。但应注意碳酸氢钠过量可致碱中毒、高钠血症和高渗状态等。

（5）葡萄糖酸钙：急性高钾血症引起的顽固性心室颤动，可给予 10% 葡萄糖酸钙 5~10mL 静脉注射，但不常规使用。

（6）肾上腺素、阿托品等：缓慢性心律失常或心搏停顿、无脉搏性电活动的常用药物为肾上腺素、阿托品，亦可用异丙肾上腺素；如有条件，应争取临时人工心脏起搏。

（7）不常规使用心内注射。

4. 复苏后处理

（1）心脏复苏后处理原则和措施包括：①维持有效的循环和呼吸功能。②预防再次心脏骤停。③维持水、电解质和酸碱平衡。④防治脑水肿、急性肾衰竭和继发感染等措施。

（2）脑复苏是心肺复苏最后成败的关键，主要措施包括：①降温（物理降温或加用冬眠药物）。②脱水（20% 甘露醇和速尿）。

（3）防治急性肾功能衰竭。

● **要点五　中医辨证论治**

1. 气阴两脱证

证候：神萎倦怠，气短，四肢厥冷，心烦胸闷，尿少，舌深红或淡，少苔，脉虚数或微。

治法：益气救阴。

方药：生脉散加减。

2. 痰蒙神窍证

证候：神志恍惚，气粗息涌，喉间痰鸣，口唇、爪甲暗红，舌质暗，苔厚腻或白或黄，脉沉实。

治法：豁痰活血，开窍醒神。

方药：菖蒲郁金汤加减。

3. 元阳暴脱证

证候：神志恍惚，或昏愦不语，面色苍白，四肢厥冷，舌质淡润，脉微细欲绝。

治法：回阳固脱。

方药：独参汤或四味回阳饮加减。

● **要点六　预防**

心脏骤停的预防，很关键的一步是识别出高危人群。鉴于大多数心脏性猝死发生于冠心病患者，减轻心肌缺血、预防心肌梗死或缩小梗死范围等措施应能减少心脏性猝死的发生率。β 受体阻滞剂能明显减少急性心肌梗死、心梗后及充血性心力衰竭患者心脏性猝死的发生。对扩张型心肌病、长 Q-T 综合征、儿茶酚胺依赖性多形性室速及心肌桥患者，β 受体阻滞剂亦有预防心脏性猝死的作用。血管紧张素转换酶抑制剂对减少充血性心力衰竭猝死的发生可能有作用。

近年的研究已证明，埋藏式心脏复律除颤器（implantable cardioverter defibrillator，ICD）能改善一些有高度猝死危险患者的预后。伴无症状性非持续性室速的陈旧性心肌梗死患者，及非一过性或可逆性原因引起的室颤或室速所致心脏骤停的存活者、持续性室速及明确为快速性心律失常引起的晕厥患者，ICD较其他方法能更好地预防心脏性猝死的发生。

细目八　原发性高血压

原发性高血压（primary hypertension）是以血压升高为主要临床表现伴或不伴有多种心血管危险因素的综合征，通常简称为高血压。高血压是多种心、脑血管疾病的重要病因和危险因素，影响重要脏器，如心、脑、肾的结构与功能，最终导致这些器官的功能衰竭，迄今仍是心血管疾病死亡的主要原因之一。

高血压在中医学中分属于"眩晕""头痛"等范畴。

● 要点一　西医病因、发病机制

（一）病因

原发性高血压的病因为多因素，可分为遗传和环境因素两个方面。高血压是遗传易感性和环境因素相互作用的结果，遗传因素约占40%，环境因素约占60%。

1. 遗传因素　高血压具有明显的家族聚集性，约60%高血压患者可询问到有高血压家族史。

2. 环境因素

（1）高钠、低钾膳食　高钠、低钾膳食是我国大多数高血压患者发病主要的危险因素之一。

（2）超重和肥胖　腰围男性≥90cm或女性≥85cm，发生高血压的风险是腰围正常者的4倍以上。

（3）饮酒　人群高血压患病率随饮酒量增加而升高。

（4）精神紧张　长期从事高度精神紧张工作的人群高血压患病率增加。

（5）其他危险因素　高血压发病的其他危险因素包括年龄、高血压家族史、缺乏体力活动、口服避孕药、睡眠呼吸暂停低通气综合征等。

（二）发病机制

高血压的血流动力学特征主要是总外周血管阻力相对或绝对增高。从总外周血管阻力增高出发，目前关于高血压的发病机制主要集中在以下几个环节。

1. 交感神经系统活性亢进　各种病因使大脑皮层下神经中枢功能发生变化，各种神经递质浓度与活性异常，包括去甲肾上腺素、肾上腺素、多巴胺、神经肽Y、5-羟色胺、血管加压素、脑啡肽、脑钠肽和中枢肾素-血管紧张素系统，导致交感神经系统活性亢进，血浆儿茶酚胺浓度升高，阻力小动脉收缩增强。

2. 肾性水钠潴留　有较多因素可引起肾性水钠潴留，例如亢进的交感活性使肾血管阻力增加；肾小球有微小结构病变；肾脏排钠激素（前列腺素、激肽酶、肾髓质素）分泌减少，或者肾外排钠激素（内源性类洋地黄物质、心房肽）分泌异常，或者潴钠激素（18-羟去氧皮质酮、醛固酮）释放增多。

3. 肾素-血管紧张素-醛固酮系统（RAAS）激活　经典的RAAS包括：肾小球入球动脉的球旁细胞分泌肾素，激活从肝脏产生的血管紧张素原（AGT），生成血管紧张素Ⅰ（AⅠ），然后经肺循环的转换酶（ACE）生成血管紧张素Ⅱ（AⅡ）。AⅡ是RAAS的主要效应物质，作用于血管紧张素Ⅱ受体（AT_1），使小动脉平滑肌收缩，刺激肾上腺皮质球状带分泌醛固酮，通过交感神经末梢突触前膜的正反馈使去甲肾上腺素分泌增加。这些作用均可使血压升高，参与高血压发病并维持。近年来发现，很多组织，例如血管壁、心脏、中枢神经、肾脏及肾上腺，也有RAAS各种组成成分。组织RAAS对心脏、血管的功能和结构的作用，可能在高血压发生和维持中有更大影响。

4. 细胞膜离子转运异常　遗传性或获得性细胞膜离子转运异常，包括钠泵活性降低，钠-钾离子协同转运缺陷，细胞膜通透性增强，钙泵活性降低，可导致细胞内钠、钙离子浓度升高，膜电位降低，激活平滑肌细胞兴奋-收缩耦联，使血管收缩反应性增强和平滑肌细胞增生与肥大，血管阻力增高。

5. 胰岛素抵抗（IR） 约50%原发性高血压患者存在不同程度的IR，在肥胖、血甘油三酯升高、高血压与糖耐量减退同时并存的四联症患者中最为明显。

● **要点二 中医病因病机**

本病形成的主要原因有情志失调、饮食不节、久病过劳及先天禀赋不足等。

1. 肝阳上亢 素体阳盛，肝阳偏亢，日久化火生风，风阳升动，上扰清窍，则发眩晕。长期忧郁恼怒，肝气郁结，气郁化火，肝阴暗耗，阴虚阳亢，风阳升动，上扰清窍，发为眩晕。

2. 痰湿中阻 若嗜酒肥甘，饥饱无常，或思虑劳倦，伤及于脾，脾失健运，水谷不能化生精微，聚湿生痰，痰浊上扰，蒙闭清窍，发为眩晕。

3. 瘀血阻络 久病入络，随着病情的迁延不愈，日久殃及血分，血行不畅，瘀血内停，滞于脑窍，清窍失养，发为眩晕。

4. 肝肾阴虚 肝阴不足可导致肾阴不足，肾水不足亦可引起肝阴亏乏。水不涵木，阳亢于上，清窍被扰而作眩晕。

5. 肾阳虚衰 久病体虚，累及肾阳，肾阳受损或阴虚日久，阴损及阳，导致肾阳虚衰，髓海失于涵养，而见眩晕等。

综上所述，高血压病发病主要与肝、脾、肾等脏腑关系密切；病因为情志失调、饮食不节、久病劳伤、先天禀赋不足等；主要病理环节为风、火、痰、瘀、虚；病机性质为本虚标实，肝肾阴虚为本，肝阳上亢、痰浊内蕴为标。

● **要点三 临床表现**

1. 一般症状、体征 大多数起病缓慢、渐进，一般缺乏特殊的临床表现。约1/5患者无症状。一般症状有头晕、头痛、颈项板紧、疲劳、心悸。

体检时可有下列体征：主动脉瓣区第二心音亢进，主动脉瓣收缩期杂音。长期持续高血压可见心尖搏动向左下移位、心界向左下扩大等左心室肥大体征，还可闻及第四心音。

有些体征常提示继发性高血压可能，例如腰部肿块提示多囊肾或嗜铬细胞瘤；股动脉搏动延迟出现或缺如，并且下肢血压明显低于上肢，提示主动脉缩窄；向心性肥胖、紫纹与多毛，提示Cushing（库欣）综合征可能。

2. 并发症 血压持续升高，可有心、脑、肾等靶器官损害。

（1）**心** 血压持续升高致左心室肥厚、扩大形成高血压性心脏病，最终可导致充血性心力衰竭。高血压是冠状动脉粥样硬化的重要危险因素之一。

（2）**脑** 长期高血压，由于小动脉、微动脉瘤形成及脑动脉粥样硬化，可并发急性脑血管病，包括脑出血、短暂性脑缺血、脑血栓形成等。

（3）**肾** 高血压病有肾动脉硬化等，引起肾脏病变。病情发展可出现肾功能损害。

3. 高血压危重症

（1）**恶性高血压** 多见于中青年。发病急骤，血压显著升高，舒张压常≥130mmHg，头痛，视力减退，视网膜出血、渗出和视神经乳头水肿。肾功能损害明显，出现蛋白尿、血尿、管型尿，迅速发生肾功能不全。如不及时治疗，可因肾功能衰竭、心力衰竭或急性脑血管病而死亡。

（2）**高血压危象** 因紧张、疲劳、寒冷、嗜铬细胞瘤发作、突然停服降压药等诱因，小动脉发生强烈痉挛，血压急剧上升，影响重要脏器血液供应而产生危急症状。在高血压早期与晚期均可发生。危象发生时，出现头痛、烦躁、眩晕、恶心、呕吐、心悸、气急及视力模糊等严重症状，以及伴有痉挛动脉（椎-基底动脉、颈内动脉、视网膜动脉、冠状动脉等）累及相应的靶器官缺血症状。

（3）**高血压脑病** 发生在重症高血压患者，由于过高的血压超过了脑血流自动调节范围，脑组织血流灌注过多引起脑水肿。临床表现以脑病的症状与体征为特点，表现为弥漫性严重头痛、呕吐、意识障碍、精神错乱，甚至昏迷、局灶性或全身抽搐。

● 要点四 实验室检查及其他检查

1. 基本项目 ①血生化（钾、空腹血糖、血清总胆固醇、甘油三酯、高密度脂蛋白胆固醇、低密度脂蛋白胆固醇和尿酸、肌酐）。②全血细胞计数、血红蛋白和血细胞比容。③尿液分析（尿蛋白、糖和尿沉渣镜检）。④心电图。

2. 推荐项目 24小时动态血压监测（ABPM）、超声心动图、颈动脉超声、餐后血糖（当空腹血糖≥6.1mmol时测定）、尿白蛋白定量（糖尿病患者必查项目）、尿蛋白定量（用于尿常规检查蛋白阳性者）、眼底检查、胸片、脉搏波传导速度（PWV）以及踝臂血压指数（ABI）等。

● 要点五 诊断（血压分级及危险分层）

1. 按血压水平分类和分级

血压水平分类、分级

分 类	收缩压（mmHg）		舒张压（mmHg）
正常血压	<120	和	<80
正常高值	120~139	和/或	80~89
高血压	≥140	和/或	≥90
1级高血压（轻度）	140~159	和/或	90~99
2级高血压（中度）	160~179	和/或	100~109
3级高血压（重度）	≥180	和/或	≥110
单纯收缩期高血压	≥140	和	<90

高血压定义为：在未使用降压药物的情况下，非同日3次测量血压，收缩压≥140mmHg和/或舒张压≥90mmHg。收缩压≥140mmHg和舒张压<90mmHg为单纯性收缩期高血压。患者既往有高血压史，目前正在使用降压药物，血压虽然低于140/90mmHg，也诊断为高血压。根据血压升高水平，又进一步将高血压分为1级、2级和3级。当收缩压和舒张压分属于不同级别时，以较高的分级为准。

2. 按心血管风险分层 心血管风险分层根据血压水平、心血管危险因素、靶器官损害、临床并发症和糖尿病，分为低危、中危、高危和很高危四个层次。3级高血压伴1项及以上危险因素；合并糖尿病；有心、脑血管病或慢性肾脏疾病等并发症，属于心血管风险很高危患者。

高血压患者心血管风险水平分层

其他危险因素和病史	血压（mmHg）		
	1级高血压	2级高血压	3级高血压
无	低危	中危	高危
1~2个其他危险因素	中危	中危	很高危
≥3个其他危险因素，或靶器官损害	高危	高危	很高危
临床并发症或合并糖尿病	很高危	很高危	很高危

● 要点六 鉴别诊断

（一）肾性高血压

1. 肾实质病变

（1）急性肾小球肾炎 起病急骤，发病前1~3周多有链球菌感染史，有发热、水肿、血尿等表现。尿常规检查可见蛋白、红细胞和管型，血压为一过性升高。青少年多见。

（2）慢性肾小球肾炎 由急性肾小球肾炎转变而来，或无明显急性肾炎史，而有反复浮肿、明显贫血、血浆蛋白低、氮质血症，蛋白尿出现早而持久，血压持续升高。

2. 肾动脉狭窄　有类似恶性高血压的表现，药物治疗无效。一般可见舒张压中、重度升高，可在上腹部或背部肋脊角处闻及血管杂音。大剂量断层肾盂造影、放射性核素肾图及B超有助于诊断。肾动脉造影可明确诊断。

(二) 内分泌疾病继发的高血压

1. 嗜铬细胞瘤　可出现阵发性或持续性血压升高，阵发性血压升高时还可伴心动过速、出汗、头痛、面色苍白等症状，历时数分钟或数天，一般降压药无效，发作间隙血压正常。血压升高时测血或尿中儿茶酚胺及其代谢产物香草基杏仁酸(VMA)有助于诊断，超声、放射性核素及CT、MRI对肾脏部位检查可显示肿瘤部位而确诊。

2. 原发性醛固酮增多症　女性多见。以长期高血压伴顽固性低血钾为特征，可有多饮、多尿、肌无力、周期性麻痹等。实验室检查有低血钾、高血钠、血浆肾素活性降低，血尿醛固酮增多。安体舒通试验阳性具有诊断价值。

3. 库欣征　又称皮质醇增多症。患者除有高血压之外还有满月脸、水牛背、向心性肥胖、毛发增多、血糖升高等，诊断一般不难。24小时尿中17-羟类固醇、17-酮类固醇增多，地塞米松抑制试验或肾上腺素兴奋试验有助于诊断。

● 要点七　西医治疗

(一) 治疗原则

1. 改善生活行为　①减轻体重：尽量将体重指数(BMI)控制在<25。②减少钠盐摄入：每人每日食盐量以不超过6g为宜。③补充钙和钾盐。④减少脂肪摄入：膳食中脂肪量应控制在总热量的25%以下。⑤戒烟、限制饮酒：饮酒量每日不可超过相当于50g乙醇的量。⑥增加运动：较好的运动方式是低或中等强度的等张运动，可根据年龄及身体状况选择慢跑或步行，一般每周3~5次，每次20~60分钟。

2. 降压药物治疗的时机　高危、很高危或3级高血压患者，应立即开始降压药物治疗。确诊的2级高血压患者，应考虑开始药物治疗；1级高血压患者，可在生活方式干预数周后，血压仍≥140/90mmHg时，再开始降压药物治疗。

3. 血压控制目标值　在患者能耐受的情况下，逐步降压达标。一般高血压患者，应将血压(收缩压/舒张压)降至140/90mmHg以下；60岁及以上的老年人的收缩压应控制在150/90mmHg以下，如能耐受还可进一步降低；伴有肾脏疾病、糖尿病或病情稳定的冠心病的高血压患者治疗更宜个体化，一般可以将血压降至130/80mmHg以下，脑卒中后的高血压患者一般血压目标为<140/90mmHg。

(二) 降压药物的应用

1. 降压药物种类及作用特点　目前常用降压药物可归纳为五大类，即利尿剂、β受体阻滞剂、钙通道阻滞剂(CCB)、血管紧张素转换酶抑制剂(ACEI)和血管紧张素Ⅱ受体阻滞剂(ARB)。2014年高血压指南将ACEI、ARB、CCB和噻嗪类利尿剂作为一线用药，但我国指南认为噻嗪类利尿剂、ACEI、ARB、以及CCB和β受体阻滞剂均为一线用药。

(1) **利尿剂**　有噻嗪类、襻利尿剂和保钾利尿剂三类。各种利尿剂的降压疗效相仿，噻嗪类使用最多，常用的有氢氯噻嗪、氯噻酮、苄氟噻嗪和吲达帕胺。

适应证：适用于老年和高龄老年高血压、单独收缩期高血压或伴心力衰竭患者，也是难治性高血压的基础药物之一。

不良反应：噻嗪类利尿剂可引起低血钾，痛风者禁用；高尿酸血症，以及明显肾功能不全者慎用。保钾利尿剂可引起高血钾，不宜与ACEI、ARB合用，肾功能不全者禁用。襻利尿剂主要用于肾功能不全时。

(2) **钙通道阻滞剂**　钙拮抗剂分为二氢吡啶类和非二氢吡啶类，前者以硝苯地平为代表，后者有维拉帕米和地尔硫䓬。根据药物作用持续时间，钙拮抗剂又可分为短效和长效。长效钙拮抗剂包括长半衰期药物，例如氨氯地平；脂溶性膜控型药物，例如拉西地平和乐卡地平；缓释或控释制剂，例如非洛地平缓释片、硝苯地平控释片。

适应证：适用于各种不同程度高血压；尤其适用于老年高血压，单纯收缩期高血压，伴稳定性心绞痛、冠状动脉或颈动脉粥样硬化及周围血管病患者。

不良反应：开始治疗阶段有反射性交感活性增强，引起心率增快、面部潮红、头痛、下肢水肿等，尤其是使用短效制剂时。非二氢吡啶类抑制心肌收缩及自律性和传导性，不宜在心力衰竭、窦房结功能低下或心脏传导阻滞患者中应用。

（3）血管紧张素转换酶抑制剂 常用的有卡托普利、依那普利、贝那普利、赖诺普利、西拉普利、培哚普利、雷米普利和福辛普利等。

适应证：尤其适用于伴有慢性心力衰竭、心肌梗死后、非糖尿病肾病、糖尿病肾病、代谢综合征、蛋白尿或微量白蛋白尿的高血压患者。

不良反应：主要是刺激性干咳和血管性水肿。高血钾症、妊娠妇女和双侧肾动脉狭窄患者禁用。血肌酐超过 3mg 患者使用时需谨慎。

（4）血管紧张素Ⅱ受体拮抗剂 常用的有氯沙坦、缬沙坦、厄贝沙坦、依普罗沙坦、伊贝沙坦、替米沙坦、坎地沙坦和奥美沙坦。

适应证：尤其适用于伴左室肥厚、心力衰竭、心房颤动预防、糖尿病肾病、代谢综合征、微量白蛋白尿或蛋白尿患者，以及不能耐受 ACEI 的患者。

不良反应：偶有腹泻，长期应用可升高血钾，应注意监测血钾及肌酐水平变化。双侧肾动脉狭窄、妊娠妇女、高钾血症者禁用。

（5）β受体阻滞剂 有选择性（β$_1$）、非选择性（β$_1$与β$_2$）和兼有α受体阻滞三类。常用的有美托洛尔、阿替洛尔、比索洛尔、卡维地洛、拉贝洛尔。

适应证：适用于各种不同严重程度高血压，尤其是心率较快的中、青年患者或合并心绞痛患者。

不良反应：主要有心动过缓、乏力、四肢发冷。β受体阻滞剂对心肌收缩力、房室传导及窦性心律均有抑制，并可增加气道阻力。急性心力衰竭、支气管哮喘、病态窦房结综合征、房室传导阻滞和外周血管病患者禁用。

（6）α受体阻滞剂 不作为一般高血压治疗的首选药，适用于高血压伴前列腺增生患者，也用于难治性高血压患者的治疗，开始用药应在入睡前，以防体位性低血压发生，使用中注意测量坐立位血压，最好使用控释制剂。体位性低血压者禁用。心力衰竭者慎用。

2. 降压药的联合应用 联合应用降压药物已成为降压治疗的基本方法。若高血压患者基线收缩压 > 100mmHg 或舒张压 > 100mmHg，或患者血压超过目标血压 20/10mmHg，可直接启动两种药物联合治疗。联合用药方案见下表。

联合治疗方案推荐参考

优先推荐	一般推荐	不常规推荐
D-CCB + ARB	利尿剂 + β受体阻滞剂	ACEI + β受体阻滞剂
D-CCB + ACEI	α受体阻滞剂 + β受体阻滞剂	ARB + β受体阻滞剂
ARB + 噻嗪类利尿剂	D-CCB + 保钾利尿剂	ACEI + ARB
ACEI + 噻嗪类利尿剂	噻嗪类利尿剂 + 保钾利尿剂	中枢作用药 + β受体阻滞剂
D-CCB + 噻嗪类利尿剂		
D-CCB + β受体阻滞剂		

注：D-CCB：二氢吡啶类钙通道阻滞剂；ACEI：血管紧张素转换酶抑制剂；ARB：血管紧张素受体拮抗剂。

（1）ACEI 或 ARB 加噻嗪类利尿剂 利尿剂的不良反应是激活 RAAS，而与 ACEI 或 ARB 合用则抵消此不利因素。此外，ACEI 和 ARB 由于可使血钾水平略有上升，从而能防止噻嗪类利尿剂长期应用所致的低血钾等不良反应。

（2）二氢吡啶类钙通道阻滞剂加 ACEI 或 ARB 前者具有直接扩张动脉的作用，后者通过阻断 RAAS，既扩张动脉，又扩张静脉，故两药有协同降压作用。二氢吡啶类钙通道阻滞剂常致踝部水肿，可被ACEI或ARB消除。此外，ACEI或ARB也可部分阻断钙通道阻滞剂所致反射性交感神经张力增加和心率加快的不良反应。

（3）钙通道阻滞剂加噻嗪类利尿剂　我国FEVER研究证实，二氢吡啶类钙通道阻滞剂加噻嗪类利尿剂治疗，可降低高血压患者脑卒中发生风险。

（4）二氢吡啶类钙通道阻滞剂（D-CCB）加β受体阻滞剂　前者具有的扩张血管和轻度增加心率的作用，正好抵消β受体阻滞剂的缩血管及减慢心率的作用。

（三）有并发症的降压治疗

1. 脑血管病　降压过程应该缓慢、平稳，最好不减少脑血流量。可选择ARB、长效钙拮抗剂、ACEI或利尿剂。注意从单种药物小剂量开始，再缓慢递增剂量或联合治疗。

2. 冠心病　高血压合并稳定性心绞痛的降压治疗，应选择β受体阻滞剂、转换酶抑制剂和长效钙拮抗剂；发生过心肌梗死患者应选择ACEI和β受体阻滞剂，预防心室重构。

3. 心力衰竭　高血压合并无症状左心室功能不全的降压治疗，应选择ACEI和β受体阻滞剂，注意从小剂量开始；有心力衰竭症状的患者，应采用利尿剂、ACEI或ARB和β受体阻滞剂联合治疗。

4. 慢性肾衰竭　常选用ACEI或ARB。要注意在低血容量或病情晚期（肌酐清除率<30mL/min或血肌酐超过265μmol/L，即3.0mg/dl）有可能使肾功能恶化。

5. 糖尿病　ARB或ACEI、长效钙拮抗剂是较合理的选择。ACEI或ARB能有效减轻和延缓糖尿病肾病的进展，改善血糖控制。

（四）顽固性高血压治疗

约10%高血压患者，尽管使用了3种以上合适剂量降压药联合治疗，血压仍未能达到目标水平，称为顽固性高血压或难治性高血压。对顽固性高血压的处理，首先要寻找原因，然后针对具体原因进行治疗，常见有以下一些原因：

1. 血压测量错误。
2. 降压治疗方案不合理：在3种降压药的联合治疗方案中无利尿剂。
3. 药物干扰降压作用：同时服用干扰降压作用的药物是血压难以控制的一个较隐蔽的原因。
4. 容量超负荷：饮食钠摄入过多抵消降压药作用。肥胖、糖尿病、肾脏损害和慢性肾功能不全时通常有容量超负荷。
5. 胰岛素抵抗：胰岛素抵抗是肥胖和糖尿病患者发生顽固性高血压的主要原因。在降压药治疗基础上联合使用胰岛素增敏剂，可以明显改善血压控制。肥胖者减轻体重5kg就能显著降低血压或减少所用的降压药数量。

（五）高血压急症的处理

在高血压发展过程的任何阶段和其他疾病急症时，可以出现严重危及生命的血压升高，需要作紧急处理。高血压急症是指短时期内（数小时或数天）血压重度升高，舒张压>130mmHg和/或收缩压>200mmHg，伴有重要器官组织如心脏、脑、肾脏、眼底、大动脉的严重功能障碍或不可逆性损害。

1. 治疗原则

（1）迅速降低血压　选择适宜有效的降压药物，放置静脉输液管，静脉滴注给药，同时应经常不断测量血压或无创性血压监测。静脉滴注给药的优点是便于调整给药的剂量。

（2）控制性降压　高血压急症时短时间内血压急剧下降，有可能使重要器官的血流灌注明显减少，应逐步控制性降压，即开始的24小时内将血压降低20%~25%，48小时内血压不低于160/100mmHg。如果降压后发现有重要器官的缺血表现，血压降低幅度应更小些。在随后的1~2周内，再将血压逐步降到正常水平。

（3）合理选择降压药　高血压急症处理对降压药的选择，要求起效迅速，短时间内达到最大作用；作用持续时间短，停药后作用消失较快；不良反应较小。硝普钠、硝酸甘油、尼卡地平和地尔硫䓬注射液相对比较理想。在大多数情况下，硝普钠往往是首选的药物。

2. 降压药选择与应用

（1）**硝普钠** 能同时直接扩张动脉和静脉，降低前、后负荷。开始时以50mg/500mL浓度每分钟10～25μg速率静滴，立即发挥降压作用。使用硝普钠必须密切观察血压，根据血压水平仔细调节滴注速率，稍有改变就可引起血压较大波动。停止滴注后，作用仅维持3～5分钟。硝普钠可用于各种高血压急症。在通常剂量下不良反应轻微，有恶心、呕吐、肌肉颤动。滴注部位如药物外渗可引起局部皮肤和组织反应。硝普钠在体内红细胞中代谢产生氰化物，长期或大剂量使用应注意可能发生硫氰酸中毒，尤其是肾功能损害者。

（2）**硝酸甘油** 扩张静脉和选择性扩张冠状动脉与大动脉。开始时以每分钟5～10μg速率静滴，然后每5～10分钟增加滴注速率至每分钟20～50μg。降压起效迅速，停药后数分钟作用消失。硝酸甘油主要用于急性心力衰竭或急性冠脉综合征时高血压急症。不良反应有心动过速、面部潮红、头痛和呕吐等。

（3）**尼卡地平** 二氢吡啶类钙通道阻滞剂，作用迅速，持续时间较短，降压同时改善脑血流量。开始时从每分钟0.5μg/kg静脉滴注，逐步增加剂量到每分钟6μg/kg。尼卡地平主要用于高血压危象或急性脑血管病时高血压急症。不良作用有心动过速、面部潮红等。

（4）**地尔硫䓬** 非二氢吡啶类钙通道阻滞剂，降压同时具有改善冠状动脉血流量和控制快速性室上性心律失常作用。配制成50mg/500mL浓度，以每小时5～15mg速率静滴，根据血压变化调整速率。地尔硫䓬主要用于高血压危象或急性冠脉综合征。不良作用有头痛、面部潮红等。

（5）**拉贝洛尔** 兼有α受体阻滞作用的β受体阻滞剂，起效较迅速（5～10分钟），且持续时间较长（3～6小时）。开始时缓慢静脉注射50mg，以后可以每隔15分钟重复注射，总剂量不超过300mg，也可以每分钟0.5～2mg速率静脉滴注。拉贝洛尔主要用于妊娠或肾衰竭时高血压急症。不良反应有头晕、体位性低血压、心脏传导阻滞等。

要点八 中医辨证论治

1. 肝阳上亢证

证候：头晕头痛，口干口苦，面红目赤，烦躁易怒，大便秘结，小便黄赤，舌质红苔薄黄，脉弦细有力。

治法：平肝潜阳。

方药：天麻钩藤饮加减。

2. 痰湿内盛证

证候：头晕头痛，头重如裹，困倦乏力，胸闷，腹胀痞满，少食多寐，呕吐痰涎，肢体沉重，舌胖苔腻，脉濡滑。

治法：祛痰降浊。

方药：半夏白术天麻汤加减。

3. 瘀血内停证

证候：头痛经久不愈，固定不移，头晕阵作，偏身麻木，胸闷，时有心前区痛，口唇发绀，舌紫，脉弦细涩。

治法：活血化瘀。

方药：血府逐瘀汤加减。

4. 肝肾阴虚证

证候：头晕耳鸣，目涩，咽干，五心烦热，盗汗，不寐多梦，腰膝酸软，大便干涩，小便热赤，舌质红少苔，脉细数或弦细。

治法：滋补肝肾，平潜肝阳。

方药：杞菊地黄丸加减。

5. 肾阳虚衰证

证候：头晕眼花，头痛耳鸣，形寒肢冷，心悸气短，腰膝酸软，夜尿频多，大便溏薄，舌淡胖，脉沉弱。

治法：温补肾阳。

方药：济生肾气丸加减。

要点九 预防

高血压及其引起的心脑血管疾病是目前疾病死亡主要原因之一，因此必须及早发现、及时治疗、终生服药，尽量防止及逆转靶器官的损害，减少其严重后果。

根据不同的情况进行针对性预防。高血压的

预防一般分为三级：一级预防是针对高危人群和整个人群，以社区为主，注重使高血压易感人群通过减轻体重、改善饮食结构、戒烟、限酒、增加体育活动等预防高血压病的发生；二级预防是针对高血压患者，包括一切预防内容，并采用简便、有效、安全、价廉的药物进行治疗；三级预防是针对高血压重症的抢救，预防其并发症的产生和死亡。

做好健康教育，保持健康的生活方式。注意劳逸结合，精神乐观，睡眠充足，保持大便通畅，多吃低热量、高营养的食物，少盐、少糖、少油。

细目九　冠状动脉粥样硬化性心脏病

冠状动脉粥样硬化性心脏病是指冠状动脉粥样硬化使管腔狭窄或阻塞导致心肌缺血缺氧而引起的心脏病，它与冠状动脉痉挛一起，统称为冠状动脉性心脏病，简称冠心病，亦称缺血性心脏病。

要点一　危险因素

冠心病的病因是冠状动脉粥样硬化，与下列因素有关：①血脂异常。②高血压。③吸烟。④糖尿病或糖耐量异常。⑤性别。⑥年龄。⑦肥胖。⑧长期精神紧张。⑨遗传因素等。

要点二　西医分型

1. 急性冠脉综合征　①不稳定型心绞痛。②非ST段抬高性心梗。③ST段抬高性心梗。

2. 慢性冠脉病变　①稳定型心绞痛。②冠脉正常的心绞痛（如X综合征）。③无症状型心肌缺血。④缺血性心肌病。

要点三　冠心病一级与二级预防

1. 一级预防　防控冠心病危险因素，预防冠状动脉粥样硬化及冠心病。

2. 二级预防　已有冠心病病史者，应预防和降低严重心血管事件的发生。二级预防措施包括非药物干预（即治疗性生活方式改善）与药物治疗以及心血管危险因素的综合防控。为便于记忆归纳为A、B、C、D、E五个方面。

A. 抗血小板聚集，阿司匹林或氯吡格雷；抗心绞痛治疗，硝酸酯类制剂。

B. β受体阻滞剂，预防心律失常，减轻心脏负荷；控制血压。

C. 控制血脂水平和戒烟。

D. 控制饮食和治疗糖尿病。

E. 向患者与家属普及有关冠心病的教育和鼓励有计划的有氧运动锻炼。

细目十　心绞痛

心绞痛是冠状动脉供血不足，心肌急剧的、暂时的缺血与缺氧所致的临床综合征。

本病与中医学"胸痹""心痛"相类似，可归属于"卒心痛""厥心痛"等范畴。

要点一　西医病因、病理、发病机制

（一）病因病机

冠状动脉粥样硬化使血管腔狭窄或阻塞，与冠状动脉功能性改变（痉挛）一起导致冠状动脉的供血与心肌的需血之间发生矛盾，冠状动脉血流量不能满足心肌代谢的需要，引起心肌急剧的、暂时的缺血缺氧时，即可发生心绞痛。

（二）病理

至少一支冠状动脉主支管腔显著狭窄＞70%，或冠状动脉痉挛、冠状循环的小动脉病变、交感神经过度活动或心肌代谢异常等。冠脉内不稳定的粥样斑块继发病理改变（斑块内出血、斑块纤维帽破裂、血小板聚集形成血栓及/或刺激冠状动脉痉挛），见于不稳定型心绞痛。

要点二　中医病因病机

本病中医病因主要为寒邪内侵、饮食失调、情志失节、劳倦内伤、年迈体虚等，在这些病因的作用和影响下，发生脏腑功能失常，心脉痹阻而发胸痹。

1. 心血瘀阻　情志内伤，气郁化火，灼津成痰，气滞痰阻，血行不畅，心脉痹阻。

2. 痰浊内阻　脾虚气结，津液不得输布，聚成痰浊，阻滞气机而发病。

3. 阴寒凝滞　素体阳虚，胸阳不足，阴寒内

盛，痹阻心脉而发病。

4. 气虚血瘀 素体虚弱或年老久病，气虚无以行血，血脉痹阻，不通而痛。

5. 气阴两虚 年老久病，肾气不足，肾阴亏虚，气阴两虚，心脉失于濡养。

6. 心肾阴虚 年老久病，肾阴亏虚，心阴内耗，心阳不振，气血运行失畅而发病。

7. 心肾阳虚 年老久病，肾阳虚衰，不能鼓舞五脏之阳，致心气不足或心阳不振而发病。

本病病位在心，涉及肝、肺、脾、肾等脏。本病是以气虚、气阴两虚及阳气虚衰为本，血瘀、寒凝、痰浊、气滞为标的本虚标实病证，若病情进一步发展，可发为真心痛；若心肾阳虚，水邪泛滥，可出现喘咳、水肿。

● **要点三 临床表现**

（一）症状

心绞痛以发作性胸痛为主要临床表现，典型心绞痛的五大症状特点如下：

1. 部位 主要在胸骨体中段或上段之后，可波及心前区，常放射至左肩、左臂内侧达无名指和小指，或至颈、咽或下颌部。

2. 性质 胸痛常为压迫、发闷或紧缩性，也可有烧灼感。

3. 诱因 发作常由体力劳动或情绪激动（如愤怒、焦急、过度兴奋等）所诱发，饱食、寒冷、吸烟、心动过速、休克等亦可诱发。

4. 持续时间 疼痛出现后常逐步加重，然后在3~5分钟内渐消失，很少超过15分钟。

5. 缓解方式 休息或舌下含用硝酸甘油能在几分钟内使之缓解。

（二）体征

平时一般无异常体征。心绞痛发作时常见心率增快、血压升高、表情焦虑、皮肤冷或出汗，有时出现第四或第三心音奔马律。可有暂时性心尖部收缩期杂音，是由于乳头肌缺血使其功能失调引起二尖瓣关闭不全所致。

● **要点四 实验室检查及其他检查**

（一）心电图

可发现心肌缺血，是诊断心绞痛最常用的检查方法。

1. 静息时心电图 约半数患者在正常范围，也可能有陈旧性心肌梗死的改变或非特异性ST段和T波异常，有时出现房室传导阻滞、束支传导阻滞或室性、房性期前收缩等心律失常。

2. 心绞痛发作时心电图 绝大多数患者可出现暂时性心内膜下心肌缺血引起的ST段压低≥0.1mV，发作缓解后恢复。

3. 心电图运动负荷试验 运动方式主要为分级活动平板或踏车。运动中出现典型心绞痛，心电图改变主要以ST段水平型或下斜型压低≥0.1mV（J点后60~80毫秒）持续2分钟为运动试验阳性标准。

4. 心电图连续动态监测 胸痛发作时相应时间的缺血性ST-T改变有助于心绞痛的诊断。

（二）CT造影

为显示冠状动脉病变及形态的无创检查方法，有较高阴性预测价值。若CT冠状动脉造影未见狭窄病变，一般可不进行有创检查。

（三）冠状动脉造影

对冠心病具有确诊价值。主要指征为：①可疑心绞痛而无创检查不能确诊者。②积极药物治疗时心绞痛仍较重。③中危、高危组的不稳定型心绞痛拟行血管重建治疗者。

一般认为，管腔直径减少70%~75%以上会严重影响血供，50%~70%者也有一定意义。

（四）超声

可显示心绞痛发作时有节段性室壁收缩活动减弱。

● **要点五 诊断与鉴别诊断**

（一）诊断

1. 诊断要点 根据典型的发作特点和体征，结合存在的冠心病危险因素，除外其他原因所致的心绞痛，一般即可确立诊断。

2. 分型

（1）稳定型心绞痛（稳定型劳力性心绞痛）。

（2）不稳定型心绞痛。主要包括：

①初发劳力型心绞痛：病程在两个月内新发生的心绞痛（从无心绞痛或有心绞痛病史但在近半年内未发作过心绞痛）。

②恶化劳力型心绞痛：病情突然加重，表现为胸痛发作次数增加，持续时间延长，诱发心绞痛的活动阈值明显减低，硝酸甘油缓解症状的作用减弱，病程在两个月之内。

③静息心绞痛：心绞痛发生在休息或安静状态，发作持续时间相对较长，含硝酸甘油效果欠佳，病程在1个月内。

④梗死后心绞痛：指AMI发病24小时后至1个月内发生的心绞痛。

⑤变异型心绞痛：休息或一般活动时发生的心绞痛，发作时心电图显示ST段暂时性抬高。

（二）鉴别诊断

1. 急性心肌梗死 疼痛部位与心绞痛相仿，但性质更剧烈，持续时间多超过30分钟，可长达数小时，可伴有心律失常、心力衰竭和/或休克，含用硝酸甘油多不能使之缓解。心电图中面向梗死部位的导联ST段抬高，和/或同时有异常Q波（非ST段抬高性心肌梗死则多表现为ST段下移和/或T波改变）。实验室检查示白细胞计数增高、红细胞沉降率增快、心肌坏死标记物（肌红蛋白、肌钙蛋白I或T、CK-MB等）增高。

2. 心脏神经症 隐痛或短暂刺痛，部位多变，胸痛多在活动后或劳累后出现，而非运动当时发生。多数做轻微体力活动可有所缓解，硝酸甘油治疗无效或10分钟后起效，常伴有其他神经衰弱症状，心脏检查均为阴性。

3. 肋间神经痛和肋软骨炎 常累及1~2个肋间，为刺痛或灼痛，多为持续性而非发作性，体位改变或牵扯可加重疼痛，沿神经走向有压痛。

不典型疼痛还需与反流性食管炎等食管疾病、膈疝、消化性溃疡、肠道疾病、颈椎病等相鉴别。

● 要点六 西医治疗

（一）发作时的治疗

1. 休息 发作时立刻休息，一般患者在停止活动后症状即可消除。

2. 药物治疗 较重的发作，可使用作用较快的硝酸酯制剂。

（1）硝酸甘油 可用0.3~0.6mg，置于舌下含化，迅速为唾液所溶解而吸收，1~2分钟即开始起作用，约半小时后作用消失。对92%的患者有效，其中76%在3分钟内见效。

（2）硝酸异山梨酯 可用5~10mg，舌下含化，2~5分钟见效，作用维持2~3小时。还有供喷雾吸入用的制剂。

（二）缓解期的治疗

使用作用持久的抗心绞痛药物，以防心绞痛发作，可单独选用、交替应用或联合应用下列药物。

（1）β受体阻滞剂：目前常用对心脏有选择性的制剂美托洛尔、比索洛尔，或选用兼有α受体阻滞作用的卡维地洛。

本药使用注意：①本药与硝酸酯类合用有协同作用，因而用量应偏小，开始剂量尤其要注意减小，以免引起直立性低血压等副作用。②停用本药时应逐步减量，如突然停用有诱发心肌梗死的可能。③低血压、支气管哮喘及心动过缓、Ⅱ度或以上房室传导阻滞者不宜应用。

（2）硝酸酯制剂：①硝酸异山梨酯。②5-单硝酸异山梨酯：是长效硝酸酯类药物，无肝脏首过效应，生物利用度几乎100%。

（3）钙通道阻滞剂：常用维拉帕米、硝苯地平、地尔硫䓬。治疗变异性心绞痛首选钙通道阻滞剂。

（4）曲美他嗪：通过抑制脂肪酸氧化和增加葡萄糖代谢，改善心肌氧的供需平衡而治疗心肌缺血。

（5）调脂药和抗血小板药的应用，可阻止或逆转病情进展。

（三）不稳定型心绞痛的处理

1. 一般处理：急性期卧床休息1~3天；吸氧、持续心电监测。

2. 抗血小板药（阿司匹林、氯吡格雷）和抗凝药（低分子肝素）。

3. 缓解症状：硝酸酯类、β受体阻滞剂、钙通道阻滞剂（严重的不稳定型心绞痛患者常需三联用药）。

4. 介入和外科手术治疗。

● 要点七 中医辨证论治

1. 心血瘀阻证

证候：胸痛较剧，如刺如绞，痛有定处，入夜加重，伴有胸闷，日久不愈，或因暴怒而致心胸剧痛，舌质紫暗，或有瘀斑，舌下络脉青紫迂曲，脉弦涩或结、代。

治法：活血化瘀，通脉止痛。

方药：血府逐瘀汤加减。

2. 痰浊闭阻证

证候：胸闷痛如窒，气短痰多，肢体沉重，形体肥胖，纳呆恶心，舌苔浊腻，脉滑。

治法：通阳泄浊，豁痰开痹。

方药：瓜蒌薤白半夏汤合涤痰汤。

3. 阴寒凝滞证

证候：卒然胸痛如绞，感寒痛甚，形寒，冷汗自出，心悸短气，舌质淡红，苔白，脉沉细或沉紧。

治法：辛温通阳，开痹散寒。

方药：枳实薤白桂枝汤合当归四逆汤加减。

4. 气虚血瘀证

证候：胸痛隐隐，遇劳则发，神疲乏力，气短懒言，心悸自汗，舌质淡暗，伴有齿痕，苔薄白，脉缓弱或结、代。

治法：益气活血，通脉止痛。

方药：补阳还五汤加减。

5. 气阴两虚证

证候：胸闷隐痛，时作时止，心悸气短，倦怠懒言，头晕目眩，心烦多梦，或手足心热，舌红少津，脉细弱或结、代。

治法：益气养阴，活血通络。

方药：生脉散合炙甘草汤加减。

6. 心肾阴虚证

证候：胸闷痛，心悸盗汗，虚烦不寐，腰膝酸软，头晕耳鸣，舌红少苔，脉沉细数。

治法：滋阴益肾，养心安神。

方药：左归丸加减。

7. 心肾阳虚证

证候：心悸而痛，胸闷气短，甚则胸痛彻背，心悸汗出，畏寒，肢冷，下肢浮肿，腰酸无力，面色苍白，唇甲淡白或青紫，舌淡白或紫暗，脉沉细或沉微欲绝。

治法：益气壮阳，温络止痛。

方药：参附汤合右归丸加减。

细目十一 心肌梗死

心肌梗死（AMI）是在冠状动脉病变的基础上，发生冠状动脉血供急剧减少或中断，使相应的心肌严重而持久地急性缺血导致心肌坏死。

本病与中医学中的"真心痛"相类似，可归属于"胸痹""心痛""心悸""喘证""脱证"等范畴。

● 要点一 西医病因、发病机制及病理

（一）病因病机

基本病因为冠状动脉粥样硬化（偶为冠状动脉栓塞、炎症、先天性畸形、痉挛和冠状动脉口阻塞所致），造成一支或多支血管管腔狭窄和心肌血供不足，而侧支循环未充分建立。在此基础上，一旦血供急剧减少或中断，使心肌严重而持久地急性缺血达20～30分钟以上，即可发生AMI。

（二）病理

1. 冠状动脉病变

（1）左冠状动脉前降支闭塞 引起左心室前壁、心尖部、下侧壁、前间隔和二尖瓣前乳头肌梗死。

（2）右冠状动脉闭塞 引起左心室膈面（右冠状动脉占优势时）、后间隔和右心室梗死，并可累及窦房结和房室结。

（3）左冠状动脉回旋支闭塞 引起左心室高侧壁、膈面（左冠状动脉占优势时）和左心房梗死，可能累及房室结。

（4）左冠状动脉主干闭塞 引起左心室广泛梗死。

2. 心肌病变 冠状动脉闭塞后20~30分钟，受其供血的心肌即有少数坏死，开始了AMI的病理过程。1~2小时之间绝大部分心肌呈凝固性坏死，心肌间质充血、水肿，伴大量炎症细胞浸润。之后，坏死的心肌纤维逐渐溶解，形成肌溶灶，随后渐有肉芽组织形成。大块的梗死累及心室壁的全层或大部分者常见。

● 要点二 中医病因病机

本病的病因与年老体衰、情志内伤、饮食不节、寒邪内侵等因素有关。

1. 气滞血瘀 情志内伤，气郁化火，灼津成痰，气滞痰阻，血行不畅，心脉瘀阻。

2. 寒凝心脉 素体阳虚，胸阳不足，阴寒内盛，痹阻心脉而发病。

3. 痰瘀互结 脾虚气结，津液不布，聚成痰浊，阻滞气机，血行不畅，痰瘀交阻。

4. 气虚血瘀 素体虚弱或年老久病，气虚无以行血，血脉瘀阻，不通则痛。

5. 气阴两虚 年老久病，肾气不足，肾阴亏虚，气阴两虚，心脉失于濡养。

6. 阳虚水泛 年老久病，脾肾阳虚，水湿不得运化，上凌心胸，泛溢肌肤。

7. 心阳欲脱 年老久病，肾阳虚衰，可致心气不足或心阳不振，病久心阳衰微甚成欲脱之势。

基本病机为心脉瘀阻不通，心失所养。病性本虚标实，本虚是气虚、阳虚、阴虚，以心气虚为主；标实为寒凝、气滞、血瘀、痰阻，以血瘀为主。疼痛剧烈者，多以实证为主，疼痛不典型或疼痛缓解后则多以虚证为主。病位在心，且与肝、脾、肾相关。本病病情凶险，易生他证。若心气心阳耗损至极，可出现心阳暴脱、阴阳离决之危证。

● 要点三 临床表现、并发症

（一）先兆

患者在发病前数日有乏力，胸部不适，活动时心悸、气急、烦躁、心绞痛等前驱症状，其中以新发生心绞痛（初发型心绞痛）或原有心绞痛加重（恶化型心绞痛）为最突出。心绞痛发作较以往频繁、程度较剧、持续较久、硝酸甘油疗效差、诱发因素不明显。

（二）症状

1. 疼痛 是最先出现的症状，疼痛部位和性质与心绞痛相同，但诱因多不明显，且常发生于安静时，程度较重，持续时间较长，可达数小时或更长，休息和含用硝酸甘油片多不能缓解。少数患者无疼痛，一开始即表现为休克或急性心力衰竭。

2. 全身症状 有发热、心动过速、白细胞增高和红细胞沉降率增快等，由坏死物质被吸收所引起。

3. 胃肠道症状 疼痛剧烈时常伴有频繁的恶心、呕吐和上腹胀痛，重症者可发生呃逆。

4. 心律失常 以24小时内最多见，以室性心律失常最多，尤其是室性期前收缩。室颤是AMI早期，特别是入院前主要的死因。

5. 低血压和休克 主要是心源性，为心肌广泛（40%以上）坏死，心排血量急剧下降所致，神经反射引起的周围血管扩张属次要，有些患者尚有血容量不足的因素参与。

6. 心力衰竭 主要是急性左心衰竭，为梗死后心脏舒缩力显著减弱或不协调所致。

（三）体征

几乎所有患者都有血压降低。部分患者可出现心脏浊音界轻度至中度增大，心尖区第一心音减弱，可出现第四心音（心房性）奔马律，少数有第三心音（心室性）奔马律；可有与心律失常、休克或心力衰竭相关的其他体征。

（四）并发症

1. 乳头肌功能不全或断裂 发生率达50%，不同程度的二尖瓣脱垂并关闭不全，心尖区出现收缩中、晚期喀喇音和吹风样收缩期杂音，不同程度心力衰竭。

2. 心室壁瘤 心电图ST段持续抬高，影像学见局部心缘突出、搏动减弱或反常搏动。

3. 心肌梗死后综合征 发生率约10%。于AMI后数周至数月内出现，可反复发生，表现为心包炎、胸膜炎或肺炎，有发热、胸痛等症状，可能为机体对坏死物质的过敏反应。

4. 栓塞 发生率1%~6%，见于起病后1~2周。

5. 心脏破裂 少见，常在起病1周内出现，因急性心包填塞而猝死。

● 要点四 实验室检查及其他检查

（一）心电图

1. 特征性改变

（1）ST段抬高性AMI 其心电图表现特点为：

①ST段抬高呈弓背向上型，在面向坏死区周围心肌损伤区的导联上出现。

②宽而深的Q波（病理性Q波），在面向透壁心肌坏死区的导联上出现。

③T波倒置，在面向损伤区周围心肌缺血区的导联上出现。

（2）非ST段抬高性AMI 心电图有两种类型：

①无病理性Q波，有普遍性ST段压低≥0.1mV，但aVR导联（有时还有V_1导联）ST段抬高，或有对称性T波倒置。

②无病理性Q波，也无ST段变化，仅有T波倒置改变。

2. 定位和定范围 ST段抬高性AMI的定位和定范围可根据出现特征性改变的导联数来判断。

心肌梗死心电图定位诊断

部 位	特征性心电图改变导联
前间壁	$V_1 \sim V_3$
前壁	$V_3 \sim V_5$
广泛前壁	$V_1 \sim V_6$
下壁	Ⅱ、Ⅲ、aVF
高侧壁	Ⅰ、aVL
正后壁	$V_7 \sim V_8$
右心室	$V_3R \sim V_5R$

（二）血清心肌坏死标志物

肌红蛋白测定有助于早期诊断。肌钙蛋白I（cTnI）或T（cTnT）是诊断心肌坏死最特异和敏感的首选标志物。肌酸激酶同工酶（CK-MB）其增高的程度能较准确地反映梗死的范围，其高峰出现时间是否提前有助于判断溶栓治疗是否成功。

（三）超声心动图

有助于了解心室壁的运动和左心室功能，诊断室壁瘤和乳头肌功能失调等。

● 要点五 诊断与鉴别诊断

（一）诊断

具备下列3条标准中两条：①缺血性胸痛的临床病史。②心电图的动态演变。③血清心肌坏死标记物浓度的动态改变。

（二）鉴别诊断

1. 心绞痛 发作持续时间一般在15分钟以内，不伴恶心、呕吐、休克、心衰和严重心律失常不伴血清酶增高，心电图无变化或有ST段暂时性压低或抬高。

2. 急性肺动脉栓塞 可发生胸痛、咯血、呼吸困难和休克。心电图示Ⅰ导联S波加深，Ⅲ导联Q波显著T波倒置。肺动脉造影可确诊。

3. 急腹症 急性胰腺炎、消化性溃疡穿孔、急性胆囊炎、胆石症等，均有上腹部疼痛，可能伴休克。仔细询问病史、体格检查、心电图检查、血清心肌酶和肌钙蛋白测定可协助鉴别。

4. 急性心包炎 可有较剧烈而持久的心前区疼痛。但心包炎的疼痛与发热同时出现，呼吸和咳嗽时加重，早期即有心包摩擦音，后者和疼痛在心包腔出现渗液时均消失；心电图除aVR外，其余导联均有ST段弓背向下的抬高，T波倒置，无异常Q波出现。

● 要点六 西医治疗

（一）监护和一般治疗

1. 立即给予吸氧以及心电图、血压和血氧饱和度监测，及时发现和处理心律失常。

2. 对血流动力学稳定且无并发症的患者可根据病情卧床休息1~3天，病情不稳定及高危患者卧床时间可适当延长。

3. 缓解疼痛：应迅速给予有效镇痛剂。

(二) 心肌再灌注治疗

1. 溶栓疗法

（1）溶栓疗法的适应证和禁忌证

溶栓疗法的适应证和禁忌证

适应证	禁忌证
1. 心前区疼痛持续30分钟以上，硝酸甘油不能缓解	1. 半个月内有活动性出血、手术、活体组织检查、心肺复苏等病史
2. 心电图相邻两个或以上导联ST段抬高，肢导联≥0.1mV，胸导联≥0.2mV	2. 高血压控制不满意，>180/110mmHg
	3. 高度怀疑主动脉夹层者
3. 起病时间≤6小时	4. 既往有出血性脑血管病史或半年内有缺血性脑血管病史（包括TIA）
4. 年龄≤75岁	5. 各种血液病、出血性疾病或出血倾向者
	6. 糖尿病视网膜病变
	7. 严重肝、肾疾病或其他恶性疾病

（2）溶栓药物 尿激酶（UK）、链激酶（SK）、重组组织型纤维蛋白溶酶原激活剂（rt-PA）、瑞替普酶。

（3）冠状动脉再通的判断指标

冠状动脉再通的判断指标

直接指标	间接指标
冠状动脉造影显示再通	1. 心电图抬高的ST段于两小时内回降>50% 2. 胸痛两小时内基本消失 3. 两小时内出现再灌注性心律失常 4. 血清CK-MB峰值提前出现（14小时内）

2. 介入治疗（PCI） 介入治疗直接再灌注心肌，取得良好的再通效果。

（1）直接PCI 对症状发病12小时内的ST段抬高性心梗（STEMI，包括正后壁心梗）或伴有新出现左束支传导阻滞的患者行直接PCI。

（2）转运PCI 高危STEMI患者就诊于无直接PCI条件的医院，尤其是有溶栓禁忌证但已发病>3小时的患者，可在抗栓（抗血小板或抗凝）治疗同时，尽快转运患者至可行PCI的医院。

（3）溶栓后紧急PCI（补救性PCI） 接受溶栓治疗，但溶栓未成功者应立即施行。

（4）择期PCI 溶栓成功者可在7~10日后施行。

3. 消除心律失常 ①室性早搏或室性心动过速：利多卡因、胺碘酮，情况稳定后改口服美西律或普罗帕酮，室速药物疗效不满意时应及早同步电复律。②室颤：电复律。③缓慢心律失常：阿托品肌内或静脉注射。④Ⅱ、Ⅲ度房室传导阻滞伴有血流动力学障碍：人工心脏起搏器做临时起搏治疗，待阻滞消失后撤除。⑤室上性快速心律失常：应用药物无效时可考虑电复律或起搏治疗。

4. 控制休克 ①补充血容量。②升压药：多巴胺、间羟胺、去甲肾上腺素静脉滴注。③血管扩张剂：硝普钠、硝酸甘油、酚妥拉明。

5. 治疗心力衰竭 ①主要是治疗急性左心衰竭，以应用吗啡和利尿剂为主。②在梗死发生24小时内宜尽量避免使用洋地黄制剂。③有右心室梗死者慎用利尿剂。

6. 其他 ①β受体阻滞剂、钙拮抗剂和ACEI的应用。②极化液疗法。③抗血小板：目前推荐氯吡格雷加阿司匹林联合应用。④抗凝疗法：目前多采用低分子肝素皮下应用。

7. 非ST段抬高心肌梗死处理 不宜溶栓治疗，以积极抗凝、抗血小板治疗和PCI为主。

● 要点七 中医辨证论治

1. 气滞血瘀证

证候：胸中痛甚，胸闷气促，烦躁易怒，心悸不宁，脘腹胀满，唇甲青暗，舌质紫暗或有瘀斑，脉沉弦涩或结、代。

治法：活血化瘀，通络止痛。

方药：血府逐瘀汤加减。

2. 寒凝心脉证

证候：胸痛彻背，心痛如绞，胸闷憋气，形寒畏冷，四肢不温，冷汗自出，心悸短气，舌质紫暗，苔薄白，脉沉细或沉紧。

治法：散寒宣痹，芳香温通。

方药：当归四逆汤合苏合香丸加减。

3. 痰瘀互结证

证候：胸痛剧烈，如割如刺，胸闷如窒，气短痰多，心悸不宁，腹胀纳呆，恶心呕吐，舌苔浊腻，脉滑。

治法：豁痰活血，理气止痛。

方药：瓜蒌薤白半夏汤合桃红四物汤加减。

4. 气虚血瘀证

证候：胸闷心痛，动则加重，神疲乏力，气短懒言，心悸自汗，舌体胖大有齿痕，舌质暗淡，苔薄白，脉细弱无力或结、代。

治法：益气活血，祛瘀止痛。

方药：补阳还五汤加减。

5. 气阴两虚证

证候：胸闷心痛，心悸不宁，气短乏力，心烦少寐，自汗盗汗，口干耳鸣，腰膝酸软，舌红，苔少或剥脱，脉细数或结、代。

治法：益气滋阴，通脉止痛。

方药：生脉散合左归饮加减。

6. 阳虚水泛证

证候：胸痛胸闷，喘促心悸，气短乏力，畏寒肢冷，腰部、下肢浮肿，面色苍白，唇甲淡白或青紫，舌淡胖或紫暗，苔滑，脉沉细。

治法：温阳利水，通脉止痛。

方药：真武汤合葶苈大枣泻肺汤加减。

7. 心阳欲脱证

证候：胸闷憋气，心痛频发，四肢厥逆，大汗淋漓，面色苍白，口唇发绀，手足青至节，虚烦不安，甚至神志淡漠或突然昏厥，舌质青紫，脉微欲绝。

治法：回阳救逆，益气固脱。

方药：参附龙牡汤加减。

● **要点八　预防**

已有冠心病及心肌梗死病史者应预防再次梗死及其他心血管事件，为冠心病二级预防。二级预防应全面综合考虑，抗血小板聚集应用阿司匹林或氯吡格雷；控制好血压、血脂、血糖水平；普及有关冠心病的教育，鼓励有计划的、适当的运动锻炼。

（李　雁　苗华为　刘　彤）

第三单元　消化系统疾病

细目一　急性胃炎

急性胃炎是指由不同病因引起的急性胃黏膜炎症。主要表现为腹胀、腹痛等上腹部症状。

本病与中医学的"胃瘅"相类似，可归属于"胃痛""血证""呕吐"等范畴。

● **要点一　西医病因、病理**

1. 病因

（1）急性应激　是最主要病因。包括严重创伤、大手术、严重感染、大面积烧伤、脑血管意外、休克和过度紧张等。

（2）化学性损伤　最常见的药物主要是非甾体类抗炎药，可通过抑制环氧合酶导致前列腺素的产生减少而削弱其对胃黏膜的保护作用。

（3）细菌感染　包括幽门螺杆菌、沙门菌、大肠杆菌等，因进食细菌或毒素污染的食物所致。

2. 病理　急性胃炎的病理变化为胃黏膜固有层炎症，以中性粒细胞浸润为主。

要点二 中医病因病机

本病中医病因主要为饮食伤胃、七情内伤以及寒邪犯胃等，这些病因均能引起胃受纳腐熟之功能失常，中焦气机不利，脾胃升降失职。若胃热过盛，热迫血行，或瘀血阻滞，血不循经，而出现呕血之症，或脾胃虚寒，脾虚不能统血，而见便血之症。

1. 寒邪客胃 寒凝胃脘，阳气被遏，气机阻滞，不通则痛。

2. 脾胃湿热 肝气郁结，日久化热，邪热犯胃，熏蒸湿土，故胃脘灼热胀痛，肝热可夹胆火上乘而见口苦口干。

3. 食积气滞 饮食不节，损伤脾胃，胃气壅滞，致胃失和降，不通则痛。

4. 肝气犯胃 情志不舒，肝气郁结不得疏泄，横逆犯胃而作痛。

5. 胃络瘀阻 气滞日久，导致血瘀内停，脉络壅滞，不通而痛。

6. 脾胃虚寒 饥饱失常，或劳倦过度，或久病脾胃受伤等，引起脾阳不足，中焦虚寒而发生胃脘疼痛。

7. 胃阴不足 胃痛日久，郁热伤阴，胃失濡养，故见胃痛隐隐。阴虚液耗津少，无以上承下溉，则口燥咽干、大便干结。

本病病位在胃，与肝、脾关系密切。病机是胃失和降，胃络受损。病理性质多属实证。

要点三 临床表现

1. 临床特点 多数急性起病，症状轻重不一。

2. 症状 上腹饱胀、隐痛、食欲减退、恶心、呕吐、嗳气，重者可有呕血和黑便，细菌感染者常伴有腹泻。

3. 体征 上腹压痛。

要点四 诊断与鉴别诊断

（一）诊断

确诊有赖于内镜检查（内镜检查宜在出血发生后 24～48 小时内进行）。有近期服用 NSAID 史、严重疾病状态或大量饮酒患者，如发生呕血或黑便，应考虑急性糜烂出血性胃炎的可能。

（二）鉴别诊断

1. 胆囊炎 突发右上腹阵发性绞痛，常在饱餐、进油腻食物后或夜间发作，右上腹压痛、反跳痛及肌紧张，Murphy 征阳性，轻度白细胞升高，血清转氨酶、胆红素等升高。

2. 胰腺炎 剧烈而持续的上腹痛、恶心、呕吐，腹部压痛、肌紧张、肠鸣音减弱或消失，血清淀粉酶活性增高。

要点五 西医治疗

1. 治疗原则是祛除病因，保护胃黏膜和对症处理。

2. 对严重疾病有可能引起胃黏膜损伤者，在积极治疗原发病的同时，可预防性使用 H_2 受体拮抗剂或质子泵抑制剂或胃黏膜保护剂。

3. 以呕吐、恶心或腹痛为主者可对症使用胃复安、东莨菪碱。

4. 脱水者补充水和纠正电解质紊乱。

5. 细菌感染引起者可根据病情选用敏感的抗生素。

要点六 中医辨证论治

1. 寒邪客胃证

证候：胃脘暴痛，遇冷痛剧，得热痛减，喜热饮食，脘腹胀满，舌淡苔白，脉弦紧迟。

治法：温中散寒，和胃止痛。

方药：香苏散合良附丸加减。

2. 脾胃湿热证

证候：胃痛灼热，胸腹痞满，头身重着，口苦口黏，纳呆，肛门灼热，大便不爽，舌苔厚腻，脉弦滑。

治法：清化湿热，理气止痛。

方药：清中汤加减。

3. 食积气滞证

证候：伤食胃痛，饱胀拒按，嗳腐酸臭，厌恶饮食，恶心欲吐，吐后症轻，舌苔厚腻，脉弦滑。

治法：消食导滞，调理气机。

方药：保和丸加减。

4. 肝气犯胃证

证候：胃脘痞闷，胃部胀痛，痛窜胁背，气怒痛重，嗳气呕吐，嘈杂吐酸，舌苔薄白，脉弦。

治法：疏肝和胃，理气止痛。

方药：柴胡疏肝散加减。

5. 胃络瘀阻证

证候：胃脘疼痛如针刺，痛有定处，拒按，入夜尤甚，舌暗红或有瘀斑，脉弦涩。

治法：活血通络，理气止痛。

方药：失笑散合丹参饮加减。

6. 脾胃虚寒证

证候：胃脘隐痛，喜按喜暖，纳少便溏，倦怠乏力，遇冷痛重，得暖痛减，口淡流涎，舌淡苔白，脉细弦紧。

治法：温补脾胃，散寒止痛。

方药：黄芪建中汤。

7. 胃阴不足证

证候：胃热隐痛，口舌干燥，五心烦热，渴欲含漱，嘈杂干呕，大便干燥，舌红无苔，舌裂纹少津，脉细数。

治法：养阴益胃，和中止痛。

方药：一贯煎合芍药甘草汤加减。

细目二　慢性胃炎

慢性胃炎是指由各种病因引起的胃黏膜慢性炎症。主要表现为上腹痛或不适、上腹胀、早饱、嗳气、恶心等消化不良症状。

本病可归属于中医学"胃痛""痞满""嘈杂"等范畴。

要点一　西医病因、病理

1. 病因

（1）幽门螺杆菌（HP）感染　最主要病因。

（2）自身免疫　以富含壁细胞的胃体黏膜萎缩为主，可伴有其他自身免疫病。

（3）其他　幽门括约肌功能不全、酗酒、非甾体抗炎药、高盐、刺激性食物等。

2. 病理　慢性胃炎病理变化是胃黏膜损伤与修复的慢性过程，主要病理学特征是炎症、萎缩和肠化生。

（1）炎症：是一种慢性非特异性炎症，表现以黏膜固有层淋巴细胞和浆细胞浸润为主，可有少数嗜酸性粒细胞存在。较多的中性粒细胞浸润在表层上皮和小凹皮细胞之间，提示活动性炎症存在。

（2）萎缩：固有腺体数目减少，黏膜层变薄，胃镜下黏膜血管网显露，常伴有化生和纤维组织、淋巴滤泡等的增生。A型萎缩性胃炎胃体黏膜萎缩，与自身免疫有关；B型萎缩性胃炎胃窦黏膜萎缩，而胃体无明显萎缩。

（3）化生：胃黏膜产生了不完全性再生，包括肠化生和假幽门腺化生。

（4）细胞异型性和腺体结构的紊乱为异常增生，是胃癌的癌前病变。

要点二　中医病因病机

本病中医病因主要为寒邪客胃、饮食伤胃、肝气犯胃以及脾胃虚弱等。这些病因均能引起胃受纳腐熟之功能失常，中焦气机不利，脾胃升降失职。

1. 肝胃不和　情志不舒，肝气郁结不得疏泄，横逆犯胃而作痛。

2. 脾胃虚弱　饥饱失常，或劳倦过度，或久病脾胃受伤等，引起脾阳不足，中焦虚寒而发生胃脘疼痛。

3. 脾胃湿热　肝气郁结，日久化热，邪热犯胃，熏蒸湿土，故胃脘灼热胀痛。肝热可夹胆火上乘而见口苦口干。

4. 胃阴不足　胃痛日久，郁热伤阴，胃失濡养，故见胃痛隐隐。阴虚液耗津少，无以上承下溉，则口燥咽干，大便干结。

5. 胃络瘀阻　气滞日久，导致血瘀内停，脉络壅滞，不通而痛。

本病病位在胃，与肝、脾关系密切。病机有"不通则痛"和"不荣则痛"之分。初起多实，久病以虚为主，或虚实相兼，寒热错杂。

要点三　临床表现

1. 临床特点　起病隐匿，病程迁延，慢性病程；大多没有明显症状，无特异性；症状与病理改变分级无明显相关。

2. 症状 幽门螺杆菌引起的慢性胃炎多数病人常无任何症状，部分病人表现为上腹胀满不适、隐痛、嗳气、反酸、食欲不佳等消化不良症状；自身免疫性胃炎患者可伴有贫血和维生素B_{12}缺乏。

3. 体征 多不明显，有时上腹部可出现轻度压痛。

● 要点四 实验室检查及其他检查

1. 胃镜及组织学检查 胃镜及组织学检查是慢性胃炎诊断的最可靠方法。

浅表性胃炎（非萎缩性胃炎）胃镜下可见黏膜充血、色泽较红、边缘模糊，多为局限性，水肿与充血区共存，形成红白相间征象，黏膜粗糙不平，有出血点，可有小的糜烂。

萎缩性胃炎则见黏膜失去正常颜色，呈淡红、灰色，呈弥散性，黏膜变薄，皱襞变细平坦，黏膜血管暴露，有上皮细胞增生或明显的肠化生。

组织学检查非萎缩性胃炎以慢性炎症改变为主，萎缩性胃炎则在此基础上有不同程度的萎缩与化生，常用取材部位为胃窦小弯、大弯、胃角及胃体下部小弯。

2. 幽门螺杆菌检测 见消化性溃疡。

3. 自身免疫性胃炎的相关检查 血 PCA 和 IFA，血清维生素 B_{12} 浓度及吸收试验，A 型萎缩性胃炎 PCA 和 IFA 阳性，维生素 B_{12} 水平低下。

4. 胃液分析和血清胃泌素测定 判断萎缩是否存在及分布部位和程度。A 型萎缩性胃炎胃酸降低，胃泌素明显升高；B 型萎缩性胃炎胃酸正常或降低，胃泌素水平下降。

● 要点五 诊断与鉴别诊断

（一）诊断

确诊必须依靠胃镜检查及胃黏膜活组织病理学检查。幽门螺杆菌检测有助于病因诊断。怀疑自身免疫性胃炎应检测相关自身抗体及血清胃泌素。

（二）鉴别诊断

1. 消化性溃疡 一般表现为发作性上腹疼痛，有周期性和节律性，好发于秋冬和冬春之交。钡餐造影可发现龛影或间接征象。胃镜检查可见黏膜溃疡。

2. 慢性胆囊炎 表现为反复发作右上腹隐痛，进食油脂食物常加重。B 超可见胆囊炎性改变，静脉胆道造影时胆囊显影淡薄或不显影，多合并胆囊结石。

3. 功能性消化不良 表现多样，可有上腹胀满、疼痛、食欲不佳等。胃镜检查无明显胃黏膜病变或仅有轻度炎症，吞钡试验可见胃排空减慢。

4. 胃神经症 多见于年轻妇女，常伴有神经官能症的全身症状。上腹胀痛症状使用一般对症药物多不能缓解，予以心理治疗或服用镇静剂有时可获疗效。胃镜检查多无阳性发现。

● 要点六 西医治疗

1. 根除幽门螺杆菌 可改善胃黏膜组织学、预防消化性溃疡及可能降低胃癌发生的危险性及消化不良症状。特别适用于：①伴有胃黏膜糜烂、萎缩及肠化生、异常增生。②有明显症状，常规治疗疗效差；有胃癌家族史。③伴有糜烂性十二指肠炎。方法见消化性溃疡。

2. 不良症状的治疗 ①饱胀为主要症状者予胃动力药，如胃复安、吗丁啉、西沙必利。②有恶性贫血时，给予维生素 B_{12} 肌注。③胃痛明显可用抑酸分泌药物（H_2 受体拮抗剂，H_2 - RA；质子泵抑制剂，PPI）或碱性抗酸药（氢氧化铝等）。

3. 胃黏膜保护药 适用于有胃黏膜糜烂、出血或症状明显者。药物有胶体次枸橼酸铋、硫糖铝等。

4. 异型增生的治疗 定期随访，预防性手术（内镜下胃黏膜切除术）。

5. 手术适应证 ①并发大量出血，经内科紧急处理无效。②急性穿孔。③瘢痕性幽门梗阻。④内科治疗无效的难治性溃疡。⑤胃溃疡疑有癌变。

要点七 中医辨证论治

1. 肝胃不和证

证候：胃脘胀痛或痛窜两胁，每因情志不舒而病情加重，得嗳气或矢气后稍缓，嗳气频频，嘈杂泛酸，舌质淡红，苔薄白，脉弦。

治法：疏肝理气，和胃止痛。

方药：柴胡疏肝散加减。

2. 脾胃虚弱证

证候：胃脘隐痛，喜温喜按，食后胀满痞闷，纳呆，便溏，神疲乏力，舌质淡红，苔薄白，脉沉细。

治法：健脾益气，温中和胃。

方药：四君子汤加减。

3. 脾胃湿热证

证候：胃脘灼热胀痛，嘈杂，脘腹痞闷，口干口苦，渴不欲饮，身重肢倦，尿黄，舌质红，苔黄腻，脉滑。

治法：清利湿热，醒脾化浊。

方药：三仁汤加减。

4. 胃阴不足证

证候：胃脘隐隐作痛，嘈杂，口干咽燥，五心烦热，大便干结，舌红少津，脉细。

治法：养阴益胃，和中止痛。

方药：益胃汤加减。

5. 胃络瘀阻证

证候：胃脘疼痛如针刺，痛有定处，拒按，入夜尤甚，或有便血，舌暗红或紫暗，脉弦涩。

治法：化瘀通络，和胃止痛。

方药：失笑散合丹参饮加减。

细目三 消化性溃疡

消化性溃疡是一种以胃酸增多及胃肠道黏膜被胃酸和胃蛋白酶消化为基本因素的慢性溃疡。溃疡的黏膜坏死缺损超过黏膜肌层而有别于糜烂，分为胃溃疡（GU）与十二指肠溃疡（DU）两大类。主要表现为节律性上腹痛，周期性发作，伴有中上腹饱胀、嗳气、反酸等。

本病可归属于中医学"胃脘痛""反酸"等范畴。

要点一 西医病因、病理

1. 病因 幽门螺杆菌（HP）感染和服用非甾体抗炎药是最常见的病因。

（1）幽门螺杆菌 ①消化性溃疡患者中HP感染率高。②根除HP可促进溃疡愈合和显著降低溃疡复发率。③HP感染改变黏膜侵袭因素与防御因素之间的平衡。

（2）非甾体抗炎药 削弱黏膜的防御和修复功能。

（3）胃酸和胃蛋白酶 胃酸/胃蛋白酶对黏膜自身消化，胃酸是溃疡形成的直接原因。

（4）其他因素 ①吸烟影响溃疡愈合和促进溃疡复发。②遗传。③急性应激可引起急性应激性溃疡，使已有溃疡发作或加重。④胃、十二指肠运动异常可加重对黏膜的损害。

2. 病理 DU多发生于十二指肠球部，前壁较常见，偶有发于球部以下者，称为球后溃疡；GU以胃角和胃窦小弯常见。溃疡一般为单发，也可多发，在胃或十二指肠发生两个或两个以上溃疡称为多发性溃疡。溃疡直径一般小于10mm，GU稍大于DU，偶可见到>20mm的巨大溃疡。

溃疡典型形状呈圆形或椭圆形，边缘光整，底部洁净，覆有灰白色或灰黄色纤维渗出物。活动性溃疡周围黏膜常有炎症水肿。溃疡浅者累及黏膜肌层，深者达肌层甚至穿透浆膜层而引起穿孔，血管溃破时引起出血。愈合时炎症水肿消退，边缘上皮细胞增生，其下肉芽组织纤维化，形成瘢痕，收缩使周围黏膜皱襞向其集中而引起局部畸形。显微镜下慢性溃疡基底部可分急性炎性渗出物、嗜酸性坏死层、肉芽组织和瘢痕组织4层。

要点二 中医病因病机

本病中医病因为外邪犯胃、饮食伤胃、情志不畅以及脾胃素虚等，在这些病因的作用和影响下，发生胃受纳腐熟之功能失常，以致和降失司，胃气郁滞，不通则痛。

1. 肝胃不和 情志不舒，肝气郁结不得疏泄，横逆犯胃而作痛。

2. 脾胃虚寒 饥饱失常，或劳倦过度，或久病脾胃受伤等引起脾阳不足，中焦虚寒，或胃阴受损，失其濡养而发生疼痛。

3. 胃阴不足 胃痛日久，郁热伤阴，胃失濡润而脘痛绵绵不已。

4. 肝胃郁热 肝气郁结，日久化热，邪热犯胃而痛。肝热可夹胆火上乘，故口苦口干。

5. 胃络瘀阻 气滞日久，导致血瘀内停，脉络壅滞，不通则痛。

本病病位在胃，与肝、脾关系密切，是以脾胃虚弱为本，气滞、寒凝、热郁、湿阻、血瘀为标的虚实夹杂之证。基本病机为胃气阻滞，胃失和降，不通则痛。

● 要点三 临床表现及并发症

（一）临床表现

典型消化性溃疡的临床特点：慢性反复发作过程、周期性发作和节律性发作。

1. 症状 周期性、节律性上腹痛为三要症状。

（1）性质 多为灼痛，或钝痛、胀痛、剧痛和/或饥饿样不适感。

（2）部位 多位于上腹，可偏左或偏右。

（3）典型节律性 DU 空腹痛和/或午夜痛，腹痛多于进食或服用抗酸药后缓解；GU 患者也可发生规律性疼痛，但多为餐后痛，偶有夜间痛。

2. 体征 溃疡活动时上腹部可有局限性压痛，缓解期无明显体征。

3. 特殊类型的消化性溃疡

（1）复合性溃疡 指胃和十二指肠同时发生的溃疡。

（2）幽门管溃疡 常伴胃酸过多，缺乏典型溃疡的周期性和节律性疼痛，餐后即出现剧烈疼痛，制酸剂疗效差，易出现呕吐或幽门梗阻，易穿孔或出血。

（3）球后溃疡 多发于十二指肠乳头的近端。夜间疼痛和背部放射痛更为多见，内科治疗效果差，易并发出血。

（4）巨大溃疡 直径大于2cm的溃疡。对药物治疗反应较差、愈合时间较慢，易发生慢性穿孔。需要与恶性病变鉴别。

（5）老年人消化性溃疡 多表现为无症状性溃疡，或症状不典型，如食欲不振、贫血、体重减轻较突出；GU 等于或多于 DU，溃疡多发生于胃体上部或小弯；以巨大溃疡多见，易并发大出血。

（6）无症状性溃疡 15%～30%消化性溃疡患者无任何症状，一般因其他疾病作胃镜或 X 线钡餐造影或并发穿孔、出血时发现，多见于老年人。

（二）并发症

1. 出血 出血是消化性溃疡最常见的并发症，DU 较 GU 更多并发出血，尤以十二指肠球部后壁和球后溃疡更多见；出血常因溃疡侵蚀周围血管所致，是上消化道大出血最常见的病因。临床表现取决于出血量的多少，轻者只表现为黑便，重者出现呕血和循环衰竭表现，如休克等。出血前常有上腹疼痛加重现象，出血后疼痛反减轻；少数病人（尤其是老年病人）并发出血前可无症状。

2. 穿孔 溃疡病灶向深部发展穿透浆膜层即为穿孔。临床可分为急性、亚急性和慢性穿孔三类，以急性常见。

（1）游离壁穿孔 溃疡常位于十二指肠前壁或胃前壁，胃肠内容物漏入腹腔引起急性腹膜炎，可见突发剧烈腹痛，持续加剧，先出现于上腹，逐步延及全腹，查体见急腹症、气腹征。

（2）后壁穿孔 又称为穿透性溃疡，也称为慢性穿孔。腹痛规律改变，顽固而持续，疼痛常放射至背部，血清淀粉酶升高。

3. 幽门梗阻

（1）原因 DU 或幽门管溃疡引起。炎症水肿和幽门平滑肌痉挛导致暂时性梗阻；瘢痕收缩导致持久性梗阻。

（2）症状 ①胃排空延迟，上腹胀满，餐后加重。②恶心、呕吐宿食，吐后缓解。③严重呕吐可导致失水和低氯低钾性碱中毒。④营养不良和体重减轻。

(3) 查体　蠕动波，空腹检查胃内有震水声。

4. 癌变　少数 GU 发生癌变（DU 一般不发生癌变），发生于溃疡边缘，癌变率在 1% 左右。长期慢性 GU 病史、年龄大于 45 岁，溃疡顽固不愈者应提高警惕。

● **要点四　实验室检查及其他检查**

1. 胃镜检查　内镜检查是消化性溃疡最直接的诊断方法。可观察溃疡部位、大小、数目与形态，还可取材做病理学和幽门螺杆菌检查，对良性与恶性溃疡的鉴别诊断有很高价值。

溃疡镜下所见通常呈圆形、椭圆形或线形，边缘光整，底部覆有灰黄色或灰白色渗出物，周围黏膜充血、水肿，可见皱襞向溃疡集中。根据镜下所见分为活动期、愈合期和瘢痕期。

2. X 线钡餐检查　X 线发现龛影是消化性溃疡的直接征象，有确诊价值；局部压痛、十二指肠球部激惹和畸形、胃大弯侧痉挛性切迹是溃疡的间接征象，仅提示可能有溃疡。

3. 幽门螺杆菌检测　常规检查项目，决定治疗方案的选择。方法分为侵入性和非侵入性。前者需通过胃镜取材，包括快速尿素酶试验、组织学检查和幽门螺杆菌培养；后者有 ^{13}C 或 ^{14}C 尿素呼气试验，粪便幽门螺杆菌抗原检测及血清检查。快速尿素酶试验操作简单，费用低，为首选方法。^{13}C 或 ^{14}C 尿素呼气试验敏感且特异性高，无需胃镜检查，可用于根除治疗后复查的首选。

4. 胃液分析和血清胃泌素测定　有助于胃泌素瘤的鉴别诊断。

● **要点五　诊断与鉴别诊断**

(一) 诊断要点

1. 长期反复发生的周期性、节律性、慢性上腹部疼痛，应用制酸药物可缓解。
2. 上腹部可有局限深压痛。
3. X 线钡餐造影见溃疡龛影，有确诊价值。
4. 内镜检查可见到活动期溃疡，可确诊。

(二) 鉴别诊断

1. 胃癌　一般多为持续疼痛，制酸药效果不佳；大便隐血试验持续阳性。X 线、内镜和病理组织学检查对鉴别意义大。

2. 胃泌素瘤　其特点为多发性溃疡、不典型部位溃疡、难治、易穿孔和/或出血。血清胃泌素常 > 500pg/mL；超声、CT 等检查有助于病位诊断。

3. 功能性消化不良　多发于年轻女性。X 线和胃镜检查正常或只有轻度胃炎；胃排空试验可见胃蠕动下降。

4. 慢性胆囊炎和胆石症　疼痛位于右上腹，多在进食油腻后加重，并放射至背部，可伴发热、黄疸、莫菲征阳性。胆囊 B 超和逆行胆道造影有助于鉴别。

● **要点六　西医治疗**

1. 一般治疗　生活有规律，避免过度劳累，精神放松，定时定量进餐，忌辛辣食物，戒烟，避免服用对胃肠黏膜有损害药物。

2. 根除幽门螺杆菌　多主张联合用药，目前推荐方案有三联疗法和四联疗法。四联疗法为质子泵抑制剂与铋剂合用，再加上任两种抗生素。

根除幽门螺杆菌的常用三联疗法

PPI 或胶体铋剂（选择一种）	抗菌药物（选择两种）
奥美拉唑 40mg/d	克拉霉素 1000mg/d
兰索拉唑 60mg/d	阿莫西林 2000mg/d
枸橼酸铋钾（胶体次枸橼酸铋）480mg/d	甲硝唑 800mg/d
上述剂量分 2 次服，疗程 7 天	

3. 抗酸药物治疗

（1）H_2 受体拮抗剂　西咪替丁、雷尼替丁、法莫替丁等。常用剂量分别为 400mg，日 2 次；150mg，日 2 次；20mg，日 2 次。

（2）质子泵抑制剂　奥美拉唑、兰索拉唑、潘托拉唑等，常用剂量为分别为 20mg、30mg、40mg，日 1 次。

4. 保护胃黏膜
硫糖铝、胶体次枸橼酸铋和前列腺素类药物，其抗溃疡效能与 H_2 受体拮抗剂相当。

5. 非甾体类抗炎药相关溃疡
暂停或减少非甾体类抗炎药的剂量，然后按上述方案治疗。若病情需要继续服用非甾体类抗炎药，尽可能选用对胃肠黏膜损害较少的药物，或合用质子泵抑制剂或米索前列醇，有较好防治效果。

6. 难治性溃疡
明确原因，对因治疗，严格用药。对非幽门螺杆菌感染、非甾体类抗炎药相关溃疡，多数应用质子泵抑制剂可治愈。

7. 外科手术指征
①大出血经内科紧急处理无效。②急性穿孔。③器质性幽门梗阻。④GU 癌变。⑤严格内科治疗无效的顽固性溃疡。

● **要点七　中医辨证论治**

1. 肝胃不和证
证候：胃脘胀痛，痛引两胁，情志不遂而诱发或加重，嗳气，泛酸，口苦，舌淡红，苔薄白，脉弦。

治法：疏肝理气，健脾和胃。

方药：柴胡疏肝散合五磨饮子加减。

2. 脾胃虚寒证
证候：胃痛隐隐，喜温喜按，畏寒肢冷，泛吐清水，腹胀便溏，舌淡胖边有齿痕，苔白，脉迟缓。

治法：温中散寒，健脾和胃。

方药：黄芪建中汤加减。

3. 胃阴不足证
证候：胃脘隐痛，似饥而不欲食，口干而不欲饮，纳差，干呕，手足心热，大便干，舌红少津少苔，脉细数。

治法：健脾养阴，益胃止痛。

方药：一贯煎合芍药甘草汤加减。

4. 肝胃郁热证
证候：胃脘灼热疼痛，胸胁胀满，泛酸，口苦口干，烦躁易怒，大便秘结，舌红，苔黄，脉弦数。

治法：清胃泄热，疏肝理气。

方药：化肝煎合左金丸加减。

5. 胃络瘀阻证
证候：胃痛如刺，痛处固定，肢冷，汗出，有呕血或黑便，舌质紫暗，或有瘀斑，脉涩。

治法：活血化瘀，通络和胃。

方药：活络效灵丹合丹参饮加减。

细目四　胃　癌

胃癌或胃腺癌，是指发生于胃黏膜上皮的恶性肿瘤。早期无特异性症状，进展期胃癌最早出现的症状是上腹痛，可伴有早饱、胃纳差和体重减轻。

本病归属于中医学"胃痛""反胃""积聚"等范畴。

● **要点一　西医病因、病理及转移途径**

1. 病因
目前认为胃癌的病因是幽门螺杆菌感染、环境因素和遗传因素协同作用的结果。

（1）幽门螺杆菌感染　HP 感染是人类胃癌发病的重要因素。

（2）环境因素　本病与环境因素有关，其中最主要的是饮食因素。

（3）遗传因素　遗传素质使易感者更易受致癌物质的影响。

（4）癌前期变化　癌前病变是指易转变成癌组织的病理组织学变化，即异形增生。癌前状态是指发生胃癌相关的临床状况，包括：①慢性萎缩性胃炎。②慢性胃溃疡。③胃息肉。④残胃炎。⑤巨大黏膜皱襞症。

2. 病理

（1）胃癌的发生部位　胃癌可发生于胃的任何部位，半数以上发生于胃窦部、胃小弯及前后壁，其次在贲门部，胃体区相对较少。

（2）大体形态分型　早期胃癌指病灶局限且深度不超过黏膜下层的胃癌，而不论有无淋巴结转移。进展期胃癌指胃癌深度超过黏膜下层，侵及肌层者称中期胃癌，侵及浆膜或浆膜外者称晚期胃癌。

（3）组织学分型　根据分化程度可分为高分化、中分化、低分化3种，根据腺体的形成及黏液分泌能力可分为管状腺癌、黏液腺癌、髓样癌和弥散型癌4种。胃癌以腺癌为主。

3. 转移途径　癌细胞主要通过4种转移途径，其中以淋巴结转移最常见。

（1）直接蔓延　直接蔓延至食道、肝、脾、胰等相邻器官。

（2）淋巴结转移　是最早、最常见的转移方式，通过淋巴管转移到局部（胃旁）及远处淋巴结，如转移至左锁骨上时称为Virchow淋巴结。

（3）血行转移　最常转移到肝脏，其次是肺、腹膜及肾上腺，也可转移到肾、脑、骨髓等。

（4）腹腔内种植　侵及浆膜层脱落入腹腔，种植于肠壁和盆腔，如种植于卵巢，称为Krukenberg瘤；也可在直肠周围形成一明显的结节状板样肿块。

● **要点二　中医病因病机**

中医学认为，本病的发生多因饮食不节、情志失调、素体亏虚而致痰凝、气阻、血瘀于胃而发为本病。

1. 痰气交阻　忧思伤脾，脾伤气结，气结则津液不得输布，聚而为痰，痰气交阻于胸膈胃脘或食道而发病。

2. 肝胃不和　情志不舒，肝气郁结不得疏泄，横逆犯胃，胃失和降。

3. 脾胃虚寒　中焦虚寒，不能消化谷食，宿食停留不化。

4. 胃热伤阴　胃阴不足，热郁于胃，胃失和降。

5. 瘀毒内阻　郁怒伤肝，肝郁而气滞血瘀，或久病气虚，运血无力而血脉瘀滞。

6. 痰湿阻胃　脾胃损伤，纳运无力，食滞内停，痰湿中阻，气机不利。

本病发病一般较缓，病位在胃，与肝、脾、肾等脏关系密切，病机总属本虚标实。本虚以胃阴亏虚、脾胃虚寒和脾肾阳虚为主，标实为痰瘀互结；初期为痰气瘀滞互结为患，以标实为主，久则本虚标实，或以本虚为主。

● **要点三　临床表现**

1. 症状

（1）早期胃癌多无症状或有非特异性消化不良症状。

（2）进展期胃癌最早出现的症状是上腹痛，可伴早饱、纳差、腹胀、体重下降等。

（3）发生并发症或转移时可出现下咽困难、幽门梗阻、上消化道出血、转移受累器官症状（肝、肺）等。

2. 体征

（1）早期胃癌可无任何体征，中晚期癌的体征中以上腹压痛最为常见。1/3患者可扪及上腹部肿块，质坚而不规则，可有压痛。能否发现腹块，与癌肿的部位、大小及患者腹壁厚度有关。胃窦部癌可扪及腹块者较多。

（2）胃癌晚期或转移可有以下体征，如肝脏肿大、质坚、表面不规则，黄疸，腹水，左锁骨上淋巴结肿大。

（3）胃癌的伴癌综合征包括血栓性静脉炎、黑棘病和皮肌炎等。

3. 并发症

（1）出血　约5%的患者可发生大出血，表现为呕血和/或黑便，偶为首发症状。

（2）梗阻　多见于起源于幽门和贲门的胃癌。

（3）穿孔　比良性溃疡少见，多发生于幽门前区的溃疡型癌。

● **要点四　实验室检查及其他检查**

1. X线钡餐检查　局部胃壁僵硬、皱襞中断，蠕动波消失，凸入胃腔内的充盈缺损，恶性溃疡直径多大于2.5cm，边缘不整齐，可示半月征、环堤征。

2. 内镜检查 胃镜结合黏膜活检是诊断胃癌最可靠的手段。

（1）早期胃癌 内镜分类法包括：①Ⅰ型（息肉样型）。②Ⅱ型（浅表型）：本型最常见，又分三个亚型，包括Ⅱa型（浅表隆起型）、Ⅱb型（浅表平坦型）、Ⅱc型（浅表凹陷型）。③Ⅲ型（溃疡型）：黏膜糜烂比Ⅱc型深，但不超过黏膜下层。

（2）进展期胃癌 仍用Bormann分型法：①隆起型（Ⅰ型）。②溃疡型（Ⅱ型）。③溃疡浸润型（Ⅲ型）：最常见。④弥漫浸润型（Ⅳ型）。如累及全胃，则胃变成一固定而不能扩张的小胃，称为皮革胃。

要点五 诊断与鉴别诊断

（一）诊断

凡有下列情况者，应高度警惕，并及时进行胃肠钡餐X线检查、胃镜和活组织病理检查，以明确诊断。

1. 40岁以后开始出现中上腹不适或疼痛，无明显节律性并伴明显食欲不振和消瘦者。

2. 胃溃疡患者，经严格内科治疗而症状仍无好转者。

3. 慢性萎缩性胃炎伴有肠上皮化生及轻度不典型增生，经内科治疗无效者。

4. X线检查显示胃息肉>2cm者。

5. 中年以上患者，出现不明原因贫血、消瘦和粪便隐血持续阳性者。

6. 胃大部切除术后10年以上者。

（二）鉴别诊断

1. 胃溃疡 长期反复发生的周期性、节律性慢性上腹部疼痛，应用制酸药物可缓解。X线钡餐造影见溃疡龛影，胃镜和活组织病理检查可鉴别。

2. 慢性萎缩性胃炎 患者有上腹饱胀不适、恶心、食欲不振等消化不良症状，但腹部无肿块，无淋巴结肿大，大便隐血试验阴性，依靠X线钡餐造影、胃镜和活组织病理检查可鉴别。

要点六 中医辨证论治

1. 痰气交阻证

证候：胸膈或胃脘满闷作胀或痛，胃纳减退，厌食肉食，或有吞咽哽噎不顺，呕吐痰涎，苔白腻，脉弦滑。

治法：理气化痰，消食散结。

方药：海藻玉壶汤加减。

2. 肝胃不和证

证候：胃脘痞满，时时作痛，窜及两胁，嗳气频繁或进食发噎，舌质红，苔薄白或薄黄，脉弦。

治法：疏肝和胃，降逆止痛。

方药：柴胡疏肝散加减。

3. 脾胃虚寒证

证候：胃脘隐痛，绵绵不断，喜按喜暖，食生冷痛剧，进热食则舒，时呕清水，大便溏薄，或朝食暮吐，暮食朝吐，面色无华，神疲肢冷，舌淡而胖，有齿痕，苔白滑润，脉沉细或沉缓。

治法：温中散寒，健脾益气。

方药：理中汤合四君子汤加减。

4. 胃热伤阴证

证候：胃脘嘈杂灼热，痞满吞酸，食后痛胀，口干喜冷饮，五心烦热，便结尿赤，舌质红绛，舌苔黄糙或剥苔、无苔，脉细数。

治法：清热和胃，养阴润燥。

方药：玉女煎加减。

5. 瘀毒内阻证

证候：脘痛剧烈或向后背放射，痛处固定、拒按，上腹肿块，肌肤甲错，眼眶呈暗黑，舌质紫暗或瘀斑，舌下脉络紫胀，脉弦涩。

治法：理气活血，软坚消积。

方药：膈下逐瘀汤加减。

6. 痰湿阻胃证

证候：脘膈痞闷，呕吐痰涎，进食发噎不利，口淡纳呆，大便时结时溏，舌体胖大有齿痕，苔白厚腻，脉滑。

治法：燥湿健脾，消痰和胃。

方药：开郁二陈汤加减。

7. 气血两虚证

证候：神疲乏力，面色无华，少气懒言，动则气促，自汗，消瘦，舌苔薄白，舌质淡白，舌边有齿痕，脉沉细无力或虚大无力。

治法：益气养血，健脾和营。

方药：八珍汤加减。

细目五　肝硬化

肝硬化是一种由多种病因引起的慢性肝病，以肝细胞广泛变性坏死，纤维组织弥漫性增生，再生结节形成导致肝小叶结构破坏和假小叶形成，使肝脏逐渐变形、变硬为特征的疾病。

本病与中医学中的"水臌"相类似，可归属于中医学"单腹胀""鼓胀"等范畴。

● 要点一　西医病因、发病机制

1. 病因　我国以病毒性肝炎所致的肝硬化为主，西方国家以慢性酒精中毒多见。

（1）病毒性肝炎　主要为乙型、丙型和丁型病毒重叠感染，通常经过慢性肝炎阶段演变为肝硬化，甲型和戊型病毒性肝炎除重症外，一般不发展为肝硬化。

（2）慢性酒精中毒　长期大量饮酒（一般为每日摄取酒精80g达10年以上），乙醇及其中间代谢产物乙醛的毒性作用，引起慢性酒精性肝炎，发展为酒精性肝硬化。

（3）非酒精性脂肪性肝炎　约20%的非酒精性脂肪性肝炎可发展为肝硬化。

（4）胆汁淤积　慢性持续性肝内胆汁淤滞或肝外胆管阻塞，高浓度、高压力的胆酸和胆红素刺激，可引起肝细胞变性、坏死和肝纤维组织增生，形成肝硬化。

（5）肝脏淤血　慢性充血性心力衰竭、缩窄性心包炎、肝静脉阻塞综合征等，致肝脏长期淤血缺氧，肝细胞坏死和结缔组织增生，形成淤血性（心源性）肝硬化。

（6）其他　遗传代谢性疾病，工业毒物或药物中毒性、自身免疫性慢性肝炎致肝硬化，血吸虫病性肝硬化，隐源性肝硬化。

2. 发病机制　不论引起肝硬化的病因如何，其病理变化和演变过程基本相同，主要包括以下4个方面：

（1）肝细胞广泛变性、坏死，肝小叶纤维支架塌陷。

（2）残存肝细胞无序性排列再生，形成不规则结节状肝细胞团即再生结节。

（3）在炎症的刺激下，自汇管区和肝包膜有大量纤维结缔组织增生，形成纤维束，从汇管区向另一汇管区或向肝小叶中央静脉延伸扩展，形成纤维间隔，包绕再生结节或将残存肝小叶重新改建分割成假小叶。一旦假小叶形成，标志病变已进展至肝硬化。

（4）由于上述病理变化反复进行，假小叶越来越多，造成肝脏内血循环的紊乱，表现为血管床缩小、闭塞或扭曲，血管受再生结节的挤压；肝内门静脉小支、肝静脉小支和肝动脉小支三者之间失去正常关系，并相互之间出现交通吻合支等。这些严重的肝血循环障碍，不仅是造成门静脉高压的病理基础，而且更加重肝细胞的营养障碍，最终发展至晚期肝硬化。

● 要点二　中医病因病机

中医学认为，本病的形成多由酒食不节、情志失调、感染血吸虫、黄疸积聚等病迁延日久，引起肝、脾、肾亏损，气滞、血瘀、湿阻腹中所致。

1. 气滞湿阻　由于情志不畅，肝气郁结，横逆乘脾，脾运不健，湿阻中焦，浊气充塞。

2. 寒湿困脾　过食生冷，寒湿停滞中焦；或冒雨涉水，久居潮湿，寒湿内侵伤中，脾阳不振，寒湿停聚，水蓄不行。

3. 湿热蕴脾　感受湿热之邪；或过食辛辣肥甘；或嗜酒无度，酿成湿热，内蕴脾胃，湿热互结，浊水停聚。

4. 肝脾血瘀　肝气郁结，日久气滞血瘀，或湿热、寒湿停聚中焦，久则肝脾俱伤，气血凝滞。瘀血阻于肝脾脉络，血不利为水则致水气内聚。

5. 脾肾阳虚　脾肾久病，耗气伤阳，阳气不运，水寒之气不行。

6. 肝肾阴虚 久病失调，阴液亏虚；或情志内伤，阳亢耗阴；或房事不节，肾精耗损。肝肾阴虚，津液不能输布，水液停聚中焦，血瘀不行。

本病病变脏腑在肝，与脾、肾密切相关；初起在肝、脾，久则及肾。基本病机为肝、脾、肾三脏功能失调，气滞、血瘀、水停腹中；病机特点为本虚标实。本病晚期水湿郁而化热蒙闭心神，引动肝风，迫血妄行，出现神昏、痉厥、出血等危象。

● 要点三 临床表现及并发症

（一）肝功能代偿期

临床症状较轻，且缺乏特异性，体征多不明显，可有肝大及质地改变，部分有脾肿大、肝掌和蜘蛛痣。肝功能正常或有轻度异常。

（二）肝功能失代偿期

1. 肝功能减退的临床表现

（1）全身症状 一般情况与营养状况较差，消瘦乏力，精神不振，严重者卧床不起，皮肤粗糙，面色晦暗、黝黑呈肝病面容，部分有不规则低热和黄疸。

（2）消化道症状 常见食欲减退，厌食，勉强进食后上腹饱胀不适，恶心呕吐，腹泻等。上述症状的产生与胃肠道淤血、水肿、炎症，消化吸收障碍和肠道菌群失调有关。

（3）出血倾向及贫血 出血是由于肝功能减退合成凝血因子减少，脾功能亢进和毛细血管脆性增加等原因造成。2/3 患者有轻到中度贫血，系营养缺乏、肠道吸收障碍、胃肠道出血和脾功能亢进等因素引起。

（4）内分泌紊乱 肝功能减退时，对内分泌激素灭活作用减弱，主要有雌激素、醛固酮及抗利尿激素增多。由于雄、雌激素平衡失调，男性患者常有性欲减退、睾丸萎缩、毛发脱落及乳房发育等；女性患者有月经不调、闭经、不孕等。蜘蛛痣及肝掌的出现一般认为与雌激素增多有关。醛固酮增多使远端肾小管对钠重吸收增加，抗利尿激素增多使集合管对水分吸收增加，钠、水潴留使尿量减少和浮肿，对腹水的形成和加重也起重要促进作用。

2. 门静脉高压症的临床表现

（1）脾肿大 主要由于门静脉压增高后脾脏慢性淤血，脾索纤维组织增生所致。

（2）侧支循环的建立和开放 临床上三大重要的侧支开放为食管下段与胃底静脉曲张、腹壁静脉曲张、痔静脉曲张。

（3）腹水 是肝硬化代偿功能减退最突出的体征。提示已属失代偿期。其发生机制比较复杂，最基本因素是门静脉高压、肝功能障碍、血浆胶体渗透压降低等。

（三）并发症

1. 上消化道出血 是肝硬化最常见的并发症。多由食管下端、胃底静脉曲张破裂所致，多为突发的大量呕血或黑便，常引起失血性休克或诱发肝性脑病。部分患者系并发急性胃黏膜病变或消化性溃疡所致。

2. 肝性脑病 是肝硬化最严重的并发症，亦是最常见的死亡原因。主要临床表现为性格行为失常、意识障碍、昏迷。

3. 感染 自发性腹膜炎是常见且严重的并发症。肝硬化失代偿期由于免疫功能低下，以及门体静脉间侧支循环的建立，增加了病原微生物进入人体的机会，故易并发细菌感染。典型患者腹壁有压痛和反跳痛。表现为发热、腹痛、腹胀、腹围迅速增大。腹水混浊、蛋白含量高，含有大量中性粒细胞，培养可有细菌生长。

4. 原发性肝癌 肝硬化易并发肝癌，10%～25% 的肝癌是在肝硬化基础上发生的。当患者出现肝区疼痛、肝大、血性腹水、无法解释的发热时要考虑此病。

5. 肝肾综合征 指发生在严重肝病基础上的肾衰竭，但肾脏本身并无器质性损害，又称功能性肾衰竭。主要见于合并顽固腹水的晚期肝硬化或急性肝功能衰竭的患者。其临床特征为自发性少尿或无尿、氮质血症、稀释性低钠血症和低尿钠。此时，肾脏无器质性病变，故亦称为功能性肾功能表竭。

6. 电解质和酸碱平衡紊乱 常见的电解质紊乱有低钠血症、低钾低氯血症与代谢性碱中毒。

● **要点四 实验室检查及其他检查**

1. 血常规 在代偿期多正常，失代偿期有不同程度的贫血。脾功能亢进时，白细胞及血小板计数均见减少，后者减少尤为明显。

2. 尿常规 代偿期一般无明显变化，失代偿期有时可有蛋白、管型和血尿。有黄疸时可出现胆红素，并有尿胆原增加。

3. 肝功能试验

（1）血清酶学 转氨酶升高与肝脏炎症、坏死相关。GGT 及 ALP 也可有轻至中度升高。

（2）蛋白质代谢 肝功能受损时，白蛋白与球蛋白比值（A/G）降低或倒置。

（3）凝血酶原时间 肝功能代偿期多正常，失代偿期则有不同程度延长。

（4）胆红素代谢 失代偿期血清胆红素半数以上增高，有活动性肝炎或胆管阻塞时，直接胆红素可以增高。

4. 腹水检查 腹水呈淡黄色漏出液，外观透明。如并发腹膜炎时，其透明度降低，比重增高，利凡他试验阳性，白细胞数增多，腹水培养可有细菌生长。腹水呈血性应高度怀疑癌变，应做细胞学检查。

5. 影像学检查

（1）X 线检查 食管静脉曲张时，呈现虫蚀状或蚯蚓状充盈缺损，以及纵行黏膜皱襞增宽。胃底静脉曲张时，可见菊花样缺损。

（2）CT 和 MRI 检查 早期肝大，晚期缩小，肝左、右叶比例失调，右叶萎缩，左叶代偿性增大，肝表面不规则，脾肿大，腹水等。

（3）超声检查 B 型超声检查可显示肝大小、外形改变和脾肿大，门静脉高压时门静脉主干内径增宽，有腹水时可在腹腔内见到液性暗区。彩色多普勒可显示肝内血流动力学改变。

6. 内镜检查 纤维胃镜可直接观察食管及胃底静脉曲张的程度与范围，其准确率较 X 线高。在并发上消化道出血时，急诊胃镜可查明出血部位，并进行治疗。

7. 腹腔镜检查 可直接观察肝脏表面、色泽、边缘及脾脏情况，并可在直视下进行有选择性的穿刺活检。

8. 肝活组织检查 有确诊价值，尤其适用于代偿期肝硬化的早期诊断、肝硬化结节与小肝癌鉴别及鉴别诊断有困难的其他情况者。

● **要点五 诊断与鉴别诊断**

（一）肝硬化诊断依据

1. 主要指征 ①内镜或食道吞钡 X 线检查发现食管静脉曲张。②B 超提示肝回声明显增强、不均、光点粗大；或肝表面欠光滑，凹凸不平或呈锯齿状；或门静脉内径 >13mm；或脾脏增大，脾静脉内径 >8mm。③腹水伴腹壁静脉怒张。④CT 显示肝外缘结节状隆起，肝裂扩大，尾叶/右叶比例 >0.05，脾大。⑤腹腔镜或肝穿刺活组织检查诊为肝硬化。以上除⑤外，其他任何一项结合次要指征，可以确诊。

2. 次要指征 ①化验：一般肝功能异常（A/G 倒置、蛋白电泳 A 降低、γ-G 升高、血清胆红素升高、凝血酶原时间延长等），或 HA、PⅢP、MAO、ADA、LN 增高。②体征：肝病面容（脸色晦暗无华），可见多个蜘蛛痣、色暗、肝掌、黄疸、下肢水肿、肝脏质地偏硬、脾大、男性乳房发育。以上化验及本征所列，不必悉具。

（二）病因诊断依据

1. 肝炎后肝硬化 需有 HBV（任何一项）或 HCV（任何一项）阳性，或有明确重症肝炎史。

2. 酒精性肝硬化 需有长期大量嗜酒史（每天 80g，10 年以上）。

3. 血吸虫性肝纤维化 需有慢性血吸虫史。

4. 其他病因引起的肝硬化 需有相应的病史及诊断，如长期右心衰或下腔静脉阻塞、长期使用损肝药物、自身免疫性疾病、代谢障碍性疾病等。

对代偿期患者的诊断常不容易，因临床表现不明显，对怀疑者应定期追踪观察，必要时进行肝穿刺活组织病理检测才能确诊。

(三) 鉴别诊断

1. 肝、脾肿大的鉴别 与血液病、代谢性疾病的肝、脾肿大相鉴别，必要时做肝活检。

2. 腹腔积液的鉴别 如结核性腹膜炎、慢性肾小球肾炎、缩窄性心包炎、腹内肿瘤、卵巢癌等。肝硬化腹腔积液为漏出液，合并自发性腹膜炎为渗出液，以中性粒细胞增多为主；结核性腹膜炎为渗出液，腺苷脱氨酶（ADA）增高；肿瘤性腹腔积液比重介于渗出液和漏出液之间，腹腔积液 LDH/血液 LDH＞1，可找到肿瘤细胞。腹腔积液检查不能明确诊断时，可行腹腔镜检查，常有助于鉴别。

3. 肝硬化并发症的鉴别诊断 如上消化道出血、肝性脑病、肝肾综合征等。

● 要点六 西医治疗

1. 一般治疗

（1）休息：代偿期宜适当减少活动，可参加轻体力工作；失代偿期应卧床休息。

（2）饮食：食用高热量、高蛋白、富含维生素、易消化食物，禁酒，避免食用粗糙、坚硬食物；肝功严重损坏或有肝性脑病先兆者应限制或禁食蛋白；慎用巴比妥类镇静药，禁用损害肝脏药物；腹水者应少盐或无盐。

（3）支持治疗。

2. 药物治疗

（1）保护肝细胞的药物：水飞蓟素等。

（2）维生素类药物。

（3）抗纤维化药物：可酌情使用 D-青霉胺、秋水仙碱。

3. 腹水的治疗

（1）限制钠、水的摄入。

（2）利尿剂：临床常用醛固酮拮抗剂螺内酯与呋塞米联合应用。利尿剂使用以体重每天下降不超过 0.5kg 为宜。

（3）提高血浆胶体渗透压：每周定期、少量、多次静脉输注白蛋白、血浆或新鲜血液。

（4）放腹水同时补充白蛋白：对于难治性腹水患者，可采用放腹水加输注白蛋白疗法。

（5）腹水浓缩回输：适用于难治性腹水，特别是适于肝硬化腹水伴肾功能不全者。

（6）外科治疗：腹腔-颈静脉引流，经颈静脉肝内门体分流术、脾切除等。

4. 并发症的治疗

（1）上消化道出血 参见上消化道出血。

（2）肝性脑病 主要是减少氨的来源，减少氨产生，增加排出如使用导泻、降氨药，调节水电解质平衡，应避免使用镇静剂等。

（3）肝肾综合征 ①早期预防和消除诱发肝肾衰竭的因素。②避免使用损害肾脏的药物。③静脉输入右旋糖酐、白蛋白或浓缩腹水回输，提高有效循环血容量，改善肾血流。④使用血管活性药物，能改善血流量，增加肾小球滤过率，降低肾小管阻力。

（4）自发性腹膜炎 一旦诊断成立，应早期、联合、足量的抗感染药物治疗。应优先选用针对革兰阴性杆菌并兼顾革兰阳性球菌的抗感染药物，并根据细菌培养结果调整药物。抗菌治疗要早期、联合、足量使用。

● 要点七 中医辨证论治

1. 气滞湿阻证

证候：腹大胀满，按之软而不坚，胁下胀痛，饮食减少，食后胀甚，得嗳气或矢气稍减，小便短少，舌苔薄白腻，脉弦。

治法：疏肝理气，健脾利湿。

方药：柴胡疏肝散合胃苓汤加减。

2. 寒湿困脾证

证候：腹大胀满，按之如囊裹水，甚则颜面微浮，下肢浮肿，怯寒懒动，精神困倦，脘腹痞胀，得热则舒，食少便溏，小便短少，舌苔白滑或白腻，脉缓或沉迟。

治法：温中散寒，行气利水。

方药：实脾饮加减。

3. 湿热蕴脾证

证候：腹大坚满，脘腹撑急，烦热口苦，渴不欲饮，或有面目肌肤发黄，小便短黄，大便秘结或溏滞不爽，舌红，苔黄腻或灰黑，脉弦滑数。

治法：清热利湿，攻下逐水。

方药：中满分消丸合茵陈蒿汤加减。

4. 肝脾血瘀证

证候：腹大胀满，脉络怒张，胁腹刺痛，面色晦暗黧黑，胁下癥块，面颈胸壁等处可见红点赤缕，手掌赤痕，口干不欲饮，或大便色黑，舌质紫暗，或有瘀斑，脉细涩。

治法：活血化瘀，化气行水。

方药：调营饮加减。

5. 脾肾阳虚证

证候：腹大胀满，形如蛙腹，朝宽暮急，神疲怯寒，面色苍黄或白，脘闷纳呆，下肢浮肿，小便短少不利，舌淡胖，苔白滑，脉沉迟无力。

治法：温肾补脾，化气利水。

方药：附子理中汤合五苓散加减。

6. 肝肾阴虚证

证候：腹大胀满，甚或青筋暴露，面色晦滞，口干舌燥，心烦失眠，牙龈出血，时或鼻衄，小便短少，舌红绛少津，少苔或无苔，脉弦细数。

治法：滋养肝肾，化气利水。

方药：一贯煎合膈下逐瘀汤加减。

细目六　原发性肝癌

原发性肝癌指肝细胞或肝内胆管细胞发生的癌肿，是我国常见的恶性肿瘤之一，其死亡率在消化系统恶性肿瘤中列第三位，仅次于胃癌和食管癌。

本病归属于中医学"肝积""肥气""鼓胀""癖黄"等范畴。

● **要点一　西医病因、病理**

（一）病因

1. 病毒性肝炎　在我国，慢性病毒性肝炎是原发性肝癌最主要的病因。原发性肝癌患者中约1/3有慢性肝炎史。

2. 肝硬化　原发性肝癌合并肝硬化者占50%~90%。

3. 黄曲霉素　粮油、食品受黄曲霉素B_1污染严重的地区，肝癌的发病率较高。

4. 饮用水污染　蓝绿藻产生藻类毒素污染水源，与肝癌发病可能有关。

5. 遗传因素　肝癌的家族聚集现象是否与遗传有关，还待进一步研究。

6. 其他　如接触化学致癌物、华支睾肝吸虫感染等。

（二）病理

1. 大体形态分型　①块状型：最多见。②结节型。③弥漫型：此型最少见。④小癌型。

2. 细胞分型　①肝细胞型。②胆管细胞型。③混合型。

3. 转移途径

（1）肝内转移　肝癌最早在肝内发生转移。

（2）肝外转移　①血行转移：最常见的转移部位是肺。②淋巴转移：最常转移到肝门淋巴结。③种植转移少见。

● **要点二　中医病因病机**

中医学认为，本病主要由情志郁结、饮食所伤、病后体虚、黄疸等经久不愈，以致肝脾受损，脏腑失和，气机阻滞，瘀血内停，凝聚日久，积而成块。

1. 气滞血瘀　情志不畅，肝气失于条达，阻于胁络，肝郁日久，气滞血瘀，脉络不和，积而成块。

2. 湿热瘀毒　外感湿热疫毒，或酒食所伤，湿热内生，蕴结肝胆，阻滞气机，气滞血瘀，积块乃成。

3. 肝肾阴虚　久病失调，阴液亏虚，或情志内伤，阳亢阴耗。肝肾阴虚，津液不能输布，水液停聚中焦，血瘀不行，积而成块。

本病病位主要在肝，易损及脾土。基本病机为正气亏虚，邪毒凝结于内。本病初起，气滞血瘀，邪气壅实，正气未虚，病理性质多属实；日久病势渐深，正气耗伤，可转为虚实夹杂之证；病至后期，气血衰少，体质羸弱，则往往转以正虚为主。

◉ **要点三 临床表现**

1. 肝区疼痛 是肝癌最常见的症状,多呈持续性胀痛或钝痛。

2. 肝大 肝呈进行性增大,质地坚硬,表面凹凸不平,有大小不等的结节或巨块,边缘钝而不整齐,常有不同程度压痛。

3. 黄疸 一般出现在晚期,可因肝细胞损害而引起,也可因癌块压迫或侵犯肝门附近的胆管,或癌组织和血块脱落引起胆道梗阻所致。

4. 肝硬化征象 可有脾大、腹水、门静脉侧支循环形成等表现。

5. 全身表现 有进行性消瘦、发热、食欲不振、乏力、营养不良和恶病质等。

6. 转移灶症状 胸腔转移以右侧多见,可有胸水征;骨骼或脊柱转移,可有局部压痛或神经受压症状;颅内转移癌可有神经定位体征。

7. 并发症

(1) 肝性脑病 是最严重的并发症,见于肝癌终末期,约1/3的肝癌患者因此而死亡。

(2) 上消化道出血 由肝癌并发肝硬化引起,有15%的肝癌患者因此而死亡。

(3) 肝癌结节破裂出血 约有10%的肝癌患者因此而致死。

(4) 继发性感染 因长期消耗或因放射、化学治疗而致白细胞减少,抵抗力下降,加之长期卧床等因素,易并发各种感染,如肺炎、败血症、肠道感染等。

◉ **要点四 实验室检查及其他检查**

1. 肿瘤标记物检测 甲胎蛋白(AFP)目前仍是原发性肝癌特异性的标记物和主要诊断指标,现已广泛用于肝细胞癌的普查、诊断、疗效判断和预测复发。

2. 超声显像 B型超声显像是目前肝癌筛查的首选检查方法。

3. 电子计算机X线体层显像(CT) 是肝癌诊断的重要手段。可显示直径2cm以上的肿瘤,如结合肝动脉造影(CTA)或造影时肝动脉内注射碘油对1cm以下肿瘤的检出率可达80%以上,因此是目前诊断小肝癌和微小肝癌的最佳方法。

4. 磁共振显像(MRI) 能清楚显示肝细胞癌内部结构特征,对显示子瘤和瘤栓有价值。

5. 肝动脉造影 常用于诊断小肝癌,有一定创伤性,不列为首选。

6. 肝穿刺活检 在超声或CT引导下用细针穿刺病变部位,吸取病变组织进行病理学检查,阳性者即可确诊。

◉ **要点五 诊断与鉴别诊断**

(一) 诊断依据

1. 非侵入性诊断标准

(1) 影像学标准 两种影像学检查均显示有>2cm的肝癌特征性占位病变。

(2) 影像学结合AFP标准 一种影像学检查显示有>2cm的肝癌特征性占位病变,同时伴有AFP≥400μg/L(排除活动性肝炎、妊娠、生殖系胚胎源性肿瘤及转移性肝癌)。

2. 组织学诊断标准 肝组织学检查证实原发性肝癌。对影像学尚不能确定诊断的≤2cm的肝内结节应通过肝穿刺活检证实原发性肝癌的组织学特征。

(二) 鉴别诊断

1. 继发性肝癌 肝外癌灶转移至肝者,一般病情发展较缓慢,症状较轻,AFP检测除少数原发癌在消化道的病例可呈阳性外,一般为阴性。但确诊的关键仍在于病理检查和找到肝外原发癌的证据。

2. 肝硬化 若肝硬化病例有明显的肝大、质硬的大结节,或肝萎缩变形而影像学检查又发现占位性病变,肝癌的可能性很大。

3. 活动性肝病 肝病(急、慢性肝炎)活动时血清AFP往往呈短期升高,应定期多次测定血清AFP和ALT进行分析。

4. 肝脓肿 一般有明显的炎症表现,肿大的肝脏表面平滑无结节,触痛明显,白细胞计数升高,超声检查可探得肝内液性暗区。

5. 肝非癌性占位性病变 肝血管瘤、多囊肝、包虫病等可用CT、放射性核素血池扫描、

MRI、超声等检查帮助诊断。

要点六　西医治疗

肝癌早期以手术切除为主，中晚期宜采用包括手术、化疗、介入、中医药、生物免疫调节等综合疗法。在确定治疗方案前，必须对疾病分期、个体差异、手术范围等进行综合评价。

1. 外科治疗　外科治疗手段主要是肝切除和肝移植手术。一般认为，对于局限性肝癌，如果患者不伴有肝硬化，则应首选肝切除术；如果合并肝硬化，肝功能失代偿（Child-Pugh C级），且符合移植条件，应该首选肝移植术。尽管外科手术是首选治疗方法，但由于确诊时大部分患者已达中晚期，多数失去手术机会。据统计，仅约20%的肝癌患者适合手术。

2. 介入治疗　介入治疗是肝癌的主要治疗方法，经导管动脉灌注化学治疗和栓塞治疗是应用最多的介入治疗方法。目前认为，早、中期肝癌患者应列为介入治疗主要对象，待介入治疗后可酌情行外科手术切除。

3. 局中消融治疗　指在影像技术引导下局部直接杀灭肿瘤的一类治疗手段，目前以射频、微波消融和无水酒精注射最为常用。通常适用于单发肿瘤，最大直径≤5cm；或肿瘤数目≤3个且最大直径≤3cm；无血管、胆管和邻近器官侵犯，以及远处转移；肝功能分级为Child-Pugh A或B级，或经内科保肝治疗达到该标准。

4. 靶向治疗　近年来，分子靶向药物的临床应用为肝癌的治疗带来了新突破。索拉非尼是一种口服的多靶点、多激酶抑制剂，既可通过抑制血管内皮生长因子受体（VEGFR）和血小板衍生化因子受体（PDGFR）阻断肿瘤血管生成，又可通过阻断Raf/MEK/ERK信号传导通路，抑制肿瘤细胞增殖，发挥双重抑制、多靶点阻断的抗体HCC作用。

要点七　中医辨证论治

1. 气滞血瘀证

证候：两胁胀痛，腹部结块，推之不移，脘腹胀闷，纳呆乏力，嗳气泛酸，大便不实，舌质红或暗红，有瘀斑，苔薄白或薄黄，脉弦或涩。

治法：疏肝理气，活血化瘀。

方药：逍遥散合桃红四物汤加减。脾气不足者，加黄芪、党参；纳呆者，加山楂、麦芽、鸡内金。

2. 湿热瘀毒证

证候：胁下结块坚实，痛如锥刺，脘腹胀满，目肤黄染，日渐加深，面色晦暗，肌肤甲错，或高热烦渴，口苦咽干，小便黄赤，大便干黑，舌质红有瘀斑，苔黄腻，脉弦数或涩。

治法：清利湿热，化瘀解毒。

方药：茵陈蒿汤合鳖甲煎丸加减。肝区痛剧者，加乳香、没药、元胡、郁金等；腹水明显者，加牵牛子、泽兰、大腹皮等。

3. 肝肾阴虚证

证候：腹大胀满，积块膨隆，形体羸瘦，潮热盗汗，头晕耳鸣，腰膝酸软，两胁隐隐作痛，小便短赤，大便干结，舌红少苔或光剥有裂纹，脉弦细或细数。

治法：养阴柔肝，软坚散结。

方药：滋水清肝饮合鳖甲煎丸加减。兼气虚者，加黄芪；低热者，加青蒿、银柴胡、地骨皮等。

细目七　溃疡性结肠炎

溃疡性结肠炎是一种直肠和结肠慢性非特异性炎症性疾病，病变主要累及大肠黏膜和黏膜下层。主要表现为腹泻、腹痛和黏液脓血便。

本病与中医学中的"大瘕泻"相似，归属于中医学"泄泻""肠风"等范畴。

要点一　西医病因、病理

1. 病因　尚未完全明确，大多数学者认为本病的发病既有自身免疫机制的参与，又有遗传因素作为背景，感染和精神因素是诱发因素。

2. 病理

（1）病变主要累及大肠黏膜和黏膜下层。

（2）病变特点：弥漫性、连续性。

（3）镜检：可见黏膜及黏膜下层有淋巴细胞、浆细胞、嗜酸及中性粒细胞浸润。

● **要点二 中医病因病机**

本病中医病因主要为先天禀赋不足、素体脾胃虚弱、饮食不节、情志失调以及感受外邪等，在这些病因的作用和影响下，发生脏腑功能失常，气机紊乱，湿热内蕴，肠络受损，久而由脾及肾，气滞血瘀，寒热错杂。

1. 湿热内蕴 饮食不节，湿热内生，壅滞肠中，气机不畅，传导失常；或湿热熏灼肠道，脂络受伤，气血瘀滞，化为脓血。

2. 脾胃虚弱 脾胃运化不健，乃致水反成湿，谷反成滞，湿滞不去，清浊不分，混杂而下，遂成泄泻。

3. 脾肾阳虚 先天禀赋不足，或年老体弱，命门火衰，或病久脾虚中寒，损及肾阳，致脾土失于温煦，运化失司，寒湿留滞。

4. 肝郁脾虚 七情内伤，肝失条达，横逆侮脾，失其健运。

5. 阴血亏虚 素体阴虚，感邪而病，病久伤阴，阴血不足，阴虚火旺。

6. 气滞血瘀 情志不畅，日久气机郁滞不通，肝气犯脾，气滞而致血瘀。

本病是以脾胃虚弱为本，以湿热蕴结、瘀血阻滞、痰湿停滞为标的本虚标实病证。病初与脾、胃、肠有关，后期涉及肾脏。

● **要点三 临床表现**

（一）症状

1. 消化系统表现

（1）腹泻和黏液脓血便 腹泻主要与炎症导致大肠黏膜对水钠吸收障碍以及结肠运动功能失常有关；黏液脓血便是本病活动期的重要表现；大便次数及便血的程度反映病情轻重，粪质亦与病情轻重有关。

（2）腹痛 有"疼痛→便意→便后缓解"的规律，可伴腹胀、食欲不振、恶心及呕吐。若并发中毒性巨结肠或炎症波及腹膜，有持续性剧烈腹痛。

2. 全身症状 中、重型患者活动期常有低度至中度发热，高热多提示有并发症或为急性暴发型，重症或病情持续活动可出现衰弱、消瘦、贫血、低蛋白血症、水与电解质平衡紊乱等表现。

3. 肠外表现

（1）外周关节炎、结节性红斑、坏疽性脓皮病、巩膜外层炎、前葡萄膜炎、口腔复发性溃疡等，在结肠炎控制或结肠切除后可以缓解或恢复。

（2）强直性脊柱炎、原发性硬化性胆管炎及少见的淀粉样变性等，与溃疡性结肠炎共存，但与溃疡性结肠炎病情变化无关。

（二）体征

（1）轻、中型 左下腹有轻压痛，部分病人可触及痉挛或肠壁增厚的乙状结肠或降结肠。

（2）重型和暴发型 可有明显鼓肠、腹肌紧张、腹部压痛及反跳痛。

（3）急性期或急性发作期 常有低度或中度发热，重者可有高热及心动过速。

（4）其他 可有关节、皮肤、眼、口及肝、胆等肠外表现。

（三）临床分型

按病程、程度、范围及病期进行综合分型。

1. 据病程经过分型

①初发型：指无既往史的首次发作。

②慢性复发型：最多见，发作期与缓解期交替。

③慢性持续型：症状持续，间以加重的急性发作。

④急性暴发型：起病急，病情重，毒血症明显，可伴中毒性结肠扩张、肠穿孔、败血症等。

2. 据病情程度分型

①轻型：腹泻每日4次以下，便血轻或无，无发热，脉快，贫血无或轻，血沉正常。

②中型：介于轻型与重型之间，腹泻每日4次或以上，仅有轻微全身表现。

③重型：腹泻每日6次以上，有明显黏液血便，体温>37.7℃持续2天以上，脉搏>90次/分；血红蛋白≤75g/L，血沉>30mm/h，血清白蛋白<30g/L；体重短期内明显减轻。

3. 据病变范围分型 分为直肠炎、直肠乙状结肠炎、左半结肠炎（结肠脾曲以远）、广泛性结肠炎或全结肠炎（扩展至结肠脾曲以近或全结肠）。

4. 据病期分型 分为活动期和缓解期。

● **要点四 实验室检查及其他检查**

1. 血液检查 可有轻、中度贫血。重症患者白细胞计数增高，红细胞沉降率加速。严重者血清白蛋白及钠、钾、氯降低。缓解期如有血清 α_2 球蛋白增加、γ 球蛋白降低常是病情复发的先兆。

2. 粪便检查 活动期有黏液脓血便，反复检查包括常规、培养、孵化等均无特异病原体发现，如阿米巴包囊、血吸虫卵等。

3. 纤维结肠镜检查 是最有价值的诊断方法，通过结肠黏膜活检，可明确病变的性质。病变多从直肠开始，呈连续性、弥漫性分布，表现为：①黏膜血管纹理模糊、紊乱，黏膜充血、水肿、易脆、出血及有脓性分泌物附着，亦常见黏膜粗糙，呈细颗粒状。②病变明显处可见弥漫性多发糜烂或溃疡。③慢性病变者可见结肠袋囊变浅、变钝或消失，假息肉及桥形黏膜等。

4. 钡剂灌肠检查 为重要的诊断方法。主要改变为：①黏膜粗乱和（或）颗粒样改变。②肠管边缘呈锯齿状或毛刺样，肠壁有多发性小充盈缺损。③肠管短缩，袋囊消失呈铅管样。重型或暴发型病例一般不宜做本检查，以免加重病情或诱发中毒性巨结肠。

5. 黏膜组织学检查 有活动期和缓解期的不同表现。

（1）活动期 ①固有膜内有弥漫性、慢性炎症细胞及中性粒细胞、嗜酸性粒细胞浸润。②隐窝有急性炎症细胞浸润尤其是上皮细胞间有中性粒细胞浸润，及隐窝炎，甚至形成隐窝脓肿，可有脓肿溃入固有膜。③隐窝上皮增生，杯状细胞减少。④可见黏膜表层糜烂、溃疡形成和肉芽组织增生。

（2）缓解期 ①中性粒细胞消失，慢性炎症细胞减少。②隐窝大小、形态不规则，排列紊乱。③腺上皮与黏膜肌层间隙增大。④潘氏细胞化生。

6. 免疫学检查 IgG、IgM 可稍有增加，抗结肠黏膜抗体阳性，T 淋巴细胞与 B 淋巴细胞比率降低，血清总补体活性增高。

● **要点五 诊断与鉴别诊断**

（一）诊断标准

符合以下 3 条，可诊断为溃疡性结肠炎：

1. 具有持续或反复发作腹泻和黏液血便、腹痛，伴有（或不伴）不同程度全身症状。

2. 排除细菌性痢疾、阿米巴痢疾、慢性血吸虫病、肠结核等感染性肠炎及克罗恩病、缺血性肠炎、放射性肠炎等。

3. 具有结肠镜检查特征性改变中至少 1 项及黏膜活检或具有 X 线钡剂灌肠检查征象中至少 1 项：

（1）结肠镜检查特征 ①黏膜血管纹理模糊、紊乱或消失，黏膜充血、水肿、易脆、出血和有脓性分泌物附着，亦常见黏膜粗糙，呈细颗粒状。②病变明显处可见弥漫性、多发性糜烂或溃疡。③缓解期患者可见结肠袋囊变浅、变钝或消失以及假息肉和桥形黏膜等。

（2）钡剂灌肠检查征象 ①黏膜粗乱和/或颗粒样改变。②肠管边缘呈锯齿状或毛刺样，肠壁有多发性小充盈缺损。③肠管短缩，袋囊消失呈铅管样。

（二）鉴别诊断

1. 慢性细菌性痢疾 有急性菌痢病史，粪便分离出痢疾杆菌，结肠镜检查取黏液脓性分泌物培养的阳性率较高，抗菌药物治疗有效。

2. 阿米巴肠炎 主要侵及右侧结肠，也可累及左侧。结肠溃疡较深，边缘潜行，溃疡间结肠黏膜正常。粪便或结肠镜溃疡处取活检，可发现阿米巴的包囊或滋养体。抗阿米巴治疗有效。

3. 大肠癌 多见于中年之后，肛门指检可触及包块，纤维结肠镜检、X 线钡剂灌肠检查对鉴别有价值。

4. 克罗恩病 与溃疡性结肠炎同属炎症性肠病，为一种慢性肉芽肿性炎症。病变可累及胃肠道各部位，而以末段回肠及其邻近结肠为主，多呈节段性、非对称性分布。临床主要表现为腹痛、腹泻、瘘管、肛门病变和不同程度的全身症状。

5. 血吸虫病 有疫水接触史，常有肝脾大，粪便检查可发现血吸虫卵，孵化毛蚴阳性。直肠镜检查在急性期可见黏膜黄褐色颗粒，活检黏膜压片或组织病理检查发现血吸虫卵。

6. 肠易激综合征 粪便可有大量黏液，但无脓血。X线钡剂灌肠及结肠镜检查无器质性病变。常伴有神经官能症。

● 要点六 西医治疗

（一）一般治疗

1. 休息 以减轻肠蠕动和症状，减少体力消耗。

2. 饮食和营养 给予流质或半流饮食，待病情好转后改为富营养少渣饮食；病情严重应禁食，并予完全胃肠外营养治疗。避免食用可疑不耐受食物（如鱼、虾、牛奶、花生等）；忌食辣椒、冰冻或生冷食品；戒除烟酒嗜好。

3. 心理治疗 对长期反复发作或持续不稳定的病人应给予心理治疗，使其保持心情舒畅安静，以减轻患者情绪变动对病情的影响。

（二）药物治疗

1. 活动期处理

（1）轻型UC 可选用柳氮磺胺吡啶制剂（简称SASP），或用相当剂量的5-氨基水杨酸制剂。

（2）中型UC 可用上述剂量水杨酸类制剂治疗，反应不佳者适当加量或改服糖皮质激素，常用泼尼松。

（3）重型UC ①激素：如患者尚未用过口服类固醇激素，可口服泼尼龙；已使用类固醇激素者，应静脉滴注氢化可的松或甲泼尼龙；未用过类固醇激素者亦可使用促肾上腺皮质激素静脉滴注。②抗生素：肠外应用广谱抗生素控制肠道继发感染，如氨苄青霉素、硝基咪唑及喹诺酮类制剂。③静脉类固醇激素使用7~10天后无效者，可考虑环孢素静脉滴注。④便血量大、Hb＜90g/L和持续出血不止者应考虑输血。⑤应使患者卧床休息，适当输液，补充电解质，以防水及电解质平衡紊乱。

2. 缓解期处理 症状缓解后，应继续应用氨基水杨酸制剂维持治疗，一般至少3年。

（三）手术治疗

主要针对并发症，如完全性肠梗阻、瘘管与脓肿形成、急性穿孔或不能控制的大量出血等。

● 要点七 中医辨证论治

1. 湿热内蕴证

证候：腹泻，脓血便，里急后重，腹痛灼热，发热，肛门灼热，溲赤，舌红苔黄腻，脉滑数或濡数。

治法：清热利湿。

方药：白头翁汤加味。

2. 脾胃虚弱证

证候：大便时溏时泻，迁延反复，粪便带有黏液或脓血，食少，腹胀，肢体倦怠，神疲懒言，舌质淡胖或边有齿痕，苔薄白，脉细弱或濡缓。

治法：健脾渗湿。

方药：参苓白术散加减。

3. 脾肾阳虚证

证候：腹泻迁延日久，腹痛喜温喜按，腹胀，腰酸膝软，食少，形寒肢冷，神疲懒言，舌质淡或有齿痕，苔白润，脉沉细或尺弱。

治法：健脾温肾止泻。

方药：四神丸加味。

4. 肝郁脾虚证

证候：腹泻前有情绪紧张或抑郁恼怒等诱因，腹痛即泻，泻后痛减，食少，胸胁胀痛，嗳气，神疲懒言，舌质淡，苔白，脉弦或弦细。

治法：疏肝健脾。

方药：痛泻要方加味。

5. 阴血亏虚证

证候：大便秘结或少量脓血便，腹痛隐隐，午后发热，盗汗，五心烦热，头晕眼花，舌红少苔，脉细数。

治法：滋阴养血，清热化湿。
方药：驻车丸。

6. 气滞血瘀证
证候：腹痛，腹泻，泻下不爽，便血色紫暗，胸胁胀满，腹内包块，面色晦暗，肌肤甲错，舌紫或有瘀点，脉弦涩。
治法：化瘀通络。
方药：膈下逐瘀汤加减。

细目八　上消化道出血

上消化道出血是指屈氏韧带以上的食管、胃、十二指肠和胰胆等病变引起的出血，以及胃-肠吻合术和空肠病变引起的出血。在短时间内失血超过1000mL或循环血容量的20%称为大出血，主要表现为急性大量出血，呕血、黑粪、血便等并伴有血容量减少引起的急性周围循环障碍。

本病可归属于中医学"呕血""黑便""便血"等范畴。

● 要点一　西医病因

1. 上消化道疾病，如食管疾病、胃及十二指肠疾病等。消化性溃疡是上消化道出血主要原因。
2. 门脉高压引起食管胃底静脉曲张破裂或门脉高压性胃病。
3. 上消化道邻近器官或组织的疾病：①胆道出血。②胰腺疾病累及十二指肠。③主动脉瘤破入食管、胃、十二指肠。④纵隔肿瘤或脓肿破入食管。
4. 全身性疾病：①血管性疾病。②血液病。③尿毒症。④结缔组织病。
5. 应激相关胃黏膜损伤：各种严重疾病引起的应激状态下产生的急性糜烂出血性胃炎乃至溃疡形成。

● 要点二　中医病因病机

本病病因主要为饮食不节、情志内伤、素体脾虚等，在这些病因的作用和影响下，发生热伤胃络或气不统血而血溢胃肠。

1. 胃中积热　平素嗜食辛辣之品，燥热蕴结，胃热内盛，热伤胃络，迫血妄行而吐血。
2. 肝火犯胃　情志内伤，肝气郁而化火，肝火横逆犯胃，胃络损伤则吐血。
3. 脾不统血　脾气亏虚，统摄无能，血液外溢而吐血。
4. 气随血脱　大量失血，气随血去，中气亏虚，气不摄血，血溢胃肠而吐血。

本病病位在胃，与大肠、肝、脾关系密切。本病是以瘀热互结为标，以脾胃虚弱、气血两虚为本的本虚标实病证。初起多由火热之邪作祟，以标实为主。若呕血、便血不止，气随血脱可致亡阴、亡阳之"脱证"。

● 要点三　临床表现

上消化道出血的临床表现取决于出血量与速度。

1. 呕血与黑便　呕血与黑便是上消化道出血的特征性表现。
2. 失血性周围循环衰竭　表现为头昏、心悸、乏力，突然起立时发生晕厥，肢体冷感，心率加快，血压偏低等，严重者呈休克状态。
3. 贫血和血象变化　贫血程度除取决于失血量外，还与出血前有无贫血基础、出血后液体平衡状况等因素有关。急性出血患者为正细胞正色素性贫血，可暂时出现大细胞性贫血；慢性失血则呈小细胞低色素性贫血。骨髓象有明显代偿性增生。
4. 发热　出血24小时内出现低热，多在38.5℃以下，持续3~5天后恢复正常。
5. 氮质血症　大量血液蛋白质的消化产物在肠道被吸收，血中尿素氮浓度可暂时升高，称为肠源性氮质血症。

● 要点四　实验室检查及其他检查

1. 血常规　出血早期血象无明显改变，3~4小时后可出现不同程度的正细胞正色素性贫血，白细胞计数轻至中度升高。
2. 肾功能　氮质血症，一次性出血后可引起BUN开始上升，24小时左右达高峰，4天左右恢复正常。

3. 胃镜检查 为目前诊断上消化道出血病因的首选方法。一般主张在出血后 24～48 小时内检查，称为急诊胃镜检查。

4. 其他检查 选择性腹腔动脉造影、放射性核素检查、胶囊内镜及小肠镜检查适用于不明原因的小肠出血和不适宜胃镜检查的大出血。

要点五　诊断与鉴别诊断

1. 上消化道出血诊断的确立 根据呕血、黑便和失血性周围循环衰竭的典型临床表现，呕吐物或黑粪隐血试验呈强阳性，血红蛋白浓度、红细胞计数及血细胞比容下降的实验室证据，排除消化道以外的出血因素，即可确立诊断。单纯便血者要判断是上消化道还是下消化道出血。

2. 出血严重程度的估计和周围循环状态的判断 成人每日消化道出血＞5mL 即可出现粪便隐血试验阳性，每日出血量 50～100mL 可出现黑便，胃内蓄积血量在 250～300mL 可引起呕血。一次出血量＜400mL 时，一般不出现全身症状；出血量达 400～500mL，可出现乏力、心慌等全身症状；短时间内出血量超过 1000mL，可出现周围循环衰竭表现。

3. 出血是否停止的判断 临床上出现下列情况应考虑继续出血或再出血：①反复呕血，或黑便次数增多，粪质稀薄，伴肠鸣音亢进。②周围循环衰竭表现经充分补液输血而未见明显改善，或暂时好转而又恶化。③血红蛋白浓度、红细胞计数与血细胞比容持续下降，网织红细胞计数持续升高。④补液与尿量足够的情况下，血尿素氮持续或再次升高。

4. 出血病因鉴别诊断 ①慢性、周期性、节律性上腹痛多提示消化性溃疡，特别是出血前疼痛加重，出血后减轻或缓解。②服用非甾体抗炎药等损伤胃黏膜的药物或应激状态，可能为急性糜烂出血性胃炎。③有病毒性肝炎、血吸虫病或酗酒病史，并有肝病与门静脉高压的临床表现者，可能是食管胃底静脉曲张破裂出血。④中年以上患者近期出现上腹痛，伴有厌食、消瘦者，警惕胃癌。⑤肝功能试验结果异常、血常规白细胞及血小板减少等有助于肝硬化的诊断。

要点六　西医治疗

1. 一般急救措施 卧床休息，保持呼吸道通畅，必要时给氧。活动性出血期间禁食。

2. 积极补充血容量 改善急性失血性周围循环衰竭的关键是输血，一般输浓缩红细胞，严重活动性大出血考虑输全血。

紧急输血指征：①当改变体位时出现晕厥、血压下降和心率加快，或心率大于120 次/分或收缩压低于 90mmHg，或较基础血压下降25%。②失血性休克。③血红蛋白低于 70g/L 或血细胞比容低于 25%。

3. 止血措施

（1）食管胃底静脉曲张破裂出血　出血量大，再出血率高，死亡率高。①药物止血：血管加压素静脉注射，奥曲肽对本病具有肯定止血疗效，且副作用少。②气囊压迫止血：三腔二囊管。③内镜治疗：可止血且有效防止早期再出血，是目前治疗食管胃底静脉曲张破裂出血的重要手段。④外科手术或经颈静脉肝内门体静脉分流术。

（2）非曲张静脉上消化道大出血　①抑制胃酸分泌：常静脉用 H_2 受体拮抗剂和质子泵抑制剂，以质子泵抑制剂效果好。②内镜治疗。③手术治疗。④介入治疗。

要点七　中医辨证论治

1. 胃中积热证

证候：吐血紫暗或咖啡色，甚则鲜红，常混有食物残渣，大便黑如漆，口干喜冷饮，胃脘胀闷灼痛，舌红苔黄，脉滑数。

治法：清胃泻火，化瘀止血。

方药：泻心汤合十灰散加减。

2. 肝火犯胃证

证候：吐血鲜红或紫暗，口苦目赤，胸胁胀痛，心烦易怒，或有黄疸，舌红苔黄，脉弦数。

治法：泻肝清胃，降逆止血。

方药：龙胆泻肝汤加减。

3. 脾不统血证

证候：吐血暗淡，大便漆黑稀溏，面色苍

白，头晕心悸，神疲乏力，纳少，舌淡红，苔薄白，脉细弱。

治法：益气健脾，养血止血。

方药：归脾汤加减。

4. 气随血脱证

证候：吐血倾盆盈碗，大便溏黑甚则紫暗，面色苍白，大汗淋漓，四肢厥冷，眩晕心悸，烦躁口干，神志恍惚，昏迷，舌淡红，脉细数无力或脉微细。

治法：益气摄血，回阳固脱。

方药：独参汤或四味回阳饮加减。

（刘　彤）

第四单元　泌尿系统疾病

细目一　慢性肾小球肾炎

慢性肾小球肾炎是由多种原因引起的、不同病理类型组成的原发于肾小球的一组疾病。该组疾病起病方式各异、病情迁延、病变进展缓慢、病程绵长，并以蛋白尿、血尿、水肿及高血压为其基本临床表现，常伴有不同程度的肾功能损害。本病可发生于不同年龄、性别，但以青壮年男性居多。

本病与中医学的"石水"相似，可归属于"水肿""虚劳""腰痛""尿血"等范畴。

要点一　西医病因、病理

1. 病因　急性链球菌感染后肾炎迁延不愈，病程超过1年以上者可转为慢性肾炎，但仅占15%~20%。大部分慢性肾炎并非由急性肾炎迁延所致。其他细菌及病毒（如乙型肝炎病毒等）感染亦可引起慢性肾炎。

2. 病理　慢性肾炎病理改变是双肾一致性的肾小球改变。常见的病理类型有系膜增生性肾小球肾炎（包括IgA和非IgA系膜增生性肾小球肾炎）、膜增生性肾小球肾炎、膜性肾病及局灶性节段性肾小球硬化。

要点二　中医病因病机

慢性肾炎主因先天禀赋不足或劳倦过度、饮食不节、情志不遂等引起肺、脾、肾虚损，气血阴阳不足所致，又常因外感风、寒、湿、热之邪而发病。

1. 脾肾亏虚　水湿内侵，脾气受困或肾虚封藏失职，精微下泄，日久成劳。脾肾阳虚，命门不固，开合失司，水液内停，泛溢肌肤而发病。

2. 肺肾气虚　肺气虚不能通调水道，上源失调，肾气虚不能气化，下源失和，水液内聚为患。

3. 肝肾阴虚　肝肾阴亏则风阳上亢，阴虚内热则灼伤络脉而发病。

4. 气阴两虚　久病气阴两伤，气虚则津液不布，清气不升，气化失司，水液内停；阴亏则虚热内生，灼伤络脉。

5. 湿邪内蕴　脾气虚，不能运化水湿，湿浊内停，或肺不布津，泛于肌肤，水湿、瘀血日久化浊，或阻于脾胃，或上犯清窍，或下迫二窍，湿从热化，变生多证。

6. 瘀血内阻　肝失疏泄，气机失畅，日久引起血瘀水停，或久病入络，络脉瘀阻，脉络不通而发病。

本病病位在肾，与肺、脾相关，其病理基础在于脏腑的虚损。为本虚标实之证，本虚常见肺肾脾气虚、脾肾阳虚、肝肾阴虚和气阴两虚；标实则以湿、瘀、浊为多。正气亏虚为内因，常因外感风、寒、湿、热之邪而诱发。由此内外互因，以致气血运行失常，三焦水道受阻，继而形成瘀血、湿热、水湿、湿浊等内生之邪，其内生之邪（尤其是湿热和瘀血）又成为重要的致病因素，损及脏腑，使病情缠绵难愈。

要点三　临床表现

慢性肾炎多数起病隐匿，进展缓慢，病程较

长。其临床表现呈多样性，但以蛋白尿、血尿、高血压、水肿为基本临床表现，可有不同程度的肾功能减退。病情时轻时重、迁延难愈，渐进性发展为慢性肾衰竭。

1. 症状 早期患者可有疲倦乏力、腰部酸痛、食欲不振等，多数患者有水肿，一般不严重，有的患者无明显临床症状。

2. 体征

（1）水肿 轻者仅有面部、眼睑等组织松弛部位水肿，晨起比较明显，进而可发展至足踝、下肢，重者则全身水肿，甚至有胸（腹）水。尿量变化与水肿和肾功能情况有关，水肿期间尿量减少，部分肾功能明显减退，浓缩功能障碍者常有夜尿增多或多尿。

（2）高血压 血压可正常或轻度升高，大多数慢性肾炎患者迟早会发生高血压。患者可有眼底出血、渗出，甚至视神经乳头水肿。持续高血压的程度与预后密切相关，易导致心、肾功能不全。

（3）贫血 水肿明显时，有轻度贫血。若肾功能损害，可呈中度以上贫血。

● **要点四 实验室检查及其他检查**

1. 尿液检查 尿蛋白一般在1~3g/d，尿沉渣可见颗粒管型和透明管型。血尿一般较轻或完全没有，但在急性发作期，可出现镜下血尿甚至肉眼血尿。

2. 肾功能检查 肾功能不全时，主要表现为肾小球滤过率（GFR）下降，肌酐清除率（Ccr）降低。

● **要点五 诊断与鉴别诊断**

（一）诊断

1. 起病缓慢，病情迁延，临床表现可轻可重，或时轻时重。随着病情发展，可有肾功能减退、贫血、电解质紊乱等情况的出现。

2. 有水肿、高血压、蛋白尿、血尿及管型尿等表现中的一种（如血尿或蛋白尿）或数种。临床表现多种多样，有时可伴有肾病综合征或重度高血压。

3. 病程中可有肾炎急性发作，常因感染（如呼吸道感染）诱发，发作时有类似急性肾炎的表现。可自动缓解或病情加重。

（二）鉴别诊断

1. 原发性高血压肾损害 多见于中老年患者，高血压病在先，继而出现蛋白尿，且为微量至轻度蛋白尿，镜下可见少量红细胞及管型，肾小管功能损害（尿浓缩功能减退，夜尿增多）早于肾小球功能损害，常伴有高血压的心脑并发症。肾穿刺有助于鉴别。

2. 慢性肾盂肾炎 多见于女性患者，有反复尿路感染病史，多次尿沉渣或尿细菌培养阳性，肾功能损害以肾小管为主，影像学检查可见双肾非对称性损害，呈肾间质性损害影像学征象。

3. Alport综合征（遗传性肾炎） 常起病于青少年（多在10岁以前），患者有肾（血尿、轻至中度蛋白尿及进行性肾功能损害）、眼（球形晶状体等）、耳（神经性耳聋）异常，并有阳性家族史（多为性连锁显性遗传）。

4. 急性肾小球肾炎 有前驱感染并以急性发作起病的慢性肾炎需与此病相鉴别。慢性肾炎急性发作病情多在短期内（数日）急骤恶化，血清C_3一般无动态变化。

5. 继发性肾病 狼疮性肾炎、紫癜性肾炎、糖尿病肾病等继发性肾病均可表现为水肿、蛋白尿等症状，与慢性肾炎表现类似。但继发性肾病通常均存在原发性疾病的临床特征及实验室检查结果，如狼疮性肾炎多见于女性，常有发热、关节痛、皮疹、抗核抗体阳性等；紫癜性肾炎常有皮肤紫癜、关节痛、腹痛等症状；糖尿病肾病则有长期糖尿病病史、血糖升高，肾脏组织病理检查有助于鉴别。

● **要点六 西医治疗**

1. 积极控制高血压和减少尿蛋白

（1）治疗原则 ①力争把血压控制在理想水平，即蛋白尿≥1g/d，血压控制在125/75mmHg以下；蛋白尿<1g/d，血压控制可放宽到130/80mmHg以下。②选择具有延缓肾功能恶化、保护肾功能作用的降血压药物。

（2）降压药物选择 ①有钠水潴留容量依赖

性高血压患者可选用噻嗪类利尿药，如氢氯噻嗪口服。②对肾素依赖性高血压应首选血管紧张素转换酶抑制剂（ACEI），如贝那普利。或用血管紧张素Ⅱ受体拮抗剂（ARB），如氯沙坦或缬沙坦。③心率较快的中、青年患者或合并心绞痛患者，可选用β受体阻滞剂，如阿替洛尔或美托洛尔。④老年患者，以及合并糖尿病、冠心病患者，选用钙离子拮抗剂，如氨氯地平或硝苯地平控释片。⑤若高血压难以控制可以选用不同类型降压药联合应用。

近年来研究证实，ACEI 在降低全身性高血压的同时，可降低肾小球内压，减少尿蛋白，减轻肾小球硬化，延缓肾功能衰竭，因此 ACEI 可作为慢性肾炎患者控制高血压的首选药物。近年来的临床研究显示，ARB/CCB 单片复方制剂对慢性肾病微量蛋白尿亦有较好的效果。但肾功能不全的患者在应用 ACEI 及 ARB 时应注意防止高血钾症，血肌酐 >350μmol/L 的非透析治疗患者不宜使用。少数患者应用此类药物有持续性干咳的不良反应。ARB 具有与 ACEI 相似的作用，但不引起持续干咳。

2. 限制蛋白及磷的摄入量 低蛋白及低磷饮食可减轻肾小球内高压、高灌注及高滤过状态，延缓肾小球硬化。对无肾功能减退者蛋白质的摄入量以 0.8g/（kg·d）为宜。肾功能不全氮质血症时蛋白质摄入量应限制在 0.5~0.8g/（kg·d），其中高生物效价的动物蛋白应占 1/3 或更多，如鸡蛋、牛奶、瘦肉等。在低蛋白饮食时，可适当增加糖类含量，同时适当辅以必需氨基酸，以补充体内必需氨基酸的不足，防止负氮平衡。另外，对于高血压患者应限制盐的摄入量（<3g/d）。

3. 血小板解聚药 对系膜毛细血管性肾小球肾炎有一定的降尿蛋白作用。如大剂量双嘧达莫（300~400mg/d）或小剂量阿司匹林（40~80mg/d）。

4. 避免对肾有害的因素 劳累、感染、妊娠和应用肾毒性药物（如氨基糖苷类抗生素等）均可能引起肾损伤，导致肾功能下降或进一步恶化，应尽量予以避免。

● **要点七 中医辨证论治**

1. 本证

（1）脾肾气虚证

证候：腰脊酸痛，神疲乏力，或浮肿，纳呆或脘胀，大便溏薄，尿频或夜尿多，舌质淡，有齿痕，苔薄白，脉细。

治法：补气健脾益肾。

方药：异功散加味。

（2）肺肾气虚证

证候：颜面浮肿或肢体肿胀，疲倦乏力，少语懒言，自汗出，易感冒，腰脊酸痛，面色萎黄，舌淡，苔白，脉细弱。

治法：补益肺肾。

方药：玉屏风散合金匮肾气丸加减。

（3）脾肾阳虚证

证候：全身浮肿，面色苍白，畏寒肢冷，腰脊冷痛，神疲，纳少，便溏，遗精，阳痿，早泄，或月经失调，舌质嫩淡胖，边有齿痕，脉沉细或沉迟无力。

治法：温补脾肾。

方药：附子理中丸或济生肾气丸加减。

（4）肝肾阴虚证

证候：目睛干涩或视物模糊，头晕耳鸣，五心烦热或手足心热，口干咽燥，腰膝酸痛，遗精，或月经失调，舌红少苔，脉弦细或细数。

治法：滋养肝肾。

方药：杞菊地黄丸加减。

（5）气阴两虚证

证候：面色无华，少气乏力，或易感冒，午后低热，或手足心热，腰酸痛，或见浮肿，口干咽燥或咽部暗红，咽痛，舌质红，少苔，脉细或弱。

治法：益气养阴。

方药：参芪地黄汤加减。

2. 标证

（1）水湿证

证候：颜面或肢体浮肿，舌苔白或白腻，脉缓或沉缓。

治法：利水消肿。

方药：五苓散合五皮饮加减。

(2) 湿热证

证候：面浮肢肿，身热汗出，口干不欲饮，胸脘痞闷，腹部胀满，纳差，尿黄短少，便溏，舌红，苔黄腻，脉滑数。

治法：清热利湿。

方药：三仁汤加减。

(3) 血瘀证

证候：面色黧黑或晦暗，腰痛固定或呈刺痛，肌肤甲错，肢体麻木，舌质紫暗或有瘀斑，脉细涩。

治法：活血化瘀。

方药：血府逐瘀汤加减。

(4) 湿浊证

证候：纳呆，恶心或呕吐，口中黏腻，脘胀或腹胀，身重困倦，浮肿尿少，精神萎靡，舌苔腻，脉沉细或沉缓。

治法：健脾化湿泄浊。

方药：胃苓汤加减。

细目二 肾病综合征

肾病综合征（nephrotic syndrome，NS）为一组常见于肾小球疾病的临床证候群。临床特征为：①大量蛋白尿（≥3.5g/24h）。②低白蛋白血症（≤30g/L）。③水肿。④高脂血症。其中"大量蛋白尿"和"低蛋白血症"为NS的最基本的特征。

本病与中医学中的"肾水"相似，可归属于"水肿""腰痛""虚劳"等范畴。

● 要点一 西医病因、病理生理

(一) 病因

根据病因可分为原发性和继发性两大类。

1. 原发性 NS 以微小病变型肾病、系膜增生性肾炎、膜性肾病、系膜毛细血管性肾炎及肾小球局灶节段性硬化5种临床病理类型最为常见；原发性肾小球疾病中的急性肾炎、急进性肾炎、慢性肾炎等均可在疾病过程中出现NS。

2. 继发性 NS 病因很多，常见有糖尿病肾病、肾淀粉样变性、系统性红斑狼疮肾炎、新生物（实体瘤、白血病及淋巴瘤）、药物及感染等。

(二) 病理生理

1. 蛋白尿 NS时蛋白尿产生的基本原因包括电荷屏障和孔径屏障的变化，特别是电荷屏障受损时，肾小球滤过膜对血浆蛋白（多以白蛋白为主）的通透性增加，致使原尿中蛋白含量增多，当远超过近曲小管回吸收量时，则形成大量蛋白尿。

2. 低蛋白血症 NS时尿丢失大量蛋白，原尿中部分白蛋白在近曲小管上皮细胞中被分解（每日可达10g），胃肠道水肿时，蛋白质的摄入及吸收能力下降，同时肝脏合成白蛋白的增加程度常不足以代偿尿蛋白的丢失而导致低蛋白血症。

3. 水肿 NS时血浆蛋白浓度及胶体渗透压降低，血管内的水分和电解质进入组织间隙，导致水肿的形成。

4. 高脂血症 NS患者血浆胆固醇（TC）、甘油三酯（TG）、低和极低密度脂蛋白（LDL和VLDL）浓度增加，其发生与肝脏合成脂蛋白增加及脂蛋白分解和利用减少有关。

● 要点二 中医病因病机

本病以水肿为特征，是全身气化功能障碍的一种表现，由于外感风寒或风热之邪内舍于肺，或痈疡疮毒内犯，或久居湿地，或素体脾虚及烦劳过度等导致脏腑功能失调，特别是导致肺失通调，脾失转输，肾失开合，终致膀胱气化无权，三焦水道失畅，水液停聚而成本病。日久可致湿热、瘀血兼夹为病。

1. 风水相搏 肺失宣降，水液不能敷布，以致风遏水阻，风水相搏，泛溢肌肤而成本病。

2. 疮毒浸淫 疮毒内归脾肺，脾失运化，肺失宣降，三焦水道失畅，水液溢于肌肤而成本病。

3. 水湿浸渍 湿邪内侵，脾为湿困，运化失司，水湿不运，泛于肌肤而成本病。

4. 湿热内蕴 湿热内蕴，充斥内外，影响水液代谢而发病。

5. 脾虚湿困 脾失健运，不能运化水湿，泛溢于肌肤而发病。

6. 阳虚水泛 肾阳虚衰，不能化气行水，致水湿上泛而成本病。

本病的发病是由脏腑功能失调、水液代谢失常所致。主要表现为肺、脾、肾三脏功能失调，以阴阳气血不足特别是阳气不足为病变之本，以水湿、湿热、风邪、疮毒、瘀血等为病变之标，为虚实夹杂之证。病位在肺、脾、肾，以肾为本。因外邪而致水肿者，病变部位多责之于肺；因内伤而致水肿或感受外邪日久不愈者，病变多责之于脾、肾。阳水以标实为主，阴水以本虚为主；早期多为实证，日久则虚实夹杂。若病势迅猛或日久不愈可见浊毒内留，出现侮肝、犯肺、攻心、上脑等危重证候。

● **要点三 临床表现及并发症**

原发性 NS 常无明显病史，部分病人有上呼吸道感染等病史；继发性 NS 常有明显的原发病史。临床常见"三高一低"（高度水肿、大量蛋白尿、高脂血症、低蛋白血症）经典的 NS 症状，但也有非经典的 NS 患者，仅有大量蛋白尿、低蛋白血症，而无明显水肿，常伴高血压。此类患者病情较重，预后较差。

1. 主要症状 水肿，纳差，乏力，肢节酸重，腰痛，甚至胸闷气喘、腹胀膨隆等。

2. 体征

（1）水肿 患者水肿常渐起，最初多见于踝部，呈凹陷性，晨起时眼睑、面部可见水肿。随病情进展，水肿发展至全身，可出现胸腔、腹腔、阴囊甚至心包腔的大量积液。

（2）高血压 20%～40%成年 NS 病人有高血压，水肿明显者约半数有高血压。部分病人为容量依赖型，随水肿消退而血压恢复正常；肾素依赖型高血压主要与肾脏基础病变有关。

（3）低蛋白血症与营养不良 长期持续性大量蛋白尿导致血浆蛋白降低，白蛋白下降尤为明显。病人出现毛发稀疏干枯、皮肤苍白、肌肉萎缩等营养不良表现。

3. 并发症

（1）感染 与蛋白质营养不良、免疫功能紊乱及应用糖皮质激素治疗有关。常见感染好发部位的顺序为呼吸道→泌尿道→皮肤。

（2）血栓、栓塞性并发症 与血液浓缩（有效血容量减少）、高黏状态、抗凝和纤溶系统失衡，以及血小板功能亢进、应用利尿剂和糖皮质激素等有关。其中以肾静脉血栓最为常见。此外，肺血管血栓、栓塞，下肢静脉、下腔静脉、冠状血管血栓和脑血管血栓也不少见。

（3）急性肾衰竭 有效血容量不足而致肾血流量下降，诱发肾前性氮质血症，可呈少尿、尿钠减少伴血容量不足的临床表现，经扩容、利尿后可得到恢复。另有急性肾实质性肾衰竭，常见于50岁以上患者，表现为少尿甚或无尿，扩容、利尿无效。

（4）脂肪代谢紊乱 高脂血症可促进血栓、栓塞并发症的发生，还将增加心血管系统并发症，并可促进肾小球硬化和肾小管－间质病变的发生，促进肾脏病变的慢性进展。

（5）蛋白质营养不良 长期低蛋白血症可以导致严重的负氮平衡和蛋白质－热量营养不良，主要表现为肌肉萎缩、儿童生长发育障碍；金属结合蛋白丢失可使微量元素缺乏、钙磷代谢障碍，内分泌素结合蛋白不足可诱发内分泌紊乱；药物结合蛋白减少可影响某些药物的药代动力学（使血浆游离药物浓度增加、排泄加速），影响药物疗效。

● **要点四 实验室检查及其他检查**

1. 尿常规及24小时尿蛋白定量 尿蛋白定性多为＋＋＋～＋＋＋＋，定量>3.5g/24h。

2. 血清蛋白测定 呈现低蛋白血症（≤30g/L）。

3. 血脂测定 血清胆固醇（TC）、甘油三酯（TG）、低和极低密度脂蛋白（LDL 和 VLDL）浓度增加，高密度脂蛋白（HDL）可以增加、正常或减少。

4. 肾功能测定 肾功能多数正常（肾前性氮质血症者例外）或肾小球滤过功能减退。

5. 肾 B 超、双肾 ECT 此项理化检查有助于本病的诊断。

6. 肾活检 是确定肾组织病理类型的唯一手段。

● 要点五 诊断与鉴别诊断

（一）诊断

原发性NS的诊断主要依靠排除继发性NS。诊断要点包括：①大量蛋白尿（>3.5g/24h）。②低蛋白血症（血浆白蛋白≤30g/L）。③明显水肿。④高脂血症。其中，"大量蛋白尿"和"低蛋白血症"为诊断NS的必备条件。

（二）鉴别诊断

1. 系统性红斑狼疮性肾炎 好发于青、中年女性，伴有发热、皮疹及关节痛，尤其是面部蝶形红斑最具诊断价值。免疫学检查可检测出多种自身抗体。

2. 过敏性紫癜性肾炎 好发于青少年，有典型的皮肤紫癜，可伴有关节痛、腹痛及黑便，多在皮疹出现后1~4周出现血尿和/或蛋白尿。

3. 糖尿病肾病 多发生于糖尿病10年以上的病人，早期可发现尿微量白蛋白排出增加，以后逐渐发展成大量蛋白尿、NS。眼底检查可见微动脉瘤。

4. 乙型肝炎病毒相关性肾炎 应有乙型肝炎病毒抗原阳性，肾活检证实乙型肝炎病毒或其抗原沉积才能确诊。

● 要点六 西医治疗

（一）治疗原则

最好能根据病理类型施治。治疗时不应仅以减少或消除尿蛋白为目的，还应重视保护肾功能，减缓肾功能恶化的趋势与程度，预防并发症的发生。

（二）一般治疗

1. 休息。
2. 饮食治疗。应给予正常量0.8~1.0g/（kg·d）的优质蛋白饮食；脂肪的摄入，宜少进富含饱和脂肪酸（动物油脂）的饮食，多食富含多聚不饱和脂肪酸（如植物油、鱼油）及富含可溶性纤维（如燕麦、米糠及豆类）的饮食，减轻高脂血症；水肿时应低盐（<3g/d）饮食。

（三）对症治疗

1. 利尿消肿 对NS患者利尿治疗的原则是不宜过快、过猛，以免造成有效血容量不足，加重血液高黏倾向，诱发血栓、栓塞并发症。常用药物有：

（1）噻嗪类利尿剂 常用氢氯噻嗪。长期服用应防止低钾、低钠血症。

（2）潴钾利尿剂 可与噻嗪类利尿剂合用，常用氨苯蝶啶或醛固酮拮抗剂螺内酯。长期服用需防止高钾血症，肾功能不全者慎用。

（3）袢利尿剂 常用呋塞米（速尿），或布美他尼（丁尿胺），口服或静脉注射。在渗透性利尿剂治疗之后应用效果更好，谨防低钠血症及低钾、低氯血症性碱中毒的发生。

（4）渗透性利尿剂 常应用不含钠的右旋糖酐40（低分子右旋糖酐）或淀粉代血浆（706代血浆）。对少尿患者（尿量<400mL/d）慎用，可引起管型，形成阻塞肾小管，并可诱发"渗透性肾病"，导致急性肾衰。

（5）提高血浆胶体渗透压 采用血浆或血浆白蛋白等静脉输注，如接着用呋塞米加于葡萄糖溶液中缓慢静脉滴注，效果更佳。对严重低蛋白血症、高度浮肿而又少尿的患者和伴有心脏病的患者慎用。

2. 减少尿蛋白 血管紧张素转换酶抑制剂（如卡托普利）、血管紧张素Ⅱ受体拮抗剂（如氯沙坦）、长效二氢吡啶类钙拮抗药（如氨氯地平）等，均可通过其有效地控制高血压而显示出不同程度的减少尿蛋白的作用。此外，血管紧张素转换酶抑制剂、血管紧张素Ⅱ受体拮抗剂可有不依赖于降低全身血压的减少尿蛋白作用。

（四）免疫调节治疗

1. 糖皮质激素

（1）使用原则和方案：①起始足量：常用药物为泼尼松1mg/（kg·d），口服8周，必要时可延长至12周。②缓慢减药：足量治疗后每1~2周减原用量的10%，当减至20mg/d左右时症状易反复，应更加缓慢减量。③长期维持：最后以最小有效剂量（10mg/d）作为维持量，再服半年至1年或更长。激素可采取全日量顿服或在维持用药期间两日量隔日一次顿服，以减轻激素的副作用。

（2）根据患者对糖皮质激素的治疗反应，可将其分为"激素敏感型"（用药8~12周NS缓解）、"激素依赖型"（激素减药到一定程度即复发）和"激素抵抗型"（激素治疗无效）。

2. 细胞毒药物 这类药物可用于"激素依赖型"或"激素抵抗型"的患者，协同激素治疗。若无激素禁忌，一般不作为首选或单独治疗用药。

（1）环磷酰胺 国内外最常用的细胞毒药物。应用剂量为每日每千克体重2mg，分1~2次口服；或200mg加入生理盐水注射液20mL内，隔日静脉注射。累计量达6~8g后停药。主要副作用为骨髓抑制及中毒性肝损害，并可出现性腺抑制（尤其男性）、脱发、胃肠道反应及出血性膀胱炎。

（2）环孢素 能选择性抑制T辅助细胞及T细胞毒效应细胞，作为二线药物用于治疗激素及细胞毒药物无效的难治性NS。因有肝、肾毒性，并可致高血压、高尿酸血症、多毛、牙龈增生等不良反应和停药后易复发等，限制其临床广泛使用。

（3）麦考酚吗乙酯 选择性抑制T、B淋巴细胞增殖及抗体形成。广泛用于肾移植后排异反应，不良反应相对小。

● 要点七 中医辨证论治

1. 风水相搏证

证候：起始眼睑浮肿，继则四肢、全身亦肿，皮肤光泽，按之凹陷易回复，伴发热、咽痛，咳嗽，小便不利等症，舌苔薄白，脉浮。

治法：疏风解表，宣肺利水。

方药：越婢加术汤加减。

2. 湿毒浸淫证

证候：眼睑浮肿，延及全身，身发痈疮，恶风发热，小便不利，舌质红，苔薄黄，脉浮数或滑数。

治法：宣肺解毒，利湿消肿。

方药：麻黄连翘赤小豆汤合五味消毒饮。

3. 水湿浸渍证

证候：全身水肿，按之没指，伴有胸闷腹胀，身重困倦，纳呆，泛恶，小便短少，舌苔白腻，脉濡缓。

治法：健脾化湿，通阳利水。

方药：五皮饮合胃苓汤。

4. 湿热内蕴证

证候：浮肿明显，肌肤绷急，腹大胀满，胸闷烦热，口苦，口干，大便干结，小便短赤，舌红苔黄腻，脉沉数或濡数。

治法：清热利湿，利水消肿。

方药：疏凿饮子加减。

5. 脾虚湿困证

证候：浮肿，按之凹陷不易回复，腹胀纳少，面色萎黄，神疲乏力，尿少色清，大便或溏，舌质淡，苔白腻或白滑，脉沉缓或沉弱。

治法：温运脾阳，利水消肿。

方药：实脾饮加减。

6. 肾阳衰微证

证候：面浮身肿，按之凹陷不起，心悸，气促，腰部冷痛酸重，小便量少或增多，形寒神疲，面色灰滞，舌质淡胖，苔白，脉沉细或沉迟无力。

治法：温肾助阳，化气行水。

方药：济生肾气丸合真武汤。

细目三 尿路感染

尿路感染是由各种病原体入侵泌尿系统引起的尿路炎症。细菌是尿路感染中最多见的病原体（多指大肠杆菌），其他如病毒、支原体、霉菌及寄生虫等也可以引起尿路感染。根据感染部位，可将本病分为上尿路感染（肾盂肾炎）和下尿路感染（膀胱炎）。上尿路感染又按肾小管功能受损害及组织解剖变化的情况分为急性和慢性。本病可发生于所有人群，女性患者约为男性的10倍，尤其以育龄期妇女最为常见。

本病归属于中医学"淋证"（热淋、劳淋等）、"腰痛""虚劳"等范畴。

● 要点一　西医病因、发病机制

1. 病原体　革兰阴性菌属引起的泌尿系感染约占75%，阳性菌属约占25%。革兰阴性菌属中以大肠杆菌最为常见，约占80%；革兰阳性菌属中以葡萄球菌最为常见。尿路感染可由一种也可由多种细菌引起，偶可由真菌、病毒引起。

2. 易感因素　①尿路梗阻。②尿路损伤。③尿路畸形。④女性尿路解剖生理特点：尿道口与肛门接近，尿道直而宽；女性在月经期或发生妇科疾病时，阴道、尿道黏膜改变而利于致病菌侵入。⑤机体抵抗力下降：全身性疾病使机体抵抗力下降，尿路感染的发病率较高。⑥遗传因素。

细菌进入膀胱后并非都引起尿路感染。当尿路通畅时，尿液可将绝大部分细菌冲走；男性在排尿终末时排泄于后尿道的前列腺液对细菌有杀灭作用；尿路黏膜可通过其分泌有机酸和IgG、IgA及吞噬细胞的作用，起到杀菌效果；尿液pH值低，含有高浓度尿素和有机酸，尿过于低张或高张，都不利于细菌生长。

3. 感染途径　①上行感染：为尿路感染的主要途径，约占尿路感染的95%，常见的病原菌为大肠杆菌。②血行感染：体内局部感染灶的细菌入血而引发，较少见，不足3%，常见的病原菌有金黄色葡萄球菌、沙门菌属等。③直接感染：细菌从邻近器官的病灶直接入侵肾脏导致的感染。④淋巴道感染：盆腔和下腹部的器官感染时，细菌从淋巴道感染泌尿系统，极为罕见。

● 要点二　中医病因病机

尿路感染主要与湿热毒邪蕴结膀胱及脏腑功能失调有关。外阴不洁，秽浊之邪入侵膀胱；饮食不节，损伤脾胃，蕴湿生热；情志不遂，气郁化火或气滞血瘀；年老体弱、禀赋不足、房事不节及久淋不愈引起脾肾亏虚等，均可导致本病的发生。

1. 膀胱湿热　湿热蕴结膀胱，邪气壅塞，气化失司，水道不利，故发为淋证。热伤血络则见尿血，发为血淋。

2. 肝胆郁热　肝失条达，气机郁结化火，疏泄不利，水道通调受阻，膀胱气化失司；或气郁化火，气火郁于下焦，均可引起小便滞涩，余沥不尽，发为淋证。

3. 脾肾亏虚，湿热屡犯　脾肾亏虚，复感微邪，即可发病，或遇劳即发，而成劳淋。

4. 肾阴不足，湿热留恋　湿热久稽，肾阴受损，膀胱气化不利，而呈虚实夹杂之肾虚膀胱湿热之候。

本病病位在肾与膀胱，与肝、脾密切相关。病机为湿热蕴结下焦，肾与膀胱气化不利。本病以肾虚为本，膀胱湿热为标，早期以实为主，表现为膀胱湿热或肝胆郁热，日久则虚实夹杂，湿热与脾肾亏虚并见，迁延日久可进展为癃闭、关格。

● 要点三　临床表现

（一）膀胱炎

占尿路感染的60%以上。主要表现为尿频、尿急、尿痛、排尿困难、下腹部疼痛等，部分患者迅速出现排尿困难。一般无全身症状，少数患者可有腰痛、发热，体温多在38℃以下。多见于中青年妇女。

（二）肾盂肾炎

1. 急性肾盂肾炎　本病可见于任何年龄，育龄期妇女最多见，起病急骤。

（1）全身症状　高热、寒战、头痛、周身酸痛、恶心、呕吐，体温多在38℃以上，热型多呈弛张热，亦可呈间歇热或稽留热。

（2）泌尿系统症状　尿频、尿急、尿痛、排尿困难、下腹疼痛、腰痛等患者多有腰酸痛或钝痛，少数还有剧烈的腹部阵发性绞痛，沿输尿管向膀胱方向放射。

（3）体格检查　体检时在肋腰点（腰大肌外缘与第12肋交叉点）有压痛，肾区叩击痛。

2. 慢性肾盂肾炎　泌尿系统及全身表现均不太典型，半数以上患者有急性肾盂肾炎病史，可间断出现尿频、排尿不适、腰酸痛等，部分患者有不同程度的低热以及肾小管功能受损表现（夜尿增多、低比重尿等）。病情持续可进展为慢性肾衰竭。感染严重时可呈急性肾盂肾炎表现。

（三）无症状性菌尿

患者无尿路感染的症状，尿常规可无明显异常，但尿培养有真性细菌。

（四）并发症

1. 肾乳头坏死 肾盂肾炎的严重并发症之一，多于严重的肾盂肾炎伴有糖尿病或尿路梗阻时发生，可并发革兰阴性杆菌败血症，或导致急性肾衰。其主要临床表现为高热、剧烈腰痛和血尿等，可有坏死组织脱落从尿中排出，发生肾绞痛。

2. 肾周围脓肿 多因严重肾盂肾炎直接扩展而来，其致病菌多为革兰阴性杆菌，患者多有糖尿病、尿路结石等易感因素。除原有肾盂肾炎症状加剧外，多有明显的单侧腰痛，向健侧弯腰时疼痛加重。

● 要点四　实验室检查及其他检查

1. 尿常规检查 可有白细胞尿、血尿、蛋白尿。尿沉渣镜检白细胞>5个/HP称为白细胞尿。

2. 尿白细胞排泄率 准确留取3小时尿液，立即进行尿白细胞计数，所得白细胞数按每小时折算，正常人白细胞计数<2×10^5/h，白细胞计数>3×10^5/h为阳性，介于（2~3）×10^5/h为可疑。

3. 尿涂片细菌检查 清洁中段尿沉渣涂片，用高倍镜检查，若每个视野下可见1个或更多细菌，提示尿路感染。检出率达80%~90%。

4. 尿细菌培养 可采用清洁中段尿、导尿及膀胱穿刺尿做细菌培养，其中膀胱穿刺尿培养结果最可靠。中段尿细菌定量培养≥10^5/mL，称为真性菌尿，可确诊尿路感染；尿细菌定量培养10^4~10^5/mL，为可疑阳性，需复查；如<10^4/mL，可能为污染。耻骨上膀胱穿刺尿细菌定性培养有细菌生长，即为真性菌尿。

5. 亚硝酸盐还原试验 此法诊断尿路感染的敏感性在70%以上，特异性在90%以上。

6. 血常规 急性肾盂肾炎时血白细胞常升高，中性粒细胞增多，核左移。

7. 肾功能 慢性肾盂肾炎肾功能受损时可出现肾小球滤过率（GFR）下降，血肌酐（Cr）升高等。

8. 影像学检查 如B超、X线腹平片、静脉肾盂造影（IVP）、排尿期膀胱输尿管反流造影、逆行性肾盂造影等，目的是了解尿路情况，及时发现有无尿路结石、梗阻、反流、畸形等导致尿路感染反复发作的因素。尿路感染急性期不宜做静脉肾盂造影，可做B超检查。

● 要点五　诊断与鉴别诊断

（一）尿路感染的诊断

典型的尿路感染有尿路刺激征、感染中毒症状、腰部不适等，结合尿液改变和尿液细菌学检查，诊断不难。实验室诊断标准如下：

①正规清洁中段尿（要求尿停留在膀胱中4~6小时以上）细菌定量培养，菌落数≥10^5/mL。

②清洁离心中段尿沉渣白细胞数>10/HP，有尿路感染症状。

具备以上①、②两项可以确诊。如无②项，则应再做尿菌计数复查，如仍≥10^5/mL，且两次的细菌相同者，可以确诊。

③做膀胱穿刺尿培养，细菌阳性（不论菌数多少）。

④做尿菌培养计数有困难者，可用治疗前清晨清洁中段尿（尿停留于膀胱4~6小时以上）正规方法的离心尿沉渣革兰染色找细菌，细菌>1/油镜视野，有尿路感染症状。

具备③、④任一项均可确诊。

⑤尿细菌数在10^4~10^5/mL之间者应复查，如仍为10^4~10^5/mL，需结合临床表现来诊断或做膀胱穿刺尿培养来确诊。

（二）尿路感染的定位诊断

1. 根据临床表现定位 上尿路感染（急性肾盂肾炎）常有发热、寒战，甚至出现毒血症症状，伴明显腰痛、输尿管点和/或肋脊点压痛、肾区叩击痛等；下尿路感染（膀胱炎）则常以膀胱刺激征为突出表现，一般少有发热、腰痛等。

2. 根据实验室检查定位 出现下列情况提示上尿路感染：

（1）膀胱冲洗后尿细菌培养阳性。

（2）尿沉渣镜检有白细胞管型，并排除间质性肾炎、狼疮性肾炎等疾病。

（3）尿 NAG 升高、尿 β_2 - MG 升高。

（4）尿渗透压降低。

3. 慢性肾盂肾炎的诊断 反复发作的尿频、尿急、尿痛1年以上，多次尿细菌培养为阳性，影像学检查见肾外形不规则或肾盂肾盏变形，并有持续性肾小管功能损害。

（三）尿路感染的鉴别诊断

1. 急性发热性疾病 伤寒病、流感等均有寒战、高热等，容易与急性肾盂肾炎混淆。通过肾区压痛和叩击痛的症状以及尿常规和尿细菌学检查，多可鉴别。

2. 肾结核 鉴别要点在于尿细菌学检查。若尿路感染经积极合理的抗菌治疗后，其症状及小便变化不能消除者，应考虑为结核。肾结核多并发生殖道结核或有其他器官结核病史，血尿多与尿路刺激征同时发生，而膀胱炎时，血尿常为终末血尿且抗菌药物治疗有效。尿结核菌阳性，或结核菌素试验和静脉肾盂造影等有助于诊断。

3. 肾小球肾炎 肾盂肾炎尿蛋白量 < 2g/24h，若尿蛋白量 > 3g/24h 多为肾小球病变。此外，仔细询问病史，若病人有尿路刺激症状及有间歇脓尿或菌尿史、小管功能受损先于小球功能受损等，也有助于肾盂肾炎的诊断。肾活体组织检查有助于确诊。

4. 尿道综合征 有明显的排尿困难、尿频，但无发热等全身症状，血常规检查白细胞不增高，亦无真性细菌尿。

● 要点六 西医治疗

（一）一般治疗

1. 休息，多饮水，勤排尿。

2. 碱化尿液：可减轻膀胱刺激征，同时增强某些抗菌药物的疗效。可用碳酸氢钠 1.0g，每日3次。

（二）抗感染治疗

1. 急性膀胱炎

（1）单剂量疗法 常用羟氨苄青霉素 3.0g，环丙沙星 0.75g，氧氟沙星 0.4g，复方新诺明 5片（每片含 SMZ 0.4g，TMP 0.08g），阿莫西林 3.0g，一次顿服。

（2）3日疗法 可选用磺胺类、喹诺酮类、半合成青霉素或头孢类等抗生素，任选一种药物，连用3天，约90%的患者可治愈。目前更推荐此法，与单剂量疗法相比，3日疗法更有效；耐药性并无增高；可减少复发，增加治愈率。

2. 肾盂肾炎

（1）病情较轻者 可在门诊以口服药物治疗，疗程10~14天。常用药物有喹诺酮类如氧氟沙星、环丙沙星，半合成青霉素类如阿莫西林，头孢菌素类如头孢呋辛等。治疗14天后，通常90%可治愈。如尿菌仍阳性，应参考药敏试验选用有效抗生素继续治疗4~6周。

（2）严重感染全身中毒症状明显者 需住院治疗，应静脉给药。常用药物如氨苄西林、头孢噻肟钠、头孢曲松钠、左氧氟沙星等，必要时联合用药。氨基糖苷类抗生素肾毒性大，应慎用。

3. 无症状性菌尿 是否治疗目前有争议，一般认为有下述情况者应予治疗：①妊娠期无症状性菌尿。②学龄前儿童。③曾出现有症状感染者。④肾移植、尿路梗阻及其他尿路有复杂情况者。根据药敏结果选择有效抗生素，主张短疗程用药，如治疗后复发，可选长程低剂量抑菌疗法。

● 要点七 中医辨证论治

1. 膀胱湿热证

证候：小便频数，灼热刺痛，色黄赤，小腹拘急胀痛，或腰痛拒按，或见恶寒发热，或见口苦，大便秘结，舌质红，苔薄黄腻，脉滑数。

治法：清热利湿通淋。

方药：八正散加减。

2. 肝胆郁热证

证候：小便不畅，少腹胀满疼痛，小便灼热刺痛，有时可见血尿，烦躁易怒，口苦口黏，或寒热往来，胸胁苦满，舌质暗红，可见瘀点，脉弦或弦细。

治法：疏肝理气，清热通淋。

方药：丹栀逍遥散合石苇散加减。

3. 脾肾亏虚，湿热屡犯证

证候：小便淋沥不已，时作时止，每于劳累后发作或加重，尿热，或有尿痛，面色无华，神疲乏力，少气懒言，腰膝酸软，食欲不振，口干不欲饮水，舌质淡，苔薄白，脉沉细。

治法：健脾补肾。

方药：无比山药丸加减。

4. 肾阴不足，湿热留恋证

证候：小便频数，滞涩疼痛，尿黄赤混浊，腰膝酸软，手足心热，头晕耳鸣，四肢乏力，口干口渴，舌质红少苔，脉细数。

治法：滋阴益肾，清热通淋。

方药：知柏地黄丸加减。

细目四 急性肾衰竭

急性肾衰竭（ARF）是由于各种原因使肾脏排泄功能在短期内（数小时或数天）迅速减退，氮质废物堆积，水、电解质、酸碱平衡失调，血肌酐和血尿素氮呈进行性升高的一种临床综合征。通常血肌酐每日上升 44.2~176.8μmol/L（0.5~2mg/dL），血尿素氮上升 3.6~10.7mmol/L（10~30mg/dL）或以上，常伴少尿（<400mL/d）或无尿（<100mL）。但也有尿量不减少者。广义的 ARF 可分为肾前性、肾性和肾后性三类。狭义的 ARF 是指急性肾小管坏死（ATN）。

本病归属于中医学"癃闭""关格"等范畴。

要点一 西医病因、发病机制

（一）病因

1. 肾前性急性肾衰 血容量减少（如各种原因的液体丢失和出血）、有效动脉血容量减少和肾内血流动力学改变等。

2. 肾性急性肾衰 肾实质损伤，常见的是肾缺血或肾毒性物质（包括外源性毒素，如生物毒素、化学毒素、抗菌药物、造影剂等和内源性毒素，如血红蛋白、肌红蛋白等）损伤肾小管上皮细胞。

3. 肾后性急性肾衰 特征是急性尿路梗阻。

（二）发病机制

1. 肾小管损伤 当肾小管急性严重损伤时，以肾小管阻塞和肾小管基底膜断裂引起的肾小管内液反漏入间质，从而引起急性肾小管上皮细胞变性、坏死，肾间质水肿，肾小管阻塞，肾小球有效滤过压降低。

2. 肾小管上皮细胞代谢障碍 肾小管上皮细胞的损伤及代谢障碍，导致肾小管上皮细胞死亡。

3. 肾血流动力学变化 肾缺血和肾毒素的作用致使肾素-血管紧张素系统、前列腺素、内皮素等血管活性物质释放，导致肾血液灌注量减少，肾小球滤过率下降而致急性肾衰。

4. 缺血再灌注损伤 实验证实，肾缺血再灌注损伤主要为氧自由基及细胞内钙超负荷，使肾小管上皮细胞内膜脂质过氧化增强，导致细胞功能紊乱，以致细胞死亡。

5. 表皮生长因子 急性肾衰时由于肾脏受损，导致表皮生长因子降低。

6. 炎症因子的参与 炎症介质（IL-6、IL-18、TNFα、TGFβ、MCP-1、RANTES）等使内皮细胞受损，导致肾组织进一步损伤，GFR下降。

要点二 中医病因病机

本病发生多与外感六淫疫毒、饮食不当、意外伤害、失血失液、中毒虫咬、药毒伤肾等因素有关，形成火热、湿毒、瘀浊之邪，壅塞三焦，决渎失司，膀胱和三焦气化不利而致本病的发生。

1. 热毒炽盛 热毒入气入血，损伤肾络，气化失司，而见少尿、血尿或衄血。

2. 火毒瘀滞 热入营血，闭窍扰神，迫血妄行，热阻于肾，气化失司而少尿。

3. 湿热蕴结 湿毒中阻，气机升降失常，内犯于肾，经络气血瘀阻，气化不行，而见少尿或尿闭。

4. 气脱津伤 失血伤液，或热毒耗液，致精亏血少，肾府空虚，使肾元衰竭而发病。

本病病位在肾，涉及肺、脾（胃）、三焦、膀胱。病机主要为肾失气化，水湿浊瘀不能排出体外。初期主要为火热、湿毒、瘀浊之邪壅滞三焦，水道不利，以实热居多，后期以脏腑虚损为主。

● 要点三　临床表现

临床病程典型，可分为3期。

（一）少尿期

在短时间内尿量明显减少，可出现恶心呕吐、腹胀腹泻、消化道出血、高血压、心力衰竭、意识障碍、抽搐昏迷、严重的酸中毒和电解质异常。此期一般持续7~14天，典型的为7~14天，但也可短至几天，长至4~6周。许多患者可出现少尿（＜400mL/d）。但也有些患者可没有少尿，尿量在400mL/d以上，称为非少尿型ARF。其病情大多较轻，预后较好。

（二）多尿期

急性肾衰竭病人尿量超过400mL时，则由少尿期进入多尿期，此期通常持续1~3周。

（三）恢复期

肾小管细胞再生、修复，肾小管完整性恢复。肾小球滤过率逐渐恢复正常或接近正常范围。与肾小球滤过率相比，肾小管上皮细胞功能（溶质和水的重吸收）的恢复相对延迟，常需数月后才能恢复。少数患者可最终遗留不同程度的肾脏结构和功能缺陷。

● 要点四　实验室检查及其他检查

1. 肾功能　急骤发生并与日俱增的氮质血症。①血尿素氮：进行性升高，每日可上升3.6~10.7mmol/L。血肌酐每日上升44.2~176.8μmol/L。②电解质紊乱：少尿期可出现高钾血症，血钾可超过6.5mmol/L，并可伴低钠血症和高磷血症。多尿期可出现低血钾、低血钠等电解质紊乱。③酸碱平衡紊乱：可出现酸中毒、二氧化碳结合力下降。

2. 尿常规　尿呈等张（比重1.010~1.016），蛋白尿（常为+~++），尿沉渣常有颗粒管型、上皮细胞碎片、红细胞和白细胞。

3. 尿渗透浓度　尿渗透浓度＜350mOsm/L。

4. 滤过钠排泄分数（FE_{Na}）　急性肾小管坏死及肾后性急性肾衰时多＞1%；肾前性急性肾衰、急性肾小球肾炎和血管炎时＜1%。

5. 肾衰指数（RFI）　用于鉴别肾前性急性肾衰和急性肾小管坏死，一般认为肾前性急性肾衰＜1；急性肾小管坏死时多见＞1。

6. 影像学检查　双肾超声显像可用于与慢性肾衰竭相鉴别。怀疑尿路梗阻时，尿路超声显像、腹部平片、必要时CT检查有助于诊断。判断肾血管堵塞等疾患时，X线、放射性核素检查、血管造影等对诊断有帮助，但需注意造影剂对肾脏的毒性作用。

7. 肾穿刺活检　为明确肾实质性急性肾衰的病因，可进行肾穿刺活检，并可判断治疗的有效性。但需严格掌握适应证，注意病情严重、有出血倾向时不宜做此检查。

● 要点五　诊断与鉴别诊断

（一）诊断

1. 常继发于各种严重疾病所致的周围循环衰竭或肾中毒后，但亦有个别病例可无明显的原发病。

2. 急剧地发生少尿（＜400mL/24h），个别严重病例（肾皮质坏死）可无尿（＜100mL/24h），但在非少尿型者可无少尿表现。

3. 急骤发生和与日俱增的氮质血症，血肌酐每日上升88.4~176.8μmol/L，尿素氮上升3.6~10.7mmol/L。

4. 经数日至数周后，如处理恰当，会出现多尿期。

5. 尿常规检查：尿呈等张（比重1.010~1.016），蛋白尿（常为+~++），尿沉渣常有颗粒管型、上皮细胞碎片、红细胞和白细胞。

（二）鉴别诊断

1. 慢性肾衰竭　慢性肾衰竭可从存在双侧肾缩小、贫血、尿毒症面容、肾性骨病和神经病变等得到提示。其次应除外肾前性和肾后性原因。

2. 肾前性少尿鉴别 发病前有容量不足、体液丢失等病史，体检发现皮肤和黏膜干燥、低血压、颈静脉充盈不明显者，应首先考虑肾前性少尿。

3. 肾后性尿路梗阻 有结石、肿瘤或前列腺肥大病史患者，突发完全无尿或间歇性无尿。肾绞痛，胁腹或下腹部疼痛；肾区叩击痛阳性；如膀胱出口处梗阻，则膀胱区因积尿而膨胀，叩诊呈浊音均提示存在尿路梗阻的可能。超声显像和X线检查等可帮助确诊。

4. 其他肾性 ARF 肾性 ARF 可见于急进性肾小球肾炎、急性间质性肾炎等，以及全身性疾病的肾损害如狼疮肾炎、过敏性紫癜性肾炎等。肾病综合征有时亦可引起 ARF。此外，系统性血管炎、血栓性微血管病如溶血尿毒症综合征、恶性高血压及产后 ARF 等也会引起。ARF 通常根据各种疾病所具有的特殊病史、临床表现、化验异常及对药物治疗的反应可做出鉴别诊断。肾活检常可帮助鉴别。

● **要点六　西医治疗**

1. 纠正可逆因素 对于引起急性肾衰的原发可逆因素，如严重外伤、心力衰竭、急性大出血等应积极治疗，处理好感染、休克、血容量不足等。避免使用或停用肾毒性药物。

2. 营养支持 保证每日足够的热量供给。一般需要量为每日 105~126kJ（25~30kcal/kg）。

3. 积极控制感染 根据细菌培养和药敏试验，选择对肾无毒性或毒性小的药物。

4. 维持水、电解质和酸碱平衡 少尿期应严格记录体液 24 小时出入量，量出为入，纠正高血钾及酸中毒。多尿期则须防止脱水及低血钾。

5. 特殊药物 ①利尿剂：呋塞米（速尿），注意利尿药只应用于急性肾衰少尿期，进入多尿期后应停用。②钙拮抗药：对缺血性急性肾衰有防治作用，应用于缺血性急性肾衰的早期，可减少钙离子细胞内流，还能扩张肾血管，增加肾血流。硝苯地平口服。注意有降低血压作用，故禁用于低血压及休克期患者。

6. 透析疗法 对保守治疗无效，出现下列指征的急性肾衰患者，应考虑进行急诊透析：①少尿或无尿 2 天。②尿毒症症状明显。③肌酐清除率较正常下降超过 50%，或血尿素氮升高达 21mmol/L，血肌酐升高达 442μmol/L。④血钾超过 6.5mmol/L。⑤代谢性酸中毒，$CO_2-CP \leq 13mmol/L$。⑥脑水肿、肺水肿或充血性心力衰竭。透析疗法包括血液透析、腹膜透析，以及肾替代疗法（CRRT）等。

细目五　慢性肾衰竭

慢性肾衰竭（CRF）是常见的临床综合征。它发生在各种原发或继发性慢性肾脏病的基础上，缓慢地出现肾功能减退而致衰竭。临床以代谢产物和毒素潴留，水、电解质和酸碱平衡紊乱以及某些内分泌功能异常等表现为特征。

本病归属于中医学"癃闭""关格""溺毒""肾劳"等范畴。

● **要点一　西医病因、发病机制**

（一）病因

慢性肾衰的病因主要有糖尿病肾病、高血压肾小动脉硬化、原发性与继发性肾小球肾炎、肾小管间质病变（慢性肾盂肾炎、慢性尿酸性肾病、梗阻性肾病、药物性肾病等）、肾血管病变、遗传性肾病（如多囊肾、遗传性肾炎）等。在发达国家，糖尿病肾病、高血压肾小动脉硬化、原发性肾小球肾炎是导致慢性肾衰的前三位病因；发展中国家的病因排序是原发性肾小球肾炎、糖尿病肾病、高血压肾小动脉硬化。

（二）发病机制

1. 慢性肾衰进展的发病机制 ①肾单位高滤过。②肾单位高代谢。③肾组织上皮细胞表型转化。④血管紧张素Ⅱ（AngⅡ）促进血压升高并诱导细胞增生等。⑤细胞因子-生长因子促进细胞外基质增多。⑥蛋白尿可引起肾小管损害、间质炎症及纤维化。⑦细胞凋亡，肾脏固有细胞减少。

2. 尿毒症症状的发生机制 ①尿毒症毒素的作用：小分子（MW<500）毒性物质以尿素的量

最多，占"非蛋白氮"的 80% 或更多，其他如胍类（甲基胍、琥珀胍酸等）、各种胺类、酚类等也占有其重要地位。中分子（MW500~5000）物质主要与尿毒症脑病、某些内分泌紊乱、细胞免疫低下等可能有关。甲状旁腺激素（PTH）属于中分子物质一类，可引起肾性骨营养不良、软组织钙化等。大分子（MW>5000）物质如核糖核酸酶（RNase）、β_2-微球蛋白（主要是糖基化 β_2-MG）、维生素 A 等也具有某些毒性。②体液因子如红细胞生成素（EPO）、骨化三醇的缺乏，可分别引起肾性贫血和肾性骨病。③营养素如蛋白质和某些氨基酸的缺乏等可引起营养不良、消化道症状、免疫功能降低等。

● 要点二　中医病因病机

由于感受外邪、饮食不当、劳倦过度、药毒伤肾、劳伤久病等导致肾元虚衰，湿浊内蕴而发病。脾肾亏虚为本，湿浊内蕴为标，脾虚则运化无权，肾虚则开合失司，日久气损及阳，阳损及阴，最后导致肾气衰败，不能分清泌浊，浊毒内停壅滞、瘀血阻滞。

1. 脾肾两虚　脾虚运化无力，则水湿内聚或外溢；肾虚气化失司，或失于固摄，则小便量少或频数，或精微下泄。若素体阳虚，或久病脾肾俱损，或过用苦寒，导致脾肾阳虚，脾失制水，肾不主水，而水停饮溢，形寒肢冷，小便不利。

2. 气阴两虚　气阴俱亏，则面色无华，神疲乏力；虚火内扰，潮热盗汗，烦热，或灼伤络脉而见尿血。

3. 肝肾阴虚　肝肾阴亏，水不涵木，肝阳上亢，阳化风动，肝风内扰，则头晕目眩，耳鸣健忘；阴虚生内热，则五心烦热、盗汗。

4. 阴阳两虚　阳虚则不能温养，不能运化水湿，水液内停，湿浊中阻，而成肾劳、关格之证。

5. 湿浊内蕴　湿热内阻，升降失司，清阳不升，浊阴不降，则恶心呕吐或小便不利。

6. 水气泛溢　肺脾肾亏虚，气化功能不足，开合升降失司，则水液内停，泛溢肌肤而为肿，行于胸腹之间，而成胸水、腹水。

7. 瘀血阻络　久病入络，或气虚血瘀，或湿阻致瘀，而见水瘀互结，或络脉瘀阻。

本病病位主要在肾，涉及肺、脾（胃）、肝等脏腑。其基本病机是肾元虚衰，湿浊内蕴，为本虚标实之证。本虚以肾元亏虚为主；标实见水气、湿浊、湿热、血瘀、肝风之证。发病初起脾肾亏虚及湿浊并见，日久累及多脏。如水湿、浊毒之邪凌心射肺，则见胸闷、心悸、气促，甚则不能平卧；如肾病及肝，肝肾阴虚，虚风内生，则见手足搐动，甚则抽搐；若肾病及心，邪陷心包，则见神志不清；若正不胜邪，则见阴盛阳衰，阴阳离决等危证。

● 要点三　临床表现及肾功能分期

（一）临床表现

在慢性肾衰竭的不同阶段，其临床表现也各不相同。在 CRF 的代偿期和失代偿早期，患者可以无任何症状，或仅有乏力、腰酸、夜尿增多等轻度不适；少数患者可有食欲减退、代谢性酸中毒及轻度贫血。CRF 中期以后，上述症状更趋明显。在晚期尿毒症时，可出现急性心衰、严重高钾血症、消化道出血、中枢神经系统障碍等，甚至有生命危险。

1. 水、电解质代谢紊乱

（1）代谢性酸中毒　食欲不振、呕吐、虚弱无力、呼吸深长等。

（2）水钠代谢紊乱　水钠潴留可表现为不同程度的皮下水肿和/或体腔积液，易出现血压升高、左心功能不全和脑水肿。低血容量主要表现为低血压和脱水。

（3）钾代谢紊乱　高钾血症或低钾血症。严重高钾血症（血清钾>6.5mmol/L）需及时治疗抢救。

（4）钙磷代谢紊乱　主要表现为钙缺乏和磷过多。

2. 蛋白质、糖类、脂肪和维生素的代谢紊乱　CRF 患者蛋白质代谢紊乱一般表现为蛋白质代谢产物蓄积（氮质血症），糖代谢异常主要表现为糖耐量减低和低血糖症两种情况。慢性肾衰患者中高脂血症相当常见，其中多数患者表现为轻到中度高甘油三酯血症。维生素代谢紊乱相当常见，如血清维生素 A 水平增高、维生素 B_6 及叶酸缺失等。

3. 心血管系统表现 心血管病变是慢性肾衰竭患者的主要并发症之一和最常见的死因。尤其是进入终末期肾病阶段，则死亡率进一步增高（占尿毒症死因的 45%～60%）。

（1）高血压和左心室肥厚。

（2）心力衰竭，是尿毒症患者最常见死亡原因。

（3）尿毒症性心肌病。

（4）心包病变。

（5）血管钙化和动脉粥样硬化。

4. 呼吸系统症状 体液过多或酸中毒时均可出现气短、气促，严重酸中毒可致呼吸深长。体液过多、心功能不全可引起肺水肿或胸腔积液。由尿毒症毒素诱发的肺泡毛细血管渗透性增加、肺充血可引起"尿毒症肺水肿"，此时肺部 X 线检查可出现"蝴蝶翼"征，及时利尿或透析可迅速改善上述症状。

5. 胃肠道症状 主要表现有食欲不振、恶心、呕吐、口腔有尿味。消化道出血也较常见，其发生率比正常人明显增高，多是由于胃黏膜糜烂或消化性溃疡，尤以前者为最常见。

6. 血液系统表现 CRF 患者血液系统异常主要表现为肾性贫血和出血倾向。大多数患者一般均有轻、中度贫血，其原因主要是红细胞生成素缺乏，故称为肾性贫血。

7. 神经肌肉系统症状 早期症状可有疲乏、失眠、注意力不集中等。其后会出现性格改变、抑郁、记忆力减退、判断力降低。尿毒症时常有反应淡漠、谵妄、惊厥、幻觉、昏迷、精神异常等。

8. 内分泌功能紊乱 ①肾脏本身内分泌功能紊乱：如 1,25-$(OH)_2$ 维生素 D_3、红细胞生成素不足和肾内肾素-血管紧张素Ⅱ过多。②外周内分泌腺功能紊乱：大多数患者均有继发性甲旁亢（血 PTH 升高），部分患者（大约 1/4）有轻度甲状腺素水平降低；其他如胰岛素受体障碍、性腺功能减退等也相当常见。

9. 骨骼病变 肾性骨营养不良（即肾性骨病）相当常见，包括纤维囊性骨炎（高转化性骨病）、骨生成不良、骨软化症（低转化性骨病）及骨质疏松症。

（二）肾功能分期

慢性肾衰竭的肾功能损害程度可分为以下几期：

1. 肾贮备功能下降期 约相当于美国国家肾脏病基金会的"肾脏病生存质量指导"（K/DOQI）的第 2 期，肾小球滤过率（GFR）减少至正常的 50%～80%，血肌酐正常，患者无症状。

2. 氮质血症期 约相当于 K/DOQI 的第 3 期，是肾衰的早期，GFR 减少至正常的 20%～50%，出现氮质血症，血肌酐高于正常，但小于 442μmol/L，可有轻度贫血、多尿和夜尿多。

3. 肾衰竭期 约相当于 K/DOQI 的第 4 期，GFR 减少至正常的 10%～20%，血肌酐显著升高（451～707μmol/L），贫血较明显，夜尿增多以及水电解质失调，并可有轻度胃肠道、心血管和中枢神经系统症状。

4. 尿毒症期 约相当于 K/DOQI 的第 5 期，是肾衰的晚期，GFR 减少至正常的 10% 以下，血肌酐大于 707μmol/L，肾衰的临床表现和血生化异常已十分显著。

● **要点四 实验室检查及其他检查**

1. 肾功能检查 血尿素氮（BUN）、血肌酐（Scr）上升，Scr>133μmol/L，内生肌酐清除率（Ccr）<80mL/min，二氧化碳结合力下降，血尿酸升高。

2. 尿常规检查 蛋白尿、血尿、管型尿或低比重尿。

3. 血常规检查 不同程度的贫血。

4. 电解质检查 高钾、高磷、低钙等。

5. B 超检查 多数可见双肾明显缩小、结构模糊。

● **要点五 诊断**

诊断要点：慢性肾衰竭的诊断是 Ccr<80mL/min，Scr>133μmol/L，有慢性原发或继发性肾脏疾病病史。

要点六 西医治疗

(一) 早、中期慢性肾衰竭的防治对策和措施

1. 及时、有效地控制高血压 透析前 CRF (GFR≤10mL/min) 患者的血压，一般应当控制在 120~130mmHg/75~80mmHg 或以下。

2. ACEI 和 ARB 的独特作用 血管紧张素转换酶抑制剂 (ACEI) 和血管紧张素Ⅱ受体Ⅰ拮抗剂 (ARB) 具有良好降压作用，还有其独特的减低高滤过、减轻蛋白尿的作用。

3. 严格控制血糖 严格控制血糖，使糖尿病患者空腹血糖控制在 5.0~7.2mmol/L（睡前 6.1~8.3mmol/L），糖化血红蛋白 (HbA1c) <7%，可延缓患者 CRF 进展。

4. 控制蛋白尿 将患者蛋白尿控制在 < 0.5g/24h，或明显减轻微量白蛋白尿。

5. 饮食治疗 应用低蛋白、低磷饮食，单用或加用必需氨基酸或 α-酮酸 (EAA/α-KA)，可能具有减轻肾小球硬化和肾间质纤维化的作用。

6. 其他 积极纠正贫血、减少尿毒症毒素蓄积、应用他汀类降脂药、戒烟等。

(二) CRF 的营养治疗

1. 饮食治疗

(1) 限制蛋白饮食 蛋白质的摄入量宜根据 GFR 作适当调整，GFR 为 10~20mL/min 者，每日蛋白质限制在 0.6g/kg，GFR 大于 20mL/min 者，可加 5g。一般认为 GFR 降至 50mL/min 以下时，需进行蛋白质限制，其中 50%~60% 必须是富含必需氨基酸的蛋白质（即高生物价优质蛋白），如鸡蛋、鱼、瘦肉、牛奶等。

(2) 高热量摄入 热量每日至少需要 125.6kJ/kg (30kcal/kg)，消瘦或肥胖者酌情加减。可多食入植物油和食糖，觉饥饿可食甜薯、芋头、马铃薯等。食物应富含 B 族维生素、维生素 C 和叶酸等。

(3) 其他 给予低磷饮食，每日不超过 600mg。此外，除有水肿、高血压和少尿者要限制食盐，有尿少、水肿、心力衰竭者应严格控制进水量，尿量每日少于 1000mL 者要限制钾的摄入，其他一般不需特别限制。

2. 必需氨基酸 (EAA) 的应用 如果 GFR ≤10mL/min 时，必须加用 EAA 或 EAA 及其 α-酮酸混合制剂。α-酮酸在体内与氨结合成相应的 EAA，EAA 在合成蛋白质过程中可以结合一部分尿素，故可减少血中尿素氮的水平。

(三) CRF 的药物治疗

1. 纠正酸中毒和水、电解质紊乱

(1) 纠正代谢性中毒 代谢性酸中毒的处理，主要为口服碳酸氢钠 ($NaHCO_3$)，轻者 1.5~3.0g/d 即可，中、重度患者 3~15g/d，必要时可静脉输入。

(2) 水钠紊乱的防治 一般 NaCl 摄入应 6~8g/d。有明显水肿、高血压者，钠摄入量一般为 2~3g/d，个别严重病例可限制为 1~2g/d。也可根据需要应用襻利尿剂（呋塞米、布美他尼等）。噻嗪类利尿剂及潴钾利尿剂对 CRF 患者 (Scr > 220μmol/L) 不宜应用，因此时疗效甚差。对严重肺水肿急性左心衰竭者，常需及时给予血液透析或持续性血液滤过，以免延误治疗时机。

(3) 高钾血症的防治

1) 积极预防高钾血症的发生：①当 GFR < 25mL/min（或 Scr > 309.4~353.6μmol/L）时，即应适当限制钾的摄入。②当 GFR < 10mL/min 或血清钾水平 > 5.5mmol/L 时，则应更严格地限制钾摄入。③对已有高钾血症的患者，还应采取更积极的措施：积极纠正酸中毒，除口服碳酸氢钠外，必要时（血钾 > 6mmol/L）可静脉给予（静滴或静注）碳酸氢钠 10~25g，根据病情需要 4~6 小时后还可重复给予。

2) 襻利尿剂：最好静脉或肌内注射呋塞米 40~80mg，必要时将剂量增至 100~200mg/次，静脉注射。

3) 葡萄糖-胰岛素溶液输入（葡萄糖 4~6g 中，加胰岛素 1U）。

4) 降钾树脂：增加肠道钾排出，其中以聚苯乙烯磺酸钙更为适用。

5) 对严重高钾血症（血钾 > 6.5mmol/L），

且伴有少尿、利尿效果欠佳者，应及时给予血液透析治疗。

2. 高血压的治疗。血管紧张素转化酶抑制剂（ACEI）、血管紧张素Ⅱ受体拮抗剂（ARB）、Ca^{2+}通道拮抗剂、襻利尿剂、β受体阻滞剂、血管扩张剂等均可应用，以ACEI、ARB、Ca^{2+}拮抗剂的应用较为广泛。ACEI及ARB有使钾升高及一过性血肌酐升高的作用，在选用和应用过程中，应注意检测相关指标。透析前慢性肾衰患者的血压应<130/80mmHg，但维持透析患者血压一般不超过140/90mmHg即可。

3. 贫血的治疗和rHuEPO的应用。Hb<100~110g/L或Hct<30%~33%，即可开始应用rHuEPO治疗。影响rHuEPO疗效的主要原因是功能性缺铁。因此，在应用rHuEPO时，应同时重视补充铁剂。

4. 低钙血症、高磷血症和肾性骨病的治疗。当GFR<30mL/min时，除限制磷摄入外，可应用磷结合剂口服，以碳酸钙较好。对明显低钙血症患者，可口服骨化三醇。

5. 防治感染。

6. 高脂血症的治疗。

7. 口服吸附疗法和导泻疗法。口服氧化淀粉或活性炭制剂、口服大黄制剂或甘露醇（导泻疗法）等，均是应用胃肠道途径增加尿毒症毒素的排出。这些疗法主要应用于透析前慢性肾衰患者，对减轻患者氮质血症起到一定辅助作用，但不能依赖这些疗法作为治疗主要手段。

（四）尿毒症的替代治疗

当慢性肾衰患者GFR为6~10mL/min（Scr>707μmol/L）并有明显尿毒症临床表现，经治疗不能缓解时，则应进行透析治疗。对糖尿病肾病，可适当提前（GFR 10~15mL/min）安排透析。血液透析（简称血透）和腹膜透析（简称腹透）的疗效相近，但各有其优缺点，在临床应用上可互为补充。透析疗法仅可部分替代肾的排泄功能（对小分子溶质的清除仅相当于正常肾脏的10%~15%），而不能代替其内分泌和代谢功能。患者通常应先做一个时期透析，待病情稳定并符合有关条件后，可考虑进行肾移植术。

1. **血液透析** 血透治疗一般每周做3次，每次4~6小时。

2. **腹膜透析** 持续性不卧床腹膜透析疗法（CAPD），每日将透析液输入腹腔，并交换4次（6小时一次），每次约2L。CAPD是持续地进行透析，使尿毒症毒素持续地被清除，血容量不会出现明显波动，故患者也感觉较舒服。CAPD在保存残存肾功能方面优于血透，费用也较血透低。CAPD尤其适用于老人、心血管功能不稳定者、糖尿病患者、小儿患者或做动静脉内瘘有困难者。

3. **肾移植** 成功的肾移植会恢复正常的肾功能（包括内分泌和代谢功能），可使患者几乎完全康复。要在ABO血型配型和HLA配型合适的基础上，选择供肾者。肾移植需长期使用免疫抑制剂，以防排斥反应，常用的药物为糖皮质激素、环孢素、麦考酚吗乙酯等。

◉ 要点七 中医辨证论治

1. 本虚证

（1）脾肾气虚证

证候：倦怠乏力，气短懒言，纳呆腹胀，腰酸膝软，大便溏薄，口淡不渴，舌淡有齿痕，苔白或白腻，脉沉细。

治法：补气健脾益肾。

方药：六君子汤加减。

（2）脾肾阳虚证

证候：面色萎黄或黧黑晦暗，下肢浮肿，按之凹陷难复，神疲乏力，纳差便溏或五更泄泻，口黏淡不渴，腰膝酸痛或腰部冷痛，畏寒肢冷，夜尿频多清长，舌淡胖嫩，齿痕明显，脉沉弱。

治法：温补脾肾。

方药：济生肾气丸加减。

（3）气阴两虚证

证候：面色少华，神疲乏力，腰膝酸软，口干唇燥，饮水不多，或手足心热，大便干燥或稀，夜尿清长，舌淡有齿痕，脉沉细。

治法：益气养阴，健脾补肾。

方药：参芪地黄汤加减。

（4）肝肾阴虚证

证候：头晕头痛，耳鸣眼花，两目干涩或视物模糊，口干咽燥，渴而喜饮或饮水不多，腰膝酸软，大便易干，尿少色黄，舌淡红少津，苔薄白或少苔，脉弦或细弦，常伴血压升高。

治法：滋肾平肝。

方药：杞菊地黄汤加减。

（5）阴阳两虚证

证候：浑身乏力，畏寒肢冷，或手足心热，口干欲饮，腰膝酸软，或腰部酸痛，大便稀溏或五更泄泻，小便黄赤或清长，舌胖润有齿痕，舌苔白，脉沉细，全身虚弱症状明显。

治法：温扶元阳，补益真阴。

方药：金匮肾气丸或全鹿丸加减。

2. 标实证

（1）湿浊证

证候：恶心呕吐，胸闷纳呆，或口淡黏腻，口有尿味。

治法：和中降逆，化湿泄浊。

方药：小半夏加茯苓汤加减。

（2）湿热证

证候：中焦湿郁化热，常见口干口苦，甚则口臭，恶心频频，舌苔黄腻。下焦湿热可见小溲黄赤或溲解不畅，尿频、尿急、尿痛等。

治法：中焦湿热宜清化和中；下焦湿热宜清利湿热。

方药：中焦湿热以黄连温胆汤加减；下焦湿热以四妙丸加减。

（3）水气证

证候：面、肢浮肿或全身浮肿，甚则有胸水、腹水。

治法：利水消肿。

方药：五皮饮或五苓散加减。

（4）血瘀证

证候：面色晦暗或黧黑或口唇紫暗，腰痛固定或肢体麻木，舌紫暗或有瘀点瘀斑，脉涩或细涩。

治法：活血化瘀。

方药：桃红四物汤加减。

（5）肝风证

证候：头痛头晕，手足蠕动，筋惕肉瞤，抽搐痉厥。

治法：镇肝息风。

方药：天麻钩藤饮加减。

（许庆友）

第五单元　血液及造血系统疾病

细目一　缺铁性贫血

缺铁性贫血（IDA）是指体内贮存铁缺乏，影响血红蛋白合成所引起的一种小细胞低色素性贫血。其特点是骨髓、肝、脾等器官组织中缺乏可染色性铁，血清铁浓度、运铁蛋白饱和度和血清铁蛋白降低。本病为贫血中最常见的类型，也是最常见的营养素缺乏症。

本病可归属于中医学"血劳""萎黄""黄胖""虚劳"等范畴。

● 要点一　西医病因、发病机制

（一）病因

任何原因使铁的损耗超过体内所能供给的量时，即可引起缺铁性贫血。

1. 损失过多　慢性失血是引起缺铁性贫血的主要原因。如慢性胃肠道失血、食管裂孔疝、食管或胃底静脉曲张破裂、胃及十二指肠溃疡、消化道息肉、消化道肿瘤、寄生虫感染和痔疮等；咯血和肺泡出血，如肺结核、支气管扩张和肺癌等；月经过多，如宫内放置节育环、子宫肌瘤及月经失调等；血红蛋白尿，如阵发性睡眠性血红蛋白尿、冷抗体型自身免疫性溶血、人工心脏瓣膜、行军性血红蛋白尿等；其他如反复血液透析、多次献血等。

2. 摄入不足 生长期婴幼儿、青少年和月经期、妊娠期或哺乳期妇女需铁量增加，一般食物中铁含量不能满足机体需要而缺铁；饮食中缺乏足够的铁或食物结构不合理，导致铁吸收和利用减低，亦可发生缺铁。

3. 吸收不良 游离铁主要在十二指肠及小肠上段黏膜吸收，吸收不良可导致缺铁性贫血。如胃大部切除术及胃空肠吻合术后，由于食物不经过十二指肠，影响了正常铁的吸收；萎缩性胃炎因长期缺乏胃酸，导致铁的吸收不良；长期腹泻不但影响铁吸收，且随着大量肠上皮细胞脱落而失铁。

（二）发病机制

1. 缺铁对铁代谢的影响 当体内贮铁减少到不足以补偿功能状态铁时，铁蛋白、含铁血黄素、血清铁和转铁蛋白饱和度减低，总铁结合力和未结合铁的转铁蛋白升高，组织缺铁，红细胞内缺铁。转铁蛋白受体表达于红系造血细胞膜表面，当红细胞内铁缺乏时，转铁蛋白受体脱落进入血液，血清可溶性转铁蛋白受体升高。

2. 红细胞内缺铁对造血系统的影响 血红素合成障碍，大量原卟啉不能与铁结合成为血红素，以游离原卟啉（FEP）的形式积累在红细胞内或与锌原子结合成为锌原卟啉（ZPP），血红蛋白生成减少，红细胞胞浆少、体积小，发生小细胞低色素性贫血；严重时粒细胞、血小板的生成也受影响。

3. 组织缺铁对组织细胞代谢的影响 细胞中含铁酶和铁依赖酶的活性降低，进而影响患者的精神、行为、体力、免疫功能及患儿的生长发育和智力；缺铁可引起黏膜组织病变和外胚叶组织营养障碍。

● **要点二 中医病因病机**

中医学认为，本病的形成多由先天禀赋不足、饮食失调、长期失血、劳倦过度、妊娠失养、病久虚损、虫积等引起脾胃虚弱、血少气衰所致。

1. 饮食失调 饮食失调，脾胃功能减退，影响水谷精微吸收，使化血无源而见气血亏虚。

2. 心脾两虚 长期失血，治不及时，或崩漏，或妊娠失养、产后失血，调护不当等慢性失血，均可导致血少气衰，心神失养。

3. 脾胃虚弱 久病体虚或先天禀赋不足，脾胃虚弱而生化乏源。久劳损及肾脏，精血同源，肾虚精亏，无以化生血液而致血虚。

4. 虫积日久 脾胃受损，同时又大量吸收人体精微，导致生化乏源，引起贫血。

缺铁性贫血病位在脾胃，与肝、肾相关。脾胃虚弱，运化失常，虫积及失血导致气血生化不足，是本病发生的基本病机。本病多属虚证，但也有虚实夹杂之证。

● **要点三 临床表现**

多数起病缓慢，临床表现分为两类：一类为贫血本身的表现；另一类为组织中含铁酶类减少，引起细胞功能紊乱而产生的症状和体征。

1. 贫血本身的表现 一般症状为皮肤和黏膜苍白，疲乏无力，头晕耳鸣，眼花，记忆力减退；严重者可出现眩晕或晕厥，活动后心悸、气短，甚至心绞痛、心力衰竭。尚有恶心呕吐、食欲减退、腹胀、腹泻等消化道症状。

2. 组织缺铁症状

（1）精神和行为改变 如疲乏、烦躁和头痛在缺铁的妇女中较多见；缺铁可引起患儿发育迟缓和行为改变，如烦躁、易激惹、注意力不集中等。

（2）消化道黏膜病变 如口腔炎、舌炎、唇炎、胃酸分泌缺乏及萎缩性胃炎。常见食欲减退、腹胀、嗳气、便秘等。部分患者有异食癖。

（3）外胚叶组织病变 皮肤干燥，毛发干枯脱落，指甲缺乏光泽、脆薄易裂甚至反甲等。

● **要点四 实验室检查及其他检查**

1. 血象 呈小细胞低色素性贫血。平均红细胞体积（MCV）<80fl，平均红细胞血红蛋白量（MCH）<27pg，平均红细胞血红蛋白浓度（MCHC）<32%。血片中可见红细胞体积小、

中央淡染区扩大。网织红细胞计数正常或轻度增高。

2. 骨髓象 增生活跃或明显活跃；以红系增生为主，粒系、巨核系无明显异常；红系中以中、晚幼红细胞为主，其体积小、核染色质致密、胞浆少偏蓝色、边缘不整齐，血红蛋白形成不良，呈"核老浆幼"现象。

3. 血清铁、总铁结合力及铁蛋白 血清铁<8.95μmol/L，总铁结合力升高（>64.44μmol/L）；转铁蛋白饱和度降低（<15%）。血清铁蛋白<20μg/L表示贮铁减少，<12μg/L为贮铁耗尽。

4. 红细胞内卟啉代谢 FEP>0.9μmol/L（全血），ZPP>0.96μmol/L（全血），FEP/Hb>4.5μg/gHb。

● **要点五 诊断与鉴别诊断**

（一）诊断

IDA诊断包括以下3方面：

1. 贫血为小细胞低色素性：男性Hb<120g/L，女性Hb<110g/L，孕妇Hb<100g/L；MCV<80fl，MCH<27pg，MCHC<32%。

2. 有缺铁的依据：符合贮铁耗尽（ID）或缺铁性红细胞生成（IDE）的诊断。

ID：符合下列任一项即可诊断。①血清铁蛋白<12μg/L。②骨髓铁染色显示骨髓小粒可染铁消失，铁粒幼红细胞<15%。

IDE：①符合ID诊断标准。②血清铁<8.95μmol/L，总铁结合力升高>64.44μmol/L，转铁蛋白饱和度<15%。③FEP/Hb>4.5μg/gHb。

3. 存在铁缺乏的病因，铁剂治疗有效。

（二）鉴别诊断

应与下列小细胞性贫血鉴别。

1. 铁粒幼细胞性贫血 遗传或不明原因导致的红细胞铁利用障碍性贫血。无缺铁的表现：血清铁蛋白浓度增高，骨髓小粒含铁血黄素颗粒增多，铁粒幼细胞增多，并出现环形铁粒幼细胞。血清铁和转铁蛋白饱和度增高，总铁结合力不低。

2. 地中海贫血 有家族史，有慢性溶血表现。血片中可见多量靶形红细胞，并有珠蛋白肽链合成数量异常的证据，如HbF和HbA₂增高，出现血红蛋白H包涵体等。血清铁蛋白、骨髓可染铁、血清铁和转铁蛋白饱和度不低且常增高。

3. 慢性病性贫血 慢性炎症、感染或肿瘤等引起的铁代谢异常性贫血。血清铁蛋白和骨髓铁增多。血清铁、血清转铁蛋白饱和度、总铁结合力减低。

4. 转铁蛋白缺乏症 系常染色体隐性遗传所致或严重肝病、肿瘤继发。血清铁、总铁结合力、血清铁蛋白及骨髓含铁血黄素均明显降低。先天性者幼儿时发病，伴发育不良和多脏器功能受累。获得性者有原发病的表现。

● **要点六 西医治疗**

1. 病因治疗 IDA的病因诊断是治疗IDA的前提，如婴幼儿、青少年和妊娠妇女营养不足引起的IDA，应改善饮食；胃、十二指肠溃疡伴慢性失血或胃癌术后残胃癌所致的IDA，应多次检查大便潜血，做胃肠道X线或内镜检查，必要时手术根治；月经过多引起的IDA应调理月经；寄生虫感染者应驱虫治疗等。

2. 铁剂治疗

（1）口服铁剂 是治疗IDA的首选。如琥珀酸亚铁0.1g，每日3次。餐后服用胃肠道反应小且易耐受。应注意进食谷类、乳类和茶等会抑制铁剂的吸收；鱼、肉类、维生素C可加强铁剂的吸收。口服铁剂后，先是外周血网织红细胞增多，高峰在开始服药后5~10天，2周后血红蛋白浓度上升，一般2个月左右恢复正常。铁剂治疗在血红蛋白恢复正常后至少持续4~6个月，待铁蛋白正常后停药。

（2）注射铁剂 适用于口服铁剂消化道反应严重，不能耐受者；口服铁剂不能奏效者；需要迅速纠正缺铁者等。常用的有右旋糖酐铁，首次25~50mg。如观察1小时后无不良反应，可给足量治疗以后每日100mg，深部肌内注射。但肌内注射铁剂毒性反应较多，局部注射处皮肤可有铁污染而发黑，5%病人有全身反应，严重者可有过敏性休克。

注射用铁的总需量（mg）=（需达到的血红蛋白浓度-患者的血红蛋白浓度）×0.33×患者体重（kg）。

3. 辅助治疗

（1）输血或输入红细胞　仅适用于严重病例，血红蛋白在30g/L以下，症状明显者。

（2）加用维生素E　可用于铁剂疗效不显著者。

（3）饮食调理　适当补充高蛋白及含铁丰富的饮食，促进康复。

● 要点七　中医辨证论治

脾虚是本病的主要病机，故健脾益气生血是主要治法。

1. 脾胃虚弱证

证候：面色萎黄，口唇色淡，爪甲无泽，神疲乏力，食少便溏，恶心呕吐，舌质淡，苔薄腻，脉细弱。

治法：健脾和胃，益气养血。

方药：香砂六君子汤合当归补血汤加减。

2. 心脾两虚证

证候：面色苍白，倦怠乏力，头晕目眩，心悸失眠，少气懒言，食欲不振，毛发干脱，爪甲裂脆，舌淡胖，苔薄，脉濡细。

治法：益气补血，养心安神。

方药：归脾汤或八珍汤加减。

3. 脾肾阳虚证

证候：面色苍白，形寒肢冷，腰膝酸软，神倦耳鸣，唇甲淡白，或周身浮肿，甚则腹水，大便溏薄，小便清长，男子阳痿，女子经闭，舌质淡或有齿痕，脉沉细。

治法：温补脾肾。

方药：八珍汤合无比山药丸加减。

4. 虫积证

证候：面色萎黄少华，腹胀，善食易饥，恶心呕吐，或有便溏，嗜食生米、泥土、茶叶等，神疲肢软，气短头晕，舌质淡，苔白，脉虚弱。

治法：杀虫消积，补益气血。

方药：化虫丸合八珍汤加减。

细目二　再生障碍性贫血

再生障碍性贫血简称再障（AA），是由多种病因引起的骨髓造血功能衰竭，而出现以全血细胞减少为主要表现的一组病证。根据患者的病情、血象、骨髓象及预后，可分为重型（SAA）和非重型（NSAA）。主要表现为骨髓造血功能低下、全血细胞减少、贫血、出血和感染等。

再障与中医的"髓劳"相似，可归属于"虚劳""血虚""血证"等范畴。

● 要点一　西医病因、发病机制

（一）病因

再障有先天性和后天性两种。先天性再障是常染色体遗传性疾病，最常见的是范科尼贫血，伴有先天性畸形。后天性再障有半数以上原因不明，称为原发性再障；能查明原因者称为继发性再障，其发病与下列因素有关：

1. 药物因素　是最常见的发病因素，占首位。药物性再障有两种类型：①与剂量有关，系药物毒性作用，达到一定剂量就会引起骨髓抑制，一般是可逆的，停药后骨髓造血功能可以恢复。这类药物有各种抗肿瘤药和抗甲状腺素药，如甲基硫脲嘧啶等。②与剂量关系不大，多系药物的过敏性反应，常导致持续性再障，难以逆转。其中药物性再障最常见的是由氯霉素引起的，磺胺类药物也可引起。

2. 化学毒物　苯及其衍生物最多见。杀虫剂、农药、染发剂等可引起再障。长期与苯接触比一次大剂量接触苯更具危险性。

3. 电离辐射　长期超允许量放射线照射，如放射源事故、放疗等可致再障。

4. 病毒感染　病毒性肝炎患者再障发病率显著高于一般人群。

5. 免疫因素　胸腺瘤、系统性红斑狼疮和类风湿性关节炎等与免疫有关的疾病可继发再障。

6. 其他因素　阵发性睡眠性血红蛋白尿（PNH）与再障关系相当密切，称为再障-阵发性睡眠性血红蛋白尿综合征（AA-PNH综合征）。此外，再障可发生在妊娠期，亦可继发于慢性肾功能衰竭等。

（二）发病机制

1. 造血干细胞缺陷 包括量和质的异常。AA患者骨髓具有自我更新及分化的"类原始细胞"，细胞较正常人明显减少，减少程度与病情相关。

2. 骨髓造血微环境异常 AA患者骨髓活检除发现造血细胞减少外，还有骨髓"脂肪化"、静脉窦壁水肿、出血、毛细血管坏死。

3. 免疫机制 AA患者外周血及骨髓淋巴细胞比例增高，T细胞亚群失衡，T细胞分泌的造血负调控因子（IFN-γ、TNF）明显增多，髓系细胞凋亡亢进。

● 要点二 中医病因病机

中医学认为，再障的发生主要因先天不足，七情妄动，外感六淫，饮食不节，邪毒外侵，或大病久病之后伤及脏腑气血，元气亏损，精血虚少，气血生化不足而致。

1. 先天不足，肾精亏虚 由于先天禀赋薄弱，肾精不足，精不化血，而见一系列"髓劳"证候。

2. 七情妄动，伤及五脏 情志内伤，五脏受损，阴精气血亏虚，气血生化不足，而发为本病。

3. 饮食不节，伤及脾胃 饥饱失常，饮食不节，脾胃受损，气血生化乏源，遂成本病。

4. 外感六淫，伤及肝脾肾 外邪侵袭机体，体虚之人则易直中三阴，损伤肝、脾、肾三脏，精血生化乏源，发为本病。

5. 邪毒外侵，入血伤髓 邪毒入血伤髓，发为髓劳。

6. 病久不愈，瘀血阻滞 大病久病，失于调理，久虚不复，致气血不畅，瘀血阻滞，新血不生，则发为本病。

本病多为虚证，也可见虚中夹实。阴阳虚损为本病的基本病机，病变部位在骨髓，发病脏腑为心、肝、脾、肾，肾为根本，是由于精气内夺而引起。虚劳损及于肾，必影响多脏腑阴阳，涉及肝之阴血、脾之阳气，而致肝肾阴虚或脾肾阳虚。

● 要点三 临床表现

再障主要表现为贫血、感染和出血。贫血多呈进行性；出血以皮肤黏膜多见，严重者有内脏出血；容易感染，引起发热。体检时均有贫血面容，眼结膜、甲床及黏膜苍白，皮肤可见出血点及紫癜。贫血重者，可有心率加快，心尖部收缩期吹风样杂音，一般无肝脾肿大。

（一）重型再障（SAA）

起病急，进展快，病情重；少数可由非重型AA进展而来。

1. 贫血 苍白、乏力、头昏、心悸和气短等症状进行性加重。

2. 感染 多数患者有发热，体温在39℃以上，个别患者自发病到死亡均处于难以控制的高热之中。以呼吸道感染最常见，其次有消化道、泌尿生殖道及皮肤、黏膜感染等。感染菌种以革兰阴性杆菌、金黄色葡萄球菌和真菌为主，常合并败血症。

3. 出血 皮肤可有出血点或大片瘀斑，口腔黏膜有血泡，有鼻出血、牙龈出血、眼结膜出血等。深部脏器出血时可见呕血、咯血、便血、血尿、阴道出血、眼底出血和颅内出血，后者常危及患者的生命。

（二）非重型再障（NSAA）

起病和进展较缓慢，贫血、感染和出血的程度较重型轻，也较易控制。久治无效者可发生颅内出血。

● 要点四 实验室检查及其他检查

1. 血象 多呈全血细胞减少，发病早期可仅有一系或二系减少。贫血呈正细胞正色素型。重型再障血象降低程度更为严重。

2. 骨髓象 多部位骨髓增生减低，粒、红系及巨核细胞明显减少且形态大致正常，淋巴细胞、网状细胞及浆细胞等非造血细胞比例明显增高。骨髓小粒无造血细胞，呈空虚状，可见较多脂肪滴。骨髓活检显示造血组织均匀减少，脂肪组织增加。

3. 骨髓活检 再障患者红骨髓显著减少，被脂肪组织所代替，并可见非造血细胞分布在间质中；三系细胞均减少，巨核细胞多有变性。

4. 发病机制相关检查 ①$CD4^+$细胞：$CD8^+$细胞比值减低，Th1细胞：Th2细胞比值增高，$CD8^+T$抑制细胞、$CD25^+T$细胞和$\gamma\delta TCR^+T$细胞比例增高，血清$IFN-\gamma$、TNF水平增高。②骨髓细胞染色体核型正常，骨髓铁染色示贮铁增多，中性粒细胞碱性磷酸酶染色强阳性。③溶血检查均阴性。

● **要点五 诊断与鉴别诊断**

（一）诊断

1. 全血细胞减少，网织红细胞百分数<0.01，淋巴细胞比例增高。
2. 一般无脾肿大。
3. 骨髓检查显示至少一部位增生减低或重度减低（如增生活跃，巨核细胞应明显减少），骨髓小粒成分中见非造血细胞增多。
4. 能除外其他引起全血细胞减少的疾病，如PNH、骨髓增生异常综合征（MDS）中的难治性贫血、急性造血功能停滞、骨髓纤维化、急性白血病、恶性组织细胞病等。
5. 一般抗贫血药物治疗无效。

（二）再障分型标准

1. 重型再障（SAA）

（1）临床表现 发病急，贫血呈进行性加剧，常伴严重感染及内脏出血。

（2）血象 具备下述三项中两项：①网织红细胞绝对值$<15\times10^9/L$。②中性粒细胞$<0.5\times10^9/L$。③血小板$<20\times10^9/L$。

（3）骨髓象 骨髓增生广泛重度减低。

2. 非重型再障（NSAA） 指达不到SAA诊断标准的AA。

（三）鉴别诊断

1. 阵发性睡眠性血红蛋白尿（PNH） 可伴有全血细胞减少，但出血和感染较少见，脾脏可能肿大；网织红细胞高于正常，酸溶血试验（Ham试验）、糖水试验及尿含铁血黄素试验均为阳性。再障与本病有时可同时存在或互相转化。

2. 骨髓增生异常综合征（MDS） 常有慢性贫血，可有全血细胞减少，但本病骨髓增生活跃或明显活跃。血象和骨髓象三系中均可见到病态造血。

3. 低增生性白血病 多见于老年人，常有贫血、出血和发热，血象有全血细胞减少，骨髓增生减低，肝脾一般不肿大，血象中可有幼稚细胞，但骨髓象有原始或幼稚细胞增多，原始细胞的增多达到白血病诊断标准。

4. 其他疾病 如血小板减少性紫癜、粒细胞缺乏症、脾功能亢进等，经仔细检查及骨髓检查一般不难鉴别。

● **要点六 西医治疗**

主要是促进骨髓造血功能的恢复，对重型再障应尽早使用免疫抑制剂及骨髓移植等，骨髓移植是根治再障的最佳方法。非重型再障以雄激素治疗为主，辅以免疫抑制剂及改善骨髓造血微环境药物。

（一）一般治疗

防止与任何对骨髓造血有毒性的物质接触；禁用对骨髓有抑制作用的药物；休息，避免过劳；防止交叉感染，注意皮肤及口腔卫生。

（二）支持疗法

1. 控制感染 及早应用强有力的广谱抗生素治疗，并尽可能查明致病微生物。

2. 止血 可用酚磺乙胺、氨基己酸（泌尿生殖系统出血患者禁用）。女性子宫出血可肌注丙酸睾酮。输浓缩血小板对血小板减少引起的严重出血有效。肝脏疾病如有凝血因子缺乏时应予纠正。

3. 输血 严重贫血，血红蛋白$<60g/L$患者，可输注红细胞，尽量少用全血。

（三）针对发病机制的治疗

1. 免疫抑制治疗

（1）抗淋巴/胸腺细胞球蛋白（ALG/ATG）可与环孢素（CsA）组成强化免疫抑制方案。

（2）环孢素 6mg/（kg·d）左右，疗程一般长于1年。应参照患者的血药浓度、造血功能、T细胞免疫恢复情况、药物不良反应（如肝、肾功能损害，牙龈增生及消化道反应）等调整用药剂量和疗程。

（3）其他 使用CD3单克隆抗体、麦考酚吗乙酯（MMF，骁悉）、环磷酰胺、甲泼尼龙等治疗SAA。

2. 促造血治疗

（1）雄激素 ①司坦唑醇（康力龙）。②十一酸睾酮（安雄）。③达那唑。④丙酸睾酮。

（2）造血生长因子 特别适用于SAA。有重组人粒系集落刺激因子（G-CSF）和重组人红细胞生成素（EPO）。一般在免疫抑制治疗SAA后使用，剂量可酌减，维持3个月以上为宜。

3. 造血干细胞移植
对40岁以下、无感染及其他并发症、有合适供体的SAA患者，可考虑造血干细胞移植。

● 要点七 中医辨证论治

补肾法是治疗非重型再障的基本方法，以滋肾阴、温肾阳或阴阳双补为主，兼顾健脾、活血化瘀；治疗重型再障多以清热凉血解毒法施治。

1. 肾阴虚证

证候：面色苍白，唇甲色淡，心悸乏力，颧红盗汗，手足心热，口渴思饮，腰膝酸软，出血明显，便结，舌质淡，舌苔薄，或舌红少苔，脉细数。

治法：滋阴补肾，益气养血。

方药：左归丸合当归补血汤加减。

2. 肾阳亏虚证

证候：形寒肢冷，气短懒言，面色苍白，唇甲色淡，大便稀溏，面浮肢肿，出血不明显，舌体胖嫩，舌质淡，苔薄白，脉细无力。

治法：补肾助阳，益气养血。

方药：右归丸合当归补血汤加减。

3. 肾阴阳两虚证

证候：面色苍白，倦怠乏力，头晕心悸，手足心热，腰膝酸软，畏寒肢冷，齿鼻衄血或紫斑，舌质淡，苔白，脉细无力。

治法：滋阴助阳，益气补血。

方药：左归丸、右归丸合当归补血汤加减。

4. 肾虚血瘀证

证候：心悸气短，周身乏力，面色晦暗，头晕耳鸣，腰膝酸软，皮肤紫斑，肌肤甲错，胁痛，出血不明显，舌质紫暗，有瘀点或瘀斑，脉细或涩。

治法：补肾活血。

方药：六味地黄丸或金匮肾气丸合桃红四物汤加减。

5. 气血两虚证

证候：面白无华，唇淡，头晕心悸，气短乏力，动则加剧，舌淡，苔薄白，脉细弱。

治法：补益气血。

方药：八珍汤加减。

6. 热毒壅盛证

证候：壮热，口渴，咽痛，鼻衄，齿衄，皮下紫癜、瘀斑，心悸，舌红而干，苔黄，脉洪数。

治法：清热凉血，解毒养阴。

方药：清瘟败毒饮加减。

细目三 白细胞减少症与粒细胞缺乏症

外周血白细胞数持续低于正常值（成人 4.0×10^9/L）时称为白细胞减少。当中性粒细胞绝对数低于 2.0×10^9/L 时称为粒细胞减少症；低于 0.5×10^9/L 时称为粒细胞缺乏症。中性粒细胞数减少的程度常与感染的危险性明显相关：中性粒细胞在 $(1.0 \sim 2.0) \times 10^9$/L时，容易感染；低于 0.5×10^9/L 时具有很大的感染危险性。

本病可归属中医"虚劳""虚损"或"温病"等范畴。

● 要点一 西医病因、发病机制

结合中性粒细胞的细胞动力学，根据病因和发病机制可大致分为三类：中性粒细胞生成缺陷、破坏或消耗过多、分布异常。

1. 中性粒细胞生成缺陷

（1）生成减少　①细胞毒性药物、化学毒物、电离辐射是引起中性粒细胞减少的最常见原因，可直接作用于干细胞池和分裂池，破坏、损伤或抑制造血干/祖细胞及早期分裂细胞。②影响造血干细胞的疾病如再生障碍性贫血，骨髓造血组织被白血病、骨髓瘤及转移瘤细胞浸润等，由于中性粒细胞生成障碍而引起减少。③异常免疫和感染致中性粒细胞减少是通过综合性机制起作用，异常免疫因素（如抗造血前体细胞自身抗体）及感染时产生的负性造血调控因子的作用是其中重要的机制。

（2）成熟障碍　维生素 B_{12} 或叶酸缺乏或代谢障碍，急性白血病、骨髓增生异常综合征等由于粒细胞分化成熟障碍，造血细胞阻滞于干细胞池或分裂池，且可以在骨髓原位或释放入血后不久被破坏，出现无效造血。

2. 中性粒细胞破坏或消耗过多

（1）免疫性因素　中性粒细胞与抗粒细胞抗体或抗原抗体复合物结合而被免疫细胞或免疫器官破坏，见于自身免疫性粒细胞减少、各种自身免疫性疾病（如系统性红斑狼疮、类风湿关节炎、Felty综合征）及免疫性新生儿中性粒细胞减少。

（2）非免疫性因素　病毒感染或败血症时，中性粒细胞在血液或炎症部位消耗增多；脾肿大导致脾功能亢进，中性粒细胞在脾内滞留、破坏增多。

3. 中性粒细胞分布异常

（1）中性粒细胞转移至边缘池，导致循环池的粒细胞相对减少，但粒细胞总数并不减少，故多称为假性粒细胞减少。可见于异体蛋白反应、内毒素血症。

（2）粒细胞滞留循环池其他部位，如血液透析开始后 2~15 分钟滞留于肺血管内；脾肿大，滞留于脾脏。

● 要点二　中医病因病机

中医学认为，本病的发生与禀赋不足、劳伤过度、饮食不节、邪毒内侵（含药物毒邪）等相关，伤及脏腑，气血阴阳亏虚，则成诸虚不足之症。

1. 先天不足　婴儿脏腑不健，肾精亏虚，生机不旺，损及五脏而罹患此病。

2. 烦劳或房劳过度　伤及脾肾，脾肾不足，精血亏虚，气血生化之源匮乏。

3. 饮食不节　脾胃功能失调，不能化生精微，气血生化乏源而气血不足。

4. 毒物损伤　用药不当、物理或化学毒物内侵，损及气血或伤及脾肾，致使肾精亏虚，无以化血；或脾虚土亏，生化乏源。

5. 久病失治　正气虚损，加之失于调理，遂影响气血生成。

总之，本病病机多以肝、脾、肾及气血亏虚为本。病位在脾、肾和骨髓，病性以虚损为主。急性者则可表现为正虚邪犯之虚实夹杂证。

● 要点三　临床表现

根据中性粒细胞减少的程度可分为轻度（≥$1.0×10^9$/L）、中度［（0.5~1.0）×10^9/L］和重度（<$0.5×10^9$/L），重度减少者即为粒细胞缺乏症。

1. 粒细胞缺乏症　起病多急骤，可突然畏寒、高热、头痛、乏力、出汗、周身不适。2~3天后临床上缓解，仅有极度疲乏感，易被忽视。6~7天后粒细胞已极度低下，出现严重感染，再度骤然发热，可出现急性咽峡炎。此外，口腔、鼻腔、食管、肠道、肛门、阴道等处黏膜可出现坏死性溃疡。严重的肺部感染、败血症、脓毒血症等往往导致患者死亡。

2. 白细胞减少症　起病较缓慢，少数患者可无症状，检查血象时才被发现。多数患者可有头晕、乏力疲困、食欲减退及低热等表现。

● 要点四　诊断与鉴别诊断

（一）诊断

外周血白细胞计数<$4.0×10^9$/L为白细胞减少症，外周血中性粒细胞绝对值<$0.5×10^9$/L为粒细胞缺乏症。必须反复定期查血象方能确定有无白细胞减少症。应详细询问病史，特别是服药史、化学品或放射线接触史、感染史等。阳性体

征的发现（如肿瘤、感染和肝脾大等）有助于寻找病因。骨髓检查可观察粒细胞增生程度，也可除外其他血液病。

（二）鉴别诊断

应与白细胞不增多型白血病、急性再生障碍性贫血相鉴别。后二者常伴有贫血及血小板减少，骨髓检查最具有鉴别价值。

1. 白细胞不增多型白血病 多伴有贫血、血小板减少及不同部位出血；浓缩外周血涂片可找到幼稚细胞，骨髓检查原始细胞和其他幼稚细胞增多，可资鉴别。

2. 急性再生障碍性贫血 急性起病，多有出血且贫血显著，白细胞减少，尤以中性粒细胞减少明显，同时伴有血小板及网织红细胞明显减少，骨髓象呈现三系细胞减少。

● 要点五 西医治疗

在及早查清引起白细胞减少或粒细胞缺乏的病因的基础上，及时停止与损伤因素的接触；应积极治疗原发病，控制感染，同时使用提高白细胞的药物。

1. 病因治疗 若病因已明确，如药物引起者立即停药，感染引起者积极控制感染。继发于其他疾病者，积极治疗原发病。

2. 粒细胞缺乏症

（1）防治感染 严密消毒隔离，以防交叉感染。发生感染时应进行胸部X线检查，反复做咽拭子，血、尿、大便等培养及药物敏感试验，以便明确感染的性质和部位。即使病因未明亦应以足量的广谱抗菌药物做经验性治疗，待病原体及药物敏感明确后再调整抗菌药物。

（2）升粒细胞 重组人粒系集落刺激因子（G-CSF）或粒-单系集落刺激因子（GM-CSF），治疗粒缺患者疗效明确，可缩短粒缺的病理过程，促进中性粒细胞增生和释放，并增强其吞噬杀菌及趋化功能。

（3）其他 浓缩白细胞输注，严重者可予大剂量静脉注射丙种球蛋白和输新鲜全血等支持治疗。

3. 白细胞减少症

（1）一般治疗 原因不明的白细胞减少症，有反复感染者应及时控制感染，并注意预防感染。定期随诊。

（2）升粒细胞 有碳酸锂、维生素B_4、鲨肝醇、利血生等。

4. 免疫抑制剂 自身免疫性粒细胞减少和免疫介导机制所致的粒细胞缺乏可用糖皮质激素等免疫抑制剂治疗。其他原因引起的粒细胞减少，则不宜采用。

● 要点六 中医辨证论治

1. 气血两虚证

证候：面色萎黄，头晕目眩，倦怠乏力，少寐多梦，心悸怔忡，纳呆食少，腹胀便溏，舌质淡，苔薄白，脉细弱。

治法：益气养血。

方药：归脾汤加减。

2. 脾肾亏虚证

证候：神疲乏力，腰膝酸软，纳少便溏，面色㿠白，畏寒肢冷，大便溏薄，小便清长，舌质淡，舌体胖大或有齿痕，苔白，脉沉细或沉迟。

治法：温补脾肾。

方药：黄芪建中汤合右归丸加减。

3. 气阴两虚证

证候：面色少华，疲倦乏力，头昏目眩，五心烦热，失眠盗汗或自汗，舌红，苔剥，脉细弱。

治法：益气养阴。

方药：生脉散加减。

4. 肝肾阴虚证

证候：腰膝酸软，头晕耳鸣，五心烦热，失眠多梦，遗精，低热，口干咽燥，舌红少苔，脉细数。

治法：滋补肝肾。

方药：六味地黄丸加减。

5. 外感温热证

证候：发热不退，口渴欲饮，面赤咽痛，头晕乏力，舌质红绛，苔黄，脉滑数或细数。

治法：清热解毒，滋阴凉血。

方药：犀角地黄汤合玉女煎加减。

● 要点七　预防

避免各种可能引起粒细胞减少的药物，如必须使用，应定期观察血象，若白细胞有下降的趋势，应停药并密切观察。

对密切接触放射线或苯等有害理化因素者，应加强劳动保护，定期做预防性体格检查及血象检查。

细目四　急性白血病

急性白血病（AL）是造血干细胞的恶性克隆性疾病，发病时骨髓中异常的原始细胞（白血病细胞）大量增殖并浸润各种器官、组织，使正常造血受抑制。主要表现为肝脾和淋巴结肿大、贫血、出血及继发感染等。

国际上常用的法美英 FAB 分类法将急性白血病分为急性淋巴细胞白血病（ALL）和急性髓细胞白血病（AML）两大类。这两类还可分成多种亚型。

● 要点一　西医病因、发病机制

人类白血病的病因及发病机制尚未阐明。其发病可能与生物、物理、化学等因素有关。

1. 生物因素　主要是病毒和免疫功能异常。成人 T 细胞白血病/淋巴瘤（ATL）是由人类 T 淋巴细胞病毒 I 型（HTLV-I）所致。

2. 物理因素　包括 X 射线、γ 射线等电离辐射。

3. 化学因素　苯、抗肿瘤药中的烷化剂可致白血病。

4. 遗传因素　Downs 综合征（唐氏综合征）、先天性再生障碍性贫血（Fanconi 贫血）、Bloom 综合征及先天性免疫球蛋白缺乏症等白血病发病率均较高，表明白血病与遗传因素有关。

5. 其他血液病　某些血液病最终可能发展为白血病，如骨髓增生异常综合征、淋巴瘤、多发性骨髓瘤、阵发性睡眠性血红蛋白尿等。

● 要点二　中医病因病机

中医学对白血病病因的认识包括热毒和正虚两方面，病因病机主要有：

1. 热毒久蕴，精髓被扰　外来邪毒如湿毒、火毒等，及脏腑功能失调产生的内生热毒，导致气血阴阳失衡，精髓亏虚。

2. 正气虚衰　人体正气衰弱，五脏虚损是白血病发病的内在因素。

3. 浊邪内结，瘀血内阻　由于邪毒内蕴，与气血互结，导致气滞血瘀，或痰瘀互结，渐成癥积等症。

中医学认为，白血病的主要病因为热毒和正虚，病性为本虚标实。正气亏虚为本，温热毒邪为标，多以标实为主。病位在骨髓，表现在营血，与肾、肝、脾有关。白血病的成因与正气不足，邪毒内陷血脉，阻碍气血生化；或有害物质伤及营血、肾精，累及骨髓，气血生化失常等有关。以发热、出血、血亏、骨痛、肿块等为临床特征；病性多属虚实夹杂，病情危重，预后差。

● 要点三　临床表现

起病急缓不一。发病急者可以是突然高热，类似"感冒"，也可以是严重的出血。缓慢者常因面色苍白、皮肤紫癜、月经过多或拔牙后出血难止而就医才发现。

1. 正常骨髓造血功能受抑制表现

（1）贫血　是首发表现，呈进行性发展。半数患者就诊时已有重度贫血。

（2）发热　为早期表现。可低热，亦可高达 39℃~40℃ 以上，伴有畏寒、出汗等。

（3）出血　可发生在全身各部，以皮肤瘀点、瘀斑、鼻出血、牙龈出血、月经过多为多见。眼底出血可致视力障碍。有资料表明，急性白血病死于出血者占 62.24%，其中 87% 为颅内出血。

2. 白血病细胞增殖浸润表现

（1）淋巴结和肝脾肿大。

（2）骨骼和关节疼痛：常有胸骨下端局部压痛。

（3）眼球突出，复视或失明。

(4) 口腔和皮肤：可使牙龈增生、肿胀；可出现蓝灰色斑丘疹或皮肤粒细胞肉瘤，局部皮肤隆起、变硬，呈紫蓝色皮肤结节。

(5) 中枢神经系统白血病（CNSL）：常发生在缓解期，以急淋白血病最常见，儿童患者尤甚。临床上轻者表现为头痛、头晕；重者有呕吐、颈项强直，甚至抽搐、昏迷。

(6) 睾丸浸润：睾丸出现无痛性肿大。睾丸白血病多见于急淋白血病化疗缓解后的男性幼儿或青年，是仅次于 CNSL 的白血病髓外复发的根源。

此外，白血病可浸润其他组织器官，肺、心、消化道、泌尿生殖系统等均可受累。

● 要点四　实验室检查及其他检查

1. 血象　贫血程度轻重不等，但呈进行性加重，晚期一般有严重贫血，多为正常细胞性贫血。大多数患者白细胞增多，超过 $10 \times 10^9/L$ 以上者称为白细胞增多性白血病。低者可 $< 1.0 \times 10^9/L$，称为白细胞不增多性白血病。血涂片分类检查可见数量不等的原始和幼稚细胞，约 50% 的患者血小板低于 $60 \times 10^9/L$，晚期血小板往往极度减少。

2. 骨髓象　具有决定性诊断价值。WHO 分类将骨髓原始细胞 ≥20% 定为 AL 的诊断标准。多数病例骨髓象有核细胞显著增生，以原始细胞为主，而较成熟中间阶段细胞缺如，并残留少量成熟粒细胞，形成所谓"裂孔"现象。Auer 小体仅见于 AML，有独立诊断意义。

3. 细胞化学　主要用于协助形态学鉴别各类白血病。

4. 免疫学检查　根据白血病细胞表达的系列相关抗原，确定其系列来源。

5. 染色体和基因改变　白血病常伴有特异的染色体和基因改变。

6. 血液生化改变　特别是在化疗期间，血清尿酸浓度增高。尿中尿酸排泄量增加，甚至出现尿酸结晶。患者发生 DIC 时可出现凝血机制障碍。出现中枢神经系统白血病时，脑脊液压力增高，白细胞数增多，蛋白质增多，而糖定量减少。涂片中可找到白血病细胞。

● 要点五　诊断与鉴别诊断

（一）诊断

根据临床表现、血象和骨髓象特点，诊断一般不难。由于白血病类型不同，治疗方案及预后亦不尽相同，因此诊断成立后，应进一步分型。

（二）鉴别诊断

1. 骨髓增生异常综合征（MDS）　该病除病态造血外，外周血中有原始和幼稚细胞，全血细胞减少和染色体异常，易与白血病相混淆。但骨髓中原始细胞少于 20%。

2. 某些感染引起的白细胞异常　如传染性单核细胞增多症，血象中出现异形淋巴细胞，但形态与原始细胞不同，血清中嗜异性抗体效价逐步上升，病程短，可自愈。百日咳、传染性淋巴细胞增多症、风疹等病毒感染时，血象中淋巴细胞增多，但淋巴细胞形态正常，预后较好，多可自愈。

3. 巨幼细胞贫血　巨幼细胞贫血有时可与红白血病混淆。但前者骨髓中原始细胞不增多，幼红细胞 PAS 反应常为阴性，予以叶酸、$VitB_{12}$ 治疗有效。

4. 急性粒细胞缺乏症恢复期　在药物或某些感染引起的粒细胞缺乏症的恢复期，骨髓中原、幼粒细胞明显增加。但该症多有明确病因，血小板正常，原、幼粒细胞中无 Auer 小体及染色体异常。短期内骨髓成熟粒细胞恢复正常。

● 要点六　西医治疗

（一）一般治疗

1. 高白细胞血症紧急处理：当循环血液中白细胞 $> 200 \times 10^9/L$ 时，患者可产生白细胞淤滞症，表现为呼吸困难，甚至呼吸窘迫、低氧血症、反应迟钝、颅内出血等，可增加死亡率和髓外白血病的复发率。因此，当白细胞 $> 100 \times 10^9/L$ 时，应立即使用血细胞分离机清除过高白细胞；同时予以化疗和水化，预防并发症。

2. 防治感染。

3. 纠正贫血：严重贫血可输浓集红细胞或

全血。

4. 控制出血：如果因血小板计数过低而引起出血，输注浓集血小板悬液是较有效措施。如果出血系 DIC 所引起（如 M3），应立即给予适当的抗凝治疗。

5. 防治高尿酸血症肾病。

6. 维持营养。

（二）抗白血病治疗

第一阶段为诱导缓解治疗，化学治疗是此阶段白血病治疗的主要方法。目的是达到完全缓解（CR）并延长生存期。

第二阶段是达到 CR 后进入缓解后治疗。主要方法是化疗和造血干细胞移植（HSCT）。

● 要点七　中医辨证论治

在诱导缓解期，中医药治疗可减少化疗的毒副作用，增强机体对化疗的耐受性，促进造血功能的恢复和减轻胃肠道反应；完全缓解或在骨髓移植后应以中药扶正培本为主，注意益气养阴，扶正减毒，使化疗对机体的损伤得到恢复，增强机体的免疫功能，清除体内残留白血病细胞，提高白血病缓解率和无病生存率。

1. 热毒炽盛证

证候：壮热，口渴多汗，烦躁，头痛面赤，身痛，口舌生疮，咽喉肿痛，面颊肿胀疼痛，或咳嗽、咳黄痰、皮肤、肛门疖肿，便秘尿赤，或见吐血、衄血、便血、尿血、斑疹，或神昏谵语，舌质红绛，苔黄，脉大。

治法：清热解毒，凉血止血。

方药：黄连解毒汤合清营汤加减。

2. 痰热瘀阻证

证候：腹部积块，颌下、腋下、颈部有痰核单个或成串，痰多，胸闷，头重，纳呆，发热，肢体困倦，心烦口苦，目眩，骨痛，胸部刺痛，口渴而不欲饮，舌质紫暗，或有瘀点、瘀斑，舌苔黄腻，脉滑数或沉细而涩。

治法：清热化痰，活血散结。

方药：温胆汤合桃红四物汤加减。

3. 阴虚火旺证

证候：皮肤瘀斑，鼻衄，齿龈出血，发热或五心烦热，口苦口干，盗汗，乏力，体倦，面色晦滞，舌质红，苔黄，脉细数。

治法：滋阴降火，凉血解毒。

方药：知柏地黄丸合二至丸加减。

4. 气阴两虚证

证候：低热，自汗，盗汗，气短，乏力，面色不华，头晕，腰膝酸软，手足心热，皮肤瘀点、瘀斑、鼻衄、齿衄，舌淡有齿痕，脉沉细。

治法：益气养阴，清热解毒。

方药：五阴煎加味。

5. 湿热内蕴证

证候：发热，有汗而热不解，头身困重，腹胀纳呆，关节酸痛，大便不爽或下利不止，肛门灼热，小便黄赤而不利，舌红，苔黄腻，脉滑数。

治法：清热解毒，利湿化浊。

方药：葛根芩连汤加味。

细目五　慢性粒细胞性白血病

慢性粒细胞白血病（CML）是一种发生在多能造血干细胞上的恶性骨髓增生性疾病（获得性造血干细胞恶性克隆性疾病），主要涉及髓系。其临床特点是外周血粒细胞显著增多并有不成熟性，在受累的细胞系中可找到 Ph 染色体和 BCR-ABL 融合基因。病程较缓慢，脾脏肿大。由慢性期、加速期，最终发展为急变期。

● 要点一　西医病因

见急性白血病。

● 要点二　中医病因病机

见急性白血病。

● 要点三　临床表现

慢性粒细胞白血病国内比较多见，可发生于任何年龄，但以中年居多，男性多于女性。起病缓慢，早期可无自觉症状，往往在偶然情况下发现血象异常或脾肿大而被确诊。

（一）慢性期（CP）

CP 一般持续 1~4 年。患者有乏力、低热、多汗或盗汗、体重减轻等代谢亢进表现。由于脾大而自觉左上腹坠胀感，常以脾脏肿大为最显著体征。往往就医时脾脏已达脐平面上下。质地坚实，表面光滑，无压痛，脾梗死时可有明显压痛，并有摩擦音。肝脏明显肿大较少见。部分患者胸骨中下段压痛。当白细胞显著增高时，可有眼底充血及出血。白细胞极度增高时，可发生"白细胞淤滞症"。

（二）加速期（AP）

常有发热、虚弱、进行性体重下降、骨骼疼痛，逐渐出现贫血和出血。脾持续或进行性肿大。对原来治疗有效的药物无效。AP可持续几个月到数年。

（三）急变期（BP/BC）

为CML的终末期，临床与AL类似。多数急粒变，少数为急淋变或急单变，偶有巨核细胞及红细胞等类型的急性变。急性变预后极差，往往在数月内死亡。

● 要点四　实验室检查及其他检查

（一）慢性期（CP）

1. 血象　白细胞数明显增高，常超过$20 \times 10^9/L$，可达$100 \times 10^9/L$以上。血片中粒细胞显著增多，可见各阶段粒细胞，以中性中幼、晚幼和杆状核粒细胞居多，原始（Ⅰ+Ⅱ）细胞<10%；嗜酸性及嗜碱性粒细胞增多，后者有助于诊断。血小板多在正常水平，部分患者增多；晚期血小板渐减少，并出现贫血。

2. 中性粒细胞碱性磷酸酶（NAP）测定　活性减低或呈阴性反应。治疗有效时NAP活性可以恢复，疾病复发时又下降，合并细菌性感染时可略升高。

3. 骨髓　骨髓增生明显至极度活跃，以粒细胞为主，粒：红比例明显增高，其中中性中幼、晚幼及杆状核粒细胞明显增多，原始细胞少于10%。嗜酸性和嗜碱性粒细胞增多。红细胞相对减少。巨核细胞增多或正常，后期减少。

4. 细胞遗传学及分子生物学改变　95%以上CML细胞出现Ph染色体（小的22号染色体），显带分析为t（9；23）（q34；q11）。9号染色体长臂上的C-ABL原癌基因易位到22号染色体长臂的断裂点簇集区（BCR）形成BCR-ABL融合基因。其编码的蛋白主要为P_{210}。P_{210}具有酪氨酸激酶活性，导致CML发生。Ph染色体可见于粒、红、单核、巨核及淋巴细胞中。

5. 血液生化　血清及尿中尿酸浓度增高。血清乳酸脱氢酶增高。

（二）加速期（AP）

外周血或骨髓原始细胞≥10%，外周血嗜碱性粒细胞>20%，不明原因的血小板进行性减少或增加。

（三）急变期（BP/BC）

外周血中原粒+早幼粒细胞>30%。骨髓中原始细胞或原淋+幼淋或原单+幼单>20%，原粒+早幼粒细胞>50%，出现髓外原始细胞浸润。

● 要点五　诊断与鉴别诊断

（一）诊断

凡有不明原因的持续性白细胞数增高，根据典型的血象、骨髓象改变，脾肿大，Ph染色体阳性，BCR-ABL融合基因阳性即可做出诊断。Ph染色体尚可见于2% AML、5%儿童ALL及25%成人ALL，应注意鉴别。

（二）鉴别诊断

1. 其他原因引起的脾大　血吸虫病、慢性疟疾、黑热病、肝硬化、脾功能亢进等均有脾大。但各病均有各自原发病的临床特点，并且血象及骨髓象无CML的典型改变。Ph染色体及BCR-ABL融合基因均阴性。

2. 骨髓纤维化　原发性骨髓纤维化脾大显著，血象中白细胞增多，并出现幼粒细胞等，易与CML混淆。但骨髓纤维化外周血白细胞数一般比CML少，多不超过$30 \times 10^9/L$，且波动不大。NAP阳性。此外幼红细胞持续出现于外周血中，红细胞形态异常，特别是泪滴状红细胞易见。Ph染色体及BCR-ABL融合基因阴性。多次多部位骨髓穿刺干抽。骨髓活检网状纤维染色阳性。

3. 类白血病反应 常并发于严重感染、恶性肿瘤等基础疾病，并有相应原发病的临床表现。白细胞数可达 50×10^9/L，粒细胞胞浆中常有中毒颗粒和空泡。嗜酸性粒细胞和嗜碱性粒细胞不增多。NAP 反应强阳性，Ph 染色体及 BCR-ABL 融合基因阴性。血小板和血红蛋白大多正常。原发病控制后，白细胞恢复正常。

● 要点六 西医治疗

CML 治疗应着重于慢性期早期，避免疾病转化，力争细胞遗传学和分子生物学水平的缓解，一旦进入加速期或急变期则预后很差。

（一）细胞淤滞症紧急处理

见急性白血病，需并用羟基脲和别嘌呤醇。

（二）化学治疗

化疗虽可使大多数 CML 患者血象和异常体征得到控制，但中位生存期（40 个月左右）并未延长。化疗时宜保持每日尿量在 2500mL 以上和尿液碱化，加用别嘌呤醇 100mg，每 6 小时一次，防止高尿酸血症肾病，至白细胞数正常后停药。

1. 羟基脲（hydroxyurea，HU） 为细胞周期特异性抑制 DNA 合成的药物，起效快，但持续时间短，为当前首选化疗药物。

2. 白消安（busulfan，BU，马利兰） 是一种烷化剂，作用于早期祖细胞，起效慢且后作用长，剂量不易掌握。用药过量往往造成严重骨髓抑制，且恢复较慢。个别患者即使剂量不大也可出现骨髓抑制，应提高警惕。长期用药可出现皮肤色素沉着、精液缺乏及停经、肺纤维化等，现已较少使用。

3. 其他药物 Ara-C、高三尖杉酯碱（homoharringtonine，HHT）、靛玉红（indirubin）、异靛甲、二溴卫茅醇、6-MP、美法仑、6TG、环磷酰胺、砷剂及其他联合化疗亦有效，但多在上述药物无效时才考虑使用。

（三）其他治疗

1. 干扰素-α（interferon-α，IFN-α） 300 万~500 万 U/(m^2·d) 皮下或肌内注射，每周 3~7 次，持续用数月至数年不等。IFN-α 起效较慢，对白细胞显著增多者，宜在第 1~2 周并用羟基脲或小剂量 Ara-C。

2. 甲磺酸伊马替尼（imatinib mesylate，IM） 为 2-苯胺嘧啶衍生物，能特异性阻断 ATP 在 abl 激酶上的结合位置，使酪氨酸残基不能磷酸化，从而抑制 BCR-ABL 阳性细胞的增殖。

3. 异基因造血干细胞移植（Allo-SCT） 是目前认为根治 CML 的标准治疗。骨髓移植应在 CML 慢性期待血象及体征控制后尽早进行。常规移植患者年龄以 45 岁以下为宜。

（四）CML 晚期的治疗

晚期患者对药物耐受性差，缓解率低，且缓解期很短。

● 要点七 中医辨证论治

1. 阴虚内热证

证候：低热，多汗或盗汗，头晕目眩，虚烦，面部潮红，口干口苦，消瘦，手足心热，皮肤瘀斑或鼻衄、齿衄，舌质光红，苔少，脉细数。

治法：滋阴清热，解毒祛瘀。

方药：青蒿鳖甲汤加减。

2. 瘀血内阻证

证候：形体消瘦，面色晦暗，胸骨按痛，胁下积块按之坚硬、刺痛，皮肤瘀斑，鼻衄、齿衄、尿血或便血，舌质紫暗，脉细涩。

治法：活血化瘀。

方药：膈下逐瘀汤加减。

3. 气血两虚证

证候：面色萎黄或苍白，头晕眼花，心悸，疲乏无力，气短懒言，自汗，食欲减退，舌质淡，苔薄白，脉细弱。

治法：补益气血。

方药：八珍汤加减。

4. 热毒壅盛证

证候：发热甚或壮热，汗出，口渴喜冷饮，衄血发斑或便血、尿血，身疼骨痛，左胁下积块进行性增大、硬痛不移，倦怠神疲，消瘦，舌红，苔黄，脉数。

治法：清热解毒为主，佐以扶正祛邪。

方药：清营汤合犀角地黄汤加减。

细目六　特发性血小板减少性紫癜

特发性血小板减少性紫癜（ITP）是一组免疫介导的血小板过度破坏所致的出血性疾病。以广泛皮肤黏膜及内脏出血、血小板减少、骨髓巨核细胞发育成熟障碍、血小板生存时间缩短及血小板膜糖蛋白特异性自身抗体出现等为特征。临床可分为急性型和慢性型。

本病属中医"血证""阴阳毒""发斑""肌衄""葡萄疫""紫癜""紫斑"等范畴，部分严重病例并发脑出血者可归属"中风"范畴。

● 要点一　西医病因、发病机制

1. 感染　细菌或病毒感染与 ITP 发病有密切关系。急性 ITP 患者，在发病前两周左右有上呼吸道感染史；慢性 ITP 患者，常因感染而致病情加重。

2. 免疫因素　将 ITP 患者血浆输给健康受试者可造成后者一过性血小板减少。50%～70% 的 ITP 患者血浆和血小板表面可检测到血小板膜糖蛋白特异性自身抗体。目前认为，自身抗体致敏的血小板被单核-巨噬细胞系统过度吞噬破坏是 ITP 发病的主要机制。

3. 脾的作用　脾是自身抗体产生的主要部位，也是血小板破坏的重要场所。

4. 其他因素　鉴于 ITP 在女性多见，推测本病发病可能与雌激素有关，雌激素可能有抑制血小板生成和/或增强单核-巨噬细胞系统对与抗体结合之血小板的吞噬作用。

● 要点二　中医病因病机

本病病因多为外感热毒之邪内伤脏腑、气血阴阳失调，导致血不循经，溢于脉外。

1. 热盛迫血　火热内盛，致血脉受火热熏灼，血热妄行而溢于脉外。

2. 阴虚火旺　虚火内炽，灼伤血脉，迫血妄行而发为紫癜。

3. 气不摄血　气虚不能统摄血液，血溢肌肤而为紫癜。

4. 瘀血阻滞　瘀血阻滞，血行不畅，致血不循经，溢于脉外而为紫斑或便血、尿血等。

本病的病因病机有血热伤络、阴虚火旺、气不摄血及瘀血阻滞之不同。病位在血脉，与心、肝、脾、肾关系密切。病理性质有虚实之分，热盛迫血为实；阴虚火旺，气不摄血为虚。若病久不愈，导致瘀血阻滞者，则表现为虚实夹杂。

● 要点三　临床表现

1. 急性型　常见于儿童。有上呼吸道感染史，特别是病毒感染史。起病急骤，部分患者可有畏寒、寒战、发热。全身皮肤出现瘀点、瘀斑，可有血疱及血肿形成。鼻出血、牙龈出血、口腔黏膜及舌出血常见。当血小板低于 $20\times10^9/$L 时，可有内脏出血；颅内出血（含蛛网膜下腔出血）可致剧烈头痛、意识障碍、瘫痪及抽搐，是致死的主要原因。出血量过大或范围过于广泛者，可出现程度不等的贫血、血压降低甚至失血性休克。

2. 慢性型　主要见于青年和中年女性。起病隐匿，一般无前驱症状，多为皮肤、黏膜出血，如瘀点、瘀斑，外伤后出血不止等，鼻出血、牙龈出血亦常见。严重内脏出血较少见，月经过多常见，在部分患者可为唯一临床症状。患者病情可因感染等而骤然加重，出现广泛、严重的皮肤黏膜及内脏出血。病程在半年以上者，部分可出现轻度脾肿大。

● 要点四　实验室检查及其他检查

1. 血小板　①急性型血小板多在 $20\times10^9/$L 以下，慢性型常在 $50\times10^9/$L 左右。②血小板平均体积偏大，易见大型血小板。③出血时间延长，血块收缩不良。④血小板功能一般正常。

2. 骨髓象　①急性型骨髓巨核细胞数量轻度增加或正常，慢性型骨髓巨核细胞数量显著增加。②巨核细胞发育成熟障碍，急性型者尤甚，表现为巨核细胞体积变小，胞浆内颗粒减少，幼稚巨核细胞增加。③有血小板形成的巨核细胞显著减少（<30%）。④红系及粒、单核系正常。

3. 血小板生存时间 90%以上的患者血小板生存时间明显缩短。

4. 其他 可有程度不等的正常细胞或小细胞低色素性贫血，少数可发现自身免疫性溶血证据（Evans综合征）。

● **要点五 诊断与鉴别诊断**

（一）诊断

本病的诊断要点如下：
1. 广泛出血累及皮肤、黏膜及内脏。
2. 多次检查血小板计数减少。
3. 脾不大。
4. 骨髓巨核细胞增多或正常，有成熟障碍。
5. 泼尼松或脾切除治疗有效。
6. 排除其他继发性血小板减少症。

（二）鉴别诊断

本病确诊需排除继发性血小板减少症，如再生障碍性贫血、脾功能亢进、MDS、白血病、系统性红斑狼疮、药物性免疫性血小板减少等。本病与过敏性紫癜不难鉴别。

● **要点六 西医治疗**

本病的治疗应考虑急性与慢性的区别，急性ITP有自愈倾向，主要是休息及防止出血。慢性ITP则可采用糖皮质激素等抑制免疫功能治疗为主，可减轻临床症状，多较难治愈。

1. 一般治疗 出血严重者应注意休息。血小板低于$20 \times 10^9/L$者，应严格卧床，避免外伤。注意止血药的应用及局部止血。

2. 糖皮质激素 是治疗本病的首选药物。近期有效率约为80%。常用泼尼松口服，病情严重者用等效量地塞米松或甲泼尼龙静脉滴注，好转后改口服。

3. 脾切除 是治疗本病的有效方法之一。

适应证：①正规糖皮质激素治疗3~6个月无效。②泼尼松维持量每日需大于30mg。③有糖皮质激素使用禁忌证。④^{51}Cr扫描脾区放射指数增高。以脾动脉栓塞替代脾切除，亦有良效。

4. 免疫抑制剂治疗 不宜首选。

适应证：①糖皮质激素或切脾疗效不佳者。②有使用糖皮质激素或切脾禁忌证者。③与糖皮质激素合用以提高疗效及减少糖皮质激素的用量。

常用药物：长春新碱、环磷酰胺、硫唑嘌呤、环孢素、霉酚酸酯（MMF）、利妥昔单克隆抗体（rituximab）。

5. 其他治疗 有达那唑（为合成雄性激素）、氨肽素等。

6. 急症处理

常用方法：①血小板悬液输注。②静脉注射丙种球蛋白。③血浆置换。④大剂量甲泼尼龙。

适用于：①血小板低于$20 \times 10^9/L$者。②出血严重、广泛者。③疑有或已发生颅内出血者。④近期将实施手术或分娩者。

● **要点七 中医辨证论治**

1. 血热妄行证

证候：皮肤紫癜，色泽新鲜，起病急骤，紫斑以下肢最为多见，形状不一，大小不等，有的甚至互相融合成片，发热，口渴，便秘，尿黄，常伴有鼻衄、齿衄，或有腹痛，甚则尿血、便血，舌质红，苔薄黄，脉弦数或滑数。

治法：清热凉血。

方药：犀角地黄汤加减。

2. 阴虚火旺证

证候：紫斑较多、颜色紫红、下肢尤甚，时发时止，头晕目眩，耳鸣，低热颧红，心烦盗汗，齿衄鼻衄，月经量多，舌红少津，脉细数。

治法：滋阴降火，清热止血。

方药：茜根散或玉女煎加减。

3. 气不摄血证

证候：斑色暗淡，多散在出现，时起时消，反复发作，过劳则加重，可伴神情倦怠，心悸，气短，头晕目眩，食欲不振，面色苍白或萎黄，舌质淡，苔白，脉弱。

治法：益气摄血，健脾养血。

方药：归脾汤加减。

4. 瘀血内阻证

证候：肌衄、斑色青紫，鼻衄，吐血，便

血，血色紫暗，月经有血块，毛发枯黄无泽，面色黧黑，下睑色青，舌质紫暗或有瘀斑、瘀点，脉细涩或弦。

治法：活血化瘀止血。
方药：桃红四物汤加减。

（许庆友）

第六单元　内分泌与代谢疾病

细目一　甲状腺功能亢进症

甲状腺功能亢进症（简称甲亢）是指各种原因导致甲状腺激素分泌过多，引起甲状腺毒症，以 Graves 病最为常见。Graves 病是一种自身免疫性疾病，主要临床表现有高代谢证候群、弥漫性甲状腺肿、眼征和胫前黏液性水肿。

本病与中医学的"瘿气"相似，可归属于"瘿病""心悸""瘿瘤"等范畴。

● 要点一　西医病因、发病机制

Graves 病（GD）的病因和发病机制尚未完全阐明。

一般认为，本病主要是在遗传的基础上，因精神刺激、感染等应激因素而诱发的器官特异性自身免疫疾病。由于遗传基因的缺陷，受某些因素的诱发，特异性抑制性 T 淋巴细胞功能降低，导致辅助性 T 淋巴细胞和 B 淋巴细胞功能增强，产生针对甲状腺的自身抗体。

● 要点二　中医病因病机

本病中医病因主要为情志失调和体质因素，体质因素是内因，情志失调是发病的主要诱因。二者相合引起肝郁气滞，疏泄失常，气滞痰凝，壅于颈前，气郁化火，耗气伤阴。

1. 气滞痰凝　情志内伤，肝郁气滞，脾虚酿生痰湿，痰浊壅阻，凝结颈前。

2. 肝火旺盛　肝郁气滞，脾虚生痰，痰气交阻，郁而化火，壅结颈前。

3. 阴虚火旺　痰气郁滞，易于化火，病久火热内盛，耗伤阴津，虚火上炎。

4. 气阴两虚　痰气交阻，郁而化火，久之耗气伤阴，终致气阴两虚。

本病基本病机为气滞痰凝，气郁化火，耗气伤阴。本病初起多属实，以气滞痰凝、肝火旺盛为主；病久阴损气耗，多以虚为主，表现为气阴两虚之证；亦可致气血运行不畅、血脉瘀滞之实证。病位在颈前，与肝、肾、心、胃等脏腑关系密切。

● 要点三　临床表现

1. 临床特点　女性的患病率显著高于男性，以 20~40 岁的中青年多见，起病缓慢，仅少数急性起病。

2. 症状

（1）高代谢综合征　怕热多汗，皮肤温暖湿润，体重锐减，疲乏无力。

（2）精神神经系统　神经过敏，时有幻觉，甚而发生亚躁狂症。也有部分患者表现为寡言、抑郁。舌、手伸出时可有细震颤，腱反射亢进。

（3）心血管系统　心悸，胸闷，气促，稍活动后更加剧，严重者可导致甲亢性心脏病。

（4）消化系统　食欲亢进，易饥多食，大便次数增多，甚至可出现慢性腹泻。

（5）肌肉骨骼系统　肌肉软弱无力，可伴有周期性麻痹。

（6）生殖系统　常见月经减少，甚至闭经；男性患者则常出现阳痿，偶见乳房发育。

3. 体征

（1）甲状腺肿　甲状腺一般呈弥漫性肿大，双侧对称，质地不等，可随吞咽运动上下移动。甲状腺左右叶上下极可有震颤并伴有血管杂音。

（2）眼征　非浸润性突眼和浸润性突眼。

（3）皮肤及肢端表现　胫前黏液性水肿。

（4）心脏　心律失常以早搏最为常见，阵发性或持续性心房纤颤或心房扑动、房室传导阻滞等也可发生。收缩压上升，舒张压降低，脉压差增大。

4. 特殊的临床表现及类型

（1）甲状腺危象　常见诱因有感染、手术、创伤、精神刺激等。临床表现为高热、大汗、心动过速（140次/分以上）、烦躁、焦虑不安、谵妄、恶心、呕吐、腹泻，严重者可有心衰、休克即昏迷等。

（2）甲状腺毒症性心脏病　表现为心脏扩大、心律失常或心力衰竭。甲亢控制后心脏可恢复正常。

（3）淡漠型甲亢　主要表现为明显消瘦、心悸、乏力、震颤、头晕、昏厥、神经质或神志淡漠、腹泻、厌食，可伴有心房颤动和肌病等。

（4）亚临床甲亢　其特点是血T_3、T_4正常，TSH降低。本症可能是本病早期或经药物、手术或放射碘治疗控制后的暂时性临床表现，但也可持续存在。

（5）其他　①T_3甲状腺毒症。②妊娠期甲状腺功能亢进症。③胫前黏液性水肿。④Greaves眼病。

● **要点四　实验室检查及其他检查**

1. 血清甲状腺激素的测定　血清游离甲状腺素（FT_4）和游离三碘甲状腺原氨酸（FT_3）直接且准确地反映甲状腺功能状态，敏感性和特异性明显优于TT_4、TT_3。

2. 血清TSH测定　较T_3、T_4灵敏度高，是反映甲状腺功能最有价值的指标，对亚临床型甲亢和亚临床型甲减的诊断及治疗监测均有重要意义。

3. 甲状腺摄^{131}I率测定　正常值：3小时为5%～25%，24小时为20%～45%，高峰在24小时出现。甲亢时甲状腺摄^{131}I率增高，3小时大于25%，24小时大于45%，且高峰前移。

4. 甲状腺抗体检查　具有早期诊断意义，对随访疗效、判断能否停药及治疗后复发的可能性等有一定的指导意义。GD患者甲状腺球蛋白抗体（TgAb）、甲状腺过氧化酶抗体（TPOAb）等测定均可呈阳性，但滴度不如桥本甲状腺炎高，如长期持续阳性且滴度较高提示有进展为自身免疫性甲减的可能。

5. 血液和造血系统　周围血循环中白细胞总数可偏低，而淋巴细胞及单核细胞均相对增加，血小板寿命较短。

6. 影像学检查　超声、CT、放射性核素检查有一定的诊断价值。

● **要点五　诊断与鉴别诊断**

（一）诊断

临床表现为怕热、多汗、易激动、易饥多食、消瘦、手颤、腹泻、心动过速及眼征、甲状腺肿大等，在甲状腺部位听到血管杂音和触到震颤具有诊断意义。对一些轻症或临床表现不典型的病例，常需借助实验室检查，才能明确诊断。在确诊甲亢的基础上，排除其他原因所致的甲亢，结合患者眼征、弥漫性甲状腺肿、TSAb阳性，即可诊断为GD。

（二）鉴别诊断

1. 单纯性甲状腺肿　除甲状腺肿大外，无甲亢的症状和体征，虽然测甲状腺摄^{131}I率有时可增高，但高峰不前移，且T_3抑制试验可被抑制。TRH兴奋试验正常，血清T_3、T_4水平正常。

2. 神经官能症　神经官能症的患者由于植物神经调节紊乱，也可出现心悸、气短、易激动、手颤、乏力、多汗等症状，与甲亢患者临床表现相似，但无突眼，甲状腺不肿大，血清T_3、T_4水平及甲状腺摄^{131}I率等检查结果正常。

3. 其他部分不典型患者　常以心脏症状为主，如早搏、心房纤颤或充血性心力衰竭等，易被误诊为心脏疾病；以低热、多汗为主要表现者，需与结核病鉴别；老年甲亢的临床表现多不典型，常有淡漠、厌食等症，且消瘦明显，应与癌症相鉴别；甲亢伴有肌病时，应与家族性周期性麻痹和重症肌无力鉴别。

● **要点六　西医治疗**

1. 一般治疗。 休息，解除精神压力，避免精神刺激和劳累过度。加强支持疗法，忌食辛辣及含碘丰富的食物，少喝浓茶、咖啡。

2. 抗甲状腺药物治疗。分为硫脲类和咪唑类，药物有丙基硫氧嘧啶（PTU）、甲基硫氧嘧啶（MTU）、甲巯咪唑（他巴唑）、卡比马唑（甲亢平）。其作用机理主要为抑制甲状腺激素的合成，其中丙基硫氧嘧啶还有抑制 T_4 在周围组织中转化为 T_3 的作用。

3. 辅助药物治疗。β受体阻滞剂能改善交感神经兴奋性增高的表现，常用制剂为普萘洛尔（心得安）；碘化物可抑制甲状腺激素的合成、释放，并能抑制 T_4 向 T_3 转换。

4. ^{131}I 放射性治疗。

5. 手术治疗。外科手术是治疗甲状腺功能亢进症的有效手段之一，手术的方式主要是甲状腺次全切除术。甲亢患者经手术治疗后，70%以上的患者可获得痊愈，但手术也可引起一些并发症，且属不可逆性的破坏性治疗，应慎重选择。

6. 甲状腺危象的治疗。首先针对诱因治疗，如控制感染等；抑制甲状腺素的合成与释放，常首选丙基硫氧嘧啶 600mg 口服，以后每 6 小时给予 200mg，待症状缓解后逐步减至一般治疗量；还可联合使用碘剂。使用普萘洛尔以减轻交感神经兴奋症状和抑制 T_4 转化为 T_3；氢化可的松 50～100mg，加入 5%～10%葡萄糖中静滴，6～8 小时 1 次；予以物理降温。

● **要点七　中医辨证论治**

1. 气滞痰凝证

证候：颈前肿胀，烦躁易怒，胸闷，两胁胀满，善太息，失眠，月经不调，腹胀便溏，舌质淡红，舌苔白腻，脉弦或弦滑。

治法：疏肝理气，化痰散结。

方药：逍遥散合二陈汤加减。

2. 肝火旺盛证

证候：颈前肿胀，眼突，烦躁易怒，易饥多食，手指颤抖，恶热多汗，面红烘热，心悸失眠，头晕目眩，口苦咽干，大便秘结，月经不调，舌质红，舌苔黄，脉弦数。

治法：清肝泻火，消瘿散结。

方药：龙胆泻肝汤加减。

3. 阴虚火旺证

证候：颈前肿大，眼突，心悸汗多，手颤，易饥多食，消瘦，口干咽燥，五心烦热，急躁易怒，失眠多梦，月经不调，舌质红，舌苔少，脉细数。

治法：滋阴降火，消瘿散结。

方药：天王补心丹加减。

4. 气阴两虚证

证候：颈前肿大，眼突，心悸失眠，手颤，消瘦，神疲乏力，气短汗多，口干咽燥，手足心热，纳差，大便溏薄，舌质红或淡红，舌苔少，脉细或细数无力。

治法：益气养阴，消瘿散结。

方药：生脉散加味。

细目二　糖尿病

糖尿病是由于胰岛素缺乏和（或）胰岛素生物作用障碍导致的一组以长期高血糖为主要特征的代谢性疾病。临床特征为多尿、多饮、多食及消瘦，同时伴有脂肪、蛋白质、水和电解质等代谢障碍，且可以并发眼、肾、神经、心脑血管等多脏器和组织的慢性损害，引起其功能障碍及衰竭。病情严重或应激时可发生急性代谢紊乱，如糖尿病酮症酸中毒、高渗性昏迷和乳酸性酸中毒等而危及生命。

本病可归属于中医学"消渴病"，并发症可归于"虚劳""胸痹""中风""雀目""疮痈"和"脱疽"等范畴。

● **要点一　西医病因、发病机制**

（一）西医病因

1. 1 型糖尿病（type 1 diabetes mellitus, T1DM） 绝大多数 T1DM 是自身免疫性疾病，遗传因素和环境因素（病毒感染、化学毒性物质和饮食因素等）共同参与其发病过程。某些外界因素作用于有遗传易感性的个体，激活 T 淋巴细胞介导的一系列自身免疫反应，引起选择性胰岛

B细胞破坏和功能衰竭，体内胰岛素分泌不足进行性加重，导致糖尿病。

2.2型糖尿病（type 2 diabetesmellitus，T2DM） T2DM也是复杂的遗传因素和环境因素（增龄、现代生活方式、营养过剩、体力活动不足、子宫内环境以及应激、化学毒物等）共同作用的结果。在遗传因素和上述环境因素共同作用下所引起的肥胖，特别是中心性肥胖，与胰岛素抵抗和T2DM的发生有密切关系。

3. 特殊类型糖尿病 不同的单基因缺陷导致胰岛B细胞功能缺陷等。

4. 妊娠期糖尿病（gestational diabetes mellitus，GDM） 个体素质及内外环境因素的影响。

（二）发病机制

1.1型糖尿病 是以胰岛B细胞破坏、胰岛素分泌缺乏为特征的自身免疫性疾病。目前认为，其发生发展可分为6个阶段：①遗传学易感性。②启动自身免疫反应。③免疫学异常。④进行性胰岛B细胞功能丧失。⑤临床糖尿病。⑥发病后数年，胰岛B细胞完全破坏。

2.2型糖尿病 其发病与胰岛素抵抗和胰岛素分泌的相对性缺乏有关，两者皆呈不均一性。其发生发展可分为4个阶段：①遗传易感性。②高胰岛素血症和/或胰岛素抵抗。③糖耐量减低（impaired glucose tolerance，IGT）。④临床糖尿病。

● 要点二 中医病因病机

病因主要包括禀赋不足、饮食失节、情志失调、劳欲过度或外感热邪等。

1. 阴虚燥热 肺阴不足，肺热炽盛，耗液伤津而口干舌燥，烦渴多饮；治节失职，津液失布则尿频量多。胃热炽盛，则多食易饥，大便干燥；耗伤津血，肌肉失养，则形体消瘦。禀赋不足，阴精亏虚，或肝郁化火，下竭肾精，肾失开合固摄，水谷精微直趋下泄，尿多味甜。

2. 气阴两虚 燥热伤津耗气，而致气阴两虚。

3. 阴阳两虚 肾阴日损，肾阳亦衰，肾失固摄，肾气独沉，故小便频数，浑浊如膏；下元衰急，约束无权，而饮一溲一；水谷之精微随尿下注，无以充养周身肌肤，则身体羸瘦；肾失气化，津不上承，故口渴饮少；肾中精气亏虚，耳轮焦干，腰膝酸软，面色黧黑；命门火衰，宗筋弛缓，则形寒肢冷，阳痿不举。

4. 痰瘀互结 肝郁脾虚，失于健运，痰湿内生。痰湿内阻，阻滞气机，血行瘀滞，痰瘀互结。痰瘀阻滞气机，则胸闷、脘痞、腹胀；痰瘀痹阻形体肌肉、四肢筋脉，则肢体酸胀、沉重或刺痛。

5. 脉络瘀阻 久病入络，致脉络瘀阻，血行郁滞，则面色晦暗，唇紫，舌有瘀斑，舌下青筋紫暗；血瘀胸中，不通则痛，则胸中闷痛；瘀阻形体四肢，则肢体麻木或刺痛，甚则趾节枯干焦黑而成脱疽。

消渴病的主要病位在肺、胃、肾，而以肾为关键。如肺燥阴虚，津液失于输布，则胃失濡润；胃热偏盛，则上灼肺津，下耗肾阴；肾阴不足，阴虚火旺，上炎肺胃，终致肺燥、胃热、肾虚三焦同病，多饮、多食、多尿三者并见。

本病基本病机为阴津亏损、燥热偏胜；以阴虚为本，燥热为标，两者互为因果，阴虚燥热，可变证百出。如因肺失滋养并发肺痨；肝肾精血不能上承于耳目，则并发白内障、雀目、耳聋；燥热内结，营阴被灼，脉络瘀阻，蕴毒成脓，则发为疮疖痈疽；阴虚燥热，炼液成痰，痰瘀阻络，或血溢脉外，发为中风偏瘫；阴损及阳，脾肾衰败，水湿潴留，饮溢肌肤，则发为水肿等。病情迁延日久可致气阴两虚，阴阳俱虚；亦可因阴虚津亏，血液黏滞或气虚无力运血而致脉络瘀阻。

● 要点三 临床表现及分类

（一）临床表现

1. 代谢紊乱症状群："三多一少"，即多尿、多饮、多食和体重减轻。可有皮肤瘙痒，尤其外阴瘙痒。血糖升高较快时可致视力模糊。

2. 反应性低血糖及昏迷：因进食后胰岛素分泌高峰延迟，餐后3~5小时血浆胰岛素水平不适当地升高而引起低血糖。

3. 急、慢性并发症或伴发病。

（二）分类

1. 1 型糖尿病

（1）自身免疫性 T1DM（1A 型） 可以是轻度非特异性症状、典型"三多一少"症状或昏迷，取决于病情发展阶段。

①起病：多数青少年患者起病较急，症状较明显；可出现糖尿病酮症酸中毒（diabetic ketoacidosis，DKA），危及生命；某些成年患者，起病缓慢，早期临床表现不明显，可经历一段或长或短的糖尿病不需胰岛素治疗的阶段（有称"成人隐匿性自身免疫性糖尿病"）。一般很快进展到糖尿病需用胰岛素控制血糖或维持生命。

②特点：这类患者很少肥胖，但肥胖不排除本病可能性；血浆基础胰岛素水平低于正常，葡萄糖刺激后胰岛素分泌曲线低平；胰岛 B 细胞自身抗体检查可以阳性。

（2）特发性 T1DM（1B 型）

①起病：通常急性起病。

②特点：临床上表现为糖尿病酮症甚至酸中毒；胰岛 B 细胞功能明显减退甚至衰竭；胰岛 B 细胞自身抗体检查阴性；病因和发病机制有异质性，诊断时需排除单基因突变糖尿病和其他类型糖尿病。

2. 2 型糖尿病 本病为一组异质性疾病，包含许多不同病因者；常有家族史。

①起病：可发生在任何年龄，但多见于成人，常在 40 岁以后起病；多数发病缓慢，症状相对较轻。

②特点：很少自发性发生 DKA，但在感染等应激情况下也可发生 DKA；T2DM 的葡萄糖调节受损（impaired glucose regulation，IGR）和糖尿病早期不需胰岛素治疗的阶段一般较长；临床上大都有"代谢综合征"（肥胖症、血脂异常、脂肪肝、高血压、冠心病、IGT 或 T2DM 等疾病常同时或先后发生，并伴有高胰岛素血症）；有的早期患者以"反应性低血糖"为首发临床表现。

3. 某些特殊类型糖尿病

（1）青年人中的成年发病型糖尿病（maturity-onset diabetes of the young，MODY） 是一组高度异质性的单基因遗传病。主要临床特征：①有三代或以上家族发病史，且符合常染色体显性遗传规律。②发病年龄小于 25 岁。③无酮症倾向，至少 5 年内不需用胰岛素治疗。

（2）线粒体基因突变糖尿病 最早发现的是线粒体 tRNA 亮氨酸基因 3243 位点发生 A→G 点突变，引起胰岛 B 细胞氧化磷酸化障碍，抑制胰岛素分泌。其临床特点为：①母系遗传。②发病早，B 细胞功能逐渐减退，自身抗体阴性。③身材多消瘦（BMI＜24）。④常伴神经性耳聋或其他神经肌肉表现。

4. 妊娠期糖尿病（GDM） 妊娠过程中初次发现的任何程度的糖耐量异常，均可认为是 GDM。GDM 不包括妊娠前已知的糖尿病患者，后者称为"糖尿病合并妊娠"。GDM 妇女分娩后血糖可恢复正常，但有若干年后发生 T2DM 的高度危险性。此外，GDM 患者中可能存在各种类型糖尿病，因此，应在产后 6 周复查，确认其归属及分型，并长期追踪观察。

◉ 要点四 并发症

1. 急性并发症

（1）糖尿病酮症酸中毒（DKA） 是因各种诱因使体内胰岛素缺乏引起糖、脂肪、蛋白质代谢紊乱，出现以高血糖、高酮血症、代谢性酸中毒为主要表现的临床综合征。表现为烦渴、尿多、乏力、恶心呕吐、精神萎靡或烦躁、神志恍惚、嗜睡、昏迷，严重酸中毒时出现深大呼吸，呼吸有烂苹果味。

（2）高渗性非酮症糖尿病昏迷 是因高血糖引起的血浆渗透压增高，以严重脱水和进行性意识障碍为特征的临床综合征。表现为烦渴、多尿，严重者出现脱水症状群，如皮肤干燥、口干、脉速、血压下降、休克、神志障碍、昏迷等。实验室检查血酮、尿酮正常。

2. 感染性并发症

（1）皮肤化脓性感染 糖尿病患者常发生疖、痈等皮肤化脓性感染，可反复发生，有时可引起败血症或脓毒血症。

（2）真菌感染 皮肤真菌感染如股癣、体癣常见；真菌性阴道炎和巴氏腺炎是女性患者常见并发症，多为白色念珠菌感染所致。

（3）肺结核　糖尿病合并肺结核的发生率较非糖尿病高。

（4）泌尿道感染　肾盂肾炎和膀胱炎多见于女性患者，反复发作可转为慢性。

3. 慢性并发症

（1）大血管病变　主要侵犯主动脉、冠状动脉、脑动脉、肾动脉、肢体外周动脉等。

1）糖尿病性心脏病：发病率是非糖尿病人的 2~3 倍。

2）糖尿病性脑血管病：其中脑出血少见，脑梗死居多，以多发性病灶和中、小脑梗死为特点，少数呈现短暂性脑缺血发作。

3）糖尿病下肢动脉硬化闭塞症：早期仅感下肢困倦、无力、感觉异常、麻木、膝以下发凉，继之出现间歇性跛行、静息痛，严重时发生下肢溃疡、坏疽。

（2）微血管病变

1）糖尿病肾病：肾脏血流动力学异常是本病早期的重要特点，表现为高灌注（肾血浆流量过高）状态，可促进病情进展；美国糖尿病协会（ADA）推荐筛查和诊断微量白蛋白尿采用测定即时尿标本的白蛋白/肌酐比率（2007 年），<30μg/mg、30~299μg/mg 和 ≥300μg/mg 分别为正常、微量白蛋白尿和大量白蛋白尿。糖尿病肾损害的发生、发展可分为 5 期：Ⅰ期为糖尿病初期，肾体积增大，肾小球入球小动脉扩张，肾血浆流量增加，肾小球内压增加，肾小球滤过率（GFR）明显升高。Ⅱ期肾小球毛细血管基底膜增厚，尿白蛋白排泄率（UAER）多数正常，可间歇性增高（如运动后、应激状态），GFR 轻度增高。Ⅲ期为早期肾病，出现微量白蛋白尿，即 UAER 持续在 20~200μg/min（正常<10μg/min），GFR 仍高于正常或正常。Ⅳ期为临床肾病，尿蛋白逐渐增多，UAER>200μg/min，即尿白蛋白排出量>300mg/24h，相当于尿蛋白总量>0.5g/24h，GFR 下降，可伴有水肿和高血压，肾功能逐渐减退。Ⅴ期为尿毒症，多数肾单位闭锁，UAER 降低，血肌酐升高，血压升高。

2）糖尿病性视网膜病变：视网膜改变可分为 6 期，分属两大类：①背景性视网膜病变：Ⅰ期见微血管瘤、小出血点；Ⅱ期出现硬性渗出；Ⅲ期出现棉絮状软性渗出。②增殖性视网膜病变：Ⅳ期见新生血管形成、玻璃体积血；Ⅴ期出现纤维血管增殖、玻璃体机化；Ⅵ期出现牵拉性视网膜脱离、失明。当出现增殖性视网膜病变时，常伴有糖尿病肾病及神经病变。

3）糖尿病心肌病：心脏微血管病变和心肌代谢紊乱可引起心肌广泛灶性坏死，诱发心力衰竭、心律失常、心源性休克和猝死。

（3）神经系统并发症

1）周围神经病变：通常为对称性，下肢较上肢严重，病情缓慢。临床表现为肢端感觉异常，分布如袜子或手套状，伴麻木、针刺、热灼、疼痛，后期可出现运动神经受累，肌力减弱甚至肌肉萎缩和瘫痪。

2）自主神经病变：临床表现为瞳孔改变（缩小且不规则、光反射消失、调节反射存在），排汗异常（无汗、少汗或多汗），胃排空延迟（胃轻瘫）、腹泻（饭后或午夜）、便秘，直立性低血压、持续心动过速、心搏间距延长，以及残尿量增加、尿失禁、尿潴留、阳痿等。

3）中枢神经系统并发症：神志改变；缺血性脑卒中；脑老化加速及老年性痴呆危险性增高等。

（4）糖尿病足　又称糖尿病性肢端坏疽。表现为下肢疼痛、感觉异常和间歇性跛行，皮肤溃疡、肢端坏疽。

（5）其他　糖尿病还可引起视网膜黄斑病、白内障、青光眼等其他眼部并发症；皮肤病也很常见。

要点五　实验室检查及其他检查

（一）糖代谢异常严重程度或控制程度的检查

1. 尿糖　尿糖阳性只是提示血糖值超过肾糖阈（大约 10mmol/L），因而尿糖阴性不能排除糖尿病可能；并发肾脏病变时，肾糖阈升高，虽然血糖升高，但尿糖阴性；妊娠期肾糖阈降低时，虽然血糖正常，尿糖可阳性。

2. 血糖 血糖值反映的是瞬间血糖状态。

3. 葡萄糖耐量（OGTT） 当血糖高于正常范围而又未达到诊断糖尿病标准时，须进行OGTT。OGTT应在清晨空腹进行，成人口服75g无水葡萄糖或82.5g含一分子水的葡萄糖，溶于250～300mL水中，5～10分钟内饮完，空腹及开始饮葡萄糖水后2小时测静脉血浆葡萄糖。儿童服糖量按每千克体重1.75g计算，总量不超过75g。

4. 糖化血红蛋白（GHbA1）和糖化血浆白蛋白 GHbA1是葡萄糖或其他糖与血红蛋白的氨基发生非酶催化反应（一种不可逆的蛋白糖化反应）的产物，其量与血糖浓度呈正相关。GHbA1有a、b、c三种，以GHbA1c（A1c）最为主要。由于红细胞在血循环中的寿命约为120天，因此A1c反映患者近8～12周总的血糖水平，为糖尿病控制情况的主要监测指标之一。血浆蛋白（主要为白蛋白）同样也可与葡萄糖发生非酶催化的糖化反应而形成果糖胺，其形成的量与血糖浓度相关，正常值为1.7～2.8mmol/L。由于白蛋白在血中浓度稳定，其半衰期为19天，故果糖胺反映患者近2～3周内总的血糖水平，为糖尿病患者近期病情监测的指标。

（二）胰岛B细胞功能检查

1. 血浆胰岛素和C-肽测定

（1）血浆胰岛素 血浆胰岛素正常参考值：早晨空腹基础水平为35～145pmol/L（5～20mU/L），餐后30～60分钟胰岛素水平上升至高峰，为基础值的5～10倍，3～4小时恢复到基础水平。T1DM病人胰岛素分泌绝对减少，空腹及餐后胰岛素值均低于正常，进餐后胰岛素分泌无增加；T2DM病人胰岛素测定可以正常或呈高胰岛素血症结果。

（2）C-肽水平 与血浆胰岛素测定意义相同，且不受外源胰岛素影响，故能较准确反映胰岛B细胞功能，特别是糖尿病病人接受胰岛素治疗时更能够精确判断细胞分泌胰岛素的能力。

2. 其他检测B细胞功能的方法

（1）葡萄糖-胰岛素释放试验 可了解胰岛素释放第一时相。

（2）胰升糖素-C肽刺激试验 反映B细胞储备功能等，可根据患者的具体情况和检查目的而选用。

（三）并发症检查

根据病情需要选用血脂、肝肾功能等常规检查，急性严重代谢紊乱时的酮体、电解质、酸碱平衡检查，心、肝、肾、脑、眼科以及神经系统的各项辅助检查等。

（四）有关病因和发病机制的检查

GAD65抗体、IAA及IA-2抗体的联合检测；胰岛素敏感性检查；基因分析等。

● **要点六 诊断与鉴别诊断**

（一）诊断

1. 糖化血红蛋白HbA1c≥6.5%。试验应该用美国糖化血红蛋白标准化计划组织（National Glycohemoglobin Standardization Program，NGSP）认证的方法进行。

2. 空腹血糖（FPG）≥7.0mmol/L。空腹的定义是至少8小时未摄入热量。

3. OGTT 2小时血糖≥11.1mmol/L。试验应按照世界卫生组织（WHO）的标准进行，用75g无水葡萄糖溶于水作为糖负荷。

4. 有高血糖的典型症状或高血糖危象，随机血糖≥11.1mmol/L。

5. 如无明确的高血糖症状，结果应重复检测确认。

（二）鉴别诊断

1. 与其他原因所致的尿糖阳性鉴别

（1）肾性糖尿 因肾糖阈降低所致，尿糖阳性，但血糖及OGTT正常。

（2）甲状腺功能亢进症、胃空肠吻合术后 因糖类在肠道吸收快，可引起进食后1/2～1小时血糖过高，出现糖尿，但FPG和2小时PG正常。

(3) 弥漫性肝病 葡萄糖转化为肝糖原功能减弱，肝糖原贮存减少，进食后1/2～1小时血糖过高，出现糖尿，但FPG偏低，餐后2～3小时血糖正常或低于正常。

(4) 急性应激状态 急性应激状态下胰岛素拮抗激素（如肾上腺素、促肾上腺皮质激素、肾上腺皮质激素和生长激素）分泌增加，可使糖耐量减低，出现一过性血糖升高、尿糖阳性，应激过后可恢复正常。

(5) 药物对糖耐量的影响 有服用噻嗪类利尿药、呋塞米、糖皮质激素、口服避孕药、阿司匹林、吲哚美辛、三环类抗抑郁药等药物史。停药后可恢复。

2. 继发性糖尿病

(1) 胰腺炎、胰腺癌、肢端肥大症（或巨人症）、皮质醇增多症、嗜铬细胞瘤 可分别引起继发性糖尿病或糖耐量异常，但均有相应疾病的症状和体征。

(2) 长期服用大量肾上腺皮质激素 可引起类固醇糖尿病，服药史可资鉴别。

● 要点七 西医治疗

(一) 糖尿病教育

①清醒的低血糖患者，虽可选用任何形式的含有葡萄糖的碳水化合物，但葡萄糖（15～20g）是治疗首选。如果15分钟后依然为低血糖，应该重复上述治疗。血糖正常后，患者应进餐或小吃，以预防低血糖复发。②所有具有明显严重低血糖风险的患者应处方胰高血糖素，指导照护者或家人如何使用胰高血糖素。胰高血糖素给药不限于医护专业人员。③对于无症状低血糖或出现过一次或一次以上严重低血糖的糖尿病患者，应该重新评估其治疗方案。④使用胰岛素治疗的患者，如有无感知低血糖或严重低血糖发作，建议放宽血糖控制目标。⑤如发现认知功能较低和/或认知功能下降，建议持续评估其认知功能，临床医生、患者和看护者应高度警惕低血糖。

(二) 饮食治疗

1. 总热量的制订

(1) 计算标准体重 标准体重（kg）= 身高（cm）－105。

(2) 计算每日所需总热量 ①成人休息状态下每千克标准体重105～125kJ（25～30kcal）。②轻体力劳动125.5～146kJ（30～35kcal）。③中度体力劳动146～167kJ（35～40kcal）。④重体力劳动167kJ（40kcal）。（儿童、孕妇、乳母、营养不良和消瘦，以及伴有消耗性疾病者酌情增加；肥胖者酌减，使病人恢复至标准体重的±5%左右。）

2. 合理分配三大营养物质 糖尿病病人每日饮食中三大营养物质占全日总热量的比例：糖类含量占50%～60%，蛋白质占15%，脂肪约占30%。糖尿病肾病患者蛋白量酌减；儿童、孕妇、营养不良或伴有消耗性疾病者蛋白量酌增。三餐分配：1/5、2/5、2/5 或 1/3、1/3、1/3；也可分四餐：1/7、2/7、2/7、2/7。

根据2014年《糖尿病诊疗标准执行纲要》（美国糖尿病协会），有证据提示，所有糖尿病患者并没有一个理想的碳水化合物、蛋白质和脂肪的热量来源比例，所以宏量营养素的分配应根据目前饮食方式、喜好和代谢控制目标进行个体化评估。其中碳水化合物是血糖控制达标的关键。脂肪的质量比脂肪的数量更重要。糖尿病患者饮食中饱和脂肪、胆固醇、反式脂肪的建议摄入量与普通人群相同。

3. 补充治疗 没有明确的证据显示糖尿病人群维生素或矿物质的补充是有益的。不建议常规补充抗氧化剂，如维生素E、维生素C和胡萝卜素，因为有缺乏有效性和长期安全性的证据。

4. 酒精 成年糖尿病患者，如果想饮酒，每日饮酒量应适度。

(三) 体育锻炼

应进行有规律的合适运动。T1DM病人餐后运动量不宜过大，时间不宜过长。

应鼓励糖尿病或糖尿病前期的所有儿童每天至少60分钟的体力活动。成年糖尿病患者应每周至少进行150分钟中等强度有氧运动（最大心率的50%～70%），每周至少3天，不能连续超过两天不运动。鼓励无禁忌证的2型糖尿病患者每周进行至少两次耐力锻炼。

（四）自我监测血糖

成人的血糖目标：①多数非妊娠成人合理的AIC控制目标是＜7%。已有证据显示AIC降低到7%左右或以下可减少糖尿病微血管并发证。②部分无明显低血糖或其他治疗副作用的患者，建议更严格的AIC目标（如＜6.5%）也是合理的。③有严重低血糖病史、预期寿命有限、有晚期微血管或大血管病并发证、有较多的伴发病以及尽管实施了糖尿病自我管理教育（DSME）、适当的血糖监测、应用了包括胰岛素在内的多种有效剂量的降糖药物，而血糖仍难达标者的病程较长的糖尿病患者，较宽松的AIC目标（如＜8%）或许是合理的。

每2~3个月定期查糖化血红蛋白，了解血糖总体控制情况，调整治疗。每年1~2次全面复查，了解血脂以及心、肾、神经和眼底情况。

（五）口服药治疗

1. 磺脲类 主要作用机理为促进胰岛素释放，增强靶组织细胞对胰岛素的敏感性，抑制血小板凝集，减轻血液黏稠度。

（1）适应证 如果没有禁忌证，且能够耐受二甲双胍是2型糖尿病起始治疗的首选药物。T2DM经饮食及运动治疗后不能使病情获得良好控制的病人。

（2）禁忌证 T1DM、T2DM合并严重感染、DKA、高渗性昏迷、进行大手术、肝肾功能不全，以及合并妊娠的病人。

（3）使用方法 极小剂量开始，于餐前30分钟口服，老年人尽量用短、中效药物，以免发生低血糖。

（4）不良反应 低血糖，恶心、呕吐、消化不良，胆汁淤积性黄疸，肝功能损害，贫血，皮肤过敏，体重增加，心血管系统疾患等。

2. 双胍类 主要作用机理为增加周围组织对葡萄糖的利用，抑制葡萄糖从肠道吸收，增加肌肉内葡萄糖的无氧酵解，抑制糖原的异生，增加靶组织对胰岛素的敏感性。

（1）适应证 如果没有禁忌证，且能够耐受，二甲双胍是2型糖尿病起始治疗的首选药物。尤其是无明显消瘦的患者以及伴血脂异常、高血压或高胰岛素血症的患者，作为一线用药，可单用或联合其他药物。T1DM与胰岛素联合应用可能减少胰岛素用量和血糖波动。

（2）禁忌证 肝、肾、心、肺功能减低以及高热患者；慢性胃肠病、慢性营养不良、消瘦者不宜使用；T1DM不宜单独使用；T2DM合并急性代谢紊乱、严重感染、外伤、大手术者，及孕妇、哺乳期妇女等；对药物过敏或严重不良反应者；酗酒者；肌酐清除率＜60mL/min时，不宜使用。

（3）使用方法 极小剂量开始，于餐前30分钟口服，老年人尽量用短、中效药物，以免发生低血糖。

（4）不良反应 胃肠道反应、皮肤过敏反应、乳酸性酸中毒。

3. α-糖苷酶抑制剂 主要作用机理为延缓小肠葡萄糖吸收，降低餐后血糖。

（1）适应证 空腹血糖正常而餐后血糖高者。

（2）禁忌证 胃肠道功能障碍，严重肝肾功能不全，儿童，孕妇，哺乳期妇女。

（3）使用方法 小剂量开始，于餐中第一口服。

（4）不良反应 胃肠道反应。

4. 噻唑烷二酮 主要作用机理为增强靶组织对胰岛素的敏感性，减少胰岛素抵抗。

（1）适应证 使用其他降糖药物效果不佳的T2DM患者，特别是胰岛素抵抗患者。

（2）禁忌证 T1DM，儿童，孕妇，哺乳期妇女，有心脏病、心力衰竭倾向或肝脏病。

（3）使用方法 小剂量开始，每日1次或2次。

（4）不良反应 水肿、体重增加。

5. 非磺脲类胰岛素促泌剂 主要作用机理为改善早相胰岛素分泌。

（1）适应证 T2DM早期餐后高血糖阶段，或以餐后高血糖为主的老年患者。

（2）禁忌证 同磺脲类。

（3）使用方法 小剂量开始，于餐前或进餐时口服。

（4）不良反应 同磺脲类。

6. 胰岛素治疗

（1）适应证 ①T1DM替代治疗。②DKA、高渗性昏迷和乳酸性酸中毒伴高血糖。③新诊断的2型糖尿病患者，如有明显的高血糖症状和/或血糖或AIC水平明显升高，一开始即考虑胰岛素治疗，加或不加其他药物。T2DM口服降糖药物治疗无效。由于2型糖尿病是一种进行性疾病，大多数2型糖尿病患者最终需要胰岛素治疗。④GDM。⑤糖尿病合并严重并发症。⑥全胰腺切除引起的继发性糖尿病。⑦因伴发病需要外科手术的围术期。

（2）常用类型 ①根据来源不同：动物胰岛素、人胰岛素、人胰岛素类似物。②根据作用时间：短效胰岛素、中效胰岛素、长效胰岛素和预混胰岛素。

（3）使用原则及方法 ①胰岛素治疗应在综合治疗基础上进行。②胰岛素剂量取决于血糖水平、B细胞功能缺陷程度、胰岛素抵抗程度、饮食和运动状况等，一般从小剂量开始，根据血糖情况逐渐调整。③力求模拟生理性胰岛素分泌模式（持续性基础分泌和进餐后胰岛素分泌迅速增加）。

（4）抗药性和不良反应 ①每日胰岛素需要量超过100U或200U时，应改用人胰岛素注射剂或加大胰岛素剂量，并可考虑应用糖皮质激素及口服降糖药物联合治疗。②主要不良反应是低血糖反应，其他包括过敏反应、胰岛素性水肿、屈光不正、注射部位脂肪营养不良等。

7. 其他 胰升糖素样多肽类似物和DPPⅣ抑制剂；胰岛移植和胰岛细胞移植（多用于T1DM患者）。

8. 并发症的治疗

（1）急性并发症

①糖尿病酮症酸中毒补液；应用胰岛素；纠酸；补钾；处理诱发病和防治并发症。

②高渗性非酮症糖尿病昏迷：补液；应用胰岛素；补钾；积极治疗诱发病和防治并发症。

③低血糖反应及昏迷：采血样检测血糖明确诊断；迅速提高血糖水平；低血糖昏迷长达6小时以上，需给予脱水治疗。

（2）糖尿病慢性并发症

① 2014年《糖尿病诊疗标准执行纲要》（美国糖尿病协会）建议，糖尿病患者血压应控制在130/80mmHg以下；如尿蛋白排泄量达到1g/24h，血压应控制低于125/75mmHg，但要避免出现低血压或血压急速下降。

建议血压＞120/80mmHg的患者改变生活方式以降低血压。

血压明确≥140/80mmHg，除接受生活方式治疗外，还应立即接受药物治疗，并及时调整药物剂量，使血压达标。

血压升高的生活方式治疗包括超重者减轻体重；阻断高血压膳食疗法（DASH）的膳食方案（包括减少钠摄入和增加钾摄入）；限酒；以及增加体力活动。

糖尿病并高血压患者的药物治疗方案应包括一种血管紧张素转化酶（ACE）抑制剂或血管紧张素受体拮抗剂（ARB）。如果一类药物不能耐受，应该用另一类药物代替。

为使血压控制达标，常需联用多种药物（最大剂量的两种或多种药物）。

一种或多种降压药应在睡前服用。

如果已经应用ACE抑制剂、ARB类或利尿剂，应监测血肌酐/估计肾小球滤过率（eGFR）和血钾水平。

糖尿病并慢性高血压的孕妇，为了母亲长期健康和减少胎儿发育损害，建议血压目标值为110~129/65~79mmHg。妊娠期间，ACE抑制剂和ARB类均属禁忌。

②冠心病：糖尿病作为冠心病等危症，LDL-C治疗的目标值为＜2.6mmol/L（100mg/dl）或更低。

③糖尿病微血管并发症和周围神经病变：严格代谢控制可显著推迟糖尿病微血管并发症和周围神经病变的发生与发展。

④糖尿病肾病：早期肾病应用血管紧张素转

换酶抑制剂（ACEI）或血管紧张素Ⅱ受体阻滞剂（ARB）除可降低血压外，还可减轻微量白蛋白尿；减少蛋白质摄入量对早期肾病及肾功能不全的防治均有利，临床肾病（Ⅳ期）即要开始低蛋白饮食，肾功能正常的患者，饮食蛋白量为每天每千克体重 0.8g，GFR 下降后进一步减至 0.6g 并加用复方 α-酮酸；PKC-β 抑制剂治疗糖尿病肾病可能有一定益处；尽早给予促红细胞生成素（EPO）纠正贫血，尽早进行透析治疗，注意残余肾功能的保存等。

⑤视网膜病变：应由专科医生对糖尿病视网膜病变定期进行检查，必要时尽早应用激光光凝治疗，争取保存视力；RAS 抑制剂、PKC-β 抑制剂和 VEGF 抗体治疗视网膜病变可能有一定前景。

⑥周围神经病变：通常在综合治疗的基础上，采用多种维生素、醛糖还原酶抑制剂、肌醇以及对症治疗等可改善症状。

⑦糖尿病足：注意预防，防止外伤、感染，积极治疗血管病变和末梢神经病变。

对所有糖尿病患者每年进行全面的足部检查，以确定溃疡和截肢的危险因素。足部检查应该包括视诊、评估足动脉搏动、保护性感觉丢失（LOPS）的检查（10g 单尼龙丝＋以下任何一项检查：128-Hz 音叉检查振动觉、针刺感、踝反射或振动觉阈值）。

对所有糖尿病患者都应给予糖尿病足自我保护的教育。

对所有糖尿病患者提供一般的足部自我管理的教育。

对于足溃疡及高危足患者，尤其有足溃疡或截肢病史者，推荐多学科管理。

吸烟、有 LOPS、畸形，或既往有下肢并发症者，应该转诊给足病专家进行持续性预防治疗和终生监护。

首次筛查外周动脉病变（PAD）时，应该包括跛行的病史并评估足动脉搏动。考虑踝肱指数（ABI）检查，因为许多 PAD 患者并无症状。

明显跛行或踝肱指数异常者，应该进行进一步的血管评估，考虑运动、药物和手术方式。

要点八 中医辨证论治

1. 阴虚燥热证

（1）上消（肺热伤津证）

证候：烦渴多饮，口干舌燥，尿频量多，多汗，舌边尖红，苔薄黄，脉洪数。

治法：清热润肺，生津止渴。

方药：消渴方加减。

（2）中消（胃热炽盛证）

证候：多食易饥，口渴多尿，形体消瘦，大便干燥，苔黄，脉滑实有力。

治法：清胃泻火，养阴增液。

方药：玉女煎加减。

（3）下消（肾阴亏虚证）

证候：尿频量多，浑浊如脂膏，或尿有甜味，腰膝酸软，乏力，头晕耳鸣，口干唇燥，皮肤干燥，瘙痒，舌红少苔，脉细数。

治法：滋阴固肾。

方药：六味地黄丸加减。

2. 气阴两虚证

证候：口渴引饮，能食与便溏并见，或饮食减少，精神不振，四肢乏力，体瘦，舌质淡红，苔白而干，脉弱。

治法：益气健脾，生津止渴。

方药：七味白术散加减。

3. 阴阳两虚证

证候：小便频数，浑浊如膏，甚则饮一溲一，面色黧黑，耳轮焦干，腰膝酸软，形寒畏冷，阳痿不举，舌淡苔白，脉沉细无力。

治法：滋阴温阳，补肾固涩。

方药：金匮肾气丸加减。

4. 痰瘀互结证

证候："三多"症状不明显，形体肥胖，胸脘腹胀，肌肉酸胀，四肢沉重或刺痛，舌暗或有瘀斑，苔厚腻，脉滑。

治法：活血化瘀祛痰。

方药：平胃散合桃红四物汤加减。

5. 脉络瘀阻证

证候：面色晦暗，消瘦乏力，胸中闷痛，肢

体麻木或刺痛，夜间加重，唇紫，舌暗或有瘀斑，或舌下青筋紫暗怒张，苔薄白或少苔，脉弦或沉涩。

治法：活血通络。

方药：血府逐瘀汤加减。

6. 并发症

（1）疮痈

证候：消渴易并发疮疡痈疽，反复发作或日久难愈，甚则高热神昏，舌红，苔黄，脉数。

治法：清热解毒。

方药：五味消毒饮合黄芪六一散加减。

（2）白内障、雀目、耳聋

证候：初期视物模糊，渐至昏蒙，直至失明；或夜间不能视物，白昼基本正常；也可出现暴盲。或见耳鸣、耳聋，逐渐加重。

治法：滋补肝肾，益精养血。

方药：杞菊地黄丸、羊肝丸、磁朱丸加减。

● 要点九 预防

预防工作分为三级：一级预防是避免糖尿病发病；二级预防是及早检出并有效治疗糖尿病；三级预防是延缓和/或防治糖尿病的发病。提倡合理饮食，经常运动，防治肥胖。

2014年《糖尿病诊疗标准执行纲要》（美国糖尿病协会）称，2型糖尿病的一级预防是在有2型糖尿病风险的个体，结构性预防计划，重点强调生活方式的改变，包括适度减轻体重（7%的体重）和规律体力活动（150分钟/周），饮食控制包括减少热量摄入，低脂饮食，以减少发生2型糖尿病的风险。

细目三 水、电解质代谢失调

● 要点一 水、钠代谢失常

（一）失水

失水是指体液丢失所造成的体液容量不足。根据水和电解质（主要是钠离子）丢失的比例和性质，临床上将失水分为高渗性失水、等渗性失水和低渗性失水三种。

1. 西医病因、发病机制

（1）高渗性失水 水的丢失大于电解质的丢失，细胞外液容量减少而渗透压增高，抗利尿激素、醛固酮分泌增加。主要见于：

水摄入不足：①昏迷、创伤、拒食、饮水减少等水供应不足。②脑外伤、脑卒中等致渴感中枢迟钝或渗透压感受器不敏感。

水丢失过多：①经肾丢失：中枢性或肾性尿崩症，非溶质性利尿剂应用；各种脱水剂治疗，或因未控制好的糖尿病、糖尿病酮症酸中毒等致大量水分从尿中排出；或长期鼻饲高蛋白饮食，致渗透性利尿引起失水。②肾外丢失：高温、高热、剧烈运动等大量出汗；哮喘、过度换气、气管切开等使肺中水分呼出较多；烧伤开放性治疗丢失大量低渗液。③水向细胞内转移。

（2）等渗性失水 水和电解质以血浆正常比例丢失，有效循环容量减少。

胃肠道丢失：呕吐、腹泻、胃肠梗阻等。

经皮肤丢失：如大面积烧伤的早期等渗出性皮肤病变。

组织间液贮积：胸腹腔炎性渗出液的引流、大量放胸、腹水等。

（3）低渗性失水 电解质的丢失大于水的丢失，细胞外液渗透压降低至280mmol/L以下，水向细胞内转移，导致细胞内液低渗，细胞水肿。

补充水分过多：高渗或等渗性失水时，补充过多的水分。

肾丢失：①过量使用噻嗪类、呋塞米等排钠性利尿剂。②肾小管内存在大量不被吸收的溶质，抑制水和钠的重吸收。③急性肾衰竭、肾小管性酸中毒、糖尿病酮症酸中毒等。④肾上腺皮质功能减退。

2. 临床表现

（1）高渗性失水 失水多于失钠，细胞外液容量不足，渗透压升高。

①轻度失水：当失水量相当于体重的2%～3%时，出现口渴、尿量减少、尿比重增高。

②中度失水：当失水量相当于体重的4%～6%时，出现口渴严重、声音嘶哑、咽下困难，

有效血容量不足，代偿性心率增快，血压下降，出汗减少，皮肤干燥、弹性下降，烦躁等。

③重度失水：当失水量相当于体重的7%～14%时，出现神经系统异常症状如躁狂、谵妄、幻觉、晕厥；体温中枢神经细胞脱水，出现脱水热；当失水量超过15%时，可出现高渗性昏迷、低血容量性休克，严重者可出现急性肾衰竭。

（2）等渗性失水 有效血容量和肾血流量减少而出现口渴、尿少、乏力、恶心、厌食，严重者血压下降，但渗透压基本正常。

（3）低渗性失水 无口渴感是低渗性失水的特征。早期即发生有效血容量不足和尿量减少，严重者可致细胞内低渗和细胞水肿。临床上，依据缺钠的程度可分为：

①轻度失水：每千克体重缺钠8.5mmol时（血浆钠在130mmol/L左右），血压可在100mmHg以上，患者出现疲乏无力、尿少、口渴、头晕等。尿钠极低或测不出。

②中度失水：每千克体重缺钠8.5～12.0mmol时（血浆钠在120mmol/L左右），血压可在100mmHg以下，患者出现恶心、呕吐、肌肉挛痛（以腓肠肌明显）、四肢麻木及体位性低血压。尿钠测不出。

③重度失水：每千克体重缺钠12.8～21.0mmol时（血浆钠在110mmol/L左右），血压可在80mmHg以上，以神经精神症状如神志淡漠、昏厥、木僵以至昏迷为突出，伴有四肢发凉、体温低、脉细弱等。

3. 诊断及治疗

（1）诊断

①有引起失水的病史。

②有失水的临床表现，如口渴、尿少、皮肤黏膜干燥、血压下降等。

③实验室检查结果可辨别失水的性质。

（2）治疗 应注意每日出入水量，监测电解质指标变化。积极治疗原发病，避免不适当的脱水、利尿、鼻饲高蛋白饮食等。已发生失水时，应根据失水的类型、程度和机体的情况，决定补液量、种类、途径和速度。

1）补液总量：应包括已丢失的液体量和目前继续丢失液体量（如呕吐物、肠道引流液等）两部分。

已丢失的液体量可按以下4种方法计算：

①依据失水程度计算：以轻、中、重度失水的程度计算。如体重为60kg的成人，轻度失水（失水量占体重的2%）需补液1200mL；中度失水（3%～6%）需补液1800～3600mL；重度失水需补3600mL以上。

②依据体重及血钠浓度计算：适用于高渗性失水状态。

依据患者现有体重和血清钠浓度计算：所需补液量（mL）= K ×现有体重（kg）×［实测血清钠值 - 正常血清钠值（mmol/L）］，其中公式中的系数，男性 $K=4$，女性 $K=3$。

依据病人原有体重和血清钠浓度计算：适用于高渗性失水状态。所丢失的液体量=病人原有体重（kg）×0.6×［1 -（142÷实测血清钠值）］。

③依据体重减少量计算：与原体重比较，如体重下降2.5kg，则所需补液量为2500mL。

④依据红细胞压积计算：适用于低渗性失水状态。所缺失的液体量=（所测红细胞压积 - 正常红细胞压积）÷正常红细胞压积×体重（kg）×200。其中正常红细胞压积男性48%，女性42%。

继续丢失量：就诊后发生的继续丢失量。包括生理需求量（约1500mL/d）和继续发生的病理丢失量（如大量出汗、肺呼出、呕吐等）。

2）补液种类：轻度失水一般补充生理盐水或复方生理盐水，中度以上失水则应按失水类型补液。高渗性失水补液中含钠液体约占1/3，等渗性失水补液中含钠液体约占1/2，低渗性失水补液中含钠液体约占2/3。

①高渗性失水：以补水为主，补钠为辅。经口、鼻饲者，可直接补充水分。经静脉者，初期给予5%葡萄糖溶液，待血钠回降，尿比重降低，可给予5%葡萄糖生理盐水。渗透压升高明显或血钠>150mmol/L者，初时可使用0.45%氯化钠低渗溶液，以血钠每小时下降0.50mmol/L为宜，

血钠降至140mmol/L为目的。有酸中毒者酌加5%碳酸氢钠溶液。但需注意监测病情，避免发生溶血。

②等渗性失水：以补充等渗溶液为主。首选0.9%氯化钠溶液，但长期使用可引起高氯性酸中毒。可选用0.9%氯化钠溶液1000mL+5%葡萄糖溶液500mL+5%碳酸氢钠溶液100mL配成溶液使用。

③低渗性失水：以补充高渗性溶液为主。可在上述等渗性失水所配的溶液中，用10%葡萄糖溶液250mL替换5%葡萄糖溶液500mL。如缺钠明显（Na^+<120mmol/L），为避免水分过多使心脏负担过重，在心肾功能允许的条件下，可小心静脉缓慢滴注3%~5%氯化钠溶液。补钠量可参照以下公式计算：补钠量（mmol）=［142-所测血清钠值（mmol/L）］×体重（kg）×0.2。

或补钠量（mmol）=［125-所测血清钠值（mmol/L）］×体重（kg）×0.6。根据所需补钠量，按1g氯化钠含Na^+17mmol计算，即得所需氯化钠量，再换算为含Na^+溶液，如生理盐水、高渗盐水等。

3）补液的途径和速度：轻度失水一般可口服或鼻饲，中、重度失水或伴明显呕吐、腹泻以及急需扩容者可静脉补给。补液速度，原则是先快后慢。中、重度失水，一般在开始4~8小时内输入补液总量的1/2~1/3，其余1/2~2/3在24~48小时内补足，具体患者补液速度要考虑年龄，并根据病情及心肺肾功能予以调整。补液过程中，密切监测血压、脉搏、呼吸、皮肤弹性、尿量、血及尿的实验室检查结果作为衡量疗效的指标。补液过快可引起短暂的水中毒和抽搐，在重度失水时更应注意。急需大量快速补液时，需鼻饲补液，若经静脉补液时宜监测中心静脉压（<120mmH$_2$O为宜）。尿量增多至30~40mL/h以上，要注意预防低钾血症的发生，补钾一般浓度为6g/L，日补钾量可达10~12g。

（二）水过多和水中毒

水过多是水在体内过多潴留的一种病理状态，若过多的水进入细胞内，导致细胞内水过多则称为水中毒。水过多和水中毒是稀释性低钠血症的病理表现。

1. 西医病因、发病机制 临床上多因水调节机制障碍，而又未限制饮水或不恰当补液引起。

（1）抗利尿激素（ADH）代偿性分泌增多 其特征是毛细血管静水压升高和/或胶体渗透压下降，总容量过多，有效循环容量减少，体液积聚在组织间隙。常见于右心衰竭、缩窄性心包炎、下腔静脉阻塞、门静脉阻塞、肾病综合征、低蛋白血症、肝硬化等。

（2）抗利尿激素分泌失调综合征 内源性抗利尿激素（即精氨酸加压素，简称AVP）持续性分泌，使水排泄发生障碍，当水摄入过多时，可引起低钠血症和有关临床表现。

（3）肾排水功能障碍 肾血流量及肾小球滤过率降低，而摄入水分未加限制。水、钠滤过率低而肾脏近曲小管重吸收增加，水、钠进入肾脏远曲小管减少。其特征是有效循环血量大致正常。

（4）肾上腺皮质功能减退症 盐皮质激素和糖皮质激素分泌不足使肾小球滤过率降低。

（5）渗透阈重建 肾排泄水的功能正常，但能兴奋ADH分泌的渗透阈降低（如孕妇）。

（6）抗利尿激素用量过多 治疗中枢性尿崩症时，应用过量。

2. 临床表现

（1）急性水过多及水中毒 起病急骤，病人有头痛、视力模糊、嗜睡、凝视失语、定向失常、共济失调、肌肉抽搐、意识障碍或精神失常等神经精神症状，重者惊厥、昏迷。

（2）慢性水过多及水中毒 当血浆渗透压低于260mOsm/L（血钠125mmol/L）时，有疲倦、表情淡漠、恶心、食欲减退等表现和皮下组织肿胀。当血浆渗透压下降至240~250mOsm/L（血钠115~120mmol/L）时，出现头痛、嗜睡、神志错乱、谵妄等神经精神症状。当血浆渗透压下降至230mOsm/L（血钠110mmol/L）时，可发生抽搐、昏迷。血钠在48小时内迅速降低至108mmol/L以下，可致神经系统永久性损伤或死亡。

3. 诊断及治疗

（1）诊断

1）有引起水过多和水中毒的病因和程度（体重变化、出入水量、血钠浓度等）。

2）水过多和水中毒的临床表现。

3）辅助检查：血浆渗透压降低、血钠降低、MCV增大。

（2）治疗

1）轻症水过多和水中毒：限制进水量，使进水量少于尿量，形成水的负平衡状态，每日可失水约1500mL，多可自行恢复水平衡；如有心、肝、肾慢性病者应适当限制钠盐，并适量给予袢利尿剂。

2）急重症水过多和水中毒

①高容量综合征：以脱水为主，减轻心脏负荷。严禁摄入水分；首选呋塞米、依他尼酸等袢利尿剂。如出现有效血容量不足者要补充有效血容量。

②低渗血症：除利水、利尿外，应慎用高渗溶液。严密观察心肺功能的变化，调节剂量和低速。脑水肿时应配合地塞米松。此外，应注意补钾、纠酸及抗惊厥。

③肾功能衰竭者或难以处理的急性水中毒：可采用腹膜透析或血液透析治疗。

（三）低钠血症

低钠血症指血清钠<135mmol/L，仅反映在血浆中的浓度降低，并不一定表示体内总钠量的丢失，总体钠可正常或者稍有增加。

1. 西医病因、发病机制

（1）缺钠性低钠血症　即低渗性失水，主要由于体液丢失时失钠多于失水，体内的总钠量和细胞内的钠减少。

（2）稀释性低钠血症　即水过多，主要指水过多使血清钠被稀释所致，可由于慢性心力衰竭、肝硬化腹水、肾病综合征等引起。

（3）转移性低钠血症　少见，机体缺钠时，钠从细胞外转移至细胞内。总体钠正常，细胞内液钠增多，血清钠减少。

（4）特发性低钠血症　多见于恶性肿瘤、肝硬化晚期、营养不良、年老体衰及其他慢性消耗性疾病晚期，故又称消耗性低钠血症。

2. 临床表现　取决于血钠降低的程度和速度。缺钠性低钠血症和稀释性低钠血症的临床表现可参见低渗性失水，出现多系统表现，神经系统的表现如精神疲乏、表情淡漠，甚则精神错乱、谵语、昏迷；泌尿系统的表现如尿少，甚则发生急性肾功能衰竭；心血管系统的表现如心动过速、体位性低血压，甚则血压下降、休克；皮肤弹性消失，重则口舌干燥、眼眶下陷等。特发性低钠血症低钠程度较轻，病人可有原发病的表现，一般无因血钠降低引起的症状。

3. 诊断及治疗

（1）诊断

①缺钠性低钠血症：临床表现为无力、恶心、呕吐、眩晕，血容量不足，循环衰竭综合征，血压低脉压小。辅助检查血钠低于正常，血钾增高，血浆白蛋白、血红细胞压积、血尿素氮及尿比重增高，尿钠、尿量、尿氯化物减少。

②稀释性低钠血症：临床表现为无力、恶心、呕吐、肌痉挛，精神神经症，脑水肿，颅内高压综合征；血压正常或升高。辅助检查血钠明显低于正常，血钾正常或减低，血浆白蛋白、血红细胞压积、血尿素氮一般正常，尿比重低，尿钠及尿氯化物增高。

③消耗性低钠血症：多表现为原发病的症状及体征。

（2）治疗　缺钠性低钠血症和稀释性低钠血症的治疗参见"低渗性失水"和"水过多"节。治疗消耗性低钠血症的关键是治疗原发病，但临床上低钠血症常是复合性的，很少单一存在，应统筹考虑。

（四）高钠血症

高钠血症是指血清钠>150mmol/L，可因机体钠的增加或水分减少而引起。此时机体总钠量可增加、正常或减少。

1. 西医病因、发病机制

（1）浓缩性高钠血症　见于各种原因引起的高渗性失水。

(2) 潴钠性高钠血症 比较少见，主要因肾排钠减少和/或摄入钠过多所致。

(3) 特发性高钠血症 本症是由于释放抗利尿激素的"渗透压阈值"升高所致。

2. 临床表现 浓缩性高钠血症的临床表现参阅高渗性失水。潴钠性高钠血症以神经精神症状为主要临床表现，症状轻重与血钠升高的速度和程度有关。急性高钠血症的临床表现比缓慢发展的高钠血症明显，初期症状不明显，病情发展则表现为神志恍惚，易激动，烦躁不安，或表情淡漠，嗜睡，肌张力增高，腱反射亢进，抽搐，癫痫样发作，昏迷以至死亡。特发性高钠血症临床表现一般较轻，甚至可无症状。

3. 诊断及治疗

(1) 诊断 血清钠浓度 >150mmol/L 即可诊断。

①浓缩性高钠血症：即高渗性失水，失水多于失钠，细胞外液容量不足，渗透压升高。出现口渴严重、声音嘶哑、咽下困难，有效血容量不足，代偿性心率增快，血压下降，出汗减少，皮肤干燥、弹性下降，烦躁等。严重者出现神经系统异常症状。

②潴钠性高钠血症：多因某些原发病如右心衰竭、肾病综合征、肝硬化腹水、急慢性肾衰竭、颅脑外伤、原发性醛固酮增多症等引起肾排泄钠减少所致。

(2) 治疗 浓缩性高钠血症的治疗主要为补充水分，但在纠正高渗状态时不宜过急，以免引起脑水肿（参阅高渗性失水的治疗）。潴钠性高钠血症主要是治疗原发疾病，限制钠盐摄入，使用排钠利尿剂。特发性高钠血症给予氢氯噻嗪可使症状改善。

● **要点二　钾代谢失常**

（一）钾缺乏和低钾血症

低钾血症是指血清钾 <3.5mmol/L 的一种病理生理状态。造成低钾血症的主要原因是体内总钾量的丢失，称为钾缺乏症。临床上体内总钾量不缺乏，也可因稀释或转移到细胞内而导致血清钾降低。

1. 西医病因、发病机制

(1) 缺钾性低钾血症 机体总钾量，细胞内、血清钾浓度均减少。

1）钾的摄入不足：常见于禁食、偏食、厌食、长期不能进食的病人，每日钾的摄入小于3g，并持续两周以上。

2）钾的排出量增加：常见于胃肠或肾丢失过多的钾。①胃肠失钾：因消化液丢失而失钾，见于长期大量的呕吐、腹泻、胃肠引流等。②肾脏失钾：肾脏疾病如急性肾衰竭、肾小管性酸中毒、梗阻后利尿等；内分泌疾病如原发性或继发性醛固酮增多症；应用某些药物如排钾利尿剂、渗透性利尿剂或某些抗生素；补钠过多致肾小管钠-钾交换增加，钾排除增多。

3）其他原因：如大面积烧伤、放腹水、腹腔引流、腹膜透析等。

(2) 转移性低钾血症 机体总钾量正常，细胞内钾增多，血清钾浓度降低。常见于代谢性或呼吸性碱中毒或酸中毒的恢复期；注射大量葡萄糖（特别是同时给予胰岛素时）；使用叶酸和维生素 B_{12} 治疗贫血；急性应激状态和周期性瘫痪；反复输入冷藏的红细胞等。

(3) 稀释性低钾血症 血清或细胞外液水潴留时，血钾浓度相对降低，但机体总钾量正常，细胞内钾正常，只是血清钾降低。

2. 临床表现

(1) 缺钾性低钾血症 取决于低钾的程度，但又不呈平行关系。一般血清钾 <3.0mmol/L 时出现症状。

①骨骼肌表现：一般血清钾 <3.0mmol/L 时，表现为活动困难、疲乏、软弱。严重者血清钾 <2.5mmol/L 时，可发生软瘫、全身肌无力、腱反射迟钝或消失，甚至膈肌、呼吸肌麻痹，呼吸困难、吞咽困难。病程长者伴有肌纤维溶解、坏死、萎缩和神经退变等。

②中枢神经系统表现：症状轻者表现为萎靡不振，重者反应迟钝，定向力障碍，嗜睡，以至意识障碍、昏迷。

③消化系统表现：口苦、恶心、呕吐、厌

食、腹胀、便秘、肠蠕动减弱或消失、肠麻痹等，严重者肠黏膜下组织水肿。

④循环系统表现：早期由于心肌应激性增强，心动过速，可发生各种心律失常，严重者呈低钾性心肌病，肌纤维横纹消失、心肌坏死、纤维化。血管平滑肌麻痹可引起血压下降、休克。更严重者因心室扑动、心室颤动、心脏骤停或休克而死亡。

⑤泌尿系统表现：长期失钾可导致肾小管上皮细胞变性坏死，尿浓缩功能下降而出现大量低比重尿、口渴多饮、夜尿多、蛋白尿、管型尿等。

⑥代谢紊乱表现：代谢性碱中毒、细胞内酸中毒、反常酸性尿。

（2）转移性低钾血症　亦称为周期性瘫痪。常在半夜或凌晨突然起病，主要表现为发作性软瘫或肢体软弱乏力，多数以双下肢为主，少数累及上肢；严重者累及颈部以上部位和膈肌；1～2小时达到高峰，一般持续数小时，个别达数日。

（3）稀释性低钾血症　主要见于水过多或水中毒时。

3. 诊断及治疗

（1）诊断　一般需详细询问病史，了解有无丢失钾的病因，结合血清钾测定才可做出诊断，特异性的心电图有助于诊断。反复发作性的周期性瘫痪是转移性低钾血症的重要特点，但其他类型的低钾血症均缺乏特异性的症状和体征。

（2）治疗

1）积极治疗原发病。

2）给予富含钾的食物。

3）补钾。

①补钾量：临床上主要参照血清钾水平。

轻度缺钾：血清钾在 3.0～3.5mmol/L 水平，需补充钾盐 100mmol（相当于氯化钾 8.0g）。

中度缺钾：血清钾在 2.5～3.0mmol/L 水平，需补充钾盐 300mmol（相当于氯化钾 24g）。

重度缺钾：血清钾在 2.0～2.5mmol/L 水平，需补充钾盐 500mmol（相当于氯化钾 40g）。

②药物补钾及方法：轻度缺钾可鼓励进食含钾食物或口服补钾，以氯化钾为首选。

重度缺钾需静脉补钾：10% 氯化钾 15～30mL 加入 5%～10% 葡萄糖溶液 1000mL（钾浓度相当于 20～40mmol/L）内，静脉滴注。a. 静脉补钾时，钾浓度不宜超过 40mmol/L（即 < 0.3%）。b. 如因缺钾发生严重心律失常、呼吸肌麻痹危及生命时，补钾量可增大，速度可加快，但禁用 10% 氯化钾直接静脉注射（因可引起心律严重紊乱而猝死）。c. 钾缺乏且合并酸中毒或不伴低氯血症者，可用 31.5% 谷氨酸钾溶液 20mL 加入 5% 葡萄糖溶液 500mL 中静脉滴注。d. 对需要限制补液量及不能口服补钾的患者，可采用精确的静脉微量输注泵以匀速输注。

4）注意事项

①在静脉补钾过程中，为预防高血钾，可将氯化钾加入 5%～10% 葡萄糖溶液中。

②补钾时必须检查肾功能和尿量，每日尿量 >700mL 或每小时尿量在 30mL 以上补钾较为安全。

③钾进入细胞内较为缓慢，完全纠正缺钾最少也要 4 日，故静脉滴注 1～2 日后能口服者宜改为口服。

④对难治性低钾血症应注意是否合并碱中毒或低镁血症。

⑤低钾血症与低钙血症并存时，应补充钙剂。

⑥对输注较高浓度的钾溶液患者，应进行持续心电监护和每小时测定血钾，避免高钾血症和心脏停搏。

（二）高钾血症

高钾血症是指血清钾浓度 >5.5mmol/L 的一种病理生理状态，此时体内钾总量可增多、正常或减少。

1. 西医病因、发病机制

（1）钾过多性高钾血症　主要由于摄入钾过多，和/或肾排钾减少。肾排钾减少主要见于肾小球滤过率下降、肾小管排钾减少所致。

（2）转移性高钾血症　主要是细胞内钾释放或转移到细胞外。

①组织破坏：如溶血、烧伤、组织创伤、炎

症坏死、肿瘤化疗时肿瘤细胞破坏、横纹肌溶解等。

②细胞膜转运功能障碍：代谢性酸中毒时钾离子转移到细胞外，氢离子转移到细胞内；严重失水、休克致组织缺氧等；剧烈运动、癫痫持续等，均可使钾从细胞内释放或转移到细胞外致高钾血症。

(3) 浓缩性高钾血症　严重失水、失血、休克等。但多同时伴有肾前性少尿，排钾减少。

2. 临床表现

(1) 病史　有原发病的病人可见引起高钾血症原发病的表现。

(2) 症状体征　神经肌肉系统疲乏无力，四肢松弛性瘫痪，手足、口唇麻木，腱反射消失，也可出现中枢神经症状。心血管系统主要表现为对心肌的抑制作用，心肌收缩功能低下，心音低钝，可使心脏停搏于舒张期；各种心律失常。血压早期升高，晚期降低，出现血管收缩的类缺血症：皮肤苍白、湿冷、麻木、酸痛等。消化系统有恶心、呕吐、腹胀与肠麻痹表现。

3. 诊断及治疗

(1) 诊断　有导致血钾增高，特别是肾排钾减少的基础病，血清钾 > 5.5mmol/L 可确诊。心电图所见可作为诊断、判定程度和观察疗效的重要指标。血钾水平与体内总钾含量不一定呈平行关系。钾过多时可因细胞外液水过多或碱中毒使血钾不高；反之，钾缺乏时，可因血液浓缩或酸中毒使血钾升高。

(2) 治疗

1) 积极治疗原发病。

2) 紧急处理：血钾 > 6.0mmol/L 或心电图有典型高钾表现者，需紧急处理。治疗原则是保护心脏，降低血钾。

①对抗钾的心脏抑制作用：a. 促进钾进入细胞内，碱化细胞外液。b. 利用钙对钾的拮抗作用。

②促进排钾：a. 肠道排钾：降钾树脂（环钠树脂）口服。b. 肾排钾：高钠饮食，应用排钾利尿剂、盐皮质激素等。c. 透析疗法。

（刘　彤　李　雁）

第七单元　风湿性疾病

细目　类风湿关节炎

类风湿关节炎是一种以侵蚀性关节炎为主要表现的全身性自身免疫性疾病。

本病与中医学的"痹症"相似，属于"痛痹""痛风""历节""历节病""白虎历节病"等范畴。

● 要点一　西医病因、病理

(一) 病因

类风湿关节炎是一种抗原驱动、T 细胞介导及遗传相关的自身免疫病。感染和自身免疫反应是类风湿关节炎的中心环节，而遗传、神经内分泌和环境因素增加了患者的易感性。

1. 感染因素　已经证明，一些病毒和细菌微生物可通过其体内的抗原性蛋白或多肽片段介导患者的自身免疫反应。

2. 遗传因素　本病有一定遗传倾向，分子生物学检测发现，RA 病人中的 HLA-DR4 阳性率明显高于正常人群，且其表达量与病情严重程度呈正比。

3. 其他因素　内分泌、寒冷、潮湿、疲劳、外伤、吸烟及精神刺激均可能诱导易感个体发生类风湿关节炎。

(二) 病理

类风湿关节炎的基本病理改变为滑膜炎。滑膜与软骨连接处，滑膜细胞增生显著，新生血管尤为丰富，形成许多绒毛突入关节腔内，覆于软骨表面，称为血管翳。它可阻断软骨从关节腔滑液中吸取营养，并释放金属蛋白酶类，是造成关节骨质破坏的病理学基础。血管炎可以发生在关节外的任何组织，类风湿结节是血管炎的一种表现；常见于关节伸侧受压部位的皮下组织，但也可见于肺。

● **要点二　中医病因病机**

正气虚弱是本病发病的内在因素，凡禀赋不足、劳逸失度、情志失调、饮食所伤等均易受外邪侵袭；感受风寒湿热之邪，是本病发病的外在因素，疾病日久不愈，邪气内陷脏腑，可导致肝肾不足、气血亏损等正虚邪恋之候。

1. 禀赋不足，肾精亏虚　先天不足，骨失所养，外邪乘虚而入；或房劳过度，肾精不足；或病久阴血暗耗，阴虚血少，成为发病的内在基础。

2. 湿热痹阻　湿热内蕴，痰瘀阻滞，湿热痰瘀相互蕴结，阻于经脉，气血瘀滞，阻遏气机，终致湿热痰瘀痹阻经络，流注骨节，出现骨节强直，身体屈曲，甚至畸形等表现。

3. 阴虚内热　湿热伤阴，阴虚血热湿热内生，蕴结为毒，攻注骨节，热与血结，或邪热灼伤血脉，或热伤阴津，血脉干涩，均可导致血瘀。

4. 寒热错杂　由于居住潮湿、涉水冒雨、冷热交错等原因，风寒湿邪乘虚侵入，痹阻经络，流于关节。风寒湿邪，留恋不去，郁闭阳气日久，可郁而化热化火，变生热毒，阻滞血脉，流注关节而发病。

5. 痰瘀互结，经脉痹阻　邪痹经脉，络道阻滞，影响气血津液运行输布，血滞为瘀，津停为痰，致痰瘀互结，流注关节，经脉痹阻。

6. 肝肾亏损，邪痹筋骨　痹病日久，耗伤气血，损及肝肾，肝主筋，肾主骨，肝肾亏虚，筋骨失荣。

本病多因禀赋不足、感受外邪引起关节、经络的痹阻，不通而痛。病位在关节、经络，与肝肾有关。急性期以标实为主，多为寒湿、湿热、痰浊、瘀血内阻，缓解期以肝肾不足为主，或虚实夹杂。

● **要点三　临床表现**

（一）临床特点

多以缓慢、隐袭方式发病。受累关节以腕关节、掌指关节和近端指间关节最常见，其次为足、膝、踝、肘、肩、颈、颞颌及髋关节。80%于35～50岁发病，60岁以上的发病率明显高于30岁以下者，女性患者约三倍于男性。

（二）关节表现

1. 晨僵　经夜间休息后，晨起时受累关节出现较长时间的僵硬、胶黏着样感觉，一般持续1小时以上。其持续时间长短反映滑膜炎症的严重程度。

2. 疼痛与压痛　疼痛及压痛往往是出现最早的表现。最常出现的部位为腕、掌指关节、近端指间关节，其次是趾、膝、踝、肘、肩等关节。多呈对称性、持续性，但时轻时重。疼痛的关节往往伴有压痛。

3. 肿胀　呈对称性，以腕、掌指关节、近端指间关节、膝关节最常受累。关节肿胀是RA活动期的主要临床体征。关节畸形、关节功能障碍多见于较晚期患者。

4. 关节畸形　多见于较晚期患者，可为关节骨质破坏造成的纤维性强直或骨性强直，也可为关节周围肌腱、韧带受损，肌肉痉挛或萎缩，致使关节不能保持正常位置，而出现关节脱位或半脱位。常见的有手指关节的尺侧偏斜、鹅颈样畸形、纽扣花畸形等。

5. 关节功能障碍　美国风湿病学会将其分为4级：①Ⅰ级：能照常进行日常生活和工作。②Ⅱ级：能生活自理，并参加一定工作，但活动受限。③Ⅲ级：仅能生活自理，不能参加工作和其他活动。④Ⅳ级：生活不能自理。

（三）关节外表现

1. 类风湿结节　是本病较特异的皮肤表现，多在关节的隆突部位及皮肤的受压部位，常提示疾病处于活动阶段。

2. 类风湿血管炎　重症患者可见出血性皮疹，或指（趾）端坏疽、皮肤溃疡、巩膜炎等。

但本病的血管炎很少累及肾脏。

3. 肺 多伴有咳嗽、气短症状，并有X线片异常改变。

4. 心脏 可伴发心包炎、心肌炎和心内膜炎。通过超声心动图检查可发现约30%患者有心包积液，但多无临床症状。极少数患者出现心包填塞。

5. 神经系统 除因类风湿血管炎和类风湿结节造成脑脊髓实质及周围神经病变外，还可因颈椎脱位造成脊髓、脊神经根以及椎动脉受压，引发相应的临床症状、体征，故神经系统表现复杂多样。

6. 其他 30%~40%的患者可出现干燥综合征；小细胞低色素性贫血；Felly综合征是类风湿关节炎者伴脾大、中性粒细胞减少，有的甚至贫血和血小板减少。

● **要点四 实验室检查及其他检查**

（一）辅助检查

1. 血象 有轻度至中度贫血。活动期血小板可增高，白细胞总数及分类大多正常。

2. 炎性标志物 血沉和C反应蛋白（CRP）常升高，并且与疾病的活动度相关。

3. 自身抗体 检测自身抗体有利于RA与其他炎性关节炎如银屑病关节炎、反应性关节炎和退行性关节炎的鉴别。

（1）类风湿因子（RF） 70%患者IgM型RF阳性，其滴度一般与本病的活动性和严重性呈比例。

（2）抗角蛋白抗体谱 抗核周因子（APF）、抗角蛋白抗体（AKA）、抗聚角蛋白微丝蛋白抗体（AFA）、抗环瓜氨酸肽抗体（抗CCP）等，对早期诊断有一定意义，尤其是血清RF阴性、临床症状不典型的患者。

4. 关节滑液 正常人关节腔内滑液不超过3.5mL，类风湿关节炎时滑液增多，微混浊，黏稠度降低，呈炎性特点，滑液中白细胞升高。

5. 关节影像学检查

（1）X线平片 对RA诊断、关节病变分期、病变演变的监测均很重要。初诊至少应摄手指及腕关节的X线片，早期可见关节周围软组织肿胀影、关节端骨质疏松（Ⅰ期）；进而关节间隙变窄（Ⅱ期）；关节面出现虫蚀样改变（Ⅲ期）。晚期可见关节半脱位和关节破坏后的纤维性和骨性强直（Ⅳ期）。

（2）CT及MRI 它们对诊断早期RA有帮助。

● **要点五 诊断与鉴别诊断**

（一）诊断

典型病例按美国风湿病学会1987年修订的分类标准，共7项：①晨僵持续至少1小时（≥6周）。②3个或3个以上关节肿胀（≥6周）。③腕关节或掌指关节或近端指间关节肿胀（≥6周）。④对称性关节肿胀（≥6周）。⑤类风湿皮下结节。⑥手和腕关节的X线片有关节端骨质疏松和关节间隙狭窄。⑦类风湿因子阳性（该滴度在正常的阳性率<5%）。

上述7项中，符合4项即可诊断为类风湿关节炎。

（二）鉴别诊断

1. 骨关节炎 本病特点：①发病年龄多在50岁以上。②主要累及膝、髋等负重关节和手指远端指间关节。③关节活动后疼痛加重，经休息后明显减轻。④血沉轻度增快，RF阴性。⑤X线显示关节边缘呈唇样骨质增生或骨疣形成。

2. 痛风性关节炎 本病特点：①患者多为中年男性。②关节炎的好发部位为第一跖趾关节。③高尿酸血症。④关节附近或皮下可见痛风结节。⑤血清自身抗体阴性。

3. 强直性脊柱炎 本病特点：①青年男性多见，起病缓慢。②主要侵犯骶髂关节及脊柱，或伴有下肢大关节的非对称性肿胀和疼痛。③X线片可见骶髂关节侵蚀、破坏或融合。④90%~95%患者HLA-B27阳性而RF为阴性。⑤有家族发病倾向。

4. 系统性红斑狼疮 早期出现手部关节炎时，须与RA相鉴别。本病特点：①X线检查无关节骨质改变。②多为女性。③常伴有面部红斑等皮肤损害。④多数有肾损害或多脏器损害。

⑤血清抗核抗体和抗双链DNA抗体显著增高。

◎ 要点六 西医治疗

（一）一般治疗

强调患者教育及整体和规范治疗的理念。包括营养支持、适度休息、急性期关节制动、恢复期关节功能锻炼、配合适当物理治疗等。

（二）药物治疗

主要包括非甾体抗炎药（NSAIDs）、改善病情的抗风湿药（DMARDs）、糖皮质激素、植物药制剂和生物制剂。

1. 非甾体抗炎药（NSAIDs） 此类药物主要是抑制环氧化酶（COX）活性，减少前列腺素合成而具抗炎、止痛、退热及减轻关节肿胀的作用，是临床最常用的RA治疗药物，能有效缓解症状，但不能控制病情进展，不应单独使用。常用NSAIDs类药物有：①布洛芬。②萘普生。③双氯芬酸：50mg，2次/日。

近年的研究发现，环氧化酶有两种异构体，即COX-1和COX-2。选择性COX-2抑制剂与传统NSAIDs类药物相比，胃肠道不良反应明显减少，但可能增加心血管事件的发生率。常用药物：①塞来昔布：100mg，2次/日。②依托考昔：120mg，1次/日。

用药应循个体化原则，一种药物服用两周以上，疗效仍不明显者，可改用另外一种NSAIDs类药物，不宜联合应用。由于同时抑制胃黏膜合成生理性前列腺素，所以常有胃肠道不良反应如腹痛，严重者可致出血、穿孔，故临床使用时宜合用保护胃黏膜药物。活动性溃疡禁用，心血管病、肝病、肾病慎用。经治疗关节肿痛及晨僵消失后，可停用非甾体抗炎药物。

2. 改善病情的抗风湿药（DMARDs）及免疫抑制剂 改善病情的抗风湿药（DMARDs）及免疫抑制剂一般起效缓慢，对疼痛的缓解作用较差，但能延缓或阻止关节的侵蚀及破坏。

（1）甲氨蝶呤（MTX） 常用剂量7.5～20mg，每周1次，一次口服、肌内注射或静脉注射。疗程至少半年。因为该药疗效肯定，费用低，所以是目前治疗RA的首选药之一。主要不良反应为骨髓抑制，用药期间应定期做血常规检查。

（2）柳氮磺吡啶（SSZ） 常用剂量每日1.5～3.0g，分两次服用。宜从小剂量每日500mg开始。不良反应有恶心、食欲下降、皮疹。对磺胺过敏者禁用。

（3）来氟米特（LEF） 常用剂量10～20mg，1次/日。不良反应有腹泻、肝酶增高、皮疹、白细胞下降等。服药期间应定期查血常规和肝功能。

（4）抗疟药（antimalarials） 氯喹250mg，1次/日；羟氯喹200mg，1～2次/日。长期服用可引起视网膜病变，严重者可致失明，服药半年左右应查眼底。

（5）青霉胺（DP） 开始剂量125mg，2～3次/日，如无不良反应，每2～4周剂量加倍，每日剂量可达250～500mg。用药过程中如症状有改善，可改用小量维持，疗程约1年。该药毒副作用较多，大剂量时尤需密切观察。

（6）金制剂（gold salt） 口服制剂为金诺芬，每日剂量6mg，分两次服，3个月后起效，常见的不良反应有腹泻、瘙痒等。适于早期或轻型患者。

（7）环孢素A（cyclosporin A，CysA） CysA的主要优点为很少有骨髓抑制，可用于病情较重或病程长及有预后不良因素的RA患者。常用剂量1～3mg/（kg·d）。主要不良反应有高血压、肝肾毒性、胃肠道反应、齿龈增生及多毛等。不良反应的严重程度、持续时间与剂量和血药浓度有关。服药期间应查血常规、血肌酐和血压等。

3. 糖皮质激素 糖皮质激素（简称激素）能迅速改善关节肿痛和全身症状。在重症RA伴有心、肺或神经系统等受累的患者，可给予短效激素，其剂量依病情严重程度而定。针对关节病变，如需使用，通常为小剂量激素（泼尼松≤7.5mg/d），仅适用于少数RA患者。激素可用于以下几种情况：①伴有血管炎等关节外表现的重症RA。②不能耐受NSAIDs的RA患者作为"桥梁"治疗。③其他治疗方法效果不佳的 RA 患者。④伴局部激素治疗指征（如关节腔内注射）。激素治疗 RA 的原则是小剂量、短疗程。使用激素必须同时应用 DMARDs。在激素治疗过程中，应补充钙剂和维生素 D。

关节腔注射激素有利于减轻关节炎症状，但过频的关节腔穿刺可能增加感染风险，并可发生类固醇晶体性关节炎。

4. 植物药制剂

（1）雷公藤总苷　对缓解关节肿痛有效，是否减缓关节破坏尚乏研究。每日剂量30～60mg，分3次服。病情缓解后逐步减量。本药长期使用对性腺有一定毒性。对未婚未育患者慎用。

（2）白芍总苷　常用剂量为600mg，每日2～3次。对减轻关节肿痛有效。其不良反应较少，主要有腹痛、腹泻、纳差等。

（3）青藤碱　常用剂量 20～60mg，每日3次。可减轻关节肿痛，常见不良反应有皮肤瘙痒、皮疹和白细胞减少等。

5. 生物制剂　可治疗 RA 的生物制剂主要包括肿瘤坏死因子（TNF）-α拮抗剂、白细胞介素（IL）1 和 IL-6 拮抗剂、抗 CD20 单抗以及 T 细胞共刺激信号抑制剂等。

（三）外科治疗

急性期采用滑膜切除术，可使病情得到一定缓解，但容易复发，必须同时应用 DMARDs 药物治疗。晚期患者关节畸形、失去功能者，可采用关节成形术或关节置换术，改善关节功能，有利于提高患者生活质量。

● **要点七　中医辨证论治**

1. 活动期

（1）湿热痹阻证

证候：发热，口苦，饮食无味，纳呆或有恶心，泛泛欲吐，关节肿痛以下肢为重，全身困乏无力，下肢沉重酸胀，浮肿或有关节积液，舌苔黄腻，脉滑数。

治法：清热利湿，祛风通络。

方药：四妙丸加减。

（2）阴虚内热证

证候：午后或夜间发热，盗汗或兼自汗，口干咽燥，手足心热，关节肿胀疼痛，小便赤涩，大便秘结，舌质干红，少苔，脉细数。

治法：养阴清热，祛风通络。

方药：丁氏清络饮加减。若兼湿热者，当合以三妙散清热祛湿。

（3）寒热错杂证

证候：低热，关节灼热疼痛，或有红肿，形寒肢凉，阴雨天疼痛加重，得温则舒，舌质红，苔白，脉弦细或数。

治法：祛风散寒，清热化湿。

方药：桂枝芍药知母汤加减。

2. 缓解期

（1）痰瘀互结，经脉痹阻证

证候：关节肿痛且变形，屈伸受限，或肌肉刺痛，痛处不移，皮肤失去弹性，按之稍硬，肌肤紫暗，面色黧黑，或有皮下结节，肢体顽麻，舌质暗红或有瘀点、瘀斑，苔薄白，脉弦涩。

治法：活血化瘀，祛痰通络。

方药：身痛逐瘀汤合指迷茯苓丸加减。

（2）肝肾亏损，邪痹筋骨证

证候：形体消瘦，关节变形，肌肉萎缩，骨节烦疼、僵硬，活动受限，筋脉拘急，或筋惕肉瞤，腰膝酸软无力，眩晕，心悸气短，指甲淡白，舌淡苔薄，脉细弱。

治法：益肝肾，补气血，祛风湿，通经络。

方药：独活寄生汤加减。

（刘　彤）

第八单元　神经系统疾病

细目一　癫痫

癫痫（epilepsy）是慢性反复发作性短暂脑功能失调综合征，以脑神经元异常过度放电引起突发的短暂的中枢神经系统功能失常、反复痫性发作为特征，是发作性意识丧失的常见原因。由于异常放电神经元的位置不同，放电和扩散的范围不等，患者发作可表现为感觉、运动、意识、精神、行为、自主神经功能障碍或兼而有之。

本病属中医学"痫证""羊痫风"等范畴。

● 要点一　西医病因、发病机制

（一）病因

1. 遗传　家系调查结果显示，特发性癫痫近亲中患病率为2%～6%，明显高于一般人群的0.5%～1%。特发性癫痫具有不同的遗传方式，如儿童期失神癫痫为常染色体显性遗传，婴儿痉挛症为常染色体隐性遗传。

2. 先天性疾病　①皮质发育障碍如灰质异位、巨脑畸形等。②脑穿通畸形。③脑积水。④脑性瘫痪。⑤脑面部血管瘤病等均可引起癫痫。⑥结节性硬化症常以癫痫为主要临床症状。

3. 遗传代谢性疾病　如苯丙酮尿酸症、神经节苷脂沉积症、线粒体脑病等。

4. 中枢神经系统感染　包括细菌性、病毒性、寄生虫性颅内感染。

5. 脑血管疾病　如出血性脑卒中、脑栓塞等。

6. 其他颅脑疾病　颅脑外伤、脑脱髓鞘疾病、脑肿瘤及围生期损伤。

7. 全身性疾病　心血管疾病（高血压脑病等）、急性肾功能衰竭、慢性肾功能衰竭、肺性脑病、代谢及内分泌障碍（胰岛细胞瘤致低血糖等）、电解质紊乱（低血钙等）、缺氧（一氧化碳中毒等）及中毒等。

（二）影响发作的因素

1. 年龄　60%～80%的癫痫首次发作出现在20岁之前。各年龄组癫痫常见病因不同。多种特发性癫痫外显率与年龄有密切关系，如婴儿痉挛症多在1岁内起病，儿童失神癫痫多在6～7岁起病，肌阵挛癫痫多在青少年期起病。

2. 内分泌　内环境变化、电解质失调及代谢改变可影响癫痫阈值，如妊娠早期发作（妊娠性癫痫）。

3. 睡眠　癫痫发作与睡眠-觉醒周期有密切关系，如GTCS常在晨醒时发作，婴儿痉挛症多在醒后和睡前发作。

4. 脑功能状态　正常大脑在不同功能状态下致痫敏感性不同，如提高警觉性和注意力可防止惊吓性癫痫发作。

5. 其他　疲劳、缺觉、饥饿、便秘、饮酒、闪光和感情冲动等都可诱发。

（三）发病机制

癫痫发作的可能机制包括：

1. 神经元细胞膜电位异常（膜离子通道改变所致）：目前认为，脑内病灶中有一部分病态神经元膜电位异常，在每次放电后，不是恢复静息，而是持续维持在去极化状态，称为长的去极化漂移，是不稳定状态，历时数十或数百毫秒后方转入超极化状态。将近发作时，去极化漂移接着就出现高频率的动作电位，并引起外周和远处的神经元同步放电。这种异常的、过度的同步性放电与细胞膜离子通道改变有一定的联系。

2. 中枢神经系统递质异常：谷氨酸是兴奋性神经递质，它的合成-释放增多、重摄取减少或反运转以及受体反应性增强，是导致癫痫发作的一个重要机制。γ-丁氨基丁酸（GABA）是中枢神经系统最重要的抑制性神经递质。GABA去抑制不仅会引起癫痫发作，还可导致癫痫放电的持续发生。

3. 神经胶质细胞功能异常：神经胶质细胞除了起支持作用外，还能摄取神经递质谷氨酸和GABA，维持细胞外液兴奋性神经递质与抑制性神经递质的平衡。若星形胶质细胞过量摄取GABA，导致神经元摄取减少，可引起癫痫发作。

4. 免疫机制。

痫性发作传播的范围取决于其他部位的抑制能力。

要点二　中医病因病机

痫病的发生大多由于七情失调，先天因素，脑部外伤，饮食不节，劳累过度，或患他病之后，造成脏腑失调，痰浊阻滞，气机逆乱，风阳内动所致，而尤以痰邪作祟最为重要。

1. 风痰闭阻　惊恐伤肾，气机逆乱，脏腑受损，易致阴不敛阳而化热生风；脾气受损，运化失常，则痰浊内聚，痰浊随气逆或风动上窜，蒙闭清窍，则可突然昏仆。

2. 痰火扰神　肝火偏旺，火动生风，风动痰升，闭阻脑窍，则猝倒叫吼，不省人事。

3. 瘀阻脑络　产伤、跌仆撞击、中风等因素损伤脑络，瘀血内停，气血不畅，脑神失养，则神明遂失，突然昏仆，神识昏蒙。

4. 心脾两虚　饮食不节，思虑、劳倦过度，或患他病之后，造成脏腑失调，气血两亏，脑失所养；脾虚不能运化，聚湿生痰，痰浊蒙闭脑窍，则可突然昏仆，神不守舍。

5. 心肾亏虚　先天不足，肾精亏虚，后天失养，脾失运化，脏腑功能失调，精血亏耗，心脑失养，聚湿生痰，蒙闭清窍，则可发为痫证。

痫之发病与五脏均有关联，但主要责之于心肝，顽痰闭阻心窍、肝经风火内动是痫病的主要病机特点。病理因素总以痰为主，每由风、火触动，痰瘀内阻，蒙闭清窍而发病。以心脑神机失用为本，风、火、痰、瘀致病为标。其中痰浊内阻，脏气不平，阴阳偏盛，神机受累，元神失控是病机的关键所在。痫病的病机转化取决于正气的盛衰及痰邪深浅。而痫病之痰，具有随风气而聚散和胶固难化两大特点，因而痫病之所以久难愈，反复不止，正是由于胶固于心胸的"顽痰"所致。

要点三　临床表现

（一）部分性发作

临床和脑电图的起始改变提示神经元激活限于一侧大脑半球某一部分。

1. 单纯部分性发作　意识不丧失。以下运动性和感觉性单纯部分性发作相当于通常所称的局限性癫痫。

（1）有运动症状的发作

①局限性运动性发作：身体任何一个部位，如一侧口角、面部或肢体远端的局限性抽搐，较严重的发作后可使发作部位遗留暂时性瘫痪，称为Todd麻痹，病灶在运动区。

②Jackson癫痫：局限性运动性发作沿皮质代表运动区扩展，病灶在运动区。

③旋转性发作：头眼向一侧偏斜，可连及头与躯干，偶可致全身旋转，病灶在对侧额叶，偶有枕叶，少数在同侧皮质。

④姿势性发作：一侧上肢外展，肘部半屈，伴有向该侧手部的注视动作，病灶多在附加运动区。

（2）有躯体感觉或特殊性感觉症状的发作

①体觉性发作：多为针刺感、麻木感、触电感和肢体动作感等，多发生在口角、舌、手指和足趾，也可缓慢扩展成为Jackson感觉性癫痫，病灶位于中央后回体感觉区。

②视觉性发作：多为简单视幻觉如闪光，也可有结构性幻视如人物、景色等，病灶在枕叶。

③听觉性发作：简单的听幻觉如噪音，或复杂的音响如音乐，病灶在颞叶外侧面或岛回。

④嗅觉性发作：多为焦臭或其他难闻的气味，病灶在颞叶眶区、沟回、杏仁核或岛回。

⑤味觉性发作：甜、酸、苦、咸或金属味，病灶在杏仁核或岛回。

⑥眩晕性发作：为旋转感、漂浮感或下沉感，病灶在岛回或顶叶。

（3）自主神经症状的发作　如烦渴、欲排尿、出汗、面部及全身皮肤发红、呕吐、腹痛等，病灶在杏仁核、岛回或扣带回。

（4）精神症状的发作　表现为各种类型遗忘症、情感异常、错觉。

2. 复杂部分性发作　以往称精神运动性发作或颞叶发作，以意识障碍与精神症状为突出表现。患者在发作时突然与外界失去接触，进行一些无意识的动作，称发作期自动症。每次发作持续达数分钟或更长时间后，神志逐渐清醒；清醒后对发作经过无记忆。部分患者发作开始时可能先出现简单部分性发作的嗅幻觉或精神症状，使患者意识到自己又将发作。EEG示一侧或两侧颞区慢波，杂有棘波或尖波。

3. 部分性发作扩展至全面性发作　可表现强直-阵挛发作，强直性发作或阵挛性发作，脑电图迅速扩展为全面性异常。

（二）全面性发作

意识障碍常为最早表现，临床症状及脑电图均示大脑半球开始即为双侧受累，抽搐为双侧性的，脑电图变化双侧同步。

1. 全面性强直-阵挛发作（GTCS）　即大发作，为最常见的发作类型之一，以意识丧失和全身对称性抽搐为特征。

（1）强直期　病人突然意识丧失，跌倒在地，全身肌肉强直性收缩；喉部痉挛，发出叫声；强直期持续10~20秒后，在肢端出现细微的震颤。

（2）阵挛期　震颤幅度增大并延及全身成为间歇性痉挛，即进入阵挛期。本期持续30秒至1分钟，最后一次强烈阵挛后，抽搐突然终止，所有肌肉松弛。在以上两期中，可见心率加快，血压增高，汗液、唾液和支气管分泌物增多，瞳孔散大、对光反射消失等自主神经征象；呼吸暂时中断，深、浅反射消失，病理反射征阳性。

（3）惊厥后期　呼吸首先恢复，心率、血压、瞳孔等恢复正常，肌张力松弛，意识恢复。自发作开始到意识恢复历时5~10分钟；清醒后常感到头昏、头痛、全身乏力和无力，对抽搐全无记忆；不少患者发作后进入昏睡。

2. 失神发作　以意识障碍为主。单纯型仅有意识丧失，复合型则伴有简短的强直、阵挛或自动症、自主神经症状。

（1）典型失神发作　通常称小发作，见于5~14岁的儿童。表现为意识短暂丧失，失去对周围的知觉，但无惊厥。病人突然终止原来的活动或中断谈话，面色变白，双目凝视，手中所持物件可能失握跌落，有时眼睑、口角或上肢出现不易觉察的颤动，无先兆和局部症状；一般持续3~15秒，事后对发作全无记忆。发作终止立即清醒。发作EEG呈双侧对称3Hz棘-慢综合波。

（2）不典型失神发作　意识障碍发生及休止缓慢，但肌张力改变较明显；EEG示较慢而不规则的棘-慢波或尖-慢波。

3. 强直性发作　表现为突发全身或躯干、肢体肌肉强烈持续收缩，其后无阵挛期（故头、眼、肢体固定在某一位置），同时伴有意识障碍和自主神经症状，发作时间较GTCS短，仅持续数秒或数十秒。EEG示连续多棘波。

4. 肌阵挛发作　突然、短暂和快速的某一肌肉或肌肉群收缩，表现为身体一部分或全身肌肉突然、短暂的单次或重复跳动。EEG为多棘-慢波。

5. 阵挛性发作　仅有重复的全身阵挛，频率逐渐变慢而强度不变。EEG见快活动、慢波、棘-慢波和多棘-慢波。

6. 失张力发作　表现为部分或全身肌肉张力的突然丧失而跌倒在地上，但不发生肌肉的强直性收缩，持续1~3秒钟，并很快恢复正常，可有短暂意识丧失。EEG示多棘-慢波或低电位快活动。

（三）癫痫持续状态

癫痫持续发作或癫痫状态是指1次癫痫发作持续30分钟以上，或连续多次发作，发作期间意识或神经功能未恢复至正常水平，病人始终处于昏迷状态，随反复发作而间歇期越来越短，体温升高，昏迷加深。如不及时采取紧急措施终止发作，病人将因衰竭而死亡。突然停用抗癫痫药物和全身感染是引起持续状态的重要原因，继发性癫痫的持续状态较原发性者为多。

● 要点四 实验室检查及其他检查

1. 脑电图（EEG）检查 脑电图上出现棘波、尖波、棘-慢复合波等痫性发作波形对癫痫的诊断具有重要参考价值。然而其更重要的意义是区分发作的类型：局限性发作为局限部位的痫性波形；GTCS强直期呈低电压快活动，10Hz以上，逐渐转为较慢、较高的尖波；阵挛期为与节律性肌收缩相应的爆发尖波和与停止肌收缩相应的慢波；失神发作可见各导程同步发生短暂3Hz的棘-慢波放电，背景电活动正常。

由于病人做脑电图检查时一般已无发作，上述典型波形已不显示，仅部分呈现短促、零落的痫性电活动，此时可采用诱发方法，如过度换气、闪光刺激、剥脱睡眠、使用药物等，则痫性电活动发生率可提高80%左右。此外，24小时动态脑电图连续描记能更进一步获得脑电图异常放电的资料。

2. 影像学检查 磁共振波谱检查能较好地诊断癫痫。脑磁图利用超导量子干涉仪进行测定，能检查颅内三维正常和病理的电流，且比EEG更敏感，可提供癫痫灶中电流的位置、深度和方向等精确的空间信息，且能分辨原发灶和继发灶。

3. 其他检查 SPECT、PET通过测定脑组织内放射性核素的聚集或摄取量来显示病灶，有较好的敏感性。

● 要点五 诊断与鉴别诊断

（一）诊断

1. 癫痫的临床诊断 主要根据癫痫患者的发作病史，特别是可靠目击者所提供的详细的发作过程和表现，辅以脑电图痫性放电即可诊断。

2. 脑电图 脑电图是诊断癫痫最常用的一种辅助检查方法，40%~50%癫痫病人在发作间歇期的首次EEG检查可见棘波、尖波或棘-慢波、尖-慢波等痫性放电波形。癫痫发作患者出现局限性痫样放电提示局限性癫痫，普遍性痫样放电提示全身性癫痫，但是少数病人可多次检查EEG始终正常。

3. 神经影像学检查 可确定脑结构性异常或损害，脑磁图、SPECT、PET等可帮助确定癫痫灶的定位。

（二）鉴别诊断

1. 晕厥 多有见血、直立、疼痛刺激等诱因，起病和恢复都较缓慢，发病前常先有头晕、胸闷、心慌、黑蒙等症状，清醒后常有肢体发冷、乏力等，平卧后可逐渐恢复。

2. 偏头痛 出现视觉异常的先兆表现或伴有运动、感觉功能的短暂缺失，易与局限性癫痫相混淆，但其先兆症状持续时间较长，头痛发作时常伴有恶心呕吐，EEG正常。

3. 假性癫痫发作 又称癔病性发作，多在情绪波动后发作，症状有戏剧性，表现为双眼上翻、手足抽搐和过度换气，一般不会发生自伤或尿失禁。强烈的自我表现，精神刺激后发作，发作中哭叫、出汗和闭眼等为其特点，暗示治疗可终止发作。脑电图系统监测对其鉴别很有意义。

4. 低血糖症 血糖水平<2mmol/L可产生局部癫痫样抽动或四肢强直发作，伴意识丧失，常见于胰岛β细胞瘤或长期服降糖药的2型糖尿病患者，病史有助于诊断。

● 要点六 西医治疗

（一）药物治疗

1. 癫痫的药物治疗原则

（1）确定是否用药：①偶发癫痫发作不需要抗癫痫药物治疗。②首次发作（除外进行性或器质性脑病，脑电图有明确的阵发性棘-慢波或频发的局灶性棘波者，部分性发作，有神经体征、精神发育迟滞或精神障碍者）在查清病因前通常不宜用药，待到下次发作时再决定是否用药。③如存在明确的促发因素，如酒精、药物、紧张、疲劳和光敏等，应先去除这些因素，观察后依情况再用药。④发作间期大于1年、有酒精或药物刺激等诱因者，不能坚持服药可不用抗癫痫药物治疗。⑤1年中有两次或多次发作可酌情单药治疗。⑥进行性脑部疾病或EEG显示癫痫放电者需用药治疗。

（2）正确选择药物：①根据癫痫发作类型选

择用药。②根据药物治疗反应调整用药。③综合考虑患者的年龄、全身状况、耐受性及经济情况选择用药。

（3）尽量单药治疗：这是使用抗癫痫药物治疗的重要原则。单药应自小剂量开始，缓慢增量至能最大程度地控制发作而无不良反应或反应很轻的最低有效剂量。

（4）注意用药方法：用药方法取决于药物代谢特点、作用原理及副作用出现规律等，因而差异很大。

（5）个体化治疗及长期监控：癫痫患者个体差异很大，临床应注意长期监控疗效及药物毒副作用，及时调整剂量以达到最佳疗效和避免不良反应。

（6）严密观察不良反应：所有抗癫痫药物均有不良反应，剂量相关性不良反应最常见，通常发生于开始用药或加量时，与血药浓度相关，治疗过程中应注意观察。

（7）坚持长期规律治疗，并掌握停药原则和方法。

2. 抗癫痫药物的选择 根据癫痫发作类型选择用药。

（1）GTCS 首选药物为丙戊酸钠，次选苯妥英钠、卡马西平。

（2）典型失神发作及肌阵挛发作首选丙戊酸钠，次选乙琥胺、氯硝西泮；非典型失神发作首选乙琥胺或丙戊酸钠，次选氯硝西泮。

（3）部分性发作和继发全面性发作首选卡马西平，其次为苯妥英钠、丙戊酸钠或苯巴比妥。

（4）强直性发作首选卡马西平，次选苯妥英钠、丙戊酸钠。

（5）阵挛性发作首选丙戊酸钠，次选苯妥英钠、卡马西平或苯巴比妥。

3. 传统抗癫痫药物的临床使用 ①苯妥英钠起始 200mg/d，维持 300~500mg/d。②苯巴比妥 60~300mg/d。③卡马西平起始 200mg/d，维持 600~2000mg/d。④乙琥胺起始 500mg/d，维持 750~1500mg/d。⑤丙戊酸钠起始 500mg/d，维持 600~1200mg/d。⑥氯硝西泮 1mg/d，逐渐加量。

4. 新型抗癫痫药物的临床使用 ①托吡酯起始 25mg/d，维持 200~400mg/d。②拉莫三嗪起始 25mg/d，维持 100~300mg/d。③加巴喷丁起始 300mg/d，维持 1200~3600mg/d。④非氨酯起始 400mg/d，维持 1800~3600mg/d。⑤氨己烯酸起始 250mg/d，维持 500~3000mg/d。

5. 抗癫痫药物的停药原则及方法

（1）停药原则 ①特发性强直-阵挛发作、典型失神发作或发作较快被控制的患者完全停药几率较大。②症状性癫痫及复杂部分性发作、强直性发作、非典型失神发作或兼有多种形式发作的患者通常需长期治疗。③GTCS 的停药过程不少于 1 年，失神发作不少于 6 个月，原来用药量较大者，停药所需的时间也应较长。④切忌突然停药，以免导致癫痫状态。⑤明确的器质性脑病、神经系统有阳性体征、精神障碍、持续存在 EEG 阵发性异常、部分性和混合性发作均影响停药时间。⑥有些器质性脑病的癫痫患者可能需要终生服药。⑦发病年龄大于 30 岁者应谨慎停药。⑧停药后部分性发作复发率较高，GTCS 和失神小发作复发率较低。

（2）停药方法 ①根据病情，通常在 1~2 年逐渐减量；如减量后有复发趋势或 EEG 明显恶化，应再恢复原剂量。②如需换药时两种药物应有约 1 周的重叠用药期，然后原用药物逐渐减量至停药，新用药物逐渐增至有效剂量。

（二）神经外科治疗

1. 手术治疗的适应证

（1）难治性癫痫：患病时间较长，并经正规抗痫药治疗两年以上无效或痫性发作严重而频繁。

（2）癫痫灶不在脑的主要功能区，且手术易于到达；术后不会遗留严重神经功能障碍。

（3）脑器质性病变所致的癫痫，可经手术切除病变者。

2. 手术治疗的禁忌证

（1）相对禁忌证 内科或神经系统进行性疾病、严重行为障碍影响术后康复、增加手术病残或死亡率、活动性精神病（与发作无关）、智商小于70仅可做局部切除。

（2）绝对禁忌证　特发性全面性癫痫和不影响生活的轻微发作患者。

（三）癫痫持续状态的处理

1. 治疗原则　从速控制发作是治疗的关键。

（1）选用速效抗癫痫药物静脉给药，首次用药必须足量，发作控制不良时应重复给药。

（2）顽固性病例应多种药物联合应用。

（3）控制发作后给予足够维持量，清醒后改用口服药，并进一步查明病因。

2. 药物治疗

（1）地西泮：为首选药物。因对呼吸有抑制作用，甚至引起呼吸停顿，故使用时应密切观察呼吸和血压，并做好抢救的准备。

（2）苯妥英钠：为长作用抗痫药，用于地西泮控制发作后防止复发。可引起血压急剧下降及心律失常，应密切观察血压和心电图，心功能不全、心律失常、冠心病及高龄患者慎用或不用。

（3）丙戊酸（德巴金）：可迅速终止某些癫痫持续状态。

（4）异戊巴比妥钠：该药对呼吸中枢的抑制作用较苯巴比妥钠为轻，对有明显肝肾功能不全者两药均应慎用。

（5）氯硝西泮：药效是地西泮的5倍，首次剂量3mg静脉注射后数分钟奏效，对各型癫痫状态均有效。需注意对呼吸及心脏抑制作用较强。

（6）10%水合氯醛25～30mL加等量植物油保留灌肠，适用于肝功能不全或不宜使用苯巴比妥类患者。

3. 全身麻醉　发作难以控制者，必要时在心电和呼吸监护下行全身麻醉，达到惊厥和痫性电活动都消失的程度。

4. 支持和对症治疗　吸氧、吸痰，保持呼吸道通畅，必要时行气管切开及辅助人工呼吸；做好舌咬伤、摔伤和骨折的防护；预防脑水肿和继发感染；高热可物理降温，维持水、电解质平衡等。

5. 维持用药　癫痫持续状态完全控制后，应定时定量维持用药。一般肌注苯巴比妥钠0.2g，根据用药情况可6～8小时1次，连续3～4天；病人清醒后改口服抗痫药。

● 要点七　中医辨证论治

1. 风痰闭阻证

证候：发病前常有眩晕，头昏，胸闷，乏力，痰多，心情不悦。发作呈多样性，或见突然跌倒，神志不清，抽搐吐涎，或伴尖叫与二便失禁，或短暂神志不清，双目发呆，茫然所失，谈话中断，持物落地，或精神恍惚而无抽搐，舌质红，苔白腻，脉多弦滑有力。

治法：涤痰息风，开窍定痫。

方药：定痫丸加减。

2. 痰火扰神证

证候：发作时昏仆抽搐，吐涎，或有吼叫，平时急躁易怒，心烦失眠，咳痰不爽，口苦咽干，便秘溲黄，病发后，症情加重，彻夜难眠，目赤，舌红，苔黄腻，脉弦滑而数。

治法：清热泻火，化痰开窍。

方药：龙胆泻肝汤合涤痰汤加减。

3. 瘀阻脑络证

证候：平素头晕头痛，痛有定处，常伴单侧肢体抽搐，或一侧面部抽动，颜面口唇青紫，舌质暗红或有瘀斑，舌苔薄白，脉涩或弦。

治法：活血化瘀，息风通络。

方药：通窍活血汤加减。

4. 心脾两虚证

证候：反复发病，神疲乏力，心悸气短，失眠多梦，面色苍白，体瘦纳呆，大便溏薄，舌质淡，苔白腻，脉沉细而弱。

治法：补益气血，健脾宁心。

方药：六君子汤合归脾汤加减。

5. 心肾亏虚证

证候：痫病频发，神思恍惚，心悸，健忘失眠，头晕目眩，两目干涩，面色晦暗，耳轮焦枯不泽，腰膝酸软，大便干燥，舌质淡红，脉沉细而数。

治法：补益心肾，潜阳安神。

方药：左归丸合天王补心丹加减。

细目二 脑血管疾病

脑血管疾病（cerebral vascular disease, CVD）是由于各种病因使脑血管发生病变，引起脑部疾病的总称。临床上可分为急性脑血管病和慢性脑血管病两种。急性脑血管病又称脑卒中（stroke），是指急性起病，迅速出现局限性或弥漫性脑功能缺失征象的脑血管性临床事件。急性脑血管病按其病理性质可分为缺血性和出血性两大类，前者常见的疾病包括脑梗死、短暂性脑缺血发作等；后者多见的有脑出血、蛛网膜下腔出血等。慢性脑血管疾病发病隐匿，逐渐进展，如脑动脉硬化症、血管性疾病。本节只讨论急性脑血管病。

急性脑血管病主要归属于中医学"中风病"的范畴，另有少数可归属于中医学"头痛""眩晕""厥证"等范畴。

要点一 常见病因

引起脑血管病的病因可以是单一的，但常为多种病因联合致病。

1. 血管壁病变 最常见的是动脉硬化，包括动脉粥样硬化和高血压动脉硬化两种。此外，还有动脉炎、先天血管异常、血管损伤、恶性肿瘤、药物等所致的血管病损。

2. 心脏病及血流动力学改变 如高血压、低血压或血压的急骤波动、各种心脏疾患所致心功能障碍、心房纤颤、传导阻滞等。

3. 血液成分改变及血液流变学异常 ①血液黏稠度增高（如高黏血症、脱水、红细胞增多症、高纤维蛋白原血症等）。②凝血机制异常（如血小板减少性紫癜、血友病、弥漫性血管内凝血、妊娠、产后、手术后、恶性肿瘤、应用抗凝剂及避孕药等均可造成高凝状态）。

4. 其他血管外因素 ①主要是大血管附近病变（如颈椎病、肿瘤等压迫致脑供血不足）。②颅外形成的各种栓子（如脂肪栓子、空气栓子等）。

要点二 危险因素

许多因素与脑卒中的发生及发展有密切关系，但又无直接因果关系，故不能确定为病因，可归为危险因素，包括：高血压和低血压、心脏病、糖尿病、短暂性脑缺血发作（TIA）、脑卒中史、吸烟、高脂血症。其他相关因素如体力活动减少、超重、饮食习惯（高摄盐量及肉类、动物油的高摄入等）、感染等都与脑卒中的发生呈正相关，控制和有效干预这些因素，即可降低脑卒中的发病率和死亡率。无法干预的危险因素有高龄、性别、种族、气候、脑卒中家族史等。

1. 高血压 高血压是脑出血和脑梗死最重要的危险因素。脑卒中发病率、死亡率的上升与血压升高有着十分密切的关系。控制高血压可明显减少脑卒中，同时也有助于预防或减少其他靶器官损害，包括心力衰竭。

2. 心脏病 心房纤颤是脑卒中的一个非常重要的危险因素。非瓣膜病性房颤患者每年发生脑卒中的危险性为3%~5%，大约占血栓栓塞性卒中的50%。其他类型心脏病包括扩张型心肌病、瓣膜性心脏病（如二尖瓣脱垂、心内膜炎和人工瓣膜）、先天性心脏病（如卵圆孔未闭、房间隔缺损、房间隔动脉瘤）等也对血栓栓塞性卒中增加一定危险。

3. 糖尿病 糖尿病是脑血管病重要的危险因素。脑血管病的病情轻重和预后与糖尿病患者的血糖水平以及病情控制程度有关，因此，应重视对糖尿病的预防和控制。

4. 血脂异常 大量研究已经证实，血清总胆固醇（TC）、低密度脂蛋白（LDL）升高，高密度脂蛋白（HDL）降低与心血管病有密切关系。应用他汀类等降脂药物可降低脑卒中的发病率和死亡率。

5. 吸烟 经常吸烟是公认的缺血性脑卒中的危险因素。其对机体产生的病理生理作用是多方面的，主要影响全身血管和血液系统，如加速动脉硬化、升高纤维蛋白原水平、促使血小板聚集、降低高密度脂蛋白水平等。

6. 饮酒 酒精可能通过多种机制导致卒中增

加，包括升高血压，导致高凝状态、心律失常、减少脑血流量等。

7. 肥胖 肥胖人群易患心脑血管病已有不少研究证据。这与肥胖导致高血压、高血脂、高血糖是分不开的。

8. 其他危险因素

（1）高同型半胱氨酸血症 根据美国第三次全国营养调查和Framingham病例-对照研究的数据分析结果，高同型半胱氨酸血症与脑卒中发病有相关关系。

（2）代谢综合征（WHO，1999） 其特征性因素包括腹型肥胖、血脂异常、血压升高、胰岛素抵抗（伴或不伴糖耐量异常）等。胰岛素抵抗是其主要的病理基础，故又被称为胰岛素抵抗综合征。由于该综合征聚集了多种心脑血管病的危险因素，并与新近发现的一些危险因素相互关联，因此，对其诊断、评估以及适当的干预有重要的临床价值。

（3）缺乏体育活动 规律的体育锻炼对减少心脑血管病大有益处。研究证明，适当的体育活动可以改善心脏功能，增加脑血流量，改善微循环；也可通过降低升高的血压、控制血糖水平和降低体重等控制卒中主要危险因素的作用来起到保护性效应。

（4）饮食营养不合理 脂肪和胆固醇的过多摄入可加速动脉硬化的形成，继而影响心脑血管的正常功能，易导致脑卒中。另外，食盐量过多可使血压升高并促进动脉硬化形成。

● **要点三 中医对脑血管病的认识**

1. 关于病因病机的认识 中风的发生，病因复杂，多相兼致病。主要是在平素气血亏虚，心、肝、肾三脏功能失调的基础上，加上情志不遂，或饱食恣酒，或房事劳累，或外邪侵袭等诱因，以致阴亏于下，肝阳暴张，阳化风动，气血逆乱，夹痰夹火，横窜经脉，上冲于脑，蒙闭心窍而发生猝然昏仆、半身不遂诸症。

（1）积损正衰 年老体弱，肝肾阴虚，肝阳偏亢；或形体肥胖，气虚于中，或久病、思虑过度，气血亏损，以致元气耗伤，运血无力，而致脑脉瘀滞不通，脑失所养。阴血亏虚则阴不制阳，虚内风动，夹痰浊、瘀血上扰清窍，突发本病。

（2）劳倦内伤 烦劳过度，耗气伤阴，多使阳气暴张，引动风阳上旋，气血上逆，壅阻清窍。

（3）饮食不节 饥饱失宜或嗜食肥甘厚味、辛辣之物，或饮酒无度，皆可致脾失健运，聚湿生痰，痰湿生热，热极生风。

（4）情志所伤 五志过极，心肝火盛，皆可动风而发卒中，以郁怒伤肝为多。平素忧郁恼怒，情志不畅，肝郁气滞，气郁化火，则肝病阳暴，引动心火，气血上逆于脑，神窍闭阻，遂生中风。或长期精神紧张，阴精暗耗，肝肾阴虚，阳亢风动。

（5）正虚邪中 年老体衰，或饮食不节，或劳役过度，或禀赋不足，或久病体虚，皆可致正虚衰弱，气血不足，营卫失调，腠理空疏。尤其在气候突变之时，风邪乘虚而入，使气血痹阻，肌肤筋脉失于濡养。

综上所述，本病的病位在脑，与心、肾、肝、脾密切相关。其病机归纳起来不外虚（阴虚、气虚）、火（肝火、心火）、风（肝风、外风）、痰（风痰、湿痰）、气（气逆）、血（血瘀）六端，其中以肝肾阴虚、气血衰少为致病之本，风、火、痰、气、瘀为发病之标，且两者常互为因果而临证兼见。本病基本病机为阴阳失调，气血逆乱，上犯于脑。

2. 辨证要点

（1）辨中经络与中脏腑 中经络仅见半身不遂、口眼㖞斜、语言不利，无神志障碍；中脏腑则指突然昏不知人，或神志昏糊、迷蒙，伴见肢体不遂、口眼㖞斜等。

（2）辨闭证与脱证 中脏腑应辨闭、脱。闭证是邪气内闭清窍，症见神志不清，牙关紧闭，口噤不开，肢体强痉，两手握固，大小便闭，属实证。脱证是五脏真阳散脱，阴阳即将离决之候，症见神志昏愦无知，目合口开，四肢软瘫，手撒肢冷汗多，二便自遗，鼻息低微，属虚证。

（3）辨阴闭与阳闭 根据有无热象，闭证又有阳闭与阴闭之分。阳闭为瘀热痰火闭郁清窍，可见身热面赤，气粗鼻鼾，痰声如拽锯，便秘溲黄，舌苔黄腻，舌绛干，甚则舌体卷缩，脉弦滑而数。阴闭为寒湿痰浊内闭清窍，可见面白唇紫，痰涎壅盛，四肢不温，舌苔腻，脉沉滑等。

（4）辨病势顺逆 在中风病诊疗过程中，根据病人"神"的表现，尤其是神志和瞳神的变化，可判断病势的顺逆。先中脏腑，如神志逐渐转清，半身不遂未再加重或有恢复者，是病由中脏腑转向中经络，病势顺，预后多好；反之先中经络，病人渐至神昏，瞳神变化，甚则呕吐、头痛项强者，病变发展至中脏腑，是正气渐衰、邪气日盛之征，病重。

3. 治疗原则 中风病急性期以标实为重者，治当祛邪为先。中经络者以平肝息风，化痰祛瘀，通络为主。中脏腑闭证，以祛邪开窍醒神为主，治有息风清火、豁痰开窍、通腑泄热之不同。脱证急宜扶正固脱，治有救阴回阳。中风病恢复期及后遗症期，多虚实兼夹，邪实未清而正虚已现，当扶正祛邪，标本兼顾，治宜平肝息风、化痰祛瘀与滋养肝肾、益气养血并用。

4. 预防与调护

（1）预防 重视中风先兆症状的观察，并积极治疗是预防中风病发生的关键。宜慎起居、节饮食、调情志。中风平时宜饮食清淡，忌肥甘厚味和辛辣刺激之品，禁烟酒，应心情平和，起居有常，劳逸结合，预防性使用药物，调整血压，以防卒中和复中。

（2）调护 既病之后，加强护理，须密切观察病情变化，注意瞳神、面色、呼吸、汗出等变化；加强口腔护理，及时清除痰涎；恢复期要进行肢体、语言、智能等各种功能训练；长期卧床者，注意保护局部皮肤，防止褥疮等。

细目三 短暂性脑缺血发作

短暂性脑缺血发作（transient ischemic attack, TIA）是指历时短暂且经常反复发作的脑局部供血障碍，以相应供血区局限性和短暂性神经功能缺失为特点的一种脑血管病。每次发作历时短暂，持续数分钟至1小时，在24小时内即完全恢复，约占同期缺血性脑血管病的7%～45%。

本病属于中医学的"中风""眩晕""厥证"等范畴。

● **要点一 西医病因、发病机制**

TIA的病因目前尚不十分确定，其发病机制有多种学说。主要与高血压动脉粥样硬化、动脉狭窄、心脏病、血液成分改变及血流动力学变化等病因有关。

1. 微栓子 主要来源于颈内动脉系统动脉硬化性狭窄处的附壁血栓和动脉粥样硬化斑块的脱落、血小板聚集物、胆固醇结晶等，微栓子随血流阻塞小动脉后出现缺血症状，当栓子破碎或溶解移向远端时，血流恢复，症状消失。

2. 脑血管痉挛 脑动脉硬化后使血管腔狭窄可形成血流漩涡，刺激血管壁发生血管痉挛，而出现TIA的症状，当漩涡减弱时症状就消失。在持续高血压、局部损伤和微栓子的刺激下，也可引起脑动脉痉挛而致TIA发作。

3. 血液成分、血流动力学改变 某些血液系统疾病（如真性红细胞增多症、血小板增多症等）所致的高凝状态，以及低血压和心律失常等变化，造成脑灌注代偿失调，也可引起TIA。

4. 颈部动脉受压学说 多属椎－基底动脉系统缺血。因动脉硬化或先天性迂曲等，当头颈过伸或向一侧转动时，椎动脉可在颈椎横突孔处受压，这种情况在伴有颈椎骨质增生时更易发生。

5. 其他 脑实质内的血管炎、血管壁发育异常或小灶出血、脑外盗血综合征及系统性红斑狼疮（SLE）等也可引起TIA。

● **要点二 中医病因病机**

多因素体禀赋不足，年老正衰，或劳倦内伤致气血内虚，血脉不畅；或因饮食不节，损伤脾胃，内生湿浊，阻滞经脉，复加情志不遂，气候剧烈变化等诱因，以致脏腑功能失调，气血逆乱，风夹痰瘀，扰于脑窍，窜犯经络发病。

1. 肝肾阴虚，风阳上扰 素体阴虚，水不涵木，虚风内动，夹肝阳上扰清窍，则头晕目眩，甚则欲仆；窜阻经络则肢体麻木。

2. 气虚血瘀，脉络瘀阻 素体气虚，血行不畅，以致瘀阻脉络；或气虚而脉络空虚，风邪乘虚入中，痹阻气血，清窍失养发为本病。

3. 痰瘀互结，阻滞脉络 嗜酒肥甘、饱饥劳倦损伤脾胃，以致水谷不化为精微，反而聚湿生痰，致使清阳不升，浊阴不降，而见头晕目眩，肢体麻木，移时恢复如常。

本病位于经络，其主要病机是气虚血瘀，气虚为本，血瘀为标。血瘀是 TIA 发生发展的核心，更有痰浊与瘀血互结而致病者，肝阳亦有夹痰、夹瘀而上扰者。

● **要点三 临床表现**

TIA 好发于 50～70 岁，男性多于女性。发病突然，迅速出现局限性神经功能或视网膜功能障碍，多于 5 分钟左右达到高峰，症状和体征大多在 24 小时内完全消失；可反复发作；根据受累血管不同，临床上可分为颈内动脉系统 TIA 和椎-基底动脉系统 TIA。

1. 颈内动脉系统 TIA 较多见，持续时间较短，易进展为完全性卒中。常见症状为发作性单肢无力或轻偏瘫及对侧面部轻瘫，当主侧半球受累时可见失语症，也可有失读、失写症等。本病的特征性改变是伴有病变侧单眼一过性黑蒙或失明或病变侧 Horner 征；部分视野缺损常见，偏盲则较少见。

2. 椎-基底动脉系统 TIA 较少见。由于椎-基底动脉复杂的结构，故缺血所致的症状复杂多样，脑干前庭系缺血表现为眩晕、平衡失调，多不伴有耳鸣；内听动脉缺血致内耳受累可伴耳鸣。

本病的特征性症状：

①跌倒发作：患者转头或仰头时，下肢突然失去张力而跌倒，无意识丧失，常可很快自行站起，系下部脑干网状结构缺血，肌张力降低所致。

②短暂性全面性遗忘症：发作时出现短时间记忆丧失，病人对此有自知力，持续数分钟至数十分钟，发作时对时间、地点定向障碍，但谈话、书写和计算能力保持，是大脑后动脉颞支缺血，累及边缘系统的颞叶海马、海马旁回和穹隆所致。

③双眼视力障碍发作：可有复视、偏盲或双目失明。另外临床可能出现的症状还有吞咽障碍，构音不清，共济失调，意识障碍伴或不伴瞳孔缩小；一侧或双侧面、口周麻木或交叉性感觉障碍；交叉性瘫痪是一侧脑干缺血的典型表现，可因脑干缺血的部位不同而出现不同的综合征，表现为一侧动眼神经、外展神经和/或面神经麻痹，对侧肢体瘫痪。

● **要点四 实验室检查及其他检查**

TIA 无特定的实验室阳性指标，临床为明确其病因，常结合以下检查：

1. EEG、头颅 CT 或 MRI 检查大多正常，部分病例可见脑内有小梗死灶或缺血灶。CT（10%～20% 患者）、MRI（约 20% 患者）可见腔隙性梗死灶。

2. 彩色经颅多普勒（TCD）可见血管狭窄、动脉粥样硬化斑。

3. 心脏 B 超、心电图及超声心动图可以发现心脏瓣膜病变及心肌病变。

4. 血常规、血脂及血液流变学检查可以确定 TIA 的发生与血液成分及流变学的关系。

5. 颈椎 X 线、CT 或 MRI 检查可以明确是否存在颈椎病变对椎动脉的影响。

● **要点五 诊断**

1. 绝大多数 TIA 病人就诊时症状已消失，其诊断主要依靠病史。有典型临床表现而又能排除其他疾病时，诊断即可确立。其诊断要点包括：①多数在 50 岁以上发病。②有高血压、高脂血症、糖尿病、脑动脉粥样硬化症、较严重的心脏病病史及吸烟等不良嗜好者。③突然局灶性神经功能缺失发作，持续数分钟，或可达数小时，但在 24 小时内完全恢复。④不同病人的局灶性神经功能缺失症状常按一定的血管支配区刻板地反复出现。⑤发作间歇期无神经系统定位体征。诊断确立后需要进一步明确病因。

2. 美国国立神经疾病与卒中研究所脑血管病分类（第 3 版）中提出：TIA 的临床表现最常见

的是运动障碍，对只出现肢体一部分或一侧面部感觉障碍、视觉丧失或失语发作病例，诊断 TIA 必须慎重；有些症状如麻木、头晕很常见，但不一定表明是 TIA，并明确提出：

（1）不属于 TIA 特征的症状　①不伴后循环（椎-基底动脉系）障碍其他体征的意识丧失。②强直性和/或阵挛性痉挛。③躯体多处持续、进展性症状。④闪光暗点。

（2）不考虑为 TIA 的症状　①进展性感觉障碍。②单纯性眩晕。③单纯性头晕眼花。④单纯性吞咽障碍。⑤单纯的构音障碍，或单纯的复视。⑥大小便失禁。⑦伴有意识障碍的视觉丧失。⑧伴有头痛的局灶症状。⑨单纯的精神错乱或单纯的遗忘症。⑩单纯的猝倒发作。

要点六　西医治疗

1. 病因治疗　针对 TIA 的病因和诱发因素进行治疗，消除微栓子来源和血流动力学障碍。如高血压病人应控制血压，有效地控制糖尿病、高脂血症、血液系统疾病、心律失常等。对颈动脉有明显动脉粥样硬化斑、狭窄 > 70% 或血栓形成，影响脑内供血并有反复 TIA 者，可行颈动脉内膜剥离术、血栓内膜切除术、颅内外动脉吻合术或血管内介入治疗等。

2. 药物治疗

（1）抗血小板聚集剂　减少微栓子发生，减少 TIA 复发。阿司匹林每日 50～300mg，晚餐后服用；氯吡格雷每日 75mg。

（2）抗凝药物　对频繁发作的 TIA，特别是颈内动脉系统 TIA 较抗血小板药物效果好；对渐进性、反复发作、持续时间较长和一过性黑矇的 TIA 可起预防卒中的作用。可用肝素、低分子肝素，也可选择华法林；抗凝疗法的确切疗效还待进一步评估，应注意抗凝治疗禁忌证。

（3）血管扩张药和扩容药物　早期用血管扩张药物，可使微栓子向远端移动，从而缩小缺血范围，同时血管扩张药物可促进侧支循环的建立。

（4）脑保护治疗　频繁发作的 TIA，神经影像学检查显示有缺血或脑梗死病灶者，可给予钙拮抗剂，保护脑组织。目前临床常用的有尼莫地平、尼达尔、西比灵和奥力保克等。

要点七　中医辨证论治

1. 肝肾阴虚、风阳上扰证

证候：头晕目眩，甚则欲仆，目胀耳鸣，心中烦热，多梦健忘，肢体麻木，或猝然半身不遂，语言謇涩，但瞬时即过，舌质红，苔薄白或少苔，脉弦或细数。

治法：平肝息风，育阴潜阳。

方药：镇肝息风汤加减。

2. 气虚血瘀、脉络瘀阻证

证候：头晕目眩，动则加剧，语言謇涩，或一侧肢体软弱无力，渐觉不遂，偶有肢体掣动，口角流涎，舌质暗淡，或有瘀点，苔白，脉沉细无力或涩。

治法：补气养血，活血通络。

方药：补阳还五汤加减。

3. 痰瘀互结、阻滞脉络证

证候：头晕目眩，头重如蒙，肢体麻木，胸脘痞闷，或猝然半身不遂，移时恢复如常，舌质暗，苔白腻或黄厚腻，脉滑数或涩。

治法：豁痰化瘀，通经活络。

方药：黄连温胆汤合桃红四物汤加减。

细目四　脑血栓形成

脑血栓形成（cerebral thrombosis，CT）是脑梗死中最常见的类型，通常指脑动脉的主干或其皮层支因动脉粥样硬化及各类动脉炎等血管病变，导致血管的管腔狭窄或闭塞，并进而发生血栓形成，造成脑局部供血区血流中断，脑组织缺血、缺氧，软化坏死，出现相应的神经系统症状和体征。

本病属于中医学的"中风""眩晕""头痛""厥证"等范畴。

要点一　西医病因、病理

（一）病因

1. 动脉管腔狭窄和血栓形成　最常见的是动脉粥样硬化斑导致管腔狭窄和血栓形成。主要发生在管径>500μm的供血动脉，以脑部的大动脉、中动脉的分叉处以及弯曲处多见，管腔狭窄达80%以上才能影响脑血流量。

2. 血管痉挛 常见于蛛网膜下腔出血、偏头痛、子痫和颅外伤等病人。尚有一些病因不明的脑梗死，部分病例有高水平的抗磷脂抗体等伴发的高凝状态。

（二）病理

闭塞血管内可见血栓形成或栓子、动脉粥样硬化或血管炎等改变。病理分期为：

1. 超早期（1~6小时） 病变区脑组织常无明显改变，可见部分血管内皮细胞、神经细胞和星形胶质细胞肿胀，线粒体肿胀空化，属可逆性。

2. 急性期（6~24小时） 缺血区脑组织苍白，轻度肿胀，神经细胞、星形胶质细胞和血管内皮细胞呈明显缺血性改变。

3. 坏死期（24~48小时） 可见大量神经细胞消失，胶质细胞坏死，中性粒细胞、单核细胞、巨噬细胞浸润，脑组织明显水肿；如病变范围大可向对侧移位，甚至形成脑疝。

4. 软化期（3天~3周） 病变区液化变软。

5. 恢复期（3~4周后） 液化坏死的脑组织被吞噬、清除，胶质细胞增生，毛细血管增多，小病灶形成胶质瘢痕，大病灶形成中风囊，此期可持续数月至两年。

● 要点二 中医病因病机

多因年老正衰，劳倦内伤，或饮食不节，损伤脾胃，或情志不遂，以致脏腑功能失调，气血逆乱，风夹痰瘀，扰于脑窍，窜犯经络发为中风。

1. 肝阳暴亢，风火上扰 平素肝旺易怒，或肝肾阴虚，肝阳偏亢，复因情志相激，肝失条达，气机不畅，气郁化火，风火相扇，冲逆犯脑。

2. 风痰瘀血，痹阻脉络 年老体衰或劳倦内伤，脏腑功能失调，内生痰浊瘀血，适逢肝风上窜之势，或外风引动内风，皆使风夹痰瘀，窜犯经络。

3. 痰热腑实，风痰上扰 饮食不节，嗜好膏梁厚味及烟酒之类，脾胃受伤，运化失司，痰热互结，腑气壅结，痰热夹风阳之邪，上扰清窍，神机失灵。

4. 气虚血瘀，脉络不畅 平素体弱，或久病伤正，正气亏虚，无力行血，血行不畅，瘀滞脑络。

5. 脉络空虚，风邪入中 素体虚弱，或久病年迈，正气亏虚，易中风邪；或素体肝肾阴虚，虚风内动而入中脉络。

6. 元气败脱，心神涣散 年老精竭，或久病体衰，元阳欲离，则突然昏仆，不省人事，目合口开，手撒肢冷，汗多不止，肢体软瘫。

本病的病位在脑，与心、肾、肝密切相关。其病机归纳起来不外虚（阴虚、气虚）、火（肝火、心火）、风（肝风、外风）、痰（风痰、湿痰）、气（气逆）、血（血瘀）六端，其中以肝肾阴虚、气血衰少为致病之本，风、火、痰、气、瘀为发病之标，且两者常互为因果，或兼见同病。本病系本虚标实、上盛下虚之证，其基本病机为阴阳失调，气血逆乱，上犯于脑。

● 要点三 临床表现

（一）一般特点

动脉粥样硬化所致者以中、老年人多见；动脉炎所致者以中青年多见。常在安静或休息状态下发病。神经系统局灶性症状及体征多在发病后10余小时或1~2天内达到高峰。神经系统定位体征因脑血管闭塞部位及梗死范围不同而表现各异。

（二）临床类型

1. 根据症状和体征的演进过程分类

（1）完全性卒中 发病后神经功能缺失症状较重较完全，常于数小时内（<6小时）达到高峰。病情一般较严重。多为颈内动脉或大脑中动脉主干等较大动脉闭塞所致，约占30%。

（2）进展性卒中 指发病后神经功能缺失症状在48小时内逐渐进展或呈阶梯式加重，直至病人完全偏瘫或意识障碍。

（3）缓慢进展性卒中 起病后1~2周症状

仍逐渐加重，常与全身或局部因素所致的脑灌流减少、侧支循环代偿不良、血栓向近心端逐渐扩展等有关。

(4) 可逆性缺血性神经功能缺失 指发病后神经缺失症状较轻，持续24小时以上，但可于3周内恢复，不留后遗症。多数发生于大脑半球卵圆中心。

2. 根据梗死的特点分类

(1) 大面积脑梗死 通常是颈内动脉主干、大脑中动脉主干或皮层支的完全性卒中，患者表现为病灶对侧完全性偏瘫、偏身感觉障碍及向病灶对侧的凝视麻痹，可有头痛和意识障碍，并呈进行性加重。

(2) 分水岭脑梗死 是指相邻血管供血区之间分水岭区或边缘带（border zone）的局部缺血。一般认为，分水岭梗死多由于血流动力学障碍所致；典型者发生于颈内动脉严重狭窄或闭塞伴全身血压降低时。临床常呈卒中样发病，多无意识障碍，症状较轻，恢复较快。

(3) 出血性脑梗死 是由于脑梗死供血区内动脉坏死后血液漏出继发出血，常发生于大面积脑梗死之后。

(4) 多发性脑梗死 是指两个或两个以上不同的供血系统脑血管闭塞引起的梗死，多为反复发作脑梗死的后果。

(三) 不同动脉闭塞的症状和体征

1. 颈内动脉闭塞 可出现病灶侧单眼一过性黑蒙，偶可为永久性视力障碍（因眼动脉缺血），或病灶侧Horner征这一特征性病变；常见症状有对侧偏瘫、偏身感觉障碍和偏盲等（大脑中动脉或大脑中、前动脉缺血）；主侧半球受累可有失语症。

2. 大脑中动脉闭塞 是血栓性梗死的主要血管，发病率最高，占脑血栓性梗死的70%~80%。

(1) 主干闭塞 "三偏征"为特征，即病灶对侧中枢性面舌瘫及偏瘫、偏身感觉障碍和同向偏盲或象限盲。上下肢瘫痪程度基本相等；可有不同程度的意识障碍；主侧半球受累可出现失语症，非主侧半球受累可见体象障碍。

(2) 皮层支闭塞 上分支闭塞时可出现病灶对侧偏瘫和感觉缺失，面部及上肢重于下肢，Broca失语（主侧半球）和体象障碍（非主侧半球）；下分支闭塞时常出现Wernicke失语、命名性失语和行为障碍等，而无偏瘫。

(3) 深穿支闭塞 对侧中枢性上下肢均等性偏瘫，可伴有面舌瘫；对侧偏身感觉障碍，有时可伴有对侧同向性偏盲；主侧半球病变可出现皮质下失语。

3. 大脑前动脉闭塞

(1) 主干闭塞 发生于前交通动脉之前可无任何症状；发生于前交通动脉之后可有对侧中枢性面舌瘫及偏瘫，以面舌瘫及下肢瘫为重，伴轻度感觉障碍；旁中央小叶受损有尿潴留或尿急；额极与胼胝体受累有精神障碍如淡漠、反应迟钝、欣快、始动障碍和缄默等，额叶病变常有强握与吮吸反射；主侧半球病变可见上肢失用，Broca失语少见。

(2) 皮层支闭塞 以对侧下肢远端为主的中枢性瘫，可伴感觉障碍；对侧肢体短暂性共济失调、强握反射及精神症状。

(3) 深穿支闭塞 对侧中枢性面舌瘫及上肢近端轻瘫。

4. 大脑后动脉闭塞 此型在临床上比较少见。闭塞部位在发出交通动脉以前不出现症状。丘脑膝状动脉闭塞见丘脑综合征，表现为对侧感觉障碍，以深感觉为主，有自发性疼痛、感觉过度、轻偏瘫，共济失调和不自主运动，可有舞蹈、手足徐动症和震颤等锥体外系症状；大脑后动脉阻塞引起枕叶梗死可出现对侧同向偏盲，瞳孔反应保持，视神经无萎缩；优势半球胼胝体部的损害可引起失读症。

5. 椎-基底动脉闭塞 基底动脉主干闭塞常引起广泛的脑桥梗死，可突发眩晕、呕吐、共济失调，迅速出现昏迷、面部与四肢瘫痪、去脑强直、眼球固定、瞳孔缩小、高热、肺水肿、消化道出血，甚至呼吸及循环衰竭而死亡。椎-基底动脉的分支闭塞，可导致脑干或小脑不同水平的梗死，表现为各种病名的综合征。体征的共同特点是下列之一：①交叉性瘫痪。②双侧运动和/或感觉功能缺失。③眼的协同运动障碍。④小脑功能的缺失不伴同侧长束征。⑤孤立的偏盲或同侧盲。另可伴失语、失认、构音障碍等。常见的综合征有：

（1）基底动脉尖综合征　出现以中脑病损为主要表现的一组临床综合征，临床表现包括：①眼球运动及瞳孔异常，一侧或双侧动眼神经部分或完全麻痹，眼球上视不能（上丘受累）及一个半综合征，瞳孔光反应迟钝而调节反应存在，类似 Argyll – Robertson 瞳孔（顶盖前区病损）。②意识障碍，一过性或持续数天，或反复发作（中脑和/或丘脑网状激活系统受累）。③对侧偏盲或皮质盲。④严重记忆障碍（颞叶内侧受累）。

有卒中危险因素的中老年人，突然发生意识障碍又较快恢复，无明显运动、感觉障碍，但有瞳孔改变、动眼神经麻痹、垂直注视障碍，应想到该综合征；如有皮质盲或偏盲、严重记忆障碍则更支持；CT 及 MRI 见中脑、双侧丘脑、枕叶、颞叶病灶即可确诊。

中脑支闭塞出现 Weber 综合征、Benedit 综合征；脑桥支闭塞出现 Millard – Gubler 综合征（外展、面神经麻痹，对侧肢体瘫痪）、Foville 综合征（同侧凝视麻痹、周围性面瘫，对侧偏瘫）。

（2）小脑后下动脉或椎动脉闭塞综合征　或称延髓背外侧综合征（Wallenberg 综合征），是脑干梗死中最常见的类型。主要表现：①眩晕、呕吐、眼球震颤（前庭神经核）。②交叉性感觉障碍（三叉神经脊束核及对侧交叉的脊髓丘脑束受损）。③同侧 Horner 征（交感神经下行纤维受损）。④吞咽困难和声音嘶哑（舌咽、迷走神经受损）。⑤同侧小脑性共济失调（绳状体或小脑受损）。

（3）闭锁综合征　双侧脑桥基底部梗死病人意识清楚，四肢瘫痪，不能讲话和吞咽，仅能以目示意。

6. 小脑梗死　常有眩晕、恶心、呕吐、眼球震颤、共济失调、站立不稳和肌张力降低等，可有脑干受压及颅内压增高症状。

● 要点四　实验室检查及其他检查

1. 颅脑 CT　多数于发病后 24 小时内 CT 不显示密度变化，24～48 小时后逐渐显示与闭塞血管供血区一致的低密度梗死灶，如梗死灶体积较大则可有占位效应。

2. 颅 MRI　与 CT 相比，MRI 具有显示病灶早的特点，能早期发现大面积脑梗死，清晰显示小病灶及后颅凹的梗死灶，病灶检出率 95%。功能性 MRI 如弥散加权 MRI 可于缺血早期发现病变，发病后半小时即可显示梗死灶。

3. 血管造影　DSA 或 MRA 可显示血管狭窄和闭塞的部位，可显示动脉炎、Moyamoya 病、动脉瘤和血管畸形等。

4. 脑脊液检查　通常 CSF 压力、常规及生化检查正常，大面积脑梗死压力可增高，出血性脑梗死 CSF 可见红细胞。

5. 其他检查　①彩色多普勒超声（TCD）：可发现颈动脉及颈内动脉的狭窄、动脉粥样硬化斑或血栓形成。②SPECT：能早期显示脑梗死的部位、程度和局部脑血流改变，PET 能显示脑梗死灶局部脑血流、氧代谢及葡萄糖代谢，并监测缺血半暗带及对远隔部位代谢的影响。

● 要点五　诊断与鉴别诊断

（一）诊断依据

1. 起病较急，多于安静状态下发病。

2. 多见于有动脉硬化、高血压病、糖尿病及心脏病病史的中老年人。

3. 有颈内动脉系统和/或椎－基底动脉系统体征和症状，如偏瘫、偏身感觉障碍、失语、共济失调等，部分可有头痛、呕吐、昏迷等全脑症状，并在发病后数小时至几天内逐渐加重。

4. 头颅 CT、MRI 发现梗死灶，或排除脑出血、瘤卒中和炎症性疾病等。

（二）临床分型（OCSP 分型）

牛津郡社区卒中研究分型（OCSP）不依赖影像学结果，常规 CT、MRI 尚未能发现病灶时就可根据临床表现迅速分型，并提示闭塞血管和梗死灶的大小和部位，临床简单易行，对指导治疗、评估预后有重要价值。OCSP临床分型标准如下：

1. 完全前循环梗死（TACI） 多为MCA近段主干，少数为颈内动脉虹吸段闭塞引起的大片脑梗死，表现为三联征：

（1）完全大脑中动脉（MCA）综合征表现：大脑较高级神经活动障碍（意识障碍、失语、失算、空间定向力障碍等）。

（2）同向偏盲。

（3）对侧三个部位（面、上肢与下肢）较严重的运动和/或感觉障碍。

2. 部分前循环梗死（PACI） 是MCA远段主干、各级分支或ACA及分支闭塞引起的中、小梗死，有以上三联征中的两个，或只有高级神经活动障碍，或感觉运动缺损较TACI局限。

3. 后循环梗死（POCI） 为椎-基底动脉及分支闭塞引起的大小不等的脑干、小脑梗死，表现为各种不同程度的椎-基底动脉综合征：①同侧脑神经瘫痪及对侧感觉运动障碍。②双侧感觉运动障碍。③双眼协同活动及小脑功能障碍，无长束征或视野缺损等。

4. 腔隙性梗死（LACI） 大多是基底节或脑桥小穿通支病变引起的小腔隙灶，表现为腔隙综合征，如纯运动性轻偏瘫、纯感觉性脑卒中、共济失调性轻偏瘫、手笨拙-构音不良综合征等。

（三）鉴别诊断

1. 脑出血 比较而言，脑出血起病更急，常有头痛、呕吐、打哈欠等颅内压增高症及不同程度的意识障碍，血压增高明显，典型者不难鉴别。但大面积梗死与脑出血、一般脑梗死与轻型脑出血临床症状相似，鉴别困难，往往需要做CT等检查才能鉴别。

2. 脑栓塞 起病急骤，一般临床症状常较重，常有心脏病史，特别是有心房纤颤、感染性心内膜炎、心肌梗死或有其他易产生栓子的疾病时应考虑脑栓塞。

3. 颅内占位病变 某些硬膜下血肿、颅内肿瘤、脑脓肿等发病也较快，出现偏瘫等症状，类似梗死临床表现，应注意有无高颅内压的症状及体征，CT及MRI检查则可鉴别。

● **要点六 西医治疗**

（一）一般治疗

包括维持生命功能、处理并发症等基础治疗。

1. 卧床休息，监测生命体征，加强皮肤、口腔、呼吸道及排便的护理，起病24~48小时仍不能进食者，应予鼻饲饮食。

2. 吸氧与呼吸支持：合并低氧血症患者（血氧饱和度<92%或血气分析提示缺氧）应给予吸氧，气道功能严重障碍者应给予气道支持（气管插管或切开）及辅助呼吸。

3. 心脏监测与心脏病变处理：脑梗死后24小时内应常规进行心电图检查，必要时进行心电监护。

4. 体温控制：对体温升高的患者应明确发热原因，如存在感染应给予抗生素治疗。对体温>38℃的患者应给予退热措施。

5. 血压控制：发病后24小时内血压持续升高，收缩压≥200mmHg或舒张压≥110mmHg，或伴有严重心功能不全、主动脉夹层、高血压脑病，可予谨慎降压治疗，并严密观察血压变化，必要时可静脉使用短效药物（如拉贝洛尔、尼卡地平等），最好应用微量输液泵，避免血压降得过低。准备溶栓者，应使收缩压<180mmHg、舒张压<100mmHg。

6. 血糖控制：约40%的患者存在脑卒中后高血糖，对预后不利。目前公认应对脑卒中后高血糖进行控制。如超过11.1mmol/L，宜给予胰岛素治疗。血糖低于2.8mmol/L时给予10%~20%葡萄糖口服或注射治疗。

7. 脑水肿高峰期为发病后2~5天，可根据临床表现或颅内压监测，给予20%甘露醇250mL，6~8小时1次，静脉滴注；亦可用速尿40mg或10%白蛋白50mL，静脉注射。

（二）溶栓治疗

以迅速恢复梗死区血流灌注，减轻神经元损伤。溶栓应在起病6小时内的治疗时间窗内进行才有可能挽救缺血半暗带。

1. 常用溶栓药物及其使用 常用尿激酶（UK）、重组的组织型纤溶酶原激活剂（rt-PA）。①尿激酶常用量100万～150万U，加入5%葡萄糖或0.9%生理盐水中静脉滴注，30分钟滴完，剂量应根据病人的具体情况来确定；也可采用DSA监视下超选择性介入动脉溶栓。②rt-PA每次用量为0.9mg/kg，总量≤90mg，先静脉推注10%（1分钟），其余剂量连续静滴，60分钟滴完。

2. 适应证 ①年龄18～80岁。②发病4.5小时以内（rt-PA）或6小时内（尿激酶）。③脑功能损害的体征持续存在超过1小时，且比较严重。④CT排除颅内出血，且无早期大面积脑梗死影像学改变。

3. 禁忌证 ①既往有颅内出血，包括可疑蛛网膜下腔出血；近3个月有头颅外伤史；近3周内有胃肠或泌尿系统出血。近两周内进行过大的外科手术；近1周内有不可压迫部位的动脉穿刺。②近3个月有脑梗死或心肌梗死史，但陈旧小腔隙未遗留神经功能体征者除外。③严重心、肾、肝功能不全或严重糖尿病者。④体检发现有活动性出血或外伤（如骨折）的证据。⑤已口服抗凝药，且INR>1.5；48小时内接受过肝素治疗（APTT超出正常范围）。⑥血小板计数<100×10⁹/L，血糖<2.7mmol/L（50mg）。⑦血压：收缩压>180mmHg，或舒张压>100mmHg。⑧妊娠。⑨不合作。

4. 溶栓治疗时的注意事项

（1）将患者收入ICU或者卒中单元进行监测。

（2）定期进行神经功能评估，第1小时内30分钟1次，以后每小时1次，直至24小时。

（3）患者出现严重的头痛、急性血压增高、恶心或呕吐，应立即停用溶栓药物，紧急进行头颅CT检查。

（4）血压的监测：溶栓的最初2小时内15分钟1次，随后6小时内为30分钟1次，以后每小时1次，直至24小时。如果收缩压≥180mmHg或舒张压≥100mmHg，应增加血压监测次数，并给予降压药物。

（5）给予抗凝药、抗血小板药物前应复查颅脑CT。

（6）鼻饲管、导尿管及动脉内测压管应延迟安置。

5. 溶栓并发症 ①脑梗死病灶继发出血：UK有诱发出血的潜在危险，应监测凝血时间及凝血酶原时间。②致命的再灌注损伤及脑组织水肿。③再闭塞，可达10%～20%。

（三）抗凝治疗

1. 常用药物 ①肝素100mg，溶于5%葡萄糖溶液或生理盐水500mL中，静脉滴注，每分钟20滴，8～12小时1次，共3天。②低分子肝素4000IU，脐周或臂深部皮下注射，每日1次，不影响凝血机制，较安全，可用于进展性卒中的最初1～2天，溶栓治疗后短期应用防止再闭塞。

2. 抗凝治疗注意事项 抗凝治疗剂量宜个体化，治疗期间应监测凝血时间和凝血酶原时间，备有维生素K、鱼精蛋白等拮抗剂，以便处理可能的出血并发症。抗凝治疗应以脑出血、活动性内脏出血以及亚急性心内膜炎为绝对禁忌证，舒张压大于100mmHg的高血压患者应慎用。

（四）脑保护治疗

包括采用钙离子通道阻滞剂、镁离子、抗兴奋性氨基酸递质、自由基清除剂（过氧化物歧化酶、维生素E和C、甘露醇、激素如21-氨基类固醇、巴比妥盐类、谷胱甘肽等）、酶的抑制剂、抑制内源性毒性产物（金钠多、可拉瑞啶）、神经营养因子、神经节苷脂、腺苷与纳洛酮和亚低温治疗等。

（五）降纤治疗

药物有降纤酶（Defibrase）、巴曲酶、安克洛酶和蚓激酶等；发病后3小时内给予安克洛酶可改善病人预后。

（六）抗血小板聚集治疗

发病后48小时内给予阿司匹林每日100～300mg，可降低死亡率和复发率，进行溶栓及抗凝治疗时不要同时应用，以免增加出血的风险。

(七) 其他

1. 血管扩张剂 可导致脑内盗血及加重脑水肿，宜慎用或不用。

2. 神经细胞营养剂 选择适当的神经细胞营养剂，临床常用的神经细胞营养剂包括三类：影响能量代谢如 ATP、细胞色素 C、胞磷胆碱、辅酶 A、辅酶 Q_{10} 等；影响氨基酸及多肽类如 γ-氨基丁酸、脑活素、爱维治等；影响神经递质及受体如溴隐亭、麦角溴烟酯等。最新的临床及实验研究证明，脑卒中急性期不宜使用影响能量代谢的药物，这类药物可使本已缺血缺氧的脑细胞耗氧增加，加重脑缺氧及脑水肿，应在脑卒中亚急性期（病后 2~4 周）使用。

(八) 手术治疗和介入治疗

如颈动脉内膜切除术、颅内外动脉吻合术、开颅减压术、脑室引流术等对急性脑梗死病人有一定疗效（大面积脑梗死和小脑梗死而有脑疝征象者，宜行开颅减压治疗）。

(九) 高压氧治疗

可增加脑组织供氧，清除自由基水平，提高脑组织氧张力，并具有抗脑水肿、提高红细胞变形能力、控制血小板聚集率、降低血黏度和减弱脑血栓形成等作用。

(十) 康复治疗

其原则是在一般和特殊疗法的基础上，对病人进行体能和技能训练，以降低致残率，增进神经功能恢复，提高生活质量，在病人生命体征平稳后即尽早进行。

(十一) 预防性治疗

尽早干预。抗血小板聚集剂阿司匹林、氯吡格雷用于防治缺血性脑血管病已受到全球普遍关注，并在临床广泛应用，有肯定的预防作用。国内临床试验证实，阿司匹林的适宜剂量为每日 70~150mg，氯吡格雷为每日 75mg。注意适应证的选择，有胃病及出血倾向者慎用。

● **要点七　中医辨证论治**

1. 肝阳暴亢，风火上扰证

证候：平素头晕头痛，耳鸣目眩，突然发生口眼㖞斜，舌强语謇，或手足重滞，甚则半身不遂，或伴麻木等症，舌质红，苔黄，脉弦。

治法：平肝潜阳，活血通络。

方药：天麻钩藤饮加减。

2. 风痰瘀血，痹阻脉络证

证候：肌肤不仁，手足麻木，突然口眼㖞斜，语言不利，口角流涎，舌强语謇，甚则半身不遂；或兼见手足拘挛，关节酸痛，恶寒发热；舌苔薄白，脉浮数。

治法：祛风化痰通络。

方药：真方白丸子加减。

3. 痰热腑实，风痰上扰证

证候：半身不遂，舌强语謇或不语，口眼㖞斜，偏身麻木，口黏痰多，腹胀便秘，头晕目眩，舌红，苔黄腻或黄厚燥，脉弦滑。

治法：通腑泄热，化痰理气。

方药：星蒌承气汤加减。

4. 气虚血瘀证

证候：肢体不遂，软弱无力，形体肥胖，气短声低，面色萎黄，舌质淡暗或有瘀斑，苔薄厚，脉细弱或沉弱。

治法：益气养血，化瘀通络。

方药：补阳还五汤加减。

5. 阴虚风动证

证候：突然发生口眼㖞斜，舌强语謇，半身不遂；平素头晕头痛，耳鸣目眩，膝酸腿软，舌红，苔黄，脉弦细而数或弦滑。

治法：滋阴潜阳，镇肝息风。

方药：镇肝息风汤加减。

6. 脉络空虚，风邪入中证

证候：手足麻木，肌肤不仁或突然口眼㖞斜，语言不利，口角流涎，甚则半身不遂；或兼见恶寒发热，肌体拘急，关节酸痛，舌苔薄白，脉浮弦或弦细。

治法：祛风通络，养血和营。

方药：大秦艽汤加减。

7. 痰热内闭清窍证

证候：突然昏仆，口噤目张，气粗息高，或

两手握固，或躁扰不宁，口眼㖞斜，半身不遂，昏不知人，颜面潮红，大便干结，舌红，苔黄腻，脉弦滑数。

治法：清热化痰，醒神开窍。

方药：首先灌服（或鼻饲）至宝丹或安宫牛黄丸以辛凉开窍，继以羚羊角汤加减。

8. 痰湿蒙闭心神证

证候：突然昏仆，不省人事，牙关紧闭，口噤不开，痰涎壅盛，静而不烦，四肢欠温，舌淡，苔白滑而腻，脉沉。

治法：辛温开窍，豁痰息风。

方药：急用苏合香丸灌服，继用涤痰汤加减。

9. 元气败脱，心神涣散证

证候：突然昏仆，不省人事，目合口开，鼻鼾息微，手撒肢冷，汗多不止，二便自遗，肢体软瘫，舌痿，脉微欲绝。

治法：益气回阳，救阴固脱。

方药：立即用大剂参附汤合生脉散加减。

细目五　脑栓塞

脑栓塞（cerebral embolism）是指各种栓子随血流进入颅内动脉系统，使血管腔急性闭塞引起相应供血区脑组织缺血、坏死及脑功能障碍。由栓塞造成的脑梗死也称为栓塞性脑梗死（embolic infarction），约占脑梗死的15%，在青年人脑梗死中高达30%。

本病属于中医学的"中风""眩晕""头痛""厥证"等范畴。

● 要点一　西医病因

脑栓塞依据栓子的来源分为三类。

1. 心源性　最常见，占脑栓塞的60%~75%，最多见的直接原因是慢性心房纤颤，造成心房附壁血栓脱落，约占心源性栓子的半数以上。在青年人中，风湿性心脏病仍是并发脑栓塞的重要原因；感染性心内膜炎时瓣膜上的炎性赘生物脱落，心肌梗死或心肌病的附壁血栓等亦常引起。

2. 非心源性　主动脉弓及其发出的大血管的动脉粥样硬化斑块和附着物脱落是较常见的原因。其他较少见的有：肺静脉血栓或血凝块、肺部感染、败血症可引起脑栓塞，长骨骨折或手术时脂肪栓和气栓、血管内诊断治疗时的血凝块或血栓脱落、癌性栓子、寄生虫虫卵栓子、异物栓子、肾病综合征高凝状态亦可引起脑栓塞。

3. 来源不明　约30%脑栓塞不能确定原因。

● 要点二　临床表现

取决于栓子的性质和数量、栓塞的部位、侧支循环的状况、栓子的变化过程、心脏功能与其他并发症等因素。

（一）病史

任何年龄均可发病，但以青壮年多见。多在活动中突然发病（也可于安静时发病，约1/3发生于睡眠中），常无前驱表现，症状多在数秒至数分钟内发展到高峰，是发病最急的脑卒中，且多表现为完全性卒中。

（二）症状和体征

（1）意识障碍：50%~60%患者起病时有意识障碍，但持续时间短，颈内动脉或大脑中动脉主干的大面积脑栓塞可发生严重脑水肿、颅内压增高、昏迷及抽搐发作；椎-基底动脉系统栓塞也可迅速发生昏迷。

（2）局限性神经缺失症状：与栓塞动脉供血区的功能相对应。约4/5脑栓塞累及大脑中动脉主干及其分支，出现失语、偏瘫、单瘫、偏身感觉障碍和局限性癫痫发作等，偏瘫多以面部和上肢为重，下肢较轻；约1/5发生在椎-基底动脉系统，表现为眩晕、复视、共济失调、交叉瘫、四肢瘫、发音及吞咽困难等；较大栓子偶可栓塞在基底动脉主干，造成突然昏迷、四肢瘫或基底动脉尖综合征。

（3）原发疾病表现：如风湿性心脏病、冠心病和严重心律失常、心内膜炎等；部分病例有心脏手术史、长骨骨折、血管内治疗史等。

（4）脑外多处栓塞证据，如皮肤、球结膜、肺、肾、脾、肠系膜等栓塞和相应的临床症状和体征。

● 要点三 实验室检查及其他检查

1. 头颅CT及MRI 可显示梗死灶呈多发，见于两侧，或病灶大，呈以皮质为底的楔形，绝大多数位于大脑中动脉支配区，且同一大脑中动脉支配区常见多个、同一时期梗死灶，可有缺血性梗死和出血性梗死的改变，出现出血性梗死更支持脑栓塞的诊断。一般于24~48小时后可见低密度梗死区，故应定期复查。MRI可发现颈动脉及主动脉狭窄、判断程度，显示栓塞血管的部位。

2. 脑脊液 压力正常，大面积栓塞时可增高；出血性梗死者脑脊液可呈血性或镜下可见红细胞；亚急性细菌性心内膜炎等感染性脑栓塞脑脊液白细胞增高，一般可达 $200×10^6/L$，早期以中性粒细胞为主，晚期以淋巴细胞为主；脂肪栓塞者脑脊液可见脂肪球。

3. 其他检查 ①应常规作心电图检查，可发现心肌梗死、风心病、心律失常病变的证据。②超声心动图检查可证实心源性栓子的存在。③颈动脉超声检查可评价颈动脉管腔狭窄、血流及颈动脉斑块，对颈动脉源性脑栓塞有提示意义。④血管造影时能见到栓塞性动脉闭塞有自发性消失趋势。

● 要点四 诊断

诊断要点：

1. 无前驱症状，突然发病，病情进展迅速且多在几分钟内达高峰。

2. 局灶性脑缺血症状明显，伴有周围皮肤、黏膜和/或内脏和肢体栓塞症状。

3. 明显的原发疾病和栓子来源。

4. 脑CT和MRI能明确脑栓塞的部位、范围、数目及性质（出血性与缺血性）。

● 要点五 西医治疗

1. 大面积脑栓塞，以及小脑梗死可发生严重的脑水肿，或继发脑疝，应积极进行脱水、降颅压治疗，若颅内高压难以控制或有脑疝形成，需进行大颅瓣切除减压。

2. 大脑中动脉主干栓塞者，若在发病的3~6小时时间窗内，可争取溶栓治疗（参见脑血栓形成），也可立即施行栓子摘除术。气栓应采取头低位、左侧卧位。如系减压病应立即行高压氧治疗，可使气栓减少，脑含氧量增加，气栓常引起癫痫发作，应严密观察，及时进行抗癫痫治疗。脂肪栓可用扩容剂、血管扩张剂、5%碳酸氢钠注射液250mL静脉滴注，每日2次。感染性栓塞需选用有效足量的抗生素抗感染治疗。

3. 防止栓塞复发，房颤病人尽可能恢复正常心律，如不能则应采取预防性抗凝治疗以预防形成新的血栓再栓塞，防止栓塞的部位继发性血栓扩散，促使血栓溶解。可选用华法林或抗血小板聚集药物阿司匹林、氯吡格雷等，治疗中要定期监测凝血功能，并随时调整剂量，防止并发颅内或身体其他部位的出血。

4. 部分心源性脑栓塞患者发病后2~3小时内，用较强的血管扩张剂如罂粟碱静滴可收到意想不到的满意疗效；亦有用烟胺羟丙茶碱（脉栓通、烟酸占替诺）治疗发病1周内的轻、中度脑梗死病例收到较满意疗效者。

● 要点六 中医辨证论治

参见本单元"细目四"。

● 要点七 预防

1. 饮食调节 低盐（日食不超过5g）、低动物脂肪饮食，节制食量，忌食辛辣，多食蔬菜、水果及豆制品等。

2. 饮水充足 每日正常饮水量应达2000~2500mL，对老年人来说更要多饮水。

3. 戒烟酒 做到不吸烟、少饮酒，劳逸结合，生活规律，忌饭后即睡，控制体重。

细目六 腔隙性梗死

腔隙性梗死（lacunar infarct）是指因脑深穿动脉暂时或永久性闭塞导致大脑半球深部白质及脑干的缺血性微梗死，因脑组织缺血、坏死、液化并由吞噬细胞移除而形成腔隙，故称为腔隙性梗死。约占急性缺血性脑卒中的20%，是脑梗死的一种常见类型。

本病属于中医学的"中风""眩晕""头痛"

等范畴。

要点一 西医病因

1. 高血压 高血压可导致小动脉及微小动脉壁脂质透明变性，引起管腔闭塞而产生腔隙性病变。

2. 动脉粥样硬化 使小动脉管腔狭窄，血栓形成或栓子脱落后阻塞了深穿支动脉的起始部，引起其供血区的梗死，尤其是颈动脉系统颈外段、大脑中动脉及基底动脉的粥样硬化。

3. 血流动力学异常与血液成分异常 如各种原因使血压突然下降或血液黏稠度增高，均可使已严重狭窄的动脉远端血流明显减少而发病。

4. 各种类型小栓子 小栓子的可能来源有红细胞、纤维蛋白、胆固醇、空气、心脏病及霉菌性动脉瘤等，随血流直接阻塞小动脉则引起发病。

要点二 临床表现

1. 本病多发生于40~60岁及以上中老年人，男性多于女性，常有多年高血压史。

2. 发病常较突然，多为急性发病，部分为渐进性或亚急性起病，多在白天活动中发病；20%以下表现为TIA样起病。

3. 临床表现多样，其特点是症状较轻、体征单一，多可完全恢复，预后较好，但可反复发作，无头痛和意识障碍等全脑症状。各例的临床表现主要取决于腔隙的独特位置，由此可归纳为21种临床综合征，临床较为典型的有以下6种腔隙综合征：

（1）纯运动性轻偏瘫（PMH） 是临床中最典型、最常见的腔隙综合征，约占60%。有一侧面部和上下肢无力，无感觉障碍、视野缺损及皮层功能缺失如失语；脑干病变的PMH无眩晕、耳鸣、眼震、复视及小脑性共济失调。PMH有7种少见的变异型：①合并运动性失语。②无面瘫的PMH。③合并水平凝视麻痹。④合并动眼神经交叉瘫（Weber综合征）。⑤合并外展神经交叉瘫。⑥伴有急性发作的精神错乱，注意力、记忆力障碍。⑦闭锁综合征。

（2）纯感觉性卒中（PSS） 较常见。对侧偏身或局部感觉障碍，多为主观感觉体验，但亦有感觉缺失者。感觉障碍严格沿人体中轴分隔，是丘脑性感觉障碍的特点。感觉异常仅位于面口部和手部者称口手综合征。

（3）共济失调性轻偏瘫（AH） 病变对侧PMH伴小脑型共济失调，下肢重，足、踝尤为明显；上肢轻，面部最轻。指鼻试验、跟膝胫试验、轮替动作、Romberg征均为阳性。幕上病变引起者有肢体麻痛；幕下病变引起者有眼球震颤、构音障碍等症。

（4）构音障碍-手笨拙综合征（DCHS） 起病突然，发病后症状即达高峰，有严重构音障碍、吞咽困难，病变对侧中枢性面舌瘫，同侧手轻度无力及精细动作笨拙，指鼻试验不准，轻度平衡障碍，但无感觉障碍。

（5）感觉运动性卒中（SMS） 以偏身感觉障碍起病，再出现轻偏瘫，可为PSS合并PMH。

（6）腔隙状态 多发性腔隙累及双侧锥体束，出现严重精神障碍、痴呆、假性球麻痹、双侧锥体束征、类帕金森综合征和尿便失禁等；但并非所有多发性腔隙性梗死都是腔隙状态。

要点三 实验室检查及其他检查

1. CT 可见深穿支供血区单个或多个直径2~15mm病灶，呈圆形、卵圆形、长方形或楔形腔隙性阴影，边界清晰，无占位效应，增强时可见轻度斑片状强化，阳性率为60%~96%。

2. MRI 可清晰显示脑干病灶、对病灶进行准确定位，并能区分陈旧性腔隙系由于腔隙性梗死抑或颅内小出血所致，是最有效的检查手段。

3. 其他检查 脑电图、脑脊液及脑血管造影无肯定的阳性发现。PET和SPECT通常在早期即可发现脑组织缺血变化。颈动脉Doppler可发现颈动脉粥样硬化斑块。

要点四 诊断

目前国内外尚无统一的诊断标准，以下标准可资参考：①中年以后发病。有长期高血压病史。②临床表现符合腔隙综合征之一。③CT或MRI影像学检查可证实存在与神经功能缺失一致的病灶。④EEG、腰椎穿刺或DSA等均无肯定的阳性发现。

⑤预后良好，多数患者可在短期内恢复。

● **要点五　西医治疗**

由于腔隙性梗死大都为终末支阻塞，没有侧支循环，故治疗主要是预防疾病的复发，可针对病因及症状作相应处理。

1. 有效控制高血压病及防治各种类型脑动脉硬化是预防本病的关键。腔隙性梗死急性期将血压逐渐降至接近病人年龄的正常水平，不宜使血压大幅度下降，否则会加重病情。

2. 应用抑制血小板聚集药物（阿司匹林等），预防血栓形成，减少复发。

3. 急性期可适当应用扩血管药物，促进神经功能恢复。

4. 钙离子拮抗剂（尼莫地平、氟桂利嗪等）可减少血管痉挛，改善脑血液循环，降低腔隙性梗死复发率。

5. 控制其他可干预危险因素如吸烟、糖尿病、高脂血症等。

● **要点六　中医辨证论治**

参见本单元"细目四"。

细目七　脑出血

脑出血（intracerebral hemorrhage，ICH）是指原发性非外伤性脑实质内出血，又称原发性或自发性脑出血。常形成大小不等的脑内血肿，有时穿破脑实质形成继发性脑室内出血和/或蛛网膜下腔出血。起病急骤，主要临床表现为头痛、呕吐、意识障碍、偏瘫、偏身感觉障碍和偏盲等。

本病属于中医学的"中风""眩晕""头痛"和"厥证"等范畴。

● **要点一　西医病因**

（一）病因

1. 高血压合并小动脉硬化，是脑出血最常见病因。

2. 脑动脉粥样硬化。

3. 继发于脑梗死的出血。

4. 先天性脑血管畸形或动脉瘤。

5. 血液病（如白血病、再生障碍性贫血、血小板减少性紫癜和血友病等）。

6. 抗凝或溶血栓治疗。

7. 其他，如脑动脉炎、淀粉样血管病或肿瘤侵袭血管壁破裂出血、原因不明的特发性出血等。

● **要点二　中医病因病机**

与脑血栓形成相似，可参考本单元"细目四"。

● **要点三　临床表现**

1. **病史**　发病年龄常在 50～70 岁，多数有高血压史。起病常突然而无预兆。多在活动或情绪激动时发病，症状常在数小时内发展至高峰。

2. **症状体征**　急性期常见的主要表现有头痛、头晕、呕吐、意识障碍、肢体瘫痪、失语、大小便失禁等。发病时常有显著的血压升高，一般在 180/110mmHg 以上，体温升高（发病后即刻高热为丘脑体温调节中枢受损所致，体温逐渐升高并呈弛张型者，多为合并感染，低热则为吸收热），尤其是脑桥出血常引起高热。可因出血部位及出血量不同而临床症状不一，常见的有以下几类：

（1）基底节区（内囊区）出血　占全部脑出血的 70%，其中以壳核出血最为常见，占全部的 50%～60%，丘脑出血占全部的 20%。临床常见以下几类：

①壳核出血：表现为突发病灶对侧偏瘫、偏身感觉障碍和同向偏盲，双眼球向病灶对侧同向凝视不能，主侧半球可有失语、失用。

②丘脑出血：突发对侧偏瘫、偏身感觉障碍和同向偏盲（表现为上视障碍，或凝视鼻尖），但其上下肢瘫痪为均等，深浅感觉障碍以深感觉障碍明显；意识障碍多见且较重，出血波及下丘脑或破入第三脑室可出现昏迷加深，瞳孔缩小，去皮质强直等；累及丘脑中间腹侧核可出现运动性震颤、帕金森综合征；累及优势侧丘脑可有丘脑性失语；可伴有情感改变（欣快、淡漠或无欲状），视听幻觉及定向、记忆障碍。

③尾状核头出血：较少见，与蛛网膜下腔出血相似，仅有脑膜刺激征而无明显瘫痪，可有对

侧中枢性面舌瘫。

（2）脑叶出血　占5%~10%。

①额叶出血：前额痛、呕吐、痫性发作较多见；对侧偏瘫、共同偏视、精神障碍；优势半球出血时可出现运动性失语。

②顶叶出血：偏瘫较轻，而偏侧感觉障碍显著；对侧下象限盲；优势半球出血时可出现混合性失语。

③颞叶出血：表现为对侧中枢性面舌瘫及以上肢为主的瘫痪；对侧上象限盲；优势半球出血时可出现感觉性失语或混合性失语；可有颞叶癫痫、幻嗅、幻视。

④枕叶出血：对侧同向性偏盲，并有黄斑回避现象，可有一过性黑蒙和视物变形；多无肢体瘫痪。

（3）脑桥出血　占脑出血的8%~10%。轻症或早期检查时可发现单侧脑桥损害的体征，如出血侧的面神经和外展神经麻痹及对侧肢体弛缓性偏瘫（交叉性瘫痪），头和双眼凝视瘫痪侧。重症脑桥出血多很快波及对侧，患者迅速出现昏迷、四肢瘫痪，大多呈弛缓性，少数呈去大脑强直，双侧病理征阳性，双侧瞳孔极度缩小呈针尖样，但对光反应存在；持续高热，明显呼吸障碍，眼球浮动，呕吐咖啡样胃内容物等。病情迅速恶化，多数在24~48小时内死亡。

（4）小脑出血　约占脑出血的10%。多数表现为突发眩晕，频繁呕吐，枕部头痛，一侧肢体共济失调而无明显瘫痪，可有眼球震颤，一侧周围性面瘫，但无肢体瘫痪为其常见的临床特点。重症大量出血者呈进行性颅内压迅速增高，发病时或发病后12~24小时内出现昏迷及脑干受压症状，多在48小时内因急性枕骨大孔疝而死亡。

（5）脑室出血　分原发性与继发性。继发性系指脑实质出血破入脑室者，如壳核出血常侵入内囊和破入侧脑室，丘脑出血常破入第三脑室或侧脑室，脑桥或小脑出血则可直接破入蛛网膜下腔或第四脑室。原发性者少见，占脑出血的3%~5%。小量出血者表现为头痛、呕吐、脑膜刺激征；大量出血者表现为突然昏迷，出现脑膜刺激征、四肢弛缓性瘫痪，可见阵发性强直性痉挛或去大脑强直状态，自主神经功能紊乱较突出，面部充血多汗，预后极差。

● 要点四　实验室检查及其他检查

1. CT检查　是诊断脑出血安全有效的方法，为临床上脑出血疑诊病例的首选检查；可显示血肿的部位、大小，是否有占位效应，是否破入脑室、蛛网膜下腔，周围脑组织受损情况，及有无梗阻性脑积水等，故对脑出血确诊和指导治疗均有肯定意义。

2. MRI检查　急性期对幕上及小脑出血的诊断价值不如CT，但对脑干出血优于CT。

3. 数字减影脑血管造影（DSA）　脑血管造影只在考虑手术清除血肿或需排除其他疾病时方才进行。

4. 脑脊液检查　压力一般均增高，多呈洗肉水样均匀血性。有明显颅内压增高者，腰穿因有诱发脑疝的危险，仅在不能进行头颅CT检查且临床无明显颅内压增高表现时进行；怀疑小脑出血禁行腰穿。

5. 出血量的估算　临床可采用简便易行的多田公式，根据CT影像估算出血量。方法如下：出血量=0.5×最大面积长轴（cm）×最大面积短轴（cm）×层面数。

● 要点五　诊断

典型脑出血的诊断要点：

1. 50岁以上，多有高血压病史，在体力活动或情绪激动时突然起病，发病迅速。

2. 早期有意识障碍及头痛、呕吐等颅内压增高症状，并有脑膜刺激征及偏瘫、失语等局灶症状。

3. 头颅CT示高密度阴影。

● 要点六　西医治疗

急性期的治疗原则：保持安静，防止继续出血；积极抗脑水肿，降低颅压；调整血压，改善循环；加强护理，防治并发症。

（一）内科治疗

1. 一般治疗

（1）卧床休息　一般应卧床休息2~4周，

避免情绪激动及血压升高。

（2）保持呼吸道通畅　昏迷患者应将头歪向一侧，以利于口腔分泌物及呕吐物流出，并可防止舌根后坠阻塞呼吸道，随时吸出口腔内的分泌物和呕吐物，必要时行气管切开。

（3）吸氧　有意识障碍、血氧饱和度下降或有缺氧现象（$PO_2 < 60mmHg$ 或 $PCO_2 > 50mmHg$）的患者应给予吸氧。

（4）鼻饲　昏迷或有吞咽困难者在发病第2~3天即应鼻饲。

（5）对症治疗　过度烦躁不安的患者可适量用镇静药；便秘者可选用缓泻剂。于头部和颈部大血管处放置冰帽、冰袋或冰毯以降低脑部温度和新陈代谢，有利于减轻脑水肿和降低颅内压等。

2. 维持水电解质平衡和加强营养　维持中心静脉压5~12mmHg（或肺楔压在10~14mmHg）水平。注意防止低钠血症，以免加重脑水肿。每日补钠50~70mmol/L，补钾40~50mmol/L，糖类13.5~18g。

3. 控制脑水肿　降低颅内压，应立即使用脱水剂，可快速静脉滴注20%甘露醇125~250mL，每6~8小时1次，疗程7~10天。利尿剂常用呋塞米每次40mg，每日2~4次，静脉注射，常与甘露醇合用。亦可使用甘油、10%血清白蛋白等。

4. 控制高血压　根据患者年龄、病前血压水平、病后血压情况及颅内压高低，确定最适当的血压水平。血压≥200/110mmHg时，在降颅压的同时可慎重平稳降血压治疗，使血压维持在略高于发病前水平或180/105mmHg左右；收缩压在170~200mmHg或舒张压在100~110mmHg，暂时尚可不必使用降压药，先脱水降颅压，并严密观察血压情况，必要时再用降压药。血压降低幅度不宜过大，一般主张维持在150~160/90~100mmHg为宜，否则可能造成脑低灌注。收缩压<165mmHg或舒张压<95mmHg，不需降血压治疗。

5. 止血药和凝血药　对脑出血并无效果，但如合并消化道出血或有凝血障碍时，仍可使用。常用的有6-氨基己酸、抗血纤溶芳酸、凝血酶、仙鹤草素等。

6. 并发症的防治

（1）感染　合并意识障碍的老年患者易并发肺部感染，或因尿潴留或导尿等易合并尿路感染，可给予预防性抗生素治疗。

（2）应激性溃疡　预防可用H_2受体阻滞剂或质子泵抑制剂，并可用氢氧化铝凝胶；一旦出血应按上消化道出血的常规进行治疗。

（3）抗利尿激素分泌异常综合征（又称稀释性低钠血症）　可发生于约10%的脑出血病人。每日水摄入量应限制在800~1000mL，每日补钠9~12g；低钠血症宜缓慢纠正，否则可导致脑桥中央髓鞘溶解症。

（4）痫性发作　以全面性发作为主，频繁发作者可静脉缓慢推注安定10~20mg，或苯妥英钠15~20mg/kg控制发作。

（5）中枢性高热　宜先行物理降温，效果不佳者可用多巴胺能受体激动剂如溴隐亭，也可用硝苯呋海因。

（6）下肢深静脉血栓形成　勤翻身、被动活动或抬高瘫痪肢体可预防，一旦发生，应进行肢体静脉血流图检查，并给予普通肝素。

（二）手术治疗

手术治疗目的在于清除血肿，解除脑疝，挽救生命和争取神经功能的恢复。符合以下情况者，可做手术治疗：

1. 昏迷不深，瞳孔等大，偏瘫，经内科治疗后病情进一步恶化，颅内压继续增高伴脑干受压的体征，如心率徐缓、血压升高、呼吸节律变慢、意识水平下降或出现出血侧瞳孔扩大者。

2. 脑叶出血血肿超过40mL，有中线移位或明显颅内压增高者。

3. 小脑出血血肿超过15mL或直径超过3cm，蚓部血肿>6mL，有脑干或第四脑室受压，第三脑室及侧脑室扩大，或出血破入第四脑室者。

4. 脑室出血致梗阻性脑积水，应尽早手术治疗（发病后6~24小时内）。

对已出现双侧瞳孔散大、去大脑强直或有明显生命体征改变者或脑桥出血者不宜手术。

● 要点七　中医辨证论治

参见本单元"细目四"。

细目八　蛛网膜下腔出血

原发性蛛网膜下腔出血（subarachnoid hemorrhage，SAH）是指脑表面血管破裂后，血液流入蛛网膜下腔而言。常见病因为颅内动脉瘤，其次为脑血管畸形，还有高血压性动脉硬化，也可见于动脉炎、抗凝治疗并发症等。

本病属于中医学的"头痛""中风""眩晕""厥证"等范畴。

● 要点一　西医病因、发病机制

（一）病因

先天性动脉瘤常见，约占50%以上，其次是脑血管畸形和高血压动脉硬化性动脉瘤。还可见于颅底异常血管网（Moyamoya）、各种感染引起的动脉炎、肿瘤破坏血管、血液病、抗凝治疗的并发症。

（二）发病机制

1. 先天性动脉瘤　好发于脑底动脉环的前部，由于Willis环动脉壁发育异常，随年龄增长，在血流涡流冲击下，动脉壁弹性减弱，管壁薄弱处向外膨出形成动脉瘤。动脉瘤仅由内膜和外膜组成，易突破出血。

2. 脑血管畸形　畸形的血管壁常先天性发育不全，极为薄弱，当激动时或由于其他原因可导致破裂出血。

3. 其他　如动脉炎、颅内炎症、转移癌均可直接损伤血管壁而造成出血。

● 要点二　中医病因病机

与脑血栓形成相似，可参考本单元"细目四"。

● 要点三　临床表现

1. 病史与发病　脑血管畸形破裂多发生在青少年，先天性颅内动脉瘤破裂则多发于青年以后，老年以动脉硬化而致出血者为多。绝大多数病例为突然起病，可有用力、情绪激动等诱因。

2. 症状体征　起病时最常见的症状是突然剧烈头痛、恶心、呕吐。可有局限性或全身性抽搐、短暂意识不清甚至昏迷。体征方面最主要的是脑膜刺激征，颅神经中以一侧动眼神经麻痹最常见。少数患者早期有某一肢体轻瘫或感觉障碍等局灶性神经体征。数日后出现的偏瘫等体征则往往是继发的脑动脉痉挛所致。眼底检查可见视网膜片状出血、视乳头水肿。

60岁以上的老年患者临床表现常不典型，头痛、呕吐、脑膜刺激征均可不明显，而其意识障碍则较重。个别极重型的出血患者可很快进入深昏迷，出现去大脑强直，因脑疝形成而迅速死亡。

3. 临床分级　一般采用Hunt和Hess分级法对动脉瘤性SAH的临床状态进行分级，以选择手术时机和判断预后。

Hunt和Hess分级法

分级	标准
0级	未破裂动脉瘤
Ⅰ级	无症状或轻微头痛
Ⅱ级	中至重度头痛、脑膜刺激征、颅神经麻痹
Ⅲ级	嗜睡、意识混浊、轻度局灶神经体征
Ⅳ级	昏迷、中或重度偏瘫、有早期去大脑强直或自主神经功能紊乱
Ⅴ级	深昏迷、去大脑强直、濒死状态

4. 常见并发症　包括再出血、脑血管痉挛、急性非交通性脑积水和正常颅压脑积水等。

（1）再出血　以5~11天为高峰，81%发生在1个月内。颅内动脉瘤初次出血后24小时内再出血率最高，约为4.1%，至第14天时累计为19%。临床表现：在经治疗病情稳定好转的情况下，突然发生剧烈头痛、恶心呕吐、意识障碍加重、原有局灶症状和体征重新出现等。

（2）脑血管痉挛　通常发生在出血后第1~2周，表现为病情稳定后再出现神经系统定位体征和意识障碍，因脑血管痉挛所致缺血性脑梗死引起，腰穿或头颅CT检查无再出血表现。

（3）急性非交通性脑积水　指SAH后1周内发生的急性或亚急性脑室扩大所致的脑积水，机制主要为脑室内积血，临床表现主要为剧烈的头痛、呕吐、脑膜刺激征、意识障碍等，复查头颅CT可以诊断。

（4）正常颅压脑积水　出现于SAH的晚期，表现为精神障碍、步态异常和尿失禁。

● 要点四　实验室检查及其他检查

1. 颅脑CT　是确诊蛛网膜下腔出血的首选诊断方法。根据CT结果可以初步判断或提示颅内动脉瘤的位置：如位于颈内动脉段常是鞍上池不对称积血；大脑中动脉段多见外侧裂积血；前交通动脉段则是前间裂基底部积血；而出血在脚间池和环池，一般无动脉瘤。

2. 腰脊穿刺　脑脊液检查是诊断SAH的重要依据。腰脊穿刺有诱发重症病例形成脑疝的危险，只有在无条件做CT检查而病情允许的情况下，或CT检查无阳性发现而临床又高度怀疑SAH时才考虑进行。

3. 其他检查

（1）脑血管造影或数字减影血管造影（DSA）　是诊断颅内动脉瘤最有价值的方法，阳性率达95%。因血管造影可加重神经功能损害，如脑缺血、动脉瘤再次破裂出血等，造影时宜避开脑血管痉挛和再出血的高峰期（即出血3天内或3周后进行为宜），最好过了绝对卧床期（4~6周）。

（2）CT血管成像（CTA）和MR血管成像（MRA）　是无创性的脑血管显影方法，主要用于有动脉瘤家族史或破裂先兆者的筛查、动脉瘤患者的随访以及急性期不能耐受DSA检查的患者。

● 要点五　诊断与鉴别诊断

（一）诊断

诊断依据：突然剧烈头痛、呕吐、脑膜刺激征阳性即高度提示本病，如眼底检查发现玻璃体膜下出血，脑脊液检查呈均匀血性，压力增高，则可临床确诊。

CT检查证实临床诊断，进一步明确SAH的原因。

（二）鉴别诊断

1. 颅内感染　各种类型的脑膜炎虽有头痛、恶心呕吐，脑膜刺激征阳性，但常先有发热，腰脊穿刺不是血性脑脊液，而是呈炎性改变。

2. 脑出血　高血压脑出血病人腰脊穿刺脑脊液检查也可呈血性，但病人长期以来有高血压病史，发病后有内囊等脑实质出血的定位体征，头颅CT扫描为脑实质出血。

3. 偏头痛　本病也是突然起病的剧烈头痛、恶心呕吐，但偏头痛病人过去常有类似发作史，无脑膜刺激征，脑脊液检查正常可资鉴别。

● 要点六　西医治疗

本病的治疗原则是制止继续出血，防治继发性血管痉挛，去除引起出血的病因和预防复发。

（一）内科治疗

1. 一般处理及对症治疗

（1）保持生命体征稳定　SAH确诊后有条件者应争取监护治疗，密切监测生命体征和神经系统体征的变化；保持气道通畅，维持稳定的呼吸、循环系统功能。

（2）降低颅内压　临床上主要是用脱水剂，常用的有甘露醇、速尿、甘油果糖、白蛋白等。若伴发的脑内血肿体积较大时，应尽早手术清除血肿，降低颅内压以抢救生命。

（3）纠正水、电解质平衡紊乱　注意液体出入量平衡。适当补液补钠、调整饮食和静脉补液中晶体胶体的比例可以有效预防低钠血症。低钾血症也较常见，及时纠正可以避免引起或加重心律失常。

（4）对症治疗　烦躁者予镇静药，头痛予镇痛药,痫性发作时可以短期采用抗癫痫药物如安定、卡马西平或者丙戊酸钠。

(5) 加强护理 就地诊治,卧床休息,避免声光刺激,保持尿便通畅。意识障碍者可予鼻胃管,小心鼻饲慎防窒息和吸入性肺炎。尿潴留者留置导尿,注意预防尿路感染。采取勤翻身、肢体被动活动、气垫床等措施预防褥疮、肺不张和深静脉血栓形成等并发症。

2. 防治再出血

(1) 安静休息 绝对卧床 4~6 周,镇静、镇痛,避免用力和情绪刺激。

(2) 调控血压 去除疼痛等诱因后,如果平均动脉压 > 125mmHg 或收缩压 > 180mmHg,可在血压监测下使用短效降压药物使血压下降,保持血压稳定在正常或者起病前水平。可选用钙离子通道阻滞剂、β 受体阻滞剂或 ACEI 类等。

(3) 抗纤溶药物 为了防止动脉瘤周围的血块溶解引起再度出血,可用抗纤维蛋白溶解剂,以抑制纤维蛋白溶解原的形成。常用 6-氨基己酸(EACA),也可用止血芳酸(PAMBA)或止血环酸(氨甲环酸)。抗纤溶治疗可以降低再出血的发生率,但同时也可增加脑血管痉挛(cerebrovascular spasm,CVS)和脑梗死的发生率,建议与钙离子通道阻滞剂同时使用。

(4) 外科手术 动脉瘤性 SAH,Hunt 和 Hess 分级 ≤ Ⅲ 级时,多早期行手术夹闭动脉瘤或者介入栓塞。

3. 防治脑动脉痉挛及脑缺血

(1) 维持正常血压和血容量 血压偏高给予降压治疗;在动脉瘤处理后,血压偏低者,首先应去除诱因,如减或停脱水和降压药物;予胶体溶液(白蛋白、血浆等)扩容升压;必要时使用升压药物,如多巴胺静滴。

(2) 早期使用尼莫地平 常用剂量 10~20mg/d,静脉滴注 1mg/h,共 10~14 天,注意其低血压的副作用。

4. 病变血管的处理

(1) 血管内介入治疗 介入治疗无需开颅和全身麻醉,对循环影响小,近年来已经被广泛应用于颅内动脉瘤治疗。术前须控制血压,使用尼莫地平预防血管痉挛,行 DSA 检查确定动脉瘤部位及大小形态,选择栓塞材料行瘤体栓塞或者载瘤动脉的闭塞术。颅内动静脉畸形(arterial-venous malformation,AVM)有适应证者也可以采用介入治疗闭塞病变动脉。

(2) 外科手术 需要综合考虑动脉瘤的复杂性、手术难易程度、患者临床情况的分级等以决定手术时机。动脉瘤性 SAH 倾向于早期手术(3 天内)夹闭动脉瘤;一般 Hunt 和 Hess 分级 ≤ Ⅲ 级时多主张早期手术。Ⅳ、Ⅴ 级患者经药物保守治疗情况好转后可行延迟性手术(10~14 天)。对 AVM 反复出血者、年轻患者、病变范围局限和曾有出血史的患者首选显微手术切除。

(3) 立体定向放射治疗(γ 刀治疗) 主要用于小型 AVM 以及栓塞或手术治疗后残余病灶的治疗。

◉ **要点七 中医辨证论治**

参见本单元"细目四"。

(苗华为)

第九单元 理化因素所致疾病

细目一 急性中毒总论

有毒化学物质进入人体,在效应部位积累到一定量而产生损害的全身性疾病称为中毒(poisoning)。中毒可分为急性和慢性两大类,主要由接触毒物的毒性、剂量和时间决定。短时间内接触大量毒物可引起急性中毒(acute poisoning),

急性中毒发病急骤，症状严重，变化迅速，如不积极治疗，可能危及生命，因此，诊断要准确而及时，治疗要迅速而恰当。长时间接触较小量毒物可引起慢性中毒（chronic poisoning），慢性中毒起病较缓，病程较长，很多中毒都缺乏特异性诊断指标，容易误诊、漏诊。

本病在中医学中亦称"中毒"。

要点一　西医病因、发病机制

（一）病因

引起中毒的化学物质称毒物（poison）。根据毒物来源和用途分为工业性毒物、药物、农药，以及有毒动、植物。

1. 职业性中毒　在生产过程中，接触有毒的原料、中间产物或成品，如果不注意劳动保护，即可发生中毒。在保管、使用和运输方面，如不遵守安全防护制度，也会发生中毒。

2. 生活性中毒　在误食、意外接触毒物、用药过量、自杀或谋害等情况下，过量毒物进入人体都可引起中毒。

（二）发病机制

1. 局部刺激、腐蚀作用。
2. 缺氧。
3. 麻醉作用。
4. 抑制酶的活力。
5. 干扰细胞或细胞器的生理功能。
6. 竞争相关受体。

要点二　临床表现

不同化学物质急性中毒表现不完全相同，严重中毒时共同表现有发绀、昏迷、惊厥、呼吸困难、休克和少尿等。

1. 皮肤黏膜表现

（1）皮肤及口腔黏膜灼伤。
（2）发绀。
（3）黄疸。

2. 眼部表现

（1）瞳孔扩大。
（2）瞳孔缩小。
（3）视神经炎。

3. 神经系统表现

（1）昏迷。
（2）谵妄。
（3）肌纤维颤动。
（4）惊厥。
（5）瘫痪。
（6）精神失常。

4. 呼吸系统表现

（1）呼出特殊气味（如蒜臭味：有机磷农药；苦杏仁味：氰化物）。
（2）呼吸加快。
（3）呼吸减慢。
（4）肺水肿。

5. 循环系统表现

（1）心律失常。
（2）心脏骤停：①心肌毒性作用。②缺氧。③严重低钾血症。
（3）休克。

6. 泌尿系统表现

（1）肾小管堵塞。
（2）肾缺血。
（3）肾小管坏死。

最终导致急性肾衰竭，出现少尿或无尿。

7. 血液系统表现

（1）溶血性贫血。
（2）出血。
（3）白细胞减少和再生障碍性贫血。
（4）血液凝固障碍。

8. 发热

要点三　诊断

急性中毒诊断主要依据毒物接触史和中毒临床表现。可通过环境调查了解毒物存在，并检测剩余毒物或含毒标本进行毒物鉴定，通过体检及实验室检查了解毒物对机体的影响，最后通过鉴别诊断作出病因诊断。同时应尽早掌握中毒的时间、毒物的种类、中毒的途径，初步估计毒物的剂量以及病人中毒前后的情况。

（一）毒物接触史

毒物接触史是诊断中毒的重要依据。

（二）临床表现

1. 熟悉中毒的临床表现，系统细致的体检，均有助于中毒的诊断及判断毒物种类。

2. 有如下情况应考虑中毒的可能：

（1）不明原因的昏迷。

（2）难以解释的精神改变。

（3）年轻患者不明原因的心律失常。

（4）不明原因的心脏骤停。

（5）不明原因的无尿、少尿。

（6）不明原因的发绀。

（7）难以解释的外伤。

（8）不明原因的出血、溶血、贫血。

（9）不明原因的多系统损害。

（三）实验室检查

急性中毒时，应常规留取剩余的毒物或可能含毒的标本，如呕吐物、胃内容物、尿、粪和血标本等。必要时进行毒物分析或细菌培养。不能以一项检查，尤其是一次的测定结果作为诊断的唯一依据，否则易导致误诊。

（四）毒物对机体的影响

重要脏器的功能、酶学及某些特异检查，如碳氧血红蛋白、胆碱酯酶活力等。

（注意：毒物分析虽然重要，但为尽早救治，常无需等待检验结果；而且目前许多毒物的分析手段仍然有限）。

（五）现场调查

有明确的中毒史、特征性中毒表现或有家属在中毒现场者无需现场调查；中毒史不明确、临床表现不典型者，或集体中毒原因不明者，或有谋杀嫌疑者要进行现场调查，一般要立即报告公安、卫生防疫、环保等部门协同进行现场调查。

● 要点四　西医治疗原则

根据毒物的种类、进入途径和临床表现进行治疗。可分除毒、解毒和对症三步急救：

①立即脱离中毒现场，清除进入人体内已被吸收或尚未吸收的毒物。

②如有可能，选用特效解毒药。

③对症治疗。对不明原因中毒，除暂不能选用特效解毒药，亦应按上述原则急救处理；中毒情况危重时，应首先采取措施，稳定呼吸、循环和生命体征。

1. 立即停止毒物接触

（1）清除皮肤毒物。

（2）清除眼内毒物。

（3）吸入毒物的急救：应立即将病人脱离中毒现场，搬至空气新鲜的地方，同时可吸入氧气。

2. 清除体内尚未吸收的毒物。清除胃肠道毒物常用催吐、洗胃、导泻和灌肠，进行越早效果越明显。

（1）催吐。

（2）洗胃：原则为先出后进、快出快进、出入相当。

（3）导泻及灌肠。

3. 促进已吸收毒物的排出

（1）利尿。

（2）吸氧。

（3）血液净化：①血液透析。②血液灌流。③血浆置换。

4. 特殊解毒药物的应用。

5. 对症处理。许多中毒无特效解毒药，需要依靠强有力的对症治疗渡过难关，包括保护重要脏器的功能、维持生命体征稳定、预防并控制感染、营养支持、维持水和电解质平衡等，以及呼吸、循环、消化道、肾脏等功能的维护等。注意防治肺水肿或脑水肿。

加强危重病人的护理、注意保温、防止压疮。当中毒原因不明时普查和监测重要脏器功能，注意中毒的3个临床阶段，即急性全身反应阶段、临床缓解阶段、靶器官损害阶段，特别是在临床缓解阶段不要掉以轻心。

细目二　急性一氧化碳中毒

急性一氧化碳中毒是机体在短时间内吸入过量一氧化碳（CO），导致脑组织缺氧，临床上主要表现为意识障碍，严重者可引起死亡。本病在冬季是急诊常见的危重病之一。

● 要点一　病因与发病机制

（一）病因

CO 是一种无色、无臭、无味的剧毒气体，在生产过程中接触 CO（如炼铁、炼焦、矿井放炮、煤矿瓦斯爆炸及内燃机排出的废气等）。如防护不周或通风不良时，可发生 CO 中毒；家庭用煤炉排烟不畅、煤气泄漏，在通风不良的浴室内用燃气加热淋浴等，则是生活性 CO 中毒最常见的原因。

（二）发病机制

CO 中毒主要引起组织缺氧。CO 经呼吸道吸入后，由肺泡迅速弥散入血，进入血液的 CO 约 85% 与血液中红细胞的血红蛋白结合，形成稳定的碳氧血红蛋白（COHb）。吸入较低浓度 CO 即可产生大量 COHb。COHb 不能携带氧，且不易解离；COHb 存在还能使血红蛋白氧解离曲线左移，血氧不易释放给组织而造成细胞缺氧。

吸入高浓度 CO 时，CO 与肌球蛋白结合，影响细胞内氧弥散，而损害线粒体功能。CO 与还原型细胞色素氧化酶二价铁结合，抑制细胞色素氧化酶活性，并抑制细胞呼吸，导致细胞内缺氧而影响氧化过程，阻碍氧的利用。

● 要点二　临床表现

（一）急性中毒

急性 CO 中毒的症状与血液中 COHb 百分比有密切关系，而血液中 COHb 百分比又与空气中 CO 浓度和接触时间有关，按中毒程度可分为 3 级。

1. 轻度中毒　血 COHb 浓度达 20%~30%。有不同程度的头痛、头晕、恶心、呕吐、心悸、四肢无力、嗜睡等。原有冠心病的患者可出现心绞痛。及时脱离中毒现场，吸入新鲜空气或氧疗，症状很快消失。

2. 中度中毒　血 COHb 浓度高于 30%~40%。表现为昏睡或浅昏迷状态，面色潮红，口唇可呈樱桃红色，呼吸、血压和脉搏可有改变。及时脱离中毒现场，经治疗可恢复，一般无并发症发生。

3. 重度中毒　血 COHb 浓度高于 50%。呈深昏迷状态，各种反射消失。部分患者表现为去大脑皮质状态（睁眼昏迷）。体温升高，呼吸频数，严重时呼吸衰竭，脉搏快而弱，血压下降。如空气中 CO 浓度很高，患者可在几次深呼吸后立即突然发生昏迷、惊厥、呼吸困难以致呼吸麻痹，称为"闪电样中毒"。重度中毒常出现吸入性肺炎、肺水肿、心律失常、心肌梗死、皮肤水疱、急性肾衰竭、脑局灶损害、上消化道出血等并发症。

（二）急性 CO 中毒迟发性脑病

部分急性 CO 中毒患者抢救苏醒后，经过 2~60 天的"假愈期"，可出现迟发性脑病的症状：

1. 精神意识障碍　呈现痴呆状态、谵妄状态或去大脑皮层状态。

2. 锥体外系神经障碍　出现震颤麻痹综合征（面具面容、四肢肌张力增强、静止性震颤、慌张步态等）。

3. 锥体系神经损害　如偏瘫、病理反射阳性或小便失禁等。

4. 大脑皮质局灶性功能障碍　如失语、失明等，或出现继发性癫痫。

5. 脑神经及周围神经损害　如视神经萎缩、听神经损害及周围神经病变等。

● 要点三　实验室检查及其他检查

1. 血液 COHb 测定

①加碱法：加碱后血液仍保持淡红色不变（正常血液加碱后则呈绿色），提示 COHb 浓度高达 50% 以上。

②分光镜检查法：监测血中 COHb 浓度，不仅能明确诊断，而且有助于分型和估计预后（应在脱离中毒现场 8 小时以内尽早抽取静脉血标本）。

2. 脑电图检查　可见弥漫性低波幅慢波，与缺氧性脑病进展相平行。

3. 头部 CT 检查　脑水肿时可见脑部有病理

性密度减低区。

4. 血气分析 血氧分压降低。

5. 心电图检查 可见ST段和T波改变、传导阻滞等。

● **要点四 诊断与鉴别诊断**

（一）诊断

1. 病史：有CO接触史。
2. 皮肤黏膜呈樱桃红色为其特征性体征，但仅见于20%的患者。
3. 血中COHb测定有确定诊断价值，停止接触CO超过8小时多已降至正常。
4. 除外其他引起昏迷的疾病。
5. 迟发脑病：根据急性CO中毒病史、意识障碍恢复后的假愈期和临床表现，迟发脑病诊断一般不难。

（二）鉴别诊断

既往史、体检、实验室检查有助于鉴别诊断。血液COHb测定是有价值的诊断指标。

1. **急性脑血管疾病** 临床也可见头痛、呕吐、意识障碍等表现，但以突然发生的剧烈头痛、意识障碍和"三偏"症状（病变对侧偏瘫、偏身感觉障碍和同向偏盲）为特征性临床表现，中老年人多见，可与急性CO中毒鉴别。

2. **流行性脑脊髓膜炎** 冬春季节发病，儿童多见。以突起高热、头痛呕吐、皮肤瘀点、脑膜刺激征阳性为临床特点。

3. **糖尿病酮症酸中毒** 可有恶心呕吐、意识障碍等，其特点为：既往糖尿病史，因感染、停用或减用胰岛素、饮食失调、应激状态等诱发，临床常见食欲减退、恶心呕吐、尿量增多、呼吸深快、呼气有烂苹果味、意识障碍，尿糖及尿酮呈强阳性。

● **要点五 西医治疗**

治疗原则：迅速将病人搬离中毒现场，积极纠正缺氧，防治脑水肿，促进脑细胞恢复，对症治疗。

1. 纠正缺氧 吸入氧气可促使COHb解离，纠正机体缺氧；高压氧下，可加速COHb解离，既可迅速纠正组织缺氧，又可加速CO的清除。高压氧治疗CO中毒可缩短病程，降低病死率；且可减少迟发性脑病的发生。因此，对中、重度CO中毒，如有条件应尽早采取高压氧治疗；对危重病人可考虑换血疗法。

2. 防治脑水肿 严重中毒后2～4小时即可发生脑水肿，24～48小时达高峰，因而脱水疗法非常重要。目前常采取以下方法：①20%甘露醇250mL快速静脉滴注，6～8小时1次。②呋塞米20～40mg，稀释后静脉注射。③地塞米松10～30mg或氢化可的松200～300mg，静脉滴注，可与甘露醇合用。④对昏迷时间长，伴有高热的患者给予头部物理降温或冬眠药物。⑤对于频繁抽搐者，可用地西泮10～20mg静脉注射，也可用水合氯醛灌肠。

3. 促进脑细胞恢复 可选用ATP、辅酶A、细胞色素C、大剂量维生素C、胞磷胆碱等。

4. 对症治疗 昏迷期间加强护理，保持呼吸道通畅，必要时进行气管切开，防治肺部感染、压疮等并发症发生。

5. 迟发脑病治疗 可给予高压氧、糖皮质激素、血管扩张剂、神经细胞营养药、抗帕金森病药物以及其他对症和支持治疗。

细目三 有机磷杀虫药中毒

有机磷杀虫药（OPI）主要通过抑制体内胆碱酯酶（cholinesterase，ChE）活性，失去分解乙酰胆碱（acetylcholine，ACh）能力，使体内生理效应部位ACh大量蓄积，使胆碱能神经持续过度兴奋，引起毒蕈碱样、烟碱样和中枢神经系统等中毒症状和体征。严重者，常死于呼吸衰竭。

● **要点一 病因、发病机制**

（一）病因

OPI中毒的常见原因为生产和使用中违反操作规程造成毒物泄露、滥用或防护不当而发生急、慢性中毒；或者由于误服、自服而发生中毒。

（二）发病机制

OPI可迅速从消化道、呼吸道或皮肤黏膜进入人体。OPI 中毒机制，主要是在人体内迅速与 ChE 结合，形成磷酰化胆碱酯酶，磷酰化胆碱酯酶不能水解 ACh，引起 ACh 蓄积，出现相应的临床表现。由于 OPI 与 ChE 是稳定的结合，早期尚可部分水解恢复 ChE 活性，但随着中毒时间的延长，最终形成老化的磷酰化胆碱酯酶，结构更加稳定，需要新的 ChE 再生后，ChE 活性才会恢复，故其毒性作用较重，症状恢复较慢。

● 要点二　临床表现

可有接触部位的局部损害，如皮肤黏膜的炎症、水疱、剥脱等。典型症状按发生先后分别有胆碱能兴奋或危象、中间型综合征、迟发性多发性神经病。

（一）胆碱能兴奋或危象

发生的时间与毒物种类、剂量、吸收途径和患者的状态（如空腹、饭后、酒后等）等有关。口服中毒多在 10 分钟至 2 小时发病；呼吸道吸入约 30 分钟内发病；皮肤吸收中毒，一般在接触 2~6 小时后出现症状。表现为：

1. 毒蕈碱样症状　又称 M 样症状。主要由于堆积的乙酰胆碱使副交感神经末梢过度兴奋，引起平滑肌舒缩失常和腺体分泌亢进等。

临床表现可有：

（1）腺体分泌增加　表现为大汗、多泪和流涎。

（2）平滑肌痉挛　表现为瞳孔缩小，胸闷、气短、呼吸困难，恶心、呕吐、腹痛、腹泻。

（3）括约肌松弛　表现为大小便失禁。

（4）气道分泌物明显增多　表现为咳嗽、气促，双肺有干性或湿性啰音，严重者发生肺水肿。

2. 烟碱样症状　又称 N 样症状。

（1）由于乙酰胆碱堆积在横纹肌神经-肌肉接头处，可出现肌纤维颤动，全身紧缩或压迫感，甚至全身骨骼肌强直性痉挛；骨骼肌过度兴奋后就会出现抑制，发生肌力减退甚至呼吸肌麻痹引起呼吸停止。

（2）乙酰胆碱还可刺激交感神经节和肾上腺髓质，出现血压升高和心律失常。

3. 中枢神经系统症状　由于乙酰胆碱在脑内蓄积，可出现头晕、头痛、倦怠、烦躁不安、语言不清、不同程度的意识障碍。重者可发生脑水肿，甚至呼吸中枢麻痹。

有些急性 OPI 中毒者，经积极抢救临床症状明显好转，稳定数天或至 1 周后，病情突然急剧恶化，再次出现胆碱能危象，甚至肺水肿、昏迷，或死亡，此称为反跳。这种现象多发生在乐果和马拉硫磷口服中毒者。

（二）迟发性多发性神经病（delayed polyneuropathy）

为急性重度、中度中毒后 2~3 周，胆碱能症状消失后出现的感觉、运动型多发性神经病。先出现腓肠肌酸痛及压痛，数日后出现下肢无力，远端最明显，逐渐影响下肢近端和上肢，多伴有肢体远端手、袜套式感觉减退。神经-肌电图检查提示神经源性损害。胆碱酯酶活力可正常。

（三）中间型综合征（intermeediate syndrome）

为急性中毒后 24~96 小时，胆碱能危象基本消失且意识清晰，以屈颈肌和四肢近端肌肉，第Ⅲ、Ⅶ、Ⅸ、Ⅹ对脑神经支配的肌肉、呼吸肌无力为主要临床表现。可见抬头困难、肩外展及髋屈曲困难；眼外展及眼球活动受限，眼睑下垂，睁眼困难，可有复视；颜面肌或咀嚼肌无力、声音嘶哑和吞咽困难；呼吸肌麻痹则有呼吸困难、频率减慢、胸廓运动幅度逐渐变浅，进行性缺氧致意识障碍、昏迷以致死亡。因其发生时间介于中毒急性期之后和迟发性多发性神经病之前，故称为中间综合征。胆碱酯酶活力多在 30% 以下。多见于含二甲氧基的化合物中毒，如倍硫磷、乐果、氧乐果等。

● 要点三　实验室检查及其他检查

ChE 活力是诊断 OPI 中毒的特异性实验指标，对判断中毒程度、疗效和预后极为重要，但并不呈完全平行关系。以正常人血 ChE 活力均值作为 100%，急性 OPI 中毒时，ChE 活力值在 70%~50% 为轻度中毒，50%~30% 为中度中毒，30%以下为重度中毒。对长期 OPI 接触者，血 ChE 活力值测定可作为生化监测指标。

呕吐物、清洗液、尿液或血液中测到相应毒物或其代谢产物可以明确有机磷农药的具体名称甚至浓度，有助于诊断和治疗。

● **要点四　诊断与鉴别诊断**

（一）诊断

根据患者 OPI 接触史、呼出气体或呕吐物或皮肤等部位有特异性的大蒜味，有胆碱能兴奋或危象的临床表现，特别是流涎、多汗、瞳孔缩小、肌纤维颤动和意识障碍等，结合及时测定的实验室检查结果，一般不难诊断。毒物接触史不明确的，实验室检查对诊断就更加重要。

急性中毒分级：以临床表现为主要依据，血液胆碱酯酶活性可作参考指标。

1. 轻度中毒　以 M 样症状为主，没有肌纤维颤动等 N 样症状，ChE 活力为 50%~70%。

2. 中度中毒　M 样症状加重，出现肌纤维颤动等 N 样症状，ChE 活力为 30%~50%。

3. 重度中毒　除有 M、N 样症状外，具有肺水肿、呼吸衰竭、脑水肿、昏迷四项中任一表现，全血或红细胞 ChE 活力 <30%。

（二）鉴别诊断

需要进行鉴别诊断的疾病主要有中暑、食物中毒、急性胃肠炎、脑炎、脑干出血或梗死以及其他农药中毒等。根据有无 OPI 接触史、临床特征性表现和实验室检查、头 CT 或 MRI，一般不难作出鉴别。

需要特别提出的是与氨基甲酸酯类农药中毒的鉴别，二者临床表现相似，血胆碱酯酶活力均降低，但后者无大蒜味、血胆碱酯酶活力在数小时内可自行恢复。

● **要点五　西医治疗**

（一）急性中毒

1. 清除毒物

（1）迅速离开有毒现场，脱去污染衣物，用肥皂和微温清水清洗污染的皮肤、毛发和指甲，再用流动微温清水冲洗。

（2）口服中毒者，用 2% 碳酸氢钠溶液（美曲磷酯忌用）或 1∶5000 高锰酸钾溶液（对硫磷、乐果忌用）洗胃，毒物品种不清的也可用温清水洗胃，直到洗出液清亮无大蒜味为止，最好保留胃管，间隔 2 小时左右可多次重复洗胃，当然洗胃液量要比第一次少得多。洗胃后用硫酸镁或甘露醇导泻；静脉输液增加尿量，促进毒物排出。中毒严重者可在彻底洗胃的前提下进行血液净化，以进一步清除血中毒物。

2. 解毒药　在清除毒物过程中，应该同时应用胆碱受体阻断药和胆碱酯酶复能药。用药原则为早期、足量、联合和重复应用解毒药。

（1）胆碱受体阻断药　阿托品为代表药物，主要作用于外周 M 胆碱能受体，缓解 M 样症状，根据中毒轻重、用药后 M 样症状缓解程度，决定剂量、用药途径和间隔时间，尽早使患者达到并维持"阿托品化"（表现为用阿托品后，瞳孔较前扩大、口干、皮肤干燥、心率增快和肺湿啰音消失）。其他胆碱受体阻断药还有山莨菪碱（作用与阿托品类似）、东莨菪碱（对中枢 M 和 N 受体阻断作用强于对外周 M 受体作用）和长托宁（即盐酸戊乙奎醚，对中枢 M、N 受体和外周 M 受体均有阻断作用，但选择性作用于 M_1、M_3 受体亚型，对 M_2 受体作用极弱，对心率无明显影响）。切忌盲目大量用药，尤其是轻度中毒患者，谨防阿托品中毒（出现瞳孔明显扩大、神志模糊、烦躁不安、谵妄、惊厥、昏迷及尿潴留等情况）。

（2）胆碱酯酶复能药　为肟类化合物，含季胺基和肟基。季胺基带正电荷，能被磷酰化胆碱酯酶的阴离子部位吸引；肟基与磷酰化胆碱酯酶中的磷有较强亲和力，可使其与 ChE 酯解部位分离，恢复 ChE 活性。

ChE 复能药尚能对抗外周 N_2 受体，控制肌纤维颤动等 N 样症状。

ChE 复能药不良反应有头晕、视力模糊、复视、血压升高等。

临床应用的胆碱酯酶复能药有氯解磷定、碘解磷定、双复磷等。氯磷定是目前临床上首选的 ChE 复能药，其复能作用强，毒副作用小，静脉注射或肌内注射均可，起效快。由于 ChE 复能药不能活化老化的胆碱酯酶，故要早期用药，并且用量要足。

以上两类解毒药对有机磷中毒患者来说是双刃剑，既有治疗作用又有毒副作用。阿托品本身就是毒性很强的药物；过量应用 ChE 复能药反而抑制胆碱酯酶活力甚至引起癫痫样发作。因此，既要坚持用早、用足、用全（两类解毒药合用）、重复应用的用药原则，又要密切观察病情变化，防止解毒药过量，尤其要避免阿托品中毒。

3. 对症治疗

（1）监护生命体征，保持呼吸道通畅。
（2）防治上消化道出血。
（3）营养、保护心肌。

（4）其他：有脑水肿时，可用甘露醇、呋塞米等脱水；维持水、电解质及酸碱平衡；注意预防肺炎、压疮等并发症并及时处理；合理营养支持。中度和重度中毒患者避免过早活动，防止病情突变。

4. 中间型综合征治疗　在治疗急性中毒的基础上，再加用氯解磷定肌内注射；主要给予对症和支持治疗。重度呼吸困难者，及时建立人工气道，进行机械通气。

5. 迟发性多发性神经病治疗　可给予维生素 B_1、维生素 B_{12} 等营养神经药物治疗，以及运动功能的康复锻炼。

（李桂伟）

第十单元　肺系病证

细目一　感冒

要点一　感冒的概念

感冒是感受触冒风邪，邪犯卫表而导致的常见外感疾病，临床表现以鼻塞、流涕、打喷嚏、咳嗽、头痛、恶寒、发热、全身不适、脉浮为特征。

本病四季均可发生，尤以春、冬两季为多。病情轻者多为感受当令之气，称为伤风、冒风、冒寒；病情重者多为感受非时之邪，称为重伤风。在一个时期内广泛流行、病情类似者，称为时行感冒。感冒病名出自北宋《仁斋直指方·诸风》篇，及至明清，提出扶正达邪的治疗原则。

要点二　感冒的病因病机

感冒是因六淫、时行之邪，侵袭肺卫，以致卫表不和，肺失宣肃而为病。

1. 六淫、时行病毒　风为六淫之首，外感为病，常以风为先导。但在不同季节，每与当令之气相合伤人，而表现为不同证候，如秋冬寒冷之季，风与寒合，多为风寒证；春夏温暖之时，风与热合，多见风热证；夏秋之交，暑多夹湿，每又表现为风暑夹湿证候。但一般以风寒、风热为多见，夏令亦常夹暑湿之邪。此外梅雨季节之夹湿、秋季兼燥等亦常可见之。

2. 时行疫毒　非时之气夹时行疫毒伤人，病情重而多变，往往相互传染，造成广泛的流行，且不限于季节性。

外邪侵袭人体是否发病，关键在于卫气之强弱，同时与感邪的轻重有关。若卫外功能减弱，肺卫调节疏懈，外邪乘袭卫表，即可致病。如气候突变，冷热失常，六淫时邪猖獗，卫外之气失于调节应变，即每见本病的发生率升高。或因生活起居不当，寒温失调以及过度疲劳，以致腠理不密，营卫失和，外邪侵袭为病。若体质虚弱，卫表不固，稍有不慎，即易见虚体感邪。他如肺经素有痰热、痰湿，肺卫调节功能低下，则更易感受外邪，内外相引而发病。如素体阳虚者易受风寒，阴虚者易受风热、燥热，痰湿之体易受外湿。

外邪侵犯肺卫的途径有二，或从口鼻而入，或从皮毛内侵。风性轻扬，为病多犯上焦。肺处胸中，位于上焦，主呼吸，气道为出入升降的通路，喉为其系，开窍于鼻，外合皮毛，职司卫外，为人身之藩篱。故外邪从口鼻、皮毛入侵，肺卫首当其冲，感邪之后，随即出现卫表不和及上焦肺系症状。因病邪在外、在表，故尤以卫表不和为主。由于四时六气不同，以及体质的差异，临床常见风寒、风热、暑湿三证。如感受时行病毒则病情多重，甚或变生他病。在病程中亦可见寒与热的转化或错杂。

● 要点三　感冒的诊断与病证鉴别

（一）诊断

1. 临证以卫表及鼻咽症状为主，可见鼻塞、流涕、多嚏、咽痒、咽痛、周身酸楚不适、恶风或恶寒，或有发热等。若风邪夹暑、夹湿、夹燥，还可见相关症状。

2. 时行感冒多呈流行性，在同一时期发病人数剧增，且病证相似，多突然起病，恶寒、发热（多为高热）、周身酸痛、疲乏无力，病情一般较普通感冒为重。

3. 病程一般3～7日，普通感冒一般不传变，时行感冒少数可传变入里，变生他病。

4. 四季皆可发病，而以冬、春两季为多。

（二）病证鉴别

1. **感冒与风温**　本病与诸多温病早期症状相类似，尤其是风热感冒与风温初起颇为相似，但风温病势急骤，寒战发热甚至高热，汗出后热虽暂降，但脉数不静，身热旋即复起，咳嗽胸痛，头痛较剧，甚至出现神志不清、昏迷、惊厥、谵妄等传变入里的证候。而感冒发热一般不高或不发热，病势轻，不传变，服解表药后，多能汗出热退，脉静身凉，病程短，预后良好。

2. **普通感冒与时行感冒**　普通感冒病情较轻，全身症状不重，少有传变。在气候变化时发病率可以升高，但无明显流行特点。若感冒1周以上不愈，发热不退或反见加重，应考虑感冒继发他病，传变入里。时行感冒病情较重，发病急，全身症状显著，可以发生传变，化热入里，继发或合并他病，具有广泛的传染性、流行性。

● 要点四　感冒的辨证论治

感冒的治疗应因势利导，从表而解，遵《素问·阴阳应象大论》"其在皮者，汗而发之"之义，采用解表达邪的治疗原则。风寒证治以辛温发汗；风热证治以辛凉清解；暑湿杂感者，又当清暑祛湿解表。

1. **风寒束表证**

证候：恶寒重，发热轻，无汗，头痛，肢节酸疼，鼻塞声重，或鼻痒喷嚏，时流清涕，咽痒，咳嗽，咳痰稀薄色白，口不渴或渴喜热饮，舌苔薄白而润，脉浮或浮紧。

治法：辛温解表。

方药：荆防达表汤或荆防败毒散加减。

2. **风热犯表证**

证候：身热较著，微恶风，汗泄不畅，头胀痛，面赤，咳嗽，痰黏或黄，咽燥，或咽喉乳蛾红肿疼痛，鼻塞，流黄浊涕，口干欲饮，舌苔薄白微黄，舌边尖红，脉浮数。

治法：辛凉解表。

方药：银翘散或葱豉桔梗汤加减。

3. **暑湿伤表证**

证候：身热，微恶风，汗少，肢体酸重或疼痛，头昏重胀痛，咳嗽痰黏，鼻流浊涕，心烦口渴，或口中黏腻，渴不多饮，胸闷脘痞，泛恶，腹胀，大便或溏，小便短赤，舌苔薄黄而腻，脉濡数。

治法：清暑祛湿解表。

方药：新加香薷饮加减。

附：虚体感冒

体虚之人，卫外不固，感受外邪，常缠绵难愈，或反复不已。其病邪属性仍不外四时六淫。但阳气虚者，感邪多从寒化，且易感受风寒之邪；阴血虚者，感邪多从热化、燥化，且易感受燥热之邪。临床表现肺卫不和与正虚症状并见。治疗不可过于辛散，单纯祛邪，强发其汗，重伤正气，当扶正达邪，在疏散药中酌加补正之品。

1. **气虚感冒**

证候：恶寒较甚，发热，无汗，头痛身楚，

咳嗽，痰白，咳痰无力，平素神疲体弱，气短懒言，反复易感，舌淡苔白，脉浮而无力。

治法：益气解表。

方药：参苏饮加减。

2. 阴虚感冒

证候：身热，微恶风寒，少汗，头昏，心烦，口干，干咳少痰，舌红少苔，脉细数。

治法：滋阴解表。

方药：加减葳蕤汤加减。

细目二 喘证

● 要点一 喘证的概念

喘即气喘、喘息。喘证是以呼吸困难、甚至张口抬肩、鼻翼扇动、不能平卧为临床特征的病证。

喘证的症状轻重不一，轻者仅表现为呼吸困难，不能平卧；重者稍动则喘息不已，甚则张口抬肩，鼻翼扇动；严重者，喘促持续不解，烦躁不安，面青唇紫，肢冷，汗出如珠，脉浮大无根，甚则发为喘脱。

● 要点二 喘证的病因病机

常因外邪侵袭于肺，过食生冷、肥甘，或因嗜酒伤中，情志不遂，忧思气结，慢性咳嗽、肺痨等肺系病证迁延未愈所致。

1. 外邪侵袭 外邪外闭皮毛，内遏肺气，肺卫为邪所伤，上逆作喘。若表邪未解，内已化热，或肺热素盛，寒邪外束，热不得泄，亦气逆作喘。或因风热外袭，内犯于肺，肺气壅实，清肃失司；或热蒸液聚成痰，痰热壅阻肺气，升降失常，发为喘逆。

2. 饮食不当 脾运失健，水谷不归正化，反而聚湿生痰，壅阻肺气，升降不利，发为喘促。如复加外感诱发，可见痰浊与风寒、邪热等内外合邪的错杂证候。若痰湿久郁化热，或肺火素盛，痰受热蒸，则痰火交阻于肺，痰壅火迫，肺气不降，上逆为喘。若湿痰转从寒化，可见寒饮伏肺，常因外邪袭表犯肺，引动伏饮，壅阻气道，发为喘促。

3. 情志所伤 肝气上逆于肺，肺气不得肃降，升多降少，气逆而喘。

4. 劳欲久病 久病肺虚，气失所主，气阴亏耗，不能下荫于肾，肾元亏虚，肾不纳气而短气喘促。或劳欲伤肾，精气内夺，肾之真元伤损，根本不固，不能助肺纳气，气失摄纳，上出于肺，出多入少，逆气上奔为喘。若肾阳衰弱，肾不主水，水邪泛滥，凌心犯肺，肺气上逆，心阳不振，亦可致喘，表现为虚中夹实之候。此外，如中气虚弱，肺气失于充养，亦可因气虚而喘。

喘证的发病机理主要在肺和肾，涉及肝脾。外邪侵袭，或他脏病气上犯，皆可使肺失宣降，肺气胀满，呼吸不利而致喘。如肺虚气失所主，亦可少气不足以息而为喘。肾为气之根，与肺同司气体之出纳，故肾元不固，摄纳失常则气不归原，阴阳不相接续，气逆于肺而为喘。另外，如脾经痰浊上干，以及中气虚弱，土不生金，肺气不足；或肝气上逆乘肺，升多降少，均可致肺气上逆而为喘。

喘证的病理性质有虚实之分。实喘在肺，为外邪、痰浊、肝郁气逆、邪壅肺气、宣降不利所致；虚喘责之肺、肾两脏，尤以气虚为主。实喘病久伤正，由肺及肾；或虚喘复感外邪，或夹痰浊，则病情虚实错杂，每多表现为邪气壅阻于上、肾气亏虚于下的上盛下虚证候。

喘证的严重阶段，不但肺肾俱虚，在孤阳欲脱之时，每多影响到心。心肾相互既济，心阳根于命门之火，心脏阳气的盛衰与先天肾气及后天呼吸之气皆有密切关系。故肺肾俱虚，亦可导致心气、心阳衰惫，鼓动血脉无力，血行瘀滞，面色、唇舌、指甲青紫，甚至出现喘汗致脱，亡阴、亡阳的危重局面。

● 要点三 喘证的诊断与病证鉴别

（一）诊断

1. 以喘促短气、呼吸困难、甚至张口抬肩、鼻翼扇动、不能平卧、口唇发绀为特征。

2. 多有慢性咳嗽、哮病、肺痨、心悸等病史，每遇外感及劳累而诱发。

(二) 病证鉴别

1. 喘证与气短　两者同为呼吸异常。喘证呼吸困难，张口抬肩，摇身撷肚，实证气粗声高，虚证气弱声低；短气亦即少气，主要表现呼吸浅促，或短气不足以息，似喘而无声，亦不抬肩撷肚。如《证治汇补·喘病》说："若夫少气不足以息，呼吸不相接续，出多入少，名曰气短。气短者，气微力弱，非若喘证之气粗奔迫也。"可见气短不若喘证呼吸困难之甚。但气短进一步加重，亦可呈虚喘表现。

2. 喘证与哮病　喘指气息而言，为呼吸气促困难，甚则张口抬肩，摇身撷肚。哮指声响而言，必见喉中哮鸣有声，亦伴呼吸困难。喘未必兼哮，而哮必兼喘。

● 要点四　喘证的辨证论治

喘证的治疗应分清虚实邪正。实喘治肺，以祛邪利气为主，区别寒、热、痰、气的不同，分别采用温化宣肺、清化肃肺、化痰理气的方法。虚喘以培补摄纳为主，或补肺，或健脾，或补肾，阳虚则温补，阴虚则滋养。至于虚实夹杂、寒热互见者，又当根据具体情况分清主次，权衡标本，辨证选方用药。此外，由于喘证多继发于各种急慢性疾病中，所以还应当注意积极地治疗原发病，不能见喘治喘。

1. 实喘

（1）风寒壅肺证

证候：喘息咳逆，呼吸急促，胸部胀闷，痰多稀薄而带泡沫，色白质黏，常有头痛，恶寒，或有发热，口不渴，无汗，苔薄白而滑，脉浮紧。

治法：宣肺散寒。

方药：麻黄汤合华盖散加减。

（2）表寒肺热证

证候：喘逆上气，胸胀或痛，息粗，鼻扇，咳而不爽，吐痰稠黏，伴形寒，身热，烦闷，身痛，有汗或无汗，口渴，苔薄白或罩黄，舌边红，脉浮数或滑。

治法：解表清里，化痰平喘。

方药：麻杏石甘汤加减。

（3）痰热郁肺证

证候：喘咳气涌，胸部胀痛，痰多质黏色黄，或夹有血色，伴胸中烦闷，身热，有汗，口渴而喜冷饮，面赤，咽干，小便赤涩，大便或秘，舌质红，舌苔薄黄或腻，脉滑数。

治法：清热化痰，宣肺平喘。

方药：桑白皮汤加减。

（4）痰浊阻肺证

证候：喘而胸满窒闷，甚则胸盈仰息，咳嗽，痰多黏腻色白，咳吐不利，兼有呕恶，食少，口黏不渴，舌苔白腻，脉滑或濡。

治法：祛痰降逆，宣肺平喘。

方药：二陈汤合三子养亲汤加减。

（5）肺气郁痹证

证候：每遇情志刺激而诱发，发时突然呼吸短促，息粗气憋，胸闷胸痛，咽中如窒，但喉中痰鸣不著，或无痰声。平素常多忧思抑郁，失眠，心悸，苔薄，脉弦。

治法：开郁降气平喘。

方药：五磨饮子加减。

2. 虚喘

（1）肺气虚耗证

证候：喘促短气，气怯声低，喉有鼾声，咳声低弱，痰吐稀薄，自汗畏风，或见咳呛，痰少质黏，烦热而渴，咽喉不利，面颧潮红，舌质淡红或有剥苔，脉软弱或细数。

治法：补肺益气养阴。

方药：生脉散合补肺汤加减。

（2）肾虚不纳证

证候：喘促日久，动则喘甚，呼多吸少，气不得续，形瘦神惫，跗肿，汗出肢冷，面青唇紫，舌淡苔白或黑而润滑，脉微细或沉弱；或见喘咳，面红烦躁，口咽干燥，足冷，汗出如油，舌红少津，脉细数。

治法：补肾纳气。

方药：金匮肾气丸合参蛤散加减。

（3）正虚喘脱证

证候：喘逆剧甚，张口抬肩，鼻扇气促，端坐不能平卧，稍动则咳喘欲绝，或有痰鸣，心慌动悸，烦躁不安，面青唇紫，汗出如珠，肢冷，脉浮大无根，或见歇止，或模糊不清。

治法：扶阳固脱，镇摄肾气。

方药：参附汤送服黑锡丹。

（李　雁）

第十一单元　心系病证

细目　不寐

要点一　不寐的概念

不寐是以经常不能获得正常睡眠为特征的一类病证，主要表现为睡眠时间、深度的不足，轻者入睡困难，或寐而不酣，时寐时醒，或醒后不能再寐，重则彻夜不寐，常影响人们的正常工作、生活、学习和健康。

要点二　不寐的病因病机

每因饮食不节，情志失常，劳倦、思虑过度及病后、年迈体虚等因素，导致心神不安，神不守舍，不能由动转静而致不寐。

1. 饮食不节　暴饮暴食，宿食停滞，脾胃受损，酿生痰热，壅遏于中，痰热上扰，胃气失和，而不得安寐。此外，浓茶、咖啡、酒之类饮料也是造成不寐的因素。

2. 情志失常　喜怒哀乐等情志过极均可导致脏腑功能的失调，而发生不寐病证。或由情志不遂，暴怒伤肝，肝气郁结，肝郁化火，邪火扰动心神，神不安而不寐；或由五志过极，心火内炽，扰动心神而不寐；或由喜笑无度，心神激动，神魂不安而不寐；或由突受惊恐，导致心虚胆怯，神魂不安，夜不能寐。

3. 劳逸失调　劳倦太过则伤脾，过逸少动亦致脾虚气弱，运化不健，气血生化乏源，不能上奉于心，以致心神失养而失眠。或因思虑过度，伤及心脾，心伤则阴血暗耗，神不守舍；脾伤则食少、纳呆，生化之源不足，营血亏虚，不能上奉于心，而致心神不安。

4. 病后体虚　久病血虚，年迈血少，引起心血不足，心失所养，心神不安而不寐。亦可因年迈体虚，阴阳亏虚而致不寐。若素体阴虚，兼因房劳过度，肾阴耗伤，阴衰于下，不能上奉于心，水火不济，心火独亢，火盛神动，心肾失交而神志不宁。

不寐的病因虽多，但其病理变化总属阳盛阴衰，阴阳失交。一为阴虚不能纳阳，一为阳盛不得入于阴。其病位主要在心，与肝、脾、肾密切相关。

要点三　不寐的诊断与病证鉴别

（一）诊断

1. 轻者入寐困难或寐而易醒，醒后不寐，连续三周以上，重者彻夜难眠。

2. 常伴有头痛、头昏、心悸、健忘、神疲乏力、心神不宁、多梦等症。

3. 本病证常有饮食不节，情志失常，劳倦、思虑过度，病后，体虚等病史。

（二）病证鉴别

不寐应与一时性失眠、生理性少寐、他病痛苦引起的失眠相区别。不寐是指单纯以失眠为主症，表现为持续的、严重的睡眠困难。若因一时性情志影响或生活环境改变引起暂时性失眠不属病态。至于老年人少寐早醒，亦多属生理状态。若因其他疾病痛苦引起失眠者，则应以祛除有关病因为首要。

要点四　不寐的辨证论治

本病辨证首分虚实。虚证，多属阴血不足，心失所养。实证为邪热扰心。次辨病位，病位主要在心。由于心神失养而不安，神不守舍而不寐，且与肝、胆、脾、胃、肾相关。

治疗当以补虚泻实，调整脏腑阴阳为原则。实证泻其有余，如疏肝泻火，清化痰热，消导和中；虚证补其不足，如益气养血，健脾补肝益肾。在此基础上安神定志，如养血安神，镇惊安神，清心安神。

1. 肝火扰心证

证候：不寐多梦，甚则彻夜不眠，急躁易怒，伴头晕头胀，目赤耳鸣，口干而苦，不思饮食，便秘溲赤，舌红苔黄，脉弦而数。

治法：疏肝泻火，镇心安神。

方药：龙胆泻肝汤加减。

2. 痰热扰心证

证候：心烦不寐，胸闷脘痞，泛恶嗳气，伴口苦，头重，目眩，舌偏红，苔黄腻，脉滑数。

治法：清化痰热，和中安神。

方药：黄连温胆汤加减。

3. 心脾两虚证

证候：不易入睡，多梦易醒，心悸健忘，神疲食少，伴头晕目眩，四肢倦怠，腹胀便溏，面色少华，舌淡苔薄，脉细无力。

治法：补益心脾，养血安神。

方药：归脾汤加减。

4. 心肾不交证

证候：心烦不寐，入睡困难，心悸多梦，伴头晕耳鸣，腰膝酸软，潮热盗汗，五心烦热，咽干少津，男子遗精，女子月经不调，舌红少苔，脉细数。

治法：滋阴降火，交通心肾。

方药：六味地黄丸合交泰丸加减。

5. 心胆气虚证

证候：虚烦不寐，触事易惊，终日惕惕，胆怯心悸，伴气短自汗，倦怠乏力，舌淡，脉弦细。

治法：益气镇惊，安神定志。

方药：安神定志丸合酸枣仁汤加减。

（苗华为）

第十二单元　脾系病证

细目一　痞　满

● 要点一　痞满的概念

痞满是指以自觉心下痞塞、胸膈胀满、触之无形、按之柔软、压之无痛为主要症状的病证。按部位痞满可分为胸痞、心下痞等。

● 要点二　痞满的病因病机

脾胃同居中焦，脾主运化，胃主受纳，共司饮食水谷的消化、吸收与输布。脾主升清，胃主降浊，清升浊降则气机调畅。肝主疏泄，调节脾胃气机。肝气条达，则脾升胃降，气机顺畅。上述病因均可影响到胃，并涉及脾、肝，使中焦气机不利，脾胃升降失职，而发痞满。

1. 感受外邪　外感六淫，表邪入里，或误下伤中，邪气乘虚内陷，结于胃脘，阻塞中焦气机，升降失司，遂成痞满。

2. 内伤饮食　暴饮暴食，或恣食生冷，或过食肥甘，或嗜酒无度，损伤脾胃，纳运无力，食滞内停，痰湿阻中，气机被阻，而生痞满。

3. 情志失调　抑郁恼怒，情志不遂，肝气郁滞，失于疏泄，横逆乘脾犯胃，脾胃升降失常，或忧思伤脾，脾气受损，运化不力，胃腑失和，气机不畅，发为痞满。

4. 药物所伤　误用、滥用药物，或因他病长期大量应用大寒大热或有毒药物，损伤脾胃，中焦气机升降失司，遂成痞满。

痞满的基本病位在胃，与肝、脾的关系密切。中焦气机不利，脾胃升降失职为导致本病发生的病机关键。病理性质不外虚实两端，实即实邪内阻（食积、痰湿、外邪、气滞等），虚为脾胃虚弱（气虚或阴虚），虚实夹杂则两者兼而有之。邪实多与中虚不运、升降无力有关，中焦转运无力最易招致病邪的内阻。

● 要点三　痞满的诊断与病证鉴别

（一）痞满的诊断

1. 临床以胃脘痞塞、满闷不舒为主症，并有按之柔软、压之不痛、望无胀形的特点。
2. 发病缓慢，时轻时重，反复发作，病程漫长。
3. 多由饮食、情志、起居、寒温等因素诱发。

（二）病证鉴别

1. **痞满与胃痛**　两者病位同在胃脘部，且常相兼出现。然胃痛以疼痛为主，胃痞以满闷不适为患，可累及胸膈。胃痛病势多急，压之可痛；胃痞起病较缓，压无痛感，两者差别显著。

2. **痞满与鼓胀**　两者均为自觉腹部胀满的病证，但鼓胀以腹部胀大如鼓、皮色苍黄、脉络暴露为主症；胃痞以自觉满闷不舒、外无胀形为特征。鼓胀发于大腹，胃痞则在胃脘。鼓胀按之腹皮绷急，胃痞按之柔软。

3. **痞满与胸痹**　胸痹是胸中痞塞不通，而致胸膺内外疼痛之证，以胸闷、胸痛、短气为主症，偶兼脘腹不舒。胃痞以脘腹满闷不舒为主症，多兼饮食纳运无力，偶有胸膈不适，并无胸痛等表现。

4. **痞满与结胸**　两者病位皆在脘部，然结胸以心下至小腹硬满而痛，拒按为特征；痞满在心下胃脘，以满而不痛、手可按压、触之无形为特点。

● 要点四　痞满的辨证论治

痞满的基本病机是中焦气机不利，脾胃升降失宜。治疗总以调理脾胃升降、行气除痞消满为基本法则。根据其虚、实分治，实者泻之，虚者补之，虚实夹杂者补消并用。扶正重在健脾益胃，补中益气，或养阴益胃。祛邪则视具体证候，分别施以消食导滞、除湿化痰、理气解郁、清热祛湿等法。

（一）实痞

1. **饮食内停证**

证候：脘腹痞闷而胀，进食尤甚，拒按，嗳腐吞酸，恶食呕吐，或大便不调，矢气频作，味臭如败卵，舌苔厚腻，脉滑。

治法：消食和胃，行气消痞。

方药：保和丸加减。

2. **痰湿中阻证**

证候：脘腹痞塞不舒，胸膈满闷，头晕目眩，身重困倦，呕恶纳呆，口淡不渴，小便不利，舌苔白厚腻，脉沉滑。

治法：除湿化痰，理气和中。

方药：二陈平胃汤加减。

3. **湿热阻胃证**

证候：脘腹痞闷，或嘈杂不舒，恶心呕吐，口干不欲饮，口苦，纳少，舌红苔黄腻，脉滑数。

治法：清热化湿，和胃消痞。

方药：泻心汤合连朴饮加减。

4. **肝胃不和证**

证候：脘腹痞闷，胸胁胀满，心烦易怒，善太息，呕恶嗳气，或吐苦水，大便不爽，舌质淡红，苔薄白，脉弦。

治法：疏肝解郁，和胃消痞。

方药：越鞠丸合枳术丸加减。

（二）虚痞

1. **脾胃虚弱证**

证候：脘腹满闷，时轻时重，喜温喜按，纳呆便溏，神疲乏力，少气懒言，语声低微，舌质淡，苔薄白，脉细弱。

治法：补气健脾，升清降浊。

方药：补中益气汤加减。

2. **胃阴不足证**

证候：脘腹痞闷，嘈杂，饥不欲食，恶心嗳气，口燥咽干，大便秘结，舌红少苔，脉细数。

治法：养阴益胃，调中消痞。

方药：益胃汤加减。

细目二 腹痛

要点一 腹痛的概念

腹痛是指以胃脘以下、耻骨毛际以上部位发生疼痛为主症的病证。

要点二 腹痛的病因病机

感受外邪、饮食所伤、情志失调及素体阳虚等，均可导致气机阻滞、脉络瘀阻或经脉失养而发生腹痛。

1. 外感时邪 外感风、寒、暑、热、湿邪，侵入腹中，均可引起腹痛。风寒之邪直中经脉则寒凝气滞，经脉受阻，不通则痛。若伤于暑热，或寒邪不解，郁而化热，或湿热壅滞，可致气机阻滞，腑气不通而见腹痛。

2. 饮食不节 暴饮暴食，饮食停滞，纳运无力；过食肥甘厚腻或辛辣，酿生湿热，蕴蓄胃肠；或恣食生冷，寒湿内停，中阳受损，均可损伤脾胃，腑气通降不利而发生腹痛。其他如饮食不洁，肠虫滋生，攻动窜扰，腑气不通则痛。

3. 情志失调 情志不遂，则肝失条达，气机不畅，气机阻滞而痛作。

4. 阳气素虚 素体脾阳亏虚，虚寒中生，渐致气血生成不足，脾阳虚弱而不能温养，出现腹痛，甚至病久肾阳不足，相火失于温煦，脏腑虚寒，腹痛日久不愈。

此外，跌仆损伤，络脉瘀阻；或腹部术后，血络受损，亦可形成腹中血瘀，中焦气机升降不利，不通则痛。

总之，本病的基本病机为脏腑气机阻滞，气血运行不畅，经脉痹阻，"不通则痛"，或脏腑经脉失养，不荣而痛。若急性暴痛，治不及时，或治不得当，气血逆乱，可致厥脱之症；若湿热蕴结肠胃，蛔虫内扰，或术后气滞血瘀，可造成腑气不通，气滞血瘀日久，可变生积聚。

要点三 腹痛的诊断与病证鉴别

（一）腹痛的诊断

1. 凡是以胃脘以下、耻骨毛际以上部位的疼痛为主要表现者，即为腹痛。

其疼痛性质各异，若病因外感，突然剧痛，伴发症状明显者，属于急性腹痛；病因内伤，起病缓慢，痛势缠绵者，则为慢性腹痛。

2. 有与腹痛相关的病因，与脏腑经络相关的症状。

如涉及肠腑，可伴有腹泻或便秘；寒凝肝脉痛在少腹，常牵引睾丸疼痛；膀胱湿热可见腹痛牵引前阴，小便淋沥，尿道灼痛；蛔虫作痛多伴嘈杂吐涎，时作时止；瘀血腹痛常有外伤或手术史；少阳表里同病腹痛可见痛连腰背，伴恶寒发热，恶心呕吐。

3. 注意鉴别受病脏腑。

根据性别、年龄、婚况，与饮食、情志、受凉等关系，起病经过，其他伴发症状，以资鉴别何脏何腑受病，明确病理性质。

（二）病证鉴别

1. 腹痛与胃痛 胃处腹中，与肠相连，腹痛常伴有胃痛的症状，胃痛亦时有腹痛的表现，常需鉴别。胃痛部位在心下胃脘之处，常伴有恶心、嗳气等胃病见症，腹痛部位在胃脘以下，上述症状在腹痛中较少见。

2. 腹痛与其他内科疾病中的腹痛症状 许多内科疾病常见腹痛的表现，此时的腹痛只是该病的症状。如痢疾之腹痛，伴有里急后重，下利赤白脓血；积聚之腹痛，以腹中包块为特征等。腹痛病证，当以腹部疼痛为主要表现。

3. 腹痛与外科、妇科腹痛 内科腹痛常先发热后腹痛，疼痛一般不剧烈，痛无定处，压痛不显。外科腹痛多后发热，疼痛剧烈，痛有定处，压痛明显，见腹痛拒按，腹肌紧张等。妇科腹痛多在小腹，与经、带、胎、产有关，如痛经、先兆流产、宫外孕、输卵管破裂等，应及时进行妇科检查，以明确诊断。

要点四 腹痛的辨证论治

腹痛的辨证应辨明腹痛性质和部位。治疗腹痛多以"通"字立法，应根据辨证的虚实寒热、在气在血，确立相应治法。在通法的基础上，结合审证求因，标本兼治。属实证者，重在祛邪疏导；对虚痛，应温中补虚，益气养血，不可滥施攻下。对于久痛入络、绵绵不愈之腹痛，可采取辛润活血通络之法。

1. 寒邪内阻证

证候：腹痛拘急，遇寒痛甚，得温痛减，口淡不渴，形寒肢冷，小便清长，大便清稀或秘结，舌质淡，苔白腻，脉沉紧。

治法：散寒温里，理气止痛。

方药：良附丸合正气天香散加减。

2. 湿热壅滞证

证候：腹痛拒按，烦渴引饮，大便秘结，或溏泄不爽，潮热汗出，小便短黄，舌质红，苔黄燥或黄腻，脉滑数。

治法：泄热通腑，行气导滞。

方药：大承气汤加减。

3. 饮食积滞证

证候：脘腹胀满，疼痛拒按，嗳腐吞酸，厌食呕恶，痛而欲泻，泻后痛减，或大便秘结，舌苔厚腻，脉滑。

治法：消食导滞，理气止痛。

方药：枳实导滞丸加减。

4. 肝郁气滞证

证候：腹痛胀闷，痛无定处，痛引少腹，或兼痛窜两胁，时作时止，得嗳气或矢气则舒，遇忧思恼怒则剧，舌质红，苔薄白，脉弦。

治法：疏肝解郁，理气止痛。

方药：柴胡疏肝散加减。

5. 瘀血内停证

证候：腹痛较剧，痛如针刺，痛处固定，经久不愈，舌质紫暗，脉细涩。

治法：活血化瘀，和络止痛。

方药：少腹逐瘀汤加减。

6. 中虚脏寒证

证候：腹痛绵绵，时作时止，喜温喜按，形寒肢冷，神疲乏力，气短懒言，胃纳不佳，面色无华，大便溏薄，舌质淡，苔薄白，脉沉细。

治法：温中补虚，缓急止痛。

方药：小建中汤加减。

细目三 泄泻

要点一 泄泻的概念

泄泻是以排便次数增多、粪质稀溏或完谷不化，甚至泻出如水样为主症的病证。古有将大便溏薄而势缓者称为泄，大便清稀如水而势急者称为泻，现临床一般统称泄泻。

泄泻可见于多种疾病，凡属消化器官发生功能或器质性病变导致的腹泻，如急性肠炎、炎症性肠病、肠易激综合征、吸收不良综合征、肠道肿瘤、肠结核等，或其他脏器病变影响消化吸收功能以泄泻为主症者，均可参照本节进行辨证论治。

要点二 泄泻的病因病机

泄泻的病因有感受外邪、饮食所伤、情志失调、禀赋不足和病后体虚等，主要病机是脾病湿盛，脾胃运化功能失调，肠道分清泌浊、传导功能失司。

1. 感受外邪 外感寒湿暑热之邪均可引起泄泻，其中以湿邪最为多见。湿邪易困脾土，寒邪和暑热之邪，既可侵袭皮毛肺卫，从表入里，使脾胃升降失司，亦能夹湿邪为患，直接损伤脾胃，导致运化失常，清浊不分，引起泄泻。

2. 饮食所伤 误食馊腐不洁之物，使脾胃受伤，或饮食过量，停滞不化，或恣食肥甘辛辣，致湿热内蕴，或恣啖生冷，寒气伤中，均能化生寒、湿、热、食滞之邪，使脾运失职，升降失调，清浊不分，发生泄泻。

3. 情志失调 忧郁恼怒，精神紧张，易致肝气郁结，木郁不达，横逆犯脾；忧思伤脾，土虚木乘，均可使脾失健运，气机升降失常，遂致本病。

4. 病后体虚 久病失治，脾胃受损，日久伤肾，脾失温煦，运化失职，水谷不化，积谷为滞，湿滞内生，遂成泄泻。

5. 禀赋不足 由于先天不足，禀赋虚弱，或素体脾胃虚弱，不能受纳运化某些食物，易致泄泻。

泄泻基本病机为脾病与湿盛,致肠道功能失司而发生泄泻。病位在肠,主病之脏属脾,同时与肝、肾密切相关。

病理因素主要是湿,湿为阴邪,易困脾阳。但可夹寒、夹热、夹滞。脾主运化,喜燥恶湿,大小肠司泌浊、传导。若脾运失职,小肠无以分清泌浊,则发生泄泻。病理性质有虚实之分。一般来说,暴泻以湿盛为主,多因湿盛伤脾,或食滞生湿,壅滞中焦,脾为湿困所致,病属实证。久泻多偏于虚证,由脾虚不运而生湿,或他脏及脾,如肝木克脾,或肾虚火不暖脾,水谷不化所致。而湿邪与脾病,往往相互影响,互为因果,湿盛可困遏脾运,脾虚又可生湿。虚实之间又可相互转化夹杂。

急性泄泻经及时治疗,绝大多数可短期内痊愈,有少数病人暴泄不止,损气伤津耗液,可成痉、厥、闭、脱等危证,特别是伴有高热、呕吐、热毒甚者尤然。急性泄泻因失治或误治,可迁延日久,由实转虚,转为慢性泄泻。日久脾病及肾,肾阳亏虚,脾失温煦,不能腐熟水谷,可成命门火衰之五更泄泻。

要点三 泄泻的诊断与病证鉴别

（一）泄泻的诊断

1. 以大便粪质稀溏为诊断的主要依据,或完谷不化,或粪如水样,大便次数增多,每日三五次以至十数次。

2. 常兼有腹胀、腹痛、肠鸣、纳呆。

3. 起病或急或缓。暴泻者多有暴饮暴食或误食不洁之物的病史。迁延日久,时发时止者,常由外邪、饮食或情志等因素诱发。

（二）病证鉴别

1. 泄泻与痢疾 两者均为大便次数增多、粪质稀薄的病证。泄泻以大便次数增加、粪质稀溏、甚则如水样、或完谷不化为主症,大便不带脓血,也无里急后重,或无腹痛。痢疾以腹痛、里急后重、便下赤白脓血为特征。

2. 泄泻与霍乱 霍乱是一种上吐下泻并作的病证,发病特点是来势急骤,变化迅速,病情凶险,起病时先突然腹痛,继则吐泻交作,所吐之物均为未消化之食物,气味酸腐热臭,所泻之物多为黄色粪水,或吐下如米泔水,常伴恶寒、发热,部分病人在吐泻之后津液耗伤,迅速消瘦,或发生转筋,腹中绞痛。若吐泻剧烈,可致面色苍白,目眶凹陷,汗出肢冷等津竭阳衰之危候。泄泻则以大便稀溏、次数增多为特征,一般预后良好。

要点四 泄泻的辨证论治

泄泻的治疗大法为运脾化湿。急性泄泻多以湿盛为主,重在化湿,佐以分利,再根据寒湿和湿热的不同,分别采用温化寒湿与清化湿热之法。夹有表邪者,佐以疏解;夹有暑邪者,佐以清暑;兼有伤食者,佐以消导。久泻以脾虚为主,当予健脾。因肝气乘脾者,宜抑肝扶脾。因肾阳虚衰者,宜温肾健脾。中气下陷者,宜升提。久泄不止者,宜固涩。暴泻不可骤用补涩,以免关门留寇;久泻不可分利太过,以防劫其阴液。若病情处于虚寒热兼夹或互相转化时,当随证而施治。

1. 寒湿内盛证

证候:泄泻清稀,甚则如水样,脘闷食少,腹痛肠鸣,或兼外感风寒,则恶寒、发热、头痛、肢体酸痛,舌苔白或白腻,脉濡缓。

治法:芳香化湿,解表散寒。

方药:藿香正气散加减。

2. 湿热伤中证

证候:泄泻腹痛,泻下急迫,或泻而不爽,粪色黄褐,气味臭秽,肛门灼热,烦热口渴,小便短黄,舌质红,苔黄腻,脉滑数或濡数。

治法:清热燥湿,分利止泻。

方药:葛根芩连汤加减。

3. 食滞肠胃证

证候:腹痛肠鸣,泻下粪便臭如败卵,泻后痛减,脘腹胀满,嗳腐酸臭,不思饮食,舌苔垢浊或厚腻,脉滑。

治法:消食导滞,和中止泻。

方药:保和丸加减。

4. 脾胃虚弱证

证候:大便时溏时泻,迁延反复,食少,食

后脘闷不舒，稍进油腻食物，则大便次数增加，面色萎黄，神疲倦怠，舌质淡，苔白，脉细弱。

治法：健脾益气，化湿止泻。

方药：参苓白术散加减。

5. 肾阳虚衰证

证候：黎明前脐腹作痛，肠鸣即泻，完谷不化，腹部喜暖，泻后则安，形寒肢冷，腰膝酸软，舌淡苔白，脉沉细。

治法：温肾健脾，固涩止泻。

方药：四神丸加减。

6. 肝气乘脾证

证候：泄泻肠鸣，腹痛攻窜，矢气频作，伴有胸胁胀闷，嗳气食少，每因抑郁恼怒，或情绪紧张而发，舌淡红，脉弦。

治法：抑肝扶脾。

方药：痛泻要方加减。

（李桂伟）

第十三单元　肝系病证

细目一　胁　痛

● 要点一　胁痛的概念

胁痛是指以一侧或两侧胁肋部疼痛为主要表现的病证，是临床上比较多见的一种自觉症状。胁，指侧胸部，为腋以下至第十二肋骨部的总称。

● 要点二　胁痛的病因病机

胁痛的病因以情志所伤、饮食不节、久病体虚、跌仆损伤为多见。不论肝气郁结、瘀血阻络、湿热蕴结所致的脉络不通，抑或肝阴不足所致络脉失养，均可引发"不通则痛""不荣则痛"的病理变化。

1. 肝气郁结　肝属木，主疏泄，性喜条达恶抑郁。若悲哀恼怒，情志不舒，以致肝气抑郁，疏泄失司，气阻络痹，胁痛由作。

2. 瘀血阻络　凡邪气外袭，阻遏气血运行；或负重劳力，闪挫跌仆，损伤脉络；或气滞日久，血行不畅，皆可使瘀血停滞，阻塞脉络，脉络不通，以致胁痛。

3. 肝经湿热　湿邪有内外之分。久卧湿地，湿邪乘虚搏结于胁；或饮食不节，损伤脾胃，脾虚失其健运之能而致水湿内蕴，日久郁而生热，湿热相搏，壅塞肝经，肝失疏泄条达，以致胁痛。

4. 胆腑郁热　外邪入侵，犯及胆腑，足少阳经脉不利，郁而化火；或嗜食肥甘，积湿生热，火热熏蒸，煎熬胆汁，聚而为石，阻塞胆腑气机，引发胁痛。

5. 肝阴不足　肝郁日久化火，灼伤肝之阴血，或劳欲过度，肾经亏损，精不化血，水不涵木而致肝阴不足，令肝脉失养，不荣则痛。

胁痛病位在肝胆，肝胆郁滞，疏泄失调，枢机不利，脉络痹阻或失养是胁痛病机关键，任何原因引发的胁痛均难以逾越于此。胁痛的病机有虚实两端，实者以气滞、血瘀、湿热为主，虚者以肝阴不足或肝肾精血亏损为主，在胁痛病机演变过程中，常见由气及血，即由气滞发展为血瘀，致气血同病，或由实转虚而致虚实夹杂。

● 要点三　胁痛的诊断与病证鉴别

（一）诊断

1. 以一侧或两侧胁肋部疼痛为主要表现者，可以诊断为胁痛。胁痛的性质可以表现为刺痛、胀痛、灼痛、隐痛、钝痛等不同特点。

2. 部分病人可伴见胸闷、腹胀、嗳气呃逆、急躁易怒、口苦纳呆、厌食恶心等症。

3. 常有饮食不节、情志内伤、感受湿邪、跌仆闪挫或劳欲久病等病史。

（二）病证鉴别

胁痛与悬饮 悬饮亦可见胁肋疼痛，但其表现为饮留胁下，胸胁胀痛，持续不已，伴见咳嗽、咳痰、咳嗽、呼吸时疼痛加重，常喜向病侧睡卧，患侧肋间饱满，叩呈浊音，或兼见发热，一般不难鉴别。

● 要点四 胁痛的辨证论治

胁痛之治疗原则当根据"通则不痛"的理论，以疏肝和络止痛为基本治则，结合肝胆的生理特点，灵活运用。实证之胁痛，宜用理气、活血、清利湿热之法；虚证之胁痛，宜补中寓通，采用滋阴、养血、柔肝之法。

1. 肝郁气滞证

证候：胁肋胀痛，走窜不定，甚则引及胸背肩臂，疼痛每因情志变化而增减，胸闷腹胀，嗳气频作，得嗳气而胀痛稍舒，纳呆口苦，舌苔薄白，脉弦。

治法：疏肝理气。

方药：柴胡疏肝散加减。

2. 肝胆湿热证

证候：胁肋胀痛或灼热疼痛，口苦口黏，胸闷纳呆，恶心呕吐，小便黄赤，大便不爽，或兼有身热恶寒，身目发黄，舌红苔黄腻，脉弦滑数。

治法：清热利湿。

方药：龙胆泻肝汤加减。

3. 瘀血阻络证

证候：胁肋刺痛，痛有定处，痛处拒按，入夜痛甚，胁肋下或见有癥块，舌质紫暗，脉沉涩。

治法：祛瘀通络。

方药：血府逐瘀汤或复元活血汤加减。

4. 肝络失养证

证候：胁肋隐痛不休，遇劳加重，口干咽燥，心中烦热，头晕目眩，舌红少苔，脉细弦而数。

治法：养阴柔肝。

方药：一贯煎加减。

细目二 积聚

● 要点一 积聚的概念

积聚是腹内结块，或痛或胀的病证。分别言之，积属有形，结块固定不移，痛有定处，病在血分，是为脏病；聚属无形，包块聚散无常，痛无定处，病在气分，是为腑病。因积与聚关系密切，故两者往往一并论述。

积聚亦称为"癥瘕"。此外，《诸病源候论》记载的"癖块"、《外台秘要》记载的"痃癖"、《丹溪心法》记载的"痞块"等，按其性质和临床表现均可归入"积聚"的范围。

● 要点二 积聚的病因病机

积聚的发生乃多种致病因素协同作用的结果，凡外感邪毒，日久不去，或情志抑郁而不解，或饮食伤脾，酿生痰浊，以及虚劳、黄疸等病缠绵不愈，均可导致气滞血瘀，而成结聚于腹。聚证以气机阻滞为先，积证以瘀血凝结为要。

1. 情志抑郁，气滞血瘀 情志抑郁，所愿不遂，令气机阻滞，聚而不散，而成聚证；气滞日久，血运不畅，使瘀血内停，脉络受阻，结而成块，以成积证。

2. 饮食内伤，酿生痰浊 酒食不节，饥饱失宜，损伤脾胃。脾胃失其健运腐熟之职，饮食不能化生水谷精微，反成湿浊痰饮内聚，阻滞气机而为聚证；气滞日久，影响血运，形成气滞血瘀，脉络阻滞，而为积证。

3. 邪毒稽留，胶结阻滞 寒、湿、热诸邪，侵袭人体，留着不去，以致脏腑失和，痰浊内聚，痰湿交阻，气机阻滞以成聚证；病久入络，脉涩血凝，结为积块，而为积证。

4. 他病转归，日久成积 黄疸日久不退或黄疸虽消而余邪留恋，使络脉不畅，瘀血内阻；或久疟不愈，气血凝滞，结为疟母；或感染血吸虫，虫阻血络，气血运行不畅，血络阻滞，或虚劳日久，气滞血瘀。

综上所述，积聚的病机关键总不离气滞血瘀，其病变脏腑亦多属肝脾胃肠，积聚的形成每与正气亏虚密切相关。凡正气充盛，则血脉流畅，纵有外邪入侵，鲜见成积为聚；若正气不充，气血运行迟缓，复受外邪侵袭，则易气滞、血瘀、痰凝而形成积聚。

● **要点三　积聚的诊断与病证鉴别**

（一）诊断

1. 腹腔内有可扪及的包块。
2. 常有腹部胀闷或疼痛不适等症状。
3. 常有情志失调、饮食不节、感受寒邪或黄疸、胁痛、虫毒、久疟、久泻、久痢等病史。

（二）病证鉴别

1. 积聚与痞满　痞满是指脘腹部痞塞胀满，系自觉症状，而无块状物可扪及。积聚是腹内结块，或痛或胀，不仅有自觉症状，而且有结块可扪及。

2. 癥积与瘕聚　癥就是积，癥积指腹内结块有形可征，固定不移，痛有定处，病属血分，多为脏病，形成的时间较长，病情一般较重；瘕即是聚，瘕聚是指腹内结块聚散无常，痛无定处，病在气分，多为腑病，病史较短，病情一般较轻。《难经·五十五难》说："故积者，五脏所生。聚者，六腑所成也。积者，阴气也，其始发有常处，其痛不离其部，上下有所终始，左右有所穷处；聚者，阳气也，其始发无根本，上下无所留止，其痛无常处，谓之聚。故以是别知积聚也。"

● **要点四　积与聚主症特点**

积证主症特点为：望之有形，但触之必见结块，且固定不移，痛有定处；病多在血分，多属于脏，病机以痰凝血结为主。

聚病主症特点为：望之有形，但按之无块，聚散无常，痛无定处；病多在气分，多属于腑，病机以气机逆乱为主。

● **要点五　积聚的辨证论治**

（一）辨证要点

积聚的辨证必须根据病史长短、邪正盛衰以及伴随症状，辨其虚实之主次。积证治疗宜分初、中、末三个阶段：积证初期属邪实，应予消散；中期邪实正虚，予消补兼施；后期以正虚为主，应予养正除积。聚证多实，治疗以行气散结为主。

1. 聚证

（1）肝气郁结证

证候：腹中结块柔软，时聚时散，攻窜胀痛，脘胁胀闷不适，苔薄，脉弦等。

治法：疏肝解郁，行气散结。

方药：逍遥散、木香顺气散加减。

（2）湿滞痰阻证

证候：腹胀或痛，腹部时有条索状物聚起，按之胀痛更甚，便秘，纳呆，舌苔腻，脉弦滑等。

治法：理气化痰，导滞散结。

方药：六磨汤加减。

2. 积证

（1）气滞血阻证

证候：腹部积块质软不坚，固定不移，胀痛不适，舌苔薄，脉弦。

治法：理气消积，活血散瘀。

方药：柴胡疏肝散合失笑散加减。

（2）瘀血内结证

证候：腹部积块明显，质地较硬，固定不移，隐痛或刺痛，形体消瘦，纳谷减少，面色晦暗黧黑，面颈胸臂或有血痣赤缕，女子可见月事不下，舌质紫或有瘀斑瘀点，脉细涩等。

治法：祛瘀软坚，佐以扶正健脾。

方药：膈下逐瘀汤合六君子汤加减。

（3）正虚瘀结证

证候：久病体弱，积块坚硬，隐痛或剧痛，饮食大减，肌肉瘦削，神倦乏力，面色萎黄或黧黑，甚则面肢浮肿，舌质淡紫，或光剥无苔，脉细数或弦细。

治法：补益气血，活血化瘀。

方药：八珍汤合化积丸加减。

细目三　鼓　胀

● **要点一　鼓胀的概念**

鼓胀是指腹部胀大如鼓的一类病证，临床以腹大胀满、绷急如鼓、皮色苍黄、脉络显露为特征，故名鼓胀。

● 要点二　鼓胀的病因病机

鼓胀的发生来势缓慢，病因虽与酒食不节、情志所伤、血吸虫感染等有关，但它的直接原因当责之于黄疸、胁痛、积聚等病迁延日久，使肝、脾、肾三脏功能失调，气、血、水瘀积于腹内，以致腹部日渐胀大，而成鼓胀。

1. 黄疸、胁痛、积聚迁延不愈　黄疸总由湿热或寒湿阻滞中焦，气机升降失常，湿浊阻滞不化，土壅木郁，肝气亦不能条达，致肝脾受损。迁延日久，使肝、脾、肾三脏功能失调，气、血、水瘀积于腹内，以致腹部日渐胀大，而成鼓胀。

2. 情志不遂　肝为藏血之脏，性喜条达。若忧思恼怒，肝失条达，气机不利，则血液运行不畅，气阻络痹而致胁痛；肝伤气滞日久，则致血脉瘀阻，日积月累，气血凝滞，肝脾俱损，而成积聚。胁痛、积聚迁延日久而成鼓胀。

3. 酒食不节　饮酒太过，或嗜食肥甘厚味，使脾胃受损，运化失职，湿浊内生，湿邪阻滞中焦，土壅木郁，影响肝胆疏泄，病由脾及肝，或胆汁被阻不循常道，浸淫肌肤而发黄疸。此外，湿浊内生，凝结成痰，痰阻气机，气血失和，气、血、痰互相搏结，阻于腹中，结成积聚。黄疸、积聚迁延日久可成鼓胀。

4. 血吸虫感染　在血吸虫流行区接触疫水，遭受血吸虫感染，未能及时治疗，虫阻络道，内伤肝脾，肝脾气血失和，脉络瘀阻，脾伤运化失健而致痰浊内生，日久气滞、血瘀、痰凝相互影响、胶结不化、搏结腹部而成积聚，积聚日久可诱发鼓胀。

鼓胀形成，肝、脾、肾功能失调是关键。肝气郁结、气滞血瘀是形成鼓胀的基本条件；其次是脾脏功能受损，运化失职，遂致水湿停聚；肾脏的气化功能障碍，不能蒸化水液而加重水湿停滞，也是形成鼓胀的重要因素。其中，气滞、血瘀、水停互为因果，是邪实的主要内容。正虚是气滞、血瘀、水停发展的必然趋势，所涉及的脏腑主要是肝、脾、肾。其病变的性质是本虚标实，或实中夹虚，或虚中有实，或虚实夹杂。

● 要点三　鼓胀的诊断与病证鉴别

（一）诊断

1. 初起脘腹作胀，食后尤甚，继而腹部胀大如鼓，重者腹壁青筋显露，脐孔凸起。

2. 常伴乏力、纳差、尿少及齿衄、鼻衄、皮肤紫斑等出血现象，可见面色萎黄、黄疸、手掌殷红、面颈及胸部红丝赤缕、血痣及蟹爪纹。

3. 本病常有酒食不节、情志内伤、虫毒感染或黄疸、胁痛、癥积等病史。

（二）病证鉴别

1. 鼓胀与水肿　鼓胀主要为肝、脾、肾受损，气、血、水互结于腹中，以腹部胀大为主，四肢肿不甚明显。晚期方伴肢体浮肿，每兼见面色青晦，面颈及胸部有血痣赤缕，胁下癥积坚硬，腹皮青筋显露等。水肿主要为肺、脾、肾功能失调，水湿泛溢肌肤。其浮肿多从眼睑开始，继则延及头面及肢体，或下肢先肿，后及全身，每见面色㿠白，腰酸倦怠等，水肿较甚者亦可伴见腹水。

2. 气臌、水臌与血臌　腹部膨隆，嗳气或矢气则舒，腹部按之空空然，叩之如鼓，是为"气臌"，多属肝郁气滞。腹部胀满膨大，或状如蛙腹，按之如囊裹水，常伴下肢浮肿，是为"水臌"，多属阳气不振，水湿内停；脘腹坚满，青筋显露，腹内积块痛如针刺，面颈部赤丝血缕，是为"血臌"，多属肝脾血瘀水停。临床上气、血、水三者常相兼为患，但各有侧重，掌握上述特点，有助于辨证。

● 要点四　鼓胀的辨证论治

本病多属本虚标实之证。临床首先应辨其虚实标本的主次，标实者当辨气滞、血瘀、水湿的偏盛，本虚者当辨阴虚与阳虚的不同。

标实为主者，当根据气、血、水的偏盛，分别采用行气、活血、祛湿利水或暂用攻逐之法，同时配以疏肝健脾。本虚为主者，当根据阴阳的不同，分别采取温补脾肾或滋养肝肾法，同时配合行气活血利水。由于本病总属本虚标实错杂，故治当攻补兼施，补虚不忘实，泻实不忘虚。

1. 气滞湿阻证

证候：腹胀按之不坚，胁下胀满或疼痛，饮食减少，食后胀甚，得嗳气、矢气稍减，小便短少，舌苔薄白腻，脉弦。

治法：疏肝理气，运脾利湿。

方药：柴胡疏肝散合胃苓汤加减。

2. 水湿困脾证

证候：腹大胀满，按之如囊裹水，甚则颜面微浮，下肢浮肿，脘腹痞胀，得热则舒，精神困倦，怯寒懒动，小便少，大便溏，舌苔白腻，脉缓。

治法：温中健脾，行气利水。

方药：实脾饮加减。

3. 水热蕴结证

证候：腹大坚满，脘腹胀急，烦热口苦，渴不欲饮，或有面、目、皮肤发黄，小便赤涩，大便秘结或溏泄，舌边尖红，苔黄腻或兼灰黑，脉弦数。

治法：清热利湿，攻下逐水。

方药：中满分消丸合茵陈蒿汤加减。

4. 瘀结水留证

证候：脘腹坚满，青筋显露，胁下癥结痛如针刺，面色晦暗黧黑，或见赤丝血缕，面、颈、胸、臂出现血痣或蟹爪纹，口干不欲饮水，或见大便色黑，舌质紫暗或有紫斑，脉细涩。

治法：活血化瘀，行气利水。

方药：调营饮加减。

5. 阳虚水盛证

证候：腹大胀满，形似蛙腹，朝宽暮急，面色苍黄，或呈㿠白，脘闷纳呆，神倦怯寒，肢冷浮肿，小便短少不利，舌体胖，质紫，苔淡白，脉沉细无力。

治法：温补脾肾，化气利水。

方药：附子理苓汤或济生肾气丸加减。

6. 阴虚水停证

证候：腹大胀满，或见青筋暴露，面色晦滞，唇紫，口干而燥，心烦失眠，时或鼻衄，牙龈出血，小便短少，舌质红绛少津，苔少或光剥，脉弦细数。

治法：滋肾柔肝，养阴利水。

方药：六味地黄丸合一贯煎加减。

附：变证

鼓胀病后期，肝、脾、肾受损，水湿瘀热互结，正虚邪盛，危机四伏。若药食不当，或复感外邪，病情可迅速恶化，导致大量出血、昏迷、虚脱等多种危重证候。

1. 鼓胀出血 骤然大量呕血，血色鲜红；大便下血，暗红或油黑。多属瘀热互结，热迫血溢，治宜清热凉血，活血止血，方用犀角地黄汤加参三七、仙鹤草、地榆炭、血余炭、大黄炭等。若大出血之后，气随血脱，阳气衰微，汗出如油，四肢厥冷，呼吸低弱，脉细微欲绝，治宜扶正固脱，益气摄血，方用大剂独参汤加山茱萸，并可与"血证"节互参。

2. 鼓胀神昏 痰热内扰，蒙闭心窍，症见神识昏迷，烦躁不安，甚则怒目狂叫，四肢抽搐颤动，口臭便秘，溲赤尿少，舌红苔黄，脉弦滑数，治当清热豁痰，开窍息风，方用安宫牛黄丸合龙胆泻肝汤加减，亦可用醒脑静注射液静脉滴注。若痰浊壅盛，蒙闭心窍，症见静卧嗜睡，语无伦次，神情淡漠，舌苔厚腻，治当化痰泄浊开窍，方用苏合香丸合菖蒲郁金汤。煎剂中酌选石菖蒲、郁金、远志、茯神、天竺黄、陈胆星、竹沥、半夏等豁痰开闭。热甚加黄芩、黄连、龙胆草、山栀；动风抽搐加石决明、钩藤；腑实便闭加大黄、芒硝；津伤，舌质干红，加麦冬、石斛、生地。病情继续恶化，昏迷加深，汗出肤冷，气促，撮空，两手抖动，脉细微弱者，为气阴耗竭，正气衰败，急予生脉散、参附龙牡汤以敛阴回阳固脱。

（李 雁）

第十四单元　肾系病证

细目　水肿

要点一　水肿的概念

水肿是指由外邪、饮食、劳倦等病因，引起肺失通调、脾失转输、肾失开合、膀胱气化不利，导致津液输布失常，水液潴留，泛溢肌肤，以眼睑、头面、四肢、腹背，甚至全身浮肿为主要临床表现的一类病证。严重者还可伴有胸水、腹水。

要点二　水肿的病因病机

水液的正常运行依赖肺气的通调、脾气的转输、肾气的开合，三焦气化畅行，小便通利。若外邪侵袭、饮食不节、禀赋不足、久病劳倦，导致肺、脾、肾三脏功能失调，气化不利，水液停聚，泛溢肌肤，而成水肿。

1. 风邪外袭　风为六淫之首，每夹寒夹热，风寒或风热之邪侵袭肺卫，肺失通调，风水相搏，发为水肿。

2. 疮毒内犯　肌肤疮毒，或咽喉肿烂，火热内攻，损伤肺脾肾，致津液气化失常，发为水肿。

3. 外感水湿　久居湿地，冒雨涉水，湿衣裹身时间过久，水湿内侵，困遏脾阳，脾胃失其升清降浊之能，水无所制，发为水肿。

4. 饮食不节　过食肥甘，嗜食辛辣，久则湿热中阻，损伤脾胃；或因生活饥饿，荣养不足，脾气失养，以致脾运不健，脾失转输，水湿停滞，发为水肿。

5. 禀赋不足，久病不愈　先天禀赋薄弱，肾气亏虚，膀胱开合不利，气化失常，水泛肌肤，发为水肿。或因劳倦久病，脾肾亏虚，津液转输及气化失常，发为水肿。

水肿发病的机理主要在于肺失通调，脾失转输，肾失开合，三焦气化不利。其病位在肺、脾、肾，而关键在肾。在发病过程中三脏又是相互联系，相互影响的。肺、脾、肾三脏与水肿之发病是以肾为本、以肺为标，而以脾为制水之脏，实为水肿发病的关键所在。

要点三　水肿的诊断与病证鉴别

（一）诊断

1. 水肿特点　水肿先从眼睑或下肢开始，继及四肢、全身。轻者仅眼睑或足胫浮肿，重者全身皆肿；甚则腹大胀满，气喘不能平卧。

2. 其他症状　尿闭或尿少，恶心呕吐，口有秽味，鼻衄牙宣，头痛，或抽搐，神昏谵语等危象。

3. 病史　可有乳蛾、心悸、疮毒、紫癜以及久病体虚病史。

（二）病证鉴别

水肿在临床上需与鼓胀相鉴别。鼓胀是以腹部胀大、皮色苍黄、脉络暴露为主要临床表现的一类病证，四肢多不肿，反见瘦削，后期可伴见轻度肢体浮肿。水肿则以头面或下肢先肿，继及全身，一般皮色不变，肿甚者可见腹大胀满，腹壁无青筋暴露。鼓胀是由于肝、脾、肾功能失调，导致气滞、血瘀、水聚腹中。水肿乃肺、脾、肾三脏功能失调，气化不利，而导致水液泛溢肌肤。

要点四　水肿的辨证论治

水肿的辨证以阴阳为纲，首辨阳水、阴水，区分其病理属性。阳水多因风邪、疮毒、水湿所致。发病较急，每成于数日之间，肿多由面目开始，自上而下，继及全身，肿处皮肤绷急光亮，按之凹陷即起，兼有发热恶寒等表证；或烦热口渴，小便赤涩，大便秘结，皮肤疮疡等毒热证，属表证、实证，一般病程较短。阴水病因多为饮食劳倦、先天或后天因素所致脾肾亏损，发病缓慢，或反复发作，或由阳水转化而来。肿多由足踝开始，自下而上，继及全身，肿处皮肤松弛，按之凹陷不易恢复，甚则按之如泥，兼见神疲乏力，纳呆便溏，腰酸冷痛，恶寒肢冷等脾肾两虚之证。属里、属虚或虚实夹杂，病程较长。

水肿的治疗，《素问·汤液醪醴论》提出"开鬼门""洁净府""去菀陈莝"三条基本原则。阳水以祛邪为主，应予发汗、利水或攻逐，同时配合清热解毒、理气化湿等法。阴水当以扶正为主，健脾、温肾，同时配以利水、养阴、活血、祛瘀等法。对于虚实夹杂者，则当兼顾，或先攻后补，或攻补兼施。

（一）阳水

1. 风水泛溢证

证候：眼睑浮肿，继则四肢全身皆肿，来势迅速，多有恶风发热、肢节酸楚、小便不利等症。偏于风热者，伴咽喉红肿疼痛，舌质红，脉浮滑数。偏于风寒者，兼恶寒、咳喘，舌苔薄白，脉浮滑或浮紧。如水肿较甚，亦可见沉脉。

治法：散风清热，宣肺行水。

方药：越婢加术汤加减。

2. 湿毒浸淫证

证候：眼睑头面浮肿，延及全身，皮肤光亮，尿少色赤，身发疮痍，甚者溃烂，恶风发热，舌质红，苔薄黄，脉浮数或滑数。

治法：宣肺解毒，利湿消肿。

方药：麻黄连翘赤小豆汤合五味消毒饮加减。

3. 水湿浸渍证

证候：全身水肿，按之没指，小便短少，身体困重，胸闷，纳呆，泛恶，腹胀，苔白腻，脉沉缓，起病缓慢，病程较长。

治法：健脾化湿，通阳利水。

方药：五皮饮合胃苓汤加减。若肿甚而喘，可加麻黄、杏仁、苏子、葶苈子宣肺泻水而平喘；若湿困中焦，脘腹胀满者，可加椒目、大腹皮、干姜温脾化湿。

4. 湿热壅盛证

证候：遍体浮肿，皮肤绷急光亮，胸脘痞闷，烦热口渴，小便短赤，或大便干结，舌红，苔黄腻，脉沉数或濡数。

治法：分利湿热。

方药：疏凿饮子加减。

（二）阴水

1. 脾阳虚衰证

证候：水肿日久，腰以下为甚，按之凹陷不易恢复，脘腹胀闷，纳呆便溏，面色萎黄，神疲乏力，四肢倦怠，小便短少，舌质淡，苔白腻或白滑，脉沉缓或沉弱。

治法：温运脾阳，以利水湿。

方药：实脾饮加减。

2. 肾阳衰微证

证候：水肿反复消长不已，面浮身肿，腰以下肿甚，按之凹陷不起，腰部冷痛酸重，尿量减少，四肢厥冷，怯寒神疲，面色灰滞或㿠白，甚者心悸胸闷，喘促难卧，腹大胀满，舌质淡胖，苔白，脉沉细或沉迟无力。

治法：温肾助阳，化气行水。

方药：济生肾气丸合真武汤加减。

3. 瘀水互结证

证候：水肿延久不退，肿势轻重不一，四肢或全身浮肿，以下肢为主，皮肤瘀斑，腰部刺痛，或伴血尿，舌质紫暗或有瘀斑，苔白，脉沉细涩。

治法：活血祛瘀，化气行水。

方药：桃红四物汤合五苓散加减。

（许庆友）

第十五单元 气血津液病证

细目一 郁证

● 要点一 郁证的概念

郁证是由于情志不舒、气机郁滞所致,以心情抑郁、情绪不宁、胸部满闷、胁肋胀痛,或易怒喜哭,或咽中如有异物梗塞等症为主要临床表现的一类病证。

郁有广义、狭义之分。广义的郁包括外邪、情志等因素所致的郁在内。狭义的郁即单指情志不舒为病因的郁。明代以后的医籍中记载的郁证多单指情志之郁而言。

● 要点二 郁证的病因病机

郁证的病因总属情志所伤,肝失疏泄,脾失健运,心失所养,脏腑阴阳气血失调所致。

1. 情志失调 恼怒伤肝,肝失条达,气失疏泄,而致肝气郁结。气郁日久化火,则为火郁;气滞血瘀则为血郁;谋虑不遂或忧思过度,久郁伤脾,脾失健运,食滞不消而蕴湿、生痰、化热等,则又可成为食郁、湿郁、痰郁、热郁。

2. 体质因素 原本肝旺,或体质素弱,复加情志刺激,肝郁抑脾,饮食渐减,生化乏源,日久必气血不足,心脾失养,或郁火暗耗营血,阴虚火旺,心病及肾,而致心肾阴虚。

郁证病位主要在肝,但可涉及心、脾、肾。肝喜条达而主疏泄,长期肝郁不解,情怀不畅,肝失疏泄,可引起五脏气血失调。由于本病始于肝条达、疏泄失常,故以气机郁滞不畅为先。气郁则湿不化,湿郁则生痰,而致痰气郁结;气郁日久,由气及血而致血郁,又可进而化火等,但均以气机郁滞为病理基础。

● 要点三 郁证的诊断与病证鉴别

(一) 诊断

1. 以忧郁不畅、情绪不宁、胸胁胀满疼痛为主要临床表现,或有易怒易哭,或有咽中如有炙脔,吞之不下,咯之不出的特殊症状。

2. 患者大多数有忧愁、焦虑、悲哀、恐惧等情志内伤的病史。并且郁证病情的反复常与情志因素密切相关。

3. 多发于青中年女性。无其他病证的症状及体征。

(二) 病证鉴别

1. 郁证之梅核气与虚火喉痹 梅核气多见于青中年女性,因情志抑郁而起病,自觉咽中有物梗塞,但无咽痛及吞咽困难,咽中梗塞的感觉与情绪波动有关,在心情愉快、工作繁忙时,症状可减轻或消失,而当心情抑郁或注意力集中于咽部时,则梗塞感觉加重。虚火喉痹则以青中年男性发病较多,多因感冒,长期吸烟、饮酒及嗜食辛辣食物而引发,咽部除有异物感外,尚觉咽干、灼热、咽痒,咽部症状与情绪无关,但过度辛劳或感受外邪则易加剧。

2. 郁证之梅核气与噎膈 梅核气应当与噎膈相鉴别。梅核气的诊断要点如上所述。噎膈多见于中老年人,男性居多,梗塞的感觉主要在胸骨后部位,吞咽困难的程度日渐加重。

● 要点四 郁证的辨证论治

郁证以气郁为主要病变,但在治疗时应辨清六郁。一般说来,气郁、血郁、火郁主要关系于肝;食郁、湿郁、痰郁主要关系于脾;而虚证则与心的关系最为密切。

理气开郁、调畅气机、怡情易性是治疗郁病的基本原则。对于实证,首当理气开郁,并应根据是否兼有血瘀、火郁、痰结、湿滞、食积等而分别采用活血、降火、祛痰、化湿、消食等法。虚证则应根据损及的脏腑及气血阴精亏虚的不同情况而补之,或养心安神,或补益心脾,或滋养肝肾。对于虚实夹杂者,则又当视虚实的偏重而虚实兼顾。

1. 肝气郁结证

证候：精神抑郁，情绪不宁，胸部满闷，胁肋胀痛，痛无定处，脘闷嗳气，不思饮食，大便不调，苔薄腻，脉弦。

治法：疏肝解郁，理气畅中。

方药：柴胡疏肝散加减。

2. 气郁化火证

证候：性情急躁易怒，胸胁胀满，口苦而干，或头痛，目赤，耳鸣，或嘈杂吞酸，大便秘结，舌质红，苔黄，脉弦数。

治法：疏肝解郁，清肝泻火。

方药：丹栀逍遥散加减。

3. 痰气郁结证

证候：精神抑郁，胸部窒闷，胁肋胀满，咽中如有物梗塞，吞之不下，咯之不出，苔白腻，脉弦滑。

治法：行气开郁，化痰散结。

方药：半夏厚朴汤加减。

4. 心神失养证

证候：精神恍惚，心神不宁，多疑易惊，悲忧善哭，喜怒无常，或时时欠伸，舌质淡，脉弦。

治法：甘润缓急，养心安神。

方药：甘麦大枣汤加减。

5. 心脾两虚证

证候：多思善疑，头晕神疲，心悸胆怯，失眠健忘，纳差，面色不华，舌质淡，苔薄白，脉细。

治法：健脾养心，补益气血。

方药：归脾汤加减。

6. 心肾阴虚证

证候：情绪不宁，心悸，健忘，失眠，多梦，五心烦热，盗汗，口咽干燥，舌红少苔，脉细数。

治法：滋养心肾。

方药：天王补心丹合六味地黄丸加减。

细目二　血　证

● 要点一　血证的概念

凡血液不循常道，或上溢于口鼻诸窍，或下泄于前后二阴，或渗出于肌肤所形成的一类出血性疾患，统称为血证。在古代医籍中，亦称为血病或失血。

血证的范围相当广泛，凡以出血为主要临床表现的内科病证，均属本证的范围。本节涉及内科常见的鼻衄、齿衄、咯血、吐血、便血、尿血、紫斑等血证。

● 要点二　血证的病因病机

血证可由感受外邪、情志过极、饮食不节、劳倦过度、久病或热病等多种原因所导致。

1. 感受外邪　外邪侵袭，或因热病损伤脉络而引起出血，其中以热邪及湿热所致者为多。如风、热、燥邪损伤上部脉络，则引起衄血、咯血、吐血；热邪或湿热损伤下部脉络，则引起尿血、便血。

2. 情志过极　情志不遂，恼怒过度，肝气郁结化火，肝火上逆犯肺则引起衄血、咯血，肝火横逆犯胃则引起吐血。

3. 饮食不节　饮酒过多，过食辛辣厚味，滋生湿热，热伤脉络，引起衄血、吐血、便血；或损伤脾胃，脾胃虚衰，血失统摄，而引起吐血、便血。

4. 劳欲体虚　神劳伤心，体劳伤脾，房劳伤肾，劳欲过度，或久病体虚，导致心、脾、肾气阴的损伤。若损伤于气，则气虚不能摄血，以致血液外溢而形成衄血、吐血、便血、紫斑；若损伤于阴，则阴虚火旺，迫血妄行而致衄血、尿血、紫斑。

5. 久病之后　久病导致血证的机理主要有三个方面：久病使阴精耗伤，以致阴虚火旺，迫血妄行而致出血；久病使正气亏损，气虚不摄，血溢脉外而致出血；久病入络，使血脉瘀阻，血行不畅，血不循经而致出血。

各种原因导致出血，其共同的病机可以归结

为火热熏灼、迫血妄行和气虚不摄、血溢脉外两类。在火热之中，又有实火和虚火之分，外感风热燥火，湿热内蕴，肝郁化火等，均属实火，阴虚火旺之火则属虚火。气虚之中又有仅见气虚和气损及阳、阳气亦虚之别。

此外，出血之后，已离经脉而未排出体外的血液，留积体内，蓄结而为瘀血，瘀血又会妨碍新血的生长及气血的正常运行，使出血反复难止。

血证的预后，主要与下述三个因素有关：一是引起血证的原因。一般来说，外感易治，内伤难愈；新病易治，久病难疗。二是与出血量的多少有关。出血量少者病轻，出血量多者病重，甚至形成气随血脱的危急重症。三是与兼见症状有关。出血而伴有发热、咳喘、脉数等症者，一般病情较重。

● **要点三　血证的诊断与病证鉴别**

（一）诊断

1. 鼻衄　凡血自鼻道外溢而非因外伤、倒经所致者，均可诊断为鼻衄。

2. 齿衄　血自齿龈或齿缝外溢，且排除外伤所致者，即可诊断为齿衄。

3. 咳血　血由肺、气道而来，经咳嗽而出，或觉喉痒胸闷，一咳即出，血色鲜红，或夹泡沫，或痰血相兼，痰中带血。

4. 吐血　发病急骤，吐血前多有恶心、胃脘不适、头晕等症。血随呕吐而出，常伴有食物残渣等胃内容物，血色多为咖啡色或紫暗色，也可为鲜红色，大便色黑如漆，或呈暗红色。

5. 便血　大便色鲜红、暗红或紫暗，甚至黑如柏油样，次数增多。

6. 尿血　小便中混有血液或夹有血丝，排尿时无疼痛。

7. 紫斑　肌肤出现青紫斑点，小如针尖，大者融合成片，压之不退色。紫斑好发于四肢，尤以下肢为甚，常反复发作。

（二）病证鉴别

1. 咳血与吐血　咳血与吐血血液均经口出，但两者截然不同。咳血是血由肺来，经气道随咳嗽而出，血色多为鲜红，常混有痰液，咳血之前多有咳嗽、胸闷、喉痒等症状，大量咳血后，可见痰中带血数天，大便一般不呈黑色。吐血是血自胃而来，经呕吐而出，血色紫暗，常夹有食物残渣，吐血之前多有胃脘不适或胃痛、恶心等症状，吐血之后无痰中带血，但大便多呈黑色。

2. 便血与痢疾　痢疾初起有发热、恶寒等症，其便血为脓血相兼，且有腹痛、里急后重、肛门灼热等症。便血无里急后重，无脓血相兼，与痢疾不同。

3. 远血与近血　便血之远近是指出血部位距肛门的远近而言。远血其病位在胃、小肠（上消化道），血与粪便相混，血色如黑漆色或暗紫色。近血来自乙状结肠、直肠、肛门（下消化道），血便分开，或是便外裹血，血色多鲜红或暗红。

4. 尿血与血淋　血淋与尿血均表现为血由尿道而出，两者以小便时痛与不痛为其鉴别要点，不痛者为尿血，痛（滴沥刺痛）者为血淋。

5. 紫斑与出疹　紫斑与出疹均有局部肤色的改变，紫斑呈点状者需与出疹的疹点区别。紫斑隐于皮内，压之不退色，触之不碍手；疹高出于皮肤，压之退色，摸之碍手。且二者成因、病位均有不同。

● **要点四　血证的辨证论治**

血证具有明确而突出的临床表现——出血，一般不易混淆。但由于引起出血的原因以及出血部位不同，应注意辨清不同的病证。如从口中吐出的血液，有吐血与咳血之分；小便出血有尿血与血淋之别；大便下血则有便血、痔疮之异。

治疗血证，应针对各种血证的病因病机及损伤脏腑的不同，结合证候虚实及病情轻重而辨证论治。概而言之，对血证的治疗可归纳为治火、治气、治血三个原则。

1. 鼻衄

（1）热邪犯肺证

证候：鼻燥衄血，口干咽燥，身热，恶风，头痛，或兼有咳嗽，痰少等，舌质红，苔薄，脉数。

治法：清泄肺热，凉血止血。

方药：桑菊饮加减。

(2) 胃热炽盛证

证候：鼻衄，或兼齿衄，血色鲜红，口渴欲饮，鼻干，口干臭秽，烦躁，便秘，舌红，苔黄，脉数。

治法：清胃泻火，凉血止血。

方药：玉女煎加减。

(3) 肝火上炎证

证候：鼻衄，头痛，目眩，耳鸣，烦躁易怒，两目红赤，口苦，舌红，脉弦数。

治法：清肝泻火，凉血止血。

方药：龙胆泻肝汤加减。

(4) 气血亏虚证

证候：鼻衄，或兼齿衄、肌衄，神疲乏力，面色无华，头晕，耳鸣，心悸，夜寐不宁，舌质淡，脉细无力。

治法：补气摄血。

方药：归脾汤加减。

2. 齿衄

(1) 胃火炽盛证

证候：齿衄，血色鲜红，齿龈红肿疼痛，头痛，口臭，舌红，苔黄，脉洪数。

治法：清胃泻火，凉血止血。

方药：加味清胃散合泻心汤加减。

(2) 阴虚火旺证

证候：齿衄，血色淡红，起病较缓，常因受热及烦劳而诱发，齿摇不坚，舌质红，苔少，脉细数。

治法：滋阴降火，凉血止血。

方药：六味地黄丸合茜根散加减。

3. 咯血

(1) 燥热伤肺证

证候：喉痒咳嗽，痰中带血，口干鼻燥，或有身热，舌质红，少津，苔薄黄，脉数。

治法：清热润肺，宁络止血。

方药：桑杏汤加减。

(2) 肝火犯肺证

证候：咳嗽阵作，痰中带血或纯血鲜红，胸胁胀痛，烦躁易怒，口苦，舌质红，苔薄黄，脉弦数。

治法：清肝泻火，凉血止血。

方药：泻白散合黛蛤散加减。

(3) 阴虚肺热证

证候：咳嗽痰少，痰中带血，或反复咯血，血色鲜红，口干咽燥，颧红，潮热盗汗，舌质红，脉细数。

治法：滋阴润肺，宁络止血。

方药：百合固金汤加减。

4. 吐血

(1) 胃热壅盛证

证候：脘腹胀闷，嘈杂不适，甚则作痛，吐血色红或紫暗，常夹有食物残渣，口臭，便秘，大便色黑，舌质红，苔黄腻，脉滑数。

治法：清胃泻火，化瘀止血。

方药：泻心汤合十灰散加减。

(2) 肝火犯胃证

证候：吐血色红或紫暗，口苦胁痛，心烦易怒，寐少梦多，舌质红绛，脉弦数。

治法：泻肝清胃，凉血止血。

方药：龙胆泻肝汤加减。

(3) 气虚血溢证

证候：吐血缠绵不止，时轻时重，血色暗淡，神疲乏力，心悸气短，面色苍白，舌质淡，脉细弱。

治法：健脾益气摄血。

方药：归脾汤加减。

5. 便血

(1) 肠道湿热证

证候：便血色红黏稠，大便不畅或稀溏，或有腹痛，口苦，舌质红，苔黄腻，脉濡数。

治法：清化湿热，凉血止血。

方药：地榆散合槐角丸加减。

(2) 气虚不摄证

证候：便血色红或紫黯，食少，体倦，面色萎黄，心悸，少寐，舌质淡，脉细。

治法：益气摄血。

方药：归脾汤加减。

(3) 脾胃虚寒证

证候：便血紫黯，甚则黑色，腹部隐痛，喜

热饮，面色不华，神倦懒言，便溏，舌质淡，脉细。

治法：健脾温中，养血止血。

方药：黄土汤加减。

6. 尿血

（1）下焦湿热证

证候：小便黄赤灼热，尿血鲜红，心烦口渴，面赤，夜寐不安，舌质红，苔黄腻，脉数。

治法：清热利湿，凉血止血。

方药：小蓟饮子加减。

（2）肾虚火旺证

证候：小便短赤带血，头晕耳鸣，神疲，颧红潮热，腰膝酸软，舌质红，脉细数。

治法：滋阴降火，凉血止血。

方药：知柏地黄丸加减。

（3）脾不统血证

证候：久病尿血，甚或兼见齿衄、肌衄，食少，体倦乏力，气短声低，面色不华，舌质淡，脉细弱。

治法：补中健脾，益气摄血。

方药：归脾汤加减。

（4）肾气不固证

证候：久病尿血，血色淡红，头晕耳鸣，精神困惫，腰膝酸软，舌质淡，脉沉弱。

治法：补益肾气，固摄止血。

方药：无比山药丸加减。

7. 紫斑

（1）血热妄行证

证候：皮肤出现青紫斑点或斑块，或伴有鼻衄、齿衄、便血、尿血，或有发热，口渴，便秘，舌质红，苔黄，脉弦数。

治法：清热解毒，凉血止血。

方药：十灰散加减。

（2）阴虚火旺证

证候：皮肤出现青紫斑点或斑块，时发时止，常伴鼻衄、齿衄或月经过多，颧红，心烦，口渴，手足心热，或有潮热，盗汗，舌质红，少，脉细数。

治法：滋阴降火，宁络止血。

方药：茜根散加减。

（3）气不摄血证

证候：反复发生肌衄，久病不愈，神疲乏力，头晕目眩，面色苍白或萎黄，食欲不振，舌质淡，脉细弱。

治法：补气摄血。

方药：归脾汤加减。

细目三 痰 饮

要点一 痰饮的概念

痰饮是指体内水液输布、运化失常、停积于某些部位的一类病证。痰，古通"淡"，是指水一类的可以"淡荡流动"的物质。饮也是指水液，作为致病因素，则是指病理性质的液体。为此，古代所称的"淡饮""流饮"，实均指痰饮而言。

广义痰饮包括痰饮、悬饮、溢饮、支饮四类，是诸饮的总称。其中狭义的痰饮，则是指饮停胃肠之证。

要点二 痰饮的分类

痰饮包括痰饮、悬饮、溢饮、支饮四类。饮停胃肠之证，为痰饮；饮水后水流在胁下，咳唾引痛，谓之悬饮；水饮流行，归于四肢，当汗出而不汗出，身体疼痛，谓之溢饮；咳逆倚息，短气不得卧，其形如肿，谓之支饮。

要点三 痰饮的诊断与病证鉴别

（一）诊断

应根据四饮的不同临床特征确定诊断。

1. 痰饮 心下满闷，呕吐清水痰涎，胃肠辘辘有声，体形昔肥今瘦，属饮停胃肠。

2. 悬饮 胸胁胀满，咳唾引痛，喘促不能平卧，属饮流胁下。

3. 溢饮 身体疼痛而沉重，甚则肢体浮肿，当汗出而不汗出，属饮溢肢体。

4. 支饮 咳逆倚息，短气不得平卧，其形如肿，属饮邪支撑胸肺。

（二）病证鉴别

1. 悬饮与胸痹 两者均有胸痛。但胸痹为胸膺部或心前区闷痛，且可引及左侧肩背或左臂内侧，常于劳累、饱餐、受寒、情绪激动后突然发作，历时较短，休息或用药后得以缓解。悬饮为胸胁胀痛，持续不解，多伴咳唾、转侧、呼吸时疼痛加重，肋间胀满，并有咳嗽、咳痰等肺系证候。

2. 溢饮与风水证 水肿之风水相搏证，可分为表实、表虚两个类型。表实者，水肿而无汗，身体疼重，与水泛肌表之溢饮基本相同。如见肢体浮肿而汗出恶风，则属表虚，与溢饮有异。

● **要点四 痰饮的辨证论治**

应掌握阳虚阴盛、本虚标实的特点。本虚为阳气不足，标实指水饮留聚。无论病之新久，都要根据症状辨别二者主次。痰饮虽为阴邪，寒证居多，但亦有郁久化热者；初起若有寒热见症，为夹表邪；饮积不化，气机升降受阻，常兼气滞。

痰饮的治疗以温化为原则。同时还当根据表里虚实的不同，采取相应的处理。水饮壅盛者，应祛饮以治标；阳微气虚者，宜温阳以治本；在表者，当温散发汗；在里者，应温化利水；正虚者补之；邪实者攻之；如属邪实正虚，则当消补兼施；饮热相杂者，又当温清并用。

1. 痰饮

（1）脾阳虚弱证

证候：胸胁支满，心下痞闷，胃中有振水音，脘腹喜温畏冷，泛吐清水痰涎，饮入易吐，口渴不欲饮水，头晕目眩，心悸气短，食少，大便或溏，舌苔白滑，脉弦细而滑。

治法：温脾化饮。

方药：苓桂术甘汤合小半夏加茯苓汤加减。

（2）饮留胃肠证

证候：心下坚满或痛，自利，利后反快，虽利，心下续坚满，或水走肠间，辘辘有声，腹满，便秘，口舌干燥，舌苔腻，色白或黄，脉沉弦或伏。

治法：攻下逐饮。

方药：甘遂半夏汤或己椒苈黄丸加减。

2. 悬饮

（1）邪犯胸肺证

证候：寒热往来，身热起伏，汗少，或发热不恶寒，有汗而热不解，咳嗽，痰少，气急，胸胁刺痛，呼吸、转侧疼痛加重，心下痞硬，干呕，口苦，咽干，舌苔薄白或黄，脉弦数。

治法：和解宣利。

方药：柴枳半夏汤加减。

（2）饮停胸胁证

证候：胸胁疼痛，咳唾引痛，痛势较前减轻，而呼吸困难加重，咳逆气喘，息促不能平卧，或仅能偏卧于停饮的一侧，病侧肋间胀满，甚则可见病侧胸廓隆起，舌苔白，脉沉弦或弦滑。

治法：泻肺祛饮。

方药：椒目瓜蒌汤合十枣汤加减。

（3）络气不和证

证候：胸胁疼痛，如灼如刺，胸闷不舒，呼吸不畅，或有闷咳，甚则迁延，经久不已，阴雨更甚，可见病侧胸廓变形，舌苔薄，质暗，脉弦。

治法：理气和络。

方药：香附旋覆花汤加减。

（4）阴虚内热证

证候：咳呛时作，咳吐少量黏痰，口干咽燥，或午后潮热，颧红，心烦，手足心热，盗汗，或伴胸胁闷痛，病久不复，形体消瘦，舌质偏红，少苔，脉细数。

治法：滋阴清热。

方药：沙参麦冬汤合泻白散加减。

3. 溢饮

证候：身体沉重而疼痛，甚则肢体浮肿，恶寒，无汗，或有咳喘，痰多白沫，胸闷，干呕，口不渴，苔白，脉弦紧。

治法：发表化饮。

方药：小青龙汤加减。

4. 支饮

（1）寒饮伏肺证

证候：咳逆喘满不得卧，痰吐白沫量多，经久不愈，天冷受寒加重，甚至引起面浮跗肿。或平素伏而不作，遇寒即发，发则寒热，背痛，腰痛，目泣自出，身体振振瞤动。舌苔白滑或白腻，脉弦紧。

治法：宣肺化饮。

方药：小青龙汤加减。

（2）脾肾阳虚证

证候：喘促动则为甚，心悸，气短，或咳而气怯，痰多，食少，胸闷，怯寒肢冷，神疲，少腹拘急不仁，脐下动悸，小便不利，足跗浮肿，或吐涎沫而头目昏眩，舌体胖大，质淡，苔白润或腻，脉沉细而滑。

治法：温脾补肾，以化水饮。

方药：金匮肾气丸合苓桂术甘汤加减。

细目四 自汗、盗汗

要点一 自汗、盗汗的概念

自汗、盗汗是指由于阴阳失调，腠理不固，而致汗液外泄失常的病证。其中，不因外界环境因素的影响，而白昼时时汗出，动辄益甚者，称为自汗；寐中汗出，醒来自止者，称为盗汗，亦称为寝汗。

自汗、盗汗作为症状，既可单独出现，也常伴见于其他疾病过程中。

要点二 自汗、盗汗的病因病机

本病大多由邪客表虚、营卫不和，肺气亏虚、卫表不固，阳气虚衰、津液失摄，阴虚火旺、虚火扰津，热邪郁蒸、迫津外泄等所致。

1. 营卫不和　体质虚弱之人，阴阳偏盛、偏衰，或表虚之人，猝感风邪，致营卫不和，卫强营弱，卫外失司，营阴不能内守而汗出。

2. 肺气亏虚　素体虚弱，病后体虚，或久患咳喘，耗伤肺气，肺气不足，肌表疏松，腠理不固而汗自出。

3. 阳气虚衰　久病重病，脏气不足，阳气过耗，不能敛阴，卫外不固而汗液外泄，甚则发生大汗亡阳之变。

4. 虚火扰津　烦劳过度，精神过用，伤血失精，致血虚精亏，或邪热伤阴，阴液不足，虚火内生，心液被扰，不能自藏而外泄作汗。

5. 心血不足　劳心过度，久病血虚、血少，心失所养，心神不宁，神不守舍，心液不藏而外泄则盗汗。

6. 热邪郁蒸　风寒入里化热或感受风热、暑热。邪客于肺，肺热内炽，蒸发津液则大汗出。亦有因饮食不节，湿浊困阻，湿热蕴结，熏蒸肝胆，见汗出色黄等。

综上所述，汗证的病位在卫表肌腠，其发生与肺、心、肾密切相关。病理性质有虚、实两端。由热邪郁蒸，迫津液外泄属实；由营卫不和、肺气亏虚、阳气虚衰、阴虚火旺、心血不足所致者属虚。因气属阳，血属阴，自汗多阳气虚，盗汗多阴血虚。

要点三 自汗、盗汗的诊断与病证鉴别

（一）诊断

1. 不受外界环境影响，在头面、颈胸，或四肢、全身出汗者，白昼汗出溱溱，动则益甚为自汗；睡眠中汗出津津，醒后汗止为盗汗。

2. 除外其他疾病引起的自汗、盗汗。作为其他疾病过程中出现的自汗、盗汗，因疾病不同，各具有该疾病的症状及体征，且出汗大多不居于突出地位。

3. 有病后体虚、表虚受风、思虑烦劳过度、情志不舒、嗜食辛辣等易于引起自汗、盗汗的病因存在。

（二）病证鉴别

1. 自汗、盗汗与脱汗　脱汗表现为大汗淋漓，汗出如珠，常同时出现声低息微，精神疲惫，四肢厥冷，脉微欲绝或散大无力，多在疾病危重时出现，为病势危急的征象，故脱汗又称为绝汗。其汗出的情况及病情的程度均较自汗、盗汗为重。

2. 自汗、盗汗与战汗　主要出现于急性热病过程中，表现为突然恶寒战栗，全身汗出，发热，口渴，烦躁不安，为邪正交争的征象。若汗出之后，热退脉静，气息调畅，为正气拒邪，病趋好转。与阴阳失调、营卫不和之自汗、盗汗迥然有别。

3. 自汗、盗汗与黄汗　黄汗汗出色黄，染衣着色，常伴见口中黏苦、渴不欲饮、小便不利、苔黄腻、脉弦滑等湿热内郁之证。可以为自汗、盗汗中的邪热郁蒸型，但汗出色黄的程度较重。

● 要点四 自汗、盗汗的辨证论治

应着重辨明阴阳虚实。虚证当根据证候的不同而治以益气，养阴，补血，调和营卫；实证当清肝泄热，化湿和营；虚实夹杂者，则根据虚实的主次而适当兼顾。此外，由于自汗、盗汗均以腠理不固、津液外泄为共同病变，故可酌加麻黄根、浮小麦、糯稻根、五味子、瘪桃干、牡蛎等固涩敛汗之品，以增强止汗的功能。

1. 肺卫不固证

证候：汗出恶风，稍劳汗出尤甚，或表现半身、某一局部出汗，易于感冒，体倦乏力，周身酸楚，面色㿠白少华，苔薄白，脉细弱。

治法：益气固表。

方药：桂枝加黄芪汤或玉屏风散加减。

2. 心血不足证

证候：自汗或盗汗，心悸少寐，神疲气短，面色不华，舌质淡，脉细。

治法：养血补心。

方药：归脾汤加减。

3. 阴虚火旺证

证候：夜寐盗汗，或有自汗，五心烦热，或兼午后潮热，两颧色红，口渴，舌红少苔，脉细数。

治法：滋阴降火。

方药：当归六黄汤加减。

4. 邪热郁蒸证

证候：蒸蒸汗出，汗黏，汗液易使衣服黄染，面赤烘热，烦躁，口苦，小便色黄，舌苔薄黄，脉弦数。

治法：清肝泄热，化湿和营。

方药：龙胆泻肝汤加减。

细目五 内伤发热

● 要点一 内伤发热的概念

内伤发热是指以内伤为病因，脏腑功能失调，气、血、阴、阳失衡为基本病机，以发热为主要临床表现的病证。一般起病较缓，病程较长，热势轻重不一，但以低热为多，或自觉发热而体温并不升高。

● 要点二 内伤发热的病因病机

引起内伤发热的病因主要是久病体虚、饮食劳倦、情志失调及外伤出血。其病机主要为气、血、阴、阳亏虚和气、血、痰、湿郁结壅遏而致发热两类。

1. 久病体虚 由于久病或素体虚弱失于调养，以致机体的气、血、阴、阳亏虚，阴阳失衡而引起发热。若中气不足，阴火内生，可引起气虚发热；久病心肝血虚，或脾虚不能生血，或长期慢性失血，以致血虚阴伤，无以敛阳，导致血虚发热；素体阴虚，或热病日久，耗伤阴液，或治病过程中误用、过用温燥药物，致阴精亏虚，阴衰则阳盛，水不制火，而导致阴虚发热；寒证日久，或久病气虚，气损及阳，脾肾阳气亏虚，虚阳外浮，导致阳虚发热。

2. 饮食劳倦 由于饮食失调，劳倦过度，使脾胃受损，水谷精气不充，以致中气不足，阴火内生，或脾虚不能化生阴血，而引起发热；若脾胃受损，运化失职，以致痰湿内生，郁而化热，进而引起湿郁发热。

3. 情志失调 情志抑郁，肝气不能条达，气郁化火，或恼怒过度，肝火内盛，导致气郁发热。情志失调亦是导致瘀血发热的原因之一。每在气机郁滞的基础上，日久不愈，则使血行瘀滞而导致血瘀发热。

4. 外伤出血 外伤以及出血等原因导致发热主要有两个方面：一是外伤以及出血使血循不畅，瘀血阻滞经络，气血壅遏不通，因而引起瘀血发热。二是外伤以及血证时出血过多，或长期慢性失血，以致阴血不足，无以敛阳而引起血虚发热。

引起内伤发热的病机，大体可归纳为虚、实两类。由气郁化火、瘀血阻滞及痰湿停聚所致者属实，其基本病机为气、血、痰、湿等郁结，壅遏化热而引起发热。由中气不足、血虚失养、阴精亏虚及阳气虚衰所致者属虚，其基本病机是气、血、阴、阳亏虚，或因阴血不足，阴不配阳，水不济火，阳气亢盛而发热，或因阳气虚衰，阴火内生，阳气外浮而发热。总属脏腑功能失调，阴阳失衡所导致。本病病机比较复杂，可由一种也可由多种病因同时引起发热，如气郁血瘀、气阴两虚、气血两虚等。久病往往由实转虚，由轻转重，其中以瘀血病久，损及气、血、阴、阳，分别兼见气虚、血虚、阴虚或阳虚，而成为虚实兼夹之证的情况较为多见。其他如气郁发热日久伤阴，则转化为气郁阴虚之发热；气虚发热日久，病损及阳，阳气虚衰，则发展为阳虚发热。

● 要点三 内伤发热的诊断与病证鉴别

（一）诊断

1. 内伤发热起病缓慢，病程较长，多为低热，或自觉发热，而体温并不升高，表现为高热者较少。不恶寒，或虽有怯冷，但得衣被则温。常兼见头晕、神疲、自汗、盗汗、脉弱等症。

2. 一般有气、血、阴、阳亏虚或气郁、血瘀、湿阻的病史，或有反复发热史。

3. 无感受外邪所致的头身疼痛、鼻塞、流涕、脉浮等症。

（二）病证鉴别

内伤发热应与外感发热相鉴别。内伤发热起病缓慢，病程较长，或有反复发作的病史。多为低热，或自觉发热，而体温并不升高，表现为高热的较少。不恶寒，或虽有怯冷，但得衣被则减。常兼见手足心热、头晕、神疲、自汗、盗汗、脉弱等症。外感发热则因感受外邪而起，起病较急，病程较短，发热的热度大多较高，发热的类型随病种的不同而有所差异，一般外邪不除则发热不退。发热初期大多伴有恶寒，其恶寒得衣被而不减，常兼有头身疼痛、鼻塞、流涕、咳嗽、脉浮等表证。外感发热由感受外邪、正邪相争所致，属实证者居多。

● 要点四 内伤发热的辨证论治

内伤发热的辨证最重要的是要辨清证候的虚实，由气郁、血瘀、痰湿所致的内伤发热属实，由气虚、血虚、阴虚、阳虚所致的内伤发热属虚。若邪实伤正或阴虚致实，表现为虚实夹杂的证候，应分析其主次。属实者，治宜解郁、活血、除湿为主，适当配伍清热。属虚者，则应益气、养血、滋阴、温阳，除阴虚发热可适当配伍清退虚热的药物外，其余均应以补为主。对虚实夹杂者，则宜兼顾之。

1. 阴虚发热证

证候：午后潮热，或夜间发热，不欲近衣，手足心热，烦躁，少寐多梦，盗汗，口干咽燥，舌质红，或有裂纹，苔少甚至无苔，脉细数。

治法：滋阴清热。

方药：清骨散加减。

2. 血虚发热证

证候：发热，热势多为低热，头晕眼花，体倦乏力，心悸不宁，面白少华，唇甲色淡，舌质淡，脉细弱。

治法：益气养血。

方药：归脾汤加减。

3. 气虚发热证

证候：发热，热势或低或高，常在劳累后发作或加剧，倦怠乏力，气短懒言，自汗，易于感冒，食少便溏，舌质淡，苔薄白，脉细弱。

治法：益气健脾，甘温除热。

方药：补中益气汤加减。

4. 阳虚发热证

证候：发热而欲近衣，形寒怯冷，四肢不温，少气懒言，头晕嗜卧，腰膝酸软，纳少便溏，面色㿠白，舌质淡胖，或有齿痕，苔白润，脉沉细无力。

治法：温补阳气，引火归原。

方药：金匮肾气丸加减。

5. 气郁发热证

证候：发热多为低热或潮热，热势常随情绪波动而起伏，精神抑郁，胁肋胀满，烦躁易怒，口干而苦，纳食减少，舌红，苔黄，脉弦数。

治法：疏肝理气，解郁泄热。

方药：丹栀逍遥散加减。

6. 痰湿郁热证

证候：低热，午后热甚，心内烦热，胸闷脘

痞，不思饮食，渴不欲饮，呕恶，大便稀薄或黏滞不爽，舌苔白腻或黄腻，脉濡数。

治法：燥湿化痰，清热和中。

方药：黄连温胆汤合中和汤加减。

7. 血瘀发热证

证候：午后或夜晚发热，或自觉身体某些部位发热，口燥咽干，但不多饮，肢体或躯干有固定痛处或肿块，面色萎黄或晦暗，舌质青紫或有瘀点、瘀斑，脉弦或涩。

治法：活血化瘀。

方药：血府逐瘀汤加减。

（苗华为　李　雁　许庆友）

第十六单元　肢体经络病证

细目一　痿证

● **要点一　痿证的概念**

痿证是指肢体筋脉弛缓，软弱无力，日久不能随意运动而致肌肉萎缩的一种病证。

● **要点二　痿证的病因病机**

痿证是以肢体痿软不能随意运动为主要症状的一种疾病。导致肢体痿软的原因十分繁杂，不论内伤情志、外感湿热、劳倦色欲都能损伤内脏精气，导致筋脉失养，产生痿证。

1. 脏腑内热，外感邪毒　素体阴虚阳盛，或脏腑内有蕴热，热毒之邪侵扰肌肤，内舍脾肺，肺热叶焦，中焦郁热，燔灼津液，阴亏血燥，筋脉肌肤失于濡养，发为痿证。

2. 肺热伤津，津伤不布　感受温热毒邪，高热不退，或病后余热燔灼，伤津耗气，皆令"肺热叶焦"不能布送津液以润泽五脏，遂致四肢筋脉失养，痿弱不用。

3. 湿热浸淫，气血不运　久处湿地，或冒雨露，浸淫经脉，使营卫运行受阻，郁遏生热，久则气血运行不利，筋脉肌肉失却濡养而弛纵不收，成为痿证；也有因饮食不节，如过食肥甘辛辣，或嗜酒无度，损伤脾胃，内生湿热，阻碍运化，导致脾运不输，筋脉肌肉失养，而产生痿证。同时阳明湿热不清，易灼肺金，加重痿证。

4. 脾胃亏虚，精微不输　脾胃为后天之本，素体脾胃虚弱，或久病成虚，中气受损，则受纳、运化、输布的功能失常，气血津液生化乏源，无以濡养五脏，运行气血，以致筋骨失养，关节不利，肌肉瘦削，而导致肢体痿弱不用。

5. 肝肾亏损，髓枯筋痿　素体肾虚，或因房事太过，乘醉入房，精损难复，或因劳役太过，罢极本伤，阴精亏损，导致肾水亏虚，筋脉失其荣养，而产生痿证；或因五志失调，火起于内，肾水虚不能制火，以致火烁肺金，肺失治节，不能通调津液以溉五脏，脏气伤则肢体失养，导致痿躄。

此外，脾虚湿热不化，流注于下，久则亦能损伤肝肾，导致筋骨失养。

本病的病机要点为热毒炽盛、肺热津伤、湿热浸淫、脾胃虚弱、肝肾髓枯等五种，亦有夹痰、夹瘀、夹积等。病位在筋脉肌肉，与肝、肾、肺、胃关系最为密切，病久可涉及五脏。

● **要点三　痿证的诊断与病证鉴别**

（一）诊断

1. 肢体筋脉弛缓不收，下肢或上肢、一侧或双侧软弱无力，甚则瘫痪，部分病人伴有肌肉萎缩。

2. 由于肌肉痿软无力，可有睑废、视歧、声嘶低喑、抬头无力等症状，甚则影响呼吸、吞咽。

3. 部分病人发病前有感冒、腹泻病史，有的病人有神经毒性药物接触史或家族遗传史。

（二）病证鉴别

1. 痿证与偏枯　偏枯亦称半身不遂，是中风症状，病见一侧上下肢偏废不用，常伴有语言謇涩、口眼㖞斜，久则患肢肌肉枯瘦，其瘫痪是由于中风而致，二者临床不难鉴别。

2. 痿证与痹证 痹证后期，由于肢体关节疼痛，不能运动，肢体长期废用，亦有类似痿证之瘦削枯萎者。但痿证肢体关节一般不痛，痹证则均有疼痛，其病因病机、治法也不相同，应予鉴别。

● 要点四　痿证的辨证论治

痿证辨证，重在辨脏腑病位，审标本虚实。痿证初起症见发热，咳嗽，咽痛，或在热病之后出现肢体软弱不用者，病位多在肺；凡见四肢痿软，食少便溏，面浮，下肢微肿，纳呆腹胀，病位多在脾胃；凡以下肢痿软无力明显，甚则不能站立，腰脊酸软，头晕耳鸣，遗精阳痿，月经不调，咽干目眩，病位多在肝肾。

痿证以虚为本，或本虚标实。因感受温热毒邪或湿热浸淫者，多急性发病，病程发展较快，属实证。热邪最易耗津伤正，故疾病早期就常见虚实错杂。内伤积损，久病不愈，主要为肝肾阴虚或脾胃虚弱，多属虚证，但又常兼夹郁热、湿热、痰浊、瘀血，而虚中有实。

治疗上，《素问·痿论篇》所言"治痿者独取阳明"，是指补脾胃、清胃火、去湿热。另一方面朱丹溪用"泻南方、补北方"，是从清内热、滋肾阴方面，达到金水相生、滋润五脏的另一种方法。总的治法正如《医学心悟·痿》所云："不外补中祛湿、养阴清热而已。"

1. 热毒炽盛，气血两燔证

证候：四肢痿软无力，伴颜面红斑赤肿，或者皮肤瘙痒，伴壮热，烦躁不宁，口渴，四肢痿软无力，咽痛，饮食呛咳，尿黄或赤，大便干，舌质红绛，苔黄燥，脉洪数。

治法：清热解毒，凉血活血。

方药：清瘟败毒饮加减。

2. 肺热津伤，筋失濡润证

证候：病起发热，或热病后突然出现肢体软弱无力，皮肤枯燥，心烦口渴，咳呛少痰，咽干不利，小便黄少，大便干燥，舌质红，苔黄，脉细数。

治法：清热润燥，养肺生津。

方药：清燥救肺汤加减。

3. 湿热浸淫，气血不运证

证候：四肢痿软，身体困重，或麻木、微肿，尤以下肢多见，或足胫热气上腾，或有发热，胸痞脘闷，小便短赤涩痛，苔黄腻，脉细数。

治法：清热利湿，通利筋脉。

方药：加味二妙散加减。

4. 脾胃亏虚，精微不运证

证候：肢体痿软无力，逐渐加重，食少，便溏，腹胀，面浮不华，气短，神疲乏力，苔薄白，脉细。

治法：补脾益气，健运升清。

方药：参苓白术散加减。

5. 肝肾亏损，髓枯筋痿证

证候：起病缓慢，下肢痿软无力，腰脊酸软，不能久立，或伴目眩发落，咽干耳鸣，遗精或遗尿，或妇女月经不调，甚至步履全废，腿胫大肉消脱，舌红少苔，脉细数。

治法：补益肝肾，滋阴清热。

方药：大补阴煎加减。

细目二　腰　痛

● 要点一　腰痛的概念

腰痛是因感受外邪，或跌仆闪挫，或肾虚引起的腰部气血运行不畅，或失于濡养，以腰部一侧或两侧疼痛为主要症状的一类病证。

● 要点二　腰痛的病因病机

腰痛的致病原因可概括为外感、内伤两个方面。外感以感受风寒湿邪或湿热之邪为主；内伤多属肾虚。另外，由于外伤，损伤经脉，气滞血瘀亦能发生腰痛。

1. 感受寒湿　多由居处潮湿，或冒雨涉水，或劳汗当风，衣着湿冷，腰府失护，寒湿之邪乘虚而入，寒为阴邪，其性凝滞收引，既伤卫阳，又损营阴，以致腰府经脉阻遏，络脉绌急；湿邪黏腻、重着，留着筋骨肌肉，闭阻气血，寒与湿相合，致腰府经脉受阻，气血运行不畅而发腰痛。

2. 感受湿热　岁气湿热当令，或长夏之际，湿热交蒸，或湿蕴生热，湿与热合，滞于腰府，壅遏经脉引起腰痛。

3. 气滞血瘀 跌仆外伤，暴力扭转，或体位不正，腰部用力不当，或因久病导致腰部经络气血运行不畅，气血阻滞不通，瘀血留着而发生疼痛。

4. 肾亏体虚 先天禀赋不足，加之劳累太过，或久病体虚，或年老体衰，或房事不节，以致肾精亏损，腰府失养而发生腰痛。

腰为肾之府，为肾之精气所濡养。肾与膀胱相表里，足太阳经夹脊入腰中。此外，任、督、冲、带诸脉亦布其间，故内伤则不外乎肾虚。而外感风寒湿热诸邪，以湿性黏滞，最易痹着腰部，所以外感总离不开湿邪为患。内外二因，相互影响，肾虚是发病关键所在，风寒湿热之痹阻不行，常因肾虚而客，否则虽感外邪，亦不会出现腰痛。至于劳力扭伤，与血瘀有关，临床上亦不少见。

● **要点三 腰痛的诊断与病证鉴别**

（一）诊断

1. 急性腰痛，病程较短，轻微活动即可引起一侧或两侧腰部疼痛加重，脊柱两旁常有明显的按压痛。

2. 慢性腰痛，病程较长，缠绵难愈，腰部多隐痛或酸痛。常因体位不当、劳累过度、天气变化等因素而加重。

3. 本病常有居处潮湿阴冷、涉水冒雨、跌仆闪挫或劳损等相关病史。

（二）病证鉴别

本证在临床上需与腰软、肾痹相鉴别。腰软是指腰部软弱无力，一般无腰部酸痛的感觉，多见于青少年，兼见发育迟缓，表现为头项软弱，手足痿瘫，甚则鸡胸龟背等。肾痹是指腰背强直弯曲，不能屈伸，行动困难而言，多由骨痹日久发展而成。腰痛则以腰部疼痛为主。

● **要点四 腰痛的辨证论治**

腰痛的辨证首先要辨别外感与内伤，以明确表里虚实的不同属性。若因感受外邪所致者，多起病较急，腰痛明显，伴有外感症状，其证属表属实，治疗以祛邪通络为主，并应根据寒湿、湿热的不同分别予以温散或清利；若由肾虚内伤所致者，起病较慢，腰部酸痛，多反复发作，伴有脏腑虚损的症状，其证属里属虚，治疗以补肾壮腰为主，兼以调养气血；虚实兼见者，宜辨主次轻重，标本兼顾；外伤所致者，起病急，疼痛部位固定，瘀血症状明显，其证属实，治宜活血化瘀，通络止痛。

1. 寒湿腰痛证

证候：腰部冷痛重着，转侧不利，逐渐加重，虽静卧而痛不减，遇阴雨天或腰部感寒后加重，舌质淡，苔白腻，脉沉而迟缓。

治法：散寒行湿，温经通络。

方药：甘姜苓术汤加味。

2. 湿热腰痛证

证候：腰部弛痛，痛处伴有热感，暑湿阴雨天加重，活动后或可减轻，小便短赤，苔黄腻，脉濡数或弦数。

治法：清热利湿，舒筋止痛。

方药：四妙丸加减。

3. 瘀血腰痛证

证候：腰痛如刺，痛有定处，痛处拒按，昼轻夜重，轻者俯仰不便，重者不能转侧，舌质暗紫，或有瘀斑，脉涩。部分病人有外伤、劳损史。

治法：活血化瘀，理气止痛。

方药：身痛逐瘀汤加减。

4. 肾虚腰痛证

证候：腰痛隐隐，酸软为主，喜揉喜按，腿膝无力，遇劳更甚，卧则减轻，常反复发作。偏阳虚者，则少腹拘急，面色㿠白，肢寒畏冷，少气乏力，舌淡，脉沉细；偏阴虚者，则心烦失眠，口燥咽干，面色潮红，手足心热，舌红少苔，脉弦细数。

治法：偏阳虚者，宜温补肾阳；偏阴虚者，宜滋补肾阴。

方药：偏阳虚者，以右归丸为主方；偏阴虚者，以左归丸为主方。如腰痛日久不愈，无明显的阴阳偏虚者，可服用青娥丸补肾治腰痛。

（许庆友）

中西医结合外科学

第一单元 中医外科证治概要

细目一 中医外科命名与专用术语

● 要点 专业术语

1. 疡 又名外疡，是一切外科疾病的总称。古代称外科为疡科，外科医生为疡医。

2. 疮疡 有广义和狭义之分。广义者指一切体表外科疾患；狭义者是指发于体表的化脓性疾病。

3. 肿疡 指体表外科疾病尚未溃破的肿块。

4. 溃疡 指一切外科疾病已溃破的疮面。

5. 胬肉 指疮疡溃破后过度生长，高突于疮面或暴翻于疮口之外的肉芽组织。

6. 痈 指气血被邪毒壅聚而发生的化脓性疾病。分为外痈和内痈两大类。外痈是指生于体表皮肉之间的化脓性疾患；内痈是指生于脏腑的化脓性疾患。

7. 疽 指气血被毒邪阻滞而发于皮肉筋骨的疾病。常见的有有头疽和无头疽两类。有头疽是发生在肌肤间的急性化脓性疾病；无头疽是指多发于骨骼或关节间等深部组织的化脓性疾病。

8. 根盘 指肿疡基底部周围之坚硬区，边缘清楚。

9. 根脚 指肿疡之基底根部。

10. 应指 患处已化脓，或有其他液体，用手按压时有波动感。

11. 护场 指在疮疡的正邪交争过程中，正气能够约束邪气，使之不至于深陷或扩散所形成的局部肿胀范围。有护场提示正气充足，疾病易愈；无护场提示正气不足，预后较差。

12. 袋脓 溃疡溃后疮口缩小或切口不当，致空腔较大如袋，脓液不易排出而蓄积于内，即为袋脓。

13. 痔 痔有峙突之意，古代将生于肛门、耳道、鼻孔等人之九窍中的突起小肉称为痔。由于痔的发病以肛门部最多见，故归属于肛门疾病类。

14. 漏 指溃疡疮口处脓水淋漓不止，久不收口，犹如滴漏。包括瘘管和窦道两种不同性质的病理改变。瘘管是指体表与脏腔之间有内、外口的病理性管道，或指溃口与溃口相通的病理性管道；窦道是指深部组织通向体表的病理性盲管，一般只具有外口而无内口。

15. 痰 是指发于皮里膜外、筋肉骨节之间的或软或硬、按之有囊性感的包块，属有形之征，多为阴证。

16. 结核 即结聚成核之意，既是症状，又是病名。泛指一切皮里膜外浅表部位的病理性肿块。

17. 岩 指病变部肿块坚硬如石，高低不平，固定不移，形似岩石，破溃后疮面中间凹陷较深，状如岩穴。

18. 瘤 凡瘀血、痰滞、浊气停留于人体组织之中，聚而成形所结成的块状物，称为瘤。

19. 五善 "善"是好的征象。在病程中出现善的症状表示预后较好。"五善"包括心善、肝善、脾善、肺善、肾善。

20. 七恶 "恶"是坏的征象。在病程中出现恶的症状表示预后较差。"七恶"包括心恶、肝恶、脾恶、肺恶、肾恶、脏腑败坏、气血衰竭（脱证）。

21. 顺证 外科疾病在其发展过程中，按着顺序出现应有的症状者，称为"顺证"。

22. 逆证 外科疾病在其发展过程中，不以顺序而出现不良的症状者，称为"逆证"。

细目二 病因病机

要点一 致病因素

（一）外感六淫

1. 风 风为阳邪，善行而数变，故发病迅速，多为阳证；风性燥烈，风性上行，多侵犯人体上部。致病特点是：其肿宣浮，患部皮色或红或不变，痛无定处，走注甚速。

2. 寒 寒为阴邪，常侵袭人体的筋骨关节。患部特点是：多为色紫青暗，不红不热，肿势散漫，痛有定处，得暖则减，化脓迟缓。

3. 暑 暑为阳邪，具有热微则痒、热甚则痛、热胜肉腐等特征。致病特点是：多为阳证，患部焮红、肿胀、灼热、糜烂流脓或伴滋水，或痒或痛，其痛遇冷则减。

4. 湿 湿性趋下，重浊黏腻。冒雨涉水或居地潮湿等均可感受湿邪。

5. 燥 燥有凉燥与温燥之分。在外科疾病的发病过程中以温燥者居多。燥邪易伤人体阴液，侵犯皮肤，致患部干燥、枯槁、皲裂、脱屑等。

6. 火 火为阳邪，其病一般多为阳证。患部特点是：多为发病迅速，来势猛急，焮红灼热，肿处皮薄光亮，疼痛剧烈，容易化脓腐烂，或有皮下瘀斑。

外科疾病的发生以"热毒""火毒"最为常见。

（二）感受特殊之毒

特殊之毒包括虫毒、蛇毒、疯犬毒、药毒、食物、疫毒。

（三）外来伤害

凡跌仆损伤、沸水、火焰、寒冷及金刃竹木创伤等理化因素都可直接伤害人体，引起局部气血凝滞，郁久化热，热盛肉腐。

（四）情志内伤

喜、怒、忧、思、悲、恐、惊等情志活动超过人体生理活动所能调节的范围，可使体内的气血、经络、脏腑功能失调而发生外科疾病。

（五）饮食不节

恣食膏粱厚味、醇酒炙煿或辛辣刺激之品可使脾胃功能失调，湿热火毒内生，同时感受外邪则易发生痈、有头疽、疔疮等疾病。

（六）劳伤虚损

主要是指过度劳力、劳神、房事过度等因素导致脏腑气血受损，阴阳失和，使正气亏损而发生疾病。

（七）痰饮、瘀血

痰饮、瘀血都是脏腑功能失调的病理产物，在一定的条件下，又能作用于某些器官导致新的病理变化，产生继发病症。

要点二 发病机理

局部的气血凝滞，营气不从，经络阻塞，以致脏腑功能失和等，是外科疾病总的发病机理。

1. 气血凝滞 气血凝滞是指气血生化不及或运行障碍而致其功能失常的病理变化。当致病因素造成了局部气血凝滞之后，可出现疼痛、肿胀、结节、肿块、出血、皮肤增厚、瘀斑等。

2. 经络阻塞 局部经络阻塞是外科疾病总的发病机理之一；同时身体经络的局部虚弱也能成为外科疾病发病的条件。

3. 脏腑失和 人体是一个完整统一的有机体，外科疾病虽然绝大多数发于体表的皮、肉、脉、筋、骨的某一部位，但与脏腑有着一定的联系。

细目三 诊法与辨证

要点一 诊法

外科疾病的诊法同其他各科疾病的诊法一样，通过运用望、闻、问、切四诊的方法，取得临床第一手资料，对这些资料综合分析，进行辨病和辨证。

要点二 辨证

（一）阴阳辨证

阴阳辨证既是八纲辨证的总纲，又是外科疾

病辨证的总纲。

1. 发病缓急 急性发作的病属阳；慢性发作的病属阴。

2. 病位深浅 病发于皮肉的属阳；病发于筋骨的属阴。

3. 皮肤颜色 红活焮赤的属阳；紫暗或皮色不变的属阴。

4. 皮肤温度 灼热的属阳；不热或微热的属阴。

5. 肿形高度 肿胀形势高起的属阳；平塌下陷的属阴。

6. 肿胀范围 肿胀局限，根脚收束的属阳；肿胀范围不局限，根脚散漫的属阴。

7. 肿块硬度 肿块软硬适度，溃后渐消的属阳；坚硬如石或柔软如棉的属阴。

8. 疼痛感觉 疼痛比较剧烈的属阳；不痛、隐痛或抽搐的属阴。

9. 脓液稀稠 溃后脓液稠厚的属阳；稀薄或纯血水的属阴。

10. 病程长短 阳证的病程比较短；阴证的病程比较长。

11. 全身症状 阳证初起常伴有形寒发热、口渴、纳呆、大便秘结、小便短赤，溃后症状渐次消失；阴证初起一般无明显症状，酿脓期常有骨蒸潮热、颧红，或面白、神疲、自汗、盗汗等症状，溃后尤甚。

12. 预后顺逆 阳证易消、易溃、易敛，预后多顺（良好）；阴证难消、难溃、难敛，预后多逆（不良）。

（二）辨肿

肿是由各种致病因素导致经络阻塞、气血凝滞而形成的体表症状。肿势的缓急、集散程度常为判断病情虚实、轻重的依据。

1. 热肿 肿而色红，皮薄光泽，焮热疼痛，肿势急剧。常见于阳证疮疡，如疖疔初期、丹毒等。

2. 寒肿 肿而不硬，皮色不泽，苍白或紫暗，皮肤清冷，常伴有酸痛，得暖则舒。常见于冻疮、脱疽等。

3. 风肿 发病急骤，漫肿宣浮，或游走不定，不红微热，或轻微疼痛。常见于痄腮、大头瘟等。

4. 湿肿 皮肉重垂胀急，深按凹陷，如烂棉不起，浅则光亮如水疱，破流黄水，浸淫皮肤。常见于股肿、湿疮等。

5. 痰肿 肿势软如棉，或硬如馒，大小不一，形态各异，无处不生，不红不热，皮色不变。常见于瘰疬、脂瘤等。

6. 气肿 皮紧内软，按之凹陷，放手复原，不红不热，或随喜怒消长。常见于气瘿、乳癖等。

7. 瘀血肿 肿而胀急，病程较快，色初暗褐，后转青紫，逐渐变黄至消退。常见于皮下血肿等。

8. 郁结肿 肿势坚硬如石，表面不平，状如岩突，推之不动，界限不清，不红不热。常见于乳岩、失荣、肾岩等。

9. 实肿 肿势高突，根盘收束，常见于正盛邪实之疮疡。

10. 虚肿 肿势平坦，根盘散漫，常见于正虚不能托毒之疮疡。

（三）辨肿块

肿块是指体内比较大的或体表显而易见的肿物。

1. 大小 以厘米为单位测量肿块大小，观察肿势变化及治疗效果。

2. 形态 常见的肿块形态特征有扁平、扁圆、圆球、卵圆、索条状、分叶状及不规则形态等。

3. 质地 从肿块质地的软硬可判断其不同性质。

4. 活动度 根据肿块活动度一般可确定肿块的位置。

5. 位置 有些肿块特别需要确定其生长的位置，以决定其性质和选择不同的治疗方法。

6. 界限 指肿块与周围组织间的关系。

7. 疼痛 一般肿块多无疼痛，恶性肿块初期也很少疼痛。

8. 内容物 由于肿块来源及形成或组织结构的区别，肿块内有着不同的内容物。

（四）辨结节

结节是相对肿块而言，大者为肿块，小者为结节。

（五）辨痛

痛是气血凝滞、阻塞不通的反应。通则不痛，不通则痛。

1. 疼痛原因

（1）热痛　皮色焮红，灼热疼痛，遇冷则痛减。见于阳证疮疡。

（2）寒痛　皮色不红、不热，酸痛，得温则痛缓。见于脱疽、寒痹等。

（3）风痛　痛无定处，忽彼忽此，走注甚速，遇风则剧。见于行痹等。

（4）气痛　攻痛无常，时感抽掣，喜缓怒甚。见于乳癖等。

（5）湿痛　痛而酸胀，肢体沉重，按之出现可凹性水肿或见糜烂流滋。见于臁疮、股肿等。

（6）痰痛　疼痛轻微，或隐隐作痛，皮色不变，压之酸痛。见于脂瘤、肉瘤等。

（7）化脓痛　痛势急胀，痛无止时，如同鸡啄，按之中软应指。多见于疮疡成脓期。

（8）瘀血痛　初起隐痛、胀痛，皮色不变或皮色暗褐，或见皮色青紫瘀斑。见于创伤或创伤性皮下出血。

2. 疼痛类别

（1）卒痛　突然发作，病势急剧，多见于急性疾患。

（2）阵发痛　时重时轻，发作无常，忽痛忽止。多见于胃肠道寄生虫病、石淋等疾患。

（3）持续痛　痛无休止，持续不减，连续不断。常见于疮疡初起与成脓时或脱疽等。

3. 疼痛性质

（1）刺痛　痛如针刺，病变多在皮肤，如蛇串疮等。

（2）灼痛　痛如烧灼，病变多在肌肤，如疖、颜面疔、烧伤等。

（3）裂痛　痛如撕裂，病变多在皮肉，如肛裂、手足皲裂较深者。

（4）钝痛　疼痛滞缓，病变多在骨与关节间，如流痰等。

（5）酸痛　痛而酸楚，病变多在关节间，如鹤膝痰等。

（6）胀痛　痛而紧张，胀满不适，如血肿、癃闭等。

（7）绞痛　痛如刀割，发病急骤，病变多在脏腑，如胆石病、石淋等。

（8）啄痛　痛如鸡啄，并伴有节律性痛，病变多在肌肉，常见于阳证疮疡化脓阶段。

（9）抽掣痛　痛时扩散，除抽掣外，并伴有放射痛，如乳岩、石瘿之晚期。

（六）辨痛与肿关系

先肿而后痛者，其病浅在肌肤，如颈痈；先痛而后肿者，其病深在筋骨，如附骨疽；痛发数处，同时肿胀并起，或先后相继者，如流注；肿势蔓延而痛在一处者，是毒已渐聚；肿势散漫而无处不痛者，是毒邪四散，其势鸱张。

（七）辨痒

痒是皮肤上的一种不适感，是皮肤病主要的自觉症状，且多有不同程度的局部表现，如皮肤脱屑、潮红、丘疹、水疱、风团块等。

1. 痒的原因

（1）风胜　走窜无定，遍体作痒，抓破血溢，随破随收，不致化腐，多为干性，如牛皮癣、白疕、瘾疹等。

（2）湿胜　浸淫四窜，黄水淋漓，最易沿表皮蚀烂，越腐越痒，多为湿性，如急性湿疮、脓疱疮。

（3）热胜　皮肤隐疹，焮红灼热作痒，或只发于裸露部位，或遍布全身。如接触性皮炎。

（4）虫淫　浸淫蔓延，黄水频流，状如虫行皮中，其痒尤甚，最易传染，如手足癣、疥疮等。

（5）血虚　皮肤变厚、干燥、脱屑，很少糜烂流滋水，如牛皮癣、慢性湿疮。

2. 痒的类别

（1）肿疡作痒。

（2）溃疡作痒。

（八）辨脓

脓是外科疾病中常见的病理产物，因皮肉之间热盛肉腐蒸酿而成。疮疡早期不能消散，中期必化腐成脓。

1. 成脓的特点

（1）疼痛　阳证脓疡因正邪交争剧烈，脓液积聚，脓腔张力不断增高，压迫周围组织而疼痛剧烈。阴证脓疡则痛热不甚，而肿胀明显。

（2）肿胀　皮肤肿胀，皮薄光亮为有脓。深部脓肿皮肤变化不明显，但胀感较甚。

（3）温度　阳证脓疡，局部温度增高。

（4）硬度　肿块已软为脓已成。

2. 确认成脓的方法

（1）按触法。

（2）透光法。

（3）点压法。

（4）穿刺法。

（5）B超。

3. 辨脓的部位深浅

（1）浅部脓疡　如阳证脓疡，其临床表现为高突坚硬，中有软陷，皮薄红灼热，轻按即痛且应指。

（2）深部脓疡　肿块散漫坚硬，按之隐隐软陷，皮厚不热或微热，不红或微红，重按方痛。

4. 辨脓的形质、色泽和气味

（1）脓的形质　如脓稠厚者为元气充盛；淡薄者为元气较弱。

（2）脓的色泽　如黄白质稠，色泽鲜明，为气血充足；如黄浊质稠，色泽不净，为气火有余，尚属顺证；如黄白质稀，色泽洁净，气血虽虚，未为败象；如脓色绿黑稀薄，为蓄毒日久，有损筋伤骨之可能；如脓中夹有成块瘀血者，为血络损伤；如脓色如姜汁，则每多兼患黄疸，乃病势较重。

（3）脓的气味　一般略带腥味，其质必稠，大多是顺证现象；脓液腥秽恶臭者，其质必薄，大多是逆证现象。

细目四　治　法

要点一　内治法

1. 消法　是运用不同的治疗方法和方药，使初起的肿疡邪毒不致结聚成脓而得到消散的治法，是一切肿疡初起的治法总则。

2. 托法　是用补益气血和透脓的药物，扶助正气，托毒外出，以免毒邪扩散和内陷的治疗法则。托法适用于外疡中期即成脓期。分为补托和透托两种方法。补托法用于正虚毒盛，正气不能托毒外达；透托法用于毒气虽盛而正气未衰者。

3. 补法　是用补养的药物恢复其正气，助养其新生，使疮口早日愈合的治疗法则。此法则适用于溃疡后期。

要点二　外治法

（一）药物疗法

1. 膏药

适应证：一切外科疾病初起、成脓、溃后各个阶段。

用法：太乙膏、千捶膏均可用于红肿热痛明显之阳证疮疡，为肿疡、溃疡的通用方。

2. 油膏

适应证：适用于肿疡、溃疡、皮肤病糜烂结痂渗液不多者，以及肛门病等。

用法：肿疡期用金黄膏、玉露膏清热解毒、消肿止痛、散瘀化痰，适用于疮疡阳证。回阳玉龙膏有温经散寒、活血化瘀的作用，适用于阴证。溃疡期可选用生肌玉红膏、红油膏、生肌白玉膏。

3. 箍围药

适应证：凡外疡不论初起、成脓及溃后，肿势散漫不聚而无集中之硬块者。

用法：金黄散、玉露散可用于红肿热痛明显的阳证疮疡；疮形肿而不高，痛而不甚，微红微热，属半阴半阳证者，可用冲和膏；疮形不红不热、漫肿无头，属阴证者，可用回阳玉龙膏。

4. 草药

适应证：一切外科疾病之阳证，具有红肿热痛者；创伤浅表出血；皮肤病的止痒；毒蛇咬伤等。

用法：蒲公英、紫花地丁、马齿苋、芙蓉花叶、七叶一枝花、丝瓜叶等，有清热解毒消肿之功，适用于阳证肿疡。

5. 掺药

（1）消散药　适用于肿疡初起而肿势局限尚未成脓者。阳证用阳毒内消散、红灵丹；阴证用阴毒内消散、桂麝散。

（2）提脓祛腐药　适用于溃疡初期，脓栓未溶，腐肉未脱，或脓水不净，新肉未生的阶段。常用的有九一丹、八二丹、七三丹、五五丹、九黄丹等。

（3）腐蚀药与平胬药　适用于肿疡脓未溃时、痔疮、瘰疬、赘疣、息肉等病。常用药物如白降丹，适用于溃疡疮口太小、脓腐难去者；枯痔散一般用于痔疮。腐蚀药一般含有汞、砒成分，腐蚀力较大，在应用时必须谨慎。

（4）祛腐生肌药　适用于溃疡日久，腐肉难脱，新肉不生；或腐肉已脱，新肉不长，久不收口者。回阳玉龙散用于溃疡属阴证；月白珍珠散、拔毒生肌散用于溃疡阳证；黄芪六一散、回阳生肌散用于溃疡虚证。

（5）生肌收口药　用于疮疡溃后，脓水将尽，或腐肉已脱、新肉生，收口较慢时。常用药有生肌散、八宝丹等。

（6）止血药　适用于溃疡或创伤小而出血者。溃疡出血用桃花散，创伤性出血用如圣金刀散，云南白药既可用于溃疡出血，也可用于创伤性出血。

（7）清热收涩药　适用于一切皮肤病急性或亚急性皮炎而渗液不多者。常用的有青黛散、三石散等。

6. 酊剂　适用于疮疡未溃及皮肤病等。红灵酒有活血、消肿、止痛之功，用于冻疮、脱疽未溃之时；10%土槿皮酊、复方土槿皮酊有杀虫、止痒之功，适用于鹅掌风、灰指甲、脚湿气等；白屑风酊有祛风、杀虫、止痒之功，适用于面游风。

7. 洗剂　三黄洗剂有清热止痒之功，用于一切急性皮肤病，如湿疮、接触性皮炎等；颠倒散洗剂有清热散瘀之功，用于酒齇鼻、粉刺。

（二）手术疗法

常用的方法有切开法、烙法、砭镰法、挑治法、挂线法、结扎法等。

（王　广）

第二单元　无菌术

细目一　概　述

● 要点一　无菌术

无菌术是为了预防伤口的感染，针对感染来源所采取的一种预防措施，由灭菌法、抗菌法和一定的操作规则及管理制度所组成。

● 要点二　灭菌

灭菌系指杀灭一切活的微生物。

● 要点三　消毒

消毒系指杀灭病原微生物和其他有害微生物，并不要求清除或杀灭所有微生物（如芽孢等）。

细目二　手术器械和物品的消毒与灭菌

● 要点一　化学消毒法

目前仅适用于医院环境表面和物体表面及皮

肤黏膜的消毒、室内空气消毒等。

1. 乙醇 常用浓度为70%~75%，属中效消毒剂，具有中效、速效、无毒，对皮肤黏膜有刺激性，对金属无腐蚀性，受有机物影响大，易挥发、不稳定等特点。适用于皮肤、环境表面及医疗器械的消毒等。

2. 碘伏 常用浓度为0.05%~0.5%，属中效消毒剂，具有中效、速效、低毒，对皮肤黏膜无刺激，对二价金属有腐蚀性，受有机物影响大，稳定性好等特点。适用于皮肤、黏膜等的消毒，不适用于相应金属物品的消毒。

3. 过氧乙酸消毒剂 具有广谱、高效、低毒，对金属及织物有腐蚀性，受有机物影响大，稳定性差等特点。适用于医院环境的室内物品表面消毒，包括台面、桌面、脚踏凳、地面、墙面等。常用0.2%~0.5%过氧乙酸消毒溶液擦拭或喷洒消毒30分钟。

● **要点二　物理灭菌法**

1. 高压蒸气灭菌法 是目前应用最普遍且效果可靠的灭菌方法。一般当蒸气压力达到102.97~137.2kPa（1.05~1.40kg/cm^2）时，温度能提高到121℃~126℃，持续30分钟，即可杀死包括细菌芽孢在内的一切细菌，达到灭菌目的。

本法适用于能耐受高温的物品，如金属器械、玻璃、搪瓷器皿、敷料、橡胶、药液等的灭菌。

2. 煮沸灭菌法 是一种较简便、可靠的常用灭菌方法。采用煮沸灭菌器，或铝锅洗净去脂污后，可作煮沸灭菌用。适用于金属器械、玻璃、橡胶类等物品。在正常压力下，在水中煮沸至100℃，持续15~20分钟能杀灭一般细菌，持续煮沸1小时以上，可杀带芽孢细菌。

3. 干热灭菌法 是利用酒精火焰或使用干热灭菌器的热力灭菌方法。可用于金属器械的灭菌。

4. 低温灭菌法 目前应用最多的低温灭菌法是环氧乙烷灭菌法。环氧乙烷作用浓度为450~1200mg/L，灭菌温度37℃~63℃，相对湿度40%~80%，灭菌时间1~6小时。适用范围广，穿透力强，可杀灭各种微生物，达到灭菌效果，不损伤拟灭菌的物品。尤其适用于不耐高温、湿热的物品，如电子仪器、光学仪器、塑料制品、内镜和一次性使用的诊疗用品等。

细目三　手术人员和手术室的无菌原则

● **要点　手术人员和患者的准备**

（一）手术人员的准备

1. 一般准备

进手术室前，在更衣室更换手术室准备的清洁鞋、衣、裤。戴好口罩，帽子要遮住全部头发，口罩遮盖口、鼻，剪短指甲。脱去袜子，穿无袖内衣或衣袖卷至上臂中、上1/3交界以上。手臂皮肤有破损或化脓性感染者，不能参加手术。

2. 手臂消毒

肥皂水刷手法为经典的手臂消毒方法，其主要步骤是先用肥皂水刷洗，然后使用化学消毒溶液泡手臂，保持双手位于胸前并高于肘部，双前臂保持拱手姿势，手臂不应下垂，也不可触摸未经消毒灭菌的物品

3. 穿无菌手术衣和戴无菌手套

穿无菌手术衣：提起手术衣两肩袖口处，轻轻将手术衣抖开，稍掷起手术衣，顺势将两手插进衣袖内并向前伸，将两手自袖腕口伸出，巡回护士在身后系好领带和背带，腰带由本人在前腹部系结。

戴无菌手套：戴手套的手只能接触手套套口的向外翻折部分，不应碰到手套的外面。用手捏住手套的翻折部，右手先伸入手套中，再用带好手套的右手指插入左手手套的翻折内，帮助左手伸入手套内，最后将手套翻折回盖住手术衣的袖腕。

（二）患者的准备

1. 手术前皮肤准备

目的是尽可能消灭或减少切口处及其周围皮肤上的细菌。如择期手术于术前1日洗澡或床上擦澡，更换清洁的衣裤；手术区皮肤的毛发应剃

除；皮肤上若有较多油脂或胶布粘贴的残迹，可先用汽油或甲醚拭去。

2. 手术区皮肤消毒

先用2.5%碘酊棉球或小纱布团以切口为中心向周围皮肤顺序涂擦2遍，待干后再用70%酒精涂擦2～3遍，以充分脱碘。消毒范围应包括手术切口周围15cm的区域，如为腹部手术可先滴少许碘酊于脐孔，以延长消毒时间。消毒步骤应该自上而下，自切口中心向外周，涂擦时应稍用力，方向应一致，不可遗漏空白或自外周返回中心部位。对感染伤口或肛门等处手术，则应自手术区外周逐渐涂向感染伤口或会阴肛门处。对婴儿、口腔、肛门、外生殖器、面部皮肤等处，不能使用碘酊消毒者，可选用0.1%新洁尔灭、0.1%洗必泰、0.1%硫柳汞酊、0.75% PVP-1等涂擦2～3遍，以免刺激皮肤或黏膜。

3. 手术区铺无菌巾

皮肤消毒后，为隔离其他部位，仅显露手术切口必需的皮肤区，减少切口污染机会，应铺置无菌巾单。小手术只覆盖一块两层的洞巾即可。对较大的手术，应根据手术部位及性质而异。原则上除手术野外，至少要有2层无菌布单遮盖。如腹部手术，用4块无菌巾，每块在长方形巾的长边双折1/4～1/3宽，铺时靠切口侧。通常应先铺操作者对侧，或先铺相对不洁区，如靠近会阴部的下侧，这两块铺巾顺序有时允许颠倒，然后铺切口上侧，最后铺靠近操作者的一侧，再用巾钳夹住无菌巾的各交角处，以防止移动。无菌巾铺置时，操作者的手切勿触碰患者皮肤，不得任意移动无菌巾，如位置不准确，只允许由手术区向外移，而不应向内移。然后根据手术需要，再铺中单、大孔单，大孔单的头端应盖过麻醉架，两侧和足端部位下垂过手术床边缘30cm以上。第一助手消毒、铺单后，重新泡手，然后穿无菌手术衣和戴无菌手套，参加手术。

（王　广）

第三单元　麻　醉

细目一　概　述

● **要点　麻醉方法的分类**

麻醉是人类在不断地与外伤和手术引起的疼痛进行斗争的实践中发展起来的学科，目前成为临床镇痛的理论基础和重症救治的重要学科。

目前临床将麻醉方法大致分为以下几类。

1. 全身麻醉

（1）吸入麻醉　麻醉药经口鼻进入，通过呼吸道达到肺泡内，再进入血液循环，最终使中枢神经系统受到抑制而产生麻醉状态。

（2）非吸入性麻醉　麻醉药由静脉、肌肉注射或直肠灌注等方法进入体内，从而使中枢神经系统受到抑制。

2. 局部麻醉　利用阻滞神经传导的药物使麻醉作用局限于躯体某一局部，使局部的痛觉消失，同时运动神经被阻滞，产生肌肉运动减弱或完全松弛。局部麻醉可分为表面麻醉、局部浸润麻醉、局部区域阻滞、神经及神经节阻滞。

3. 椎管内麻醉　将局部麻醉药注入椎管内使部分脊神经被阻滞，使脊神经所支配的相应区域产生麻醉。根据注射间隙不同可分为蛛网膜下腔阻滞麻醉（包括鞍区麻醉）和硬脊膜外腔阻滞麻醉（包括骶管阻滞麻醉）。

4. 针刺镇痛与辅助麻醉　是根据中医针刺腧穴止痛的经验发展起来的一种特殊麻醉方法。按针刺部位可分为体针、耳针、唇针、面针、鼻针、头针和手针麻醉等，目前最常用的是体针和耳针麻醉。

5. 复合麻醉　同时使用多种麻醉药物和麻醉方法使其互相配合，而取得较单一麻醉方法更好的效果称为复合麻醉。

细目二 麻醉前准备与用药

要点一 麻醉前准备

（1）麻醉前1~2天应访视患者，获得有关病史、体检和精神状态资料；让患者了解有关的麻醉问题，解除患者的焦虑心理。

（2）对患者耐受麻醉手术的程度作出客观判断，并运用国际通用ASA分级，确定麻醉前的病情分级。

麻醉前ASA病情分级标准

ASA分级	分级标准
Ⅰ	全身情况良好，无脏器疾病，估计耐受麻醉手术良好
Ⅱ	轻微查体和/或化验有改变，但全身情况尚好，估计耐受麻醉手术仍好
Ⅲ	生命体征、重要脏器功能有改变，但处于代偿范围，需重视术前准备工作
Ⅳ	生命体征、重要脏器功能明显改变，处于代偿不全状态，麻醉手术有相当的危险
Ⅴ	生命体征、重要脏器功能处于衰竭程度，不论麻醉手术与否都有严重生命危险

注：如系急症手术病例，在相应的级数前加"E"字样。

要点二 麻醉前用药

（一）麻醉前用药目的

（1）解除精神紧张和恐惧心理，达到术前安睡或嗜睡状态。

（2）控制不良反应，降低基础代谢，减少氧耗量，减少呼吸道腺体分泌，利于麻醉顺利诱导。

（3）提高痛阈，增强麻醉效果，减少麻醉药用量，利于麻醉维持。

（4）对抗麻醉药的不良反应，降低麻醉药的毒性。

（二）麻醉前常用药

1. 镇静催眠药 主要抑制大脑皮层，起镇静催眠、对抗局麻药毒性反应和降低局麻药过量惊厥发生率等作用。常用的药物为巴比妥类药。

2. 麻醉性镇痛药 具有提高痛阈，增强麻醉镇痛效果，缓解术前各种疼痛的作用。常用药有吗啡、哌替啶、芬太尼等。

3. 抗胆碱类药 具有抑制呼吸道腺体分泌，保持呼吸道通畅，削弱迷走神经不良反应和维持呼吸、循环正常功能等功效。此外还有对抗吗啡类药抑制呼吸和恶心、呕吐副效应的作用。常用药有阿托品和东莨菪碱等。

4. 特殊药物 根据术前不同的病情需要使用相应的药物。如合并支气管哮喘者，或有过敏史者，可加用抗组胺药；合并糖尿病者，应用胰岛素；高热者用解热药等。

细目三 局部麻醉

要点一 常用局麻药

（1）常用酯类局麻药有普鲁卡因、丁卡因等，酰胺类局麻药有利多卡因、布比卡因、罗哌卡因等。

（2）临床上常依据局麻药的作用时间长短分为短效、中效和长效局麻药。短效者有普鲁卡因等，中效者有利多卡因等，长效者有丁卡因、罗哌卡因和布比卡因等。

常用局麻药的药理作用及用量

	普鲁卡因	丁卡因	利多卡因	布比卡因	罗哌卡因
效能	弱	强	中等	强	强
起效时间	1~3分钟	5~10分钟	1~3分钟	5~10分钟	3~7分钟
维持时间	0.75~1小时	3~4分钟	1.5~2小时	3~6小时	3~4小时
一次限量	1000mg	80mg	400mg	150mg	150mg

● 要点二 局部麻醉方法的临床应用

（一）黏膜表面麻醉

用渗透性强的局麻药与黏膜接触，产生黏膜痛觉消失的方法称为黏膜表面麻醉，亦称为黏膜麻醉。常用于眼、鼻腔、咽喉、气管及尿道等部位的表浅手术或内镜检查术。

常用的表面麻醉药有 0.5%～2% 丁卡因、2%～4% 利多卡因。

（二）局部浸润麻醉

沿手术切口线分层注射局麻药，以阻滞组织中的神经末梢，称局部浸润麻醉。局部浸润麻醉适用于各类中小型手术，亦适用于各种封闭治疗和特殊穿刺的局部止痛。

常用于浸润麻醉的局麻药为普鲁卡因、利多卡因，一般用 0.5%～2% 的溶液。

（三）区域阻滞麻醉

在手术部位的周围和基底部浸润局麻药，以阻滞进入手术区域的神经支和神经末梢，称区域阻滞麻醉。本法最适用于皮下小囊肿摘除、浅表小肿块活检、舌、阴茎或带蒂肿块等手术和乳腺手术。常用局麻药与浸润麻醉相同。

（四）神经阻滞麻醉

将局麻药注射于神经干的周围，使该神经干所支配的区域产生麻醉，称神经阻滞麻醉。

1. 颈丛神经阻滞　颈丛阻滞适合于颈部甲状腺次全切除术、甲状腺腺瘤摘除和气管、喉等手术。

2. 臂丛神经阻滞　臂丛神经阻滞的方法有3种。

（1）肌间沟径路穿刺法。

（2）锁骨上径路穿刺法。

（3）腋窝径路穿刺法。

● 要点三 局麻药的不良反应与防治

（一）全身毒性反应

1. 临床表现　主要在中枢神经系统和心血管系统。局麻药对中枢神经系统呈下行性抑制，临床上常首先出现过度兴奋状态，如恐惧不安、躁狂、恶心呕吐、寒战及惊厥等。而后则迅速进入严重抑制阶段，出现昏迷甚至呼吸停止。局麻药对心血管的抑制表现为心肌收缩无力，心排血量减少，动脉血压下降，房室传导阻滞，甚至出现心房颤动或心搏停止。

2. 预防

（1）麻醉前给巴比妥类药，有减轻局麻药中毒的功效。

（2）严格控制局麻药剂量，不得超过一次使用最大量。

（3）用最低有效浓度的局麻药。

（4）局麻药中加用 1：200000 的肾上腺素，目的是延缓局麻药的吸收，延长麻醉时间。

（5）采取边注射边回吸的用药方法，严防注入血管。

（6）全身情况不良或在血运丰富区注药，应酌情减量。

3. 治疗

（1）出现中枢兴奋或惊厥时，用苯巴比妥钠 0.1g 肌肉注射，或安定 10mg 静注，或用 2.5% 硫喷妥钠 3～5mL 缓慢注射，可重复注射直到惊厥解除。必要时考虑用肌松剂以控制惊厥，同时施行气管内插管。

（2）呼吸抑制者，用面罩吸高浓度氧或气管内插管行人工呼吸供氧。

（3）心血管功能抑制者，应用血管活性药和静脉补液维持有效循环，加强血压、脉搏、心电图监测，做好心、肺、脑复苏的准备工作，一旦呼吸心跳骤停，需及时抢救。

（二）过敏反应

1. 临床表现　皮肤黏膜出现皮疹或荨麻疹，并有结膜充血和脸面浮肿等；血管神经性水肿，表现在喉头、支气管则黏膜水肿和痉挛，可出现支气管哮喘和呼吸困难；严重时出现过敏性休克。

2. 预防

（1）术前明确患者有无局麻药应用史和过敏史。

（2）采用酯类局麻药时，术前应常规做普鲁卡因试验。

3. 治疗

（1）病情急剧时，先用肾上腺皮质激素，以改善血管通透性。

（2）支气管哮喘发作时，应用氨茶碱250～300mg静脉缓注。

（3）喉头水肿时应及时吸氧，呼吸困难时应及时做气管切开。

（4）过敏性休克时，应紧急行休克综合治疗。

（三）特异质反应

当用小剂量局麻药而出现严重中毒征象时称特异质反应，亦称高敏反应。一旦出现应按中毒反应处理。

细目四 椎管内麻醉

● 要点一 蛛网膜下腔麻醉

（一）适应证和禁忌证

1. 适应证

（1）**中位蛛网膜下腔麻醉** 麻醉最高平面为胸6～8，可行子宫及其附件手术，膀胱、前列腺手术，疝修补术，低位肠道手术等。

（2）**低位蛛网膜下腔麻醉** 麻醉最高平面在胸10，可行剖宫产、前列腺电切术、下肢手术等。

（3）**鞍区阻滞** 可行肛门会阴部手术、尿道手术等。

2. 禁忌证

（1）中枢神经系统进行性疾病，如多发性脊髓硬化症、脑膜炎、进行性脊髓前角灰白质炎、脊髓转移癌等。

（2）全身严重性感染或穿刺部位有炎症感染，为防止将炎症导入蛛网膜下腔引起急性脑脊髓膜炎而应禁用。

（3）老年人，小儿不合作者，体格较弱、严重贫血者。

（4）有严重心脏代偿功能不全或严重高血压动脉硬化的患者。

（5）低血容量休克，在血容量未补足的情况下。

（6）妊娠、腹部巨大肿瘤、严重腹水等。

（7）脊柱畸形或严重腰背痛者。

（二）并发症及处理

1. 术后头痛 为最常见的术后并发症，因脑脊液外渗致颅内压降低所致。一旦发生头痛，要绝对平卧，以降低脑脊液压力，减少脑脊液外渗；头痛者可针刺治疗，并服用止痛药。

2. 腰背痛 一旦出现腰背痛，可行红外线照射物理治疗，再配以推拿和药物治疗。

3. 尿潴留 解除患者顾虑，消除紧张情绪，鼓励自行排尿；针刺中极、关元、气海、三阴交等穴；1%普鲁卡因长强穴封闭，最后可行导尿术。

4. 下肢瘫痪 一旦发生，要积极治疗，如使用维生素B族药物；针灸、推拿等。

● 要点二 硬膜外麻醉

（一）适应证与禁忌证

1. 适应证 适于颈、胸壁、上肢、下肢、腹部和肛门会阴区各部位的手术，亦适用于颈椎病、腰背痛及腿痛等急、慢性疼痛的治疗。

2. 禁忌证

（1）严重休克或出血未能纠正者。

（2）穿刺部位有感染或全身严重感染者。

（3）中枢神经系统疾病。

（4）凝血机制障碍性疾病。

（5）低血压或严重高血压。

（6）慢性腰背痛或术前有头痛史。

（7）脊柱畸形或脊柱类风湿性关节炎。

（8）精神病而不能合作者。

（二）并发症及处理

1. 术中并发症 全脊髓麻醉、局麻药的毒性反应、血压下降、呼吸抑制、恶心呕吐等。其中，全脊髓麻醉为硬膜外腔阻滞剂量的局麻药误入蛛网膜下腔所致，可引起呼吸、心跳骤停。

2. 术后并发症 神经损伤、硬膜外血肿、硬膜外脓肿、脊髓前动脉综合征等。

细目五 全身麻醉

要点一 分类

根据全麻药进入人体的途径不同，全麻可分为吸入麻醉和静脉麻醉两大类。

要点二 并发症及处理

1. 喉痉挛 用面罩加压吸氧，必要时行环甲膜穿刺吸氧，严重时可静注琥珀酰胆碱50～100mg后施行气管内插管。

2. 呼吸停止 用麻醉机面罩给氧人工呼吸，若呼吸仍不恢复，应施行紧急气管内插管。一旦继发心跳停止，立即心肺复苏。

3. 血压下降 吸氧，保持呼吸道通畅，在此基础上用麻黄素15～30mg静注或肌注升压，或50%葡萄糖80～100mL静注，并适当加快输液。

细目六 气管内插管与拔管术

要点一 气管内插管的适应证

（1）颌面、颈部、五官等需全麻大手术。

（2）开胸手术，需要肌肉松弛而使用肌肉松弛剂的上腹部或其他部位手术。

（3）急性消化道梗阻或急症饱食患者的手术。

（4）颅脑外科全麻手术。

（5）异常体位的全麻手术。

（6）颈部巨大包块，纵隔肿瘤或极度肥胖患者的手术。

（7）手术区位于或接近上呼吸道的全麻手术。

（8）低温或控制性低血压手术。

（9）急救与复苏。

要点二 拔管指征

（1）患者完全清醒，呼之有明确反应。

（2）呼吸道通气量正常，肌张力完全恢复。

（3）吞咽反射、咳嗽反射恢复。

（4）循环功能良好，血氧饱和度正常。

（王 广）

第四单元 体液与营养代谢

细目一 体液代谢的失调

要点一 水和钠的代谢紊乱

正常人的血清钠浓度约为135～150mmol/L。

（一）等渗性缺水

又称急性缺水或混合性缺水，指血钠浓度正常而细胞外液容量减少的一种缺水。

1. 病因

（1）消化液的急性丢失，如大量呕吐、腹泻、肠瘘等。

（2）体液在所谓"第三间隙"中积聚，如肠梗阻、急性弥漫性腹膜炎、腹膜后感染等病变时，大量体液聚积于肠腔、腹腔或软组织间隙。

（3）大面积烧伤。

2. 临床表现 根据缺水缺钠程度，将等渗性缺水分为三度。

（1）轻度 缺水症状为口渴、少尿；缺钠症状有厌食、恶心、肢体软弱无力。体液丧失约占体重的2%～4%。

（2）中度 当体液大量迅速丧失达体重的4%～6%（相当于细胞外液的25%）时，可呈现血容量不足征象，表现为脉搏细快，肢端湿冷，"三陷一低"即眼窝下陷、浅表静脉瘪陷、皮肤干陷（弹性差），血压降低或不稳

（3）重度　当体液继续丢失达体重的6%以上（相当于细胞外液的30%~35%）时，即可出现休克。常伴有代谢性酸中毒。

3. 治疗

（1）尽可能同时处理引起等渗性缺水的原因。针对细胞外液量的减少，用平衡盐液或等渗盐水尽快补充血容量。

（2）补液量有两种计算方法。

①根据缺水程度估计：患者脉搏细速和血压下降等症状常表示细胞外液的丧失量已达体重的5%，实际上相当于中度缺水。例如：体重60kg的男患者，其丧失量为60（kg）×5% = 3000（mL）

②按红细胞压积计算，公式如下。

补等渗盐水量（L）=（红细胞压积上升值/红细胞压积正常值）×体重（kg）×0.25

必须注意，上述补液量当天先补给一半量，余量在次日酌情补给。此外，应补给日需量，一般为水2000mL和钠4.5g。在等渗盐水中Cl^-含量比血清中多1/3，故大量输给等渗盐水时，要注意血Cl^-过高的危险，临床上常用平衡液来代替等渗盐水。

（二）高渗性缺水

又称原发性缺水，是指细胞外液减少并呈现高钠血症的一种缺水。

1. 病因

（1）水摄入不足：如食管癌的吞咽困难、重危患者的给水不足。

（2）水丧失过多：如高热、大量出汗，烧伤暴露疗法等。

（3）摄入大量高渗液体：如鼻饲高浓度的要素饮食或静脉高能营养。

2. 临床表现　根据失水程度，临床上将高渗性缺水分为三度。

（1）轻度缺水　失水量占体重的2%~4%。除口渴外，无其他症状。

（2）中度缺水　失水量占体重的4%~6%。极度口渴，乏力，眼窝明显凹陷，唇舌干燥，皮肤弹性差，心率加速，尿少，尿比重增高。

（3）重度缺水　失水量占体重的6%以上。除有上述症状外，可出现烦躁、谵妄、昏迷等脑功能障碍症状，血压下降乃至休克及氮质血症等。

3. 治疗

（1）尽早去除病因，使患者不再失液，以利机体发挥自身调节功能。

（2）不能口服的患者，应静脉滴注5%葡萄糖溶液或0.45% NaCl溶液，以补充已丧失的液体。必须注意，血清Na^+测定虽有增高，但因同时存在缺水，血液浓缩，体内总钠量实际上仍有减少，故在补水的同时须适当补钠，以纠正缺钠。估计需要补充已丧失的液体量有两种方法。

①根据临床表现的严重程度，按体重百分比的丧失来估计。例如轻度缺水的缺水量为体重的2%~4%，中度缺水为4%~6%。如果患者体重为50kg，则轻度缺水的缺水量为1000~2000mL，中度缺水为2000~3000mL。

②根据血Na^+浓度计算：

补水量（mL）= ［血钠测得值（mmol/L）-血钠正常值（mmol/L）］×体重（kg）×4（女性为3，婴儿为5）。

例如体重50kg的男性患者血Na^+浓度为160mmol/L，则补水量=（160-140）×50×4 = 4000mL

（三）低渗性缺水

又称慢性缺水或继发性缺水，是指细胞外液减少并呈现低钠血症的一种缺水。

1. 病因

（1）消化液长期丧失，如反复呕吐，腹泻，胃肠道长期吸引或慢性肠梗阻，胃肠道瘘等，以致钠随着大量消化液而丧失。

（2）大创面慢性渗液。

（3）大量应用排钠性利尿剂（如噻嗪类、利尿酸等）时未注意适量补充钠盐。

（4）急性肾衰竭多尿期、失盐性肾炎、肾小管性酸中毒。

2. 临床表现　根据缺钠程度，临床上可把低渗性缺水分为三度：

（1）轻度缺钠　血清钠＜135mmol/L。患者感乏力、头昏、手足麻木，但无口渴感，尿量正常或稍多，尿钠、氯减少，尿比重低。

（2）中度缺钠　血钠＜130mmol/L，患者除上述症状外，尚有厌食、恶心、呕吐，脉搏细速，血压不稳定或下降，脉压变小，浅静脉萎陷，视力模糊，站立性晕倒。尿少，尿中几乎不含钠和氯。

（3）重度缺钠　血钠＜120mmol/L。除有上述中度缺钠症状外，还有肌痉挛性抽痛、腱反射减弱或消失，患者神志不清、木僵乃至昏迷。常伴有严重休克、少尿或无尿。尿素氮升高。

3. 治疗

（1）积极处理致病原因：针对细胞外液低渗和血容量不足的情况，静脉输入含盐溶液或高渗盐水，以纠正体液的低渗状态和补充血容量。

（2）补钠量的估计，有两种方法。

①按临床缺钠程度来估计，轻度缺钠每公斤体重丧失 NaCl 0.5g，中度为 0.5～0.75g，重度为 0.75～1.25g。例如体重 60kg 的患者，轻度缺钠丧失 NaCl 30g，中度缺钠丧失 NaCl 30～45g，重度缺钠丧失 NaCl 45～75g。

②根据患者血 Na^+ 浓度计算，一般可按下列公式计算需要补充的钠盐量。

需补充的钠盐量（mmol）＝［血钠的正常值（mmol/L）－血钠测得值（mmol/L）］×体重（kg）×0.60（女性为0.50）。

按 17mmol Na^+ ＝1g 钠盐计算补给氯化钠的量。当天补给一半和日需量 4.5g，其中 2/3 的量以 5％ 氯化钠溶液输给，其余量以等渗盐水补给。以后可测定血清 Na^+、K^+、Cl^- 和作血气分析，作为进一步治疗时的参考。

● **要点二　钾的异常**

血清钾正常值为 3.5～5.5mmol/L。钾是细胞内液中的主要阳离子，体内总钾量的 98% 存在于细胞内。

（一）低钾血症

血清钾＜3.5mmol/L 为低钾血症。

1. 病因

（1）钾摄入不足　见于长期禁食而未予以补钾或补钾不够。

（2）钾丢失过多　呕吐、腹泻、长期胃肠引流或消化道外瘘等造成钾的大量丢失；使用排钾性利尿剂，失钾性肾病（急性肾衰多尿期、肾小管酸中毒等）；原发性或继发性醛固酮增多症和皮质醇增多症等。

（3）钾在体内分布异常　体内总钾量并未减少，而是血清钾向细胞内转移，见于家族性低钾性周期性麻痹、应用大剂量胰岛素及葡萄糖静脉滴注、急性碱中毒、棉酚中毒等。

2. 临床表现　轻度低钾可无明显症状；当血清钾＜3mmol/L 时，即可出现症状。

（1）神经肌肉系统症状　表情淡漠、倦怠嗜睡或烦躁不安；肌肉无力为最早表现，表现为肌肉软弱无力，腱反射迟钝或消失，眼睑下垂，后延及躯干四肢；当血清钾＜2.5mmol/L 时，可出现软瘫、呼吸无力、吞咽困难。

（2）消化系统症状　表现为食欲不振、纳差、口苦、恶心、呕吐、腹胀等，重者可出现肠麻痹。

（3）循环系统症状　低钾可引起心肌兴奋性、自律性增高，传导性降低。表现为心悸、心动过速，心律失常、传导阻滞，严重时出现室颤，心跳停止于收缩状态。

（4）泌尿系统症状　慢性失钾可影响肾小管功能，使之对抗利尿激素不敏感，导致肾脏浓缩功能障碍，出现多饮、多尿、夜尿增多，严重时出现蛋白尿和颗粒管型。

（5）对酸碱平衡的影响　低钾时，细胞内 K^+ 移至细胞外，细胞外 H^+ 移入细胞内，细胞内液 H^+ 浓度增加，而细胞外 H^+ 浓度降低，出现细胞内酸中毒和细胞外碱中毒并存。此外，因肾小管上皮细胞内缺钾，故排 K^+ 减少而排 H^+ 增多，出现代谢性碱中毒，同时排出反常性酸性尿。

（6）心电图　早期 T 波低平、双相倒置，继之 S-T 段下降、Q-T 间期延长和 U 波出现，或 T、U 波融合。

3. 治疗

（1）积极治疗原发疾病，以终止和减轻钾的继续丢失。

（2）注重外科患者缺钾的预防。对长期禁食、慢性消耗和体液丧失较多者应注意补钾，每日预防性补钾40～50mmol（氯化钾3～4g）。

（3）补钾原则与方法：尿多补钾，尿量＜40mL/h，或24小时尿量少于500mL，暂不补钾；尽量口服；低浓度、慢速度，静脉输给的液体中氯化钾浓度不能高于3‰（即＜40mmol/L），每分钟应少于80滴（即＜20mmol/h）的速度补给，严禁以10%氯化钾溶液直接静推、静滴。

（二）高钾血症

血清钾浓度＞5.5mmol/L称高钾血症。

1. 病因

（1）钾摄入过多　见于补钾过量、输大量库血、应用大量含钾药物等。

（2）肾脏排钾减少　急、慢性肾衰竭；长期应用保钾利尿剂及血管紧张素转换酶抑制剂；盐皮质激素减少而使钾潴留于血清内的疾病，如肾上腺皮质机能减退症、双侧肾上腺切除等。

（3）细胞内钾释出或外移　见于重症溶血、大面积烧伤、创伤、中毒性感染、缺氧、休克、急性酸中毒、高钾性周期性麻痹、输注精氨酸等。

2. 临床表现

（1）神经肌肉传导障碍　血钾轻度增高时仅有四肢乏力、手足感觉异常（麻木）、肌肉酸痛。当血清钾＞7.0mmol/L时，可出现软瘫，先累及躯干，后波及四肢，最后累及呼吸肌，出现呼吸困难。

（2）心血管症状　有心肌应激性降低的表现，如血压波动（早期增高、后期下降）、心率缓慢，心音遥远而弱，重者心跳骤停于舒张期。

（3）心电图检查　早期改变为T波高尖，基底变窄；当血清钾＞8.0mmol/L时，P波消失，QRS波增宽，Q-T间期延长。严重时出现房室传导阻滞，心室颤动。

3. 治疗

（1）尽快处理原发疾病和改善肾脏功能。

（2）停用含钾药物及食物。

（3）降低血清钾浓度，使K^+暂时转入细胞内。可用5% $NaHCO_3$ 60～100mL静注后，继续用100～200mL静脉滴注，使血容量增加，K^+得到稀释，又使K^+移入细胞内或由尿排出，也有助于酸中毒的治疗，注入的Na^+也起到对抗K^+的作用。或用25%葡萄糖溶液100～200mL，每3～4g糖加入1U胰岛素静滴，必要时每3～4小时重复给药一次，使K^+转入细胞内。

（4）促进排钾，可应用阳离子交换树脂，每次服15g，每日4次或加10%葡萄糖液200mL作保留灌肠，从消化道带走钾离子。如上述治疗不能降低血K^+浓度时，应采用透析疗法。

（5）防治心律失常。应用钙剂对抗K^+和缓解K^+对心肌的毒性作用。常用10%葡萄糖酸钙20mL静脉注射，每4小时可重复使用一次，或用30～40mL静脉滴注。

细目二　酸碱平衡失调

● 要点一　代谢性酸中毒

代谢性酸中毒是临床上酸碱平衡失调中最常见的一种类型，是由于体内非挥发性酸积聚或生成过多，或因失碱过多，使血浆HCO_3^-原发性减少所引起。

（一）诊断

（1）有严重腹泻、肠瘘等病史。

（2）呼吸深而快，呼吸频率有时可达40～50次/分，呼出气带有酮味。

（3）血气分析pH值、HCO_3^-明显下降、PCO_2在正常范围或有所降低，AB、SB、BB均降低，BE负值增大。

（4）酸中毒程度的估计可比照CO_2CP：轻度酸中毒CO_2CP为15～22mmol/L；中度酸中毒CO_2CP为8～15mmol/L；重度酸中毒CO_2CP＜8mmol/L。

（二）治疗原则

去除病因，纠正缺水，恢复肾、肺功能，输入碱性药。

1. 轻度 病因治疗应放在首位，机体可通过加大肺部通气量以排出更多 CO_2，纠正脱水和电解质（Na^+）紊乱，恢复肾功能，排出 H^+，保留 Na^+ 和 HCO_3^- 等自行矫正，一般不需用碱剂治疗，尿量增多即可恢复。

2. 重度 应立即静脉给予碱性溶液，常用碱性药如下：

（1）碳酸氢钠（$NaHCO_3$）：其效果迅速、直接、确切，临床上最为常用。

（2）乳酸钠：在肝功能不全、婴幼儿酸中毒、休克等，尤其是乳酸性酸中毒时不可采用。

（3）三羟甲基氨基甲烷（THAM）。

● 要点二　代谢性碱中毒

代谢性碱中毒是由于酸丢失过多或碱摄入过多，使血浆 HCO_3^- 相对或绝对增高所致。

（一）诊断

（1）有胃液丢失过多、缺钾、碱性物质摄入过多的病史。

（2）某些利尿剂的作用，如速尿和利尿酸。

（3）某些疾病，如甲状腺机能减退、原发性醛固酮增多症、肾素瘤等。

（4）有呼吸浅慢、口周、手足麻木、面部及四肢肌肉小抽动，出现嗜睡、烦躁、精神错乱和谵妄等精神症状。

（5）血气分析 pH 值及 HCO_3^- 明显增高；$PaCO_2$ 正常；SB、BB 增大，BE 值增大，CO_2CP 增高。

（6）血 Na^+ 增高，K^+、Cl^- 减少；尿 Cl^- 减少，呈碱性，但低钾性碱中毒时可出现反常酸性尿。

（二）治疗原则

（1）积极治疗原发病。

（2）代谢性碱中毒几乎都有低钾血症，需同时补充氯化钾。

（3）重症可以补充酸溶液。

需补酸量（mmol/L）=［测得 HCO_3^-（mmol/L）－希望达到的 HCO_3^-（mmol/L）］×体重（kg）×0.4

（4）碱中毒合并低钙血症而出现手足抽搐者可予钙剂。

（5）纠正碱中毒不宜过速，一般也不要求完全纠正。

● 要点三　呼吸性酸中毒

呼吸性酸中毒系指肺泡通气功能减弱，不能充分排出体内生成的 CO_2，以致血液的 $PaCO_2$ 增高引起的高碳酸（H_2CO_3）血症。

（一）诊断

（1）有呼吸功能受损的病史。

（2）有呼吸困难、躁动不安、发绀等临床表现。

（3）动脉血气分析：

急性呼吸性酸中毒 pH 值明显降低，可低于 7.0，PCO_2 增高，大于 6.0kPa。血浆 HCO_3^- 正常。

慢性呼吸性酸中毒 pH 值下降不明显，PCO_2 增高，常大于 6.0kPa。血浆 HCO_3^- 有所增加，AB＞SB。

（二）治疗原则

1. 急性呼吸性酸中毒 尽快去除病因，保持呼吸道通畅，改善通气功能，必要时行气管插管或气管切开，或使用呼吸机。

2. 慢性呼吸性酸中毒 积极治疗原发病，包括控制感染、扩张小支气管、促进咯痰等措施，改善肺泡的通气功能。

细目三　肠内营养

● 要点一　适应证

肠内营养（EN）是将营养物质经胃肠道途径供给患者的营养支持方式。当肠功能存在（完好或部分功能）且能安全使用时，就应尽量选用经胃肠营养支持。

● 要点二　注意事项

（1）年龄小于 3 个月的婴儿不能耐受高张力

膳的喂养，宜采用等张的婴儿膳。

（2）小肠广泛切除后宜采用肠外营养（PN）4～6周，以后才能采取逐步增量的EN。

（3）胃部分切除后不能耐受高渗糖的膳食，易产生倾倒综合征，有些患者仅能耐受缓慢的滴注。

（4）空肠瘘的患者不论在瘘的上端或下端喂养均有困难，因为缺少足够的小肠吸收面积，不能贸然进行管饲，以免加重病情。

（5）处于严重应激状态，如麻痹性肠梗阻、上消化道出血、顽固性呕吐、腹膜炎或腹泻的急性期，均不宜予EN。

（6）严重吸收不良综合征和衰弱的患者在EN以前应予一段时间PN，以改善小肠酶的活力及黏膜细胞的状态。

（7）症状明显的糖尿病、接受大剂量类固醇药物治疗及糖代谢异常的患者都不耐受膳食的高糖负荷。

（8）先天性氨基酸代谢缺陷病的儿童不能采用一般的EN膳。

细目四 肠外营养

● 要点一 适应证

（1）胃肠道疾病，短肠综合征、胃肠道瘘、结肠手术和肠道准备和其他胃肠道需要休息的疾病。

（2）高代谢状态，有重大应激的高分解代谢的严重创伤、大面积烧伤、严重感染和复杂大手术后等。

（3）营养不良，中、重度营养不良经口摄食不能满足需要者，持续7～10天经口摄食小于50%的日需要量者。

（4）肝、肾衰竭伴胃肠功能不佳者。

（5）肿瘤患者接受化疗和大面积放疗。

（6）大手术围手术期营养。

● 要点二 并发症及处理

（一）技术性并发症

因肠外营养液经外周静脉输入可诱发静脉炎，故多需行中心静脉插管，经中心静脉插管输入肠外营养液。可出现相应并发症。

1. 插管的并发症

（1）肺与胸膜的损伤 插管后常规行胸部X线检查，可及时发现并处理。

（2）动脉与静脉损伤 锁骨下动脉损伤及锁骨下静脉撕裂伤可致穿刺局部出血，应立即拔出导针或导管，局部加压5～15分钟。

（3）神经损伤、胸导管损伤、纵隔损伤 均应立即退出导针或导管。

（4）栓塞 导管栓子一般需在透视定位下由带金属圈的专用器械取出。

（5）导管位置异常 应在透视下重新调整，如不能纠正，应予拔出。

（6）心脏并发症 应避免导管插入过深。

2. 导管留置期并发症

（1）静脉血栓形成和空气栓塞一旦出现，应立即拔出导管并行溶栓治疗。

（2）导管堵塞后常常需要换管，应在营养液输注后用肝素稀释液冲洗导管。

（二）感染性并发症

感染是长期胃肠外营养最严重的并发症之一。

（三）与代谢有关的并发症

1. 糖代谢紊乱

（1）高血糖与低血糖 预防的关键在于调节好输注速度，控制葡萄糖总量（日摄入量小于400g）、进行临床及实验室检查（血糖、尿糖的监测等）。

（2）高渗性非酮性昏迷 一旦发生应立即停用葡萄糖液，用0.45%低渗盐水以250mL/h的速度输入，降低血渗透压，并输入胰岛素10～12U/h，以降低血糖水平；伴有低钾血症者应同时纠正。

（3）肝脂肪变性 易发生于长期输入葡萄糖而又缺乏脂肪酸的患者。

2. 氨基酸性并发症

（1）高血氨、高氯性代谢性酸中毒 目前采用氨基酸的醋酸盐和含游离氨低的氨基酸溶液，这种并发症已较少发生。

（2）肝酶谱升高　有的患者在胃肠外营养（PN）治疗后不久（2周左右）出现转氨酶、碱性磷酸酶和血清胆红素升高。

（3）脑病　肝功能异常的患者若输入芳香族氨基酸含量高的溶液，对这种患者应输含支链氨基酸高的溶液。

3. 其他营养物质缺乏

（1）血清电解质紊乱。

（2）微量元素缺乏。

（3）必需脂肪酸缺乏。

（4）维生素缺乏。

4. 其他并发症

（1）胆汁淤积。

（2）肠屏障功能受损。

（3）充血性心力衰竭，可控制输入速度来预防。

（4）重新给养综合征。

（王　广）

第五单元　输　血

细目一　外科输血

要点一　适应证

（1）急性出血，当失血量达总血容量的10%～20%（500～1000mL）。

（2）贫血或低蛋白血症，慢性贫血患者合并以下之一者为输血适应证：①心率＞100次/分。②精神状态改变。③具有心肌缺血包括心绞痛的证据。④轻微活动即感气短或眩晕。⑤直立位低血压。

（3）凝血机制异常和出血性疾病，输入新鲜全血或新鲜冰冻血浆以预防和治疗因凝血功能障碍所致的出血。应根据引起凝血异常的原因补充相关的血液成分，如血友病者输注凝血因子Ⅷ，纤维蛋白原缺乏症者输注纤维蛋白原制剂，血小板减少症或血小板功能障碍者输注血小板。

（4）重症感染，输血可提供各种血浆蛋白包括抗体、补体等，可以提高血浆蛋白水平，增强患者的抗感染和修复能力。输注浓缩粒细胞配合抗生素的应用对严重感染者有较好的疗效。

要点二　禁忌证

严格地讲，输血并无绝对禁忌证，患者需要输血时则可输血。但如有以下情况出现，则输血应慎重：脑出血、恶性高血压、充血性心力衰竭、急性肾衰伴明显氮质血症者、急性肺水肿、肺栓塞、肝功能衰竭及各种黄疸。

细目二　输血的不良反应及并发症

要点一　不良反应

1. 非溶血性发热反应　非溶血性发热反应是最常见的一种输血反应，引起发热的多见原因是存在致热原。致热原多为细菌的代谢产物。另一个原因是多次输血或生产后在患者血清中逐渐产生白细胞抗体或血小板抗体，再输血时对输入的白细胞或血小板可发生抗原抗体反应而引起发热。

症状：多发生在输血后1～2小时内（快者可在15分钟左右）。患者先出现发冷或寒战，继而出现高热，体温可达39℃～41℃，常伴有恶心、呕吐、头痛、皮肤潮红及周身不适，但血压无明显变化，症状可于1～2小时内完全消退，伴随大汗，体温逐渐降至正常。

2. 过敏反应　过敏反应也是比较常见的输血反应。主要原因是抗原抗体反应、活化补体和血管活性物质释放所致，或者患者缺乏IgA亚类。前者因过去输血或妊娠发生同种免疫作用，或无明显免疫史产生了特异性抗IgA抗体，过敏反应较重；后者产生有限特异性 IgA 抗体，过敏反应较轻。

症状：过敏反应多在输入几毫升全血或血液制品后立刻发生，症状出现越早反应越严重。主要表现为面色潮红、局部红斑、皮肤瘙痒，出现局限性或广泛性的荨麻疹，严重者可出现哮喘、喉头水肿、呼吸困难、神志不清、血压降低，甚至过敏性休克而危及生命。

3. 溶血反应　输血后，输入的红细胞或受血者自身的红细胞被大量破坏引起的一系列临床溶血表现，称为溶血反应（HTR），分为急性溶血反应和延迟性溶血反应。它是输血过程中最严重的并发症。绝大多数是免疫性的，即输入 ABO 血型不合的红细胞而造成的。少数是非免疫性的，如输入低渗液体、冰冻或过热破坏红细胞等。

症状：典型的急性溶血反应多在输血 10～20mL 后，患者突感头痛、呼吸急促、心前区压迫感、全身麻木或剧烈腰背部疼痛（有时可反射到小腿）。严重时可出现寒战高热，呼吸困难，脉搏细弱，血压下降，休克，继而出现黄疸、血红蛋白尿，并相继出现少尿、无尿等肾衰竭的症状。麻醉中的手术患者最早且唯一的征象是心动过速、手术区内出血突然增加和低血压。延迟性溶血反应发生在输血后 7～14 天，主要是由于输入未被发现的抗体所引起。症状是不明原因的发热和贫血，也可见黄疸、血红蛋白尿等。一般并不严重，经适当处理后可治愈。

4. 循环超负荷　对于心脏代偿功能减退的患者，输血过多、过快，可出现循环超负荷，导致充血性心力衰竭和急性肺水肿。

症状：突发心率加快、咳嗽甚至呼吸困难、肺部大量湿性啰音、咳大量血性泡沫样痰、皮肤发绀。X 线摄片显示肺水肿影像。

5. 细菌污染反应　是由于血液或输血用具被细菌污染而引起的输血反应，相对较少见，可出现感染性休克。

症状：轻者常被误认为发热反应。在输入少量血液后即可突然出现寒战、高热、头痛、烦躁不安、大汗、呼吸困难、发绀、恶心、呕吐、腹痛、腹泻、脉搏细数、血压下降等类似感染性休克的表现，白细胞计数明显升高。

6. 其他　如枸橼酸盐中毒，出血倾向，微血栓栓塞，梅毒、艾滋病、病毒性肝炎等经血液传播疾病感染等。

● **要点二　并发症及处理**

1. 发热反应　停止输血；保持静脉通路畅通；对症处理，保暖，给予退热剂、镇静剂；伴寒战者可肌注异丙嗪 25mg 或哌替啶 25～50mg。高热者予以物理降温或针刺等。

2. 过敏反应　轻者可用抗组胺药或糖皮质激素；重者立即停止输血，立即皮下或肌注 1:1000 肾上腺素 0.5～1mL 和/或氢化可的松 100mg；如喉头水肿严重，应行气管插管或气管切开，以防窒息。

3. 溶血反应

（1）抗休克。

（2）保护肾功能。

（3）若 DIC 明显，则使用肝素。

（4）必要时行血浆交换治疗。

（5）若血压低，则使用多巴胺、间羟胺升压。

4. 循环超负荷　立即停止输液、输血，取半卧位，吸氧，使用速效洋地黄制剂及利尿剂，四肢轮流上止血带，减少回心血量。

5. 细菌污染反应　采取有效的抗休克、抗感染治疗。

6. 枸橼酸盐中毒　发现肌肉震颤，或输血速率超过 500mL/10min，或成人输血 5L 以上时，由另一静脉给予 10% 葡萄糖酸钙 10mL，观察血浆钙离子水平和心电图。

7. 疾病传播

（1）艾滋病　严格地对献血者和血液制品进行抗 HIV 抗体检测。

（2）病毒性肝炎

① 严格掌握输血的适应证。

② 对献血人员要做有关肝炎的全面检查。

③ 尽量采用成分输血。

④ 输血后内服溶菌酶，预防输血后肝炎。

细目三 自体输血

● 要点一 适应证

（1）有大出血的手术和创伤，如胸部创伤、脾破裂及异位妊娠破裂及神经外科、骨科、心血管外科、胸腹部手术等。

（2）估计出血量在 1000mL 以上的择期手术，如主动脉瘤切除、肝叶切除等。

（3）血型特殊者（无相应供血者，输血困难）。

（4）体外循环或低温下的心内直视手术以及其他较大的择期手术与急诊手术，可考虑采用血液稀释法。

● 要点二 禁忌证

（1）血液受胃肠道内容物或尿液等污染。

（2）血液可能有癌细胞的污染，如恶性肿瘤患者。

（3）心、肺、肝、肾功能不全者。

（4）贫血或凝血因子缺乏者。

（5）血液内可能有感染者。

（6）胸腹开放性损伤超过 4 小时以上者。

细目四 成分输血

● 要点一 优点

（1）提高疗效。

（2）减少不良反应。

（3）使用合理。

（4）经济。

● 要点二 主要血液成分制品

1. 血细胞成分 包括红细胞制剂、白细胞制剂和血小板制剂等。

2. 血浆成分 新鲜冰冻血浆、普通冰冻血浆和冷沉淀等。

3. 血浆蛋白成分 人血白蛋白、免疫球蛋白、浓缩凝血因子等。

（王 广）

第六单元 围手术期处理

细目一 手术前准备

● 要点 择期手术术前准备

（一）术前一般准备

1. 心理准备。

2. 生理准备

（1）适应性训练：学习适应手术后的体位，如甲状腺手术头部后仰的适应体位锻炼、手术后床上大小便的适应、学会正确地咳嗽、咳痰。术前 2 周应停止吸烟。

（2）输血补液，改善全身营养及体液状态。

（3）预防感染：涉及感染病灶或切口接近感染区域的手术；肠道手术；操作时间长、创伤大的手术；开放性创伤，创面已污染或有广泛软组织损伤、创伤至实施清创的间隔时间较长，或清创所需时间较长以及难以彻底清创者；癌肿手术；涉及大的血管的手术；需要植入人工制品的手术；脏器移植手术等需要在术前应用抗生素。

（4）肠道准备：一般手术，术前 12 小时禁食，术前 4 小时禁饮；对于胃肠道手术患者，则在术前 3 天开始做肠道准备，包括进半流质、服用肠道吸收抗生素及服用轻泻剂、术前晚及手术当日晨做清洁灌肠或结肠灌洗。

（5）皮肤准备：对于手术的部位，要在术前进行备皮，先行洗浴，对于手术区域内有感染的开放创面者，事先予以敷料封闭。

（二）术前特殊准备

1. 高血压 高血压患者血压应维持在 160/

100mmHg以下。

2. 心脏病 不同的心脏病类型，患者的手术耐受力不同。①耐受力好的心脏病有非发绀型先天性心脏病、风湿性和高血压心脏病。②耐受力较差的心脏病有冠状动脉硬化性心脏病、房室传导阻滞。③耐受力很差的心脏病有急性心肌炎、急性心肌梗死和心力衰竭，除急症抢救性手术外，均应推迟手术。

3. 糖尿病 大手术前，糖尿病患者血糖以控制在轻度升高状态（5.6~11.2mmol/L）较为适宜。禁食患者应用静脉胰岛素。

4. 呼吸系统疾病 呼吸功能不全主要指稍微活动就发生呼吸困难者。哮喘和肺气肿最常见。呼吸功能不足者，应做血气分析和肺功能检查，对严重肺功能不全者，尤其伴有感染者，必须得到控制方可手术。

5. 肝脏疾病 肝炎和肝硬化是最常见的肝脏疾病。肝功能轻度损害者，不影响手术耐受力；肝功能损害较严重或濒于失代偿者，必须经过较长时间严格准备，方可施行择期手术；肝功能有严重损害表现有重度营养不良、腹水、黄疸者，或急性肝炎患者，多不宜施行手术。

6. 肾脏疾病 对轻中度肾功能损害的患者，经过内科治疗，都能较好地耐受手术；重度损害者经透析处理后，可施行手术。

7. 肾上腺皮质功能不全 除慢性肾上腺皮质功能不足患者外，凡是正在应用或在6~12个月内曾应用激素治疗超过1~2周者，肾上腺皮质功能可能会受到抑制，因此，可在手术前2日开始给予适量的糖皮质激素，手术应激过去后可停用。

（三）掌握手术时机

按照手术的期限性，手术可以大致分为三种情况。

1. 急症手术 为抢救患者生命，必须尽快进行手术。如外伤致血管破裂大出血、急性消化道穿孔等，危及生命，必须及时抢救。手术要争分夺秒，以挽救生命。

2. 限期手术 手术可以选择时间，但是必须在一定期限内，不宜过久，应在短时间内做好术前准备。如胃癌、甲状腺癌。

3. 择期手术 大多数手术属于择期，其手术时机不影响手术的效果。如脂肪瘤、腹外疝（未嵌顿）等，均可以在充分准备后再行手术。

细目二 手术后监测与处理

● 要点一 恶心、呕吐、腹胀、呃逆的处理

（1）予以持续胃肠减压，并可辅以止吐药。

（2）放置肛管，高渗液低压灌肠等。

（3）术后早期发生呃逆可采用压迫眶上缘，针刺内关、足三里、天突、鸠尾等穴位。对顽固性呃逆可采用颈部膈神经封闭。

● 要点二 常用导管及引流物的处理

术后常用的导管及引流物种类繁多，包括鼻胃管、导尿管及各种引流片、引流管等，术后要经常检查导管及引流物有无阻塞、扭曲和脱出等情况，及时换药并检查、记录引流量和颜色的变化。置于皮下等较表浅部位的乳胶片，一般在术后1~2天拔出。如引流需1周以上者，应使用乳胶管引流。胃肠减压管一般在胃肠道功能恢复、肛门排气后，即可拔除。

细目三 手术后常见并发症的处理

● 要点 切口并发症的诊断与处理

（一）切口裂开

1. 诊断

（1）1周左右

（2）伤口渗液。

（3）肠袢与大网膜等脱出。

2. 处理

（1）部分裂开者可以采用加压包扎。

（2）全层裂开者要立即手术。

（二）切口感染

1. 诊断

（1）术后伤口疼痛。

(2) 体温升高。

(3) 伤口局部红、肿、热，局部压痛。

2. 处理

(1) 抗感染。

(2) 伤口扩创引流。

（三）切口的处理及拆线

1. 切口的分类 一般可分为三类。第一类，清洁切口（Ⅰ类切口）：指缝合的无菌切口，如甲状腺大部分切除术、大隐静脉剥脱术等。第二类，可能污染切口（Ⅱ类切口）：指手术时可能带有污染的缝合切口，如胃大部分切除术、肠道手术等。第三类，污染切口（Ⅲ类切口）：指邻近感染区或组织直接暴露于感染处的切口，如阑尾穿孔切除术、开放骨折手术、肠梗阻坏死的手术等。

2. 切口的愈合等级 一般分为三级。第一为甲级愈合，用"甲"字代表，指愈合优良，无不良反应。第二为乙级愈合，用"乙"字代表，指愈合处有炎症反应，如红肿、硬结、血肿、积液等，但未化脓。第三为丙级愈合，用"丙"字代表，指切口化脓，需要作切开引流等处理。

3. 缝线的拆除时间 可根据切口部位、局部血液供应情况、患者年龄来决定。一般头、面、颈部4~5日拆线，下腹部、会阴部6~7日，胸部、上腹部、背部、臀部7~9日，四肢10~12日，减张缝线14日，青少年患者可缩短拆线时间，年老、营养不良患者可延迟拆线时间，有时可采用间隔拆线。

拆线时应记录切口愈合情况，例如患者切口愈合良好，并且是清洁切口，记录的格式为"Ⅰ/甲"，如果是二类切口，切口化脓，记录为"Ⅱ/丙"。

（王 广）

第七单元　疼痛与治疗

细目一　概　述

● 要点一　疼痛的临床分类

（一）按疼痛的程度分

(1) 轻度疼痛。

(2) 中度疼痛。

(3) 剧烈疼痛。

（二）按疼痛的病程长短分

(1) 急性疼痛。

(2) 慢性疼痛。

（三）按疼痛的深浅部位分

(1) 浅表痛。

(2) 深部痛。

（四）按疼痛在躯体的解剖部位分

可分头痛、颌面痛、颈项痛、肩周痛、上肢痛、胸痛、腹痛、腰背痛、盆腔痛、下肢痛、肛门痛、会阴痛等。

● 要点二　疼痛程度的评估方法

(1) 视觉模拟评分法。

(2) 主诉分级法。

(3) 数字分级法。

(4) 程度积分法。

细目二　慢性疼痛的治疗

● 要点　常用方法

1. 药物治疗：多数癌痛可以使用口服止痛药。世界卫生组织（WHO）推荐三阶梯治疗方案。

(1) 非阿片类止痛药如阿司匹林、对乙酰氨基酚或非甾体抗炎药用于轻度疼痛。

(2) "弱"的口服阿片类药物如布桂嗪、可待因和羟考酮等用于中度疼痛。

(3) 强阿片类药物如吗啡、芬太尼和哌替啶等用于重度疼痛。对于顽固性疼痛和患者无法经口服药或者肠内吸收不良时可选用非肠道给药。

2. 神经阻滞

(1) 星状神经节阻滞。

(2) 腰交感神经节阻滞。

3. 椎管内注药

(1) 蛛网膜下腔注药。

(2) 硬脊膜外腔注药。

4. 痛点注射。

5. 针灸疗法。

6. 按摩疗法。

7. 物理疗法。

8. 心理疗法。

细目三 术后镇痛

● **要点 镇痛方法**

1. 口服给药。

2. 椎管内镇痛

(1) 蛛网膜下腔镇痛。

(2) 硬膜外腔镇痛。

3. 胃肠外给药

(1) 肌肉注射。

(2) 静脉注射。

(3) 其他途径。

（王　广）

第八单元　内镜与腔镜外科技术

细　目 腔镜外科技术

● **要点一 腹腔镜手术适应证**

(1) 胃肠道手术。

(2) 肝胆系手术。

(3) 脾切除。

(4) 泌尿系手术。

● **要点二 腹腔镜手术并发症**

(1) CO_2气腹相关的并发症与不良反应。

(2) 血管损伤。

(3) 内脏损伤。

(4) 腹壁并发症。

（王　广）

第九单元　外科感染

细目一 局部化脓性感染

● **要点一 疖和疖病**

疖是单个毛囊及其周围组织的急性化脓性感染。多数疖同时出现或反复发作，不易治疗者称为疖病。常发生于毛囊和皮脂腺丰富的部位，如颈、头、面部、背、腹、腹股沟、会阴部及小腿。疖病多发生于免疫力较低的小儿、营养不良或糖尿病患者。致病菌大多数为金黄色葡萄球菌及表皮葡萄球菌，因金黄色葡萄球菌的毒素含有凝固酶，脓栓形成是其感染的一个特征。

(一) 临床表现

1. 局部症状 初起毛囊处有红、肿、热、痛的小结节，逐渐肿大并隆起，数天后中央部组织坏死，出现脓栓。

2. 全身症状 一般无全身症状；可出现全身不适、畏寒、发热、头痛、厌食等。面部"危险三角区"的疖，沿眼内眦静脉和眼静脉感染到颅内，出现眼部周围的红肿、硬块、疼痛，并有全身寒战高热、头痛、昏迷，甚至死亡。

（二）西医治疗

以局部治疗为主。初起可热敷、理疗、药物外敷，促其吸收消散。如成脓有波动感变软时，可切开引流。有全身症状的疖和疖病应给予抗生素治疗，并增加营养。患有糖尿病者应同时治疗糖尿病。

（三）中医辨证论治

1. 暑疖

证候：初起局部皮肤潮红，次日发生肿痛，根脚很浅，范围局限，直径多在3cm左右。舌苔黄，脉数。

治法：清热利湿解毒。

方药：清暑汤加减。

2. 蝼蛄疖

证候：疮形肿势虽小，但根脚坚硬，未破如蟮拱头。

治法：补益气血，托毒生肌。

方药：托里消毒散加减。

3. 疖病

证候：好发于项后、背部、臀部等处，疖数个到数十个，反复发作，缠绵经年不愈。阴虚者兼有口渴唇燥，舌红，苔薄，脉细数；脾虚者兼有面色萎黄，纳少便溏，舌淡或有齿痕，苔薄，脉濡。

治法：祛风清热利湿。

方药：防风通圣散加减。

● **要点二 痈**

痈是指邻近的多个毛囊及其周围组织的急性化脓性感染。可由多个疖融合而成，好发于韧厚的颈项、背部，偶见于上唇。致病菌以金黄色葡萄球菌为主。感染常先从毛囊底部开始，沿阻力较小的皮下组织蔓延，直达深筋膜，再向四周扩散，侵入附近的许多脂肪柱，再向上穿毛囊群而形成具有多个脓头、形似蜂窝的痈。

（一）临床表现

1. 局部症状 早期在局部呈片状稍隆起的紫红色浸润区，质地坚韧，界限不清。随后中央形成多个脓栓，破溃后呈蜂窝眼状。常有局部淋巴结肿大、疼痛。

2. 全身症状 大多数患者有畏寒发热、食欲不振、白细胞计数增高等全身表现。

（二）西医治疗

1. 全身治疗 应注意休息，加强营养支持，镇静止痛，静脉使用抗生素。糖尿病患者应控制血糖。

2. 局部治疗 初起可用热敷、理疗、药物外敷。成脓后切开引流。

（三）中医辨证论治

1. 热毒蕴结证

证候：初起局部起一肿块，上有粟粒状脓头，肿块渐向周围扩大，脓头增多，色红灼热疼痛；舌红，苔黄，脉滑数。

治法：和营托毒，清热利湿。

方药：仙方活命饮加减。

2. 阴虚火盛证

证候：局部疮形平塌、根盘散漫，疮色紫滞，不易化脓腐脱，溃出脓水稀少或带血水，疼痛剧烈；伴有高热，唇燥咽干，纳呆，大便秘结，小便短赤；舌红，苔黄，脉细数。

治法：滋阴生津，清热托毒。

方药：竹叶黄芪汤加减。

3. 气血两虚证

证候：局部疮形平塌散漫，疮色晦暗，化脓迟缓，腐肉难脱，脓水清稀，闷肿胀痛，疮口易成空壳；兼有发热，精神不振，面色苍白；舌淡，苔白腻，脉数无力。

治法：调补气血。

方药：十全大补汤加减。

要点三 急性蜂窝组织炎

急性蜂窝组织炎是皮下、筋膜下、肌间隙或深部疏松结缔组织的一种急性弥漫性化脓性感染。致病菌主要是溶血性链球菌,其次是金黄色葡萄球菌以及大肠杆菌或其他型链球菌等。炎症可由皮肤或软组织损伤后感染引起,亦可由局部化脓感染灶直接扩散或经淋巴、血液传播而发生。

(一) 临床表现

由溶血性链球菌引起的急性蜂窝组织炎因链激酶和透明质酸酶的作用,病变扩展迅速,不易局限,有时引起脓毒血症;由金黄色葡萄球菌感染引起的急性蜂窝组织炎则易局限形成脓肿;由厌氧菌感染引起的急性蜂窝组织炎可出现捻发音。

发生部位浅者红、肿、热、痛等局部症状明显,范围扩大迅速,进而中心坏死、化脓,出现波动感。部位深者局部红肿不明显,但局部水肿、压痛明显,并伴有全身症状。发生于口底、颌下、颈部的急性蜂窝组织炎可因炎症水肿扩展引起喉头水肿,出现呼吸困难,有发生窒息的危险。

(二) 西医治疗

1. 局部治疗 初起应休息,局部理疗,药物外敷。一旦脓肿形成,应及时切开引流。位于口底、颌下的急性蜂窝组织炎,应早期切开减压引流。

2. 全身治疗 应加强营养支持、止痛,应用抗生素治疗。

(三) 中医辨证论治

1. 锁喉痈

证候:初起喉结处红肿绕喉,根脚散漫,坚硬灼热疼痛;经2~3天后,肿势可延及腮颊,下至前胸;伴有壮热口渴,头痛项强,大便燥结,小便短赤;苔黄腻,舌红绛,脉弦滑数或洪数。

治法:散风清热,化痰解毒。

方药:普济消毒饮加减。

2. 腓发

证候:见于下肢,患部初起胀痛不舒,活动受限,继而皮肤焮红,边界不清,中间略紫,高肿疼痛;伴有恶寒发热,纳呆,便干,溲赤;舌红,苔黄腻,脉滑数。

治法:清热解毒,和营利湿。

方药:五神汤合萆薢渗湿汤加减。

3. 手发背

证候:初起手背漫肿,边界不清,胀痛不舒;或有怕冷、发热;舌红,苔黄,脉数。

治法:清热解毒和营。

方药:仙方活命饮加减。

4. 足发背

证候:初起足背红肿灼热疼痛,肿势弥漫,边界不清,影响活动。舌红,苔黄腻,脉弦数。

治法:清热解毒,和营利湿。

方药:仙方活命饮合萆薢渗湿汤加减。

要点四 丹毒

丹毒是指皮肤或黏膜的淋巴管网的急性感染,又称网状淋巴管炎。致病菌为乙型溶血性链球菌,毒力很强,患者常先有皮肤或黏膜的某种病损,如皮肤损伤、足癣、口腔溃疡等,致病菌入侵皮内的网状淋巴管,并累及皮下组织,感染蔓延迅速。如无其他感染并存,一般不化脓,也很少有组织坏死。

(一) 临床表现

好发部位为下肢和头面部。起病急,患者常有头痛、畏寒、发热等全身症状。局部表现呈片状红疹,颜色鲜红,中间较淡,边缘清楚,略为隆起。手指轻压可使红色消退,松压后很快又恢复鲜红色。红肿向四周扩展时,中央红色逐渐消退、脱屑,转为棕黄色。红肿区有时有水疱形成,局部有烧灼样疼痛。常伴有附近淋巴结肿大、疼痛。患者常有头痛、畏寒、发热等全身症状。

(二) 西医治疗

注意休息,抬高患肢;局部湿热敷;全身应用抗生素。

(三) 中医辨证论治

1. 风热化火证

证候：从鼻部开始波及头部者，症见壮热气急，口干舌燥，咽喉不利；凡从耳项两侧延及头面者，症见寒热往来，口苦咽干，舌红苔黄腻；抱头火丹症见头面红肿，发热恶寒，舌红，苔薄黄，脉滑数。

治法：散风清火解毒。

方药：普济消毒饮。

2. 肝胆湿热证

证候：发于腰胯胁下，大片鲜红，红肿蔓延，摸之灼手，肿胀触痛；舌红，苔黄腻，脉弦滑数。

治法：清肝泄热利湿。

方药：龙胆泻肝汤或柴胡清肝汤加减。

3. 湿热化火证

证候：下肢小腿处红热肿胀，痛如火燎，表面光亮；舌红，苔黄腻，脉滑数。

治法：利湿清热解毒。

方药：五神汤合萆薢渗湿汤加减。

4. 胎火胎毒证

证候：脐腹部开始皮肤鲜红，向外游走遍体，压之减退，放手又显，表面紧张光亮，摸之灼手，肿胀触痛；兼有发热；舌红，苔黄，脉数。

治法：凉营清热解毒。

方药：犀角地黄汤加减。

5. 毒邪内攻证

证候：红肿迅速蔓延；伴壮热神昏，谵语烦躁，头痛，恶心呕吐，便秘溲赤；舌红绛，苔黄，脉洪数。

治法：凉营泻火解毒。

方药：清瘟败毒饮合犀角地黄汤加减。

● 要点五 急性淋巴管炎和淋巴结炎

急性淋巴管炎是指致病菌从破损的皮肤、黏膜侵入，或从其他感染病灶经组织淋巴间隙进入淋巴管内，引起淋巴管炎及其周围的炎症。急性淋巴结炎是急性淋巴管炎继续扩散到局部淋巴结或化脓性病灶经淋巴管蔓延到所属区域淋巴结的急性化脓性感染。常见致病菌是金黄色葡萄球菌和溶血性链球菌。

(一) 临床表现

急性淋巴管炎分为网状淋巴管炎和管状淋巴管炎。丹毒即为网状淋巴管炎。管状淋巴管炎常见于四肢，尤以下肢多见，常合并有手足癣感染。

管状淋巴管炎又分为深、浅两种。浅部淋巴管受累常在伤口或感染灶肢体近侧出现一条或数条"红线"，硬且明显压痛。深部淋巴管炎看不到红线，但肢体明显肿胀和压痛。伴有全身不适、畏寒发热、头痛、乏力、食欲不振等。

急性淋巴结炎早期有局部淋巴结肿大和压痛，炎症继续向淋巴结周围蔓延，几个淋巴结可粘连成团，也可发展形成脓肿。

(二) 西医治疗

首先要及时处理原发病灶，如损伤、手足癣、感染灶等。同时抬高患肢，局部休息。急性淋巴结炎形成脓肿应切开引流。早期全身使用抗生素。

(三) 中医辨证论治

1. 红丝疔

证候：多发于下肢小腿部，先有足部疔或足癣感染，上延红丝，常伴有发热，头痛，行动不便；局部肿胀、压痛；重者畏寒，纳呆；舌红，苔黄腻，脉数。

治法：清热解毒。

方药：五味消毒饮合黄连解毒汤加减。

2. 颈痈

证候：多发于项部两侧的颌下。初起结块形如鸡卵，皮色不变，肿胀、灼热、疼痛。逐渐漫肿坚实；伴有寒热、头痛、项强；舌红，苔黄腻，脉滑数。

治法：散风清热，化痰消肿。

方药：牛蒡解肌汤加减。

3. 腋痈

证候：初起腋下可触及肿块，皮色不变，灼热疼痛，同时上肢活动不利；伴有恶寒发热，纳呆；舌红，苔薄白，脉滑数。

治法：清肝解郁，消肿化毒。

方药：柴胡清肝汤加减。

4. 胯腹痈

证候：初起腹股沟部结块，形如鸡卵，肿胀发热，皮色不变，疼痛明显；伴有畏寒发热；舌红，苔黄腻，脉滑数。

治法：清热利湿解毒。

方药：五神汤合萆薢渗湿汤加减。

5. 委中毒

证候：初起委中穴处木硬疼痛，皮色如常或微红，形成肿块则患肢小腿屈伸困难，行动不便；伴有寒热，纳呆。舌红，苔黄腻，脉滑数。

治法：和营祛瘀，清热利湿。

方药：活血散瘀汤加减。

● 要点六 脓肿

脓肿是急性感染后，组织、器官或体腔内病变组织坏死、液化，形成的局限性脓液积聚，并有完整脓壁。急性感染的致病菌多为金黄色葡萄球菌。常继发于各种化脓性感染，如急性蜂窝组织炎、急性淋巴结炎、疖等，也可发生在局部损伤的血肿或异物存留处，还可从远处感染病灶经血液转移而形成。

（一）临床表现

浅表脓肿可见局部隆起，红肿热痛明显，压之剧痛，有波动感。深部脓肿则红肿和波动感不明显，但局部疼痛、水肿、有压痛，患处可发生功能障碍。

（二）西医治疗

有全身症状者应用敏感抗生素治疗并对症处理。脓肿已经形成，一经诊断即应切开引流。

（三）中医辨证论治

1. 余毒流注证

证候：起病急，初起一处或数处肌肉疼痛，漫肿色白，逐渐肿胀、疼痛，可触及肿物；兼有恶寒发热，口渴，大便秘结，小便短赤；舌红，苔黄腻，脉滑数。

治法：清热解毒，凉血通络。

方药：黄连解毒汤合犀角地黄汤加减。

2. 火毒结聚证

证候：多见于体表感染，患部肿势高突，红热灼痛，有波动感；舌红，苔黄，脉数。

治法：清火解毒透脓。

方药：五味消毒饮合透脓散加减。

3. 瘀血流注证

证候：患部肿痛，皮色微红或呈青紫，皮温略高，溃后脓液中夹有瘀血块；舌红或边有瘀点，苔薄黄或黄腻，脉数或涩。

治法：和营祛瘀通滞，清热化湿。

方药：活血散瘀汤加减。

4. 暑湿流注证

证候：局部症状同"余毒流注"；兼有恶寒发热，头痛，纳呆，胸闷呕恶；舌红，苔白腻，脉滑数。

治法：清热解毒化湿。

方药：清暑汤加减。

5. 正虚邪恋证

证候：一处肿块渐退，他处肿块又起；兼有壮热不退，身体消瘦，面色无华；舌红，苔薄腻，脉虚数。

治法：益气补血，清热托毒。

方药：托里透毒散加减。

细目二 全身性感染

全身性感染是指病原菌侵入人体血液循环，并在其内生长繁殖和产生毒素，引起严重的全身感染症状和中毒症状。随着对感染病理生理学的进一步认识，感染的用词已有变化，当前国际上通用的是脓毒症和菌血症，不再使用"败血症"一词。

全身炎症反应综合征（SIRS）：指任何致病因素作用于机体所引起的全身炎症反应，并且具备以下 2 项或 2 项以上体征：体温＞38℃或＜36℃；心率＞90 次/分；呼吸频率＞20 次/分或动脉血二氧化碳分压（$PaCO_2$）＜32mmHg（4.3kPa）；外周血白细胞计数＞$12×10^9/L$ 或＜$4×10^9/L$，或未成熟粒细胞＞10%。

脓毒症：感染合并全身炎症反应综合征（SIRS）时，称为脓毒症。其病原体包括细菌、真菌、寄生虫及病毒等。

菌血症：是脓毒症中的一种，即血培养检出病原菌者。但其不限于以往多偏向于一过性菌血症的概念，如拔牙、内镜检查时血液在短时间出现细菌，目前多指临床有明显感染症状者。

● 要点一　诊断

根据在原发感染灶的基础上出现寒战、发热、脉搏细速、低血压、腹胀、黏膜皮肤瘀斑或神志改变等临床表现，一般不难作出脓毒症的初步诊断。并可根据原发感染灶的性质及其脓液性状，结合一些特征性的临床表现和实验室检查结果综合分析，可大致区分致病菌为革兰染色阳性或阴性杆菌。

● 要点二　西医治疗

（1）原发感染灶的处理。

（2）抗菌药物的应用：对真菌性脓毒症应尽量停用广谱抗生素，改用对原来感染有效的窄谱抗生素，并全身应用抗真菌药物。

（3）支持疗法。

（4）对症治疗。

（5）减轻中毒症状和防治休克：联合使用抗生素和肾上腺皮质激素，减轻全身炎性反应和中毒症状，防治休克及重要器官功能衰竭。

● 要点三　中医辨证论治

1. 疔疮走黄证

证候：在原发病灶的基础上突然疮顶陷黑无脓，肿势软漫，迅速向周围扩散，皮色暗红；并伴有寒战高热，头痛，烦躁不安；舌质红绛，苔黄燥，脉洪数。

治法：凉血清热解毒。

方药：五味消毒饮合黄连解毒汤加减。

2. 火陷证

证候：局部疮顶不高，根盘散漫，疮色紫滞，疮口干枯无脓，灼热疼痛；伴有壮热口渴，便秘溲赤，烦躁不安，甚者神昏谵语、发痉；舌质红绛，苔黄燥或黄腻，脉洪数或滑数。

治法：凉血解毒，泄热养阴，清心开窍。

方药：清营汤加减。

3. 干陷证

证候：局部脓腐不透，疮口中央糜烂，脓少而薄，疮色灰暗，肿势平塌，散漫不聚，胀闷或微痛不甚；全身发热或恶寒，神疲纳少，自汗，胁痛，神昏谵语，气息短促；舌质淡红，脉虚数；或体温反而不高，肢冷，大便溏薄，小便频数；舌质淡，苔灰腻，脉沉细。

治法：补养气血，托毒透邪，佐以清心安神。

方药：托里消毒散加减。

4. 虚陷证

证候：局部肿势已退，疮口腐肉已尽，而脓水稀薄色灰，或偶带绿色，新肉不生，状如镜面，光白板亮，不知疼痛；全身热不退，形神委顿，纳食日减，或有腹痛便泻，自汗肢冷，气息短促；舌淡，苔薄白或无苔，脉沉细或虚大无力。

治法：温补脾肾。

方药：附子理中汤加减。

细目三　特异性感染

● 要点　气性坏疽

气性坏疽是由厌氧性梭状芽孢杆菌侵入伤口后引起的以组织坏死、产气、毒血症为特征的严重的特异性感染，又称芽孢菌性肌坏死。

（一）临床表现

气性坏疽是由厌氧性梭状芽孢杆菌侵入伤口后引起的以组织坏死、产气、毒血症为特征的严重的特异性感染，又称芽孢菌性肌坏死。

1. 全身表现　创伤后并发此症的时间通常在

伤后1~4日。临床特点是病情突然恶化，烦躁不安，有恐惧或欣快感；皮肤、口唇变白，大量出汗，脉搏快速，体温逐步上升。随着病情的发展，可发生溶血性贫血、黄疸、血红蛋白尿、酸中毒，全身情况可在12~24小时内全面迅速恶化。

2. 局部表现 伤肢沉重或疼痛，持续加重，犹如胀裂，止痛剂不能奏效；局部肿胀与创伤所能引起的程度不成比例，并迅速向上、下蔓延。伤口中有大量浆液性或浆液血性渗出物，有时可见气泡从伤口中冒出。皮下可触及捻发音。伤口可有恶臭。

（二）西医治疗

（1）急症清创。

（2）应用抗生素，首选青霉素。

（3）高压氧治疗。

（4）全身支持疗法。

（三）中医辨证论治

1. 湿热火盛，燔灼营血证

证候：起病急骤，患肢沉重、灼热、肿胀、剧痛，皮色暗红，按之凹陷，良久不起；皮肤可见水疱，中央皮肉腐烂，四周紫黑色，迅速腐烂，疮形略带凹陷，溃后流出脓液稀薄如水、恶臭，并混以气泡，轻压周围组织有捻发音；全身伴有高热、烦渴、纳差、呕恶、神昏、溲赤；舌红绛，苔黄燥，脉洪数。

治法：清火利湿，凉血解毒。

方药：黄连解毒汤、犀角地黄汤合三妙丸。

2. 气血不足，心脾两虚证

证候：腐肉大片脱落，疮口日见扩大，疮面色淡，收口缓慢；伴神疲乏力，纳差；舌淡、脉细。

治法：益气补血，养心健脾。

方药：八珍汤合归脾汤。

（王 广）

第十单元 损 伤

细目一 概 述

● 要点一 定义

损伤是指外界各类致伤因素作用于人体，造成组织器官解剖结构的破坏和生理功能紊乱，并引起机体局部与全身的反应。

● 要点二 分类

（一）按致伤因素

机械性损伤有刺伤、切伤、挤压伤、火器伤等；物理性损伤有烧伤、放射伤；化学性和生物性损伤。两种以上不同致伤因素作用于同一机体所致的损伤称为复合性损伤。

（二）按损伤部位与组织器官

如面部、手部、胸部、颅脑损伤，骨折、脱位，脾破裂等。多个部位或器官同时发生的损伤称为多发性损伤。

（三）按损伤部位的皮肤黏膜是否完整

1. 闭合性损伤

（1）挫伤 表现为伤部肿胀、疼痛、皮肤青紫、皮下瘀血或血肿、压痛以及功能障碍。

（2）扭伤 又称捩伤，是指关节在外力作用下超过了正常的活动范围而造成的损伤。表现为局部疼痛、肿胀、皮肤青紫和关节活动障碍等。

（3）挤压伤 有较广泛的组织破坏、出血或坏死。表现为受伤肢体迅速发生肿胀变硬，皮肤出现张力性水疱、皮下瘀斑、肢体麻木、运动障碍等。严重者可出现休克、急性肾衰竭。临床上称为挤压综合征。

（4）冲击伤 又称爆震伤，其特点是体表无明显损伤，而体腔内脏器却遭受严重而广泛的损伤。

2. 开放性损伤

（1）擦伤　皮肤被粗糙物擦过所导致的表层损伤。

（2）刺伤　伤口一般较细小，并且较深，可合并深部血管、神经或内脏器官的损伤。易发生感染，特别是厌氧菌感染。

（3）切伤　或称割伤，创缘整齐，多呈直线状，可深可浅，出血较多，周围组织损伤较轻，深者可使神经、血管、肌腱、脏器断裂。

（4）裂伤　创缘不整齐，周围组织破坏严重，并且较为广泛，容易出现受损组织的坏死或感染。

（5）撕脱伤　多为头发、肢体被卷入高速转动的机器或皮带内，将大片头皮或大面积皮肤撕脱下来，造成大片皮肤剥脱，重者合并肌肉、神经、血管撕裂。

（6）火器伤　常伴有深部组织、器官的损伤。有入口和出口者称为贯通伤；有入口无出口者称为盲管伤，致伤物必留于体内。常表现为复合伤或多发伤。

细目二　颅脑损伤

● 要点一　脑震荡

（一）临床表现

（1）一过性昏迷，伤后立即出现短暂的昏迷，常为数分钟，一般不超过半小时。

（2）近事遗忘症。

（3）较重者在昏迷期间可有皮肤苍白、出汗、血压下降、心动徐缓、呼吸浅慢等表现，但随着意识的恢复很快趋于正常。清醒后可有头痛、头晕、恶心、呕吐等症状。

（4）神经系统检查无阳性体征。

（二）西医治疗

对症治疗，输液、吸氧，适量给予镇静止痛剂和调节血管药物。静脉应用脱水药。

（三）中医辨证论治

1. 昏迷期

证候：脑部受外力震击后昏迷不醒，持续时间一般不超过30分钟。

治法：开窍通闭。

方药：苏合香丸或至宝丹急灌服。

2. 苏醒期

证候：清醒后见头痛、头晕、恶心、时有呕吐、夜寐不宁等症状。

治法：疏肝活血安神。

方药：柴胡细辛汤加减。

3. 恢复期

证候：7～10天以后仍感头微晕，肢倦乏力，精神不振；舌质淡，苔薄白，脉细弱。

治法：益气补肾，养血健脑。

方药：可服保立苏汤、归脾丸等。

● 要点二　脑挫裂伤

（一）临床表现

（1）昏迷。

（2）局灶症状和体征：随脑受损的部位、范围和程度不同而异，对诊断和判定脑伤的部位很有意义。若大脑功能区受损可立即呈现相应的神经功能障碍或体征，如运动区损伤出现锥体束征、肢体抽搐或偏瘫；语言中枢损伤出现失语等。

（3）颅内压增高与脑疝：为继发脑水肿或颅内血肿所致，使昏迷或瘫痪程度加重，或意识好转，清醒后又变为模糊，同时有血压升高、心率减慢、呼吸加深、瞳孔不等大及锥体束征等表现。

（4）其他表现：常合并蛛网膜下腔出血，因而出现脑膜刺激征；若合并颅底骨折则引起脑脊液漏。

（二）西医治疗

（1）脱水疗法，一般用渗透性脱水剂或利尿脱水剂。

（2）肾上腺皮质激素。

（3）神经营养剂和促醒药物。
（4）高压氧疗法。
（5）低温疗法。
（6）防治并发症，积极防治消化道出血、肺炎、癫痫等并发症。

（三）中医辨证论治

1. 昏愦期

证候：昏愦深着，两手握固，牙关紧闭；脉沉迟。

治法：辛香开窍，通闭醒神。

方药：苏合香丸或黎洞丸 1 粒（研末），胃管灌服。若伴高热、神昏窍闭、抽搐等症者，改用安宫牛黄丸研末灌服，以清心开窍；若痰热阻窍所致昏迷，用至宝丹清热豁痰开窍。

2. 苏醒期

证候：神志恍惚不清，头痛头晕，呕吐恶心，夜寐不宁，或醒后不省人事，昏沉嗜卧；脉细无力。

治法：镇心安神，升清降浊。

方药：琥珀安神汤加减。若眩晕不止，或夜寐烦躁不宁甚者，用天麻钩藤饮加减以平肝息风、升清降浊；若痰气上逆，神志迷蒙，不能自主者，改用癫狂梦醒汤加减以祛瘀开窍、化痰醒神。

3. 恢复期

证候：神情痴呆，或失语，或语言謇涩，或错语健忘，或半身不遂，四肢麻木；舌干红无苔，脉弦细数。

治法：益气养阴，祛瘀开窍。

方药：补阳还五汤合收呆至神汤加减。

● **要点三　颅内血肿**

（一）临床表现

根据血肿部位，可分为硬膜外血肿、硬膜下血肿和脑内血肿。

1. 意识障碍的变化　意识障碍有嗜睡、朦胧、浅昏迷、深昏迷几个级别。颅内血肿可有"中间清醒期"，表现为受伤当时昏迷，数分钟或数小时后意识障碍好转，甚至完全清醒。继而因为硬膜外血肿的形成，脑受压引起再度昏迷。

2. 瞳孔改变　瞳孔改变多发生在患侧，可先缩小，对光反应迟钝，继之瞳孔进行性扩大，对光反应消失，提示已发生小脑幕切迹疝。

3. 锥体束征　早期出现的一侧肢体肌力减退，如无进行性加重表现，可能是脑挫裂伤的局灶体征；如果是稍晚出现或早期出现而有进行性加重，则应考虑为血肿引起脑疝或血肿压迫运动区所致；去大脑强直为脑疝晚期表现。

4. 生命体征　常为进行性的血压升高、心率减慢和呼吸深慢（"两慢一高"）。严重的呼吸循环障碍常在经过一段时间的意识障碍和瞳孔改变后才发生；额区或枕区的血肿则可不经历小脑幕切迹疝而直接发生枕骨大孔疝，可表现为一旦有了意识障碍，瞳孔变化和呼吸骤停几乎是同时发生。

（二）西医治疗

颅内血肿诊断一经确立，即应争分夺秒立即进行手术抢救。

1. 颅内血肿的手术指征　意识障碍程度逐渐加深；颅内压的监测压力在 2.7kPa（270mmH$_2$O）以上，并呈进行性升高表现；有局灶性脑损害体征；CT 检查血肿较大（幕上者 >40mL；幕下者 >10mL），或血肿虽不大但中线结构移位明显（移位 >1cm）、脑室或脑池受压明显；在非手术治疗过程中病情恶化。

2. 术前准备　快速为伤员剃光头，备血和留置导尿。已发生脑疝者快速静滴脱水剂。

3. 常用的手术方式　开颅血肿清除术；钻孔探查术；脑室引流术；钻孔引流术；去骨瓣减压术。

细目三　胸部损伤

● **要点一　肋骨骨折**

（一）临床表现

1. 局部疼痛　在深呼吸、咳嗽或转动体位时加剧。第 1～3 肋骨粗短，且有锁骨、肩胛骨保护，不易发生骨折。第 4～7 肋骨长而薄，最易折断。第8~10肋前端肋软骨形成肋弓与胸骨相连，第11~12肋骨前端游离，弹性都较大，均不易骨折。

2. 体格检查 受伤的局部胸壁有时肿胀，压痛，甚至可有骨摩擦感。多根多处肋骨骨折使局部胸壁失去完整肋骨支撑而软化，出现反常呼吸运动，即当吸气时，软化部分胸壁不随全胸廓向外扩展，反而向内塌陷，使伤侧肺受压不能膨胀，伤侧胸膜腔内压增高，纵隔向对侧移位，使对侧肺也受压，在吸气时，该部分胸壁反而向外膨出。受伤的胸壁部分脱离胸廓整体，失去支持形成浮（动）胸壁，也称连枷胸。

（二）西医治疗

1. 闭合性单处肋骨骨折 重点是止痛、固定胸廓和防治并发症。

2. 闭合性多根多处肋骨骨折 大块胸壁软化或两侧胸壁有多根多处肋骨骨折时，需采取紧急措施，清除呼吸道分泌物，以保证呼吸道通畅；对咳嗽无力、不能有效排痰或呼吸衰竭者，要做气管插管或气管切开。

3. 胸壁反常呼吸运动的局部处理 有包扎固定法、牵引固定法、内固定法。

4. 开放性肋骨骨折 需彻底清创。如胸膜已穿破，尚需做胸膜腔引流术。多根多处肋骨骨折者于清创后用不锈钢丝做内固定术。手术后应用抗生素。

（三）中医辨证论治

1. 气滞血瘀证

证候：伤后胁肋刺痛，痛处固定，局部可见瘀斑、瘀点，呼吸及咳嗽时疼痛加重；舌质紫暗，脉象沉涩。

治法：活血化瘀，理气止痛。

方药：复元活血汤加减。痛甚加三七；兼气逆喘咳加瓜蒌皮、杏仁、枳壳；咯血者可加白及、仙鹤草、血余炭、藕节。

2. 肺络损伤证

证候：伤后胁肋刺痛，痛处固定，伴见咳嗽、咯血或痰中带血，甚则呼吸短促，胸部胀闷；舌质紫，脉沉涩。

治法：宁络止血，止咳平喘。

方药：十灰散合止嗽散加减。若胁肋疼痛明显，可加旋覆花、郁金、桃仁以理气活血止痛；咯血较多时可加三七粉冲服。

3. 筋骨不续证

证候：伤处肿痛减轻，骨折处尚未愈合；舌质暗红，脉弦。

治法：续筋接骨，理气活血。

方药：接骨紫金丹加减。胁肋疼痛加郁金、桃仁、柴胡；咳嗽痰多者加紫菀、款冬花。

4. 肝肾不足证

证候：损伤后期症见胁肋隐痛，悠悠不休，口干咽燥，心中烦热，头晕目眩，腰膝酸软，遗精；舌红少苔，脉弦细。

治法：调补肝肾，强筋壮骨。

方药：六味地黄丸加减。心中烦热加炒栀子、酸枣仁以清热安神；头晕目眩加黄精、女贞子、菊花以益肾清肝；精关不固，腰酸遗精者加牡蛎、金樱子、芡实、莲须固肾涩精。

5. 气血亏虚证

证候：伤后症见少气乏力，失眠多梦，心悸怔忡，纳食减少；舌质淡，苔薄白，脉沉细。

治法：益气养血。

方药：八珍汤加减。心悸怔忡、失眠多梦可加柏子仁、酸枣仁、远志养血安神；兼食积停滞者加神曲、麦芽、山楂、鸡内金消食健胃。

● **要点二 气胸与血胸**

（一）临床表现

胸部损伤有60%~70%发生气胸，而且常伴有血胸。临床上一般将损伤性气胸分为闭合性气胸、开放性气胸和张力性气胸三类。

1. 闭合性气胸 闭合性气胸多见于一般闭合性胸部损伤。小量气胸可无明显症状。大量气胸时有胸痛、胸闷、呼吸短促、气管向健侧移位，伤侧胸部叩诊呈鼓音，呼吸音降低。胸部X线检查可显示肺萎陷和胸腔积气。

2. 开放性气胸 胸壁穿透性损伤导致胸膜腔

与外界大气交通称为开放性气胸。空气随呼吸运动而经伤口自由出入胸膜腔，破坏了胸膜腔与外界大气间的正常压力差。胸膜腔内压与大气压力相等，使伤侧胸膜腔负压消失，伤侧肺完全萎陷，丧失呼吸功能。纵隔向健侧移位，使健侧肺也扩张不全。呼气、吸气时，两侧胸膜腔压力不均衡，使纵隔在吸气时移向健侧，呼气时移向伤侧，称为纵隔扑动。伤员出现明显的呼吸困难，鼻翼扇动，口唇发绀，颈静脉怒张，伤侧胸壁创口可伴有气体进出胸腔发出的吸吮样声音。气管向健侧移位，伤侧胸部叩诊鼓音，呼吸音消失，严重者伴有休克。胸部X线检查可见伤侧胸腔大量积气，肺萎陷，纵隔移向健侧。

3. 张力性气胸 张力性气胸为较严重的闭合性胸部损伤。气胸来源于较大的肺裂伤或支气管裂伤，破口与胸膜腔相通，且呈活瓣状，吸气时裂口张开，空气进入胸膜腔，呼气时裂口闭合，气体不能排出，使胸膜腔内气体愈积愈多，压力不断增高并超出大气压，又称高压性气胸。伤侧肺完全萎陷，纵隔明显向健侧移位，健侧肺也明显受压，造成严重的呼吸循环障碍。张力性气胸患者表现为严重或极度呼吸困难，烦躁，意识障碍，大汗淋漓，发绀。气管明显移位，颈静脉怒张，多有皮下气肿。伤侧胸部饱满，叩诊鼓音，呼吸音消失，胸部X线检查显示胸腔严重积气，肺完全萎陷，纵隔移位，并可能有纵隔和皮下气肿。胸腔穿刺有高压的气体向外冲出。患者可有脉细速、血压降低等循环障碍表现。

4. 血胸 胸部损伤后引起胸膜腔积血者，称为损伤性血胸。血胸的临床表现与出血量、速度和个人体质有关。一般而言，成人<0.5L为小量血胸，0.5~1.0L为中等量血胸，>1.0L为大量血胸。小量血胸可无明显症状。中等量以上血胸可出现面色苍白、脉搏细速、血压下降等低容量性休克表现和胸腔积液的体征。如呼吸急促，伤侧肋间隙饱满，气管向健侧移位，伤侧叩诊浊音，呼吸音减弱。X线检查伤侧肺野被液体阴影所遮盖，纵隔向健侧移位，血胸同时伴有气胸时可见气液平面。胸腔穿刺抽出血液可明确诊断。

根据胸部受伤史、症状、体征及X线检查和胸膜腔穿刺结果，气胸及血胸的诊断并不困难。下列征象提示进行性出血：①脉搏逐渐增快，血压持续下降。②经输血补液后血压不回升或升高后又迅速下降。③血红蛋白、红细胞计数和红细胞比容等重复测定持续降低。④胸膜腔穿刺因血液凝固抽不出血液，但连续胸部X线检查显示胸膜腔阴影继续增大。⑤闭式胸膜腔引流后，引流血量连续3小时超过200mL/h。

（二）西医治疗

1. 闭合性气胸 小量气胸（肺萎陷在30%以下）无需治疗。大量气胸需进行胸膜腔穿刺，或行胸膜腔引流术，应用抗生素。

2. 开放性气胸 急救处理是用无菌敷料封盖伤口使开放性气胸转变为闭合性气胸，然后穿刺胸膜腔，抽气减压。进一步的处理是：给氧和输血补液，纠正休克，清创、缝合胸壁伤口，并做闭式胸膜腔引流术。如疑有胸腔内脏器损伤或活动性出血，则需剖胸探查。术后应用抗生素；鼓励患者咳嗽排痰和早期活动。

闭式胸膜腔引流术的适应证：气胸、血胸或脓胸需要持续排气、排血或排脓者；切开胸膜腔者。

闭式胸膜腔引流的穿刺部位：液体一般选在腋中线和腋后线之间的第6~8肋间插管引流。气体常选锁骨中线第2肋。

闭式胸膜腔引流管的拔管指征：引流后肺膨胀良好，连续观察24小时无气体和液体流出，可在患者深吸气后屏气时拔除引流管。

3. 张力性气胸 急救处理是立即排气，降低胸腔内压力。同时应用抗生素。肺、支气管的裂伤较大或断裂，应及早剖胸探查，修补裂口，或做肺段、肺叶切除术。

4. 血胸 小量血胸无需穿刺抽吸。若积血量较多，应早期进行胸膜腔穿刺。进行性血胸，首先输入足量血液，以防治低血容量性休克。须及时剖胸探查，寻找出血部位。凝固性血胸，最好在出血停止后数日内剖胸，清除积血和血块，以防感染或机化。

（三）中医辨证论治

1. 气滞证

证候：呼吸急促，甚则不能平卧，胸部胀闷；舌质淡红，脉弦。

治法：开胸顺气。

方药：理气止痛汤加减。若瘀血症状明显，见胸胁疼痛、舌紫暗，可加桃仁、红花以活血祛瘀。

2. 气脱证

证候：呼吸困难，呼吸音低微，紫绀，大汗淋漓，四肢厥冷；舌淡苔白，脉微弱。

治法：益气固脱。

方药：参附汤加减。若兼气滞者，加枳壳、制香附以理气；兼瘀血内停加制乳香、制没药、丹参以活血祛瘀；若汗出不止可加龙骨、牡蛎以固涩止汗。

3. 血瘀气滞证

证候：呼吸气短，胸胁胀痛或刺痛，固定不移，面青；舌紫暗，脉沉涩。

治法：理气活血，逐瘀通络。

方药：复元活血汤加减。气滞为主可加厚朴、香附等理气之品；血瘀较重者可加三棱、莪术，以增强破瘀消坚之力；兼见大便秘结者可加芒硝、厚朴以通利大便。

4. 血虚气脱证

证候：呼吸表浅，面色苍白，甚则大汗淋漓，四肢厥冷；脉微欲绝。

治法：益气养血固脱。

方药：四君子汤合生脉散加减。若喘促转剧可加苏子、杏仁肃肺平喘；若汗出不止可加龙骨、牡蛎固涩止汗；若心悸不宁者可加远志、酸枣仁等以养心安神。

细目四 腹部损伤

● 要点一 脾损伤

脾脏是腹腔内较大的实质性脏器，血运丰富，组织脆弱，易损伤破裂。在腹部闭合性损伤中，脾破裂居首位。脾破裂有3种类型，即中央型破裂（破损在脾实质深部）、被膜下破裂（破损在脾实质周边部分）和真性破裂（破损累及被膜）。

（一）临床表现

表现为急性失血性休克和血性腹膜炎的症状。中央型和包膜下脾破裂临床表现不明显，早期诊断不易。如果血肿继续增大，可发生"延迟性脾破裂"。

（二）西医治疗

一般均需积极手术治疗。脾裂伤、创面较整齐者可行脾脏修补术。不可修补的损伤，可行脾切除术。对于5岁以下儿童不宜行全脾切除术，应保留副脾或脾组织自体移植。

（三）中医辨证论治

分型论治可参见肝破裂内容。

● 要点二 肝破裂

肝脏遭受强大暴力损伤而破裂，称为肝破裂。其病理类型和临床表现与脾破裂相似，不过肝破裂后可有胆汁与血同时进入腹腔，故其腹痛及腹膜刺激征较脾破裂时明显。

（一）临床表现

主要表现为腹腔内出血和腹膜刺激征，常引起出血性休克，右肩部放射性疼痛。有腹膜刺激征，出现移动性浊音；指检在直肠膀胱陷凹内有饱满隆起的感觉。胆囊及胆总管损伤者可出现陶土样便、黄疸、胆红素尿、皮肤发痒。胆管创伤后胆汁外溢，可造成胆瘘及胆汁性腹膜炎。

（二）西医治疗

迅速建立2条以上静脉输液通道，快速静脉输注平衡液，积极配血，尽快输入全血，以纠正休克。应注意防止肺水肿、输血反应、低血浆蛋白症及凝血机制障碍的发生，并做好急诊手术的各项准备。

原则上均应手术治疗，确切止血、防止胆瘘、彻底清创、清除失活的肝组织、充分引流和处理其他合并伤。

（三）中医辨证论治

1. 气滞血瘀证

证候：跌打损伤，血积胁下，右胁肋部肿痛剧烈，压痛明显；脉弦。

治法：疏肝理气，活血逐瘀。

方药：复元活血汤加减。

2. 血脱证

证候：伤后出血过多，突然出现面色爪甲苍白，大汗淋漓，四肢厥冷，口渴，气急烦躁，或倦卧气微，二便失禁；舌淡，唇干或青紫，脉芤或细数。

治法：益气生血，回阳固脱。

方药：当归补血汤合参附汤。

3. 气血两虚证

证候：损伤后期，面色白，头晕目眩，视物不清，短气无力，纳少；舌淡，脉细无力。

治法：补气养血。

方药：四物汤加减。

4. 肝郁气滞证

证候：损伤后期，胁肋隐痛不适，咳吐、大便等屏气时疼痛加剧；胸闷，喜太息，情志抑郁易怒，纳少；舌苔薄白，脉弦。

治法：疏肝解郁，理气止痛。

方药：柴胡疏肝散加减。

● 要点三　胰腺损伤

（一）临床表现

轻症临床症状常不典型。较重的胰腺损伤表现为上腹部剧烈疼痛及弥漫性腹膜炎征象；刺激膈肌而出现肩背部疼痛，伴恶心、呕吐、腹胀；可因疼痛与大量体液丢失而出现休克。脐周皮肤可呈青紫色。血清淀粉酶和腹腔液淀粉酶可升高。

（二）西医治疗

1. 治疗原则　减少一切可能的胰腺刺激，抑制胰酶分泌，防治胰酶对机体的损伤，抗感染，防治多器官功能不全综合征。

2. 治疗措施　控制饮食和胃肠减压；支持治疗；抗感染；抗休克；抗胰酶疗法；对症治疗。

3. 手术治疗　彻底清创，完全止血，制止胰液外漏及处理合并伤。如发生胰瘘，除加强引流外，应禁食并给予全肠外营养支持。应用生长抑素可明显减少胰液分泌量，有利于胰瘘的愈合。

（三）中医辨证论治

1. 气郁血瘀证

证候：上腹部疼痛，向腰背部放射，腹胀，恶心呕吐，上腹部压痛较剧；舌质红，苔黄，脉弦紧。

治法：行气止痛，活血祛瘀。

方药：越鞠丸合复元活血汤加减。

2. 热毒内蕴证

证候：持续性腹部剧痛，腹胀拒按，局部或全腹压痛、反跳痛，腹肌紧张，肠鸣音减弱或消失；伴发热，恶心呕吐，大便秘结，小便短赤；舌质红，苔黄腻或黄糙，脉洪数。

治法：清热解毒，顺气通腑。

方药：黄连解毒汤合大承气汤加减。

3. 气血瘀结证

证候：伤后数周或数年上腹部出现包块，隐痛不适，或出现肩背部放射痛，俯仰转侧则疼痛加重；纳呆便秘，低热；舌偏红，苔黄干，脉细数或弦涩。

治法：行气活血，化瘀散结。

方药：膈下逐瘀汤加味。

4. 热厥证

证候：腹部膨胀，全腹压痛、反跳痛，腹肌紧张明显；精神委靡或烦躁不安，神昏谵语，口干唇燥，手足不温，甚则四肢厥冷，呼吸浅促，或斑疹衄血，呕血便血，少尿或无尿；舌质红绛，苔黄干而厚，脉沉细而数或微细欲绝。

治法：清营泄热，解毒养阴。

方药：清营汤加减。

● 要点四　小肠损伤

（一）临床表现

主要表现为腹痛、腹胀、恶心呕吐、腹部压

痛及反跳痛、腹肌紧张、肠鸣音减弱或消失、移动性浊音、肝浊音界缩小或消失等腹膜刺激症状与体征。如损害严重或出血过多，可出现休克。

（二）西医治疗

（1）术前注射破伤风抗毒素。

（2）输血补液，纠正水、电解质及酸碱平衡紊乱。

（3）禁食，持续胃肠减压，禁食期间给予全静脉营养。

（4）使用广谱抗生素防治腹腔内感染。

（5）手术治疗：小肠单纯穿孔者行修补术；小肠部分断裂或完全离断者行清创缝合术；对于不宜单纯缝合、小肠某段广泛性挫伤、血液循环不良、大范围肠系膜横向断裂、沿肠管纵轴方向较长的纵裂伤者，宜行小肠部分切除吻合术。

● 要点五 结肠与直肠损伤

（一）临床表现

主要表现为细菌性腹膜炎。开放性损伤引起的结肠损伤一般在探查时可以确诊。闭合性结肠损伤由于肠内容物呈半流体甚至呈固体形态，流动性小，化学刺激性也小，因而症状体征发展缓慢，为早期诊断带来一定困难。

（二）西医治疗

均应立即手术治疗，对诊断尚未明确而高度怀疑的病例亦应施行手术探查。

手术方法：结肠损伤宜行拉出式结肠造口术；盲肠、升结肠及横结肠的单纯性损伤，如裂口小且其他条件好，可考虑做一期修补。直肠损伤视损伤部位高低，可分别经腹剪开腹膜返折或经尾骨旁进入直肠后间隙修补，乙状结肠转流造口及直肠旁充分引流是创伤修复的必要条件。

细目五 泌尿系损伤

● 要点一 肾损伤

（一）临床表现

根据损伤的程度可分为以下病理类型：①肾挫伤。②肾部分裂伤。③肾全层裂伤。④肾蒂损伤。

1. 主要症状

（1）休克：呈创伤出血性休克表现，多见于粉碎肾或肾蒂伤患者。

（2）血尿：可出现血尿，轻者为镜下血尿，重者出现肉眼血尿，可伴有条状血凝块和肾绞痛，血尿与损伤程度不一定成比例。

（3）疼痛。

（4）发热：血肿和尿外渗可继发感染，甚至出现全身中毒症状。

2. 主要体征 腰腹部肿块和触痛。肾周围血肿和尿外渗使局部形成肿块，腰部可有压痛和叩击痛，严重时腰肌紧张和强直。合并腹腔脏器损伤时可出现腹膜刺激征。

（二）西医治疗

1. 急救治疗 对大出血而休克的患者应采取抗休克、复苏等急救措施，严密观察生命体征变化，同时明确有无合并伤，并积极做好手术探查准备。

2. 非手术治疗 绝对卧床休息2~4周；镇静、止痛及止血药的应用；应用抗生素防治感染；加强支持疗法，保持足够尿量；动态检测血红蛋白和血细胞比容；定时监测生命指征及局部体征的变化。

3. 手术治疗 一旦确定为严重肾裂伤、粉碎肾或肾蒂伤应立即手术探查，如保守治疗发现下列情况时应施行手术：经积极抗休克治疗后症状不见改善，提示有内出血者；血尿加重，血红蛋白和血细胞比容继续下降；腰腹部肿块明显增大并怀疑有腹腔脏器损伤。根据肾损伤的程度和范围，选择肾周围引流、肾修补或肾部分切除、肾切除、肾血管修复等术式。

（三）中医辨证论治

1. 肾络损伤证

证候：多属肾挫伤和肾挫裂伤的初期。外伤后腰痛，活动时加重，肾区叩痛，镜下血尿或肉眼血尿，面色苍白；舌质淡紫或有瘀斑，苔薄白，脉弦细数。

治法：止血益肾，通络止痛。

方药：小蓟饮子加川断、杜仲、元胡、车前子。

2. 瘀血内阻证

证候：多属肾挫伤或肾挫裂伤的中期。腰痛，活动不利，或可触到腰部或腹部肿块，血尿或夹有血块，小便涩痛不爽，面色无华；舌紫或有瘀斑，脉弦涩。

治法：活血祛瘀止痛。

方药：活血散瘀汤加减。

3. 气阴两虚证

证候：多属肾挫伤或肾挫裂伤后期或严重肾损伤术后。肿痛减轻，仍有尿血，神疲乏力，腰酸软，食少纳呆，或自汗、盗汗；舌淡苔薄，脉细弱。

治法：益气养阴。

方药：补中益气汤合知柏地黄丸加减。如为严重肾损伤术后，可合八珍汤加减。

● **要点二 尿道损伤**

(一) 临床表现

尿道损伤在泌尿系损伤中最为常见，多发于男性。

1. 主要症状 严重损伤时常合并大出血，引起损伤失血性休克；可见肉眼血尿。尿道完全断离时可无血液流出。前尿道损伤有会阴部疼痛，并可放射至尿道外口。后尿道损伤可出现下腹部疼痛；常因疼痛而出现排尿困难，尿道完全断裂时可出现尿潴留。

2. 主要体征 尿道骑跨伤常发生会阴部、阴囊处瘀斑、肿胀。尿道球部损伤时，尿外渗侵会阴、阴囊、阴茎肿胀，有时可向上蔓延至腹壁。后尿道损伤尿外渗在尿生殖膈以上，直肠指诊可发现前方有波动感及压痛，有时还可能触到浮动的前列腺尖端。

(二) 西医治疗

1. 紧急处理 应尽早采取抗休克措施。尿潴留未能立即手术者，可进行耻骨上膀胱穿刺造瘘引流尿液。尿道损伤或轻度裂伤者排尿有困难时，予以保留导尿1周，并用抗生素。

2. 手术治疗 前尿道横断或严重撕裂：经会阴切口，有血肿时应予清除，再做尿道断端吻合术，留置导尿2~3周，同时做引流和耻骨上膀胱造瘘术。后尿道损伤：早期做耻骨上高位膀胱造瘘。早期部分患者可行尿道会师复位术。

3. 并发症处理 尿外渗：应切开引流，防止感染。合并直肠损伤时应早期立即修补，并行暂时性结肠造瘘。尿道狭窄：定期行尿道扩张术，严重者可行腔内经尿道狭窄部瘢痕组织切开术，或行延期尿道瘢痕切除端端吻合术；也可先做会阴部造口术、二期尿道成形术。

(三) 中医辨证论治

1. 络伤溢血证

证候：尿道疼痛，尿道滴血，颜色鲜红，为损伤早期表现，或小便困难，排出不畅；舌淡苔白，脉弦。

治法：止血镇痛。

方药：活血止痛散加减。

2. 瘀血阻窍证

证候：尿道疼痛，尿道出血，带有血块，损伤部位皮肤青紫、肿胀，排尿不畅；舌淡紫或有瘀斑，脉弦涩。

治法：活血化瘀。

方药：活血散瘀汤加减。

细目六 烧 伤

● **要点一 临床表现**

(一) 全身表现

1. 生命体征变化 脉搏和心率加快，呼吸动度加深、频率加快等。最初血压可稍有升高，而严重烧伤常因渗出增多而出现血压下降，甚至发生休克。

2. 发热 体温多在38℃左右，若体温过高，应考虑有并发感染的可能。

3. 其他 口渴、尿少、纳差、便秘等，后期可出现营养不良表现。

（二）局部表现

疼痛，红斑，水疱，渗出，焦痂。

（三）并发症

（1）休克：主要表现为心率增快，脉搏细弱，心音低弱；早期脉压差变小，随后血压下降；呼吸浅、快；尿量减少。

（2）全身性感染：并发全身性感染时，临床常有一些骤然变化的迹象，如患者性格的改变，初始有些兴奋、多语、定向力障碍，继而出现幻觉、迫害妄想，甚至大喊大叫，或对周围反应淡漠；体温骤升或骤降；体温骤升者起病时常伴有寒战，体温不升者常提示为革兰阴性杆菌感染；心率加快（成人常在140次/分以上）；呼吸急促；创面表现骤变，如一夜之间出现创面生长停滞、创缘变钝、浸渍糟烂、干枯、出血、坏死斑等。

（3）应激性溃疡：临床上多有腹痛、饱胀、嗳气、呕血、黑便等，大出血者常发生出血性休克。

（4）肝功能衰竭：主要诱因为重度休克、创面脓毒症、全身侵袭性感染或败血症。

（5）心力衰竭：主要病因为休克期补液过量、内毒素对心肌的直接损害；严重吸入性损伤，或诱发了ARDS，进一步促使心肌缺血缺氧；并发严重脓毒症或感染性休克等。

6. 急性肾功能不全。

7. 成人呼吸窘迫综合征。

8. 多系统器官功能障碍综合征，烧伤伤情越重并发MODS的机会越多。

● 要点二 诊断

（一）烧伤面积的估计

1. 中国新九分法 按体表面积划分为11个9%的等份，另加1%，构成100%的体表面积，即头颈部：1×9%；躯干：3×9%；两上肢：2×9%；双下肢：5×9%+1%，共为11×9%+1%。

2. 手掌法 患者并指的掌面约占体表面积的1%。

（二）烧伤深度的鉴别

三度四分法 Ⅰ度烧伤：仅伤及表皮浅层。表面呈红斑状，干燥无渗出，有烧灼感，3~7天痊愈，短期内可有色素沉着。浅Ⅱ度烧伤：伤及表皮的生发层、真皮乳头层。局部红肿明显，有薄壁大水疱形成，内含淡黄色澄清液体，水疱皮如被剥脱，创面红润、潮湿，疼痛明显。如不发生感染，1~2周内愈合，一般不留瘢痕，多数有色素沉着。深Ⅱ度烧伤：伤及皮肤的真皮层，介于浅Ⅱ度和Ⅲ度之间，也可有水疱，但去疱皮后创面微湿，红白相间，痛觉较迟钝。Ⅲ度烧伤：为全层皮肤烧伤，甚至达到皮下、肌肉或骨骼。创面无水疱，呈蜡白或焦黄色，甚至炭化，痛觉消失，局部温度低，皮层凝固性坏死后形成焦痂，触之如皮革，痂下可见树枝状栓塞的血管。

（三）烧伤严重程度的判断

1. 轻度烧伤 Ⅱ度烧伤面积在9%以下。

2. 中度烧伤 Ⅱ度烧伤面积在10%~29%，或Ⅲ度烧伤面积不足10%。

3. 重度烧伤 烧伤总面积在30%~49%；或Ⅲ度烧伤面积在10%~19%；或Ⅱ度、Ⅲ度烧伤面积虽不到上述百分比，但已发生休克等并发症、呼吸道烧伤或有较重的复合伤。

4. 特重烧伤 烧伤总面积在50%以上；或Ⅲ度烧伤面积在20%以上；或已有严重并发症。

● 要点三 西医治疗

（一）治疗原则

（1）保护烧伤创面，防止和清除外源性污染。

（2）强心、护肾、防治低血容量性休克。

（3）预防局部和全身性感染。

（4）选用非手术和手术方法，减少瘢痕增生所造成的功能障碍和畸形。

（二）现场急救

消除致伤因素，脱离现场，积极实施危及生命损伤的救治，保护受伤部位。

（三）休克的防治

严重烧伤多在烧伤后 6~12 小时发生休克，特重度烧伤在伤后 2 小时即可发生。因烧伤早期发生的休克基本上是低血容量性休克，故处理原则是尽快恢复血容量。

（四）全身性感染的防治

（1）及时而积极地纠正休克，维持机体的防御功能，保护肠黏膜的组织屏障。

（2）正确处理创面，深度烧伤的处理多沿用早期切痂植皮方法，规范地采用烧伤湿性医疗技术。

（3）合理选择抗生素。

（4）营养支持、水与电解质紊乱的纠正、脏器功能的维护等综合措施。

要点四　中医辨证论治

1. 热伤营卫证　轻度烧伤，无全身症状，无需内治。

2. 火毒伤津证

证候：壮热烦躁，口干喜饮，便秘尿赤；舌红绛而干，苔黄或黄糙，或舌光无苔，脉洪数或弦细数。

治法：清热解毒，益气养阴。

方药：黄连解毒汤、银花甘草汤、犀角地黄汤或清营汤加减。口干甚者加鲜石斛、天花粉；便秘加生大黄；尿赤加白茅根、淡竹叶等。

3. 阴伤阳脱证

证候：神疲倦卧，面色苍白，呼吸气微，表情淡漠，嗜睡，自汗肢冷，体温不升反低，尿少；全身或局部水肿，创面大量液体渗出；舌淡暗苔灰黑，或舌淡嫩无苔，脉微欲绝或虚大无力等。

治法：回阳救逆，益气护阴。

方药：四逆汤、参附汤合生脉散加味。冷汗淋漓加煅龙骨、煅牡蛎、黄芪、白芍、炙甘草。

4. 火毒炽盛证

证候：壮热不退，口干唇燥，大便秘结，小便短赤；舌红而干，苔黄干或黄腻，脉洪数。

治法：清热解毒。

方药：黄连解毒汤。湿热重者加清热利湿之品。

5. 火毒内陷证

证候：壮热不退，口干唇燥，躁动不安，大便秘结，小便短赤；舌红绛而干，苔黄或黄糙或焦干起刺，脉弦数等；若火毒传心，可见烦躁不安，神昏谵语；火毒传肺，可见呼吸气粗，鼻翼扇动，咳嗽痰鸣，痰中带血；火毒传肝，可见黄疸，双目上视，痉挛抽搐；若火毒传脾，可见腹胀便结，便溏黏臭，恶心呕吐，不思饮食，或有呕血、便血；火毒传肾，可见浮肿，尿血或尿闭。

治法：清营凉血解毒。

方药：清营汤或黄连解毒汤合犀角地黄汤加减。神昏谵语者加服安宫牛黄丸或紫雪丹；气粗咳喘加生石膏、知母、贝母、桔梗、鱼腥草、桑白皮、鲜芦根；抽搐加羚羊角粉（冲）、钩藤、石决明；腹胀便秘、恶心呕吐加大黄、玄明粉、枳实、厚朴、大腹皮、木香；呕血、便血加地榆炭、侧柏炭、槐花炭、白及、三七、藕节炭；尿少或尿闭加白茅根、车前子、淡竹叶、泽泻；血尿加生地、大小蓟、黄柏炭、琥珀等。

6. 气血两虚证

证候：疾病后期，火毒渐退，低热或不发热，精神疲倦，气短懒言，形体消瘦，面色无华，食欲不振，自汗，盗汗；创面肉芽色淡，愈合迟缓；舌淡，苔薄白或薄黄，脉细弱。

治法：补气养血，兼清余毒。

方药：托里消毒散或八珍汤加金银花、黄芪。食欲不振加神曲、麦芽、鸡内金、薏苡仁、砂仁。

7. 脾虚阴伤证

证候：疾病后期，火毒已退，脾胃虚弱，阴津耗损；面色萎黄，纳呆食少，腹胀便溏，口干少津，或口舌生糜；舌暗红而干，苔花剥或光滑无苔，脉细数。

治法：补气健脾，益胃养阴。

方药：益胃汤合参苓白术散加减。

细目七 冷伤

要点一 临床表现

冻疮的发生往往不自觉，直至手、耳、足等部位出现症状才察觉。局部冻伤可分为4度。

1. Ⅰ°冻伤 伤及表皮层。局部红肿，有发热、痒、刺痛的感觉，数日后表皮干脱而愈，不留瘢痕。

2. Ⅱ°冻伤 损伤达真皮层。局部红肿较明显且有水疱形成，疱内为血清状液或稍带血栓，自觉疼痛，知觉迟钝。如无感染，局部可成痂，经2~3周痂脱而愈，很少有瘢痕。若并发感染，则创面形成溃疡，愈合后有瘢痕。

3. Ⅲ°冻伤 损伤皮肤全层或深至皮下组织。创面由白色变为黑褐色，试验知觉消失，其周围红肿疼痛，可出现血疱。若无感染，坏死组织干燥成痂，然后逐渐脱痂和形成肉芽创面，愈合甚慢而留有瘢痕。

4. Ⅳ°冻伤 损伤深达肌肉、骨骼等组织。局部表现类似Ⅲ°冻伤，即伤处发生坏死，其周围有炎症反应，常需在处理中确定其深度。容易并发感染而成湿性坏疽，治愈后可有功能障碍或致残。

全身性冻伤开始时有寒战、肤色苍白、发绀、疲乏无力、打呵欠等表现，继而出现肢体僵硬，幻觉或意识模糊甚至昏迷，心律失常，呼吸抑制，最终发生心跳、呼吸骤停。

要点二 西医治疗

（一）急救和复温

迅速使患者脱离低温环境和冰冻物体，立即施行局部或全身的快速复温。

（二）Ⅲ°以上局部冻伤的治疗

（1）注射破伤风抗毒素。
（2）选用改善血循环的药物，常用的有小分子右旋糖酐、托拉苏林、罂粟碱等。
（3）使用抗生素。
（4）Ⅲ°、Ⅳ°冻伤患者需要高价营养，包括高热量、高蛋白和多种维生素等。

（三）全身性冻伤的治疗

复温后首先要防治休克和维护呼吸功能。全身性冻伤常合并局部冻伤，故不可忽视创面处理。

（四）手术治疗

局部冻伤严重者，待其坏死组织边界清楚时予以切除；若损伤面积大者，待坏死组织脱落干净，肉芽组织红润时予以植皮；若出现感染则应充分扩创引流；若出现肢体远端湿性或干性坏疽，与健康组织分界线已形成者，待其分界线清楚固定后可行截肢术。

要点三 中医辨证论治

1. 阴盛阳衰证

证候：四肢厥逆，恶寒蜷卧，极度疲乏，昏昏欲睡，呼吸微弱；苔白，脉沉微细。
治法：回阳救逆，温通血脉。
方药：四逆加人参汤加减。

2. 血虚寒凝证

证候：形寒肢冷，局部疼痛喜暖；舌淡而黯，苔白，脉沉细。
治法：补养气血，温经通脉。
方药：人参养荣汤加减。以黄酒调服，重者佐阳和汤内服。

3. 气血两虚证

证候：头晕目眩，少气懒言，四肢倦怠，面色苍白或萎黄，疮口不收；舌淡，苔白，脉沉细弱或虚大无力。
治法：益气养血，祛瘀通脉。
方药：人参养荣汤或八珍汤合桂枝汤加减。

4. 瘀滞化热证

证候：发热口干，患处暗红微肿，局部疼痛喜冷；或患处红肿灼热，溃烂腐臭，脓水淋漓，筋骨暴露；舌黯红，苔黄，脉数。
治法：清热解毒，活血止痛。
方药：四妙勇安汤加黄芪、紫花地丁、蒲公英等。痛甚者加延胡索、制乳香、制没药等。

细目八　咬蜇伤

要点一　毒蛇咬伤

（一）病因病理

1. 神经毒　主要是阻断神经肌肉的接头引起弛缓型麻痹，产生肌肉运动障碍。终致周围性呼吸衰竭，引起缺氧性脑病、肺部感染及循环衰竭，若抢救不及时可导致死亡。

2. 血液毒　具有强烈的溶组织、溶血和抗凝作用，对心血管和血液系统产生多方面的毒性作用。

3. 酶的作用　蛋白质水解酶：由于溶解肌肉组织和损害血管壁，从而增加管壁的通透性，因而可导致蛇伤局部肌肉坏死、出血、水肿，甚至深部组织溃烂；磷脂酶A：其毒性作用是间接溶血作用，可引起极为严重的溶血症，还可使毛细血管通透性增加而引起出血，间接干扰心血管系统及神经系统的功能；透明质酸酶：能溶解细胞与纤维间质，破坏结缔组织的完整性，促使蛇毒从咬伤局部向其周围迅速扩散、吸收；三磷酸腺苷酶：可以破坏三磷酸腺苷而减少体内能量供给，影响体内神经介质、蛋白质的合成，导致各系统的生理功能障碍。

（二）临床表现

1. 局部症状　被毒蛇咬伤后，患部一般都有较粗大而深的毒牙痕，而无毒蛇咬伤的牙痕则小而排列整齐。神经毒蛇咬伤后局部症状不显著，疼痛较轻或没有疼痛，仅感局部麻木或蚁行感，伤口出血很少或不出血，周围不红肿。血液毒毒蛇咬伤后局部疼痛剧烈，肿胀明显，且迅速向肢体近心端发展，伤口有血性液体渗出，或出血不止，伤口周围皮肤青紫、瘀斑或血疱，有的伤口组织坏死形成溃疡，所属淋巴结、淋巴管红肿疼痛。混合毒毒蛇咬伤后伤口疼痛逐渐加重，并有麻木感，伤口周围皮肤迅速红肿，并有水疱、血疱，重者伤口坏死溃烂，区域淋巴结肿大压痛。

2. 全身症状　神经毒毒蛇咬伤者潜伏期较长，多在伤后1~6小时出现症状，表现为头昏头痛、胸闷恶心、四肢乏力麻木、眼睑下垂，重者声音嘶哑、语言不利、呼吸困难、瞳孔散大、全身瘫痪、惊厥抽搐，终致呼吸麻痹而死亡。血液毒毒蛇咬伤者在短期内即出现全身中毒症状，恶寒发热、烦躁、口干、全身关节肌肉酸痛、腹痛、腹泻或大便秘结，重者可有广泛的皮下出血或瘀斑，以及内脏出血，最终因循环衰竭、休克而死亡。混合毒毒蛇咬伤者兼见上述两种表现，混合毒造成死亡的主要原因仍为神经毒。

（三）西医治疗

1. 一般治疗　补充足够的营养物质和维生素，维持水、电解质平衡，防治脑水肿和心功能衰竭。常规进行破伤风抗毒素的治疗。咬伤数日内病情较重者按危重病症抢救处理。

2. 抗蛇毒血清的应用　一般多用蝮蛇抗毒血清，使用前必须先做过敏试验，过敏试验阳性者可按脱敏疗法注射。同时可配合使用糖皮质激素。

3. 危重病症的抢救　呼吸衰竭的处理：应立即给氧，并可使用呼吸中枢兴奋药；如因缺氧引起脑水肿，可选用速尿、甘露醇或山梨醇脱水降颅内压，或肾上腺皮质激素；必要时可行气管切开术。中毒性休克的处理：休克的早期应适当予以补液，维持水、电解质平衡，给氧，保暖及镇静等支持疗法；必要时可将血管收缩药物与扩血管药物联合应用。急性肾衰竭的处理：早期肾衰竭可选用甘露醇或速尿，严重时可应用利尿合剂和肾上腺皮质激素；人工透析疗法是治疗急性肾衰竭的有效措施之一，一般常用血液透析法。

（四）中医辨证论治

1. 风毒（神经毒）证

证候：局部伤口无红肿，疼痛轻微，感觉麻木；全身症状有头昏、眼花、嗜睡、气急，严重者呼吸困难，四肢麻痹，张口困难，口角流涎，双目直视，眼睑下垂，复视，表情肌麻痹，神志模糊甚至昏迷；舌质红，苔薄白，脉弦数或迟弱。

治法：活血通络，驱风解毒。

方药：活血驱风解毒汤（经验方）加减。药物有：当归、川芎、红花、威灵仙、白芷、防风、僵蚕、七叶一枝花、半边莲、地丁等。

2. 火毒（血液毒）证

证候：局部肿痛严重，常有水疱、血疱或瘀斑，严重者出现局部组织坏死；全身症状可见恶寒发热，烦躁，咽干口渴，胸闷心悸，肋胀胁痛，大便干结，小便短赤或尿血；或五官、内脏出血，斑疹隐隐；舌质红，苔黄，脉滑数或结代。

治法：泻火解毒，凉血活血。

方药：龙胆泻肝汤合五味消毒饮加减。或用鲜生地30g，水牛角屑15g，丹皮12g，赤芍9g，半枝莲30g，七叶一枝花30g，焦山栀12g，生甘草6g。

3. 风火毒证

证候：局部红肿较重，一般多有创口剧痛，或有水疱、血疱、瘀斑或伤处溃烂；全身症状有头晕头痛，眼花，寒战发热，胸闷心悸，大便秘结，小便短赤，严重者烦躁抽搐，甚至神志昏聩；舌质红，苔白黄相兼，脉弦数。

治法：清热解毒，凉血息风。

方药：黄连解毒汤合五虎追风散加减。或用蒲公英30g，野菊花12g，七叶一枝花30g，白芷9g，蝉衣6g，丹皮12g，全蝎15g（研末分冲）。

4. 蛇毒内陷证

证候：毒蛇咬伤后失治、误治，出现高热、躁狂不安、惊厥抽搐或神昏谵语；局部伤口由红肿突然变为紫暗或紫黑，肿势反而消减；舌质红绛，脉细数。

治法：清营凉血解毒。

方药：清营汤加减。

● **要点二　兽咬伤**

（一）临床表现

有伤口感染后相应的局部或全身症状，或狂犬病毒引起的恐水症等症状，如微热、头痛、乏力、畏光、恐惧不安、喉间梗塞、伤口痛痒麻木；甚则急躁骚动，恐惧不安，发热口渴而不敢饮水，对光、色、声很敏感，可引起抽搐，或作犬吠声，常有吞咽和呼吸困难。

（二）西医治疗

（1）咬伤后应立即处理伤口，先用等渗盐水反复冲洗，较深的伤口需用3%过氧化氢冲洗，必要时稍扩大伤口，不予缝合，以利引流。

（2）免疫治疗：注射抗狂犬病免疫血清，于伤后3日内进行，预防剂量为每千克体重40IU，一般成人用量为10～20mL。可于伤口周围注射5～10mL，其余作肌肉注射。用前常规做过敏试验。亦可采用人狂犬病免疫蛋白20IU/kg，半量注射于伤口，余下肌肉注射。

（3）应用破伤风抗毒素、镇静剂、抗生素。

（4）患者应予隔离，安置于清静的单人病房内，由专人重点护理，避免各种外界刺激。

（5）全身支持疗法，包括呼吸支持、心脑功能维护、营养支持等。

（三）中医辨证论治

1. 前驱期　治宜祛风解毒，方用人参败毒散加减。

2. 毒发期　治宜益气回阳、解毒固脱，方用生脉饮合人参四逆汤加减。

（王　广）

第十一单元　肿　瘤

细目一　概　述

要点一　定义

肿瘤是指人体器官组织细胞在某些内在因素影响的基础上，加上外来致病因素的长期作用，所产生的一种以细胞异常增殖为主要特点的新生物。生物行为特点有：①肿瘤细胞的增殖和分化处于失控状态，即持续性增殖和分化不良现象。②肿瘤组织呈浸润性生长和远处转移。③肿瘤细胞将上述特点传给它的子细胞。

要点二　西医病理

（一）分类

1. 良性肿瘤　细胞分化程度较高，和正常组织相近似，肿瘤呈膨胀性生长，与周围正常组织之间有明显界限。少数良性肿瘤亦可恶变。

2. 恶性肿瘤　细胞分化程度较低，生长快，呈浸润性生长。其特点是具有进行性生长和侵犯周围组织的能力，故无包膜，分界不清，瘤细胞侵入淋巴及血管向远处转移扩散。恶性肿瘤在组织上分为两大类：源于上皮组织者称为癌；源于间叶组织者称为肉瘤。同时有上皮及间叶组织的恶性肿瘤称为癌肉瘤。

3. 临界性肿瘤　肿瘤组织属良性，但其发展有恶变倾向，处于良性与恶性之间的过渡类型。

（二）恶性肿瘤的扩散方式

1. 直接蔓延　肿瘤由原发部位从组织间隙侵入邻近的组织及器官，也称浸润生长。

2. 淋巴道转移　癌多由淋巴道转移。肿瘤细胞侵入淋巴管，随淋巴液流到区域淋巴结，最后经胸导管或大淋巴管进入静脉和血循环，随血道转移。

3. 血道转移　肉瘤多由血道转移。肿瘤细胞进入静脉血流，随血循环转移至远处器官，常见的是肺、肝、脑等继发恶性肿瘤。

4. 接种转移　内脏器官肿瘤侵犯浆膜面时，肿瘤细胞脱落，黏附于他处浆膜上发展为种植性癌。

（三）肿瘤的病理形态和组织学特点

1. 肿瘤的外形特点　肿瘤的外形因受部位及周围组织的影响而多种多样。实体瘤可有球形、结节形、蕈伞形、息肉状、树枝状等。膨胀性生长的多为良性肿瘤，界限清楚或有包膜；恶性肿瘤多浸润性生长，其边缘不规则，基底部常呈树根状或盘状。

2. 肿瘤的组织学特点　肿瘤的构成分为实质和间质两部分。实质部分为瘤细胞，间质部分则为含有血管、淋巴管的结缔组织，起着支持和营养瘤细胞的作用。肿瘤的组织学类型与它的细胞分化程度和一些功能活性等多因素有关。

要点三　良性与恶性肿瘤的临床表现与区别

良性肿瘤与恶性肿瘤的临床表现和区别

	良性肿瘤	恶性肿瘤
分化程度	分化好，异型性小	分化不好，异型性大
核分裂像	无或少，不见病理性核分裂像	多，可见病理性核分裂像
生长速度	缓慢	较快
生长方式	膨胀性或外生性生长	浸润性或外生性生长
继发改变	少见	常见，如出血、坏死、溃疡形成等

续表

	良性肿瘤	恶性肿瘤
转移	不转移	可转移
复发	不复发或很少复发	易复发
对机体的影响	较小，主要为局部压迫或阻塞	较大，破坏原发部位和转移部位的组织；坏死、出血，合并感染；恶病质

细目二 常见体表肿物

要点一 脂肪瘤

（一）临床表现

单发或多发。好发于肩、背、臀部。大小不等，呈圆形、扁圆形或分叶状，边界清楚，基部较广泛，质软，有假性波动感，与周围组织无粘连，基底部可移动，但活动度不大。一般无自觉症状，发展缓慢，极少恶变。

（二）西医治疗

一般无需处理，较大者可手术切除。

要点二 纤维瘤

（一）临床表现

纤维瘤可分为软、硬两种。软者又称皮赘，有蒂，大小不等，柔软无弹性，多见于面、颈及胸背部。硬者具有包膜，切除后不易复发，不发生转移。其生长缓慢，大小不定，实性，圆形，质硬，光滑，界清，无粘连，活动度大，无压痛，很少引起压迫和功能障碍。

（二）西医治疗

宜早期切除。由于临床上与早期低恶性的纤维肉瘤不易鉴别，术后须做病理检查。腹壁硬性纤维瘤有浸润性且易恶性变，应早期进行广泛切除。

要点三 神经纤维瘤

（一）临床表现

可单发或多发，以单发者常见，多发者临床上又称为神经纤维瘤病。

神经纤维瘤病有如下特点：①呈多发性，数目不定，几个甚至上千个不等。肿物大小不一，米粒至拳头大小，多凸出于皮肤表面，质地或软或硬，有的可下垂或有蒂，大者可达十数千克。②肿瘤沿神经干走向生长，多呈念珠状，或呈蚯蚓结节状。③皮肤出现咖啡斑，大小不定，可为雀斑小点状，或为大片状，其分布与神经瘤分布无关，是诊断本病的重要依据。

（二）西医治疗

可行手术切除。手术仅限于引起疼痛，影响功能与外貌，或疑有恶变者。

要点四 皮脂腺囊肿

（一）临床表现

囊肿可单发或多发。多呈圆形，直径多在1~3cm，略隆起。质软，界清，表面与皮肤粘连，稍可移动，肿物中央皮肤表面可见一小孔，有时可见有一黑色粉样小栓。一般无自觉症状，合并感染时，局部可出现红肿、疼痛、触痛、化脓甚至破溃。

（二）西医治疗

可手术摘除。并发感染时应先控制感染，波动感明显者可切开引流，待炎症消退伤口愈合再行手术摘除。

要点五 血管瘤

（一）临床表现

1. 毛细血管瘤 好发于婴幼儿头、面、颈部或成人的胸腹部，单发或多发，色鲜红或暗红，呈边缘不规则、不高出皮肤的斑片状，或高出皮肤，分叶，似草莓样。大小不一，界限清楚，柔软可压缩，压之可退色。

2. 海绵状血管瘤 常见于头部、颈部，也可发生于其他部位及内脏。瘤体呈紫红或暗红色，柔软如海绵，大小不等，边界清楚，位于皮下或黏膜下组织内者可境界不清。指压柔软，有波动感，偶有少数呈柔韧或坚实感，无波动和杂音。

3. 蔓状血管瘤 多发于头皮，瘤体外观常见蚯蚓状蜿蜒迂曲的血管，有压缩性和膨胀性，紫红色，有搏动、震颤及血管杂音，局部温度稍高。肿瘤周围有交通的小动脉，如将其压迫，则搏动消失。血管瘤有时会突然破溃，可引起危及生命的大出血。

（二）西医治疗

1. 手术治疗 适用于各种类型的血管瘤。对较大或无法确定范围的血管瘤，术前应行X线血管造影。

2. 放射疗法 婴儿和儿童的毛细血管瘤对放射线很敏感，但有一定副作用，应慎用。

3. 硬化剂注射 适用于中小型海绵状血管瘤。也可作为术前治疗的一种措施。

4. 冷冻、激光、电烙等 可用于表浅的面积小的血管瘤。对婴幼儿肢体巨大血管瘤无法进行其他治疗时，可用弹力绷带加压包扎。

细目三 原发性支气管肺癌

肺癌起源于支气管黏膜上皮。肿瘤可向支气管腔内和（或）邻近的肺组织生长，并可通过淋巴、血行或经支气管转移扩散。根据肿瘤发生的部位，分为中央型肺癌和周围型肺癌。根据组织学分类，分为非小细胞肺癌（鳞状细胞癌、腺癌和大细胞癌）和小细胞肺癌。其中，小细胞肺癌恶性程度高，生长快，较早出现淋巴和血行转移，对放射和化学疗法虽比较敏感，但在各型肺癌中预后最差。

● 要点一 临床表现与检查

（一）主要症状

（1）咳嗽：咳嗽为肺癌最常见的症状，早期多为刺激性干咳。

（2）血痰：痰中带血也是肺癌的首发症状之一，癌细胞检出率高。

（3）胸痛：如果出现难以控制的持续性剧痛，提示有广泛的胸膜或局部胸壁侵犯。

（4）发热。

（5）气短及胸闷。

（二）主要体征

1. 肿瘤引起的肺部体征 肿瘤位于胸膜附近时易产生不规则的钝痛，肋骨、脊柱受侵时可有持续性胸痛及定点压痛。

2. 纵隔受累的体征 压迫喉返神经时，喉镜检查可见患侧声带麻痹。压迫膈神经可引起同侧横膈麻痹和上升，X线透视可见病侧横膈运动迟缓。压迫上腔静脉、奇静脉可致上腔静脉综合征。心肌和心包受到侵犯时可出现心包填塞症状及体征。癌侵犯下颈交感神经链则产生Horners综合征。

3. 肿瘤转移引起的体征 最常见的为锁骨上淋巴结，也可见腋下淋巴结肿大。肺癌转移到中枢神经系统可引起相应的病理体征。肺癌可引起异位激素综合征。

（三）实验室及其他检查

1. 实验室检查 痰液细胞学检查是肺癌确诊的重要手段之一。

2. 其他检查 X线摄片、CT、MRI、纤维支气管镜、经皮肺针吸、纵隔镜、淋巴结活检等检查都能提高肺癌的诊断率。

● 要点二 西医治疗

（一）手术治疗

手术方式有全肺切除术、肺叶切除术、袖状肺叶切除术、胸腔镜下肺段或肺叶切除术。下列情况为手术禁忌证：①远处有转移。②广泛肺门和纵隔淋巴结转移。③胸膜受到侵犯引起血性胸腔积液。④患者一般情况差，难以耐受手术者。

（二）放射治疗

未分化癌对放射治疗最为敏感，鳞癌次之，腺癌不敏感。

（三）化学治疗

化学疗法常用的药物有环磷酰胺、长春新

碱、5-氟尿嘧啶、阿霉素、甲氨蝶呤、卡铂、顺铂、平阳霉素等。

（四）免疫疗法

可分为特异性免疫和非特异性免疫疗法。

● 要点三 中医辨证论治

1. 气滞血瘀证

证候：咳嗽，血痰，气促，胸胁胀痛或刺痛，大便干结；舌质紫暗或有瘀斑，苔薄黄，脉弦或涩。

治法：行气化瘀，软坚散结。

方药：血府逐瘀汤加减。咳血加白茅根、侧柏炭、仙鹤草等；气阴不足者加天冬、麦冬、太子参、黄芪等。

2. 脾虚痰湿证

证候：咳嗽痰多，胸闷纳呆，神疲乏力，面色苍白，大便溏薄；舌质淡胖，苔白腻，脉濡缓或濡滑。

治法：健脾除湿，化痰散结。

方药：六君子汤合海藻玉壶丸加减。气短乏力者加黄芪；胸痛、舌质紫暗者加红花、桃仁、川芎。

3. 阴虚内热证

证候：咳嗽，无痰或少痰或有泡沫痰，或痰黄难咯，痰中带血，胸痛气短，心烦失眠，口干便秘，发热；舌质红，苔花剥或光剥无苔，脉细数。

治法：养阴清热，软坚散结。

方药：百合固金汤加减。痰湿者加半夏、贝母；痰热者加鱼腥草、黄芩。

4. 热毒炽盛证

证候：高热，气促，咳嗽，痰黄稠或有血痰，胸痛口苦，口渴欲饮，便秘，尿短赤；舌质红，苔黄而干，脉大而数。

治法：清热泻火，解毒散肿。

方药：白虎承气汤加减。

5. 气阴两虚证

证候：胸背部隐隐作痛，咳声低弱，神疲乏力，五心烦热，自汗盗汗；舌质红，苔少，脉沉细数。

治法：益气养阴，清肺解毒。

方药：沙参麦门冬汤加减，或四君子汤合清燥救肺汤化裁。放疗时加养阴及活血药天冬、黄精、丹参、赤芍；化疗时加健脾和胃降逆药法半夏、扁豆。

细目四 胃 癌

● 要点一 临床表现与检查

（一）临床分期

胃癌可发生在胃的任何部位，但以胃窦部最为多见。分为早期胃癌和进展期胃癌。

1. 早期胃癌 指癌组织浸润深度仅限于黏膜层或黏膜下层，而不论有无淋巴结转移，也不论癌灶面积大小。原位癌系指癌灶仅限于腺管内，未突破腺管基底膜者。

内镜可将早期胃癌分为三型：Ⅰ型：为隆起型；Ⅱ型：为浅表型，又分为三个亚型，即Ⅱa——浅表隆起型、Ⅱb——浅表平坦型、Ⅱc——浅表凹陷型；Ⅲ型：为凹陷型。

2. 进展期胃癌 块状型癌：小的如息肉样，大者可呈蕈状巨块，突入胃腔内，表面常破溃出血、坏死或继发感染。溃疡型癌：癌中心部因坏死呈溃疡状，溃疡基底较浅，四周边缘呈不规则隆起，质硬，溃疡直径一般大于2.5cm，周围有不同程度的浸润。此型发生穿孔及出血者较多见。弥漫型癌：癌细胞弥漫浸润于胃壁各层内，病变可累及胃的一部分或全部，病变部位胃壁增厚、僵硬、管腔狭窄，呈革袋状胃。恶性程度高，淋巴结转移发生较早。

国际上按Borrmann分型，将浸润至固有肌层以下的进展期胃癌划分为四型。Ⅰ型：息肉样型或称结节型；Ⅱ型：局限溃疡型；Ⅲ型：浸润溃疡型；Ⅳ型：弥漫浸润型。

（二）实验室及其他检查

大便隐血试验、胃肠钡餐检查、纤维胃镜检查、CT及MRI检查。

● **要点二　西医治疗**

（1）手术是治疗胃癌的主要手段，胃癌根治术应遵循以下三点要求：①充分切除原发癌灶。②彻底廓清胃周围淋巴结。③完全消灭腹腔游离癌细胞和微小转移灶。

（2）化学治疗。

（3）放射治疗。

● **要点三　中医辨证论治**

1. 肝胃不和证

证候：多见于早、中期胃癌及胃癌术后患者。胃脘胀满疼痛，痛引两胁，情志不舒，善怒，喜太息；嗳腐吞酸，呃逆呕吐，吞咽不畅；脉弦。

治法：疏肝和胃，降逆止痛。

方药：逍遥散合旋覆代赭汤加减。

2. 脾胃虚寒证

证候：见于中、晚期胃癌。胃脘隐痛，喜温喜按，大便溏薄，呕吐清稀；神疲乏力，食少腹胀，朝食暮吐；舌淡胖边有齿痕，脉沉缓无力。

治法：温中散寒，健脾和胃。

方药：附子理中汤加减。

3. 胃热伤阴证

证候：多见于早、中期胃癌及放疗的患者。胃脘灼热、疼痛，食后痛剧，尿黄便秘；饥不欲食，胃中嘈杂，心烦口渴；舌干红绛，少苔或无苔，脉细数。

治法：养阴清热，和胃止痛。

方药：竹叶石膏汤合玉女煎加减。

4. 气血双亏证

证候：晚期胃癌多见。心悸头晕，形瘦无华，身乏气短；自汗盗汗，纳呆食少，虚烦不眠，胃脘隐痛；舌淡有齿痕或有瘀斑，脉虚细无力。

治法：补气养血，健脾补肾。

方药：十全大补汤加减。

5. 脾虚痰湿证

证候：多见于中、晚期胃癌合并贲门或幽门梗阻者。头晕身重，呕吐痰涎，胃脘痞满疼痛；口淡少食，腹胀便溏，痰核累累；舌淡胖苔浊，脉濡滑。

治法：健脾化湿，软坚散结。

方药：参苓白术散合二陈汤加减。

6. 瘀毒内阻证

证候：多见于进展期胃癌。胃脘刺痛拒按，呕血腥秽，或心下痞块坚硬，呕吐食少，大便黑干；舌紫或有瘀斑，苔浊腻，脉沉涩。

治法：活血祛瘀，解毒养阴。

方药：失笑散合膈下逐瘀汤加减。

细目五　原发性肝癌

● **要点一　临床表现与检查**

（一）症状

早期无明显症状。常见症状为肝区疼痛、腹胀、消瘦乏力、纳差、上腹肿块。

（二）体征

（1）肝肿大。

（2）黄疸。

（3）腹水。

（三）临床分型

1. 单纯型　临床和化验无明显肝硬化表现者。

2. 硬化型　有明显肝硬化的临床表现和血液学改变者。

3. 炎症型　病情发展快，伴有持续性高热或谷丙转氨酶持续增高在1倍以上者。

（四）并发症

（1）上消化道出血。

（2）肝昏迷。

（3）肝癌结节破裂。

（五）实验室及其他检查

（1）甲胎蛋白（AFP）检测：对原发性肝癌的诊断价值很大，特异性较高。

（2）肝功能及酶学检查：晚期肝癌或合并肝硬化者可有肝功能损害，大多有血清碱性磷酸酶、γ-GT增高。

（3）超声检查：是肝癌诊断中最常用而有效的方法。

（4）X线检查：肝右叶的癌肿可发现右膈肌抬高，运动受限或局部隆起；肝左叶或巨大肝癌在行胃肠钡餐造影时可见胃及结肠肝曲被推压现象。

（5）CT：可以明确病灶的数目、位置、大小及与重要血管的关系。

（6）MRI。

（7）肝血管造影。

（8）肝穿刺活组织检查。

● 要点二 西医治疗

（1）手术治疗：主要有肝区段切除术，左、右半肝切除术，肝中叶切除术，左、右肝三叶切除术等。

（2）介入治疗：包括肝动脉灌注化疗（TAI）、肝动脉栓塞术（TAE）、经皮肝穿瘤内无水酒精注射（PEI）和经皮射频治疗。

（3）生物治疗。

（4）放射治疗。

● 要点三 中医辨证论治

1. 气滞血瘀证

证候：相当于Ⅱ期的单纯型。症见两胁胀痛，腹部结块，推之不移，胸闷腹胀，纳呆乏力；舌淡红，苔薄白或薄黄，脉弦。

治法：疏肝理气，活血化瘀。

方药：小柴胡汤合大黄䗪虫丸加减。

2. 脾虚湿困证

证候：相当于单纯型Ⅱ期或硬化型Ⅱ期伴有腹水。症见脘腹胀满，胁痛肢楚，神疲乏力，纳呆便溏，四肢肿胀；舌淡胖，苔白或腻，脉弦而滑。

治法：益气健脾，化湿祛痰。

方药：四君子汤合逍遥散加减。

3. 肝胆湿热证

证候：相当于炎症型Ⅲ期。症见胁下积块，腹大如鼓，黄疸日深，纳呆乏力，小便短赤，腹水肢肿；舌红或绛，苔黄或糙，脉弦滑数。

治法：清利湿热，活血化瘀。

方药：茵陈蒿汤合鳖甲煎丸加减。

4. 肝肾阴虚证

证候：相当于硬化型Ⅲ期。症见口干，低热盗汗，形体消瘦，腰痛酸软，小便短赤；舌红少苔，脉细数。

治法：滋阴柔肝，养血软坚。

方药：滋水清肝饮合兰豆枫楮汤加减。

细目六 大肠癌

● 要点一 结肠癌

（一）临床表现与检查

早期无特异性表现，中期以后的主要症状有排便习惯或粪便形状改变，腹痛，腹部肿块，肠梗阻及全身慢性中毒症状。

1. 右半结肠癌 主要表现为贫血，腹部肿块，腹痛。

2. 左半结肠癌 主要表现为便血，黏液便，肠梗阻。

3. 检查 气钡灌肠、纤维结肠镜检查。

（二）西医治疗

（1）早期采用以彻底手术切除为主的中西医综合疗法。

（2）术后有计划地进行化疗及配合中医治疗，最大限度地杀灭体内残留癌细胞。

（3）晚期失去手术时机，采用综合非手术疗法。

（三）中医辨证论治

1. 气滞血瘀证

证候：触及腹部肿块、结节；腹痛，腹胀，嗳气，恶心，呕吐，便血；舌紫暗或有瘀斑，脉弦涩或弦滑。

治法：祛瘀散结，理气降逆。

方药：桃红四物汤加减。

2. 湿热下注证

证候：便下脓血，里急后重，腹部灼痛，大便黏滞恶臭；舌质红，苔黄腻，津少，脉洪大或滑数。

治法：清热，解毒，利湿。

方药：槐角地榆汤加味。

3. 正虚邪实证

证候：腹痛胀满，大便秘结不畅，时流臭水；消瘦，乏力，自汗，脓血便，扪及腹块；舌质淡，苔黄燥，脉细。

治法：补益气血，理气通腑。

方药：八珍汤合麻仁滋脾丸加减。

4. 脾肾两虚证

证候：腹胀，腹泻，腰膝酸软，不思饮食，四肢无力，失眠倦怠，尿少；舌淡，脉细无力。

治法：健脾益肾，扶正固本。

方药：益气固本解毒汤加减。

● **要点二 直肠癌**

（一）临床表现与检查

（1）排便习惯改变，是常见早期症状。

（2）出血。

（3）脓血便。

（4）大便变细或变形，当出现肠管部分内容物通过障碍时，则有不全性肠梗阻表现。

（5）转移征象，当肿瘤侵犯膀胱、前列腺时，可有尿频、尿痛、血尿等表现。骶前神经受侵犯可出现骶尾部持续性剧烈疼痛。直肠癌晚期或有肝转移时可出现肝大、黄疸、腹水、贫血、消瘦、浮肿及恶病质等。

（6）检查，直肠指诊、直肠镜检查。

（二）西医治疗

手术切除、化疗、放疗。

（三）中医辨证论治

1. 脾虚湿热证

证候：腹胀，气短，乏力，食欲不振，腹痛拒按，面黄，便稀溏，或便下脓血，里急后重；舌胖嫩，苔黄腻，脉细数或滑数。

治法：清热利湿，理气健脾。

方药：四妙散合白头翁汤加减。

2. 湿热瘀毒证

证候：腹胀，腹痛或窜痛，拒按，矢气胀减，腹内包块，便下黏液脓血或里急后重，排便困难；舌质红有瘀斑，苔黄，脉弦数。

治法：清热解毒，通腑化瘀，攻积祛湿。

方药：木香分气丸加减。

3. 脾肾寒湿证

证候：黏液血便，形体消瘦，面色白，肠鸣腹泻，泻后痛减，腹痛喜热，形寒肢冷；舌淡、苔白，脉细冷。

治法：祛寒胜湿，健脾温肾。

方药：参苓白术散合吴茱萸汤。

4. 肾阳不固、痰湿凝聚证

证候：腹痛，腹胀，腹部包块，纳呆，气短乏力，痰多，形体消瘦，腰膝酸软，四肢沉重，脓血黏液便，甚至脱肛；舌淡胖，苔白滑腻，脉细濡。

治法：益肺补肾，祛湿化痰。

方药：导痰汤加减。

（周永坤）

第十二单元 急腹症

细目一 概述

● **要点一 西医病理**

急腹症是一类以急性腹痛为主要表现的临床急症。外科急腹症泛指常需要手术治疗的腹腔内非创伤性急性病变，包括急性阑尾炎、急性胆囊炎、急性胰腺炎、急性肠梗阻、溃疡病急性穿孔等。导致急腹症的疾病多数是常见病，由于引起急性腹痛的病种繁多，腹腔内各脏器多层次紧密比邻，临床表现复杂，情况多变，加之患者对疾病反应和耐受的差异，有时难以迅速作出诊断。多数急腹症发病急剧，病变为进行性，如果患者就诊过晚，或接诊医师诊治不及甚至失误，可造成一定的死亡率。

要点二　中医病因病机

（一）初期

正盛邪轻。致病因素所造成的病理损伤较轻，机体的机能没有受到明显损伤，见于某些机能障碍、炎症性急腹症的早期或无并发症的单纯性肠梗阻等。中医多属气滞血瘀或兼有实（湿）热之象。

（二）中期

正盛邪实。病理损害较初期加重，人体也充分调动抗病机制与病邪抗争，其势剧烈，因而局部病变和全身反应都很明显。中医病机多属实热或湿热。

（三）后期

邪去正复，正虚邪恋，正虚邪陷。后期急腹症的转归一是经治疗后正复邪退，疾病趋向好转，有的患者表现为邪去正衰，留下一派病后虚弱的征象；二是有的患者残留病变未能完全恢复，正虚邪恋而转为慢性病。

细目二　急性阑尾炎

要点一　西医病因病理

急性阑尾炎常见的病因有阑尾管腔梗阻、细菌感染、饮食习惯、胃肠道功能障碍等。急性阑尾炎主要病理变化可呈现出以下四种临床类型。

1. 急性单纯性阑尾炎　炎症局限于阑尾黏膜及黏膜下层，逐渐扩展至肌层、浆膜层。阑尾轻度肿胀，浆膜充血，有少量纤维素性渗出物。

2. 化脓性阑尾炎　炎症发展到阑尾壁全层，阑尾显著肿胀，浆膜充血严重，附着纤维素渗出物，并与周围组织或大网膜粘连，腹腔内有脓性渗出物。

3. 坏疽或穿孔性阑尾炎　阑尾壁出现全层坏死，局部呈暗紫色或黑色，极易破溃穿孔。穿孔后感染扩散可引起弥漫性腹膜炎或门静脉炎、败血症等。

4. 阑尾周围脓肿　化脓或坏疽的阑尾被大网膜或周围肠管粘连包裹，脓液局限于右下腹而形成阑尾周围脓肿或炎性肿块。

要点二　临床表现与检查

（一）主要症状

（1）转移性右下腹疼痛。
（2）胃肠道症状。
（3）全身症状，可有头晕、头痛、乏力、汗出、口干、尿黄、脉数等症状。少数坏疽性阑尾炎或导致门静脉炎时，可有寒战高热。

（二）主要体征

（1）压痛，右下腹局限性显著压痛是阑尾炎最重要的特征。
（2）反跳痛。
（3）腹肌紧张。
（4）右下腹包块，若阑尾周围脓肿形成，右下腹可扪及痛性包块。

（三）检查

下列检查方法可协助阑尾炎的定性、定位诊断。

（1）结肠充气试验（Rovsing 征）。
（2）腰大肌试验（Psoas 征）阳性提示炎性阑尾贴近腰大肌，多见于盲肠后位阑尾炎。
（3）闭孔内肌试验（Obturator 征）阳性提示炎性阑尾位置较低，为盆腔位阑尾炎。
（4）直肠指诊：直肠右侧前上方有触痛，提示炎性阑尾位置较低。
（5）经穴触诊：阑尾穴可有压痛，尤以右侧明显而多见。

要点三　诊断与鉴别诊断

（一）诊断

根据转移性右下腹疼痛的病史和右下腹局限性压痛的特点，一般即可作出诊断。

（二）鉴别诊断

1. 胃十二指肠溃疡穿孔　多有上消化道溃疡病史，突然出现上腹部剧烈疼痛并迅速波及全腹。腹膜刺激征明显，多有肝浊音界消失，可出现休克，X 线检查常可发现膈下游离气体。

2. 急性胃肠炎 多有饮食不洁史，肠鸣音亢进，一般无腹膜刺激征，大便有脓细胞及未消化食物。

3. 急性肠系膜淋巴结炎 腹痛常与上呼吸道感染并发，早期即可有高热、白细胞数增高，但腹痛、压痛相对较轻且较广泛，在肠系膜区域内有时可触及肿大淋巴结。

4. 右肺下叶大叶性肺炎或右侧胸膜炎 常有右侧胸痛及呼吸道症状，腹部无固定性显著压痛点。胸部 X 线检查有鉴别意义。

5. 急性胆囊炎、胆石病 右上腹持续性疼痛，阵发性加剧，可伴有右肩部放射痛，腹膜刺激征以右上腹为甚，墨菲（Murphy）征阳性。

6. 右侧输尿管结石 常突然出现剧烈绞痛，向会阴部及大腿内侧放射，但腹部体征不明显，有肾区叩击痛，可伴有尿频、尿急、尿痛或肉眼血尿等症状，一般无发热。X 线摄片常可发现阳性结石。

7. 宫外孕破裂 常有急性失血症状和下腹疼痛症状，有停经史，妇科检查阴道内有血液，阴道后穹隆穿刺有血等。

● **要点四 西医治疗**

尽早手术，尤其是老年人、小儿、妊娠期急性阑尾炎。

● **要点五 中医辨证论治**

1. 瘀滞证

证候：转移性右下腹痛，呈持续性、进行性加剧，右下腹局限性压痛或拒按；伴恶心纳差，可有轻度发热；苔白腻，脉弦滑或弦紧。

治法：行气活血，通腑泄热。

方药：大黄牡丹汤合红藤煎剂加减。气滞重者加青皮、枳实、厚朴；瘀血重者加丹参、赤芍；恶心加法半夏、竹茹。

2. 湿热证

证候：腹痛加剧，右下腹或全腹压痛、反跳痛，腹皮挛急，右下腹可摸及包块；壮热，恶心纳差，便秘或腹泻；舌红苔黄腻，脉弦数或滑数。

治法：通腑泄热，利湿解毒。

方药：大黄牡丹汤合红藤煎剂加败酱草、白花蛇舌草、蒲公英。湿重者加藿香、佩兰、薏苡仁；热甚者加黄连、黄芩、生石膏；右下腹包块加炮山甲、皂刺。

3. 热毒证

证候：腹痛剧烈，全腹压痛、反跳痛，腹皮挛急；高热不退或恶寒发热，恶心纳差，便秘或腹泻；舌红绛苔黄厚，脉洪数或细数。

治法：通腑排毒，养阴清热。

方药：大黄牡丹汤合透脓散加减。若持续性高热或寒热往来，热在气分者加白虎汤，热在血分者加犀角地黄汤；腹胀加青皮、厚朴；腹痛剧烈者加元胡、广木香；口干舌燥加生地、玄参、天花粉；大便秘结加甘遂末 1g，冲服。

细目三 肠梗阻

肠内容物不能正常顺利通过肠道运行，称为肠梗阻。

● **要点一 分类**

（一）按发病的基本原因分

（1）机械性肠梗阻。

（2）动力性肠梗阻，即麻痹性肠梗阻、痉挛性肠梗阻、血运性肠梗阻。

（二）按肠壁有无血运障碍分

（1）单纯性肠梗阻。

（2）绞窄性肠梗阻。

（三）按梗阻部位分

高位小肠梗阻、低位小肠梗阻或结肠梗阻。

（四）按梗阻程度分

完全性肠梗阻和不完全性肠梗阻。

（五）按梗阻进展速度分

急性肠梗阻和慢性肠梗阻。

● **要点二 西医病因病理**

（一）局部病理生理改变

（1）肠蠕动变化：机械性肠梗阻表现为梗阻

上段肠管的蠕动增强，麻痹性肠梗阻则肠蠕动减弱或消失。

（2）肠腔膨胀、积气积液。

（3）肠壁充血水肿、通透性增加。

（4）肠壁坏死穿孔。

（二）全身病理生理改变

（1）体液丧失，可迅速导致严重缺水、血容量减少和血液浓缩，甚至出现休克。

（2）电解质紊乱和酸碱平衡失调。

（3）感染和中毒。

● 要点三 临床表现与检查

（一）症状

（1）腹痛：单纯性机械性肠梗阻一般呈阵发性剧烈腹痛；绞窄性肠梗阻往往出现剧烈的持续性腹痛伴有阵发性加重；麻痹性肠梗阻多呈持续性胀痛。

（2）呕吐。

（3）腹胀。

（4）停止排气排便。

（二）体征

1. 全身情况 单纯性肠梗阻早期一般无明显变化。梗阻晚期有脱水表现，绞窄性肠梗阻可出现休克表现。

2. 腹部体征 腹部膨胀、压痛、反跳痛、肌紧张等腹膜刺激征。肠胀气时一般呈鼓音，当绞窄性肠梗阻时腹腔有渗液，可出现移动性浊音。肠鸣音亢进，呈高调金属音或气过水声；麻痹性肠梗阻时，则肠鸣音减弱或消失。

3. 直肠指检 直肠肿瘤引起肠梗阻时，可触及直肠内肿物；肠套叠、绞窄性肠梗阻时，指套可染有血迹。

（三）实验室及其他检查

1. 实验室检查 严重失水，血液浓缩时，血红蛋白及红细胞压积升高；肠绞窄伴腹膜炎时，白细胞总数及中性粒细胞比例升高。血钾、钠、氯离子及二氧化碳结合力、血气分析等测定能判断电解质、酸碱平衡紊乱情况。

2. X线检查 肠管气液平面。

● 要点四 诊断与鉴别诊断

（一）诊断

典型的肠梗阻具有痛、呕、胀、闭四大症状，腹部可见肠型及肠蠕动波，肠鸣音亢进，可出现全身脱水等体征；结合腹部X线检查，明确诊断并不困难。

（二）机械性与动力性肠梗阻的鉴别

机械性肠梗阻早期腹胀不明显。麻痹性肠梗阻则腹胀显著，多无阵发性腹部绞痛，肠鸣音减弱或消失，X线检查可显示大、小肠全部均匀胀气。

（三）单纯性与绞窄性肠梗阻的鉴别

当肠梗阻有下列临床表现时，应考虑到绞窄性肠梗阻的可能。

（1）腹痛发作急骤，剧烈，呈持续性并有阵发性加重。

（2）呕吐出现早而频繁，呕吐物为血性或肛门排出血性液体，或腹穿抽出血性液体。

（3）早期出现脉率加快，体温升高，白细胞增高，甚至出现休克。

（4）腹膜刺激征明显且固定，肠鸣音由亢进变为减弱，甚至消失。

（5）腹胀不对称，有局部隆起或可触及孤立胀大的肠袢。

（6）X线检查可见孤立胀大的肠袢，位置固定。

（7）经积极非手术治疗后症状体征无明显改善。

（四）高位肠梗阻与低位肠梗阻的鉴别

高位梗阻呕吐发生早而频繁，腹胀不明显；低位梗阻腹胀明显，呕吐出现晚而次数少，并可吐出粪样物。

（五）完全性肠梗阻与不完全性肠梗阻的鉴别

完全性肠梗阻呕吐频繁，不完全性肠梗阻呕吐与腹胀都较轻或无呕吐，尚有少量排气排便。

（六）肠梗阻病因的鉴别

新生婴儿以肠道先天性畸形最多见，2岁以

下小儿则肠套叠多见，3岁以上儿童以蛔虫团堵塞所致的肠梗阻居多，老年人则以肿瘤及粪块堵塞常见。临床上最为常见的是粘连性肠梗阻。

● 要点五 西医治疗

（一）非手术治疗

1. 适应证

（1）单纯性粘连性肠梗阻。

（2）动力性肠梗阻。

（3）蛔虫团、粪便或食物团堵塞所致的肠梗阻。

（4）肠结核等炎症引起的不完全性肠梗阻、肠套叠早期。

2. 方法

（1）禁食与胃肠减压。

（2）纠正水、电解质和酸碱平衡紊乱。

（3）防治感染和毒血症。

（4）灌肠疗法。

（5）颠簸疗法。

（6）其他：如穴位注射阿托品，嵌顿疝的手法复位回纳，腹部推拿按摩等。

（二）手术治疗

1. 适应证

（1）绞窄性肠梗阻。

（2）有腹膜刺激征或弥漫性腹膜炎征象的各型肠梗阻。

（3）应用非手术疗法后经6~8小时观察，病情不见好转。

（4）肿瘤及先天性肠道畸形等不可逆转的器质性病变引起的肠梗阻。

2. 方法

（1）解除梗阻病因。

（2）切除病变肠管行肠吻合术。

（3）短路手术。

（4）肠造口术或肠外置术。

● 要点六 中医辨证论治

1. 气滞血瘀证

证候：腹痛阵作，胀满拒按，恶心呕吐，无排气排便；舌质淡红，苔薄白，脉弦或涩。

治法：行气活血，通腑攻下。

方药：桃仁承气汤加减。若气滞较甚者加炒莱菔子、乌药、川楝子行气止痛；血瘀重者加赤芍、牛膝、当归活血祛瘀；如口渴，去桂枝，加山栀清热泻火。

2. 肠腑热结证

证候：腹痛腹胀，痞满拒按，恶心呕吐，无排气排便；发热，口渴，小便黄赤，甚者神昏谵语；舌质红，苔黄燥，脉洪数。

治法：活血清热，通里攻下。

方药：复方大承气汤加减。

3. 肠腑寒凝证

证候：起病急骤，腹痛剧烈，遇冷加重，得热稍减，腹部胀满，恶心呕吐，无排气排便；脘腹怕冷，四肢畏寒；舌质淡红，苔薄白，脉弦紧。

治法：温中散寒，通里攻下。

方药：温脾汤加减。

4. 水结湿阻证

证候：腹痛阵阵加剧，肠鸣辘辘有声，腹胀拒按，恶心呕吐，口渴不欲饮，无排气排便，尿少；舌质淡红，苔白腻，脉弦缓。

治法：理气通下，攻逐水饮。

方药：甘遂通结汤加减。

5. 虫积阻滞证

证候：腹痛绕脐阵作，腹胀不甚，腹部有条索状团块，恶心呕吐，呕吐蛔虫，或有便秘；舌质淡红，苔薄白，脉弦。

治法：消导积滞，驱蛔杀虫。

方药：驱蛔承气汤加减。

细目四 胆道感染及胆石病

● 要点一 急性胆道感染

（一）西医病理

1. 急性胆囊炎 急性单纯性胆囊炎、急性化脓性胆囊炎、急性坏疽性胆囊炎。

2. 急性胆管炎 急性单纯性胆管炎、急性化脓性胆管炎、急性重型胆管炎。

(二) 临床表现与检查

1. 急性胆囊炎 突发右上腹阵发性绞痛，常在饱餐、进油腻食物后或在夜间发作。疼痛常放射至右肩部、肩胛部和背部。伴恶心呕吐、厌食等。右上腹可有不同程度、不同范围的压痛、反跳痛及肌紧张，Murphy征阳性。

2. 急性梗阻性化脓性胆管炎 发病急骤，病情进展快，除具有一般胆道感染的Charcot三联征（腹痛、寒战高热、黄疸）外，还可出现休克、中枢神经系统受抑制表现，即Reynolds五联征。

(三) 西医治疗

1. 一般治疗 禁食，输液，纠正水、电解质及酸碱代谢失衡，全身支持疗法；选用广谱抗生素或联合用药；使用维生素K、解痉止痛药等对症处理。

2. 手术治疗 急诊手术适用于：①发病在48~72小时以内者。②经非手术治疗无效且病情恶化者。③怀疑有胆囊穿孔、弥漫性腹膜炎、急性化脓性胆管炎、急性坏死性胰腺炎等并发症者。手术方法包括：胆囊造口术、胆囊切除术、胆总管探查、T型管引流术。

3. 非手术方法置管引流 包括胆囊穿刺置管术、经皮肝穿刺胆道置管引流术和经内镜鼻胆管引流术。

(四) 中医辨证论治

1. 蕴热证（肝胆蕴热）

证候：胁腹隐痛，胸闷不适，肩背窜痛，口苦咽干，腹胀纳呆，大便干结，有时低热；舌红苔腻，脉平或弦。

治法：疏肝清热，通下利胆。

方药：金铃子散合大柴胡汤加减。

2. 湿热证（肝胆湿热）

证候：发热恶寒，口苦咽干，胁腹疼痛难忍，皮肤黄染，不思饮食，便秘尿赤；舌红苔黄，脉弦数滑。

治法：清胆利湿，通气通腑。

方药：茵陈蒿汤合大柴胡汤加减。

3. 热毒证（肝胆脓毒）

证候：胁腹剧痛，痛引肩背，腹拘强直，压痛拒按，高热寒战，上腹饱满，口干舌燥，不能进食，大便干燥，小便黄赤，甚者谵语，肤黄有瘀斑，四肢厥冷，鼻衄齿衄；舌绛有瘀斑，苔黄开裂，脉微欲绝。

治法：泻火解毒，通腑救逆。

方药：黄连解毒汤合茵陈蒿汤加减。

● 要点二 胆石病

(一) 临床表现与检查

1. 胆囊结石 阵发性绞痛，可向右肩胛部放射，常伴有恶心呕吐。高脂肪餐、暴饮暴食、过度疲劳可诱发胆绞痛。右上腹部有程度不同的压痛。

2. 肝外胆管结石 发作期间可表现Charcot三联征，即腹痛、寒战高热和黄疸。

3. 肝内胆管结石 急性发作时肝区疼痛，寒战发热，可有轻度黄疸，肝脏可有不对称增大，肝区有叩击痛。在不发作期间症状不典型，上腹隐痛、恶心、嗳气反酸、食欲不振，也可无任何症状。

(二) 西医治疗

1. 胆囊结石

（1）手术治疗 胆囊切除术适用于有症状和（或）有并发症的胆囊结石。腹腔镜胆囊切除术（LC）为其首选。没有腹腔镜条件的也可行小切口胆囊切除或常规胆囊切除术。对于静止性结石，一般不需手术治疗，可观察和随诊。但对于胆囊结石较大（≥3cm）、伴有胆囊息肉（>1cm）、胆囊壁增厚明显、钙化或瓷性胆囊和胆囊结石、时间较长（>10年）胆囊结石等，因其易引起恶变或失去胆囊功能，都可考虑手术治疗。

（2）非手术治疗 主要适用于结石较小、病史较短的无症状胆囊结石，胆囊结石伴有急性期炎症，或全身基础病不能耐受手术等。主要措施包括：解痉、止痛、消炎利胆、应用抗生素、纠正水、电解质紊乱及酸碱平衡失调等。口服溶石药物有鹅去氧胆酸（CDCA）和熊去氧胆酸，长期服用有一定效果，但停药后复发率高。排石疗法效果不肯定，且有将结石排入胆总管引起急性胆管炎的危险。

2. 肝外胆管结石 手术治疗是肝外胆管结石的主要方法，手术尽量取尽结石，解除梗阻，术后保持胆汁引流通畅。

（1）胆总管切开取石、T管引流术 方法有开腹或腹腔镜手术。适用于单纯胆总管结石、胆道上下端通畅无狭窄或其他病变者。若伴有胆囊结石和胆囊炎，可同时行胆囊切除术。

（2）胆肠吻合术 适用于胆总管远端炎症狭窄造成的梗阻无法解除、胆总管扩张、胆胰汇合部异常，胰液直接流入胆管或胆管病变切除后无法再吻合时，常用Roux-en-Y吻合术式。

（3）其他治疗 对于手术后残留结石，可经T管窦道胆道镜取石，也可经皮经肝穿刺胆道（PTCS）以及经十二指肠镜oddi括约肌切开取石（EST）等。对于较大结石也可经上述途径导入激光、超声波、电力液压碎石探头直接接触胆石粉碎。

3. 肝内胆管结石 手术为主要治疗方法，治疗原则同肝外胆管结石治疗。

手术治疗包括胆管切开取石、胆肠吻合术和肝脏切除术。肝内胆管结石术后最常见的为残留结石，可有20%~40%，因此对残留结石的后续治疗极为重要。治疗措施包括术后经引流管窦道胆道镜取石，激光、超声、微爆破碎石，经引流管溶石，体外震波碎石和中药排石等方法。

（三）中医辨证论治

1. 蕴热证（肝胆蕴热）

证候：胁腹隐痛，胸闷不适，肩背窜痛，口苦咽干，腹胀纳呆，大便干结，有时低热；舌红苔腻，脉平或弦。

治法：疏肝清热，通下利胆。

方药：金铃子散合大柴胡汤加减。

2. 湿热证（肝胆湿热）

证候：发热恶寒，口苦咽干，胁腹疼痛难忍，皮肤黄染，不思饮食，便秘尿赤；舌红苔黄，脉弦数滑。

治法：清胆利湿，通气通腑。

方药：茵陈蒿汤合大柴胡汤加减。

3. 热毒证（肝胆脓毒）

证候：胁腹剧痛，痛引肩背，腹拘强直，压痛拒按，高热寒战，上腹饱满，口干舌燥，不能进食，大便干燥，小便黄赤，甚者谵语，肤黄有瘀斑，四肢厥冷，鼻衄齿衄；舌绛有瘀斑，苔黄开裂，脉微欲绝。

治法：泻火解毒，通腑救逆。

方药：黄连解毒汤合茵陈蒿汤加减。

细目五 急性胰腺炎

● 要点一 西医病理

（一）急性水肿性胰腺炎

病变多局限于胰体尾部。胰腺肿大变硬，被膜紧张。镜下见间质充血水肿并有中性粒细胞及单核细胞浸润。有时可发生局限性脂肪坏死，但无出血。

（二）急性出血坏死性胰腺炎

病变以广泛的胰腺坏死、出血为特征，伴轻微炎症反应。病变胰腺肿大，质软，出血呈暗红色，严重者整个胰腺变黑，分叶结构模糊。腹腔内有血性腹水或血性混浊渗液。胰腺周围组织可见散在的黄白色皂化斑或小块状的脂肪坏死灶。镜下胰腺组织呈大片凝固坏死，间质小血管壁也有坏死。坏死胰腺以局部纤维化而痊愈或转变为慢性胰腺炎。晚期坏死胰腺组织合并感染，形成胰腺脓肿。过度的炎症反应所引起的循环、代谢、免疫等方面的改变导致多器官功能不全综合征（MODS），并进而发展成MSOF。

● 要点二 临床表现与检查

（一）主要症状

（1）腹痛。腹痛剧烈，起始于中上腹，也可偏重于右上腹或左上腹，放射至背部；累及全胰则呈腰带状向腰背部放射痛。

(2) 恶心、呕吐。
(3) 腹胀。

（二）主要体征

(1) 发热，初期常呈中度发热，胰腺坏死伴感染时，高热为主要症状之一。
(2) 黄疸，仅见于少数病例。
(3) 腹膜炎体征，坏死性胰腺炎压痛明显，并有肌紧张和反跳痛。
(4) 休克。
(5) 皮肤瘀斑，脐周、腰部可出现青紫色的不规则斑块。Grey-Turner征、Cullen征。
(6) 手足搐搦。
(7) 呼吸窘迫综合征和多器官功能衰竭。

（三）实验室及其他检查

(1) **胰酶测定** 血、尿淀粉酶测定是最常用的诊断方法。血清淀粉酶在发病2小时后开始升高，24小时达高峰，4~5天后可恢复正常。尿淀粉酶在24小时后开始升高，48小时后达到高峰，下降缓慢，1~2周后恢复正常。
(2) **腹部B超** 可发现胰腺肿大和胰周液体积聚，可对病变作出初步诊断。还可检查胆道有无结石及扩张，有助于部分胆源性胰腺炎的诊断。
(3) **增强CT扫描** 胰腺弥漫性或局灶性增大、水肿、坏死液化，胰腺周围组织变模糊、增厚，并可见积液。还可发现急性胰腺炎的并发症，如胰腺脓肿、假囊肿或坏死等。

● 要点三 临床分型

(1) 轻型急性胰腺炎。
(2) 重症急性胰腺炎。

● 要点四 诊断与鉴别诊断

（一）诊断

1. 急性胰腺炎诊断标准 临床上表现为急性、持续性腹痛（偶无腹痛），血清淀粉酶活性增高≥正常值上限3倍，影像学提示胰腺有或无形态改变，排除其他疾病者。可有或无其他器官功能障碍。少数病例血清淀粉酶活性正常或轻度增高。

2. 重症急性胰腺炎诊断标准 急性胰腺炎伴有脏器功能障碍，或出现坏死、脓肿或假性囊肿等局部并发症者，或两者兼有。常见腹部体征有上腹部明显的压痛、反跳痛、肌紧张，腹胀、肠鸣音减弱或消失等。可以有腹部包块，偶见腰肋部皮下瘀斑征（Grey-Tumer征）和脐周皮下瘀斑征（Cullen征）。可以并发一个或多个脏器功能障碍，也可伴有严重的代谢功能紊乱，包括低钙血症（血钙＜1.87mmol/L）。增强CT为诊断胰腺坏死的最有效方法，B超及腹腔穿刺对诊断有一定帮助。APACHE Ⅱ评分≥8分。Balthazar CT分级系统≥Ⅱ级。

在重症急性胰腺炎患者中，凡在起病72小时内经正规非手术治疗（包括充分液体复苏）仍出现脏器功能障碍者，可诊断为暴发性急性胰腺炎。暴发性急性胰腺炎病情凶险，非手术治疗常不能奏效，常继发腹腔间隔室综合征。

（二）鉴别诊断

1. 消化道溃疡穿孔 有溃疡病史，初起即为持续性剧痛，腹肌紧张呈板状腹，肝浊音界缩小或消失，腹部X线片示有膈下游离气体。

2. 急性胆囊炎 疼痛多在右上腹，呈绞痛样发作，向右肩背部放射，呕吐后腹痛稍有减轻，伴寒战发热，右上腹压痛、肌紧张。

3. 急性肠梗阻 多有手术或腹膜炎病史，伴有呕吐、不排便、不排气。可闻及气过水声或金属音，腹部透视有肠内气液平面、闭袢影像等。

4. 急性肾绞痛 阵发性绞痛，血尿。

● 要点五 西医治疗

（一）非手术治疗

(1) 禁食。
(2) 胃肠减压。
(3) 补充血容量。
(4) 抑制胰腺分泌和抑制胰酶活性。
(5) 支持治疗。
(6) 防治感染。
(7) 腹腔灌洗。
(8) 脏器支持治疗。

（二）手术治疗

1. 适应证

(1) 胰腺坏死并发感染形成脓肿或出现败

血症。

(2) 并发腹腔出血或出现假性囊肿破裂并发症。

(3) 系明确外科原因引起的胰腺炎。

(4) 非手术治疗临床无效的病例。

2. 手术方式 引流术、坏死组织清除术和规则性胰腺切除术。

● 要点六 中医辨证论治

1. 肝郁气滞证

证候：腹中阵痛或窜痛，恶心呕吐，无腹胀，上腹仅有压痛，无明显腹肌紧张；舌质淡红，苔薄白或黄白，脉细或紧。

治法：疏肝理气，兼以清热燥湿通便。

方药：柴胡清肝饮、大柴胡汤、清胰汤Ⅰ号。

2. 脾胃实热证

证候：上腹满痛拒按，痞寒腹坚，呕吐频繁，吐后腹痛无减，大便干结，小便不通，小便短赤，身热口渴；舌质红，苔黄腻或燥，脉弦滑或滑数，重者厥脱。

治法：清热泻火，通里逐积，活血化瘀。

方药：大陷胸汤、大柴胡汤、清胰合剂。

3. 脾胃湿热证

证候：脘胁疼痛，胸脘痞满拒按，气痛阵作，口苦咽干，泛恶不止，或有身目俱黄，便干溲赤；舌红绛，苔黄腻，脉弦滑数。

治法：清热利湿，行气通下。

方药：龙胆泻肝汤、清胰汤Ⅰ号。

4. 蛔虫上扰证

证候：持续性上腹疼痛，剑突下阵发性钻顶样剧痛，或伴吐蛔；苔白或微黄而腻，脉弦紧或弦细。

治法：清热通里，制蛔驱虫。

方药：清胰汤Ⅱ号、乌梅汤等。

(周永坤)

第十三单元　甲状腺疾病

细目一　概述

● 要点一　分类

甲状腺疾病是一类常见的内分泌疾病，临床大致分为五类。

(1) 单纯性甲状腺肿。

(2) 甲状腺激素分泌功能障碍。

(3) 甲状腺炎。

(4) 甲状腺肿瘤。

(5) 先天性甲状腺疾病。

● 要点二　中医病因病机

甲状腺疾病（thyroid disease）属中医"瘿病"的范畴。瘿作为病名首见于《山海经》，在《神农本草经》则已有"海藻主瘿气"的记载。晋代《小品方》中对本病的认识已论述到与饥饿、气结及所饮用之水有密切关系，地方性及散发性瘿病在症状表现上有所不同，提出以海藻、昆布、海蛤等含碘药物为主组方治疗。关于本病的分类，以宋代《三因极一病证方论》的分类法更切实际，将本病分为气瘿、血瘿、肉瘿、筋瘿、石瘿5种。

细目二　单纯性甲状腺肿

单纯性甲状腺肿是因缺碘、致甲状腺肿因子或酶缺陷等原因造成的甲状腺代偿性增大。

● 要点一　临床表现与检查

（一）临床表现

(1) 甲状腺肿大。

(2)压迫症状，单纯性甲状腺肿体积较大时可压迫气管、食管和喉返神经。

(3)结节性甲状腺肿。

(二)实验室及其他检查

(1)基础代谢率(BMR)。

(2)血清中蛋白结合碘(PBI)。

(3)放射性核素检查。

(4)影像学检查：①B超检查。②X线检查。

(5)喉镜检查，了解声带运动状态以确定喉返神经有无受压。

● 要点二 诊断与鉴别诊断

1. 诊断 根据病史及临床表现一般可作出诊断。对于居住于高原、山区缺碘地带的甲状腺肿患者或家属中有类似病情者常能及时作出地方性甲状腺肿的诊断。必要时可用细针穿刺细胞学检查以确诊。

2. 鉴别诊断

(1)甲状腺腺瘤。

(2)亚急性甲状腺炎。

(3)慢性淋巴细胞性甲状腺炎。

● 要点三 西医治疗

1. 药物治疗 常用制剂有干甲状腺制剂、左旋甲状腺素。

2. 手术治疗 有下列情况之一者，可考虑手术切除治疗：①巨大甲状腺肿影响生活和工作者。②甲状腺肿大引起压迫症状者。③胸骨后甲状腺肿。④结节性甲状腺肿继发功能亢进者。⑤结节性甲状腺肿疑有恶变者。为防止术后残留甲状腺组织再形成腺肿及甲状腺功能低下，宜长期服用甲状腺激素制剂。

● 要点四 中医辨证论治

1. 肝郁脾虚证

证候：颈部弥漫性肿大，伴四肢困乏，气短，纳呆体瘦；苔薄，脉弱无力。

治法：疏肝解郁，健脾益气。

方药：四海舒郁丸加减。

2. 肝郁肾虚证

证候：颈部肿块皮宽质软，伴有神情呆滞，倦怠畏寒，行动迟缓，肢冷，性欲下降；舌淡，脉沉细。

治法：疏肝补肾，调摄冲任。

方药：四海舒郁丸合右归丸加减。

细目三 慢性淋巴性甲状腺炎

慢性淋巴性甲状腺炎又称桥本甲状腺肿，是一种自身免疫性疾病，也是甲状腺肿合并甲状腺功能减退最常见的原因。

● 要点一 临床表现

本病起病缓慢，呈无痛性弥漫性甲状腺肿，初期甲状腺多呈轻中度弥漫性肿大，以峡部为显著；肿大两侧多对称，一侧肿大明显者少见；肿块质硬，表面光滑，病程较长者可扪及结节；多伴甲状腺功能减退，早期可有甲亢表现，但不久便会减轻或消失；较大的甲状腺肿可有压迫症状。

● 要点二 西医治疗

常用甲状腺激素替代疗法和免疫抑制治疗。

(1)甲状腺激素替代疗法。

(2)免疫抑制治疗。

(3)手术治疗，甲状腺肿大有明显压迫症状者及合并恶性病变者应手术治疗。行甲状腺峡部切除、甲状腺大部切除及根治性切除。手术后大多继发甲低，需长期服用甲状腺制剂。

● 要点三 中医辨证论治

1. 气滞痰凝证

证候：肿块坚实，轻度作胀，重按才感疼痛，其痛牵引耳后枕部，或有喉间梗塞感，痰多，一般无全身症状；苔黄腻，脉弦滑。

治法：疏肝理气，化痰散结。

方药：海藻玉壶汤加减。

2. 肝郁胃热证

证候：颈前肿痛，胸闷不适，口苦咽干，急躁易怒，心悸多汗；苔薄黄，脉弦数。

治法：清肝泄胃，解毒消肿。

方药：普济消毒饮与丹栀逍遥散加减。

3. 火毒炽盛

证候：局部结块疼痛明显，伴恶寒发热、头痛、口渴、咽干；苔薄黄，脉浮数或滑数。

治法：清热解毒，消肿排脓。

方药：透脓散与仙方活命饮合方加减。

细目四 甲状腺功能亢进的外科治疗

● 要点一 临床表现与检查

（一）临床表现

（1）甲状腺肿大。
（2）神经系统症状。
（3）60%～70%的患者有突眼征，女性多见。
（4）心率加速，脉率每分钟常达100次以上；脉压差增大。
（5）内分泌紊乱，如月经失调、受孕几率减少等。
（6）消化系统症状，患者食欲亢进反而消瘦，体重减轻，易感疲乏。大便次数增多，每日数次至数十次不等，便稀。肝脏功能可能有损害，转氨酶升高、肝肿大。
（7）其他：肌无力，肌萎缩；部分患者可发生周期性麻痹；约5%的患者小腿胫前下1/3到足背出现局限性黏液性水肿。

（二）实验室及其他检查

（1）基础代谢率。
（2）血清T_3和T_4含量的测定。
（3）甲状腺摄^{131}I率的测定。

● 要点二 手术治疗指征

（1）中度以上的原发性甲亢。
（2）继发性甲亢，或高功能甲状腺腺瘤。
（3）胸骨后甲状腺肿并发甲亢；腺体较大伴有压迫症状的甲亢。
（4）抗甲状腺药物或^{131}I治疗后复发，或不适宜药物及^{131}I治疗的甲亢。
（5）妊娠早、中期的甲亢患者又符合上述适应证者。

● 要点三 手术禁忌证

（1）青少年患者。
（2）症状较轻者。
（3）老年患者或有严重器质性疾病不能耐受手术者。

● 要点四 术后并发症及治疗

1. 术后呼吸困难和窒息 多发生在术后48小时内，是术后最危急的并发症。常见原因有血肿压迫气管、喉头水肿、气管塌陷、双侧喉返神经损伤。因此，术后应常规地在患者床旁放置无菌的气管切开包和手套，以备急用。若系喉头水肿，则快速滴注20%甘露醇250mL、氢化可的松100～200mg，以减轻水肿。气管软化者应在术中做气管悬吊或气管切开。

2. 喉返神经损伤 发生率约0.5%。大多数是因手术处理甲状腺下极时不慎将喉返神经切断、缝扎或挫夹、牵拉造成永久性或暂时性损伤所致。少数也可由血肿或瘢痕组织压迫或牵拉而发生。由挫夹、牵拉、血肿压迫所致则多为暂时性，经理疗等及时处理后，一般可能在3～6个月内逐渐恢复。

3. 喉上神经损伤 多发生于处理甲状腺上极时离腺体太远，分离不仔细，将神经与周围组织一同大束结扎所引起。若损伤外支会使环甲肌瘫痪，引起声带松弛，音调降低，说话费力。内支损伤则喉部黏膜感觉丧失，进食特别是饮水时容易误咽发生呛咳。若非双侧切断，一般经理疗、针灸治疗多可自行恢复。故结扎、切断甲状腺上动、静脉应紧贴甲状腺上极，以避免损伤喉上神经。

4. 手足抽搐 抽搐发作时立即静脉注射葡萄糖酸钙或氯化钙。

5. 甲状腺危象 是甲亢的严重并发症，若不及时处理，可迅速发展至昏迷、虚脱、休克甚至死亡，死亡率约20%～30%。治疗包括：①肾上腺素能阻滞剂。②碘剂。③氢化可的松。④镇静剂。⑤降温。⑥静脉输注大量葡萄糖溶液补充能量。⑦有心力衰竭者加用洋地黄制剂。⑧吸氧。

6. 甲状腺功能减退 发生甲状腺功能减退时应给予甲状腺素制剂。

要点五 中医辨证论治

1. 肝郁痰结证

证候：颈部瘿肿，质软不硬，喉感堵塞，胸闷不舒，性急易怒，忧郁怔忡，心悸失眠，眼突舌颤，倦怠乏力，大便溏薄，月经不调；舌红，苔薄腻，脉弦滑等。

治法：疏肝理气，软坚散结。

方药：柴胡疏肝散合海藻玉壶汤加减。

2. 肝火旺盛证

证候：颈部肿大，眼突肢颤，心烦心悸，急躁易怒，面红目赤，口干口苦，坐卧不宁，怕热多汗，消谷善饥，形渐消瘦；舌红苔黄，脉弦数有力。

治法：清肝泻火，解郁散结。

方药：龙胆泻肝汤合藻药散加减。

3. 胃火炽盛证

证候：多食善饥，形体消瘦，口干而渴，喜喝冷饮，好动怕热，汗出心悸，急躁易怒，眼突颈粗，小便黄赤，大便干燥；舌暗红，苔薄黄或黄燥，脉数。

治法：清胃泻火，生津止渴。

方药：白虎加人参汤合养血泻火汤加减。

4. 阴虚火旺证

证候：头晕眼花，目赤干涩，羞明刺痛，心悸烦躁，少寐失眠，咽干口燥，眼突肢颤，手足心热，食多消瘦，月经不调，颈大有结；舌红少苔或苔剥，脉细而数。

治法：滋阴清热，化痰软坚。

方药：知柏地黄汤合当归六黄汤加减。

5. 气阴两虚证

证候：神疲乏力，气促汗多，口咽干燥，五心烦热，面白唇淡，眼突手颤，颈肿胸闷，抑郁善忧，夜寐不安，心悸喜忘，食多便溏，腹胀泄泻，形体消瘦；舌红少苔，脉细数无力。

治法：益气养阴，泻火化痰。

方药：生脉散合补中益气汤加减。

细目五 甲状腺肿瘤

要点一 甲状腺腺瘤

（一）临床表现

多以颈前无痛性肿块为首发症状，常偶然发现。颈部出现圆形或椭圆形结节，质韧有弹性，表面光滑，边界清楚，无压痛，多为单发，随吞咽上下移动。有时可压迫气管移位，但很少造成呼吸困难，罕见喉返神经受压表现。可引起甲亢及发生恶性变。

（二）西医治疗

对有压迫症状或可疑恶变者，原则上手术切除，切除标本常规送病理学检查。

（三）中医辨证论治

1. 肝郁气滞证

证候：颈部肿块不红、不热、不痛；伴烦躁易怒，胸胁胀满；舌苔白，脉弦。

治法：疏肝解郁，软坚化痰。

方药：逍遥散合海藻玉壶汤加减。

2. 痰凝血瘀证

证候：颈部肿物疼痛，坚硬；气急气短，吞咽不利；舌质暗红有瘀斑，脉细涩。

治法：活血化瘀，软坚化痰。

方药：海藻玉壶汤合神效瓜蒌散加减。

3. 肝肾亏虚证

证候：颈部肿块柔韧；常伴性情急躁，易怒，口苦，心悸，失眠，多梦，手颤，月经不调；舌红，苔薄，脉弦。

治法：养阴清火，软坚散结。

方药：知柏地黄丸合海藻玉壶汤加减。

要点二 甲状腺癌

（一）西医病理

甲状腺癌的病因尚未明了，其发生与多种因素有关，如放射性损害（X线外照射）、致甲状腺肿物质、TSH的刺激、遗传等。甲状腺癌的病理类型可分为乳头状癌、滤泡状腺癌、未分化癌、髓样癌。除髓样癌外，绝大部分甲状腺癌起源于滤泡上皮细胞。

（二）临床表现与检查

1. 临床表现

（1）甲状腺肿块。

（2）压迫症状。

（3）转移及扩散。

（4）髓样癌常有家族史，癌肿可产生5-羟色胺和降钙素，临床上可出现腹泻、心悸、脸面潮红和血钙降低等症状。

2. 实验室及其他检查

（1）放射免疫测定血浆降钙素。

（2）放射性同位素检查。

（3）影像学检查

①X线检查：检查对诊断颈部有无转移及气管、血管有无受累有帮助。

②B型超声波检查：可检测甲状腺肿块的形态、大小、数目，可确定其为囊性还是实性。

（4）穿刺细胞学检查与病理切片。

（三）西医治疗

（1）手术治疗，可根据肿瘤临床特点来选择手术切除范围。

（2）内分泌治疗。

（3）放射治疗。

（4）放射性核素治疗。

（5）化学治疗。

（四）中医辨证论治

1. 气郁痰凝证

证候：颈前肿块无痛，坚硬如石，生长较快，表面高低不平，肤色不变；伴性情急躁或郁闷不舒，胸胁胀满，口苦咽干，纳呆食少；舌质淡暗，苔白或腻，脉弦滑。

治法：理气开郁，化痰消坚。

方药：海藻玉壶汤合逍遥散加减。

2. 气血瘀滞证

证候：肿块增长快，坚硬如石，表面不光滑，活动度差或消失，疼痛，或有皮肤青筋暴露；伴形体渐瘦，神疲乏力，或有音哑；舌质红，有瘀斑，苔黄，脉弦数。

治法：理气化痰，活血散结。

方药：桃红四物汤合海藻玉壶汤加减。

3. 瘀热伤阴证

证候：肿块坚硬如石，推之不移，局部僵硬；形体消瘦，皮肤枯槁，声音嘶哑，腰酸无力；舌质红，少苔，脉细沉数。

治法：养阴和营，化痰散结。

方药：通窍活血汤合养阴清肺汤加减。

（周永坤）

第十四单元 乳腺疾病

细目一 急性乳腺炎

● 要点一 西医病理

本病的发病原因主要有乳汁淤积和细菌入侵两个方面。致病菌以金黄色葡萄球菌为主，少数可为链球菌感染。常发生于产后哺乳的妇女。

● 要点二 中医病因病机

本病多因妇女产后乳头损伤、外邪入侵、乳汁过多、情志内伤、饮食不节等导致乳汁蓄积，乳络阻塞，气血凝滞，热毒蕴结而成。毒盛时久则可化腐成脓。

● 要点三 临床表现与检查

（一）临床表现

1. 症状

（1）乳房肿胀疼痛。

（2）发热。

（3）其他症状：初起时可出现骨节酸痛、胸闷、呕吐、恶心等症状；化脓时可有口渴、纳差、小便黄、大便干结等症状。

2. 体征 初起时患部压痛，结块或有或无，皮色微红或不红。化脓时患部肿块逐渐增大，结块明显，皮肤红热水肿，触痛显著，拒按。脓已成时肿块变软，按之有波动感。

（二）实验室及其他检查

（1）血常规检查。

（2）患部穿刺抽脓。

（3）B型超声波检查。

◉ **要点四 西医治疗**

（1）本病早期宜用含有100万U青霉素的等渗盐水20mL注射在炎性结块四周，必要时每4～6小时重复1次，能促使早期炎症灶消散。

（2）应用足量广谱抗菌药物，可选用青霉素、红霉素、头孢类抗生素等。

（3）脓肿形成后宜及时切开排脓。

（4）感染非常严重或脓肿切开引流损伤乳管者，可终止乳汁分泌。

◉ **要点五 中医辨证论治**

1. 肝胃郁热证

证候：乳房肿胀疼痛，皮肤微红或不红，结块或有或无，乳汁排泄不畅，患部微热触痛；可伴有畏寒发热，头痛，胸闷不舒，骨节酸痛，口渴等；舌质淡红或红，苔薄黄，脉弦或浮数。

治法：疏肝清胃，通乳散结。

方药：瓜蒌牛蒡汤加减。若乳汁壅滞太甚，加路路通、漏芦、鹿角霜活络通乳；若炎性肿块较大者，加夏枯草、浙贝母软坚散结；产后恶露未尽者，加益母草、川芎、丹参活血祛瘀；若为断乳时乳汁壅滞或产妇不哺乳，加炒山楂、生麦芽等消胀退乳。

2. 热毒炽盛证

证候：肿块逐渐增大，皮肤焮红灼热，疼痛剧烈，呈持续性搏动性疼痛，壮热不退，口渴喜饮，患部拒按，若肿块中央变软，按之应指，为脓已成；或见局部漫肿痛甚，发热，穿刺抽得脓液；或溃后脓出不畅，红肿疼痛不消，发热不退，有袋脓现象或传囊之变；同侧腋窝淋巴结肿痛。舌质红，苔黄腻，脉弦数或滑数。

治法：清热解毒，托里透脓。

方药：瓜蒌牛蒡汤合透脓散。若高热不退，加石膏、知母清热泻火；大便秘结者加生大黄、枳实泄热通腑。

3. 正虚毒恋证

证候：溃后乳房肿痛逐渐减轻，但疮口脓水不断，收口迟缓，或乳汁从疮口流出，形成乳漏；伴有面色少华、易疲劳、饮食欠佳、低热不退等；舌质淡，苔薄，脉细。

治法：益气活血养营，清热托毒。

方药：托里消毒散加减。若脓腐难脱者，加路路通、王不留行、薏苡仁化瘀祛腐；若口渴、便秘者，加胖大海、沙参、肉苁蓉生津通便。

细目二 乳腺增生病

◉ **要点一 临床表现与检查**

（一）临床表现

1. 症状

（1）乳房内肿块。

（2）乳房胀痛。

（3）乳头溢液。

（4）其他症状：常可伴有胸闷不舒，心烦易怒，失眠多梦，疲乏无力，腰膝酸软，经期紊乱，经量偏少等表现。

2. 体征 乳房内可扪及多个形态不规则的肿块，多呈片块状、条索状或颗粒状结节，也可各种形态混合存在。各种形态的肿块边界都不甚清楚，与皮肤及深部组织无粘连，推之能活动，多有压痛。

（二）实验室及其他检查

（1）X线钼靶摄片为边缘模糊不清的阴影或有条索状组织穿越其间。

（2）B超为不均匀的低回声区以及无回声囊肿。

（3）切除（或切取）活检是最确切的诊断方法。

● 要点二　西医治疗

（一）药物治疗

1. 维生素类药物　可口服维生素 B_6 与维生素 E，或口服维生素 A。

2. 激素类药物　常可选用黄体酮、达那唑、丙酸睾酮等。

（二）手术治疗

对可疑患者应及时进行活体组织切片检查，如发现有癌变，应及时行乳癌根治手术。若患者有乳癌家族史，或切片检查发现上皮细胞增生活跃，宜及时施行单纯乳房切除手术。

● 要点三　中医辨证论治

1. 肝郁气滞证

证候：乳房胀痛或有肿块，一般月经来潮前乳痛加重和肿块稍肿大，行经后好转；常伴有情绪抑郁，心烦易怒，失眠多梦，胸胁胀满等；舌质淡红，苔薄白，脉细涩。

治法：疏肝理气，散结止痛。

方药：逍遥散加减。

2. 痰瘀凝结证

证候：乳中结块，多为片块状，边界不清，质地较韧，乳房刺痛或胀痛。舌边有瘀斑，苔薄白或薄而微黄，脉弦或细涩。

治法：活血化瘀，软坚祛痰。

方药：失笑散合开郁散加减。

3. 气滞血瘀证

证候：乳房疼痛及肿块没有随月经周期变化的规律性，乳房疼痛以刺痛为主，痛处固定，肿块坚韧；伴有经行不畅，经血量少，色暗红，夹有血块，少腹疼痛；舌质淡红，边有瘀点或瘀斑，脉涩。

治法：行气活血，散瘀止痛。

方药：桃红四物汤合失笑散加减。

4. 冲任失调证

证候：乳房肿块表现突出，结节感明显，经期前稍有增大变硬，经后可稍有缩小变软，乳房胀痛较轻微，或有乳头溢液；常可伴有月经紊乱，量少色淡，腰酸乏力等症。舌质淡红，苔薄白，脉弦细或沉细。

治法：调理冲任，温阳化痰，活血散结。

方药：二仙汤加减。

细目三　乳房纤维腺瘤

● 要点一　临床表现与检查

（一）临床表现

1. 症状

（1）乳房肿块。

（2）乳房轻微疼痛。

（3）其他症状：部分患者可有情志抑郁、心烦易怒、失眠多梦等症状。

2. 体征　乳房内可扪及单个或多个圆形或卵圆形肿块，质地坚韧，表面光滑，边缘清楚，无粘连，极易推动。患乳外观无异常，腋窝淋巴结不肿大。

（二）实验室及其他检查

（1）钼靶 X 线乳房摄片。

（2）B 型超声波检查。

（3）活体组织病理切片检查。

● 要点二　中医辨证论治

1. 肝气郁结证

证候：肿块较小，发展缓慢，不红不热，不觉疼痛，推之可移，伴胸闷叹息；舌质正常，苔薄白，脉弦。

治法：疏肝解郁，化痰散结。

方药：逍遥散加减。

2. 血瘀痰凝证

证候：肿块较大，坚硬木实，重坠不适，伴胸闷牵痛，烦闷急躁，或月经不调、痛经等；舌质暗红，苔薄腻，脉弦滑或弦细。

治法：疏肝活血，化痰散结。

方药：逍遥散合桃红四物汤加山慈菇、海

藻。月经不调兼以调摄冲任。

细目四 乳腺癌

要点一 西医病理

乳腺癌的真正病因和其他恶性肿瘤一样，尚不完全明确，但已被证明雌性激素的活性与乳腺癌的发生有密切的关系。目前乳腺癌的病理分期多采用世界卫生组织 FOOTE-STEWART 分类法，即根据肿瘤的始发部位，结合其生物特性分为浸润和非浸润型（原发癌）。临床上比较常用的分型方法是根据肿瘤分化程度分为两大类，即低分化乳腺癌和高分化乳腺癌。同时，根据乳腺癌的发展进程有原发性和转移性之分。

要点二 临床表现与检查

（一）临床表现

1. 症状

（1）乳房内包块。

（2）局部皮肤改变，包块表面皮肤出现明显的凹陷性酒窝征，是乳癌早期的常见局部体征。癌块继续增大，如皮下淋巴管被癌细胞堵塞，引起淋巴回流障碍，出现真皮水肿，皮肤呈橘皮样改变。

（3）乳头部抬高或内陷。

（4）特殊类型乳腺癌的症状：炎性乳癌多半发生于年轻女性，特别是妊娠期和哺乳期女性。这种乳癌发展非常快，状如急性炎症表现，整个乳房高度肿胀，质地坚硬，无明显的局限性包块。

2. 体征

（1）视诊 要注意乳房体积的变化，乳头有无内陷及抬高。

（2）触诊 乳房的触诊一般应在月经期后进行，乳房触诊检查的顺序是内上、外上、外下、内下四个象限及乳晕区域。在触诊过程中一定要注意手法的轻重，并注意乳头是否有溢液，最后检查腋窝、锁骨上及锁骨下是否有淋巴结的肿大。

（二）实验室及其他检查

目前乳腺癌的诊断运用 X 线检查、B 超、热像、红外线乳透、针刺活检、细胞学等检查方法，提高了术前诊断率。

要点三 西医治疗

1. 手术治疗 自 1894 年 Halsted 倡导乳癌根治术以来，至今仍是治疗 Ⅰ、Ⅱ 期乳癌的常规手段。

2. 放射治疗 是综合治疗乳癌的一种方法，可以提高 5 年生存率，减少切口与局部的复发率。

3. 化学药物治疗 不少外科医师主张术前、术中、术后都要使用化疗，以达到对微小扩散转移灶的根治性治疗。

4. 内分泌疗法 是一种辅助治疗措施。近年来根据雌激素受体的检查结果，选择内分泌治疗方案。ER 阳性又有腋下淋巴结转移，应选用内分泌疗法。

5. 生物治疗 近年来临床上逐渐推广使用的曲妥珠单抗注射液，系通过转基因技术制备，对 Cerb-2（HER-2）过度表达的乳腺癌患者有一定效果，尤其是经其他化疗药治疗无效的乳腺癌患者也有部分疗效。

要点四 中医辨证论治

1. 肝郁气滞证

证候：两胁胀痛，易怒易躁，乳房结块如石；舌苔薄黄或薄白，舌红有瘀点，脉弦有力。

治法：疏肝解郁，理气化痰。

方药：逍遥散加减。

2. 冲任失调证

证候：乳中结块，皮核相连，坚硬如石，推之不移；伴有腰膝酸软，女子月经不调，男子遗精阳痿，五心烦热；舌淡无苔，少有龟裂，脉沉无力。

治法：调摄冲任，理气散结。

方药：二仙汤加味。

3. 毒热蕴结证

证候：身微热，乳房结块增大快，已破溃，

状如山岩，形似莲蓬，乳头内陷；舌红绛，苔中剥，脉濡数。

治法：清热解毒，活血化瘀。

方药：清瘟败毒饮合桃红四物汤加减。

4. 气血两虚证

证候：乳房结块溃烂，色紫暗，时流污水，臭气难闻；头晕耳鸣，肢体消瘦，五心烦热，面色苍白，夜寐不安；舌绛无苔，或苔黄白，脉滑数。

治法：调理肝脾，益气养血。

方药：人参养荣汤加减。

（赵二鹏）

第十五单元　胃、十二指肠溃疡的外科治疗

细目一　概　述

要点一　手术适应证

（1）有多年溃疡病史，且发作频繁，症状逐渐加重，经内科治疗无效，影响工作和生活者。

（2）慢性穿透性溃疡，症状明显者。

（3）溃疡伴反复消化道出血，经保守治疗出血不止者。

（4）溃疡伴急性穿孔，保守治疗无效者。

（5）溃疡伴机械性幽门梗阻者。

（6）临床上怀疑溃疡恶变者。

（7）其他特殊的溃疡，如应激性溃疡、胰源性溃疡、胃肠吻合口溃疡等。

要点二　外科治疗方法

公认的外科治疗方法主要归纳为胃大部切除术和迷走神经切断术两大类。

（1）胃大部切除术。

（2）迷走神经切断术。

（3）全胃切除术。

要点三　主要并发症及处理

1. 吻合口出血　一旦发生吻合口出血，处理原则是先予保守治疗，只有极个别患者经严格保守治疗无效，方考虑再次手术止血。

2. 腹腔内出血　一旦发生腹腔内出血，可从引流管中流出鲜血，并发生严重的腹膜炎症状，严重者可发生失血性休克，此时应做腹腔穿刺或腹部CT。当证实发生腹腔内出血即刻剖腹探查。

3. 十二指肠残端瘘　一旦怀疑或证实发生了十二指肠残端瘘，应立即手术行腹腔引流，做十二指肠造瘘及空肠营养性造瘘等。

4. 阻塞综合征　引起吻合口的梗阻、空肠输入袢梗阻、空肠输出袢梗阻，经保守治疗无效者应手术治疗。

5. 胃瘫　治疗胃瘫主要是保守治疗，包括胃肠道减压，加强营养支持，防止水、电解质及酸碱平衡紊乱，促进胃肠动力药物的应用等。

6. 倾倒综合征　为避免倾倒综合征的发生或减轻其发作的症状，应注意在手术时作吻合口宜适中，不要过大，在术后2～3个月提倡少量多餐，食物避免过甜，进食后平卧15～20分钟。

7. 低血糖综合征　表现为无力、出汗、饥饿感，并伴有头晕、面色苍白等，进食或输注葡萄糖可以缓解低血糖。

8. 贫血及营养不良　术后少食多餐，注意饮食及营养搭配，可以减少或避免营养不良的发生。

9. 吻合口溃疡　预防吻合口溃疡的关键是根据溃疡的具体情况和胃酸分泌程度选择适当的手术方法使胃酸分泌降到尽可能低的程度。

10. 残胃癌　由于残胃癌的诊断较难，且发生症状时多属晚期，因此残胃癌的预后很差，仅少数患者能长期存活。

细目二 胃、十二指肠溃疡急性穿孔

要点一 临床表现与检查

（一）临床表现

1. 症状

（1）剧烈腹痛。

（2）休克症状。

（3）恶心呕吐。

（4）全身情况：穿孔早期体温多正常，患者蜷曲静卧而不敢动，面色苍白，脉搏细速。6～12小时后体温开始明显上升，常伴有脱水、感染、麻痹性肠梗阻、休克症状。

2. 体征

（1）腹部压痛及腹肌强直。

（2）腹腔内积气积液。

（二）实验室及其他检查

1. 实验室检查 白细胞总数及中性粒细胞比例增高。

2. X线检查 在立位腹部透视或摄片时可见半月形的膈下游离气体影，对诊断有重要意义。

3. 超声波检查 可帮助判断腹腔渗液量多少，有无局限性积液及脓肿形成，作为穿刺引流的定位等。

4. 腹腔穿刺 可疑病例可行腹腔穿刺，阳性者有助于诊断，并可推断腹腔渗液的多少及腹腔污染的轻重，对选择治疗方法也有参考价值。

要点二 诊断与鉴别诊断

（一）诊断

（1）多数患者有溃疡病史，且近期有溃疡病活动症状。

（2）突然发生的持续性上腹部剧烈疼痛，迅速发展到全腹，并常伴有轻度休克症状。

（3）检查时有明显的腹膜刺激征，并多有肝浊音界缩小或消失。

（二）鉴别诊断

1. 急性胰腺炎 本病也可出现上腹部突然剧烈疼痛，伴有呕吐及早期腹膜刺激征，但其发病不如溃疡病穿孔急骤，腹痛开始时有由轻而重的过程，疼痛位于上腹部偏左，常向腰背部放射，早期腹膜刺激征不如溃疡病穿孔明显，无气腹征，血、尿淀粉酶升高，腹腔穿刺液可为血性。

2. 急性阑尾炎穿孔 胃、十二指肠溃疡穿孔时，漏出物可沿升结肠外侧沟流至右下腹，引起右下腹疼痛和压痛，易与急性阑尾炎的"转移性右下腹痛"相混淆。但急性阑尾炎起病不是很突然，腹痛是逐渐加重的，疼痛程度也不如溃疡病穿孔剧烈，体征以右下腹为甚，无气腹征。

3. 急性胆囊炎 重症胆囊炎伴腹膜炎者体征与溃疡病穿孔相似。但急性胆囊炎一般炎症反应较重，体征主要集中在右上腹，有时可触及肿大的胆囊，莫菲征阳性。X线腹部透视膈下无游离气体，B超检查即可作出鉴别。

4. 胃癌穿孔 其急性穿孔引起的腹内病理变化与溃疡穿孔相同，因而症状和体征也相似，术前难以鉴别，有的甚至术中也难以确认溃疡是否已有癌变，或根本就是胃癌穿孔。

要点三 非手术疗法适应证

（1）穿孔小或空腹穿孔，就诊比较早，腹腔积液少，无腹胀，一般情况好，感染中毒症状不明显，不伴有休克及重要脏器严重病变者。

（2）单纯性溃疡穿孔，无合并出血、梗阻、癌变或再穿孔等溃疡病的严重并发症。

（3）年龄较轻，溃疡病史不长，非顽固性溃疡。

（4）就诊时腹腔炎症已有局限趋势者。

要点四 手术疗法适应证

（1）不适合非手术治疗的患者。

（2）经过非手术治疗6～12小时，症状体征不见缓解者。

细目三　胃、十二指肠溃疡大出血

● 要点一　临床表现与检查

（一）临床表现

1. 症状　最常见的表现是呕血和黑便。

2. 体征　腹部体检一般仅有上腹部压痛，部分患者有胃脘部胀满感。肠鸣音活跃，通常并不亢进，约半数患者体温轻度增高。

（二）实验室及其他检查

1. 实验室检查　住院或观察患者应定期做红细胞计数、血红蛋白及血球压积的测定，进行性的下降提示出血随之增多。

2. 纤维胃镜检查　上消化道出血时可行急诊胃镜检查，可直接观察溃疡的部位、大小、深度，并可发现明显的出血部位，并可在镜下行电凝止血或局部用止血药止血。

● 要点二　诊断与鉴别诊断

（一）诊断

有典型溃疡病发作史或过去检查曾证明有溃疡病的患者如果发生胃肠道出血，最大的可能为溃疡出血，绝大多数诊断可确立，结合纤维胃镜检查及实验室检查，可以明确诊断。

（二）鉴别诊断

（1）胃癌出血：近年来，胃癌的发生率上升较快，胃癌伴出血者逐年增加，当发生上消化道大出血时应予警惕。纤维胃镜检查可见典型的恶性溃疡表现，活检可明确诊断，癌肿标记物检查明显升高提示癌肿存在。

（2）食管与胃底静脉破裂出血：有慢性肝炎、肝硬化病史的患者突然发生出血且伴有腹痛，提示出血来势凶猛，常以呕血为主，并很快出现失血性休克。

（3）干呕或呕吐后突然发生出血须警惕食道贲门部黏膜撕裂征（Mallory-Weiss tear），食道裂孔疝亦可引起大出血。

（4）急性胃黏膜出血：出血前有烧伤、损伤或严重感染等病史，或者有长期服用激素者，应高度怀疑急性胃黏膜出血。

（5）胆道出血：有胆道疾病史者可出现周期性反复出血，呕血、便血均可发生，但以便血为主，大多发生在胆绞痛缓解后，间歇期约为1周左右。

● 要点三　西医治疗

（一）内科紧急处理

（1）建立输液通道。

（2）应用止血药物。

（3）抗酸抗溃疡治疗。

（4）经胃管注入冰的生理盐水。

（5）经选择性动脉造影栓塞止血。

（6）纤维胃镜下应用激光、电凝止血。

（二）外科治疗

1. 急诊手术的适应证

（1）急性大出血，短期内出现休克征象者。

（2）反复多次出血，尤其近期反复大出血者。

（3）出血后经6～8小时内输血600～1000mL，休克症状无明显好转或虽一度好转，但很快又重新出现休克症状者。

（4）在内科严格治疗期间出现大出血者。

（5）大出血合并有梗阻、穿孔，或者曾有梗阻、穿孔病史者。

（6）患者年龄偏大（50岁以上），有高血压、动脉硬化及肝肾疾病，估计出血难以自愈者。

（7）近期胃镜或钡餐检查证实溃疡位于胃小弯侧及十二指肠球部后壁，或检查发现溃疡基底部出血呈喷射状者。

2. 手术方式的选择

（1）若患者耐受力良好，则可考虑行根治性手术，即胃大部切除术，除了切除出血部位外，连同溃疡病灶一并切除，可达到根治目的。

（2）若患者情况很差，估计较难忍受长时间手术者，则尽量采用简单有效的方法，如切开胃前壁，对出血部位的血管作"8"字缝合，确定不再出血后再将前壁缝合。

（3）若患者耐受力尚可，但估计难以承受胃大部切除术者可以选择溃疡局部切除术，也可施行迷走神经切断加幽门成形或胃空肠吻合及溃疡出血点缝扎术。

细目四 瘢痕性幽门梗阻

要点一 临床表现与检查

（一）临床表现

1. 症状 梗阻早期可以是不完全性的，逐渐出现食欲减退、恶心、上腹部饱胀及沉重感。当出现完全性梗阻时，呕吐频繁，呕吐量大且多含积存的宿食，有酸臭味，呕吐物中不含胆汁，呕吐后上腹饱胀感减轻，腹痛消失，过一段时间又可出现类似呕吐，且全身情况逐渐恶化，消瘦及脱水明显。

2. 体征 由于患者长期不能进食，明显消瘦，伴有严重脱水，故有严重营养不良。

（二）实验室及其他检查

（1）实验室检查：呈血液浓缩状，血清钾、氯化物和血浆蛋白均低于正常，二氧化碳结合力和非蛋白氮增高，尿比重升高，偶可见尿酮。

（2）X线钡餐检查。

（3）纤维胃镜检查。

要点二 诊断与鉴别诊断

（一）诊断

根据长时期溃疡病史及典型的胃潴留症状，配合实验室检查和X线钡餐检查等辅助检查，一般诊断溃疡所致瘢痕性幽门梗阻并无困难。

（二）鉴别诊断

1. 痉挛性和水肿性幽门梗阻 这种梗阻常为间歇性，有溃疡病的疼痛发作，虽有呕吐但不剧烈，亦无胃扩张，呕吐物中很少有宿食，常为当日所摄食物。

2. 胃癌所致幽门梗阻 胃幽门部肿瘤可以引起幽门梗阻，若为癌肿晚期所引起的幽门梗阻，可有恶性肿瘤的全身症状及癌胚抗原等标记物的异常，通过钡餐和胃镜检查、活组织检查等，往往都能获得确诊。

3. 十二指肠球部以下梗阻性病变 如胰头壶腹部肿瘤压迫十二指肠所致梗阻往往有阻塞性黄疸出现，CT等检查可见该部位的占位及浸润；十二指肠肿瘤所致梗阻常有血便表现；肠系膜上动脉压迫综合征者可有呕吐，但一般不为宿食，呕吐物中有胆汁。钡餐检查可确定梗阻的部位。这类患者在餐后俯卧15~30分钟可使食物通过而使症状缓解。

要点三 西医治疗

手术治疗。

1. 手术前处理 处理的初期包括胃肠减压，洗胃，纠正血容量及水、电解质和代谢紊乱，降低胃酸分泌，并开始肠外营养支持。

2. 手术方式 国内目前仍以胃大部切除术为主，也可采用迷走神经干切断加胃窦部切除。

对全身情况极差的患者和老年患者，可以做胃空肠吻合术以解除梗阻，也可加做迷走神经干切断术以减少胃酸的分泌。

要点四 中医辨证论治

1. 脾胃虚寒证

证候：上腹饱胀，食后较甚，朝食暮吐，暮食朝吐，吐出物为宿食残渣及清稀黏液，吐后则舒服，畏寒喜热，神疲乏力，大便溏少；舌质淡红，苔白或白滑，脉沉弱。

治法：温中健脾，和胃降逆。

方药：丁香散加减。

2. 痰湿阻胃证

证候：脘腹胀满，进食后加重，胸膈痞闷，呕吐频繁，吐出物为食物残渣及痰涎白沫；伴有眩晕、心悸；舌质淡红，苔白厚腻或白滑，脉弦滑。

治法：涤痰化浊，和胃降逆。

方药：导痰汤加减。

3. 胃中积热证

证候：脘腹胀满，餐后加重，朝食暮吐，暮食朝吐，吐出物为食物残渣及秽浊酸臭之黏液；心烦口渴，欲进冷饮，小便黄少，大便干结；舌质红少津，苔黄燥或黄腻，脉滑数。

治法：清泻胃热，和中降逆。

方药：大黄黄连泻心汤加减。

4. 气阴两虚证

证候：病程日久，反复呕吐，形体消瘦，神疲乏力，唇干口燥，小便短少，大便干结；舌红少津，脉细数。

治法：益气生津，降逆止呕。

方药：麦门冬汤加减。

（赵二鹏）

第十六单元　门静脉高压症

要点一　解剖概要

门静脉与其他部位静脉相比有以下三个特点。

（1）门静脉主干的两端均为毛细血管。

（2）门静脉主干中少有静脉瓣存在。

（3）门静脉与腔静脉系统之间存在多处交通支，主要有：①胃底、食管下段交通支；②直肠下端肛管交通支。③脐周交通支。④腹膜后交通支。

要点二　临床表现与检查

（一）临床表现

主要表现为脾肿大、脾功能亢进、呕血或柏油样黑便、腹水及非特异性全身症状（如乏力、嗜睡、厌食、腹胀等）。

（二）实验室及其他检查

1. 血象　脾功能亢进时，白细胞记数减少至 $3\times10^9/L$ 以下；血小板计数减少至 $(70\sim80)\times10^9/L$ 以下。

2. 肝功能　肝功能储备可用 Child 肝功能分级方法评价。

3. X 线检查　上消化道造影显示食管及胃底静脉曲张，表现为食管、胃底黏膜紊乱，呈蚯蚓状或蚕食样。

4. 内镜检查　最好在出血 24 小时内进行，阳性率高。

5. B 超检查及多普勒测定　是目前最方便的测定方法。

6. 特殊检查

（1）肝活检。

（2）免疫学检查。

（3）脾静脉造影。

7. 门静脉压力的测定　术前及术中测定门静脉压力对诊断、选择手术方法及其预后判断均有帮助。

（1）手术前后测定方法　①经皮脾穿刺脾髓测压（SP）。②经皮肝穿刺肝内门静脉分支测压（PVP）。③肝静脉插管测压。

（2）术中测压方法　①门脉压：直接穿刺门静脉主干（FPP）或门静脉分支，如大网膜静脉。②术中暂时钳夹门静脉，测得压力为肝侧门静脉闭锁压（HOPP），正常为 $0.49\sim0.98$ kPa（$50\sim100$ mmH$_2$O）；在阻断脏侧门静脉测得的压力为脏侧门静脉闭锁压（SOPP），正常值为 $3.92\sim5.58$ kPa（$400\sim600$ mmH$_2$O）。SOPP 与 HOPP 的压力差相当于门静脉入肝血流的最大灌注压（MPP），反映门静脉入肝的血流量。

要点三　诊断与鉴别诊断

（一）出血的鉴别

凡有急性大量消化道出血者，首先要考虑到胃、十二指肠溃疡，食管胃底曲张静脉破裂出血和胃癌这三个最常见的原因，其次为胃黏膜的急性炎症病变等。

1. 溃疡病大出血　有典型的溃疡病史，出血前往往有突然加重或失去原来的疼痛规律；胃溃疡以呕血为主，最终会出现柏油样便。而十二指肠溃疡以柏油样便为主，往往有大量呕血，呕吐的血多为咖啡色，出血量大时便血呈紫红色，出血后上腹部的疼痛可以缓解或减轻。患者的肝功能应为正常,很少有腹水;钡餐造影和胃镜检查可以明确诊断。

2. 胃癌出血 一般病史较长,有类似溃疡病史,食欲减退、消瘦、贫血、上腹部隐痛可逐渐加重。早期持续小量出血,粪便潜血试验持续阳性,侵犯大血管时可发生呕血、便血及休克。胃镜下可见到典型的恶性溃疡和肿瘤表现,活检可以明确诊断。胃癌患者出血后原来的症状持续存在或进一步加重。

3. 胆道出血 有肝胆疾病或外伤病史并有典型的胆绞痛发作史,可有黄疸,但一般很少有肝硬化。胆道造影可以明确病变的部位及出血的原因。B超与CT检查对诊断有很大的帮助。

4. 急性胃黏膜病变 一般有重症感染、损伤、烧伤等病史。可有呕血或血便,但以呕血为主,反复出现,间歇期可达数日。

5. Mallory-Weiss综合征 Mallory-Weiss综合征简称为M-W综合征,在消化道出血中所占的比例有上升的趋势。其在临床上典型的表现为酗酒呕吐后随之而来的呕血。多为食道内压力急剧上升,食管与胃连接部的黏膜撕裂伤所致。所有遇到胃内有积血而又无原发病灶时,就应考虑到本病的可能。

(二)脾肿大和脾功能亢进的鉴别

可分为原发性和继发性两大类。原发性有原发性血小板减少性紫癜、先天性溶血性贫血、原发性白细胞减少症和全血性血细胞减少症,一般先有某些血细胞减少,继而脾肿大,但骨髓涂片则有相应的血细胞增生过盛现象。继发性脾功能亢进一般均有某些前驱疾病,如血吸虫病、疟疾、黑热病、白血病等引起脾肿大后,因脾功能亢进而有不同的血细胞减少现象,无肝病,肝功能正常。如果不能确诊为肝硬化的早期表现或肝后型门脉高压症,有时需要做肝活检和门脉压力测定。

(三)腹水的鉴别

1. 心源性腹水 如风湿性心脏病所致二尖瓣狭窄、缩窄性心包炎等心脏病在发生心力衰竭时往往出现腹水,易与肝硬化腹水相混淆;但若详细地询问病史,细致地进行心脏听诊,再结合心电图及X线检查,一般进行鉴别并不太困难。

2. 肾源性腹水(慢性肾炎) 慢性肾炎很容易发生腹水而被误诊为肝硬化。但慢性肾炎合并有全身浮肿、血尿、高血压、尿中有大量蛋白、管型,结合病史,诊断并不困难。

3. 腹腔内肿瘤 腹腔内肿瘤可以压迫门静脉或癌栓在门静脉内形成栓塞而使血液回流受阻,致使门静脉出现高压及腹水。要详细询问病史及查体,钡餐造影、B超、CT检查有鉴别价值。同时进行腹水内查找癌细胞更有助于诊断。

● 要点四 西医治疗

(一)非手术治疗

食管胃底曲张静脉破裂出血,尤其是肝功能储备Child C级患者,尽可能采用非手术治疗。

(1)补充血容量。

(2)应用血管活性药物:①血管加压素。②生长抑素。

(3)内镜治疗:①经纤维内镜注射硬化剂。②经内镜食管曲张静脉套扎术。

(4)三腔管压迫止血。

(5)经颈静脉门体分流术。

(二)手术疗法

(1)分流术。

(2)断流术。

(3)转流术。

● 要点五 中医辨证论治

1. 瘀血内结证

证候:腹部积块明显,硬痛不移,面黧消瘦,纳减乏力,时有寒热,女子或见月事不下;舌边暗紫或见瘀点,苔薄,脉弦涩。

治法:祛瘀软坚,兼调脾胃。

方药:膈下逐瘀汤加减。

2. 寒湿困脾证

证候:腹大胀满,按之如囊裹水,甚则颜面浮肿,脘腹痞满,得热稍舒,精神困倦,怯寒懒动,小便少,大便溏,或身目发黄,面色晦暗;舌苔白腻,脉缓。

治法：温中健脾，行气利水。
方药：实脾饮加茵陈。

3. 气随血脱证

证候：患者突然大量吐血及便血后出现面色苍白，四肢厥冷，汗出；舌淡，苔白，脉微。

治法：益气固脱。

方药：独参汤。

（赵二鹏）

第十七单元　腹外疝

细目一　概述

● 要点一　腹股沟区的解剖

腹股沟区是指前外下腹壁的一个三角形区域，其上界是髂前上棘至腹直肌外缘水平线，内界是腹直肌外缘，下界是腹股沟韧带。临床上常以腹股沟韧带作为判断腹股沟疝和股疝的界线。

● 要点二　西医病因病理

（一）病因

腹外疝的发病原因有腹壁强度降低和腹内压增高两大因素。

1. 腹壁强度降低　潜在的腹壁强度降低最常见于某些组织穿过腹壁的部位，如精索或子宫圆韧带穿过腹股沟管、股动脉穿过的股管、脐血管穿过的脐环等处，其他像腹白线因发育不良也可成为腹壁的薄弱点。此外，手术切口愈合不良、外伤、感染、腹壁神经损伤、老年、久病、肥胖所致肌肉萎缩等也是腹壁强度降低的原因。

2. 腹内压力增高　常见的原因有慢性咳嗽、慢性便秘、排尿困难（如包茎、膀胱结石、前列腺增生）、腹水、妊娠、举重、婴儿经常啼哭等。正常人虽时有腹内压增高的情况，但如腹壁完整而维持一定的强度，则不会发生疝。

（二）病理解剖

典型的腹外疝由疝环、疝囊、疝内容物和疝外被盖组成。

1. 疝环　也称疝门，它是疝突向体表的门户，亦即腹壁薄弱点或缺损所在。各种疝通常以疝环所在部位作为命名依据，如腹股沟疝、股疝、脐疝、切口疝等。

2. 疝囊　是壁腹膜经疝环向外突出形成的囊袋。可分为疝囊颈、体和底三部分。疝囊颈是疝囊体与腹腔之间通道的狭窄部分，其位置相当于疝环。疝囊体是疝囊扩大部分，疝囊底为其最低部分。

3. 疝内容物　是进入疝囊的腹腔内脏器或组织，以小肠最为多见，大网膜次之。此外，如盲肠、阑尾、乙状结肠、横结肠、膀胱等均可进入疝囊，但较少见。

4. 疝外被盖　是指疝囊以外的各层组织。

● 要点三　临床类型

腹外疝有易复性、难复性、嵌顿性、绞窄性等类型。

1. 易复性疝　一般腹外疝患者在站立、行走、劳动或腹内压骤增时突出，在平卧、休息或用手向腹腔推送时又可回纳腹腔内，则称为易复性疝。

2. 难复性疝　有些腹外疝的内容物反复突出，致疝囊颈受摩擦而损伤，并产生粘连，使内容物不能完全回纳，称为难复性疝。

少数病程较长的疝因内容物不断进入疝囊时产生的下坠力量将疝囊颈上方的腹膜逐渐推向疝囊，尤其是髂窝区后腹膜与后腹壁结合得极为松弛，更易被推移，以致盲肠（包括阑尾）、乙状结肠或膀胱随之下移而形成疝囊壁的一部分，这种疝称为滑动性疝。因其内容物不能完全还纳，也属难复性疝。

3. 嵌顿性疝 疝环较小而腹内压突然增高时，疝内容物可强行扩张囊颈而进入疝囊，随后因囊颈的弹性收缩，又将内容物卡住，使其不能回纳，这种疝称为嵌顿性疝或箝闭性疝。肠管嵌顿后，疝囊内的肠壁及其系膜渐增厚，颜色由正常的淡红逐渐转为深红，囊内可有淡黄色积液，此时肠系膜内动脉搏动尚能扪到。嵌顿如能及时解除，上述病变可恢复正常。

4. 绞窄性疝 嵌顿疝如不及时解除，肠管及其系膜受压情况不断加重可使动脉血流减少以至完全阻断。此时肠系膜动脉搏动消失，肠壁逐渐失去光泽、弹性和蠕动能力，最终变黑坏死。疝囊内积液转为紫红色血水，甚至成脓性。

5. 其他 肠管受压或绞窄时，临床上还可同时伴有急性机械性肠梗阻。有时嵌顿的内容物仅为部分肠壁，系膜侧肠壁及其系膜并未进入疝囊，肠腔并无完全梗阻，这种疝称为肠管壁疝或 Richter 疝。如嵌顿的是小肠憩室（常为 Meckel 憩室）则称 Litter 疝。

细目二 腹股沟斜疝

要点一 临床表现

1. 易复性斜疝 此型斜疝用手轻按疝囊，嘱患者咳嗽，可扪及膨胀性冲击感。患者平卧或用手法将包块向腹环处推挤，包块可回纳消失。再以手指尖经阴囊皮肤伸入外环，可发现外环扩大，局部腹壁软弱；此时需嘱患者咳嗽，指尖有冲击感。包块消失后用手指紧压腹股沟管腹环处，让患者咳嗽、站立或鼓腹，包块不再出现。若疝内容物为小肠，则包块柔软、光滑、有弹性，叩诊呈鼓音，听诊可闻及肠鸣音，当包块回纳进入腹腔时，可听到"咕噜声"；若内容物为大网膜，则包块坚韧、无弹性，叩诊呈浊音，听诊无肠鸣音，回纳不伴"咕噜"声。

2. 难复性斜疝 此型斜疝除坠胀感、牵引痛稍重外，其主要表现为包块不能完全回纳，尚有消化不良和便秘等症状。

滑动性斜疝也属难复性疝，多见于青壮年男性，右多于左，其比例约为6:1。虽不多见，但滑入疝囊内的盲肠或乙状结肠在疝手术时容易误当疝囊切开，应予注意。

3. 嵌顿性和绞窄性斜疝 此型斜疝常发生在高强度劳动或剧烈咳嗽及严重便秘等腹内压骤增时，主要表现为包块突然增大，伴有明显疼痛，包块变硬无弹性，触痛明显，不能回纳；如疝内容物为肠管，可出现急性肠梗阻或绞窄性肠梗阻症状，如腹部绞痛、恶心、呕吐、便秘、腹胀等；若疝内容物为大网膜，局部触痛常较轻。疝一旦嵌顿则自行回纳的机会很少，在临床上嵌顿和绞窄是不能完全分开的两个发展阶段。一般认为，嵌顿疝超过24~48小时，出现毒血症及严重水、电解质紊乱与酸碱失衡表现，有包块皮肤水肿、发红等症状者，应考虑为绞窄性疝。当然，临床上也有绞窄性疝在肠袢坏死穿孔时，疼痛可因疝囊内压力骤降而暂时缓解的，所以疼痛减轻而包块仍存在者，不应认为是病情好转。绞窄时间越长者，其疝内容物越易发生感染。感染侵及周围组织，可引起疝外被盖组织的急性炎症，严重者可发生脓毒血症。

要点二 西医治疗

（一）非手术疗法

1岁以内的婴儿因其腹肌可随身体发育逐渐强壮，疝有消失的可能，故暂不手术，可用棉线束带或绷带压住腹股沟管内环，这样可防止疝块突出，以给发育中的腹肌以加强腹壁的机会。

老年体弱或因故不适于手术者可用疝带治疗。但长期使用可以刺激致疝颈肥厚、硬韧；疝内容物与疝壁粘连，容易造成嵌顿或绞窄。发生嵌顿如时间较短（不超过2~4小时），且局部压痛不明显，腹部无压痛及腹肌紧张等腹膜刺激症状，估计无肠管绞窄坏死时，可以试行手法复位，手法切忌粗暴；复位后观察24~48小时，注意有无腹膜炎出现以及肠梗阻是否解除。

（二）手术疗法

手术疗法效果确切，但对合并慢性咳嗽、便秘、排尿困难、腹水、妊娠等有腹内压增高者，务必先行处理，以免术后复发。手术方法可归纳为传统的疝修补术、无张力疝修补术和经腹腔镜疝修补术等。

腹股沟斜疝的手术方法很多，其手术目的是切除疝囊和加强腹股沟管薄弱部分，通常有三类。

1. 疝高位结扎 指在疝颈部结扎疝囊。可视疝囊大小，对其远端疝囊给予切除或留于原位，这样就堵住了腹内脏器或组织进入疝囊内的通道。结扎应尽量在高的水平进行，如结扎偏低，那只是把一个较大的疝囊转化成一个较小的疝囊，给疝复发造成了条件。单纯的疝囊高位结扎术只有在腹股沟管薄弱部于发育过程中能够逐渐加强时，疗效才确切，所以该术式多用于婴幼儿。对其他年龄段及绞窄性斜疝患者，如因局部有严重感染，修补易失败时亦可应用。

2. 疝修补术 适用于腹股沟管缺损不大，附近肌腱比较完整的成年患者。其方法是在疝高位结扎的基础上视薄弱或缺损部位而决定内环修补和腹股沟管壁修补。

（1）内环修补 适用于内环扩大的病例。如内环仅轻度扩大，将内环的下缘间断缝合数针，能容小指尖通过即可。

（2）腹股沟管壁修补 其方法很多，通常可分为加强腹股沟管前壁或后壁两类。

①弗格森法：是加强腹股沟管前壁最常用的方法。高位结扎疝颈后，不游离精索；将腹内斜肌下缘和联合腱在精索浅面缝于腹股沟韧带上，以消灭弓状下缘与腹股沟韧带之间的空隙。此方法适用于腹股沟管后壁发育尚健全的儿童和青年人较小的斜疝。

②巴西尼法：是修补腹股沟管后壁的方法。在高位疝囊颈结扎后，将精索游离提起，在精索深面将腹内斜肌下缘和联合腱缝于腹股沟韧带上，精索位于腹内斜肌与腹外斜肌腱膜之间。适用于成人斜疝和腹壁一般性薄弱者。

③麦可威法：是修补腹股沟管后壁的方法。在巴西尼法的基础上，在精索深面将腹内斜肌下缘和联合腱缝于耻骨梳韧带上，可同时加强腹股沟三角和间接封闭股环。多用于腹壁重度薄弱的较大斜疝和复发性疝。

（3）无张力疝修补术 分离出疝囊后，如疝囊较小，无需高位结扎或切除，将其内翻送入腹腔。然后将用人工材料制成一个圆形花瓣形的充填物填充在疝的内环处以填补缺损，再将一个合成纤维网片缝合于腹股沟管后壁而替代传统的张力缝合。

3. 疝成形术 巨型疝或复发性疝、腹股沟管后壁严重缺损等无法利用局部组织进行修补者，应施行疝成形术。基本术式按巴西尼法进行。传统上是将同侧腹直肌前鞘瓣向外下翻转，在精索深面缝至腹股沟韧带上，或用自体阔筋膜移到腹股沟管后壁。近年来人工材料涤纶网、四氟乙烯网、尼龙网等的出现为在无张力状态下进行疝修补创造了条件，主要用于修复腹股沟区的腹横筋膜缺损。手术要点是切除软弱损坏的腹横筋膜及腹膜外组织，将合成纤维网固定于缺损的腹横筋膜边缘深面及腹股沟韧带上。这种方法克服了传统术式张力大、术后局部牵扯感、疼痛较重和组织间愈合差等缺点。

除以上方法外，尚可利用腹腔镜等设备进行手术。

细目三　腹股沟直疝

要点一　临床表现

多见于老年男性体弱者，其基本表现与斜疝相似，但其包块位于腹股沟内侧和耻骨结节的外上方，多呈半球状，从不进入阴囊，不伴有疼痛及其他症状。起立时出现，平卧时消失。因其基底部较宽，容易还纳，极少发生嵌顿。还纳后指压内环不能阻止其出现。如以食指经外环插入腹股沟管内，可触及后壁明显缺损。疝内容物常为小肠或大网膜，膀胱有时可进入疝囊，成为滑动性直疝；如发生粘连，膀胱即成为疝囊的一部分，手术时应注意。

要点二　西医治疗

早期可试用疝带治疗，但手术加强腹股沟三角仍是最有效的治疗手段。常用手术方法是在精索深面将腹内斜肌下缘和联合腱缝合至耻骨梳韧带上。如疝囊颈偏小者，也可采取高位结扎；巨大的疝囊则需连续缝合，以关闭腹腔，然后决定是否应用人工材料进行修补。

细目四 股疝

● 要点一 临床表现

常在腹股沟韧带下方卵圆窝处出现一半球形肿块，一般约核桃大小，除部分患者在久站或咳嗽时感到患处胀痛外，无其他明显症状，尤其肥胖患者易被忽视。由于股环狭小，同时疝内容物进入股管呈垂直而下，突出卵圆窝后向前转折，构成锐角，因此极容易发生嵌顿和绞窄，这时可出现剧烈疼痛和急性肠梗阻症状。由于局部表现不明显，易被误诊为腹内原因所致的急腹症。但在肠壁性绞窄性股疝时可无肠梗阻表现，待肠壁坏死、穿孔，局部形成脓肿或蜂窝组织炎时，常被切开引流而形成肠瘘。

● 要点二 西医治疗

股疝不能自愈，容易嵌顿，一旦嵌顿可迅速发展为绞窄性，因此股疝确诊后应及时给予手术治疗。对嵌顿或绞窄性股疝更应施行急诊手术。常用的方法有两类，即腹股沟上修补法和腹股沟下修补法。

1. 腹股沟上修补法 基本手术是 Mcvay 修补法，在切开腹股沟管后壁腹横筋膜后，用纱布推开腹膜外脂肪，找出股静脉，并在其内侧分离疝囊颈部，边分离边向上提出疝囊，必要时在卵圆窝处向上推压，有助于疝囊的完全游离。将疝囊高位结扎切断，将耻骨韧带、陷窝韧带及腹股沟韧带缝合在一起，借以关闭股环；也可采用人工合成材料及腹腔镜修补术。本法适用于较大股疝或嵌顿性股疝。

2. 腹股沟下修补法 在卵圆窝处作 6~7cm 直切口或斜切口。切开皮下层及筛状板后，在股静脉内侧显露出疝囊；其外常有一层脂肪，有时不容易分离，易损伤外侧的股静脉和大隐静脉。切开疝囊、回纳内容物后，疝囊颈部行高位结扎；然后将腹股沟韧带与耻骨梳韧带间断缝合，封闭股环。缝合内侧时应包括陷窝韧带，缝合外侧时勿损伤压迫股静脉。此法适用于较小股疝或老年体弱者。

（赵二鹏）

第十八单元 泌尿、男性生殖系统疾病

细目一 泌尿系结石

● 要点一 西医病因病理

一般认为尿中晶体过多（超饱和状态、草酸盐、尿酸盐、磷酸盐等）或晶体聚合抑制物质（焦磷酸盐、黏多糖、多肽、尿素等）减少，以及成核基质的存在是形成结石的三个主要因素。

1. 全身性因素

（1）代谢紊乱 高血钙、高尿钙（甲状旁腺机能亢进者）可使尿酸钙增加；痛风者尿酸增高，这种高浓度化学成分损害肾小管，使尿中基质增多，盐类析出，皆易形成结石。

（2）饮食结构 儿童因动物蛋白质、维生素 A 摄入不足而易形成膀胱结石。饮食中动物蛋白、精制糖摄入过多，纤维素摄入减少可促成上尿路结石。

（3）药物因素 磺胺类药物易在酸性尿中析出结晶引起尿结石；维生素 D 摄入过多可引起上尿路结石；大量摄入维生素 C 会使尿中草酸含量明显增加而引起草酸钙结石。

（4）遗传因素 与遗传有关的如先天性胱氨酸代谢紊乱所致的胱氨酸结石。

（5）生活环境 气候，水源，长期进食含钙量高的饮食或药物，与结石发生有一定关系。

2. 尿液因素

（1）尿中形成结石物质排出过多　如钙、草酸、尿酸排出量增加。长期卧床，骨质脱钙，尿钙升高，尿流不畅，并发感染，易成结石。

（2）尿pH值改变　尿液过酸易产生尿酸结石、胱氨酸结石；磷酸镁铵及磷酸钙结石易在碱性尿中形成。

（3）尿中抑制晶体形成的物质减少　枸橼酸、焦磷酸盐、酸性黏多糖、镁减少易产生结石。

（4）尿量减少　尿液浓缩使尿内成石物质浓度增高。

3. 局部因素

（1）尿液淤滞　泌尿道解剖结构异常致尿路梗阻、尿流障碍，易使尿中晶体沉淀，形成结石。

（2）尿路感染　脓球、坏死组织、菌落可成为结石核心，有的细菌（葡萄球菌、链球菌、变形杆菌）能分解尿素产生氨，使尿pH值升高（碱性），易形成磷酸钙和碳酸钙结石。

（3）尿路异物　尿中结晶易附于异物形成结石。

4. 结石的成分与性质

（1）草酸盐（钙）结石　含钙多，棕褐色，坚硬，粗糙不规则，呈桑葚状，X线片上显影佳，多在上尿路发生。

（2）磷酸盐结石（钙、镁、铵）　灰白色、黄色或棕色，质脆，表面粗糙，多形成鹿角状，X线片上显分层影。

（3）尿酸盐结石　黄色或红棕色，质硬，表面光滑，X线片上不显影，多在肾、输尿管发生。

（4）胱氨酸结石　淡黄或黄棕色，X线片上不易显影。

（5）尿酸盐结石和胱氨酸结石　B超下可见强光团。

5. 结石所在的部位

（1）肾结石　原发，位于肾盏或肾盂，单个或多个，可呈鹿角状（铸状）。

（2）输尿管结石　多来源于肾脏，可滞留于输尿管任何一段，以三个生理狭窄部为多见。

（3）膀胱结石　小儿及老人多为原发，其余多来自上尿路，逐渐增大，可形成尿路中最大的结石。

（4）尿道结石　多来源于膀胱。

6. 结石引起的损害

（1）直接损害　结石较大而表面粗糙，易使黏膜损伤，形成溃疡，黏膜受到结石长期刺激可生成息肉，甚至癌变。

（2）梗阻　结石以上的输尿管、肾积水，被动地代偿性扩张、变性，乃至肾功能损害。

（3）感染　尿路被结石梗阻，尿液滞留，易继发感染，如肾盂肾炎、脓肾、肾周围炎、膀胱炎等。

● **要点二　临床表现与检查**

（一）临床表现

1. 上尿路结石　包括肾脏结石和输尿管结石。

（1）疼痛　①肾绞痛：多突然发作，剧痛难忍，面色苍白，伴恶心呕吐，呈阵发性发作，多见于肾盂内小结石。②腰腹部钝痛：疼痛可呈间歇性发作，多见于肾盂、肾盏内较大结石，有时只要不伴感染，到患肾无功能时亦无明显症状。③放射痛：疼痛由腰腹部放射至同侧睾丸或阴唇和大腿内侧，提示肾盂输尿管连接处或上段输尿管结石；若伴有膀胱刺激症状和尿路与阴茎头部放射痛，提示结石位于输尿管膀胱壁段或开口处。

（2）血尿　有镜下血尿和肉眼血尿，以镜下血尿最为多见。

（3）梗阻　根据梗阻的时间和程度，有急、慢性和完全性与不完全性之分。独肾和双肾结石易发生急性、完全性梗阻，引起急性肾功能不全。慢性梗阻常为不完全梗阻，最终可发生严重肾积水和继发感染，此时可在肋下扪及肿大的肾脏，并有肾区叩击痛。

2. 下尿路结石

（1）膀胱结石　典型症状为排尿突然中断，

并感疼痛，可放射至阴茎头部和远端尿道，改变体位后可缓解症状。

（2）尿道结石　表现为突发性尿线变细、排尿费力、呈点滴状、尿流中断，甚至出现排尿障碍而发生急性尿潴留。有时伴排尿痛，并放射至阴茎头部。部分尿道结石可在体表扪及。

（二）实验室及其他检查

1. 实验室检查

（1）尿常规　可见红细胞；pH 值对判断结石成分有积极意义。

（2）尿培养　在合并感染时，可确定致病菌，并通过药敏试验指导用药。

（3）血、尿生化　测定血与尿中的钙、磷、尿素氮及肌酐清除率等，如有异常时，有助于分析结石形成的原因，并了解结石对肾功能的影响。

（4）结石成分分析　将已排出或取出的结石进行成分分析，确定其类型，可为以后的防治提供参考。

2. 影像学检查

（1）腹部平片（KUB）：显示结石大小、个数、外形及透光程度，必要时可摄侧位片或断层片，以助确诊。

（2）静脉尿路造影（IVP）：观察肾功能，确定有无梗阻及结石与尿路的关系。

（3）B 型超声波检查（BUS）：有助于阴性结石的诊断，同时可了解结石个数、大小及肾脏积水程度。

（4）放射性核素检查：可显示有无梗阻，梗阻的部位、程度及肾功能受损情况。

（5）逆行性肾盂造影：对于 IVP 不显影或显影不佳时，可选择此检查。有助于了解尿路是否通畅、是否有阴性结石存在，同时也有助于肿瘤的鉴别。

（6）CT 检查。

● 要点三　西医治疗

（一）一般治疗

1. 大量饮水　保持每天尿量在 2000mL 以上，有利于减少晶体形成和促进结石的排出。是预防结石形成和增大的最有效方法。

2. 调节饮食与尿 pH 值　含钙结石应限制含钙、草酸成分丰富的食物。牛奶、奶制品、豆制品、巧克力、坚果含钙量高，浓茶、番茄、菠菜、芦笋等含草酸量高。尿酸结石不宜服用动物内脏等高嘌呤食物，避免高动物蛋白、高动物脂肪和高糖食物，宜食用含纤维素丰富的食物。对尿酸和胱氨酸结石者可口服枸橼酸钾、碳酸氢钠，以碱化尿液。感染性结石者可口服氯化铵酸化尿液，有预防作用。

3. 控制感染　结石梗阻时易继发感染，应进行尿液细菌学检查，并选择敏感抗生素抗感染治疗。

（二）肾绞痛的治疗

结石性肾绞痛疼痛剧烈，应及时处理。可选择下列方法：①消炎痛栓 1 粒，塞肛。②阿托品 0.5mg，肌注。③哌替啶 50mg，肌注。④黄体酮 20mg，肌注。⑤针刺肾俞、足三里、三阴交、京门等。

（三）体外冲击波碎石（ESWL）

适用于直径大于 0.6cm、小于 2.5cm 的上尿路结石。远端尿路梗阻、妊娠、出血性疾病、严重心脑血管病、安置心脏起搏器、血肌酐 ≥ 265μmol/L、急性尿路感染、育龄妇女下段输尿管结石等不宜使用。

（四）手术治疗

1. 腔镜手术　有输尿管镜取石或碎石术、经皮肾镜取石或碎石术。前者适用于中、下段输尿管结石，平片不显影结石，因肥胖、结石硬、停留时间长不宜采用 ESWL 治疗者；后者适用于直径 >2.5cm 的肾盂结石或肾下盏结石，对远端有梗阻而质硬的结石、残余结石、有活跃性代谢疾病及需要再次手术者尤为适宜。

较小的膀胱结石可经膀胱镜碎石钳机械碎石，经膀胱镜液电效应、超声、弹道气压碎石也可选择。尿道结石原则上将结石推入膀胱，然后按膀胱结石处理。

2. 开放手术　常用的方法有肾盂、肾窦、肾实质切开取石术以及肾部分切除术、肾切除术、输尿管切开取石术、膀胱切开取石术。

另外，双侧输尿管结石应先处理梗阻严重侧；一侧输尿管结石、另一侧肾结石时应先处理输尿管结石；双侧肾结石应先处理易于取出而安全的一侧；鹿角形结石应采取综合性治疗措施。

● 要点四 中医辨证论治

1. 湿热蕴结证

证候：腰痛，少腹急满，小便频数短赤，溺时涩痛难忍，淋沥不爽，口干欲饮；舌红，苔黄腻，脉弦细。

治法：清热利湿，通淋排石。

方药：八正散加减。

2. 气滞血瘀证

证候：腰腹酸胀或隐痛，时而绞痛，局部有压痛或叩击痛；舌暗或有瘀斑，苔薄白或微黄，脉弦紧。

治法：行气活血，通淋排石。

方药：金铃子散合石韦散加减。

3. 肾气不足证

证候：腰酸坠胀，疲乏无力，病程日久，时作时止，尿频或小便不利，夜尿多，面色无华或面部轻度浮肿；舌淡，苔薄白，脉细无力。

治法：补肾益气，通淋排石。

方药：济生肾气丸加减。

细目二 睾丸炎与附睾炎

● 要点一 西医病因病理

（一）病因

1. 逆行感染 致病菌经输精管逆行入附睾引发炎症，继发于上尿路感染、后尿道炎、前列腺炎及精囊炎。长期留置导尿管或尿道器械操作也可引起细菌逆行感染至附睾。

2. 尿液逆流 开放性前列腺切除术或经尿道前列腺电切术后，射精管向前列腺窝开口，排尿时压力增高使得尿液经输精管逆流至附睾，引发炎症。

3. 淋巴感染 致病菌经淋巴管进入输精管的壁层和外鞘而感染附睾。

4. 血行感染 致病菌可通过全身各部位的感染进入血液导致附睾炎。

5. 急性非特异性睾丸炎 多由附睾炎累及形成，而腮腺炎则是导致单纯睾丸炎最常见的病因。

（二）病理

1. 睾丸炎 急性非特异性睾丸炎时，睾丸可呈不同程度增大、充血，阴囊壁水肿。镜下见多个局灶性坏死，多核白细胞浸润。曲细精管有炎症、出血、坏死，甚至形成睾丸脓肿。腮腺炎性睾丸炎时，肉眼见睾丸明显肿大，呈蓝色，间质水肿，血管扩张；大量分叶核粒细胞、淋巴细胞、巨噬细胞浸润，曲细精管扩张，腔内有炎性细胞。

2. 附睾炎 急性附睾炎早期为蜂窝织炎，常首发于附睾尾部，小管上皮水肿，管腔内充满脓性分泌物，炎症进而蔓延体部及头部，导致整个附睾肿胀。肉眼见附睾绷紧、肿胀，表面布满充血的血管。血管周围有炎性细胞浸润，血管渗出增加，管腔内充满大量分泌物。后期可继发纤维化，瘢痕组织可使管腔狭窄，甚至闭合形成硬结。慢性附睾炎时，病变常局限在附睾尾部，纤维组织增生，呈结节性改变。镜下见附睾小管阻塞，白细胞与浆细胞浸润。

● 要点二 诊断与鉴别诊断

（一）诊断

结合典型临床表现及实验室检查可作出诊断。急性附睾炎全身症状以起病急、发热、寒战为主；局部症状以附睾肿大、疼痛、灼热，疼痛放射至下腹部及腹股沟为特征。血常规检查示白细胞总数明显增高。慢性附睾炎一般症状较轻，需结合病史、体征作出诊断。睾丸炎的诊断应结合病史及临床表现，腮腺炎与附睾炎病史对其诊断有参考价值。

（二）鉴别诊断

1. 睾丸扭转 常发生于青少年，局部症状明显，睾丸精索疼痛，放射至下腹部及腹股沟，阴囊皮肤可红肿发热。全身症状较轻，体温及白细胞偶有升高，尿常规检查正常。体检可见睾丸上移，有明显压痛，附睾不在正常位置，阴囊抬高试验阳性。

2. 结核性睾丸炎 多为慢性，附睾逐渐增大，疼痛不明显。寒性脓肿破溃后形成的窦道可长期不愈。

3. 睾丸肿瘤 多为无痛性肿块。肿瘤内出血时可引起睾丸及附睾疼痛。触诊可区分肿瘤与正常附睾，尿及前列腺液常规检查可正常。

4. 嵌顿性疝 腹股沟斜疝坠入阴囊引起嵌顿时，需与睾丸炎鉴别。疝块常在剧烈活动后嵌顿不能回纳，睾丸无触痛。

● **要点三 西医治疗**

（一）一般治疗

急性期应卧床休息，托起阴囊，口服止痛退热药物，避免性生活与体力活动；慢性期合并前列腺炎的患者，可配合采用热水坐浴等疗法。注意保持会阴部清洁，避免睾丸损伤。

（二）药物治疗

根据细菌培养及药敏试验选择有效抗生素，足量应用，以控制感染。常用抗生素有青霉素、氨苄青霉素、复方新诺明等。高热伴中毒症状明显者应加用激素治疗。腮腺炎性睾丸炎抗生素治疗无效，以对症治疗为主，必要时用退热止痛药。

（三）外治法

早期可用冰袋敷于阴囊，以防止肿胀；后期用热敷，可加速炎症消退。附睾疼痛严重的患者可用0.5%利多卡因行精索封闭。

● **要点四 中医辨证论治**

1. 湿热下注证

证候：一侧或双侧睾丸、附睾肿胀疼痛，阴囊皮肤红肿疼痛，痛引小腹；伴恶寒发热，头痛，口渴；舌红苔黄腻，脉滑数。

治法：清热利湿，解毒消肿。

方药：龙胆泻肝汤加减。

2. 火毒炽盛证

证候：睾丸肿痛剧烈，阴囊红肿灼热，若脓成则按之应指；高热，口渴，小便黄赤短少；舌红苔黄腻，脉洪数。

治法：清火解毒，活血透脓。

方药：仙方活命饮加减。

3. 脓出毒泄证

证候：脓液溃出，色黄质稠，睾丸肿痛减轻，热退或仍微热；或脓液清稀，创口不收，身困乏力；舌红苔白，脉细或细数。

治法：益气养阴，清热除湿。

方药：滋阴除湿汤加减。

4. 寒湿凝滞证

证候：睾丸坠胀隐痛，遇寒加重，自觉阴部发凉；可伴腰酸、遗精；舌淡苔白润，脉弦紧或沉弦。

治法：温经散寒止痛。

方药：暖肝煎加减。

细目三 前列腺炎

● **要点一 临床表现与检查**

（一）临床表现

1. 急性细菌性前列腺炎

（1）全身炎性症状 起病突然，发热，寒战，乏力，虚弱，厌食，恶心呕吐。血液中白细胞计数明显增高。

（2）局部症状 腰骶部、会阴或耻骨上、腹股沟处坠胀、疼痛，排便或久坐后加重，可向腰背、下腹部、大腿放射。

（3）尿路症状 尿频、尿急、尿痛、尿滴沥、排尿不净及尿道脓性分泌物，排尿时尿道灼热感，尿线变细或中断，甚至出现尿潴留。可出现初血尿、终末血尿或全程血尿，多为镜下血尿。

（4）直肠症状 直肠胀满，里急后重，用力排便时肛门疼痛，尿道口溢出白色黏液。

（5）性功能障碍 性欲减退，阳痿，血精，性交痛。

(6) 前列腺触诊 可触及肿大前列腺，触痛明显，整个或部分腺体坚韧。按摩前列腺可自尿道口引出前列腺液，其中有大量白细胞或脓细胞以及含脂肪的巨噬细胞，培养可有细菌生长。为避免败血症和泌尿系上行感染，急性期不宜做前列腺按摩。

2. 慢性前列腺炎

(1) 疼痛 程度较轻，多为胀痛、抽痛，主要在会阴及腹股沟部，可放射至阴茎、睾丸、耻骨上和腰骶部，有时射精后疼痛和不适是突出特征。

(2) 尿路症状 轻度尿频、尿急、尿痛，夜尿多，排尿时尿道内有异常感觉，如发痒、灼热、排尿不净。

(3) 尿道口滴白 多在尿末或大便时尿道口溢出白色黏液。还可于早起及运动后发生。

(4) 性功能障碍 阳痿，早泄，血精，性欲减退，性交痛，不育。

(5) 神经衰弱症状 头晕耳鸣，失眠多梦，神疲乏力，健忘，精神抑郁，自信心减弱。

(6) 其他症状 虹膜炎、关节炎、神经炎等。

(7) 前列腺触诊 腺体大小多正常或稍大，两侧叶不对称，表面软硬不均，中央沟存在。严重时前列腺压痛阳性，腺体硬度增加或腺体缩小。

(二) 实验室及其他检查

1. 一般检查

(1) 尿三杯试验 将一次排出的尿液分成3份，最初10~15mL尿为第一杯，中间为第二杯，最后10mL为第三杯。离心，取各自沉淀作显微镜检查。前列腺炎患者第一杯尿有碎屑和脓尿；第二杯较清晰；第三杯混浊，其中细菌和白细胞增多。

(2) 前列腺液检查 直肠指检按摩前列腺取得前列腺液，于显微镜下检查，每高倍视野白细胞10个以上或少于10个，伴有成堆脓球，卵磷脂小体减少。

(3) 前列腺液培养 可以鉴别细菌性和非细菌性前列腺炎。

(4) 前列腺液pH值测定 慢性前列腺炎时pH值明显升高。

2. 特殊检查

(1) 免疫学检查 急性前列腺炎患者前列腺液IgA和IgG水平增高，慢性患者的前列腺液IgA增加最明显，其次为IgG。

(2) 细菌学检查 细菌性前列腺炎患者ESP和VB_3的细菌计数高于VB_1和VB_2；非细菌性前列腺炎患者的四种标本均无细菌。

● **要点二 西医治疗**

(一) 一般治疗

合理安排生活起居，加强身体锻炼，增强体质，性生活有规律。注意饮食，不吃刺激性食物，禁酒戒烟，适量多饮水，保持大便通畅。避免久坐、久骑，注意休息。

(二) 抗生素治疗

急性细菌性前列腺炎患者对抗生素反应较好。首选复方新诺明（TMP-SMZ）。该药能在前列腺液中保持较高浓度，抗菌效果显著。喹诺酮类抗生素治疗慢性前列腺炎效果较好，此类药物抗菌谱广，前列腺内浓度比血清高。

(三) 心理治疗

解释病情，增强患者信心，消除其顾虑，必要时应用镇静剂。

(四) 外治法

1. 前列腺按摩

(1) 急性前列腺炎禁忌采用。

(2) 慢性前列腺炎时按摩可改善局部血运，排出腺体内炎性分泌物。

2. 熏洗坐浴疗法 对充血性前列腺炎疗效肯定。温水坐浴和药物可促进盆腔的血运，改善局部微循环，促使炎症吸收。

3. 药物离子透入疗法 选择高敏、广谱抗生素或中药制剂，经直肠内或耻骨联合上直流电药物导入治疗慢性前列腺炎，疗效满意。

4. 其他疗法 如针灸、敷贴疗法、直肠内给药法和物理疗法等。

● 要点三 中医辨证论治

1. 湿热下注证

证候：尿频、尿急、尿痛，尿道灼热感，排尿不利，尿末或大便时滴白，会阴、少腹、睾丸、腰骶坠胀疼痛；伴发热、恶寒、头身痛楚等；舌红，苔黄腻，脉弦滑或数。

治法：清热利湿。

方药：八正散或龙胆泻肝汤加减。

2. 气滞血瘀证

证候：病程长，少腹、会阴、睾丸坠胀疼痛，感觉排尿不净；指诊前列腺压痛明显，质地不均匀，可触及结节；舌质暗或有瘀斑，苔薄白，脉弦滑。

治法：活血化瘀，行气止痛。

方药：前列腺汤加减。

3. 阴虚火旺证

证候：腰膝酸软，头晕目眩，失眠多梦，五心烦热，遗精或血精，排尿或大便时有白浊，尿道不适；舌红少苔，脉细数。

治法：滋阴降火。

方药：知柏地黄汤加减。

4. 肾阳虚衰证

证候：腰膝酸软，手足不温，小便频数，淋沥不尽，阳痿早泄；舌淡胖，苔白，脉沉细。

治法：温补肾阳。

方药：济生肾气丸加减。

细目四　前列腺增生症

● 要点一 临床表现与检查

（一）临床表现

1. 症状

（1）尿频　患者早期表现为尿频，尤其夜尿次数明显增多（每夜2次以上）。

（2）排尿困难　进行性排尿困难是前列腺增生最重要的症状。增生的腺体压迫尿道，使尿道延长、变窄、弯曲，尿道阻力增加。当后尿道阻力超过逼尿肌的张力时，逼尿肌不能长时间维持收缩，无法排空膀胱，出现残余尿。轻度梗阻表现为排尿等待、中断、尿后滴沥不尽；梗阻加重则出现排尿费力、尿流变细、射程缩短，最终呈滴沥状排尿。

（3）血尿　前列腺增大使腺体黏膜表面小血管和毛细血管充血、张力增大，当膀胱收缩或扩张时，血管张力改变，可发生镜下血尿或肉眼血尿，如黏膜血管扩张破裂，可出现大出血，血块阻塞尿道或充满膀胱；膀胱颈部充血或并发炎症、结石时，也可出现血尿。

（4）尿潴留　常由气候变化、饮酒或劳累等诱因使前列腺和膀胱颈部充血、水肿，导致排尿困难加重，尿液突然完全不能排出，发生急性尿潴留，表现为下腹部疼痛、膀胱区膨胀。如残余尿随梗阻加重而增多，过多的残余尿使膀胱失去收缩能力，逐渐发生尿潴留，为慢性尿潴留。此时可并发充溢性尿失禁，即膀胱过度充盈使少量尿液从尿道口溢出。尿潴留常损害肾功能，严重者可导致肾衰竭。

（5）其他症状　膀胱出口梗阻可导致膀胱结石、膀胱炎。排尿不畅，长期靠增加腹压排尿可引发痔疮、便血、脱肛等，还可形成腹外疝。

2. 体征

（1）直肠指检　可于直肠前壁触及增生的前列腺。正常前列腺表面光滑、柔软、界限清楚，中央可触及纵向浅沟，横径4cm，纵径3cm，前后径2cm，重约20g。临床按前列腺增生情况分为三度：①Ⅰ度：前列腺大小为正常的1.5～2倍，约鸡蛋大，质地中等，中央沟变浅，重量约为20～25g。②Ⅱ度：前列腺大小为正常的2～3倍，约鸭蛋大，质地中等，中央沟极浅，重量约为25～50g。③Ⅲ度：前列腺大小为正常的3～4倍，约鹅蛋大，质地硬韧，中央沟消失，重量约为50～70g。

（2）触诊　严重尿潴留时，耻骨上可触及肿大包块。梗阻引起严重肾积水时，上腹部两侧可触及肿大肾脏。

（二）实验室及其他检查

1. 尿流率检查 可检查下尿路有无梗阻和梗阻的程度。尿流动力学检查可鉴别逼尿肌、尿道括约肌失调和不稳定膀胱逼尿肌引起的排尿困难，还有助于确定手术适应证及判断手术后的疗效。

2. 血清前列腺特异抗原（PSA）测定 当前列腺体积较大，质地较硬，或有结节时，应测定血清PSA，以排除前列腺肿瘤。正常 PSA＜4ng/mL，如异常增高，应考虑癌肿。

3. B 超检查 经腹 B 超可观察前列腺形态、结构、大小、突入腔内的情况，测定膀胱内残余尿量，有助于了解有无肾积水以及积水程度。经直肠 B 超可显示前列腺的断面像、前列腺病变发展程度及形态变化。

4. 膀胱镜检查 可直接观察后尿道、膀胱颈形态、腔内前列腺增生情况，有助于了解后尿路梗阻程度，发现膀胱内有无占位性病变及结石，对临床出现无痛性血尿的患者尤为必要。

5. 泌尿系 X 线检查

（1）静脉尿路造影 可了解下尿路梗阻以及肾盂、输尿管扩张的程度，造影剂充满膀胱时显示充盈缺损说明前列腺中叶或侧叶明显突出于膀胱内。排尿后摄片可观察残余尿是否存在及程度。

（2）前列腺造影 经会阴或直肠黏膜穿刺，分别将造影剂注入腺体的左右叶，注射后拍摄正侧位片，可清楚观察前列腺包膜轮廓，进而了解前列腺形态、大小、密度及病变性质。

6. CT 及 MRI 检查 二者均以形态、密度来判断前列腺大小、性质以及前列腺周围的关系。有助于了解腺体与周围组织之间的关系，对外科手术治疗的选择有重要意义。

● 要点二　诊断与鉴别诊断

（一）诊断

男性 50 岁后出现进行性尿频、排尿困难，应当考虑前列腺增生的可能。有的患者可出现充溢性尿失禁、急性尿潴留、血尿。老年患者虽无明显排尿困难，但有膀胱结石、膀胱炎、肾功能不全时，也应注意有无前列腺增生。结合直肠指检及其他体征、各项实验室检查可得出诊断。

（二）鉴别诊断

前列腺增生应与尿路狭窄、神经源性膀胱、膀胱颈痉挛、膀胱结石、前列腺癌及膀胱癌相鉴别。

● 要点三　西医治疗

1. 一般治疗 注意气候变化，防止受凉，预防感染，戒烟禁酒，不吃辛辣刺激性食物，保持平和心态，适当多饮水，不憋尿。

2. 药物治疗 治疗前列腺增生的药物包括激素类药物、α受体阻滞剂、降胆固醇药及植物药等。

3. 手术治疗 前列腺增生患者出现严重梗阻时应考虑手术治疗。开放性手术包括经耻骨上前列腺摘除术、耻骨后前列腺摘除术、经会阴前列腺摘除术，特点是疗效好，治疗彻底，但创伤较大。经尿道前列腺电切术（TURP）、等离子双极切除术等是非开放性腔内手术，其特点是创伤小、痛苦少、恢复快，对年老体弱、增生不太大的患者尤为适用。两类手术各自适应证不同，临床应根据患者病情选择最适合的方法。

4. 其他疗法

（1）激光治疗 激光导光束经膀胱镜置入，接触式或非接触式直接作用于前列腺，通过切割、气化、消融等手段达到治疗增生的目的。

（2）经尿道气囊高压扩张术 经尿道插入带气囊的导管，利用气囊压力撑开前列腺，达到扩张尿道的目的。

（3）前列腺尿道支架置入术 利用记忆合金制成的网状支架撑起前列腺尿道部，改善梗阻症状。

（4）电磁波疗法 包括微波和射频治疗，原理都是局部热疗。治疗时应注意调节温度，避免灼伤尿道。

（5）高强度聚集超声治疗 通过超声传递能量，"热消融"治疗前列腺增生。

● 要点四　中医辨证论治

1. 湿热下注证

证候：小便频数，排尿不畅，甚或点滴而

下，尿黄而热，尿道灼热或涩痛；小腹拘急胀痛，口苦而黏，或渴不欲饮；舌红，苔黄腻，脉弦数或滑数。

治法：清热利湿，通闭利尿。

方药：八正散加减。

2. 气滞血瘀证

证候：小便不畅，尿线变细或尿液点滴而下，或尿道闭塞不通，小腹拘急胀痛；舌质紫黯或有瘀斑，脉弦或涩。

治法：行气活血，通窍利尿。

方药：沉香散加减。

3. 脾肾气虚证

证候：尿频不爽，排尿无力，尿线变细，滴沥不畅，甚者夜间遗尿；倦怠乏力，气短懒言，食欲不振，面色无华，或气坠脱肛；舌淡，苔白，脉细弱无力。

治法：健脾温肾，益气利尿。

方药：补中益气汤加减。

4. 肾阳衰微证

证候：小便频数，夜间尤甚，排尿无力，滴沥不爽或闭塞不通；神疲倦怠，畏寒肢冷，面色白；舌淡，苔薄白，脉沉细。

治法：温补肾阳，行气化水。

方药：济生肾气丸加减。

5. 肾阴亏虚证

证候：小便频数不爽，淋沥不尽，尿少热赤；神疲乏力，头晕耳鸣，五心烦热，腰膝酸软，咽干口燥；舌红，苔少或薄黄，脉细数。

治法：滋补肾阴，清利小便。

方药：知柏地黄丸加减。

（赵二鹏）

第十九单元　肛门直肠疾病

细目一　痔

● 要点一　痔的分类和病理

临床上根据痔发生部位的不同，主要分为内痔、外痔和混合痔三种。

1. 内痔　内痔（internal hemorrhoid）是发生于齿线上，由直肠上静脉丛瘀血、扩张、屈曲所形成的柔软静脉团。内痔是肛门直肠疾病中最常见的一种疾病，以便血、坠胀、肿块脱出为主要临床表现。常见并发症有下血、嵌顿、贫血。内痔表面为直肠黏膜所覆盖，好发于肛门右前、右后和左侧正中部位（即膀胱截石位3、7、11点处）。内痔分期如下。

（1）Ⅰ期内痔　无明显自觉症状，痔核小，便时粪便带血，或滴血，量少，无痔核脱出，镜检痔核小，质软，色红。

（2）Ⅱ期内痔　周期性、无痛性便血，呈滴血或射血状，量较多，痔核较大，便时痔核能脱出肛外，便后能自行还纳。

（3）Ⅲ期内痔　便血少或无便血，痔核大，呈灰白色，便时痔核经常脱出肛外，甚至行走、咳嗽、喷嚏、站立时也会脱出肛门，不能自行还纳，须用手托、平卧休息或热敷后方能复位。

（4）Ⅳ期内痔（嵌顿性内痔）　平时或腹压稍大时痔核即脱出肛外，手托亦常不能复位，痔核经常位于肛外，易感染，形成水肿、糜烂和坏死，疼痛剧烈。指诊肛门括约肌松弛，肛内可触及较大、质硬的痔核。镜检见痔核表面纤维组织增生变厚呈灰白色。长期便血者可引起贫血。

2. 外痔　外痔（external hemorrhoid）是发生于齿线下，由痔外静脉丛扩大、曲张，或痔外静脉丛破裂，或反复发炎纤维增生所形成的疾病。以自觉坠胀、疼痛和有异物感为主要临床表现。外痔表面为肛管皮肤所覆盖，不能送入肛门，不易出血。常见外痔有结缔组织性外痔、静脉曲张性外痔、血栓性外痔等。

（1）结缔组织性外痔（皮痔） 因肛门裂伤、内痔反复脱出，或产育、便秘、溲难努责，导致邪毒外侵、湿热下注和局部气血运行不畅，筋脉阻滞，瘀结不散，或慢性炎症刺激，反复发炎、肿胀、肥大、增生，致使肛门周围结缔组织增生所形成的赘皮。当肛门皱襞受损、感染，以致皱襞皮肤充血、肿胀而成为炎性外痔。

（2）静脉曲张性外痔（血痔） 下蹲排便时，腹内压增高，致使齿线下肛门缘周围皮下静脉曲张而形成的静脉团瘀血。多呈圆形或不规则突起，恢复正常体位后则又可消失。

（3）血栓性外痔（葡萄痔） 因便秘或排便时用力努挣，致使肛门静脉丛破裂，血液漏出血管外所形成的静脉血栓。

3. 混合痔 混合痔（combined hemorrhoids）是直肠上、下静脉丛瘀血、扩张、屈曲、相互沟通吻合而形成的静脉团。其位于齿线上下，表面同时为直肠黏膜和肛管皮肤所覆盖。内痔发展到二期以上时多形成混合痔，故又被称为"带有外痔成分的内痔"。混合痔逐步发展，周围组织被破坏和发生萎缩，肥大的肛垫逐渐增大、下移、脱出至肛门外。当脱出痔块在肛周呈梅花状时，称为"环形痔"（annulus hemorrhoids）。脱出痔若被痉挛的括约肌嵌顿，可发生水肿、瘀血，甚至坏死，临床上称为嵌顿性痔或绞窄性痔。

◉ **要点二 临床表现与检查**

（一）临床表现

1. 症状 痔的临床表现主要有便血、脱出、疼痛、肿胀、异物感、黏液外溢、瘙痒、便秘等。

（1）便血 无痛性间歇性便血是内痔最常见的早期症状。多表现为便后肛门出血，血色鲜红，不与粪便相混或便上带血，或血染手纸，或滴血，或呈喷射状出血，便后出血自行停止。内痔出血多为间歇性，粪便干燥、疲劳、饮酒、过食刺激性食物常为出血诱因。少数患者因长期反复出血，导致严重贫血。

（2）脱出 内痔痔核增大，排便时受粪便挤压，与肌层分离而脱出肛外。早期表现为便时脱出，便后能自行还纳；后期经常脱出而不能自行还纳，须用手托复位，或长时间卧床休息方能复位；甚者于用力、行走、咳嗽、喷嚏、下蹲时均可脱出。脱出的痔核易感染而发炎、水肿、嵌顿、剧烈疼痛，以致复位困难。

（3）疼痛 单纯性内痔无疼痛，少数患者仅感肛门坠胀或排便困难。当痔核发炎肿胀或痔内血栓形成时，则可出现疼痛，且疼痛常伴随大便不尽感。当痔核脱出嵌顿、感染而出现水肿、坏死时，局部疼痛剧烈，且在排便、坐立、行走、咳嗽等情况时疼痛加剧。

（4）肿胀 多见于炎性外痔和血栓性外痔。肛门缘赘皮呈椭圆形或不规则肿胀，表面色稍暗，并感肛门坠胀。

（5）异物感 多见于结缔组织性外痔。肛门边缘赘生皮瓣，便后肛门不易擦净，平素自觉肛门有异物感。

（6）黏液外溢 直肠黏膜长期受痔核刺激，产生炎症性渗出，使分泌物增多。肛门括约肌松弛时可随时流出，使肛门皮肤经常受刺激而发生湿疹、瘙痒。轻者便时流出，重者在不排便时也自然流出，污染内裤，患者极不方便。痔核脱出时分泌物更多。

（7）瘙痒 因分泌物或脱出痔核刺激，致使肛门周围潮湿不洁而发生湿疹和瘙痒，患者极为难受。

（8）便秘 痔患者常因便时恐惧出血而人为地控制大便，造成习惯性便秘，再因便秘而大便干燥，极易擦破痔核黏膜引起出血，从而形成恶性循环。

2. 体征 血栓性外痔可见肛门缘周围有暗紫色椭圆形肿块突起，表面水肿。结缔组织性外痔可见肛门缘有不规则赘皮突起。内痔或混合痔一般不能见之于外，当痔核发生脱出时，可见脱出痔块呈暗紫色，时有活动性出血点。

（二）检查

1. 指诊 内痔可触及颗粒状、柔软肿块。血栓性外痔触之质硬，剧痛，不能活动。

2. 肛门镜检查 无痔核脱出者，可用肛门镜检查。内痔可见直肠下端齿线上黏膜呈大小不等的圆形或椭圆形肿块，质软，色红；或黏膜变厚，肿块表面糜烂、渗出或粗糙，呈紫红色或暗红色，并有少量分泌物；有时肿块表面可见活动性出血点。

● 要点三 西医治疗

（一）一般治疗

在痔的初期或无症状静止期的痔，只需注意多摄入纤维性食物，养成良好的排便习惯，保持大便通畅，无需特殊治疗。热水坐浴可改善局部血液循环而减轻症状，血栓性外痔有时经局部坐浴、热敷、外敷消炎止痛药，疼痛可缓解而不需手术，嵌顿性痔初期可用手法复位使脱出的痔块还纳肛门内，并阻止其再脱出。

（二）外治

1. 熏洗法 适用于各期内痔及内痔脱出或外痔肿胀明显或脱肛者。常用花椒盐水，或苦参汤、五倍子汤、祛毒汤煎水，或1:5000高锰酸钾液、洁尔阴、日舒安药液等熏洗热敷，以活血消肿止痛、收敛止痒。

2. 外敷法 适用于各期内痔、外痔感染发炎及手术后换药。常用消痔散、五倍子散等药物外敷患处，以清热消肿止痛、收敛止血。

3. 塞药法 适用于Ⅰ、Ⅱ期内痔。常用痔疮锭、九华栓等塞入肛门内，以清热消肿、止痛止血。

4. 枯痔法 适用于Ⅱ、Ⅲ期内痔。常用枯痔散、灰皂散等外敷于痔核表面，以腐蚀痔核，促使痔核干枯、坏死、脱落。

（三）其他疗法

1. 冷冻疗法 冷冻疗法通过冷冻而使痔核坏死、脱落，达到痊愈的目的。适用于各期内痔、混合痔的内痔部分。

2. 激光治疗 激光具有热、光、机械压力和电磁场四种效应，利用激光的效应可使痔核组织发生凝结、烧灼而碳化或气化，达到切割痔核组织和凝固血管而治愈痔的目的。适用于各期内痔、混合痔及外痔。

3. 胶圈套扎疗法 胶圈套扎疗法是通过器械将小乳胶圈套在痔核根部，利用胶圈的弹性阻断血液循环，使痔核缺血、坏死、脱落而达到痊愈的目的。适用于Ⅱ、Ⅲ期内痔和混合痔的内痔部分。

（四）手术治疗

1. 痔切除术 适用于结缔组织性外痔和静脉曲张性外痔。

2. 血栓性外痔剥离术 适用于血栓性外痔痔核较大，血栓不易吸收，炎症局限者。

3. 外痔剥离内痔结扎术 适用于混合痔。

4. 外切内注结扎术 适用于混合痔。

5. 吻合器痔上黏膜环切术 适用于Ⅱ～Ⅲ期内痔、环状痔和部分Ⅳ期内痔。

● 要点四 中医辨证论治

1. 风伤肠络证

证候：大便带血，滴血或呈喷射状出血，血色鲜红，或有肛门瘙痒；舌红，苔薄白或薄黄，脉浮数。

治法：清热凉血祛风。

方药：凉血地黄汤或槐花散加减。

2. 湿热下注证

证候：便血鲜红，量多，肛内肿物脱出，可自行还纳，肛门灼热；舌红，苔薄黄腻，脉弦数。

治法：清热渗湿止血。

方药：脏连丸加减。

3. 气滞血瘀证

证候：肛内肿物脱出，甚或嵌顿，肛门紧缩，坠胀疼痛，甚则肛门缘有血栓，形成水肿，触之疼痛明显；舌暗红，苔白或黄，脉弦或涩。

治法：清热利湿，祛风活血。

方药：止痛如神汤加减。

4. 脾虚气陷证

证候：肛门坠胀，痔核脱出，须用手托方能复位，便血鲜红或淡红；面色无华，神疲乏力，少气懒言，纳呆便溏；舌淡胖，边有齿痕，苔薄白，脉弱。

治法：补气升提。

方药：补中益气汤加减。

细目二　直肠肛管周围脓肿

● 要点一　西医病因病理

直肠肛管周围脓肿的常见致病菌有大肠杆菌、金黄色葡萄球菌、链球菌和绿脓杆菌，偶有厌氧菌和结核杆菌，常是多种病菌混合感染。直肠肛管周围脓肿的成因主要与肛窦感染有关。

因肛窦开口向上，腹泻、便秘时粪便易损伤或嵌入肛窦；或分泌物阻塞肛窦，引起水肿、感染而延及肛腺，形成肛腺脓肿，然后再向上下蔓延或穿过肠壁、肛管括约肌而至直肠肛管周围间隙，形成直肠肛管周围脓肿。

外伤、炎性病变或注射药物时消毒不严，注射剂量、药物浓度、注射深浅、部位等不恰当，引起局部坏死、感染而形成脓肿，或经淋巴引流扩散到直肠肛管周围间隙而引起直肠肛管周围脓肿。

直肠肛管周围脓肿的病理改变大致可分为四期。

（1）感染物进入肛窦，形成炎症反应，导致肛窦炎。

（2）感染沿肛腺继续扩散，肛腺管水肿、阻塞，致使肛腺发炎，炎症扩散至直肠肛管周围形成肛周炎，为脓肿的前驱期。

（3）炎症继续发展，由腺组织经血管、淋巴管侵入周围组织，沿括约肌肌间隔蔓延，形成脓肿。

（4）脓肿自行向皮肤或黏膜穿破，脓腔逐渐机化缩小，形成瘘道。

● 要点二　临床表现与检查

（一）临床表现

1. 症状　直肠肛管周围脓肿主要表现为肛门周围突发肿块，继则剧烈疼痛，局部红肿灼热，坠胀不适，伴有不同程度的全身症状，易肿，易脓，易溃，但不易敛，溃后易形成肛瘘。因脓肿部位不同而症状各异。一般而言，位于肛提肌以上的脓肿位置深隐，局部症状轻，全身症状重；位于肛提肌以下的脓肿部位浅而局部红肿热痛明显，全身症状较轻。

（1）肛门周围皮下脓肿　肛门周围皮下脓肿是最常见的一种脓肿，多由肛腺感染向下蔓延，在肛管内、外括约肌之间突出至皮下，一般不大。主要症状是初起时局部发硬，继之红肿灼热或有压痛，或呈持续性跳痛，排便、受压及咳嗽时加重，行动不便，坐卧不安，全身感染症状不明显。

（2）坐骨直肠窝脓肿（坐骨直肠间隙脓肿）　肛腺脓肿突破肛门外括约肌而进入坐骨直肠间隙，形成坐骨直肠间隙脓肿。初起即有发热、乏力、食欲不振、寒颤、恶心等全身感染症状，随后局部症状加重，肛门灼热，红肿疼痛，疼痛呈持续性胀痛或跳痛，有明显深压痛，可有排尿困难，里急后重，便时疼痛加重。如不及时切开，脓肿可向下穿入肛管周围间隙，再由皮肤穿出，形成肛瘘。

（3）骨盆直肠间窝脓肿（骨盆直肠间隙脓肿）　肛腺脓肿向上突破直肠纵肌进入肛提肌上骨盆直肠间隙形成脓肿，与肛门周围皮下脓肿相比，坐骨直肠间隙脓肿少见。发病缓慢，有持续性高热、头痛、恶心等全身症状，初起仅感会阴、直肠坠胀，便时尤为不适，便意不尽，时有排尿困难，常无定位症状，肛周无异常表现。

（4）直肠后间隙脓肿　坐骨直肠窝脓肿或肛门后脓肿引流不及时，脓液向上穿透肛提肌形成脓肿。肛门外观正常，但直肠内有明显的坠胀感，骶尾部可产生钝痛，向臀部及下肢放射，在尾骨与肛门之间有明显的深部压痛，并可出现发热、周身不适等全身中毒症状。

（5）直肠黏膜下脓肿

①直肠骨盆部直肠黏膜下脓肿：局部肿痛等症状不明显，全身发热等症状显著。

②直肠肛管部肛管黏膜下脓肿：局部疼痛、肿胀、压痛等症状显著，全身症状不明显。

2. 体征　浅部脓肿肛门周围可见肿块，局部皮肤发红，有压痛，成脓后可触及波动感；深部脓肿则局部无明显体征，红肿不明显，有压痛，不易触及波动感，穿刺可抽出脓液。

概言之，脓肿位置浅在者局部症状重，全身症状轻；脓肿位置深隐者局部症状轻，全身症状重。

（二）检查

1. 直肠镜检查 直肠黏膜下脓肿可见直肠黏膜有明显的局限性肿胀、发红。

2. B超、CT检查 深部脓肿穿刺未发现脓腔时，做B超或CT检查可发现脓腔。

● 要点三 西医治疗

（一）非手术治疗

（1）抗感染，可联合选用2～3种对革兰染色阴性杆菌有效的抗生素。

（2）温水坐浴或局部理疗，改善局部微循环，促进炎症吸收和消散，且减轻疼痛。

（3）口服泻剂或石蜡油以减轻排便疼痛。

（二）手术治疗

（1）切开引流术 适用于肛门周围皮下脓肿、肛管后脓肿和直肠黏膜下脓肿。

（2）切开挂线疗法 适用于坐骨直肠窝脓肿、肌间脓肿、骨盆直肠间隙脓肿和脓腔通过肛管直肠环者。

（3）分次手术 适用于体弱者之深部脓肿或脓肿无切开挂线条件的患者。

● 要点四 中医辨证论治

1. 热毒蕴结证

证候：肛门周围突然肿痛，持续加剧；伴有恶寒发热，大便秘结，小便短赤等；局部红、肿、热、痛明显，皮肤焮热；舌红，苔薄黄，脉数。

治法：清热解毒，消肿止痛。

方药：仙方活命饮或黄连解毒汤加减。若有舌苔黄腻、脉滑数等湿热之象，可合用萆薢渗湿汤。

2. 火毒炽盛证

证候：肛周疼痛剧烈，持续数日，痛如鸡啄，眠寐不能；伴恶寒发热，口干便秘，溲赤而难；肛周红肿，按之有波动感或穿刺有脓，或脓出黄稠而带粪臭味；舌红，苔黄，脉弦滑数。

治法：清热解毒透脓。

方药：透脓散加减。

3. 阴虚毒恋证

证候：肛周肿痛，皮肤暗红，成脓时间长，溃后脓出色白稀薄，疮口难敛；伴有全身倦怠无力，心烦，潮热，盗汗；舌红，苔少，脉细数。

治法：养阴清热，祛湿解毒。

方药：青蒿鳖甲汤合三妙丸加减。肺虚者加麦冬、沙参、马兜铃；脾虚者加白术、山药、白扁豆；肾虚者生地改熟地，加龟板、玄参。

（赵二鹏）

第二十单元 周围血管疾病

细目一 血栓闭塞性脉管炎

● 要点一 西医病理

（1）早期多侵犯中小动、静脉，病情进展可波及腘、股、髂动脉和肱动脉，侵犯腹主动脉及内脏血管者罕见。

（2）病变呈节段性分布，两段之间血管比较正常。

（3）可分为急性期和慢性期，在急性期为急性动、静脉炎和其周围炎，并可波及伴随神经。血管全层有广泛的内皮细胞和成纤维细胞增生，并有淋巴细胞浸润，中性粒细胞浸润较少，还可见巨细胞、血管内皮增生和血栓形成。慢性期管腔内血栓机化，内有新生细小血管再通，含有大量成纤维细胞，并与增生的血管内膜融合粘连。动脉内弹力层显著增厚，动脉各层有广泛的成纤维细胞增生。动脉周围显著纤维化，呈炎症性粘连，使动脉、静脉、神经包裹在一起，形成坚硬的索条。呈周期性发作，故具有急、慢性变化。

（4）当血管闭塞时都会有侧支循环建立，如果代偿不足，或侧支血管痉挛，即可引起肢体循环障碍而出现发凉、麻木、疼痛、溃疡和坏疽。

● 要点二　临床表现与检查

（一）临床表现

1. 症状

（1）*疼痛*　疼痛是血栓闭塞性脉管炎患者最突出的症状，大约有1/10的患者在开始患病时就有疼痛，其原因为初期血管痉挛，血管壁和周围组织神经末梢感受刺激而产生。当病情进一步发展为动脉闭塞时，则产生更为严重的缺血性疼痛。早期患肢伴随发凉、麻木和足底弓疼痛，患者行走一段路程后，小腿部及足弓部肌肉发生胀痛或抽痛，如继续行走时疼痛加重，最后被迫止步，休息后症状缓解，再行走后症状又出现，即所谓"间歇性跛行"；中医认为这是由于下肢经脉闭塞不通、瘀滞的表现。如病情继续加重，则动脉缺血更为严重，甚至肢体处于休息状态时疼痛仍不缓解，且以夜间尤甚。患者常抱膝而坐，彻夜不眠；或将肢体下垂，此即所谓血栓闭塞性脉管炎患者的静息痛，其疼痛常会因为情绪刺激及局部受冷而加重。

（2）*发凉*　患肢发凉、肢冷，自觉凉感，往往在夏季也要加穿袜、鞋，即使这样亦感发凉。中医认为这是阳气不足或寒凝血瘀的表现，发凉是血栓闭塞性脉管炎早期的常见症状。

（3）*感觉异常*　此为末端神经因缺血而致。患肢（趾、指）可出现发痒、肿胀感、针刺、麻木、灼热、酸胀感等，甚或在足部或小腿有部分感觉丧失区，这是气血虚少或气血瘀滞之表现。

2. 体征

（1）*皮肤颜色改变*　初发病时患肢因缺血皮肤苍白，当抬高患肢时此苍白变得更为明显，进一步可呈紫绀色，接近坏疽或坏疽时呈暗紫色。

（2）*游走性血栓性浅静脉炎*　约有半数患者早期或整个病程中反复出现此症。具体表现为浅静脉区皮肤沿静脉走行处可见发硬、红肿的硬结或索条，伴有压痛及灼热感，以足部及小腿处多见，大腿偶可出现。病变呈迁移性发作，可单处亦可数处同时发病。每次发作时局部病变长度为数毫米至数十毫米，时间1~3周，消退后往往残留色素沉着痕迹。

（3）*营养障碍*　病变部位由于缺血、营养不良而致皮肤干燥、皲裂、脱屑、少汗或无汗，趾背、足背及小腿汗毛脱落，趾（指）甲变厚、变形、生长缓慢，小腿肌肉萎缩等。这是由于气血不足、肢体失养所致。

（4）*动脉搏动减弱或消失*　足背动脉及胫后动脉搏动通常触不到或减弱，腘动脉及股动脉搏动常减弱或消失，有时可累及上肢的桡、尺动脉，其搏动不能触及。

（5）*雷诺现象（Raynaud现象）*　血栓闭塞性脉管炎患者早期受情绪或寒冷刺激呈现指（趾）由苍白、潮红继而紫绀的颜色变化，原因为末梢小动脉痉挛所致。

（6）*坏疽和溃疡*　当肢体脉管阻塞依靠其侧支循环亦难以维持局部营养，或因加温、药物刺激或损伤等，均可诱发局部坏疽或溃疡。溃疡部位可位于甲旁、趾间或足的侧面，或趾（指）关节，并可波及整个趾（指）甚或整个足（手）部。大多发生干性坏疽，待部分组织坏死后脱落即形成溃疡，此时如继发感染即变为湿性坏疽。根据坏疽或溃疡的范围，可将其分为三级。

Ⅰ级——坏疽、溃疡只限于趾部。

Ⅱ级——坏疽、溃疡延及跖趾（掌指）关节或跖（掌）部。

Ⅲ级——坏疽、溃疡延及全足背（掌背）或侵及跟踝（腕）关节或腿部。

（二）实验室及其他检查

1. 多普勒（Doppler）肢体血流超声检查　可显示动脉缺血样改变或闭塞样改变，往往描记足背及胫后动脉时可出现直线波形，显示动脉搏动波形降低，往往只有主峰，缺乏次峰和第三峰，监听器中搏动声消失或减弱，并有踝压指数等灵敏数据的改变。新型超声可直接显示血管的闭塞程度和管径大小及血流速度等相关指标。

2. 皮肤温度测定 在室温下（15℃～25℃）患者的皮肤温度低于正常体温2℃时，则表示血液供应不足，血栓闭塞性脉管炎患者患肢皮温降低。

3. 肢体光电容积描记（PPG） 可出现缺血样波形改变。

4. 阻抗血流图（IPG） 可反映血管功能状态及血流状况，血栓闭塞性脉管炎患者血流量减少，并有趾（指）动脉压力等数据的改变。显示峰值幅度降低，提示血流速度减慢，降支下降速度减慢提示血液流出阻力增加。

5. 红外热像仪测定 可明确肢体缺血的"冷区"，提示缺血范围。

6. 血液流变学检查 可有全血黏度增高、红细胞压积增高等改变。

7. 甲皱微循环测定 可有甲皱毛细血管袢轮廓不清，排列紊乱，管袢变短、变细、扩张瘀血及畸形表现。

8. 血液凝固学检测 可有血小板黏附和聚集、纤维蛋白原增高等血液高凝表现。另外，还可测定凝血酶原Ⅲ（AT-Ⅲ）、纤维蛋白原（Fibrinogen）、α_2-巨球蛋白（α_2-Macroglobulin）等，可更好地了解血液是否存在高凝状态。

9. 免疫球蛋白检测 免疫球蛋白及其复合物，以及T细胞亚群检测均可出现增高或阳性表现。

10. 动脉造影 可进一步判定阻塞部位及情况，侧支循环情况等，为手术提供资料。现在有条件的医院可在数字减影血管造影（DSA）下进行。

11. 足背动脉血氧饱和度测定 肢体末梢动脉血多缺氧而致足背动脉血氧饱和度降低。

● **要点三　西医治疗**

（一）药物治疗

1. 扩血管药物

（1）妥拉苏林。

（2）罂粟碱。

（3）烟酸。

2. 抗血小板聚集药

（1）阿司匹林。

（2）潘生丁。

3. 改善微循环药物

（1）前列腺素E_1。

（2）己酮可可碱。

4. 止痛剂 可选用非甾体类的抗炎止痛作用药物和新型麻醉剂、止痛剂等。

5. 抗生素 合并坏疽、溃疡时可适当选用。

（二）手术治疗

（1）腰交感神经节切除术。

（2）血管重建。

（3）大网膜移植术。

（4）截肢（趾、指）术。

（5）神经压榨术。

（三）高压氧疗法

目前有条件的医院进行此疗法，取得一定疗效。

● **要点四　中医辨证论治**

1. 寒湿证

证候：面色暗淡无华，喜暖怕冷，患肢沉重、酸痛、麻木感，小腿抽痛感。常伴有间歇性跛行，趺阳脉搏动减弱或消失，局部皮色苍白，触之冰凉、干燥；舌淡，苔白腻，脉沉细而迟。其他症状并不显著，或伴有迁移性静脉炎。

治法：温阳通脉，祛寒化湿。

方药：阳和汤加减。疼痛甚者加元胡、忍冬藤；湿重者加萆薢、云苓。

2. 血瘀证

证候：患肢暗红、紫红或青紫，下垂时更甚，抬高则见苍白，足趾毳毛脱落，皮肤、肌肉萎缩，趾甲变厚，并可有粟粒样黄褐色瘀点反复出现，趺阳脉搏动消失，患肢持久性静息痛，尤以夜间痛甚，患者往往抱膝而坐，或患肢悬垂在床边，不能入睡；舌质红或紫暗，苔薄白，脉沉细而涩。

治法：活血化瘀，通络止痛。

方药：桃红四物汤加减。夹有寒湿者加肉桂、白芥子。睡眠不佳者加远志、酸枣仁。

3. 热毒证

证候：患肢皮肤暗红而肿，趺阳脉搏动消失，患肢如煮熟之红枣，皮肤上起黄疱，渐变为紫黑色，呈浸润性蔓延，甚则五趾相传，波及足背，肉枯筋萎，色黑而干枯、溃破腐烂，疮面肉色不鲜，疼痛异常，如汤泼火烧样，彻夜不得安眠，常须弯膝抱足按摩而坐。并伴有发热、口干、食欲减退、便秘、尿黄赤、舌质红、苔黄腻、脉洪数或细数等症状。

治法：清热解毒，化瘀止痛。

方药：四妙勇安汤加减。本证多兼有血瘀，可加川芎、桃仁、红花等。若发热重可加犀角、生地、公英等。

4. 气血两虚证

证候：面容憔悴，萎黄消瘦，神情倦怠，心悸气短，畏寒自汗；患肢肌肉萎缩，皮肤干燥脱屑，趾甲干燥肥厚；坏死组织脱落后疮面生长缓慢，经久不愈，肉芽暗红或淡而不鲜；舌质淡，脉沉细而弱。

治法：补气养血，益气通络。

方药：十全大补丸加减。可适当加赤芍、王不留行等活血药；同时加玄参、双花等清热解毒药。

5. 肾虚证

证候：大多见于寒湿证、血瘀证和热毒证之久病后，兼见精神委靡不振，面色晦暗无华，上半身热而下半身寒，口淡不渴，头晕腰痛，筋骨痿软，大便不爽，脉沉细无力等。

治法：肾阳虚者温补肾阳；肾阴虚者滋补肾阴。

方药：肾阳虚者附桂八味丸加减；肾阴虚者六味地黄丸加减。

细目二　动脉硬化性闭塞症

● 要点一　西医病理

目前本病的病因和发病机制尚未完全清楚。但是高血压、高脂血症、吸烟、糖尿病、肥胖等是其高危因素。其发病机制目前有如下三种学说：

（1）血管内膜损伤及平滑肌细胞增殖学说。

（2）脂质浸润学说。

（3）血流动力学说

● 要点二　临床表现与检查

（一）临床表现

1. 症状　早期的症状主要为肢体发凉、间歇性跛行，可有肢体麻木、沉重无力、酸痛、刺痛及烧灼感，继而出现静息痛。

如病变在髂动脉者，其闭塞位置较高，可引起双下肢、双臀、髂、大腿后侧或小腿腓肠肌部位症状，有时伴阳痿；如病变在股－腘段动脉时，可有小腿肌群的症状；如果病变闭塞部位在胫前、胫后则可表现以足部或小腿为主的症状。

2. 体征

（1）皮肤温度下降　根据病变闭塞部位的不同，其皮肤温度由大腿股部至足部均可降低，但通常在远端足趾处其皮温明显下降。

（2）皮肤颜色变化　有闭塞的动脉血供不足时，根据其病程的长短，侧支循环情况，可有皮肤苍白、潮红、青紫、发绀等改变。初期一般呈苍白，如时间久者可出现潮红、青紫等。

（3）肢体失养　主要表现为肌萎缩、皮肤萎缩变薄、骨质疏松、发脱落、趾甲增厚变形、坏疽或溃疡。坏疽以足趾远端为最常见。溃疡多发生于缺血局部压迫后或外伤后，如踝关节突出处等。

（4）动脉搏动减弱或消失　根据闭塞部位，可扪及胫后动脉、足背动脉及腘动脉、股动脉搏动减弱或消失。

（二）实验室及其他检查

1. 一般检查　包括心电图、心功能及眼底检查、血脂、血糖检查。通过一般检查可判定患者的动脉硬化和高脂血症的情况以及是否患有糖尿病等。

2. 无创伤性血管检查　包括超声多普勒（Doppler）肢体血流检查及电阻抗或光电容积血

流描记（PPG）的检查。在临床往往通过上述检查就能够对本病作出诊断，特别是双功彩色超声多普勒，可以清晰地显示血管腔形态及血流状态。还可测定节段动脉压，以了解病变部位和缺血严重程度。踝压/肱压值称为踝肱压指数，即踝压（踝部胫前或胫后动脉收缩压）与同侧肱压相比，正常值>1.0，如<1而>0.5则为缺血，如<0.5则为严重缺血。

3. 血液流变学检查 可以反映患者血液黏度等数项指标，提示血液流变性改变。

4. 影像学检查 数字减影（DSA）动脉造影、核磁共振血管造影（MRA）检查能提供周围血管的解剖形态，动态观察侧支情况、腔内斑块等相关情况，因而可更加直接地作出病情判断。

要点三 西医治疗

（一）非手术治疗

（1）降血脂。
（2）扩血管。
（3）抗凝祛聚。
（4）去纤溶栓。
（5）其他，如抗生素应用、体液补充等。

（二）手术疗法

（1）经皮腔内血管成形术。
（2）动脉旁路转流术。
（3）动脉内膜剥脱术。
（4）截肢术。

要点四 中医辨证论治

1. 寒凝血脉证

证候：肢体肢端发凉、冰冷、肤色苍白，肢体疼痛；舌质淡苔白，脉沉迟或弦细。

治法：温经散寒，活血化瘀。

方药：阳和汤加减。若有血瘀之象可加桃仁、红花；若疼痛可加元胡、白芷；发于上肢加桂枝，发于下肢加牛膝。

2. 血瘀脉络证

证候：肢体发凉麻木，刺痛，夜间静息痛，病位有瘀点或瘀斑，皮色潮红或紫红色；舌有瘀点、瘀斑，或舌质红绛、紫暗，脉弦涩或沉细。

治法：活血化瘀，通络止痛。

方药：桃红四物汤加减。若兼有气虚者加黄芪、党参；若疼痛明显者加元胡、白芷。

3. 热毒蕴结证

证候：肢体坏疽或呈干性或伴脓出，局部红肿疼痛，或伴瘀点、瘀斑，可有发热，恶寒，严重者神志失常；舌质红绛，舌苔初白腻、黄腻，久之黄燥或黑苔，脉滑数、弦数或洪数。

治法：清热解毒，利湿通络。

方药：四妙勇安汤加减。湿热盛者加茯苓、泽泻；血瘀者加鸡血藤、炒地龙；发热者加公英、地丁、板蓝根。

4. 脾肾阳虚证

证候：年老体弱，全身怕冷，肢体发凉，肌肉枯萎，神疲乏力，足跟及腰疼痛，阳痿，性欲减退，食少纳呆，膀胱胀满；舌质淡，苔白，脉沉细。

治法：补肾健脾，益气活血。

方药：八珍汤合左归丸或右归丸加减。

细目三 下肢深静脉血栓形成

要点一 西医病因病理

静脉血栓形成的三大因素，即静脉损伤、血流缓慢和血液高凝状态。

（一）病因

1. 血管损伤 手术、外伤、骨折、化学药物等一些因素可以直接导致血管壁损伤，当静脉损伤时内膜下层及胶原裸露，使静脉壁电荷改变，易致血小板黏附；创伤时内皮细胞功能损害，可释放生物活性物质，启动内源性凝血系统，易于形成血栓。血小板由于静脉壁电荷改变或由于内皮细胞损害时凝血系统启动而黏附、聚集形成血栓。

2. 血流缓慢 久病卧床，手术中生理性反应，术后肢体制动，久坐状态或血管受压狭窄等情况均可引起肢体血流缓慢。由于血流缓慢导致瓣膜窦内形成涡流；瓣膜局部缺氧引起白细胞黏附因子表达，白细胞黏附促使血栓形成。另外，血液正常的轴流受破坏，使血小板和白细胞向血管壁边流动，增加了血小板和白细胞的聚集及黏附机会而形成血栓。

3. 血液高凝状态 妊娠、产后、长期服用避孕药、肿瘤组织裂解产物、大面积烧伤等因素均可使血液呈高凝状态。此时血小板数增高，凝血因子含量增加，抗凝血因子活性降低而形成血栓。

（二）血栓形态

典型的血栓包括头、颈、尾三部分。头为白血栓（包括纤维素、成层的血小板和白细胞、极少的红细胞）；颈为混合血栓（白血栓和红血栓混合体）；尾部为红血栓（血小板和白细胞散在分布于红细胞和纤维素的网状块内）。

（三）血栓转归

血栓可向远、近端滋长和蔓延。其后在纤维蛋白原溶解酶的作用下，血栓可溶解消散，有时裂解的小栓子会随血入肺，引发肺栓塞。当血栓形成后不能完全溶解和消散时，在静脉内可形成裂隙，称不完全再通；同时静脉瓣膜可受到破坏，引发倒流性疾病，继发下肢深静脉瓣膜功能不全。

● **要点二 临床表现与检查**

（一）临床表现

1. 中央型 发生于髂-股静脉部位的血栓形成。

（1）症状 患肢沉重、胀痛或酸痛，可有股三角区疼痛。往往在初期时由于病情轻、症状不明显而未加注意，所以往往被忽略或发现晚。

（2）体征 起病急，全下肢肿胀明显，患侧髂窝股三角区有疼痛和压痛；胫前可有压陷痕；患侧浅静脉怒张，可伴发热，肢体皮肤温度可升高。左侧多于右侧。

2. 周围型 股-腘静脉以及小腿端深静脉处血栓形成。

（1）症状 大腿或小腿肿痛、沉重、酸胀，发生在小腿深静脉者疼痛明显，不能踏平行走。

（2）体征 股静脉为主的大腿肿胀，但程度不是很重，皮温一般升高不明显，皮肤颜色正常或稍红。局限于小腿深静脉者小腿剧痛，不能行走，行走则疼痛加重，往往呈跛行，腓肠肌压痛明显，Homans征阳性（即仰卧时双下肢伸直，将踝关节过度背屈，会引发腓肠肌紧张性疼痛）。

3. 混合型 全下肢深静脉血栓形成。

（1）症状 全下肢沉重、酸胀、疼痛，股三角及腘窝和小腿肌肉疼痛。

（2）体征 下肢肿胀，股三角、腘窝、腓肠肌处压痛明显。如果体温升高和脉率加速不明显、皮肤颜色变化不显著者称股白肿。如果病情严重，肢体肿胀明显，影响了动脉供血时，则足背及胫后动脉搏动减弱或消失，肢体皮肤青紫，皮温升高，称股青肿。后者可发生肢体坏疽。

4. 并发症及后遗症

（1）并发症 下肢深静脉血栓形成可向其远、近端蔓延，进一步加重回流障碍。如血栓波及下腔静脉则可引发双侧下肢回流障碍。血栓脱落，随血流回流至肺动脉处，可引发肺栓塞，肺栓塞可致死。

（2）后遗症 下肢静脉血栓形成后，可破坏静脉瓣膜，遗留下深静脉瓣膜功能不全综合征。本病早期管腔闭塞；而中期可出现部分再通；后期可全部再通，也可再次形成血栓。

（二）实验室及其他检查

1. 超声多普勒（Doppler）检查 双功彩色多普勒超声可从影像、声音来对下肢深静脉血栓形成进行诊断，可看到管腔内血栓回声、管径大小、形态、血流情况、静脉最大流出率等，是无创检查中较理想的方法。

2. 放射性核素检查 其原理是放射性物质被新鲜血栓所大量摄取，比较正常血流即可判断有无血栓形成。

3. 数字减影血管造影（DSA）检查 这是一种有创检查方法，可分为逆行和顺行静脉造影。本法可直接看到静脉的中断、充盈缺损和侧支循环或再通的情况。临床多采用顺行造影。

4. 凝血系列指标检查 包括出凝血时间、凝血酶原时间及纤维蛋白原等测定。在溶栓治疗期间,应注意凝血指标的测定。

● 要点三 西医治疗

(一)非手术疗法

1. 一般处理 卧床,抬高患肢,适当活动,离床活动应用弹力袜或弹力绷带保护患肢。

2. 溶栓疗法 病程不超过72小时的患者,可给予尿激酶(UK)静脉滴注。此外,还可用链激酶(SK)等溶栓药物。

3. 抗凝疗法 是治疗本病的一种重要方法,常用药物有肝素和华法令。

4. 祛聚疗法 常用的药物有阿司匹林、双嘧达莫(潘生丁)等。

5. 祛纤疗法 目的在于祛纤、降低血黏度。

(二)手术疗法

主要采取Fogarty导管取栓术。髂-股静脉血栓形成,病程不超过48小时者,或出现股青肿时,应选择手术疗法。其方法为将Fogarty导管由一侧大隐静脉分支插入至下腔静脉后,充气囊阻断静脉回流,由患肢股静脉再插入另一Fogarty导管达血栓近侧后充盈第二导管气囊,缓缓回拉带出血栓,再拉出第一根导管,使血流恢复。术后要辅用抗凝、祛聚疗法。

● 要点四 中医辨证论治

1. 湿热蕴阻,气滞血瘀证

证候:患肢肿胀,皮色苍白或紫绀,扪之灼热,腿胯部或小腿部疼痛,固定不移,发热;舌质紫暗或略红,舌有瘀斑,苔腻,脉数。

治法:理气活血兼清热利湿。

方药:桃红四物汤合萆薢渗湿汤加减。血瘀重者可加入水蛭、地龙;湿重者加土茯苓。

2. 气虚血瘀,寒湿凝滞证

证候:患肢肿胀久不消退,沉重麻木,皮色发紫,或皮色苍白,青筋露出,按之不硬,无明显凹陷;舌淡有齿痕,苔薄白,脉沉涩。

治法:益气活血,通阳利水。

方药:补阳还五汤合阳和汤加减。伴肢冷麻木者加桂枝;腰酸腿软者加菟丝子、川断;疼痛者加元胡。

细目四 单纯性下肢静脉曲张

● 要点一 临床表现与检查

(一)临床表现

1. 症状

(1)患肢浅静脉隆起、扩张、迂曲,状如蚯蚓,甚者呈大团块,站立时明显,少数人在卧位时由于静脉倒流不明显,曲张静脉空虚亦不明显;严重者可于静脉迂曲处触及"静脉结石"。

(2)患肢沉重感,酸胀感,时有疼痛。尤其当患者行走久时由于血液倒流而致静脉淤积加重,回流受影响而出现诸症状。

2. 体征

(1)患肢小腿下段、足踝部或足背部肿胀,并可有压陷痕。

(2)皮肤营养变化:可出现皮肤变薄、色素沉着(多在足靴区),湿疹样皮炎和溃疡形成。

(3)血栓性浅静脉炎:由于血液淤积,血流缓慢,在曲张静脉处形成血栓而出现局部索条状红肿处,并有压痛。

(4)出血:由于外伤或小静脉自发破裂而继发出血。

(5)下肢静脉功能试验:①深静脉通畅试验。②大隐静脉瓣膜功能试验。③交通静脉瓣膜功能试验。

(二)实验室及其他检查

1. 静脉造影 是目前最直观最可靠的诊断下肢静脉曲张的方法。

2. 多普勒(Doppler)肢体血流图 可以反映曲张静脉的回流迂曲程度,同时可针对深静脉瓣膜进行测定。

● 要点二 西医治疗

1. 一般措施 防止腹内压增加,加穿弹力袜外部加压,以减轻对浅静脉血管的压力,同时保护浅静脉过度伸张。

2. 手术治疗 术式选择大隐静脉高位结扎加剥脱术。

3. 硬化剂注射和压迫疗法 本方法适用于少量、局限的病变以及手术的辅助治疗，处理残留的曲张静脉。

4. 并发症处理

（1）血栓性浅静脉炎 可给予局部外用肝素钠乳膏或局部热敷治疗，抗生素对感染性静脉炎有效。

（2）溃疡形成 局部湿敷利凡诺等外用药物，如面积大也可考虑清创后植皮。

（3）曲张静脉破裂出血 抬高患肢和加压包扎后即可止血，无需特殊用药。

● 要点三 中医辨证论治

1. 气血瘀滞证

证候：患肢小腿沉重，遇寒湿加重，酸痛或胀痛，久立久坐后加重；患肢显见脉道迂曲或扭曲成团，或局部硬结；小腿下部皮肤颜色紫褐灰暗；可伴烦躁易怒或神情抑郁，叹息脘闷；舌质淡紫或有瘀斑瘀点，苔白，脉弦细或沉涩。

治法：行气活血，祛瘀除滞。

方药：柴胡疏肝散加减。疼痛加忍冬藤、地龙；扭曲块明显加三棱、莪术；患肢畏寒、麻木加附子、桂枝。

2. 湿热瘀阻证

证候：患肢瘀肿，色灰紫暗，漫及小腿全部，青筋隐现，有紫红色索条或肿硬区；小腿溢出污液或附有糜苔，小腿前或侧方瘀肿溃烂，疮口色暗，肉腐失新；伴烦躁不安，发热口渴，尿赤，便干；舌质暗红或紫，伴瘀斑瘀点，苔黄或白，脉滑数或弦数。

治法：清热利湿，活血祛瘀。

方药：萆薢渗湿汤合大黄䗪虫丸加减。伴疼痛者加元胡、白芷；气血虚者加黄芪、白术。

（赵二鹏）

第二十一单元 皮肤及性传播疾病

细目一 带状疱疹

● 要点一 临床表现

本病好发于春秋季节，多见于青壮年人，小儿少见。

发病前患部皮肤常有感觉过敏，皮肤灼热刺痛，伴全身不适、疲乏无力、食欲不振、轻度发热等前驱症状，2~5天后局部出现皮损，但亦有无前驱症状即发疹者。皮损先为在一定神经分布区域发生不规则红斑，继而出现簇集性丘疱疹，粟粒至绿豆大小，迅速变为水疱，疱壁紧张光亮，水疱内容物透明澄清，或呈黄色、浅黄色半透明，数日后疱液混浊或呈出血性。疱壁较厚不易破溃，约5~10天疱疹干瘪结痂而自愈。

皮疹多沿某一周围神经分布，排列呈带状，发于身体一侧，不超过正中线，好发部位为肋间神经、颈部神经、三叉神经及腰骶神经支配区。神经痛为本病的特征之一，一般在有神经痛的同时或稍后即出现皮损，但亦有在神经痛4~5天后才发生皮损者，神经疼痛程度不一，约有50%的50岁以上患者在皮损消失后仍有神经疼痛，可持续数月甚至更长时间。

临床可有多种类型，如局部仅出现潮红、淡红斑或丘疹，无典型水疱者，称不完全型或顿挫型带状疱疹；若皮损为大疱，直径超过1cm者称大疱型带状疱疹；若疱内容物为血性者，称出血性带状疱疹；老年或营养不良者水疱基底部组织坏死，结黑褐色痂皮，愈后遗留瘢痕，称坏疽性带状疱疹；若局部发疹后数日内全身发生类似于水痘样皮疹，常伴高热，可并发肺、脑等脏器损害者，称为泛发性带状疱疹；若病毒侵犯三叉神经眼支，疼痛剧烈，可累及眼角膜，形成角膜溃疡，愈后形成瘢痕而失明；严重者发生全眼球炎、脑炎，甚至死亡，称为眼带状疱疹；若病毒侵犯面神经及听神经，可出现外耳道或鼓膜疱疹，或出现患侧面瘫及轻重不等的耳鸣、耳聋等听觉症状。当膝状神经节受累，影响面神经的运动和感觉纤维，可产生面瘫及轻重不等的耳鸣、耳痛及外耳道疱疹，称之为 Ramsay-Hunt 综合征；若病毒侵犯脊神经后根神经节引起交感和副交感神经受累使其支配的内脏区域发疹，引起胃肠炎及泌尿系症状等，称之为内脏带状疱疹。

● 要点二 诊断

春秋季节常见，以皮疹为簇集性、呈带状排列、单侧分布及神经痛为特点。病程 2～3 周，愈后极少复发。

● 要点三 西医治疗

1. 全身治疗

（1）抗病毒药物。

（2）止痛药物。

（3）维生素药物。

（4）免疫调节剂。

（5）皮质类固醇激素。

2. 局部治疗

（1）2% 龙胆紫溶液，或阿昔洛韦软膏、3%～5% 无环鸟苷霜、3% 阿糖胞苷霜等外涂。眼带状疱疹可用 0.5% 阿昔洛韦溶液、0.5%～1% 疱疹净溶液点眼，3% 无环鸟苷软膏涂眼。

（2）有感染者可用 0.5% 雷佛奴尔溶液、0.1% 新霉素溶液湿敷。

（3）神经痛明显者可用 1% 达可罗宁紫草地榆油膏、5% 苯唑卡因代马妥油膏或泥膏外涂。

● 要点四 中医辨证论治

1. 肝经郁热证

证候：皮疹潮红，疱壁紧张，灼热刺痛；伴口苦咽干，心烦易怒，大便干，小便黄；舌质红，苔黄腻，脉滑数。

治法：清泻肝火，解毒止痛。

方药：龙胆泻肝汤加减。发于头面部加牛蒡子、野菊花；发于眼部加石决明、谷精草；发于胸胁加郁金、川楝子；发于下肢者加黄柏、苍术；疼痛明显加制乳香、制没药。

2. 脾虚湿蕴证

证候：皮损色淡，疱壁松弛，破后糜烂、渗出，疼痛轻；口不渴，食少腹胀，大便时溏；舌质淡，苔白或白腻，脉沉缓或滑。

治法：健脾利湿，清热解毒。

方药：除湿胃苓汤加减。发于下肢者加怀牛膝、黄柏；水疱大而多者加土茯苓、萆薢、车前草；热毒重者加银花、白花蛇舌草。

3. 气滞血瘀证

证候：皮疹大部分消退，但疼痛不止或隐痛绵绵；坐卧不安，夜寐不宁；舌质紫暗，苔白，脉弦细或涩。

治法：理气活血，通络止痛。

方药：柴胡疏肝散合桃红四物汤加减。心烦眠差者加珍珠母、牡蛎、山栀子、酸枣仁；疼痛剧烈者加延胡索、制乳香、制没药等。

细目二 癣

● 要点一 临床表现

1. 黄癣 好发于儿童，初起毛发根部出现红色丘疹或脓疱，干后形成黄痂，逐渐增厚扩大，形成碟形黄癣痂，边缘翘起，中心微凹，上有毛发贯穿。剥去痂皮，其下为鲜红湿润的糜烂面或浅表溃疡，有特殊的鼠尿臭味。病发失去光泽，易于脱落，但不折断，若不及时治疗，毛囊受到破坏而形成萎缩性瘢痕，遗留永久性脱发，严重时只在头皮的边缘保留残余的头发。患者自觉瘙痒剧烈，有继发感染时可伴发热，局部淋巴结肿大。黄癣菌也可侵犯头皮外的光滑皮肤及甲部，偶见侵犯内脏器官。

2. 白癣 多发于学龄前儿童，好发于头顶中间，也可在额顶部或枕部。开始时为大小不一的灰白色鳞屑性斑片，圆形或椭圆形，时有瘙痒，其上头发失去光泽，白色斑片日久蔓延扩大，形成大片。患部头发一般距头皮 2～4mm 处折断，根部有一白色菌鞘围绕，为真菌孢子寄生于发外形成，断发极易拔除。患部皮肤无炎症反应。病程缠绵，迁延数年不愈，但至青春期大多自愈，新发再生，不留瘢痕。若患处发生感染化脓时，则该处头发永不再生而留有瘢痕。

3. 黑点癣 多见于学龄儿童，成人亦可被侵及。发病初起为散在性、局限性点状红斑，以后发展为大小不等的圆形或不规则形灰白色鳞屑斑，边缘清楚。病发长出头皮后即折断，远望形如黑点，自觉瘙痒。本病进展缓慢，可经年累月不愈，因毛囊被破坏而形成瘢痕。黑头癣除发生于头皮外，亦可侵犯光滑的皮肤及指（趾）甲。

● **要点二 诊断**

1. 黄癣 皮损为以毛发为中心的黄癣痂，伴鼠尿臭味，发展缓慢，毛发脱落，形成永久性脱发。直接镜检为发内菌丝孢子，滤过紫外线检查显示暗绿色荧光，培养为许兰毛癣菌。

2. 白癣 皮损为白色鳞屑斑，断发有白色菌鞘，愈后不留瘢痕，青春期可自愈。镜检发外密集小孢子，滤过紫外线检查显示亮绿色荧光，培养为大小孢子菌或铁锈色小孢子菌或羊毛状小孢子菌。

3. 黑点癣 皮损为小片白色鳞屑斑，低位断发，形如黑点，进展缓慢，有的至青春期可自愈，病久可形成瘢痕。镜检可见发内呈链状排列稍大的小孢子，培养为堇色毛菌和断发毛癣菌。

● **要点三 西医治疗**

1. 抗菌疗法 常用药物有灰黄霉素和酮康唑。

2. 局部治疗 常用药物有2.5%~5%碘酊、10%硫黄软膏、复方苯甲酸软膏、硝酸咪康唑霜剂及洗剂等。

● **要点四 中医辨证论治**

虫毒湿聚证

证候：皮损泛发，蔓延浸淫，或大部分头皮毛发受累，患处皮肤红肿，痂厚；舌质红，苔黄腻，脉滑数。

治法：祛风除湿，杀虫止痒。

方药：苦参汤加减。加百部、贯众以杀虫；局部红肿者加土茯苓、萹蓄、苍耳子。

细目三 湿 疹

● **要点一 临床表现**

1. 急性湿疹 急性发病，皮损多为密集的粟粒大小的丘疹、丘疱疹，基底潮红，由于搔抓，丘疹、丘疱疹或水疱顶端抓破后流滋、糜烂及结痂，皮损中心较重，外周有散在丘疹、红斑、丘疱疹。病变常为片状或弥漫性，无明显边界。皮损呈多形性，常有红斑、潮红、丘疹、丘疱疹、水疱、脓疱、流滋、结痂等数种皮损共存。可发生在身体的任何部位，亦可泛发全身，但常发于头面、耳后、手足、阴囊、外阴、肛门等，多呈对称分布。急性湿疹如不转化为慢性，1~2个月后可脱去痂皮而愈。因搔抓继发感染可形成糜烂、渗液、化脓，可并发毛囊炎、局部淋巴结炎等。

2. 亚急性湿疹 常由于急性湿疹未能及时治疗，或处理不当，致病程迁延所致。皮损较急性湿疹轻，以丘疹、结痂、鳞屑为主，仅有少量水疱及轻度糜烂。

3. 慢性湿疹 由急性和亚急性湿疹处理不当、长期不愈或反复发作而成。部分患者一开始即表现为慢性湿疹的症状。皮损表现为皮肤肥厚粗糙、浸润，色暗红或紫褐色，有不同程度的苔藓样变。皮损表面常附有鳞屑伴抓痕、血痂、色素沉着，部分皮损可出现新的丘疹或水疱，抓破后有少量流滋。皮损多局限于某一部位，如小腿、手足、肘窝、腋窝、外阴、肛门等处。发生于手足及关节部位者常易出现皲裂，自觉疼痛，影响活动。患者自觉瘙痒，呈阵发性，夜间或精神紧张、饮酒、食辛辣发物时瘙痒加剧。病程较长，反复发作，时轻时重。

● **要点二 诊断**

1. 急性湿疹 本病起病较快。皮损呈多形性，对称分布，以头、面、四肢远端、阴囊等处多见，可泛发全身。自觉灼热、剧烈瘙痒。可发展成亚急性或慢性湿疹。

2. 亚急性湿疹 常由急性湿疹病程迁延所致。皮损渗出较少，以丘疹、丘疱疹、结痂、鳞屑为主。有轻度糜烂，颜色较暗红。自觉瘙痒剧烈。

3. 慢性湿疹 常由急性湿疹或亚急性湿疹长期不愈转化而来。皮损多局限于某一部位，境界清楚，有明显的肥厚浸润，表面粗糙，或呈苔藓样变，颜色褐红或褐色，常伴有丘疱疹、痂皮、抓痕。常反复发作，时轻时重，有阵发性瘙痒。

● **要点三 西医治疗**

1. 全身治疗

（1）抗组胺类药物。
（2）镇静剂。
（3）非特异性脱敏疗法。
（4）普鲁卡因静脉注射。
（5）皮质类固醇激素。
（6）抗生素应用。

2. 局部治疗

（1）急性湿疹 急性红肿，有大量浆液或脓液，或多或少痂皮的糜烂面和溃破面，宜用药湿敷；急性红肿，有丘疹、水疱，甚至脓疱疹，但无糜烂面或溢液，则采用干燥疗法。

（2）亚急性湿疹 炎症不显著或稍有溢液，宜用糊剂。

（3）慢性湿疹 以止痒、抑制表皮细胞增生、促进真皮炎症浸润吸收为原则。

● **要点四 中医辨证论治**

1. 湿热浸淫证

证候：发病急，皮损潮红灼热，瘙痒无休，抓破渗液流脂水；伴身热，心烦，口渴，大便干，尿短赤；舌质红，苔黄或黄腻，脉滑或数。

治法：清热利湿。

方药：萆薢渗湿汤合三妙丸加减。发于上部者去黄柏，加菊花、蝉衣、防风等；发于中部者加龙胆草、山栀、黄芩；发于下部者加车前子、泽泻；瘙痒甚加地肤子、白鲜皮；皮疹鲜红灼热者加赤芍、地骨皮。

2. 脾虚湿蕴证

证候：发病缓慢，皮损潮红，瘙痒，抓后糜烂渗出，可见鳞屑；伴有纳少，腹胀便溏；舌淡胖，苔白或腻，脉弦缓。

治法：健脾利湿。

方药：除湿胃苓汤加减。若滋水过多，加滑石、苦参；瘙痒剧烈加地肤子、白鲜皮、蝉衣；大便溏薄者加马齿苋、黄连。

3. 血虚风燥证

证候：病程久，皮损色暗或色素沉着，剧痒，或皮损粗糙肥厚；伴口干不欲饮、纳差、腹胀；舌质淡，苔白，脉弦细。

治法：养血润肤，祛风止痒。

方药：当归饮子加减。若瘙痒失眠者，加珍珠母、牡蛎、夜交藤、酸枣仁；皮肤粗糙、肥厚严重者，加丹参、鸡血藤、干地龙或乌梢蛇。

细目四 银屑病

● **要点一 临床表现**

（1）寻常型银屑病，白色鳞屑、发亮薄膜和点状出血是本病的临床特征。

（2）脓疱型银屑病：①泛发性脓疱型银屑病。②掌跖脓疱型银屑病。

（3）关节病型银屑病。

（4）红皮病型银屑病。

● **要点二 诊断**

1. 寻常型银屑病 根据好发部位、层层银白色鳞屑、薄膜现象、点状出血等易诊断。

2. 脓疱型银屑病 主要是在寻常型银屑病基础上出现多数小脓疱，且反复发生。

3. 关节病型银屑病 与寻常型银屑病或脓疱型银屑病同时发生，大、小关节可以同时发病，特别是指关节易发病。关节症状的轻重随皮损的轻重而变化。具有上述临床症状和血清类风湿因子检查阴性，而在皮肤上伴有银屑病皮损为诊断本病的主要依据。

4. 红皮病型银屑病 皮肤弥漫性发红、干燥，覆以薄鳞屑，有正常皮岛，有银屑病史，易诊断。

要点三 西医治疗

全身治疗：
(1) 维生素类药。
(2) 抗肿瘤药。
(3) 免疫疗法。
(4) 皮质激素。
(5) 封闭疗法。
(6) 抗生素。

要点四 中医辨证论治

1. 风热血燥证

证候：皮损鲜红，皮疹不断出现，红斑增多，刮去鳞屑可见发亮薄膜、点状出血，有同形反应，伴瘙痒；心烦，口渴，大便干，尿黄；舌红，苔黄或腻，脉弦滑或数。

治法：清热凉血，祛风润燥。

方药：凉血地黄汤加减。

2. 血虚风燥证

证候：皮损色淡，部分消退，鳞屑较多，皮肤干燥；伴头晕眼花，面色白，口干，便干；舌淡红，苔薄白，脉细缓。

治法：养血和血，祛风润燥。

方药：当归饮子加减。

3. 瘀滞肌肤证

证候：一般病程较长，反复发作，多年不愈，皮损肥厚浸润，颜色暗红，鳞屑较厚，有的呈蛎壳状；或伴关节活动不利；舌紫黯或有瘀斑、瘀点，脉涩或细缓。

治法：活血化瘀，祛风润燥。

方药：桃红四物汤加减。

4. 湿热蕴阻证

证候：多发生于腋窝、腹股沟等屈侧部位，红斑糜烂，瘙痒，或掌跖部有脓疱，或阴雨季节加重；伴有胸闷纳呆，神疲乏力；苔薄黄腻，脉濡滑。

治法：清热利湿，和营通络。

方药：萆薢渗湿汤加减。

5. 火毒炽盛证

证候：多属红皮病型或脓疱病型。全身支肤发红，或呈暗红色，甚则稍有肿胀，鳞屑不多，皮肤灼热，或弥布散在小脓疱；常伴壮热口渴，便干溲赤；舌质红绛，苔薄，脉弦滑数。

治法：凉血清热解毒。

方药：清营汤加减。

细目五 淋 病

要点一 临床表现

有不洁性交或间接接触传染史。潜伏期一般为2～10天，平均3～5天。

(一) 男性淋病

1. 急性淋病 尿道口红肿发痒及轻度刺痛，继而有稀薄黏液流出，引起排尿不适，24小时后症状加剧。排尿开始时有尿道外口刺痛或灼热痛，排尿后疼痛减轻。尿道口溢脓，开始为浆液性分泌物，以后逐渐出现黄色黏稠的脓性分泌物。

2. 慢性淋病 表现为尿痛轻微，排尿时仅感尿道灼热或轻度刺痛，常可见终末血尿。尿道外口不见排脓，挤压阴茎根部或用手指压迫会阴部，尿道外口仅见少量稀薄浆液性分泌物。

(二) 女性淋病

1. 急性淋病 主要类型如下。
(1) 淋菌性宫颈炎。
(2) 淋菌性尿道炎。
(3) 淋菌性前庭大腺炎。

2. 慢性淋病 常见下列情况。
(1) 幼女淋菌性外阴阴道炎。
(2) 女性淋病若炎症波及盆腔则易并发盆腔炎，可继发盆腔脓肿。
(3) 播散性淋病。
(4) 其他部位的淋病。

要点二 诊断

1. 感染史 有与淋病患者性交或不洁性交或共同生活史，慢性期患者曾有淋病病史。

2. 典型症状 主要表现为尿道炎、阴道炎等，出现急性、慢性尿道炎症及局部红、肿、热、痛，有分泌物或呈脓性。

3. 实验室检查 以尿道、阴道等处分泌物及局部刮片、挤压液和抽取液涂片或培养，淋球菌呈阳性，血清学检查可作诊断参考。

● 要点三　西医治疗

（1）青霉素类。

（2）壮观霉素（淋必治）。

（3）喹诺酮类。

● 要点四　中医辨证论治

1. 湿热毒蕴证（急性淋病）

证候：尿道口红肿，尿液混浊如脂，尿道口溢脓，尿急，尿频，尿痛，淋沥不止，严重者尿道黏膜水肿，附近淋巴结肿痛，女性宫颈充血、触痛，并有脓性分泌物，可有前庭大腺红肿热痛等；可伴有发热等全身症状；舌红，苔黄腻，脉滑数。

治法：清热利湿，解毒化浊。

方药：龙胆泻肝汤酌加土茯苓、红藤、萆薢等。热毒入络者合清营汤加减。

2. 阴虚毒恋证（慢性淋病）

证候：小便不畅、短涩，淋沥不尽，女性带下多，或尿道口见少许黏液，酒后或疲劳易复发；腰酸腿软，五心烦热，食少纳差；舌红，苔少，脉细数。

治法：滋阴降火，利湿祛浊。

方药：知柏地黄丸酌加土茯苓、萆薢等。

细目六　梅　毒

● 要点一　临床表现

1. 一期梅毒 主要表现为疳疮（硬下疳），发生于不洁性交后约2～4周，常发生在外生殖器部位，少数发生在唇、咽、宫颈等处，男性多发生在阴茎的包皮、冠状沟、系带或龟头上。

2. 二期梅毒 主要表现为杨梅疮，一般发生在感染后7～10周或硬下疳出现后6～8周。早期症状有流感样综合征，表现为头痛、恶寒、低热、食欲差、乏力、肌肉及骨关节疼痛，全身淋巴结肿大，继而出现皮肤黏膜损害、骨损害、眼梅毒、神经梅毒等。

3. 三期梅毒 亦称晚期梅毒。此期特点为病程长，易复发，除皮肤黏膜损害外，常侵犯多个脏器。

4. 潜伏梅毒（隐性梅毒） 梅毒未经治疗或用药剂量不足，无临床症状，血清反应阳性，排除其他可引起血清反应阳性的疾病存在，脑脊液正常，称为潜伏梅毒。

5. 胎传梅毒 是母体内的梅毒螺旋体由血液通过胎盘传到胎儿血液中，导致胎儿感染的梅毒。

● 要点二　诊断

1. 病史

（1）多有冶游史或不洁性交史，或有与梅毒患者密切接触史，或有与梅毒患者共用物品史。

（2）或曾有性病史，或有硬下疳、二期或三期梅毒表现的病史。

2. 症状体征 皮肤、黏膜、阴部、肛门、口腔等处有梅毒性表现，感染期较长者有内脏受损的症状、体征。

3. 实验室检查 梅毒螺旋体检查和梅毒血清试验阳性。

4. 治疗性诊断 驱梅疗法多有显效。

● 要点三　西医治疗

抗生素治疗首选青霉素。

● 要点四　中医辨证论治

1. 肝经湿热证

证候：多见于一期梅毒。外生殖器疳疮质硬而润，或伴有横痃，杨梅疮多在下肢、腹部、阴部；兼见口苦口干，小便黄赤，大便秘结；舌质红，苔黄腻，脉弦滑。

治法：清热利湿，解毒驱梅。

方药：龙胆泻肝汤酌加土茯苓、虎杖。

2. 血热蕴毒证

证候：多见于二期梅毒。周身起杨梅疮，色如玫瑰，不痛不痒，或见丘疹、脓疱、鳞屑；兼见口干咽燥，口舌生疮，大便秘结；舌质红绛，苔薄黄或少苔，脉细滑或细数。

治法：凉血解毒，泄热散瘀。

方药：清营汤合桃红四物汤加减。

3. 毒结筋骨证

证候：见于杨梅结毒。患病日久，在四肢、头面、鼻咽部出现树胶肿，伴关节、骨骼作痛，行走不便，肌肉消瘦，疼痛夜甚；舌质暗，苔薄白或灰或黄，脉沉细涩。

治法：活血解毒，通络止痛。

方药：五虎汤加减。

4. 肝肾亏损证

证候：见于三期梅毒脊髓痨者。患病可达数十年之久，逐渐两足瘫痪或痿弱不行，肌肤麻木或虫行作痒，筋骨窜痛；腰膝酸软，小便困难；舌质淡，苔薄白，脉沉细弱。

治法：滋补肝肾，填髓息风。

方药：地黄饮子加减。

5. 心肾亏虚证

证候：见于心血管梅毒患者。症见心慌气短，神疲乏力，下肢浮肿，唇甲青紫，腰膝酸软，动则气喘；舌质淡有齿痕，苔薄白而润，脉沉弱或结代。

治法：养心补肾，祛瘀通阳。

方药：苓桂术甘汤加减。

细目七　尖锐湿疣

◉ 要点一　临床表现

有与尖锐湿疣患者不洁性交或生活接触史。潜伏期1～12个月，平均3个月。

基本损害为淡红色或暗红褐色、柔软的表皮赘生物。赘生物大小不一，单个或群集分布，表面分叶或呈棘刺状，湿润，基底较窄或有蒂，但在阴茎体部可出现基底较宽的"无蒂疣"。由于皮损排列分布不同，外观上常表现为点状、线状、重叠状、乳头瘤状、鸡冠状、菜花状、蕈状等不同形态。

◉ 要点二　诊断

1. 性接触史　患者多有不洁性接触史或夫妇同病。

2. 好发部位　男性好发于阴茎龟头、冠状沟、系带；同性恋者发生于肛门、直肠；女性好发于外阴、阴蒂、宫颈、阴道和肛门。

3. 皮损特点　初起为淡红色丘疹，逐渐增大，融合成乳头状、菜花状或鸡冠状增生突起，表面湿润，根部有蒂，易出血。

4. 醋酸白试验　用3%～5%的醋酸液涂擦或湿敷3～10分钟，阳性者局部变白，病灶稍隆起，在放大镜下观察更明显。

◉ 要点三　西医治疗

（1）口服或注射可选用无环鸟苷、病毒唑、聚肌胞、干扰素等抗病毒药物和免疫增强剂。

（2）外涂可根据病情选用足叶草脂素（疣脱欣）、1%～5% 5-氟尿嘧啶、30%～50%三氯醋酸或3%～5%酞丁胺等涂敷于疣体表面。

（3）使用激光、冷冻、电灼疗法时注意不要过度治疗，避免损害正常皮肤黏膜和导致瘢痕形成，预防感染。

（4）疣体较大者可手术切除。

◉ 要点四　中医辨证论治

1. 湿毒下注证

证候：外生殖器或肛门等处出现疣状赘生物，色灰或褐或淡红，质软，表面秽浊潮湿，触之易出血，恶臭；伴小便黄或不畅；苔黄腻，脉滑或弦数。

治法：利湿化浊，清热解毒。

方药：萆薢化毒汤加黄柏、土茯苓、大青叶。

2. 湿热毒蕴证

证候：外生殖器或肛门等处出现疣状赘生物，色淡红，易出血，表面有大量秽浊分泌物，色淡黄，恶臭，瘙痒，疼痛；伴小便色黄量少，口渴欲饮，大便干燥；舌红，苔黄腻，脉滑数。

治法：清热解毒，化浊利湿。

方药：黄连解毒汤加苦参、萆薢、土茯苓、大青叶、马齿苋等。

（王　广）